# 沉疴取痰瘀显奇效

瞿岳云教授
解读中医学
从痰瘀论治
疑难病症

瞿岳云——编著

湖南科学技术出版社

## 图书在版编目（ＣＩＰ）数据

沉疴取痰瘀显奇效 ： 瞿岳云教授解读中医学从痰瘀论治疑难病症 / 瞿岳云编著. — 长沙 ： 湖南科学技术出版社，2022.02
ISBN 978-7-5710-1079-9

Ⅰ．①沉… Ⅱ．①瞿… Ⅲ．①疑难病－辨证论治－经验－中国－现代 Ⅳ．①R241

中国版本图书馆 CIP 数据核字 (2021) 第 133575 号

CHENKE QU TANYU XIAN QIXIAO ——
QUYUEYUN JIAOSHOU JIEDU ZHONGYIXUE CONG TANYU LUNZHI YINAN BINGZHENG

### 沉疴取痰瘀显奇效——瞿岳云教授解读中医学从痰瘀论治疑难病症

编　著：瞿岳云
出 版 人：潘晓山
责任编辑：李　忠
出版发行：湖南科学技术出版社
社　　址：长沙市芙蓉中路一段 416 号泊富国际金融中心
网　　址：http://www.hnstp.com
湖南科学技术出版社天猫旗舰店网址：
　　　　　http://hnkjcbs.tmall.com
邮购联系：0731-84375808
印　　刷：长沙艺铖印刷包装有限公司
　　　　（印装质量问题请直接与本厂联系）
厂　　址：长沙市宁乡高新区金洲南路 350 号亮之星工业园
邮　　编：410604
版　　次：2022 年 2 月第 1 版
印　　次：2022 年 2 月第 1 次印刷
开　　本：889mm×1194mm　1/16
印　　张：56
字　　数：1600 千字
书　　号：ISBN 978-7-5710-1079-9
定　　价：298.00 元

# 前　　言

任何一门学科的存在，都是由它所产生的社会效益和经济效益决定的。医学科学的社会效益和经济效益是由它的临床疗效所决定的，临床疗效是医学的核心问题，没有临床疗效，医学也就没有生命力。中医学之所以历数千年而不衰，正是它有显著的临床疗效。

疑难病症，给人类健康构成极大的危害，因而不仅受到医学界同时也受到社会的高度关注。世界医学界近几十年来，对疑难病的流行病学调查以及对其中若干疾病病因病理的阐述取得了可喜成绩，但在治疗上鲜有突破性的进展，而中医药学在几千年的实践中，积累了许多治疗疑难病症的宝贵经验。尤其是当世之下，对疑难病症以西医病名和诊断为基础的中医与中西医结合的治疗，各施其长，优势互补，取得了更为丰硕的成果。

所谓"疑"，是疑惑不解，认识不清，难于定论；"难"，是治疗上有难度，缺乏有效的治疗方法。因而所谓疑难病症，是指临床各科广泛存在的病因复杂，病机错综，症状纷繁，证候疑似，具有难辨难治特点的一类疾病的总称。

明代名医张景岳曰："医不贵能愈病，而贵能愈难病；病不贵能延医，而贵能延真医。夫天下事，我能之，人亦能之，非难事也；天下病，我能愈之，人亦能愈之，非难病也。难其事之难也，斯非常人可知；病之难也，斯非常医所能疗，故必有非常之人，而后可为非常之事；必有非常之医，而后可疗非常之病。"在中医学术上有所建树者，不是理论上有所突破，就是在疑难病的治疗上有独到的新方新法，疗效卓著。

深入开拓中医治疗疑难病症的研究，是现实临床实践的急切需要，特别是随着时代的发展，新的疑难病症又不断增多，现代人类不少疾病，西医学亦苦无良法，疗效不佳。因此，加强中医对治疗疑难病症的研究，发掘、探索中医治疗疑难病症的理、法、方、药规律，不仅是临床的客观需要，更是发展中医学术的重要战略之一。

疑难病症的辨证治疗，是中医学研究的新领域。疑难病症从痰瘀论治，是中医学的闪光亮点，既有特色优势而又神奇。

痰是一种病理产物，因痰继发的病证很多，颇为复杂，见症多端，故中医有"百病多因痰作祟""怪病多痰"之说。中医所说的"痰"可分为两类。一类是有形可见之痰浊，即呼吸道和其他部位的病理产物，如脓液、水液、白浊、痰液、鼻涕的分泌物和渗出物。一类是无形不可见之痰，可见诸不明原因，病机复杂，但症状具有"痰"的特点的一类病症。痰留于体内，随气升降，无处不到，或贮之于肺，或停之于胃，或蒙蔽心窍，或扰动肝胆，或流窜经络，变生诸证。因停痰部位不同，故产生的病变各异。诚如《类证治裁》所曰："痰在肺则咳，在胃则呕，在心则悸，在头则眩，在肾则冷，在胸则痞，在胁则胀，在肠则泻，在经络则肿，在四肢则痹，变幻百端。"痰之为病，病势缠绵，病程较长，病位广泛，变化多端，易扰神明，症状以病变部位的闷、胀、痞、困、重、麻为主，好发肿块，一般不红不肿不痛，根脚散漫，脉象弦或滑，苔白或白腻。痰性黏滞，故病情缠绵，不易速愈；痰属阴邪，故肿块不红不肿；痰浊阻遏气机，影响气血流通，故有闷、胀、麻、重之感；痰随气行，无所不至，故发病部位不一。凡见上述诸症，其病机都与痰有关，故诸多疑难病症从痰论治，常获良效。

清代著名医学家王清任，其着力于血瘀证的研究，著《医林改错》一书，发前人之未发，创制血府逐瘀汤、通窍活血汤、膈下逐瘀汤、少腹逐瘀汤、补阳还五汤等用治血瘀证的著名方剂，颇为后世医家所称颂，至今仍然广泛地应用于临床各科疑难病症的治疗。验之实践，辨证无误，效如桴鼓。

因病致瘀，称为"瘀血"；因瘀致病，称为"血瘀"。瘀血是一种病理产物，可谓之第二致病因子。因瘀继发的病证广泛，症、征复杂，且病程多长。在中医学理论之中，素有"久病入络""久病多瘀""久病瘀血作祟""顽疾多瘀血""瘀生百病"之说。诸多之疾，从瘀论治，首先当是对血瘀证的辨识诊断。对血瘀证的诊断依据，概而言之，主要有三个方面。其一，主要依据：固定性刺痛、绞痛并拒按，夜间尤甚；舌质紫暗，或有瘀斑点，舌下静脉曲张瘀血；病理性肿块，包括内脏肿大，新生物，炎性或非炎性包块，组织增生；血管异常，人体各部位的静脉曲张，毛细血管扩张，血管痉挛，唇及肢端发绀，血栓形成，血管阻塞；血不循经而停滞及出血后引起的瘀血、黑粪、皮下瘀斑，或血性腹水；月经紊乱，经期腹痛，色黑夹块，少腹急结等；面部、唇、齿龈及眼周紫黑；脉涩，或结，或代，或无脉。其二，其他依据：肌肤甲错（皮肤粗糙、肥厚、鳞屑增多）；肢体麻木，或偏瘫；精神狂躁；腭黏膜征阳性（血管曲张、色调紫暗）。其三，实验室依据：微循环障碍；血液流变异常；血液凝固性增高，或纤溶性降低；血小板聚集性增高，或释放功能亢进；血流动力学障碍；病理切片示有瘀血表现；特异性新技术显示血管阻塞。

诸多疾病，特别是疑难疾病及某些奇异怪症，运用常法治之不效，而从瘀论治竟获良效者，从现代中药药理研究的角度视之，乃是因为活血化瘀类药物，具有改善微循环和血液流变性，降低血脂和抗动脉粥样硬化作用；抗心肌缺血及耐缺氧作用；抗纤维化、抗感染和镇痛作用，以及调节免疫功能的作用。

疑难之疾，罹患者苦，为医者难，其治确非易事。基于中医学"怪病多痰""久病多瘀"之理，吾不顾才疏学浅，着眼于"痰""瘀"二字立意，历时多年，撰就了这本《沉疴取痰瘀显奇效——瞿岳云教授解读中医学从痰瘀论治疑难病症》。全书虽然共分为"六篇"，实则为"痰"与"瘀"两大部分。依次首先分别阐述了中医学痰饮理论、瘀血学说的历史源流，重点是对诸多疑难病症，中医"从痰""从瘀"论治的内涵作了广泛的深入的理论探析，着墨浓重而又引人开拓思路，颇给人以启迪。"实践是检验真理的唯一标准"，能治好病就是硬道理。欲助治病者之圆机活法，临证者之触类旁通，其惟多读名医之案也。每家验案之中，必有一生最得力之处，细心遍读，能萃众家之所长，集思而广益，从而事半功倍而提高疗效。故书中择有当代名医"从痰从瘀论治"内科、妇科、男科、儿科、外（骨皮肤）科以及眼耳鼻咽喉口腔科疑难病症验案"例略"，以冀理论与实践的一致性。正如程门雪先生所曰："一个中医临床医生，没有扎实的理论基础，就会缺乏指导临床实践的有力武器，而如无各家医案作借鉴，那么同样会陷入见浅识寡，遇到困难束手无策的境地。"

斯作乃为疑难病症之治的抛砖之举，但限于水平，难免有不当之处，祈望中医同道和读者不吝指正。

瞿岳云

于湖南中医药大学

# 目　录

第一篇　中医学痰的基本理论 ……………………………………………………………（1）

 1　中医学"痰"的理念 ……………………………………………………………………（3）

 2　痰病学说奠基之作——《诸病源候论》 ……………………………………………（5）

 3　朱丹溪从痰论治杂病 ……………………………………………………………………（8）

 4　中医痰病学体系 …………………………………………………………………………（11）

第二篇　诸病从痰论治理论探析 …………………………………………………………（15）

 5　咳喘哮病从痰论治 ………………………………………………………………………（17）

 6　慢性支气管炎从痰论治 …………………………………………………………………（19）

 7　慢性阻塞性肺疾病从痰论治 ……………………………………………………………（21）

 8　阻塞性睡眠呼吸暂停低通气综合征从痰论治 …………………………………………（24）

 9　上气道咳嗽综合征从痰论治 ……………………………………………………………（26）

 10　冠心病从痰论治 …………………………………………………………………………（29）

 11　急性心肌梗死从痰论治 …………………………………………………………………（34）

 12　原发性高血压从痰论治 …………………………………………………………………（36）

 13　中风从痰论治 ……………………………………………………………………………（38）

 14　中风后假性延髓麻痹从痰论治 …………………………………………………………（40）

 15　眩晕病从痰论治 …………………………………………………………………………（42）

 16　慢性心力衰竭从痰论治 …………………………………………………………………（44）

 17　心脏神经症从痰论治 ……………………………………………………………………（47）

 18　糖尿病从痰湿论治 ………………………………………………………………………（49）

 19　胰岛素抵抗从痰论治 ……………………………………………………………………（54）

 20　脂肪肝从痰论治 …………………………………………………………………………（57）

 21　非痴呆型血管性认知功能障碍从痰论治 ………………………………………………（65）

 22　急性一氧化碳中毒后迟发性脑病从痰论治 ……………………………………………（68）

 23　癫痫从痰论治 ……………………………………………………………………………（70）

 24　抑郁症从痰论治 …………………………………………………………………………（74）

 25　肝硬化从痰论治 …………………………………………………………………………（78）

 26　慢性胰腺炎从痰论治 ……………………………………………………………………（80）

 27　阿尔茨海默病从痰论治 …………………………………………………………………（82）

 28　老年痴呆从痰论治 ………………………………………………………………………（85）

 29　多发性硬化从痰论治 ……………………………………………………………………（88）

30　结节性甲状腺肿从痰论治 ………………………………………………（90）

31　失眠症从痰论治 …………………………………………………………（91）

32　化学治疗诱导性周围神经病变从痰论治 ………………………………（93）

33　鼾症从痰论治 ……………………………………………………………（95）

34　肿瘤从痰论治 ……………………………………………………………（98）

35　恶性肿瘤从痰论治 ………………………………………………………（101）

36　癌性疼痛从痰论治 ………………………………………………………（106）

37　恶性淋巴瘤从痰论治 ……………………………………………………（108）

38　胃癌前病变从痰论治 ……………………………………………………（110）

39　胃癌从痰论治溯源 ………………………………………………………（113）

40　胃癌从痰论治 ……………………………………………………………（116）

41　胃癌缺氧微环境逆转细胞上皮间质转化从痰论治 ……………………（123）

42　中医痰学说与胃癌干细胞 ………………………………………………（126）

43　肝癌从痰论治 ……………………………………………………………（129）

44　肝癌复发转移从痰论治 …………………………………………………（133）

45　肺癌从痰论治 ……………………………………………………………（135）

46　大肠癌从痰论治 …………………………………………………………（137）

47　表皮生长因子受体抑制剂所致皮肤毒性从痰论治 ……………………（139）

48　肿瘤从痰论治现代研究 …………………………………………………（141）

49　妇科痰证研究 ……………………………………………………………（144）

50　月经病从痰论治 …………………………………………………………（147）

51　九种月经病从痰论治 ……………………………………………………（150）

52　围绝经期抑郁症从痰论治 ………………………………………………（154）

53　产后抑郁症从痰论治 ……………………………………………………（157）

54　男科病从痰论治 …………………………………………………………（159）

55　精液黏稠度增高从痰论治 ………………………………………………（163）

56　不育症从痰论治 …………………………………………………………（165）

57　小儿单纯乳房早发育从痰论治 …………………………………………（167）

58　儿童发作性睡病从痰论治 ………………………………………………（170）

59　颈椎病从痰论治 …………………………………………………………（172）

60　强直性脊柱炎从痰论治 …………………………………………………（174）

61　多发性结肠息肉从痰论治 ………………………………………………（176）

62　系统性硬化从痰论治 ……………………………………………………（177）

63　肥胖合并变应性鼻炎从痰论治 …………………………………………（180）

第三篇　诸病从痰论治例略 ……………………………………………………（187）

64　内科疑难病症 ……………………………………………………………（189）

65　妇科疑难病症 ……………………………………………………………（258）

66　男科疑难病症 ……………………………………………………………（267）

67　儿科疑难病症 ……………………………………………………………（273）

68　外科、骨科、皮肤科疑难病症 …………………………………………（277）

69　眼耳鼻咽喉口腔科疑难病症 ……………………………………………（299）

70　奇异罕见顽疾杂病怪症 ·············································································· (305)

**第四篇　中医血瘀理论及研究** ············································································· (329)

71　《黄帝内经》论瘀血概要 ········································································· (333)

72　《伤寒杂病论》瘀血致病理论和成就 ·························································· (336)

73　《医林改错》瘀血学说成因探析 ································································· (342)

74　《临证指南医案》论治血瘀证特色 ····························································· (348)

75　瘀血学说传承和发展 ··············································································· (351)

76　"百病皆瘀"内涵 ·················································································· (354)

77　对瘀血证的独特见解 ··············································································· (358)

78　中医血瘀证本质研究 ··············································································· (360)

79　现代血瘀证学的形成与发展 ······································································ (365)

**第五篇　诸病从瘀论治理论探析** ········································································· (371)

80　慢性乙型病毒性肝炎从瘀论治 ··································································· (373)

81　淤胆型肝炎从瘀论治 ··············································································· (375)

82　慢性肝衰竭从瘀论治 ··············································································· (377)

83　肝纤维化从瘀论治 ·················································································· (379)

84　肝肾综合征从瘀论治 ··············································································· (386)

85　肺系疾病从瘀论治 ·················································································· (388)

86　慢性支气管炎从瘀论治 ············································································ (390)

87　哮喘从瘀论治 ························································································ (392)

88　慢性阻塞性肺疾病从瘀论治 ······································································ (396)

89　间质性肺疾病从瘀论治 ············································································ (398)

90　特发性肺含铁血黄素沉着症从瘀论治 ·························································· (400)

91　肺纤维化从瘀论治 ·················································································· (401)

92　阻塞性睡眠呼吸暂停低通气综合征从瘀论治 ················································· (404)

93　肺源性心脏病从瘀论治 ············································································ (407)

94　肺癌从瘀论治 ························································································ (410)

95　消化系统疾病从瘀论治概论 ······································································ (413)

96　慢性胃炎从瘀论治 ·················································································· (416)

97　慢性萎缩性胃炎从瘀论治 ········································································· (419)

98　老年萎缩性胃炎从瘀论治 ········································································· (422)

99　消化性溃疡从瘀论治 ··············································································· (424)

100　难治性溃疡病从瘀论治 ··········································································· (427)

101　食管癌从瘀论治 ··················································································· (429)

102　溃疡性结肠炎从瘀论治 ··········································································· (431)

103　结肠黑变病从瘀论治 ············································································· (435)

104　肛门直肠神经症从瘀论治 ········································································ (437)

105　肝硬化腹水从瘀论治 ············································································· (439)

106　心血管疾病从瘀论治 ············································································· (441)

107　原发性高血压从瘀论治 ··········································································· (443)

108　老年原发性高血压从瘀论治 ····································································· (449)

109　肾性高血压从瘀论治 ……………………………………………………………………（451）

110　动脉粥样硬化从瘀论治 …………………………………………………………………（453）

111　冠心病从瘀论治遗传特征研究 …………………………………………………………（455）

112　冠心病心绞痛从瘀论治 …………………………………………………………………（458）

113　冠状动脉术后再狭窄从瘀论治 …………………………………………………………（460）

114　心脏瓣膜疾病从瘀论治 …………………………………………………………………（462）

115　病毒性心肌炎从瘀论治 …………………………………………………………………（464）

116　糖尿病心肌病从瘀论治 …………………………………………………………………（467）

117　慢性心力衰竭从瘀论治 …………………………………………………………………（471）

118　肾病从瘀论治 ……………………………………………………………………………（475）

119　慢性肾小球肾炎从瘀论治 ………………………………………………………………（478）

120　IgA 肾病从瘀论治 ………………………………………………………………………（481）

121　糖尿病肾病从瘀论治 ……………………………………………………………………（485）

122　狼疮性肾炎从瘀论治 ……………………………………………………………………（491）

123　紫癜性肾炎从瘀论治 ……………………………………………………………………（493）

124　慢性肾衰竭从瘀论治 ……………………………………………………………………（496）

125　血液系统肿瘤从瘀论治 …………………………………………………………………（501）

126　慢性再生障碍性贫血从瘀论治 …………………………………………………………（503）

127　骨髓增殖性疾病从瘀论治 ………………………………………………………………（506）

128　白血病从瘀论治 …………………………………………………………………………（508）

129　获得性易栓症从瘀论治 …………………………………………………………………（510）

130　特发性血小板减少性紫癜从瘀论治 ……………………………………………………（512）

131　糖尿病从瘀论治 …………………………………………………………………………（514）

132　糖尿病并发症期从瘀论治 ………………………………………………………………（522）

133　糖尿病足从瘀论治 ………………………………………………………………………（525）

134　糖尿病周围神经病变从瘀论治 …………………………………………………………（527）

135　胰岛素抵抗从瘀论治 ……………………………………………………………………（528）

136　代谢综合征从瘀论治 ……………………………………………………………………（530）

137　脂肪肝从瘀论治 …………………………………………………………………………（533）

138　干燥综合征从瘀论治 ……………………………………………………………………（536）

139　阿尔茨海默病从瘀论治 …………………………………………………………………（540）

140　脑梗死从瘀论治 …………………………………………………………………………（543）

141　血管性抑郁症从瘀论治 …………………………………………………………………（545）

142　血管性认知功能损害从瘀论治 …………………………………………………………（547）

143　血管性头痛从瘀论治 ……………………………………………………………………（549）

144　紧张性头痛从瘀论治 ……………………………………………………………………（550）

145　帕金森病从瘀论治 ………………………………………………………………………（552）

146　健忘症从瘀论治 …………………………………………………………………………（554）

147　顽固性失眠从瘀论治 ……………………………………………………………………（556）

148　精神疾病从瘀论治 ………………………………………………………………………（559）

149　恶性肿瘤从瘀论治 ………………………………………………………………………（562）

150　妇科疑难性发热从瘀论治 ……………………………………………（566）

151　月经病从瘀论治 ………………………………………………………（569）

152　月经量过少从瘀论治 …………………………………………………（572）

153　原发性痛经从瘀论治 …………………………………………………（574）

154　膜样性痛经从瘀论治 …………………………………………………（578）

155　功能失调性子宫出血从瘀论治 ………………………………………（580）

156　乳腺增生症从瘀论治 …………………………………………………（583）

157　子宫内膜异位症血瘀证现代研究 ……………………………………（585）

158　子宫肌瘤从瘀论治 ……………………………………………………（590）

159　慢性盆腔炎从瘀论治 …………………………………………………（592）

160　卵巢早衰从瘀论治 ……………………………………………………（596）

161　输卵管阻塞性不孕从瘀论治 …………………………………………（599）

162　异位妊娠从瘀论治 ……………………………………………………（601）

163　先兆流产从瘀论治 ……………………………………………………（603）

164　复发性流产从瘀论治 …………………………………………………（606）

165　慢性前列腺炎从瘀论治 ………………………………………………（609）

166　前列腺增生症从瘀论治 ………………………………………………（612）

167　不育症从瘀论治 ………………………………………………………（615）

168　小儿肺炎从瘀论治 ……………………………………………………（618）

169　小儿病毒性心肌炎从瘀论治 …………………………………………（621）

170　小儿脑性瘫痪从瘀论治 ………………………………………………（623）

171　胆囊息肉样变从瘀论治 ………………………………………………（625）

172　急性胰腺炎从瘀论治 …………………………………………………（628）

173　周围血管疾病从瘀论治 ………………………………………………（630）

174　红斑性肢痛症从瘀论治 ………………………………………………（633）

175　骨科疾病从瘀论治 ……………………………………………………（635）

176　颈椎病从瘀论治 ………………………………………………………（638）

177　原发性骨质疏松症从瘀论治 …………………………………………（640）

178　绝经后骨质疏松症从瘀论治 …………………………………………（644）

179　骨关节炎从瘀论治 ……………………………………………………（647）

180　膝骨关节炎从瘀论治 …………………………………………………（650）

181　类风湿关节炎从瘀论治 ………………………………………………（653）

182　非创伤性股骨头坏死从瘀论治 ………………………………………（656）

183　皮肤病从瘀论治 ………………………………………………………（658）

184　过敏性紫癜从瘀论治 …………………………………………………（660）

185　结节性红斑从瘀论治 …………………………………………………（664）

186　银屑病从瘀论治 ………………………………………………………（666）

187　斑块型银屑病从瘀论治 ………………………………………………（669）

188　慢性荨麻疹从瘀论治 …………………………………………………（672）

189　痤疮从瘀论治 …………………………………………………………（674）

190　黄褐斑从瘀论治 ………………………………………………………（677）

191　慢性肛周湿疹从瘀论治 ·················································································（682）

192　艾滋病从瘀论治 ·························································································（685）

193　声带息肉和声带小结从瘀论治 ·······································································（689）

194　白塞综合征从瘀论治 ···················································································（691）

第六篇　诸病从瘀论治例略 ··················································································（717）

195　内科疑难病症 ·························································································（719）

196　妇科疑难病症 ·························································································（797）

197　男科疑难病症 ·························································································（812）

198　儿科疑难病症 ·························································································（818）

199　外科、骨科、皮肤科疑难病症 ·······································································（820）

200　眼耳鼻咽喉口腔科疑难病症 ·········································································（856）

201　奇异罕见顽疾杂病怪症 ···············································································（870）

第一篇 中医学痰的基本理论

# 1 中医学"痰"的理念

"痰"字,《康熙字典》中音"谈",谓"胷上水病,病液"。秦汉至晋无痰字,此时称咳出的黏液为涕、沫、汁等。汉、晋时代开始出现"淡饮"一词,至隋代始出现"痰"字,唐代以后成为专有名词,并取代之前"涕""沫""汁"等代表咳吐黏液的含义。

痰病学说是中医药学术宝库中独具特色的组成部分,中医学的"痰"除指咳吐之痰外,尚有重要的病因学含义。"痰"的病因学含义在隋·巢元方《诸病源候论》中初步形成,并在后世不断发展。其形成与发展,可以分为两个阶段:首先是赋予"痰"致病的属性,其次是将"痰"微小化。痰的病因学含义的形成,为很多病症尤其是一些疑难病症从痰论治奠定了理论基础,也开辟了一种新的治疗方法。

## "痰"的含义

提到痰,人们首先想到的是产生于气管或支气管,由其黏膜分泌,经由口鼻咯吐而出的黏稠、混沌的液状物质,即平时所说的"吐痰"之痰。而中医学所论之"痰",除了上述含义之外,尚有一个非常重要的病因学含义,即指稽留在体内脏腑、组织、肌肉、经隧、脉络、关节内的无处不到,无物可证,无形可见,能引起某些特殊病症的致病因子。痰能阻滞机体气血,流窜经络,妨碍脏腑功能,导致多种疾病的发生。

## "痰"的病因学概念

从文字学角度加以考证,《内经》全书中也无"痰"字。我们现在看到的"痰"字出现较早的医学典籍是《神农本草经》和东汉张仲景(150—219 年)的《金匮要略》。《神农本草经》的成书年代,多数学者认为其在秦汉之际或先秦已有原始资料,但成书不早于东汉。在《神农本草经》中有"胸中痰结""留饮痰癖"之类的记载。其曰:"巴豆,主伤寒,温疟,寒热,破癥瘕结聚,坚积,留饮,痰癖,大腹水张,荡练五脏六腑,开通闭塞,利水谷道,去恶内,除鬼毒蛊注邪物,杀虫鱼。""恒山,味苦寒。主伤寒,寒热,热发温疟,鬼毒,胸中痰结吐逆。"在《金匮要略·痰饮咳嗽病脉证并治》篇中则记载:"膈上病痰满咳嗽吐。"从上述内容可见,当时的"痰"指的是呼吸道之痰。晋·王叔和《脉经》、唐·孙思邈《千金翼方》中,痰饮俱作"淡饮"称。《校订神农本草经》序文中曰:"其经文或以痒为养,创为疮。淡为痰,注为蛀,沙为砂,兔为菟之类,皆由传写之误,据古订正,勿嫌惊俗也。"因此,可以认为不论称之为"淡"或"痰",秦汉时期之"痰",其所指为呼吸道之痰,"痰饮""痰癖"为与呼吸道之痰有关的一种病症。

魏晋南北朝时期,《脉经》《名医别录》《肘后备急方》《本草经集注》等著作中虽然"消痰""去痰""除痰""治痰""破痰"的药物记载逐渐增多,但其所指之痰,仍为吐痰之痰。但这一时期开始使用"痰实""痰热""痰厥""痰壅"等词汇,如《名医别录》曰:黄芩"治痰热,胃中热";《本草经集注》曰:芒硝主治"腹中痰实结搏";《肘后备急方》曰:"其病亦是痰壅霍乱之例,兼宜以霍乱条法治之"等。其本意是对吐痰之病症进行虚、实分类或寒、热分类,但这种提法为此后"痰能致病"思维方式的形成奠定了基础。尤其是《肘后备急方·治胸膈上痰·诸方第二十八》曰:"治卒头痛如破,非中冷,又非中风方……此本在杂治中,其病是胸中膈上。痰厥气上冲所致名为厥头痛,吐之,即瘥。"将痰相关之病症从咳嗽、胸腹部疾患扩充到头部之疼痛，可以说是"痰可无处不到"观念的端倪。

从咳吐之痰发展到病因学含义的痰，经历了两个阶段。首先是赋予其致病的属性，这始于隋代的巢元方。在其所著《诸病源候论》有曰："痰者，由水饮停积在胸膈所成。人皆有痰，少者不能为害，多则成患"；"水饮停积，结聚为痰，人皆有之。少者不能为害，若多则成病"；明确提出"痰能成患"。并且，痰的部位已不仅仅局限在胸膈、心下等，开始具备无处不到的性质，如痰能到各个脏腑，"夫风邪所伤，是客于皮肤，而痰饮渍于脏腑，致令血气不和，阴阳交争。若真气胜，则邪气退。邪气未尽，故发疟也"；痰可上注于目，"阴阳之气，皆上注于目。若风邪痰气乘于腑脏，腑脏之气，虚实不调，故气冲于目，久不散，变生肤翳。肤翳者，明眼睛上有物如蝇翅者即是"；痰可逆上到咽喉，"咽中如炙肉脔者，此是胸膈痰结，与气相搏，逆上咽喉之间，结聚，状如炙肉之脔也"；痰可乘经络，"夫心痛，多是风邪痰饮，乘心之经络，邪气搏于正气，交结而痛也"。总之，痰生成以后，随风、随气的运行可在机体内无处不到，导致各种疾病的发生。其次是痰的微小化，认为痰是体内生成的病理产物，咳吐出来后可以肉眼看到，没有咳吐出来虽然肉眼看不到，但是仍存在于体内。这种属性是在对咳吐之痰形成机制和痰的致病性、流动性的认识基础上逐渐形成的。因为"由气脉闭塞，津液不通水饮气停在胸膈，结而成痰"（《诸病源候论》），痰是津液不通的产物，而津液是微小的，故痰亦具有相同属性。因而，痰可以随气升降，无处不到，结聚在经络、血脉、脏腑后会导致疾病。可以说，在《诸病源候论》中确立了痰无处不到性质的同时，痰的微小性已经有了基础，只不过我们在古籍中找不到明确的论述。金元时期以后的医家，明确论到痰的这种属性的有不少，具有代表性的是清代沈金鳌。在其所著《杂病源流犀烛》中将痰譬喻为云雾，其曰："人自出生，以致临死，皆有痰……而其为物，则流动不测，故其为害，上至巅顶，下至涌泉，随气升降，周身内外皆到，五脏六腑俱有。试罕譬之，正如云雾之在天攘，无根底，无归宿，来去无端，聚散靡定。"现代以来，不少医家和学者基于痰的微小性的认识，研究其本质，提出了血浆脂质即是"微观之痰"、淀粉样变似"痰"、异常糖类与糖复合物为"痰"等。

## "痰"病因学概念的临床意义

目前临床上，具有形体肥胖，面色晦暗无光或光亮如涂油，皮肤油垢明显，前阴、腋窝或手、足常泌液渗津，体表皮下可触及肿块或结节、溃疡、糜烂或流黏稠脓液，大便黏腻不爽，舌体胖大、舌苔腻滑等体征者多考虑为痰证。这些体征具有黏滞不爽、凝聚成块、感觉秽浊等类似咳吐之痰性质的特点。从中可看出病因学含义的痰概念及相关理论的形成与发展，是基于中医学取象比类的思维方式，在理论上总结和发展临床实践的结果，而这些理论形成之后又反过来指导临床实践。因此，不仅具有咳痰症状的肺系病从痰论治，其他呕吐、反胃、痞满、呃逆、遗精、遗尿、健忘、耳鸣、心悸、胸痹、不寐、癫、狂、痫、眩晕、瘿瘤等多种病症都可从痰论治，并且具有充分的理论依据。在此基础上，又形成"百病皆由痰作祟""怪病从痰论治"等学说，为从痰论治疑难杂症提供了理论依据。

学者李海玉等认为，病因学含义的痰概念的形成，使化痰药物的功能含义也发生了变化，目前被认为具有化痰作用的药物很多。化痰药物，在《神农本草经》中仅记载巴豆、恒山两味药；在《名医别录》中记载化痰作用药物，如朴硝、茯苓、白术、细辛、柴胡、吴茱萸、黄芩、前胡、厚朴、大黄、巴豆、芫花、旋覆花、法半夏、盐等10余味药；而在《证类本草》中化痰药物则有矾石、芒硝、朴硝、白石英、赤石脂等170余味药。化痰药物的增加，固然与对药物种类及作用认识不断增加有关，但也与痰的含义扩展密切相关。因为，有些药物虽然已记载于之前的古书中，但并无化痰作用的记载，而实际上药物对咳吐之痰发挥的作用，是比较容易观测和体验得到的。在唐宋之前记载的化痰药是针对咳吐之痰的，而在此后的化痰药的功能则不仅仅局限于此，这在临床应用化痰药物时是要留意的。总之，"痰"的病因学概念形成是依据临床实践不断进行理论总结和提炼的结果，为很多病症尤其是一些疑难病症从痰论治奠定了理论基础，也开辟了一种新的治疗方法。

# 2 痰病学说奠基之作——《诸病源候论》

由巢元方主持编纂的《诸病源候论》是我国现存最早的论述临床各科诸病证候及其病因病机的专书。学者徐肇生等认为，书中开痰病学说之先河，提纲契领地规范痰病证候，揭示痰生诸病之病因，探求痰病病机和辨证施治，其所创立的痰病学说，为后世医学研究痰病、病因病机，以及临床辨证论治，奠定了理论基础。

## 痰病学说的渊源

中医关于痰病的学说，萌芽于秦汉时期，发端和发展于晋唐、宋元时期，兴盛在明清，近现代取得了长足的进步，在两千多年的发展过程中，由于历代医家和学者的研究与应用，在理论与实践两方面，不断充实与进步，到清末已具有丰富的学术内涵，成为中医药学术宝库中独具特色的组成部分。

痰病学说，其自宋元以来，以其普遍应用、疗效独特的实用价值而受到临床医家的广泛重视，而且始终是中医药学术体系的重要分支，而成为探讨研究的热点。魏晋时代，对痰病（症）的病位、寒热属性、临床特征等已有初步认识，并积累了一定的用药经验，但在理论上尚无明确的论述。至于隋以前的其他医药学文献中，多崇张仲景的痰饮证治学说，极少见到有关痰病的记载。《诸病源候论》，由隋·巢元方奉敕主持编纂，成书于隋大业六年（公元610年），是我国现存最早的论述临床各科诸病证候及其病因病机的专书。该书不仅将当时的医学理论发展提高到一个新的水平，而且对后世医家产生了深远的影响，至今亦不失其可资借鉴取法的科学价值。书中"痰饮病诸候"及其他各病候中有关内容，实为中医痰病学说的奠基之作。

## 创造确立痰病理论基础

《诸病源候论》一书，以张仲景的痰饮之说为基础，吸收魏晋医家对痰病的新认识，立足于《内经》以来中医学的病因病机论和辨证原则，对各种因痰饮而致的病变，进行了深入的分析和系统的总结，创造性地将痰和饮分别加以论述，为中医痰病学说的形成与发展奠定了基础。书中"痰饮病诸候"共16条。其中包括：痰饮合论2候，即痰饮候、痰饮食不消候；痰病专论5候，即热痰候、冷痰候、痰结实候、膈痰风厥头痛候、诸痰候；饮病专论9候，即流饮候、流饮宿食候、冷饮候、留饮宿食候、癖饮候、诸饮候、支饮候、溢饮候、悬饮候。关于痰病，除上述热痰、冷痰等5候外，书中其他病候中还论及了痰癖候、饮酒人瘀癖菹痰候、虚劳痰饮候、解散痰癖候、妇人杂病痰候、妇人妊娠痰候、小儿杂病痰候等多种痰病证候。其对痰病诸候，详述病症、审辨病因、推求病机，为后世医家论治痰病奠定了理论基础。

## 提纲挈领规范痰病证型

《诸病源候论》在"痰饮病诸候"中，分别论述了热痰、冷痰、痰结实、膈痰风厥等证候类型的病因病机及临床特征。这是中医学关于痰病最早的证候分类和病因病机专论。如谈到"热痰候"曰："热痰者，谓饮水浆结积而生也，言阴阳否隔，上焦生热，热气与痰水相搏，聚而不散，故令身体虚热，逆害饮食，头面嗡嗡而热，故云热痰也。"对"冷痰候"阐述"冷痰者，言胃气虚弱，不能宣行水谷，故使痰水结聚，停于胸膈之间，时令人吞酸气逆，四肢变青，不能食饮也。"其"痰结实候"曰："此由痰水积聚在胸府，遇冷热之气相搏，结实不消，故令人心腹痞满，气息不安，头眩目暗，常欲呕逆，故言痰结实。"其"膈痰风厥头痛候"又曰："膈痰者，谓痰水在于胸膈之上，又犯大寒，使阳气不行，令痰水结聚不散，而阴气逆上，上与风痰相结，上冲于头，即令头痛。若手足寒冷至节即死。"上述疾病的证候类型，是巢氏立足于寒热虚实的辨证原则，加之以病因、病机、病位的分析，以及临床表现的特征而划分的。虽然尚不够全面，但其提纲挈领，规范证型，实开后世医家研究痰病辨证论治规律与方法之先河。

## 审症求因揭示痰病证候

中医学有"百病皆生于痰"的说法，医家多认为此说首创于元代医家王珪，实际上早在《诸病源候论》中，就已揭示了"痰生诸病，其候非一"的病变特点。书中"痰饮病诸候"曰："诸痰者，此由血脉壅塞，饮水积聚而不消散，故成痰也。或冷，或热，或结实，或食不消，或胸腹痞满，或短气好眠，诸候非一。故云诸痰。"这就明确指出了痰积体内，可导致多种病理变化，其临床表现具有"诸候非一"的复杂性。从全书各病候中有关痰的病变来看，更可看出这一点。如热痰结聚上焦，则身体虚热，逆害饮食，头面嗡嗡而热（热痰候）；冷痰结聚中焦，则时令人吞酸气逆，四肢变青，不能饮食（冷痰候）；痰水与冷热之气搏结于胸府，则令人心腹痞满；气息不安，头眩目暗，常欲呕逆（痰结实候）；膈间之痰与风痰互结，上冲于头，则头痛（膈痰风厥头痛候）；停聚流移于胁肋之间则胁肋时时作痛（痰癖候）；饮酒之人病痰，则呕吐宿水，色如菹汁、豆汁，其味酸苦（饮酒人痰癖菹痰候）；服散之人病痰，则胸膈痞满，头眩痛，心胁结急，甚则目无所见而疼痛（解散痰癖候、解散目无所见目疼候）；虚热客于上焦而胸膈痰满，则喘息不调，咽喉如有水鸡之鸣也（上气喉中如水鸡鸣候）；痰气搏击于咽喉，则喉间呀呷有声，随嗽动息（呀嗽候）；上焦停痰并脾胃虚冷，则谷不消，胀满而气逆，好噫而吞酸，气息醋臭（噫醋候）；风客皮肤，痰渍腑脏，则人面皮上，或有如乌麻，或如雀卵上之色也，风邪夹痰，乘于脏腑，上及于目，则目生肤翳，或目生内障，或目赤痛，或目茫茫，或目生珠管状物，甚则目珠脱出（目肤翳候、目青盲候，目茫茫候、目珠管候、目珠子脱出候）；胸膈生痰实，则口苦舌干（客热候）；肺病胸膈痰气搏结，逆上咽候，则咽中如炙肉脔（咽中如炙肉脔喉）；妇人妊娠痰聚，则妨害饮食、心痛、呕吐、心烦（妊娠恶阻候、妊娠心痛候、妊娠子烦候）；小儿风邪外客，痰渍脏腑，则寒热往来，腹痛，胸胁心腹烦热而满，大便难，小便涩，食不消，虽能食而不生肌肉（小儿寒热往来候，寒热往来五脏烦满候，寒热往来腹痛候，寒热结实候，寒热往来食不消候，寒机热来食不生肌肉候）；小儿喂养不当，痰聚胸膈，则饮乳不下，吐涎沫，甚者壮热不止，继发惊痫（小儿痰候）；等等。以上各种因痰而致的病变，较之元代王珪《泰定养生主论》所述痰症，更为临床所常见，对后世医家的痰病诊疗更具指导意义。

## 探求剖析痰病病因病机

《诸病源候论》"痰饮病诸候"及有关病候中，对痰病发生、发展、变化的机制，进行了深入的剖析，建立了中医有关最早的病因病机学说。其中又始终贯穿着因病生痰，因痰致病这一病理观，亦即今人所云痰既是一种病理产物，又是一种致病因子。关于痰这一病理产物的形成，《诸病源候论》认为，是饮食不节、将适失宜、外邪干犯、血脉窒塞、脏腑功能失调等因素相互作用，以至人体水液运化失常，饮邪积聚不消的结果。其云服散而饮过度，将适失宜，衣厚食温，则饮结成痰癖（解散病诸候）；"将适失宜，饮食乖度，隔内生热痰"（解散病诸候）；"小儿饮乳，因冷热不调，停积胸膈之间，结聚成痰"（小儿痰候）。如是言饮食不节，将适失宜生痰。其又曰"痰水积聚在胸府，遇冷热之气相搏，结实不消"（痰饮病诸候）；"痰水在于胸膈之上，又犯大寒，使阳气不行，令痰水结聚不散，而阴气上逆，上与风痰相结"（痰饮病诸候），是言邪干犯而生痰。其曰"诸痰者，此由血脉壅塞，饮水积聚而不消散，故成痰也"（痰饮病诸候），是言血行瘀阻而生痰，其曰"冷痰者，言胃气虚弱，不能宣行水谷，故使痰水结聚，停于胸膈之间"（痰饮病诸候），是言脏腑功能失调而生痰。关于痰这一致病因子导致人体诸种病变的机制，《诸病源候论》基本是着眼于外内痰相夹为患，脏腑功能失调、阴阳气血失和，痰阻气机不利等方面加以论述的。其曰"风邪痰气，乘于脏腑，脏腑之气虚实不调，故气冲于目"（目病诸候）；"风邪客于皮肤，痰饮溃于脏腑"（面体病诸候）。是言外邪内痰相夹为患。其又曰"胸膈痰饮溃于五脏，则令目眩头痛也"（妇人杂病诸候）、"脏内客热，与胸膈痰饮相搏，熏溃于肝，肝热气冲发于目，故令目赤痛也，甚则生翳"（小儿杂病诸候）。是言痰结而致脏腑功能失调。又曰"风邪外客于皮肤，内而痰饮溃于脏腑，血气不和，与阴阳交争，故寒热往来"（小儿杂病诸候）；"阴阳否隔，上焦生热，热气与痰水相搏，聚而不散"（痰饮病诸候）。是言痰结而致阴阳气血失和。其再曰"胸膈痰满，气机壅滞，喘息不调"（气病诸候）；"胸膈痰结，与气相搏，逆上咽喉之间，结聚状如炙肉之脔也"（妇人杂病诸候）。是言痰阻而气机不利。以上仅列举《诸病源候论》中痰病病因病机学说之大要，由此不难看出其已具备中医痰病理论之雏形。

综上所述，《诸病源候论》首创痰病学说，胪列痰病诸候，揭示痰生百病，阐发痰病病机，对中医痰病学术的发展，做出了创造性的贡献。其所创立的痰病学说，为后世医家研究痰病、病因病机，以及临床辨证论治，奠定了理论基础，是中医痰病学术发展史上的一部重要文献。以此书所论为开端，中医痰病学术的发展，进入了一个新的阶段。

# 3 朱丹溪从痰论治杂病

朱丹溪的主要学术思想是创立了"阳常有余，阴不足论"及"相火论"，为养阴学说奠定重要基础。其对杂病的治疗亦颇有心得，他主要从"气、血、痰、郁"四个方面入手，尤其对痰的认识，指出"痰之为物，随气升降，无处不到……百病中多有兼痰者，世所不知也。"（《丹溪心法·痰》）足见其对痰在发病学上的高度重视。其在《金匮钩玄》专立痰门讨论其病证治法，其中以痰为病因病机在全书 139 门中占了 53 门，还有 6 门兼及痰证。此外，《丹溪心法》论述的 100 多种病中涉及痰邪致病的多达 30 余种。朱丹溪治疗杂病，善于从痰入手，学者朱叶就其从痰论治杂病的认识作了论述。

## 对痰邪致病的认识

**1. 痰加六淫致病**：朱丹溪将痰作为致病因素加以阐释，突破了宋以前病因学说，在病因学方面有较大的贡献。朱氏除了认为痰作为病理产物可以侵犯人体外，还认为痰邪可以与六淫相加为患。风寒暑湿燥火六淫，单犯或兼袭人体，都可以引动体内的痰邪，从而使病情复杂。如风夹痰可转化为风热痰，发为眉棱骨痛；寒夹痰可致呕吐；暑邪鼓动痰者，可发生暑风；湿邪夹痰，最易出现眩晕或带下等病证；火夹痰者常导致干咳、肌肤衄血、头晕目眩等病症。

**2. 痰与有形之邪胶结为患**：《金匮钩玄·血块》曰："血块，一名积瘕。块在中为痰邪，在右为食积，在左为血块。气不能作块成聚，块乃有形之物，痰与食积、死血，此理晓然。"痰邪为有形阴邪，具有湿浊黏滞的特性，易与死血、食积等病理产物凝聚胶结产生多种病证，并使得原有病症更加复杂。

## 对痰病病机的认识

**1. 气机运行失调，痰气互结**：痰邪可以成为多种疾病形成的内在隐患。痰随气机之升降出入，可以结聚在机体的任何部位。若结聚在巅顶者，可出现头痛、头风、眩晕等病症；若痰随气机升降出入稽留上焦，可致动则而喘，或短气而喘，或发热咳嗽，或燥渴不解等病症；若结聚在中焦胃肠，可产生嗳气、呕吐、腹痛、泄泻等病症；若结聚在下焦，可致淋浊、小便不通等病症；若痰占血海，可致月经不调或月经过多等病症；若痰核流注可致结核；若痰随气机升降出入壅阻经隧，可致口眼㖞斜、半身不遂、惊风、痿证等病症。

**2. 阴阳气血不足，痰虚互见**：正气不足，气化无力，可使津液凝聚而生痰。《格致余论·虚病痰病有似邪祟论》中提到"血气者，身之神也。神既衰乏，邪因而入，理或有之。"痰邪的产生多见于阴阳气血不足者，如气虚兼痰、血虚兼痰均可发为中风；血虚有火兼痰，可以导致痉证；阴虚兼痰出现瘰疬。这些都是机体正气不足，给痰邪以可乘之机、栖身之所的原因。

## 杂病临证从痰辨治

**1. 论治原则**：其一，实脾土。《金匮钩玄·痰》开篇即曰："凡治痰用利药过多，致脾气下虚，则痰反易生多。"指出当时的医家治痰专事汗、吐、下法不求其本，则致脾愈虚，痰愈多的情况。在《丹溪心法·痰》中其门人总结了朱丹溪的治痰经验，曰："治痰法，实脾土，燥脾湿，是治其本也。"明确了治痰应分清标本缓急、健脾祛湿以杜生痰之源的学术见解。其二，调气机。《丹溪心法·痰》引严用和之言："人之气道贵乎顺，顺则津液流通，绝无生痰之患。"说明气机通畅，则能痰饮化而津液行。如果调摄失宜，气道闭塞，水饮内停，则结而成痰。所以朱丹溪指出："善治痰者，不治痰而治气，气顺则一身津液亦随气而顺矣。"并提出了"顺气为先，分导次之"的治疗原则，至今在临床上仍有深刻的影响。

**2. 论治方法**：朱丹溪虽斥当时医家治痰专事汗、吐、下等方法，其本人并未因噎废食，而是明确指出根据痰病的病位不同灵活运用汗、吐、下法，如"痰在膈上，必用吐法，泻亦不去……痰在肠胃间，可下而愈。痰在经络中者，非吐不可出。吐法中就有发散之义也。"（《金匮钩玄·痰》）在具体治痰方法的应用中，仅吐一法，就有多种。有人称子和之后，善用吐法者唯朱丹溪一人，的确当之无愧。朱丹溪的汗、吐、下法运用之妙主要在于其认为："因大悟攻击之法必其人充实，禀质体壮，乃可行也；否则邪去而正气伤，小病则重，重病必死。"（《格致余论·张子和攻击注论》）临床治疗应分清攻补时机而用。此外在治痰的法则中还提出："热者清之，食积者必用攻之，兼气虚者，用补气药送之。"可见其随证立法，辨治功力之深。

**3. 常用处方**：朱丹溪治疗痰邪多以二陈汤为基本方，《丹溪心法·痰》曰："二陈汤，一身之痰都治管，如要下行，加引下药；在上，加引上药。"用二陈汤降逆散结、除痰安中。临床上朱丹溪又根据患者具体表现，在用药上进行不同的加减化裁。"眩晕嘈杂，乃火动其痰，用二陈汤加山栀子、黄连、黄芩之类……脾虚者，宜清中气，以运痰降下，二陈汤加白术之类，兼用升麻提起。"（《丹溪心法·痰》）又制方润下丸、小胃丹及青礞石丸等。王纶《明医杂著》谓朱丹溪"痰用二陈汤"实远远不能概括朱丹溪的治痰心法，其运用之妙，存乎一心，随证立法，变化无穷。

**4. 常用药物**：丹溪根据痰的性质不同提出："湿痰用苍术、白术，热痰用青黛、黄连、黄芩，食积痰用神曲、麦芽、山楂，风痰用胆南星，老痰用海浮石、半夏、瓜蒌、香附、五倍子，作丸服。"（《丹溪心法·痰》）根据痰的不同部位总结出"痰在胁下，非白芥子不能达；痰在皮里膜外，非姜汁、竹沥不可达；痰在四肢非竹沥不可开"等多种临床常见治痰用药经验。

## 对疑难病从痰治的启示

《丹溪心法·痰》附录曰："凡痰之为患，为喘为咳，为呕为利，为眩为晕，心嘈杂，怔忡惊悸，为寒热痛肿，为痞隔，为壅塞，或胸胁间辘辘有声，或背心一片常为冰冷，或四肢麻痹不仁，皆痰饮所致……百病中多有兼痰者，世所不知也。"这里丹溪提出了痰邪致病的多种可能性，亦为后世治疗疑难杂症提供了思路。

**1. 中风**：丹溪论治中风的观点为"中风主痰说"。在认可刘完素中风论"水不制火"的基础上，提及《内经》中所说由外邪而致中风是极少见的，特别是在东南地区。其曰："东南之人，多是湿土生痰，痰生热，热生风也。邪之所凑，其气必虚。"（《丹溪心法·中风》）在论治中风上指出："中风大率主血虚有痰，治痰为先，次养血行血……半身不遂，大率多痰，在左属死血、瘀血，在右属痰、有热，并气虚。"倡导临床论治中风要气虚补气，血虚补血，同时在补气补血的基础上注意对痰邪的辨证与治疗。而丹溪所论的中风主痰说在中风的急性阶段及后遗症调治方面均有特殊疗效。

**2. 眩晕**：丹溪提出"无痰不作眩"。《丹溪心法·头眩》曰："头眩，痰挟气虚并火。治痰为主，挟补气药及降火药。无痰则不作眩，痰因火动，又有湿痰者，有火痰者。"确立了"痰"为眩晕发病中的重要因素，对于痰湿型原发性高血压所致眩晕的治疗具有重要指导意义。

**3. 其他病症**：丹溪论治其他疑难杂病也善于从痰邪治病的思想入手，每每在临床上能收获好的疗效。如《名医类案·湿》引朱丹溪一则医案，一女子年十七八，发尽脱，饮食起居如常，脉微弦而涩，轻重皆同。此厚味成热，湿痰在膈间，复因多食梅、酸味，以致湿热之痰随上行之气至于头，熏蒸发根之血，渐成枯槁，遂一时脱落，宜补血升散之药。用防风通圣散去硝，惟大黄三度酒制炒，兼以四物汤酒制，合作小剂，煎以灰汤，如水频与之。两月余，诊其脉，湿热渐解，乃停药。淡味调养两年，发长如初。丹溪从痰邪的角度把握正确的病机，处方以防风通圣散和四物汤加减，补血升散，使湿痰去、新血生、脱发长。

从上述几个方面可以看出，朱丹溪探讨论治痰病的理论在当今仍有学习与借鉴的意义。提示我们在临床诊疗上应当重视对痰的辨证，特别是面对疑难杂病，可以尝试从痰邪的角度诊疗。

## 临证从痰辨治诸痛先河

丹溪在杂病的辨治上，并不囿于阴虚之成见，故后世有"杂病宗丹溪"之说。尤其是对于痛证，认为气、血、痰、郁皆与疼痛有关，特别提出痰浊致痛，认为"痰之为物，随气升降，无处不到"。其治疗"因痰致病，治其痰而病自愈"。故对于因痰引起的诸痛的治疗，均从痰论治而收效颇丰。从痰论治系开痛证治法的先河，丰富了痛证论治的方法。

**1. 头痛多主痰浊，化痰降逆健脾**：丹溪认为"头痛多主于痰"。"热痰随气上逆则为眩晕头痛"，"风痰上攻头目，为头痛"。痰热当清痰降火。风痰、热痰头痛用酒黄芩、连翘、胆南星、川芎、荆芥、防风、甘草。夫用芎带芩者，芎升而芩降，头痛非芎不开。痰厥头痛兼气虚者，半夏白术天麻汤。

**2. 腹痛痰因气滞，导痰解郁二陈**：对于腹痛，丹溪认为："痰因气滞而聚，既聚则碍其路，道不得运，故作痛也。"宜导痰解郁，大法用川芎、苍术、香附、白芷为末，以姜汁入汤调服。腹中水鸣，乃火击动其水也，用二陈汤加黄芩、黄连、栀子。"若肥人自觉腹中窄狭，乃是湿痰流灌脏腑，不升降。""湿痰在腹为腹痛"，用苍术燥湿化痰，用香附行气化痰。皆从痰而治，而皆有效验。

**3. 疝痛湿痰流下病，肝经为病特色明**：丹溪论疝专主是足厥阴肝经，力矫前人专从寒治之弊，认为"疝痛，湿热痰积流下作病……即是痰饮食积并死血。专主肝经，与肾经绝无相干，大不宜下"。其论诸疝方，即由海浮石、香附为末，姜汁调下。颓疝，古病名，是指睾丸肿大坚硬，重坠胀痛或麻木不知痛痒。丹溪治颓疝方由橘核、神曲、海藻、昆布、玄明粉、吴茱萸为末，酒糊丸而成。方中胆南星、法半夏燥湿化痰，海藻、昆布配橘核软坚散结、化痰，从痰论疝又是朱氏特色之一。

**4. 胁痛肝经火气实，有痰流注二陈先**：《丹溪心法》"胁痛，肝火盛，木气实，有死血，有痰流注"。认为痰流注亦是胁痛的病因病机之一，主张用二陈汤加胆南星、川芎、苍术。实证用控涎丹下痰。咳嗽胁痛者，二陈加胆南星、香附、青皮、青黛、姜汁。治痰瘀胁痛，用控涎丹加桃仁泥丸，并认为凡人体内外所生包块，皆是痰浊死血积聚而成。因为"气不能作块成聚，块乃有形之物，痰与食积死血而成也"。制方如血块丸即用海浮石、三棱、莪术、桃仁、红花、五灵脂等破血化痰散结，治疗积聚成块，择其痰瘀多寡而治，既开创了痰瘀致病之先河，又充实和发展了中医内伤病学说。

# 4　中医痰病学体系

痰病学是研究痰饮的概念、病因病机及辨证论治的学说。深入地研究和探求这一学说的科学内涵，必将对中医病因病理学的发展和升华起着突破性的影响，给中西医结合开拓新的思路。因此，全面发掘、整理、研究中医痰病学术，建立中医痰病学术体系，积极探索常见病、多发病、疑难病、老年病与痰饮的关系，对于指导临床的诊断治疗皆有重要的意义。

## 痰与饮的概念

中医认为痰饮都是水液停留体内而形成的病理产物，又是主要的致病因素，临床上由痰饮导致的证称为痰饮证。因此，痰饮既属病因又属病证。从病因方面分析痰与饮皆为水湿有形之邪，同类而异名。但在中医理论中痰与饮又有一定的区别。一般认为质地黏稠者为痰，清稀者为饮；从病理过程看积水成饮，饮凝成痰；从兼证看痰多兼热，饮多兼寒，故有热痰寒饮的说法。

痰与饮又根据各自的特点各有分类。痰分为有形痰和无形痰，亦有人称为狭义痰和广义痰。有形痰是指咳咯而出的痰涎，即指气管的分泌物，其量的多少、色的黑白、质地的清浊，气味的腥腐，伴见的症状等视之可见，触之可及，闻之有声，故称之曰有形痰。此外，还有视之不见，触之不及，闻之无声，蓄积在脏腑经络组织器官的痰，主要通过观察临床上的症状和体征，辨证求因，审因论治，用化痰方法治疗能获较好疗效，推测病因为痰，称为无形痰。如痰迷心窍，痰浊眩晕，痰核等，皆属此类。

饮在《内经》有"积饮"的记载。《金匮要略》称为"痰饮"，并根据水饮停留的部位不同，在广义痰饮的名称下，划分为四类：以饮留肠胃，液流有声者为"痰饮"（狭义）；饮停胁下，咳唾引痛者为"悬饮"；饮溢于四肢，无汗，身体痛重者为"溢饮"；咳喘倚息，气短不得平卧，其形如肿者为"支饮"。此外，尚有"留饮""伏饮"之名，实属四饮范围。因其痰与饮为水湿停留为患，故联名并称，曰痰饮。

## 痰的病因病机

因为痰饮为病理产物，形成主要有以下几个方面：

**1. 湿聚生痰：**体内一切正常的水液称为津液，其对人体具有濡润、化血、填精补髓、调节机能平衡的重要作用。若外感六淫、七情内伤、劳逸失度、生活失节等因素，影响了肺脾肾三焦功能失常，从而使水液的输布排泄障碍，水湿在体内蓄积停滞而致痰浊内生，故有"积水成饮，饮凝成痰"之说。"脾为生痰之源"，"肺为贮痰之器"就说明了湿聚生痰的机制。

**2. 火盛生痰：**《辞海》"淡"与"痰"通，从二字的结构上可以看出痰与火有关。"淡"从水从火，二火薄水为"淡"，因其与疾病相关，故为痰。在外感和内伤疾病过程中火热之邪所致最常见，机能亢奋，产热过多，火盛可煎熬津液，水火搏结，炼津成痰，如常言火盛生痰，湿热酿痰之类皆是。这一机制与心的关系极为密切。因为心为火脏，火热之气通于心之故。痰火扰心，温热酿痰，蒙蔽心包的机制皆出于此。

**3. 气郁生痰：**气的运动称为气机，其运动的基本形式为升降出入，伴随着气的运动，气行津液，津液正常输布和运行，而全身气机的调节与上焦肺主降，下焦肝主升，中焦脾主升而胃主降有关。若升降失常，气机阻滞，气不行水而潴留，亦可积水成饮、饮凝成痰。在气郁生痰的病理过程中，由于七情内伤，肝失疏泄，肝气郁结，气郁生痰最为常见。诚如《素问·调经论》所曰"百病生于气也"。这里"气"指气机而言，肝气郁结，气郁生痰之理必寓在中。李用粹《证治汇补》中也说"惊怒忧思，痰乃生焉"。

综上所述，痰饮的生成与火热、气郁与湿聚有密切关系，而湿聚生痰多与肺脾肾功能失调有关，火盛生痰与心有关，气郁生痰与肝有关，五脏功能失常生痰的理论在痰病的辨证论治，尤其是在脏腑辨证中更具有重要地位，也是整体观念在痰病学中的具体体现。

痰饮生成以后又会导致新的疾病的产生，其主要病机有两个方面：一是停留为患，痰饮停留在人体必然会阻滞气机，影响脏腑经络发挥其正常的功能而产生新的病证；二是痰随气流行，内而脏腑经络，外而筋肉皮毛，无所不至，或形成器质性损害，或发生功能性障碍，使阴阳失调而发病。因痰饮既为原发病之结果，又为继发病之病因，故称为病理产物性致病因素，痰饮概念上的两重性是痰病学的主要特点之一。

## 痰的致病特点

**1. 痰为阴邪，遏伤阳气**：痰邪本为水液代谢失常的病理产物，中医学认为阴盛则阳病，痰邪可遏伤机体阳气，以致清阳不升，故水液的代谢主要依赖于肺的宣降、心气的推动、脾阳的温运、肾阳的温化和肝阳的疏通。痰邪形成的内因多为脾运不健或中阳素虚，外因为感受风寒、寒湿浸渍、饮食劳倦等，内外合邪导致脾运失司，上不能输精以养肺，下不能助肾以化水，故肺失通调，肾之气化不利，三焦水道通调失职，导致饮邪停聚而流溢机体四处或波及五脏。古人有"痰为阴邪，非温不化"之说，说明痰乃阴冷之邪，遇阳得温则消。《金匮要略》记载："病痰饮者，当以温药和之。"故痰为阴邪，易阻遏阳气，得温则行，得寒则聚。

**2. 痰性黏滞，阻碍气机**：痰为病理性产物，属阴邪，质地黏稠，留伏遏阳，滞涩不散，其临床表现有两方面：①因痰质地黏稠、黏滞难移，故病程较长，病情缠绵难愈，故治疗时痰邪缠绵难去，不易见速效；②其症状易凝结滞涩为肿块、结节，或结于皮下，或结于皮里膜外，或结于腹腔脏器。中医学的"癥瘕""瘰疬""瘿瘤""痞块""痰核""乳癖"等均为其病症的临床表现，其性黏滞，留之不去，易阻碍气机，是神志病发生、发展的关键所在。上蒙清窍，引起多种神志异常的症状。上犯头面，闭塞孔窍，阻格五脏，五官之间精气相通，引起头部困重、剧烈眩晕、耳鸣耳聋等。

**3. 痰性流动，变化无端**：痰性流动，变化无端，故沈金鳌在《杂病源流犀烛》曰："痰之为物，流动不测，故其为害，上至巅顶，下至涌泉，随气升降，周身内外皆到，五脏六腑俱有。"痰多为诸病之源，变化多端，错综复杂，致病部位多、范围广，内至脏腑，外至筋骨皮肉，无处不到。其病理变化多种多样，临床表现异常复杂，如《重订严氏济生方·咳喘痰饮门》记载："其为病也，症状非一，为喘，为咳，为呕，为泄，为眩晕……未有不由痰饮之所致也。"故有"怪病多痰""百病多由痰作祟"之说。

**4. 痰多挟瘀，痰瘀相关**：痰是瘀的早期阶段，瘀是痰的进一步发展，痰阻则血难行，血凝则痰难化，故痰多挟瘀、痰瘀相关。如《丹溪心法》指出："肺胀而咳，或左或右，不得眠，此挟瘀血碍气而病。"《证治汇补》曰："胃脘之血，为痰浊所滞，日积月累，渐成噎膈反胃。"《张氏医通》曰："痰挟死血，随气攻注，流走刺痛。"痰形成之后，流注经络，使经络阻滞，气血运行不畅；瘀血形成后，不仅失去濡养作用，而且阻滞局部，影响气血运行，出现血运不畅、经络阻滞、气机失调等各种病理变化。痰瘀相关历代医家早有论述，如《灵枢·百病始生》曰："凝血蕴裹而不散，津液涩渗，着而不去，而积皆成矣。"《血证论》曰："血积既久，亦能化为痰水。"这些都指明了痰瘀之间的内在联系及其相互转化的关系。

**5. 痰生百病，百病兼痰**：痰生百病，说明痰邪易合他邪为患，临床上常见的有风痰、火痰、湿痰、寒痰、气痰等相兼合而致病。《医林绳墨·痰》曰："因于风者，则中风头风，眩晕动摇；因于火者，则呕吐酸苦，嘈杂怔忡；因于寒者……此皆痰之所致也。"痰随气升，阻碍经脉气血运行和气机升降出入，可导致多种疾病的发生，故痰是多种疾病发生、发展的因素。疾病在发生的不同阶段，除其本身影响脏腑而生痰邪之外，还能触动宿痰，兼杂致病，临床辨证常有"风寒挟痰""风湿挟痰""气虚挟痰""血虚挟痰"等。痰随气升降，若壅滞于上，则闭塞清窍。痰气郁而化火，内扰心神，则引起心悸、失眠；若饮食不节，脾胃失调，运化失职，聚湿而生痰，导致中焦气机不利，升降失司，则易引起痞满；若肺气不畅，痰浊内蕴，肺失宣降，水液输布失于正常则易引起咳嗽、哮喘等疾病，故临床应使用化痰药物而获卓效。

## 痰饮病的治疗原则和方法

痰饮病证的治疗应遵循辨证论治的基本精神，辨证求因，审因论治。因其为水湿停聚体内形成的病理产物，为内生之邪，治疗时要因势利导，使邪有出路，古人在这方面总结了丰富的经验可供参考。如清·喻嘉言曰："治痰之法，曰驱、曰导、曰涤、曰化、曰涌、曰理、曰降火、曰行气。"结合临床，特提出治痰十五法。

**1. 宣肺化痰法**：用于伤风咳嗽痰饮有表证者。方用杏苏散加减。

**2. 温化湿痰法**：用于咳嗽痰多，色白痰稀。方用二陈汤加减。

**3. 清化热痰法**：用于肺痰热咳喘，症见咳嗽痰黏而黄；严重者可见脓痰，脉滑数。方用清气化痰汤加减。

**4. 开窍涤痰法**：用于中风昏仆、痰涎壅塞。方用稀涎散加减。

**5. 消磨痰核法**：用于七情郁结，发为瘰疬，症见痰核瘿瘤。方用消核丸加减。

**6. 降气化痰法**：用于痰气搏结，症见痰涎壅盛，喘咳，胸膈噎塞。方用苏子降气汤加减。

**7. 降气涤痰法**：用于宣气不降，症见痰涎壅盛，咳嗽气喘。方用宣白承气汤加减。

**8. 润饮行水法**：用于水停胁下之悬饮证，症见咳唾引痛胸胁。方用十枣汤加减。

**9. 发汗逐饮法**：用于溢饮证，症见干呕，发热而渴，面目四肢浮肿，身体疼痛。方用大青龙汤加减。

**10. 泻肺逐饮法**：用于支饮证，症见咳逆倚息、气喘不能平卧，其形如肿。方用葶苈大枣泻肺汤加减。

**11. 温化痰饮法**：用于痰饮证，症见胸胁支满，目眩，痰声流流之症。方宜用苓桂术甘汤加减。

**12. 化饮解表法**：用于外感风寒，内有伏饮之证，症见恶寒发热，喉中痰鸣，痰清稀，伴见喘咳。方用小青龙汤加减。

**13. 导痰定志法**：用于心胆俱虚，痰迷心窍之症。方用礞石滚痰丸加减。

**14. 润肺化痰法**：用于燥痰内结之证，症见干咳少痰，胶黏难出。方用百合固金汤加减。

**15. 燥湿化痰法**：用于湿邪困脾、痰浊内生之证，症见身体困重，脘闷呕恶，舌苔厚腻的湿痰证。方用平陈汤加减。

## 参考文献

［1］　李海玉，王红霞."痰"的病因学概念形成及其临床意义［J］.中国医药导报，2010（9）：78.

［2］　徐肇生，谭成钢.痰病学说奠基之作《诸病源候论》［J］.四川中医，2008（6）：31.

［3］　朱叶.朱丹溪从痰论治杂病探析［J］.山东中医杂志，2015（3）：171.

［4］　何建升.痰病学浅探［J］.陕西中医学院学报，1995（4）：3.

第二篇 诸病从痰论治理论探析

# 5 咳喘哮病从痰论治

中医学所论之痰，根据成因和性质的不同，将痰证分为湿痰、热痰、寒痰、风痰、老痰、食积痰、郁痰等，而痰的病机关键在于肺气失于敷布，津液停聚，脾虚湿滞，气郁火炽。辨其病理性质，外感时邪所成之痰，病程短，多伴表证，有风寒、风热、痰热、风燥等不同；内伤之痰，多属久病，反复缠绵，有肝火、脾湿、寒饮、气虚、阴虚之别。《景岳全书》阐述痰随气生，无处不到，是"痰生百病""百病多兼有痰"的机制所在。学者侯振民等认为：

## 痰是咳、喘、哮三者的共同症状

咳、哮、喘是临床上三种常见的疾病，咳嗽是指肺气上逆作声，咳吐痰涎而言；喘病是以呼吸急促，甚至张口抬肩，鼻翼扇动为特征；哮病是一种发作性的痰鸣气喘疾病，以呼吸急促为主症。它们虽有各自不同的主要症状，却又有内在的联系。首先，三种疾病的发生，同是以肺为主（包括气管、支气管和肺泡，中医都归属于肺），而且这三种疾病的症状又往往是相兼并见，不能截然分开，仅有主次的不同。例如喘多兼咳；咳久病深亦必兼喘；哮则是喘的突然发作，兼有喉间痰鸣者。"痰"是咳喘哮三者的共同症状，根据痰的性质、性状的不同又可分为不同的证型。因此临床上常以痰的色、量、形、味以及咳痰的爽与不爽作为寒热虚实的辨证依据。

## 痰与咳、喘、哮的病因病机相关

咳、哮、喘是根据病证的特点命名的，痰是从病理产物角度命名的，痰与三病之间均有密切的关系。就病机而言，咳是邪犯于肺，肺气上逆；哮是痰壅气道，肺气宣降失常；实喘是肺气上逆，宣降失职；虚喘是气无所主，肾失摄纳。三病均为气机的升降出入失其常度。肺主气，肾纳气，气出于肺，根于肾而生于脾，其中肺主气是气机升降出入的枢纽，无论外感风寒、风热、风燥，或肺脾肾的功能失调，均能影响肺的呼吸升降而诱发咳、喘、哮。肺主宣化、脾主运化、肾主温化，是机体水液代谢的主要脏腑，三脏功能失调就会聚湿生痰，故痰是三脏功能失调的病理产物。肺虚不能化津则痰浊内生；脾虚不能化生水谷精微上输养肺，反而积湿生痰，即所谓脾为生痰之源，肺为贮痰之器；肾阳不足则水泛为痰，所谓肾水射肺，均能导致肺的呼吸升降失其常度，而产生咳、哮、喘，导致三病的病理因素都与痰有直接关系。因此痰与咳、哮、喘三病的病因病机有密切关系。

## 以痰确定咳、喘、哮的治则

在辨治咳、喘、哮病中，痰的性状是比较关键的一环。抓住这个原则并结合其他方面进行用药，就可以达到执简驭繁的目的。痰多的主要以燥湿化痰为主，治在脾胃（脾为生痰之源），常用药如法半夏、陈皮、茯苓、白术；痰出不爽，宣肺除痰，常用药如紫菀、桔梗、瓜蒌、白前；吐稀痰量多，温中化饮，一般都用干姜、五味子、法半夏、细辛；无痰多属肺燥，治宜生津润肺之品，常用药如沙参、麦冬、杏仁、贝母之类；燥之甚者为吐白沫、质轻热黏如皂泡，需用清燥救肺，除生津以外，还需用清热养阴药，如石膏、阿胶、石斛、黑芝麻等。以下是根据痰的特点确定治则，在湿痰方面，先分寒热，其中咳吐痰多稀白而爽者，是为寒痰蓄饮，治重温化，寒饮宜温散水饮，寒痰宜燥湿除痰。咳吐黄痰黏稠不易咯出，为痰之热，治宜清肺除痰；咳吐痰黄而量多者，应除痰重于清肺；咳吐痰黄而量少者，应清肺重于除痰；咳吐脓痰腥臭者，是为痰热瘀结成痈之候，治宜肃肺化瘀；痰多易咯者为脾虚，应健脾化痰；痰稀而咸者为肾虚，应补肾摄纳。无痰者为肺燥，是肺津不足的表现，治以润肺生津。咳吐白沫量多质轻而黏、难咯出者为肺痿，是肺热叶焦而造成的，治宜清燥救肺。值得注意的是：寒饮之水泡痰与肺燥之白沫不同，水泡之痰落地成水，它因寒而生，一水一沫，应当严格区分，一有偏差，犹如火上加薪，势必造成虚虚实实之弊端。

## 辨痰指导咳、喘、哮的遣方

在临床上，首先抓住痰的色、味、量、性以及咯痰的爽与不爽，结合咳、喘、哮的主症与兼症，进行辨证，灵活用方遣药。具体方法如下：①咳嗽痰多易出，呈白色水泡痰或黏液痰，胸闷腹胀，胃纳呆滞，治宜燥湿化痰，方用二陈汤加减。此方是治痰的基础方，《医方集解》誉之为"治痰通用二陈"，实为治痰湿异病同治之专方，亦为古今医家千百年来喜用之经效良方，许多治痰湿之剂，均从此方加减化裁而治多种病证。②痰多色白质稀或为水泡痰，兼有寒象者为寒饮，治宜温化水饮，小青龙汤主之。③痰色白质稀或成块，咳吐爽利，遇寒冷则甚，是为寒痰，治宜温阳除痰降气，苏子降气汤主之。④咳嗽痰不甚多而痰出不爽者，喉间哮鸣音重，是为痰饮，治宜散寒平喘化饮，射干麻黄汤主之。发作时加地龙、全蝎、蜈蚣（任选两味）以定风脱敏。⑤痰少或无痰，喉间痰鸣伴干喘者，是为热重于痰，治宜清肺平喘，麻杏石甘汤加桑白皮、葶苈子主之。⑥痰多色黄，易咳出伴胸闷者，是为痰热，治宜清气化痰，清气化痰汤主之。⑦痰多白黄相兼，胸闷而喘者，是为寒热相兼，治宜宣肺定喘，定喘汤主之。⑧痰多脓有腥味，胸痛者，是为肺痈，治宜清热排脓，千金苇茎汤加葶苈子、鱼腥草、蒲公英主之。⑨痰为白沫是肺痿，伴喘哮咽干口燥者，治宜清燥救肺，清燥救肺汤主之。

咳、喘、哮三证，急性发作者，重在治肺，其特点是以祛邪为主。久咳长喘必治肾，肾强肺润喘自平。

# 6 慢性支气管炎从痰论治

慢性支气管炎（简称慢支）是气管、支气管黏膜及其周围组织的慢性非特异性炎症。临床上以咳嗽、咳痰为主要症状。慢性支气管炎在中医学属于"咳嗽、喘病"范畴，病程长、反复发作、迁延难愈。邢淑丽教授学验俱丰，对慢性支气管炎的治疗有独特见解。

## 病因病机

邢教授认为咳、痰、喘是慢性支气管炎的主要临床特征，其中痰又是慢性支气管炎反复发作的主要病理产物和关键致病因素。慢性支气管炎反复发作引起肺宣降失常，津液不布成久病肺气虚损，气不布津，津液疏布失调而凝聚为痰或肺阴虚火旺灼津为痰。痰既成后，又作为内邪进一步加重病情的发展。痰阻于肺，肺气壅滞不能敛降而加重咳嗽、咯痰、气喘等症状；痰浊蕴肺，肺失宣降，卫外能力失司，外邪极易入侵导致慢性支气管炎极易反复发作，此外外邪入侵每借肺中之痰浊为依附二者内外相引，胶着难去使疾病迁延难愈，故而"祛痰"是慢性支气管炎治疗之要。

## 从痰论治

外邪侵入机体常与体内之宿痰相合，又因个人体质差异证候相兼转化，故痰又可分为风痰、寒痰、湿痰、燥痰、热痰之不同。

**1. 风痰：**患者常咽痒而咳，咯痰清稀而多泡沫，恶风，脉浮缓。治宜疏风化痰，以止嗽散（百部、紫菀、前胡、桔梗、荆芥、陈皮、甘草）为基础方，加蝉蜕以增强祛风止痒之功；偏于寒者加入防风、淡豆豉、荆芥等以散外寒；偏于热者加入金银花、连翘等以助疏散风热。

**2. 寒痰：**患者痰白而清稀，或呈灰黑点，形寒怕冷，脉弦紧。治宜温肺化痰，以小青龙汤（麻黄、桂枝、干姜、细辛、法半夏、白芍、五味子、甘草）为基础方，加陈皮、杏仁、白芥子以增强化痰理气之功；喘甚者加炙麻黄、射干以宣肺平喘。

**3. 湿痰：**患者痰白滑，量多而宜咯，胸闷呕恶，脉滑。治宜燥湿理气化痰，以二陈汤（半夏、陈皮）为基础方，湿重者酌加苍术、白术、厚朴以增强燥湿化痰之功；脾虚者加党参、白豆蔻等健脾行气化湿而祛痰。

**4. 燥痰：**患者常痰少而黏，难于咯出口干夜甚。治宜润燥化痰，以贝母瓜蒌散（贝母、瓜蒌、天花粉、橘红、茯苓、桔梗）为基础方，酌加麦冬、百合、芦根等滋阴生津，以助痰出。

**5. 热痰：**患者咳痰色黄质黏稠，口干喜冷饮，脉滑数有力。治宜清热化痰，以苇茎汤（芦根、薏苡仁、桃仁）为基础方，酌加鱼腥草、桔梗、杏仁、法半夏、浙贝母、桑白皮以增祛痰之功；热盛者加入黄芩、知母、石膏等以清泻肺热。

## 化瘀治气助祛痰

慢性支气管炎患者咳喘反复发作，肺气壅滞，痰气交结，日久则气滞血瘀，或是老年气血精液亏耗，血运乏力而成瘀，临证常见患者胸闷痞痛，舌质暗滞或紫黯，甚有瘀斑，脉涩等症，常加丹参、川芎、降香、桃仁、鸡血藤等药活血化瘀，瘀去则气血调和，痰亦易于祛矣。正如《血证论·咳嗽》中所曰"须知痰水之壅，由瘀血使然，但去瘀血则痰水自清"。

祛痰以治气为先，《伤寒总病论》曰"故善治痰者，不治痰而治气"。气病可生痰，痰亦可阻气，两者互为因果。痰饮的生成与肺脾肾三脏密切相关，肺主治节，通过肺气正常宣发以及肃降维持全身气机的调畅和津液的正常代谢；脾主运化脾气吸收、转输水精，调节水液代谢；肾为水脏，蕴含真阴真阳，对津液输布代谢起着主宰作用。故而祛痰治气当从肺脾肾三脏入手，其一畅肺气，肺气郁闭者加炙麻黄，肺气虚者加党参、麦冬、五味子、黄芪，肺气逆于上者加法半夏、紫苏子、厚朴。其二健脾气，脾气虚者加党参、茯苓、白术、陈皮、炒薏苡仁等健脾祛湿，脾阳不足者加干姜、高良姜、荜茇、小茴香等温补脾阳。另在组方时应注意用药不可过于寒凉，以免损伤脾胃助湿生痰。其三补肾气，患者出现腰膝酸软、夜尿增多、耳鸣耳聋等为肾亏于下的表现，以六味地黄丸为基础方，偏于肾阴虚者加黄精、生地黄、天冬、女贞子、沙苑子等；偏于肾阳虚者加杜仲、狗脊、附子、肉桂等。

# 7 慢性阻塞性肺疾病从痰论治

　　慢性阻塞性肺疾病（COPD）是一种以持续气流受限为特征的疾病，其气流受限多呈进行性发展，与呼吸道和肺组织对烟草烟雾等有害气体或有害颗粒的慢性炎性反应增强有关，其主要临床症状为"咳""痰""喘"。就痰而言，它既是疾病发生过程中的病理产物，同时又可作为一种病理因素参与疾病形成。痰在 COPD 的急性加重期和稳定期都占有非常重要的地位，是导致患者咳嗽、气喘及其他临床症状的重要原因。学者吴兆寰等从痰的角度阐述了 COPD 的证治规律，将有助于我们更进一步认识 COPD，提高临床治疗水平。

　　COPD 患者所涉及的痰，主要是狭义的痰，即由于外感六淫或者脏腑内伤导致体内气机升降失调，津液停聚在肺和气管而为痰，导致气道壅塞，呼吸不利，引起患者气流受限。

## 痰的产生

　　痰的产生，主要是由人体水液运化障碍引起，与肺脾肾关系密切。《名医杂著》曰："痰之本，水也，原于肾。痰之动，湿也，主于脾。"《景岳全书》曰："痰即人之津液，无非水谷之所化，此痰亦既化之物，而非不化之属，但化得其正，则形体强，荣卫充，而痰涎本皆血气，若化失其正，则脏腑病，津液败，而血气即成痰涎。"肺主气，司呼吸，主宣发肃降，外感风寒燥热之气侵袭肺脏，影响津液宣发布散，日久凝聚为痰，阻滞气机，形成肺病。脾肾是水液运化的主要器官，如果脾阳不足，则津液转输不利，水津停滞，积而为饮，饮聚为痰，痰久不化，阻塞于肺，形成肺病；肾阳衰微，气化无力，水不得化，形成痰饮，肾为气之根，纳气无力，痰随气逆，上犯于肺，形成肺病。脾阳日久不足，影响精微吸收运化，可以导致肾虚，肾阳不足，也可以导致脾阳温煦无力，两者相互影响。因此，当肺脾肾功能下降，津液运化失常，就可以形成痰饮，而导致疾病的产生。

## 痰与 COPD 的关系

　　《仁斋直指方》曰："惟夫邪气伏藏，痰涎浮涌，呼不得呼，吸不得吸，于是上气促急。"痰壅于肺，阻塞肺气，影响肺的气机出入，肺气上逆，即为咳嗽；阻塞呼吸道，影响肺的宣发肃降，即可导致呼吸困难。COPD 的病机为本虚标实，本虚为肺脾肾虚，标实为痰饮（浊）、瘀血等内阻。COPD 的基本病理因素不外乎痰，且痰可与其他多种病理因素相互兼挟，形成痰瘀、痰热、痰湿等，从而使 COPD 病机更加复杂，病情缠绵难愈。

　　**1. 痰与虚**：《石室秘录》载"气虚自然痰多，痰多自然耗气，虽分而实合耳"，"夫痰之滞，非痰之故，乃气之滞也"。老年人由于生理因素，本身肺气虚损，可导致津液输布障碍，产生痰，反过来痰又阻碍了气的运行导致肺气更虚；肺气虚弱也可导致痰液运行无力，出现咳嗽、咳痰、气喘等症状。这种情况在 COPD 稳定期中尤为多见。"脾为生痰之源"，"肾主水"，脾肾功能在痰的生成和运化中起着举足轻重的作用。肺气虚损，子盗母气，脾脏运化无力，湿滞太过，导致土衰不能制水，水泛而为痰饮，痰饮日多，更加重脾脏运化负担，减少气血生化，致使脾气更虚。肺为气之主，肾为气之根，肺虚及肾，肾气不足，则影响水液气化，肾气不足日久，影响肾中阴阳，导致形成有火与无火两种情况。《医贯》曰："肾虚不能制水，则水不归源，如水逆行，洪水泛滥而为痰，是无火也；阴虚火动，则水沸腾，动与肾者，犹雷火之出与地，疾风暴雨，水随波涌而为痰，是有火者。"因此，肺脾肾三脏虚损，加重痰的生成，痰生成越多，也是进一步影响肺脾肾功能和导致COPD病情进展的重要因素。

**2. 痰与瘀**：瘀是体内血液运行不畅，或者是离经之血不能及时消散，导致瘀滞于经脉或者器官之中呈现出的凝滞状态，属于血液运行过程中产生的病理产物。痰和瘀一样，都是由水谷精微所化，都和人体气机的运行状态密不可分。痰由水化，瘀由血成。《景岳全书》曰："凡经络之痰，盖即精血之所化也，使果营卫调和，则津自津，血自血，何痰之有，惟是元阳亏损，神机耗散，则水中无气，而津凝血败，皆化痰也。"痰和瘀作为病理产物，都来源于水谷精微，其形成都是气机不畅，分别为一个作用在水，一个作用在血。因此，当气机不畅偏向于影响水液，则产生的痰就多一点，偏向于影响血液，则产生的瘀就多一点，如果气机消耗得太多，既影响水液，也影响血液，则痰瘀互见。当痰成为气机不畅的病因时，影响到血液运行，则可以产生瘀血，反过来当瘀血成为气机不畅的病因，影响到水液运行，则可以产生痰。这就是所谓的痰可致瘀，瘀可致痰。由于COPD患者以中老年多见，并且病程迁延日久，导致整个身体功能下降，气机严重受损，故临床常常痰瘀互见，使病情错综复杂。

**3. 痰与热**：热是人体感受温邪，暑气，嗜食辛辣厚味，或者由于气郁化热，积滞化热，寒邪化热而导致的病理因素。临床多分为实热和虚热两大类。热往往与痰兼夹在一起，痰随热动，即为痰热。此时的热，可以是食伤，外感，气郁或者痰郁等引起，也可以由于阴虚火旺而成。《医学入门》中把由实热引起的痰分为四类：热痰，即由厚味积热，外感误温所致；火痰，因饮食衣褥过厚，火蒸津液所致、郁痰，火痰郁与心肺之久，凝滞胸膈；气痰，七情郁成，咳之不出，咽之不下。《石室秘录》曰："盖久病不愈，未有不肾水亏损者，非肾水泛上为痰，即肾火沸腾为痰，此久病之痰。"COPD患者往往因为抵抗力下降，在外感风寒，或者饮食失宜之时，容易引起体内郁热，火热袭扰肺脏，与痰搏结，形成痰热证候，此时的热即是实热。由于痰瘀日久不去，化热化火，伤津耗液，导致肾水亏虚，不能制火，身体呈现出一派阴虚火旺，此时的虚火与痰搏击，也形成痰热证，但此时的热就是虚热。痰与热共见的，多见COPD急性加重期。

## COPD 从痰辨治

由于COPD容易复发和病程长的特点，在西医治疗的基础上应用中医药是治疗本病的主要趋势，并且临床疗效也比单纯用西医治疗要有优势。因此，在COPD中痰的治疗上，应当遵循中医整体论治的观点，勿见痰治痰，找寻痰产生的根源，急则治其标，缓则治其本，从气机入手，辨证论治，调整肺脾肾的功能，堵住生痰之源，祛除痰饮之标。

**1. 补虚化痰**：《景岳全书》曰："故治痰者，必当温脾强肾，使根本渐充，则痰将不治而自去也。"因此，在COPD的治疗上，应以"扶正"为根本，顾护患者元气，提高人体的抵抗力。偏于肺脾气虚，则补肺健脾，益气化痰，用四君子汤合二陈汤加减；偏于肺肾气虚，则益气补肺，补肾纳气，化痰定喘，用补肺汤合参蛤汤加减；偏于肺肾气阴两虚，则益气养阴，补肺滋肾，化痰平喘，用百合固金汤加减。研究发现，六君子汤能够促进COPD患者气道炎症消退，减轻患者咳嗽、咳痰、气喘症状。补中益气汤通过升高瘦素、降低肿瘤坏死转移因子α，可以改善COPD稳定期患者的营养状态。具有补肺益肾、化痰祛瘀功效的参蛤平喘汤能够改善COPD缓解期患者的临床症状。

**2. 祛瘀化痰**：气机阻碍于血分和水分，表现为痰瘀互结。《石室秘录》曰："夫痰之滞，非痰之故，乃气之滞也。"故治疗上应以理气化痰祛瘀为法，不应见痰化痰，见瘀祛瘀，临床可选用苏子降气汤和血府逐瘀汤加减。对于痰浊较盛者，可以选用二陈汤合三子养亲汤治疗。动物实验表明，二陈汤合三子养亲汤可以减轻细菌感染所致的肺部急性炎症。芪白平肺胶囊（生晒参、黄芪、川芎、地龙、葶苈子、五味子、薤白）可通过补肺气、温阳气，使痰消瘀散，明显改善COPD痰瘀阻肺证患者缺氧状况。应用丹参注射液与参附注射液治疗COPD痰瘀气逆阻滞肺气者效果明显，可以改善肺功能和患者临床症状。

**3. 清热化痰**：在 COPD 急性期，往往痰热兼夹，此时要分辨实热虚热，对症治疗。如果是痰热壅肺，则清肺化痰，降逆平喘，用定喘汤随症加减。如果是阴虚火旺兼夹痰邪，则用麦门冬汤和知柏地黄（丸）汤随症加减。研究发现，清肺化浊汤（鱼腥草、芦根、桑白皮、瓜蒌、黄芩、杏仁、金银花、桔梗、葶苈子、地龙、浙贝母、川牛膝、川芎、桃仁、大黄）通过清热化痰，散瘀通络，降气平喘，能够减轻急性加重期 COPD 患者的气道炎症，从而改善临床症状。清热化痰方（桑白皮、浙贝母、法半夏、黄连、瓜蒌、芦根、桔梗、桃仁、陈皮、茯苓、白术、生姜、大枣、炙甘草）可提高急性加重期 COPD 患者动脉氧分压，改善肺呼吸功能。

综上所述，痰在 COPD 发生发展过程中占有重要地位，针对痰及其相关病因病机进行辨证治疗，可有效减轻患者临床症状，提高 COPD 临床疗效。

# 8 阻塞性睡眠呼吸暂停低通气综合征从痰论治

阻塞性睡眠呼吸暂停低通气综合征（OSAHS）是一种慢性睡眠呼吸疾病，呈进行性发展，具有潜在危险性，可引起血流动力学改变、内分泌紊乱、神经调节功能失调，造成全身多系统损害，在心脏病、高血压、病态性肥胖、成人糖尿病患者中，30%～40%患有 OSAHS，严重影响患者的生活质量和寿命，是高血压、糖尿病、心脏病等的独立危险因素。OSAHS 的临床表现以夜间睡眠时打鼾，并且反复发生呼吸暂停或低通气，白天嗜睡、乏力为主要特征。其发病率较高，我国大陆 30 岁以上人群 OSAHS 患病率保守估计为 3.62%。目前，对本病的治疗缺乏有效的药物，中医辨证论治具有一定优势。学者沈莹莹等认为，OSAHS 之治多恒宗于"痰"，并从"痰邪"探讨了本病的特点。

## OSAHS 病因病机

**1. 先天不足：**具有一定的家族史，上呼吸道生理结构异常，如先天性鼻中隔偏曲、下颌后缩、小颌畸形等，导致呼吸道不畅，气滞痰凝，呼吸不利，鼾声如雷，呼吸暂停。

**2. 饮食不节：**脾主运化，胃主受纳。久食肥甘厚味、过食生冷、嗜酒无度，脾胃"运""纳"失常，津液不能运化转输，湿从内生，聚而为痰。痰湿上阻呼吸道，呼吸道不畅，痰气交阻，肺气不利，入夜尤甚，出现呼吸暂停等症。

**3. 嗜烟日久：**烟乃辛热之品，易耗伤肺津。嗜烟成性，肺焦津伤，肺气不利，肺失宣肃，且热灼津为痰，痰热交阻，气滞血瘀痰凝，壅塞气道而作鼾。

**4. 感受外邪：**感受风热之邪，耗气伤津，灼津成痰，咽喉肿胀，痰气血痹阻于咽喉；《景岳全书》提到"风寒之痰以邪自皮毛，侵袭于肺，肺气不清乃至生痰"，故感受风寒之邪，引动痰湿，气道受阻，肺气不利，也可发为本病。

**5. 情志失调：**情怀不遂，忧思气结，肝失调达，气机疏泄失常，肺气闭阻；或肝郁犯脾，津液失布，痰蕴咽喉而眠时鼾鸣；或思虑劳逸伤脾，脾胃受伤，纳运失常，湿从内生，俱而为痰。气滞痰凝相互影响，肺气不利，鼾声阵作。

**6. 久病体虚：**肺主气，司呼吸，肺脏素虚，肺气不利，气失所主，津液失布而成痰；肾司开阖，肾阳蒸化水液，肾阳不足，开阖不利，水湿上泛，可聚而成痰；命门火衰，脾阳不得温运，水谷精微不得转化输布，可生湿成痰；肾阴亏耗，虚火内灼，亦可炼液成痰。痰气交阻而致鼾，继而发为本病。

OSAHS 早期以痰湿为主，郁久化热而成痰热，痰阻气机，升降不利而致气滞、血瘀，痰瘀互结，日久者可造成脏腑虚损与痰瘀互见而加重病情。本病为本虚标实、虚实夹杂之候，虚为先天禀赋不足、脏腑虚弱，实为痰湿、气滞、血瘀为患。主要病机为痰湿内阻，气滞血瘀，脏腑失调，与肺、脾、肾、心等脏密切相关，尤以脾失健运，肺气不利为关键。痰邪贯穿 OSAHS 整个过程，是主要的病理因素。

## OSAHS 从痰辨治

**1. 从"实"治痰：**痰是人体脏腑气血失和，水湿津液代谢异常，停聚而产生的病理产物，同时又是新的致病因素，具有双重性。因饮食不节、嗜食肥甘厚味、内伤情志而致脾失健运，痰湿内聚，或外感六淫，引动痰湿，上犯于肺，痰阻气道，呼气不利而为鼾；痰郁日久化火，则痰热互结，阻遏气机，痰阻气滞，气滞致血运不畅脉络壅塞而成瘀血，这也是疾病转化加重的表现。实证多责之于"痰"。

（1）中医辨证：①痰湿证：形体肥胖，嗜睡，胸脘痞闷，喜食油腻之物，纳呆泛恶，舌质淡边有齿印，苔白腻，脉滑；②痰热证：形体肥胖，口干、口苦明显，心烦，咳痰黄稠，大便干结，喜食油腻甜食，舌质红，苔黄腻，脉弦滑；③痰瘀证：形体肥胖，口干，口唇青紫，胸部紧闷，时有闷痛，舌质暗，苔薄，脉弦。

（2）中医治疗：痰湿者，用二陈汤为主方加减，可配伍郁金、石菖蒲等增加化痰之功，枳实、瓜蒌行气以利痰消，茯苓、猪苓利水渗湿，白术、党参以健脾土，加强运化水湿之功。痰热胶结者，可酌情加用清热化痰之品，黄芩、黄连、竹沥、竹茹、胆南星、芦根等清解痰热。因热致瘀、痰瘀交阻者，在清热、化痰基础上，加桃仁、红花、当归、丹参等活血之品；如瘀血重者，则重用活血祛瘀之品。研究表明，瘀血是本病的另一个病理因素，瘀血阻络，血行不畅，易与痰、湿、热、气互为交阻，互为因果，使病情加重。"久病从瘀"，叶天士认为"初病在气，久病在血"，活血化瘀法在治疗中起非常重要的作用。治疗中适当配伍活血之品，对瘀血形成进行干预，治疗效果显著。

**2. 从"虚"治痰**：《素问·经脉别论》曰"饮入于胃，游溢精气，上输于脾，脾气散精，上归于肺，通调水道，下输膀胱，水津四布，五经并行"，阐述了脾的功能。所以脾气虚，精微物质不能及时上归于肺，停积而化痰浊，造成脾为湿困；痰浊郁滞日久，又可化热、滞气、生瘀，逐渐出现相应的临床症状。脾虚日久，又可伤及肾，致脾肾两虚，肾阳不足。肾主水，肾阳不足，气化无权，则水液代谢失衡，津聚体内而生痰，诚如岭南名医何梦瑶曰"痰本水也，原于肾，肾阳虚，则水泛为痰"；又阳气不足则推动无力，血脉为之瘀滞，则痰浊、瘀血内阻，壅塞气道，故睡眠时打鼾。所以，虚证 OSAHS 的形成亦责之于其病理产物"痰"。

（1）中医辨证：①气虚证：面色无华，少气懒言，胸闷气短，精神萎靡，大便溏薄，舌质淡胖边有齿印，苔薄，脉细；②肾阴虚证：两颧潮红，夜间盗汗，腰膝酸软，口干明显，舌质红，苔少，脉细数；③肾阳虚证：面色苍白，腰膝酸软，大便溏薄，畏寒明显，阳痿，性欲减退，舌质淡，苔白腻，脉沉细。

（2）中医治疗：遵"脾为生痰之源，肺为储痰之器"，"肺为水之上源，肾为水之下源"之旨，化痰、治湿，必顾及肺、脾、肾三脏。选用沙参麦冬汤、补肺汤治疗病变日久肺气虚弱者；六君子汤以健脾理气，增加化痰之功；肾阳虚偏重者，方用金匮肾气丸加减治疗；阴虚偏重者，方用六味地黄（丸）汤治疗；气虚致瘀加黄芪、当归、赤芍，阴虚致瘀加当归尾、生地黄等。治疗大法可分为理肺、健脾、补肾、活血。此外，肝郁者当疏肝理气，佐以柴胡、郁金之品；心阳不足者当治以益心气、强心神，佐以黄芪、人参、茯苓、炙甘草、肉桂、当归之品；痰蒙神窍者当醒脑开窍，温胆汤、安宫牛黄丸等加减。临床治疗中当辨证施治，新病多实，久病多虚，亦有虚实夹杂，痰瘀与脏腑亏虚并存。瘀血亦可成为其另一致病因素。治疗时化痰不忘清热祛瘀，祛邪结合补虚，立足整体观，兼顾其他脏腑。

综上所述，OSAHS 病情复杂，痰是病理产物，同时又是新的致病因素，始终贯穿疾病的发生、发展过程中。早期多以痰湿为主，郁久化热而成痰热，痰阻气机，升降不利而致、痰瘀互结，日久者可造成脏腑虚损与痰瘀互见，临床治疗当辨证论治。从痰论治阻塞性睡眠呼吸暂停低通气综合征，以期为临床治疗提供参考。

# 9　上气道咳嗽综合征从痰论治

由于鼻部疾病引起分泌物倒流鼻后和咽喉等部位，直接或间接刺激咳嗽感受器，导致以咳嗽为主要表现的临床综合征称上气道咳嗽综合征。根据其临床特点，属于中医学"喉痹""鼻鼽""咳嗽""鼻渊"等范围。何成诗教授从痰论治本病临床疗效颇佳。

## 病位病因病机

首先要定位本病的病位，《灵枢·五阅五使》曰："鼻者，肺之官也。"《灵枢·忧患无言篇》曰："咽喉者，水谷之道也，喉咙者，气之所以上下者也。"鼻、咽、肺在生理上关系密切，均为参与呼吸的重要脏器。根据本病的临床发病经历，发病一般为既往有鼻部疾病史，鼻不合而见炎性分泌物沿鼻后滴流向咽喉部，咽喉部长期遭受分泌物刺激，久而久之形成慢性咽喉炎，出现咽痒、咽喉干燥、咽喉部有异物感及频繁清嗓，每当遇到受凉或其他刺激因素则会导致咳嗽发作。因此，本病病位在鼻、咽、肺，且有明确的病位层次特征，与现代医学"同一气道，同一种疾病"的观点相合。

病因病机，本病多先有外邪侵犯，使鼻咽不利，久而肺失宣肃，通调水道失司而痰饮内生，痰留伏不去，肺气上逆而咳。早期多以风邪外袭为主，可夹杂寒、热、燥邪，累及鼻窍咽喉，痰邪内伏贯穿病变的全程，可见痰饮、痰湿，既而痰饮浊化，甚者郁而化热。其次，本病病程长，常因外邪等诱因而诱发，发时即以咳嗽咯痰为主，这与痰饮潜伏期长的特点相似。因此，将上气道咳嗽综合征的病机归纳为痰浊壅肺，肺失清肃。

## 临证从痰辨治

**1. 风痰郁肺证**：临床表现咳嗽，咯痰，鼻塞，鼻涕，鼻后滴流感，咽痒，频繁清嗓，咽部黏液附着感，舌淡苔薄白，脉浮滑。鼻为肺之窍，喉为肺之门户，故外邪袭肺，始于鼻窍，肺气失宣，津液失于布津，出现鼻塞、流涕、咳嗽、咯痰之症；再者病及咽喉反复刺激咽喉，肺失于通调水道，痰湿阻滞则可出现咽后黏液附着感、鼻后部滴流感。久之风与痰结，喉中异物感及黏液附着感日益加重。治以疏风宣肺，化痰通窍。临床上常将治痰和疏风相结合，治痰重在通窍利咽，治风重在解痉止咳，治风有助于肺之宣发肃降、通调水道功能恢复，化痰则有利于肺脏疏通，肺之宣发肃降得复常态，两者相辅相成。

**2. 痰湿蕴肺证**：临床表现咳嗽反复发作、咳声重浊，痰多，痰黏腻色白，鼻后滴流感，咽部黏液附着感，胸闷，脘痞，食少，舌苔白腻，脉濡滑。脾胃虚弱，痰湿内生，痰是津液代谢障碍所形成的病理产物，可有形也可无形，痰无处不到，流窜经络，阻滞气血，妨碍脏腑功能，导致多种疾病的发生。临证运用补中益气汤，使清阳升而浊阴降，合以麻黄、肉桂、白芥子散寒通滞的力量，佐以党参、麦冬、五味子益气扶正，配伍二陈汤理气化痰，酌加活血化瘀之品，使气血不滞，诸药相合，正气得补，痰湿得化，则诸症自除。

**3. 痰热郁肺证**：临床表现咳嗽气粗、咯痰不爽、痰黏厚或稠黄、鼻后滴流感，咽部黏液附着感，胸胁胀满身热，口干欲饮，舌红苔薄黄腻，脉滑数。临床以各种鼻炎、慢性扁桃体炎、慢性咽炎、鼻窦炎多见，脾虚失于运化，痰湿内聚上扰，日久化热，郁结于内，邪客肺卫，留而不去，内外合邪，郁积生热，炼津为痰，壅遏鼻窍。治拟清肺开窍，药用辛夷、路路通、藿香、川芎等开窍通络，与清肺热之鹿衔草、连翘等配合，同时以青皮、陈皮、姜半夏、山药等健脾，结合海浮石、昆布咸寒化痰。

上气道咳嗽综合征病位关乎五脏，着重在鼻、咽、肺，治咳当以围绕鼻咽肺同时兼顾五脏。痰是内伤久咳的主要病理因素，临证时既要能识别有形之痰的咳吐痰涎，还要知晓无形之痰阻滞气机引起的胸闷，咽部异物感及脏腑功能紊乱。痰为本病发病的关键，痰为有形之邪，易阻气机，久者影响百脉的畅达而致病。故治疗久咳可加用活血化瘀之品，使气行血畅，恢复肺气的宣降。顽咳者酌配虫类祛风解痉。咳嗽剧烈，呈现阵发性痉挛性咳嗽，可以加小量虫类药，全蝎、僵蚕、蝉蜕、地龙均为辛散入络之品，可祛风解痉止咳、祛痰逐瘀通络。现代药理研究表明，虫类药具有抗过敏、抗感染、解痉、镇咳的作用。

## 小儿从痰论治特点

痰是津液代谢障碍所形成的病理产物，可有形也可无形，痰无处不到，随气而动，流窜经络，阻滞气血，妨碍脏腑功能，导致多种疾病的发生。古有"百病多由痰作祟""十病九痰"之说。陈修园曰："痰之本，水也，源于肾；痰之动，湿也，主于脾；痰之成，气也，贮于肺。"痰与肺脾肾三脏密切相关，而对于小儿来说，尤多责之于肺脾两脏，而肺居首。《小儿卫生总微方论》曰："有儿乳饮失宜，致脾胃不和，停滞其饮不散，留结成痰，若随气上干于肺而嗽者，此为痰嗽。"《冯氏锦囊秘录》曰："大抵脾不足，则不能生肺家气。"《诸病源候论·小儿杂病诸候》曰："咳嗽者，肺感于寒，微者则成咳嗽也。"《幼幼集成》曰："凡有声无痰谓之咳，肺气伤也；有痰无声谓之嗽，脾湿动也；有痰有声谓之咳嗽，初伤于肺，继动脾湿也。"痰的病因有外感内伤之异，寒、热、湿、燥之殊，兼有风、食、郁、虚之分。"脾为生痰之源，肺为储痰之器"，结合小儿肺常不足、脾常不足的生理特点，"痰"是其重要的致病因素。吴力群教授等认为，咳嗽之症，皆由痰生，治病求本，提出治疗小儿上气道咳嗽综合征从"痰"论治，临床获效颇多。

上气道咳嗽综合征是引起儿童慢性咳嗽的主要病因之一，临床上用中医药治疗有明显特色与优势。正如《医学正传》所曰"欲治咳嗽者，当宜治痰为先"。本病可从痰的"色、质、量、味"反映疾病的病性、变化及转归。

**1. 疏风化痰，肃肺止咳：** 小儿脏腑娇嫩，外感邪气，尤以风邪为向导。古有云："风者，百病之长也。"小儿外感初期，往往伴有鼻塞流涕等症状。外感引动伏痰为患，则为风痰蕴肺。小儿腺体肥大主要为"风痰"所致，慢乳蛾反复发作，日久不愈，则津液凝聚生痰。肺宣发肃降功能失调，水液输布失利，导致水湿内停，聚而成痰，痰湿蕴肺，肺宣降失调，致肺气上逆而出现咳嗽，加之脾为生痰之源，易聚湿为痰，痰随气升，上逆于肺发为咳嗽。

**2. 清热化痰，宣肺止咳：** 小儿为纯阳之体，脏腑娇嫩，形气未充，易感外邪，风邪久恋或风燥伤肺，咽失濡养。临床以各种鼻炎、慢性扁桃体炎、慢性咽炎、鼻窦炎多见，痰湿之邪，郁久化热，肺气失于宣发肃降，入里化热，热邪熏蒸，炼液成痰，阻于气道，发为咳嗽。临床主要表现为咳嗽昼夜均有，痰多质稠不易咳，咽红，大便偏干，舌质偏红，苔白腻或黄腻，脉弦滑，多见于热性体质患儿。

**3. 健脾化痰，肃肺止咳：** 《冯氏锦囊秘录》曰："大抵脾不足，则不能生肺家气。"小儿脾常不足，运化失健，则易内生痰浊，或感受湿邪，脾运化无力，聚湿生痰，又现在生活条件优越，易进食肥甘厚味，致脾虚湿盛，脾虚无力运化水液，痰浊生源不断，脾胃受损，运化失常，水谷精微不能正常输布，导致湿邪内生，湿热之邪上熏于肺，阻滞肺之气机，肺气宣降失调而致咳。

**4. 活血化瘀，止咳化痰：** 《灵枢·邪客》曰："营气者，泌其津液，注之于脉，化以为血。"说明了津血同源。唐容川在《血证论》曰："痰亦可化为瘀。"痰瘀同源是建立在"津血同源"理论基础上的，津液代谢障碍，停聚生痰，则气血运行不畅，血络涩滞为瘀，痰浊形成则阻塞脉道，脉络瘀阻则瘀血自生，痰瘀是津血失于正常输化所形成的病理产物。

吴教授临床治疗小儿上气道咳嗽综合征的经验，主要有以下几点：

其一，治咳当宣通肺气。宣肺不能拘泥于咳嗽初起，在小儿上气道咳嗽综合征中，只要症见咳嗽不爽、胸闷、肺窍不利等肺气不宣的表现，应以宣肺为要。宣肺的常用药物有麻黄、杏仁、桔梗、前胡等。

其二，痰是内伤久咳的主要病理因素，痰涎阻于气道，是气道壅塞、气逆于上的症结所在，此时若能将痰液顺利咳出，则胸闷渐减，上逆之气渐平，故治痰是其重要法则之一。常用化痰药物有浙贝母、海蛤壳、清半夏、茯苓等。

其三，久咳酌配活血化瘀之品。肺主气，朝百脉，肺气宣降失司，可影响百脉的畅达而致病。故治疗久咳可加用活血化瘀之品，使气行血畅，有利于肺气的宣降。此外，痰瘀同源，化痰止咳与活血化痰同治，痰祛瘀消，可疗效倍增。

其四，顽咳选用虫类祛风解痉。咳嗽剧烈，呈现阵发性痉挛性咳嗽，或伴气急胸闷，咳甚呕吐者，病情顽固，非一般草木之品所能取效，可以加小量虫类药，全蝎、僵蚕、蝉蜕、地龙均为辛散入络之品，可祛风解痉止咳、祛痰逐瘀通络。

# 10  冠心病从痰论治

冠状动脉粥样硬化性心脏病（简称冠心病）是以冠状动脉狭窄所致心脏供血不足引起的一类心肌障碍和（或）器质病变。近年来，心血管病患病率、发病率和病死率在全球范围呈日渐攀升之势。西医通过调血脂、抗血小板黏附和溶栓、扩张血管等方法治疗动脉粥样硬化，从而预防冠心病心肌梗死、猝死的发生，学者裴蓓等认为，这恰与中医治未病的思想不谋而合。将"痰"作为冠心病发生的始动因素，治痰为先，见微知著，对阻止疾病演变意义深远。

## 从痰论治的理论依据

中医文献中并无"冠心病"这一病名，而是将此类病证归属于中医"胸痹""心痛""真心痛"卒心痛"等疾病范畴。《金匮要略·胸痹心痛短气病脉证并治》中有关胸痹的叙述与现代医学冠心病表现十分相似，临床以胸中窒闷而痛或胸痛彻背为主要表现。早在《内经》中即有痰饮作为"胸痹心痛"病因的记载。如《素问·至真要大论》"民病饮积，心痛"，但尚未提及治疗方药。至汉代张仲景在《金匮要略·脏腑经络先后病脉证》提出"上工治未病"思想，认为"胸痹"病位在心，但并不止于心。中焦脾胃乃湿热之源，气机升降之枢。脾胃功能损伤，运化失常，则致痰浊、水湿内生，进而致气滞血瘀、胸阳不振、心脉痹阻而成胸痹。在治疗上，根据不同证型，创立了瓜蒌薤白白酒汤、瓜蒌薤白半夏汤等方剂，多以化痰通阳宣痹为法而制，为临床从痰论治冠心病奠定了基础，对后世从痰湿角度在疾病发展不同时期论治心系疾病产生了重要影响。

此后医家对该理论多有阐述、研究和发挥，不乏认为痰湿是胸痹的发病基础之一者。清代吴谦《删补名医方论》曰："夫心藏神，其用为思，脾藏智，其出为意……心以经营之久而伤，脾以意虑之郁而伤，则母病必传之子，子又能令母虚。"明代龚信《古今医鉴》曰："心痹痛者，……素有顽痰死血。"明代皇甫中《明医指掌·诸血证二》曰："夫血者，水谷之精也，……生化于脾，总统于心。"均对心脾病变关系作一论述。脾主运化，脾胃乃气血生化之源，后天之本。脾胃损伤则化源不足，无以生血；血不养心，必致心脉不利而成胸痹。同时脾失健运，氤氲生湿，湿浊上蒙致胸阳不展，胸闷乃作。而湿浊凝聚为痰，痰浊上犯，阻痹胸阳，闭塞心脉则胸痹疼痛乃生。随着病情加重，可能迅速恶化，有发生猝死的危险，属中医学"真心痛"范畴。如《素问·厥论》曰："真心痛，手足青至节，心痛甚，旦发夕死，夕发旦死。"可见，痰湿贯穿于胸痹发生发展的始终，是其主要病理因素，亦是引发上述病理演变过程的关键。

## 从痰论治的病因病机

现代中医学对于冠心病的诊治，多年来有重瘀轻痰的偏向。然而随着人们生活水平的提高，冠心病的中医证型谱发生了重大变化。传统的气虚血瘀或气滞血瘀证型日益少见，逐步被痰浊内蕴或痰瘀互结证取而代之，而后者已成为冠心病最重要的实证证型之一。正如《金匮要略》所曰："胸痹发生之处，必有痰浊阻其间。"由此冠心病辨治"重瘀轻痰"到"治痰为先"的转变愈显必要。现代人饮食结构发生改变，过食肥甘生冷、嗜酒成癖，酿生痰湿；人群久困湿地，感受湿邪；先天禀赋，素体痰湿，"肥人多痰多湿"；年老久病耗损，脾失温运，以及社会压力增大及情志因素均可使脾失健运而水湿为患，进而聚湿成痰，痰阻脉络，则气滞血瘀，胸阳失展，而成胸痹。

## 从痰论治的基础研究

高脂血症是早发冠心病的主要致病因素。高脂血症和高凝状态可能反映为中医学中的"痰浊"，这一理论已被大多数临床与实验研究所证实。血黏度增高是缺血性心脏病有价值的早期预报因素，而痰证患者血液循环的特征就突出表现为血液浓稠性、黏滞性、聚集性和凝固性增高。冠心病患者微循环障碍，血小板聚集率异常升高，血流动力学改变引起细胞膜脂质代谢紊乱，导致脂质堆积。血脂、脂蛋白的增加导致血液黏度增加，而血液黏度的增加又促进黏附浸润到动脉内皮细胞的纤维蛋白、血小板、白细胞和脂蛋白之间的相互作用，从而促进粥样硬化斑块的形成。这些病理变化都为痰浊致病提供了理论与实验的科学依据。

痰是联系诸多致病外邪与冠心病发病的关键因素。因此，早期冠心病重视治痰，对于减轻患者临床症状，阻止疾病发展有积极意义。

## 从痰论治的临床研究

通过对 209 例冠心病患者的观察，认为"痰"是冠心病发病的重要病理因素，且贯穿于疾病始终，而在此基础上进一步发展而成"痰瘀互结证"是该病的常见证型。研究发现冠心病心绞痛患者中，舌苔厚腻出现率 73.4%，痰湿体质者冠心病发病率为 58.5%，而痰浊证占冠心病急性冠脉综合征总例数的 24.6%～57.3%。对 135 例冠心病进行证型分类，痰瘀证占 64.5%，提示冠心病中以痰瘀证为主要证型，且此证的冠脉病变以多支病变为主，相对单纯瘀证而言其冠脉病变程度较重，佐证了由"痰"到"瘀"最终"痰瘀互结"的演变过程。冠心病"痰浊证"比非"痰浊证"的病变血管分布较广且血管狭窄程度较重，冠脉血管病变可能与"痰浊"的临床表现有因果关系，说明痰浊在冠心病演变中起到了一定作用。

## 从痰论治的实践应用

邓铁涛临床防治冠心病经验认为，痰是瘀的初期阶段，瘀系痰浊的进一步发展，指出冠心病特别是早中期患者痰证常见，而后期瘀证为多。从"痰"着手是冠心病治疗的重要途径之一，"痰"作为冠心病发生的始动因素，痰湿贯穿于本病发展全过程，早期以痰湿为主，正是东垣学说"治脾胃即所以安五脏""调脾胃以治五脏"之"治病必求其本"的具体体现。冠心病以治痰为先，归为"通""补"两途，通痹以消痰为主，补虚以补气为主，以助脾胃运化，使痰消邪除。

## 痰与冠心病危险因素的相关性

近年来，随着再灌注技术及药物等在冠心病治疗中的迅猛发展，冠心病患者的死亡率已明显下降，但其发病仍与炎性、感染、免疫等有密切联系。如何更好地防治冠心病已成为突出难题。学者吴玉婷等从痰与冠心病危险因素的相关性出发，从现代医学角度揭示了中医药防治冠心病的理论基础。

**1. 中医对痰致冠心病的认识：**痰作为冠心病重要的致病因素之一，早在《灵枢·五味》已有"心病宜食薤"的记载，并最早把痰饮列为胸痹心痛的病因。此后历代医家多有发挥，然其病机不外乎以下几方面。

（1）心脾相关：《景岳全书·痰饮》曰："痰，即人之津液，无非水谷之气所化。此痰亦既化之物，而非不化之属也。但化得其正，则形体强，营卫充。而痰涎本皆血气，若化失其正，则脏腑病，津液败，而血气即成痰涎。"然痰涎痹阻脉络往往脾痛连心。

（2）心肝相关：《素问·脏气法时论》曰："心病者，胸中痛，胁支满，胁下痛，膺背肩胛间痛，两臂内痛。"其位置即是肝胆经循行所过之处，可见母子相关。肝失条达，如《三因极一病证方论》曰："七情泊乱，脏气不行，郁而生涎，涎结为饮。"痰饮阻滞气机、痹阻心脉，即可发生胸痹心痛之证。

（3）心肺相关：中医言"诸血者，皆属于心""诸气者，皆属于肺"。肺朝百脉主治节，具有灌心脉以行气血的作用。若肺失宣发肃降，聚湿生痰，阻滞气机，血行不畅，或痰作为致病因素影响气血运行，均可致心肺功能失常而出现胸痹心痛。

（4）心肾相关：《景岳全书·杂证谟》曰："五脏之病，虽俱能生痰，然无不由乎脾肾。盖脾主湿，湿动则为痰；肾主水，水泛亦为痰。"冠心病日久伤及心阳，穷及肾精，心火不能下温肾水，肾水不能气化上泛凌心，痰浊、瘀血等邪乘虚而入，血脉瘀阻亦可见胸痹心悸、水肿、气喘等症。

**2. 痰与冠心病危险因素的相关性**

（1）痰与炎症、感染的相关性：作为冠心病的危险因子，感染在动脉粥样硬化的发生、斑块破裂、血栓形成过程中占有重要位置。如炎症过程中常见的渗出性炎症，以血管内容物的渗出为主要特征，形成各种渗出液或漏出液。正如《景岳全书·痰饮》曰："痰即人之津液，无非水谷之气所化"；"痰涎本皆气血，若化失其正，则脏腑病，津液败，而血气即成痰涎"。可见炎症过程中的渗出液或漏出液与痰涎本属一类，常表现为液态的"痰"；炎症的增生性改变则为"有形之痰"。此外除先天禀赋外，饮食在痰湿体质的形成中亦占有重要地位。中医认为，肥能生热，甘能壅中，肥性滞、甘性缓、肥甘厚味壅滞中焦，气机升降失常，使中阳不运而形成痰湿。通过炎症和感染因子与冠心病中医证候关系的研究发现，痰浊内阻证组白细胞介素-18（IL-18）、基质金属蛋白酶-9（MMP-9）、可溶性 CD40 配体（sCD40L）与非痰浊、血瘀证组比较有显著差异，可作为冠心病中医证候微观辨证及抗感染治疗的参考指标，提示痰饮浊邪与炎症、感染指标密切相关。

（2）痰与高脂血症的相关性：血脂即血浆中所含脂类的统称，其来源有两种途径，即内源性和外源性。内源性血脂是指在人体的肝脏、脂肪等组织细胞中合成的血脂成分，外源性血脂是指由食物中摄入的血脂成分。中医虽无"高脂血症"病名，但却有相关描述。正如清·张志聪在《黄帝内经灵枢集注》曰："中焦之气，蒸津液化，其精微溢于皮外则皮肉膏肥，余于内则膏脂丰满。"张景岳在《类经》曰："膏，脂膏也。津液和合为膏，以填补于骨空之中，则为脑为髓，为精为血。"可见，中医学中的膏脂与现代医学血脂相类无别，均来源于脾胃所化生的水谷精微。正常情况下，膏脂具有提高抗御病邪的作用，《素问·异法方宜论》曰："其民华食而脂肥，故邪不能伤其形体。"若中焦气化转输失常，余内膏脂过剩，津血稠厚，血行失畅，其壅滞于血脉者，可造成冠脉狭窄或阻塞，从而诱发冠心病。此外气血不能正常运行，终必瘀血为患。正如《血证论》曰："血积既久，亦能化为痰水"；亦如《医学入门》曰："痰乃津血所成"，痰瘀互结，互为因果，胶着难解，从而使病情进一步加重，缠绵难愈。对 92 例高脂血症患者进行饮食习惯及运动行为干预 6 个月后发现，患者血清总胆固醇（TC）、甘油三酯（TG）、低密度脂蛋白胆固醇（LDL-C）及高密度脂蛋白胆固醇（HDL-C）均控制在适当水平。这一发现从现代医学角度说明膏脂即水谷津液的另一种存在形式，为从饮食控制调节患者血脂水平提供了理论依据。此外，采用二陈汤加减治疗高脂血症患者，4 周后发现患者 TC、TG、HDL-C、LDL-C 水平较治疗前均有改善。采用降浊化痰汤治疗 8 周后，患者平均 TC 降低 15.1%，TG 降低 30.82%，HDL-C升高 19.64%，LDL-C 降低 22.95%，可见高脂血症与痰关系密切，可化痰调脂。

（3）痰与糖尿病的相关性：《素问·杂病论》指出"此肥美之所发也，此人必数食甘美而多肥也，肥者令人内热，甘者令人中满，故其气上溢，转为消渴。"又如《灵枢·本脏》曰："脾脆善病消瘅"；《素问·脏气法时论》亦曰："脾病者，身重善饥。"可见《内经》就有对肥甘厚腻易伤脾生痰进而发展为消渴的记载。中医认为"肥白人多痰湿"，通过流行病学的研究方法，探讨肥胖人痰湿体质与糖尿病的相关性时发现，被调查的 370 例患者中，痰湿体质的发生率是 64.94%，其中肥胖人痰湿体质的发生率是 98.93%。研究发现 2 型糖尿病痰湿体质患者发生动脉粥样硬化的危险性明显高于非痰湿体质患者，可见糖尿病及其并发症与痰湿密切相关。此外研究发现，痰湿证可见于2型糖尿病的整个病程中，且随着慢性血管病变的出现兼痰湿证者亦增多，从而提示糖尿病从痰湿治疗或将有助于减缓患者病程进展。研究发现小陷胸汤不仅能有效降低患者血糖、改善患者血脂，还能纠正糖尿病前期痰湿蕴热偏颇体质，达到逆转和阻止疾病发展的作用，这在治疗方面也印证了糖尿病从痰治的重要性。

（4）痰与高血压的相关性：高血压是促发动脉粥样硬化最重要的危险因素，其发生发展机制可能与脂质浸润学说、血管内皮损伤分泌多种生长因子、黏附因子及趋化因子，炎症及交感神经和肾素-血管紧张素系统长期处于亢进、激活状态有关，属于中医"眩晕"范畴。张仲景认为，痰饮是眩晕发病的原因之一，并用泽泻汤、小半夏加茯苓汤治疗痰饮眩晕。元·朱丹溪倡导痰火致眩学说，并提出"无痰不作眩"的观点。明·龚廷贤在《寿世保元》中亦有半夏白术天麻汤治疗痰涎致眩的记载，可见痰涎与高血压发病密切相关。现代研究发现，痰湿体质是原发性高血压的主要体质影响因素之一。痰湿证高血压患者亦存在炎症、脂质代谢、血流动力学等指标异常，共同参与动脉粥样斑块形成。此外研究证实，主治风痰上扰证的代表方半夏白术汤加味，不仅具有降压、调脂的作用，同时亦具有降低同型半胱氨酸、尿酸水平及改善胰岛素抵抗等作用。化痰方配合降压药较单用降压药而言有更好的降压疗效，为高血压从痰论治提供了客观理论依据。

（5）痰与血液流变学的相关性：近年来研究显示，冠心病患者血液黏度及血液凝固性增高，血液易趋高凝状态诱发血栓形成，而冠状动脉腔内血栓形成，造成管腔堵塞是冠心病发生发展十分重要的因素。中医认为"稠浊者为痰"，痰性黏滞胶着、滞涩血运，痰瘀等有形之物既可滞着于动脉壁上形成斑块，造成管腔阻塞，又可导致血液流变学异常产生瘀血，从而导致冠心病的发生。通过肺虚痰阻证大鼠模型研究发现，单核细胞趋化蛋白-1（MCP-1）、细胞间黏附分子（ICAM-1）、血管细胞黏附分子（VCAM-1）都较正常组大鼠水平高，提示黏附分子、趋化因子介导细胞与细胞间，细胞与基质间或细胞-基质-细胞间的黏附，及其引起的气道黏液高分泌可能是狭义之痰的痰性黏滞的表现之一。大量临床研究亦发现，冠心病痰浊证血液流变学指标均发生了不同程度的改变。此外，动物实验研究发现，化痰活血通络方具有降血脂、降低血液黏稠度及改善心脏血流动力学的作用。由此可见，血液流变学是中医痰证的本质之一，同时也为中医从痰论治冠心病提供了理论基础。

（6）痰与心肌纤维化的相关性：心肌纤维化是指在各类致纤维化因素的刺激下心肌胶原纤维不成比例增多，细胞外基质过度沉积，从而造成心肌僵硬度增加、心肌收缩及舒张功能下降、心肌的电生理紊乱和心律失常的一类疾病，最终可导致心力衰竭和猝死，是冠心病心梗后心室重构的主要表现之一。心肌纤维化属于冠心病中后期病变，总属本虚标实、久病入络之证。本虚以气血阴阳亏虚为主，标实以痰浊、血瘀为要。如《赤水玄珠·中风》曰："津液者，血之余，行乎脉外，流通一身，如天之清露，若血浊气滞，则凝聚为痰，痰乃津液之变，遍身上下，无处不到。"可见"津血同源、痰瘀同源"，痰瘀胶着于心脉，心脉失养，故可见"心悸""怔忡"等临床表现，阻滞于心脉不通则痛，故可见"胸痹"之证。久病入络，痰瘀互结，《内经》有"血不利则为水"的记载；《血证论》亦有"瘀血化水，亦发水肿，是血病而兼水也"的论述。故可见患者后期有水液溢于肌肤，按之没指，有形可征的水肿；血行不畅，水溢脉外而致脏腑组织黏膜的充血水肿及由血脉渗入体腔内的积液，如胸水、腹水、心包积液等表现为喘促、胸闷、腹水等，与现代医学左心衰竭及全心衰竭相似。通过新生大鼠心肌成纤维细胞体外培养研究发现，瓜蒌薤白半夏汤对血管紧张素Ⅱ诱发心肌成纤维细胞增殖与胶原合成具有抑制作用，从而改善心肌纤维化。亦有大量文献研究表明，瓜蒌薤白半夏汤对心肌缺血及缺血再灌注损伤，及其伴随发生的心肌炎症损伤、心肌细胞凋亡、心肌纤维化等具有明显的保护作用。由此可见，痰瘀在冠心病后期心肌纤维化的进程中亦占有重要地位。

综上所述，随着现代科学方法在中医理论和临床实践中的广泛应用，大量研究已证实痰与冠心病的一些重要危险因素及发病机制具有密切联系，并不断有从代谢组学、基因组学及蛋白质组学研究痰证本质的报道，为冠心病从痰论治提供了现代理论依据。

# 从痰论治冠心病之法

顾仁樾教授认为冠心病病机乃"本虚标实":"本虚"指气血阴阳亏虚,而"标实"主要为血瘀、痰浊,其中以痰浊尤为重要,脂质代谢紊乱致冠心病、动脉粥样硬化的过程与痰浊致胸痹有物质学的相似性,甚至把某种代谢产物如动脉粥样硬化斑块认为就是痰浊的有形之物,因其窜流经脉,且黏涩,既可滞着于动脉壁上形成斑块,病变日久才可导致血液流变学异常,产生瘀血。冠心病初发,当责之于痰浊,反复日久,"久病入络""久病必瘀",则可夹杂瘀血。因此,指出痰邪是冠心病的一个十分重要的独立的危险因素。它不仅与冠心病发病直接相关,而且与其他易致冠心病的因素如肥胖,吸烟,高脂血症等关系也十分密切。

根据多年临证实践,将冠心病的病机归纳为气滞痰阻、气虚痰阻、痰瘀闭阻、寒凝痰阻、阴虚痰阻、阳虚痰阻,痰热闭阻。治疗上,主张宜权衡标本虚实,不忘扶正祛邪,提出治痰七法。

**1. 行气化痰**:用于气滞痰阻之胸痹。证候特点为心胸痞闷,短气喘息,嗳气呃逆,舌暗苔白脉弦。治宜利气降气而不宜破气,方以瓜蒌薤白半夏汤加行气降气之品。善用黄芪、川芎、郁金、木香、枳壳、预知子等。

**2. 益气化痰**:用于心气不足,气虚痰阻之胸痹。证候特点为心悸胸部隐痛气短,倦怠乏力,舌淡苔薄,脉细无力,或有结代。治宜益气补气行气而不宜滞气,方以二陈汤或温胆汤合补中益气汤化裁。益气补气每选太子参、党参或人参、黄芪、北沙参之类。

**3. 活血化痰**:用于胸痹日久,痰瘀闭阻之胸痹。证候特点为胸痛如刺,入夜尤甚,面色紫黯,舌质黯紫或有瘀斑,脉沉涩或结代者。治宜活血化瘀化痰而不宜破血泻痰,方以瓜蒌薤白半夏汤合桃红四物汤或血府逐瘀汤加减。活血行血常用川芎、丹参、桃仁、红花、赤芍、莪术、蒲黄等。

**4. 化痰祛寒**:适用于阴寒凝滞,寒凝痰阻之胸痹。证候特点为心痛彻背,背痛彻心,遇寒而作,形寒厥冷,口吐清涎,舌淡苔红脉弦紧。治宜散寒温寒而不宜逐寒,方以瓜蒌薤白半夏汤加温通散寒药物。温通散寒常择干姜、吴茱萸、肉桂等。

**5. 化痰养阴**:适用于气阴两虚,阴虚痰阻之胸痹。证候特点为心胸隐痛,久发不愈,心悸盗汗,口干咽痛,心烦少寐,舌红脉细。治宜益气养阴而不宜滋阴,方以瓜蒌薤白半夏汤加生地黄、玄参、麦冬、丹参等。

**6. 温阳化痰**:适用于痰浊瘀阻,心阳不振之胸痹。证候特点为胸中闷窒,心痛彻背,心悸气短,形寒肢冷,痰多口黏,舌淡苔腻,脉沉紧。治宜温阳通阳而不宜补阳,方以瓜蒌薤白半夏汤加减。温阳通阳用附子、桂枝、生姜等。

**7. 清热化痰**:适用于痰若闭阻之胸痹。证候特点为心胸灼痛,心烦、口干,大便干结,苔黄腻,脉滑数。治宜清热化痰,泻浊开结,方以黄连温胆汤加减。清热化痰多采用枳实、竹茹,大便干结者多加生大黄等。

从痰论治冠心病,关键在于如何识别痰邪,如何辨证痰与其他致病因素的兼夹,从而为进一步确定治法提供可信依据。

# 11　急性心肌梗死从痰论治

急性心肌梗死是冠心病的急危重症，以发病急骤，危险性大，死亡率高为主要特点，近年来我国急性心梗发病率明显上升，在采用西医溶栓、冠脉支架等治疗的同时，结合中医学辨证论治使急性心肌梗死的治疗更加完善。急性心肌梗死属中医"胸痹""真心痛""厥心痛"范畴，为本虚标实之证，本虚为心之气血阴阳亏虚，标实以痰浊、血瘀、寒凝、气滞为主，本病病机复杂，辨证分型难以统一，然痰浊是关键，在发病中占主导地位，痰浊阻滞气机，气机运化失常而致气滞，气滞则血行受阻，而致血瘀，湿阻中阳，阳气受损而致寒凝，故学者张振华等认为，痰浊是导致急性心肌梗死的主要原因。

**1. 痰浊痹阻心脉：**嗜食肥甘烟酒，劳逸不当，情志所伤，忧思伤脾，正气虚耗或年老体虚，脏器亏虚，脾胃运化失司，聚湿生痰，痰浊阻塞胸膈，胸阳不宣，血脉凝聚不畅，气血瘀滞，发为胸痹心痛，"痰浊"是冠心病发生的始动因素，发病早期以痰阻脉络，胸阳失展而发为胸痹，故发病早期当以化痰降浊为主。有学者认为凡疑难病症皆当从痰论治，此处所指为无形之痰，应以化痰散结治疗，要详察临床表现及舌苔脉象，并结合患者禀赋强弱，冷暖喜恶及饮食嗜好等情况，分别按寒痰、热痰、湿痰、燥痰治疗，常用方剂有温胆汤、二陈汤、桑杏汤等，并分别加入散寒、清热、化湿、润燥之品。豁痰化浊，方选温胆汤、二陈汤、瓜蒌薤白半夏汤加减，常用药物陈皮、法半夏、瓜蒌、薤白、竹茹、甘草等。通阳化浊、涤痰散结，以瓜蒌、薤白、法半夏、厚朴、枳实、橘红、橘络、生甘草组方，伴发热痰黄者加竹沥、黄连。祛痰化湿、理气开闭，用香砂六君子汤合瓜蒌薤白半夏汤，痞闷甚加石菖蒲、郁金、枳实、厚朴，痰涎壅盛加泽泻、猪苓、薏苡仁、苍术、天南星等。急性心肌梗死中医辨证以痰浊闭塞为主者，治疗重点为通阳祛痰。

痰浊闭阻日久，气血运行不畅而致血瘀，形成痰瘀互阻之证，痰瘀内阻，阻遏胸阳，痹阻心脉而致胸痹心痛，痰瘀蕴热化毒，损伤心气心阴，气虚鼓动无力，阳气虚衰，阳不化气行水，水湿内停聚湿生痰，痰瘀痹阻胸阳而致胸痛。

**2. 痰瘀蕴毒心脉：**痰浊或瘀血留于胸中，阻遏胸阳，痹阻心脉，则导致胸痹心痛等。由于患者存在瘀血与痰浊等病理因素，每当暴受寒邪、情志过激、暴饮暴食、疲劳过度，均可引起气机阻滞或气机逆乱，引动痰浊、瘀血阻于胸中，闭塞血脉，胸阳闭阻不通，从而发生急性心肌梗死，急性心肌梗死的病情演变，突出地表现为痰瘀闭阻心脉，气血壅滞，蕴热化毒的临床征象，故急性心肌梗死早期治疗应当着重于化痰与逐瘀，并配伍通腑泄毒之品以防痰瘀蕴毒。化痰方面可以选用全瓜蒌、法半夏、竹茹或温胆汤等；活血逐瘀则可选用红花、赤芍、丹参、牡丹皮、水蛭、地龙或血府逐瘀汤、丹参饮等；通腑泄毒重点选用生大黄或酒制大黄、槟榔、枳实、黄连、黄芩等；若痰瘀化毒，伤及气阴，可加生脉散；气虚欲脱，大汗出者加人参、西洋参、山茱萸、附子、五味子等以益气固脱；毒邪伤阳，阳虚水气内停或水饮上犯者，合用五苓散、葶苈大枣泻肺汤等。

**3. 痰瘀互结心脉：**急性心肌梗死病变部位主要在心，属心脉痹阻不通之证，痰浊瘀阻于心之脉络，闭塞不通，营血不行，内陷腠理，心失所养而发。由于长期饮食不节，情志内伤，劳逸失调，肝肾亏虚等而致心之气血阴阳不足及肝脾肾功能失调，致使痰浊、瘀血、气滞、寒凝等病理产物，阻于心脉。在情绪激动，劳累过度，饱餐之后，寒冷刺激等诱因作用下，使心脉闭塞而发。"痰瘀相关"，痰是瘀的初期阶段，瘀是痰的进一步发展，急性期以痰浊明显，病情较重，痰瘀闭阻与正气内虚常同时并见，并且互为因果，息息相关，故应通补并用，在临证用药上，可用温胆汤加减之冠心汤（橘红、法半夏、茯苓、枳实、竹茹、党参、丹参、豨莶草、甘草）。急性心肌梗死急性期早期以痰瘀等标实为主，及时选用酒大黄、全瓜蒌、当归、丹参、赤芍、枳实，以攻逐痰瘀。

**4. 气虚痰瘀心脉：**有临床观察认为，急性心肌梗死以气虚痰瘀最多，故治疗应以益气活血化痰为大法，采用胸痹颗粒（药物组成为人参、山茱萸、毛冬青、石菖蒲、琥珀、胆南星等），收效良好。急性心肌梗死病因为心气虚，痰瘀互阻心脉，不通则痛，病机属本虚标实证，本虚为心气虚无力推动血脉正常运行，甚则阳气垂绝暴脱，大汗淋漓，标实为痰瘀阻于心脉，则心痛垂绝，不通则痛。采用益气活血、祛瘀化痰通脉法。急性心肌梗死为本虚标实之证，本虚也有属心之气血阴阳俱虚者，标实乃为痰浊内生，气滞血瘀，对此之治应益气养阴，化湿行气，药用太子参、麦冬、五味子、当归、檀香、石菖蒲、砂仁。

**5. 肾虚痰瘀心脉：**年迈体弱，先天禀赋不足，气血运行不畅，或素患凤疾，久病失养，真元虚损，肾气虚衰，不能鼓舞五脏之阳，可致心阳不振，脾阳不运；肾阴亏乏，不能滋养五脏之阴，可引起心阴亏虚。心气不足、心阳不振则气血运行滞缓、瘀血内阻、脾运无力、痰浊内生、痰瘀结聚，以致胸阳不展，临证多以补肾益气、化瘀祛痰之剂为治，用舒心汤，药物为人参、黄芪、淫羊藿、鹿角胶、山茱萸、丹参、川芎、桃仁、三七、檀香、瓜蒌、法半夏、莱菔子。

**6. 气郁痰阻心脉：**情志所伤，劳逸失调引起的心之阴阳气血不足；情志刺激膏粱厚味，寒邪引起气滞、血瘀、痰阻、寒凝阻塞心之脉络而致胸痹心厥。恣食膏粱厚味，肥甘损脾，助湿生热，煎熬津液，酿成痰浊脂膏，痰浊痹阻心脉，不通则痛。当今社会竞争激烈，工作压力增大，心理负担加重，更有一些人饱不知足，处心积虑，"竞逐荣华，惟名利是务"，惶惶不可终日，久则肝气郁结，其结果或为气滞血瘀、气郁痰阻或成肝郁化火、木火焚心或致气血暗耗、筋脉挛急，临证时常常采用化痰降浊通络或疏肝理气解郁方法，而一旦邪势已颓、虚象显现或虚证为主时，则应加强益气养阴。凡见胸膺胀闷、头重身困、口黏口苦、纳呆腹胀、形胖痰多、苔腻脉滑者，为痰浊阻络，方用新加温胆汤化裁（茯苓、橘红、法半夏、竹茹、炒枳实、瓜蒌、石菖蒲、丹参、三七、薤白、血竭）。

**7. 阳虚痰阻心脉：**痰浊内生，更伤阳气，痰从寒化，寒痰凝滞不行，阳气本虚，鼓动无力，无以气化，气血运行受阻，阻痹血脉，血脉不通，不通则痛，发为胸痹心痛，治以温化寒痰，方选瓜蒌薤白半夏汤加减，药用瓜蒌、薤白、法半夏、胆南星、党参、白术、神曲、焦山楂、焦麦芽。

综上所述，急性心肌梗死的发病以痰浊为主，由于患者体质、禀赋、饮食生活习惯、心理状态等的不同从而产生不同的变证，表现为痰浊、痰热、痰瘀、寒痰等，但痰浊是关键，临证当以化痰为主，根据不同的变证配以清热、温阳、祛瘀等药物。"痰为百病之母"，现代医学研究发现，痰浊与脂质代谢紊乱关系密切，痰浊在高脂血症中具有重要意义。嗜食肥甘，则湿热内蕴，湿热蕴久，可酿生痰浊；饮食无度，使脾胃受损，运化失职，湿聚为痰；好逸恶劳，或久坐久卧，脏腑功能减弱渐衰，使湿邪不化，阴津潴留，亦可变生痰浊；或因忧思恼怒，肝失疏泄，气机郁滞，横逆犯脾；或因年老体衰，或禀赋不足，或久病，房劳过度使肾元气虚，影响及脾。使得脾胃气机不利，升清降浊功能失调，清浊不分，水谷精微不归正化，痰浊滋生，流注经脉，阻碍气运，痰瘀互结，损伤络脉，而形成血脂异常。故从痰论治急性心肌梗死对患者的急救与预后都起着至关重要的作用。

# 12　原发性高血压从痰论治

刘德桓教授从事中医内科临床工作 30 余年，尤其对心脑血管疾病的临床诊治颇有见解，其认为：

## 痰是原发性高血压主要病机

中医学无原发性高血压之病名，根据本病的临床表现，可将其归为"眩晕""头痛""肝风"等范畴。古代医家多主张从痰治疗本病，如汉代张仲景从痰饮立论，在《金匮要略》中用泽泻汤和小半夏汤治疗痰饮眩晕，提出"心下有支饮，其人苦冒眩，泽泻汤主之"，"卒呕吐，心下痞，膈间有水，眩悸者，小半夏加茯苓汤主之"。《儒门事亲》曰："夫头风眩晕，上为停饮，可用独圣散吐之。"《兰室秘藏》曰："足太阴痰厥头痛非半夏不能疗，眼黑头眩，风虚内作非天麻不能除。"元代朱丹溪大力倡导痰火论学说，在《丹溪心法》中提出"此症属痰者多，盖无痰不作眩，痰因火动"，并将痰分为湿痰和火痰辨证论治。明代秦景明将眩晕分为外感和内伤两种，认为"痰饮眩晕之症，胸前满闷，恶心呕吐，膈下漉漉水声，眩悸不止，头额作痛，此痰饮眩晕之症也"。《医学入门》曰："大概肥白人多湿痰……治宜从痰为主。"清代刘默在《证治百问》中指出眩晕多因体内痰气郁阻，使络脉满，经脉虚，上脉溢，下脉空所致。张璐在《张氏医通》中言"无痰不作晕"。

原发性高血压容易出现痰凝的病机变化，与脾密切相关。中医学认为，脾为后天生养之本、气机升降之枢纽、水液代谢之源头。脾运化正常，气机通达，水液代谢正常，其升清降浊功能正常，则血压正常；饮食不节、过食肥甘厚腻、嗜好烟酒、过度劳倦、熬夜等，均易损伤脾胃，脾虚则不能运化谷物精华，升清降浊功能失调，导致水湿内停，聚湿成痰，痰浊中阻，清阳不上升，浊阴不下降，发为眩晕。痰既是脾失运化的病理产物，又能成为新的致病因素导致新的变证。"痰是有形之火，火是无形之痰"，痰邪郁留日久，郁而化热，生成痰热之证；痰属阴邪之物，易阻滞脉络，影响血液运行，导致瘀血内生，痰瘀互结，使病情加重，"瘀滞不行则致眩晕"。气机运行不畅易致津液运化不畅，湿邪内生，久则津液凝结成痰，导致眩晕；而痰凝又会反过来阻遏气机，气机运行不畅，再次形成新的痰浊。由此可见，痰是本病发病之本，而其所引发的脾虚、痰热、痰火、瘀血、痰湿、气滞为发病之标，治疗时当求其本兼顾其标。

## 从痰论治原发性高血压经验

**1. 益肾化痰**：本法适用于肝肾不足，痰浊阻滞所致的高血压。症见眩晕头痛，耳鸣，夜间盗汗，虚烦不得寐，脉沉细。高血压发病多在中年以后，肝肾逐渐亏虚，加之饮食不节（如高脂、高盐、高糖），引起体内脂质代谢紊乱，使过氧化物产生增多，导致气血津液代谢紊乱，病理产物相互影响，如津停则为痰、血留则成瘀，痰瘀互结，损伤络脉，发为高血压病。

**2. 燥湿化痰**：本法适用于脾失健运，痰湿内生的高血压患者。症见头晕，头昏，头重，胸膈满闷，恶心呕吐，舌淡，苔白腻，脉滑。现代人多食肥甘厚腻，或烟酒过度，或饮食不规律，使脾胃受损，脾虚则不能发挥其运化水谷精微、升清降浊之功能，导致水饮内聚，聚而生痰，痰浊中阻，清阳不升，发为眩晕。常用半夏白术天麻汤化裁治疗。

**3. 清热化痰**：本法适用于痰火上扰的高血压患者。症见头晕，头重如裹，或头痛头胀，恶心呕吐，口干口苦，溲赤，烦躁易怒，舌苔黄腻，脉弦滑或滑数。现代人精神压力较大，容易情绪紧张，导致肝阳上亢或肝火上扰，肝木克土，损伤脾胃，脾失运化，痰浊内生，痰夹火上扰清窍，则头晕、头痛、恶心等诸症发作。临证常用黄连温胆汤加减治疗，达到清热化痰的目的。

**4. 活血化痰**：本法适用于痰瘀互结的高血压患者。症见头晕，头痛，头重，或脘腹胀闷，口黏乏味，肢体沉重，形体肥胖，痰多，舌黯，苔薄白或黄腻，脉涩或细。高血压病多发生于中老年。人过中年，肝肾渐虚，肝肾不足，水不涵木，木不疏土，脾失健运，痰浊内生，阻滞经络，经络不通，瘀血内生，痰瘀互结，交互为患，痰迷瘀闭，导致眩晕。常采用自拟化痰通脉汤（瓜蒌、陈皮、胆南星、莱菔子、薤白、浙贝母、法半夏、丹参、川芎、红花、赤芍、葛根）治疗。

## 从痰论治常见证型与方药

于志强教授在 30 余年的临床实践中积累了丰富的经验，尤其是从痰论治高血压方面疗效显著。

原发性高血压属中医学"眩晕"范畴，因痰致眩形成的原因，概括起来有 3 个方面：一是情志所伤。凡抑郁恼怒，情志不舒，肝气郁结，则湿邪中生，因湿生痰；痰又火动化风，上扰清窍，发为眩晕。二是饮食不节。嗜食肥甘，饮酒过度，伤于脾胃，脾失健运，聚湿生痰；痰湿中阻，清阳不升，引发眩晕。三是劳逸过度。过于劳累，阳气耗伤，津液运行不利，凝聚生痰；或久坐少动，过于安逸，人体气机失于畅达，痰自内生，皆可发为眩晕。

根据历代医家对因痰致眩的论述，结合于教授临床经验认为，原发性高血压从痰论治最常见的证型有三种。

**1. 风痰上扰证**：症见眩晕，头重如裹，胸闷恶心或时吐痰涎，食少多寐，形体肥胖或兼见口黏，心悸，头痛，舌苔白厚或白腻，脉滑或弦滑。治宜燥湿健脾，息风化痰，降逆和胃。方用半夏白术天麻汤加减。药物组成法半夏、天麻、白术、陈皮、茯苓、赭石、炙甘草、生姜、大枣。方中法半夏燥湿化痰，降逆止呕，天麻息风止眩，共为君药，正如李东垣云"足太阴痰厥头痛，非半夏不能疗；眼黑头眩，风虚内作，非天麻不能除"。白术为臣，燥湿健脾，正如朱丹溪云"治痰法，实脾土，燥脾湿，是治其本"。佐以茯苓健脾渗湿，陈皮理气化痰，乃"治痰先理气，气行痰自消也"；赭石下气祛痰，镇肝降逆；生姜、大枣调和脾胃；甘草和中，调和药性。诸药合用，风息痰清，眩晕自愈。临证加减：纳呆、腹胀明显者，加炒莱菔子、厚朴，以理气消食除胀；肢体沉重、多寐者，加砂仁、苍术、石菖蒲，以醒脾燥湿；头痛明显者，加蔓荆子，以疏风燥湿止痛。

**2. 痰火上扰证**：症见头晕目眩，头重如裹，头痛且胀，胸闷灼热，恶心呕吐，心悸多惊，口苦溲赤，舌苔黄腻，脉弦滑或滑数。治宜清热化痰，平肝息风。方用自拟天茶温胆汤加味。药物组成天麻、陈皮、法半夏、竹茹、枳壳、茯苓、苦丁茶、夏枯草、黄连、钩藤、生姜、大枣、炙甘草。方中黄连、茯苓、法半夏、竹茹、枳壳清热化痰，天麻、钩藤平肝息风止眩，夏枯草、苦丁茶清肝泻火。临证加减：肝火亢盛明显，症见头痛如裂、易怒者，加羚羊角粉、栀子，以增清热泻火之功；肝阳上亢明显，症见眩晕如坐舟车者，酌加玳瑁、牛膝，以平肝潜阳，引血下行；风痰流窜经络，兼见肢体麻木，或如蚁走感者，加姜黄、桑枝、乌梢蛇、蜈蚣、豨莶草，以增搜风通络之功；舌质黯、瘀血内停者，酌加土鳖虫、水蛭，痰瘀并治，以增活血化瘀之功；兼心动悸、脉结代为主者，可选用自拟参英温胆汤（黄连温胆汤＋苦参、紫石英）。

**3. 痰饮内停证**：症见头晕目眩，头重头痛，昏昏沉沉，或兼耳鸣，其形如肿，舌体异常胖大且淡，舌苔水滑或白厚，脉沉或弦。治宜渗利水饮，健脾祛痰。方用泽泻汤加味。药物组成泽泻、炒白术、茯苓。方中泽泻气味甘淡，利水渗湿，泄热通淋；白术气味甘温，培土制水，以防水气下而复上；茯苓甘淡渗湿，助泽泻通利水道。临证加减：兼水肿明显者，酌加猪苓、冬瓜皮，以利水消肿；兼咳喘不得平卧者，酌加葶苈子、大枣、枳壳，以泻肺下气平喘；兼腹胀中满者，酌加厚朴、大腹皮，以理气消胀。

# 13　中风从痰论治

中风发病率、死亡率、致残率、复发率均高，日益引起医学界乃至整个社会的普遍关注。痰既是一种病理产物，又是一种继发的致病因素，是临床多种疾病的重要病因。古今大量的临床实践证明，中风的形成、发展与痰有密切关系，痰在中风发病中占有重要的地位。因此，学者范文涛等认为，从痰论治中风至为重要。

## 痰是中风的基本病机

痰在中风发病中占有重要的地位。《素问·通评虚实论》指出"凡治消瘅仆击，偏枯痿厥，气满发逆，甘肥贵人，则高粱之疾也"。朱丹溪就力主"湿痰生热"的中风病因学说；元·王履和、清·沈金鳌均观察到肥胖之人多中风，而中医的体质学说认为"肥人多痰"。近人张山雷亦强调"肥甘太过，酿痰蕴湿，积热生风，致暴仆偏枯，猝然而发，如有物击之使仆者，故曰仆击，而特著其病源，名以膏粱之疾"。

中风发病虽然急骤，但其病理基础却是渐积而成的，它是人体阴阳平衡失调，脏腑经络功能活动异常变化导致痰浊、瘀血形成的结果。其一，形盛气虚之人，痰湿素盛，外风侵入，引动痰湿流窜经络，引起肌肤麻木、口眼㖞斜，语言不利，甚则半身不遂等。其二，脾为生痰之源，饮食不节，劳倦内伤，或年老气虚，健运失职，聚湿生痰，痰郁化热，阻滞经络，蒙蔽清窍，而发中风，正如《丹溪心法·中风》所曰"湿土生痰，痰生热，热生风也"。其三，肝阳素旺，横逆犯脾，脾运失司，内生痰浊，或心肝火旺，炼液成痰，以致肝风夹痰火，横窜经络，蒙蔽清窍而猝仆猝昏，口僻不遂。《临证指南医案·中风》曰"风木过动，中土受戕，不能御其所胜……饮食变痰……或风阳上僭，痰火阻窍，神识不清也"。

综上所述，痰是中风发病之枢纽，成为中风的基本病因病机之一。

## 痰与中风治疗的关系

痰是一种黏稠状的病理产物，又是一种有形的致病因素。广义的痰是指由于机体代谢失调所引起某些病变器官和组织间积有的黏液类物质，《景岳全书》曰："痰即人身之津液。无非水谷之所化。"在中风病中，痰的产生主要原因有脾胃虚弱，运化无力，或饮食不节、嗜酒，或恣食肥甘，伐伤脾胃而致痰生；肝肾阴虚，津血流行滞涩，津聚为痰，或阴虚生热，热炼津液为痰，或阴不制阳，肝阳横逆犯脾土而生痰；肝郁气滞，水津不布，凝聚成痰；情志过极，心火暴盛，火盛灼津为痰；瘀血内阻，水津流行不畅，停聚局部而为痰。中风发生，由于内脏功能的失调，痰、瘀、虚（气、阴）、风、火等的存在，又进一步导致痰浊的不断产生。因此，痰存在于中风的整个病程之中，在中风病的整个防治过程应非常重视"痰"的作用，故强调"无痰要防痰，有痰必除痰"的观点。

痰浊既生，可随亢逆之肝阳上扰清阳，或阻滞经络，障碍血行所出现眩晕、头胀痛、手指或半身麻木等中风先兆症状，痰浊内蕴可化热，热甚而灼伤阴津。阴伤即久阴不制阳，亦可虚阳上浮，如既为阴虚阳亢之体，则可使阴越虚，阳越亢。而且肝肾阴虚而血涩，肝阳亢逆，阳热灼津可继生痰热，从而形成恶性循环，痰浊内阻则气郁。郁久则化火导致郁火内生，痰浊郁滞而血行凝滞，可导致瘀血，这样在情志过极，或饮食饱食，气候变化，或劳倦等诱因的激发下，肝阳暴张，阳化风动，鼓动痰火气血上逆。或闭塞脑络，使清窍被蒙，或络破血溢而成瘀，瘀血直伤脑髓神明。故出现卒倒暴仆、半身不遂等中风危候，此即是"痰热生风"的病理过程。如张景岳所曰"此正时人所谓卒倒暴仆之中风，亦即痰火上壅之中风"，又印证了"无痰不中风"之说。而且，由于痰在与虚、火、瘀、风的恶性循环中亦起重要作用，故它不仅是中风发生的重要因素，而且在其发展与转归中亦起重要作用。故此，临床在中风急性期常急施化痰通腑法，在恢复期治疗中，亦化瘀与化痰并举。

## 中风不同时期治痰之法

**1. 急性期治痰注重心肝**：中风急性期之猝然昏仆，半身不遂等症，多系风痰或痰火阻络蔽窍所致。肝为风木之脏，心为君火之宅，若长期精神紧张，烦劳过度，或情绪剧烈波动，或素体阴虚，或素体阳亢，复因情志所伤，以致心火暴盛，肝阳鸱张，炼液成痰，肝风夹痰火上壅，蒙蔽清窍，横窜经络，而猝然发病。故其治疗总宜清心泻肝、化痰降浊，并视见症之不同，而立法遣药有所侧重。

**2. 恢复期治痰立足脾肾**：中风经过救治，证势缓和后，转而进入恢复期，此期风火渐息，神志渐清，但随着病程的延长，正气益伤，而痰浊留滞，难以蠲除，每多留有半身不遂，口眼㖞斜，舌强语謇等后遗症。因此，中风的康复，在审因论治的同时，必须重视治痰。"治痰当察其源"（《存存斋医话稿》）。痰为实邪，生于水液，中风久延不愈，脾肾虚弱，即是滋生痰浊和痰浊易于滞留的关键所在。可见调补脾肾以治痰，实为中风康复治疗的关键环节之一。

痰是中风发生、发展的重要因素，是中风的基本病因病机之一，在中风病程中可出现痰蒙清窍、痰阻经络、痰壅气道、痰热腑实等证。治痰之法有化痰活血法、化痰通腑法、豁痰除壅法、温通化浊法、涤痰开窍法、清热涤痰法、化痰解语法。中风病不同时期采用不同治法，在临床运用中，治痰法除可单独使用外，常需配合息风、化痰、补气等法协同进治，效果更佳。

## 14　中风后假性延髓麻痹从痰论治

　　假性延髓麻痹（PBP）是由于双侧皮质或皮质脑干束的上运动神经元损伤，导致具有吞咽功能的吞咽、迷走和舌下颅神经上运动神经元瘫痪，临床主要表现为吞咽困难和构音障碍，下颌反射亢进伴有锥体束症状如强哭、强笑等。脑血管病是引起 PBP 的主要原因，国外报告 51％～73％的急性脑卒中患者可发生吞咽障碍，国内报告这一比例是 30％～65％，是脑卒中最常见的并发症之一。周绍华研究员运用中医药治疗 PBP 积累了丰富的经验，认为"痰"邪在中风后 PBP 的发病过程中占有重要地位，其病性多为本虚标实之证。根据本虚之不同，临床上分别采用养阴化痰、和胃化痰、益肾化痰的方法。

### PBP 的病因病机

　　PBP 临床表现相关的论述散在于历代医籍之中，总属"中风""喑痱""风懿"范畴。汉·张仲景《金匮要略·中风病脉证并治》曰："邪在于经，即重不胜，邪入于腑，即不识人，邪入于脏，舌即难言，口吐涎。"此处仅能说明随外邪深入症状渐重，最后见"舌即难言"的程度。"喑痱"之名最早见于《素问·脉解》，曰："内夺而厥，则为喑痱，此肾虚也，少阴不至者厥也"。后《奇效良方》曰："喑痱之状，舌喑不能语，足废不为用。"这说明喑痱的主要临床表现正是现代医学所指的 PBP，同时也表明喑痱的发病多由阴精亏损，厥气上逆所致。"风懿"之说最早见于隋·巢元方《诸病源候论·风懿候》，曰"风邪之气，若先中于阴，病发于五脏者，其状奄忽不知人，喉里噫噫然有声，舌强不能言"。《圣济总录·诸风门》曰："论中风舌强不语者，盖脾脉络胃、侠咽、连舌本，心气所通，今风邪客搏，则气脉闭塞不利，所以舌强不能舒卷，有害于言语也。"虽然历代医家对 PBP 有一定认识，但言其言语障碍者多，而言其吞咽障碍者少。

　　总结历代医家观点，本病主要病机是年老体衰、肝肾不足、元气亏虚，风、火、痰、瘀、虚内生而致气血逆乱，窍阻络滞，机窍失灵，咽喉失用。病性多为本虚标实，上盛下虚。在本为肝肾阴虚、气血虚弱，在标为风火相煽、痰湿壅盛、瘀血阻滞、气血逆乱，选方用药方面各有侧重。

　　痰邪既可以是中风的病因，又可以是中风后的病理产物，二者密切相关，如《素问·通评虚实论》曰："仆击，偏枯……肥贵人则高粱之疾也。"众多医家均认识到中风中痰的重要性，以痰作为切入点进行治疗，如《丹溪心法·中风》曰："东南之人，多是湿土生痰，痰生热，热生风也"，提出"中风大率主血虚有痰，治痰为先，次养血行血"。有现代研究回顾分析了 338 篇期刊文献，发现脑卒中后 PBP 中医病因与痰有关的论述最多。可见痰邪是中风后 PBP 的最为重要的病邪，辨证施治时当从痰论治。

　　中风后 PBP 的患者在言语不利、吞咽困难的基础上多表现为痰多易咯或痰黏难咯，部分患者表现为喉中痰鸣，这些表现属于有形之痰，由于中风后唾液难以下咽，或饮食留滞咽喉所致。其病机为患者素体脾肾亏虚，痰湿内停，或由于中风后脏腑功能紊乱，咽喉枢机不利，造成痰湿留滞，故治疗也应从痰入手。

### PBP 的证治方药

　　结合中风的病机及发展过程，PBP 的根本病机在于本虚标实，其标为痰，其本在于肺阴虚、胃失和降以及肾精亏虚，因此，提倡化痰法治疗 PBP，但根据病机根本的不同应选用不同的方药加以灵活运用。

**1. 益气养阴，化痰下气：** 对于中风日久，阴液耗伤，肺气亏虚，肺阴亏耗的 PBP，症见咀嚼无力，气短乏力，口干口渴，语声低微，舌红少津者，用生脉饮加味治疗。临证在本方基础之上常加用炙枇杷叶、川贝母等药物共奏益气养阴、化痰下气、止咳降逆之效。炙枇杷叶归肺、胃经，具有祛痰止咳、化痰下气的作用，川贝母归肺、心经，具有清热润肺、化痰止咳的功效。

**2. 健脾和胃，化痰降逆：** 对于中风后出现胃虚痰阻，气逆不降的 PBP，症见进食、语言困难，口角流涎，神疲乏力，纳少食呆，舌质淡红，苔白或白腻者，用旋覆代赭汤加味治疗。方中旋覆花咸温，主下气消痰，降气行水；赭石苦寒能"镇逆气，降痰涎"，除哕噫而泄郁烦；法半夏、生姜辛温，和胃降逆化痰；人参、大枣、甘草甘温，补中益气，诸药合用，扶脾胃之虚而止虚逆。在此方基础上加用公丁香、沉香、降香、柿蒂等温性药物入胃经，可增强温中降气、化痰降逆之效。

**3. 滋阴温阳，化痰开窍：** 对于中风日久，下元虚衰，虚火上炎，痰浊上泛，堵塞窍道的 PBP，症见语音低微，饮食发呛，筋脉拘急，头晕目眩，神倦痴呆，气短无力，舌淡者，用地黄饮子加减治疗。方中熟地黄、山茱萸滋补肾阴；肉苁蓉、巴戟天温补肾阳；制附子、肉桂补肾阳且吸纳浮阳；麦冬、石斛、五味子滋阴敛液；石菖蒲、远志、茯神交通心肾，开窍化痰；大枣、生姜、薄荷调和营卫。在此方基础上加郁金、竹茹、胆南星等清热化痰药物以治其标，与方中石菖蒲相配，取菖蒲郁金汤之意，可加强原方化痰开窍之力。

**4. 谨守病机，灵活运用：** 虽然中风后 PBP 的病机分为上肺阴虚、胃失和降及肾精亏虚三类，并根据每种病机分别给予相应的遣方用药，但是在临证过程中并不拘泥于此。由于临床患者证候的复杂多样，往往兼夹可见肺、胃、肾的症状，因此在辨证中要分清主次，求其本源。首先，患者虽然都有痰证表现，但造成内生之痰的原因不同，应根据肺气亏虚、脾胃气虚、肾精亏虚等不同给予不同的治疗，在此基础上灵活运用化痰药物，做到标本兼顾，补虚祛实。其次，PBP 患者因病程日久，往往存在多种证候并存，治疗过程中不应局限于某一证候，应根据情况合方使用。

# 15  眩晕病从痰论治

眩晕是以目眩、头晕为主要特征的一类疾病，历代医籍对其记载颇多。尽管诸多医家对本病有不同论述，虽有"风、火、痰、虚、瘀"的不同，但其总的病机特点是"本虚标实"，王宝亮教授认为，痰浊在眩晕病发生发展过程中占有重要地位，其从痰论治眩晕，辨证分析精确，处方用药严谨，疗效颇佳。

随着生活水平的提高，现代人多嗜食肥甘厚味，而且生活节奏紧张，劳倦太过，缺乏锻炼，损伤脾胃，一则气血生化乏源，导致眩晕；二则易湿困生痰，痰蒙清窍，清阳不升，浊阴不降，症见头晕目眩，头重如裹等。临床常以痰热、痰火、风痰、痰郁、痰瘀、痰湿为病，诚如《丹溪心法·头眩》中所曰"无痰不作眩"。针对上述病机，在治疗中调理脾胃、化痰除湿具有积极的意义，健脾化痰贯穿治疗的全过程。故治眩晕必治痰，并在此基础上，根据兼夹虚实的不同而辨证论治，临床疗效颇著。

王宝亮根据多年临床经验，创治眩晕息风化痰、活瘀化痰、健脾化痰、理气化痰及滋阴化痰五法。

**1. 息风化痰法：** 适用于肝风夹痰者。眩晕病涉及心肝肾诸多脏器，但其变动在肝，根源在肾，肝肾阴虚、肝阳偏亢是基本的发病机制。《内经》曰"诸风掉眩，皆属于肝"。一方面或生发太过，或郁极化火，造成火升阳亢风动；另一方面，疏泄失司，气不化津，津聚为痰。临证常见眩晕、头痛、面部烘热、烦躁或情绪易激动、脉弦；或兼口干苦、耳鸣、肢麻、失眠、舌红或绛、苔黄或腻、脉细数有力；并见胸膈满闷、恶心呕吐、不思饮食、肢体沉重、或有嗜睡、舌苔白腻、脉象濡滑或弦滑。治当平肝息风化痰法，方药常用天麻钩藤汤合温胆汤或半夏白术天麻汤加减。若肝火偏旺者，去桑寄生，加龙胆、栀子以清泻肝火。若属阴虚阳亢而偏阴虚者，加龟甲、玄参、生地黄滋阴抑阳。

**2. 活瘀化痰法：** 痰瘀互结是眩晕病的常见始发和促进因素。在眩晕病的病程中，痰饮瘀血作为病理产物和致病因子，是本病发生的重要病理物质基础。津液停聚可以成痰，血行不畅可以成瘀。痰瘀同源而互衍，胶着互结，交互为患，痰阻则血难行，血瘀则痰难化，痰滞日久必致血瘀，血瘀内阻，久必生痰。痰迷瘀闭，最终导致眩晕。临床上常眩晕、头重、胸闷、腰酸与舌质紫暗、瘀斑瘀点、舌苔腻并见。痰瘀同病，采用化痰泄浊、活血化瘀之法，可称之为痰瘀同治。方药常用通窍活血汤合温胆汤加减。若兼见神疲乏力，少气自汗等症者，加黄芪、党参益气行血；若兼畏寒肢冷，感寒加重者，加制附子、桂枝温经活血。

**3. 健脾化痰法：** 适于脾虚痰阻证，诚如张景岳以虚立论，主张"无虚不作眩"。崇尚"脾旺不受邪""上气不足……目为之眩"的观点。"无虚不作眩"，除肝肾阴虚外，其中脾虚生痰亦最为常见，其常见眩晕、恶心呕吐、头重如裹、脘腹胀满、倦怠食少、颈转不利、口渴不思饮或不渴，舌质淡、苔白腻、脉弦滑等。治疗用健脾化痰之法，常用四君子汤合半夏白术天麻汤化裁。若眩晕较甚，呕吐频作者，酌加赭石、竹茹、生姜、旋覆花以镇逆止呕；若脘闷纳呆者，加砂仁、白蔻仁等芳香和胃；若兼见耳鸣重听者，酌加郁金、葱白以通阳开窍。

**4. 理气化痰法：** "痰气相因"，气滞则痰聚，治痰必先治气，气顺则痰消，气行则水湿不停，痰无以由生，故理气化痰法是治痰的最基本方法。若肝失疏泄，则气机郁结，而致津液代谢输布障碍，产生痰、水等病理产物。总由肝气不调、气机郁滞而成，治疗当疏肝化痰，方药常选用柴胡疏肝散合二陈汤化裁组方。

**5. 滋阴化痰法：** 劳欲过度、年高体虚、久病及肾，均可损及肝肾，以阴虚为本，以痰为标，同时滋阴可助湿，而化痰可祛湿，故采用滋阴益肾化痰法，根据中医"滋水涵木"的理论，滋补肝肾之阴，采用杞菊地黄汤为主剂加橘红、法半夏、白术、陈皮等治疗，虽不加"平肝""息风"药物，亦能达到治疗效果。

王宝亮在多年的临证中，师古而不泥古，独辟蹊径，尤为重视痰与眩晕的关系，治疗上化痰可贯穿始终。根据临床辨证施治，创治眩晕五法，灵活治疗，以期达到治愈的目的，对临床颇具指导意义。

# 16  慢性心力衰竭从痰论治

目前多数医家认为慢性心力衰竭（CHF）乃心气不足，心阳不振，血瘀水停为患，治疗当以益气温阳，活血利水为主要原则，但仍无法解决本病反复发作、迁延不愈这一难题。结合慢性心力衰竭的认识历程，学者李红梅等进一步剖析心力衰竭病因病机，发现痰与慢性心力衰竭之间有着密切联系，痰邪贯穿于慢性心力衰竭病程始终，因而推论伏痰是造成心力衰竭迁延反复的重要一环，认为以痰作为切入点对慢性心力衰竭患者进行有针对性的治疗意义重大，可能起到事半功倍之效。通过对"伏痰"与慢性心力衰竭发生发展过程的相互关系进行深入探讨，系统阐述了从痰论治慢性心力衰竭的有效性，以期为临床治疗慢性心力衰竭在"痰"的层面找到新的突破口。

慢性心力衰竭是各种心血管疾病发展到终末阶段的共同转归，是一种复杂的临床综合征。根据慢性心力衰竭的临床表现，将其归属于中医学"心悸""喘证""水肿"等范畴。近年来诸多医家对于慢性心力衰竭的认识逐渐趋于一致，认为慢性心力衰竭病位在心，与脾、肾、肺有密切关系，以心气、心阳亏虚为本，水饮、痰湿、瘀血内停为标，基本病机为心（阳）气亏虚，水湿内停，进而影响气血运行，导致瘀血内阻，治疗以益气温阳，活血利水为要。然而在实践中发现，慢性心力衰竭患者常病情复杂，病程迁延，反复发作，虽然也有学者意识到本病尚有痰邪为患，但大多都只局限于针对慢性心力衰竭的某一阶段进行化痰治疗，而非贯穿心力衰竭始终。为此，围绕痰邪与慢性心力衰竭的关系及从痰论治心力衰竭的治疗思路试作探析。

## 心病生痰始终作祟

明·王纶在《明医杂著》中曰："痰者，病名也，人之一身，气血清顺，则津液流通，何痰之有。惟气血浊逆，则津液不清，熏蒸成聚而变成痰焉。"痰既是致病因素，又是病理产物，它的生成与肺、脾、肾三脏有关，古时即有"脾为生痰之源，肺为贮痰之器"之理论。《素问·经脉别论》曰："饮入于胃，游溢精气，上输于脾，脾气散精，上归于肺，通调水道，下输膀胱，水精四布，五经并行。"一旦肺脾肾功能失调，导致水液代谢失常，则津液停积体内聚而成痰。然而，肺的宣发肃降、脾的运化转输和肾的蒸腾气化功能正常离不开心的主宰，心与痰的生成更显得关系密切。心肺同居上焦，分主血气，肺气宣肃必依附于心方可使水道通调；心火生脾土，心气推动血液正常运行，助脾运化水湿转输精微；心肾相交，水火既济，肾阳充盛，方可蒸腾有力，水液通调。若各种原因导致心气或心阳受损，上不能助肺金，中不能温脾土，下不能暖肾水，则水道不通，水湿内停，津液内蓄而痰浊自生。心病易神乱，神乱则津液代谢逆乱，变生痰浊，加之心气不足，血行不畅，瘀血内停，阻塞脉道，瘀血久积，化生为痰。正如《景岳全书》所曰"津凝血败，皆化为痰"，唐宗海《血证论》亦曰"瘀血积久，亦能化为痰水"，以上均是瘀血生痰的佐证。

痰具有升、窜、滞、结四大特性，可随气升降，无所不至。《金匮要略》中已有心力衰竭与痰之间相互关系的专篇论述："夫脉当取太过不及，阳微阴弦，即胸痹而痛，所以然者，责其极虚也。今阳虚知在上焦，所以胸痹、心痛者，以其阴弦故也。"提出"阳微阴弦"是心力衰竭的基本病机。《医宗金鉴》谓其为"阳微，寸口脉微也，阳得阴脉为阳不及，上焦阳虚也；阴弦，尺中脉弦也，阴得阴脉为阴太过，下焦阴实也。凡阴实之邪，皆得以上乘阳虚之胸"。简而言之，即上虚下实，胸阳不振，痰邪上犯。若痰邪伏留，阻遏气机，或乘犯心络，可致血行不畅；瘀血内停，痰瘀互结，留滞水道，则水液外溢，泛滥肌肤造成全身水肿；实邪搏结，停留胸中，困遏心阳，不得舒展，则心气亏虚，轻者仅感胸闷如窒、短气、神疲乏力、纳差腰酸；痰浊壅盛者，可见心悸怔忡、喘息咳唾、不能平卧；严重者，痰邪可乘肺犯胃，蒙蔽清阳或发为奔豚冲逆。由此可见，痰邪贯穿于心力衰竭病程的始终，痰可使慢性心力衰竭的正虚、瘀血、水湿等进一步加重，后三者又可促使痰的生成，如此相互影响，形成恶性循环，终致病情迁延，心气耗散，心阳暴脱而危及生命。

痰邪在心力衰竭发生发展的不同阶段表现各异，形式多变，既可以是有形的，也可以是无形的，当多种诱因如肺部感染、气候突变或过度劳累等引发慢性心力衰竭急性发作时，有形之痰就表现得尤为明显，患者常出现夜间心悸、喘促气短、端坐呼吸、喉中哮鸣、咳吐白色泡沫痰甚或全身水肿等症。慢性心力衰竭患者病程迁延日久，机体处于气血亏虚，痰浊湿瘀内蕴的病理状态，复感外邪、情志失调或饮食不节引动宿痰，导致内外合邪；或劳欲过度，伏痰内动，阻遏胸阳，气机不畅是诱发慢性心力衰竭急性发作的症结所在。总之"痰"在心力衰竭急性发作的过程中起着十分重要的作用，痰邪为患是这一阶段的主要矛盾，所以治疗重点当聚焦到治痰上来，先健脾化痰治其标以迅速缓解症状，待病情稳定后再转为益气温阳以扶正固本，标本兼顾，分清主次，从而使疗效跟进而巩固。

回顾现代医学对心力衰竭的认识进程，我们不难从中发现，西方学者最早期对心力衰竭的宏观理解与中医对慢性心力衰竭痰邪为患的理论有着十分相似之处。早在古希腊，当时人们观察到心力衰竭患者存在有胸腔积液，但他们难以解释为什么液体会在此积聚，于是产生了希波克拉底的冷黏液学说：脑产生的冷黏液聚集于胸腔引起心悸、呼吸困难甚至端坐呼吸。虽然此理论目前看来不甚科学，但他提出的心力衰竭乃内生病理产物堆积影响心肺功能的整体思路与中医伏痰内阻、阳微阴弦的病机制论是相吻合的。现代医学认为，心力衰竭是由多种慢性心肺疾病缓慢发展而来，最常见的如冠心病、高血压性心脏病、肺源性心脏病等，中医学认为，这些心肺疾病的病因病机中，都包含有"痰"这一病理因素，从这个角度来说，痰参与并促进了慢性心力衰竭的形成，而慢性心力衰竭的各种病理因素又导致了痰邪内伏的加剧，所以痰邪内阻既是慢性心力衰竭不可忽视的重要病因，同时可谓是心力衰竭最为基本的病机之一。

## 从痰邪论治效力彰

痰邪作为慢性心力衰竭发生发展中的重要一环，影响着心力衰竭的病理转归，加剧其病情变化，因此，以痰作为切入点进行治疗就显得势在必行。早在公元前五世纪至三世纪，西方医学家们就已经针对心力衰竭患者呼吸困难和水肿等临床表现采取了相应的治疗措施，他们把土木香磨碎、榨汁并用布滤过，采集在蛋壳中，然后与蜂巢一起回火，嘱患者口服一蛋壳的药液，连续 11 日直到月亏时为止，因为此时人的肠胃开始虚弱。从中医学的观点来看，土木香辛苦、温，入肺、肝、脾经，具有健脾化痰，行气止痛之功，选择土木香作为心力衰竭相关症状的治疗方法，可以看作是从痰论治的范例。现代中医也开始重视心力衰竭的化痰治疗，研究发现在肺源性心脏病患者中运用中药益气化痰等对症治疗后总有效率可达 92.54%；在心力衰竭常规治疗的基础上加用补气化痰平喘类中药治疗后，总有效率为94.5%。有学者提出"运脾转枢"的学术观点，心病从脾论治，以益气理脾化痰的六君子汤为基础方治疗心力衰竭。通过以上临床报告可以看出，化痰治疗心力衰竭可以取得明显疗效，因清除痰邪可疏通脉道，促进瘀血消散，心血畅流，利于心气恢复，水道通调，从而水肿自消。朱曾柏教授在探讨疑难杂症从痰论治的规律时曰："痰瘀相兼为患的病症，病久不愈，多以痰为主，治痰可以使痰瘀分消，而活血化瘀则无法代替清化痰湿痰饮的作用。换句话说，化痰在某种情况下可以取得意想不到的效果，而单纯地活血化瘀则无法取代化痰之法。心力衰竭作为痰瘀相兼、本虚标实病症的代表，应当准确辨证，及早从痰论治，同时兼顾其他，标本同治。临床治疗心力衰竭当遵从"治痰要活血，活血则痰化，治血要化痰，化痰则瘀消"的原则，痰瘀同治，在益气温阳、活血利水的基础上加以化痰之法，阻断生痰之源，尽量在早期控制病情，打破恶性循环，尽最大可能促进慢性心力衰竭患者心功能的恢复及生活质量的提高。

　　现代中医治疗慢性心力衰竭主要运用益气温阳、活血利水的治法，目前已经取得了一些成就，然而临床治疗当中也存在着相对的局限性。痰是贯穿于慢性心力衰竭进程中的一个重要因素，气虚、血瘀、水饮与伏痰相互搏结，阻遏气机，从而导致心力衰竭病情的持续恶化。因此，在传统治疗方法的基础上有针对性地辅以治痰，更快地缓解症状，使病情从根本上得到改善。虽然目前围绕痰来论治心力衰竭的相关研究不多，但随着科学的发展和进一步的深入研究，更多的实验数据将会给从痰论治心力衰竭提供更为可靠的依据，中医药辨治本病应做更深入的探讨，开拓慢性心力衰竭新的辨证论治思路。

# 17　心脏神经症从痰论治

　　中医学认为，心脏神经症属"惊悸"范畴，久病、怪病多由痰作祟，其病因一般认为系外有惊扰、内有所虚，内外相合而引发。学者安云根据《丹溪心法》"责之虚与痰"的观点，从痰论治心脏神经症，收到较好疗效。

　　痰是人体津液在致病因素作用下停留或郁滞形成的一种失去滋润煦养作用、妨碍正常生理功能的液体，也指病因或病理概括的无形之痰。无论是痰饮还是水湿，仅有清稀浊稠之别。痰的产生多由外感六淫、饮食所伤及内伤七情等，引起肺、脾、肾、三焦等各脏气化功能失常所致。肺主治节，若肺失宣肃，津液不化，则可凝聚成痰；脾主运化，脾胃受伤，运化无权，水湿内停，则可凝聚成痰；肾司开阖，肾阳不足，开阖不利，水湿上泛，亦可聚而为痰；三焦为水液运行之道路，故肺、脾、肾及三焦功能失常，均可聚湿而生痰。其新病多实，久病多虚。

## 新病实证

　　**1. 痰瘀互结**：痰瘀乃津血之变，皆可因气的改变而生成，二者互为因果，谓由痰生瘀，由瘀生痰，故曰痰瘀同源。或痰生于先，影响气机，病殃及血，血行滞瘀；或血瘀为先，变生痰浊，两者终致痰交瘀结，兼夹为患。清·唐容川《血证论》曰："血瘀既久，亦能化为痰水"，"瘀血流注，亦发肿胀者，乃血变为水之证。"元·朱丹溪《丹溪心法》曰："痰挟瘀血，遂成窠囊。"由此可见痰浊之生，可由各种原因致津液涩滞停而不去，从而阻于经脉，气血运行不通，痰浊与瘀血相互搏结，不通则痛。故常见心前区疼痛，胸闷隐痛，呼吸困难，或肢体麻木、痿废，多痰，或痰中带紫暗血块，舌紫暗或有斑点、苔腻、脉弦涩等。

　　**2. 痰气郁结**：宋·陈无择《三因极一病证方论》所曰："气郁生涎，涎与气搏"，气机郁滞，痰浊内阻。另外情志的变化能导致气机紊乱，如思伤脾，愤郁伤肝，惊则气乱，气乱则津液流窜，聚而成痰。故以精神抑郁，胸部闷塞，胁肋胀满，咽喉异物感如梅核梗阻，苔白腻，脉弦滑为多见。

　　**3. 痰热互结**：饮食不节，入多化迟，经不及渗，停留为饮。嗜酒饮冷，热渴乘快多饮，胃满复食等都是导致脏腑热生火，火热攻冲，致痰热互结，少阳枢机不利，气郁化热，液聚成痰、痰热阻滞少阳三焦，津气升降出入通道失常。故常见精神抑郁，胸膈满闷，口干，大便秘结，小便短赤，舌红、苔黄腻，脉滑数。

## 久病虚证

　　**1. 阴虚痰火**：金元·刘完素《素问玄机原病式·火类》曰："水衰火旺而扰火之动也，故心胸躁动。"临床常见心悸，怔忡，失眠，多梦，头晕，耳鸣，腰腿酸软，咽干口燥，舌红、少苔，脉沉弦细。此常见于围绝经期妇女。肝脏体阴而用阳，肝郁木不疏土，脾失健运，血之化源不足而血虚，肝与心乃母子之脏，肝血虚心血亦常因之而损，血不养心则见心悸、胸闷，或时有心痛、情志抑郁、善太息或急躁易怒、舌淡苔白、脉弦或弦细等症。

　　**2. 气虚生痰**：多因饮食不节，或劳倦过度，或忧思日久，损伤脾土，或抵抗力不足，素体虚弱。脾虚则运化失常，内湿停滞，水湿不化，并可出现营养障碍，水液失于布散而生湿酿痰，常见腹胀纳少，倦怠乏力，少气懒言，形体消瘦，或肥胖浮肿，舌苔白腻等。

## 治则方药

心脏神经症治疗大法，一是要调理脏腑，使其气机正常运行，清升浊降；二是要疏畅经脉、玄府，使升降出入无阻；三是要祛除外邪，风火熄则痰自除。

**1. 疏导化痰**：痰积经脉则气血瘀阻，疏经导痰则气血流行。消者损而尽之，导者引而去之，治疗宜疏肝健脾，化痰宁心为主，方用疏肝宁心汤合四物汤治疗。常用柴胡、白芍、香附、郁金、茯苓、陈皮、法半夏、酸枣仁、远志、生地黄、当归、甘草组方。方中柴胡、白芍、香附、郁金疏肝解郁理气；茯苓、陈皮、法半夏健脾燥湿化痰；酸枣仁养心安神；远志祛痰开窍、宁心安神；生地黄、当归活血化瘀；甘草调和诸药。

**2. 清热化痰**：痰浊蕴结日久而化热，上扰心神，症见心悸易惊、胸闷、胸痛、失眠等。治应化痰清热、镇惊安神，佐以益心气、疏肝，方选黄连温胆汤加味。常用黄连、茯苓、法半夏、枳实、竹茹、陈皮、甘草、生姜、大枣组方。方中法半夏降气和中，燥湿化痰；黄连清心除烦；陈皮调气和中、化湿祛痰；枳实行气破滞、化痰散结；竹茹化痰开郁、清胃降逆；甘草和中调药；生姜和中下气降逆。诸药合用，寓辛开苦降，共奏调中行气、驱化痰浊之功。

**3. 滋阴化痰**：痰本湿类，燥之伤津，润之助湿。惟遣方滋不过腻，用药燥不过温。常投甘寒渗利，稍加苦温敛阴，既使津液无损，又使痰消气血行。常用黄柏、知母、生地黄、牡丹皮、茯苓、泽泻、车前子、熟地黄、山茱萸、山药组方。方中知母清热泻火，滋阴润燥；黄柏清相火，退虚热；泽泻、牡丹皮、茯苓淡渗利湿，清泄相火；车前子利湿化痰；熟地黄、山茱萸、山药补肾阴。诸药合用，共奏滋阴降火化痰之功。

**4. 补虚化痰**：补血液续源，益气津自生。明·张景岳《景岳全书》曰："有虚损而生痰者，此水亏金涸，精不化气，气不化精而然。使不养阴以济阳，则水气不充，痰终不化，水不归源，痰终不宁。"常用人参、白术、干姜、肉桂、麦冬、茯苓、黄芪、枸杞子、泽泻、车前子、甘草、鸡内金、麦芽等组方。方中人参、白术、茯苓、黄芪补脾胃；痰多阻滞，则以鸡内金、麦芽消之；泽泻、车前子淡渗利湿；肉桂、干姜温脾阳以利湿；甘草调和诸药。诸药合用，共奏补虚化痰之功。

# 18  糖尿病从痰湿论治

2型糖尿病（T2DM）归属于中医学"消渴"范畴，一般多从"三消"立论，以肺燥、胃热、肾亏为病机特点，以润肺、清胃、益肾为治疗大法。学者庞国明通过近20余年尤其是近5年纯中药治疗T2DM的回顾总结与深入探索，提出"痰病致消"的观点，认为T2DM肥壅者多由痰邪作祟，治当以化痰驱邪为其大法。

## 追根探源从痰立论

**1. 肥壅痰湿是 T2DM 的基础土壤**：在我国糖尿病患者中，T2DM 约占90%，而其中超重与肥胖的糖尿病患者分别为12.8%和18.5%。2017版《中国2型糖尿病防治指南》指出，肥胖和超重人群糖尿病患病率显著增加。糖尿病合并肥胖（糖胖症）之根基在"肥"与"壅"。"肥"者素体肥胖，或嗜食肥甘厚味之品，或身倦懒动，其体脂布散失常；"壅"即壅滞失畅，其体脂滞于腠理、肌肉、筋脉，致气血津液输布无常，夙湿积聚，变生"痰邪"。湿邪既成，内伏碍脾，阻碍谷精布运，成为孕育高血糖之土壤。因此，"肥壅"是肥胖渐进而成 T2DM 萌发的基础土壤。

**2. 聚湿生痰是 T2DM 的始动因素**："肥壅"既成，一定程度上就具备了 T2DM 发生的"土壤"。肥壅聚痰，生痰之因，不外两端。其一，肥人气虚不能运津、不能化津则痰邪内生；其二，肥人多湿，湿聚成痰，痰碍气机，气病生痰，气不行津又反过来加重痰邪。痰邪从寒而化则变生痰浊而阻滞中焦；痰邪从热而化则变生痰热，内蕴弥漫则三焦失于宣畅。痰浊、痰热一旦形成，必首困脾土，侵扰中焦，致脾不能正常布运谷精津液，胃不能正常纳化水谷，脾不升清，胃不降浊则"升糖"病机形成，成为 T2DM 的始动因素与发生的主要病理机制之一。

**3. 土壅木郁是 T2DM 的重要环节**：痰浊中阻，脾土被遏，土壅则木郁，脾病及肝，肝脾不调，肝脾失于升清疏运，脾胃失于降泄浊邪，谷精不升，壅滞血中，变为"糖浊"而致血糖升高。故土壅木郁是 T2DM 病程中的重要环节，正如黄坤载《四圣心源》中所曰："消渴者，足厥阴之病也。厥阴风木与少阳相火，相为表里，风木之性，专欲疏泄，土湿脾陷，乙木遏抑，疏泄不遂，而强欲疏泄，……风火合邪，津血耗伤，是以燥渴也。"此阶段，脾湿肝郁，肝脾失和，失其布精运化之功则谷精壅滞血中，成为"其气上溢，转为消渴"之先决条件，进而成为血糖升高与发生 T2DM 的重要环节。

**4. 痰邪致病 T2DM 的证型性质有别**：痰邪致病，主要有痰浊中阻和痰热内蕴两个证型。痰浊中阻证多由夙体肥胖、脾虚湿盛，痰邪内伏，邪从寒化，则见形体肥胖，面泛油光，脘腹满闷，身重困倦，或眼睑、下肢浮肿，按之凹陷不起，纳呆，口黏腻不渴，或口渴多饮，或口干不欲饮，偶有睡中流涎，舌质淡白、舌体胖大、舌边有齿痕、苔白厚腻，脉滑或濡缓。痰浊重趋，黏滞碍气。痰浊渍脾，脾土不健，不能布运水湿，津不上承，故口干多饮，睑肿、肢肿、腹满均为痰浊困脾主症；舌体胖大、舌边有齿痕如锯齿状、舌苔白厚腻，脉滑为痰浊中阻证的辨证要点。痰热内蕴多夙体蕴热，或嗜食膏粱酒醴，恣食辛辣，或饥饱无度，积食郁久，食郁生热，或时行湿热之邪，蒸于其外，内外相合，邪从热化，痰热乃现，故见口干渴，饮水不多，口苦、口中异味，或易饥多食，食倍常人，形体肥胖，身重困倦，心烦，眼睑、肢体浮肿，大便黏腻不爽，或腹坠后重，或肛门灼热，舌体胖、舌边尖红、舌苔黄厚腻，脉滑或滑数。痰热上扰心神则心烦失眠等；痰热中阻，虽致津不上承，但又因中有痰浊，故口干渴而饮水不多，痰热蕴腐胃中谷食，浊腐之气上泛，故见口苦、口臭、口中异味；痰热困脾，谷精未能被机体所用，反化为"糖浊"，五脏六腑、四肢百骸失其滋养，故此证多见易饥多食，食倍常人；痰热下注则肢肿、大便黏腻、腹坠后重、会阴潮湿等。舌体胖、舌边尖红、舌苔黄厚腻而干，脉滑或滑数为痰热内蕴的辨证要点。

## 以和立法治痰为要

从痰论治 T2DM，以"和"立法，旨在化痰和中，升清降浊，调和肝脾，输布精津，稳控血糖。寓调糖于调和之中，以调和肝脾、调和升降为途径，化痰驱邪为目的，慎选温清两大法则，临证遣方分设以和中降浊调糖饮、清热化痰调糖饮两个专方。

**1. 燥湿化痰，和中降浊：**痰浊中阻证，多缘因胖脾弱、不运水津而致。临床治痰从其形与意入手，痰浊主要源于中焦，证机重在脾虚生痰，痰邪从寒化，变生痰浊。脾喜燥恶湿，故临床燥湿健脾以杜生痰之源。痰浊中阻证治当以燥湿化痰、和中、降浊，"中"即中焦脾胃，脾以升清为健，胃以降浊为顺，故常于方中加入法半夏、升麻，取法半夏化痰和胃降浊之"降"，升麻升脾胃清阳之"升"，助脾之健运之功，恢复气机斡旋之力，使脾升胃降中焦"和"，则痰浊自消。

**2. 化痰清热，寒温并用：**痰热内蕴，以化痰清热立法。痰邪从热化，变生痰热，痰热互结其性胶结，单祛痰则热难除，单清热则痰难化，故临证当清热、化痰并举，寒温并用。在临床诊疗过程中，据痰热程度，调整清热药与化痰药药量之比。同时在辨治痰热内蕴证时，亦不离芳香之品以化湿醒脾，诸如藿香、佩兰、石菖蒲等，但虑其辛香之性过于辛燥，久用易伤阴耗气，遂酌情配伍生地黄、知母、花粉、芦根等清热养阴之品。同时，针对痰热之证，亦可以性温之药，少少反佐。概温有助于分化痰热之邪，使痰热得温化乃解。脾病为痰郁化热之根源，故健运中焦，固护脾胃是不可忽视的环节。

**3. 疏木达土，调和升降：**痰乃津聚所生，津液赖气化得以宣通，故理气疏肝之法，亦化痰之法，气行津化则痰自消，取"善治痰者，不治痰而治气，气顺则一身之津液亦随气而顺矣"之意。临床发现，体检发现血糖升高并被确诊为 T2DM 的患者多性情易怒，而通过在和中降浊、化痰清热治疗方药中加柴胡、薄荷、香附、郁金等疏肝解郁调气之品治疗后，患者血糖稳定的同时情绪也会逐渐改善。因此，临床中对于以痰邪为患的 T2DM 患者，在应用和中降浊调糖饮或清热化痰调糖饮为主方的同时，还应时时不离疏肝行气之法，以疏木达土，土和木达，调而和之，调而控之。调和升降，从肝脾二脏而论，辨证以痰为主，善用法半夏、天麻，取法半夏之辛温性燥，以健脾燥湿化痰，天麻甘平质润入肝，功长平肝调肝，肝疏脾和则津液自通；若以血瘀为重，多选升麻、牛膝，以升麻升脾胃清阳之气，助脾气上行，以牛膝引血活瘀，一升一降，斡和中州，开清气泄痰浊，使气行津化谷消。

**4. 痰瘀同根，化痰活血：**痰为津聚，津血同源相生，痰瘀同根相长。痰乃津液异化而生，渗入脉道，阻滞气机，血涩黏滞脉道则瘀血故现。《血证论》载"须知痰水之壅，由瘀血使然，但去瘀血，则痰水自消"，且久病多瘀，对病久缠绵之 T2DM 多从痰论治，常常配以活血化瘀之法，临床常用牛膝、桃仁、红花、丹参等化瘀降浊。

## 方证对应专证专治

T2DM 辨证属痰浊中阻证，立专方以和中降浊调糖饮治之，药物组成猪苓、茯苓、桂枝、陈皮、苍术、白术、姜厚朴、柴胡、川牛膝、法半夏、生姜、泽泻、升麻、甘草。脾为太阴湿土，性喜燥恶湿，湿滞中焦，则脾失健运，肝失疏泄，肝木克伐脾土。治以燥湿化痰、升清降浊。方中苍术辛温苦，芳香燥湿健脾，直达中州且兼升阳散邪除湿，白术甘苦温以健脾益气，二者补运相合，培固后天共为君药。猪苓、茯苓、泽泻利水渗湿健脾，泽泻兼泄肾浊，补利兼行，补心脾不滞湿，利小便不伤正，因势利导，使湿邪从小便而下，共为臣药。佐以姜厚朴、法半夏、陈皮行气燥湿化痰；痰瘀同根，以川牛膝化瘀利血以消痰；"土壅木郁"，遂以柴胡疏肝以调脾；升麻透达升清，与川牛膝相配一升一降，调畅气机；佐以桂枝温阳化气利水，生姜下气消痰。甘草为使益气和中，调和诸药。全方燥湿、化痰并用，以化痰为要，调和升降、以"和"立法，理法方药灵活化裁，从脾入手，审证求因，随证设法。

痰热内蕴证，治以清热化痰调糖饮，药物组成黄连、厚朴、薏苡仁、法半夏、黄柏、川牛膝、炒栀子、淡豆豉、芦根、石菖蒲、荷叶、佩兰、生姜、升麻、甘草。此实系连朴饮化裁而来，方中黄连苦寒清热燥湿，厚朴行气化湿，共为君药。薏苡仁清热祛湿健脾，《本草正》载"薏苡，味甘淡，气微凉，性微降而渗，故能去湿利水，……以其性凉，故能清热，止烦渴"；姜半夏、石菖蒲与厚朴辛温与苦温并用，开泄气机，燥湿化浊；黄柏味苦性寒，归肾、膀胱经，清下焦湿热，共为臣药。炒栀子清宣胸膈郁热；淡豆豉性寒味甘，宣发郁热而化痰透邪外达；芦根甘寒质轻，清热和胃、生津行水；荷叶归心、脾经，善利湿升阳；佩兰芳香化湿，醒脾开胃；川牛膝活血化瘀、祛风除湿，引瘀浊下行；生姜下气消痰；升麻升举脾胃清阳之气，与牛膝相配，调和升降，共为佐药。甘草清化痰热、调和诸药，为使药。诸药合用，化痰清热，和中调糖，则痰热去，脾胃和，清升浊降则血糖自安。

## 消渴痰湿病因病机

糖尿病是一组以慢性血糖水平增高为特征的代谢疾病群，临床多表现为口渴、多饮、多尿、多食、消瘦等代谢紊乱症状群，久病可以导致多系统的损害，引起心脏、血管、肾、眼、神经等组织的慢性进行性病变。本病属中医学"消渴"范畴。

近年来，中医痰病学术的研究逐步开展，痰病学说的实用价值受到临床医家的关注。从痰论治糖尿病的诊治经验、有效方药屡见报道。学者熊兴江等提出痰湿为患是本病在层次上的重要病机，探讨运用化痰祛湿治法和化痰祛湿方药是治疗新思路。

**1. 肥甘厚腻滋生痰湿：** 痰湿源于水谷精微。若脾能健运，则饮食水谷化为精微，并通过脾的散精、肺的敷布、心的营运、肝的疏泄到达全身；若脾失健运，则水谷不归正化，聚而生痰生湿，泛溢肌肤。正如张介宾在《景岳全书·痰饮》中所曰："痰即人之津液，无非水谷之所化，此痰亦即化之物，而非不化之属也。但化得其正，则体形强，营卫充，而痰涎皆本血气。若化失其正，则脏腑病，津液败，而血气即成痰涎。"《内经》早就认识到肥甘滋腻之物易伤脾生痰，进而发为消渴。如《素问·杂病论》曰："此肥美之所发也，此人必数食甘美而多肥也，肥者令人内热，甘者令人中满，故其气上溢，转为消渴。"《素问·通评虚实论》直接指出消渴病是富贵病，"凡治消瘅、仆击、偏枯、痿厥、气满发逆，肥贵人，则高粱之疾也。"

**2. 安逸少劳伤脾生痰湿：** 安逸少劳、体力活动不足是本病发生的另一项重要病因。中医学认为，脾胃为气机升降的枢纽，脾气主升主动，主散精，主四肢。运动可以使全身气血流畅，气机升降出入有序，水谷化为精微布散全身。华佗主张"人体欲得劳动，但不当使极尔。动摇则谷气得消，血脉流通，病不得生，譬犹户枢不朽是也"（《三国志·魏志·华佗志》）。若安逸少劳，久坐久卧，则伤肉伤气，气机呆钝。肺脾气伤，则津液不归正化而滋生痰湿。刘河间"逸病"理论认为，逸则气呆钝，不能正常流通；久之则气为之滞，血为之瘀，而疾病丛生。例如冠心病、糖尿病、高脂血症、肥胖症、高血压等疾病的发生，都与缺乏体育运动与体力劳动有关。

**3. 痰湿产物加重消渴：** 痰湿若不能及时消除，就可作为病理产物进一步加重消渴病。痰湿内阻，若素体脾肾阳虚则从寒化而成寒痰；若素体阳热亢盛则从热化而成热痰；若壅滞脾胃，食积不消则成食痰；若壅滞气机，痰气交阻，肝气疏泄不畅则成气痰；若影响气血运行，血行不畅则成瘀血阻滞经络痹阻脏腑而成痰瘀。

## 痰湿体质与糖尿病

传统认识的消渴是以多饮、多食、多尿和形体消瘦为特征，这与机体对三大物质的代谢紊乱有关。

但临床所见糖尿病患者大多数"三多一少"症状并不典型，形体消瘦者反不多见，全身肥胖或向心性肥胖的却很常见。气化太过，则食入即消，形体消瘦；气化不及，则腹胀嗳腐，形体肥胖。肥胖之人，形盛气衰，气不化津，聚而成痰，泛溢肌肤，故肥人多痰，表现出痰湿体质。由消瘦态（气胜形）变成肥胖态（形胜气），由燥热体质变成痰湿体质，究其原因除与肥甘滋腻饮食及安逸少劳运动量不足等有关外，还与降血糖西药的使用不无关系。降血糖西药的早期干预，阻断了阴虚燥热→气阴两虚→阴阳两虚的演变规律。

"脾为生痰之源"，痰湿的滋生多与脾的气化不及有关，且痰湿一旦形成又可阻碍脾的正常气化。因此，痰湿体质的形成实质是脾的气化问题。从糖尿病忌甘甜这一点可反证痰湿体质在本病中的重要意义。现代医学把它作为饮食治疗的一个重要方面，而中医学则认为，过于甘甜则伤脾，脾气化不利则易酿湿生痰，所以应忌之。若从微观角度分析，糖亦属精微，在五味属甘、归于土，在脏应脾，糖代谢的问题实则也是脾的气化问题。

若痰湿壅滞，困遏中焦，加之饮食不节，少动安逸，造成气滞食郁、损伤脾气。在疾病早期正气未虚，偏于邪实（痰湿、痰热、气滞等），至中晚期则由实转虚，偏于脾虚，甚则由脾及肾，损伤肾阳。肥胖人痰湿体质的形成有其微观病理学基础及免疫遗传学基础。

## 针对痰湿的辨治

**1. 饮食运动治疗**：饮食控制、运动锻炼、适度减重等行为干预已经成为本病防治中的一项普遍认可的防治措施。控制热量的摄入是饮食治疗的核心。中医学认为，一切肥甘滋腻有助于滋生痰湿内热之物都需要加以控制。张子和明确指出"不减滋味，不戒嗜欲，不节喜怒，病已而复作。能从此三者，消渴亦不足忧矣"（《儒门事亲·三消之说当从火断》）。

肥胖人群中尤其腹型肥胖患者，普遍存在胰岛素抵抗。而胰岛素抵抗是高血压、高血糖、高血脂等代谢障碍的核心，所以控制体重有助于减轻各种代谢紊乱而对糖尿病有利。研究发现，坚持长期中等强度的有氧运动能降低糖尿病危险因素水平，调整血脂紊乱，减轻体重，降低血压，同时增强患者体质，对预防糖尿病并发症的发生有重要作用。

**2. 不同痰的辨证方药**：根据兼夹邪气的不同，我们将本病关于痰的常见证治总结归纳为湿痰、食痰、寒痰、热痰、气痰、痰瘀6型。湿痰常见眩晕、口黏、口不渴或口渴不欲饮或饮量极少、舌苔白腻、脉缓或滑等，常选用二陈汤合平胃（散）汤加减。食痰常见胃脘痞胀饱满、食入难消、嗳气酸腐、舌苔苍老白腻、脉弦或滑等，常选用保和（丸）汤加减。寒痰见于素体脾肾阳虚痰从寒化者，临床常见面色虚浮、畏寒自汗、头晕乏力、下肢浮肿、舌质淡苔白腻、脉沉弱等，常用苓桂术甘汤合理中化痰汤加减。热痰多见于痰浊内蕴，郁而化热，痰热胶结不解，常见口苦口臭、口干渴、大便秘结、舌质红、苔黄腻、脉实或滑数等，常用小陷胸汤合黄连温胆汤加减。气痰多见于痰浊内阻，肝气不得疏泄，常见胁肋满胀、嗳气则舒、不欲饮食、脉弦实有力等，常用七气汤加减。痰瘀痹阻脏腑经络则见胸中闷痛、肢体麻木、肌肤不仁、舌有紫气瘀斑、脉涩等，常于化痰祛湿方中加用丹参、赤芍、木香、当归、香附等活血行气药。

化痰祛湿法在本病的治疗中具有重要意义。饮食控制、运动锻炼虽然和药物治疗形式不同，但原理则一致，可以看成是广义的化痰祛湿法。通过控制饮食、运动锻炼以及化痰祛湿药物可以消除致病因素，杜绝生痰之源，改善痰湿体质，实现本病的一级预防和二级预防。

## 降血脂治疗的启示

高血脂是糖尿病并发症发生的危险因素之一。糖尿病血脂增高是胰岛素抵抗引起的代谢紊乱，它不仅可以加重胰岛素抵抗而且会导致血黏度增高。临床观察到糖尿病多伴有高脂血症、高血黏、微循环障碍等，治疗上相应采取降脂改善血黏度等措施，且降血脂治疗有利于血黏度的降低。血中多余的脂质类似于中医学中的痰湿，可以认为是痰的微观物质基础之一。痰浊内阻，气血津液运行不畅，气滞血瘀，痹阻不通，形成痰瘀同病之势。现代药理研究表明，部分化痰祛湿药物如法半夏、陈皮具有降低血脂浓度的作用，在一定程度上可以看出中医基础理论中的痰湿与现代医学中的血脂具有一定的相关性。

综上所述，根据糖尿病的病因病机、糖尿病患者的痰湿体质特点、临床表现、诊断治疗以及现代医学对血脂在糖尿病发病中的重要性的认识，可以认为痰湿为患是本病在病层次上的一个重要病机。所谓病层次上的治疗特点是指不随证型的改变而发生变化的规律性的用药思路以及具体方药。因此，运用化痰祛湿治法和筛选化痰祛湿方药是本病在病层次上的治疗新思路，具有重要的临床意义。

# 19　胰岛素抵抗从痰论治

近年来，中医药在探索糖尿病的证候规律、辨证施治等方面进行了不少临床方面的研究，并且取得了一定的进展，尤其是在从痰论治方面。胰岛素抵抗（IR）是现代医学的病理生理学概念，研究表明 IR 是多种代谢性及心血管疾病的共同发病基础。学者刘花等从中医角度对痰的生理、病理变化及病理产物进行了研究，阐释其与胰岛素抵抗为发病基础疾病间的联系，并揭示胰岛素抵抗与中医"痰"的相关性以及从痰论治胰岛素抵抗的科学性。

胰岛素抵抗是指胰岛素所作用的靶器官对其敏感性下降，主要表现为机体对胰岛素调节糖代谢作用的敏感性减低。引起胰岛素抵抗的因素众多，中医通过对以胰岛素抵抗为发病基础的各种疾病的研究发现，"痰"在这些疾病的发生发展中起重要作用。随着研究的不断深入，逐渐证实胰岛素抵抗是 2 型糖尿病的主要发病机制，也是高血压、血脂异常、肥胖等心脑血管疾病及代谢性疾病的共同病理基础，且影响着这些疾病的转归与预后。

## 中医对痰的认识

脏腑气血失和，津液运化失常均可导致"痰"的产生。痰的内涵还有"饮水积聚"之说，肯定了"饮水积聚"中"精气"的物质性，又作了延伸和泛化，即形成痰的精微物质是一种不可测的无形存在，有别于"水液"病理所化。《灵枢·百病始生》曰"肠胃之络伤，则血溢于肠外，肠外有寒，汁沫与血相搏，则并合凝聚不得散，而积成矣"，"凝血蕴里而不散，津液涩渗，著而不去，而积皆成矣"。朱丹溪在《丹溪手镜》中强调痰饮在积聚形成中的重要作用并指出："又因食、酒、肉、水、涎、血、气入积，皆因偏爱，停留不散，日久成积块，在中为痰饮，在右为食积，在左为血积。"

痰随气升降、流动不测，阻塞气机而变生怪症怪病，故有"百病多由痰作祟""痰为百病之母"之说。明·李时珍《本草纲目》曰："痰涎之为物，随气升降，无处不到……入于肝则留伏蓄聚，而成胁痛。"情志不畅、肝失条达、肝郁气滞均可生痰而致 IR。宋·陈言《三因极一病证方论》曰："七情混乱，脏气不行，郁而生痰。"明代李梴《医学入门》曰："为痰为积本七情。"清·李中梓《证治汇补》曰："惊恐忧思，痰乃生焉。"明·赵献可《医贯》曰："七情内伤，郁而生痰。"《类证治裁·积聚论治》指出，肝瘀的成因"初由寒气瘀血痰沫交结于肓膜，久而盘踞坚牢，至元气日削，盘踞日深"。治疗上强调理气化痰和益气健脾化痰的重要性："惟先理其气，气行则脉络通，或先调其中，脾运则积滞化。"

痰可作为脏腑功能紊乱，水液代谢失调的病理产物，一旦形成或蓄积不能及时排出，则随气升降、无处不在，继发体内外许多复杂病变。《本草纲目》曰："痛饮伤神耗血，损胃之精，生痰动火。"清·喻嘉言（《寓意草·卷一》）曰："中脘之气旺，则水谷之清气上升于肺而灌溉百脉；水谷之浊气下达于大肠，从便溺而消。"《杂病源流犀烛·痰饮源流》曰："其为物，则流动不测，故其为害，上至巅顶，下至涌泉，随气升降，周身内外皆到，五脏六腑俱有……故痰为诸病之源，怪病皆由痰成也。"历代医家从痰浊论治上述病症，对今天从痰论治 IR 具有重要意义。

## 痰与胰岛素抵抗的关系

**1. 痰是胰岛素抵抗的病机关键**：胰岛素是体内胰岛 B 细胞分泌的唯一降低血糖的生理激素，促进全身组织对葡萄糖的摄取和利用，是人体的"血气"，发生胰岛素抵抗时，葡萄糖无法被转运到组织内得以利用；胰岛素抵抗过程即"化失其正，则脏腑病，津液败，而血气即成痰涎"形成的过程。现代医学证实，脂质代谢紊乱、血液黏滞性增加、自由基损伤等均可作为痰证患者的病理生理现象，然而这些现象也集中发生于胰岛素抵抗患者。正如《景岳全书·杂证谟·痰饮》所曰"无处不到而化为痰者，凡五脏之伤，皆能致之"的痰致病特点与胰岛素抵抗是诸多疾病的共同发病基础。

**2. 痰是胰岛素抵抗的病理产物：** 气机不畅或直接阻滞脉络，均可影响水液代谢而成"痰"。《医宗必读·痰饮》曰："脾土虚弱，清者难升，浊者难降，留中滞膈，瘀而成痰。"《外证医案汇编》曰："流痰……蓄则凝结为痰，气渐阻，血渐瘀，流痰成矣。"发生在脂肪组织中的胰岛素抵抗，使血游离脂肪酸和甘油三酯浓度增高，血游离脂肪酸进入肝脏增多，肝脏合成低密度脂蛋白胆固醇增多，低密度脂蛋白可渗透到冠状动脉和其他动脉内膜，形成粥样硬化斑块而阻塞血管，增加心脏血管疾病的危险。

**3. 痰是胰岛素抵抗的重要体征：** 胰岛素抵抗所致代谢综合征患者多有"面色光亮如油"，"皮肤油垢明显，前阴、腋窝或手足心常泌液渗津，秽气甚大；皮下有绵软包块或肌肉松软如棉，其人素盛今瘦，或素瘦今肥，其形如肿，形体日趋肥胖。舌胖大，脉多沉滑弦缓"，"头晕重痛或掣痛，休作无时，走窜不定，肢体麻痹冷痛"，"心悸失眠……昏厥抽搐瘫痪，或困顿、嗜睡"，"呕恶或呕吐痰涎……或口黏、口腻，口干不欲饮"，"病久不愈而形体不显大衰者"等痰的临床特点。

## 痰与胰岛素抵抗相关疾病的关系

诸多因素造成的早期胰岛素抵抗，往往容易被忽视，而作为检测胰岛素抵抗"金标准"的血糖高胰岛素钳夹技术，费用昂贵，目前只应用于研究，不能普遍用于临床实践。因此，中医对早期胰岛素抵抗的诊断及防治具有绝对优势。

消渴属现代医学"糖尿病"范畴，临床实践发现，痰湿可见于2型糖尿病的整个病程中，随着慢性血管病变的出现，痰湿愈发明显。嗜食肥甘厚味，易生痰生湿，日久化热发为消渴，《素问·奇病论》曰："此肥美之所发也，此人必数食甘美而多肥也，肥者令人内热，甘者令人中满，故其气上溢，转为消渴。"高脂血症在中医属"痰湿、痰核"等病症范畴，常伴痰湿证候，《灵枢集注》曰："中焦之气，蒸津液化，其精微溢于外则皮肉膏肥，余于内则膏脂丰满。"由此可见"膏脂"与血脂相似，由水谷精微化生，依赖于脾的运化功能。通过研究各医家对于高脂血症的治疗经验总结，发现脾虚可生痰浊、瘀血，痰浊、瘀血以及痰瘀互结，又能使血脂升高，因而在健脾的基础上活血化痰，能有效地降低血脂。通过对316例高脂血症住院患者进行中医证候临床调研，单证分布情况为脾气虚证占208例，频率为65.82%，痰湿证152例，频率为48%，血瘀证120例，频率为37.97%。痰能致眩、致头痛，瘀也能致眩、致头痛，有学者认为，痰瘀交结贯穿高血压病始终，根据经验组成活血涤痰基础方，取得良好疗效，可见痰瘀互结是高血压的关键致病因素。高血压病在中医属"眩晕""头痛"范畴，易出现痰凝的病机变化，各种因素致脾阳不振，运化失职，湿聚成痰，或痰阻脑脉，气血不通，均可导致眩晕、头痛发作，甚或痰厥中风。从肥胖的中医病因病机来看，其致病机制都与脏腑功能失调，水液运化失司有着紧密关系。通过对脾胃病专家李东垣理论的研究，发现有"脾胃俱旺，则能食而肥。脾胃俱虚，则不能食而瘦；或少食而肥，虽肥而四肢不举，盖脾实而邪气盛也"的论断，首次阐述了"少食而肥"属病理表现，为脾实而邪气盛所致。

冠心病属中医"胸痹""真心痛""心悸"等范畴，痰浊内生是本病继发的和内生的主要致病因素，若停滞于心脉，日久致心脉不通而发胸痹心痛，《黄帝内经》已把痰饮列为"胸痹心痛"的病因，如《素问·至真要大论篇》曰："民病饮积心痛"；汉·张仲景《金匮要略》创化痰逐饮的方药，如至今仍沿用的效方瓜蒌薤白白酒汤、瓜蒌薤白半夏汤等，肯定了痰饮在胸痹心痛发病中的作用；明、清时代出现了"痰瘀同患"的论述，《证因脉治》曰："胸痹之因……痰凝血滞。"《丹溪心法·惊悸怔忡》曰："时作时止者，痰因火动。"可见痰影响着冠心病的发作。除此之外，营养过剩导致代谢性疾病明显增多如高尿酸血症、痛风增加，饮食不节是变生痰浊的重要因素之一，由于高尿酸血症多与肥胖、高脂血症并见，故高尿酸血症的发生仍然与痰浊有密不可分的关系。

# 从痰论治胰岛素抵抗

**1. 改善胰岛素抵抗**：胡智闻等认为，二陈汤可在一定程度上阻止非酒精性脂肪肝中胰岛素抵抗的形成。叶放等发现，化痰祛浊方（由泽泻、莱菔子、大黄、荷叶等组成）可促进脂质代谢，改善胰岛素抵抗，明显抑制脂肪肝形成。欧阳阿娟在胰岛素治疗基础上加用胰敏汤治疗痰湿壅盛型 2 型糖尿病患者，发现血糖、高胰岛素各时相均有降低，胰岛素、C-肽高峰期前移至餐后 1 小时，胰岛素抵抗得以明显改善。

**2. 减轻氧化应激与脂质过氧化**：氧化应激主要通过激发细胞内的炎症信号传导途径和 C-Jun 氨基末端激酶（JNK）通路，干扰了胰岛素与胰岛素受体结合后的信号传导，最终减弱胰岛素的生理作用，导致胰岛素抵抗。

**3. 减轻炎症反应**：研究显示，炎症因子 IL-6、TNF-α 及 CRP 等通过内分泌或旁分泌途径干扰胰岛素信号传导通路，影响胰岛素信号传导激酶活性，导致胰岛素抵抗。将 62 例糖尿病患者分为痰湿证组及非痰湿证组，分别监测 C 反应蛋白、空腹血糖、空腹胰岛素，计算胰岛素抵抗指数，探讨 2 型糖尿病患者痰湿证与胰岛素抵抗及炎性因子 C 反应蛋白的相关性，结果 2 型糖尿病患者痰湿证组胰岛素抵抗指数大于非痰湿证组，2 型糖尿病患者痰湿证组炎性因子 C 反应蛋白指数大于非痰湿证组。

胰岛素抵抗是一个危险信号，如进一步发展则可诱发冠心病、高血压、2 型糖尿病、肥胖等疾病。改善胰岛素抵抗具有多层次、多靶点的综合优势，已逐渐成为研究的新热点。通过分析胰岛素抵抗与"痰"的关系，发现胰岛素抵抗是代谢综合征的关键发病因素，是痰证形成的主要病理因素。对早期胰岛素抵抗可采取化痰利湿的治疗原则，当病情进一步恶化，出现痰瘀等病理产物时，当以健脾益气，利湿化痰为原则，久病当配合活血化瘀之药物。在临床治疗过程中，坚持辨病与辨证相结合，治标与治本相统一。

# 20　脂肪肝从痰论治

脂肪肝（FLD）是指各种原因引起的肝脏脂肪代谢功能发生障碍，脂类物质的动态平衡失调，致使肝细胞内脂肪蓄积过多的一种病理状态。脂肪肝的病变主体在肝小叶，以肝细胞弥漫性脂肪变性为主要病理改变。当肝细胞内脂质蓄积超过肝湿重的5%，或组织学上每单位面积见1/3以上肝细胞脂变时称为脂肪肝。脂肪肝既是一种由多种诱因引起的疾病，同时也是多种肝脏疾病发展中的一种病理过程。随着生活水平的不断提高，生活习惯和饮食结构的改变，胰岛素抵抗及其相关的多元代谢综合征的高发，B超等检查的进步和广泛应用，脂肪肝的患病率逐年升高，检出率日益增高。流行病学资料表明，脂肪肝在一般人群中的患病率为10%～16%，在肥胖患者中，脂肪肝的检出率高达38%。近年来，中医药在脂肪肝的证候规律、辨证治疗方法等诸多方面取得了不少进展，尤其是从痰论治方面进行了不少临床、实验研究，学者薛欣等就从痰论治脂肪肝机制进行了探讨。

## 从痰论脂肪肝理论溯源

脂肪肝的起病隐匿，多呈良性经过，症状轻微且无特异性。患者除原发疾病临床表现外，可有乏力、消化不良、肝区隐痛、肝脾大等非特异性症状及体征，可伴有体质量超重和（或）内脏性肥胖、空腹血糖增高、血脂紊乱、高血压等异常改变。中医学虽无"脂肪肝"之名，但根据其症状分析，可归属于中医"积证""胁痛""肥气""肝癖""痞满"等范畴，历代医家对这些病症的认识对治疗脂肪肝具有重要的指导作用。

《灵枢·百病始生》早有"凝血蕴里而不散，津液涩渗，著而不去，而积皆成矣""肠胃之络伤，则血溢于肠外，肠外有寒，汁沫与血相抟，则并合凝聚不得散而积成矣"之说，明确提出积聚的产生与津液汁沫即痰饮有关，痰饮可与瘀血胶结为患。《难经·五十六难》曰："肝之积，名曰肥气，在左胁下，如覆杯。"说明肝之积块在胁下，其状如覆杯，名曰肥气。唐·杨玄操曰："肥气者，肥盛也。言肥气聚于右胁下，如覆杯突出，如肉肥盛之状也。"描述了肥胖是"肥气"的易发因素，与脂肪肝的形成相似。朱丹溪强调痰饮在积聚形成中的重要作用，并明确指出"因食、酒、肉、水、涎、血、气入积，皆因偏爱，停留不散，日久成积块，在中为痰饮，在右为食积，在左为血积"（《丹溪手镜》）。并曰："气不能作块成聚，块乃有形之物也，痰与食积死血而成也。"明·李时珍著《本草纲目》曰："痰涎之为物，随气升降，无处不到……入于肝则留伏蓄聚，而成胁痛干呕。"《类证治裁·积聚论治》指出，肝癖的成因"初由寒气瘀血痰沫交结于肓膜，久而盘踞坚牢，至元气日削，盘踞日深"，治疗上强调理气化痰和益气健脾化痰的重要性，"惟先理其气，气行则脉络通，或先调其中，脾运则积滞化"。《张氏医通》探讨了饮酒所致积聚的治疗，类似于现代医学所谓酒精性脂肪肝，其曰："有饮癖结成块，在胁腹之间，病类积聚，用破块药多不效，此当行其饮，六君子合五苓散最妙，更加旋覆花、前胡、枳实、白芍，即海藏五饮汤，若在膜外者，宜导痰汤主之。何以知其饮？其人先曾病瘶，口吐涎沫清水，或素多痰是也，又多饮入结成酒癖，肚腹结块，胀急疼痛，或全身肿满，肌黄食少，宜大七气汤、红酒煎服，腹中似若瘕癖，随气上下，未有定处，二陈加当归、杏仁、桂心、槟榔，名散聚汤。"

历代医家从痰浊论治上述病症，对现代从痰治疗脂肪肝具有指导意义。

# 脂肪肝痰证的形成机制

痰作为病理产物，主要由脏腑气化功能失常、饮食及水液代谢失调而产生。痰浊一旦形成和蓄积而不能及时排出，则随气升降、无处不到，继发体内外许多复杂的病变。《杂病源流犀烛·痰饮源流》曰："其为物，流动不测，故其为害，上至巅顶，下至涌泉，随气升降，周身内外皆到，五脏六腑俱有。"脂肪肝痰证因痰浊蕴结于肝所致，是痰浊蕴结于肝的病变初始阶段，究其机制有如下三方面内容。

**1. 饮食不节，损伤脾胃：**脾失健运生痰，脂肪肝痰证的发生与暴饮暴食、嗜食肥甘厚味、嗜饮醇酒、夜间进食等饮食不节关系极为密切。宋·杨士瀛《仁斋直指方论》曰："嗜食生冷煎煿，腥膻鹹醝，动风乏气等辈皆所致痰。"明·缪希雍《本草经疏》曰："夫痰之生也……饮啖过度，好油面猪脂。"现代研究表明，长期高蛋白及高碳水化合物的摄入量与肝脏炎症程度呈正相关，大量摄食可导致脂质在肝脏过度沉积，从而促进脂肪肝的形成。嗜饮醇酒，亦是脂肪肝痰证形成的重要因素。早在金·刘河间《伤寒六书》一书中就指出："酒性大热而引冷……不散而成湿，故作痰矣。"《本草纲目》曰："痛饮伤神耗血，损胃之精，生痰动火。"明·王纶《明医杂著》曰："老痰，饮酒之人有之。"明·张景岳《景岳全书》曰："饮酒留湿。"对其都有明确论述。

饮食不节导致痰浊生成，乃因脾胃受损，脾失健运所致。脾主运化、统血、主升清，脾主运化的功能体现在两个方面，一是运化水谷精微，二是运化水湿。清·喻嘉言曰："中脘之气旺，则水谷之清气上升于肺而灌溉百脉；水谷之浊气下达于大肠，从便溺而消。"(《寓意草·卷一》)脾主运化功能，主要依赖脾气升清和脾阳的温煦和气化作用。而饮食不节则会损伤脾胃，使脾的运化功能受损，不能正常消化饮食和转输水液，导致痰湿内生，蕴结于肝而发本病证。正如《景岳全书·痰饮》所曰："盖痰涎之化，本因水谷，使果脾强胃健如少壮者流，则随食随化，皆成血气，焉得留而为痰。惟其不能尽化，而十留一二，则一二为痰矣；十留三四，则三四为痰矣；甚至十留七八，则但见血气日消，而痰涎日多矣。此其故，正以元气不能运化，愈虚则痰盛也。"因此，《济生方》曰："善摄者，谨于和调，使一食一饮，入于胃中，随消随化，则无滞留之患。"这也说明脂肪肝最有效的治疗是适当限制饮食热量，减轻脾胃负担，逐渐减轻体质量。研究表明，适当合理的膳食可纠正饱和脂肪酸诱导的胰岛素抵抗，促进脂质代谢与转运。

**2. 情志不畅，肝失条达：**水血郁滞成痰，宋·陈言《三因极一病证方论》中曰："七情沮乱，脏气不行，郁而生痰。"明·李梴《医学入门》曰："为痰为积本七情。"清·李用粹《证治汇补》曰："惊恐忧思，痰乃生焉。"明·赵献可《医贯》曰："七情内伤，郁而生痰。"脂肪肝痰证的发生与长期的情志不畅、肝失条达、肝郁气滞成痰密切相关。肝主疏泄，性喜条达，其疏泄条达之机直接关系到人体气机升降出入和协调关系，这种关系正常就能保持本脏和他脏的正常生理活动，从而维持体内水谷精微的消化转运，吸收输布，气血环流，三焦气化，使水液代谢完成。故《素问·五常政大论》曰："木德周行，阳舒阴布，五化宣平。"长期情志不畅，所愿不随，使肝气郁结，气血津液运行不畅，水液、血液潴留，郁滞生痰，导致本病证的发生。如《读医随笔》所曰："故凡脏腑十一二经之气化，必借肝胆之气化鼓舞之，始能调畅而不病。凡气结、血凝、痰饮、痞满皆肝气不能舒畅所致也。"其具体机制有如下几个方面。

（1）肝郁气滞生痰：肝主疏泄，有调畅周身气机的功能。《济生方》曰："人之气贵乎顺，顺则津液流通，决无痰饮之患，调摄失宜，气道闭塞，水饮停于胸膈，结而成痰，其为病也，症状非一。"朱丹溪曰："气顺则一身之津液亦随气而顺矣！"若肝郁则气滞，气滞则津液运行障碍。津停湿聚，则成痰饮。故王纶《明医杂著》指出："气血浊逆，则津液不清，熏蒸成聚而变为痰焉。"

（2）肝郁脾湿生痰：唐宗海《血证论》曰："木之性主于疏泄，食气入胃，全赖肝木之气以疏泄之，而水谷乃化；设肝之清阳不升，则不能疏泄水谷，渗泄中满之证在所不免。"木性曲直，畅达条顺，有升发的特性，故用以类比肝脏喜条达而恶抑郁、疏泄气机的特性和功能，有如五行之木；土性敦厚，生化万物，故以此类比脾脏消化饮食、运送精微、营养全身的功能，有如五行之土。五行之中木克土，说明脾胃消化水谷这一重要功能的发挥，是以肝之疏泄功能正常为条件。如若肝郁不舒则脾失运化，肝郁脾虚水聚湿停则化而为痰。正如李时珍曰："风木太过，来制脾土，气不运化，积滞生痰"；《柳宝诒医案》亦指出："肝木郁结，侮陷中土……中土为木气所触，则痰浊上泛。"

（3）肝郁化火生痰：肝体阴用阳，以血为体，以气为用。肝气郁结，郁而化火，煎熬津液则为痰。故何梦瑶《医碥》曰："痰本吾身之津液，随气运行。气若和平，津液流布，百骸受其润泽，何致成痰为病？苟气失其清肃而过于热，则津液受邪火煎熬，转为稠浊……斯成痰矣。"

（4）肝郁血瘀生痰：《赤水玄珠》曰"津液者，血之余，行乎脉外，流遍一身，如天之清露，若血浊气滞，则凝聚为痰，痰乃津液之变，遍身上下，无处不到"。肝主疏泄，具有畅达血行之功。若七情内伤，肝郁不舒则血行不畅，或郁或瘀，皆可导致津停湿聚，化而为痰。津血同源，痰瘀相关，痰瘀可互相转化。痰可因瘀而生，亦可化为瘀，瘀血、痰浊还可兼夹为患，或见瘀血挟痰，或见痰挟瘀血。如《医述》引罗赤诚所论"如先因伤血，血逆则气滞，气滞则生痰，与血相聚，名曰瘀血挟痰"。

**3. 劳逸失度，水液成痰：**适度劳作益于气血流通，筋骨强劲，体质增强。而"久视伤血，久卧伤气，久坐伤肉，久立伤骨，久行伤筋"；"形体劳逸则为脾病……脾既病则胃不能独行津液，故亦从而病焉"。过劳与贪逸可作为致病因素导致疾病的发生。脂肪肝痰证的形成与劳逸失度，脾肾受损，水液不化成痰密切相关。

陆九芝在《逸病解》中曰："逸乃逸豫，安逸所生病，与劳相反。"同时指出"逸之病，脾病也"。《诸病源候论》曰："劳伤之人，脾胃虚弱，不能克消水浆，故有痰饮也。"劳逸失度，脾先受损，津液输布有赖于脾之运化，脾气虚弱，运化失职，则水湿内停，痰浊内生，肝脉受阻，肝气不舒，发为"肝积"。另一方面，随着人们工作生活节奏的加快、劳神过度，人体脏腑功能受损，日久肾之精气耗损而致肾虚，肾虚及脾，脾虚生痰，最终痰浊滞肝亦发为此病。

## 脂肪肝从痰治疗的机制

**1. 脂肪肝的西医学发病机制：**现代医学对脂肪肝的发病机制尚未明确。脂肪肝是由于脂肪酸的摄入与合成及其氧化、输出间的失衡，而造成脂质在肝细胞内潴留。脂肪肝发病的相关因素，包括肝脏脂质代谢障碍、胰岛素抵抗、细胞色素 P450 2E1 和细胞色素 P450 4A 的作用、氧应激和脂质过氧化反应、免疫反应、遗传因素等。目前较为公认的脂肪肝发病机制是 1998 年 Day 等提出的"二次打击"学说。"初次打击"主要是胰岛素抵抗（IR）和脂质代谢紊乱所导致的肝脏脂质贮积，形成单纯性脂肪肝是各种原因引起肝脂肪变性的共同机制，为进一步的脂质过氧化反应提供反应基质；"二次打击"为氧化应激、脂质过氧化、炎症性细胞因子的释放及线粒体功能异常等因素引起的脂肪性肝炎，炎症反应的持续存在引发炎症-坏死循环，形成脂肪性肝纤维化或肝硬化。"二次打击"学说其实质就是肝脏内脂质代谢的紊乱导致各种病理产物的积聚和产生的连锁效应，从而引起脂肪肝的发生发展过程。

研究表明，造成"初次打击"的肝细胞脂质沉积的机制有：①IR 引起的脂肪动员导致输入肝脏的游离脂肪酸过多并转化为甘油三酯（TG）；②肝细胞合成脂肪酸增加或从碳水化合物转化为 TG 增多；③肝细胞线粒体 B 氧化功能异常，脂肪酸在肝细胞线粒体内氧化利用、降解减少；④肝细胞中甘油三酯与载脂蛋白 B（ApoB）结合成低密度脂蛋白减少或分泌障碍，引起 TG 输出减少。

**2. 从痰治疗脂肪肝的机制：**从痰治疗脂肪肝的临床报道较多，然而机制研究并不多见，主要有以下几个方面。

（1）调节脂质代谢紊乱：高翔等用祛痰活血汤有效逆转非酒精性脂肪肝大鼠肝组织脂肪变性程度，改善肝功能、血脂等血液生化指标，具有调节脂质代谢紊乱作用。洪淑英等以健脾活血化痰法治疗脂肪肝，其作用机制可能是通过有效降低脂肪肝大鼠血脂 TC 及 LDL 的含量，从而减少肝脏对游离脂肪酸的吸收，有效清除肝脏内堆积的甘油三酯，使人体内脂质代谢恢复正常，从而减少游离脂肪酸对肝脏的细胞毒性作用，改善肝脏血供，减少肝脏脂质过氧化，发挥降脂保肝的作用。

（2）改善胰岛素抵抗：二陈汤能改善糖尿病并发脂肪肝大鼠的血糖、血脂水平、胰岛素抵抗状况及肝功能指标，一定程度阻止非酒精性脂肪肝中胰岛素抵抗的形成。叶放等研究表明，化痰祛浊方（由泽泻、莱菔子、大黄、荷叶等组成）可促进脂质代谢，改善胰岛素及瘦素抵抗，明显抑制脂肪肝形成。

（3）减轻氧化应激与脂质过氧化：刘树军等研究表明，二陈汤不仅能够改善高脂血症状态，也能降低 CYP2E1 活性，防治因此而导致的过氧化损伤过程，从多方面治疗非酒精性脂肪肝。疏肝健脾、消痰化瘀的脂肝泰胶囊实验研究表明，可显著提高大鼠 SOD、CAT 活性，降低 MDA 含量，提示该药物能够清除自由基，提高机体抗氧化能力。李进等研究化痰利湿、活血化瘀法对肥胖性脂肪肝大鼠游离脂肪酸和脂质过氧化的影响，化痰利湿、活血化瘀法能降低血清游离脂肪酸的含量，提高抗氧化能力，减轻脂质过氧化损伤。唐瑛等用以化痰祛瘀为主的肝脂片（山楂、荷叶等）治疗大鼠脂肪肝，能显著提高肝组织中 SOD、GSH 和维生素 E 含量，降低氧自由基代谢产物 MDA 的含量，发挥抗脂肪肝作用。

（3）减轻炎症反应及提高肝细胞的分裂增生：从痰治疗脂肪肝具有减轻炎症反应及提高肝细胞分裂增生的作用。肖剑等祛痰活血汤能降低肝组织 NF-κB 表达的作用，有效逆转非酒精性脂肪肝大鼠肝组织脂肪变性程度。脂肝泰胶囊可以通过抑制肝巨噬细胞的过度活化，降低血清及肝组织 TNF-α 含量，控制炎症反应，发挥抗脂肪肝作用。

另外，脂肝泰胶囊具有促进修复、抗肝损伤的作用，通过加速肝细胞的合成及分裂增生，减轻高脂血症性脂肪肝大鼠的脂肪肝脂变程度。流式细胞结果表明，脂肝泰胶囊组 G0/1 期细胞比率降低，而 S 期、G2/M 期细胞比率和 PI 指数均明显升高。

## 脂肪肝从痰论治的方法

脂肪性肝病根据有无长期过量的饮酒分为非酒精性脂肪性肝病和酒精性脂肪性肝病，其发生发展与饮酒、肥胖、2 型糖尿病、高脂血症、高尿酸血症等密切相关。中医认为本病与痰关系密切，从痰论治脂肪性肝病优势明显。学者叶景林等通过从痰论治角度探讨脂肪肝，以期为中医药临床治疗脂肪肝提供一定的借鉴。

**1. 痰与脂肪肝的关联：**痰饮一词首见于《金匮要略·痰饮咳嗽病脉证并治》。痰，古同"淡"，是指和水一类可以"荡涤流动"之物。张仲景同时提出"病痰饮者，以温药和之"。《存存斋医话稿》曰："痰属湿，为津液所化。盖行则为液，聚则为痰，流则为津，止则为涎。"《景岳全书·杂症谟》曰："五脏之病，虽俱能生痰，然无不由乎脾肾，盖脾主湿，湿动则为痰；肾主水，水泛亦有痰。故痰之化，无不在脾；而痰之本，无不在肾。"李中梓言"脾为生痰之源，肺为贮痰之器"，朱丹溪将"痰"之概念明确为三个部分：有形之痰；凡是人体上中下，有块者多为痰；因痰而引起的一系列病症的概括。丹溪亦曰"百病中多有兼痰者"。痰之为水液代谢的异常表现，发生发展离不开肺脾肾三脏的作用与影响。人之气道也，贵在清轻柔顺，以此则津液流畅，痰从何生？如若外而为风寒暑燥湿之害，内而为惊怒忧思喜之苦，饮食无节，劳倦不调，营卫不和，气血败乱，熏蒸津液，故生痰也。痰之为物，随气而升降，居无定处。故痰证最为难治。

痰浊与脂肪肝关系非常密切，是脂肪肝的标实之证，可兼夹寒凝、气滞、血瘀、湿热，阻遏气机，闭积肝脉，从而引发脂肪肝。肥胖之人多见，且尤以肥胖痰浊体质者多之。汪昂曰："肥人多痰而阻经，气不运也。"肝者，气机的调畅枢纽，主司气血阴阳之调和。肝体阴而用阳也，云肝之阴阳相反相对，是升中有降，降中有升；阴中有阳，阳中有阴。《黄帝内经》曰"阴平阳秘，精神乃治"，是其道也。而肝之阴阳和合，赖之五脏的阴阳调和，而肝之阴阳疏泄畅达，亦使五脏之功能协调顺和。肝积之为患，可为风痰、气痰、湿痰、寒痰、热痰、食痰；标为实痰，实为虚而积之为患。

**2. 脂肪肝的病因病机：**脂肪肝致病以饮食、劳逸因素为主要病因，肝脾肾三脏功能失司为病机关键，痰湿、瘀血是其重要的病理产物。病理因素中尤以痰浊、瘀血为关键。有学者提出"浊淫三焦，伏于脏腑"是非酒精性脂肪肝产生的关键环节，故对于早期无症状非酒精性脂肪肝可从"浊"论治。痰既是病理产物，又是继发性的致病因素。《丹溪心法·积聚痞块》曰："积在左为血块，气不能作块成聚，块乃有形之物也，痰与食积、死血而成也"；《张氏医通》曰："饮食劳倦之伤，皆足以致痰凝气聚"；《金匮翼》亦曰"左胁之痛，多因留血，右胁之痛，悉是痰积"。马晓燕等阐明"气虚痰毒"为脂肪肝、脂肪性肝炎的主要病机，即脾虚是发病的内在基础，痰毒为主要病理因素，本虚标实为病机特点。关茂桧认为本病病机特点为肝失疏泄、脾失运化、肾虚气化不及，而致痰浊内生，气、血、痰、瘀相互搏结，瘀阻肝络，强调痰致病的基础作用。吴国贤认为本病主要由于嗜食肥甘厚味，脾运不及，或肝病日久，致脾失健运，水湿不化，凝聚为痰，痰浊停聚中焦，壅塞气机，土壅木郁，肝胆失疏，气机不畅，血行瘀滞，痰瘀膏浊沉积于肝而成，病位在肝，与脾、肾、胆关系密切，再次强调痰浊在本病发生发展中的基础作用。朱红英等提出脂肪肝系湿浊内生、肝失疏泄、脾失健运以致水谷精微不能正常输布，湿聚为痰，阻滞经络，以致气滞血瘀。因而疏肝理气、活血化痰为本病的大法，明确说明了痰作为脂肪肝致病源头的作用。王威等认为脂肪肝的中医病理基础是"浊"邪在肝脏的过度沉积，并认为"浊邪"是"湿邪"寒热未分、阴阳未判的阶段，这个阶段或长或短，最后根据患者的体质，浊邪或转化为湿，或转化为湿热，提出"疏肝导浊"法治疗脂肪肝。谷灿立等提出治疗应以活血化痰为根本大法，或以治痰为主，或以治瘀为主，或痰瘀同治，又或从脾论治，或从肝论治，或肝脾肾同调。李东垣认为痰涎肝与脂肪肝生理、病理、症状、体征等极为相似，并提出从痰涎论治脂肪肝的理论。可见，古代医家与现代医家都认为本病的发生发展与痰密不可分，从痰论治是根本之法。

**3. 脂肪肝从痰论治的特色方法：**《西溪书屋夜话录》将肝病证治分成肝气、肝火、肝风、肝虚肝寒四证治。同理，肝之积犯者，或由寒发、或由热发、或由湿发、或由血瘀、或由食滞、或由气郁，甚或多者相合为患，久之皆成痰之性，而成脂肪肝。治痰者，热痰者宜清，湿痰者宜燥，风痰者宜散，郁痰者宜开，食痰者宜消，在胸臆者宜吐，在肠胃者宜下。

（1）清热痰：清热痰用于脂肪肝之痰热蕴结。古人谓"热痰乃痰因火盛也，气有余便是火，火降痰自停，而治火者，又必顺气"。热灼肝经，炼而为痰，痰热郁闭，清窍不灵，耗散津液，易扰心神，最终痰热互结发为本病。症见心烦多梦，口苦而臭，恶心厌油，胁肋闷痛，食欲不佳，面色暗，肢体重，大便秘而小便赤，或体型肥胖而痰盛，舌红苔黄厚，脉沉弦而有力。以龙胆泻肝汤合涤痰汤治之（龙胆、柴胡、泽泻、车前子、木通、生地黄、当归、黄芩、栀子、法半夏、制南星、茯苓、枳实、陈皮、人参、石菖蒲、竹茹、甘草、生姜）。吕莉群使用龙胆泻肝汤加减治疗脂肪肝 60 例，显效 31 例，有效 22 例，结果表明，总有效率为 88.3%。方中之龙胆，古人曰"龙胆苦寒，疗眼赤疼，下焦湿肿，肝经热烦"，《药性赋》亦曰"泻肝火，泻湿热，龙胆草之功崇"，肝胆之火热，非龙胆而不清，加以黄芩治诸热。刘海燕以治疗组采用加味涤痰汤，对照组口服益肝灵分散片治疗非酒精性脂肪肝，结果显示治疗组总有效率为 94.64%，对照组总有效率为 73.47%。竹茹、制南星、法半夏属清热化痰药，辅以理气之品，所谓气顺则痰消。如此火热可消，痰浊自化。

（2）燥湿痰：燥湿痰用于脂肪肝之痰湿内蕴。痰为阴邪，不温不化，《临证指南医案》"一切诸痰，起初皆由湿而生"，仲景有言"病痰饮者，温药和之"。嗜食肥甘厚味，或冒雨涉水，或久居湿地，或脾虚运化失职，皆可聚湿生痰，流注肝区而成痰，痰湿互结，脂肪肝发矣。症见头重如裹，精神不振，胸胁闷胀，脘痞不舒，腹胀纳呆，四肢倦怠，沉重酸楚，面色晦滞，大便黏腻不爽，小便短黄而浑浊，舌苔厚腻或白滑，脉濡滑。湿痰停阻，胃气易为上逆，清窍易为所扰，方选旋覆花代赭石汤合半夏白术天麻汤（旋覆花、赭石、人参、法半夏、白术、天麻、陈皮、茯苓、甘草、生姜、大枣）。赭石功专沉降逆上之气，最能清降肝火；旋覆花最通肝络，诸花皆升，唯旋覆花降，旋覆花功专下气，且消蓄结之痰水；二者共用则气顺而肝达，痰消而逆止。耿雅娜等通过研究天麻粉对脂肪乳剂灌胃大鼠肝脏脂肪变性的作用，结论证明天麻粉在脂肪乳剂灌胃的大鼠中具有显著的降血脂、减少肝脏脂肪蓄积、减轻肝脏脂肪变性以及改善肝功能的作用。加以天麻主入肝经，长于治疗头目眩晕之症。助以温中化痰导气之品，湿痰可驱。

（3）散风痰：散风痰用于脂肪肝之风痰相扰。《医宗必读》曰"在肝经者，名曰风痰，脉弦面青，四肢满闷，便溺秘涩，时有躁怒，其痰青而多泡"，可见风痰之主症。风为百病之始，易挟寒挟热挟湿挟痰侵入机体，风为阳邪，风则上先受之，痰为阴邪，痰则下先受之；风邪无形而居外，痰邪有形而居内，风痰相合，上下内外俱受，而一身为之不利。风痰交阻，流传肝之经络，阻滞发为此病。症见头痛晕眩，呕吐痰涎，质稀清白多泡沫，神志不畅，胸胁满闷，舌淡苔白腻，脉弦滑。方选川芎茶调（散）汤合温胆汤（川芎、荆芥、薄荷、羌活、细辛、白芷、甘草、防风、枳实、竹茹、法半夏、陈皮、茯苓、生姜、大枣）。二方一温一凉，相互制约，合而平和。方中川芎、荆芥、薄荷、羌活、防风、细辛皆为治风之品，风去而痰静；再以竹茹、枳实、法半夏、陈皮、茯苓开痰利窍，痰去而风无所依。吴鞠通用法半夏主要作用有三：一是化痰饮，二是协调寒热，三是宣通郁滞。法半夏善于止呕，法半夏醋炒可使之入肝而治与肝相关之疾；可见法半夏为治痰之要药。亦可加入天麻之属，《药性赋》曰"天麻主头眩，祛风之药"且味甘而性平。

（4）开郁痰：开郁痰用于脂肪肝之痰气郁阻。《症因脉治》曰"郁痰即结痰，顽痰"。《素问·刺禁论》曰："肝生于左，肺藏于右，心布于表，肾治于里，脾为之使，胃为之市。"生理上，肝气宜升，而气机通达，血行畅通；肺气宜降，而水津下布，浊气下达，《临证指南医案》曰："肝从左而升，肺从右而降，升降得宜，则气机舒展"是其义也。无形之痰流窜经络，阻遏气机，肝气不升而肺气不降，升降相悖，肝积之而为脂肪肝。

此外，因肝肺的升降失司，引起脾胃功能失衡，可致脾气不能升、胃气不能降，甚或腑气不通。症见胸满而饱胀，九窍易闭涩，懊憹而烦闷，或咽中结核，睡卧不安，或肠胃不爽，饮食有妨碍，或气逆不利，倚肩喘息。方选香芎二陈汤（法半夏、茯苓、陈皮、甘草、香附、川芎、白芥子）。《唐本草》曰"香附，大下气，除胸腹中热"，李杲亦曰香附"治一切气"，实验表明香附醇提物乙酸乙酯萃取部位和正丁醇萃取部位对"行为绝望"动物模型有较明显的抗抑郁作用，其作用机制可能与调节脑内单胺类神经递质 5-羟色胺和多巴胺的含量有关。《本草汇言》云"川芎，上行头目，下调经水，中开郁结"，通过口服给予大鼠川芎-香附药对提取物及单一川芎组研究该药对的指标性成分在体内的动力学过程，结论显示川芎-香附配伍联合使用后较单一川芎，可以明显促进川芎中活性成分阿魏酸的体内吸收，从而影响其药效学作用。香附与川芎相配，则气顺郁开痰自去也。再以法半夏、陈皮二陈汤去痰之义，辅以白芥子利气通络散结，诸症可除，病自瘥也。

（5）消食痰：消食痰用于脂肪肝之痰食互结。《黄帝内经》曰："多食咸，则脉凝泣而变色；多食苦，则皮槁而毛拔；多食辛，则筋急而爪枯；多食酸，则肉胝皱而唇揭；多食甘，则骨痛而发落，此五味之所伤也。"《东医宝鉴》亦曰："食痰即食积痰也。因饮食不消，或挟瘀血，遂成窠囊，多为癖块痞满。"因饮食不节或偏食，过食肥甘厚味，宿食积滞，痰食互结，甚或与瘀相挟困滞于肝，发之为脂肪肝。症见咳嗽多痰，胸闷不舒，恶心呕吐，吐出则痰食夹杂，嗳腐吞酸，脘腹胀痛，食则痛甚，泻则痛减，舌苔厚腻，脉沉滑。方以三子养亲汤合保和（丸）汤（紫苏子、白芥子、莱菔子、山楂、神曲、法半夏、茯苓、陈皮、连翘）。三子共奏降气、豁痰、消食之功。高金保等选取非酒精性脂肪肝患者 80 例，随机分成治疗组和对照组，每组 40 例。对照组给予硫普罗宁治疗，治疗组给予加味保和（丸）汤联合硫普罗宁治疗，结果显示治疗组治疗后天门冬氨酸氨基转移酶（AST）、丙氨酸转氨酶（ALT）及 TC、TG 水平优于对照组（$P<0.05$）；治疗组有效率为 90.0%，对照组有效率为 70.0%。山楂可消一切之饮食停滞，另助以消食化痰之品，微入小量连翘，散结而消食热。如此，诸症自除。

## 脂肪肝脾虚痰阻病机论

王灵台教授多年来潜心研究脂肪肝的证治机要，尤其对脂肪肝从痰论治学说的理论和临床实践更是独辟蹊径，提出"脾虚痰阻是脂肪肝的重要病机，健脾化痰是治疗之大法"，并取得了显著的临床疗效。

**1. 脾虚痰阻是脂肪肝的重要病机：** 脂肪肝是指由于各种原因使肝脏代谢功能发生障碍，导致脂类物质的动态平衡失调，过量脂肪在肝细胞内堆积而形成的一种病理状态。随着人们生活习惯和饮食结构的改变，脂肪肝发病率呈直线上升趋势，并向低龄化方向发展。脂肪肝10年转变为肝硬化的概率为7%左右，成为影响国民身体健康的重要疾病之一。脂肪肝主要是因为营养过剩、药物损伤、营养缺乏、嗜酒、中毒、先天性疾病、病毒感染等原因引起。中医学尚无脂肪肝之病名，就临床表现和体征而言，应当属古代中医之"肥胖、痰饮、积聚、胁痛"等范畴，中医肝病协作组现将其定名为"肝癖"。

本病起因多为过食肥甘厚味、过度肥胖或嗜酒、感受湿热毒邪、情志失调、久病体虚造成，其发病机制是肝失疏泄，脾失健运，肾精不足，湿热内结，痰浊郁结，瘀血阻滞，而最终形成痰湿瘀阻互结，痹阻肝脏脉络而形成脂肪肝。脂肪肝虽然病位在肝，但其病本涉及肝、脾、肾等多个脏腑。脾处中焦，为后天之本，气血生化之源，主运化水谷精微，食物的受纳和消化/精微物质的吸收和输布、食物糟粕的下行和排出等，主要依赖于脾主升清和胃主降浊的协调作用。而肝为刚脏，主疏泄，性喜条达而恶抑郁，肝气调和，有助于脾升胃降的协调，故《素问·宝命全形论篇》曰："土得木而达"。《血证论·脏腑病机论》亦曰："木之性主于疏泄，食气入胃，全赖肝木之气以疏泄之，而水谷乃化。"汪昂指出"肥人多痰而阻经，气不运也"。若肝失疏泄，木不疏土，升降乖戾，则造成脾胃损伤。《脾胃论·脾胃盛衰论》曰："肝木旺则夹火势，无所畏惧而妄行也，故脾胃先受之。"脾胃伤则水谷精微不归正化，脂浊痰湿内生，加重气机郁滞，导致痰瘀互阻，相互胶结，壅阻肝络，林珮琴《类证治裁》云"初为气结在经，久则血伤入络"，形成脂肪肝。若有饮食不节、过食肥甘厚味、长期嗜酒无度或劳逸失常，均损伤脾胃，脾伤则无以化生水谷精微，痰浊内生，日久痹阻血络，浸淫肝脉；脾失健运，痰浊内生，又可致土壅木郁，反过来引起肝气不疏。尤在泾《金匮要略心典》曰："食积太阴，敦阜之气，抑遏肝气，故病在胁下。"总之，肝主疏泄，调畅一身气机，脾主运化，为气血生化之源，后天之本。对食物的消化吸收和水谷精微的生成、转输有赖于肝主疏泄和脾主运化的功能正常。饮食不节、劳逸失度或情志所伤，损伤肝脾，而致肝胆疏泄失职，脾胃运化失健，水谷不能化生精微，反停而为水湿，聚而生痰浊，痰浊阻络，滞留肝脉而成脂肪肝。

**2. 健脾化痰是脂肪肝治疗大法**：张仲景曰："见肝之病，知肝传脾，当先实脾。"张景岳亦指出"调脾胃即所以安五脏"，李中梓《医宗必读》曰"治痰不理脾胃，非其治也"。根据脂肪肝形成的病因病机，疏肝健脾、调理中州乃治疗脂肪肝之大法。

（1）调理枢机，健脾化痰：脂肪肝患者大多存在本虚标实的病理基础，本虚是指脾胃虚弱，不能健运，标实是指痰浊阻络，气机失畅。因此治疗要依据病机，同时结合脏腑的生理和病理特点进行调治。脾胃同处中州，脾主升胃主降，脾喜燥胃喜润，治疗宜健脾化痰，调理枢机，常用处方为党参、茯苓、青皮、法半夏、白术、白芍、泽泻、丹参、决明子、生山楂、瓜蒌、莱菔子、制大黄。方中以党参、白术、茯苓、法半夏为基本方，健脾固本，化湿祛痰；丹参、山楂活血化瘀；泽泻利小便、泻肾浊，所谓治湿必利其小便；制大黄通腑畅中；决明子清肝润肠；莱菔子消食化积，降气化痰。《日华子本草》谓其能"吐风痰、消肿毒"；造成脂肪肝的"痰"有有形之痰和无形之痰之分，有形之痰产于脾，储于肺，常见患者形盛体胖，晨起喉中咯痰，治宜健脾泄浊。无形之痰流窜经络，阻遏气机，常见患者情志失畅，两胁不舒，治宜健脾助运，调理气机。现代药理研究证明，丹参可降低肝脏脂类，特别是甘油三酯含量，并能促进脂肪在肝内氧化，还可扩张血管，改善微循环，增加肝脏血流量，以及降低黏稠度，能有效增减及逆转肝细胞及脂肪变性，促进病情改善和恢复。泽泻能够抑制外源性胆固醇、甘油三酯的吸收与内源性胆固醇、甘油三酯的合成，并能影响血脂的分布、运转与清除。生山楂有扩张血管，降低胆固醇，增加胃液分泌，促进脂肪消化的作用。决明子、制大黄具有降脂、抑脂作用，尤其决明子能够降低胆固醇和低密度脂蛋白，对防治高血压和血管硬化具有较好疗效。

（2）衷中参西，综合治疗：脂肪肝形成的病因较为复杂，在临证辨治中，要根据患者的具体情况灵活用药，注重辨病和辨证相结合，遵循循证医学原则，根据不同原因予以最恰当的治疗，要借助西医的有效手段，"扬长避短、综合治疗"。如患者因慢性乙型肝炎等病毒所致者，应在适宜的时机积极抗病毒，治疗原发疾病；如为药物引起者要停用或改用其他相关药物；脂肪肝患者宜戒除烟酒，减轻对肝脏的损伤。根据病程长短予以不同治疗：病情缓解期，肝功能正常，治疗重在健脾理气，治本为先；如果病情较急，肝功能异常，胁痛明显，则要在健脾化痰的同时清肝解毒，理气止痛，标本兼治，常可酌加虎杖、郁金、五味子、延胡索等；脂肪肝形成的病理基础是脂质在肝组织中的堆积，因此对血脂高的患者应根据病情选择合适的降脂药，有胰岛素抵抗的患者还要进行针对性治疗，在中药的运用上，常以丹参、郁金、当归等理气活血，必要时中西药合用，避免病情进一步发展。

（3）确立大法，详辨细节：脂肪肝的治疗虽然以健脾化痰，调理中州为大法，但也要重视细节辨证，总体把握"治中州如衡、非平不安"的原则，叶天士曰："脾胃为病，当升降法中求之"，具体在临证用药时要根据脏腑病证之特点，审慎处方。

治痰方面：寒痰者温化寒痰，张仲景曰"病痰饮者，当以温药和之"，以理中（丸）汤加减；热痰者清热化痰，以温胆汤加减；燥痰者润燥化痰，以贝母瓜蒌（散）汤加减；酒痰者清化痰浊，以导痰汤加决明子调治；郁痰者理气化痰，以越鞠（丸）汤加减；食痰者以枳实导滞（丸）汤加减；风痰者祛风化痰，以半夏白术天麻汤加减。

用药方面：健脾化痰药多为香燥之品，易伤阴液，可少佐养阴但不黏腻之石斛固护阴津；脂肪肝患者应保持大便通畅，给邪以出路，如有便秘应润肠通腑，但不可峻下，予制大黄、肉苁蓉、制首乌、全瓜蒌等润肠通腑；脂肪肝患者多本虚标实，补不可太过，泻不可过猛；病久之人，常会出现肾虚之证，尤其一些年老患者，年老气衰，气血津液运行迟缓，津液凝聚则可生痰，张景岳亦曰"痰之化无不在脾，而痰之本无不在肾"，故治疗时应肝肾同补，脾胃共健，以达"先天滋后天，后天养先天"之效，如肾阳虚者可予巴戟天、菟丝子，肾阴虚则加生地黄、枸杞子、女贞子等；脾主升胃主降，在药物配伍上，常以柴胡和枳壳相伍，柴胡入肝胆，主升而理气醒脾，枳壳入胃肠，主降而通胃腑，一升一降，为调理脾胃枢机之要药；连翘、莱菔子同用，连翘清热解毒，"散诸经血凝、气聚"，莱菔子降气化痰，朱震亨曰"莱菔子治痰，有推墙倒壁之功"，《本草纲目》曰"莱菔子之功，长于利气。生能升，熟能降，升则吐风痰……降则定痰喘……皆是利气之效"。脂肪肝患者虽有形盛者，但多消化功能失健，以致脂质吸收和运化异常，故常在处方中酌加鸡内金、谷芽、麦芽等消食化积，助脾运化。

# 21　非痴呆型血管性认知功能障碍从痰论治

　　非痴呆型血管性认知功能障碍是指由脑血管源性损伤所致的早期、轻度认知功能损害。关于其发病机制，学者李英杰认为与痰浊密切相关。

　　非痴呆型血管性认知功能障碍属于中医学"健忘""善忘""呆病"等范畴。《石室秘录》曰："呆病……无非痰气……痰气最盛，呆气最深。"清·陈士铎《辨证录·呆病门》曰"痰积于脑中，盘踞于心外，使神明不清，而成呆病矣"，"故治呆无奇法，治痰即治呆也"。非痴呆型血管性认知功能障碍与痰浊密切相关，或因脾虚酿湿生痰，或因热邪灼津成痰，或因寒凝津聚成痰，或因气滞津停为痰，痰浊上犯脑窍，瘀阻脑络，使神识被蒙，亦令气血不能上注于头，脑失所养，日久则精髓渐枯而致脑失清灵，出现善忘迟钝、失认失算等呆傻之症，从痰论治，疗效颇佳。

## 治痰首辨病性

　　**1. 湿痰二陈平胃为基：**酒食无度，怠惰少动，可致脾胃气虚，从而由虚生湿，由湿生痰，痰浊上犯脑窍，而致非痴呆型血管性认知功能障碍。症见痰多易咯，胸脘痞闷，呕恶眩晕，身体困乏，肢体沉重，大便稀溏，舌苔白腻，脉滑等。依《景岳全书》所曰："脾胃之痰，有虚有实。凡脾土湿胜，或饮食过度，别无虚证而生痰者，此乃脾家本病，但去其湿滞而痰自清，宜二陈汤为主治。"此类患者多由饮食不节，伤及脾胃，脾失健运，湿邪凝聚，气机阻滞，郁积成痰。故治疗旨在恢复脾健之职，一则使湿去脾旺则痰无由生；二则须特别注意饮食有节，起居有常，不妄做劳，方可防止病情反复。方选二陈汤燥湿化痰以治之。若湿土太过则加平胃（散）汤，兼食滞者合保和（丸）汤加焦山楂、焦神曲、焦麦芽治之。《医方考》论平胃散："此湿土太过之证，经曰敦阜是也。苍术味甘而燥，甘则入脾，燥则胜湿；厚朴味温而苦，温则益脾，苦则燥湿，故二物可以平敦阜之土。陈皮能泄气，甘草能健脾，气泄则无湿郁之患，脾强则有制湿之能，一补一泄，又用药之则也。是方也，惟湿土太过者能用之，若脾土不足及老弱、阴虚之人，皆非所宜也。"脾气健则湿邪化，气机调畅则湿邪不得为患，临证对于湿土太过之证，治疗一则健脾以强其制湿之能，二则不离行气以防湿邪壅滞气机。平胃散临证颇为有效之方，以脘腹胀满、舌苔白腻而厚为辨证要点，若湿象不著或舌红少苔、阴虚火旺者则须忌之。

　　**2. 热痰火动治火为先：**张锡纯有"痰火上泛，瘀塞其心与脑相连窍络，则致心脑不通，神明昏乱"的论述。治火必须先辨虚火实火，否则动手便错。

　　（1）阴虚燥热生痰：嗜欲无穷，房劳过度，暗耗真阴，又常过进温补而更灼阴津，以致虚火内炽，炼津成痰。症见腰膝酸软，咽干口燥，五心烦热，心烦少寐，舌红少苔，脉细数等。虚火生痰之病机，正如《医贯》所曰"有阴水不足，阴火上升，肺受火伤，不及清肃下行，由是津液凝浊，生痰不生血者"。又说"阴虚火动，则水沸腾动于肾者……疾风暴雨，水随波涌而为痰，是有火者也"。痰火郁结而兼阴虚者，临证常由痰火掩盖阴虚内热之证，待痰热渐去阴虚证方有显现，但并不能因此而否定阴虚兼痰火一证的存在。治疗时更须注意痰热较盛时不可早进滋腻，以防恋邪。又因此证乃由阴精亏耗、相火妄动、灼津为痰而成，待痰热邪气得去，阴虚证为主要矛盾时，治疗当以填精益髓，俾阴精充相火息而痰自化，以固其本。治以甘寒清热，常用六味地黄（丸）汤化裁。因胃气得香味而能行，常加木香、砂仁、香附等芳香行气之品以防滋腻，此乃"人身以气为本，气滞则痰滞，气行则痰行"之古训也！但此证用行气药不宜过于温燥，量不宜多，以免更伤阴液，助火生痰。

（2）实火煎熬成痰：多为五志过极化火，或过食煎炸烧烤辛辣之品、妄进温补药食而致内热亢盛，炼津成痰。症见痰黄黏稠，心烦急躁，尿赤便秘，舌质红，苔黄腻，脉滑数。《证治汇补·痰症》中有曰："有因热而生痰者，有因痰而生热者，故痰即有形之火，火即无形之痰……痰得火而沸腾，火得痰而煽炽，或升于心肺，或留于脾胃，或渗于经络……种种不同，治者欲清痰之标，必先固其本。"痰与热常互为因果，不得妄执一端。遵"治痰必降其火，火降则痰自平"之旨，治疗时清热与化痰并进，清热时当防苦寒药冰伏气机，化痰时须防温燥助热。对热甚于痰者清热为主，热象不著则以化痰行气为主，并嘱患者多进素食清淡之品，绝温补以杜热源。常以小陷胸汤、柴胡陷胸汤、泻心汤、清气化痰（丸）汤等化裁治之。

**3. 寒痰当辨脾肾之阳**：过度操劳以致命门火衰，釜底无火则饮食不消，积湿生痰；或素体阳虚，复因生活调摄不当，受寒后更伤脾肾之阳而致津凝为痰。症见咯痰清稀、色白、舌苔白滑等。《医碥》曰："痰本吾身之津液，随气营运。气若和平，津流液布，百骸受其润泽，何致成痰为病？苟气失其清肃而过于热，则津液受火煎熬转为稠浊；或气失温和而过于寒，则津液因寒积滞，渐致凝结，斯痰成矣。"王纶曰："痰之本水也，源于肾；痰之动湿也，主于脾。"张景岳曰："气不足则是寒。"盖脾胃阳气虚甚，则寒从中生，脾胃虚寒每致痰浊阻滞，当温中健脾以化痰。《医学入门》曰"若阳虚肾寒，不能收摄邪水，冷痰溢上"，张锡纯认为"痰之标在胃，痰之本原在于肾"。临证中观察到，此型患者多见于年老或素体阳虚者，肾阳为一身阳气之根，年老肾亏，火衰不能生土，土虚则生湿，湿聚则为痰。此即病之标在胃，病之本在肾之理。本证多无明显火热症状，舌脉亦无热象，据脾阳虚、肾阳虚之不同而分别治以《明医杂著》之理中化痰（丸）汤及八味（丸）汤。

## 治痰不离调气

**1. 气滞顺气为先**：痰是津液留聚所成，津液赖气化以宣通，故痰病变与气滞密切相关。《证治汇补》曰："痰属湿，津液所化。"《明医杂著》曰："行则为液，聚则为痰，流则为津，止则为涎。"《绳墨》曰："顺于气则安，逆于气则重。"《辨证录·呆病门》曰："呆病之成，必有其因，大约其始也，起于肝气之郁，其终也，肝郁则木克土，而痰不能化；胃衰则土不制水而痰不能消。于是痰积于胸中，盘踞于心外，使神明不清而成呆病矣。"《济生方》曰："人之气道贵乎顺，顺则津液流通，决无痰饮为患。"并指出治痰之法虽多，但均"不若顺气为先"。又如宋·庞安时所曰："善治痰者，不治痰而治气，气顺则一身之津液亦随气而顺矣。"临证常以逍遥（散）汤疏达肝气，培补中土，使津布、液化，痰无生源而消于无形。肝气郁甚者合佛手（散）汤、四逆（散）汤，并常喜加枳壳、枳实、青皮、香附、郁金等；脾气虚甚者合六君子汤。

**2. 痰甚逐痰为要**：痰积甚深，阻滞气机，气不得顺者，必先逐已盛之痰，俾痰去则气自可顺。正如《医碥》所曰："然停积既久如沟渠壅遏，瘀浊臭秽，无所不有，若不疏通而欲澄治已壅之水而使之清，决无是理。"以变通十味温胆汤、白金（丸）汤等加焦山楂、焦神曲、焦麦芽、大黄、枳实治之。

对中草药的理解运用不能只停留在教科书上，尤其对《神农本草经》要熟练掌握，对各家本草著作亦要了解。如《神农本草经》曰："大黄，主下瘀血，血闭，寒热，破癥瘕积聚，留饮宿食，荡涤肠胃，推陈致新。"《名医别录》云其能"破痰实……诸老血留结"；《药性论》言其能"破痰实，冷热积聚"；《本草正》云其"可破积聚，涤实痰"。《本草衍义补遗》曰"枳实泻痰，能冲墙倒壁，滑窍泻气之药也"；《药品化义》曰"枳实专泄胃实，开导坚结，消痰癖，祛痰水"。熟知本草著作，深谙药性，临证时遣将用兵方能信手拈来。纵观顺气与逐痰之先后、轻重、缓急，当循《医统》所曰："有理气而痰自顺者，治其微也；有逐痰而气方畅者，治其甚也。二者皆治痰之要也，不可偏废者也。但看痰与气孰轻而孰重，故施治有可急而可缓，故曰逐痰理气，有所先后。"临证应用峻厉之品必中病即止，虑其有伤脾以致气愈虚而痰愈生矣。

**3. 气虚补气为重**：《杂病源流犀烛》曰"脾气充盛，自能健运，内因之湿何由生，外来之湿何自成，痰即不能为患矣"。《临证指南医案》曰："胃强脾健，则饮食不失其度，运行不停其机，何痰饮之有。"张景岳强调"人之多痰，悉由中虚而然"，"痰有虚实，不可不辨……善治痰者，惟能使之不生，方是补天之手"。因此，治痰必辨虚实，依虚实立法选方。常用香砂六君子汤使清升浊降，气化痰消。本证须严防不辨虚实，妄投滚痰丸、控涎丹等峻剂，以防气愈虚而痰愈盛。

## 治痰必用破瘀

王清任《医林改错》曰："凡有瘀血也令人善忘。"唐容川《血证论》对此亦有论述，"血与水，上下内外皆相济而行……故病血者，未尝不病水，病水者，亦未尝不病血矣"，又"须知痰水之壅，由瘀血使然，但去瘀血则痰水自消，宜代抵当丸加云茯苓、法半夏"。盖痰浊生成之后，不仅阻碍气机运行，加重脏腑功能衰退，又易致瘀血产生或加剧。非痴呆型血管性认知功能障碍痰浊必兼瘀血，故宗清·周学海"治痰必用破瘀"之旨，常以张锡纯之荡痰汤及张仲景抵当汤化裁，径用大剂攻逐，直捣顽痰老痰巢穴。

总之，对非痴呆型血管性认知功能障碍痰证的治疗，遵"见痰休治痰"之古训，遵湿痰燥之、热痰清之、寒痰温之之旨，因气机郁滞者，主以疏肝行气，因脾肾虚而生痰者，主以温补，不忘治痰之本方为正治。

## 22　急性一氧化碳中毒后迟发性脑病从痰论治

急性一氧化碳（CO）中毒后迟发性脑病是指部分 CO 中毒的患者在急性期意识障碍恢复正常后，经过一段时间的假愈期，突然出现以痴呆、精神症状和锥体外系症状为主的脑功能障碍。中医对此病没有系统详细的论述，学者王宝亮等通过多年的临床实践，仔细地观察，查阅大量古籍和现代文献报道，对本病的认识日渐深刻，认为不论从本病的病因病机，还是立法用药关键在一个"痰"字，宜从痰论治。

### 对病因病机的认识

CO 中毒急性期是由于机体感受了污秽湿浊之邪，犯于人体，上可侵犯心肺，影响心主神志的功能及肺的宣发肃降功能，出现神识混乱、昏迷、呼吸喘促不畅，甚至衰竭死亡；中可留滞中焦犯脾侵胃，出现不思饮食、腹胀、大便溏泻；下可侵犯肾与膀胱，影响肾的气化、膀胱的开合，而出现小便失禁。急性期的治疗首先使患者脱离局部环境，阻断秽浊之气的继续侵犯，然后应用中药以芳香开窍、豁痰醒神为主进行组方治疗。

CO 中毒后迟发性脑病乃污秽湿浊之邪致病，其性缠绵，日久害于人体而发病。其病理因素以痰浊为主，秽浊之气侵犯肺、脾、肾三脏，导致肺通调水道、敷布津液之功能，脾之运化水液之功能及肾之蒸腾气化之功能失常，聚湿而成痰、成饮，且湿浊之邪本身就极易聚而成饮为痰。痰饮之邪形成后，随气机升降流窜，变化多端，内而脏腑，外至筋骨皮肉，形成多种病症，因此有"百病多由痰作祟"之说。由此可以看出，痰在本病的发生发展过程中起了至关重要的作用；其至于脑髓可致清气不升，脑髓失养而出现表情淡漠匮乏、沉默痴呆、眩晕、昏冒；其至于肢体经络可出现肢体麻木、僵硬，甚至运动不能；其流注之下焦可致肾失蒸腾气化、膀胱开合无制，而出现癃闭或者小便失禁。可见，本病的病因病机都与痰浊之邪关系密切，其既是致病因素又是病理产物。

### 从痰论治的方与药

针对本病的病因病机，治疗应以涤痰化浊、醒脑开窍为主，以此进行辨证论治，常收良效。化痰常选用二陈汤为主方加减，该方燥湿化痰、理气和中为祛痰的通用方剂，随证加减，亦可广泛应用于其他痰证，《医方集解》亦曰"治痰通用二陈"。针对不同的证灵活运用，效果显著。

**1. 芳香祛湿化痰：**用于症见神识昏愦，痴呆少语，常口角流涎，小便失禁频繁，舌质红，苔白腻水滑，脉濡缓。常用藿香正气汤加佩兰、扁豆花、白豆蔻，以加强其芳香祛湿开窍之功，且本方中含二陈汤燥湿健脾化痰，共奏芳香祛湿化痰之功。

**2. 补肾温阳化痰：**适用于症见面色青晦，表情痴呆，口涎外溢，或四肢不温，小便清长，鸡鸣泄泻，舌质淡白，舌体胖大，舌苔白，脉沉细弱，双尺尤甚者。以补肾温阳、益气化痰为主，方选还少（丹）汤合二陈汤加减。方中肉苁蓉、巴戟天、小茴香助命门、补肾气；熟地黄、枸杞子、山茱萸滋肾填髓；石菖蒲、远志、五味子宣窍安神；加之陈皮、法半夏二陈汤燥湿化痰和中，则诸症自愈。

**3. 益气健脾化痰：**适用于症见乏力懒言，表情呆滞，面色萎黄，纳呆少食，痰涎较多，腹痛喜按，肌肉萎缩，舌淡白，苔白稍腻，脉虚细者。治疗以益气健脾化痰为主，方用健脾汤加法半夏、全瓜蒌。

脾胃为运化之枢纽，脾不健，运化失司则聚湿成痰饮，故有"脾为生痰之源"之说，所以化痰必要健脾，脾气健运则痰湿自化。健脾汤有益气健脾之功，加法半夏有二陈汤之义，用全瓜蒌以加强祛痰之力。

**4. 宁神益智化痰：**适用于症见智能减退明显，神情呆钝，懒惰思卧，或多言善语，词不达意，烦躁不安，舌瘦色淡，苔薄白腻，脉沉细弱者。治宜益精填髓、宁神增智，佐以化痰，方用七福饮加减。本方不但能滋阴填髓补肾、益气养血，还兼有化痰宣窍之功。临床以熟地黄为君药，滋阴填髓；鹿角胶、阿胶、紫河车、猪骨髓补髓填精；当归养血补肝；人参、白术、甘草益气健脾；石菖蒲、远志、杏仁宣窍化痰。

**5. 活血祛瘀化痰：**适用于症见表情迟钝，言语不利，善忘，易惊恐，伴有肌肤甲错，口干不欲饮，双目晦暗，舌质暗或有瘀斑、瘀点，脉细涩者。治宜活血化瘀、开窍醒脑，临床多用通窍活血汤加减。取麝香芳香开窍，并活血散结通络；当归、桃仁、红花、赤芍、川芎、丹参活血化瘀；葱白、生姜、石菖蒲、郁金通阳化痰开窍。

**6. 息风通络化痰：**适用于症见肢体僵硬，活动不灵活，神志痴呆，表情淡漠，口角流涎，舌质红绛或暗紫，舌苔黄腻或少苔，脉弦细或数者。治宜息风化痰、活血通络为主，自创龟羚息风汤加减。方中以龟甲和羚羊角为君药；熟地黄、麦冬、白芍滋阴息风为臣；佐以丹参、当归、全蝎活血化瘀；法半夏、陈皮、天竺黄、竹茹燥湿化痰；大枣、甘草调和诸药，共奏通络息风化痰之效。

以上化痰方法虽然各有侧重，但临床运用断不可截然分开，临证之时要仔细鉴别，详细推敲，辨证准确，立法恰当，用药严谨，方能切中病机，药到病除。

# 23  癫痫从痰论治

癫痫病是一种发作性神志异常的疾病，其主要的临床表现为发作性精神恍惚，甚则突然昏倒，昏不知人，两目上视，口吐涎沫，四肢抽搐，或口中怪叫，或发作前可伴眩晕、胸闷等症状，移时苏醒，醒后如常人，常伴疲乏无力等症状。中医认为癫痫病的发生与痰密切相关，学者麦华永等对此进行了全面的梳理归纳。

## 从痰论治的理论依据

**1. 癫痫与痰邪致病特点相关：**痰是津液代谢的病理产物，又是致病因素。痰是癫痫病的重要病机。痰邪致病多具有伏藏体内、反复发作的特点。刘茂才教授认为"癫痫之痰非比寻常，胶着顽固非一时可化，其一也；深伏颅内、筋骨、脏腑，常匿于无形，其二也"。且癫痫之痰可随风气而聚散，顽痰不去，则病情反复。癫痫病患者大多数病程较长，这与痰邪伏藏的病理特点有关。

**2. 癫痫发作见有形之痰症状：**癫痫病发作大多存在口吐涎沫、喉中痰鸣等有形之痰的症状。如《证治要诀·五痫》曰"痫有五……手足搐搦，口眼相引，项背强直，叫吼吐沫，令顷乃苏"；《证治准绳·痫》曰："痫病仆时口中作声，将醒时口吐涎沫。"此为伏痰壅盛、随气逆而涌出的表现。痰鸣、吐涎沫等与癫痫发作时的自主神经性症状相似，包括喘鸣，严重时可出现急性神经源性肺水肿。

**3. 癫痫还具无形之痰症状：**癫痫病的临床表现除具以上发作时的"有形之痰"症状外，还具"无形之痰"的症状。无形之痰生于中焦脾胃，癫痫发作之前可见胸痞呕恶；无形之痰上扰清窍，可见眩晕、头部昏蒙；无形之痰蒙闭心窍，神机失用，轻则呆视、意识模糊，重则突然仆倒、不省人事。中医素有"痰迷心窍"之说，神志异常多与痰有关，痫、癫、狂等神志异常疾病均与痰具有密切关系，《丹溪心法·癫狂》曰："癫属阴，狂属阳……大率多因痰结于胸。"癫痫反复发作，可导致精神及性格的改变，即癫痫性精神障碍，符合痰邪的症状特点。癫痫的复杂部分性发作是成人最常见的发作类型，经典表现为意识模糊、呆视、手中动作停止，部分患者表现为自动症，又称为精神运动性发作，该类症状亦与痰邪致病特点相符。

## 癫痫痰证相关微观指标

目前，痰证的常用现代实验室微观辨证指标与自由基引起的脂质过氧化相关，这些实验室微观指标包括超氧化物歧化酶（SOD）、丙二醛（MDA）和 $Na^+$-$K^+$-ATP 酶等。过量的自由基可引起脂质过氧化反应，损伤生物膜，一方面生成代表性产物 MDA，另一方面抑制 $Na^+$-$K^+$-ATP 酶活性，从而引起细胞水肿和水钠潴留。SOD 可以清除自由基，从而减少 MDA 形成。根据中医学理论，痰因水湿不得运化凝聚而成，如果机体长期存在氧化应激，代谢产物堆积，其过程也与痰浊的形成类似。林信富发现中风痰证患者血清 MDA 含量比非痰证及正常人显著升高，SOD 同工酶活性明显下降。李玲孺研究痰湿体质与氧化应激的关系，发现痰湿体质人群无论肥胖与否，其抗氧化能力及抗氧化酶活性有代偿性增高倾向，表现为 MDA 表达有增高趋势，外周血 SOD 基因表达明显下调。有动物实验提示脾阳虚模型大鼠体内存在着明显的自由基攻击和氧化损伤。目前尚无关于中医癫痫病痰证微观辨证的研究报道。但是，前述反映痰证的实验室指标与痫病的病理机制密切相关。癫痫发作可造成脑缺氧，脑血流灌注不足，机体的组织在氧代谢障碍时产生大量氧自由基，导致氧化应激反应，损伤线粒体及生物膜，会进一步加重脑细胞损伤，增加癫痫的易感性。另外，过度释放的自由基导致神经细胞的死亡可诱导癫痫发生。在毛果云香碱致小鼠癫痫持续状态的实验中，发现预先给予柚皮素治疗的小鼠脑组织脂质过氧化程度显著减轻，MDA 含量较对照组降低，谷胱甘肽含量和其他抗氧化酶较对照组有明显改善。有学者发现伴心血管疾病危险因素的癫痫患者血中 MDA 含量高于正常人。在颞叶癫痫（TLE）患者的脑组织中，谷胱甘肽和 SOD 等抗氧化系统发生改变，表明氧化应激持续存在。

## 从痰论治癫痫诸法

痰为癫痫病的重要病机，痰邪贯穿于癫痫病病程的始终，可见于癫痫未成之时，亦可见于缓解期及发作期。癫痫之初起和发作之时，风火痰瘀为标，以息风、清热、豁痰开窍、化瘀为法；癫痫病误用寒凉，或素体寒，则予温化寒痰；癫痫病迁延不愈，耗伤正气，邪气未退，多为虚实夹杂，故祛痰同时，多予补虚，如健脾化痰、补益肝肾。王坤等通过检索国内数据库探索癫痫用药规律，发现治疗癫痫病的药物存在固定搭配，置信度最高的关联群为法半夏—陈皮—茯苓—胆南星。司富春等通过数据挖掘研究痫病方剂使用，发现使用频率最高的为祛痰剂，方药主要为定痫丸、涤痰汤、礞石滚痰（丸）汤。由此可见，采用化痰法治疗癫痫病已被医家广泛应用。

**1. 化痰基本方定痫（丸）汤**：定痫丸出自清·程国彭《医学心悟·卷四癫狂痫》，"痫者……虽有五脏之殊，而为痰涎则一，定痫丸主之"。定痫丸的组方严谨，主要由天麻、川贝母、法半夏、茯苓、茯神、胆南星、石菖蒲、全蝎、僵蚕、竹沥、琥珀、陈皮、远志、丹参、麦冬、辰砂等组成。其中天麻、川贝母、胆南星、法半夏、陈皮、石菖蒲、远志、僵蚕、竹沥等均有化痰之效，涉及燥湿化痰、润燥化痰、化痰开窍、清热化痰、化痰息风、化痰宁神、化痰通络等多种治痰之法，为化痰法治疗癫痫病的基本方剂。在此基础之上加减化裁，可治多种证型之癫痫。国医大师熊继柏认为癫痫病病机的关键在于"痰邪作祟"，常用定痫（丸）汤加减治疗痫病属风痰闭阻证患者。姚志浩等探究定痫（丸）汤联合丙戊酸钠片治疗癫痫，采用随机平行对照研究，结果表明联合用药疗效优于单纯西药。笪玉兰等在维持原有抗癫痫药的基础上，运用定痫汤加味治疗风痰闭阻证耐药性癫痫，结果显示定痫汤加味可减少癫痫发作频次，缩短发作持续时间，减少不良反应。定痫（丸）汤的抗癫痫作用可能是通过多种途径达到的，如朱萱萱等采用腹腔注射戊四唑制备癫痫大鼠模型，发现与模型对照组比较，定痫（丸）汤组的大脑皮质 γ-氨基丁酸含量升高、谷氨酸含量降低，海马中 c-fos 的阳性细胞数减少，推测定痫（丸）汤作用机制与降低谷氨酸含量、升高 γ-氨基丁酸含量以及阻断 c-fos 基因表达有关。周胜利等研究定痫（丸）汤治疗癫痫的作用及机制，采用腹腔注射青霉素制备癫痫急性模型，按实验设计给各组大鼠采用不同剂量灌胃给药，结果显示定痫（丸）汤能减少癫痫发作频率，降低脑组织 MDA 含量，升高 SOD 活性，推测其抗痫机制可能与抑制自由基引起的脂质过氧化反应、增加自由基的清除等有关。

**2. 清热化痰法**：肝气久郁则化火，痰浊长蕴则化热，肝火夹痰热上蒙清窍而成本病，治法用药应"寻痰寻火，分多少治之"。常用龙胆泻肝汤合涤痰汤治疗，龙胆泻肝汤苦寒泻肝经湿热实火，涤痰汤可化痰开窍。周绍华教授认为癫痫是因痰瘀凝结于脑内，化热生风，因此在临床上以清热化痰、活血散结、息风止痉为治疗方法，善用温胆汤加味（如黄连黄芩温胆汤、柴胡黄连黄芩温胆汤等）治疗。马融教授认为热痫是癫痫病发展过程中表现为热证的一类证型，总括其病机为热盛、炼痰、生风，借用《温病条辨》"三焦分治"治疗思路，提出癫痫病三焦辨证纲领，确立清热豁痰息风的治疗原则。曹勇等的随机对照试验结果显示，与单纯西药治疗相比，龙胆泻肝汤合涤痰汤加减治疗癫痫发作期痰火扰神证，可明显减少癫痫发作频次和持续时间，改善患者生活质量，增强机体抗氧化应激能力。

**3. 温化寒痰法**：癫痫日久，正气虚耗，阳气虚衰或素体阴寒内盛，或误用寒凉攻下太过，则可成阴痫。阴痫发作时可见面色晦暗，手足清冷，昏愦，抽搐时作，口吐涎沫。治疗应以温化寒痰，开窍醒神为法。《三因极一病证方论》中使用药性辛温热的附子、制南星、法半夏、白附子治疗阴痫。《中医内科学》采用五生饮合二陈汤治疗阴痫。杨杏林等认为癫痫之痰深遏潜伏，黏腻胶固难化，此时需用破涤力强及开导推动之药物，以祛实邪之积聚；通过辨病辨证相结合，提出应采用辛热开破法（组方药物主要为川乌、胆南星、法半夏、白附子、川芎、白芍、蜈蚣、黑大豆、生姜）及温阳除痰法治疗间脑癫痫，取得良好效果。黎兴键等采用减味五生饮合二陈汤灌胃治疗阴痫模型大鼠，并以治疗大鼠的含药血清处理谷氨酸损伤后的 PC12 细胞，发现含药血清可提高细胞活力及降低 $Ca^{2+}$ 浓度。

**4. 化痰活血法：**临床发现癫痫病患者有时瘀阻之象不明显，但病久难愈，而采用活血法治疗后有较好疗效，因此可从痰瘀互阻进行辨证。痰浊与瘀血可相互影响，痰浊停留可致气血不畅，气滞血瘀则津液流通受阻变为痰浊，痰瘀互结可使癫痫病反复发作，缠绵难愈。王净净教授主张癫痫病痰瘀阻滞时要遵循"治痰要活血，活血则痰化"的原则。痰浊停滞甚者，当理气化痰为主，活血化瘀为辅；因瘀血滋生痰浊者，当活血化瘀为主，兼以理气化痰。余瀛鳌教授认为难治性癫痫的病机主要责之痰、瘀，以潜镇止痫、化痰通络为主要治法，制定癫痫病通治方"癫痫促效方"。《中医内科学》第 2 版采用血府逐瘀汤加法半夏、胆南星治疗瘀血内阻挟痰之癫痫病；采用通窍活血汤加法半夏、胆南星、竹茹、远志治疗瘀阻脑络、痰涎偏盛之癫痫病。胡静采用桃红四物汤合涤痰汤加减治疗癫痫 52 例，结果显示中西医结合的疗效明显优于单一西药治疗。郭宁等进行以豁痰活血的抗痫煎剂治疗癫痫的随机对照试验，结果提示中西医结合治疗在改善临床症状、脑电图等方面优于单一西药治疗。

**5. 补虚化痰法：**癫痫日久，或小儿肺脾肾相对不足，虚中有实，此时痫病的治疗不应一味化痰。《景岳全书·癫狂痴呆》曰："复有阴盛阳衰及气血暴脱而绝无痰火气逆等病者，则凡四君、四物、八珍、十全大补等汤，或干姜桂附之类，皆必用。"《医学传灯·痫症》认为癫痫病属于阴者，"治之难愈，宜用六君健脾汤，八味地黄丸，亦所必用也"。脾胃虚弱挟痰则应益气健脾化痰，用六君子汤类方加减。肝肾阴虚挟痰则应滋补肝肾，佐以清热化痰，方用大补元煎加竹茹、天竺黄、贝母等。王国三认为癫痫病的治疗，化痰尤应重视温阳，因肾虚是癫痫发病之根，肾阳是一身阳气之根本，气血津液得阳温化才不致津液停聚为痰，在善后调理时加入温阳补肾之品以扶正祛邪，杜绝痰的产生。采用归脾汤加石菖蒲、制南星、全蝎治疗小儿癫痫日久，证属气血耗散、肝脾肾亏虚者，效果优于西药对照组。运用健脾补肾化痰法治疗小儿癫痫，治疗后发作频率减少及脑电图改善。张横柳教授创立益气息风化痰法，并制成"痫宁片"治疗癫痫，动物实验提示其能降低大鼠脑内 c-fos 的水平，上调慢性癫痫大鼠海马区 GAD65 的表达。

## 从痰论治癫痫中药分析

治疗癫痫病的常用化痰中药可分为辛温化痰药、清热化痰药及具有独特功效的化痰药。

**1. 辛温化痰药：**辛温化痰药的代表为法半夏、白附子、天南星，三者均来源于天南星科植物，性味均辛、温。刘平安等分析 37 篇名老中医医案癫痫用药规律，发现使用频率最高的药物为天南星和法半夏。法半夏长于燥脾湿而化痰浊，温脏腑而化寒痰，多用于癫痫病属痰湿者；天南星性走窜，专走经络，散风镇惊，为祛风痰要药。天南星药性辛燥而烈，毒性较大，能温化寒痰，如五生饮，制天南星苦温辛燥，擅治经络风痰、顽痰，而胆南星经过炮制后，性变凉润，辛温燥烈之性大为减弱，且无伤阴之弊。白附子既能燥湿化痰，更擅祛风止痉。

**2. 清化热痰药：**竹沥、天竺黄、礞石等为临床上治疗痫病使用较多的清热化痰中药。清化热痰药的性味多苦、辛或甘、寒。苦能燥能泄，故能清热祛湿，辛能行能散，行气行血而痰不生。竹沥甘寒，入心、肝经，质滑性速，可通达上下百骸毛窍诸处，能清热豁痰，定惊利窍。天竺黄甘寒，性缓，逐痰开窍，擅定惊止抽搐。礞石质重性坠，味咸，长于下气坠痰，为"利痰圣药"，且可平肝定惊，多用于治疗顽痰胶结，如用治积痰惊痫的礞石滚痰丸。因礞石药性重坠猛烈，非热痰内结不化之实证者不用。

**3. 独特功效的化痰药：**如石菖蒲、天麻、远志、僵蚕等。石菖蒲辛苦而温，芳香而升散，擅开窍豁痰，用治痰浊蒙蔽心窍之证。天麻甘、平，入肝，《本草汇言》言其"主头晕虚旋，癫痫强痉……一切中风，风痰等"，有祛风痰之效，擅平抑肝阳，祛风止痉。远志苦、辛，入心开窍，可豁痰开窍，使心气通，擅安神益智，交通心肾。僵蚕味咸、辛，性平，主小儿惊痫，能祛风痰，对癫痫夹痰热者尤宜。定痫（丸）汤中包含以上多种化痰药，攻补兼施，寒热并用，针对病因病机，豁痰开窍，平肝息风，镇惊心神，其处方原则对癫痫病的遣方用药有参考作用。

**4. 化痰药现代药理研究：** 临床研究表明，癫痫患者的血浆黏度、红细胞沉降率、红细胞聚集指数均有不同程度的升高，脑血流量减少和红细胞变形能力降低。化痰药（如法半夏、瓜蒌、浙贝母、石菖蒲）有不同程度降低全血黏度的作用，且可显著增加红细胞的变形能力，在一定程度上可改善脑部供血。马永刚对从半夏中提取的半夏生物总碱进行药理实验，结果显示半夏生物总碱具有抗癫痫作用，认为其机制可能与抑制兴奋性神经递质的释放，减少大鼠脑内兴奋性神经递质谷氨酸（Glu）的含量，增加脑内 $\gamma$-氨基丁酸（GABA）受体 mRNA 的表达，增加 GABA 受体的数目等有关。天南星、白附子能延长尼可刹米诱发的小鼠惊厥潜伏期。天麻含有的天麻素、石菖蒲中的 $\alpha$-细辛醚具有抗癫痫作用。竹沥的化学成分、远志含有的远志皂苷与生物碱及僵蚕含有的草酸铵均有抗惊厥作用，僵蚕提取物能对抗兴奋性氨基酸诱导的神经毒性，从而保护海马神经元、降低脑缺血及其他因素导致的神经损伤。贝母的主要活性生物碱贝母素甲可能通过降低难治性癫痫大鼠大脑皮质糖蛋白介导的多药耐药相关蛋白的表达，降低抗癫痫药的耐药性。

# 24　抑郁症从痰论治

　　抑郁症是临床上常见的以情绪低落为主的情感障碍性疾病，多以精神症状和躯体症状并见，严重危害人们的身心健康。现代医学认为，抑郁症的发生主要与遗传、生物化学、心理因素有关，多用抗抑郁药进行治疗，但这些药大多有一定的副作用及禁忌，而且治疗周期长，多数患者常因此中断治疗。而中医从整体出发，辨证论治，标本兼治，一人一方，对治疗抑郁症有一定的优势。

　　中医学中无抑郁症的记载，根据其临床表现，可归属于"郁证""脏躁"百合病"等情志类疾病范畴。刘玉洁教授临床经验颇丰，善用经方，圆机活法，对各种疑难杂症的治疗有其独到疗效。尤其是对抑郁症的认识，认为痰在抑郁症的发生发展中起着重要作用，并提出了治痰六法，临证之时，收效卓著。

## 抑郁症与痰邪病因

　　目前，抑郁症的患病率逐年上升，对其论述与研究备受医家关注。对抑郁症的发病机制，情志不遂，气机郁滞，脏腑功能失调导致本病已被广泛认可，治疗上多从肝论治。刘教授根据"运气不齐，古今异轨，古方今病，不相能也"的论述，师古而不泥古，认为抑郁症增多，主要因素多与痰有关，痰的生成与以下因素有关。

　　**1. 脾与痰的关系**：脾为生痰之源，《景岳全书》曰"五脏之病，虽俱能生痰，然无不由乎脾生。盖脾主湿，湿动则生痰，故痰之化，无不在脾"。痰乃津液所化，津液的运化依赖于脾，脾胃居于中焦，为后天之本，气血生化之源，主运化水液，脾胃损伤，运化失常，水湿停聚，聚湿生痰。当今社会人们的生活水平不断提高，生活及工作节奏加快，生活方式及饮食结构发生了很大变化，一些不良的习惯如饮食不节，嗜食肥甘厚味、辛辣之品，饮酒不节等，均能损伤脾胃，脾失健运，津液不运，停聚为痰。

　　**2. 肝与痰的关系**：肝主疏泄，调畅气机，调情志，影响脾胃的运行，与痰的产生息息相关。肝主调畅气机，气能行水，气郁则水停，聚而为痰。《严氏济生方》曰"人之气道，贵乎顺，顺则津液流通，绝无痰饮之患，调摄失宜，气道闭塞，水饮停于胸膈，结而成痰"。气郁日久化热，热灼津液而为痰；肝脾同居于膈膜之下，脾胃运化水液的功能依赖肝之疏泄，土得木达，气机郁滞则易犯土，碍脾运水，水湿停聚生痰。社会竞争越来越激烈，工作、生活、学习压力不断增大，使急躁、紧张、焦虑等不良情绪日益滋生，情志不遂，易损肝木，肝失疏泄，气机郁滞，郁久化热，炼液为痰，肝气有余易横犯脾土，脾失健运，津液运化失常，聚湿生痰。正如李冠仙在《知医必辨》中曰"肝气一动，即乘脾土"。

　　**3. 思虑与痰的关系**：脾藏意生思，脾在志为思，久思伤脾，思本是人的正常生理活动，倘若思虑过度，甚至空怀妄想，谋虑怫逆，皆可导致气结不行，集聚于中，损伤脾胃。杨上善《黄帝内经太素》中曰"脾主愁忧……故愁忧所在，皆属脾也"。现代社会科技发展，办公设施现代化，随之而来的是伏案少动，久坐伤气，加之一部分人忧愁思虑过度，所思不遂，均能伤脾，脾伤则失运，津液代谢失常，痰湿内生，正如张从正《儒门事亲》曰"脾主思，久思而不已则脾结，故亦为留饮"。

## 辨证论治的方与药

　　**1. 肝郁痰阻证**：症见心情郁闷，兴趣低落，喜叹息，脘腹痞闷，胁胀，心虚胆怯，夜寐欠安，舌苔白腻，脉沉弦或弦滑。治宜理气化痰。方用温胆汤加减。药物组成茯苓、法半夏、枳实、竹茹、陈皮、炙甘草、石菖蒲、远志。夜寐不安者，加炒酸枣仁、首乌藤；脘腹痞闷者，加紫苏梗、麦芽；头晕者，加天麻、钩藤；心神不宁者，加生龙骨、生牡蛎、龙齿。

**2. 枢机不利证**：症见心情郁闷，胸胁苦满，心烦急躁不安，夜寐不安，紧张焦虑，周身沉重，纳食不佳，舌红苔薄白，脉弦。治宜和枢机，调肝化痰。方用柴胡龙骨牡蛎汤合二陈汤加减。药物组成法半夏、陈皮、茯苓、紫苏梗、柴胡、党参、黄芩、炙甘草、丹参、郁金、合欢皮、生龙骨、生牡蛎。紧张心烦者，加龟甲、龙齿；呃逆者，加旋覆花（包煎）、赭石（包煎）；周身沉重者，加天麻、葛根、木瓜、薏苡仁。

**3. 痰热互结证**：心情郁闷，情绪不宁，口干口苦，头部汗多，夜寐多梦，心烦，坐卧不安，舌苔黄腻，脉弦滑或滑数。治宜清热化痰。方用黄连温胆汤合栀子豉汤加减。药物组成黄连、法半夏、陈皮、茯苓、枳实、竹茹、炙甘草、焦栀子、淡豆豉、石菖蒲、远志、丹参、郁金、合欢皮。汗多者，加桑叶、浮小麦；苔厚腻者，加茵陈、泽泻；胸闷憋气者，加瓜蒌、薤白；大便不爽者，加炒莱菔子、砂仁、柏子仁。

**4. 肝郁脾虚证**：症见心情郁闷，兴趣低落，易于疲劳，悲伤欲哭，胁胀胃胀，心悸头晕，纳食不佳，大便不成形，食冷多发，面色萎黄，舌淡苔薄，白腻，脉沉偏弦。治宜疏肝健脾化痰。方用四逆香佛二花汤合温胆汤加减。药物组成枳实、白芍、柴胡、香橼、佛手、玫瑰花、玳玳花、丝瓜络、茯苓、法半夏、陈皮、炙甘草。烧心泛酸者，加煅瓦楞子、左金丸；胃脘怕冷者，加炮姜；悲伤欲哭者，加甘麦大枣汤。

**5. 气阴两虚兼痰阻证**：症见胸闷，气短心悸，情志不舒，兴趣低落，易于疲劳，纳食可，大便调，舌质嫩红，舌少苔，脉弦略细。治宜益气养阴化痰。方用十四味温胆汤加减。药物组成党参、麦冬、五味子、茯苓、法半夏、陈皮、枳实、竹茹、炙甘草、石菖蒲、远志、当归、熟地黄、黄芪。心悸者，加桑寄生、龟甲；大便干结者，加增液汤。

**6. 气虚血瘀兼痰阻证**：症见心情郁闷，情绪不宁，夜寐不安，气短急躁，易于疲劳，纳食尚可，二便调，舌淡黯有瘀斑，脉沉弦。治宜益气活血化痰。方用十味温胆汤合血府逐瘀汤加减。药物组成茯苓、法半夏、陈皮、枳实、竹茹、炙甘草、生地黄、桃仁、红花、当归、赤芍、川芎。潮热明显者，加青蒿、龟甲。

## 从痰论病机与辨治纲要

邹伟教授从医数十载，在抑郁症治疗方面，积累了丰富的临床经验，从痰论治抑郁症是其独到之处。

**1. 从痰论抑郁症病机**：抑郁症病机复杂，一般认为肝郁气滞是其首要的发病机制，并涉及多个脏腑功能失调及痰阻、火郁、阳虚、气虚等多种病理因素。邹教授根据多年的临证经验，认为肝气郁结仅是诱发因素，气郁生痰、痰郁闭窍是其重要的发病机制。情志不畅，肝失疏泄，气行不利，津液停滞，胶着成痰；或肝郁乘脾，忧愁脾结，脾失健运，水湿不化，痰湿内生，均可致痰浊闭窍，脑神失展，发为郁病。正如叶天士在《临证指南医案·癫痫》中曰："由积忧积郁，病在心、脾、包络，三阴蔽而不宣，故气郁则痰迷，神志为之混淆。"抑郁症发病前往往有反复或持久的严重不良生活事件刺激存在，早期首先出现情绪的低落和情感的压抑，即中医所说的肝郁气滞，此阶段病情尚轻，多数患者仅是一种抑郁状态，尚不能确诊为抑郁症；抑郁症常伴有情感表达和生成上的障碍，如精神运动性迟滞或激越、联想困难或自觉思考能力下降、精力减退及疲乏感等，中医将其描述为"表情呆滞，神识不慧，举止失态，倦怠懒言等"，这些症状不能简单地用七情五志病变解释，而是脑神紊乱，神不导气，阳气抑郁，灵机失用的表现，并且大多数患者舌苔厚或滑腻，脉滑或弦，辨证为痰气郁滞证者颇多，说明已从气郁发展至痰郁，再以单纯的疏肝理气治疗大多疗效不佳；也有部分患者并未表现痰浊舌脉，很容易误认为

"神识不慧、倦怠懒言"是脾虚所致而给予补气健脾之品，邹教授认为应慎用此类补益之品，尤其在早中期，因为抑郁症常伴有轻度焦虑，补益之品易助热伤阴而致心烦焦虑，而从痰论治往往可以收到满意的疗效。

痰郁日久也可产生各种变证：痰郁可生热，导致痰热内扰证，兼见心烦焦虑，失眠多梦，口苦咽干，舌质红、苔黄腻，脉弦滑。痰阻气滞可阻遏清阳，导致痰凝阳虚证，兼见倦怠乏力，畏寒肢冷，舌淡胖，苔滑或白腻，脉沉弦。痰热内郁，耗阴伤气，即可致痰阻气虚（心脾两虚或脾肾亏虚）证，兼见心悸气短，失眠健忘，食少乏力，腰膝酸软；也可致痰阻阴虚（心肝血虚或心肾阴亏）证，兼见头晕眼干，心悸失眠，健忘消瘦，腰膝酸软。气郁痰阻，或阳气不足，均可使血行不畅而致脑络瘀阻，导致痰瘀互结证，兼见头身疼痛，舌质暗，脉涩。正如《临证指南医案》所曰："郁则气滞，气滞久则必化热，热则津液耗而不流……初伤气分，久延血分，延及郁劳沉疴。"

抑郁症患者心境低落，精力减退，疲乏、迟滞、悲观，联想困难或自觉思考能力下降，舌苔厚腻，脉弦滑等，符合中医痰迷脑窍，神机不运的表现。伴有焦虑者为痰热内扰；重度迟滞者为痰凝阳虚；抑郁日久，出现各种躯体化症状者即属于痰郁气虚，痰郁阴虚，或痰瘀互结证。因此，抑郁症前驱期以气郁为主，早中期痰郁为甚，中晚期出现阳虚、气虚、阴虚及血瘀等变证，但痰郁仍贯穿始终。

**2. 从痰论治抑郁症纲要：**其一，化痰为纲，辨证加减。抑郁症治疗古代有五郁辨证论治，木郁达之，火郁发之，土郁夺之，金郁泄之，水郁折之；六郁辨证论治，顺气为先，降火、化痰、消积等；七情辨证论治，疏肝理气为本。现代中医治疗抑郁症主要以脏腑辨证为主，病位涉及脑、肝、心、脾、肾；病理因素多为气滞、痰阻、火郁、血瘀、血虚、阴虚等；治疗包括理气、化痰、泻火、益气、养阴、活血、醒神等，病机复杂，治法繁多，难以掌握。邹教授根据抑郁症的病理机制，通过大量的病例观察，提出了"化痰为纲，辨证加减"的总体治疗原则。主方法半夏、胆南星、陈皮、石菖蒲、远志。方中法半夏的辛温之性可温胃化痰、和胃止呕、升清降浊；胆南星燥湿化痰；陈皮辛温，助法半夏升清降浊，理气和胃化痰；石菖蒲、远志化痰醒脑开窍。痰气郁滞者加柴胡、白芍、合欢花、郁金、香附等，以柴胡苦平疏肝解郁、升举阳气，白芍柔肝解郁，合欢花开郁调神，郁金、香附疏肝理气；痰热内扰者加黄连、栀子、牡丹皮等，以清火安神；痰凝阳虚者加巴戟天、淫羊藿、肉桂等，以温阳开郁；气虚者加人参、黄芪、白术等，以补脾益气；阴虚者加麦冬、百合、玄参、五味子等，以养阴生津；伴有血瘀者加桃仁、红花等，以活血化瘀；伴失眠者加酸枣仁、柏子仁等，以养心安神。

其二，化痰之辅，息风通脑。痰郁闭窍与肝失疏泄有关，并常伴有脑络瘀阻。正如张子和在《儒门事亲》中言"肝屡谋，胆屡不决，屈无所伸，怒无所泄，心血日涸，脾液不行，痰迷心窍，则成心风"，此处的"痰迷心窍"应包括"痰迷脑窍"，因心脑同主神明，并且脑为统帅。忧思恼怒伤肝，肝失疏泄生痰，肝失条达生风，肝风随痰上扰脑窍，可见头晕、头胀、头蒙、木僵或紧张不安等肝风扰窍的表现。痰阻血难行，易致血瘀；血凝则痰难化，久必生痰，痰瘀互结，脑络不通，故抑郁症常见头身疼痛、舌质暗、脉弦涩等瘀血阻络的表现。因此，在化痰之中，常辅以息风通脑之品，善用蜈蚣、川芎二药。蜈蚣为虫类中药，善于走窜，通上达下，息风通络，醒脑开窍；川芎，其性辛温升浮，通过少阳胆经而走上，为血中气药，具有活血行气、清阳开郁、疏通脑络之功。

其三，化痰之佐，醒脑调神。脑为元神之府，统帅协调五脏之神以维持正常的情志活动。抑郁症是气郁生痰，痰蒙脑窍，以致脑神与五脏之神生理功能失调后而出现的一组精神症状群。因此，在化痰治疗中，常根据神志情况佐以不同的调神法以提高疗效，必选石菖蒲醒脑开窍、调脑神，合欢花理气解郁、安肝神。如心神过度亢奋，症见心烦神乱，失眠多梦，惊悸怔忡者，可加入重镇安心神之品，如生龙骨、生牡蛎、煅磁石、珍珠母等；日久伤及心神，出现神识恍惚，心悸易惊，夜难入睡，或有早醒者，养心安神之品极为重要，可加酸枣仁、柏子仁、首乌藤、五味子等。

其四，化痰之中，消食保胃。胃主受纳和腐熟水谷，以降为顺。饮食入胃，经胃受纳腐熟，脾气的运化转输，化生气血，营养五脏之神。为胃气的和顺与抑郁症的形成关系密切，并且胃气有无也影响其预后，正如清代黄元御所曰："培养中气，降肺胃以助金水之收藏，升肝脾以益木火之生长，则精秘而神安矣"。情志失调，或饮食不节，均可导致食滞胃脘，胃气不和，脾失运化，痰浊内生，症见食欲不振、胸脘痞闷，恶心欲吐，舌苔厚腻等痰阻中焦的表现；日久耗气伤阴，可见食少乏力，烦热干呕，便溏，舌淡或舌红少苔等胃气不足，胃阴亏虚，脾不运化的症状；并且胃气不和，则气血生化之源不足，神失所养，影响抑郁症的恢复。因此，在以化痰法治疗抑郁症的过程中，注重调养胃气，常酌情用砂仁、鸡内金、焦山楂、莱菔子等消食保胃药；慎用黄连、黄柏、栀子等苦寒伤胃之品；或佐入薏苡仁、山药等以健脾养胃；并且根据舌苔变化判断预后，经过治疗，舌苔脱落、由厚腻转为薄白苔时，可知病势已缓，病邪将除；如胃光滑如镜，表明胃阴不足，预后恢复较慢。

# 25　肝硬化从痰论治

　　张赤志教授从医40余载，在中西医结合治疗肝病方面具有独到见解，尤其从痰论治肝硬化临床经验丰富，疗效颇佳。

## 痰凝血瘀是肝硬化的基本病机

　　肝纤维化是慢性肝病的共同病理学基础，是形成肝硬化的必经病理阶段，其特征是以胶原为主的细胞外间质（ECM）成分合成增多和/或降解相对不足而在肝内过量沉积。中医学虽无肝纤维化的病名，但依其临床表现可归入"胁痛""黄疸""痞满""积聚""臌胀"等范畴。论及其病因病机，目前多从"湿、热、毒、瘀、虚"阐述。

　　肝纤维化是一切慢性肝病发展至肝硬化的必经阶段，病变脏腑涉及肝、脾、肾，影响到气、血、水，其发病是由气滞痰凝→入血阻络→痰瘀互结→水湿内停逐步发展的过程。即肝病早期因各种病因导致肝气郁结、气滞痰阻，或肝木乘脾土脾失运化生痰，或湿浊凝津为痰；中期可见痰瘀阻络，结块成积；晚期痰瘀水互结，或痰瘀互化，痰瘀兼夹，发为鼓胀。痰浊可出现在气、血、水三个阶段，在肝纤维化、肝硬化发生发展过程中占据重要地位，痰凝血瘀是肝纤维化、肝硬化发生的发展基本病机，痰凝血瘀贯穿于疾病过程的始终。前人早有"肝生痰""有湿即可生痰"的论述。正如邓铁涛教授所言，痰是血瘀的初级阶段，瘀是痰浊的进一步发展。历代医家认为痰是津液的病变，瘀是血的病理形式，两者关系密切。《灵枢·百病始生》曰："温气不行，凝血蕴里而不散，津液涩渗，著而不去，而积皆成矣。"《丹溪心法》曰"痰夹瘀血，遂成窠囊"。皆强调"痰中夹瘀"这一病理在致病过程中的广泛性和重要性，且认为积聚等病症多是"痰中夹瘀"所致。《血证论》中亦有"血病不离水"，"须知痰水之壅，由瘀血使然，但去瘀血，则痰水自消"，"水病则累血"及"痰亦可化为瘀"。说明痰瘀相关，痰瘀同病的理论历来为传统医家所重视。

　　肝硬化（积聚）痰之形成病因病机归纳起来涉及以下几个方面：①情志因素：若情志不舒，久郁不解，郁结生痰。如李梴提出"痰之为积本七情"，"七情内扰，郁而生痰"。朱丹溪《局方发挥》曰："自气成积，自积成痰。"②脾虚湿聚：脾虚则饮食不能化生精微，而变为痰浊。正如《卫生宝鉴》所言"凡人脾胃虚弱或饮食过常或生冷过度，不能运化，形成积聚结块"。③湿热结毒：肝乘脾，运化失常，痰湿内生，湿热结毒，形成积聚。④肝肾亏虚：热毒之邪，久则耗损肝肾精血，导致阴虚火旺，邪毒内蕴，煎熬津液成痰，阻滞气机，凝聚成积。

## 化痰祛瘀贯穿肝硬化治疗始终

　　病毒性肝炎等各种慢性肝病发展成为肝纤维化继而演变成肝硬化的过程，伴随着痰浊的产生，痰阻肝络是其基本病机。痰浊内生后，作为一种病理因素持续起危害作用，或与瘀血胶结，导致痞块、积聚；或痰瘀水互结导致腹水。因此，化痰通络是治疗肝纤维化的重要方法。叶天士针对络脉病症的病机，提出了理气、化痰、活血通络之法。无独有偶，著名肝病专家关幼波亦在黄疸、胁痛等病症中广泛应用化痰通络法，如《关幼波临床经验选》中指出："痰阻血络，可以引起黄疸、癥积、痞块等多种病证，在治疗中由于痰血互相胶固，痰阻血难行，血凝痰难化，所以，治痰必治血，血活则痰化，活血必治痰，痰化血易行，对于痰浊、凝血或痰瘀互结阻滞脉络的病症，采用活血与化痰通络法结合进行治疗。"先贤的这些经验不但为肝纤维化肝硬化化痰通络治疗开了先河，也为今天"化痰祛瘀"法抗肝纤维化治疗的思路和方法提供了理论基础和依据。

治痰之法应用于肝纤维化可选用的方剂有二陈汤、六君子汤、大承气汤、导痰汤、旋覆花汤、肥气（丸）汤、理中汤、排气饮、控涎（丹）汤、二贤（散）汤等；常用药物有橘红、法半夏、牡蛎、旋覆花、茯苓、瓜蒌皮、蚕沙、胆南星、白术、枳实、礞石、风化硝、白芥子、海浮石、海蛤粉、海藻等。化痰法可单独使用，也可适当配以清热解毒、行气化湿、利水、消食化积、益气健脾、益气养阴、补肾柔肝、活血化瘀之剂联合使用。根据痰的病理特性，治疗中配合健运脾胃、行气及利湿之法尤为重要。

抗纤软肝颗粒是张教授创立的治疗肝纤维化及肝硬化的复方中药制剂，主要药物有鳖甲、海藻、牡蛎、丹参、莪术等，具有化痰软坚、活血化瘀之功效。经 20 多年临床应用证实对肝纤维化具有显著疗效。该方能防治大鼠实验性肝纤维化，通过对肝星状细胞核仁非组蛋白 $B_{23}$ 和 $C_{23}$ 的影响，显著抑制 HSC 增殖、干扰其细胞周期、下调 Bcl/Bax 比率而促进凋亡、减少胶原分泌、抑制 $TGF_{\beta1}$ 和 PDGF 的表达、抑制 TIMP mRNA 的表达并降低 $TIMP_1/MMP_1$ 比值、抑制肝组织核因子- $\kappa B$ 基因表达。

另外，在肝硬化演变为肝癌的预防及治疗中，尤善用皂角（又名皂荚）一药。其性味辛、咸、温，有小毒，具有祛痰化湿、散结消肿的功效。皂角为化痰之常用中药，《药性本草》载皂角能"破坚癥"；《名医别录》曰皂角能"疗腹胀满，消谷，除痰嗽囊结"。研究发现，皂角可以有效抑制血癌及多种人类固体肿瘤，包括乳腺癌、肝癌和前列腺癌等癌细胞的生长。

## 肝硬化腹水的辨治

腹水是肝硬化失代偿的一个重要标志，也是医家称之的"四大顽症"之一，预后不良。本病的形成以肝脾肾至虚为本，气滞、痰凝、血瘀、水蓄病变为标，形成本虚标实、虚实错杂的病机特点。故对于本病的治疗，针对其痰瘀互结、本虚标实的病机特点，充实虚损之脏腑，进行辨证施治。

**1. 温补脾肾，助阳化气：**痰、瘀共为津液代谢失常之病理产物，痰之化生与脾肾密切相关，但中焦脾土运化水湿的功能失调为痰之生成关键，如《沈氏尊生书》曰"鼓胀病根在脾"。久则由脾及肾，火不生土不能化气行水，痰凝水蓄，鼓胀愈盛。治当以健脾温肾、化痰利水，即王冰所谓"益火之源，以消阴翳"。常用干姜、附子、肉桂、椒目等补脾阳，以肉苁蓉、巴戟天、菟丝子等温肾阳，同时选用连皮茯苓、猪苓、泽泻、白术、陈胡芦、大腹皮、车前子等药，以利水消肿。同时强调，肝体阴而用阳，须谨防温阳利水而伤肝阴，故用药时可酌加生地黄、枸杞子、麦冬、沙参之类以顾护肝阴。

**2. 化痰通络，活血利水：**肝为血脏，久病入络，痰凝血瘀，隧道壅塞，肝失疏泄，则膀胱气化不利而成鼓胀，症见肝掌、蜘蛛痣、腹壁静脉曲张等。正如叶天士言"络瘀则胀"。治疗常用泽兰、制鳖甲、益母草、海藻等化瘀行水，尤海藻一药消痰软坚，且剂量宜大，一般 30～40 g。化痰通络同时，选用枳壳、大腹皮、制香附、炒莱菔子等行气之品，正所谓气行则血行，肝气疏泄有权，痰消瘀去，腹水自消矣。

**3. 滋补肝肾，兼养肺阴：**肝肾同源，精血互生，故滋补肝肾为常用之法。然养阴与利水互为矛盾，养阴易助水恋邪，利水则易伤阴耗液，故遣方用药宜做到利水不伤阴，滋阴不碍湿。常选用楮实子、赤小豆、马鞭草、泽泻、白茅根、生地黄等，以滋补肝肾。盖肾为水之下源，肺为水之上源，滋补肝肾的同时宜兼养肺阴，可用沙参、麦冬、石斛等品，以滋水之上源，有提壶揭盖之妙也。

# 26　慢性胰腺炎从痰论治

慢性胰腺炎（CP）是指由于各种不同原因引起的胰腺组织进行性慢性炎症性疾病，以胰腺实质发生慢性持续性炎性损害和纤维化为主要病理表现，可导致胰管扩张、胰管结石或钙化等为特征的基本结构的永久性改变，常引起顽固性腹痛和永久性内、外分泌功能丧失，去除病因后仍较难恢复。CP 近年来在我国已日益增多。长期过量饮酒、胆道疾病、胰腺外伤为其主要病因。有报道认为 CP 是胰腺癌的危险因素之一。但目前对 CP 的病因、发病机制尚不甚清楚，西药胰酶制剂、胆囊收缩素拮抗剂以及介入手术等主要是缓解症状，并不能根除。而中药治疗 CP 的有效性在临床上已得到了证实，中药防治 CP 的研究越来越受到重视。

中医学的五脏六腑理论中对"胰"的概念没有明确的记载，所以在中医文献中没有慢性胰腺炎的中医病名及专门论述。CP 在中医属于"胃脘痛""腹痛""泄泻""痞证""癥瘕积聚"等多个疾病范畴。CP 患者腹痛、脂肪泻、体重减轻等症状与中医学关于脾主运化、主四肢肌肉、主升清、胃主降浊、斡旋中焦气机等功能失调引起的病证相似，因此胰腺的病症应属中医学"脾病"的一部分。中医学认为"脾为生痰之源"，脾病则水湿内生，蕴而成痰，进而又加重脾病。"痰"既是脾病的病理产物，又是脾病的致病因素。学者王丹等基于痰证理论对 CP 的病因病机、治疗进行了探析。

## 从痰论治的概念

痰，既是体内水液代谢障碍的病理产物，又是危害广泛的致病因素。中医有"狭义之痰"和"广义之痰"之分。"狭义之痰"又称为外痰，由咳吐、咳咯而出，辨识诊治均不难；"广义之痰"又称为内痰，指可以停滞、凝聚在机体上下内外、五脏六腑、四肢百骸、气血经络中的病理产物，可导致或加重各种疾病的一种细微的致病物质，具有逐渐蓄积、凝结积聚、秽浊腐败、黏滞胶着、流动不测和致病怪异的特性。古代医学认为"痰"在疾病形成中具有非常重要的病理作用，有"怪病多属痰，百病多由痰作祟"之说。

《黄帝内经》将痰、饮、水合而论之，对痰形成的病因病机、治则方药等方面作了初步概述。从生理学上，论述了人体水液代谢的全过程，指出"饮入于胃，游溢精气，上输于脾，脾气散精，上归于肺，通调水道，下输膀胱，水精四布，五经并行"。人体水液代谢出现紊乱或者障碍，则在临床上表现出痰饮水湿等病。东汉医圣张仲景著《伤寒杂病论》，集汉以前医学之大成，首创痰饮之说，并将痰饮分为痰饮、悬饮、溢饮及支饮。其中根据水饮停留的部位和不同的主症将留于胃肠的痰邪称为痰饮——"其人素盛今瘦，水走肠间，沥沥有声"。其后他提出了痰饮病的治疗大法，"病痰饮者，当以温药和之"。

明·王纶《明医杂著》曰："人之一身，气血清顺，则津液流通，何痰之有。惟夫气血浊逆，则津液不清，熏蒸成聚而变为痰焉。"明·李中梓《医宗必读·痰饮》曰："惟脾土虚湿，清者难升，浊者难降，留中滞膈，淤而成痰。"清·冯兆张《冯氏锦囊秘录》中同样提及："惟脾虚不能散精于肺，下输水道，则清者难升，浊者难降，留中滞膈，瘀而成痰。"

可见痰为致病之本，痰湿壅堵于中焦，水津不能正常疏布，淤滞日久，致脾土更虚，运化无权，痰浊积聚更甚，如此反复，病结难愈。从痰论治，即从疾病之根本入手，清除痰浊隐患，使中焦脾土健复，水液通调，清者能升，浊者能降，顽疾自除。

# 从痰论治的方药

**1. 病机分析**：CP 主要存在"痛、胀、泻、饱"四大症状，即上腹部疼痛、腹胀、纳呆、腹泻、厌油、偶见腹部包块等临床症状，患者多因嗜食酒腻肥甘厚味，外受浊邪浸淫，夹湿生痰，痰浊内阻于中焦，运化枢机不畅，损伤胰络，故可见腹痛、纳差、腹泻等症候。究其致病之本在于痰，因水湿运化阻滞，结而成痰，痰浊又进一步影响津液代谢，循环反复，聚集不化，成为痰结。在中医理论中，痰为体内水液异常代谢的产物，是重要的致病因素，具有缠绵难愈的特点，其症状多端，故有朱丹溪的"怪病多痰，痰火生异证"之说，所致病症包括疼痛、积聚痞块等，与 CP 相符。

**2. 治则治法**

（1）消痰三法：CP 病程较长，容易反复，迁延难愈，早期主要表现为炎性物质浸润，聚集不化，属中医痰浊内蕴证；中期可见纤维化逐渐形成，纤维结缔组织面积增大，正常功能组织日渐减少，相当于中医痰瘀互结证；晚期纤维灶明显易见，钙化灶增多，属中医痰结积聚证。可见，"痰"是本病根本致病物质。痰的治疗大法首载于《金匮要略》："病痰饮者，当以温药和之"，并提供了具有燥湿化痰功效的二陈汤。在二陈汤的基础上，针对 CP 的发展特点与中医病机的关系，创制了消痰祛浊、消痰解瘀、消痰软坚三大治则。以消痰和中为本，根据 CP 的病情分期，按此三大治则分步骤有计划地加减药物进行治疗，将从痰论治贯穿于 CP 治疗始终，临床疗效甚佳。

（2）消痰方药：消痰和中汤由法半夏、制南星、陈皮、茯苓、鸡内金、炙甘草等药物组成。制法半夏辛、温，归脾、胃、肺经，燥湿化痰，消痞散结。首见于《神农本草经》曰其"味辛平，主伤寒寒热，心下坚，下气，喉咽肿痛，头眩胸胀，咳逆，肠鸣，止汗"。虽未论及痰饮，却针对其开宣滑降的特性诠释了其功效，后人据此将其作为消痰的主将。因论其亦具有止痛作用，故方中用制法半夏燥湿攻痰，化痰散结并消肿止痛，针对 CP 的病机发挥主要作用。制南星苦、辛、温，有毒，归肺、肝、脾经，功能燥湿化痰，祛风通络止痉。《开宝本草》云南星"主中风，除痰，麻痹，下气，破坚积，消痈肿，利胸膈"。王好古曾谓其"治痰功同半夏"，认为制南星是化痰要药，可以协同法半夏，增强其化痰散结之效。对制南星止痛作用的记载亦始载于《神农本草经》，指出其："主心痛，寒热，结气，积聚，伏梁，伤筋，痿，拘缓，利水道。"说明制南星辛散温通，苦温燥湿，具有良好的祛痰散结，解痉止痛之功。两药针对 CP 的病机发挥主要作用，共为君药。陈皮、茯苓理气健脾，调中，燥湿，化痰，主治中焦气滞之脘腹胀满或疼痛、消化不良，共为臣药。鸡内金消积滞，健脾胃，调中焦，故为佐药。炙甘草温中健脾，调和诸药，为使药。消痰和中汤通过消除痰浊，疏通运化枢机，调和中焦水液代谢，而达到治疗 CP 的目的。

CP 早期以消痰祛浊为治则，在消痰和中汤中加入金钱草、海金沙、生薏苡仁、蒲公英等祛浊利湿药物，减少炎性物质浸润；中期以消痰解瘀为治则，予消痰和中汤合桃仁、川芎、郁金、白芍、枳实等，阻滞纤维化形成；晚期根据消痰软坚治则，以消痰和中汤配炮穿山甲、重楼、玄参、牛膝、败酱草等搜剔瘀滞、软坚散结，防止病情进展。

CP 是一种预后不良，容易发生癌变的疾病，病情缠绵反复，难以治愈。通过对中医古籍的检索整理和临证治疗验案、验方的梳理，发现痰证是 CP 形成的重要病机，贯穿于本病发生发展的始终。在 CP 的早、中、晚期建立了消痰祛浊、消痰解瘀、消痰软坚三大治则。以消痰和中汤为基础方加减，分步骤进行治疗，临床疗效显著。

# 27　阿尔茨海默病从痰论治

阿尔茨海默病（AD）是老年人常见的神经退行性病变，临床主要表现为进行性学习记忆减退和认知功能障碍，其典型的病理特征为细胞外 β-淀粉样蛋白（Aβ）异常沉积而成的老年斑（SP）和细胞内过度磷酸化的 Tau 蛋白形成神经元纤维缠结（NFT）。目前，有较多的假说解释 AD 发病机制，如 Tau 蛋白学说、钙超载学说、炎症学说、胆碱能学说、氧化应激学说等，但其复杂的机制仍不明确。近年来 Aβ 异常沉积在 AD 发病的关键作用受到了关注，Aβ 级联假说成为解释 AD 发病机制的主流学说，同时以 Aβ 为靶点的药物研制给 AD 患者带来希望，但仍未取得实质性的进展。学者吴东南试图从中医"痰"的视角认识 AB 异常沉积，探讨了中医"痰邪"与现代医学 Aβ 异常沉积的相关性，辨析中医"从痰论治"AD 的科学内涵，从而为 AD 的中医治法提供了新的思路。

## Aβ 异常沉积是 AD 病理改变关键

Aβ 是人体脑内的代谢产物，由 β 淀粉样前体蛋白（APP）经 γ-分泌酶和 β-分泌酶水解而来，分布颅脑的各个区域中，如海马区、脑桥、延髓等。Aβ 含 40 个左右的氨基酸残基，Aβ40 和 Aβ42 是其主要的形式，特别是 Aβ42 疏水性较强，容易沉积，容易形成寡聚体，有很强的神经细胞毒性，是 SP 的主要组成部分。正常情况下，人体内存在 Aβ 清除系统，脑内蛋白水解酶在脑内直接将 Aβ 水解代谢，或者将其转运到脑脊液、血液中进一步降解清除，从而保持人体内 Aβ 水平处于相对低的健康状态。Aβ 级联假说认为 AD 发病的起始因素 Aβ 产生与清除失衡，异常分泌和累积的 Aβ 异常沉积，Aβ 通过激活蛋白激酶，促进 Tau 蛋白磷酸化，引发神经慢性炎症，激活细胞凋亡，发生氧化应激，产生大量自由基，造成神经毒性，最终引起神经细胞死亡，这些病理过程又进一步促进 Aβ 沉积，从而形成一种级联式放大效应。其中 Aβ 异常沉积是 Aβ 级联假说中心环节，是 AD 病理改变的核心。

## Aβ 靶点药物是抗 AD 治疗的希望

AD 发病机制复杂，治疗上尚无特效药物，目前主要是对症治疗。临床最常用的老年性痴呆中，主要有乙酰胆碱酯酶（AChE）抑制药和谷氨酸（NMDA）受体阻滞药两大类药物。这两类药物也属于对症治疗药物，仅能部分减轻 Aβ 神经毒性，不能逆转疾病的进展，而且有时临床效果欠佳。Aβ 异常沉积作为 AD 病理改变的中心环节，以 Aβ 为靶点的药物研制给抗 AD 带来希望。近年来以 Aβ 为靶点的药物研发策略主要包括抑制 Aβ 的生成和促进 Aβ 的清除，以期减少 Aβ 沉积。

Aβ 由 β-分泌酶和 γ-分泌酶酶切水解 APP 形成，从理论讲，抑制 β-分泌酶或 γ-分泌酶的药物，可减少 Aβ 的生成，有潜在的抗 AD 疗效，但近年来相关的药物研发均未获得成功。以 β-分泌酶为靶点的抑制药 GSK188909 虽然在动物实验中证实可减少 Aβ40/42 水平，但进一步在临床研究中出现较大的不良反应而被迫停止。其他 β 分泌酶抑制药通常在抑制 BACE1 的同时，也会抑制 BACE2，容易引起神经生长缺陷等药物不良反应，成为该类药物进一步研发的困境。另外，以 γ-分泌酶为靶点的抑制药多因缺乏特异性、难于通过血脑屏障、不良反应大等问题而宣告失败。在促进 Aβ 清除的研究方面包括主动免疫和被动免疫药物，但相关药物的研发也因不良反应大仍未取得实质性的进展。主动免疫药物研发上，针对 AD 患者脑内 Aβ 沉积的疫苗 AN1792 在 Ⅱa 期临床试验中，因较多的接种疫苗受试者出现脑膜炎而提前中止研究。同时，针对 Aβ 清除的被动免疫治疗研发也受挫。可见，虽然基于 Aβ 级联假说进行研究的靶向 Aβ 药物很多，但是迄今为止仍无切实有效的靶向 Aβ 的抗 AD 药物。因此，寻求不良反应小、临床疗效好的靶向 Aβ 药物有迫切的需求。

中医药对机制复杂、多因素相关的疾病有多靶点、多环节治疗的特点，而且对 AD 具有确切临床疗效和不良反应小的优势，因此，重视 AD 中医药防治研究，发挥中医药优势对 AD 的防治具有重要的临床价值。

## 中医对 AD "痰邪致病" 的认识

中医文献中没有与 AD 直接对应的病名记载，但根据其临床特征，AD 属于中医学"呆病""善忘"等病范畴。早在两千多年前的《黄帝内经》开始就以"善忘"病名讨论 AD 相关性疾病，并逐步形成较完整、系统的认识。中医病因学认为，痰邪致病，一则痰邪容易蒙蔽心窍，神明失用，如痴如呆；二则痰邪易阻脑窍，痰扰髓海，元神失养，发呆病，痰邪是呆病关键的病因。在中医古代文献中，关于"呆病""健忘"的痰邪致病有较多的论述。《丹溪心法》曰："健忘精神短少者多，亦有痰者"；汪石山《推求师意·健忘》载"设使因痰健忘，乃一时之病"，均指出了健忘因痰邪致病。陈士铎《辨证录》列呆病门专篇，明确指出呆病的病因病机与痰密切相关，并提出"治呆无奇法，治痰即治呆"的治法。陈士铎《石室秘录》还指出"痰气最盛，呆气最深"，更进一步说明痰邪与痴呆的关系。由此可见，痰邪是"呆病""健忘"关键的致病因素，在疾病的发展、进展中起重要的促进作用。

## 痰邪与 Aβ 异常沉积的相关性

从中医的视角，"痰邪"是 AD 关键的病因，是 AD 病机的核心；从现代医学的研究结果提示，Aβ 异常沉积是 AD 病理的核心。两者从不同角度阐释与 AD 的重要关系，两者之间也存在密切相关性。

**1. "痰邪"产生与 Aβ 沉积形成相关**：当人体脏腑功能正常，体内津液代谢正常，痰邪生成少，机体能及时清除。当机体功能紊乱，外邪干扰，体内津液代谢异常而产生痰邪病理产物。Aβ 也是人体的代谢产物，人体功能正常时，Aβ 生成与清除维持动态平衡，Aβ 维持较低的正常水平。当机体功能紊乱，Aβ 生成增多，清除减少，Aβ 在脑内异常沉积，逐步形成 AD 患者 SP 典型病理。可见，在形成方面，痰邪与 Aβ 异常沉积两者相关。

**2. "痰邪"与 Aβ 易聚性相关**：痰为阴邪，为重浊有质之邪，类水而有趋下聚集的特征。"湿聚为水，积水成饮，饮凝成痰"，说明痰邪从湿转化过程中容易聚集的特征。AD 患者中，颅脑内最初代谢生成的 Aβ 单体为可溶性蛋白，由于其具有的 β 折叠结构，β 片层结构可促进 Aβ 聚集成不溶性纤维，形成极难溶的沉淀，逐步形成 SP 这一典型的病理特征。两者均有容易聚集的特点。

**3. "痰邪"黏滞与 Aβ 沉积难消相关**：中医认为"调浊者为痰"，痰性黏稠、滞涩不散。痰邪致病，缠绵难愈，病程长；AD 发生后，Aβ 体内生成与清除失衡，Aβ 聚集成不溶性纤维，Aβ 异常沉积形成极难溶的沉淀，导致 SP 不断增多，患者出现进行性加重且不可逆转的记忆、认识功能损害。

**4. "痰邪"与 Aβ 既是病理产物也是致病因素**：痰邪作为一种病理产物，多由饮食不洁、外感邪气、七情内伤等导致脏腑功能失调，体内水液、津液代谢障碍而生成，如《诸病源候论》所曰："是饮食不节，将适失宜，外邪干犯，血脉窒塞，脏腑功能失调"。痰邪也是致病因素，AD 患者认知功能下降，脏腑功能减退，体内代谢紊乱，外邪易犯，体内痰邪生成增多，如《景岳全书》所曰"痴呆证，凡平素有痰"，《石室秘录》曰："痰势最盛，呆气最深，治呆无奇法，治痰即治呆也。"皆指出痰是痴呆的重要致病因素。Aβ 是人体内代谢产物，当机体功能异常，Aβ 生成与代谢失衡，Aβ 异常沉积形成 SP 典型的病理产物。同时，Aβ 也是致病因素，当 Aβ 异常沉积过多时，激活细胞凋亡，导致神经慢性炎症，脑内产生大量的自由基，损伤突触功能，导致神经元细胞死亡，最终导致阿尔茨海默病进展。"痰邪"与 Aβ 既是病理产物也是致病因素。

## 从痰论治调节减少 Aβ 沉积

　　痰邪作为 AD 核心的致病因素，治痰在本病尤为重要。陈士铎在《辨证录》中明确指出"治呆无奇法，治痰即治呆"的治疗法则。文献报道，日本北里东洋医学研究所已经证实具有化痰功效的经方温胆汤治疗阿尔茨海默病获得肯定疗效。临床研究也发现，涤痰汤治疗 AD 有确切的疗效，涤痰汤能改善患者的认知功能、改善患者生活质量。进一步在认知功能小鼠中研究发现，涤痰汤能降低小鼠海马区的 $Aβ_{1\sim42}$ 含量，增加树突棘密度数量，改善小鼠突触可塑性，改善小鼠的空间认知功能，推测涤痰汤通过调节脑内 Aβ 平衡，减少 Aβ 沉积，进而减轻 Aβ 级联损伤，达到改善小鼠认知功能的效果，Aβ 可能是涤痰汤重要的治疗靶点。

# 28　老年痴呆从痰论治

老年性痴呆，主要指阿尔茨海默病（AD）和血管性痴呆（VD），是一种主要侵犯大脑皮质神经元引起痴呆的神经系统变性，发生在老年期及老年前期的一组慢性进行性神经衰退性疾病，起病潜隐，发展缓慢，表现为记忆障碍、皮质高级功能障碍、人格改变、精神症状及神经症样症状。其病因及发病机制尚不十分清楚。中医药对本病有综合调节的优势。历代文献记载和现代研究成果均认识到，老年多痰证，痴呆病多痰证。近年来，中医从痰论治老年痴呆的研究取得了多方面的可喜进展，使我们对于痰浊在本病致病过程中重要性的认识不断深入。学者赵厚睿等全面系统地总结从痰论治老年痴呆的研究成果，对于我们以后的研究工作必有裨益。

## 痰在老年痴呆发病机制中的认识与评价

**1. 病因病机认识的现状**：对于本病的中医病因病机，从近 20 年文献来看，多数认为本病属本虚标实，然在本虚上有肾虚、脾虚、脾肾两虚、心肾两虚、肝肾两虚、心脾两虚或五脏同虚之异。标实上则有痰浊、瘀血、气郁、火毒等之别。近 5 年来的文献认识多集中在肾虚痰瘀上。这可能与基于本病病位在脑、肾主骨生髓充脑的认识有关，因而在此方面的研究有渐呈增多的趋势，并不能表明其他机制占少数。

**2. 对现状的分析评价**：以上观点均见仁见智，从不同角度阐述了本病的病因病机，说明本病发病机制不是唯一的，反映了本病病因病机的复杂性，提示我们在临床上应根据具体情况进行辨证施治。重脾、重肾等学术观点虽具明显的差异性，但在指导临床上均行之有效，恰恰是中医五脏系统整体相关性的客观体现，其差异的根源主要在于对本病发病机制中主次矛盾认识和处理的方式。但以上研究尚存在一些薄弱环节。

（1）这些观点绝大多数不离本虚标实，且标实多不离痰邪。但国内尚未见到以痰邪致本病为中心进行深入研究的专题报道。这与前人的理论认识和当前的临床实际均有较大反差。理论认识方面，如早在清代陈世铎的《石室秘录》中就提出了"痰势最盛，呆气最深"的论断。从当前临床实际来看，最近的一项流行病学调查结果显示，在血管性痴呆病程中较常见的证候中肾精亏虚型所占比例最高，其次是痰浊阻窍型。这为从痰论治本病提供了临床依据。提示我们很有必要将痰邪致病作为本病的一个重要病因病机进行深入的专题研究。

（2）在本病研究中，尚未见到痰邪与其他致病因素相关性的深入研究。从整体观念来看，本病的病因病机必定是多方面的因素共同作用的结果。既然有痰邪致病的广泛性，则须深入研究与痰邪产生、发展变化相关的其他致病因素。此方面前人已作了较多探讨，具有代表性的如清代陈世铎指出痰与肝郁脾胃虚衰有关；张锡纯认为痰与瘀常相兼夹为病，其产生与年老肝肾阴精不足有关。从近年来的文献来看，老年痴呆的临床证型多与痰浊有关，如痰浊阻窍型、痰瘀交结型、肝郁痰浊型、肾虚痰瘀型、肾虚痰浊型、脾肾两虚兼痰瘀交结型，体现了痰邪与多种因素互为因果导致本病具有普遍性。因而极有必要在专题研究的基础上，对痰邪与其他各致病因素的关系进行系统整理和深入研究。

**3. 痰为本病病机中心的研究**：关于以痰邪作为本病病机中心进行研究的可行性问题，赵厚睿认为是可行的。试从理论上对于本病病因病机分析如下：首先，痰浊为多脏腑功能失调的病理产物。讨论痰浊的成因，即将相关病因病机联系起来。其次，痰浊形成之后，由于其致病特性，也可干扰脏腑气血功能，使病证表现更为复杂多变。其三，痰多致瘀，瘀可致痰，最终常可形成"痰瘀同病"。临床多从痰瘀论治本病，目前研究血瘀证已取得很大进展，若由痰入手研究，可进一步深化痰瘀致病的原理。

## 从痰论治老年痴呆临床研究现状及评价

**1. 当前现状：**大体而言，从痰论治老年痴呆的临床研究内容包括证候学研究和治疗学研究两大方面。从证型上看，目前的临床报道主要有痰浊阻窍、痰瘀交结、肝郁痰浊、肾虚痰瘀等。相关的治疗方药则主要有半夏白术天麻汤、顺气导痰汤、血府逐瘀汤、复聪饮以及根据具体病因病机自拟方药等。临床研究以相关方药的疗效观察为多见，一方面相似的报道证实了本病病因病机的相对明确及治疗方药的共同规律，另一方面也存在着一些小样本研究重复的缺陷。

**2. 分析评价：**

（1）证候学研究方面：尚存在证候规范化研究的问题。证候是辨证分型的客观依据，目前虽有相关证候标准的参考指南，如全国老年医学会修订的《老年呆病的诊断、辨证分型及疗效评定标准》、卫生部《中药新药治疗老年期痴呆的临床研究指导原则》等，但尚有待进一步完善。尤其在痰证的专题研究中，更需要结合文献学研究及大样本的流行病学调查研究方可确定。包括主症和次症的确定、证候群（即症状组合）规范的确定；证候量化的研究，如症状权重（证候积分）的确定、症状轻重程度的界定；证候演变规律的研究，即病证结合研究，着眼于疾病全过程，总结不同病理阶段相对应的证候类型间的发生、发展和变化规律，为临床分期辨治本病提供依据等。

临床证候学研究的难点，突出体现在痰浊指征的界定上。由于"怪病多痰"，痰多怪病，尤其是无形之痰所致之症状变幻多端，加之"怪病多痰"，本病的精神、神经症状常与痰瘀夹杂有关，在临床症状和实验室检查方面痰与瘀常有共同指征，加上其他致病因素的共同作用，使其表现更为复杂，故而研究起来有较大难度。

（2）方药研究方面：在化痰方药临床筛选和配伍上，主要立足于历代文献记载及临床经验积累，有些也结合现代药理学研究成果。从近10年的文献来看，常用化痰药物有石菖蒲、远志、天麻、法半夏、竹茹、茯苓、胆南星、橘红、天竺黄、瓜蒌等。这些化痰药物从使用频次来看，石菖蒲和远志等最为常用。因老年痴呆患者每以清窍被蒙为特点，因而须重祛痰开窍之品，《本草从新》谓石菖蒲为"辛苦而温，芳香而散，开心孔，利九窍"，现代研究认为本药能够促进小鼠学习与增强记忆功能。远志具有安神益智，祛痰解郁之功，故每多选用。在化痰方面常须考虑不同性质之痰辨证用药，如温化寒痰用法半夏、橘红，清化热痰用竹茹、胆南星、天竺黄，利湿化痰则选茯苓、白术、泽泻等。同时，痰证治疗中，常据辨证结果而选加健脾、补肾、疏肝、理气行气、活血祛瘀之药；另外，常加入虫类药以助通络开窍之力，如全蝎、蜈蚣、僵蚕、地龙等，此即痰瘀并治。也可看出，在实际应用时也存在着各人经验不统一，所用方药指征不够深入细致和严谨规范的问题。

在化痰方药研究方面尚有更多需要深入研究的问题，如除许多化痰方药的药理学机制尚待阐明外，单味药绝对药量和在方剂中相对药量（配伍比例）的研究、化痰方药剂型及煎服法与疗效的研究等，均为临床研究的重点。另外，从化痰药物学的现代药理研究成果反向思考，对于前述痰邪致病的病因病机的分析及临床证候的确定也是大有裨益的。

## 从痰论治老年痴呆作用机制研究及评价

现代医学针对本病发病原因提出了多种假说，目前的与痰邪致病相关的实验研究主要集中在胆碱能损伤学说、自由基损伤学说、钙平衡失调学说和内分泌失调学说等方面，如王亚利观察活血、补肾、化痰三法不同组合对拟血管性痴呆小鼠学习记忆及 NO、NOS 的影响，并进行比较性研究，筛选最佳治法组合；本课题组观察了涤痰汤和固本化痰健脑方对阿尔茨海默病模型大鼠中枢胆碱能系统的影响等。

这些研究提示了中药作用机制是复杂、综合、多靶点的，证明了中医学从整体观念来认识疾病的科学性；也提示了从痰论治老年痴呆要考虑兼以补肾活血，说明从本虚标实论治本病的重要性。这既符合本病的中医病机学特点，又与从痰论治本病的实际临床类型相符。而本虚与标实在本病病程不同阶段中的主次地位、治本与治标方药之间的比例关系对动物机体的影响，以及如何通过现代技术进一步筛选有效的化痰治呆方药，尚需今后进一步深入研究。

在临床实验室指标上，主要有血流变和血脂代谢水平、肾上腺素（AD）、去甲肾上腺素（NA）及多巴胺（DA）的变化等，因此，其机制可能是扩张血管、改善微循环、降低血脂、防止动脉硬化、保护脑组织、调节中枢递质，从而改善患者的智力，明显降低病残率。此类研究从现代医学的角度，证实了中医药从痰论治本病的科学性和有效性。提示了从痰论治本病的有效方药及组方法则，对于全面客观地认识和评价中医药在治疗本病中的作用具有重大意义，对今后的临床研究也有一定的启示意义。

# 29　多发性硬化从痰论治

　　多发性硬化（MS）是一种免疫介导的中枢神经系统慢性炎性脱髓鞘疾病，属自身免疫性疾病，被异常激活的自身 T 淋巴细胞通过血脑屏障，侵犯中枢神经系统，使其发生髓鞘脱失，少突胶质细胞损伤，部分可有轴突及神经细胞受损，引起全身许多部位出现各种症状的疾病，主要有视觉、感觉和运动的障碍等。MS 具有时间和空间多发的特点。

　　多发性硬化至今机制不清，可能与遗传、环境因素、病毒感染及自身免疫等相关，是一种难治病，西医对此无特别有效的治疗方法。实践证明，中医药能有效改善神经症状，调节免疫功能，缓解复发症状，减少发作次数，减缓疾病进程，显示出独特的治疗优势。学者马立坚经过观察发现，痰浊是多发性硬化发病的关键因素之一，许多患者通过治痰可以提高临床疗效，从而改善患者的生存质量。

## 痰是多发性硬化中心病理因素

　　多发性硬化好发于青壮年，女性多见，由于中枢神经系统病灶侵犯部位的不同而临床表现多样，以视力减退，感觉、语言障碍和肢体瘫痪、共济失调以及记忆减退等为主要表现，多有反复缓解与反复发作特性，病理改变主要与自身免疫反应有关，病程偏长，以慢性进展型和复发缓解型多见，复发率高，致残率高。中医文献中并无多发性硬化的病名，有的症状甚至在中医也找不到具体相对应的病名，古曰"痰为诸病之源，怪病皆由痰生成"，这为从痰论治多发性硬化提供了一定的理论依据。多发性硬化证候表现多种多样，症情复杂，具有时间和空间上的多样性，与痰病的特性有许多相通之处，故痰是贯穿多发性硬化主要证候的中心病理因素。

　　痰有广义、狭义之分。广义之痰是由脏腑气血失和，津液输布失常，水湿凝聚变化而成的致病因素，五脏之伤皆能生痰，而肺脾肾三脏为水液代谢与调节的重要脏器，故肺脾肾三脏与痰的关系最为密切。肺主一身之气，为水上之源，通调水道，肺失宣降，水湿津液失于宣化，停聚为痰，故"肺为贮痰之器"；脾主运化，为水液升降之枢，脾失健运，水谷精微"化失其正"，则聚湿生痰，故"脾为生痰之源"；肾主水，司开合，开合不利，水湿津液停聚，水泛为痰，故"痰之本无不在肾"。肺脾肾三脏功能失调，痰自内生，痰一旦形成，留于体内，随气机升降，内而脏腑，外至筋骨皮肉，全身无处不到，李时珍曰："痰涎为物，随气升降，无处不到，入心则迷成癫痫，入肺则塞窍为喘咳背冷，入肝则膈痛干呕，寒热往来，入经络则麻痹疼痛，入筋骨则牵引灼痛，入皮肉则瘰疬痈疽。"清·林佩琴《类证治裁·痰饮》曰："痰随气升降，遍身皆到，在肺为咳，在胃为呕，在头则眩，在背则冷，在胸则痞，在胁则胀，在肠则泻，在经络则肿，在四肢则痹，变幻百端。"痰既是病理产物又是致病因素，多发性硬化表现出多种症状，痰蒙清窍，或扰神明，故眩晕头痛；痰湿内阻，精气不能上荣于目，故视觉障碍；痰邪留滞经络，阻碍气血不得流通，故肢体麻木不仁；或筋脉肌肉失养，肢体软弱无力，出现运动障碍；脏腑亏虚特别是脾肾阳虚，故疲劳乏力。

## 痰在多发性硬化中发病的特点

　　**1. 痰性流动，变化无端：**痰属黏稠滑腻之物，其性流动，《杂病源流犀烛》曰："痰之为物，流动不测，故其为害，上至巅顶，下至涌泉，随气升降，周身内外皆到，五脏六腑具有"。痰之为病，则全身各处均可出现，病位广泛，无处不到，故多发性硬化病灶多发，具有空间的多样性，可表现为眩晕头痛，肢体麻木无力，视物障碍，疲劳，大小便障碍等。

**2. 痰瘀互结，病情缠绵：**津液不能正常输布则留结为痰，血液运行不畅或着而不去则停留为瘀，气结则痰聚，痰壅则气塞，气滞则血瘀，血瘀则血脉不畅，气化不利，水湿不运，痰瘀内生，互相搏结，胶结不去，多发性硬化病情缠绵难愈，病程偏长。

**3. 痰为阴邪，遏伤阳气：**脏腑阳气虚衰，水液代谢失常，痰自内生，痰即人之津液，故痰与水同性，皆属阴邪，痰邪留伏遏阻，滞涩不散，日久损伤脏腑阳气，最终会导致脾肾阳虚或肾之阴阳两虚，随着人体正气的日渐不足，神经功能损伤不断累加，故多发性硬化患者的复发缓解过程可呈阶梯样加重。

## 从痰辨治多发性硬化原则要点

《内经》提出"结着散之"，"留者攻之"和"扶正祛邪"的治疗原则，可作为痰病的治疗总则。

1. 痰可兼有寒、热、风、湿、燥、火、郁（气）等多种属性，应根据病性的不同采用不同的方药，古曰："热痰则清之，气痰则顺之，顽痰则软之，食痰则消之，在胸膈则吐之，在肠胃则下之"。

2. 痰性黏滞，留着不去，阻碍气机，古人有"治痰先治气，气顺痰自消"之说，故适当佐以健脾理气或通络之品，脾健则水湿自化，痰无以生。气滞则血瘀，由痰生瘀，或痰瘀相兼，故治疗上应注意行气化瘀，气行则痰自清，血化则痰易化，尤其久病顽痰患者，更不能忽视活血化瘀的治疗。

3. 化痰循《金匮要略》"病痰饮者，当以温药和之"以及"痰为阴邪，非温不化"，采用温化之法，选用法半夏、胆南星、石菖蒲等药。并注意扶助人体阳气，特别是后期病情反复复发的患者，痰损阳气，阳损及阴，正气不足，应加用扶正之品。

综上所述，痰为多发性硬化发病之根，临床治疗多发性硬化以治痰为先，往往会取得意想不到的疗效。

# 30　结节性甲状腺肿从痰论治

　　结节性甲状腺肿，简称"结甲"，是以颈部肿大和结节增生为主要表现的甲状腺疾病，伴随着高分辨率超声等现代医疗设备的普及，结节的发现率越来越高，对于良性的甲状腺结节，现代医学主张以定期复查为主，缺乏行之有效的治疗方法。中医古代典籍对"结甲"没有专门的论述，笼统地将所有甲状腺疾病归属于"瘿病"，但将"结甲"划分于"瘿病"过于宽泛，已难以满足复杂甲状腺疾病的分类。现代医家将"结甲"归属于"瘿瘤""结瘿"范畴，中医学者对"结节"有着不同的认识。有的认为"结甲"患者中各类体质分布存在偏向性，如长期情志不畅易形成气郁质，贪凉饮冷易形成阳虚质。有的认为瘿瘤多起病于肝，基本病位在肝脏、脾脏，肝木乘脾土，脾失健运，津液不布，形成肝郁脾虚之象，故治疗瘿瘤，要注意调理脾胃，痰不复生，则瘤自消。有的认为"结甲"形成和肺脾两脏关系密切。脾失健运，痰湿内生，肺失宣降，肺脾不调，从而痰气搏阻于颈，遂成瘿瘤。有的认为甲状腺结节的基本病机是经络痹阻、气血不畅。治疗主张祛风通络、散结逐痰，兼虚象者培补肝肾。有的推崇火神派理论，认为瘿瘤发病的病机是阳虚痰瘀互结，常用甘草附子汤加减以温阳益气、化痰活血。有的推崇明清温病学说，认为瘿瘤生于颈前，当属"阴痰凝聚"，多选用玄参、沙参、白芍、白芥子等中草药以养阴化痰散结。学者李文东则认为，结节性甲状腺肿乃气郁阴虚痰阻为患。

　　**1. 病因病机——气郁阴虚痰阻**：其借鉴明清从痰诊治瘿病的经验，又结合临床实际，总结出"结甲"的好发体质为气郁质、阴虚质，五脏中和肝脾关系密切，主张从痰论治"结甲"。痰既是病理产物又是核心病机，患者素体阴虚或气郁，气机失调、脾胃受损、虚火煎液均可导致痰浊的形成，痰性黏滞，痰浊和气、血、虚火交结于颈部形成"结甲"。

　　**2. 治则治法——疏肝理气健脾，活血滋阴化痰**："颈上瘿瘤，不疼不痛，俱是痰结"，针对"结甲"气郁阴虚痰阻的基本病机，提出疏肝理气健脾，活血滋阴化痰的基本治疗大法，自拟理气滋阴化痰汤治疗。基本方为夏枯草、煅牡蛎、黄药子、柴胡、法半夏、玄参、炒栀子、茯苓、泽泻、当归、醋五味子、王不留行、桔梗。

　　**3. 滋阴化痰汤组方用药特点**：其一，经验用药。方中以夏枯草、煅牡蛎、黄药子为君药。夏枯草味辛，豁痰消瘿，煅牡蛎清热化痰、敛阴止汗、滋阴潜阳。通过对近现代医家治疗瘿病组方用药规律分析发现单味中药用药频次最多的为夏枯草、牡蛎等。黄药子又名黄独，《本草纲目》明确记载黄药子具有凉血降火、消瘿解毒的功效，可以有效治疗"结甲"等增生性疾病。其二，肝脾同治。肝郁和脾虚是痰浊产生的主要原因，故常以柴胡疏肝理气、法半夏化痰散结，茯苓、泽泻健脾化痰。其三，滋补阴液。"结甲"患者多阴虚体质，阴液的盈亏关系着疾病的转归，加用玄参、炒栀子、牡丹皮等增液生津、泻火存阴。其四，注重活血。有形之邪，非痰即瘀。"结甲"作为有形之邪，需以活血化瘀之法以起沉疴。柴胡为气中之血药，理气活血散结；王不留行走而不守，活血通经。其五，配伍减毒。黄药子中含有二萜内酯类，能够抗炎、抗菌、抗肿瘤，但容易引起肝肾损伤，对机体肝肾的损害程度与服药剂量呈现量效关系。分析发现黄药子配伍当归、五味子等可以减毒增效，其作用机制可能与降低 XOD 活性、增强活性炭样吸附作用、肾上腺皮质激素样作用、其水解物与毒物的中和作用以及对抗肝微粒体生物氧化酶和药物代谢酶活性抑制有关。其六，载药上行。桔梗功善祛痰利咽为佐使药，既缓解了咽部不适症状，又载药上行，直达病所。

# 31  失眠症从痰论治

　　失眠是一种常见病。随着现代社会节奏的加快，竞争压力日益增加，失眠日益成为影响人们生活和身体健康的疾患。西医治疗失眠的药物反跳性失眠、宿醉效应、依赖成瘾等不良反应难以消除。中医药已经成为失眠研究的另一热点，具有广阔的应用前景。中医认为失眠系心神不安所致，由阴阳失调、气血失和所致，而学者吴凤芝等认为，阴阳失调、气血失和乃由痰而致。痰是各个脏器失调产生的最终病理产物，对失眠的产生、发展、转归起着关键的作用。所以，临床医家多从"痰"论治失眠，丰富了中医药治疗失眠症的方法。

　　**1. 中医"痰"的诠释**：痰之为物，质地稠厚，是水液凝结于脏腑、经络、组织之间，常由外感六淫，内伤七情而致脏腑功能失调产生。痰无处不到，无形可见，阻滞机体气血，流窜经络，妨碍脏腑功能，导致多种疾病的发生。"痰"的病因学含义在隋·巢元方《诸病源候论》中初步形成，并在后世不断发展。其形成与发展，可以分为两个阶段，首先是赋予"痰"致病的属性，其次是将"痰"微小化。清·沈金鳌在《杂病源流犀烛》曰："人自出生，以致临死，皆有痰……而其为物，则流动不测，故其为害，上至巅顶，下至涌泉，随气升降，周身内外皆到，五脏六腑俱有。试罕譬之，正如云雾之在天攘，无根底，无归宿，来去无端，聚散靡定。"形象地将痰比喻为云雾，体现了痰的特点。

　　**2. 痰致失眠的内涵与外延**：古人有"百病多由痰作祟""十病九痰"之说。由于痰无处不到、无形可见的特性，阻遏气道，干扰脏腑功能，使得机体或虚或实，阴阳失去平衡，从而引起失眠。

　　（1）痰致失眠的中医学内涵：《素问·逆调论》有"阳明逆不得从其道，故不得卧也"之说。指失眠的原因是阴阳的相通"不得从其道"，或为痰湿中阻，或为瘀血内遏，痰浊扰心，以致寤寐异常。《景岳全书·不寐》引徐东皋语："痰火扰乱，心神不宁，思虑过伤，火炽痰郁，而致不眠者多矣。"说明痰热内扰也是引起失眠的重要病机。《张氏医通》曰"脉滑数有力不眠者，中有宿滞痰火，此为胃不和，则卧不安也"；"妇人肥盛多郁不得眠者吐之，从郁结痰火治。大抵胆气宜静，浊气痰火扰之则不眠"。《锦囊秘录》曰："痰之为物，随气升降，无处不到，或在脏腑，或在经络，所以为病之多矣。"唐容川《血证论·卧寐》中已有"肝经有痰，扰其魂而不得寐者，温胆肠加枣仁治之"。

　　（2）痰致失眠的中医学外延：黄稻等认为失眠病因繁多，除脏腑虚弱外，还有痰浊、瘀血阻滞，不乏因痰瘀交阻致失眠者。痰本乎血，凡气血精津环流不畅，代谢升降失其常度，皆可碍运滞血，瘀血阻络，心失血养以致失眠，又瘀血不去，新血不生，正不养心，而致失眠。周晓卿认为痰火之源缘于思虑太过，所求不得，肝气被郁，脾运失健，聚湿生痰；或因久嗜酒肉肥甘厚腻之品，湿聚不化，演变为痰。若痰火交蒸，上聚脑窍，扰乱神明，神不守舍，导致不寐梦多。吴树忠等从临床实践总结认为顽固性失眠的致病原因除脏腑阴阳失调、气血不和之外，其主要病机在于因痰致病，因病致痰。辨治失眠时应高度重视痰火扰心。临床症状若是不寐心烦、眩晕口苦、惊悸不宁，胸满胁痛，恶心痰多，舌质偏结，舌苔黄腻，脉系滑数等痰热之象，可从化痰清热，和中安神立法。痰热是引起失眠的重要因素。痰热内扰肝使魂无所依，魂不受舍，则见卧寐不安、多梦。肝胆相为表里，相互影响，若痰热波及于胆，决断失职，也易出现烦扰多梦。从痰辨治失眠，尤其是顽固性失眠，疗效显著。辨治总不离"痰"。如涤痰汤，黄连温胆汤，黄连阿胶汤去阿胶加法半夏、远志、石菖蒲等都体现了中医治疗不寐从痰论治的理念。

　　随着社会竞争不断加剧，失眠的发病人群逐年上升。一时的失眠会产生体乏无力、头晕目眩、心慌气短等症状，长期睡眠不足则会导致人体免疫力下降，记忆力下降，抑郁、焦虑等精神症状，甚至出现心脑血管疾病。通过对近 10 年来的资料分析，无论脏腑虚弱，还是阴阳失调，失眠的核心病因是"痰"，而痰又可导致五脏失和，七情之变，二者互为因果。所以在辨证施治过程中，应多考虑"痰"之因，"痰"之变，对于失眠的临床治疗将大有益处。

值得一提的是，"痰"的病因学概念是从临床实践中不断总结、提炼的结果，为很多病证尤其是一些疑难病症从痰论治奠定了理论基础，也开辟了一种新的治疗方法。随着医学实践的深入和中医科研的发展，痰的内涵是不断丰富的。研究者们逐渐认识到痰概念的内涵不仅仅是"水液"积聚的产物，还包括更广泛而复杂的内涵。现代医家和学者提出了"微观之痰"、淀粉样变似"痰"、异常糖类与糖复合物为"痰"的观点，这是基于痰的微小性的认识，是对其本质的研究。这些内涵是痰理论发展的希望所在，具有广阔的发展前景。

# 32　化学治疗诱导性周围神经病变从痰论治

化学治疗（简称化疗）诱导性周围神经病变（CIPN）是临床肿瘤治疗中运用化疗药物最常见的不良反应之一，其定义为化疗药物直接损伤周围神经从而导致神经毒性的出现，很大程度上制约着化疗药物的应用。表现为四肢末梢出现麻木、肿胀、疼痛、感觉减退和异常等感觉神经障碍以及肢体痉挛、无力、萎缩、活动受限甚至瘫痪等运动神经障碍。临床资料证实，在诸如铂类、紫杉类、长春碱类等诸多常用化疗药物的使用过程中常常伴有 CIPN 的发生。由于化疗次数的增多，药物剂量的累积，患者神经毒性症状也将会逐渐加重，严重者被迫暂时甚至永久性停药，从而影响化疗疗程及肿瘤的治疗。除此以外，停药后 CIPN 症状仍可持续存在，加重肿瘤患者生理、心理及经济上的负担，最终影响生存质量及生存时间。

目前研究表明，本病发生机制复杂，西医尚无统一治疗标准，缺乏预防或缓解的特效药物。急性期主要采用激素或者对症止痛治疗，而慢性期则以营养神经支持治疗为主，临床疗效并不肯定。常见的临床症状如疼痛、麻木、无力不能得到有效缓解。相对而言，中医药在防治化疗诱导性周围神经病变方面疗效更确切，不良反应更小。学者徐晶钰等就其从痰论治思路作了探讨。

## CIPN 从痰论治的理论基础

化疗诱导性周围神经病变所致四肢末梢出现麻木、肿胀、疼痛、感觉减退和异常等感觉神经障碍以及肢体痉挛、无力、萎缩、活动受限甚至瘫痪等运动神经障碍，可见于中医"不仁""痹证""络病"等范畴。众多医家根据其临床特点对该病的病因病机进行了多方面探讨，发现"痰"与上述病症的关系论述详多。"百病多由痰作祟"，中医的痰具有极其广泛的病因病机，不仅泛指体内脏腑功能失调、津液代谢失常的病理产物，同时它又是一种致病因素。这些病理产物具有易聚积、易黏滞、易流动、易致怪病的特性，一旦形成，则"或咯吐上出，或凝滞胃膈，或留聚肠胃，或流注经络四肢，随气升降，变身无处不到，其为病也"，"痰之为物，流动不测，故其为害……周身内外皆到，五脏六腑皆有"，"痰来去无定，聚散无常，五脏六腑莫不为患"。这些都说明"痰"不仅可在体内聚积形成实体肿瘤，也可流窜全身，停聚于脉络之间。再加上肿瘤患者处于正气耗伤状态，根据中医理论，化疗药物属于阴寒大毒之品，长期运用不仅使患者正气更加虚弱，同时还损伤脾胃，导致脾失运化，胃失和降，津液停滞，不能运达全身，更易形成痰浊，流窜全身闭阻经络，气血津液不得通达，筋脉肌肉失于濡养，不通则痛，造成手足末梢麻木不仁，屈伸不利，感觉运动功能异常等，与本病症状极其相似。痰是化疗诱导性周围神经病变发生的重要病因病机，从痰论治可行。

## CIPN 以消痰通络为主治法

目前研究证实，痰与多种肿瘤如胃癌、肠癌、肺癌、乳腺癌等密切相关，采用"消痰"的治法能够抑制肿瘤的生长及侵袭、转移。根据前文所述，化疗诱导性周围神经病变与肿瘤具有相同的"痰"本质，采用"消痰"的治法对其进行治疗符合中医异病同治的原则，结合其病位在脉络，因此确定消痰通络为主要治则。在该治则的指导下，选用制南星、法半夏、全蝎、山慈菇、威灵仙、桂枝、红花、炙甘草等组成消痰通络汤治疗 CIPN。方中制南星、法半夏共为治痰之君药，两者制用既助化痰之功，又减辛燥之力；山慈菇甘凉，清热解毒泻火、化痰散结，全蝎搜痰通络止痛、攻毒散结，威灵仙祛风湿，通经络，消痰涎，散癖积，增强君药消痰之力，共为臣药；桂枝、红花合用通利血脉，助阳化气，通阳行瘀，共为佐药，以免痰凝气滞瘀阻；甘草用以为使，和中补土制湿，增加化痰之力。全方共奏消痰通络之功。以此疏通经络，则血滞痰阻无不立豁。

# 33　鼾症从痰论治

　　鼾症，俗称打鼾，临床表现主要为睡眠时打鼾并伴有呼吸表浅甚至呼吸暂停，发生低氧血症/高碳酸血症，是一种进行性疾病，长期逐渐导致多种靶器官损害，对心血管系统损害尤为严重，常为首发症，是冠心病、高血压等疾病的危险因素；易使精神情志产生异常的改变：轻者白天困倦乏力，专注力下降，记忆力减退，如自主神经功能紊乱甚则抑郁症；也可导致肺心病和呼吸衰竭等疾病。

　　中医对鼾症早有记载并有其独特的认识和治疗方法。最早关于鼾症的记载见于《素问·诊要经终论》，首次提出"嗜卧"的概念，《素问·逆调论》曰："不得卧而息有音者，是阳明之逆也，足三阳者下行，今逆而上行，故息有音也。"《伤寒论》首次明确对鼾症的描述："风温为病，脉阴阳俱浮，自汗出，身重，多眠睡，鼻息必鼾，语言难出。"《伤寒论纲目·鼻燥口舌燥咽燥》曰："鼻息鼾睡者，风湿也。"《诸病源候论》首次明确把鼾症作为一个独立的病提出："鼾眠者，眠里喉咽间有声也。其有肥人眠作声者，人喉咙气上下也。气血若调，虽寤寐不妨宣畅；气有不和，则冲击后咽而作声也。""百病多由痰作祟"，痰是鼾症最重要、最常见的致病因素，痰湿壅塞气道，肺"司呼吸"功能受阻，肺失宣肃气机上逆，而致喉间痰鸣作响。学者侯宁等从痰探讨了本病的病因病机，以期更好地指导临床治疗。

## 鼾症痰的病因与病机

　　**1. 饮食失宜**："天食人以五气，地食人以五味。"《素问·六节藏象论》"安身之本，必资于食"，饮食是人类生存不可缺少的物质之一，其质量直接对人类健康产生巨大影响。现代饮食物质水平有了巨大的提高，《素问·痹论》曰"饮食自倍，肠胃乃伤"。恣食肥甘厚味，甘先入脾，脾不化湿，痰湿内生。若伤于生冷寒凉，可以聚湿生痰。《本草备药》对饮酒记载，适量饮酒可活血行气、温煦阳气、移情遣意，过量饮酒则伤肝耗血，化火生痰，至生湿热诸病。先天禀赋不足，后天摄取异常，易形成痰湿体质，痰湿体质是鼾症发病的土壤。

　　**2. 七情内伤**：七情是人的意识思维对体内外不同刺激的不同反应，在正常的生理活动范围内一般不具有致病性。七情内伤致病多与精神刺激因素有关，当受到突发强烈或长期不断的刺激时，可直接伤及内脏。精神与物质对应，是物质的最高产物。情志的改变，可使人体健康机能发生明显改变。七情分属五脏，神生于五脏，而内舍于心，各种精神活动，在心的统领之下，通过各脏之间的联系而共同作用。肝主疏泄，郁怒伤肝，疏泄失常，气机不畅，不能协调脾胃的气机升降；肝体阴而用阳，肝阳易亢，肝属木，脾胃属土，木能疏土而脾滞以行，犯脾克胃。情志受许多因素的影响，有自然因素、社会因素等，若不能正确对待情志变化，及时调整自身的心理状态和适应环境变化，易导致脏腑功能不调；如愤郁不伸，肝旺乘脾，不运成痰。肝喜调达而恶抑郁，肝气郁结，郁而生热，或肝体阴而用阳，肝阴损耗，阴不制阳，肝火旺盛，亦可炼液成痰。

　　**3. 外感六淫**：四时气候变化应具有一定的规律和限度，气候变换过速或过缓、气候反常变化，超过一定限度，致机体失衡，"肺为五脏六腑之华盖，气通于肺，伤于肺"。肺为清虚之体，喜濡润而恶燥，直接与自然界相通，外邪易于伤肺，宣肃失职，肺不行水，肺津受损而成痰。脾喜燥而恶湿，湿邪外侵，伤及脾阳，脾失健运而湿邪留滞，痰湿内生。阳气温煦机体，推动气血津液运行周身，外感寒邪，阴盛伤阳，易使气机阻滞，血液运行不畅，机体失于温运气化，寒痰内生。

　　**4. 五脏亏虚**："肺为贮痰之器，脾为生痰之源。"肺为水上之源，主一身之气通调水道，肺气失于宣降，治节无权，不能清化；脾主运化，脾气虚弱，或脾升胃降失和，脾失健运，无力将人体所需要的水液上输于肺，又无法及时将水液代谢和利用后的水液下输于肾，水湿潴留，聚而为痰；"肾者，水脏，主津液"（《素问·逆调论》）。肾寄元阳，肾阳不足，温煦、蒸腾气化不利，无以治水，泛滥成痰；三焦为水道，水液代谢须以三焦为通路，才能正常升降出入，水道不利，肺脾肾等脏调节水液输布无法实现，亦可聚水成饮，饮停不散成痰；水液代谢由多个脏器共同完成，主要经过肺脾肾和三焦协调作用。脾虚水湿不运，肺无力布散津液，肾蒸腾气化失常，三焦不能决渎，水液代谢失去常度，气滞水停，化生痰湿。心气虚弱，胸阳不振，可致湿浊聚集于中焦而成痰，或心气不足，无力推动津液在脉道中巡行，形成病理产物瘀血，瘀血化水，而成痰饮；肝经热盛，木火刑金而生痰。

**5. 虚实病机：**鼾症病机不外虚实两种，实者可痰浊上犯于气道，壅塞气道，呼气不利为鼾；痰湿壅塞气道，致气流不利，冲击做声而发为鼾症；脏腑失调，痰湿内聚，其性黏滞重浊，痰湿互结，留于上焦犯肺，阻遏清阳，清阳不运窍道不利，发而为鼾；虚者痰浊上蒙轻窍，脑失荣养，咽部肌肉失去气血充养则痿软无力，致气道狭窄，气流出入受阻而发声。

## 鼾症痰的性质及特征

**1. 寒痰：**津液得温则行，得寒则凝。"形寒寒饮则伤肺"，外感寒邪，过食寒凉，肺卫被伤，气机宣降失常；或体内阳气不足，津液因寒凝滞，停而为痰。寒入夜尤甚，夜间寒痰凝滞，喉中作声。临床表现常见鼾声低沉，呼吸多次暂停，咳嗽，痰多色白质稀，恶寒，白天疲惫乏力，神倦嗜睡，睡不解乏，精神涣散，反应迟钝，可伴见下肢浮肿，饮食可，夜寐差，小便频，大便可，舌质紫暗苔薄白，脉沉滑。

**2. 热痰：**外感热邪，疾病初起，体内实热旺盛。脾之湿热，胃之壮火，交蒸互煽。自然界中以火炼金，热极而化水，销铄而然。"痰即有形之火，火即无形之痰，未有有痰而无火，未有有火而无痰者。"痰布于肺道，而至喉间作响。临床表现常见睡时鼾声洪亮，影响旁人睡眠质量，呼吸多次暂停，畏热，晨起口干苦，渴喜冷饮，或伴有口中异味，痰多色黄，性情急躁易怒，面红目赤，头目胀痛，胸中烦闷，食欲佳，夜寐差，小便可，大便秘，舌红绛苔黄或灰黑起芒刺，脉滑数，多见于年轻体实者；先天禀赋不足，后天调养失宜，体内阴虚火旺，虚火煎熬津液铄而成痰。临床表现常见睡时鼾声微弱，呼吸多次暂停，盗汗，晨起口舌干燥，痰少质黏，五心烦热，食欲不佳，夜寐差，小便可，大便秘，舌红少苔，脉细数；外感湿邪或脾虚生湿，两者病因不同但病理过程相互影响，外感湿热之邪影响脾运化而致湿邪内生，反之，脾运化水湿无力易致湿热内蕴，湿停肺而为痰。临床表现常见睡时鼾声低沉，晨起口渴而不欲饮，痰多色白或微黄，胸闷，脘痞腹胀，饮食量少，食后不适，夜寐差，小便可，便溏不爽，舌淡红苔润或滑，脉滑数。

**3. 燥痰：**"壮火食气"，人体内阳气旺盛，阳热之邪损耗肺气，津液受热煎熬，耗伤津气、如熬汁收膏、煮水结盐，结为燥痰。燥痰凝滞，壅塞肺道，肺气郁滞。临床表现鼾声响亮，影响旁人睡眠质量，呼吸多次暂停，夜间心胸憋闷，甚则胸痛，心慌，昏不知人事。晨起口干口黏喜饮，痰色黄质黏难咳，白天易困倦，注意力下降，或伴胸中烦闷，面色无华，饮食差，夜寐差，小便少，大便秘，舌红苔薄白或黄，脉弦滑数。

**4. 风痰：**"风为百病之长"，人体外感风邪，形寒饮冷，体内津液为水，水本平静，风气推动则波涛汹涌，覆舟之祸，而成风痰。"人身无倒上之涎，天下无逆流之水"，风痰运而上，填塞胸中，而至气机不畅，发而为鼾。"胸膈多痰，脏腑壅滞致使精神昏浊，昼夜耽眠"（《太平圣惠方》）临床见有较长的打鼾呼吸暂停史，就诊时可随时入睡，恶寒发热，头重如裹，眩晕，咳嗽，可多痰或少痰，饮食尚可，夜寐差，二便可，舌红苔滑，脉浮滑。

## 鼾症的化痰祛湿辨治

临证治疗以化痰祛湿为治疗原则，在辨证论治上：①要辨别痰湿的性质，治疗寒痰温化寒痰，治疗热痰清热化痰祛湿，治疗燥痰先轻宣滋润使肺气得通条畅达，而后化痰祛除致病因素，治疗风痰祛风化痰，注意风邪夹寒、夹热、夹湿等，佐以解表散寒、清热祛风、祛风除湿等法。②辨别标本虚实，患者久病、体质虚弱或久病损伤脏腑气机，治疗中重视补虚；患者新病，症见一派实象，祛除实邪切不可攻伐太过，损伤正气。③辨别兼证变证，注意证型变化，辨证明确，疾缓有序。

古代医家对鼾症具有丰富的研究，《寿世保元·不寐》曰："一治心下怔忡，睡倒即大声打鼾睡，醒即不寐，余以羚羊角、乌犀角，各用水磨浓汁，入前所用养心汤，或复睡汤内，服之立效，盖打鼾睡者，心肺之火。"《杂病源流犀烛·不寐多寐源流》曰："有方卧即大声鼾睡，少顷即醒，由于心肺有火者，宜加味养心汤。"提出用养心汤治疗鼾症。《本草易读》曰："治风温脉尺具浮，沉之涩，常自汗，身重多睡，鼻息鼾，语难出，治用葳蕤汤。"

辨证论治是治疗鼾症的最重要的方法之一，对于临床改善症状疗效显著。痰为主要的发病机制，根据虚实两大类型，确立相应的治则。治疗实证痰湿壅滞型以化痰祛湿，通利气道为主要原则，以二陈汤为主方，药用法半夏、橘红、茯苓、白术、陈皮、郁金、石菖蒲、枳实、桔梗、浙贝母、炙甘草。方以陈皮、白术为君药燥湿健脾祛痰，合石菖蒲、郁金增加化痰之力，化痰必兼行气，佐以枳实调畅气机以利消痰，诸药合用，共奏行气化痰之效。若寒痰者加生姜温化寒痰；热痰者加菊花，贝母清热化痰；燥痰者加瓜蒌滋阴润燥化痰；风痰者加羌活，防风解表祛风。痰浊内阻型鼾症，治以理气化痰，开窍醒神，方用温胆汤加杏仁、桔梗、远志、石菖蒲、郁金；湿困脾阳型鼾症，治以温阳化湿，方用平胃（散）汤加白术、法半夏、佩兰、白蔻仁、葛根、石菖蒲、郁金，临床症状缓解明显。

# 34　肿瘤从痰论治

　　肿瘤包括良性与恶性两大类，其属于中医学"癥瘕""积聚"等范畴，为中医顽疾。中医学很早就认识到肿瘤与痰关系密切，痰是肿瘤形成的关键因素之一，同时也是肿瘤复发及转移的病因和重要机制。随着现代医学技术在痰证病机中的微观研究，现代很多医家在分子细胞、基因水平上认识到从痰论治肿瘤的作用机制。学者谭兆峰等基于痰饮为肿瘤发生、发展及转移的重要因素基础上，主要探讨了痰的概念及其与肿瘤的关系、从痰论治肿瘤疾病的要点。

## 痰对肿瘤病的影响

　　《黄帝内经》中无痰的记载，只有饮的记载。痰始见于《神农本草经》巴豆条，称其能治"留饮痰澼"。《金匮要略》始有"痰饮"之称，并根据饮邪停留的部位与症候分为痰饮、悬饮、溢饮、支饮，其中的痰指狭义之痰，并实多言饮。隋·巢元方《诸病源候论》首次系统地论述了痰病理论，详列痰病诸候，揭示痰生百病。宋元以后，在张子和、严用和、杨仁斋、朱丹溪、张景岳、叶天士等医家的阐述下，痰证研究才渐趋全面深入。痰的含义有狭义和广义之分。痰饮形成后，阻滞气血运行，影响水液代谢，致病广泛，变幻多端，故有"百病多由痰作祟""怪病责之于痰"之说。

　　痰是肿瘤形成和发展的关键因素之一，朱丹溪在《丹溪心法》曰："诸病皆由痰而生，凡人身上、中、下有块者，多是痰。"清代医家高锦庭也认为："癌瘤者……及五脏瘀血浊气痰滞而成。"龚廷贤《万病回春》曰："浑身有肿块，或骨体串痛，都湿痰流注经络也。"他们均认为，痰浊为癥瘕积聚形成的必然因素。近现代许多医家也认为痰与肿瘤发生存在必然联系，应用痰证理论在肿瘤疾病基础研究和临床实践取得了一定进展。如魏品康教授创立"胃癌痰证组学"，提出胃癌中医"蘑菇—肿瘤—痰污染"、痰污染理论假说，认为痰浊是胃癌形成的重要病理基础，且运用痰证理论治疗胃癌取得了良好的临床效果。肿瘤疾病过程中的痰应从广义概念去理解。痰既是致病因素，又是病理产物，若脏腑功能障碍，气机升降出入失常，气血失和，气滞血瘀，痰气交阻，痰瘀互结，脉道不通，积聚内生，肿瘤即成。肿瘤形成后，进一步影响人体脏腑功能及气、血、津液的运行，更易生痰饮，临床可见肿瘤患者常合并有胸腹水、水肿、淋巴结转移等痰饮征象。

　　转移是恶性肿瘤的基本生物学特征，肿瘤转移可被形象地称为多阶梯瀑布过程。现代医学认为，肿瘤微环境中的细胞间质、黏附因子、基质金属蛋白酶在肿瘤转移中起重要作用。近年来，肿瘤细胞内环境、细胞外基质、细胞间质成分的改变与中医痰证理论的相关性在国内外也得到了很多研究的证实，现代医学与中医痰证理论的特点不谋而合。《灵枢·百病始生》有类似肿瘤转移的"经络传舍"理论，"留而不去，传舍于肠胃之外，募原之间，留著于脉，稽留而不去，息而成积"。痰随气流行，来去无端，聚散靡定，痰携癌毒可散布周身，痰的留着、黏滞性，又使痰毒易于传舍于机体某一局部则成为新的病灶。痰为阴邪，性阴柔，其病势缠绵，易与气滞、血瘀、毒邪等邪杂合为病，形成气滞、痰、瘀、毒搏结，加剧了肿瘤转移和发展。所以中医有"百病兼痰""怪病多痰"之说，所以说痰是肿瘤形成及转移的重要因素。

# 从痰论治肿瘤疾病

**1. 谨守病机，审症求因：**"见痰休治痰"，中医学认为恶性肿瘤为全身性疾病，其发生、发展涉及气血、津液及多个脏腑，多由于机体正气内虚，感受邪毒，情志怫郁，饮食损伤，素有旧疾等因素使脏腑功能失调，气、血、津液运行失常，产生气滞、血瘀、痰凝、湿浊、热毒等病理变化蕴结于脏腑，相互搏结，日久渐积而成的一类恶性疾病。其中痰饮是肿瘤形成发展的一个主要病理机制之一。肿瘤患者痰发于体表、阻于血络形成的癥瘕积块易查，而痰发于体内脏腑内部或未显形之前的痰则不易察觉。《素问·至真要大论》曰："伏其所主，先其所因。"中医学历来重视病因在疾病发生、发展、变化过程中的作用，认为"有诸内，必形诸外"。在整体观念的指导下，审症求因，临床应综合肿瘤患者证候并结合病位，四诊合参，从痰的病理实质上审症求因，从整体观念出发辨证而治痰，做到"见痰休治痰"，要从广义角度来理解和治痰，根据引起肿瘤的病因从源头上截断痰的产生或消散已生之痰。痰的产生有两种机制，其一，气机失调是津液停滞进而成痰的前提；其二，有邪气者，邪气加于津液相互作用为痰。所谓治病必求于本，对于痰病治疗来说，其根本就在于解决以上两个生痰机制，第一，要将气机的调节和气化恢复视为治疗的中心思想之一，同时应认识到气机失调有实有虚，气化之变涉及五脏六腑功能虚实之变，调节气机绝非简单的理气方法；第二，对于有邪气外加津液成痰者，还要针对性地祛除邪气，以便断绝痰因。如因有瘀毒而成痰者，当化瘀解毒而祛痰，如因阴虚内热而生痰者，当滋阴清虚热而祛痰。故临床上当以"痰"为切入点，具体情况具体分析，探求病因病机，治病求本。

**2. 治痰先调气，气顺则痰消：**痰的形成与脏腑气化功能有关，气属阳，津液属阴，津液的生成、输布和排泄有赖于气的推动、固摄作用和气的升降出入运动，气血流畅则痰无以生。津液的输布不正常必然跟气有关，气的不顺会导致痰饮生成，而痰饮形成后，有形之质必然也会影响气的运行，同时痰饮一旦形成，可随气流窜全身，从而产生各种病证，故治痰必先治气，正如朱丹溪所曰："善治痰者，不治痰而治气，气顺则一身津液亦随气而顺矣。"同时严用和也认为，"人之气道，贵乎顺，顺则津液流通，绝无痰饮之患"。肿瘤患者脏腑功能失调，气、血、津液运行失常，痰、毒、瘀胶结，同时加之情志不舒，使气机更加紊乱。因此，临床上治痰应重调气，气顺则痰消。

临床上应注意以下三方面：①调气应升降并用，分清主次，同时应针对不同之证、病变部位，辨证、辨位调气。气滞者，根据"结者散之，抑者散之"的指导原则，行气疏导，治以中焦脾胃和肝为中心；气逆者，因肺主气，胃以降为顺，故治以肺、胃为主；气虚气陷者，应根据"虚则补之""下者举之"的原则补气升陷；气闭、气脱者则采用开闭、固脱之法。根据病位的不同，同时结合病变脏腑的生理病理特点选择用药，病在上焦者，应注重宣降肺气、调畅气机，常用药如紫苏叶、杏仁、桔梗、枳壳等，注重开降药的配伍运用；病在中焦者，应注重疏肝理气解郁、升清降浊，药如苍术、香附、郁金、陈皮、枳实、白术、川楝子等；病在下焦者，应顺应"腑以通为用"的特点，注重通腑泄浊，药如木香、厚朴、槟榔、枳实、大腹皮等。②调气应重疏肝。肝主疏泄，肝脏对全身气机的影响是最根本的。肿瘤患者常有情志不遂、情绪低落等肝气郁证的临床表现，郁怒伤肝，肝气郁结，影响各脏腑气机，故前人有"万病不离于郁，诸郁皆属于肝"之说。临床应根据肿瘤患者郁证挟杂寒、热、湿、痰、血、食等的不同，辨证分析，明辨气血虚实，使肝条达舒畅，痰无以生。③调气应注意不可过用辛香理气之品，以免耗伤气、血、津液。故从痰论治肿瘤疾病当以调节气机为核心，兼以祛邪除痰。

**3. 治痰重治血，血活则痰消：**《素问·三部九候论》曰："必先度其形之肥瘦，以调其气之虚实，实则泻之，虚则补之，必先去其血脉。"强调无论用补法或泻法，如果血脉有瘀滞，必先去其血脉的凝滞。朱丹溪《丹溪心法》曰："痰挟瘀血，遂成窠囊，肺胀而咳，或左或右，不得眠，此痰挟瘀血，碍气成病。"首创"痰夹瘀血，遂成窠囊"之说，治痰注重痰瘀同治，指出痰阻经脉，气血运行不畅而生血瘀，痰与瘀血往往互结，形成顽固病症。唐容川在《血证论》对痰饮痰血的关系有明确的论述，"痰水之塞，由瘀血使然"，"血积既久，其水乃成"，说明血瘀日久，水液必产生病理变化。现代名老中医关幼波曰："痰与血同属阴，易于交结凝固。气血流畅则津液并行，无痰以生，气滞则血瘀痰结。"无论因痰致瘀，还是因瘀生痰，最终的病理结果就是痰瘀互结。因此在从痰论治肿瘤疾病时，应痰瘀同治，重视治血。治血，应从广义角度治血。血瘀者活血化瘀；血热者清热凉血；血寒者温通血脉；血虚者补气生血；同时应根据具体情况配合濡润、理气之药。

临证时应注意以下几点：①治血宜行血，不宜单纯止血。肿瘤患者常合并咯血、吐血、二便出血等出血病症，临证不可单纯止血，应针对引起气血不畅的病因，通过行血活血，使气血通畅，令其调达，瘀血消散，经络疏浚，血归循经，则出血止。②治血需治火，治火即治气。《景岳全书·血证》曰："凡治血证，须知其要，而血动之由，惟火惟气耳。故察火者但察其有火无火，察气者但察其气虚气实，知此四者而得其所以，则治血之法无余义矣。"气郁可以化火，即"气有余便是火"，火为热之渐，血得热则结，瘀阻脉道，气郁不得行，火热益炽，燔气灼血则气血逆乱，血不归经，故治当疏气解郁，气顺降则火自除，血得归经而出血自止。故缪仲淳认为，"应降气而不降火"，降气即"降其肺气，顺其胃气，纳其肾气"，使气下血下，气降则血能归经。③肿瘤疾病，病势缠绵。久病入络，故临证应注重活血通络药的使用，如全蝎、蜈蚣等虫类药，以松透病根。当然，在肿瘤患者治疗中，要慎用莪术、三棱、水蛭、虻虫等破瘀峻猛的药物，以免促进肿瘤复发、转移。

**4. 治痰调三焦，脾肾当为先：**痰饮为人体水液代谢紊乱的产物，因脏腑气化失常而产生，因此治疗时须针对痰证所涉脏腑，调理相关脏腑气机，恢复其气化功能，以杜绝痰之来源。《素问·经脉别论》曰："饮入于胃，游溢精气，上输于脾，脾气散精，上归于肺，通调水道，下输膀胱，水精四布，五经并行，合于四时五脏阴阳，揆度以为常也。"由此可以看出，水液的正常输布排泄，主要依靠肺、脾、肾的功能活动和三焦的气化作用。肺居上焦，主气、司治节。若肺气失宣，通调失司，津液失于布散，聚为痰饮。脾居中焦，与胃相连，脾为湿土，胃为燥土，脾主运化以升为顺、胃主受纳以降为和。正如《证治准绳》曰："脾之水湿停聚，多能致饮，若饮积久而不化，或胃燥伤津，则变为痰。"肾为水脏，居下焦，主水液的气化。若肾气不足，水湿不得蒸化，或肾阳不足，水湿泛滥，均能导致痰饮。《景岳全书》曰："盖水为至阴，故其本在肾，水化为气，故其标在肺；水惟畏土，敦其制在脾。"又曰："夫人之多痰，悉由中虚而然，盖痰即水也，其本在肾，其标在脾，在肾者，以水不归源，水泛为痰也；在脾者，以食饮不化，土不制水也。"从肿瘤的病机演变和三脏在水液代谢中的地位来看，从痰论治的重点应在肾和脾，尤其须重视治脾，因痰饮的根源在于水谷津液不归正化，而水谷腐熟运化有赖于脾。脾气健旺，则水谷化为气血，痰饮无从生成。生痰之本在脾、肾，从痰论治肿瘤不仅要化痰祛痰，更要调理脾、肾以固本培元，恢复其正常气化为重，临证可选六君子汤、平胃（散）汤、金水六君煎、济生肾气（丸）汤等方加减。

此外，临床还需基于肿瘤相关病机，结合宣肺、疏肝、宁心、和胃、清胆等从痰论治肿瘤，使三焦气机畅通，肺、脾、肾等脏腑功能正常。

# 35　恶性肿瘤从痰论治

　　恶性肿瘤的发生与发展，多是由于机体受到外源性致癌物质的诱导，导致细胞突变，在机体免疫监视功能低下或缺乏时，未能及时杀伤和清除恶变细胞，或不能阻止其恶性增殖及扩散的情况下而产生的。转移是恶性肿瘤生物学行为最本质的特征，古代医家虽然不能认识肿瘤转移的全部特性，但对转移的发生及传变早有认识。

　　《黄帝内经》中并无癌的病名，但有"癥瘕""积聚"等病名。癌的病名首见于宋代的《卫济宝书》。朱丹溪《局方发挥》曰："自气成积，自积成痰。"痰是津液的变异和转化，是疾病过程中产生的病理产物。《仁斋直指方》曰："夫痰者，津液之异名。"因而，任何与津液相关的疾病和病因都有可能导致痰证的产生。《灵枢·刺节真邪》曰："有所结，气归之，卫气留之，不得复返，津液久留，合而为肠瘤。"《丹溪心法》曰："痰挟瘀血，遂成窠囊，肺胀而咳，或左或右，不得眠，此痰挟瘀血，碍气成病。"首次将痰瘀同病明确提出。高秉钧《疡科心得集》曰："癌瘤者，非阴阳正气所结肿，乃五脏瘀血、浊气痰滞而成。"基于历代医家如此诸多之论，学者崔应珉等认为，恶性肿瘤当从痰论治。

## 痰邪与恶性肿瘤的关系

　　痰浊内阻是肿瘤形成的关键之一。痰是体内津液输布失常，水湿凝聚而成，具有全身上下、皮里膜外，无处不到的特点。痰既是病理产物，又是致病因素，若脏腑功能障碍，升降出入失常，气血失和，气滞血瘀，痰气交搏，痰瘀互结，络脉不畅，肿块内生，癌症即成。如肺癌多因肺气膹郁，宣降失常，气机不畅，气滞血瘀阻塞脉络，津液输布不利，壅而为痰，痰瘀胶结，从而形成肿块；食管癌因忧思伤脾，脾伤则气结，水湿失运，滋生痰浊，痰气相搏，阻于食道者亦为之不少；朱丹溪认为，乳腺癌多因妇人"忧怒抑郁，朝夕积累，脾气消阻，肝气横逆，气血亏损，筋失荣养，郁滞与痰结成隐核"。肿瘤的形成，除了正气虚弱、忧思恼怒、食伤瘀血为患外，痰浊是肿瘤形成的重要病因和致病因素，加之痰邪病势缠绵，顽固多变，故一旦为病，病势凶猛，难以速祛。

　　恶性肿瘤最本质的特点就是转移，《灵枢·百病始生篇》曰"留而不去，传舍于肠胃之外，募原之间。留著于脉，稽留而不去，息而成积"，是对疾病转移最早的认识。《丹溪心法》曰："凡人身上中下有块者，多属痰。"《杂病源流犀烛》曰："痰之为物，流动不测，故其为害，上致巅顶，下至涌泉，随气升降，周身内外皆到，五脏六腑俱有。"痰的流动性，使癌毒可随痰播散周身，痰的留着、黏滞特性，又使癌毒易于在某些脏器组织中形成转移灶；痰行于脑，成脑转移；流于骨，致骨转移；泛于肝，则致肝转移；浸于淋巴，则致淋巴结转移，所以中医有"顽痰怪证""痰饮变生诸证"之说。

　　脾为生痰之源，肺为贮痰之器。肺脾气虚，痰湿内生，痰毒互结，痰毒流注脏腑之络脉（肺络、肝络、脾络、肾络、胃络、心包络、少阳之络），络脉损伤，气血离络，留而为瘀而至转移。痰的许多其他特性，如病因的多因性、因果性，致病的遏阳性、凝滞性、流动性、阻塞性、严重性，症状的广泛性、特异性、重浊性，病程的缠绵性均与肿瘤转移发病机制、预后极为相似，说明在肿瘤转移中痰的因素极为重要。临床所见肺癌、胃癌、食管癌、乳腺癌患者多有舌体胖大，舌苔厚腻，恶心、胸脘痞闷、脉滑等痰湿中阻的病症特点。

　　另外，痰邪还可以与气滞、血瘀、毒邪相结合，杂合为病，形成痰瘀互结，痰毒互结，痰瘀毒互结等导致肿瘤转移的病理形式，更加加重了癌毒的恶性生长，加剧了肿瘤的扩散和病情恶化。

# 恶性肿瘤从痰论治诸法

吉林省已故名老中医岳景林临床经验丰富，擅治各种疑难病症，特别是运用化痰法治疗肿瘤病屡起沉疴。

**1. 痰浊凝聚是恶性肿瘤的病机关键：**《素问遗篇·刺法论》曰"正气存内，邪不可干"；《素问·评热病论》曰"邪之所凑，其气必虚"。经文精要地指出正气不足是疾病发生的内在因素，外来邪气是引发疾病的重要条件，外邪必须通过内在因素才能发病的道理。人体正气不足是疾病发生的内在因素和病理基础，肿瘤病也不例外。关于肿瘤的形成后世医家论述颇多。金·张元素称"壮人无积，虚人则有之"；《外证医案汇编》曰"正气虚则成积"；《医家必读》曰"积之成者，正气不足，而后邪气踞之"。这些论述充分说明，肿瘤病是在正气亏虚的基础上产生的。并指出恶性肿瘤一旦形成，其显著特点就是大量消耗人体正气，迅速耗气伤阴，因此正气亏虚既是肿瘤病发生的内在因素又是病理结果。

在中医学中，"癌"之病名始于宋·东轩居士所著的《卫济宝书》。《黄帝内经》中虽无直接"癌"或"肿瘤"之病名，但有"癥瘕""积聚"之记载。"痰"是导致体内癥瘕、积聚等肿块形成的关键因素。高秉钧《疡科心得集》曰："癌瘤者，非阴阳正气所结肿，乃五脏瘀血浊气痰滞而成。"可见"癥瘕""积聚"多为痰阻、气滞、血瘀、热毒等相互搏结而成，其中痰浊内阻是肿块最终形成的关键病机。中医学认为，痰是水液运化异常的代谢产物，是疾病过程中的病理产物。气虚可聚湿生痰，气滞可停津为痰，而六淫、七情、饮食所伤，脏腑功能失司，肺、脾、肾三脏功能障碍，脾失健运，三焦气化失于通调，脾之转输无权，上不能升输及肺以通调水道，下不能降归肾以助蒸发开合，使津液输布与排泄失常，以致水湿停聚为痰、为饮、为湿，这些病理产物停滞不除，久之阻碍气血运行而凝聚成块，则为"癥瘕""积聚"。痰浊的形成关键是由于体内津液不布，水湿不化，阻滞不通并凝滞而成；或由于邪热灼津，凝结成痰；痰阻脉络，邪郁内聚，由此可见癥瘕积聚形成与痰浊凝聚密切相关。

恶性肿瘤病的形成以正虚为本，痰浊凝聚为标，痰浊则是肿块形成的病机关键，其病性为本虚标实、虚实夹杂之证。

**2. 化痰散结是恶性肿瘤治疗的关键：**扶正祛邪、标本兼顾是中医治病的原则之一。应用在恶性肿瘤病的治疗中，扶正属于补法的范畴，但并不等同于补法，其主要作用在于调整体内阴阳、气血和经络、脏腑的生理功能，扶正应根据各个脏腑虚损的不同特点，予以与之相应的治法；扶正法还必须紧密结合病情和脏腑特点，通过辨证权衡扶正与祛邪的轻重缓急。

既然痰浊是恶性肿瘤发病的关键，那么治痰就是治疗恶性肿瘤的重要一环。朱丹溪在《格致余论》中强调乳岩要早发现、早治疗，并创制了"青皮甘草汤"以治之，主张"治宜疏厥阴之滞，清阳明之热，行污血，散肿结"。肿结为有形之痰，从痰论治。"痰浊"的特点是重浊黏滞、流窜不定，与肿瘤的特点有颇为相似之处。肿瘤从痰论治不仅在历代文献中有丰富记载，而且在临床治疗过程中也取得了一定的疗效。

痰具有易行善变、变化多端的特点，痰浊极易化寒、化热，夹风、夹湿、夹瘀，此时之痰已是由痰、湿、瘀、热、寒等多种因素交融凝聚的病理产物，并非简单的痰浊。因而在抗肿瘤治疗过程中，以扶正为本、标本兼顾为原则，结合患者具体病情，考虑癌症的部位、分期，辨证与辨病结合，运用多种消痰化痰方法相结合进行治痰，把治痰之法贯穿于治疗恶性肿瘤病的全过程。

**3. 恶性肿瘤从痰论治九法：**

（1）清热化痰法：痰浊在人体内停留日久，或未能及时得到正确治疗，或因用温补药过多均可导致痰阻蕴久则化热、化火形成痰毒、瘀毒，因此进展期肿瘤常出现邪毒久聚、蕴而化热、耗气伤津之病机，临床可见口干、口苦、咳吐黄痰、胸闷、气短、喘促、渴喜冷饮、大便干结、舌红苔黄、脉滑数等。热者宜清，痰者宜化，在消痰时，兼用清热解毒散结药物，选用清气化痰（丸）汤《医方考》加夏枯草、白花蛇舌草、竹茹、山慈菇、僵蚕等。

（2）散寒化痰法：《灵枢·百病始生》曰"积之始生，得寒乃生，厥乃成积矣"；《素问·阴阳应象大论》曰"阳化气，阴成形"，阳气不足，阴寒内生，寒主凝滞，人体寒气过盛，可致水液运化异常，湿聚为痰，寒凝痰阻是肿瘤病的主要成因。临床可见咳嗽、痰多、痰白、喘促、畏寒肢冷、舌质淡、舌苔白腻、脉沉细滑等，根据"病痰饮者，当以温药和之"，提出在抗肿瘤时应适当选用一些辛温之药以通阳化气、温散寒痰，进而达到温阳化饮、邪散痰消之功。常以二陈汤合苓桂术甘汤加桔梗、白芥子、天南星、干姜、补骨脂等药。

（3）行气化痰法：气滞与痰阻互为因果，情志不畅，肝气郁滞等各种原因引起气机郁滞，影响水液代谢，湿聚为痰；而痰浊内阻又可导致机体气血运行障碍，影响气机条畅，二者往往相伴为病，临床可见胸闷、胁肋或胃脘胀满、嗳气、舌质红、苔白厚、脉弦滑等。并依《素问·至真要大论》"结者散之""逸者行之"的论述，予疏肝理气、化痰导滞等治法，选用柴芍六君汤加桔梗、枳壳、枳实、预知子、佛手、莱菔子、瓜蒌等。

（4）健脾化痰法：李中梓《证治汇补·痰证》曰："脾为生痰之源，肺为贮痰之器。"《景岳全书·积聚》曰"凡脾肾不足及虚弱失调之人，多有积聚之病"，充分说明脾虚气弱是痰浊内生的主要原因，临床可见痰多、胃脘痞闷、纳呆、大便次数多或便溏、舌质淡、苔腻、脉濡滑等，用益气健脾法治痰之本，治痰离不开健脾，临证时常选用香砂六君子汤加苍术、薏苡仁、白扁豆、山药、紫苏梗、神曲等以增强健脾化痰湿之效。

（5）活血化痰法：津血同源皆为水谷所化生，津凝为痰、血滞成瘀，故津液、血液不归正化的病理产物为痰浊、瘀血。气行则血行，气行水亦行，气滞而痰瘀内生，痰可生瘀，瘀可生痰，痰瘀可同病。《诸病源候论》曰："诸痰者，此由血脉壅塞，饮水结聚而不消散，故成痰也。"说明痰浊阻滞脉道，血行受阻而成瘀，而瘀血阻滞，气机不畅，气不布津而生痰浊，痰瘀可互为因果、相互转化。临床可见固定部位的刺痛，甚者疼痛难忍、舌质紫黯或有瘀点、瘀斑、舌苔厚腻、舌下脉络青紫、脉涩等症状。痰瘀互结是肿瘤病的关键所在，活血化痰、化痰通络法是治疗肿瘤病的重要法则。方选血府逐瘀汤加莪术、三棱、延胡索、五灵脂、石见穿、法半夏、天南星等药。

（6）养阴化痰法：辨证施治是中医的基本原则，治疗恶性肿瘤病也同样要遵循这个原则。根据个人体质不同，对素体阴虚之人患肿瘤病既要化痰散结，又要顾护正气养阴扶正。此外，痰瘀在体内蕴久能够化热、化火，火热既能耗伤阴津又能炼津为痰；一些患者经过化疗、放疗可出现耗气伤阴的病理变化，临床可见低热、口干不欲饮、头晕、耳鸣、五心烦热、小便短赤、大便干燥，舌质红绛、舌有裂纹、舌苔少、脉沉弦细等。用养阴化痰法治疗，方选百合固金汤加桑白皮、竹茹、知母、地骨皮、枸杞子等。

（7）宣肺化痰法：《素问·至真要大论》曰："诸气膹郁，皆属于肺。"《素问·灵兰秘典论》曰："肺者，治节之官，水道出焉。"肺主气，主宣发肃降，能够调节气的升降和出入，当邪气袭肺时容易导致肺的宣发和肃降功能失调，使津液凝聚成痰，临床可见咳嗽、咯泡沫样痰、胸闷、气短、鼻塞、流涕、头痛等症。治痰与宣肺相辅相成。除肺癌之外，肿瘤患者多为老年久病之体，常常痰邪内伏于肺，或因体质虚弱极易复感外邪合并外邪袭肺，在肿瘤病程中宣肺化痰之法是常用之法，选用参苏饮加杏仁、麦冬、沙参、蝉蜕等。

（8）峻下逐痰法：癌性胸腹水属于中医学"悬饮""臌胀"等范畴，常见于恶性肿瘤病的晚期，给肿瘤病人带来极大痛苦。临床见胸闷、气短、不能平卧或腹胀如鼓、四肢肿胀、舌质胖大、舌苔白或黄厚腻、脉沉细，对于癌性胸腹水患者，取急则治其标的原则峻下逐痰，使积液从大小便排出，从而消除肿胀，方用葶苈大枣泻肺汤或续随子（丸）汤加减。

（9）化痰软坚散结法：痰凝日久则愈炼愈坚，牢不可散，俗称"老痰""顽痰"，临床可见肿块较坚硬，局部肿胀疼痛，舌质红，舌苔厚腻，脉弦细滑。对此类患者，仅用一般的化痰药常难以消除所聚之结。据《素问·至真要大论》提出"坚者削之"的理论，在一般化痰散结中药基础上，加用辛温味咸、软坚散结之品攻痰豁痰，增强祛痰、化痰之力，方用涤痰汤加生牡蛎、夏枯草、威灵仙、山慈菇、蛇六谷、海藻、昆布、白芥子等。

## 恶性肿瘤转移从痰论治机制

在恶性肿瘤及其转移的治疗上，西医目前主要是采取手术切除、放疗、化疗等措施，虽然一定程度上有治标的效果，但远期疗效并不确切，放、化疗中虽有确切的杀死癌细胞的作用，但其毒副作用较大，且患者对放、化疗的承受能力有限，很多患者生存质量反较治疗前下降。对恶性肿瘤及转移患者的治疗，以扶正为本，消痰化痰为基本治疗法则，取得了改善恶性肿瘤及转移患者的生存质量的效果，延长生存期，且有未能行手术及放、化疗的患者，坚持服用中药已成功痊愈或长期带瘤"健康"生活。

**1. 消痰散结用"三生"：**治痰，在扶正的基础上首要消痰散结，消痰散结重用"三生"，"生半夏""生南星""生牡蛎"。生半夏有燥湿化痰，降逆止呕，消痞散结之效；生南星燥湿化痰功效也甚；生牡蛎软坚散结，化痰消积，《本草备要》载其"消瘰疬结核，老血瘕疝"。实验研究，生半夏中含有的半夏多糖能有效诱导肿瘤细胞凋亡；半夏酒精提取液对小鼠癌细胞能够起到抑制效果。生南星提取物能对人肝癌细胞起到诱导凋亡的作用；生南星对小鼠移植性肿瘤 $H_{22}$ 有较明显的抑瘤作用。牡蛎低分子生物活性物质具有抑制肺腺癌细胞增殖的效果。在临床上，用"三生"的量要达到 15～30 g 方能对恶性肿瘤的"痰"邪起到化痰消结作用，用量太少，则力所不能及。

**2. 虫药通络散结以治痰：**根据恶性肿瘤的病机，辨证使用全蝎、蜈蚣等。全蝎能消肿散结，息风止痉，镇静止痛；蜈蚣能息风止痉，祛风通络，解毒散结。因寒致瘀，与温阳祛寒药同用，寒得温则散；气滞血瘀，则理气活血；气虚血瘀，则配合补气益气药，有助于正气的恢复和瘀血的祛除，减少活血化瘀药伤正之弊；血瘀与痰凝互结，则宜配合祛痰散结药，以增强消散肿块的作用。恶性肿瘤及转移患者，病久入络，难以祛除，用通络走窜之全蝎、蜈蚣可起到通络散结之效。全蝎与蜈蚣研末装胶囊服用，一则节省药源，二则便于胃肠道吸收，临床疗效明显。

**3. 辨证扶正散结以治痰：**"善为医者，必责其本"，在治痰的同时要坚持扶正散结。特别是对放、化疗患者体质虚弱，耐受力差，免疫功能低下，白细胞、红细胞等各项生理指标均低于正常值的情况下，消痰化痰散结的同时，一定要配合扶正药物，不可一味攻伐，否则，虽痰得以衰其大半，但因正气虚弱，"邪必凑之"，瘤留之痰邪瘀毒复至，则治疗更加棘手。这方面的药物可以选用黄芪、党参、太子参、石韦、白术、女贞子、仙鹤草、当归、枸杞子等。

**4. 治痰慎用活血化瘀药：**虽然恶性肿瘤及转移过程中，多有血瘀存在和发生，但恶性肿瘤的生长、发育和转移均与血管关系密切，肿瘤积聚体形成后即进入无血管生长期，在此期肿瘤可以通过弥散作用获得充足的氧气和营养。如果此时没有血管长入，肿瘤将发生坏死和自溶；如果血管长入，则肿瘤体积快速增长。现代实验研究表明，川芎嗪、水蛭素可以促进肿瘤细胞对纤维蛋白基质的黏附，因而被认为某些活血化瘀药物可能在某个环节上促进肿瘤细胞的转移。但同时，活血化瘀药也有一定的杀死癌细胞的作用。所以，在肿瘤患者治疗中，莪术、三棱、水蛭、虻虫等化瘀、破瘀力效峻猛的药物要慎重使用，要结合临床和药理密切观察。术后和化疗后的患者应以补气补血、扶正祛邪为主，慎用和禁用活血化瘀药；放疗的患者为增加放疗的敏感性、提高疗效可以适当使用活血化瘀药。

**5. 佐以解毒散结药以治痰：**血瘀、痰阻都是形成肿瘤的病理产物，二者相结合，最易形成痰毒、瘀毒，缠绵久病，彼此相互影响。且顽痰、死血结聚，日久不散，也化而为毒，蓄而不化。故在消痰散结的同时，要重用解毒散结药物，代表药物有半边莲、半枝莲、石见穿、连翘、败酱草、白花蛇舌草等。

**6. 治痰坚持长期治疗原则：**百病皆由痰邪作祟，恶性肿瘤的"恶痰"更是难以短时间内速祛，恶性肿瘤的瘤体清除的不彻底性与病灶随时都有可能复发可能决定了恶性肿瘤的治疗必须坚持长期。消痰散结为主的治法和处方要有方有守，周期性地加强抗肿瘤作用，根据病情变化按时调整处方，才能有效对症治疗恶性肿瘤的"恶痰"。

**7. 复法大方整体治疗以治痰**：复法大方属"七法"之一，《素问·至真要大论》在论述组方原则时提出"奇之不去则偶之，是谓重方"。张仲景的鳖甲煎丸即是复法大方的代表之一。痰是形成肿瘤的重要病理产物，恶性肿瘤转移患者均有见于体表或体内的肿块，尤其是起病缓慢，皮色不变，无声无息之中而日渐增大者，更要责之于痰。其胶结黏腻之性是肿瘤难以消散的重要原因，药物量少，药味单一，则力所不能及，非复法大方针对顽痰有奇效，但复法大方，大方复制必须建立在辨证的基础上，主次分明，一药多用。

## 恶性肿瘤与痰相关的现代研究

中医学认为痰、瘀、毒、虚是恶性肿瘤发生的主要病理机制。痰是肿瘤形成和发生过程中不可忽视的重要病理产物，同时又是新的致病因素，可以加剧病情进展，特别是与瘀、毒交搏时，危害性更大。中医学认为，痰与气、血、津液常相互为病，故临床上有"痰气并病""痰瘀同源""痰饮互结"之说。脏腑功能障碍，升降出入失常，气滞血瘀，痰气交搏，痰瘀互结，络脉不畅，肿块内生，癌症即成。学者段铮等对恶性肿瘤与痰相关的研究作了初步探讨归纳。

很多医家对痰证理论做了分子水平的研究。细胞黏附因子广泛分布于全身各处，作用广泛，具有黏滞性、易行性、导致血液黏稠性增高等特点。无形之痰具有隐匿性、多因性、阻遏性、症状的广泛性、怪异性均与细胞黏附因子致使肿瘤转移发病机制极为相似。王文萍等提出了肿瘤转移的"痰毒流注"理论，以痰为基础，强调细胞间质中"痰毒"在肿瘤转移过程中的重要性；李以义认为，肿瘤细胞和由肿瘤细胞刺激细胞间质而产生的溶酶体酶、组织蛋白酶、胶原酶、糖苷酶和水解酶等这些物质应视为痰浊，这些"痰浊"本是病理产物结果，反过来又进一步造成新的危害，促进肿瘤细胞增殖和转移，是"痰中之痰"。对痰证的研究集中在细胞外基质、间质成分的研究有望阐明痰证本质。有学者在《自然》杂志提出了肿瘤的"间质治疗"概念，认为一些信号调节剂和抗侵袭与转移的药物可能是有用的抗间质治疗药，并对当时在临床前或正在临床试验的药物进行了归类。近年来对整合素的深入研究发现，整合素信号介导细胞与细胞外基质黏附发生障碍时，可导致细胞凋亡的发生；受放射线照射的成纤维细胞能促使上皮细胞恶性转化。这些研究表明，以肿瘤细胞和宿主间质之间的微环境为着眼点的抗肿瘤策略具有广阔的前景，这使中医学以痰证为中心的肿瘤本质理论构建和实践成为可能。

近年来对痰邪致病机制的研究主要集中在血脂、免疫、自由基代谢等方面。自由基是机体生化反应中产生的性质活泼、具有极强氧化能力的原子或原子团。自由基是机体正常代谢的中间产物，对机体是有利的，但自由基过多或清除自由基的防御体系发生障碍，即会引起过氧化反应而对机体产生伤害。研究发现脂质过氧化物（LPO）活性和含量的升高是引起心肌缺血再灌注损伤的主要危险因素，而这皆与超氧化物歧化酶（SOD）活性下降，不能及时消除氧自由基有关。已有研究发现超氧化物歧化酶及其抑制药二己基二硫代氨基甲酸钠（DDC）对肺癌转移有一定的抑制作用。

有人提出，肿瘤细胞的产生和改变具有一个适应的环境，将这个环境称为微生态环境，肿瘤细胞和这个环境中的其他细胞和组分构成了一个微生态系统。由此把肿瘤周围的痰、瘀、毒、正气、恶气视为导致肿瘤发生和发展的微环境，痰瘀毒是导致正气转化为恶气的原因，恶气导致体细胞转化为肿瘤细胞，并不断推动着肿瘤细胞生长，其中痰是微生态环境中气血津液运行失常而停滞于内或由机体他部而来。可以看出，微生态系统与中医学的整体观念似有共同点。

## 36　癌性疼痛从痰论治

癌症发病率在我国逐年增高，癌痛作为恶性肿瘤后期患者最常见、最痛苦的症状之一，是由癌症本身和与癌症治疗过程（包括手术、放疗、化疗等）有关的以及精神、心理、社会和经济等多种原因所致的疼痛。它常常使患者的生活质量受到严重影响，患者甚至因癌痛而自杀。世界卫生组织和国际疼痛学会根据癌痛现状制定出"三阶梯止痛方案"，虽然在一定程度上使癌痛患者的痛苦得到减轻，但受政策法规、社会人文等多种因素的制约，癌性疼痛症状的控制仍不令人满意。

学者魏品康教授拥有 40 余年临床经验，勤求博采、厚德济生、学验丰富，特别是在肿瘤及其并发症治疗方面积累了深厚的经验，有着颇深造诣，并在临床经验总结归纳基础上结合古代医家认识提出"肿瘤痰证理论"，影响深远，以"消痰止痛"为治法治疗癌性疼痛疗效显著。

### 痰邪阻络是癌痛之本

癌性疼痛的形成遵从《黄帝内经》首先提出的总纲领，"不通则痛"与"不荣则痛"。魏教授根据"肿瘤痰证理论"，认为"痰"不仅包含狭义之痰如咳喘出的有形分泌物，同时也包括广义之痰即体内脏腑功能失调、津液代谢失常的无形病理产物。痰作为病理产物，具有易聚积、易黏滞、易致怪病、易流动的特性，古有云"五脏六腑莫不为患"，"周身内外皆到，五脏六腑皆有"，"或咯吐上出，或凝滞胃膈，或留聚肠胃，或流注经络四肢，随气升降，变身无处不到"。说明痰邪一旦形成，同时又能成为相关疾病的病因病机。"痰"不仅可停聚于五脏六腑形成肿瘤，同时也可以随气升降、留注全身，阻塞经脉，不通则痛；同时经脉受阻，气血不能通畅，局部不能濡养，不荣则痛；不通与不荣所致疼痛拥有共同的病因病机"痰"，病位在"经络"。因此从痰论治癌性疼痛不仅理论上有效，同时也可对肿瘤治疗起到辅助作用。

### 消痰止痛是治疗之法

根据前述"痰"是癌性疼痛的病因病机，魏教授运用消痰止痛中药外用治疗癌性疼痛临床疗效显著，与芬太尼透皮贴剂相比，该药能缓解癌性疼痛患者疼痛程度、加快起效时间；并将消痰止痛中药制成酊剂外用进行实验研究，发现该药能缓解大鼠癌性疼痛、炎性痛、神经根性痛等多种疼痛。药效学研究证实其可减小炎症痛大鼠屈/伸关节疼痛试验评分及踝周径、延长骨癌痛大鼠缩足反应时间；提高腰神经根性痛模型大鼠后肢机械刺激缩爪阈值、感觉神经传导速度，减轻髓核和 L5 神经根病理损害程度。近年来，不断总结经验，进行处方优化创新，推出消痰止痛汤治疗癌痛。该方由制南星、法半夏、山慈菇、全蝎、蜈蚣、威灵仙、乳香、没药、冰片、炙甘草等药味组成。方中制南星、法半夏共为君药，消痰散结；山慈菇消痰降泄湿火；全蝎、蜈蚣走窜，搜风拔毒、用量小、见效快；威灵仙消痰祛风通络，以上四味能增强君药消痰之力，共为臣药；乳香、没药活血行气、通经止痛，二者连用以免经络闭阻，共为佐药；冰片香窜作引，引药直达病所，甘草和中补土，共以为使。全方具有消痰导滞、通络止痛之功。

## 内病外治是中医优势

中医外治法历史源远流长，疗效明确，具有简、便、廉、验、效、安全等特点。古有曰："外治之理即内治之理，外治之药即内治之药，所异者法耳，医理药性无二，而法则神奇变化"，"内外治殊途同归之旨，乃道之大原也"。目前临床上针对癌性疼痛的中医外治方法多种多样，常见的如乌香止痛膏外敷、癌痛一贴宁外贴等，均能有效缓解患者疼痛程度，提高生活质量。实验研究也证实中药经皮肤黏膜渗透吸收后药效显著，并且外用药与肿瘤患者基础用药相互作用弱，可避免肝脏首过效应、消化道吸收所遇到的多环节灭活作用及药物内服带来的不良反应。因此中医外治具有明确的临床意义，这也符合中医"内病外治"的治疗特色。魏教授对剂型进行改良，将消痰止痛方制成凝胶外用，能加快药物吸收利用，疗效更好。

## 37    恶性淋巴瘤从痰论治

恶性淋巴瘤又称淋巴瘤，是起源于淋巴结和淋巴组织的恶性实体肿瘤。近年来，国内恶性淋巴瘤的发病率呈上升趋势。根据瘤细胞一般分为霍奇金病（HD）和非霍奇金病（NHL）两大类，西医采用放疗、化疗、分子靶向药物等治疗。中医认为恶性淋巴瘤属于"痰核""恶核""瘰疬""失荣"等病范畴。《灵枢》曰："寒热瘰疬在于颈腋者，皆何气使生？"明《慎斋遗书》记载"痰核，即瘰疬也，少阳经郁火所结"。《医宗金鉴》曰："此疽生于颈项两旁，形如桃李，皮色如常，坚硬如石……初小渐大，难消难溃，即溃难敛，疲顽之证也。"《千金翼方》论曰："凡恶核似射工，初得无定处，多恻恻然痛，时有不痛者，不痛便不忧，不忧则救迟，救迟则杀人，是以宜早防之，此尤忌牛肉鸡猪鱼驴马等肉，初如粟或如麻子，在肉里而坚似，长甚速。"所描述与颈腋部恶性淋巴瘤极为相似，并指出其预后不良，疲顽之证。中医认为恶性淋巴瘤的发病机制是正虚邪实，正虚以气虚、阴虚、血虚及脾肝肾不足多见，邪实以痰浊、邪热、病毒多见。正气虚弱是发病的内在因素，"痰"贯穿本病的整个发生发展过程，是决定其发展、预后的关键因素。学者徐伟兵等认为，从"痰"论治恶性淋巴瘤对提高临床疗效，改善患者生活质量，延长患者生存周期具有极为重要的指导意义。

### "痰"与恶性淋巴瘤的病因病机

痰是人体水液代谢障碍所形成的病理产物，稠浊者称之为痰，分为有形之痰和无形之痰。有形之痰停于颈项、耳旁、肘腋、腿弯等处即为病，或因情志不畅，肝气郁结，气滞伤脾，以致脾失健运，痰湿内生，结于颈项而成。或因痰湿化热，或肝郁化火，下烁肾阴，热胜肉腐成脓，或脓水淋漓，耗伤气血，渐成虚损。亦可因肺肾阴亏，以致阴亏火旺，肺津不能输布，灼津为痰，痰火凝结，结聚成核。正如《丹溪心法》所曰："凡人身上、中、下有块者，多是痰。"古有"无痰不成核"之论。"痰"不仅为恶性淋巴瘤形成过程的病理产物，痰浊内聚又成为该病致病因素。

### "痰"与恶性淋巴瘤的中医辨证

古代并无恶性淋巴瘤病名的记载，现代各医家对此病的辨证各有不同，有的将其分为气郁痰凝证、寒痰凝滞证、痰瘀互结证、肝肾阴虚证、气血亏虚证。有的将其分为寒痰凝滞证、气滞痰凝证、痰瘀毒结证、血燥风热证、肝肾阴虚证。有的将恶性淋巴瘤分为痰气凝滞、痰热蕴结、脾虚肝郁、气血两虚等证型。国医大师周仲瑛将其分为痰毒凝结型、瘀毒互结型、热毒蕴结型、气虚痰毒型、阴虚痰毒型。可见虽各医家对本病的辨证各有不同，但不外乎以"痰"为主，徐伟兵将各名家辨证分型总结为痰热蕴结、寒痰凝滞、痰瘀毒结、气滞痰凝、阴虚痰毒、脾虚痰盛、气血两虚等型。

### "痰"与恶性淋巴结的中医论治

朱丹溪《局方发挥》曰"自气成积，自积成痰"，说明痰滞成积既是恶性淋巴瘤的表现，又是其形成与进一步发展的原因，故治"痰"成为该病的关键所在，所以在治疗中离不开"治痰"之法。《杂病源流犀烛·痰饮源流》中提到"其为物则流动不测，故其为害，上至巅顶，下至涌泉……五脏六腑俱有"。从此可以看出，痰饮一旦产生，可随气流窜全身，从而产生各种不同的病变，且痰邪其性黏滞往往以痰热相结、寒痰互结、痰瘀互结、痰气相结、痰湿相结等多种形式存在。故常用的"治痰"之法有清热化痰、温阳化痰、行瘀化痰、理气化痰、软坚化痰、养阴化痰、通络化痰、燥湿化痰等。例如卢霞运用温阳化痰之法治疗恶性淋巴瘤效果良好。马群力等运用理气化痰之法治疗恶性淋巴瘤也有一定的疗效。武强等采用行瘀化痰之法治疗恶性淋巴瘤可提高放疗、化疗疗效且无明显副作用。

常用方剂有二陈汤、阳和汤、涤痰汤、导痰汤、消瘰丸、海藻玉壶汤、清气化痰丸、香贝养荣汤等方加减。《医方集解》称"治痰通用二陈"，二陈汤作为治痰基础方，方中法半夏辛温而性燥，燥湿化痰，降逆和胃，消痞除满，《本草从新》言其为"治湿痰之主药"，故为君药。痰湿既成，阻滞气机，遂臣以辛苦温燥之橘红，理气行滞，燥湿化痰，二者合用取"治痰先治气，气顺则痰消"之意。茯苓甘淡渗湿健脾，以杜生痰之源，法半夏与茯苓配伍，亦体现朱丹溪"燥湿渗湿则不生痰"之理。生姜既助法半夏、陈皮以降逆化痰，又法半夏之毒，少许乌梅收敛肺气，使祛痰而不伤正，炙甘草为使调和诸药。常用化痰药物有法半夏、陈皮、白附子、僵蚕、天南星、胆南星、皂荚、猫爪草、旋覆花、瓜蒌、石菖蒲、山慈菇、贝母、海藻、昆布、海浮石、海蛤壳、瓦楞子、黄药子等。

## 38  胃癌前病变从痰论治

"慢性浅表性胃炎→慢性萎缩性胃炎→胃癌前病变→胃癌"是公认的胃癌阶梯式演变过程。胃癌前病变具有双向转化的特点，早期干预可有效逆转细胞向恶性发展并预防胃癌的发生。因此，胃癌前病变成为胃癌二级预防的研究重点。

胃癌前病变（PLGC）是一个病理学概念，即胃黏膜的异型增生，是胃黏膜上皮在反复修复中脱离正轨而出现的形态和功能上的异常。PLGC 这一病理变化常存在于慢性萎缩性胃炎等胃癌前疾病的胃黏膜之中。对 PLGC 的处理，现代医学提倡定期内镜活检，发现癌变予黏膜或胃大部切除，平时口服叶酸、维生素 E 等药物，缺乏明确有效的可逆转病变的药物。

《素问·四气调神大论》曰"是故圣人不治已病，治未病"。中医从预防胃癌的发生正是"治未病"思想的具体体现。中医界对 PLGC 的大量实验和临床研究证实了中医药治疗的有效性。PLGC 为病理学概念，因此中医学没有与之对应的准确病名。根据 PLGC 所对应的癌前疾病的临床表现，可列入中医学"胃脘痛""痞满""嘈杂"等范畴。其病因多为饮食不节，嗜食肥甘厚味，烟酒辛辣等刺激性食物，以及情志失调，劳倦内伤，药毒久积等。其基本病机为本虚标实，本虚以脾胃虚弱为主，包括脾气虚、脾阳虚、胃阴虚等；标实则有气滞、血瘀、湿热、痰湿、浊毒等。各家在治疗上多标本兼顾，多种治法融合但突出某几种方法，健脾益气养阴、活血化瘀、解毒散结、除湿化浊等皆为各家常用之法。

虽然医家认为病因病机多种多样，但 PLGC 是不同疾病、不同个体表现出的相同的病理表现，因此在病机上应该也存在着相似性。学者矫健鹏等从痰论治胃癌取得了良好的疗效，提出了一系列胃癌的痰证理论；经过对 PLGC 的分析、诊治，发现痰证理论亦适用于本病理表现的治疗。

### 胃癌痰浊污染学说

本学说是魏品康教授在多年针对胃癌的诊治经验和实验研究基础上，提出的从痰证论述胃癌病因、病机、生物学特性、治疗的理论学说。六淫入侵（环境恶变）、饮食失宜（致癌物质）、七情内伤（精神抑郁）造成胃部气机阻滞（细胞信号传导异常），进而造成津液停滞（细胞代谢紊乱），久之化生痰浊，浸淫胃部细胞，最终造成细胞突变，形成胃癌。痰浊是胃癌细胞（痰核）生长的环境，包括维持胃癌细胞形态和功能的细胞外基质，促进细胞生长的各种细胞因子和细胞分泌的代谢产物；痰浊促进了供给胃癌细胞营养的微血管、淋巴管等通路（痰络）的生长，痰浊污染胃部周围或远处器官，为胃癌细胞的转移提供了生长环境。因此，痰浊是胃黏膜细胞生长的不良生存环境，是胃癌形成的基础和前提，也是胃癌复发转移的物质基础。

### 污染学说与胃癌前病变

**1. 痰为 PLGC 的主要病机**：其一，PLGC 的主要病因皆易生痰。现代医学认为过多进食含有亚硝酸盐的食物、HP 感染、烟酒等饮食因素，抑郁或紧张等负面情绪因素与 PLGC 的发生发展密切相关。中医学认为，暴饮暴食或饥饱异常，嗜食肥甘厚味、辛辣油腻、过量烟酒，可导致脾胃运化不利，津液内停，化湿生热，凝聚成痰；情志不遂，肝失疏泄，气机郁滞，脾胃失运，气滞津停，聚而为痰；或思虑过度，伤及心脾，脾气亏虚，心阴暗耗，心火灼津，炼液为痰。

其二，PLGC 的临床表现多由痰致。①症状多由痰致：患者多有慢性萎缩性胃炎等疾病，多纳谷不馨，少食即饱，纳后腹胀、嗳气频作、胃脘隐痛、口气臭秽、大便稀溏等症状。痰为阴邪，易伤脾阳，脾胃运化不利则纳谷不馨、少食则饱；痰阻气机，气滞中焦，加之脾胃失运，食积中焦，则胃脘痞胀；土壅木郁，加重肝气郁滞，气机阻滞，随肝上逆，故见嗳气频作；气机阻滞，不通则痛，脾阳受损，不容则痛，故见胃脘隐痛；痰浊内阻，湿热内蕴，脾运不利，宿食停滞，浊气上犯，故口气臭秽；痰伤脾阳，运化不利，清浊不分，水谷同糟粕混下，故见大便稀溏。②舌象多由痰致：患者舌象多白黄厚腻，厚腻为痰浊内阻之象。若体质素寒，痰浊从体质寒化则多白腻苔；痰浊从体质热化或积滞化热，则可见白黄腻苔或黄腻干苔；③病势多由痰致：PLGC 所在的慢性萎缩性胃炎、慢性胃溃疡等胃癌前疾病多病程漫长，久治不愈或极易反复。痰邪黏滞，胶结难去，痰易合邪，形成痰气交阻、痰热内蕴、痰瘀互结等复杂病机，且致痰之因多为不良饮食习惯及情志性格因素，故痰邪难除，痰易再生，造成了疾病及病理状态难以消除的病势特点。

**2. 痰浊构成 PLGC 促癌微环境：**胃癌痰浊污染学说认为，"痰浊"是肿瘤的生存环境，相当于肿瘤细胞间质，细胞间质作为细胞的微环境，不仅是物质传递的"桥梁"，而且是物质代谢的"枢纽"。胃癌细胞间质中 IL-6、IL-8 等促炎细胞因子增加，Bcl-2 等抑制细胞凋亡、导致细胞增殖的致癌基因表达增高，CD44v6 等异质性黏附分子增多，EGF 等促进细胞增殖的因子增加，促进细胞以新生血管向外界生长的 VEGF 等因子增多。这种痰浊环境，促进了痰核的形成，痰络的萌生，是肿瘤形成的物质基础。

在慢性萎缩性胃炎等癌前疾病中，HP 感染等因素维持了胃黏膜的持续性炎症反应，造成胃黏膜损伤，抑制胃酸分泌，促进胃黏膜萎缩；微观上，胃黏膜细胞的细胞间质构成了细胞的不利生长环境，正是这种细胞的生长环境促进了细胞的异性增生，进而发展为胃癌细胞，因此称之为"胃癌前病变的促癌微环境"。

多项实验研究证实，胃癌前病变的促癌微环境与胃癌的细胞间质存在基因和细胞因子的相似性。实验研究显示，胃癌肿瘤与瘤旁组织中 IL-6、IL-8 呈高表达状态，代表了胃癌细胞环境的促炎细胞因子水平，属于痰浊范畴。而研究结果表明，HP 感染的胃黏膜 IL-6、IL-8 细胞因子也较正常组织高表达。研究显示胃癌及癌前病变组织中 EGFR 均存在过度表达；PLGC 与胃癌中 NK-κB 亚单位 p65 蛋白和由之启动的可诱发恶性转化和肿瘤形成的 c-myc 蛋白均有升高。胃癌组织中调节肿瘤血管形成的 VEGF 高表达，属于痰浊范畴；研究显示 PLGC 中 VEGF 表达较正常组织呈高表达。以上研究说明，PLGC 的促癌微环境与胃癌细胞的不良生存环境——痰浊，在物质上存在相似性，因此，痰浊是慢性萎缩性胃炎等胃癌前疾病的重要病机，是胃黏膜细胞损伤时的不良生长环境，构成了 PLGC 的促癌微环境。

清化痰浊的消痰方剂能通过下调肿瘤细胞中 VEGF、CD44v6、CDK4、P21ras 及 P185 蛋白表达，抑制肿瘤细胞生长、黏附、转移。因此清化痰浊的方法也同样适用于 PLGC 的治疗。

## 胃癌前病变消痰和胃法

采用辨病辨证相结合的方法论治 PLGC。辨病论治主要针对痰浊为 PLGC 的主要病机，是促使胃黏膜细胞向胃癌发展的促癌微环境，制定了 PLGC 的基本治法——消痰和胃法。

由于 PLGC 的治疗周期较长，天气变化、情志因素、饮食因素、药物因素等作用于人体，导致症状体征不断变化，因此在消痰和胃法的基础上提出了体现辨证论治的系列方法。

**1. 消痰和胃法：**常用药物为法半夏、桂枝、白芍、细辛、黄连、炒枳实、炒枳壳、蒲公英、白花蛇舌草等。痰浊阻胃、脾胃斡旋不利、胃失和降是 PLGC 的基本病机，因此将半夏泻心汤的辛开苦降法与小建中汤的建中和胃法相融合，方中法半夏、桂枝、细辛三药辛以发散，开散结气，温以化痰，燥湿悦脾；黄连、炒枳实、炒枳壳苦以降气，胃得通降，以顺胃气。辛开苦降，痰邪得散，气机得行，脾胃得顺，使邪去正安，邪不再生。白芍酸以养阴，以滋阳土，缓辛药燥烈之性，又合桂枝建中和胃；蒲公英、白花蛇舌草具有解毒抗癌之效，有利于消除 PLGC 之重要病因 HP 感染，可防痰浊化火生毒，为辨病论治之药。

**2. 消痰解郁和胃法**：PLGC 患者多忧郁愠怒，每因情绪变动而病情加重。若患者出现胸胁苦满、抑郁愠怒、口苦反酸、恶心呕吐、脉象弦滑等肝气郁结之证，多在消痰和胃法的基础上加柴胡、郁金、制香附、佛手、香橼皮等疏肝理气；反酸重者加吴茱萸合黄连左金平木，理气清热，海螵蛸、煅瓦楞、凤凰衣等和胃制酸。

**3. 消痰导滞和胃法**：PLGC 患者多有暴饮暴食、嗜食肥甘等不良饮食习惯，加之痰浊困脾，脾失健运，患者易出现嗳腐吞酸、脘腹胀满、大便臭秽的食积胃脘证。多加炒莱菔子、炒谷芽、炒麦芽、炒鸡内金、焦六曲以消食导滞。

**4. 消痰通腑和胃法**：重视下法在脾胃病中的使用，肠腑通则开痰浊外出之路，得气机调畅之机。临床上每见大便秘结、脘腹胀满、舌苔黄干、脉象滑实的腑气不通证，或大便黏腻不爽、四肢困重、口气臭秽、脉象濡数的湿热蕴结证，多加用制大黄以通腑泻浊，俾邪去则正自安。

**5. 消痰化瘀和胃法**：痰浊阻滞气机，气滞日久，血行不畅而化瘀，痰瘀互阻，化生癥瘕，故见萎缩性胃炎胃镜下局部黏膜质地变硬，增生肠化。患者亦多见胃脘刺痛，痛有定处，入夜加剧，口唇紫暗，舌下络脉迂曲，脉象沉取涩滞。在消痰和胃法的基础上加用丹参、五灵脂、莪术、桃仁、炮穿山甲以活血化瘀、破血消癥。

**6. 消痰化湿和胃法**：痰浊本为湿邪，易与外界湿邪相合，外湿引动内湿，造成体内痰湿加剧。患者每致暑湿之季，易现乏力困倦、低热身重、面部晦浊、脘闷反呕、大便黏稠的湿邪弥漫三焦证候。多在消痰和胃法基础上加藿香、佩兰、绿豆衣、西瓜衣、炒苍术、晚蚕沙等芳香化湿、利水渗湿、化湿祛浊的药物。

**7. 消痰益气和胃法**：胃癌前病变多病程绵长，痰浊久蕴，脾胃受损，气血生化无力，则脾胃气虚。慢性萎缩性胃炎胃镜下黏膜苍白、腺体萎缩、胃酸分泌减少也是脾胃气虚的客观表现。患者多有气短乏力、少气懒言、容易感冒、稍食不慎则大便溏薄，夹杂未消化食物、舌淡胖齿痕、脉沉软无力等气虚证候。多加用党参、炙黄芪、炒白术、茯苓、炒扁豆以益气健脾，匡扶正气。

**8. 消痰滋阴和胃法**：患者素体阴虚，或痰浊从阳化热，酿生痰热，灼津伤阴，多表现出嘈杂易饥、口干喜饮、大便偏干、舌苔薄少甚至花剥的胃阴亏虚证。多用沙参、石斛、麦冬以益胃生津；肝胆火旺，横逆犯胃，胃热津伤，亦可表现为口舌干燥、反酸口苦的胃热津伤证，可取竹叶石膏汤之意，加石膏、淡竹叶以清阳明燥热、生津除烦止渴。

以上诸法并非独立并行，乃是强调偏重某种治法。临床中病情复杂多变，此八法可相互交融，灵活运用。

# 39    胃癌从痰论治溯源

胃癌是消化道常见的恶性肿瘤之一,早期胃癌大多无明显症状,进展期胃癌可能出现上腹痛、上腹饱胀不适、反酸、嗳气、纳差、恶心呕吐、消瘦等,甚者出现呕血、黑便等消化道出血症状,晚期胃癌远处转移患者还可出现腹水、左锁骨上淋巴结肿大、盆腔包块等。中医无"胃癌"病名,临床多根据这些症状将胃癌归属于"胃脘痛""伏梁""胃反""噎膈""癥瘕""积聚"等范畴进行施治。痰在中医里具有其特殊含义,范围不仅涵盖了西医呼吸道的分泌物,还是一切水液代谢障碍的产物,其既是一种病理产物,又是一种致病因素,有"有形""无形"之分,具有症状多变、迁延难愈、黏滞重浊的致病特点。临床观察表明,胃癌从痰论治具有良好的抑制复发转移的作用,消痰散结治法是有效的胃癌治法之一,基础研究也证实消痰散结法从胃癌增殖、迁移、血管生成、炎性因子等多个角度起到了抑制胃癌发生发展的作用,以上证据皆表明痰与胃癌具有密切关系。学者吕英等从中医古代文献出发,通过对古代文献的整理,对痰与胃癌的关系做了理论溯源,从病因病机、理法方药和医案角度阐述从痰论治胃癌理论形成的源流。

## 胃癌从痰论治学术思想的萌芽

早在春秋战国时期,《灵枢·邪气脏腑病形》即有"胃病者,腹膜胀,胃脘当心而痛……膈咽不通,饮食不下"的记载,其与胃癌的症状十分相似。《内经》提出"饮发于中""积饮心痛",从此痰饮导致胃病的理论开始萌芽,并提出了相应的治则——温胃化痰法,论曰"温以克之,微迟伤冷痰积恶物"。所谓"噫也,如胃有痰火嗳气者,星夏栀子汤",记载了用星夏栀子汤治疗痰火引起的嗳气不适。可见,春秋战国时期就开始将痰饮与胃病联系起来,作为胃病的致病原因之一。

至汉代张仲景对痰饮引起的胃病做了更进一步的阐述,《金匮要略》曰"朝食暮吐,暮食朝吐,宿谷不化,名曰胃反",这些症状的描述与胃癌引起的梗阻相似,又提出了具体的治则,曰"饮邪当以温药和之",且明确指出生姜在呕吐治疗中的特殊疗效,认为生姜为呕家圣药,并制订了一些现在仍行之有效的方剂,其曰"痞而噫旋覆代赭汤主之","呕而胸满者,茱萸汤主之","呕而肠鸣,心下痞者,半夏泻心汤主之","诸呕吐,谷不得下者,小半夏汤主之"等,以上这些方剂均从痰饮致病的角度,治疗胃癌的相关症状,对后世医家有很大启迪,并将这些方剂保留并运用至今。

## 胃癌从痰论治学术思想的确立

隋代《诸病源候论》提出"膈间有停饮,胃内有久寒,则呕而吐",认为痰饮停胃可致呕吐。唐代《备急千金要方》还补充了治疗痰饮吐水的方剂,论曰:"治痰饮吐水,无时节者……不能消于饮食,饮食入胃,则皆变成冷水,反吐不停者,赤石脂散主之。"宋代《济生方(四库本)·卷二·翻胃》曰"夫翻胃者,本乎胃食物呕吐胃不受纳,言口翻也,多因胃气先逆,饮酒过伤,或积风寒,或因忧思悒怏,或因蓄怒抑郁,宿滞痼癖,积聚冷痰动扰脾胃,不能消磨谷食致成斯疾",补充说明了翻胃的发病与饮食不节、情志不畅等引起的积聚冷痰动扰脾胃有关。《普济本事方》更提出了相应的方剂"心下蓄积痞闷或作痛多噫败卵气枳壳散主之"。至金·李东垣明确提出"久病不知饥饱,不见皮枯毛瘁,乃痰饮为患",至此初步确立了胃癌类似病症的根本病机为痰饮。

元·朱丹溪强调痰、瘀在噎膈的发病过程中起着重要作用，论曰"自气成积，自积成痰，痰挟瘀血，遂成窠囊，此为痞、为痛、为噎膈翻胃之次第也"，认为胃癌常见的噎膈翻胃症状与痰、瘀两大致病因素相关，痰瘀互结而成噎膈翻胃等。又曰"胃中有实火膈上有稠痰，故成嗳气。用二陈汤加香附、栀子、黄连、苏子、前胡、青黛、瓜蒌或丸或汤服之"，可见历代医家多从治疗痰饮的角度治疗胃癌的类似病症。

## 胃癌从痰论治学术思想的运用

**1. 理论确立**：至明朝，痰作为胃癌的根本病机已被广泛认可，《寿世保元·卷三·翻胃》篇对此有详细论述，曰"夫胃为水谷之海，无物不受，若夫湿面鱼腥，水果生冷，以及烹饪不调，粘滑难化等物恣食无节，朝伤暮损，而成清痰稠饮，滞于中宫，故为嘈杂嗳气吞酸痞满，甚则为翻胃膈噎即此之由也"。该论述进一步补充说明了胃脘运化失司，停痰留饮，积于中脘，痰气交阻，导致清痰稠饮停滞，日久发展成噎膈，着重强调了"痰"为噎膈之根本致病因素，并提出顺气化痰法治疗噎膈，论曰"夫翻胃之症，其来也未有不由膈噎而始者，膈噎者喜怒不常，忧思劳役，惊恐无时，七情伤于脾胃郁而生痰，痰与气搏，升而不降，饮食不下，血气留于咽嗌，五噎结于胸膈者为五膈，法当顺气化痰，温脾养胃"。另外还对胃癌的其他相关症状作了详细的描述，曰"其症或兼嗳气，或兼恶心，或兼痞满，渐至胃脘作痛，实痰火之为患也。治法以南星、法半夏、橘红之类，以消其痰"。这些描述均丰富了痰作为胃癌的根本病因病机的内涵。而《脉症治方（康熙癸丑年刊本）·卷之四·痰门·诸痰》在痰作为胃癌根本病机的基础上，更进一步提出需辨别痰的性质，其云"痰生于脾胃，宜实脾燥湿为主。又曰痰随气而升，宜顺气为先。分导次之，盖气升属火，故顺气在于降火。热痰则清之，湿痰则燥之，风痰则散之，郁痰则开之，顽痰则软之，食积痰则消之，在上者吐之，在中者下之。中气虚者，因中气以运之。若攻之太重，则胃气虚而痰愈甚矣，用者详之"，提出了根据痰的不同性质，采用不同的治法消痰散结。至此消痰散结法治疗胃癌的相关症状，得到了进一步的完善和发展。

楼英在《医学纲目（明嘉靖曹灼刻本）·卷之二十二·脾胃部·呕》记载"呕吐，胃中有热，膈上有痰，二陈加炒栀子、黄连、生姜主之。此方累试效"，说明了二陈汤作为祛痰剂之代表治疗胃癌的有效性。《赤水玄珠（四库本）·卷六·停饮门·痰饮》记载道"人之停饮留于胃脘，皆由胃气虚弱，饮水饮酒不能传化，结为痰饮。行疾而漉漉有声者，自有癖囊。在胃内饮水，则渗入停蓄于其间，其状若胞囊，不可速去，然亦不能为速害。若见变证百端在上焦须以瓜蒂散吐之，在胃脘宜十枣汤下之，然后以温药温胃气丁香茯苓半夏以荡散水饮，仍宜丁香半夏汤以拔其根"，可见消痰之法是治疗胃癌类似病症的"拔根"之法。

至清朝，从各医家的论述及医案中都可见胃癌从痰论治的相关记载。《医碥（清乾隆刻本）·卷之三·杂症·反胃噎膈》篇明确指出"津液不行，积为痰饮"，特别强调了痰作为胃癌的根本病机。《简明医彀》总结性地提出："胃脘痛者，两寸脉弦滑，胸有留饮。关脉弦急，将成翻胃，沉涩为郁。总不外痰火二字。"叶桂在《临证指南医案（乾隆刻本）·卷八·胃脘痛》中曰"胃痛久而屡发，必有凝痰聚瘀，老年气衰，病发日重，乃邪正势不两立也"，补充了胃癌的发病年龄，多为老年患者，并在《临证指南医案（乾隆刻本）·卷五·痰饮》篇补充道"痛久气乱，阳微，水谷不运，蕴酿聚湿，胃中之阳日薄，痰饮水湿，必倾囊上涌，而新进水谷之气，与宿邪再聚复出，致永无痊期"，这些论述进一步论述了痰与胃癌的发生有着密切的关系，并且提出了其病病程长、治疗难度大的特点。

《王旭高临证医案》记载道"心之积，名曰伏梁。得之忧思而气结也。居于心下胃脘之间，其形竖直而长。痛发则呕吐酸水，兼夹肝气。痰饮为患也。开发心阳以化浊阴之凝结，兼平肝气而化胃之痰饮"，补充了胃癌与情志之间的密切关系，忧思气结、肝失条达，横犯脾胃，导致痰凝气滞，痰气交阻终成胃癌，又曰"噎膈，反胃，胃脘之病也。上焦主纳，中焦司运，能纳而不能运，故复吐出。朝食暮吐，责其下焦无阳。拟化上焦之痰，运中焦之气，益下焦之火，俾得三焦各司其权，而水谷熟腐，自无反出之恙。然不易矣。旋覆花、代赭石、熟附子、茯苓、枳壳、沈香、法半夏、新会皮、益智、淡苁蓉、地栗、陈鸡冠、海蜇",此处补充了从三焦入手,消痰以治疗胃癌的方法。《柳选四家医案》曰"谷之不入,非胃之不纳,有痰饮以阻之耳,是当以下气降痰为法。代赭之用,先得我心矣",提到下气化痰之法也是治疗痰饮引起的胃癌相关症状的一种方法。

经过历代医家不断的发展补充,清朝的医家多认为,痰邪既是一种病理产物,又是一种致病因素,与胃癌有着极为密切的联系,并提出了不同的化痰方剂用于治疗胃癌。《笔花医镜(清道光四年刻本)·卷之二·脏腑证治·胃部》"停滞者,土虚不化也,枳术丸主之。湿肿者,土不胜湿也,香砂六君子汤主之。痰者,土衰湿化也,六君子汤主之。嘈杂者,躁扰不宁,得食暂已。气促食少,中虚挟痰也,五味异功散主之",这些论述提出不同的兼证,需用不同的方剂消痰散结,但其根本均立足于化痰这一治疗大法,治疗胃癌引起的不同兼证。《辨证录(清乾隆刻本)·卷之九·痰证门》曰"消水,消水必先健胃,但徒补胃土,而胃气不能自旺。盖胃气之衰,由心包之气弱也,补胃土必须补心包之火耳。方用散痰汤:白术三钱、茯苓五钱、肉桂五分、陈皮五分、法半夏一钱、薏仁五钱、山药五钱、人参一水煎服。此方即二陈汤之变也。二陈汤止助胃以消痰,未若此方助心包以健胃。用肉桂者,不特助心包之火,且能引茯苓、白术入于膀胱,以分消其水湿之气,薏仁、山药又能燥脾,以泄其下流之水,水泻而痰涩无党,不化痰而化精矣,岂尚有痰饮之不愈哉",又再次将二陈汤作为底方加减运用治疗胃癌。《柳选四家医案》记载"气郁痰凝,阻隔胃脘,食入则噎,脉涩难治。旋覆花、代赭石、橘红、半夏、当归、川贝、郁金、枇杷叶。按旋覆代赭、为噎膈正方",提示消痰佐以软坚散结、解郁散络为治疗胃癌的重要手段。孙文胤在《丹台玉案·卷之三·痰症门[附痰饮]·立方》补充了"二陈汤,此为治痰之主方,加减录后:茯苓[一钱]、甘草[五分]、陈皮[去白]、半夏[各二钱姜矾制]。二陈橘半茯苓草,清气化痰为至宝。膈上不宽加枳桔,火旺生痰黄芩好,参术如名六君子,健脾和胃无如此,中脘生痰去了参,舒中顺气香砂增",可见痰具有随气升降、易行易聚、易夹火夹瘀等复杂的病理特点,治疗上需在消痰的基础上,佐以软坚散结、活血化瘀、散结通络、理气解郁、扶正散结等方法综合运用,方可奏效。

**2. 临证运用:** 在理论进一步阐述的同时,也出现了临床运用实例的记载,在多部医案中出现了从痰论治胃癌相关病证的案例。《柳选四家医案》记载:"吐血后呃逆,作止不常,迄今一月,舌苔白腻,右脉沉滑,左脉细弱。其呃之气,自少腹上冲,乃瘀血挟痰浊,阻于肺胃之络,而下焦相火,随冲脉上逆,鼓动其痰,则呃作矣。病情并见,安可模糊,若捕风捉影,无惑乎?其不效也,今酌一方,当必有济,幸勿躁急为要。半夏、茯苓、陈皮、当归、郁金、丁香柄、水红花子[七分]、柿蒂[二个]、藕汁、姜汁、另东垣滋肾丸[一钱]、陈皮生姜汤送下。诒按用煎剂、以通肺胃之络阻。用丸药,以降冲逆之相火。思路精细,自然熨帖。"清·林佩琴《类证治裁(清咸丰元年林氏研经堂刻本)·卷之三·噎膈反胃论治·噎膈》记载:"年近古稀,两尺脉微,右关弦迟,气噎梗食,吐出涎沫,气平食入。夫弦为木旺,迟为胃寒。弦迟在右,胃受肝克,传化失司,治在泄肝温胃,痰水自降。丁香、益智[煨]、苏子霜、茯苓、青皮、砂仁、姜[煨]。数服痰气两平。"这些典型医案提示痰邪在胃癌的发病过程中无时不在,消痰必须贯穿辨证论治之始终,并根据疾病发展的不同阶段、不同性质辨证加减,思路精细是治疗胃癌的关键。

痰证理论是中医经典理论,通过溯源可以看到,将痰与胃癌相关联的思想萌芽于秦汉,形成于隋唐至宋元,完善于明代以后,并不断丰富运用至今,形成了完整的胃癌从痰论治的学术思想脉络,为临床从痰论治胃癌提供了有力的理论依据。

# 40　胃癌从痰论治

由于胃癌早期缺乏特征性的症状，发现时多为中晚期，治疗较为棘手。西医采用手术、化疗等手段针对胃癌进行治疗，属辨病治疗，而中医讲求辨证论治，多根据其发病时出现的症状，归于"反胃"噎膈""伏梁"等范畴。中西医结合的发展趋势是以现代研究的成果来揭示中医特有概念的本质。魏品康教授经过多年临床实践与研究，通过现象看本质，形成胃癌从痰论治理论体系，从内涵到外延，揭示"痰"在胃癌发生、发展、病因、病机、治则、治法等方面的作用。

## 胃癌痰证相关论

取象比类是提炼中医理论的常用方法，是从现象到本质的提升，中医中的"痰"有其特殊的内涵，泛指一切水液代谢异常的产物，既是一种致病因素又是一种病理产物，具有逐渐蓄积、凝结积聚、秽浊腐败、黏滞胶着、流动不测和致病怪异的特性，与西医特指的呼吸道分泌物迥异，从取象比类角度分析胃癌可以发现其与"痰"有密切的联系，"痰"可以被认为是胃癌发生发展的根本病因病机，即胃癌是一种痰结。

从胃癌的病因来看，其发病原因与社会经济状况、饮食因素、环境因素、遗传因素、致癌物质摄入及癌前病变等有关。腌制品、高脂饮食等饮食因素以及饮食不当导致的肥胖已证实是胃癌的重要危险因素。喜食肥甘炙煿之品，最易生痰助壅，浓厚胶固。早在宋·杨仁斋《仁斋直指方》中就有"啖食生冷煎煿，腥膻咸醝，动风发气等辈，皆能致痰"的记载。元代王珪《泰定养生主论》中提到，"味痰者，因饮食酒醴厚味而唾痰也"，"热痰者，因饮食辛辣烧炙煎煿，重裀厚褥及天时郁勃而然也"。明·张景岳《景岳全书》中提到，"饮食之痰，亦自不同，有因寒者，有因热者，有因肥甘过度者，有因酒湿伤脾者，凡此皆能生痰"。既然胃癌发生与这些不良饮食习惯有关，而这些饮食因素又是痰证形成的重要原因，那么可以推测胃癌可能与痰具有密切联系，嗜食肥甘炙煿之品，易致胃中痰结。

从胃癌病位来看，清·吴澄《不居集》曰："惟胃为水谷之海，万物所归，稍失转味之职，则湿热凝结为痰，依附胃中而不降，当曰胃为贮痰之器。"清·何梦瑶《医碥》曰："胃者，津液之海也，故痰聚焉。"提示了不仅在肺，浊痰还易聚胃中，而《医碥》中又曰，"脾之湿热，胃之壮火，交煽而互蒸，结为浊痰，溢入上窍，久久不散，透开肺膜，结为窠囊"，提示了胃中无形浊痰聚集，久则成形而成窠囊，转为有形之痰结。

从胃癌症状来看，胃癌症状随着病情的发展而变化多样，可表现为局部肿块、上腹饱胀不适或隐痛、呕吐痰涎、泛酸嗳气、厌食便血、腹泻消瘦等，而中医古有"怪病多属痰"之说，痰证症状多变，胃癌的多种临床表现亦与痰证一致。元·朱丹溪在《丹溪心法》中明确提出，"凡人身中有结核，不痛不红，不作脓者，皆痰注也"，"凡人身上中下有块者，多是痰"，提示了局部肿块可为痰结而成。明·虞抟《医学正传》引朱丹溪所述"自热成积，自积成痰，痰挟瘀血，遂成窠囊，此为痞痛、噎膈、翻胃之次第也"，指出从热积痰生造成血脉瘀阻到最终成瘤，症状依次可见痞痛噎膈呕吐，与胃癌从癌前病变发展到晚期幽门梗阻出现的渐进症状相似。《医学正传》又引元代医家王隐君之语曰："痰证古今未详……或嗳气吞酸，嘈杂呕哕，或咽嗌不利，咯之不出，咽之不下，色似煤炱，形如破絮桃胶蚬肉之类……或喘嗽呕吐……或呕冷涎绿水黑水……其为内外疾病百端，皆痰之所致也。"其表述的症状与胃癌患者呕吐胃内腐败物质或败血类似。《医碥》曰"湿痰属脾，脉缓面黄，肢体重，倦弱嗜卧，腹胀食不消，泄泻，关节不利，或作肿块，麻木不仁"，"痰在心胸，噫气吞酸，嘈杂，或痛或哕"；清·尤在泾在《金匮翼》中提到，"凡痰饮停凝心膈上下，或痞、或呕、或利，久而不去"。这些论述提及的痰积症状与胃癌局部肿块，胃脘胀闷，消化不良，腹泻呕吐相似。

从胃癌病势来看，《医碥》有曰"究而言之，岂但窠囊之中痰不易除，即肺叶之外，膜原之间，顽痰胶结多年，如树之有萝，如屋之有游，如石之有苔，附托相安，仓卒有难于划伐者"，"窠囊之成，始于痰聚胃口，呕时数动胃气，胃气动则半从上出于喉，半从内入于络。胃之络贯膈者也，其气奔入之急，则冲透膈膜，而痰得以居之，日增一日，故治之甚难"，可见痰性黏腻，窠囊之痰难以速去，治疗棘手，这与胃癌迁延难愈类似。

从胃癌转移来看，胃癌可转移到锁骨上淋巴结和肝、肺、脑等多个器官，而中医认为痰具有随气升降的特点。元·朱丹溪《丹溪心法》曰："痰之为物，随气升降，无处不到。"明·张景岳《景岳全书》则曰："饮惟停积肠胃，而痰则无处不到。"《医碥》中有"积久聚多，随脾胃之气以四讫，则流溢于肠胃之外，躯壳之中，经络为之壅塞，皮肉为之麻木，甚至结为窠囊，牢不可破，其患固不一矣"，"窠囊之痰，如蜂子之穴于房中，如莲实之嵌于蓬内，生长则易，剥落则难，縻其外窄中宽，任行驱导，徒伤他脏"等记载。可见痰随气升降，任行妄注，常至人身他处为患，与胃癌转移颇为相似，提示了胃癌转移乃是痰之流注而成，特别是窠囊之痰生长易，剥落难，可溢于胃外，任行驱导，在他脏结为窠囊，符合胃癌转移的病理过程。

从胃癌治疗来看，《金匮要略·呕吐哕下利病》曰："诸呕吐，谷不得下者，小半夏汤主之。"《泰定养生主论》曰："一切噫气吞酸，至于嗳逆漏气及胸闷，或从腹中气块冲上，呕吐涎饮，状如翻胃者，每服七八十丸（滚痰丸），未效再服。"呕吐、反胃作为胃癌最为常见的症状，治疗方剂恰恰多为小半夏汤、温胆汤等化痰方药，同样证实了胃癌与痰的密切关系。

## 胃癌痰证构成论

隋·巢元方在《诸病源候论》曰："诸痰者，此由血脉壅塞，饮水积聚而不消散，故成痰也。"任何原因导致的水饮积聚皆可发生痰证，痰证的发生可分为急性和慢性两种形式，急性发生常见于外感六淫，如炎症感染而致肺失肃降，水液凝聚而成的咳嗽咯痰。由于痰的黏腻之性，临床痰证多见慢性发生，多为六淫入侵、饮食不节、七情内伤等原因造成肺、脾、肾及三焦等脏腑气化功能失常，水液代谢紊乱，气血瘀滞，秽浊蕴育，逐渐沉淀，甚者局部成块，如同元·张子和在《儒门事亲》中所曰，"痰逆在阳不去者久则化气，在阴不去者久则成形"，明·李梴在《医学入门》中也曰，"痰乃津血所成，随气升降，气血调和则流行不聚，内外感伤则壅逆为患"。

人身之痰可有"良痰"与"恶痰"之分。良痰包括急性发生的痰液和慢性发生的多种难证、顽证、怪证，乃由于体内津液代谢失常停积于经络、脏腑而成，也包括各种良性肿块、高脂血症等，多为无形之痰，若成有形生长亦缓慢；而恶痰则多由于秽浊内蕴，壅逆之痰反之加重气血阻滞，使得痰凝加剧，因此恶痰具有恶性生长、发展快、无处不到、质地坚硬等特点，恶痰凝聚形成的肿块可以认为是一种"痰结"，多为有形之痰，包括胃癌在内的多种恶性肿瘤。

以方测证是中医研究中最为常用的一种方法，为明确某种疾病可能的病因病机提供了依据，如消痰方剂对高脂血症、脂肪肝等疾病的治疗有效性即提示了这些病症与痰的相关性。痰是胃癌的根本病因病机，胃癌作为一种痰结可分为三大要素。

一为痰核：胃癌细胞聚而成团具有进行性、扩张性生长的特征，是胃癌不断增殖的内核，可称为"痰核"。痰核的不断增殖才能使得痰结不断增长。采用消痰散结方不仅对胃癌细胞增殖具有抑制作用，促进胃癌细胞凋亡，同时可下调肿瘤增殖相关增殖细胞核抗原、细胞周期素 D 依赖性激酶 4、表皮生长因子受体、癌基因 P21ras 和 P185 蛋白、核转录因子 $\kappa$B、环氧化酶-2、端粒酶逆转录酶表达及端粒酶活性，提示恶性增殖的胃癌细胞与痰有关。

二为痰络：任何实体瘤都由实质和间质两部分组成，间质中的新生微血管和淋巴管呈网状分布，与中医络脉类似，同时其提供了细胞生长所需营养和迁行通道，与络脉运行气血功能相似，因此胃癌的新生血管和淋巴管可称为"痰络"。痰络是提供痰核生长所需物质的渠道，保证了痰核生长的养分供应，也是痰核迁徙的通道。消痰散结方不仅对胃癌细胞有影响，同时对间质中的新生血管具有抑制作用，可减少胃癌血供，降低微血管密度和血管内皮细胞小管生成，下调血管内皮生长因子及其受体的表达，提示胃癌血管亦与痰有关。

三为痰浊：肿瘤间质不仅包括血管，也包括了细胞外基质、纤维素和含多种可溶性生物活性因子的组织液。当胃癌发生时，不仅存在细胞微环境的异常，如黏附分子、炎性因子异常，同时也存在人体整个内在体液环境的改变，这种适宜痰核生长的内环境异常与改变可以认为是一种"痰浊"，它确保了痰结的持续性增生。消痰散结方对胃癌细胞间质中黏附分子、金属蛋白酶、炎性因子的紊乱具有明显的调节作用，包括降低癌胚抗原（CEA）、细胞间黏附因子-1、CD44剪接变异体v6、α颗粒膜蛋白、基质金属蛋白酶-2、膜型基质金属蛋白酶-1、白细胞介素6、白细胞介素8及CXC趋化因子受体1表达等，这些研究提示胃癌细胞生存的微环境，即细胞间质与痰也存在相关性。

在痰核、痰络、痰浊这三大要素中，痰核、痰络可见而有形，痰浊则无形，但有形与无形乃相对而言，无形到有形是量变到质变的过程，有形到无形则是化整为零的表现，由于三者根本病因病机皆为痰，因此在一定条件下可相互转化，相互影响，最终导致胃癌这一痰结的发生和发展。

## 胃癌痰浊核心论

明·王纶《明医杂著》曰："人之一身，气血清顺，则津液流通，何痰之有。惟夫气血浊逆，则津液不清，熏蒸成聚而变为痰焉。"明·李中梓《医宗必读·痰饮》也曰："惟脾土虚湿，清者难升，浊者难降，留中滞膈，淤而成痰。"清·冯兆张《冯氏锦囊秘录》中同样提及"惟脾虚不能散精于肺，下输水道，则清者难升，浊者难降，留中滞膈，瘀而成痰"。可见浊逆对于痰结非常关键，浊逆生则痰结凝，窠囊作。痰浊污染是痰结内生的物质基础。

从胃癌来看，痰核、痰络、痰浊三者虽然最终以痰核的恶性增长为最终结果，但是尤以痰浊最为关键。痰浊污染表现在宏观与微观两个层面。宏观上表现为由于多种病因引起机体内环境正常代谢的紊乱，是胃癌痰核产生的前提条件；微观上表现为细胞间质的异常，出现黏附分子、炎性因子等异常表达，即痰浊污染。痰浊污染导致细胞恶变，刺激局部痰核恶性增殖，同时造成局部痰络生长，提供痰核生长的物质基础和营养，同时也提供了痰核迁徙的通道。因此，痰浊污染是痰核、痰络出现的前提，痰核、痰络为标，而痰浊为本，反之痰核痰络分泌和输送多种异常因子又进一步加剧了痰浊污染。

1898年Stephen Paget发现转移癌的分布对某些器官环境具有特殊生长倾向，因此提出了"种子-土壤"学说，而胃癌痰浊与痰核痰络的关系与该学说类似。痰核痰络为种子，则痰浊即是土壤，胃癌手术去除了可见的肿瘤组织，只要痰浊污染的宏观与微观环境客观存在，痰核痰络还会再生，因此痰核、痰络、痰浊三者中痰浊处于核心的地位。从实践来看，实验证实采用肿瘤间质液代表痰浊观察对体外S180肿瘤细胞生长增殖的影响，结果提示痰浊对S180细胞生长和增殖具有促进作用，且成质量浓度依赖性。同时在体内以白细胞介素8作为间质液物质的代表，在S180荷瘤小鼠手术去瘤局部注入肿瘤间质液，与生理盐水和空白组比较发现，注入间质液的小鼠肿瘤复发率达到60%，高于其余两组，且肿瘤呈强烈的浸润性生长，同样证实了痰浊这一土壤的污染是胃癌发生的关键。

## 胃癌痰证发生论

胃癌的发生发展实际是痰核、痰络、痰浊相互转化与影响的过程。现代研究表明环境恶变、摄入致癌物质和情志抑郁等能导致胃癌发生。中医认为胃癌乃为痰气火相杂而成，环境恶变属于六淫入侵，致癌物质的摄入乃属饮食不节，而情志抑郁归于七情内伤，多种病因造成的机体内环境和细胞间质异常最终导致胃癌的过程正是气滞津停，秽浊内蕴，痰浊污染从而导致痰核始生的内在生理病理过程。胃癌发生以后，机体宏观内环境异常属痰浊污染，而局部病灶可以看成主污染区，细胞间质的异常不仅在肿块局部，在病灶周围同样存在，因此癌旁组织可以认为是次主污染区，癌旁远端正常组织为次污染区。而对于胃癌复发来说，手术去除了主污染区，但是全身的污染环境和局部的次主污染区和次污染区仍旧存在，痰浊可以使得局部细胞再次发生恶变，或者局部催生痰核痰络，出现复发。而对于转移来说，是一个主污染区痰浊催生痰络，从而聚结痰核，游离萌区，在他脏出现可见的痰结的过程。

## 胃癌痰证治疗论

痰既为胃癌根本的病因病机，则以证立法，以消痰散结作为胃癌的核心治则。胃癌之痰乃为恶痰，凝结日久，病势迁延难愈，加之其根本在于痰浊，恶痰日久痰浊污染逐重，又加剧了恶痰恣生。《医碥》中说，"若痰势盛急，度难行散，非攻无由去者"，消痰散结是对病邪的直接攻伐，见效速，力量强，可以起到邪去正安之效，如同《证治准绳》曰："治痰固宜补脾，以复健运之常，使痰自化，然停积既久，如沟渠壅遏，瘀浊臭秽，无所不有，若不疏通，而欲澄治已壅之水而使之清，决无是理。"消痰散结具有两层含义。

一为消而尽之。清·尤在泾《金匮翼》曰："盖人之气血得温则宣流也，及结而成坚癖，则兼以消痰破饮之剂攻之。消者，损而尽之。"《医碥》中曰："窠囊之成……必先去胃中之痰，而不呕不触，俾胃经之气不急奔于络，转虚其胃以听络中之气返还于胃，逐渐以药开导其囊而涤去其痰，则自愈矣。"两者明确指出对于痰结窠囊必先去胃中之痰，损而尽之，消痰散结即是对成形之痰结窠囊攻而伐之，去除可见有形之邪的治法。

二为清化痰浊。痰浊污染是胃癌复发转移的核心，化疗或者手术皆是对肿瘤细胞和组织的去除，但是由于没有改变肿瘤发生的内在环境，即痰浊污染环境，复发与转移就在所难免。消痰散结不仅是对成形之痰结的剗伐，更为重要的是对痰浊污染环境的清化，针对的是胃癌发生的根本病因病机，遵循的是治病求本的原则。而对于胃癌的治疗就如同蓝藻的治理，水体的富营养化是蓝藻泛滥的根本原因，痰浊污染与水体富营养化污染类似，手术或化疗对胃癌的打击类似于单纯打捞蓝藻，只能治标，而消痰散结清化胃癌痰污染环境与改造水体富营养物质相类似，属治本的措施。

临床实践证实采用消痰散结复方制剂（金龙蛇口服液）与ELF（依托泊苷、甲酰四氢叶酸钙联合5-氟尿嘧啶）化疗方案比较，对中晚期胃癌具有良好治疗效果，能提高患者生存质量，延长生存时间。同时联合参麦注射液或联合华蟾素注射液、黄芪注射液对中晚期胃癌患者卡氏评分、自然杀伤细胞活性和T细胞亚群都具有明显的改善作用，对CEA和糖类抗原199都具有一定的降低作用。因此胃癌从痰论治不失为一种有效的治法，为胃癌的中医治疗提供了新的尝试方向。

## 中晚期胃癌防治三论

中国胃癌发病率和病死率居各种恶性肿瘤的首位，由于国内没有开展胃癌筛查，早期胃癌诊断率低，就诊时大多已进入中晚期，预后较差。近几十年来，虽然外科手术、化疗药物、放射技术的不断完善及有效抗肿瘤药物的大量出现，提高了部分早期胃癌患者的治愈率，但对于发现时已是中晚期胃癌的患者而言，其作用似乎有其局限性，仍然难以预防和控制其转移复发。基于目前胃癌治疗的瓶颈和状态，中医药如何在中晚期胃癌治疗领域发挥其独特优势，在规范胃癌治疗方案上占据一席之地，学者魏品康等认为，这还得从其对肿瘤的认识、防治观念上来说。

**1. 中医对中晚期胃癌的认识**：某一种治疗方法的提出往往都源于认识上的更新。18 世纪初，Leoran 等提出了"肿瘤是局部病变"的概念，手术治疗的手段便应运而生。1858 年德国病理学家 Lirchow 首先提出"癌是细胞疾病"，随之产生了应用放化疗等破坏杀伤瘤细胞的方式来治疗癌瘤。

虽然目前手术、化疗、放疗是胃癌治疗的主要手段，但对于术后胃癌高复发转移率，以及中晚期胃癌不能耐受化疗或无法手术者，往往束手无策。近几年分子靶向治疗成为新的热点，但生物（分子）靶向药物还不够成熟，且经济费用高，其远期疗效还有待关注。

中医学虽没有"胃癌"的病名，但对肿瘤的认识由来已久，整体观念是中医指导治疗的精髓，从中医学角度来看，人是一个有机的整体，是以五脏为中心，配以六腑，通过经络系统"内属于腑脏，外络于肢节"的作用来实现的。当机体局部出现病变时，往往与全身脏腑、气血、阴阳的盛衰有关。换言之，机体局部产生肿瘤则是机体整体病理变化的表现。如胃癌病位虽在胃，但以脾胃运化功能失常，气血津液代谢紊乱为其主要病理变化。胃癌的治疗应针对其根本病因病机，病理变化，而不是瘤块本身，瘤块不是独立的形态学实体，其来源于机体，与机体相互影响，相互作用，它的出现是一个整体病变，局部反应而已。单纯的杀死癌细胞或消灭瘤块的治疗方式，在一定程度上可以使瘤块缩小，但不能治愈，尤其是中晚期胃癌，治疗的同时也杀伤了机体，破坏了机体的正常反应性，使本已失衡的机体调控作用更加恶化，气血津液更加紊乱，无疑是雪上加霜。

**2. 中晚期胃癌的防治理念**：2008 年《胃癌临床实践指南》（中国版）对胃癌的外科治疗部分近乎重写，对病灶无法根治性切除，可切除及不可切除的胃癌都做了具体描述。对于远处有转移、腹腔种植及局部进展期的不再强调根治切除术；晚期胃癌推荐行胃局部切除（即使切缘阳性也可接受），不强调淋巴结清扫，可考虑胃或空肠造瘘，对梗阻者可行短路手术，等等。可见胃癌治疗不再一味地强调切除肿块，杀死细胞。

在目前医学发展的水平下，要想彻底清除体内所有的肿瘤细胞，达到"无瘤生存"的状态几乎是不可能的，因为手术只能切除肉眼可见的局部肿瘤，化疗无法杀尽所有的肿瘤细胞，放疗对肿瘤的杀灭也是有限的。过度地加大化疗剂量，增加放疗疗程，扩大手术范围，反而导致严重副反应及后遗症的产生或增多，往往使得人们筋疲力尽，人财两空，增加患者家庭及社会的经济负担，甚至引发医患矛盾、医疗纠纷等一系列社会问题，增加社会的不和谐因素。

和谐社会提倡和谐治疗，和谐生存。中国历来讲究以"和"为贵。无瘤生存并不是治疗胃癌的终极目标，特别是对于晚期肿瘤或肿瘤复发、转移者，带瘤生存更具有临床意义。长期的临床观察发现，并非所有的恶性肿瘤都是危害机体的主要因素和导致死亡的直接原因。事实上，很多肿瘤患者的死因在于药物过度治疗中加速了患者的死亡，临床上，部分高龄胃癌患者在没有采取强烈干预措施（包括手术、放疗、化疗）的前提下，也能带瘤生存较长时间。

一个好的综合治疗方案，除了使瘤块缩小之外，应该符合能够延长患者的无病生存期和总的生存期，尽量少的近远期毒副作用，能够提高患者的生活质量，不能牺牲患者的生活质量和生存时间来换取肿瘤的缓解率。世界卫生组织（WHO）等国际机构已经把癌症定义为一种慢性病，其治疗特点是大多数采取较为保守的治疗措施，只有在疾病急性发作的情况下才用比较猛烈的手段来控制其发展，目的是让机体与之长期和谐相处，而不是"生命不息，治疗不止"。在肿瘤的临床治疗过程中必须明确，肿瘤的治疗目的是要让患者活得更有质量，更有意义，不仅仅是把病灶除掉，以"疾病为中心，最大限度杀伤肿瘤细胞"的征服理念必须让位给"以病人为核心，争取最好生活质量"的和谐理念。

**3. 中晚期胃癌的防治思路**：魏品康教授长期致力于中西医结合胃癌的治疗，中医经典理论阐述胃癌的产生是因为痰、气、火三邪，相交杂而成。气与火为无形之邪，依附于"痰"有形之载体。痰是水液代谢障碍形成的病理产物，亦是一种致病因素。痰具有易聚性，黏滞易阻塞成块，这与肿瘤的发生相似；同时痰有易行性，痰随气血无处不到，这与胃癌的发展、侵袭、转移特性十分相似。故认为痰与胃癌的发生有着内在联系。提出了胃癌发生的病因病机：胃癌的产生是由于六淫入侵（环境恶变）、饮食失宜（致癌物质）、七情内伤（精神抑郁）造成的气机阻滞（细胞信号传导异常），进而津液停滞（细胞代谢紊乱），郁而化浊，痰浊内蕴（肿瘤循环代谢物质表达异常），淫浸细胞，最终造成细胞突变，产生肿瘤。其中六淫入侵、饮食失宜、七情内伤均为胃癌的致病因素，而痰浊内蕴是胃癌发生发展的关键物质基础，是导致胃癌发生发展的根本病因病机。手术虽然可以切除肿块，但对于痰浊内蕴的状态无法祛除，气血津液紊乱，影响正常细胞代谢和表达异常，在一定条件下可突变恶变，导致胃癌的复发和转移，这就如同自然界蘑菇生长一般，在特定环境下生长的蘑菇被摘除以后，只要环境条件不改变，在诱发因素作用下又会长出新的蘑菇来，并且随着蘑菇孢子的播散，在其他部位还会长出新生蘑菇来；对于中晚期胃癌无法手术者，更是痰浊浸润，肿瘤细胞局部发生循环代谢障碍，分泌出代谢产物，即为痰浊的物质基础，为肿块进一步生长提供了源泉，反之肿瘤的生长也对痰浊内蕴起到了促进作用，它们在体内阻滞气血，气机不畅，津液停滞，局部痰浊越发深重，污染加重甚至扩大。两者相互因果，互相促进，合而为患，最终导致肿瘤生长严重失控、恶病质出现等严重后果。

**4. 中晚期胃癌的防治策略：** 胃癌中晚期临床复杂多样，术后亦可能出现各种不同症状，如痰核瘰疬、癌栓肿胀、积滞便秘、营养不良、疼痛抑郁等。不同临床症状的出现是由于机体痰浊物质受外界因素影响而产生，所以铲除病因是胃癌治疗的根本。因为因是疾病的根源，证是病因的反应。从痰论治胃癌是从病因病机角度，以清化痰污染环境、清除肿瘤代谢物质，立消痰散结为法则，以导痰汤化裁而来的消痰散结方为主要方药。由此形成的消痰散结法针对不同兼证、类证，包括：狭义的消痰散结法、软坚消痰散结法、祛瘀消痰散结法、通络消痰散结法、导滞消痰散结法、和胃消痰散结法、解郁消痰散结法、扶正消痰散结法。将消痰散结法应用于中晚期胃癌患者，分别观察中晚期胃癌患者的卡式评分、生活质量、生存时间、肿瘤指标等的影响，各临床实验均采用随机临床对照（抽信封法），入选标准：住院患者，经手术或胃镜病理检查证实为胃癌，所有患者均按照国际 TNM 分期为Ⅲ、Ⅳ期，卡氏评分＞50 分，估计生存期＞3 个月，均有纳差、乏力症状。排除标准：根治性手术后卡氏评分＜50 分，估计生存期＜3 个月。

（1）消痰散结法对中晚期胃癌 78 例卡氏评分的影响：结果表明消痰散结方较化疗卡氏评分提高率 82.5%，症状改善有效率 82.9%（$P<0.05$）。

（2）消痰散结法对晚期胃癌 104 例生存时间的影响：结果①消方组生存期（12.68±8.36）个月较化疗组（7.01±5.32）个月差异有统计学意义（$P<0.05$）。②3 年生存率及中位生存期：消方组中位生存期为 12.24 个月，化疗组为 6.71 个月，化疗组 1 年生存率为 45.16%，3 年生存率为 9.68%；消方组 1 年生存率为 68.29%，3 年生存率为 14.63%；优于国外同类病例化疗 1 年生存率 9.0%～55.6%。

（3）消痰散结法对中晚期胃癌患者血液指标的影响：①运用消痰散结方治疗晚期Ⅲ、Ⅳ期胃癌患者 104 例，消方组、联合组与 ELF 方案化疗组对比，结果 3 组患者中血清 CEA 阳性（＞15 $\mu g/L$）者 56 例，占 53.8%；CA199 阳性（＞37 U/mL）者 71 例，占 68.3%；二者联合检测阳性者为 91 例，阳性率为 87.5%，消方组与化疗组差异不明显，联合组与化疗组对照有显著差异（$P<0.05$）。②运用消痰散结方合参麦注射液治疗中晚期胃癌患者 120 例，及消痰散结方合华蟾素注射液、黄芪注射液治疗Ⅳ期胃癌 40 例，结果表明消痰散结方降低肿瘤标志物 CEA、CA199，调节 T 细胞及 NK 活性，对白细胞无影响。且治疗费用较低，成本/疗效比高。

通过大量实验证实消痰散结方不仅能够抑制胃癌肿瘤的增殖，降低胃癌细胞增殖相关的 PC-NA 等的表达，还能升高相关黏附分子 E-cad，从而增强癌细胞之间的同质性黏附，防止癌细胞脱离原灶；并能通过降低胃癌细胞黏附分子 CD$_{44}$、CEA、ICAM-1、MMP2 的表达，从而降低异质性黏附力、抑制肿瘤的转移，还具有抑制肿瘤血管，降低 VEGF 等表达的作用。消痰散结方在抗肿瘤细胞侵袭转移过程中的多靶点作用，进一步佐证了痰为胃癌复发转移的物质基础，为运用消痰散结方抗胃癌复发转移提供了实验佐证。

消痰散结是针对病因的根本治法，从病因的角度截断胃癌发生的根源，针对肾癌的生长环境，并非针对某个肿瘤细胞，或瘤块组织，对于不能手术的中晚期胃癌患者，痰结（肿瘤）不能切除，通过清除体内痰污染环境，抑制促进肿瘤生长的基本物质，稳定瘤灶，使得肿瘤生长缓慢，增加机体免疫功能，改善临床症状，延缓生存期，达到带瘤生存的目的；对于已经手术的胃癌患者，清除局部循环代谢物质，降低残胃和机体促进肿瘤生长的代谢物质，有效提高患者生活质量，以达到防止术后复发转移的目的。消痰散结法兼顾患者不同类证，体现了辨证论治的灵活性或中医个性化的治疗，"以人为本"的治疗理念得到体现。在临床形成系列治疗方案，如中药全程 5 年治疗方案，中西医结合抗肿瘤联合治疗方案，胃癌并发症的治疗方案等。既除因又治证，证因互解，相得益彰。使得胃癌不再是一个无法攻克的难题，而是一个慢性病。从痰论治胃癌对提高临床疗效和中医理论的创新与发展具有重要意义。

# 41    胃癌缺氧微环境逆转细胞上皮间质转化从痰论治

肿瘤缺氧微环境能诱导肿瘤细胞上皮间质转化（EMT），进一步发生侵袭转移。中医认为，肿瘤的发生发展与"痰"关系密切。结合临床与基础研究，创新"胃癌痰证理论"，进一步提出其核心观点是胃癌"痰环境"致病说，并认为胃癌的缺氧微环境可归于"痰环境"范畴，可导致"痰污染"，诱使胃癌侵袭转移。因此，从"痰"入手，以消痰散结为治疗大法，清化"痰污染"，从而逆转 EMT，可最终抑制胃癌侵袭转移。

大规模临床报道证实，胃癌患者生存质量降低及短期内死亡的主要原因是原发灶的侵袭和转移。如何抑制胃癌侵袭转移已成为现代肿瘤治疗中的热点及难点。学者徐晶钰等对此提出了从痰论治的见解，颇有新意，给人以启迪。

## 肿瘤的缺氧微环境与细胞上皮间质转化

缺氧微环境是大部分实体肿瘤的明确特征。在肿瘤发生发展的过程中，由于肿瘤细胞不断的恶性增殖，而新生血管的生长却相对缓慢，其对肿瘤细胞的血氧供应明显不足，因此肿瘤组织常处于缺氧微环境中，通常在肿瘤组织的边缘或者是肿瘤内部（直径 $1 \sim 2$ mm）最为明显。为适应生存及进一步发生侵袭转移，肿瘤细胞将在缺氧微环境诱导下发生生物学变化，细胞形态结构发生改变，产生相应的细胞因子，激发一系列下游靶基因的级联活化，从而使胃癌细胞更容易发生侵袭转移。越来越多的学者已经把研究方向从单纯的抑制侵袭转移转向对肿瘤缺氧等各种微环境的关注。

在特殊的生理及病理下，上皮细胞向间质细胞发生一系列改变，这一过程被称为细胞上皮间质转化（EMT），目前已经公认是肿瘤侵袭转移的重要前提。因此，考虑如何逆转肿瘤细胞 EMT 已经成为目前恶性肿瘤侵袭转移治疗中的研究热点。

肿瘤细胞发生 EMT 的标志之一则是细胞形态结构上的改变。上皮细胞具有典型的底面顶面双极性，相互吸引，细胞迁移受到这种紧密黏附的限制，因此运动受限。但是如果受某些特定因素（如缺氧）影响，细胞间极性丧失，黏附力减弱，各种连接结构（紧密连接、锚定连接、桥粒、角蛋白中间丝）消失，单个细胞分离，并向间质细胞进行转化。这样的细胞开始重新组合成新的细胞骨架，并出现丝状、层状伪足，自由运动能力增强，获得侵袭转移能力。通过这一进程，减弱细胞间黏附力，增强细胞运动力，开始对周围组织进行侵袭并远端转移。

消失上皮特性和获取间质特性是肿瘤细胞发生 EMT 的标志之二。上皮标志物（上皮性钙黏蛋白）表达减低和间质标记物（神经性钙黏附蛋白、波形蛋白）表达增加。上皮性钙黏蛋白（E-cadherin）能够保持上皮细胞的特性，是 EMT 发生的关键；波形蛋白（Vimentin）表达高低代表细胞移动能力强弱，与 E-cadherin 表达呈负相关；神经性钙黏附蛋白（N-cadherin）一般在正常的上皮组织中不表达，多存在于神经外、中胚层来源组织中。如果异位表达将会促使细胞向间质细胞发生转化，侵袭移动力提高。研究证实，缺氧诱导因子-1α（HIF-1α）是肿瘤缺氧微环境的主要效应分子。而文献报道亦明确，缺氧能诱导肿瘤细胞发生 EMT 从而增强侵袭转移。干预 HIF-1α 不仅能减缓细胞由上皮样向间质样转化的过程，而且还能改变 EMT 标记物的表达。

## 从痰论治胃癌细胞上皮间质转化的理论

中医经典"痰证理论"认为，痰具有广义的病因病机，是各种疾病发生发展过程中体内津液代谢失常的病理产物。中医学中把这种病理产物称为"内生有形实邪"，形成后可于肌肉、经络、关节、脏腑等处留滞，又能诱导其他疾病的发生。"痰"邪在胃癌发生发展过程中起到了显著作用。外感六淫、饮食不节、七情内伤、过于疲劳等多方面致病因素影响下，造成患者体内气机血脉阻滞，津液运化失常，日久聚而化浊成痰，从而形成胃癌。胃癌患者手术后复发转移率高，即使将根治性手术用于进展期胃癌，术后复发转移率仍然可达 50%～70%。

目前，众多学者都赞同肿瘤的转移不仅仅取决于其自身本来就有的恶性潜能，而且也与肿瘤所生长的环境相关。前者被称为"种子学说"，而后者则是被称为经典的"土壤学说"。魏教授据此并结合经典痰证理论提出"痰污染"的假说。认为即使手术去掉了胃癌肿块，但是由于胃癌细胞不断分泌异常代谢产物，形成特殊的胃癌微环境（如缺氧等），刺激残胃细胞发生不同程度的变化，有的会恶变，形成新的肿瘤细胞，继续异常代谢，表型改变，细胞因子表达异常，侵袭迁移能力增强，从而发生 EMT，进一步发生侵袭转移。这种特殊的胃癌微环境可被称为胃癌"痰环境"，这一过程可被称为"痰污染"。魏教授用胃癌"蘑菇假说"通俗易懂地阐述了这个问题。众所周知，蘑菇生长的地方是雨后阴暗潮湿处，而摘除蘑菇后，只要蘑菇生长的环境没有发生改变，这样的环境仍然能导致新生蘑菇的出现。目前，手术治疗是常见的胃癌治疗手段，运用胃癌根除术就如同摘除蘑菇一样。由于引起胃癌发生的环境并没有被消除，因此只要条件适合，肿瘤仍然会复发。蘑菇的种子远处播散，只要种子存在的环境也适合生根发芽，那么蘑菇一样会茁壮成长，这就是胃癌的转移。因此根据上述阐述说明，单一的清除胃癌组织并不能完全解决其复发转移问题，更重要的是要改善胃癌微环境，消除胃癌发生发展的物质基础，这已经成为肿瘤领域的研究方向。

魏教授将经典痰证理论升华，提出"痰污染"这一核心假说，根据临床经验自创金龙蛇制剂清除"痰污染"，疗效显著。金龙蛇制剂，原名消痰散结方，由千古名方导痰汤化裁而来。全方本着消痰为先的原则，充分考虑痰凝易气滞，痰郁化火，气郁化火，相互交杂，气与火为无形之邪，依附于"痰"有形之载体，因此从痰、气、火三邪相争为患的角度进行组方，祛痰为先。全方由制南星、制法半夏、山慈菇、全蝎、蜈蚣、壁虎、蟾皮、鸡内金、甘草等药物组成。方中制南星、法半夏、山慈菇、蟾皮共用燥湿化痰散结、清热解毒，壁虎、全蝎、蜈蚣通络散结止痛，鸡内金消积滞健脾胃，甘草和中补土。全方共奏消痰散结祛火之功，十分切合胃癌侵袭转移之"痰浊内蕴"的中医病机。

临床研究表明，金龙蛇制剂可明显改善患者症状，延长患者生存时间，提高中晚期患者生活质量及卡式评分。实验研究也表明，该药可抑制胃癌细胞恶性增殖，促进凋亡；干预胃癌侵袭转移，包括对新生血管生成、细胞间质、黏附分子、金属蛋白酶、成纤维细胞活化蛋白、炎性因子（白细胞介素-6、白细胞介素-8）等产生影响；更重要的是消痰散结法可以有效改善胃癌微环境如 pH、HIF-1$\alpha$ 等，从而消灭胃癌发生发展的物质基础，避免胃癌细胞进一步的不良转变。

## 从痰论治胃癌细胞上皮间质转化的意义

随着中医对胃癌侵袭转移病因病机认识和对脾虚痰阻这一证型研究的深入，此病实为本虚标实的虚损病。本虚乃脾胃亏虚，痰实则由脾胃虚损，运化水湿不利所继发，其中脾胃亏损是从痰论治胃癌侵袭转移治则确立的依据，在改善患者生活质量，延长其带瘤生存期等方面具有一定优势。痰是各种疾病发生发展过程中体内津液代谢失常的病理产物，运用消痰散结法可以抑制胃癌细胞增生，促进胃癌细胞凋亡，影响胃癌新生血管生成，干预胃癌炎性因子表达，逆转胃癌侵袭转移。而从胃癌微环境入手探讨消痰散结法的作用，这将是从痰论治胃癌的一个新的突破。改善胃癌缺氧等微环境，清除"痰污染"，这也将从另一角度解释从痰论治胃癌这一治法的合理性。同时，由于 EMT 是胃癌侵袭转移的第一步，如何最早期、最有效地干预胃癌侵袭转移，这是目前肿瘤研究工作者不容推卸的责任。因此，从干预胃癌微环境入手，探讨逆转胃癌细胞 EMT 的可能性，并运用现代分子生物技术等新技术、新方法针对这一过程进行研究，这将为从痰论治胃癌侵袭转移提供新的依据。

# 42　中医痰学说与胃癌干细胞

现代医学在胃癌发病机制方面迄今尚未获得突破性进展；治疗方面，胃癌对目前常规的放疗、化疗等治疗手段均具有很强的耐受性和耐药性，中晚期胃癌 5 年总体生存率仍不超过 20%。近年来，肿瘤干细胞理论及实践的成功，为医学界防治胃癌提供了新途径。我国传统中医药防治肿瘤有深厚的理论基础和丰富的临床实践，中药单体或其衍生物的抗肿瘤作用已经得到广泛的认同。如何从中医角度认识胃癌干细胞，从而为中医药抗胃癌提供新思路，是值得深入研究的问题。学者颜兵等就中医"痰"理论和胃癌干细胞在本质上的联系作了分析，以期为相关的治疗提供借鉴。

## 关于胃癌干细胞

研究表明，肿瘤是一种干细胞病。肿瘤干细胞，是指恶性肿瘤组织中一少部分具有极强自我更新能力和不对称分化能力的细胞，这些细胞比一般肿瘤细胞对传统治疗手段如放疗、化疗，甚至生物治疗等更具有抵抗性，是恶性肿瘤难以根治和复发、转移的最终原因。虽然肿瘤干细胞理论很早就被提出，但直到 1994 年，研究人员才首次成功从人急性粒细胞白血病（AML）中分离出以 $CD34^+$、$CD38^+$ 为表型的 AML 干细胞，并用中药亚砷酸成功实现对其诱导分化，使 AML-M3 成为首个能够通过化疗治愈的人类肿瘤。此后，研究人员在其他血液系统肿瘤中，如急性淋巴细胞性白血病（ALL）、慢性粒细胞性白血病（CML），以及实体瘤，如肝癌、乳腺癌、前列腺癌、多发性骨髓瘤、胰腺癌、结直肠癌等肿瘤中均成功分离出肿瘤干细胞，证实了肿瘤干细胞的普遍性。但有关胃癌的肿瘤干细胞的研究进展较为缓慢。近年来，科研人员从 MKN-45、MKN-74、NCI-N87 等胃癌细胞系以及少量人胃癌组织中分离出了表型为 $CD44^+$ 或 $CD133^+$ 的胃癌细胞，发现这 2 种表型的胃癌细胞具备干细胞特性，被形象地称为"胃癌干细胞样细胞"，而受到普遍重视。尽管如此，目前单独的 $CD44^+$ 或 $CD133^+$ 均不能百分之百确定为胃癌干细胞，还需要进一步分离、鉴定。

在胃癌干细胞的组织起源上，目前主要有 2 种意见：一是认为胃癌干细胞起源于一种细胞——胃腺峡部的原始干细胞；二是认为胃癌干细胞起源于成人间充质干细胞（MSC）。虽然目前两者未能统一，但不论是前者还是后者，在正常干细胞到肿瘤干细胞这一转变中，局部微环境中的持续炎症刺激、自身抗体或其他因素等无疑是促成因素。显然，消除或调整这些促成因素，实现对其的"截断扭转"也是防治胃癌的一条可能途径。

胃癌干细胞具备肿瘤干细胞的一般特性，对传统的治疗手段均不敏感，它能促进胃癌迅速增长并保持自身干细胞特性，是胃癌转移、复发的根本原因。目前医学界尚无针对胃癌干细胞治疗的策略或治疗方法，但鉴于诱导分化策略在其他肿瘤干细胞如乳腺癌干细胞的显著作用，目前部分学者认为诱导分化将是针对肿瘤干细胞治疗的最佳策略。对于中医，联系中药亚砷酸治疗肿瘤及肿瘤干细胞的巨大成功，颜兵认为其他的中药单体、单味中药或复方有可能在防治胃癌干细胞这一领域率先实现突破。

## 胃癌干细胞的痰本质

中医认为，痰是人体气血津液代谢失常的一种病理产物，具有"易聚性""易行性"等特点。联系目前研究的结果，颜兵发现，胃癌干细胞在本质上和中医"痰"有着较大的联系。当然，从不同的角度，既可以视其为中医"有形之痰"，也可视其为"无形之痰"，但在理论和实际上后者可能更加贴切。

**1. 有形之痰与胃癌干细胞：**胃肠道是与外界接触的内脏器官，容易感受外邪。而脾胃同居中焦，对气血津液代谢起着至关重要的作用，《素问·经脉别论》曰："饮入于胃，游溢精气，上输于脾。"正是胃肠道的这种生理情况决定了外界多种因素均可以扰动中焦气机，气机阻滞则生痰，如《诸病源候论·痰饮病诸候》认为"痰饮者，由气脉闭塞，津液不通，水饮气停在胸腑，结而成痰"。痰浊久留不去，自然更会引起气血津液运行不畅，终究影响到形质的改变，从而产生胃癌。何梦瑶《医碥》曰："胃者，津液之海也，故痰聚焉。积久聚多……甚至结成窠囊，牢不可破。"可以认为，胃癌干细胞的产生有可能也是由于"痰"的因素，是一个"有生于无"的过程。

肿瘤的发生往往起源于突变的单克隆细胞，只有经过增殖使细胞达到一定的数量，才能引起相应的症状。根据肿瘤干细胞理论，胃癌干细胞是驱动胃癌发生发展的始动因素，其不断增殖是胃癌形成的最终原因。而一般情况下，中医学把突出于正常人体组织的肿块（如"瘰疬""瘿瘤"等）归属于痰的范畴。朱丹溪曰："凡人身上中下有块者多是痰。"当然这种痰属于肉眼可见的"有形之痰"。古人限于科技水平，无法观测到体内情况。事实上，对于肿瘤，《外科正宗》就认为其病因病机"全是痰气凝结而成"。现代医学将胃癌在病程上大体分为早期和中晚期，但不论是早期还是中晚期，在组织结构上肿瘤生长的部位总会发生一定的形态学变化，典型表现如早期胃癌中的息肉型、隆起型和中晚期中的息肉型等均表现为局部突出的肿块，尽管胃癌干细胞在这种肿块中所占比例不高，但其始终是这种肿块产生和发展的最终因素，因此，从这一层面可以认为胃癌干细胞属于中医学"有形之痰"的范畴。

**2. 无形之痰与胃癌干细胞：**根据肿瘤干细胞理论，尽管在数量上胃癌干细胞在胃癌组织中所占比例很小，但其存在是胃癌复发、转移和难以根治的最终原因。病情复发时，临床上可看到许多早期胃癌患者虽然经过手术治疗已达到了治愈的标准，在周围组织及血液中通过目前可用的检查手段也无法检测到癌细胞的存在，但在一段时间后往往又出现肿瘤的复发。对于这部分患者，现代医学在很多方面还不能作出确切的解释，但胃癌干细胞的存在显然是一种可能，据此而言，胃癌干细胞表现出"无形性"。另外，如前所述，因为胃癌干细胞组织可能来源于成体干细胞，即使临床通过各种手段能完全去除肿瘤细胞，只要"痰"因素（局部的刺激因素等）存在，胃癌干细胞就有可能再次发生，从这一角度而言，胃癌干细胞表现出其"易聚性"。

在肿瘤转移方面，研究发现，胃癌干细胞相比其子代细胞，其与周围细胞黏附能力明显降低，同时，在细胞结构和基因表达上也和子代细胞有很大的不同，这可能是胃癌干细胞容易发生转移的原因。中医认为，痰可以随气流动而达五脏六腑。朱丹溪曰："痰之为物，流动不测，故其为害，上至巅顶，下至涌泉，随气升降，周身内外皆到，五脏六腑皆有。"显然，从这一特性上讲，胃癌干细胞具备"易行性"。

不论从胃癌发生、发展还是转移的角度，均可以发现胃癌干细胞和中医"痰"在本质上有较大相似之处，从中医角度可以将胃癌干细胞视为一种"无形之痰"。"痰"也许是胃癌干细胞中医学的病因本质。

## 从痰论治胃癌的优势

不论是"有形之痰"，还是"无形之痰"，历代医家都留下了深厚的理论基础和丰富的实践经验，使中医药从痰论治胃癌具有很大的优势。在胃癌干细胞被发现之前，国内已有许多医家提出过胃癌发病的痰证理论，经过长期的临床观察，发现恶性肿瘤的发生、发展及临床表现形式与痰有着密切的关系。痰浊为阴邪，性柔难去，类似恶性肿瘤的顽固性，故治疗应该从痰着手。并认为"恶痰"在其构成上可分为痰核、痰浊、痰络等，将其中的痰核类比为肿瘤细胞，痰浊类比为肿瘤的细胞间质，痰络类比为给肿瘤组织提供营养的肿瘤新生血管等，为中医治疗肿瘤开辟了新的思路。在治疗方面，从痰论治胃癌也获得了较大成功，如采用消痰散结方治疗胃癌，在临床中证实对胃癌有效率达82.9%，并在动物实验中证实其具有抑制胃癌细胞增殖、增加肿瘤细胞间黏附、抑制癌细胞转移等作用。

当然，中医药从痰论治胃癌或胃癌干细胞也存在某些方面的不足，主要表现在以下两个方面：①机制仍有待明确。长期以来，对从痰防治胃癌的机制研究不尽如人意，这也在很大程度上限制了中医药疗效的进一步发挥及新药的研发。胃癌干细胞的发现，使中医药有可能突破这一瓶颈。如研究发现，胃癌干细胞与正常干细胞在细胞信号转导通路上存在很大的共同性，中医学完全可以借助目前研究相对清楚的细胞信号转导通路（如 wnt、notch、hedgehog）来研究从痰防治胃癌干细胞的确切机制。此外，从痰防治胃癌的机制研究也包括对促进胃癌干细胞存在、发展的微环境研究，这应该是从痰防治胃癌的又一个优势领域。②疗效仍需进一步提高。虽然目前从痰论治胃癌临床疗效良好，但总体来讲，疗效还有提升的空间，这中间的因素除了上述机制研究相对不明确之外，还包括缺乏多样的给药途径、剂型及对最佳干预时间的研究等。如胃癌干细胞数量很少，并且隐藏在胃癌组织中，如何使消痰药物的疗效更加聚集或者靶向作用在这类细胞上就是一个很值得研究的问题。

胃癌干细胞的中医学病因本质可视为"痰"，其存在从不同角度证明了中医从"痰"论治胃癌的可能性和正确性，对中医药防治胃癌研究具有重大的意义。

# 43  肝癌从痰论治

肝癌是我国常见恶性肿瘤之一，归属于中医学"肝积""黄疸""鼓胀""胁痛"等范畴。正虚邪毒内聚是所有肿瘤发病的内在机制。根据中医学正邪辨证观点，肝癌发生是由正气受损，癌毒内聚而形成的。肝癌恶性程度较高，生存期较短，所以，对肝癌的辨治在本虚邪毒的基础上，应有独有的特点。学者袁菊花等认为，肝癌当从痰论治。

## 从痰认识肝癌的形态学特征

《丹溪心法》曰："凡人身上中下有块者，多属痰。"高秉钧《疡科心得集》曰："癌瘤者，非阴阳正气所结肿，乃五脏瘀血，浊气痰滞而成。"而前贤也早有"百病皆由痰起""诸证怪病不离乎痰"之说。临床上痰的表现变化多端，常见痰气交阻、痰毒内蕴、痰瘀互结的征象，而气滞、痰凝、血瘀、毒聚相互交织形成包块，居于胁下，形成癌肿。《杂病源流犀烛》曰："痰之为物，流动不测，故其为害，上至巅顶，下至涌泉，随气升降，周身内外皆到，五脏六腑俱有。"因痰具有流动性和黏滞胶着的特点，初始时癌毒产生于局部，随着病情的进展，正气渐亏，更不能抗邪，痰液交结癌毒播散周身，流窜经络，黏附在肺等部位，从而形成新的转移癌灶，加重病情。所以，痰不仅可以看作是肝癌形成的基础，同时也是肝癌复发和转移的重要因素，其在发病及病机变化中具有重要作用。

## 从痰认识肝癌的证候学特征

《圣济总录》曰："积气在腹中，久不瘥，牢固推之不移者，癥也，饮食不节，致脏腑气虚弱，饮食不消，按之其状如杯盘牢结，久不已，令人体瘦而腹大，至死不消。"这是对肝癌特征性表现的记载。中医学治病，重在辨证，辨证的主要依据就是证候依据，所以，把握好肝癌的病证特点至关重要。从临床上看，肝癌患者在疾病发生、发展过程中，除出现一些局部癌症的特别症状之外，大多数肝癌患者可以有如下症状：表现为消化道方面的纳差、恶心、呕吐、便秘、腹泻、腹胀、腹水等。疼痛方面的如肝区疼痛、腰背疼痛、右肩部疼痛等。全身性症状方面的如消瘦、乏力、黄疸、发热等。特别是在患者接受了手术、放疗、化疗等治疗之后，更易出现上述症状。

**1. 肝癌黄疸**：以目黄、身黄、小便黄为主症，临床以目睛黄染为重要特征。一般而论，阳黄起病急，症见黄色如橘，发热、口渴，小便短赤，大便干结，舌苔黄腻，脉弦数或弦滑；阴黄起病缓，黄色晦暗，畏寒神疲，口淡不渴，大便时溏，舌淡、苔白腻，脉濡缓或沉迟。《金匮要略》有"黄家所得，从湿得之"之说，病机关键是湿聚为痰，壅塞肝胆，则疏泄失常，胆汁泛溢而发生。

**2. 肝癌发热**：属中医学内伤发热之范畴，由气郁化火、瘀血阻滞及痰湿停聚所致，其基本病机乃是气、血、痰等郁结，壅遏化热。

**3. 肝癌疼痛**：以肝区及两胁疼痛为主，或可放射至腰背部及右肩部等，肝癌属癥积之病，病在肝脾，李东垣《脾胃论》曰："脾病，当脐有动气，按之牢若痛，动气筑筑然，坚牢如有积而硬，若似痛也，甚则亦大痛，有是则脾虚病也。"其中"按之牢若痛""甚则亦大痛""坚牢如有积而硬"等症状，即肝癌疼痛的特征性表现。其病理性质也有虚实之分，属实者，不外乎气滞、血瘀、痰湿三者互为因果，阻碍气机导致。痰浊作为有形之邪，致痛之说古已有之。《丹溪心法》曰："痰因气滞而聚，既聚则碍其路，道不得运，故作痛也。"

此外，乙型肝炎病毒的感染是原发性肝癌的主要诱因之一。在我国，一半以上的肝癌患者都有乙肝病史，肝炎病毒为湿热疫毒，因肝性喜条达，当湿热之邪中于肝，则疏泄失司，容易津聚为痰，痰又可致瘀，最终痰瘀夹杂疫毒而形成癌瘤。

## 从痰论治肝癌的临床思维

**1. 治痰求本于脾**：中医学认为，肝与脾关系密切。《难经·七十七难》曰："所谓治未病者，见肝之病，知肝传脾，当先实脾，无令得受肝之邪，此曰治未病焉。脾气虚则肝木乘之。"消化系症状乃属中医学脾胃病之范畴，脾为后天之本，若脾运化水谷精微功能减退，则运化吸收功能失常，以致出现腹胀、倦怠、消瘦等病变；运化水湿功能失调，可产生痰、湿、饮等病理产物，发生腹水、腹泻等病症；若脾之中气不能运行，则发生胃痛、纳差、大便秘结、恶心、呕吐等。对于肝癌最特征性的腹水、鼓胀在《诸病源候论·水癥候》就有记载："络经痞涩，水气停聚，在于腹内。"主要在于肝脾受损，气滞血结痰凝，水停腹中而致。此外，中医学非常重视胃气的作用，"有胃气则生，无胃气则亡"，脾胃为后天之本，气血生化之源。而且水谷精微均依赖于脾的转输和散精功能，将其灌溉四旁和输布全身。所以，脾虚化源不足则正气不足，无力抗邪；脾失健运又可以引起气滞湿聚痰阻，日久元气衰微，又可加剧癌肿的进展甚至转移。

从脾入手治痰，常用中药有人参、黄芪、白术、山药、莲子、太子参等。黄芪甘微温，归脾、肺经，大补脾、肺之气。《本经疏证》曰："黄芪，直入中土而实三焦，故能内补中气，中行营气，下行卫气。"《本草再新》曰："太子参能治补脾土，消水肿，化痰止渴。"茯苓甘淡平，入心脾肺经，淡渗利水，益脾和胃。《本草新编》曰："白术，味甘辛，气温，可升可降，阳中阴也，无毒。入心、脾、胃、肾、三焦之经。除湿消食，益气强阴。"

**2. 治痰辨不同之性**：痰的名称，出自《伤寒杂病论》。临床上可据病因将其分为：风痰、寒痰、湿痰、暑痰、热痰、食痰、郁痰等。对其治疗，《景岳全书·痰饮》论述较详："治痰当知求本，则痰无不清，若但知治痰，其谬甚矣。故凡痰因火动者，宜治火为先。痰因寒生者，宜温中为主……凡此二者于痰证中十居八九，是皆虚痰之不可攻者也。"所以，热痰宜清，寒痰宜温。对于肝癌来说，热痰较甚的表现为患者舌红或紫，苔黄腻，喜食冷食，口苦，大便难下，伴有黄疸时以阳黄表现为主。寒痰则反之，舌紫或淡，苔白腻，喜食热食，伴黄疸时以阴黄表现为主。临床中应分清痰的性质，辨证论治之下，选择合理的化痰药。如温化寒痰时可选用法半夏、胆南星、白附子、猫爪草、威灵仙、伸筋草、白芥子、旋覆花等；清化热痰时可选用浙贝母、瓜蒌、竹茹、天竺黄、海藻、昆布、黄药子、瓦楞子等；此类药还能直接入肝、脾经，直达病所，则药力更甚。

肝癌乃内有坚癖，且痰浊为邪，其性阴柔，不易速去，所以，一旦与他邪交织为病，其病势缠绵，非一方一剂所能清除，应在初见疗效的基础上守法守方续进。而且在治疗过程中应慎重而适度地治疗，重视对肝肾功能的保护，不能频繁换法换方，或重用猛药、过用毒副作用较强的药。应避免操之过急，急功近利，以尽可能小的代价，达到对肿瘤控制的目的。

## 从痰论治肝癌的中医诸法

肝癌的病位在肝，根据中华中医学会发布的《肿瘤中医诊疗指南》，将肝癌的辨证分为肝气郁结证、湿热蕴毒证、肝肾阴亏证、气滞血瘀证、肝郁脾虚证。而肝癌的病机复杂，根据某一证型论治常疗效欠佳，学者刘亚琪等在临床实践中发现肝癌的发生发展与痰密切相关。

痰作为有形之邪，其形成和蓄积有一定的过程，并非立即致病，这与肝癌通过肝炎、肝硬化逐渐发展为肝癌有着相同的联系。而痰邪日久则"痰中带血……人所不识"，与肝癌的消化道出血、肝性脑病等症状相似。痰致病怪异，易反复发作，且"蔓延日久"，具有黏着、蓄积、腐败的特性，与肝癌症状复杂、消瘦乏力、迁延难愈有共同的特点。同时，痰也是肝癌形成和复发转移的重要因素。痰浊毒邪内蕴日久，聚而生热，阻滞肝脉，导致邪毒凝结，形成癌肿。《杂病源流犀烛》曰："痰之为物，流动不测，故其为害，上至巅顶，下至涌泉，随气升降，周身内外皆到，五脏六腑俱有。"因痰具有流动性、积聚性和黏滞胶着的特点，初始时痰浊产生于机体局部，随着病情的进展，正气渐亏，痰邪凝聚，痰浊逐渐游走播散于全身，流窜经络，黏附在肺、胆、胃肠、腹膜等部位，从而形成新的转移灶，加重病情。因此，痰在肝癌的发病与发生发展中起着关键作用。

痰之成因，中医学认为多与肺、脾、肾、肝、三焦有关。肺朝百脉主治节，位于上焦，肺失宣降，不能通调水道，水液积聚，可聚湿生痰。脾主运化升清，位于中焦，脾运不健，不能运化水谷，升清降浊功能失调，兼以外感湿邪，或饮食不节，或忧思劳倦，导致脾胃受损，水湿内停，凝聚为痰。肾主温煦位于下焦，肾阳虚衰，开阖失常，水湿上泛，形成痰湿，或命门火衰，不能温运，或肾阴亏耗，阴虚火旺，炼液成痰。同时又因肝为"将军之官"，主疏泄，既平衡协调五脏六腑之气机的升降出入，又与津液的代谢输布密切相关，因此肝阳亢盛，或情志郁结，气郁化火，必然导致全身气机不畅，津液不得输布，聚湿生痰，或煎熬津液成痰。三焦为津液运行的通道，病邪弥漫三焦，使津液当升不升，当降不降，壅滞体内而致三焦壅塞，三焦气化失司，决渎无权而致水道不利，聚而生痰。故在治疗肝癌中，以治痰为本，多脏腑同治，肃清本源，可得到良好的疗效。

**1. 肝肺同调，理气化痰**：痰的形成与气有着密切的关系，如《局方发挥》曰："自气成积，自积成痰"，机体气机不畅，津液凝聚，则"自气成积"，痰气相搏日久胶着难解，留于局部形成癌肿。故"痰""气"在肝癌的形成中起着重要作用，又相互影响。正如《丹溪心法·痰十三》指出"痰之为物，随气升降，无处不到"。而肝主疏泄，平衡机体的气机，肝气的升发调达可调畅全身气机，促进全身气血津液的运行，肝气调达是保证全身气机通畅的重要条件，使气血津液运行畅达而不瘀滞，无聚湿成水、生痰化饮、成瘀成积之患。正如清·周学海在《读医随笔·平肝者疏肝也非伐肝也》中指出："凡脏腑十二经之气化，皆必藉肝胆之气化以鼓舞之，始能调畅而不病。"《血证论·脏腑病机论》曰："以肝属木，木气冲和调达，不致遏郁，则血脉通畅。"

肺主宣发肃降，与气机及水液的调畅密切相关。肺宣发卫气于皮毛肌腠，将津液代谢为汗液，并控制其排泄，使津液不至于内停形成痰饮。肺气肃降，为五脏六腑之华盖，输注津液于肾及膀胱，防止水液外溢内停。肺气功能正常，则"水精四布，五经并行"，卫外功能强健则"温分肉，养骨节"，而"邪之所凑，其气必虚"。肺气是抵御外邪的第一道防线，主一身之气的生成，肺气失调则影响正气的生成和运行，导致邪犯机体，郁滞于内，积聚乃生。正如《灵枢·百病始生篇》所曰："卒然外中于寒，若内伤于忧怒，则气上逆，气上逆则六输不通，温气不行，凝血蕴里而不散，津液湿渗，著而不去，而积皆成矣。"顾护肺气以调正气化痰饮。气行则痰行，肝肺同调，理气化痰是治疗肝癌痰证的源头。气机调达则无以聚湿成痰，维持肝脏及肺脏正常的生理功能，使气机调达，正气充足，御邪于外，预防肝癌的发生及进展。

**2. 脾肾同治，化痰固本**：张锡纯曰"人之脾胃属土，即一身之坤也，故亦能资生一身。脾胃健壮，多能消化饮食，则全身自然健壮"。《太阴阳明论》亦曰："脾者土也……土者生万物而法天地。"因此，脾胃作为后天之本，能资生五脏六腑而濡养机体，作为全身气机的枢纽，对气血津液的运行有着承上启下的作用。脾胃运化功能正常，则津液上输于肺润泽皮毛，下注于肾营养先天，卫外而抵御病邪。脾脏营养机体诸脏腑的功能正常，则各脏腑强壮而各司其职，使痰化于无形。肾藏精主水，为先天之本，脾肾两脏相互资助，相互为用，脾脏功能正常有赖于肾阴肾阳对脾气及脾阴脾阳的推动和资助。肾阳是一身阳气的根本，水液的代谢运行需要肾脏的气化及肾阳的促进，而"五脏之阳气，非此不能发"，肾阳将水液经脾气的运化转输至全身，并将剩余的化为尿液排泄，从水液的生成上预防痰浊的产生。

肝、脾、肾三脏相互影响，在生痰化痰中，相互作用。脾属土，肝属木，土壅则木郁，木郁则乘土。正如张锡纯所云"肝胆之为用，实能与脾胃相助为理"，"脾气上行则肝气随之上升，胃气下行则胆火随之下降"，并提出"实脾即理肝"之说。肾脏作为先天之本，属水涵木，与肝同为相火，禀命而行，维持水液代谢的有序稳定，将痰饮在生成上化之于无形，不使之"聚水而生病也"。若脾之运化功能失常，肾的蒸腾气化失司，则聚湿成痰，凝于局部，不仅影响肝之疏泄功能形成肝积，日久"致五脏所主九窍不能上通天气，皆闭塞不利也"，"四肢皆不得营运之气，而百病生焉"。

同时，肝癌的生长消耗大量人体精微物质，致机体亏虚，脾肾失养，纳运乏力，气血津液虚少而停滞于脉络，久而成痰，加重癌肿的形成。气血生化乏源，脾肾失固，外邪乘虚而入。如张元素《证法机要》所曰："壮人无积，虚人则有之。气血亏虚，脾胃虚弱，四时有感，成积成癥。"因此，在肝癌治疗中，脾肾作为先后天之本，健脾益肾，化痰固本，不仅可改善肝癌患者的症状，更可以调养五脏阴阳，使病情不出现进展及恶化。

**3. 宣畅三焦，利水化痰**：三焦为"决渎之官"，是全身水液上下运行输布的通道。水液的输布与排泄必须以三焦为通道，才能升降出入运行正常，若三焦水道不利，则各个脏腑调节水液的功能难以实现，正如《类经·藏象类》曰："上焦不治则水泛高原，中焦不治则水留中脘，下焦不治则水乱二便。三焦气治，则脉络通而水道利。"水液代谢失常，通道不利，凝聚成痰，痰浊内阻，加重水液代谢紊乱，聚于腹中形成臌胀，日久化火伤气，出现呕血、便血、紫斑等症。

由于肝癌患者，正气已虚，不耐攻伐，在疏导三焦，通利水道时，要以宣畅为法，使痰浊顺应而行，肝癌顺势而消。在通利三焦时，不宜过用峻药，要辨证施治，热者寒之，寒者热之，分消同治，宣上畅中以取得良好的疗效。如《灵枢·百病始生篇》所曰："积之始生，得寒乃生，厥乃成积也"。据相关文献统计，在 101 味治疗肝癌常用药中，药味使用频率最高的依次为"甘""苦""辛"。甘味能滋补与缓急，苦味能降能坚，辛味有发散之性，故从用药经验来看，以缓和之药，补虚，宣上，畅中以同利水道，消痰化瘀，祛除痰湿之邪，使痰浊无以凝聚，是阻止肝癌进展的关键环节。

# 44　肝癌复发转移从痰论治

肝癌的复发转移是影响肝癌患者预后的重要因素，患者常常出现疼痛、纳呆、鼓胀等症状的进行性加重，如何提高患者生活质量、延长生存期始终困扰临床医生。中医将肝癌归属于"肝积""癥瘕""聚积""臌胀""黄疸"范畴。临床实践发现，肝癌复发转移患者常常出现病程迁延、中焦痞满、舌苔薄腻、脉濡等临床特点，因此，学者张慈安等认为"痰邪"是肝癌复发转移过程中重要的致病因素和病理产物，运用"从痰论治肝癌复发转移"的方法进行临床实践，取得了较好的临床疗效。

## 痰邪致病特点在肝癌中的作用

"痰"泛指体内病理代谢产物，有广义及狭义之分。痰为湿之渐，湿邪其性重浊、黏腻，湿聚为水，水聚为饮，饮聚为痰。痰为阴邪，胶结难去。热、燥侵袭，炼津为痰。由此可见，体内代谢紊乱、精微营养物质不能循常道而行，均可蓄积为痰。正如朱丹溪所曰，"诸病多因痰而生，凡人身上中下有块者多是痰"。痰既为病理产物，也为致病因素，其具有"流窜性、黏滞性"的致病特点。痰易流窜，乃因其来源于水湿津液，仍秉水液四处流动之特点；痰随气血运行、升降，气血之所至，痰也当及之，内及五脏六腑，外及四肢百骸。痰性黏滞，为有形之邪，常使病情缠绵、病证迁延难愈；痰因热而弥结，热依痰而不散，相因为病，结而弥坚，易成老痰、顽痰。故清·冯兆张曰"故病痰者，必淹延久"，明·皇甫中曰："如斯怪异延缠病，都是痰涎里面生"。

中医学认为，肝癌的发生是由于正气虚损而导致脏腑失调、引发气滞血瘀、络脉闭阻，加之饮食、情志、外邪等外在因素相合，促进癌毒内生而成。根据其临床症状辨证分型，其证型主要包括肝气郁结证、气滞血瘀证、肝郁脾虚证、肝肾阴亏证、湿热毒蕴证等。肝癌复发转移患者多出现病程缠绵，脘腹痞满，舌苔厚腻等表象，究其因，乃肝阴不足，夹气滞血瘀，加之肝脾运化无权，致湿热之邪胶着，炼液为痰，日久痰浊蕴毒，形成癌毒的反复发作和转移。

外感六淫、内伤七情、饮食内伤等致病因素均可导致体内代谢紊乱，如得不到及时纠正，病理代谢产物不断蓄积，构建痰浊环境，使代谢障碍，进一步加剧周围的痰浊内环境，正所谓"痰浊胶结"。此生理病理过程是"痰污染假说"的理论基础，与肝癌复发转移过程极其相似。

## "种子土壤"假说，"痰污染"假说与肝癌复发转移

1889 年英国外科医生 Stephen Paget 最早提出"种子土壤假说"，其认为肿瘤的转移是肿瘤细胞（种子）在适宜的环境——某种特定的靶器官（土壤）中生长发展的结果，由此可见种子与土壤之间相互依赖的关系。近年来，大量研究证实"种子土壤学说"，即肿瘤细胞"种子"的生长需要合适的肿瘤微环境的"土壤"；而且恶性肿瘤的"种子"会反过来影响其生长的"土壤"，形成促进肿瘤转移的恶性循环。蓝藻现象，可进一步形象地阐释内环境的重要性，比如蓝藻虽清除，但若水质污染得不到改善，蓝藻还会再生。对于原发性肝癌，临床常常采用手术治疗和介入治疗，对肝癌肿块做切除或消减治疗，但是术后的复发转移，仍困扰临床医生。虽然肝癌实体肿块得到切除或消减，但肝癌细胞内环境尚未得到改善，即土壤依然存在，污染环境还存在，那么种子还会再生和生长，就会发生"肝癌的复发和转移"，这和中医"痰污染假说"不谋而合。

"痰污染假说"是指痰浊这一病理产物，胶着黏滞，浸淫于肿瘤内环境，致病期迁延不愈。日久痰浊生变，酝酿成痰结，痰结凝聚变异，恶痰由生。由此可见，清除痰污染，不仅仅是摘除痰结，清除恶痰，更为重要的是治理痰浊内环境，只有祛痰结和治理痰污染双管齐下，标本同治，才能治疗反复复发转移的恶性肿瘤。可见，祛除病因的同时，治疗机体内环境，是治疗肝癌复发转移的重要临床思路之一。

## 从痰论治肝癌复发转移的方法

对于原发性肝癌，中医治疗常常根据其基本病证，如肝郁气滞、气滞血瘀、肝郁脾虚、肝肾不足等证，以疏肝解郁、活血化瘀、理气健脾、滋养肝肾作为主要治疗手段。肝癌复发转移的患者常常出现痰热内蕴、气滞痰凝、痰结等证的表现，舌苔以薄腻甚至黄腻为主，常伴有口苦、便黏等痰浊内蕴的症状。张慈安在原发性肝癌治疗的基础上，常常佐以从痰论治，具体治法主要有清热化痰、燥湿化痰、化痰软坚三种。

**1. 清热化痰：**肝体阴而用阳，肝以血为本属阴，肝以气为用属阳。肝癌患者，肝血亏虚，肝气失于调达，气血运行不畅，津液停滞，湿浊内蕴初起，患者常出现肝阴不足、虚热夹湿之征。其临床表现为口苦，或口干，午后发热，身重疲乏，神志昏沉，不思饮食，大便黏腻不爽，小便不利或黄赤，或黄疸。舌质红，苔黄腻，脉濡。故以清利湿热，化痰泄浊为治则治法。常用方药为滋水清肝饮加法半夏、车前子、姜黄、决明子、淡竹茹等。

**2. 燥湿化痰：**肝属木，喜调达。肝气失于调达，则津液失于正常代谢，且影响脾气升降。"见肝之病，知肝传脾"，所谓肝郁脾虚，水液代谢失衡，痰湿内蕴。其临床表现为肝区疼痛，脘腹胀满，情志欠畅，纳食不馨，大便无力。舌质黯红，苔薄腻或厚腻，脉弦。故以疏肝理气，燥湿化痰为治则治法。常用方药为二陈汤加茯苓、白术、白芥子、制南星、苍术、厚朴等。

**3. 化痰软坚：**肝失调达，痰浊内蕴，痰结凝聚变异，"恶痰"由生。其临床表现为肝区肿块处之可及，脘腹疼痛，面色晦暗。舌质黯红，苔薄白腻或黄腻，脉弦或濡。故以化痰软坚为治则治法，常用方药为法半夏、制南星、土贝母、山慈菇、干蟾皮、僵蚕等。

从痰论治肝癌复发转移，是根据多年临床实践，总结形成的一套有效治疗方法。根据痰的致病特点及预后提出"恶痰"的概念。与一般痰邪相比，恶痰生长快、发展快、质地坚硬，主要指各种实性肿块，尤其是恶性肿瘤。此恶痰走窜特点尤为显著，正如沈金鳌在《杂病源流犀烛》中提到"痰之为物，流动不测，故其为害，上至巅顶，下至涌泉，随气升降周身内外皆到，五脏六腑皆有"的论述，道出了恶痰转移性的最突出特点。肝癌的复发转移，属于恶痰转移的范畴。恶痰体系包括痰核、痰浊及痰络三大组成部分：痰核为恶痰发挥作用的核心成分，痰浊为痰核与机体相互作用的递质，痰络是为痰核提供营养物质的通路，三者构成的恶痰体系发挥致病作用。

# 45　肺癌从痰论治

支气管肺癌（简称肺癌）是指起源于支气管黏膜或腺体的肿瘤，其发病率和死亡率已居所有恶性肿瘤之首。肺癌属中医"肺积""劳嗽""喘证""肺痿"等范畴。林丽珠教授认为，肺癌重在从痰辨治。

痰既是多种疾病的致病因素，又是某些疾病的病理产物，无论因痰致病，或是因病生痰，皆与肺、脾、肾三脏密切相关，故有"脾为生痰之源，肺为贮痰之器，肾为生痰之根"之说。"脾为生痰之源"，脾虚则运化无权，水津不布，气血津液代谢障碍，停滞于体内而产生痰湿；就肺来说，肺为气之主，司呼吸、主一身之气，且通调水道。若肺脏虚损，宣发肃降功能异常，一方面，气机阻滞脉络，引起津液输布不利，聚湿成痰；另一方面，水道不通，亦致水液输布、运行异常，则津聚成痰。"肾乃生痰之本"强调了"痰之本，无不在肾"，因肾为先天之本，藏真阴而寓真阳，水火相济、阴平阳秘而生化无穷。《景岳全书》曰："肾主水，水泛亦为痰。"若肾中阳气不足，不能蒸化水液，加之脾土失于温煦，脾气虚弱、健运失调则生痰生湿；或肾阴不足、阴虚火旺煎熬津液炼液为痰。所以肺虚不能通调水道，脾虚不能运化水湿，肾虚不能主持水液，则水液代谢障碍易出现水湿痰饮。

## "痰"的性质特点

痰既是病理产物，又是致病因素，其在体内形成后，具有以下特性。

**1. 流窜性**：痰在体内形成后，痰浊可随气流行，流窜经络，无处不到，易于停留在气机不畅之处，类似肿瘤转移性。沈金鳌在《杂病源流犀烛》中曰："痰之为物，流动不测，故其为害，上至巅顶，下至涌泉，随气升降，周身内外皆到，五脏六腑俱有。"

**2. 多样性**：张景岳《景岳全书》曰"痰在周身，为病莫测，凡瘫痪瘛疭、半身不遂等证，皆伏痰留滞而然"。如痰凝结于头面颈项，可出现结核肿块，可致鼻咽癌、甲状腺癌、恶性淋巴瘤等；痰与瘀血停留食管胃脘，致噎塞呕逆，隔食呕吐，或呕秒痰涎，如食管癌、胃癌等；痰浊瘀滞乳络，致乳中肿块硬实，疮口翻花，甚则溃破渗流流血见于乳腺癌；痰与寒邪凝泣胞中，五色带下，血水臭秽，或下腹疼痛包块见于子宫内膜癌、子宫颈癌。痰毒流注或痰癖留着骨骼，则痛处不移，刺痛如锥，或骨骼畸形肿块，甚者肢体废用或骨折瘫痪，见于骨癌或骨转移癌。

**3. 杂合性**：痰性黏滞常夹杂为患，在体内痰常与湿邪、邪毒、血瘀相互搏结，杂合为病形成痰湿、痰毒、痰瘀互结各种并症，使气机运行不畅，脉道阻塞，津液输布异常，临床实践证明其有助于癌毒增殖、恶变甚至产生转移的环境，使癌病缠绵难愈。同时痰因人体阴虚阳虚之别或用药偏性，亦可寒化或热化，其病机复杂多变，变生他证。

## "痰"是肺癌重要病理因素

癌瘤皆由痰生，痰邪是导致积聚发生发展的重要病理因素。清·高秉钧曰："癌瘤者，非阴阳正气所结肿，乃五脏瘀血浊气痰滞而成。"明确提出痰瘀是肿瘤形成的主要因素。朱丹溪《丹溪心法》曰："凡人身上中下有块者，多属痰。"说明痰在全身无处不到，无所不有。肿瘤发生的病机特点大多为本虚标实，以正虚为根本，而以痰浊为标。正如李中梓《医宗必读》曰："积之有也，正气不足，而后邪气踞之。"《灵枢·百病始生》曰："津液涩渗，著而不去，而积成矣。"朱丹溪《局方发挥》曰："自气成积，自积成痰。"均指出痰浊内阻是肿瘤形成的关键因素。肺虚易痰积，痰浊也是肺癌发生的关键病理因素，无论因痰致病，或是因病生痰，肺癌多种症状皆因痰为患。如咳嗽气促为痰湿壅肺，咳血胸痛为痰瘀互结，肺癌淋巴结转移为痰核流窜皮下肌肤，肺癌脑转移为痰浊蒙蔽清窍。林丽珠指出："在临床上痰热互结，阻塞肺络，或痰饮泛滥，悬于胸中，则出现咳嗽痰血，发热胸痛，心悸短气，甚则喘息抬肩或颈项壅肿，见于支气管肺癌、纵隔肿瘤或各种癌瘤转移致胸腔恶性积液。"

## "除痰"治疗肺癌基本手段

癌肿发生，皆因痰而作。痰是多数癌肿的致病因素，癌瘤发展又可形成内痰与外痰，因此，治疗肺癌离不开治痰，除痰散结是其治疗肺癌的常用方法。临证时又须顾及痰邪夹杂六淫、瘀毒为患，形成风痰、寒痰、热痰、燥痰、湿痰、老痰、痰核、痰癖、窠囊等，辨证孰轻孰重，常中有变，或用温化寒痰，或清热化痰，或燥湿化痰，为辨治痰饮的变法。风痰可用制南星、白附、皂角、竹沥；寒痰用法半夏，姜汁；火痰用石膏、青黛；湿痰用苍术、白术；燥痰用瓜蒌、杏仁；食痰用山楂、麦芽、神曲；老痰用枳实、海浮石、芒硝；气痰用枳壳、香附。临床上治疗肺恶性肿瘤常用化痰散结药，化痰药的药性有温燥和凉润之别，使用时应根据痰邪性质辨证用药。患者有热痰者，应选用清化热痰药如前胡、桔梗、贝母、瓜蒌、竹茹、天竺黄、黄药子、海蛤壳等；患者寒痰困扰者，应选用温化寒痰药如法半夏、天南星、白附子、白芥子、旋覆花、白前等。

## "化痰"需要灵活辨证运用

肺癌虽以痰为患，但常为脾虚痰湿或肺郁痰瘀所致。中医肺癌辨证，按国医大师周岱翰教授《肿瘤治验集要》分为肺郁痰瘀、脾虚痰湿、阴虚痰热、气阴两虚四型。其中肺郁痰瘀型治以宣肺理气、祛瘀除痰法，常选用生南星、法半夏、守宫、薏苡仁、鱼腥草、仙鹤草、桔梗、杏仁、全瓜蒌、浙贝母、三七、桃仁等治疗；脾虚痰湿型治以益气健脾、宣肺除痰法，方用四君子汤（党参、白术、茯苓、甘草）加选用生南星、法半夏、守宫、薏苡仁、桔梗、全瓜蒌、浙贝母等治疗；阴虚痰热型治以滋阴清肺、化痰散结法，方用百合固金汤为主加选用沙参、仙鹤草、猪苓、鳖甲、守宫、夏枯草等治疗；气阴两虚型治以益气养阴、扶正消积法，以生脉散为主方加选用百合、沙参、西洋参、浙贝母、守宫、仙鹤草、桔梗、猪苓等治疗。临床上对肺癌抑瘤治癌常用半枝莲、山慈菇、龙葵、肿节风、红豆杉。祛瘀用土鳖虫、桃仁；祛湿常选薏苡仁；夹痰恶心呕吐选法半夏；咳血用仙鹤草；胸腔积液用葶苈子，肺癌淋巴结转移，痰核流窜选用海藻、昆布；肺癌脑转移痰蒙清窍选用蜈蚣、守宫。

# 46　大肠癌从痰论治

大肠癌为结肠癌和直肠癌的总称，是严重威胁人类生命健康的主要疾病之一。中医学通过整体观和辨证论治的诊疗特色，运用中医药手段治疗该病，可减少术后并发症及放化疗的毒副反应，延长患者的生存期，提高生活质量，充分显示了中医药在大肠癌治疗方面的优越性。学者赖象权等就从痰论治大肠癌作了阐述。

## 痰与大肠癌的形成

大肠癌的发生始于痰浊内生。现代研究已经表明，大肠癌的发生与自然环境、饮食、精神等因素密切相关，环境因素包括大气、土壤的污染，饮食因素包括亚硝酸盐等致癌物质的摄入，而精神因素则包括随着现代社会的工作、生活压力增大造成的精神焦虑、抑郁等不良心理状态，这些因素作用于人体，日久则造成人体细胞信号传导异常，大肠细胞代谢紊乱，黏附分子表达异常，最终作用于正常细胞，造成了大肠细胞突变，大肠癌发生。这些变化乃是因为六淫入侵（环境恶变）、饮食失宜（致癌物质）、七情内伤（精神抑郁）造成的气机阻滞（细胞信号传导异常），进而造成津液停滞（细胞代谢紊乱），久之郁而化浊为患，痰浊内蕴（黏附分子表达异常），浸淫细胞，最终造成大肠细胞突变，产生肿瘤。

大肠癌发生的前提是痰浊内蕴，而痰、气、火相杂是产生大肠癌的重要病机。其中痰为有形之邪，作为载体，可与他邪兼夹，是形成大肠癌的重要物质基础。何梦瑶《医碥》曰："痰本吾身之津，液随气运行。气若和平，津流液布，百骸受其润泽，何致成痰为病？苟气失其清肃而过于热，则津液受火煎熬转为稠浊。"人身之气，贵在流通，一有郁滞，则百病丛生。情志失和，可导致气机逆乱，从而影响局部脏腑功能，局部的气机不通，一是导致津液不能正常运行，湿聚成痰，不断地维持痰浊这种微环境；另一方面，气机郁滞日久容易生热化火，凝痰成结，化生痰毒，致使痰结内生。痰浊生成后，由局部向周围浸渍蔓延，积于脏腑，流注脉络，局部微环境发生变化，更容易阻滞气机的运行。火热之邪易耗气伤津，煎熬津液，炼而成痰，在痰浊的环境下，或久郁而化火，或情志过极而化火，更易炼液为痰，结聚成块，痰结始成。明·皇甫中《明医指掌·痰证》中有详细论述："痰即有形之火，火即无形之痰。未有痰而无火，未有火而无痰者也……痰胜，则泛滥洋溢，以生诸病。火胜则煎熬攻击，以生诸病。痰随火而升降，火领痰而横行。火者，助痰为虐之贼也。"因此，气滞痰浊与火热之邪相互为因，又相互为果，形成恶性循环，最终可导致大肠癌的发生。

## 痰与大肠癌的转移

现代医学研究表明，大肠癌的转移是一个极其复杂的病理过程，受多种因素的影响。大肠癌转移是指大肠恶性肿瘤细胞从原发灶脱落后，通过多种途径，抵达与大肠原发瘤不相连续的部位继续生长，形成与原发瘤具有同样性质的继发瘤。原发性肿瘤转变成浸润性肿瘤，直至发生远处转移，要发生多次的间质和基膜组织的降解以及血管的内渗、外渗等。

大肠癌的转移也与痰密切相关，转移是恶性肿瘤重要的特征之一。古代医家虽然不能认识肿瘤转移的全部特性，但对积证的转移和传变早有认识。《灵枢·百病始生》曰："是故虚邪之中人也……留之不去，传舍于肠胃……留而不去，传舍于肠胃之外，募原之间，留著于脉，稽留而不去，息而成积。或著孙脉，或著络脉，或著经脉，或著输脉，或著于伏冲之脉，或著于膂筋，或著于肠胃之募原，上连于缓筋，邪气淫泆，不可胜论。"阐述了肿瘤由局部向远处转移的过程。在流注其他脏腑致病为患的过程中，由于痰属阴邪，不但易于阻滞气机，困遏阳气，而且其性滑利，随气血流行，上至巅顶，下至涌泉，随气升降，外而皮肉经隧，内而五脏六腑，无处不到，犹如"云雾之在天壤，无根底，无归宿，来去无端，聚散靡定"。

一方面与痰邪本身易于流动的特点有关，另一方面还与"气"的功能密切相关。气是脏腑功能活动的体现，又是水液及血液运行的原动力。"气能生痰"，气行则津行，气停则津停，且痰饮无形，渗于脉中，在气的推动下周流全身，无处不到，故"痰不自动也，因气而动，故气上则痰上，气下则痰下，气行则痰行，气滞则痰滞"。脾胃乃气血生化之源，若脾气衰弱，气化无力，水液代谢失常，则聚而生痰。除了与"气"的盛衰和推动有关外，痰邪致病还与血液关系密切。痰邪滑利之性使之易于渗润于血液中，在气的推动下，随血流动，其因胶黏之性附着于脉管壁上，易于阻塞脉道，影响血液的运行，导致脉络瘀阻。因此，痰邪日久，必致血瘀。而两邪相搏而成的肿块，有别于体内其他病理变化导致的瘀血，具有不易清除的特点。瘀血一旦形成，反之又可影响水液代谢，使水湿停聚，加重痰饮。故临床胃肠道恶性肿瘤侵害发展的诸多病机中，痰瘀互结已经被认为是极其重要的一环。

## 痰与大肠癌的治疗

大肠癌的发生往往与外感六淫之邪、内伤情志、饮食劳倦、瘀血内停等有关，责之脾、肺、肾脏腑功能失调，本于正虚。而痰为实邪，因此，临床以虚实夹杂之症多见，故痰病多按本虚标实进行辨证论治。许多医家治疗肿瘤从"痰"入手，从"化痰"角度立论防治大肠癌。扶正固本、化痰散结等治则在现代恶性肿瘤治疗中得到越来越多的应用和发展。钱伯文将大肠癌分为热毒壅滞型和脾虚湿聚型。前者方选黄连解毒汤、四妙（丸）汤、当归龙荟（丸）汤、槐花（散）汤、少府逐瘀汤等加减，后者方选胃苓汤、藿朴夏苓汤、桂枝桃仁汤、木香通气（散）汤、消痈汤等加减。在辨证论治基础上加用消瘤净治疗 61 例肠癌，连续用药 6 个月以上，结果 3 年生存率为 30％，2 年生存率为 42.9％，1 年生存率为 5％。李培训等应用参苓白术汤加减口服治疗胃癌、大肠癌术后 34 例，30 天为 1 个疗程。结果提示本方可以提高患者的 KPS 评分、增加体质量、提高机体免疫功能。痰不仅是大肠癌形成的基础，更是浸润转移的重要因素。治痰是大肠癌治疗中首先要遵循的原则，一可断其传变之源，二可除其发病之根。

现代研究也证实了化痰祛湿药物均具有抗肿瘤活性。猪苓、薏苡仁、泽漆、法半夏、山慈菇、瓜蒌、前胡、马兜铃、苦杏仁等祛湿化痰散结中药，均被发现有较强的抗肿瘤活性，薏苡仁成品制剂康莱特注射液被广泛应用于临床。具有祛痰化湿作用的刺五加，其根茎的提取物有抑制大鼠 SSK 肉瘤及库克瘤转移扩散的作用。

总之，大肠癌从痰论治不仅在历代文献中有丰富记载，而且在当前临床治疗中也取得了一定疗效，但明确这两者的内在联系仍有待现代医学实验研究的有力证实。

# 47  表皮生长因子受体抑制剂所致皮肤毒性从痰论治

　　临床上，表皮生长因子受体抑制剂（EGFRIs）相关皮肤毒性是因使用靶向药物 EGFRIs 治疗肿瘤过程中出现的皮肤毒性反应。痤疮样皮疹作为本病最多见皮肤毒性，常表现为单形性红斑样斑丘疹、水疱或脓疱状改变；此外，皮肤干燥、瘙痒、皲裂、脱屑、疼痛甚至出血也经常出现，指甲、毛发等皮肤附属器官也会受累。研究表明，表皮生长因子受体（EGFR）在肿瘤发生发展中扮演了重要角色。EGFRIs 通过抑制 EGFR 活性干预肿瘤进展的同时，也影响 EGFR 在表皮细胞中所起到的刺激生长、抑制分化、降低炎性反应等作用，从而导致皮肤毒性的发生。据一项在全球 52 个国家开展的为晚期非小细胞肺癌患者提供厄洛替尼治疗的大型 Ⅳ 期开放性临床试验（TRUST 研究），EGFRIs 相关皮肤毒性总发生率约 70%，与用药剂量、时间、频率等因素呈正相关，而且疗效显著患者的皮肤毒性几乎无法避免。本病的出现可能干扰相关正常治疗，甚至影响患者生活质量并导致治疗中断而影响疗效。目前，局部外用抗生素、类固醇激素等是 EGFRIs 引发皮肤毒性的主要治疗药物，但疗效不理想且不良反应较大。因此，在优先保证疗效前提下有效控制皮肤毒性的发生具有重要意义。中医认为，皮肤病形于内而发于外，对其论治源远流长，尤其从病因病机入手探讨防治 EGFRIs 相关皮肤毒性具有优势和前景。为此，学者张璇等结合临床经验，提出了本病当"从痰论治"，为相关治疗提供参考。

## EGFRIs 所致皮肤毒性的病机

　　由于痰与诸多病症关系密切，故有"痰生百病""怪病责之于痰"之说。随着历代医家认识的逐渐深入，"痰"作为中医学重要的病因病机而有着特定的内涵，尤其被认为与肿瘤关系密切。《丹溪心法》曰："凡人身上、中、下有块者，多是痰，痰之为物，随气升降，无处不到。"《杂病源流犀烛》曰："痰之为物，流动不测，故其为害，上至巅顶，下至涌泉，随气升降，周身内外皆到，五脏六腑俱有。"肿瘤患者痰毒内生，"痰"易在体内各部位聚集，本性黏滞，日久成块，化生肿瘤；"痰毒"不仅可在体内脏腑形成肿瘤，同时还能随气升降流行，泛滥横溢，流动于四肢筋骨、皮肤腠理筋膜之间，因此，肿瘤患者皮肤"痰毒留驻"。

　　现代医学将 EGFR 作为肿瘤发生发展进程中的一个重要靶点，并研制出有针对性的 EGFRIs 类靶向药物。但由于 EGFR 大量存在于所有正常上皮、表皮角质形成细胞、皮脂腺中，在皮肤及其附属器的生长分化、抗炎修复、加速创面愈合等方面扮演了重要角色，所以 EGFRIs 其实是一把双刃剑，一方面对肿瘤具有治疗作用，另一方面对皮肤及其附属器的毒副反应明显。在肿瘤患者自身皮肤"痰毒留驻"基础上，服用 EGFRIs 更易损伤皮肤组织结构，造成皮肤生理功能恶化，清除"痰毒"能力进一步减弱而诱发本病。

　　总之，本病病因病机以"痰"为本，故当消痰解毒治其根。

## 兼证多样内外毒邪合而致病

　　痰毒内生，阻滞于肌表，痰性黏腻，在肌表留伏遏阻，不易祛除，由此衍生多种兼证。《医方集解》曰"痰即有形之火，火即无形之痰"、《丹溪心法》曰"诸病寻痰火，痰火生异证"，均揭示痰火相生；又《丹溪心法》曰"痰挟瘀血，遂成窠囊"，《疡科心得集》曰"癌瘤者……五脏瘀血，浊气痰滞而成"，表明痰瘀易互结；《严氏济生方·痰饮论治》"人之气道贵乎顺……水饮停于胸胁，结而成痰"阐述痰气交阻。因此，痰火相生、痰瘀互结、痰气交阻等多种兼证常同时存在。肿瘤患者体质虚弱，卫外功能失调，内生"痰毒"及其多种兼证对皮肤破坏，加之 EGFRIs 对皮肤生理结构的影响，使皮肤易受外邪侵袭，内外合邪而搏结于肌表，加重病情，致患者出现丘疹脓疱样疹、皮肤干燥瘙痒、指甲或甲周改变、毛发改变和色素沉着、黏膜炎症、光敏反应等多种症状。

## 内服外用表里兼顾综合治疗

张璇所在科室作为国家教育部中西医结合重点学科，在长期"从痰论治肿瘤"过程中，提出"肿瘤痰证理论"，并结合现代研究热点，关注肿瘤及其并发症的诊治。在采用消痰散结法治疗肿瘤的同时，还运用消痰利水、消痰通络、消痰止痛等法，治疗癌性腹水、化疗诱导性周围神经病变、癌性疼痛等多种肿瘤并发症，疗效确切。从痰论治 EGFRIs 所致皮肤毒性也是该理论的进一步扩展和运用，并在此基础上创立"消痰解毒方"。方由制南星、法半夏、苦参、白鲜皮、全蝎、蜈蚣、金银花、连翘、预知子、丹参、薄荷、甘草等组成。方中制南星、法半夏共为治痰君药；苦参、白鲜皮清热燥湿、祛风解毒，全蝎、蜈蚣攻毒散结、通络止痛，金银花、连翘清热解毒、消痈散结，预知子理气解郁、疏肝和胃，丹参活血化瘀、凉血消痈，上八味共用不仅能增强君药消痰之力，更可清火、理气、化瘀、祛风，以为臣；薄荷解表透疹，引诸药直达皮肤为佐；甘草调和诸药为使。全方切合 EGFRIs 相关皮疹"痰毒为患"病机。外治可用上方水煎液湿敷或涂抹，加入冰片则香窜行散、透皮之力更甚，疗效更好。

中医认为，肿瘤与痰关系密切，EGFRIs 类药物治疗肿瘤疗效显著，但患者大部分会出现皮肤毒性反应；当然，中医辨治皮肤毒性反应时，也应兼顾肿瘤，二者具有共同的病机，故采用以消痰解毒之法符合中医"异病同治"原则。以"痰毒"为核心，充分考虑其余兼证，疗效明确，值得进一步总结推广。

# 48　肿瘤从痰论治现代研究

　　肿瘤长期以来危害着人类健康。近年来，随着人们生活节奏的加快、生活方式的转变、饮食结构的变化、环境污染的加剧等因素影响，肿瘤的发病率和死亡率在逐渐增长。中医学对肿瘤的认识也追溯久远。从殷墟发掘出土的甲骨文上已有"瘤"的记载。《黄帝内经》中有"癥瘕""膈中""昔瘤""肠覃""石瘕"等病症描述，与现代医学中某些肿瘤相似。《灵枢·百病始生》曰："积之始生，得寒乃生，厥乃成积也。"《难经》曰："积者，阴也，故沉而伏，五脏所生，其始发有常处，其痛不离积部，肿块上下有所始终，左右有所穷处，死不治。聚者，阳气也，阳伏而动，六腑所生，其始发无根本，其痛无常处，可移动，虽困可治。"可见肿瘤的产生一般先形成肿块、癥积，进而肿块发生变化，随着病情进展，损耗人体气血精津，与现代肿瘤的发展变化基本一致。学者余阳对肿瘤从痰论治的现代研究进展作了归纳梳理。

## 肿瘤从痰论治理论依据

　　**1. 中医学有关痰与肿瘤的论述：**中医学对痰的认识源远流长，具有完整的辨证论治理论体系。《素问·至真要大论》曰："太阴之胜，独胜则湿气内郁，饮发于中，胕肿于上。太阴之复，湿变乃举，饮发于中。"《素问·六元正纪大论》曰："太阴所至，为积饮否隔。太阴所至为蓄满。少阴司天之政，四之气民病饮发。土郁之发，民病饮发注下。"《黄帝内经》中记载了不少关于痰饮的病机病证，后世医家加以归纳、发挥，使其理论体系更加完善。

　　**2. 痰与肿瘤的病因病机关系：**

　　（1）中医学认识：肿瘤的发生多是由外感六淫、内伤七情、饮食劳倦等各种因素长期作用于机体，使机体阴阳失和、脏腑功能失调、痰浊瘀毒内生、气血经脉阻滞所致，因此肿瘤发生的主要病理机制不外乎痰、瘀、毒、虚。其中痰为有形实邪，重浊黏腻，具有全身上下、筋骨皮肉无处不到的特点，易兼夹他邪，阻滞经脉，素有"百病皆由痰作祟""怪病多痰"之说，故痰是形成肿瘤的重要因素。

　　（2）现代研究：现代很多医家对痰证理论做了分子水平、基因水平等方面的研究。肿瘤细胞异常增殖聚集成块，细胞黏附因子分布于全身各处，广泛作用于机体，具有易行性、黏滞性、多变性，使血液黏稠度增高等特点。从病理生理学角度看，痰具有随气升降，无处不到，易聚，病理变化复杂等特点，痰的这些特点与细胞黏附因子致使肿瘤发病机制极为相似。肿瘤细胞和由肿瘤细胞刺激细胞间质而产生的水解酶、组织蛋白酶、胶原酶、溶酶体酶、糖苷酶等物质可视为"痰浊"，这些"痰浊"促进机体肿瘤细胞增殖和转移。肿瘤转移的"痰毒流注"理论，以痰为基础，强调细胞间质中"痰毒"对肿瘤转移的重要影响。细胞外基质、间质成分与中医"痰饮"有明显相关性，该相关性研究有望阐明痰证本质。近年来，对自由基代谢的研究进一步阐述了痰邪致病机制。自由基是机体生化反应中产生的性质活泼、具有极强氧化能力的原子或原子团。自由基是机体正常代谢的中间产物，对机体有利，当清除自由基的防御体系发生障碍或不能及时清除自由基，导致自由基含量过高，即会引起过氧化反应而对机体产生伤害，诱发肿瘤。实验研究发现超氧化物歧化酶及其抑制剂二己基二硫代氨基甲酸钠（DDC）对 Lewis 肺癌转移有一定的抑制作用。可见，现代研究对肿瘤的痰证理论已有一定认识，中医痰证理论和肿瘤细胞的病理特征存在相关性，这也为中医从痰论治肿瘤提供了理论依据。

## 肿瘤从痰论治则与治法

**1. 调补肺脾肾**："肺为贮痰之器"，临床上常见咳嗽、气促、咯痰、胸闷等为痰浊壅肺主要症状。肺喜清润恶燥湿，肺气欲收而苦上逆，因此在治疗上应化痰散结，调理肺气。张霆提出从痰治疗肿瘤六法，取得了很好的临床疗效：润肺化痰，常用沙参麦冬汤加减；燥湿化痰，常用小青龙汤、射干麻黄汤等；清热化痰，常用清金化痰汤加减；疏风化痰，常用止嗽散加减；温化寒痰，常用苓甘姜辛五味汤加减；治脏化痰，常根据病位，辨证论治。"脾为生痰之源"，脾气健旺，则运化正常，水湿不能停聚为痰。肾为先天之本，主水，司气化，若失气化，则水停生痰。脾肾之间在生理上是后天与先天的关系，相互资助，相互促进；在病理上互为因果，肾虚不暖脾土，则脾虚水湿不运，聚而为痰。调补脾肾，即为培元固本，肾充脾暖，运化正常，则水湿不能停聚为痰。现代研究表明，健脾补肾法对形成肿瘤的治疗有一定的影响。邱佳信等应用 v79 细胞突变实验作为模型，以观察健脾补肾等中药的反突变作用。实验证实健脾中药太子参、白术、黄芪等，补肾中药仙茅、淫羊藿、肉苁蓉、杜仲等能够确切地抑制由强力致变剂（致癌剂，MNNG）造成的 v79 细胞突变。同时研究提示，太四君子汤（以太子参为君药的四君子汤）等复方中药能够抑制起始因子对大鼠肝、胃细胞介导突变。以上表明，健脾补肾单味或复方中药或方剂对肿瘤成因多阶段学说中的起始与启动阶段有明确的阻断作用，对肿瘤的防治起着重要作用。

**2. 扶正散结**：《素问·刺法论》曰："正气存内，邪不可干。"《素问·评热病论》亦曰："邪之所凑，其气必虚。"强调了正气在人体发病中占有重要地位。肿瘤的发生是一个渐进过程，日久必消耗人体正气，导致气血津液亏虚。正气虚则不能驱邪外出。现代科学研究证实，扶正能够增强机体免疫系统功能；能够平衡内分泌调节，促进垂体-肾上腺皮质的功能，调节内环境动态平衡；能够保护骨髓造血功能，改善机体血液循环，提高血液细胞成分及保护心、肺、肝、肾的功能；能够调节细胞内环磷酸腺苷（cAMP）含量及其与环磷鸟苷（cGMP）比值，抑制肿瘤细胞的生长。因此，在消痰散结的同时应注重扶正，此即"强主以助除寇"。"形不足者，温之以气；精不足者，补之以味。"临床中常用药物有人参、黄芪、当归、阿胶、枸杞子、仙茅、巴戟天、补骨脂、肉苁蓉、冬虫夏草等。

**3. 化痰散结**：痰在体内，随气升降，无处不到，痰凝则阻滞气血水液运行，日久凝结成块，变生肿瘤。痰是引起肿瘤的关键因素之一，因此，化痰散结是治疗肿瘤的重要法则。痰症的临床表现甚多，但以舌苔腻、脉滑为辨证要点。化痰散结法是治疗肿瘤的重要方法之一，常用药物有法半夏、陈皮、贝母、茯苓、胆南星等。邓中甲教授常用白芥子配浙贝母治疗因痰浊凝聚而形成的肿瘤。白芥子温肺化痰，浙贝母清热化痰，温寒并调，辛开苦降，相得不偏，使气机疏畅，痰湿得解，从而化痰软坚、逐瘀散结以消其肿块。同时，实验研究证明，化痰散结方（由法半夏、天南星、马钱子、三七等药组成）含药血清可上调 SPC-A1 细胞 Fas 和 FasL 的表达，同时又下调 SPCA1 细胞 FasL 的表达，从而得出化痰散结方含药血清可诱导人肿瘤细胞凋亡。通过实验证实，化痰散结方（黄芪、薏苡仁、天花粉、浙贝母、莪术、丹参等）能保护机体免疫器官，提高免疫功能，从整体上调节脏腑气血、经络功能，从而有效抑制肿瘤。

**4. 治气治火**：人体津液运行有赖气的推动，气滞津停，聚而为痰。肝气郁结，气滞不输，影响脾的运化水液功能，津聚成痰；或情志不遂，气郁化火，煎灼津液，聚而为痰。痰气交结，久而不化，影响脏腑气血运行，气滞津停，诱发肿瘤。因此治痰应治气，故方中配伍理气、行气之品。朱丹溪亦强调"善治痰者，不治痰而治气，气顺则一身之津液亦随气而顺矣"，治气重在调理气机，推动津液运行，以免津聚成痰。其所制祛痰诸方中，多配行气、理气之品，如枳壳、木香、陈皮、香附等。然气与火，同为一源，"气有余便是火"，火能灼津成痰。临床可见，火炼液为痰，痰亦能郁而化火。故治痰应治火。若痰因火动者，治痰重在清火，临床上常用栀子、黄芩、黄连、连翘、大黄清火化痰；若阴虚火旺，虚火炼液为痰，常用生地黄、麦冬、沙参、芦根等甘寒泄热。治火即为治痰，火得清而痰自平。高继良等治疗肿瘤重视调理气机，清热化痰，在临床中常用四法辨证论治，取得了良好效果：润燥化痰，用贝母瓜蒌（散）汤合沙参麦冬汤加减；燥湿化痰，用二陈汤合导痰汤加减；清热涤痰，用清气化痰（丸）汤合礞石滚痰（丸）汤；温化寒痰，用苓甘五味姜辛汤合苓桂术甘汤加减。

肿瘤的发生是由多因素引起，包括禀赋、情志、饮食、环境等。近年来对中医治疗肿瘤有一定基础理论与临床实践研究，取得了一定成效。从痰论治肿瘤是值得肯定和推崇的。现代医学研究发现，肿瘤的发生包括黏附分子异常、信号传导异常等情况。而细胞黏附因子致使肿瘤发病机制与中医学"痰浊"致病的特点极为相似。实践证实，痰与肿瘤的发生密切相关，痰邪内阻，日久结聚成块是引起肿瘤的重要因素之一，故治疗肿瘤应以治痰为先，通过调补肺脾肾、扶正、化痰、治气、治火、温阳等方法抑制肿瘤。

# 49　妇科痰证研究

　　妇科痰证有着独具妇人经、带、胎、产、乳等特点的特色内容，学者郑秀丽等对近 30 年关于妇科痰证的研究情况进行了总结梳理，包括妇科痰证的病因、表现、涉及病种、常用治法、常用方剂等，并对研究现状做出了分析，提出妇科痰证理论框架体系有待建立等相关问题的探讨。

　　中医认为，"痰之为病，变化百出"（《症因脉治·痰证》）。就妇科而论，妇科疾病主要论述的是关于妇人经、带、胎、产、乳等时期的疾病。一般认为，妇女经、带、胎、产、乳多以血为本，以血为用，故妇科疾病多血证。然而大量临床资料显示，妇科疾病属痰证者亦为数不少，临证时注重痰证的辨治，往往能收到满意的效果。因为妇女经、带、胎、产虽均以血为用，但赖气以行，若肺、脾、肾、肝、三焦的运化、通调功能失司，则可聚湿成痰，阻滞经脉胞宫，而致疾病，故从痰入手，常获良效。因此，开展妇科痰证的相关研究十分必要。妇科痰证结合妇科胞宫（胞脉、胞络）等解剖特点，经、带、胎（妊娠）、产、乳等生理特点，指由于痰直接侵犯或间接通过脏腑经络气血影响胞宫、胞脉以及冲任督带，使其生理功能异常，引起的相关月经病、妊娠病、产后病、带下病和妇人杂病等病证。如《女科切要》曰："肥白妇人，经闭而不通者，必是痰湿与脂膜壅塞之故也。"即言痰可致闭经。

## 妇科痰证研究现状

　　**1. 妇科痰证的病因**：关于妇科痰证的病因，有两类求因法，一是按外感六淫内伤七情等一般原因看，二是结合妇人的特殊生理特点分析妇科痰病的原因。其中，按一般病因看，包括外感六淫、内伤七情、饮食所伤、劳逸过度、素体肥胖等原因。而从妇人特色致病因素看，由于妇女生理病理的特殊性，妇科疾病的痰因学说有其独特的内容，比如痰气病因、痰脂病因、痰瘀病因、痰湿病因、风痰病因等。

　　**2. 妇科痰证的表现**：妇科痰证的表现不一定具有咳吐痰涎的特点，多数人并不吐痰，常给诊断带来困难。而是多表现为体型肥胖，病程缠绵；舌苔白腻，脉弦或滑；病变部位闷、胀、痞、困、重、麻；流秽浊液体；或月经失调，经色淡或闭经，或不孕，多白带，面、跗及眼泡浮肿，或表现为以肿块、结节、糜烂为主的疾病等。因痰性黏稠、留着，凝结滞涩，易粘于机体内的任何空隙中，造成通道狭窄甚至堵塞，可使痰浊阻滞更重而加重病情。且痰滞日久生瘀，痰瘀之结，每成巢囊顽疾，在局部可见肿块、结节、糜烂，常见于输卵管不通、卵巢囊肿、子宫肌瘤、子宫内膜癌等。

　　**3. 妇科痰证的病种**：古今临床有不少关于从痰论治妇科病的报道，可归纳如下。

　　（1）妇科痰证涉及的中医病种：①月经病，主要包括月经失调（月经先期、月经后期、月经过少、月经过多等）和闭经（痰结经闭、青春期闭经等）。②带下病。③妊娠病，如妊娠恶阻、子痫、子嗽、子悬、子烦等。④产后病：如产后血晕、产后发痉等。⑤妇女杂病，如不孕（痰阻胞宫）、癥瘕、乳岩、乳癖、梅核气、脏躁等。

　　（2）妇科痰证涉及的西医病种：①卵巢疾病，如多囊卵巢综合征、卵巢囊肿、卵巢早衰、卵巢癌等。②输卵管疾病，如输卵管囊肿、输卵管阻塞性不孕等。③子宫疾病，如子宫内膜异位症、子宫肌瘤、子宫腺肌病、功能失调性子宫出血、子宫内膜息肉。④乳房疾病，如乳腺增生、乳腺癌等。⑤其他，如慢性盆腔炎等。

　　总之，从痰论治妇科病具有一定优势特色，如不孕、多囊卵巢综合征、卵巢囊肿、子宫内膜异位症、功能失调性子宫出血等，从痰论治不失为一重要方法。

**4. 妇科痰证的治法**：由于临床常见的妇科痰证主要分为湿痰、热痰、虚痰和瘀痰四类，因此妇科痰证常用的四种治法分别为：燥湿化痰法、清化热痰法、补虚（补肾）化痰法和化痰活血法，朱丹溪治疗妇科痰证亦常用此四法。后世王宗铁则更详细地列举了妇科痰证治疗七法，分别是：①疏肝化痰法；②健脾化痰法；③祛脂化痰法；④消积化痰法；⑤温肾化痰法；⑥和胃化痰法；⑦行气化痰法。此外，还有痰证闭经的专用治法，如李莉等痰湿闭经的三种治法：①疏肝顺气，如越鞠（丸）汤合逍遥（散）汤；②健脾化痰，如苓桂术甘汤合归芍六君汤，或四妙（散）汤合当归芍药（散）汤加减；③温肾固本，如左归（丸）汤加菟丝子、鸡血藤，或右归（丸）汤等。陈琼等总结痰湿型闭经的四种治法：①健脾益肾，理气化痰；②疏肝解郁，燥湿化痰；③温通泄浊，化痰祛湿；④化痰祛瘀，活血利气。程运文的闭经治痰四法：①燥化湿痰法，方用平胃导痰汤加味。②温化寒痰法，方用二陈汤合四逆汤加减。③清化热痰法，方用黄连温胆汤加味。④化痰逐瘀法，偏寒痰者，用二陈汤、四逆汤合血府逐瘀汤加减；偏热痰者，用黄连温胆汤合丹参饮加减。可见，痰证闭经涉及的脏腑主要是肝、脾、肾，涉及的病理因素主要是痰与湿浊、气、瘀血等的搏结，痰的病性有湿、热、寒等之分，痰证闭经治法由此而出。

**5. 妇科痰证的方剂**：常用的方剂如苍附导痰（丸）汤、启宫（丸）汤、芎归二陈汤、平胃（散）汤、温胆汤、二陈汤等。其中，苍附导痰汤出自《叶天士女科全书》，可用于痰湿阻胞不孕、月经延后、痰阻闭经等，现代临床报道较多的是用于多囊卵巢综合征，尤其是痰湿阻滞型多囊卵巢综合征或肥胖型多囊卵巢综合征。启宫（丸）汤则用于体肥不孕，主治妇人体肥痰盛，子宫脂满，不能孕育者。现代临床报道主要用于多囊卵巢综合征，尤其是痰湿型多囊卵巢综合征不孕症。

**6. 妇科痰证的实验研究**：现代对妇科痰证的实验研究主要集中在对痰湿证多囊卵巢综合征（PCOS）的实验研究上，可见多囊卵巢综合征是妇科痰证的一大优势病种。

## 妇科痰证研究分析

妇科痰证越来越受到临床重视，现代对妇科痰证理论的研究不少，包括妇科痰证的成因探讨、病机特点探讨、治法探讨等内容，但尚无较为全面系统的关于妇科痰证理论的集成研究。

现代文献报道的妇科痰证研究大多数都是临床研究，实验研究的文献较少，尚待开展一些代表病种的痰证实验研究，妇科痰证的机制以及化痰法治疗妇科痰证的机制皆有待进一步探索。

在妇科痰证的临床研究报道中，大多数临床研究观察的病例数都在100例以内，多中心大样本规范化的临床研究甚少。并且在临床报道中，还有大部分是临床个案或经验的报道，这些验案的内容和价值尚待有效集成。

现代文献报道的妇科痰证病种较为集中在多囊卵巢综合征、不孕症、月经不调、闭经等，而产后病和妊娠病的报道相对较少。

从妇科痰证方剂的研究文献看，妇科痰证的特色方苍附导痰汤是文献报道最多的一首方，还有一些方是内科也常用的二陈汤、平胃（散）汤、温胆汤等，还有不少是自拟方或灵活加减的方，有待进一步挖掘整理。

## 妇科痰证研究思路

**1. 古代妇科痰证文献的研究有待深入**：①有待借助文献研究，厘清中医妇科痰证诊疗的历史源流。可按年代分时期梳理"妇科痰证"的历代相关论述，并对代表性医家的学术观点和著作进行重点整理和深入研究。②古代实际有不少关于妇科痰证的病证名，如形肥经少、形肥痰滞经闭、形肥痰热经闭、形肥过期经行、痰湿不孕、脂塞不孕等，有待以病证名为线索，建立相关病证的辨证论治要点。③古代文献对妇科痰证的论述不少，有待系统从因证脉治各方面进行整理。

**2. 古今妇科痰证医案的挖掘有待加强**：①古今医案中蕴含着丰富的关于妇科痰证辨证论治的精髓，

尤其是不少名家验案均体现着妇科病从痰论治的思想，有待借助现代数据挖掘方法，进行系统评价分析，以更好地为现代临床诊治妇科痰证提供依据，具体操作中，先将搜集到的医案进行逐一标注，包括该医案的病种，痰证的类型，治法方药以及出处等的标注，再进行分类整合，系统评价分析。②对于验案个案的处理问题。虽然不具有大样本的统计学意义，但仍应考虑到其特殊价值，如何使用好这部分验案的宝贵数据，还有待探索。

**3. 妇科痰证的理论框架体系有待建立：**从妇科文献看，对妇科痰证理论研究的文献不少，但有待进一步融合提炼，形成妇科痰证的系统理论研究。如以古今文献为基础，初步建立妇科痰证论的理论框架体系。体系内应包括妇科痰证的概念、病因、病机、临床特点、辨证、治法、代表方药以及代表性妇科痰证病种的辨证论治等内容。

妇科痰证理论框架体系的建立将主要通过对文献的综合整理，集成归纳总结形成较为系统的《妇科痰证论》。分两部分论述，第一部分是总论，第二部分是各论。其中总论部分拟包括的项目包括：妇科痰证的概念、妇科痰证的病因、妇科痰证的病机、妇科痰证的诊断、妇科痰证的临床类型、妇科痰证的辨证（如热痰、湿痰、瘀痰、虚痰等）、妇科痰证的治法、妇科痰证常用方。第二部分是各论，选取妇科痰证的代表性病种，分设中医病种和西医病种两篇，分别对妇科痰证的代表性病种进行系统论述，包括各病的概述、病因病机、辨证论治、医案举例、调护等。其中中医病种篇可按照月经病、带下病、不孕症、杂病、妊娠病、产后病六部分分别进行代表性病种论述。

总之，妇科痰证颇具特色，从痰论治妇科病证运用广泛，亟待系统对妇科痰证的诊疗理论进行总结分析整理，以为临床妇科痰证的诊疗提供更好的理论依据。

# 50 月经病从痰论治

学者麦华超等通过查阅中医古籍、现代临床和实验研究文献，探索了中医药从痰论治月经病的方药特色，归纳化痰法在月经病治疗中的主要证型和用药。

## 从痰论治的古代文献

**1. 从痰论治月经病的起源**：月经病是以月经的周期、经期、经量异常为主症，或伴随月经周期，或于经断前后出现明显症状的疾病。《素问·评热病论》曰："月事不来者，胞脉闭也。胞脉者属心而络于胞中，今气上迫肺，心气不得下通，故月事不来也。"《素问·阴阳别论》曰："二阳之病发心脾，有不得隐曲，女子不月。"这表明人体气机升降出入失调是月事不来的重要因素，且与肺、脾、肾、肝的机能失常密切相关，其气机升降出入失常则常导致痰的产生，如肺失宣降，水道不利，聚水生痰；脾主运化，脾失健运，聚而生痰；肾阳不足，水液不蒸，停而生痰；肝失疏泄，气机郁滞，积而为痰。痰饮一旦产生，可随气流窜全身，当其阻滞胞宫，故女子不月，这为从痰论治月经病奠定了理论基础。此后，朱丹溪把痰湿病因引入妇产科疾病，并对其立法、方药都有其独特的见解，后世医家如傅青主、王孟英等医家将月经病痰证理论进一步深化，从而充分发挥中医痰病学说在防治妇科月经病方面的作用。

**2. 月经病从痰辨证论治**：辨证论治是中医学治疗的特色和优势。现将中医古籍中运用化痰法治疗月经病的论述归纳，分为 4 种类型。

（1）属痰气凝滞者，宜理气化痰：朱丹溪提出"痰之为物，随气升降，无处不到。脾虚者，宜补脾气，清中气以运痰降下"。《丹溪心法·六郁》曰："气血冲和，万病不生，一有怫郁，诸病生焉。故人身诸病，多生于郁。……痰郁者，动则喘，寸口脉沉滑……痰郁方（海浮石、香附、姜制南星）。"妇人月经失调，而形体渐肥，湿浊不化，大便不畅，故用痰郁方化痰理气而调经。《万氏女科》曰："肥人经水来少者，责其痰凝经脉也，用二陈加芎归汤主之。"肥胖的妇女膏脂充满，元室之户不开，挟痰者，阻滞胞宫，气机不畅，经水不来，宜理气化痰。《医方考》用四物汤治疗妇女月经不调，并提出："人肥有痰，加（法）半夏、陈皮、（胆）南星。"胆南星祛风痰，法半夏助燥湿，陈皮善理气。

（2）属痰湿壅滞者，宜燥湿化痰：脾主运化，输布水谷精微，若运化失职，则停聚为痰。且冲任隶属阳明，与足太阴脾经相通，脾胃不健，气血不足，冲任亏虚，血海则无血可下。《妇科秘书八种·妇科秘书》曰："经闭不行三候：一则脾胃有损伤，食少血亏非血停，急宜补脾养血，血气充足经自行。一则忧怒损肝经，肝火郁闭经始停，开郁二陈汤急用。一则体肥痰滞壅，故令经血不能通，加减导痰汤做主。"《张氏医通》曰："经候不行两三月，精神如故，喜酸恶食，或嗜一物，或大吐，或时吐痰与清水，肢体沉重，头目昏眩，此名恶阻。不可作病治，若饮食停滞，香砂六君子加枳壳。"月经病兼有脾虚多痰、饮食停滞，用香砂六君子。《医学入门》曰："先期来多血有余……肥人多痰者，清海苍莎丸。"此处可以看出肥人多痰，月经先期，用清海苍莎丸。《女科证治准绳》曰："江氏妇三十岁，坠胎后血不止，食少中满，倦怠不起，躁烦，六脉沉伏而数，重取微弦。予作怒气伤肝，感动胃气。二陈加川芎、白术、缩砂，二十帖而安。"堕胎后血流不止，食少中满，一身倦怠，属痰湿停阻中焦，郁怒伤肝，用二陈汤加减。《丹溪心法》中论半夏丸用消散瘀血，化湿祛痰，主症吐血下血，崩中带下，喘急痰呕，中满虚肿。万密斋的苍附导痰汤主治妇人痰湿阻滞、形体肥胖、月经停闭，至今仍是治疗痰湿经闭的主要方药。

（3）属痰瘀互阻者，宜活血化痰：由于津液代谢障碍，则停聚为痰，痰浊内生阻滞脉道，血行受阻而成瘀。《金匮要略》曰："旋覆花汤，治半产漏下，脉弦而大。"半产漏下不止，脉弦而大，以脉象论，弦则为减，大则为芤，减则为寒，大则为虚，虚寒相搏，此名为革，此病病机定位虚寒阻滞胞络，化生痰湿淤血，故欲旋覆花汤来理气通阳，活血散瘀。《金匮钩玄》曰："经不行则必有瘀，故肥人血枯经闭者，四物汤加桃仁、红花。"《万病回春》云："经水月久不行，发肿者，是瘀血渗入脾经也，治当用当归、川芎、白芍、桃仁、红花、牡丹皮、干姜、肉桂、厚朴、木香、香附、牛膝、延胡索等活血健脾行气，肿自消也。"王孟英曰："自乳而伴不爽朗者，血本有余也，因阳明经气为痰所阻而不能流通输布致经断乳少，予苇茎汤加茜根、海螵蛸、旋覆、滑石、竹茹、海蜇为剂和藕汁童溺服。"《校注妇人良方》曰："妇人性耽身多虑，月经不行，胸满食少，或作胀，或吞酸，余以为中气虚寒，用中气虚寒，用补中益气，加砂仁、香附、煨姜二剂，胸膈和而饮食进，更以六君子，加川芎、当归、贝母、桔梗、生姜、大枣数剂，脾胃健而经自调矣。"妇人性情多虑，月经不行，胸满食少，属中气虚寒兼有血瘀，用归芍六君子汤加减。

（4）属痰多血热者，宜清热化痰：《女科证治准绳》曰："月经先期，肥人则为多痰而兼血热，当以清热化痰为治。"肥人膏脂丰满，痰湿内生，痰湿阻滞脉道，郁久化热，热扰冲任，迫血妄行，故月经先潮或血量增多，宜清热化痰。《竹林寺女科》曰："肥而衰，肠胃多痰，壅滞经络、闭血、带下。"妇人月经不行或带下病，体肥而脾胃虚，化生痰涎阻滞下焦而生虚热，故用地骨皮汤（地骨皮、当归、川芎、知母、麦冬、甘草）清虚热，活血祛痰为主。

## 从痰论治的现代研究

**1. 化痰法在月经病的临床研究**：由于临床经验不同，各医家临床思维也不同，归纳起来常用的治法有：燥湿化痰、活血化痰和理气化痰等。在燥湿化痰方面，李世玲用加味芎归二陈汤联合针灸治疗多囊卵巢综合征，治疗 6 个疗程后，痊愈 30 例（44.1%），显效 20 例（29.4%），有效 16 例（23.5%），无效 2 例（2.9%），总有效率 97.1%，加味芎归二陈汤联合针灸共奏化痰疏肝、补肾活血调经，从而提高妊娠率。在活血化痰方面，黎小斌等研究发现，灵术冲剂、参芪胶囊序贯治疗多囊卵巢综合征，LH、T、LH/FSH 显著下降。灵术冲剂、参芪胶囊是以导痰种子汤为基础制成的，具有补肾健脾、活血化痰的功效。吴建辉等研究发现，补肾化瘀祛痰方治疗后患者多毛、痤疮、黑棘皮症评分值及肥胖评分值与治疗前比较均明显下降，血清睾酮水平较治疗前显著降低；胰岛素试验中空腹胰岛素值与治疗前比较下降，糖负荷后 30 分钟、60 分钟胰岛素值及胰岛素曲线下面积与治疗前比较亦有明显下降，表明补肾化瘀祛痰方可以显著改善多囊卵巢综合征患者的症状和体征，改善患者的卵巢功能。郑姜钦等研究发现，以益肾健脾，活血化痰为治则，中药人工周期治疗多囊卵巢综合征，治愈率 26.7%，有效率 37.8%，无效率 35.6%，总有效率为 64.4%，表明了活血化痰法具有积极的意义。中医周期性疗法在卵泡期以活血通络、理气化痰行滞为主，以进一步消除患者痰瘀阻滞的病理机制，充分发挥了中医的特色与优势。同时，用补肾疏肝化痰法治疗多囊卵巢综合征，LH、T、LH/FSH 显著下降。张晓金等研究发现，清经胶囊治疗月经先期可显著改善周期及延长黄体期，32 例月经提前、黄体期缩短患者，治疗后 21 例月经完全恢复正常，显效 8 例，总愈显率 90.63%。

**2. 化痰法在月经病的实验研究**：近年来，学者们进行了许多中医药治疗相关的实验研究，主要集中在细胞分子水平阐明中医药治疗在雌激素、孕激素和血液流变学等方面的作用。陶莉莉等研究发现，穴位埋线联合健脾祛痰中药对肥胖型多囊卵巢综合征患者疗效明显，其作用机制可能与提高 APN 的含量，降低 BMI，提高胰岛素素敏感性有关，同时还发现，健脾祛痰中药和穴位埋线在治疗肥胖型 PCOS 患者中起协同作用，共同达到降低体重、改善糖脂代谢，疗效优于单纯中药治疗或单纯穴位埋线治疗。王芳等研究发现，芪术功血宁颗粒能降低模型大鼠全血的高切、中切、低切值及血浆黏度值，升高红细胞沉降率，降低红细胞压积值，芪术功血宁颗粒能显著减少模型大鼠子宫的出血量，这可能与其改善大鼠血液流变学指标及增加血浆中 ET 和 AⅡ 的含量，加强子宫血管的收缩有关。从中医角度看，苍术健脾燥湿化痰，黄芪健脾益气，诸药合用，共奏健脾化痰摄血之效。研究发现，痰湿证多囊卵巢综合征患者血清脂联素水平降低，Resistin 水平升高与 BMI、IR 密切相关。健脾益气法可以提高营养性肥胖大鼠胰岛素敏感指数，降低脂肪细胞 TNF-α 表达，促进葡萄糖的摄取利用而改善外周组织胰岛素抵抗；改善卵巢微循环，促进卵泡发育和排卵。

现代中医学认为，月经病的发生主要与肾—天癸—冲任之间相互调节失约，肝脾肾功能失调相关，外因多为痰湿瘀互结，多种病因病机常相互错杂。脾主运化，脾胃功能失常，水谷精微不能化生输布，蓄积体内而为痰湿脂浊，则月经稀少、闭经等。肾主藏精，主生殖，为先天之本，肾气不足，水液不得蒸化，停而化生痰饮，导致月经稀少、闭经、不孕。肝主疏泄，体阴而用阳，肝气郁结，疏泄失常，津液停积而为痰为饮，郁热化火，则停经、痛经等。因此，运用化痰法在月经病的治疗中具有积极的意义。根据目前研究推测，化痰法在月经病的治疗中，可能与其改善下丘脑-垂体-卵巢轴有关，从而达到调节生殖内分泌的作用。

# 51 九种月经病从痰论治

　　学者黄进通过查阅、研读相关中医古籍和历代文献，探索中医从痰论治月经病的理论源流及方药特色，总结归纳了痰与月经病的关系，由痰所致月经病的病因病机、辨证施治、名家治验，以及化痰法在月经病治疗中的应用，从而为治疗月经病的选方用药提供借鉴，同时为月经病的临床诊断与治疗提供更广阔的思路。

　　《素问·上古天真论篇》曰："任脉通，太冲脉盛，月事以时下，故有子。"道出了月经的重要性。随着环境及饮食习惯的改变，月经病的发病率逐年增加。月经病的病因、病机错综复杂，普遍认为妇女月经以肝为用，以血为本，故而月经病多属血证。但是临床中不难发现，月经病属痰证者也为数不少。正如《医学入门》曰："人知气血为病者多也，而不知痰为病尤多。"可见痰在致病因素中的地位不容小觑。因此，探讨由痰所致月经病，对于指导妇科临床具有重要的意义。

## 痰致月经病的机制

　　痰证之起，本于中焦，继则流犯余脏。《内经》曰："饮入于胃，游溢精气，上输于脾。脾气散精，上归于肺，通调水道，下输膀胱。水精四布，五经并行。"若失和于四时、五脏阴阳，则揆度以为变也，即生成中医之"痰"。此外，脾虚亦可直接生痰，脾虚则健运失职，水湿停滞，瘀而成痰，故曰："脾为生痰之源。"若有偏食膏粱厚味者，则易生湿助热，阻遏阳气，邪在于脾，邪气盛则实，故脾之实证常在。据五行生克制化学说，脾属土，肾属水，肝属木，木本克土，脾既已实，肝失制化，反受土侮，土克水太过，肾水更受土乘，故脾实则肝肾最易受邪。《金匮要略》首篇论治之言"见肝之病，知肝传脾"，举一反三，"见脾之病，知脾传肾"。肝属木，五气为风，乘侮之初，风木制土，风兼痰邪，交争于内，若正不抗邪，则肝木被伤，久则正气耗损，肝虚则失其藏血之职。如痰湿下注入肾，初为肾家实证，日久则肾渐受克，而成虚证。肾主胞宫，主生殖发育，月经乃体内多余之精血。如今肝不藏血，肾不摄精，二者皆伤，则女子月经失其常度，故而发为各种月经病。

## 从痰论治月经不利

　　金·张从正《儒门事亲》曰："凡看妇人病，入门先问经。"并开创涌吐疗法治疗月经失调，影响至今。《儒门事亲·妇人二阳病五十九》中记载："一妇月事不行，寒热往来，口干、颊赤、喜饮，旦暮闻咳一二声。"诸医皆以破血逐瘀之药攻之，皆未见效，唯张氏遵《黄帝内经》之言"二阳发病发心脾，心受之则血不流，故女子不月"。张氏认为，积热伤心，法宜升水抑火，润燥祛湿，乃弃古方前法伤脐之弊，令患者吐痰一二升，下泄水五六行，使得痰湿上下分消而走，经水不为痰所隔，月事依期而至，余症方得悉除。《儒门事亲·妇人无子六十八》中张氏用独圣散治疗经血不调，吐讫冷痰三二升，其病自愈。此乃痰湿阻碍气机，使阳不能降、阴不能升而导致经水不能按时而至，故令此法。《丹溪心法·卷五妇人八十八》则明确指出："肥胖饮食过度之人而经水不调者，乃是湿痰。"宜用苍术、法半夏、滑石、茯苓等渗水利湿化痰之药治之。宋代陈自明《妇人大全良方》所载玉露通真丸由厚朴、法半夏、茯苓、白术等燥湿化痰药组成，陈氏眉批曰："治妇人诸疾，经脉不调，用红花煎酒送下。"可以看出陈氏对痰湿致月经病的重视。清·竹林寺僧《竹林寺女科秘传》亦从痰湿立论月经不调，曰："形盛多痰气虚，至数月而经始行者，宜服苍术六君子汤，兼服苍附导痰丸。"认为素体脾胃虚弱，或饮食自倍，肠胃乃伤，脾失运化，中焦气机升降失调，水湿不化，湿聚成痰，冲任二脉，困遏受阻，开阖失司，从而引起经水失调。可以看出，先贤们对月水不利的认识突破了以往气血致病的局限，提升至"痰病观"。多数医家认为痰湿阻滞一身气机，气机升降失常，则水湿停聚，湿聚成痰，流犯下焦，影响冲任胞宫，从而引起经水不利。各个医家治法，或以吐法，或取化湿之法，然其大法均旨在祛除痰湿，体现出"治病求本"的理念。

## 从痰论治闭经

自古医家多认为闭经与肾精不足、气虚血少息息相关，然朱丹溪在《丹溪心法》中则首倡痰盛可致闭经，其曰："经不行者，非无血也，为痰所碍而不行也。"并总结出"治痰先治气，气顺痰自消"之法。书中提出"躯脂满经闭"的理论，创立导痰汤，并配以黄连、川芎，全方共奏祛脂除湿之功，使得气顺血流，经水自来。此外，清代医家吴本立对于痰阻经闭亦颇有心得，其《女科切要·闭经》曰："肥白妇人，经闭而不通者，必是湿痰与脂膜壅塞之故也。"盖肥胖妇人，多痰多湿，痰湿与油脂结聚，壅滞胞宫，胞脉闭塞，损伤冲任，而致闭经，吴氏以枳实为君，佐以苍术、法半夏、厚朴之类，湿祛脂开，其经自通。黄进以为，上二方药虽不同，然治法则一，均可理其气、化其痰、祛其脂、除其湿，以达经复。

## 从痰论治崩漏

朱丹溪曰："有涎郁胸中，清气不升，故经脉壅遏而降下。非开涎不足以行气；非气升则血不能归隧道……治宜开结痰、行滞气、消污血。"朱丹溪曰："崩漏乃痰涎作祟，郁积胸膈，清阳不升，血离正道所致，法宜化痰行气活血。"后世医家亦有不少秉承此论。王肯堂《女科证治准绳·调经门》中引朱丹溪之言，以释机制，王氏尚觉，先贤之所以在治疗崩漏中多用白术、法半夏、厚朴、茯苓等燥湿化痰之药，正由痰浊去则清气升，血循常道而崩漏自止。冯兆张《女科精要·崩漏门诸论》中引用并发展了朱丹溪的痰湿理论，在治疗上提出以二陈汤燥湿化痰为主，以达痰涎化则浊气散、浊气散而清阳之气得升，血循经脉而不漏之效。

## 从痰论治经行腹痛

先贤多以"不通则痛""不荣则痛"两大病因解释经行腹痛。殊不知，痰湿下流，相争下焦，冲任之脉皆居于下焦，冲为血海，任主胞胎，痰湿满而二经乱，亦可致经行腹痛。《傅青主女科·经水将来脐下先疼痛》曰："妇人有经水将来三五日前而脐下作痛，状如刀刺者，或寒热交作，所下如黑豆汁，人莫不以为血热之极，谁知是下焦寒湿相争之故乎？夫寒湿乃邪气也。"方用温脐化湿汤，利其湿而温其寒，使冲任之邪祛，寒湿之弊除，经水自调而疼痛止。不得不说化痰除湿法为临床治疗痛经提供了另一种思维。

## 从痰论治月经不定期

《金匮钩玄》曰："肥人不及日数而多者，痰多血虚有热。"以胆南星、白术、苍术、黄连、川芎、香附做丸。朱丹溪认为妇人肥者，月经先期而至且量多者，以痰挟血虚为故，肥人多痰，痰性黏滞易化热，血虚助生内热，热迫血妄行，故致先期，遣方用药多以清热化痰为主。至于月经后期，朱丹溪曰："经水过期色淡者，痰多也。二陈汤加川芎、当归。"过度饮食和气血俱虚均可导致痰湿，发为月经先后不定期，因而临证需详查细辨，以二陈汤和四物汤加减，配以白术、茯苓、苍术等燥湿健脾之药治之。

冯兆张《女科精要·经病门诸论》总结月经后期病机为："如过期而来者，火衰也，为寒、为郁、为痰。"冯氏认为月经后期总因不过阳气衰弱、痰凝胞宫所致。吴本立《女科切要·经水过期而来》指出："凡妇人女子，月事过期而来，其说有三：有血虚者，有血寒者，有湿滞者……血淡而黏稠者，以化痰为主，二陈汤加香附、生姜、砂仁。"盖湿性黏滞，迁延不爽，以二陈汤加减化燥除湿。书中虽未明确提及痰与月经病直接相关，但除湿之法也不失为祛痰之妙用，参和脉象，沉迟滑数，即属痰湿之象。

多数医家治疗月经先后不定期时多从肝郁气滞、脾肾虚损两方面入手，上述医家之说，实为创见。可见，月经先期，多因痰湿助热，挟以血虚，迫血妄行所致；月经后期，良由痰性黏腻，凝滞胞宫，迁延不止所致，治法均宜除湿化痰。

## 从痰论治月经量少

明代万全认为"肥白者多痰"，并于《万氏女科·调经章》中曰："胖人经水来少者，责其痰碍经隧也。"万氏认为妇人素体肥胖或偏食厚味，以致躯脂过剩，内生痰湿，从而阻遏经隧，瘀阻血海，血行涩滞，量少色亦淡，治宜健脾燥湿化痰。万氏临证每灵活运用二陈汤加归芎汤以活血化痰，收效良多。后世医家罗国纲承万氏"有痰碍经隧者，必其体肥，而脾土或者亏败"之训，治病由果及因，由症推证，进一步阐明肥人经少之病机。

## 从痰论治经行泄泻

《症因脉治》曰："经前泄泻皆是脾虚。"脾阳衰微，失于运化，水湿下流，湿聚成痰，痰湿交错，大肠分利失权，遂致泄泻。汪石山治一妇人，经前必泄三日而后行，脉象濡弱，辨为脾虚痰湿，作参苓白术散，米饮调下，方不泄矣。由此可见，痰湿为病，不仅囿于经期，正验古人"百病多由痰作祟"之说。

## 从痰论治经行呕吐

痰湿致病亦可引妇人呕吐不止。《医宗金鉴·经行吐泻证治》曰："经行呕吐是胃弱也，若呕出涎饮，则是伤饮。若吐出食物，则是伤食。"明确将病因区分开来，以使后人不惑，辨而治之。另有薛立斋治一妇人，怀抱素郁，呕吐不食，痰涎自出，其曰："此脾胃虚寒。"先以香砂六君子汤行气化痰，继选归脾汤健脾养心，一剂知，二剂愈，如此脾胃得健，痰湿得祛，诸症即消。除此之外，《竹林寺女科》亦认为经行呕吐乃是痰阻胸膈，饮食物不能下胃，先用乌梅丸去其痰涎，后用九仙散收其功。

## 从痰论治经行作眩

经行眩晕，不同于中医内科学之痰湿中阻证。朱丹溪作释曰："痰多占住血海地位，因而下多者，目必渐昏，肥人如此。"其认为，肥人多气虚，气虚易生寒，寒生湿，湿生痰，经期痰邪搏击血海，痰血郁结，据占冲任，血迫急流，下行而多，而致脑失所养，目眩。药选胆南星、苍术、川芎、香附作丸服之，着意于痰瘀共治。

痰致经病，发于脾病，生克制化，终损肝肾，肝不藏血，肾不摄精，二者皆伤，发在女子，经失常度。总机不失痰湿阻滞全身气机，中焦气郁，升降失常，流犯下焦，犯及冲任二脉及胞宫，故而发为各种月经病。历代医家在论述痰致月经病时面面俱到、悉并治法、罗列方药，颇为丰富，各代医家一脉承继、溯本求源，将月经病从痰论治这一理论发挥尽致。而今临床，若遇妇科经病及疑难杂症，悉法并尽，无从论治，勿遗此法。医之瑰宝，当挖之、掘之，发扬光大，后世幸哉！

# 52 围绝经期抑郁症从痰论治

围绝经期抑郁症是指发生于从中年过渡到老年这一时期所出现的以心境持续低落，情绪抑郁、思维迟缓、精神行动性迟滞等精神症状为主的临床综合征。它不等同于一般的围绝经期综合征，是一种精神障碍类疾病，约占围绝经期综合征的78%，流行病学调查表明女性抑郁症的发病率是男性的2倍。围绝经期是人生命周期的必然过程，这个时期各种应激增加，心理（精神）压力增大，易产生各种心理（精神）问题。学者刘艳玲认为，围绝经期抑郁症应从痰论治。

## 对围绝经期抑郁症的认识

中医古籍中没有与此对应的病名，但在"脏躁""百合病""心悸""郁症""不寐"等病症中早有类似的记载，现代中医学称之为"绝经前后诸症""经断前后诸症"。张仲景在《金匮要略·百合狐惑阴阳毒脉证并治》提到百合病的症状为"意欲食后不能食，常默默，欲卧不能卧，欲行不能行，欲饮食，或有美时，或有不用闻食臭时，如寒无寒，如热无热……诸药不能治，得药则剧吐利，如有神灵者，身形如和，其脉微数"，形象地描述了百合病主要症状是精神、饮食、睡眠、行为、语言、感觉的失调。从病因上看，《医宗金鉴》认为百合病除因"伤寒大病之后，余热未解，百脉未和"之外，还有"平素多思不断，情志不遂。或偶触惊疑，卒临景遇"等情志因素诱发。这与抑郁症的病因学研究相似，它认为性格因素及负性情感体验都是抑郁症发病的重要原因。脏躁首见于《金匮要略·妇人杂病脉证并治》曰："妇人脏躁，喜悲伤欲哭，像如神灵所作，数欠伸，甘麦大枣汤主之。"本证由于长期情志不舒，思考过度，致心肝阴血不足，进而累及脾肺肾致五脏阴液俱亏，虚火妄动，脏不藏神，故表现出精神失常，无故悲伤欲哭，神疲乏力等症。此与抑郁症有诸多相似。郁证病名首见于明代医家虞抟的《医学正传》，但是明代以前有关郁证的论述却有很多。明代医家张景岳对郁证的认识是较全面和深刻的，他认为《内经》的五气之郁与情志之郁是两个概念。如《景岳全书·郁证》曰："凡五气之郁则诸病皆有，此因病而郁也。至若情志之郁，则总由乎心，此因郁而病也。"认为五气之郁是由于各种病因致使脏腑功能失调而导致的人体气血津液等瘀滞不通，所谓因病而郁（瘀）；而情志之郁则是因为情志的抑悒忧郁，而导致一些躯体症状的出现，所谓因郁而病，这与抑郁症的发病特点是比较符合的。可以看出，抑郁症比较符合张景岳所描述的因郁而病的郁证，并不完全等同于中医所泛指郁滞不得发越所致的病证，如"五郁""六郁"等。

对于情志之郁的治疗，张景岳认为不能以疏肝解郁通治，他指出："自古言郁者，但知解郁顺气，通作实邪论治，不无失矣。兹予辨其三证，庶可无误。盖一曰怒郁，二曰思郁，三曰忧郁。"认为怒郁和思郁为大怒及积虑所致，属于实证，而忧郁则属于虚证。"又若忧郁病者，则全属大虚，本无邪实，此多以衣食之累，利害之牵，及悲忧恐而致郁者，总皆受郁之类……此其戚戚悠悠……神志不振……必此之辈，皆阳消证也，尚何邪实？"根据张景岳对三种情志之郁的症状及发病特点的描述，忧郁与抑郁症的病因及主症符合点较多。

## 围绝经期抑郁症病因病机

从中医角度讲，郁证是由于七情太过，脏腑功能失调，脾肾两虚，肝气郁结，湿痰内停，血气凝滞，痰气相搏而致情志不舒，气机郁滞所引起的一类病症。元·王安道在《医经溯洄集·五郁论》曰："凡病之起也，多由乎郁，郁者，滞而不通之义。"在《丹溪心法·六郁》中提出："气血冲和，万病不生，一有怫郁，诸病生焉，故人身诸病，多生于郁。"《东垣十书》曰："凡治杂病，先调其气，次疗诸疾。"明·徐春甫《古今医统大全》曰："郁为七情不舒，遂成郁结。既郁之久，变病多端。"清·唐大烈《吴医汇讲》认为"郁证之起，必有所因，盖因郁致疾，不待外感六淫，而于情志更多"。指出"郁"是由于"七情不舒"所致，而非外感六淫。七情乃人之常情，是人体对客观外界事物的不同反应，属正常的精神活动范围，并不致病，惟有突然、强烈或持久的情志刺激，才能影响人体的生理，使脏腑气血功能紊乱，导致疾病的发生。

围绝经期抑郁症由于是发生于围绝经期这个特殊的时期，因年过半百，任脉虚，肾气衰，机体处于肾阴渐亏，阴阳易失衡状态，因此情志刺激更易诱发脏腑功能紊乱，致神机不利，心神失养或被蒙，引起一系列临床以心境持续低落为主的精神症状。可见其发病是以肝肾渐虚为病理基础；以思虑过度，心气营血暗耗，或忧郁恼怒，气郁痰蒙为病因；以脏腑功能失调，阴阳不交，神志失守，思绪无轨，精神抑郁为病理改变。其病变脏腑涉及肾、肝、心、脾、脑，又以肾为先。

## 从痰论治围绝经期抑郁症的理论基础

陈文垲等通过对抑郁症群体流行病学的调查，探讨抑郁症的中医病机。根据临床流行病学调查获得的抑郁症病例四诊资料，通过动态聚类和探索性因子分析等方法，运用中医基本理论知识，分析抑郁症的主要特征，归纳基本证候类型，分析不同群体特征的证候类型构成。结果抑郁症病在心（脑）肝，涉及五脏，以神气郁结为主，实多虚少。实为气郁、痰湿、火热、络阻，虚为气阴不足、血亏，少见阳虚，在心肝多实，在脾肾偏虚。常见证依次为肝气郁结，心神不宁、心脾两虚，湿浊中阻、心肝气郁，痰浊阻滞、心肝气郁，经络不和、心肾两亏，气滞络痹和心肝气郁、化热扰神证。同时从虚实的角度分析，得出抑郁症是虚实错杂，实多虚少的病症。在本文的证型分类中，偏实证（67.7%）多于偏虚证（32.3%）。实的表现，主要是气郁（滞）、痰湿、火热、络痹（血瘀）。认为气郁可致津停化湿生痰，脾失健运亦是生痰的重要病机。本组病例，52.5%的患者见腻苔，便是湿痰阻滞的证据。指出中焦诸症，乃至情志异常与湿痰困遏有关。

王天芳等为研究常见疾病的证候要素分布规律，对临床5种常见疾病（抑郁症、慢性乙型肝炎、慢性肾衰竭、慢性阻塞性肺疾病、围绝经期综合征）的文献资料进行横向和纵向分析，结果显示出现频率在5%以上的证候类型的次数和频率：抑郁症；肝气郁结22（11.89%）、心脾两虚22（11.89%）、肝郁脾虚18（9.73%）、肝肾阴虚10（5.41%），合计为72次（38.92%）；出现频率在5%以上的病位证候要素的次数和频率：抑郁症：肝96（40.00%）、脾52（21.67%）、心37（15.42%）、肾36（15.00%），合计221次（92.09%）；出现频率在5%以上的病性要素的次数和频率：抑郁症：气滞87（28.25%）、气虚50（16.23%）、阴虚37（12.01%）、血虚31（10.06%）、热火28（9.09%）、痰21（6.82%）、血瘀17（5.52%），合计271次（87.98%）。

可见，在临床上肾虚肝郁，致脾虚生痰，痰浊蒙神的中医证候客观存在，且占有一定比例，加之围绝经期抑郁症的特殊发病体质，使这一证候引起重点关注。

## 从痰论治围绝经期抑郁症的临床经验

蒋自强运用中医辨证治疗围绝经期抑郁症，将临床表现总结为8项：①持续两周情绪低落。②对日常活动无兴趣。③失眠或嗜睡。④1/4自我评价过低，过分自责内疚。⑤1/2无原因持续疲乏。⑥3/4无法集中注意力。⑦有自杀念头。⑧各项体格检查及理化检查结果无明显异常。其中出现临床表现4项以上，兼见头重如蒙，头痛，容易激怒，口苦心烦，视物旋转或模糊，咽喉部有梗阻感，舌苔黄，舌质红，脉弦滑，辨证为"肝郁痰热"型，予以平肝降火、化痰解郁，用黄连温胆汤加减。

邹蕴珏用抑郁自测评量表和 Hamilton 焦虑量表测评出 35 例围绝经期抑郁症患者，服用菖蒲郁金汤30 日，观察其临床症状和生活质量改善情况。结果所有服药患者症状均有不同程度的改善，Hamilton量表测定积分均下降 2 分以上。显示菖蒲郁金汤治疗围绝经期抑郁症有效。

李杰认为抑郁症多因情志内伤，肝气郁结，郁久伤及五脏，引起五脏气机失调而致病，往往累及肝、心、脾、肾脏，临床辨证分为肝气郁结、痰浊内蕴、瘀血遏阻、心脾两虚和肝肾阴虚五型。其中痰浊内蕴型症见精神抑郁，对生活无兴趣，精力减退，惶恐不安，心烦呕恶，夜不能寐，纳差，舌苔白腻或黄厚，脉弦滑。由于肝失疏泄，肝气郁结，日久肝郁乘脾，脾失健运，津液输布代谢障碍，痰湿内生。痰湿上扰头目，神明被阻则精神抑郁，惶恐不安。痰湿内停，蕴久化热，热邪扰动心神则心烦，夜不能寐。痰浊中阻则呕恶，纳差，舌苔白腻，脉滑。治以清热化痰，安神定志。方用黄连温胆汤加减。若痰涎内盛，症见头晕、头重、健忘，可加石菖蒲、胆南星。

张丽朵认为老年抑郁症的病因为忧郁恼怒，气郁痰迷，临床以神志恍惚，间有短暂意识空白，精神抑郁，咽中异物感，强迫观念，自罪自责或厌世轻生，舌胖苔腻，脉滑为主要证候。治疗以化痰醒神，健脾调肝为法，用涤痰汤合半夏厚朴汤加味（法半夏、胆南星、石菖蒲、厚朴、郁金、茯苓、党参、柴胡、炙远志），疗效显著。

陈雷等对中风后抑郁症进行辨证，认为本病好发于中老年人，此期由于气血虚亏，脏腑虚损，心、肝、肾三脏之间阴阳平衡失调，风痰血瘀阻塞经络，痰瘀互阻，闭阻脑络，发为中风。中风后受一些不利因素的影响往往会导致患者情志不舒，肝失条达，气机不畅，病程日久，肝郁脾虚，痰湿内生，痰瘀互结，神志失守，思绪无轨。治当理气化痰、疏肝解郁、宁心安神。用化痰解郁汤，药用柴胡、郁金、百合、法半夏、茯苓、石菖蒲、胆南星、白芍、酸枣仁、丹参。痰湿盛者加苍术 15 g，厚朴 10 g。

赵志升以芳香开窍、理气宁心、涤痰醒神为主要治则，自拟抑虑康胶囊治疗抑郁症 45 例，痊愈 30例，显效 7 例，好转 4 例，总有效率 91.01%。

围绝经期抑郁症临床表现复杂，症状诸多，医家要能够结合四诊，根据每位抑郁症患者的病情进行辨证论治，因人因时因地制宜，以求达到治愈的目的。女性围绝经期抑郁症是由肾虚肝郁为本，致使痰气互结，痰随气升，痰浊蒙神而发病，其发病既有脏腑功能紊乱的内在因素，又有情志刺激的外在原因，治疗上遵循"治病必求于本"，以滋肾疏肝，理气解郁，化痰醒神为治疗原则，从而达到"阴平阳秘，精神乃治"。

另外，围绝经期抑郁症的治疗不可忽视心理治疗。《素问·举痛论》曰："思则心有所存，神有所归，正气留而不行，故气结矣。"可见情志不调，忧愁思虑可致"气闭""气结"。中医强调情志致病，同时舒情又可治病。精神与情绪因素对疾病的治疗和预后有很大的关系。正如《素问·经脉别论》中所曰："当是之时，勇者气行则已；怯者则著而为病也。"凡激怒、忧郁、焦虑，特别是对自己所患"不治之症"的恐惧忧虑心理，往往能促使或加速病情向坏的方向发展。反之，保持开朗乐观的思想情绪，对战胜自己疾病充满信心和意志顽强的人，将有利于抗邪能力的提高，促进疾病向好的方向转化。说明疏导、暗示等心理治疗方式，对围绝经期抑郁症患者是不可缺少的良方。中医药治疗围绝经期抑郁症立足于整体调节，具有理法方药的灵活性和药效的安全性，在临床已显示出了一定的优势。

# 53　产后抑郁症从痰论治

　　产后抑郁症是指在产褥期出现的抑郁症状，是一种常见的精神障碍性疾病。产褥期精神障碍从轻到重可分为产后忧郁症、产后抑郁症、产后精神病。通常在产后两周内发病，产后 4～6 周内症状最明显，表现为情绪波动、烦躁易怒、悲伤哭泣、焦虑不安、睡眠不足、注意力涣散等，严重者出现幻觉、妄想，甚至会自杀、伤害婴儿。本病发病率逐年增加，我国产后抑郁症的发病率为 4.0%～18.5%，而国外的发病率高达 3.5%～35.0%，且再次妊娠时复发率达 30.0%。产后抑郁症不仅能导致产妇身心健康受损，也会影响婴儿的性格、认知能力以及家庭婚姻关系，故早期防治尤为重要。韩延华教授的临床经验认为，本病当从痰论治。

## 西医的认识

　　产后抑郁症发病因素尚不明确，多认为与遗传因素、心理因素、生理因素、家庭因素、产科因素等有关，而生理因素是发病基础。经研究证实，多因产后体内内分泌水平急剧变化，雌孕激素及甲状腺激素显著下降，导致神经调节功能紊乱，使脑内分泌的儿茶酚胺作用下降，影响情绪和行为。与此同时，还可导致能够调节情绪的 5-羟色胺及多巴胺等神经递质代谢异常，其相应受体功能改变，使大脑神经突触间隙的功能活动降低及神经递质含量发生异常，导致产妇情绪失控。另外，炎症因子白介素（IL-6）作为神经免疫的重要递质，其增加在抑郁症的发病过程中也起到一定作用。而遗传因素及心理因素是发生产后抑郁症的重要条件，有家族精神病史及性格比较内向、社交能力不良、敏感、情绪不稳定、心理承受力差的产妇发病率较高。家庭因素及产科因素为诱发因素，生产过程中出现难产、胎儿宫内窘迫等使产妇处于高度紧张和恐惧的情况以及产后家人漠不关心、受刺激等都易发生抑郁症。

　　西医以心理治疗为主，药物治疗为辅。心理治疗需要医生与家属共同努力，当发现产妇情绪变化时，首先要进行心理疏导，医生应多安慰、鼓励产妇，以改善其情绪，丈夫需给予产妇无微不至的关心及照顾，以及协调家庭关系等。严重者则需进行药物治疗。目前临床上常用的一线抗抑郁药为选择性 5-羟色胺（5-HT）再摄取抑制剂，如去甲替林、舍曲林等，这类药物能够增加突触间隙中的 5-HT 浓度，改善认知功能及抑郁症状。雌二醇通过增加 5-HT 受体数量及神经递质的转运和吸收，改善患者情绪，起到防治产后抑郁症的作用。也有研究发现，缩宫素作为神经调节的重要因子，能够在一定程度上缓解产妇抑郁症状。但药物治疗存在一定依赖性，不良反应较大，而中医药从整体观念出发，以辨证论治为基础，对该病治疗具有独特优势，临床疗效显著。

## 中医的见解

　　中医学并无产后抑郁症病名，根据临床表现可归属于中医学"郁证""脏躁"等范畴。古代文献对此病的症状、病因病机、治则治法均有较详细的论述。《金匮要略·妇人杂病》篇首提脏躁病名，"妇人脏躁，喜悲伤欲哭，象如神灵所作，数欠伸，甘麦大枣汤主之"。对于郁证的病因病机，各医家均有不同的论述。《妇人大全良方》曰："产后气血俱伤，脏腑皆虚，心不能统于诸脏，荣卫不足，即为风邪所乘，则令心神恍惚不定也。"论述产后气血亏虚是其发病的基础。《景岳全书·郁证》则认为外感内伤均可致郁，"凡诸郁滞，如气血食痰风湿寒热，或表或里或脏或腑，一有滞逆，皆为之郁"。王清任指明瘀血是郁证形成的关键，"无故爱生气，是血府血瘀"。朱丹溪明确提出气郁、湿郁、痰郁、热郁、血郁、食郁六郁为病，并以气郁为关键，创制越鞠丸。作为方书之祖的《伤寒杂病论》，则记载了一系列治郁效验方，如疏理肝脾气滞之四逆散、补心安神之甘麦大枣汤、治妇人痰郁之半夏厚朴汤等。现代医家总结前人经验并结合临床，将郁病大致分为五个证型。肝郁化火型：性情急躁易怒，胸胁胀痛，乳汁涩少，口干口苦，大便秘结，头痛目赤，耳鸣，舌红苔黄，脉弦数；心脾两虚型：情绪低落，心悸怔忡，神疲乏力，舌淡红，苔薄白，脉沉细；血瘀气逆型：狂乱谵语，腹部刺痛拒按，产后恶露不下，色紫黯有块，舌质黯，脉弦涩；肝肾阴虚型：产后心情烦躁，失眠多梦，腰膝酸软，潮热盗汗，舌红少苔，脉细数无力；痰热郁结型：产后情绪激动，癫狂昏蒙，心神不安，噩梦纷纭，面色潮红，舌暗红，苔黄腻，脉弦数。在治疗上，因肝郁为病者，以宣通为主，常用名方逍遥（散）汤，疏肝健脾，兼以养血补心，宣散郁气；因气血亏虚者，常用归脾汤灵活化裁健脾养心，气血双补；血瘀者，桃红四物汤逐瘀通络；肝肾阴虚者，百合地黄（丸）汤滋阴补肾，去虚热之火；痰热郁结者，黄连温胆汤以清热涤痰，开窍醒神。

## 从痰的论治

韩教授结合产后妇女的生理病理特点，认为痰邪才是产后抑郁症发病最主要的病因，与肝脾肾三脏关系密切。一者因虚而生痰。《景岳全书》曰："五脏之病，虽俱能生痰，然无不由乎脾肾。"因脾胃为后天之本，气血生化之源，主运化水液，产后妇女气血大伤，或素体脾虚或饮食不节，致脾胃虚弱，运化失常，则水湿停聚，聚湿生痰。肾乃水脏，主气化水液，司一身水液之运行，产后妇女肾气亏虚，气化功能失调，水液失于布散，留而成饮。二者因郁而生火，正如叶天士在《临证指南医案·癫痫》中曰："癫由积忧积郁，病在心、脾、包络，三阴蔽而不宣，故气郁则痰迷，神志为之混淆。"肝主疏泄，既疏理气机又疏泄水液，产后因情志不遂、思虑过度等，致使气机郁结，一则气不行水，水湿内停，二则肝木克土，阻碍脾胃运化，成痰成饮。且气郁日久，最易化火生热，煎灼痰饮，成痰热互结之象。久之则痰热内扰，痰火上炎，从而导致产妇精神失常，或扰乱神明，谵语烦乱，打人毁物，或蒙蔽清窍，神识不清。

韩教授根据多年临证经验，以生痰因素为纲，将郁病辨为3个证型。痰火上扰型：产后狂躁谵语，哭笑无常，发热气粗，面目红赤，头晕目眩，失眠多梦，恶露臭秽，舌红苔黄腻，脉滑数；气郁痰阻型：产后心情烦乱，急躁易怒，胸胁胀满，咽中如有物梗塞，咯之不出，咽之不下，苔白腻，脉弦滑；脾虚痰凝型：产后神疲乏力，面色无华，肢体困重，纳呆便溏，眩晕心悸，或神识昏蒙，舌质淡胖，苔白腻，脉缓滑。在治疗上并非多法多方，而是以祛痰一法贯穿始终，主要药物有胆南星、钩藤、石菖蒲、郁金、僵蚕。胆南星清热化痰，主治痰火上扰证；钩藤清热平肝，息风定惊；石菖蒲豁痰开窍；郁金清心凉血，行气解郁，《本草纲目》言其能"治血气心腹痛，产后败血冲心欲死，失心癫狂蛊毒"；僵蚕辛平，祛风定惊，化痰散结。若气郁痰阻者，加合欢皮、郁金香、香附等疏肝解郁，清心凉血；脾虚痰盛者，加白术、苍术、茯苓等健脾化痰；痰火上扰者，加黄芩、黄连、竹沥清火祛痰；伴有恶心欲吐者，加法半夏、生姜燥湿化痰，理气和胃；气虚者加黄芪；伴血瘀者加蒲黄、五灵脂活血化瘀止痛；伴失眠重者加生龙骨、生牡蛎重镇安神；伴食欲减退者，加焦三仙、鸡内金健胃消食。

现如今，社会加之在女性身上的压力越来越大，致使患有抑郁症的女性随之增加，产后抑郁症的发生成为必然趋势。因其临床症状不明显，往往被患者及家人所忽视，严重影响妇女身心健康。目前多认为与产后激素水平的急剧变化关系密切，西医对本病治疗单一化且副作用大，不被人们所接受。中医形成了一系列理论及治法方药，韩教授启古纳今，认为痰邪才是致病之根，遣药组方以祛痰为要。从痰论治产后抑郁症临床疗效显著，为产后抑郁症的治疗开拓了新思路。

# 54  男科病从痰论治

男科疾病，历代医家从虚证立论较多，随着现代社会发展和生活方式的改变，男科疾病的病因病机也随之变化。全国著名中医男科学家，现代中医男科学创始人与奠基人之一徐福松教授根据多年临床经验，认为实邪为患，或本虚标实夹杂导致男科疾病者亦不少见，其中因痰致病者屡见不鲜。中医学对痰的认识，主要以临床征象为依据进行分析。有形之痰，是指视之可见，闻之有声的痰液，如喉中痰鸣，或触之有形的痰核，如子痰、乳痰等；无形之痰是指只见其征象，不见其实质的痰病，如眩晕、不寐、癫狂等。现将痰邪在男科疾病中的病机特点以及从痰论治的方法、注意要点阐述如下。

## 痰邪男科病的病机特点

**1. 外感六淫，津液凝结为痰**：六淫为外感病邪，风、寒、暑、湿、燥、火皆可致病，而变生痰症。《临证指南医案》曰："余详考之，夫痰乃饮食所化，有因外感六气之邪，则脾肺胃升降之机失度，致饮食输化不清而生者。"清·汪昂曰："痰之源不一，有因热而生痰者……有因风而生痰者，有因湿而生者，有因暑而生者。"临床上如外感邪毒，交媾不洁，阴茎染毒，致邪毒痰浊凝聚而成"阴茎痰核""疳疮"之候；或房事不洁，感受淫秽邪毒，染毒日久，痰凝经络，外发肌肤，终成"霉疮"恶候。故六淫邪气可引发痰邪为患而致男科疾病。

**2. 嗜酒肥甘，湿浊凝聚成痰**：饮食不节，嗜食肥甘，酗酒过度，湿热痰浊内生，或下扰精室，影响精室造精，使得精浆或精子质量下降而成不育。或痰湿下注，宗筋失养，阳道不举，形成阳痿，伴困重、纳呆、乏力、眩晕、不寐等症。正如《杂病源流犀烛》："好食油面猪脂，以致脾气不利，壅滞为痰，甚至流于经络，皮里膜外，或结块，或不思饮食，或彻夜不眠，或卒然眩仆，不知人事……种种怪病，皆痰所为。"

**3. 七情内伤，郁结液聚为痰**：七情内伤，肝气郁结，失于疏泄，津液停滞而成痰。清·沈金鳌曰："气痰，七情郁结，痰滞咽喉，形如败絮，或如梅核，咯不出咽不下，胸膈痞闷。"现代社会，男性压力较大，临证多见男性郁证，气郁生痰易致男科多种疾病。

**4. 阴虚火旺，灼炼津液为痰**：丹溪曰："阳常有余，阴常不足。"现代男性常有熬夜伤津，或嗜食辛辣，以致津液受损，阴液亏耗，加之市场滥用补肾壮阳之品，阴虚火旺者比比皆是。如房事不节，恣情纵欲，阴津亏耗，阴虚火旺，相火妄动，精室受灼，精关易开，而致早泄、遗精。甚则虚火灼伤精室，而致少精，弱精，久久不育。病久火热灼津为痰，阴液愈加亏耗。故徐教授创立阴虚致痰说，立法处方皆由此为据。

**5. 宿食不消，聚积内滞成痰**：宿食内停，饮食倍增，损伤肠胃，聚积生痰，痰蕴化热，变证丛生。正如沈金鳌所曰："食痰，饮食不消，或挟瘀血，遂成窠囊，以至痞满不通。"男科临床上食积生痰，以致脏腑功能失调者并不少见。如前列腺炎、精囊炎患者，如饮食不加节制，食积内滞，痰浊内生，使得疾病缠绵难愈，故临证时除关注男科临床特有症状外，对于饮食偏好、胃纳情况尤应重视。

**6. 久病入络，痰瘀互结为患**：凡久病不愈，必入血分，气血凝滞，夹痰夹瘀，痰瘀互结为患。《丹溪心法·痰》曰："凡人身上中下有块者，多是痰……痰挟瘀血，遂成窠囊。"又《三因极一病证方论》曰："血之周流人身荣、经、府、俞……万一微爽节宣，必致壅闭，故血不得循经流注，荣养百脉，或泣或散，或下而亡反，或逆而上溢，乃有吐、衄、便、利、汗、痰诸证生焉。"可见先贤对痰瘀互结为患的致病机制早有立论。跌打损伤、强力行房，或负重过度，或感染炎症久不消散，皆可致痰瘀互结，使疾病错综复杂，根深难愈。例如无精子症，常有早年罹患痄腮，少阳邪毒下流厥阴，子痈虽愈，余毒留恋，痰瘀结于精道，精阻难出而成不育。

**7. 脏腑失调，津液内停生痰：** 李中梓曰"脾为生痰之源，肺为贮痰之器，肾为生痰之本"。痰的产生与肺、脾、肾三脏功能失调尤为密切。肺居上焦，主治节，专输布津液。如肺气郁滞，治节无权，则津液内停而成痰。脾居中焦，主运化水谷精微，升清降浊。脾运不健，则津液停积而为痰。肾处下焦，属水，司开合，蒸化排泄。如肾中阴阳亏损，火衰则蒸化无权，津液聚集成痰；或水亏阴伤，虚火灼津为痰。临床上常见因肺、脾、肾三脏功能失调，内生痰浊，随气升降，无处不到，或阻于肺，或停与胃，或蒙闭心窍，或动于肾，下扰精室，或流窜经络变生诸证。

# 从痰论治男科病治则方药

痰邪致病，在男科疾病中表现多样，但不外乎内外二因，临床以本虚标实为多见。辨证当掌握脏腑虚实，标本缓急。急则先治其痰，以祛痰、化痰为基本大法：热痰宜清之，寒痰宜温之，湿痰宜燥之，燥痰宜润之，风痰宜散之，食痰宜消之，郁痰宜开之，顽痰宜软之，瘀痰宜化之。同时强调缓则治其本，治痰当溯其本源，重在治肺、脾、肾。

**1. 六淫邪气凝结为痰者，治宜祛邪化痰：** 风寒暑湿燥火皆可致男科疾病，六淫之中，尤以湿、火致男科疾病较为常见。有时兼夹邪毒疠气，具有传染性、流行性。治疗当以祛邪解毒为主，稍佐化痰。如徐教授自创前列腺Ⅰ号，即为清热解毒、通络利湿的有效方剂。临床用于急性前列腺炎，尿道炎伴尿频、尿急，会阴灼热不适者皆有良效。由忍冬藤、三棱、莪术、紫花地丁、车前子、半枝莲、连翘、丹参、牡丹皮、荔枝草、碧玉散组成。如患者前列腺指检质地较硬，或有结节者常加皂角刺、王不留行、桃仁化痰散结。如大便干结难解，前有湿热，后有壅滞，常加全瓜蒌、郁李仁，清热化痰、润肠通便，前后二阴一起分消。伴尿出不畅者，加石菖蒲，开窍化痰、逐痰消积。可见湿、热、毒此类六淫所致者当以利湿、清热、解毒为主，如见邪气凝聚生痰者，稍佐化痰治之。

**2. 湿浊遏阳内蕴为痰者，治宜燥湿化痰：** 痰湿皆为阴邪，易阻遏阳气，临床当以周身乏力、困重、口中痰涎黏腻为辨证要点，治疗可选二陈辈、温胆汤化裁。温胆汤即为二陈汤加枳实、竹茹而成，此方用于男科临床极为广泛，凡以痰湿内蕴为主要病机者皆可用之。如痰浊阻络，宗筋失养，见勃起困难，性欲淡漠，用此方加减治之，甚为合拍。常用制法半夏、青皮、陈皮、茯苓、远志、姜竹茹、天竺黄、胆南星等。如见口苦、燥热、痰黄、惊悸不寐，胆虚痰热内扰者，可酌加黄连、黛蛤散、矾郁金等清热化痰、清心除烦。酒家酗酒无度，嗜食肥甘厚味，致痰湿内生者，加葛花、枳椇子解酒化湿，山楂、荷叶化浊祛湿。此外，根据湿为阴邪，其性黏腻，痰湿为患，变生气滞血瘀的特点，用加味二陈汤（法半夏、陈皮、青皮、苍术、川贝母、僵蚕、茯苓、牛膝、王不留行、薏苡仁、鸡血藤、益母草）利湿化痰和中，兼有疏解之功，临床用于痰湿内阻，兼有痰瘀互结于精室，见精子数量异常、活力下降者疗效显著。

**3. 七情内伤气郁痰凝者，治以开郁化痰：** 七情内伤，肝郁气结，气机不畅，常可凝聚为痰，故治疗当以疏肝开郁为主，佐以理气化痰之品。临床常用逍遥（散）汤、四逆（散）汤、沈氏达郁汤、四海舒郁（丸）汤、海藻玉壶汤等疏肝结郁、化痰散结之名方加减治疗。如肝郁化火常加牡丹皮、栀子清泻肝火，化痰散结；厥阴气滞，兼下焦湿热者常以枸橘汤（枸橘、川楝子、秦艽、陈皮、防风、泽泻、赤芍、甘草）疏理气机，清热化湿；如兼下焦瘀滞者，常用防己泽兰汤（防己、泽兰、泽泻、萆薢、柴胡、牛膝、牡丹皮、丹参、车前子、黄柏、滑石、赤芍）清解疏利，凉血化瘀。

**4. 阴虚火炎灼津为痰者，治以滋阴化痰：** 缪仲淳曰："阴虚火炎，上迫于肺，肺气热，则煎熬津液，凝结为痰，是谓阴虚痰火，痰在于肺，而本在于肾，治宜降气清热、益阴滋水，法忌辛温燥热补气等药。"根据酸甘化阴、阴虚灼津成痰理论，用乌梅甘草汤（乌梅、甘草、生地黄、白芍、海藻、昆布、知母、天花粉），以滋阴为主，少佐化痰之品，使阴分得养，虚火得清，痰凝得化。此外，根据阴虚痰凝理论，用二海地黄汤（生地黄、熟地黄、山茱萸、茯苓、牛膝、泽泻、海藻、昆布、牡丹皮、丹参、荔枝草、车前草、续断、碧玉散），适用于阴虚火旺，小便频数或滴沥不畅的精癃患者，能滋阴利水、软坚散结，以消前列腺之增生及结节。临证尤喜用海藻、昆布化痰软坚，《本草从新》曰："海藻，苦能泄结，咸能软坚，寒能涤热，消瘰疬结核，瘕积阴溃之坚聚"，又昆布多服"令人瘦削"。此二味合用能"泄结""软坚""瘦削"，以利于尿潴留解除。又海藻、甘草虽为"十八反"，临床用之不仅没有不良反应，反而提高了疗效。

**5. 伤食积滞不化成痰者，治以消食化痰**：李东垣曰"伤食者，有形之物也，轻则消化，或损其谷……重则方可吐下"。饮食不加节制，过饱无度，食积不化，聚而成痰，治疗当以消导为主。临床喜用保和（丸）汤加减，消食导滞、和胃化痰。此方乃内伤而气未病者，但当消导，不需补益。如食积成痰，损伤脾胃，脾虚夹滞者，又当消补兼施，方用健脾（丸）汤、人参枳术（丸）汤、枳实消痞（丸）汤等治之。

**6. 痰瘀互结气机阻滞者，治以活血化痰**：男科疾病，久治不愈，病入血分，血瘀内结，日久导致气机阻滞，津液运行不畅，停聚为痰，痰瘀互结为患。此证当以疏利为主，佐以化痰之品。在以活血化瘀为治疗大法之时，当配以行气药，一则"气行则血行"，二则"气道顺，津液流通亦无痰"。临床上，根据瘀之性质，常采用通络化瘀、行气化瘀、温阳化瘀、益气化瘀、凉血化瘀、养血化瘀等法治之，各有侧重。精瘀之变与血瘀类似，其治亦可参同。如临床用红白皂龙汤加减治疗痰瘀阻滞精室，精虫不生之梗阻性无精子症，药如红花、白花蛇舌草、皂角刺、地龙、车前子、泽泻、牡蛎、海藻等。又用《医林改错》血府逐瘀汤、《太平惠民和剂局方》失笑散、《外科正宗》活血散瘀汤等化裁治疗精索、睾系疾病。其病种虽多，但皆抓住痰瘀互结、气机阻滞的病机，以活血化瘀为大法，佐行气化痰之品治之，每获良效。

**7. 脏腑失调痰浊内生者，治以扶正化痰**：痰的产生与肺、脾、肾三脏功能失调有关，常用宣肺、健脾、益肾之法杜绝生痰之源，固本扶正化痰。如肺气亏虚，宣降失职，症见反复外感、咳嗽、咳痰，或鼻塞、流涕，或自汗恶风，常以玉屏风（散）汤、止嗽（散）汤、苍耳子（散）汤等加减宣肺通窍、益气固表；如胃纳不馨，腹胀便溏，倦怠乏力，脾虚生痰者常以参苓白术（散）汤、补中益气汤等健脾升清化痰；肾虚水泛为痰，偏阳虚者予济生肾气（丸）汤温阳利水，兼化痰浊；偏阴虚者，予金水六君煎，滋阴化痰；用加味地黄汤（即六味地黄汤加当归、白芍、牡蛎、川贝母），或予地黄（丸）汤补益肝肾，复入当归、白芍补养肝血，再加川贝母、牡蛎化痰软坚，是为滋养肝肾，化痰软坚，治痰必求其本的代表方剂。

## 从痰论治男科病临证备要

**1. 痰证多变，当四诊合参，治宜从变**：《杂病源流犀烛》曰"痰之为物，流动不测，故其为害，上至巅顶，下至涌泉，随气升降，周身内外皆到，五脏六腑俱有"。又曰"怪病多属痰"。痰的临床表现颇为复杂，简言之有三：一为痰涎，为排出体外的液体物质；二为痰核、痰块，指凝聚于躯体局部，呈有形之粒状块物，如子痰、男子乳病；三为痰证，流注于内脏或经络之间，症状上表现为痰象，如眩晕、精神异常、男子性功能障碍、男子生精功能障碍等。故临证时辨痰，当四诊合参，除症状、痰证外，舌脉亦有重要参考价值。痰邪易阻碍气血运行，临证多见舌质偏暗；阴虚灼津生痰者舌质红，甚则绛；阳虚不能温化水饮成痰者舌质多淡；苔浊腻多为痰湿内蕴，食积生痰；苔白滑腻，多为寒痰、湿痰；苔黄厚腻多为痰热、湿热。《杂病源流犀烛》曰："痰脉弦滑。"丹溪曰：久得涩脉，必费调理，以痰胶固，脉道阻塞也。又《医宗金鉴》曰："脉沉细弦，谓大小不匀，俱痰饮为病也。"以上痰证脉象皆可参考。临证之时不必四诊俱悉，或舍脉从症，或舍症从脉，灵活对之。此外痰证多变，故治宜从变，还可用外治之法，内外同治，根据痰的性质、部位，采取相应的治疗措施。如用紫金锭膏解毒疗疮，消肿化痰；

用如意金黄膏清热除湿，散瘀化痰；用八将膏消痰散结治疗男子乳疬。

**2. "一源而三歧"，区分痰、饮、湿之别**：痰、饮、湿的发生多与肺、脾、肾三脏功能失调，水津不归正化有关，然其致病特点有异，当区别对待，是为"一源而三歧"。湿性重浊黏滞，为病多迁延难愈，治疗常用芳香化湿，或以苦温燥湿，或以清利分消、淡渗利湿，或以风能胜湿，或健脾祛湿等法。痰多稠厚，为病无处不到，治疗当审证求因，审因求治。饮多清稀，常停聚于胸腹四肢，病机总属阳虚阴盛、本虚标实，临证当分清标本虚实，治疗以温化为主，邪实者以攻逐化饮，正虚者治以宣肺、健脾、温肾。诚如《景岳全书·痰饮》曰："痰之与饮，虽曰同类，而实有不同也。盖饮为水液之属，凡呕吐清水及胸腹膨满，吞酸嗳腐，渥渥有声等证，此皆水谷之余停积不行，是即所谓饮也。若痰有不同于饮者，饮清彻而痰稠浊，饮唯停积肠胃而痰则无处不到。水谷不化而停为饮者，其病全由脾胃；无处不到而化为痰者，凡五脏之伤皆能致之。故治此者，当知所辨，而不可不察其本也。"

**3. 辨痰邪之深浅，治有进退，中病即止**：痰之为病，当有邪之深浅不一，所谓新痰易治，顽痰难化。痰邪久治不愈，常易兼夹他邪，或从热化动火，痰火内盛；或致血脉气机痰阻，痰瘀互结；或痰湿胶着，顽固难化。治疗男科疾病，应明辨痰之深浅，选方用药颇有讲究。如男子性欲亢进一症，见痰热互结，蒙蔽心神，君火妄动之轻症，可予黄连温胆汤清热化痰、宁心安神；如痰迷心窍，性欲亢进，甚则昏仆抽搐，予涤痰汤加减化痰开窍；如见大便秘结，痰火内盛之重者予礞石滚痰（丸）汤（礞石、沉香、黄芩、大黄）或竹沥达痰（丸）汤（法半夏、陈皮、大黄、白术、大黄、茯苓、甘草、人参、青礞石、沉香、竹沥、姜汁），泄痰火，开闭窍。如属邪实痰聚者，攻伐之时当不忘固护胃气，方药中酌加护胃安中之品，丸者可用米汤服下，能运痰火从大便而出，且不伤正。攻伐之剂不可过服，当中病即止，否则极易损伤功能，疾病性质易向相反方向发展。

**4. 治痰必理气，气顺则痰亦化**：《证治要诀·停饮伏痰》曰"故善治痰者，不治痰而治气，气顺则一身之津液，亦随气而顺矣"。临证应十分重视痰气交阻之病机，一方面男子多郁，况男科疾病久治不愈，常导致肝郁不疏，气机阻滞。治疗之时除汤药丸散内服，需劝导患者，嘱其调畅情志，放松心情，使气机畅达，痰无所生；另一方面，在治痰之时常配伍疏肝理气化痰之品，使气机调畅则易化痰于无形。

**5. 治痰必溯其本源，切莫见痰治痰**：《临证指南医案》曰"不知痰乃病之标，非病之本也，善治者治其所以生痰之源，则不消痰而痰自无矣"。又《杂病源流犀烛》曰："盖脾胃健运自无痰，故曰治痰先理脾胃。"痰邪乃病理代谢中间产物，临证之时当通过四诊，归纳核心病机，追溯生痰之源，治生痰之本，切莫见痰治痰。临床以肺、脾、肾三脏功能失调，内生痰浊者较为常见，当以宣肺、健脾、益肾为法，或脾肾同治，或肺肾同治，或肺脾肾三脏同治，此皆治痰必求其本也。

痰之为病，变幻莫测，临床表现不一。根据多年临床经验，认为痰邪在男科疾病的发生、发展、预后转归中起着重要作用。遵"外科实从内出""外科必本与内"之说，审证求因，根据痰邪致病的病机不同，采用祛邪化痰、燥湿化痰、开郁化痰、滋阴化痰、消食化痰、活血化痰等法，同时溯其本源，杜绝生痰之源，重视宣肺、健脾、益肾之法，以求标本兼治。

# 55　精液黏稠度增高从痰论治

精液黏稠度增高（SHV）是指在 37 ℃的恒温环境中，精液经过一段时间仍不能液化的一种病理状态。SHV 可以减弱精子活动力，降低精子存活率，改变精子运动方式，从而降低精子受孕能力，可见 SHV 是导致男性不育的重要原因之一。学者周文彬等认为，精液黏稠度增高当从痰论治。

## 从痰论治精液黏稠度增高

SHV 在中医学无专门记载，但相关内容却有多处论述，可归属中医学"精稠""精浊""精不纯""无子"等范畴。古人已经认识到"痰"可致精不纯乃至无子。然中医学说中的痰，泛指体内津液停聚所形成的稠浊而黏滞的病理产物。其多因脏腑气化功能失调，水液代谢功能障碍而产生。狭义的痰一般是指肺部渗出物和呼吸道的分泌物，或咳咯而出，或呕恶而出，容易被察觉和理解。而广义的痰，是由于机体气机郁滞或阳气式微，或情怀不畅，不能正常运化津液，使体液停留积蓄蕴结而成。由于广义的痰不易为人们所察觉，病变和临床症状由内向外者多，故有人称广义的痰为内痰。内痰"变幻百端"，痰证更具有病种广泛、复杂多变、病症怪异等临床特点。元·王圭指出："痰之为病，不出六经。六经所属，其非六气乎？医书以脾为中州，和胃为表里，胃为水谷之海，变化糟粕，灌溉四脏，其气熏蒸上朝肺为华盖，主司皮毛，周流内外，充润百骸，氤氲为荣卫之气，合会为精液之源，随经变化，在肝为精，在肺为液，在心为血，在肾为精，在胃为涎。元和纯粹，谷气相资，升降无穷，髓、脑、涕、唾、涕、精、气、血液，同出一源，而随机感应，故凝之则为败痰。""随机感应"泛指各种致病因素，同理精液排出体外，因其"随机感应"而精凝是为精液黏稠如饴，黏稠的精液则可视为败痰也。又《素问》曰："伤于湿者，下先受之。"痰性黏腻，不易溶化，易聚于下焦，阻滞阳道，而致精液凝黏稠浊，发为 SHV 并可致不育。

## SHV 化痰需兼养阴

男性不育，古今医家多责之肾虚，治多补肾。然 SHV 所致之不育，为精稠、精浊、精不纯，常见于青壮年，多无不适，非独肾虚。浊者，湿浊阻窍，精道不畅，瘀滞成凝；凝者，水聚不化，痰也。或因素体阳气较盛，饮食不善，恣食豪饮，嗜食醇酒厚味，偏嗜辛辣之品，损伤脾胃，痰湿内生，蕴而化热，湿热痰火，流注于下，扰动精室而致精液黏稠，故化痰应为 SHV 基本治则。然 SHV 之人常因恣情纵欲、房劳过度，特别是少年无知，频犯手淫，久则精伤火旺，精室亏虚，日久则肾气亏损，肾阴不足，虚火灼津亦可致精液黏稠如饴。故 SHV 其病位在肾，累及肝脾，肾阴虚为本，痰浊、湿热为标。治疗 SHV 时，化痰为基本治疗大法，但化痰时应兼顾养阴。然化痰、养阴法对人体津液而言，一消一益，看似矛盾，其实则不然，其中自有深意：①治病求本。虚火内生，炼液成痰，当养阴以祛痰。②防温燥伤阴。化痰之品多为温燥之品，易伤津劫液，于方中配伍少量养阴生津之品，既可防过用温燥之品伤阴，又可防痰郁化火伤阴。③阴中求阳，以补为消。肾阴肾阳互根互用，又"孤阴不生，独阳不长"，伍温阳时配以养阴，可使阳气缓缓而生，不致伤阴。另外，"水泛为痰"，通过阴阳双补，肾主水得健，则痰自消。④增水以行舟。化痰应注意一方面要鼓风扬帆，即燥湿行气；另一方面要增水行舟，即配伍养阴生津之品。

# 从痰论治审因察源

痰邪为病，证候繁杂，变化多端，从痰论治，应审因察源，遵循辨证论治的法则，灵活运用，标本同治才能在临床上收获良效。若症见精液色黄、黏稠、腹胀胸闷，或伴小便后白浊物溢出，舌红、苔黄腻或白腻，脉滑或滑数。治宜利湿化痰。方用温胆汤加车前子、黄柏、鱼腥草、蒲公英；如兼湿热蕴脾或外感温热，或过食肥甘辛辣、嗜酒无度，症见脘腹胀满痞闷，身重神疲，纳少，大便溏泻不爽，小便短赤或淋漓不尽，腰痛，宜合健脾化痰，方用三仁汤合程氏萆薢分清饮；如系肝胆湿热下注，症见面目肌肤发黄，阴囊潮湿发痒，宜合清热利湿化痰，方用三仁汤合龙胆泻肝汤加减；若症见体态虚胖，面色白，神疲气短，困倦欲眠，尤以食后为甚，舌淡、苔白腻，脉沉细，治宜温脾化饮，方用温胆汤合补中益气汤；如兼五心烦热，梦遗早泄，口干舌燥，头晕失眠，腰膝酸软，舌红、少苔，脉细数，治宜化痰养阴，方用二陈汤合知柏地黄汤；若精液黏稠，久婚不育，睾丸胀痛牵扯至少腹，烦躁易怒，舌淡紫有瘀点，脉沉涩，要重视对"痰瘀"的辨证。痰浊阻络可导致血行不畅而形成瘀血，血瘀阻滞亦可影响水道的通畅，形成痰饮之邪。痰与瘀互为因果，恶性循环，导致痰瘀互结，胶固难化，治宜活血祛瘀化痰，方用少腹逐瘀汤加黄精、淫羊藿、车前子、制首乌、石菖蒲、益母草。由此可见，痰证是探寻论治SHV临床思路的出发点，但要治痰而不囿于痰，充分发挥中医整体观念和辨证论治的特点，综合考虑，灵活加减。

中医学认为，痰既是病理产物，又是致病因素。因痰继发的病症很多，故有"因病生痰，因痰致病"之说，更有"怪病多痰"之论。SHV作为导致男性不育的重要原因之一，其具体机制仍尚未完全明确，治疗也尚未有标本兼治的特效方法。历代名贤治疗疑难杂症，多从痰证论治，故有"善治痰者能治百病"之说，由此所积累的众多宝贵经验，若能在治疗SHV上得以借鉴，相信必能大有裨益。

# 56　不育症从痰论治

　　男性不育症是困扰男女双方和家庭的全球性问题，尤其在自古就有"不孝有三、无后为大"观念的中国，不育对一个家庭的打击可以说是毁灭性的。据相关统计，我国男性不育症的发病率在10%左右，并有增加的趋势，男性生育能力缺陷所致不育者占不育夫妇的50%，并且有相当数量的男性不育的病因不明。李海松教授从医30余年，从痰论治男性不育症效学验俱丰。

## 不育症的病因病机

　　中医学早有对不育症的论述，李教授认为男性不育症的发病主要责之于肾、脾、肝三脏，但痰贯穿于其中，影响精液的正常分泌、输布及液化，在治疗中要注重化痰药的运用。清代名医陈士铎在其《石室秘录》中曰："男子不能生子有六病，精寒，气衰，痰多，相火盛，精少，气郁。"痰也是导致男性不育的病因之一，所以有"百病多由痰作祟"之说。

　　**1. 脾虚生痰**：随着我国经济水平的不断升高，现代人的饮食习惯发生了很大的变化，肥甘厚味、嗜食辛辣、饮食不节已成为人们生活的写照，《杂病源流犀烛·遗泄源流》曰："有因饮酒厚味太过，痰火为殃者……有因脾胃湿热，气不化精，而分注膀胱者，亦混浊稠厚，阴火一动，精随而出。"可见这种饮食习惯一方面可以损伤脾胃，脾失健运，酿湿生痰，痰为湿邪，湿邪黏滞重浊，易致湿热下注，扰动精室，可发为早泄、遗精；另一方面，湿热熏蒸，灼津为痰，可致伤阴，精稠不化，死精过多、精子畸形率高。正如《素问》所曰"伤于湿者，下先受之"是也，阳道阻滞而阳气不得敷布，精液得不到阳气温煦气化，影响液化。这些均可影响正常的受孕。

　　**2. 虚火生痰**：《内经》曰"年过四十，阴气自半"。随着年纪增大，或热病之后，或房事不节等，均易耗损真阴。阴分的主要功能，除了滋养、濡养各脏腑组织外，还负责制约阳气，以免阳气外露。阳气是以热、动、升为特点，阴分则以寒、静、降相对应。若阴分亏虚，无力制约阳气，人体会出现阳气偏盛的虚热状态，所谓"阴虚则生内热"。随着科技的迅速发展，当代人都过着一种快节奏的生活方式，加班、熬夜俨然成为上班族的家常便饭。这种生活方式容易造成虚火内生，影响津液的运行。或放荡形骸，施精过度，不知保全，肾阴亏损于下，虚火泛炎于上，炼精（津）为痰，导致精稠不化，死精子过多，活动力低下，进而影响生育。

　　**3. 气郁生痰**：肝藏血，主疏泄。肝的疏泄功能，对全身各脏腑组织的气机升降出入之间的平衡协调，起着重要的疏通调节作用。肝的疏泄功能正常，则气机调畅、气血和调、经络通利，脏腑组织的活动也就正常协调。在竞争激烈、生活压力巨大的社会条件下，很多人作息饮食无规律，又缺乏适度的体育锻炼，就会导致情志不遂或焦虑过甚，或郁怒不伸等不良情志的产生，日久可影响肝脏的疏泄功能，导致肝气郁结。另一方面，不育患者所欲不得，更会加重气郁的产生。因肝气不舒，气机淤滞，升降失常，三焦气机不利导致精液正常输布失去动力，精液、水液停滞，发为痰饮。同时阴茎的勃起与肝具有不可分割的关系，所以气郁对生育影响甚大。

　　**4. 寒凝生痰**：陈士铎在其《石室秘录·卷五》中曰"精寒者，肾中之精寒；虽射入子宫而女子胞胎不纳，不一月而即堕矣"。可见肾气和精是构成男子正常生育功能的关键，肾阳的温煦功能正常才能为精子的运动提供动力和能量。若婚前手淫过度，或婚后房事不节，恣情纵欲，均可导致耗气伤精，精室亏虚，日久则导致肾气亏损，命门火衰，以使精室、精气失去温养和温化。而肾阳在津液的运行过程中主要作用体现在温煦和气化，如肾阳失去温煦和气化，则可导致寒凝生痰，发为精液寒冷，导致精子活力低下，或导致精液气化失司，精液量少，最终影响正常胚胎的着床及发育。

## 从痰论治治则治法

李教授在治疗中时刻强调要首重病机，把化痰祛瘀贯穿治疗始终，同时在用药的时候要注重阴阳平衡，防止用药过寒、过热、过燥，以防矫枉过正。

**1. 燥湿健脾以化痰**：此法用于湿热蕴脾证，临床表现为头昏身重，肢体困倦，食欲不振，少腹急满，阳事不举，尿短赤或频数。精液量少而黏稠，或射精不能。苔黄腻，脉滑数。古人曰"脾为生痰之源，肺为贮痰之器"；《类证治裁·痰饮论治》中曰"见痰休治痰者，以治必探本"。正如张景岳所曰"善治痰者，惟能使之不生，方是补天之手"。李中梓说："脾为生痰之源，治痰不理脾胃，非其治也。"故标本同治，则脾健、痰化、热清，精液气化复常而液化。所以在用药时常常选用生麦芽、陈皮、鸡内金、炒白术、土茯苓、茯苓、益母草等。这类药具有燥湿健脾之效，且专攻下焦湿热。使用健脾药相对燥湿药量要大，以防止苦寒伤胃，损伤正气。

**2. 养阴生津以化痰**：此治法适用于肾阴不足证，临床表现为潮热盗汗，五心烦热，口干咽燥，头昏耳鸣，腰膝酸软，性欲减退或遗精，舌淡红，舌少苔，脉滑数。化痰需养阴生津能治病求本，防温燥伤阴，能增水以行舟。在治疗时"微调阴阳"，化痰时使用养阴生津之品，可起到"阴中求阳，阳中求阴"之效，同时，滋补肾阴可减轻睾丸生精上皮的免疫损伤。故用药多选用熟地黄、山茱萸、枸杞子、五味子、茯苓、白术等，以达到生津祛痰之功，使痰去而精道通，以助受孕。

**3. 疏肝理气以化痰**：此治法适用于肝郁气滞证，临床表现为婚后不育，精神压抑，头昏沉，闷闷不疏，两胁作痛，善叹息，心烦少寐，性欲减退，或阳痿不举，舌淡红，脉弦滑。《存存斋医话》中曰"痰属湿，为津液所化，盖行则为液，聚则为痰；流则为津，止则为涎。其所以流行聚止者，皆气为之也"，体现了"治痰先理气，气顺痰自消"之理。同时庞安常也指出"人身无倒上之痰，天下无逆流之水。故善治痰者，不治痰治气，气顺则一身之津液亦随气而顺矣"。在治疗气郁痰凝类型的不育症时注重运用疏肝理气化痰药，如青皮、陈皮、柴胡、郁金、百合等。在运用疏肝理气化痰药的同时，常佐用一些活血化瘀之品，使气血运行正常，保证精液化生有源，精道输布通常。

**4. 温阳化气以祛痰**：此治法适用于肾阳不足，气化失司证，临床表现为精神萎靡，头识昏蒙，神疲乏力，四肢冰凉，腰膝酸软，性欲减退或阳痿早泄，或精液稀冷，小便清长，夜尿频繁，大便稀溏，舌淡胖，脉沉细。张仲景《金匮要略》曰："病痰饮者，当以温药和之。"痰饮之邪"得温则行，得寒则聚"。痰为阴邪，遇寒则聚，遇阳则行，得温则化。同时阴邪最易伤人阳气，阳气被伤则寒饮难于运行。反之，阳气不虚，温运正常，饮亦自除。所以，治疗痰饮需借助于"温药"以振奋阳气，开发腠理，通调水道。阳气振奋，既可温化饮邪，又可绝痰饮滋生之源。药多用茯苓、法半夏、桂枝、白果、炒白术等，达到温化寒痰，助生精液的作用。同时佐以活血通络之品，以防瘀而化热，加重病情。

# 57　小儿单纯乳房早发育从痰论治

单纯乳房早发育是性早熟常见的一种类型，指女孩 8 岁前出现孤立的乳房发育，并没有其他第二性征，其本质为不完全性中枢性性早熟。其发病机制暂不明确，可能与小儿的下丘脑稳定负反馈调节系统尚未完全建立有关，当其受到外界刺激时，卵巢分泌雌激素，导致下丘脑-垂体-性腺轴暂时被激活从而出现乳房发育的体征。本病大多表现为单侧乳房增大，其发育可能在受到干预后出现静止或消退，而其他性征在正常的发育年龄才渐次出现。当然，也有很多临床报道显示，部分患儿可发展为中枢性性早熟，预后较差。

近年来，随着医疗知识的不断普及，越来越多的家属开始重视对小儿的性征发育监测，以求尽早干预。然而目前，西医对于单纯乳房早发育并没有直接有效的治疗手段，多从饮食控制、环境改善的角度进行干预，但疗效欠佳。而中医药治疗单纯乳房早发育可谓是得心应手，通过患儿的症状、体征及舌脉，结合其体质特点，进而辨证施治，每获良效。叶进教授擅用中医药辨治小儿性早熟，临床诊治单纯乳房早发育更是经验丰富。

## 痰邪致病的特点

百病皆因痰作祟，那么，究竟痰为何物呢？痰邪是人体脏腑功能失常，引起水液代谢障碍所形成的病理产物，可分为有形之痰和无形之痰。有形之痰征之于形，无形之痰则是诊治后对疾病病因的概括。小儿单纯乳房早发育以乳核肿痛为主要症状，中医学即将乳核归于痰的范畴。

**1. 痰性黏滞，阻滞气机**：痰邪流注于血脉、经络、脏腑，易使气机升降失常，气血运行受阻而致气滞痰结，气机逆乱，脏腑受损并功能失常。痰邪黏腻、滞涩，一是指症状，即痰浊凝结滞涩为肿块、结节，或结于皮下、或结于皮里膜外；二是指病情缠绵，迁延难愈。小儿单纯乳房早发育，其乳核肿胀，正是由于肝失疏泄或脾失健运，痰邪流注于经络，凝滞为结节。

**2. 痰易兼夹，变化多端**：朱丹溪认为痰邪除了作为病理产物可以侵犯人体外，还可与六淫相夹为患。风寒暑湿燥火之六淫，单独或兼夹侵袭人体，都可触发体内的痰邪，从而使病情复杂。小儿单纯乳房早发育之痰邪为病，常易兼夹为痰火、痰湿二证。正如李时珍在《本草纲目·果部·梨》中曰："今人痰病，火病，十居六、七。"郑寿全在《医理真传》中指出"痰饮者，水湿之别名也。脾无湿不生痰"。小儿素有"阳常有余、阴常不足"的生理特点，在致病因素作用下，更易导致肾虚阳亢，若小儿嗜食肥甘厚腻或盲目进补，则营养失衡，损伤脾胃，脾虚失健，生湿酿痰。痰湿内生，郁久化热，热邪又最易伤阴，加之小儿恣食肥甘厚腻，可助长火气，暗耗阴液，致肾阴不足，无以制阳，肾之阴阳失衡，相火偏亢，终致性征发育提前。

## 致痰的病理机制

小儿总属"稚阴稚阳"之体，具有"阳常有余，阴常不足"的生理特点，加之盲目进食滋补保健品等，更易出现阴虚阳亢之证。肾主藏精，主机体生长发育、生殖，与第二性征的发育成熟关系密切。正如《素问·上古天真论》中提到，"女子七岁，肾气盛，齿更发长。二七而天癸至，任脉通，太冲脉盛，月事以时下，故有子。……丈夫八岁，肾气实，发长齿更。二八，肾气盛，天癸至，精气溢泻，阴阳和故能有子"。肾阴虚而相火旺，炼津成痰，痰凝于络；过食滋补，脾失健运，生湿聚痰，痰结于乳，故而出现乳核肿大之症。归其根本，即为肾之阴阳失衡，冲任失调，并与肝、脾等脏密切相关。

**1. 肝郁化火，炼液成痰，痰火互结：**从经络学说来看，乳居横膈之上，位胸胁处，两胁为肝经之分野。历代医家认为，乳房为肝经所属。正如《灵枢·经脉》曰"肝足厥阴之脉……上贯膈，布胁肋（经乳下期门穴而上贯膈）"；《丹溪心法·卷五·乳痈》曰"乳房阳明所经，乳头厥阴所属"；《疡医大全·卷二十·乳痈门主论》中引胡公弼言"男子乳头属肝，乳房属肾；女子乳头属肝，乳房属胃"。在乳的经络归属问题上，无论是属肝肾还是属肝胃，都强调乳属厥阴肝经。正如《读医随笔·卷四》所曰"凡脏腑十二经之气化，皆必借肝胆之气化以鼓舞之，始能调畅而不病"。另外，乳房早发育与冲任二脉紧密相关，冲脉挟脐上行，布于胸中，任脉沿腹部和胸部正中线上行，冲任二脉又与足厥阴肝经相通，冲任之气血亦受肝的调节。肝为调节气机之主司，足厥阴肝经循阴部，抵少腹，布胁肋，并与冲任二脉紧密相通，小儿肝常有余，部分禀赋父母阳盛之体质，若因疾病或精神因素导致肝气郁结，久郁化火，气滞痰凝，痰火互结，则出现乳房胀大、疼痛而发病。

**2. 脾失健运，生湿酿痰，痰湿内蕴：**李中梓《证治汇补·痰证》提出"脾为生痰之源"，脾居中焦，主运化水谷精微，与胃纳运相调，共同化生气血津液，以布散营养周身。小儿脾常虚，若因饮食不节、或过食肥甘厚味、或嗜食生冷瓜果、或外感六淫之湿、或久卧湿地等，皆可损伤脾胃功能，导致脾失健运，运化无权，水液输布失常，清者不升，浊者不降，水液不能正常输布，停而为湿，聚而为饮，凝而为痰。张介宾云"夫人之多痰，皆由中虚使然"。张氏所谓的"中虚"即指中焦脾胃之气虚弱，升降失调。《读医随笔》曰："痰则无论为燥痰，为湿痰，皆由于脾气不足，不能运化而成者也。"甚至有人提出"治痰不治脾胃非其治也"，这些理论都强调了脾虚生痰之说。临床上，小儿单纯乳房早发育多有脾虚之表现，因过食肥甘厚腻，或盲目进补，小儿脾胃运化功能受损，易生湿酿痰，痰湿积于乳络，则见乳房肿大而发病。

## 从痰论治的方法

**1. 治痰先治气：**历代医家对于痰证的治疗，多主张其关键在于"治气"。痰随气机升降，气壅则痰聚，气顺则痰消。由于气虚或气滞皆可生痰，痰盛又可引起气机不畅，故补气、理气均有利于痰证的治疗。气机郁滞是痰产生的重要病机，明·戴恩恭曰："因气成积，积气成痰。"同时痰作为病理产物，亦可随气运行、停滞于机体的脏腑经络，进一步影响脏腑气机。如《丹溪心法》中曰"气结则生痰，痰盛则气愈结，故调气必先豁痰"。朱丹溪尤善治痰，他提出治痰"顺气为先，分导次之"的理论，通过调畅气机，使全身气机畅达，津液运行才得以通畅，而无痰饮之患。正如《丹溪心法》曰"善治痰者，不治痰而治气，气顺则一身之津液亦随气而顺矣"。

小儿单纯乳房早发育除了乳房症状外，还多有脾气急躁易怒的表现。因肝主疏泄，调畅气机，促津液输布，故肝气郁滞、脾胃气滞常致痰浊内生。遵"治痰先治气"的原则，在选方用药时多配伍辛散行气、理脾疏肝之品，如陈皮、枳壳等。此类芸香科药材多具有芳香气味，善于疏调气机，能理气宽胸、消积化痰。陈皮以理气健脾、燥湿化痰功效为主，《本草拾遗》曰"橘皮能去气调中"，《本草纲目》中描述"橘皮，入脾、肺二经气分之药"，主要作用于上焦和中焦。陈皮味辛苦，性温，辛味药能散、能行，陈皮之辛以行气为主；苦味药能泄、能燥、能坚。陈皮味苦，既不同于大黄的苦泄，也不同于黄柏、知母的泻火存阴，陈皮之苦专指其味苦能燥，可除湿邪。另一味枳壳，其性苦、温、酸、辛，能理气宽中、行滞消胀，主要作用于下焦。李时珍《本草纲目》中记载："枳壳胜湿化痰、泄肺走大肠。"陈皮与枳壳等理气药的应用，在单纯乳房早发育的辨治中至关重要，气顺则痰消，乳核自减。

**2. 化痰泻火：**单纯乳房早发育的根本病机即肾虚相火旺，加之小儿肝常有余，更易表现为肝经郁火之证。热郁于内，炼津生痰，且热结火壅，常闭阻气血，气滞津停则为痰，终致痰热互结。痰阻则气滞，气郁日久又可化生火热，此即痰与火互为因果。凡属痰热郁结者，多配伍清泻火热，兼能开郁化痰之药，如栀子、贝母、黄芩、黄连、瓜蒌等。栀子味苦，性寒，归心、肝、肺、胃、三焦经。《本草求真》言栀子"就其轻清以推，则浮而上者其治亦上，故能治心肺之火……就其味苦而论，则苦而下者，其治亦下，故能泻肝、肾、膀胱之火……惟其气浮，故仲景用此以吐上焦之痰滞；惟其味苦能降，故丹溪用此以降内郁之邪耳"。栀子尤善清肝经诸火。如《本草思辨录》所曰"至治肝则古方不可胜举，总不离乎解郁火。凡肝郁则火生，……肝火内伏，栀子解郁火"。常配伍浙贝母、瓜蒌等化痰泻火、开郁散结之品，临床疗效显著。

**3. 健脾祛湿化痰**：脾胃为仓廪之官，为气机升降的枢纽，脾升胃降，则能布散精微于全身。倘若脾失健运，则湿滞而为痰。脾之所以出现"留湿"，有虚实之分，即"土之卑监""土之敦阜"。卑监者，谓之脾虚，脾虚失运，水湿不化，则聚湿成痰。土之敦阜，即湿土太过，脾本喜燥恶湿，若湿困脾胃，气机阻滞，湿浊凝聚，则化为痰浊，此乃实痰，治当理气和中，燥湿化痰。

张景岳认为，痰之为物，本非人身所固有，痰涎是标，脏腑功能失常是其本，他强调治痰不可简单地祛痰，而应重视调整脏腑的功能，使五脏安和，则痰涎不生，即"善治者，治其生痰之源，则不消痰而痰自消"。五脏之中，张景岳又着重于脾、肾二脏的调治，即"五脏之病，虽俱能生痰，然无不出乎脾肾，盖脾主湿，湿滞则为痰；肾主水，水泛亦为痰。故痰之化，无不在脾；而痰之本，无不在肾"。

朱丹溪明确指出"脾主湿，湿动则为痰"，脾为生痰之源，故治痰者必先理脾胃，使脾健则痰无以生。即所谓"治痰法：实脾土，燥脾湿，是治其本也"。与汪昂所言"治痰宜先补脾，脾复健运之常，而痰自化矣"不谋而合。

健脾燥湿化痰之代表方，当首推二陈汤。法半夏性辛、温，归脾、胃、肺经，《主治秘要》云其"燥胃湿，化痰……消肿散结，除胸中痰涎"。法半夏辛味浓烈，具有较强的辛散之力，化痰散结作用强，刘完素在《三消论》云法半夏"辛能使道路散而不结，津液生而不枯，气血利而不涩"。临床常用二陈汤加减，方以法半夏为君，其善燥湿化痰，且又和胃降逆，故为君药。臣以辛温之陈皮，既可理气行滞，又能燥湿化痰，针对痰因气滞。君臣相配，相辅相成，加强燥湿化痰之力，体现"治痰先理气，气顺则痰消"之意。佐以甘淡之茯苓健脾渗湿，渗湿以助化痰之力，健脾以杜生痰之源。加之生姜、乌梅、甘草，全方结构严谨，散收相合，标本兼顾，针对痰湿壅滞型乳房早发育疗效显著。

小儿单纯乳房早发育以乳核肿大为主要表现，中医可归属于"乳癖"范畴。多因小儿"肝常有余，脾常不足，肾常虚"的生理特点，加之过食肥甘厚味、或外感六淫之湿、或久卧湿地等，导致肾阴虚而相火旺，炼津成痰，痰凝于络；脾失健运，生湿聚痰，痰结于乳，故而出现乳核肿大之症。本病以阴虚火旺为本，以痰火、痰湿为标。

# 58　儿童发作性睡病从痰论治

发作性睡病是一种以白天不可抗拒的睡眠及睡眠增多为主要表现的睡眠障碍性疾病。其主要特征是白天突然发生的不可抗拒的睡眠、发作性猝倒症、睡瘫症和睡眠幻觉，也称为发作性睡病四联征。人群患病率为 0.03%～0.16%，无明显性别差异。本病从儿童早期到老年期均可发病，是一种终身性睡眠疾患。根据其临床表现及症状，其属于中医学"多寐"等范畴。究其病因，学者冯斌等长期的临床经验认为儿童发作性睡病与痰密切相关。

**1. 湿困中焦，痰浊内生**：脾胃居于中焦，主运化水湿，与肺、肾、三焦、膀胱等脏腑相互协调，维持水液代谢的平衡。若患儿素体脾气虚弱，不能运化水湿，湿邪困阻脾胃，痰浊壅盛，气机升降失常，清阳之气不能濡养头目而出现头昏欲寐、倦怠嗜卧等症状。《丹溪心法·中湿》曰："脾胃受湿，沉困无力，倦怠嗜卧。"李东垣《脾胃论》曰："脾胃之虚，怠惰嗜卧。"由此可见，脾虚湿困、痰浊内生是儿童发作性睡病的重要病因病机。

脾为后天之本，气血化生之源，可将水谷精微上输头目，同时输送达四肢百骸。若患儿平素喜食肥甘厚味、辛辣刺激等食物，湿浊内生，困阻脾胃，脾不能正常运化水湿，聚而为痰浊，清窍被蒙而头目昏沉、四肢乏力、睡眠增多等。《灵枢·海论》曰："髓海不足，则脑转耳鸣，胫眩冒，目无所见，懈怠安卧。"若湿邪蕴而化热，湿热交蒸上蒙清窍，内扰肝胆，气机郁滞而加重神识昏聩、多卧嗜睡症状。

**2. 肾阳不足，寒痰凝聚**：人体水液代谢的正常途径主要依靠肺的通调水道、脾的转输、肾阳的蒸腾气化等功能来共同完成，而肾脏的蒸腾气化为其根本。人体水液的循行、代谢，必须依赖于肺、脾、肾的阳气正常活动，彼此协调，气化才能正常进行。肾阳为全身阳气之根本，人体正常水液代谢需要肾气的开阖方能进行。若儿童先天不足，感受风寒之邪，或久病之后，阳气受损，肾阳不足，气化不利，水液运行出现障碍，水液停聚于某个局部所致，发为痰饮病。"百病多由痰作祟"，痰既是一种病理的产物，又可以成为新的致病之源。明·《寿世保元》曰："不能言语，怔忡健忘，恍惚去来，头目眩晕，胸中烦郁，痰涎壅塞，精神昏倦。"痰除引起一系列症状外，还容易出现各种神志异常，如神志不清、昏睡等。张锡纯认为，痰之标在脾胃，痰之本源在于肾。

**3. 肝郁气滞，风痰阻络**：《医学从众录》曰"风生必挟木势而克土，土病聚液而成痰"。风痰是由于脾功能失调出现的病理产物。小儿所欲不遂，情志抑郁；或学习压力较大，肝失疏泄之职，气机阻滞，水液运化失常聚而为痰；肝失疏泄，横逆犯脾，脾脏运化失司，痰浊内生，气随痰滞，风痰互结。肝风挟痰上攻，上蒙清窍，症见嗜睡、神志不清等。风痰在发作性睡病的发病过程中互结，各有其不同的表现，风盛则肝阳上亢，易出现急躁易怒、失眠多梦等表现；痰盛则蒙蔽清窍而神志不清、多寐等。二者互为影响，痰随风上，无处不到，风遇痰起，横窜经络，日久可以影响气血而出现瘀血症状。

**4. 化痰开窍，贯穿始终**：《金匮要略》曰"病痰饮者，当以温药和之"。这是治疗广义痰饮病的总原则。痰饮形成的原因不同，在相应的脏腑经络中表现为不同的病理现象，唯有"元神"与痰邪最为密切相关。发作性睡病由于脾、肾、肝脏功能失调，痰邪上逆，蒙蔽清窍而发作。其发病与痰邪不无关系，因此，治疗关键在于化痰开窍，并贯穿疾病始终。

若神疲嗜卧，头目昏眩，肢软无力，面色萎黄，大便溏薄，胆怯易惊，舌质淡，苔薄白，脉细弱，辨证为脾虚湿困，治则为健脾祛湿、化痰开窍，方以参苓白术散加减。若昏昏欲睡，身重嗜卧，肢倦无力，伴头昏倦怠，食后易睡，形体偏胖，舌质淡，苔白腻，脉濡缓，辨证为湿阻中焦，治宜燥湿醒脾、化痰开窍，方用藿朴夏苓汤加减。若精神萎靡，嗜睡多卧，手足不温、怕冷等，舌淡红，苔白或腻，脉细弱，辨证为肾阳虚者，治则为温中散寒、化痰开窍，同时佐以杜仲、淫羊藿等益肾之品。若症见神昏欲寐，大笑卒倒，夜寐多梦，惊恐易醒，性情急躁，舌质红，舌苔黄，脉弦数，辨证为肝胆湿热者，治宜清胆泻热、化痰开窍，方以黄连温胆汤加减。

# 59　颈椎病从痰论治

颈椎病是因颈部椎间盘退行性改变，并因劳损或感受风寒湿邪加重退变，导致颈部动静力平衡失调，产生椎间盘突出（或膨出）、韧带钙化、骨质增生，从而刺激或压迫颈部神经、脊髓、血管而出现的一系列临床症状和体征的综合征。石仰山教授为石氏伤科第四代传人，理伤续断推崇"十三科一理贯之"的学术指导思想，力求明病理、察病机。其认为颈椎病多因风寒痰湿互阻、气血脏腑失和为病，强调"调治兼邪，从痰论治"。

## 从痰论治之审因立法

**1. 风寒湿痹，变生为痰**：石老认为，风寒湿是导致颈椎病的最主要原因。严用和《济生方》认为本病"皆因体虚，腠理空疏，受风寒湿气而成痹也"。颈椎病患者多阳气虚衰，卫阳不固，易致风寒湿三气杂至，凝滞血脉，若迁延不愈，导致络道不畅，日久成瘀成痰，阻于颈部经脉则诱发颈椎病。本病临床多症见颈、肩、上肢串痛麻木，以痛为主，头有沉重感，颈部僵硬，活动不利，恶寒畏风等。

**2. 脾肾亏虚，痰湿内生**：《灵枢·决气》认为"谷入气满，淖泽注于骨，骨属屈伸，泄泽，补益脑髓，皮肤润泽……肠胃受谷，上焦出气，以温分肉，而养骨节，通腠理"。其认为脾胃功能正常，可使皮肉、筋骨、脑髓得到温养灌注。颈椎病发病多由积劳所致，属胡廷光《伤科汇纂》所曰"竭力劳作则伤中"的无形之伤，导致中焦运化失常，中虚脾土失运，以致水谷不化精微，聚湿生痰。肾为先天之本，《素问·阴阳应象大论》曰："肾生气，肾虚则少气，骨酸懈惰，不能举动。"是知肾虚则气无所生。颈椎病的发病群体主要以中老年人为主，女子"六七"、男子"五八"前后，其时已"三阳脉衰于上"，"肾气衰"乃至"太冲脉衰少""督脉衰损"。肾主气化，肾气亏虚，气化功能失司，可导致人体的水液代谢功能紊乱，进而影响脾运化水湿功能，造成脾肾两亏，痰湿内生，阻于颈部经脉产生颈椎病。李时珍指出："痰涎……入于经络，则麻痹疼痛。"前贤又曰"无痰不作眩""无虚不作眩"，故本病临床可见颈肩臂痛、肢体麻木不仁、耳鸣、头晕目眩、头重如裹等症。

**3. 气血失和，痰瘀蕴积**：石老治伤强调"气血兼顾，以气为主，以血为先"。人体内气血津液相辅相行，"气为血之帅"，"气行则血行"。气虚则无力鼓动血脉，血行不畅，停为瘀血。若体内有血液停滞，包括离经之血积存体内，或血行不畅，阻滞于经脉及脏腑，瘀血一旦形成，可影响水液代谢而进一步导致痰饮。正如《血证论》所曰："血积既久，亦能化为痰水。"又如《医碥》曰："痰本吾身之津液，随气而行。气若平和，津液流布，而骸受润泽，何致成痰为病。"《医学入门》亦指出"气血调和则流行不聚"，故气血失和，痰湿内生。痰湿随气血流行，内而脏腑，外而经脉，其停留与所过之处，必影响气血运行而导致瘀血。《素问·调经论》曰："孙络水溢，则经有留血。"张山雷亦曰："痰涎积于经髓则络中之血必滞。"故血滞为痰，痰瘀夹杂，互为因果，相互转化，合而为病。颈椎病多发生于中老年人。中年之后，气血渐衰，气虚则无力鼓动血脉，血行不畅，停为瘀血；瘀血已成，影响水液代谢，变生为痰，痰瘀交阻于颈项部经脉，进而导致颈椎病的发生。此类患者临床可见颈肩臂疼痛麻木、手足无力、肢体偏瘫、头晕目眩、舌质淡暗或有瘀斑。

综上所述，风寒湿为发病之始，乃致病之外因；气血失和、脾肾亏虚、痰湿内生为致病之内因。总之，本病以气血失和、脾肾亏虚为本，风寒痰湿瘀互阻为标。石老认为，临证辨治颈椎病应针对风寒湿入络、气血失和、脾肾亏虚、痰湿瘀互阻四大病机，其重点应从痰论治。

## 从痰论治之组方特色

石老独重从痰湿论治颈椎病，并以石氏家传方牛蒡子汤为主方治疗，疗效显著。方中牛蒡子性凉味辛苦，可祛痰除风、消肿化毒、通行十二经络。《药品化义》认为牛蒡子"能升能降，主治上部风痰"；《本事方》曰其"治风热成历节，攻手指，作赤肿麻木，甚则攻肩背膝"。僵蚕性平味辛咸，可祛风解痉、化痰散结，为厥阴肝经之药。《本草求真》曰僵蚕为"祛风散寒，燥湿化痰，温利血脉之品"；《本草思辨录》认为其"治湿胜之风痰……却痰湿，散肝风"。牛蒡子汤以牛蒡子、僵蚕相合，宣滞破结，善搜筋络顽疾浊邪，是为主药。助以秦艽、独活舒筋和血、通达周身，透阳明之温热，理少阴之伏风；更伍白芷，芳香通窍、活血破瘀、化湿排脓而生新；并以半夏燥湿化痰、消痞散结而和胃；配以白蒺藜，疏肝风，引气血且散瘀结；桑枝养筋透络，祛风湿而利关节。全方以辛取胜，宣达气血，开破痰结，疏肝宣肺，导其壅滞；寒温兼用，温而不燥，寒而不凝，泄风逐湿之力尤捷，从而使痰湿去、筋骨健。临床对于兼夹风寒者，除用牛蒡子汤豁痰通络外，还以辛温之药活血通经除痹，遣方用药时常以牛蒡子汤加麻黄、桂枝治之。对于症见脾肾亏虚之象者，除豁痰通络外更需结合健脾补肾同治，以牛蒡子汤加党参、白术、山药、山茱萸治之。对于症见痰瘀交阻者，以石氏牛蒡子汤加黄芪、当归、川芎、桃仁、红花以治之。

## 60    强直性脊柱炎从痰论治

强直性脊柱炎（AS）是以骶髂关节炎及中轴关节病变为特征的慢性炎性脊柱关节病，病因病机迄今尚不清楚。本病起病迟缓，以持续性腰及胸、颈段脊柱疼痛、晨僵、活动受限等为主要临床症状，甚则出现骶髂关节受损、脊柱强直、两腿活动受限、驼背。AS 多见于 15～40 岁的青少年及中年人，90%以上的患者 HLA-B27 阳性。西医主要以非甾体抗炎药、糖皮质激素、免疫抑制剂治疗，但存在副作用大，病情易反复的弊端。魏品康教授运用痰证理论指导临床治疗强直性脊柱炎屡获奇效。

### 病机之要因痰作祟

AS 属中医学"痹症"范畴，多数医家认为本病为本虚标实之病，病机是在肾虚督脉虚寒的基础上杂合风、寒、湿、瘀等标实之邪。魏教授认为痰邪为本病主要致病因素。中医有"百病多因痰作祟"和"怪病多痰"的说法，《证治准绳》曰："若因伤于寒湿，流注经络，结滞骨节，气血不和，而致腰胯脊疼痛"。以上均可作为痰为本病病机之要的理论依据。结合 AS 的临床特点，本病的痰证病机：①AS 患者多有外感寒湿之邪，内有七情不遂、饮食劳逸等病史，皆可为生成痰湿的病因。②患者初期多有腰骶疼痛，或胀痛或刺痛，入夜明显，动后缓解，晨僵、乏力、身重、舌苔白腻、脉沉等特点。此皆因痰湿痹阻于腰骶关节经络，因痰最易阻滞气机，妨碍气血，其性重浊，痰阻经络则气血不通，日久血滞成瘀，痰瘀相合，不通则痛。痰浊为盛则以胀痛为主，瘀血为盛则以刺痛为主。痰为阴邪，夜寐时阴气为盛，加之痰性重浊趋下，故寐后痰邪结于腰府更甚，故见晨僵，疼痛入夜明显；活动后阳气伸展，有助经络气血运行，故见动后痛减；痰浊泛溢肌肤则乏力沉重；舌苔白腻，脉滑等更为痰邪为盛之象。③AS 进一步进展可涉及多个脊柱关节，亦可侵及四肢关节，尤以下肢为甚，甚至可发展至眼、心血管、肺、肾脏、神经等多个系统。此皆因正气不足，痰邪更盛，痰邪有致病广泛、变化多端的特点，痰随气机升降出入，上达于头，下至于足，内而脏腑，外至手足，无所不至。痰性重浊，更易流下，故脊柱外关节损害以下肢关节为主。④AS 病程长，治疗困难，很难治愈，此皆与痰邪致病病势缠绵，病程较长的特点有关。一味用温肾填精方法治疗本病多疗效有限，服药日久易生痰热，也佐证了本病痰邪为主的病机特点。

### 从痰论治泾渭分明

**1. 搜剔经络除顽痰**：痰邪为盛，浸淫腰府经络，气血不畅，日久血积成瘀，痰瘀互结于脊柱关节而导致骨质损坏变形。治疗上必以消痰化瘀为法，痰消则瘀不生，消痰则必通瘀。但痰瘀深藏关节经络，非一般草木之品所能及，临床上每用温阳消痰药物配伍虫类药物。具体药物：制法半夏、白芥子、当归、桂枝、全蝎、蜈蚣、乌梢蛇、白花蛇。制半夏苦温辛燥，最善燥湿化痰；白芥子善散"皮里膜外"之痰，《本草经疏》曰"白芥子味极辛，气温，能搜剔内外痰结"，故关节内外顽痰非白芥子不能除；全蝎、蜈蚣性善走窜，搜痰剔络，祛瘀消痰，又能通络止痛；白花蛇温燥善行，合乌梢蛇搜痰邪、透关节、通经络，病久邪深者非此二者不能药达病所；桂枝、当归性均辛、温，痰为阴邪，温可化之，辛可散之，故可消散痰邪；且二药通阳化瘀，瘀去则痰亦消。

以上诸药，剔关节之顽痰，祛络脉之血瘀，温凝泣之血脉，兼可搜深藏之伏风。

**2. 温肾壮督助消痰：**《素问·骨空论篇》曰"督脉为病，脊强反折"；《奇经八脉考》曰"督乃阳脉之海，其脉起于肾下胞中，至于少腹乃行与腰横骨围之中央"；《医学衷中参西录》曰"凡人之腰痛，皆脊梁处作痛，此实督脉主之……肾虚者，其督脉必虚，是以腰疼"。临床上 AS 患者多有畏寒体倦、脉尺部沉而无力等体征，以上说明本病与肾和督脉的关系密切。肾主津液蒸化，肾阳虚则津液不化，聚而生痰；肾阳不足无以温煦脾土，亦导致痰邪生成；肾阳虚而寒气生，督脉失于温煦，脊柱失于温养，痰为阴邪，顺势停于脊柱关节，日久造成局部炎症和骨质破坏。因此，欲消脊柱之痰必先强壮督脉，欲强督脉必先温补肾阳。肾阳足则津液化、脾胃温、督脉壮、痰邪消。故每以温肾壮督消痰之法，具体药物：骨碎补、狗脊、杜仲、续断、桑寄生、鹿衔草。骨碎补味苦，性温，入肾、心二经，能补肾坚骨又能活血疗伤；狗脊苦、甘、温，归肝、肾经，补肝肾，除风湿，健腰脚，利关节，《神农本草经》曰"主腰背强，机关缓急，周痹寒湿，膝痛，颇利老人"；杜仲味甘，性温，入肝肾经，可补肾治腰冷痛；续断味苦，性微温，归肝、肾经，是补肝肾、强筋骨、续伤折、治腰痛的要药；桑寄生苦、甘、平，入肝、肾经，能补肝肾、强筋骨，又能祛风湿，《神农本草经》曰"主腰痛，小儿背强"。鹿衔草其性甘、苦、温，归肝、肾经，强筋骨而祛风湿，《安徽志》曰"性益阳，强筋，健骨，补腰肾"。

纵览上药，均味甘、性温，入肾经而能温补肾阳，强壮督脉；味苦又能苦温燥湿，可祛脊柱之停痰流湿。

**3. 祛风散寒除痰湿：**痰为阴邪，其性黏腻，多与他邪合而为病；加之正气不足，必致邪侵，肾虚督寒，正气不足，无以温煦脊柱四肢筋节百骸，外邪易聚，风、寒、湿三邪遂杂合侵袭。《素问·生气通天论》曰："阳气者……开阖不得，寒气从之，乃生大偻。"即说明寒邪乘虚而入也是重要的病因病机。治疗上每以祛风、散寒、除湿为法，具体用药：制川乌、细辛、独活、威灵仙。制川乌辛、苦、热，善祛风除湿，温经散寒，《神农本草经》谓其"主中风恶风，除寒湿痹"，《本草正义》曰"乌头主治温经散寒……且专为祛除外风寒之响导者"；独活主入肾经，搜肾经伏风，温肾祛寒，又主下肢关节寒湿痹阻，《本草求真》曰"独活辛苦微温……凡因风干足少阴肾经，伏而不出……则能善搜而剔"；威灵仙辛、咸、温，《药品化义》曰"灵仙，其猛急，善走而不守，宣通十二经络，主治风、湿、痰壅滞经络中，致成痛风走注，骨节疼痛，或肿，或麻木"；细辛可散少阴肾经在里之寒，以通阳散经，可搜筋骨间风湿而蠲痹止痛，魏教授运用此药多不囿于"细辛不过钱"之说法，每至 9 g，屡显奇效，鲜见副作用。

上几味，皆辛苦温，辛以祛风，温以散寒，苦以燥湿，杂邪去则痰易消；且诸药皆有止痛之效，用之本病，可谓对证对症之良药。

**4. 灵活加减，随证治之：**临证时遇患病日久，外周关节晨僵畏寒明显，关节拘挛，痛位游走，脚膝冷痛，舌淡脉沉者，多为痰邪痹阻，肾虚督寒的基础上，风邪为胜，挟合寒湿之邪侵及四肢，络脉气血不和。常在燥湿化痰、补肾壮督的辛温大热的诸药基础上加伸筋草、海风藤、寻骨风、木瓜，以伸筋通痹，祛风散邪。伸筋草辛、微苦、温，归肝脾肾经；寻骨风辛、苦、平，入肝经；海风藤辛、苦、微温；均治风痹、行经络、通痹阻，除肢节骨痛，麻痹拘挛；木瓜酸温，入肝、脾经，益筋和血，舒筋活络，尤为治湿痹筋脉拘挛要药。

很多患者亦现脊柱腰胯疼痛僵困，性急易怒，五心烦热，下午低热，大便干，舌苔薄黄或少津口燥，脉沉弦细数或数大有力的临床表现。此皆因素体阴虚，或寒邪久郁从阳化热，或原为肾虚督寒，经久服温补肾督、辛热祛寒之中药，阳气骤旺，或近期外感热邪，邪郁化热，而以热邪偏亢，肾阴不足为主要病机。常在搜痰剔络、温肾壮督的基础上加桑枝、络石藤、土茯苓、生薏苡仁、葛根、白芍。桑枝性平，微苦，利关节、养津液、祛风湿；络石藤虽与海风藤共为常用对药，但味苦而性微寒，苦以燥湿，微寒而清热，《本草纲目》曰"其功主筋骨关节风热痈肿"；土茯苓、生薏苡仁皆平而甘淡，清热利湿而治湿热痹痛。因湿热伤阴或久服激素燥热伤阴者多伍葛根入阳明经，升津液而起阴气，又活络祛瘀通经；白芍酸甘生津以缓诸药之辛温燥烈。本病多疼痛难忍，常加用延胡索以行气止痛，效果颇佳。

# 61 多发性结肠息肉从痰论治

结肠息肉是临床常见疾病，好发于青年人，以腺瘤性息肉最为常见，本病易发生癌变，其术后复发率高达 20%～40%，因此，防止其术后复发对预防结肠癌的癌前病变具有重要意义。目前治疗包括内镜下电凝摘除息肉、药液注射、激光、微波、冷冻、射频等方法，其中以内镜下高频电凝息肉摘除术最为常见，但易出现出血或穿孔等并发症，对于无蒂型、平坦型、凹陷型等类型息肉风险更高，且不能解决术后仍易复发的问题。中医药在防治结肠息肉复发方面具有显著优势，魏品康教授在近 40 年消化道肿瘤防治研究中提出了从痰论治消化道肿瘤的观点，对多发性结肠息肉的防治颇有心得。

**1. 痰与结肠息肉的发生**：痰是体内病理产物的概括，魏品康教授认为痰是肿瘤的致病因素及病理产物，外感六淫、内伤七情、饮食内伤等因素导致气滞湿阻、津液停滞、气郁化火、炼津为痰、痰气火三邪相胶结而为癥积，肿瘤发生。结肠息肉亦属“癥积”范畴，与痰密切相关。当痰邪较轻时，病变较轻，多为良性病变；当痰邪逐渐蓄积，体内病理代谢产物不断蓄积，体内代谢异常加剧，形成恶性循环，当蓄积到某种临界水平，则出现恶变现象。临床上结肠腺瘤向结肠腺癌转化过程，也可看作痰邪从量变到质变的衍变：正常肠上皮出现异常增生，进一步发展为结肠腺瘤，基因突变发生癌变，最终导致结肠癌的发生。在痰邪从量变向质变的衍变过程中可以表现为结肠腺瘤与结肠腺癌同时存在，这在临床上亦屡见不鲜。

**2. 痰与结肠息肉的发展及预后转归**：无论是良性的结肠息肉还是恶性的结肠癌术后均有复发现象，这也支持了痰是结肠息肉的重要致病因素及病理产物的观点。术后部分患者体内代谢紊乱未得以纠正，即痰环境并未彻底改变，仅是局部痰结去除，就好比培养液仍在，痰环境仍能产生新的病灶，临床上表现为肿瘤的复发。结肠息肉相比结肠癌的复发概率低，则可能与体内痰邪程度轻浅有关。所以结肠息肉切除后，如痰邪继续积蓄则可能复发，当痰邪积累到某一程度时则恶化。

**3. 痰与结肠息肉的治疗**：由于先天禀赋因素及饮食因素是结肠息肉的主要病因，饮食肥甘厚腻之品易生湿热，湿热下注大肠，传导失司，代谢产物不能及时排出而蓄积体内，湿聚为痰，热炼津为痰，故湿热壅聚则久能生痰，病理代谢产物——痰与热与浊气等互结为息肉。现代研究也认为饮食摄入纤维素过少及便秘导致的大便与肠黏膜接触时间过长等因素与结肠息肉的发生有关。可见结肠息肉的主要病机可以归纳为痰湿壅阻，热毒内盛。故治疗上以消痰散结、清热通腑为治则，“结者散之”，故以消痰散结之法祛除痰结即息肉，痰为代谢产物蓄积所致，故清热通腑使其推陈出新，防止痰邪过度蓄积而病情衍变。痰邪的清除使体内过剩的代谢产物即结肠息肉形成的物质基础得以清化，故能降低结肠息肉的复发概率。

# 62　系统性硬化从痰论治

系统性硬化是一种早期以皮肤及各系统胶原纤维硬化，最后发生姜缩以及发展为多脏器受累的结缔组织病。患者皮肤病常从肢端或者颜面向全身发展，伴有雷诺现象、关节痛、发热与食欲减退和食道、肺、心、肠胃的改变等。

中医无系统性硬化病名，根据其临床及病情进展，可归属中医学"皮痹""脉痹""痹病"范畴。如果累及内脏器官，则属"心痹""肺痹""肾痹"等。《黄帝内经》有皮痹的记载。宋·吴彦夔著《传信适用方》曰："人发寒热不止，经数日后四肢坚如石，以物去之钟罄，日渐瘦恶。"隋·巢元方明确提出了本病皮肤改变："风湿痹病之状，或皮肤顽厚，或肌肉酸痛。"颇似现代医学的硬皮病。

肺主气，司呼吸，主行水，朝百脉，主治节。肺上通鼻窍，外合皮毛。肺在体合皮，其华在毛，开窍为鼻。肺合皮毛是指肺与皮毛相互为用关系。皮毛，为一身之表。肺气宣发，宣散卫气于皮毛，发挥卫气的温分肉，充皮肤，肥腠理，司开阖及防御外邪侵袭的作用；肺气宣发，输精于皮毛，即将津液和部分水谷之精向上向外布散于全身皮毛肌腠以滋养之，使之红润光泽。皮毛能宣散肺气，以调节呼吸；皮毛受邪，可内合于肺。肺与皮毛息息相关，在治疗也密不可分。肺主一身之气，运化津液气血，津液气血因肺失宣发肃降而津液气血运行不畅，而酿生痰湿，发于肌腠伤于五脏。自人体发生学角度而言，人在胚胎时期，原始组织包括外胚层、中胚层及内胚层，肺与皮肤均由外胚层发育而来。此即肺与皮肤同源同功的发生学基础。

杨德才教授对系统性硬化从痰论治积累了丰富的经验，颇给人启迪，开拓了本病辨治新思路。

## 系统性硬化症的病因病机

**1. 中医的认识**：《素问·痹论》曰"痹或痛，或不痛，或不仁……其痛不仁者，病久入深，营卫之行涩，经络时疏，故不通；皮肤不营故不仁"。指出痹之于皮，由邪搏于皮肤，痹阻不通，营卫行涩，血凝为患。随后详细论述了五体痹、五脏痹，曰："以冬遇此者为骨痹；以春遇此者为筋痹；以夏遇此者为脉痹；以至阴遇此者为肌痹，以秋遇此者为皮痹。"在不同季节侵犯人体部位不同，秋季得病者，在体为皮，故痹证的特点为寒重、皮肤不仁或发硬，称之皮痹。皮痹是从《素问·痹论》中引申出的五体痹、五脏痹之一。五脏痹是五体痹等病久去，内舍于其合之脏所导致的，即是五体痹的延伸。因"五脏皆有合"，五脏合五体。若五体痹久而不去，则入于是也。如骨痹不已，内舍于肾，则为肾痹；皮痹不已，内舍于肺，则为肺痹。从五体痹至五脏痹阶段，正如《内经》所言"其入脏者死，其留连筋骨间者疼久，其留皮肤间者易已"。可见历代医家也认识到皮痹非仅限于肌腠之病，亦可发展为五脏之病。

**2. 西医的学说**：对于其发病原因，主要有以下几种学说。①遗传学说；②感染学说；③胶原合成异常系统说；④血管异常学说；⑤免疫异常学说；⑥内分泌紊乱学说。

**3. 杨教授观点**：本病主要的致病因素为痰，痰日久可致瘀。痰日久积于内，表现于皮外，肺外合皮毛，痰裹结皮毛。《素问·痹论》五体痹与五脏痹理论，从一定程度上说明了五体痹与五脏痹是一外一内相对应的关系。了解它们之间的对应关系，有利于掌握疾病之间的发展变化。病于外，必因于里，皮痹应从肺为出发点论治，其根结于痰，祛除体内痰湿，是治疗本病的关键。脾为生痰之源，肺为贮痰之器。从辨证论治考虑，应从疾病的根本出发。肺主一身之气，运化津液气血，津液气血因肺失宣发肃降而运行不畅，酿生痰湿，发于肌腠，伤于五脏。痰湿成于内，阻于心脉，出现心慌、胸闷；留于胃脘，可出现痞满、纳差；痰湿阻于命门，出现畏冷、小便量少。日久，痰积于内成瘀。皮痹中晚期虽会累及其他脏腑，但究其根本亦是从肺始及。在辨证过程中，以肺脏为根本，兼以辅助辨其他脏腑之病；治疗上，应做到"初起强硬作痛者，宜疏风豁痰；沉重者宜流湿行气，久病须分气血虚实、痰瘀多少治之"。从痰论治系统性硬化具有一定的时限性，早、中期以治痰为主；晚期久病十之八九成瘀，并必兼痰病之本，打其先锋之敌，因此，从痰论治应贯穿治疗的始终。

## 系统性硬化中西医治法

**1. 西医常用的治疗方法**：包括一般治疗（去除感染病灶、加强营养、注意保暖和避免剧烈精神刺激）、血管活性剂、结缔组织形成抑制剂、糖皮质激素、免疫抑制剂、物理疗法及其他治法。

**2. 中医从痰论治的方法**：由于致病因素的特殊性，当从痰论治，选用二陈汤为主方随证加减。二陈汤源于宋代《太平惠民和剂局方》，由法半夏、陈皮、茯苓、甘草组成，能燥湿化痰、理气和中。陈皮性苦、辛，温，归肺、脾经，理气健脾、燥湿化痰；法半夏性辛、温，有毒，归脾、胃、肺经，降逆止呕；茯苓性甘，淡、平，归心、脾、肺、肾经，渗湿利水、健脾和胃、宁心安神。二陈汤中陈皮、法半夏、茯苓君臣之药，均走行于肺经，契合系统性硬化的病机。

**3. 二陈汤现代药理研究**：研究发现，陈皮挥发油有刺激性祛痰和扩张支气管的作用，对平滑肌有温和的刺激作用，陈皮提取物有清除氧自由基和抗脂质过氧化作用。法半夏具有明显降低甘油三酯和低密度脂蛋白的作用，能够降低全血黏度、抑制红细胞的聚集和提高红细胞的变形能力，其中半夏蛋白是已知的唯一与甘露醇而不与葡萄糖结合的、具有凝集素作用的蛋白质，只抑制胰蛋白酶对酰胺、酯、血红蛋白和酪蛋白的水解，不能抑制胰凝乳蛋白酶、激肽释放酶、枯草蛋白酶和木瓜蛋白酶对各自底物的水解，具有一定程度抗纤维化作用。茯苓多糖、羟乙基茯苓多糖-3、羟乙基茯苓多糖-4腹腔注射可以明显增强小鼠腹膜渗出细胞（PEC）的细胞毒性作用，从而增加巨噬细胞的细胞毒性作用，以增强 T 淋巴细胞的细胞毒性；茯苓多糖能增强 T 淋巴细胞的细胞毒性作用，即增强细胞免疫反应，抑制内皮细胞活化，从而抑制成纤维细胞增殖。甘草中含有甘草素，是一种类似肾上腺皮质激素的化合物，它有助于平衡女性体内的激素含量，甘草甜素、甘草次酸盐尚有抗炎症及抗过敏、调节机体免疫功能，具有类激素作用。

## 从痰辨证论治的基本方药

**1. 风寒犯肺证**：症见皮肤肿硬，发热恶寒，咳嗽痰多，手足畏寒，手指腊肠样变，双手关节疼痛，咳白稀痰，纳少，舌质红，苔薄白，脉浮或数。起病之初，机体正气尚足，邪之侵体，正邪之气于内相争，卫气失护，首犯娇脏，肺为华盖，水道宣降失疏。故治宜疏风散寒宣肺，方以二陈汤加减，随证配伍：荆芥、防风辛散表邪，鱼腥草、百部、杏仁宣肺祛痰，白芍、甘草加强调和营卫、活血通络。

**2. 痰湿痹阻证**：症见皮肤发硬，肢冷畏寒，遇寒加重，得温则减，皮肤硬化，关节肿痛，咳嗽，咳白黏痰，胸闷心慌，饮热水后可缓解，舌质红，苔薄白，脉沉细。表邪失治或误治入里，肺失宣降，通调水道失和，致痰湿停聚于内，发于肌表，伤于脏腑。治宜散寒除湿、温阳通脉，方以二陈汤加减，随证配伍：黄芪、桂枝、附子温阳通脉，补火助阳，温化痰湿；丹参、牡丹皮、鸡血藤、青风藤活血通络；痰湿较甚，加山药、薏苡仁、土茯苓；关节呈游走性肿痛，加威灵仙、伸筋草、乳香、没药活络止痛。

**3. 痰阻血瘀证**：症见皮肤坚硬，捏之不易起，手指呈铅管样变，关节肿痛，面无表情，胸部针刺样疼痛，咳痰，痰黏不易咯出，进食胃脘部嘈杂及针刺样疼痛，舌质暗红，脉沉或涩。久病必瘀，久病必虚；本邪未去，必致虚实夹杂；子病及母，多半传及脾；脾有运化水液之功，则亦使脾失健运，无形之痰形于内，亦伤及肺脾之脏；有形及无形之痰阻于内，气机不畅，必致气滞；气停则易血停，瘀既成，遂治法上无论本邪如何，必须兼顾来路之邪。治宜祛痰通络、活血止痛，方以二陈汤加减。随证配伍：痰湿较甚者，加制南星、远志、水蛭、海桐皮、忍冬藤、乌梢蛇等活血化瘀止痛；屈伸不利者，加木瓜、桑枝、当归、白芍；气血虚弱者，加黄芪、白术益气养血，荣肤柔筋。

杨教授认为，雷诺现象及关节肿痛是系统性硬化最早发生的症状，早期要及时对疾病做出诊断或预判，从而及时治疗，延缓疾病的进展。系统性硬化症主要病理改变为受累皮肤与内脏的结缔组织局限性或弥漫性炎性浸润；随着疾病的进展，受累部位的纤维化成分逐渐增多；至疾病晚期，主要表现为广泛的组织硬化及萎缩。血管损伤在系统性硬化是很关键的，而且是最早的病变，血管的中心病变是内皮细胞，这些血管的内皮细胞有肿胀、增生，继而血栓形成造成管腔变狭，组织缺血。内皮细胞的功能不仅仅是血液和组织间的屏障，同时它还分泌许多因子来调节血管的稳定性和渗透性。毛细血管内皮细胞间出现大裂隙，空泡化，细胞核颗粒变性，继而内皮细胞破坏导致血管通透性改变，血小板聚集，释放血小板因子促使血管周围间质中成纤维细胞分泌大量胶原。由于内皮细胞的活化，多种细胞因子在系统性硬化症中出现异常，导致成纤维细胞增殖并加重内皮细胞本身的病变。目前西药治疗以血管活性剂、结缔组织形成抑制剂如青霉胺、糖皮质激素、免疫抑制剂如环磷酰胺等。单纯的西医治疗报道也不多，疗效在进一步探索中。而中医中药贯穿整个诊疗过程，不仅可以治疗本病，而且可以加强西药的疗效，减轻西药的毒副作用，更有效地控制病情。

杨教授在诊治本病过程中，从肺外合皮毛论治。肺为贮痰之器，主行水，肺气的宣发肃降作用推动和调节全身水液的输布和排泄，为通调水道。肺失宣发肃降，可致水液代谢失常，肺气行水功能失常，导致脾传输至肺的水液不能正常布散，聚而为痰饮水湿，发于皮毛及脏腑，形成皮痹。系统性硬化的病因、病机不一，其治法也不相同，而"从痰论治"仅为目前根据临床经验认识其一。作为疾病本邪之一，非痰莫属，病位以肺为主，根据长时间临床经验认为，以二陈汤为主方疗效甚佳。在辨病与辨证相结合的基础上，祛痰通络是基调。即使在发病初期，同样选择二陈汤，不仅可治未病，同时在一定程度上延缓本病以内脏传变。在系统性硬化中晚期，多以血瘀、痰阻为主，应考虑久病入络，非虫蛇之类不能达于病所，或配以多种活血药物，以活血逐痰通络。二陈汤为主方在治疗系统性硬化中具有独特的疗效，可改善患者临床症状，几乎无毒副作用。现代药理研究认为，该方具有类激素作用，对本病具有较好疗效。二陈汤加减联合西药治疗系统性硬化，能增加临床治疗的多样性，增强激素及免疫抑制剂作用，并减少毒副作用，对疗效有很大提高。

# 63　肥胖合并变应性鼻炎从痰论治

变应性鼻炎（AR）又称过敏性鼻炎，其发病机制为特应性个体接触到空气中的变应原，血清免疫球蛋白（IgE）介导肥大细胞释放组胺，从而产生鼻黏膜慢性炎症反应。本病属于中医"鼻鼽"的范畴，以流涕或鼻塞，打喷嚏，眼睛周围肿胀与瘙痒为主要表现。本病发作迅速，发作时严重影响患者正常的学习、工作以及睡眠休息。文献表明，变应性鼻炎与肥人多食肥甘厚腻之品密切相关，指出变应性鼻炎与高脂肪和低碳水化合物饮食有关，并提供了有关营养因子与变应性鼻炎之间关联的可靠证据。中医理论认为肥人多痰，故学者王展等认为，鼻鼽虽以外感风邪为标，其内在痰湿才为本病之根。治病必求于本，故当以治痰为先。

**1. 痰饮致病**：痰饮是指体内水液输布运化失常，停积于某些部位的一类病症。《素问·气交变大论》曰："岁土太过，雨湿流行，饮发中满食减，四支不举。"因雨湿之气流行，土病不能克水，以致饮邪内积，中脘胀满，不思饮食；四肢无力，不能举动。《素问·至真要大论》曰："太阴在泉，客胜则足痿下重，便溲不时，湿客下焦，发而濡泻。"太阴为脾，遇到"在泉"气运，就会因湿气而伤脾，下肢沉重，二便失常，湿留下焦，发为泄泻。可见外界湿气对人体脾的影响，脾失功能水液代谢不利，导致各种疾病的发生。至金元时期提出"痰生百病，百病兼痰"，更加完善地指出痰饮致病具有病位广泛、复杂多变的特性。但归根结底，脾之运化失司为痰湿的形成的首要因素。《景岳全书》曰："盖痰涎之化，本由水谷，使果脾强胃健。如少壮者流，则随食随化，皆成血气，焉得留而为痰。"《诸病源候论》曰："痰饮者，由气脉闭塞，津液不通，水饮气停在胸腑，结而成痰。脾恶湿，得水则胀，胀则不能消食也。"痰从津液而化，在人体机能正常的情况下这些水谷精微、津液都应该在脾的运化下成为气血，但因为正气不足，气脉闭塞不通，津液瘀积胸腹，正常的气血无法化生便形成了痰邪。盖脾主湿，湿动则为痰，故痰之化无不在脾。

**2. 肥人多痰**：肥胖与痰湿等关系密切，《灵枢·卫气失常》对肥胖之人作出䐃肉不坚、皮缓的描述，说明肥人骨肉不坚，腠理疏松，易感外邪。宋代《仁斋直指方》中记载："肥人气虚生寒，寒生湿，湿生痰，故肥人多寒湿。"说明了肥胖人脾气亏虚，不能升清降浊，脾阳不足，不能温化水饮。肥人阳气不运，寒湿之邪乃客其形。后世医家陈士铎与叶天士分别侧重于脾气虚与脾阳虚致病的观点。陈士铎更强调肥人痰湿与脾气亏虚的关系，"肥人多痰，乃气虚也，虚则气不运行，故痰生之"。叶天士则指出肥人阳虚为本痰湿为标，"夫肌肤柔白属气虚，外似丰溢，里真大怯，盖阳虚之体，惟多痰多湿"。陈修园认为，禀赋来自先天，元气充足之人，虽不容易受到外界寒湿侵袭，但同时也难以引内生痰邪外出："大抵素禀之盛，从无所苦，惟是痰湿颇多，不可不知。"二陈汤加减最宜，确立了却病延年之方药。《素问·痹论》："饮食自倍，肠胃乃伤。"汪昂更是明确指出："肥人多痰而经阻气不运也。"痰湿由果转因，蓄积体内阻碍经气运行，反过来更害脾气。从上可见，肥人痰湿由脾虚而生，而肥人之脾虚需问责于肥人饮食无度。

**3. 鼻鼽与痰**：宿痰伏肺为本病之病机，多由外感寒湿、饮食不当损伤正气，以致肺，脾二脏功能失调所致。《素问·经脉别论》曰："饮入于胃，游溢精气，上输于脾，脾气散精，上归于肺，通调水道，下输膀胱，水精四布，五经并行。"脾主运化水液，肺为水之上源，与正常水液代谢密不可分。因脾气亏损则水谷不能化为精微布散全身，津液滞留为患。因肺气亏损最终导致肺失宣降，水液失调，郁阻肺脏，停为痰饮。脾为生痰之源，肺为储痰之器，因此脾生成之病理产物痰湿储存于肺。又因肺开窍于鼻，外感风寒湿邪，寒湿邪气侵袭皮毛，困遏卫阳，肺阳不足难以化湿，内外湿邪留阻气道而致鼻塞。风邪侵袭鼻窍，风胜则痒，故鼻瘙痒难耐。肺的宣降功能失常，痰壅气道，气不得降，肺气上逆而致喷嚏。痰多夹瘀，故气血运行受阻，鼻腔肿胀疼痛。鼻鼽的另一重要特点为流大量清水样鼻涕，饮为阴邪，"诸病水液，澄澈清冷，皆属于寒"。变应性鼻炎虽与诸多外因相关，但究其根本应源于痰湿。

**4. 从痰论治：** 治痰湿之要务非在一味地祛痰化湿，而在于补益脾胃。但脾家之痰，则有虚有实，如湿滞太过者，脾之实也；土衰不能制水者，脾之虚也。若只是脾土湿胜，或感受寒湿，或饮食过度而生痰者，此乃脾家本病，只需要祛除湿滞而痰邪自己就会消除，适合以二陈汤为基础，燥湿化痰、理气和中的方剂来治疗。若感受寒湿偏胜者，宜和用藿香正气散解表化湿。或饮食积滞所致，宜加保和之类消食和胃。此类人素体脾胃不虚，纯因外邪而生痰饮，一时不能运化，影响甚微，先当驱邪。但若患者素体脾虚，饮食不能消化而内生痰者，应当扶正。脾之虚者的治疗主旨便是调理脾胃，增强本身脾胃能力，从此无食积之患。痰饮本是血气病化而生，因脾气亏虚，水液不能运化而生痰者，同时也消耗了人体正常的气血津液，所以虚者就会有乏力短气，疲劳神倦，餐后痞满不消等症状，此类患者适合运用香砂六君子汤或参苓白术散治疗。在党参，茯苓，白术等健脾渗湿基础上有开肺气的桔梗画龙点睛之笔。若脾阳虚衰，畏寒肢冷者，宜使用理中、建中汤之流。人参白术协助桂枝、干姜以振奋脾阳；白芍补充津液，取炙甘草甘缓之气调补脾胃。使中焦重振，脾胃升清降浊机能得以恢复。

# 参考文献

[1]　刘爱军，侯振民．侯振民老师从痰论治咳喘哮临床经验［J］．山西中医学院学报，2010（6）：45.
[2]　崔晓，邢淑丽，李靖靖，等．邢淑丽从痰论治慢性支气管炎［J］．河南中医，2014（7）：1318.
[3]　吴兆寰，李亚，李素云．从痰论治慢性阻塞性肺疾病［J］．中医学报，2016（7）：963.
[4]　沈莹莹，王真．从痰论治阻塞性睡眠呼吸暂停低通气综合征［J］．浙江中西医结合杂志，2012（3）：180.
[5]　王武军，刘磊，何成诗．上气道咳嗽综合征从痰论治［J］．全科口腔医学电子杂志，2019（25）：153.
[6]　秦胜娟，吴力群．从"痰"论治小儿上气道咳嗽综合征［J］．环球中医药，2016（12）：1527.
[7]　裴蓓，徐晶钰，张璇，等．基于中医"治未病"思想探讨从痰论治冠心病［J］．吉林中医药，2014（11）：1081.
[8]　吴玉婷，周迎春．冠心病从痰论治的现代理论研究［J］．中国中医基础医学杂志，2017（7）：1029.
[9]　褚田明．顾仁樾从痰论治冠心病经验［J］．中医临床研究，2011（18）：86.
[10]　张振华，周红妮，戚彬，等．从痰论治急性心肌梗死［J］．黑龙江中医药，2009（1）：5.
[11]　叶靖，吴志阳，陈文鑫，等．刘德桓教授从痰论治高血压病经验［J］．中医研究，2015（3）：39.
[12]　刘长玉，周祺．于志强从痰论治高血压病经验［J］．河北中医，2011（2）：172.
[13]　范文涛，王倩，闫咏梅．从痰论治中风［J］．河北中医，2011（5）：697.
[14]　鲁喦．周绍华从痰论治中风后假性球麻痹经验［J］．中医杂志，2015（16）：1372.
[15]　徐晓妍，王宝亮．王宝亮教授从痰论治眩晕病临床经验［J］．中国实用神经疾病杂志，2009（30）：40.
[16]　李红梅，王昱．试论慢性心力衰竭"痰"作祟及其治疗思路探析［J］．世界中西医结合杂志，2014（7）：771.
[17]　安云．从痰论治心脏神经官能症［J］．新中医，2014（3）：225.
[18]　张平，孙扶，王凯锋，等．庞国明从痰论治2型糖尿病经验［J］．中医杂志，2019（18）：1546.
[19]　熊兴江，王阶．从痰论治糖尿病［J］．中国中医基础医学杂志，2008（12）：923.
[20]　刘花，黄兴，黄宇虹．从痰论治胰岛素抵抗［J］．西部中医药，2016（10）：47.
[21]　胡智翾，车念聪，夏蓉，等．二陈汤和桃红四物汤对非酒精性脂肪性肝病IR影响的动态实验研究［J］．北京中医药，2009（4）：305.
[22]　叶放，赵文霞，苗明三，等．化痰泄浊方对脂肪肝模型大鼠IR及瘦素的影响［J］．中西医结合学报，2005（4）：290.
[23]　欧阳阿娟．胰敏汤治疗痰湿壅盛型2型糖尿病IR的临床研究［J］．湖南中医学院学报，2003（5）：52.
[24]　薛欣，李海玉，李玉梅，等．从痰论治脂肪肝机制探讨［J］．中国中医基础医学杂志，2014（11）：1472.
[25]　高翔，汪静，张光海，等．祛痰活血汤干预大鼠非酒精性脂肪肝及其作用机制研究［J］．泸州医学院学报，2013（5）：441.
[26]　洪淑英．健脾化痰活血法治疗脂肪肝的临床与实验研究［D］．广州：广州中医药大学，2007.
[27]　刘树军，黄静娟，车念聪．二陈汤及桃红四物汤对非酒精性脂肪肝CYP2E1活性影响的实验研究［J］．中华中医药杂志，2008（8）：729.
[28]　张一昕，杨牧祥，王占波，等．脂肝泰胶囊对高脂血症性脂肪肝大鼠血清和肝组织SOD、CAT活性及MDA含量的影响［J］．中国中医基础医学杂志，2002（12）：35.
[29]　李进，盛国光．活血化瘀、化痰利湿法对肥胖性脂肪肝大鼠游离脂肪酸和脂质过氧化的影响［J］．中华国际医学杂志，2004（3）：173.
[30]　肖剑，汪静，米绍平，等．祛痰活血汤对非酒精性脂肪肝大鼠细胞凋亡的影响［J］．中国实验方剂学杂志，2012（17）：183.
[31]　张一昕，杨牧祥，王鑫国，等．脂肝泰胶囊对高脂血症性脂肪肝大鼠血清和肝组织TNFα含量的影响［J］．中药药理与临床，2002（4）：25.
[32]　叶景林，郭朋．从痰论治脂肪肝［J］．中国医药导报，2016（31）：109.
[33]　马晓燕，司英奎，韩雪林．脂肪肝"气虚痰毒"病机假说的研究思路［J］．时珍国医国药，2006（12）：2421.
[34]　张谷运．关茂桧辨治脂肪肝的经验［J］．中西医结合肝病杂志，2003（2）：108.
[35]　吴国贤．化痰祛瘀保肝汤治疗非酒精性单纯脂肪肝30例［J］．河南中医，2006（8）：39.

[36] 朱红英，王新莉，李和平．化痰祛瘀调肝健脾法治疗脂肪肝 60 例临床观察 [J]．新疆中医药，2006 (4)：33.

[37] 王威，江海涛，李玉红，等．论"疏肝导浊"法对脂肪肝的治疗 [J]．中医研究，2006 (5)：2.

[38] 谷灿立，张龙江．从痰瘀学说探讨非酒精性脂肪肝的辨治思路 [J]．新中医，2007 (11)：5.

[39] 刘海晔，周洁．李今垣从痰涩论治脂肪肝经验拾零 [J]．辽宁中医杂志，2015 (10)：1864.

[40] 刘海燕．加味涤痰汤治疗非酒精性脂肪肝 56 例 [J]．湖北中医杂志，2014 (2)：37.

[41] 耿雅娜，于滨，左增艳，等．天麻粉改善脂肪乳剂灌胃大鼠肝脏脂肪变性的实验研究 [J]．中国医药导报，2013 (30)：11.

[42] 王见义．王灵台从痰论治脂肪肝经验撷萃 [J]．辽宁中医杂志，2010 (5)：832.

[43] 田红军，史红星，刘屹，等．李英杰从痰论治非痴呆型血管性认知功能障碍经验 [J]．河北中医，2016 (1)：5.

[44] 王宝亮，黄志强，金大玉．从痰论治急性一氧化碳中毒后迟发性脑病 [J]．中医研究，2008 (12)：42.

[45] 麦华永，于征淼．从痰论治痫病文献研究 [J]．广州中医药大学学报，2020 (2)：376.

[46] 洪逸铭，张旭祥，杜宝新，等．刘茂才辨证论治癫痫经验 [J]．广州中医药大学学报，2014 (5)：823.

[47] 林信富．中风病痰证与血脂代谢、自由基损伤及神经功能缺损的关系研究 [D]．福州：福建中医学院，2003.

[48] 李玲孺．痰湿体质与肥胖亚型的相关性及其易发代谢综合征的氧化应激机制研究 [D]．北京：北京中医药大学，2012.

[49] 王坤，马林，李卫东，等．基于数据挖掘技术中医药治疗特发性癫痫的用药规律及理论分析 [J]．中国中医基础医学杂志，2019 (3)：365.

[50] 司富春，宋雪杰，李洁，等．癫痫证候和方药分布规律文献分析 [J]．中医杂志，2014 (6)：508.

[51] 聂惠琳，姚欣艳．国医大师熊继柏教授从痰论治痫病临床经验 [J]．湖南中医药大学学报，2018 (12)：1363.

[52] 姚志浩，高觉民．定痫丸联合丙戊酸钠片治疗癫痫病随机平行对照研究 [J]．实用中医内科杂志，2014 (4)：104.

[53] 笪玉兰，张静，陈春鹏，等．定痫汤加味治疗风痰闭阻证耐药性癫痫的临床研究 [J]．中西医结合心脑血管病杂志，2017 (16)：1963.

[54] 朱萱萱，戴兵，殷坤，等．定痫丸对戊四唑点燃癫痫大鼠脑内神经递质含量及海马 c-fos 表达的影响 [J]．中华中医药学刊，2011 (3)：468.

[55] 周胜利，龙子江，蔡永亮，等．定痫丸对青霉素致痫大鼠脑组织 MDA、SOD 的影响 [J]．中医药临床杂志，2012 (3)：278.

[56] 司维，万毅，黄小容．周绍华运用清热化痰活血散结法治疗继发性癫痫 [J]．中西医结合心脑血管病杂志，2013 (7)：885.

[57] 闫海虹，马融，张喜莲，等．马融三焦分治热痫的临证经验总结 [J]．中华中医药杂志，2017 (8)：3523.

[58] 曹勇，郑慧军，范鲁鼎，等．龙胆泻肝汤和涤痰汤加减治疗癫痫发作期痰火扰神证的临床分析 [J]．中国实验方剂学杂志，2016 (9)：172.

[59] 杨杏林，胡晓航．辛热开破法为主治疗间脑癫痫 43 例疗效观察 [J]．吉林中医药，2003 (7)：15.

[60] 黎兴键，吴智兵，于征淼，等．减味五生饮合二陈汤对谷氨酸损伤 PC12 细胞保护作用的研究 [J]．中国中医急症，2014 (2)：293.

[61] 李振光，刘绪银，王净净．王净净教授论治癫痫经验 [J]．中华中医药学刊，2009 (10)：2051.

[62] 李鸿涛，李哲，冯磊，等．余瀛鳌治疗难治性癫痫经验 [J]．中医杂志，2015 (1)：14.

[63] 胡静．桃红四物汤合涤痰汤加减治疗癫痫 52 例 [J]．河南中医，2010 (9)：924.

[64] 郭宁，张永全．豁痰活血法治疗原发性癫痫临床研究 [J]．中医药临床杂志，2016 (2)：206.

[65] 赵立新，张春丽，赵建新．王国三治疗癫痫经验 [J]．中华中医药杂志，2011 (6)：1324.

[66] 陈晓薇，沈创鹏，曹伟锋，等．痫宁片对氯化锂-匹罗卡品致痫大鼠大脑神经元损伤及 c-fos 表达的影响 [J]．福建中医药，2010 (3)：45.

[67] 刘平安，鲁耀邦，王清波．名老中医治疗癫痫用药经验分析 [J]．中医药导报，2009 (2)：23.

[68] 马永刚．半夏生物总碱对癫痫大鼠 EcoG、CEP 及脑内 GABA 受体和 Glu 受体的影响 [D]．太原：山西医科大学，2007.

[69] 邵静，王清贤．刘玉洁教授从痰论治抑郁症经验 [J]．河北中医，2016 (5)：645.

[70] 于学平，牛明明，邹伟．邹伟从痰论治抑郁症经验介绍 [J]．中华中医药杂志，2015 (11)：3976.

［71］　程良斌. 张赤志教授从痰论治肝硬化的经验［J］. 中西医结合肝病杂志，2011（2）：108.

［72］　吴玉生，杨海燕. 邓铁涛教授"痰瘀相关理论"在肿瘤的临床应用［J］. 现代医院，2005（6）：39.

［73］　王丹，矫健鹏，魏品康. 从痰论治慢性胰腺炎探析［J］. 浙江中医药大学学报，2013（3）：275.

［74］　吴东南，刘玲，明淑萍，等. 基于"Aβ异常沉积"浅析中医"从痰论治"阿尔茨海默病［J］. 中华中医药杂志，2019（10）：4699.

［75］　赵厚睿，孔明望，王平. 从痰论治老年痴呆研究述评［J］. 中华中医药杂志，2011（4）：640.

［76］　王亚利，牛冰，侯仙明. 补肾、活血、化痰三法的不同组合对拟血管性痴呆小鼠学习记忆及 NO、NOS 影响的比较研究［J］. 河北中医药学报，2006（1）：3.

［77］　游秋云，王平，陈刚，等. 固本化痰健脑方对拟痴呆大鼠胆碱系统的影响［J］. 中国实验方剂学杂志，2006（1）：28.

［78］　马立坚. 从痰论治多发性硬化［J］. 内蒙古中医药，2012（8）：122.

［79］　王广串，李文东. 从痰论治结节性甲状腺肿［J］. 光明中医，2019（24）：3818.

［80］　吴凤芝，李峰，宋月晗. 从痰论治失眠症的研究与思考［J］. 世界中医药，2013（9）：1049.

［81］　黄稻，钱伟忠. 从痰瘀交阻论治失眠［J］. 中国中医基础医学杂志，2005（1）：46.

［82］　周晓卿. 顽固性失眠辨治八法［J］. 河南中医学院学报，2004（2）：44.

［83］　吴树忠，吴文英. 顽固性失眠从痰论治［J］. 中国中医基础医学杂志，1997（增刊下）：43.

［84］　徐晶钰，张璇，孙大志，等. 从痰论治化疗诱导性周围神经病变理论探讨［J］. 吉林中医药，2018（7）：754.

［85］　侯宁，于睿. 从痰论治鼾症［J］. 中医临床研究，2019（12）：74.

［86］　谭兆峰，齐元富，夏蕾，等. 从痰论治肿瘤疾病［J］. 中医学报，2018（11）：2053.

［87］　魏品康，许玲，孙大志，等. 痰与胃癌发生发展的关系［J］. 中医杂志，2006（3）：166.

［88］　崔应珉，刘明，李娟娟. 从痰论治恶性肿瘤［J］. 中医学报，2010（2）：74.

［89］　杨世红，赵伟红，曲强. 岳景林从痰论治肿瘤病思路探析［J］. 中国中医基础医学杂志，2017（7）：923.

［90］　段铮，孙宏新. 从痰论治癌症的研究探索［J］. 中医学报，2010（3）：396.

［91］　王文萍，王垂杰，姜良铎，等. 肿瘤转移的"痰毒流注"理论形成基础及实践意义［J］. 中国中医基础医学杂志，2002（5）：4.

［92］　李以义. 痰浊与癌症［J］. 中国中医基础医学杂志，1995（4）：46.

［93］　徐晶钰，张璇，李勇进，等. 魏品康教授从痰论治癌痛经验［J］. 中国中医药现代远程教育，2019（24）：30.

［94］　徐伟兵，徐基平，郑超. 从痰论治恶性淋巴瘤［J］. 中国中医药现代远程教育，2020（2）：100.

［95］　倪海雯，朱垚，郭立中. 周仲瑛痰毒学说在恶性淋巴瘤中的运用［J］. 安徽中医药大学报，2017（5）：38.

［96］　卢霞. 阳和汤加味联合 R-CHOP 治疗弥漫大 B 细胞淋巴瘤临床观察［D］. 长沙：湖南中医药大学，2016.

［97］　马群力，赵梅霖. 疏肝理气化痰法治疗恶性淋巴瘤举验［J］. 中医临床研究，2014（12）：121.

［98］　武强. 中药逐瘀消瘤散治疗恶性淋巴瘤的临床分析［J］. 中西医结合心血管病电子志，2016（5）：124.

［99］　矫健鹏，康宁，魏品康，等. 从痰论治胃癌前病变［J］. 中华中医药杂志，2014（5）：1696.

［100］　吕英，陆烨，叶敏，等. 胃癌从痰论治学术思想溯源［J］. 中国医药导报，2017（13）：81.

［101］　施俊，魏品康. 胃癌从痰论治理论体系［J］. 中西医结合学报，2011（6）：581.

［102］　魏品康，赵颖. 从痰论治胃癌的理论与实践［J］. 中国中西医结合杂志，2009（5）：477.

［103］　徐晶钰，张璇，裴蓓，等. 从痰论治胃癌缺氧微环境逆转细胞上皮间质转化理论探析［J］. 吉林中医药，2014（5）：133.

［104］　颜兵，秦志丰，魏品康. 中医"痰"学说与胃癌干细胞［J］. 中国中医药信息杂志，2012（7）：93.

［105］　袁菊花，吴煜. 肝癌从痰论治［J］. 新中医，2012（3）：131.

［106］　刘亚琪，胡作为，郑承红. 基于"怪病从痰论治"谈肝癌辨治思维［J］. 中医肿瘤学杂志，2020（1）：24.

［107］　张慈安，顾雨芳，张映城，等. 浅析从痰论治肝癌复发转移的临床思路［J］. 中医肿瘤学杂志，2020（1）：31.

［108］　黄各宁，钟丽霞，林丽珠. 刍议林丽珠教授从痰论治肺癌［J］. 中医肿瘤学杂志，2019（2）：73.

［109］　赖象权，肖成. 大肠癌从痰论治初探［J］. 新中医，2012（3）：5.

［110］　钱伯文. 肿瘤的辨证施治［M］. 上海：上海科学技术出版社，1980：81.

［111］　李培训，贾英杰，贾彦焘，等. 参苓白术汤加减改善胃癌大肠癌术后脾虚证的观察［J］. 天津中医学院学报，2005（3）：151.

［112］　张璇，徐晶钰，王晓炜，等. 从痰论治表皮生长因子受体抑制剂所致皮肤毒性理论探讨［J］. 中国中医药信息

杂志，2020（1）：115.

[113] 余阳. 肿瘤从痰论治的现代研究进展 [J]. 中药与临床，2012（3）：63.

[114] 张霆. 肺癌治痰刍议 [J]. 中医药临床杂志，2007（1）：77.

[115] 邱佳信，唐莱娣，杨金坤，等. 健脾补肾中药对肿瘤成因多阶段学说中起始和启动的影响 [J]. 中国医学学报，1993（5）：16.

[116] 周滢，张胜，陈西平，等. 邓中甲运用药对治疗肿瘤经验 [J]. 北京中医药，2011（11）：836.

[117] 高继良，沈壮虹. 从痰论治中晚期食管癌浅探 [J]. 浙江中医杂志，2007（6）：318.

[118] 郑秀丽，潘桂娟. 妇科痰证的研究现状与问题探讨 [J]. 时珍国医国药，2015（5）：1202.

[119] 李莉. 痰湿闭经证治三法初探 [J]. 陕西中医，1996（8）：353.

[120] 陈琼，李海峰，张婷婷. 痰湿型闭经的古今研究 [J]. 中国中医药现代远程教育，2013（9）：10.

[121] 程运文. 闭经治痰四法 [J]. 辽宁中医杂志，1989（11）：15.

[122] 麦华超，史俊恒，胡财喜. 运用化痰法治疗月经病的文献探讨 [J]. 光明中医，2012（10）：2137.

[123] 李世玲. 加味芎归二陈汤联合针灸治疗多囊卵巢综合征 68 例 [J]. 郑州大学学报（医学版），2008（4）：829.

[124] 黎小斌，李丽芸，符芳，等. 灵术冲剂、参芪胶囊序贯治疗多囊卵巢综合征临床研究 [J]. 中医杂志，2007（12）：1079.

[125] 吴建辉，俞超芹，周巧玲. 补肾化瘀祛痰方治疗多囊卵巢综合征的临床研究 [J]. 中国中西医结合杂志，2007，27（10）：883.

[126] 郑姜钦，吕绍光，李红. 中药人工周期治疗多囊卵巢综合征 45 例 [J]. 中华中医药杂志，2008（5）：458.

[127] 张晓金，杨家林，魏绍斌. 清经胶囊治疗月经先期的临床研究 [J]. 中药新药与临床药理，2004（1）：59.

[128] 陶莉莉，傅艳红，谢蓬蓬，等. 穴位埋线联合健脾祛痰中药对肥胖型多囊卵巢综合征胰岛素抵抗及脂肪细胞因子的影响 [J]. 广州中医药大学学报，2009（2）：434.

[129] 王芳，龙子江，陈明，等. 芪术功血宁颗粒对子宫出血模型大鼠血液流变性及血浆 ET、AⅡ含量的影响 [J]. 中药药理与临床，2008（5）：63.

[130] 黄进. 从痰论治月经病 9 种 [J]. 甘肃中医药大学学报，2018（4）：24.

[131] 刘艳玲. 更年期抑郁症从痰论治 [J]. 辽宁中医杂志，2010（1）：37.

[132] 陈文垲，周玲，梅晓云. 从临床流行病学调查探讨抑郁症中医病机规律 [J]. 南京中医药大学学报，2005（5）：273.

[133] 王天芳，吴秀艳，赵燕，等. 临床常见疾病中医证候要素分布特点的文献研究 [J]. 中华中医药杂志，2007（9）：594.

[134] 蒋自强. 更年期抑郁症证治探讨 [J]. 光明中医，2005（4）：24.

[135] 邹蕴珏. 菖蒲郁金汤治疗围绝经期抑郁症 35 例 [J]. 中医研究，2007（1）：36.

[136] 李杰. 浅谈抑郁症的辨证施治 [J]. 湖北中医杂志，2002（4）：28.

[137] 张丽朵. 从肝论治老年抑郁症 [J]. 上海中医药大学学报，2004（3）：19.

[138] 陈雷，张亚敏. 化痰解郁汤治疗中风后抑郁症 80 例 [J]. 上海中医药杂志，2007（12）：23.

[139] 赵志升. "抑虑康"治疗郁证（焦虑、抑郁）的疗效观察 [J]. 上海中医药杂志，1999（2）：12.

[140] 耿雪，韩延华，耿甜甜. 韩延华教授从痰论治产后抑郁症临证经验 [J]. 浙江中医药大学学报，2019（11）：1244.

[141] 徐福松，赵伟，章茂森. 从痰论治男科疾病钩玄 [J]. 江苏中医药，2015（2）：1.

[142] 周文彬，钟毅，陈德宁，等. 从痰论治精液黏稠度增高浅析 [J]. 新中医，2011（7）：157.

[143] 赵冰，李海松，王彬，等. 李海松教授从痰论治男性不育症经验 [J]. 中国性科学，2014（7）：56.

[144] 任娟，李辉，叶进. 叶进教授从痰论治小儿单纯乳房早发育 [J]. 贵阳中医学院学报，2019（3）：15.

[145] 冯斌，郑宏. 儿童发作性睡病从痰论治 [J]. 中医研究，2014（7）：49.

[146] 郭天旻，李浩钢，邱德华. 石仰山从痰论治颈椎病经验初探 [J]. 上海中医药杂志，2012（12）：9.

[147] 矫健鹏，刘煊. 魏品康从痰论治强直性脊柱炎经验探析 [J]. 中华中医药杂志，2011（8）：1759.

[148] 修丽娟. 魏品康教授从痰论治多发性结肠息肉 [J]. 中国中西医结合消化杂志，2008（6）：386.

[149] 魏璐，杨德才. 杨德才教授从痰论治系统性硬化症临床经验 [J]. 风湿病与关节炎，2014（11）：47.

[150] 王展，汪天宇，朱磊，等. 从痰论治肥胖合并过敏性鼻炎 [J]. 浙江中西医结合杂志，2019（4）：329.

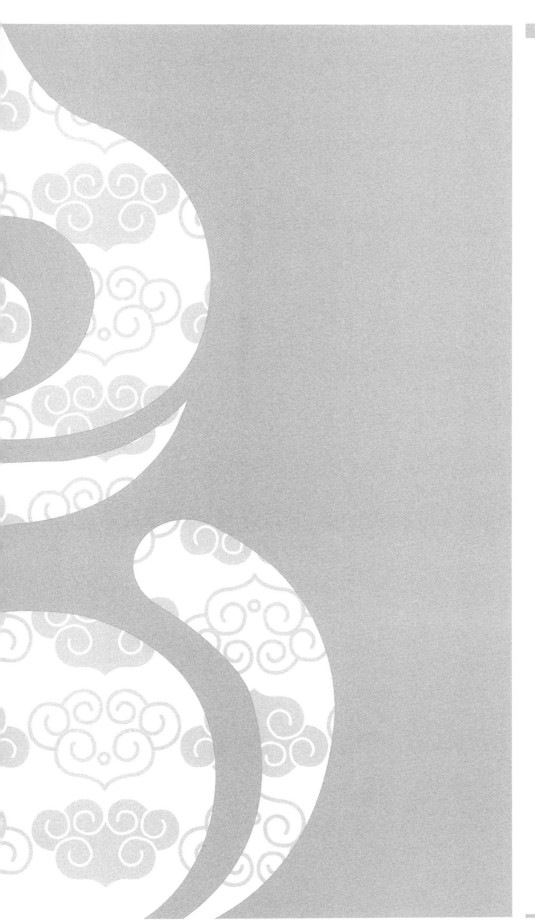

第三篇　诸病从痰论治例略

# 64 内科疑难病症

## 急性传染性黄疸型肝炎——从痰湿阻络胆汁泛溢论治

刘某，男，22岁，1980年8月13日初诊。患者8个月前患急性传染性黄疸型肝炎，经中西医合治，肝功能各项指标均趋正常，惟黄疸指数波动于24～26 U。刻诊：巩膜黄染，边缘为甚，肤燥无华，神情焦虑，脘闷少饥，时作泛恶，舌苔薄黄而腻，脉弦细滑。化验：SGPT＜40 U，黄疸指数24 U。初拟疏利肝胆，清化湿热，健脾助运之剂，连续服药半个月，效果不显。又思前人有"治黄不利小便，非其治也"之训，复于原方增入五苓散，再进10余剂，肌肤巩膜黄染依然，小便仍如茶色，诸症未减。苦思再三，患者舌苔黄腻，脉弦细而滑，伴脘痞不舒，泛吐时作，纳呆肢倦，夜难安寐，盖缘湿热久蕴，蒸化成痰，痰阻血络，致使胆汁受阻，溢于肌肤，故黄疸难退。历代医家有云"怪病多痰"。遂改弦更张，主以清化痰湿为治，方选二陈汤加味。

处方：茯苓10 g，法半夏10 g，杏仁10 g，生谷芽15 g，泽兰10 g，藿香10 g，焦白术10 g，白花蛇舌草20 g，焦苍术10 g，炙鸡内金10 g。每日1剂，水煎分2次服。

二诊：服药10剂后，症有转机，嘱原方继服10剂。

三诊：药后黄疸渐退，守方随症增减，服药月余，黄疸全退。后以参苓白术散加味，以收全功。复查肝功能：黄疸指数3U，余项均在正常值范围。1个月后恢复工作，随访2年，病未复发。

按语：黄疸是血液胆红素浓度增高引起高胆红素血症，使巩膜、黏膜、皮肤以及其他组织和体液发生黄染现象的一种病症。中医认为，黄疸乃湿邪为患，正如张仲景所云："黄家所得，从湿得之。"若湿热蕴蒸，或寒湿阻遏，致气机郁滞，肝胆失于疏泄，胆质不循常道，渗溢肌肤而呈黄疸。然湿邪停聚日久，必凝炼为痰，故黄疸之疾亦与"痰"密切相关。临床实践证明，黄疸从湿论治，仍日久不退者，往往是痰邪作祟。所以然者，因痰为有形阴邪，其性黏腻，易与寒、热之邪相胶，则胶固难化，与瘀相结，则滞涩脉络，阻碍气血运行，致使黄疸日久难退。此时单从湿论治，必然会无济于事，必须从痰论治，才能获效。只有使痰邪化，则寒易散，热易清，瘀易通，气血行，黄疸自然消退。

## 慢性乙型病毒性肝炎——从湿痰内生脾虚肝郁论治

刘某，女，52岁，1988年6月19日初诊。因乏力纳差，腹胀满入院。诉1985年发现HBsAg（＋），HBeAg（＋），HBcAb（＋），肝功能异常。曾在数家医院住院治疗，服用许多中西药物不效。入院检查，HBsAg（＋），HBeAg（＋），HBcAb（＋），丙氨酸氨基转移酶（ALT）95 U/L，天冬氨酸氨基转移酶（AST）68 U/L，$\gamma$-谷氨酰转移酶（GGT）90 U/L，碱性磷酸酶（CALP）220 U/L，A/G比例倒置。B超提示：腹部少量腹水。查体：皮肤巩膜无黄染，未见肝掌、蜘蛛痣，肝脾可于肋缘下扪及，质地软，移动性浊音（＋）。症状有肝区不适，神疲乏力，纳差食少，脘腹胀满，恶心欲呕，大便溏泻，舌苔白腻，脉细弦滑等。辨证为肝病及脾，脾失健运，湿痰内生，脾虚肝郁。治拟补气健脾化痰，兼以疏肝理气。

处方：黄芪30 g，党参15 g，炒白术15 g，茯苓皮20 g，大腹皮15 g，全瓜蒌15 g，薏苡仁30 g，猪苓15 g，法半夏10 g，豆蔻10 g，陈皮10 g，郁金15 g，广木香10 g，海藻15 g，昆布15 g，甘草

6 g。每日 1 剂，水煎分 2 次服。同时，嘱每日服赤小豆鲤鱼汤。

二诊：服药 14 剂后，B 超复查：未见液性暗区，移动性浊音（－）。腹胀缓解，精神好转，食纳增加，自觉睡眠不安，目涩耳鸣，腰膝酸软。上方去大腹皮、薏苡仁、白豆蔻，加丹参 30 g、五味子 15 g、淫羊藿 15 g。

三诊：服药 4 周后，ALT 22 U/L，AST 25 U/L，A/G 比例正常，HBeAg 转阴，症状好转出院。

出院后，仍以本方加减出入续服。每月复查 1 次肝功能，均正常。6 个月后，复查 HBV 标志，HBeAg 仍阴性，抗 HBe 转为阳性，抗 - HBc 转阴，HBsAg 转阴。随访至 2001 年 1 月，一直正常稳定。

按语：慢性乙型病毒性肝炎，是由于免疫耐受和免疫损伤，而引起机体不能有效清除病毒，并造成持续性、进行性的慢性肝损害。临床表现常见胁肋疼痛，胸闷脘胀，神疲乏力，纳差食少，甚则可见胁下痞块癥积，黄疸，肝掌，蜘蛛痣，齿衄，腰膝酸软，耳鸣耳聋，失眠健忘，舌质瘀紫，脉细涩等症状。实验室检查可见病毒指标阳性，肝功能及有关生化免疫指标异常。其病情顽固，病势缠绵，迁延不愈，治疗十分棘手，目前无论中西医均无特效的药物。张智琳自己多年来的临床实践，认为治疗慢性乙肝不但应以肝脾为主病脏腑，以脾气虚弱和瘀血阻络为病机重点，把补脾益气，活血化瘀贯穿于本病治疗的始终外，还应该重视从痰论治。

其理论依据是慢性乙肝病程较长，缠绵难愈，其病因主要是脏腑虚损和痰邪作祟。主病脏腑在肝脾，久必波及肾，故后期常常伴有肾虚。痰是病理产物，主要由于脏腑功能失调，水湿停聚，气化不利而成。肝郁气滞，气结成痰；"脾为生痰之源"，脾虚湿聚，日久必成痰；肾阳亏虚，水不得化气，停蓄亦为痰。况且痰湿之性黏腻停滞，凡怪病顽疾必然兼痰。所以说慢性乙肝炎的病理因素之一是"痰"。

痰与慢性乙型肝炎的脏腑关系。

（1）与肝的关系：肝为刚脏，体阴用阳，喜条达而恶抑郁。情志不遂，肝气不疏，气机不调，气道壅滞，日久气结成痰。若肝郁化火，火热上炎，煎熬津液，亦能灼津成痰。胁为肝之分野，现痰气互结，阻滞肝络，故病人常见胁肋疼痛。肝郁气滞，气机不畅，则血也随之而瘀，若痰气互结，阻滞肝络，更加重了胁痛，甚则出现胁下癥瘕积聚、肝掌、蜘蛛痣等症。

（2）与脾的关系："见肝之病，知肝传脾。"慢性乙肝起病在肝，其损在脾，现肝病及脾，脾失健运，湿困中州，不得化散，湿气不能发泄，聚而为痰。痰湿阻滞，又进一步损伤脾气，脾气不足，运化失常，故见神疲乏力，胸闷脘胀，纳差食少，大便溏薄等症。痰郁久化热，蕴结肝胆，迫胆汁外溢，故临床上可见慢性乙肝患者病久，病重时会出现黄疸。此为凝痰瘀阻血络，脉道不通所致的黄疸。故较外感湿热之黄疸更难消退。脾气虚弱，统摄无权，血不循环在脉内而外溢，患者可见衄血、出血等现象。

（3）与肾的关系：慢性乙肝迁延不愈，穷必归肾，肾藏精主水，调节体内水液平衡。肾虚，气化失常，水液代谢障碍，停而生痰生饮。故慢性乙肝病人后期常见肾虚兼夹痰湿水饮之症，如腰酸腿软，耳鸣耳聋，失眠健忘，腹胀腹水，水肿，等等。

综上所述，痰在慢性乙肝的发生发展中起了很重要的作用，故治痰在其占有重要地位。"痰为百病之母"，治痰在慢性乙肝的治疗中不但祛邪，且又具扶正固本之意。因治痰既可疏肝化痰，使阻滞肝络的气、痰、瘀互结之物得以化散；又能去除困脾之痰湿，脾运复健，后天本固，先天之肾精得之充养，诸症断其变生之源，达到祛邪扶正，清除病毒的目的。

临床论治时，要根据各种痰症的表现形式及痰的所属脏腑采用相应的治法、方药。

疏肝化痰：适用于慢性乙肝邪实偏胜的早期阶段，以肝郁气滞，痰气互结所致的症状为主，表现为肝区不适，胁肋疼痛，胸脘胀满，伴头晕目眩，恶心欲呕，甚则胁下癥瘕积聚、肝掌、蜘蛛痣等。方选二陈汤、越鞠丸等加减化裁。常用药物有郁金、全瓜蒌、青皮、夏枯草。郁金能开气痰、郁痰，还能活血化痰。全瓜蒌清热化痰，宽胸散结，对痰凝气滞之胸胁胀满，能通过化痰散结，疏畅气机而缓解。夏枯草，清肝散痰火郁结。青皮，疏肝破气，散积化痰。

健脾祛痰：适用于慢性乙肝日久，正虚邪恋的阶段。以脾气虚弱，失其健运，痰湿内生，气亏血虚所致之症状为主。表现为神疲乏力，纳差食少，脘闷腹胀，大便溏薄等。临床多以香砂六君子汤加减，常选药物有苍术、白术、法半夏、陈皮、茯苓、炒莱菔子、山楂、神曲、鸡内金、大黄、藿香、佩兰、砂仁、白豆蔻等。湿痰燥之，多选苍术、法半夏、白术、陈皮、茯苓健脾化痰；食痰消之，选山楂、神曲、鸡内金、炒莱菔子消食化痰；痰留胃肠则下之，用大黄荡涤脏腑之痰浊；除湿芳化，健胃化痰，选藿香、佩兰、砂仁、白豆蔻；出现黄疸时选用清热利湿退黄之茵陈蒿，使痰化黄退。

补肾利水逐痰饮：适用于慢性乙肝后期，正虚邪却，累及于肾的阶段。肾虚，气化失常，痰饮生成者，常见腰膝酸软，健忘耳鸣等，或伴水肿、腹水等。临床应根据阴虚、阳虚之偏重，酌选六味地黄丸、金匮肾气丸等加减。常选药物有淫羊藿、海藻、昆布、茯苓、泽泻、车前子等。淫羊藿补肾壮阳，祛寒湿温化痰饮，最为医者所常用。尤为值得一提的是两味对子药：海藻与昆布，二者皆为咸寒性味，归肝、胃（脾）肾经，与慢性乙肝损害肝、脾、肾三脏相吻合，有化痰，软坚散结之功，可治痰核、水肿、疝气等症，陈云云常在治疗慢性乙肝时选用，疗效甚好，与甘草配伍虽属"十八反"内容，但临床应用未见不良反应。猪苓、茯苓、泽泻、车前子等渗湿利尿治痰饮。

## 病毒性脑炎后遗症——从痰浊阻滞蒙蔽清窍论治

患儿，女，12岁，2005年7月2日初诊。病后脑意识障碍，伴肢体活动障碍1个月余。1个月前，无明显诱因出现发热、抽搐昏迷，急入当地医院进行腰穿，诊断为"病毒性脑炎"，经抢救1周后脱险，但遗留意识不清，呼之不应，表情淡漠，反应迟钝，肢体强硬，不能活动，口角痰涎，喉间痰鸣，舌质淡红，舌苔厚腻，脉象濡滑。此为温病后期，痰浊阻滞，蒙蔽清窍，痰阻经络。治以涤痰开窍、醒神兼通络之法。方以黄连温胆汤加减。

处方：法半夏10g，陈皮10g，茯苓15g，枳实10g，竹茹10g，黄连5g，石菖蒲18g，远志18g，丝瓜络15g，鸡血藤25g，全蝎5g，地龙10g，甘草5g。每日1剂，水煎分2次服。

复诊（2005年7月10日）：服药7剂后，叫其名字有反应，喉间痰少，肢体僵硬略减轻。上方加冰片0.1g（冲服）续服。

三诊：又服药7剂，意识稍清，喉间痰消，肢体可稍活动。上方去黄连、竹茹，并随症加减，续服30余剂，配合康复治疗，患儿意识清，语言尚可。行走时，姿势稍显不协调。

按语：本例患儿热病后期，热毒未清，余热未尽，痰热内蕴，蒙闭清窍，则意识不清；痰阻经络，则肢体僵硬，活动不灵，治以黄连温胆汤化裁。方中以法半夏为君，燥湿化痰，降气和胃；竹茹为臣，清胆和胃，止呕除烦；佐以枳实、陈皮理气化痰，使气顺则痰自消；茯苓健脾利湿，湿去则痰不生；使以甘草益脾和中，调和诸药。诸药合用共奏清热化痰和中之效。加黄连以增清热之功；加石菖蒲、远志、冰片清热化痰，开窍醒神；配合丝瓜络、鸡血藤、全蝎、地龙通经活络而收全功。

## 慢性支气管炎——从脾肺气虚痰浊内阻论治

侯某，女，57岁，1996年2月16初诊。患者素有慢性支气管炎病史，常因感冒而诱发。半年前又出现嗜睡，昼夜欲眠，精神疲惫，不能从事正常生产劳动和日常生活。2周前因外感引发咳喘，嗜睡亦加重。诊前曾用西药治疗，效果不著。诊时症见：形体较肥胖，咳嗽喘息，咯痰色白量多，胸闷，精神委顿，哈欠连声，静坐片刻即欲入睡，睡后唤之即醒，醒后即刻又欲睡，伴见倦怠乏力，纳食不佳，大便溏薄，舌质浅淡，舌苔白，脉滑而弱。胸部X线检查：两肺门增大，肺纹理紊乱增粗。体查：两肺听诊呼吸音较粗，可闻及局限性干啰音。神经系统检查未见异常。证属脾肺气虚，痰浊内阻，蒙闭清窍。治宜补脾益肺，宣肺止咳，化痰开窍。

处方：天竺黄15g，冬瓜子30g，石菖蒲20g，陈皮10g，杏仁10g，紫菀15g，茯苓20g，麻黄5g，党参15g，麦冬10g，五味子10g，甘草5g。每日1剂，水煎分2次服。

二诊：服药5剂后，咳喘减轻，咯痰亦少，胸闷减轻，嗜睡明显好转，精神渐佳，惟大便不爽。原方减麻黄、冬瓜子，加黄芪15 g、白术10 g、瓜蒌10 g，以助补虚化痰之力，兼以通便。

三诊：又连服药12剂后，咳喘已平，嗜睡症状也进一步好转，纳食增加，遂改健脾调理之剂，继服2周，诸症皆除。随访半年咳喘、嗜睡均未再发。

按语：慢性支气管炎是由于感染或非感染因素引起的气管，支气管黏膜及其周围组织的慢性非特异性炎症。临床以咳嗽，咯痰或伴有哮喘及反复发作的慢性过程为特征。其病属于中医"久咳""喘证"范畴。中医认为，本病多是由于暴咳迁延未愈，邪伤肺气，更易复感于邪，而致咳嗽累作，使肺脏虚弱，气阴耗伤，肺气不得宣降，痰浊壅滞于肺，故长期咳嗽，咯痰不愈，于是转为久咳。因而慢性支气管炎的中医辨证论治，从脏腑而论，一般多责之于肺气亏虚，脾肺气虚，脾肾阳虚，肝火犯肺等。然而"审因论治"，痰浊内阻乃其病之由，故其施治常从痰处。

本例患者既有慢性支气管炎喘咳之痼疾，又增嗜睡之怪症，然从中医学辨析，二者病机而一，皆因痰浊为祟。故从痰施治而收"一箭双雕"之良效。

## 食管反流性咳嗽——从胆胃不和痰热互结论治

苏某，女，42岁，2001年11月20日初诊。咳嗽不解2个月，痰黏量多，入夜加剧，反酸嗳气，腹满痞闷，恶心欲吐，口黏不欲食，静脉滴注头孢哌酮3日未效，舌质浅淡，舌苔白腻，脉弦滑，胸片示两肺无殊。西医诊断为食管反流性咳嗽。中医辨证属胆胃不和，冲气上逆。拟温胆汤加减。

处方：法半夏10 g，赭石（先煎）15 g，枳实10 g，茯苓12 g，陈皮5 g，浙贝母5 g，干姜5 g，黄连5 g，吴茱萸10 g，炒白芍12 g，甘草5 g。每日1剂，水煎分2次服。

二诊：服药3剂后，诸症减轻。继服5剂，咳嗽痊愈。

按语：食管反流性咳嗽，是肺部顽固性咳嗽的一个常见病因，属中医"咳嗽"范畴。由于其标在肺，其根在胃与食管，故如不思辨证，常使咳嗽不已。肺胃同司肃降，胃气升，则肺气亦升，夹冲气上逆扰肺。由此予调和胆胃，和胃降逆，用浙贝母、干姜、茯苓、黄连、吴茱萸，寒温并用，清热化痰而不伤胃；赭石、枳实同使肺胃之气下降。

## 支气管哮喘——从风寒客表痰饮内停论治

黄某，男，5岁。自3岁起患哮喘之疾，每年均发病数次。时值冬令，感寒而发，现已咳嗽、喘促哮鸣10日，各种治疗未获效果，每晚喘不得卧，日间稍缓。兼见轻微喷嚏流涕，面色青白，咳吐痰涎，色白如泡，胸高喘促，舌质浅淡，舌苔白润，脉浮紧。查体：肋间隙增宽，双肺呼吸音增粗，满布哮鸣音。胸片检查呈肺气肿征。西医诊断为支气管哮喘。中医辨证属风寒客表，痰饮内停。治以解表散寒，止咳平喘。方用射干麻黄汤加减。

处方：射干10 g，麻黄10 g，细辛3 g，五味子3 g，法半夏10 g，橘红10 g，苏子10 g，莱菔子10 g，前胡10 g，紫菀10 g，冬花10 g，甘草3 g。每日1剂，水煎2次，取汁200 mL，分4次服完。

嘱服药5剂。家人诉，服药3日后，哮喘明显减轻，已能平卧。继加减之，服1周后，哮喘已停。嘱继服补肺健脾之剂，坚持半年，多年痼疾，未再复发。

按语：《证治汇补·哮病》认为，哮喘的发生多因"内有壅塞之气，外有非时之感，膈有胶固之痰"。《内经》曰："肾为生痰之本，脾为生痰之源，肺为贮痰之器。"朱丹溪曰："哮喘专主于痰。"故支气管哮喘的病因，可分为内因和外因。内因责之于伏痰（哮喘之夙根），与素体肺脾肾三脏功能失调有关，诚如陈修园之总结"痰之本，水也，源于肾；痰之动，湿也，主于脾；痰之成，气也，贮于肺"。外因主要责之于感受外邪（或异物），尤以风寒、风热之邪为主。哮喘发作主要病机为伏痰遇感引触，痰随气升，气因痰阻，相互搏结，壅塞气道，肺管挛急狭窄，通畅不利，肺气宣降失常，引动停积之痰，而致痰鸣如吼，气息喘促。由于素体肺脾肾不足之儿，伏痰难去，外邪难防，发物难明，尤其是夙根难除，而致哮喘常缠绵难愈。四川名医刘小凡教授，根据几十年的临床实践，总结出从"痰"论治疗本病的"六法"经验。

**1. 温肺化痰法**：适用于寒哮之风寒或阳虚感寒之证。症见寒喘痰壅，胸高喘满，痰涎稀白，舌苔白滑，形寒肢冷。偏于风寒者，用金沸草散加减，药用旋覆花、麻黄、杏仁、前胡、荆芥、法半夏、苍耳子、细辛、桔梗、甘草等。若风寒表证不重，偏于咳喘者，则用射干麻黄汤加减，药用射干、麻黄、细辛、五味子、紫菀、冬花、法半夏、化橘红、苏子、生姜、甘草等。若为阳虚感寒者，则用麻黄附子细辛汤加减，药用麻黄、制附片、细辛，并适当加入补骨脂、苏子、沉香、磁石、当归、熟地黄、党参等品。

**2. 燥湿化痰法**：适用于脾虚痰多，肺气失宣者。症见胸闷食少，面色黄白，痰白如泡，舌质淡白，舌苔白滑，脉弦滑。治则：燥湿化痰降气平喘。选用麻杏二陈汤，亦常合三子汤，药用：麻黄、杏仁、法半夏、化橘红、苏子、莱菔子、瓜蒌皮、前胡等。

**3. 清热化痰法**：适用于热哮之风热或痰热证。症见热哮痰壅，胸高喘促，发热面赤，腹胀便秘，舌苔黄厚。偏于风热者，方选麻杏石甘汤加减，临床常加葶苈子、地龙、金银花、连翘、浙贝母等；偏于痰热者，热盛于痰者，方选清金化痰汤加减，药用黄芩、杏仁、栀子、桑白皮、瓜蒌仁、贝母、冬花、化橘红、茯苓、桔梗、甘草等，痰黄稠者加胆南星，兼见喷嚏流涕等表证者加薄荷；痰胜于热者，选用新制六安煎加减，药用苏子、法半夏、化橘红、黄芩、茯苓、杏仁、瓜蒌皮、前胡、射干、枇杷叶等，痰甚者加海浮石或胆南星，喘咳甚者以葶苈子易苏子，鼻塞清涕喷嚏或兼气紧者加麻黄，鼻塞涕稠者加苍耳子，大便稀溏者加车前子。

**4. 润肺化痰法**：适用于燥热犯肺或肺胃阴虚之证。症见低热不退，干咳无痰或痰少而黏，甚至痰中带血，面色潮红，盗汗唇红，舌质红，舌苔白薄而干，兼见气促鼻煽，呼多吸少，抬肩撷肚者，治以辛凉宣肺，清热润燥，化痰止咳平喘。轻症选用桑菊饮加瓜蒌皮、麦冬、黄芩、天花粉等；重症选用润肺饮加减，药用天冬、麦冬、川贝母、知母、紫菀、百部、杏仁、瓜蒌仁、炙枇杷叶等。痰中带血者加白茅根等，喘促气急者加苏子或葶苈子。

**5. 消食化痰法**：适用于痰食互结咳喘，肺气上逆者。症见咳嗽痰多，食少纳差，腹胀口臭，呕吐酸腐，或腹痛腹泻，或大便干结，舌苔厚腻，脉滑。选用三拗汤合三子养亲汤加减，药用麻黄、杏仁、苏子、葶苈子、莱菔子、陈皮、山楂、建曲、槟榔、枳壳等。

**6. 扶正化痰法**：适用于哮喘缓解期，肺脾气虚，哮喘减轻，但易患感冒而复发者。常见咳喘气短，痰涎较多，自汗怕冷，胃纳不佳，舌质浅淡，舌苔白滑，脉细弱。方用六君屏风汤加减，药用当归、熟地黄、白芍、川芎、白术、黄芪、防风、法半夏、陈皮等。

刘氏提出了"对药"在本病治疗中的临证用药心得体会。

麻黄与杏仁：二者为治肺系疾病之要药，更为咳喘要药。合用外能发散风寒，内能开宣肺气，降肺气之中兼有宣肺之功而达止咳平喘之效。麻黄兼发汗利水，杏仁兼通便，共消痰饮。随证既可纳三拗汤之妙，又可取麻杏石甘汤之效。

细辛与五味子：二者一散一收，外散表寒祛风痰，内温肺化饮下气消痰，上敛肺气，下滋肾阴，适于寒饮咳喘，取小青龙汤之用。

葶苈子与苏子：两药均有降气消痰定喘功用。苏子以治疗寒哮为主，而葶苈子以治疗热哮为多。二者合用寒温并行，既泻肺中水饮及痰火，又温肺化饮消痰；既入肺经有行气化痰之功，又走膀胱与大肠经助宣降肺气及通调水道，使气降痰消则咳喘自平。随证可取三子养亲汤及新制六安煎之意。

地龙与僵蚕：两药均有祛风热，止痉平喘，散结化痰之功。伍用后，一降一升，升降协调，内风外风皆祛，内热外热皆清，清热与软坚之散结化痰并行，祛风清热、解痉平喘、散结化痰之功增强，常用于热哮。取二龙饮之妙。

法半夏与化橘红：二者为治痰之要药。共用辛行温通，顺气为先，消痰散结，宣肺与健脾同行，尤善治脏腑之湿痰。用于痰湿阻肺、湿困脾胃之痰多质稀，气逆喘急，咳嗽气紧。两药替代法半夏与陈皮，取其性偏凉，燥湿化痰兼温化寒痰，而不至于太温燥伤阴，适宜于小儿阳常有余、阴常不足的体质特点。含二陈汤之妙。

海浮石与胆南星：取清热化痰之功。既清肺热，又疏肝风，肝肺同治，清化痰火，治痰火咳喘。蕴清金化痰汤之妙。

射干与炙枇杷叶：二者均有清肺泻火，降气消痰之功。合用取其凉泄，既利咽喉，又利肺气，上下气道同治，共奏清热化痰之效。寓上焦宣痹汤之妙。

## 大叶性肺炎——从虚热挟痰痰热内结论治

患者，男，60岁，1991年8月9日初诊。4日前因突然寒战高热，咳嗽胸痛，痰如铁锈色，经某医院诊断为右下肺大叶性肺炎，经住院用青霉素、链霉素等治疗2月余，仍低热，咳嗽胸痛，呼吸困难，痰多黄稠。经X线复查，发现右中肺一梭形阴影，右下肺不张，考虑为肺癌，动员回家门诊治疗观察。患者抱着求生欲望，转来要求以中药治疗。为进一步明确诊断，经两次断层片、多次验痰，初步排除肺癌，考虑为炎症所致。体查：T 38.2 ℃，P92次/min。血常规：WBC $110 \times 10^9$/L，N 0.82，L 0.18。大小便常规：（－）。现症见发热咳嗽，右胸胁疼痛，痰黄胶黏，呼吸不畅，口干喜饮，纳差，便结溲黄，舌质绛而干，舌苔黄腻，脉细滑数。中医辨证为虚热挟痰，痰热内结。本虚标实，当先治其标。宜清热化痰，方用清气化痰丸加味。

处方：陈皮10 g，法半夏10 g，天竺黄10 g，全瓜蒌15 g，枳实10 g，杏仁10 g，黄芩15 g，鱼腥草30 g，芦根30 g，薏苡仁30 g，贝母10 g，南沙参30 g。每日1剂，水煎分2次服。另加服三七粉，每日3次，每次1 g。

基于上方，连进12剂，诸症显减。继用清燥救肺汤加减，前后治疗近4个月，病获痊愈。后经胸部摄片复查，心肺（－），身体康复，一如常人。

按语：此患者因患风温咳嗽，邪毒滞留，蕴结于肺，痰热内结，气阴耗竭，而成肺痿。先投清气化痰丸和千金苇茎汤意在治其标，后以清燥救肺汤加减，标本同治而病告痊愈。

## 阻塞性肺气肿——从痰热伏肺论治

邹某，男，58岁，2000年5月16日就诊。咳喘痰鸣反发作16年，加重半月余。患者于1984年初因食鱼虾，复因抗洪入冷水受凉而发咳嗽喘息，喉间痰鸣。后每逢春夏季节即咳喘发作，久治无效，秋冬少发。近半月来因气候变化，再发咳喘，端坐呼吸，动则为甚，夜不得卧，口唇青紫，咳痰黄稠量多，腹胀纳呆乏味，不发热，大便不爽，小便余沥。查体：面容消瘦，神情痛苦，端坐呼吸，桶状胸，两肺呼吸音减弱，可闻及哮鸣音，未闻及水泡音；心律齐，心率100次/min，剑突下心脏搏动明显，肝肋下三指，双下肢不肿；舌质暗红，舌苔黄腻，脉弦滑数。西医诊断为慢性喘息性支气管炎、慢性阻塞性肺气肿。中医诊断为哮病，辨证属痰热伏肺。治以清热化痰，宣肺平喘之法。方选黄芩温胆汤加减。

处方：黄芩12 g，法半夏10 g，竹茹10 g，枳实12 g，茯苓12 g，陈皮10 g，射干15 g，麻黄10 g，细辛3 g，葶苈子15 g。每日1剂，水煎分2次服。

二诊：服药7剂后，喘息渐平，咳痰减少，饮食增加，已能安静休息。再进4剂。后以六君子汤加味扶正固本。

按语：患者内有宿痰，遇外邪引发，郁而化热，痰热闭阻气机，肺失宣降，故见咳喘不能平卧，痰黄稠，痰量多。温胆汤清化痰热，配黄芩加强清热之力，麻黄、细辛开宣肺气，射干、葶苈子降肺气，痰热得清，肺气宣降得宜，喘咳自平。但久病肺脾两虚，培土生金方为固本之策。

## 肺脓肿——从痰热壅滞论治

陈某，男，50岁，2000年8月25日初诊。咳嗽咳痰，痰浓色黄，发热畏寒，胸痛，头晕欲吐，舌质红，舌苔薄白，根黄腻，脉弦滑，X线胸片示：肺脓肿。静脉滴注头孢唑林钠、甲硝唑1周，发热有减，复拍胸片示病灶略有吸收。要求服中药。西医诊断为肺脓肿。中医辨证属木火刑金，痰热壅滞，胆胃不和，少阳气机不利。拟温胆汤加减。

处方：法半夏10 g，苇茎12 g，竹茹10 g，枳实10 g，陈皮5 g，鱼腥草30 g，杏仁12 g，茯苓12 g，薏苡仁20 g，赤芍25 g，牡丹皮15 g，败酱草15 g，甘草5 g。每日1剂，水煎分2次服。

二诊：服药5剂后，诸症缓解，舌苔黄腻渐减，痰少转清。予上方去苇茎，加黄芩，继服。

三诊：又服药15剂，胸片示肺部病灶吸收。

按语：本病属中医肺痈。本例患者平素饮酒嗜烟，肝火旺盛，木火刑金，犯肺伤络。横逆侵土，胆胃不和，头晕欲吐，故投予温胆汤和解少阳。清化痰热。佐以赤芍、牡丹皮凉血活血；鱼腥草、苇茎、败酱草清热解毒。故痰去热退，肺痈自消。

## 支原体肺炎——从肺阴亏虚痰瘀阻肺论治

刘某，男，7岁，2003年4月9日初诊。患儿4年来一直咳嗽，迁延不愈，逢感冒加重，平时呈阵发性发作，活动后或受风后则连续咳嗽，有痰不易咳出，多为白痰，有时出现黄痰，鼻涕时清时浊。曾口服或静脉输注抗生素治疗。近半年来咳嗽加重，在某院诊断为支原体肺炎，经抗炎、抗病毒治疗无明显疗效。后又服汤药近30剂，仍未见效。刻诊：频频咳嗽，有黄痰，浊涕，咽痒，纳差，舌质红，舌前部布满瘀点，舌苔薄腻微黄，脉弦细。查：咽红充血，扁桃体Ⅱ度肿大；双肺呼吸音粗糙，无干湿啰音。辨为肺阴亏虚，痰瘀阻肺。治取滋阴润肺，宣肺祛痰，活血化瘀之法。

处方：沙参10 g，麦冬10 g，白扁豆10 g，玉竹10 g，当归10 g，桃仁5 g，炙紫菀15 g，桔梗10 g，制百部10 g，青黛（包煎）5 g，木瓜10 g，橘红10 g，浙贝母5 g，瓜蒌皮10 g，钩藤10 g，白僵蚕5 g，生甘草5 g。每日1剂，水煎分早、晚各服1次。

二诊：服药3后，咽痒减轻，夜间咳嗽也有减轻，白天仍咳嗽，活动仍频频作咳，有痰不易咳出，舌脉同前。上方加郁金10 g，续服4剂。

三诊：药后症状减轻，夜间已基本不咳，薄腻黄苔已退，舌苔转薄白，舌前部瘀点渐减。继续用前方稍事加减调治，服药1个月后，除跑步迎风偶尔作咳外，其他时间已不咳嗽，饮食增加，舌质淡红，瘀点减少，瘀色变浅。后因不慎感冒，出现鼻塞、流清涕、咽痛等症状，无发冷发热，后半夜又出现咳嗽。查：咽红充血，扁桃体Ⅱ度肿大，颏下淋巴结肿大有压痛，舌脉同上。原方去白扁豆、玉竹，加辛夷、牛蒡子各8 g。服药3剂后咽已不痛，有浊涕，平常状态下已不咳嗽，活动剧烈后有阵咳。用上方减牛蒡子，又服用两周，巩固调理。

按语：痰瘀互阻是多种肺部疑难病的常见病理变化。因肺主气，司呼吸，主宣发和肃降，通调水道，朝百脉，主治节。肺通过宣发肃降，将水谷精微布散全身，对体内水液的输布、运行和排泄起着重要的调节作用。不论外感六淫之邪，还是内伤饮食、情志，一旦肺之宣降功能失常，则津液停聚为痰。痰邪是肺系疾病最为常见的病理因素。痰为有形之邪，痰阻气机，气郁不行，进而影响血液的运行，出现血瘀的病理变化。肺系疑难病病程多较长，正虚邪实兼挟为患。在肺系疑难病变过程中，不论肺气郁闭还是肺气虚弱，均可气病及血，气不行血，出现血瘀的演变。血液的运行有赖于肺气的敷布和调节，久病伤肺，宗气生成不足，肺失治节，无力助心运行营血，多致血瘀为患。

《金匮要略》指出"血不利则为水"，津血同源，血瘀则津停，津停则为痰，二者相互影响，互为因果。《丹溪心法》不仅指出"百病中多有兼痰者"，"痰挟瘀血，遂成窠囊"的病理演变，且"肺胀而嗽"

是因"痰挟瘀血碍气而病"。痰瘀既成，或阻于肺，或阻于气道，不仅影响肺的宣降功能，甚至导致肺体受损，气道狭窄，加重病变的发展，使之迁延难愈。

## 间质性肺炎——从肺阴亏虚痰瘀阻肺论治

患者，男，56 岁，2004 年 10 月 22 日就诊。主诉胸闷胸痛，伴呼吸不畅通 6 个月，加重半月。患者有慢性支气管炎 10 余年，经常咳唾、痰多。半年前，曾患肺炎，经治愈后，一直遗有胸闷不适，间断性低热，呼吸不畅通，背部发凉。曾 2 次住院西医治疗，效果不佳。近半月，患者上述症状加重，头脑昏重，精神萎靡，形寒畏冷，纳呆，咳唾白色黏痰，并出现四肢不自主抽掣。X 线胸片检查，提示右下间质性肺炎，右膈粘连。脉沉滑，舌淡红，舌苔淡黄厚腻。西医诊断为间质性肺炎、胸膜炎。中医诊断为痰饮。脉症合参，证属痰浊内闭，痹阻气机，阻遏胸阳。治以清热豁痰，宽胸理气，通阳行痹。拟用温胆汤加减。

处方：法半夏 10 g，茯苓 15 g，陈皮 10 g，枳实 12 g，竹茹 15 g，青礞石 15 g，瓜蒌 15 g，川贝母 12 g，郁金 15 g，胆南星 10 g，桔梗 10 g。每日 1 剂，水煎分早、晚各服 1 次。

二诊：服药 5 剂后，患者头昏胸闷稍有减轻，仍感背部发凉，呼吸困难，四肢间断性抽掣。病有小起，宗上方加入薤白 10 g，桂枝 5 g，丝瓜络 10 g，延胡索 15 g，继服。

三诊：又服 7 剂，胸闷痛明显好转，呼吸通畅，四肢未再出现抽掣，精神大振。其后随症加入藿香、白术、薏苡仁、黄芪、桃仁、丹参、神曲等，加减化裁治疗 1 月余，复查胸片，右下间质性肺炎明显吸收，右膈未见粘连。继予健脾理气，化痰之剂调治 1 个月，以善其后。

按语：《金匮要略·痰饮咳嗽病脉证并治》曰："夫心下有留饮，其人背寒冷如掌大""膈上有病痰，满喘咳吐，发则寒热，背痛腰疼，目泣自出。其人振振身剧，必有伏饮。"本例患者有慢性支气管炎 10 年余，素有痰湿宿痰，正虚邪恋，以致病情缠绵，纤延不愈。病程日久痰湿内停，久郁化热，形成痰热黏滞胶结之寒热错杂症。痰湿化热，而见舌苔黄厚；上蒙清窍，故头昏重，精神萎靡；痹阻于胸，肺络不通，故胸闷痛，呼吸不畅；湿遏热伏，阳气不能外达于表，故形寒背冷；痰湿留伏于四肢，痹阻经络，故四肢酸痛抽掣。治用温胆汤加青礞石、川贝母、胆南星清热豁痰；瓜蒌、郁金、桔梗宽胸理气；薤白、桂枝通阳行痹。诸药合用使痰化络通，气机畅达，后加用黄芪，白术，薏苡仁，藿香，神曲等合香砂六君子汤健脾化湿，扶正固本，以绝生痰之源，从而使多年的痼疾得以解除。

## 放射性肺炎——从痰饮内阻宣降失常论治

吴某，女，68 岁。因左侧乳腺癌术后放射治疗而致放射性肺炎。咳嗽痰多而清稀，绵绵不断，口干，精神差，舌质淡，舌苔薄白，脉细。经详察舌脉，详观病状，认为本病属中医学"痰饮"范畴。"病痰饮者，当以温药和之。"予以苓甘五味姜辛汤加减。

处方：干姜 20 g，细辛 10 g，茯苓 15 g，五味子 10 g，法半夏 10 g，甘草 10 g。每日 1 剂，水煎分 2 次服。

二诊：服药 2 剂，即见效果，咳嗽减轻，痰量减少。连续守方服用 2 月余，咳嗽咯痰基本消失，精神大好。

按语：乳腺癌术后放疗而致放射性肺炎。咳嗽痰多而清稀，绵绵不断，口干，精神差，舌淡苔薄白，脉细。按一般思路，放射性肺炎均以养阴，清热，解毒为主。此患者在他医处确也服用此类药物，无奈收获甚微，咳嗽越加剧烈，痰越加多。经详察病况认为此患者因放射性照射，引起肺的宣降功能失调，而肺为水之上之源，宣降失常，水湿内停，上干于肺，则为咳为痰。从痰多清稀，绵绵不绝来看属中医"痰饮"范畴。予以苓甘五味姜辛汤加减，正合"病痰饮者，当以温药和之"之训。苓甘五味姜辛汤出自《金匮要略》，主治寒饮内蓄之证。以干姜为君，取其辛热之性，既温肺散寒以化饮，又温运脾阳以祛湿。细辛为臣，以之辛散，温肺散寒，助干姜散其凝聚之饮；以茯苓之甘淡，健脾渗湿，一以化既聚之痰，一以杜生痰之源。佐以五味子敛肺气而止咳，与细辛相伍，一散一收，散不伤正，收不留邪。使以甘草和中，调和诸药。纵观全方，开合相济，温散并行，使寒邪得去，痰饮得消。诸症日减，药到病除。

## 呼吸衰竭（Ⅱ型）——从痰浊壅肺清窍蒙蔽论治

任某，女，72岁，1996年1月24日入院。主症咳嗽加重2周，喘憋胸闷，呼气困难，白色黏痰不易咯出，头晕嗜睡，纳呆，尿少。既往有慢性喘息型支气管炎20年，慢性阻塞性肺气肿3年，肺源性心脏病3年。检查：形体肥胖，面色萎黄，神弱嗜睡，时有谵语，坐位喘状，喉中痰鸣，口唇发绀，甲床青紫，球结膜水肿，两肺散在喘鸣音，两下肺可闻湿啰音，双下肢肿（＋）。舌质暗红，舌苔白腻，脉滑数。X线胸片示：慢性支气管炎合并肺部感染。血气分析：pH 7.19，$PO_2$ 58.6 mmHg，$PCO_2$ 100.7 mmHg，SAT 89.4%。中医诊断为肺胀。辨证为痰浊壅肺，气失宣肃，清窍蒙蔽。治拟涤痰宣肺，理气开窍之法。

处方：法半夏10 g，陈皮10 g，竹茹10 g，胆南星10 g，枳实10 g，石菖蒲10 g，远志10 g，党参30 g，茯苓12 g，冬瓜皮20 g，车前子20 g，甘草10 g。每日1剂，水煎分2次服。

同时予吸氧、抗炎、呼吸兴奋剂治疗。

次日精神好转，无谵语，第3日喘憋稍轻，痰易咯出，第4日喘憋缓解，咳嗽减轻。随证调理，咳喘症除，逐渐水肿消失。血气分析检查，指标正常而出院。

按语：《素问·阴阳应象大论》曰："天气通于肺。"认为肺主气，司呼吸，为气机出入升降之枢纽。《血证论》亦曰："肺之令，主行制节，以其居高，清肃下行。"故"邪气盛行，壅逆为喘"。本病例为久病气虚，脾失健运，湿聚为痰，蕴于体内。宿痰一经引发，迅速壅塞气道，阻闭肺气，滞遏气机，以致气迫于肺，影响肺气升降出入，失其宣降清肃功能，同时痰浊上扰，蒙蔽清窍，扰乱神明。故治益速攻其邪，涤痰理气开窍。方用法半夏、陈皮、竹茹、胆南星涤痰驱邪，痰消气顺，肃降有权，是治疗的关键；辅以菖蒲、远志化痰开窍；枳行气宽胸；冬瓜皮、车前子利水消肿；党参、茯苓健脾扶正，相得益彰。治疗中能迅速缓解症状，促进痊愈。

## 呼吸暂停症——从脾胃虚寒痰饮阻肺论治

刘某，男，10岁，2004年7月10日初诊。患儿胸闷，气憋，呼吸困难，甚至呼吸骤停已20日，经某医院脑CT、脑电图、心电图、胸部透视、鼻咽部影像检查均未见异常。诊断为"呼吸暂停症"。治疗罔效。刻诊：面色㿠白，神困身倦，纳呆便溏，喜静懒动，喜食冰饮，舌质淡，舌苔白，脉沉弦。证属脾胃虚寒，内生痰饮，肺气受阻。治宗仲景当以温药和之，温阳化痰，宣肺开窍，方以苓桂术甘汤加味。

处方：桂枝10 g，白术10 g，茯苓10 g，丹参10 g，石菖蒲10 g，地龙10 g，郁金10 g，神曲10 g，法半夏10 g，白芥子5 g，细辛3 g，干姜3 g，甘草3 g，生姜3片。每日1剂，水煎分2次服。

二诊：服至7剂，发病隔夜1次，时间明显缩短，胸中有舒展感。原方有效续进，1个月后，呼吸通畅，纳开神爽。继用苓桂术甘汤合六君子丸，调理数日而病愈。随访半年未复发。

按语：方正浩根据临床症状和病孩的嗜食偏爱，认为过度偏嗜冷食冰饮，导致中阳受损，脾胃虚寒，痰浊内生，上贮于肺，气道受阻，肺气失宣，从而致本病。其病本在脾胃，标在肺。治以澄本溯源，当按温药和之为正法。方用苓桂术甘汤加味，奏温脾化痰，温肺化饮，宣通肺气之功。

## 睡眠呼吸暂停综合征——从痰浊中阻上蒙神窍论治

患者，男，28岁，1999年3月30日初诊。主诉夜间睡眠时打鼾，伴频繁的呼吸停止6个月。患者10年前因患"下丘脑功能紊乱"后，体重逐渐加重，至今达101 kg（身高170 cm）。6个月前睡眠时出现频繁的呼吸停止，家人发现有打鼾现象，于某医院经多导生理记录仪作睡眠呼吸监测，诊断为睡眠呼吸暂停综合征（混合型），给予CPAP呼吸机治疗1次，效果尚佳。因住院费用较高而出院，病情又如前，因而求诊。刻诊：夜间睡眠时打鼾，有呼吸停止并憋醒，每日睡2～3小时，白天嗜睡，记忆力差，胸闷气促，形体肥胖，夜间汗出多，舌质红，舌苔白腻，脉缓。证属痰浊中阻，上蒙神窍。治以理气祛痰，开窍醒神。

处方：薏苡仁30 g，枳实10 g，法半夏15 g，厚朴10 g，莱菔子30 g，制南星15 g，石菖蒲10 g，麻黄根30 g，鸡内金10 g，炒山楂15 g，熟大黄10 g，浮小麦30 g，碧桃干15 g，黄芩10 g，黄连3 g，甘草5 g。每日1剂，水煎分2次服。

上方加减治疗近8个月后，患者体重减轻9.5 kg，夜间睡眠打鼾减轻，呼吸停止次数明显减少，睡眠时间可达5小时以上。治疗前后睡眠呼吸监测主要指标变化显示，现病情稳定，继续巩固治疗。

按语：睡眠呼吸暂停综合征是一种常见且日益受到重视的疾病。据国外资料表明，在成人中的发病率为1%～4%，可以引起多系统的并发症，甚至导致猝死。现代医学主要用呼吸机来消除睡眠呼吸暂停综合征患者的夜间呼吸紊乱，改善其睡眠结构，从而对睡眠呼吸暂停引起的机体损害及出现的并发症发挥治疗作用，可长期在家庭中应用，但价格较昂贵，在我国很少施行。我们发现肥胖病与本病关系密切，如果体重减轻则病情会有好转，通过辨证，认为该患者证属痰浊中阻，上蒙神窍，治宜理气祛痰，开窍醒神。药用生法半夏，制南星，莱菔子，薏苡仁健脾化湿祛痰。祛痰吴老尤其喜用生法半夏，但他人惧其有毒而不敢用之，吴老曾分别以6 g，9 g，12 g，15 g生法半夏单煎0.5小时后服用，并未发现口麻，咽痛，呼吸困难，呕吐等不良反应，遂在临床上大胆用之，一般剂量9～15 g。病情缓解后，酌用法半夏，配伍枳实，厚朴行气，以遵"必本所因之气而后可治其所结之痰"之旨。山楂，鸡内金治食痰，化营中之浊气；大黄，黄芩，黄连泄气中浊邪；石菖蒲醒神开窍；麻黄根，浮小麦，碧桃干等敛汗。诸药相伍，则痰浊去，神复其用，自无呼吸紊乱之病变，但需守方常服方可建其功。

## 呼吸道硬结症——从痰热结聚气机受阻论治

兰某，女，37岁，1987年4月15日初诊。患者3个月来，常感咽喉部堵闷不舒，自认为是咽炎，经服六神丸、喉症丸等不效，后经某医院喉镜检查，发现呼吸道有1玉米粒大小的结节，经用青霉素、链霉素1周亦无显效。近周来因与丈夫生气，病情日重。刻诊：咽喉憋胀，呼吸不畅，胸闷，声音嘶哑，大便秘结，舌质暗红，舌苔微黄而腻，脉弦滑数。中医辨证属痰热结聚，气机受阻。治以清热利咽，化痰散结。方选自拟化痰散结利咽汤加减。

处方：玄参15 g，桔梗10 g，山豆根10 g，射干10 g，天花粉10 g，海藻15 g，昆布15 g，生牡蛎15 g，浙贝母15 g，石菖蒲10 g，木蝴蝶10 g，大黄10 g，枳实10 g，鱼腥草10 g。每日1剂，水煎分2次服。

二诊（4月23日）：服药7剂后，大便转调，音哑好转，呼吸稍畅。但仍咽喉憋胀，遂予原方去大黄、枳实，加柴胡10 g，郁金10 g，佛手10 g。

三诊（4月23日）：又服药15剂后，咽部憋胀明显减轻，呼吸通畅，上方稍加出入，又服21剂后，诸症皆失。喉镜检查，结节消失。

按语：呼吸道硬结症是一种少见病，临床表现以鼻塞，呼吸困难，胸闷，声音嘶哑等呼吸道梗阻症状为主，目前西医尚无特效疗法。依据其临床表现，本病与《医宗金鉴》所描述的"喉瘤"相似。本病发生多因情志所伤，郁怒伤肝，肝气郁结，加之肺经郁热，致使三焦失其通调，津液不化，聚而生痰，痰凝气滞，气郁化火，痰、气、火互结于咽喉气道而成，故治疗上当以化痰理气，清肺散结为施。同时，本病进展缓慢，多久治不愈，属顽固难疾，生非一日使然，治非数剂之功，故从痰治而收效之时，当守法守方，坚持服药，以获全功。

## 肺泡蛋白沉着症——从痰热阻肺论治

王某，男，28岁，1994年3月2日初诊。主诉咳嗽、咯痰、低热4个月。患者4个月来咳嗽，咯痰色白而黏，伴有低热，体温37.5 ℃～38 ℃，偶有夜间盗汗，经X线透视见两肺点状或片状密度升高阴影，诊断为肺结核。抗结核治疗3个月余，症状无改善，且有加重趋势。后又按深部真菌病治疗未果。

1994年1月24日行生理盐水支气管肺泡灌洗，洗出物PAS染色阳性，诊断为肺泡蛋白沉着症。用氯化铵、化痰片口服，并用超声雾化吸入，配用抗生素治疗，仍无大效，遂求中医诊治。刻诊见形体略胖，全身发懒，体温37.6 ℃，咳嗽，咯白色黏痰，胸闷时痛，舌质淡白，舌苔白腻，脉滑。肺部听诊，双肺呼吸音减低，偶及湿性啰音。心脏听诊无异常。中医辨证属痰热阻肺，治以理肺化痰汤加减。

处方：法半夏15 g，陈皮15 g，杏仁10 g，川贝母6 g，浮海石15 g，全瓜蒌15 g，桑白皮15 g，焦三仙15 g。每日1剂，水煎分2次服。

二诊：服药20剂后，体温波动在37.5 ℃～37.9 ℃，仍有胸部闷痛，舌质暗淡，舌苔白腻，脉滑。予上方加苏木30 g，生黄芪30 g，嘱继服50剂。

三诊：自述服上药20剂，体温正常，胸痛、胸闷消失，呼吸较前畅快，来诊时自觉已恢复正常。经X线检查，肺部阴影大部分消失。嘱守上方隔日服1剂，又服药2个月而病愈。随访1年，未见复发。

按语：肺泡蛋白沉着症，临床极为少见。该病其特征为肺泡内充满富磷脂的蛋白样物质。临床症状为进行性气急、咳痰、胸痛、低热和体重减轻，X线表现酷似肺水肿，易误诊为肺炎，常因并发感染致呼吸衰竭而死亡。中医学中无肺泡蛋白沉着症的记载，但根据其临床表现，可归属于"肺痿""顽痰"等范畴。中医认为，该病肺泡内的蛋白样物质，属痰浊之类。"脾为生痰之源，肺为贮痰之器"，此病发于先天不足，或后天失养，致使脾虚胃弱，运化失职，水谷之精气及气血津液不能正常输布，聚而生痰，痰浊上贮于肺，影响肺的宣肃功能，故见气急咳嗽；痰浊阻滞，胸阳不振，故见胸痛；痰浊阻肺，瘀而化热，营卫失和，故见发热；痰乃津液所化，痰邪盘踞日久，正气消残，故见体重减轻，疲倦乏力。其病既为痰浊阻肺所致，治当化痰泄浊为施。

## 肺性脑病——从痰热蕴肺引动肝风论治

乔某，男，68岁，1992年4月10日初诊。患者23年前曾因外伤致渗出性胸膜炎，继后咳喘常作，屡经西药治疗病情时好时坏。1991年10月以"咳喘加重"为主诉，收入住院。经X线胸部摄片示：两下叶肺炎；两侧胸膜明显增厚；两侧陈旧性胸膜炎。经用氨茶碱、氨苄西林、先锋霉素等对症治疗，体温复常，咳喘暂缓。1992年4月7日不明原因病情急转直下，咳喘频作，胸闷气急，呼吸困难，不能平卧，伴头身振颤，医院会诊定为"肺部感染合并呼吸衰竭"，经持续低流量吸氧，静脉滴注抗生素、辅酶A、三磷三腺苷及雾化吸入庆大霉素、地塞米松等无明显效果，10日上午9时下病危通知，家属忧心如焚，邀余急往诊治。刻诊：患者半仰卧位，精神萎靡，痛苦病容，面色晦暗，咳喘频作，口唇发紫，舌强言謇，两目昏糊，视一为二，头身振颤不已，两手抽搐不止，连续两昼夜不能合眼入眠，饮食尚可，二便通调，舌质红，舌苔微黄腻，脉弦滑略数。查：T 36.8 ℃，Hb 182 g/L，RBC 4.89×10$^{12}$/L，WBC 8.4×10$^9$/L，N 81％，L 19％。中医辨证为痰热蕴肺，宣肃失常，气机逆乱，引动肝风。治以清肺化痰，平肝息风。方用自拟清肺涤痰醒脑汤化裁。

处方：法半夏 10 g，橘红 10 g，茯苓 30 g，石菖蒲 10 g，川贝母 10 g，桔梗 10 g，麦冬 15 g，羚羊角粉（冲服）1 g，生龟甲（先煎）30 g，白芍 30 g，天麻 15 g，生龙骨（先煎）15 g，鱼腥草 30 g。3剂，水煎频服。

先后两次服药，每次约 300 mL，咳喘渐减，抽搐渐止，晚上呼呼入睡，翌日方醒，醒后神清志爽，咳喘明显减轻，抽搐完全停止。药既见效，嘱其服尽余药，再作处理。二诊（4 月 13 日）：患者端坐于床，言语清晰，自诉胸闷大减，视物清晰，惟咳喘时作，咯痰不爽，舌质红，舌苔微黄腻，脉弦细而滑。肝风既平，治以益气养阴，清肺化痰为主，方用生脉饮合二陈汤化裁收功。

按语：肺性脑病是指肺心病急性发作期患者，由于呼吸衰竭，缺氧及二氧化碳高度潴留，出现一系列精神和情志方面症状为主要表现的一种疾病。其轻者精神恍惚，嗜睡，迟钝，进而出现兴奋，谵妄，躁动；重者昏迷，抽搐，甚则危及生命。根据其临床特征，属于中医"肺胀""昏迷""厥脱"等范畴。中医学认为，肺性脑病多因痰浊痰热，壅阻于肺，肺失宣肃，腑气不通，心血瘀阻，浊邪蒙蔽清窍所致。其主要病机为痰浊、蕴热、瘀血、燥屎等相互交结，清窍被蒙。因此，在治疗上除应用西药抗感染，改善心、肺、脑功能，纠正水、电解质、酸碱失衡外，依据中医"痰瘀同治""肺与大肠相表里"等理论，采用涤痰通腑法进行辨证治疗，效果比单用西药为优。

## 肺结节病——从脾虚痰湿阻络论治

潘某，女，44 岁，1999 年 8 月 4 日初诊。反复咳嗽咯痰，气急胸闷 3 年。3 年前出现咳嗽，咯痰多，色白而清稀，伴有气急胸闷，神倦乏力。查血 ACE 为 66.5 IU/mL，经 CT 及病理证实为"肺结节病"。服用泼尼松 7 个月后，肺结节曾消失。半年前病情复发，症状性质同前，血 ACE 又高达60 IU/mL，服用泼尼松后，肺结节与症状都未见明显改善，遂自停服激素。诊查：心肺听诊无特殊，面色㿠白，舌质淡胖，边有瘀点，舌苔薄，脉涩。辨证为脾虚痰湿阻络，气虚血瘀痰凝。治以健脾益气，祛湿化痰，活血软坚。

处方：制苍术 10 g，黄芪 30 g，制白术 10 g，太子参 30 g，法半夏 10 g，厚朴 10 g，茯苓 15 g，桔梗 10 g，瓜蒌皮 15 g，丹参 30 g，海浮石（先煎）15 g，郁金 15 g，炙鳖甲（先煎）10 g，老鹳草15 g，生甘草 5 g。每日 1 剂，水煎分 2 次服。

二诊（8 月 11 日）：服药 7 剂后，咳嗽，气急，胸闷有所减轻，痰量减少，大便偏稀，舌质淡胖，舌苔薄，脉弦细。治以前方增减。

处方：制苍术 10 g，丹参 30 g，制白术 10 g，太子参 30 g，法半夏 10 g，茯苓 15 g，厚朴 10 g，桔梗 10 g，瓜蒌皮 15 g，黄芪 30 g，海浮石 15 g，炙鳖甲（先煎）10 g，郁金 15 g，玫瑰花 5 g，灵芝15 g，生薏苡仁 30 g，老鹳草 15 g，葛根 30 g，生甘草 5 g。每日 1 剂，水煎分 2 次服。

以后在原方基础上随症加减，治疗 2 个月后咳嗽，咳痰，气急，胸闷诸症明显减轻，坚持一直服用半年余，病情稳定，血 ACE 降为 30 IU/mL，肺结节病变改善显著。

按语：结节病是一种非干酪性类上皮细胞肉芽肿性疾病，是一种病因不明的慢性疾病，可累及多脏器，症状随受累脏器不同而异，其中以肺结节病最为常见。肺结节病主要表现为咳嗽，咯痰，胸闷，或咯血，往往伴有神倦乏力，气短，纳差等症状。胸片示双侧肺门及纵隔对称性淋巴结肿大，伴有或不伴有肺内网状，结节状，片状阴影，Kveim 试验阳性，SACE 活性升高，结核菌素试验阴性或弱阳性反应。中医对此无特定病名，根据肺结节病症状特点，属于中医学"痰核""咳嗽""胸痹"等范畴，其病因主要为肺脾气虚或肺阴不足。肺为贮痰之器，脾为湿脏，脾虚不能健运水湿，水湿凝聚而成痰；肺阴不足，阴虚火旺，火灼津而成痰。两者均致痰气凝滞，痰结不散，郁结于肺，日久血运受阻而产生瘀滞，痰、气、瘀交结，壅塞而渐成结节状。

本例患者由于脾失运化，痰湿上聚于肺，肺失肃降，肺气上逆，则出现咳嗽，咳痰量多，气急；痰气阻络，气机不畅，则出现胸闷；神倦乏力，面色㿠白，舌质淡胖为脾虚之象；舌有瘀点，脉涩，为血瘀之候。病情迁延，日久气滞，痰阻，血瘀，交结，壅塞而渐成肺结节。方以太子参，黄芪健脾益气；法半夏，茯苓，苍术，白术，甘草，厚朴健脾祛湿，理气化痰；丹参，郁金活血化瘀；鳖甲软坚散结；加瓜蒌皮，海浮石，桔梗，老鹳草增强化痰之力。诸药相伍，以达到健脾益气，祛湿化痰，活血软坚的作用，从而使肺结节的治疗获得较为满意的效果。

## 肺淀粉样变性病——从痰热阻肺上郁咽喉论治

封某，女，47岁，1999年11月20日初诊。反复咳嗽咯痰，气急胸闷，声音嘶哑半年。曾在杭州某医院就诊，经CT摄片，纤维支气管内窥镜检查及组织活检确诊为"肺淀粉样变性病"。予以肾上腺皮质激素治疗后，症状有所减轻，遂减量至每日口服强的松20 mg以维持，但上述症状又复加重，不能坚持工作而提前退休。诊查：呼吸稍促，口唇无发绀，声音嘶哑，心率98次/min，律齐，两肺可闻及散在性干啰音，脉弦细带数，舌苔薄，舌质红。辨证为痰热阻肺，上郁咽喉，肺气不利，宣肃失司。治以清肺化痰，降气平喘，利咽开痹。

处方：鱼腥草30 g，炙麻黄10 g，广地龙15 g，白花蛇舌草30 g，杏仁10 g，黄芩12 g，炙桑白皮15 g，前胡12 g，浙贝母20 g，法半夏10 g，蝉蜕10 g，炙紫苏子12 g，木蝴蝶10 g，重楼15 g，鲜石斛30 g，甘草5 g。每日1剂，水煎分2次服。

复诊：服药1周后，咳嗽，气急稍平，痰量减少，声音嘶哑改善，听诊肺部仍有少量干啰音，再以上方去鲜石斛，前胡，加南沙参、北沙参各15 g，瓜蒌子15 g。

三诊：继服半月后，咳嗽，气急，胸闷，声嘶诸症渐趋平缓，听诊肺部干啰音消失。

处方：炙麻黄5 g，黄芩12 g，杏仁10 g，浙贝母15 g，甘草5 g，炙桑白皮15 g，蝉蜕10 g，木蝴蝶10 g，南沙参15 g，北沙参15 g，麦冬12 g，太子参20 g，三棱10 g，莪术10 g，重楼15 g，白花蛇舌草30 g，野荞麦30 g。继服。追踪观察至今，除其间偶有发作，咳嗽，气急，嘶哑症状明显减轻外，CT摄片复查，病变基本稳定，泼尼松已减至5 mg/d。

按语：淀粉样变性是一种少见的全身性疾病，因纤维丝样糖蛋白在细胞外沉积所致，可累及各实质脏器而引起功能障碍。肺淀粉样变性非常罕见，其临床症状，轻则咳嗽，呼吸困难，口唇发绀，声音嘶哑；重则可导致呼吸衰竭，肺心病，甚则因咯血而致死。本病病因不明，推测可能与自身免疫机制有关，生前常难确诊，且预后较差。近年，随着医疗技术的不断创新，采用CT，MRI及纤维支气管镜进行组织活检，使其确诊成为可能。在治疗上，除应用激素，马法兰，秋水仙碱及二甲亚砜有助于改善症状外，尚无特效药物。

根据本病的临床表现，属中医学"咳喘""咯血""失音"及"胸痹"范畴。主要病机为气虚血瘀，痰浊内阻，郁久化热，滞留肺络，结于咽喉，致使气道失畅，吐故纳新受阻，故出现咳而气急；热郁喉道，损伤津液，咽喉失润，故声音嘶哑不扬。方中麻黄，杏仁，甘草，桑白皮，浙贝母，法半夏，广地龙，苏子，黄芩等清肺化痰，降气平喘；蝉蜕，木蝴蝶，鲜石斛生津润喉，开音通滞；复加重楼，鱼腥草，白花蛇舌草等清热解毒药，不仅能清肺除邪，还能发挥止咳，平喘，利咽等作用。病情稳定之后，则在益气养阴的基础上酌加三棱，莪术等活血化瘀，消癥散结的药物，以冀达到满意的效果。

## 肺间质纤维化——从痰浊内盛肺络痹阻论治

患者，男，53岁，2001年3月初诊。主要症状表现为咳嗽，喘憋胸闷，痰多白黏，呼吸困难，动则加重，反复发作6年。曾在其他医院行高分辨CT检查示：两下肺网织样阴影，其内可见小片状密度增高影，支气管镜下肺组织活检提示肺间质纤维化，诊为特发性肺间质纤维化，建议激素治疗。患者不接受激素治疗，遂寻求中医治疗。在某中医院辨证诊为肾不纳气，痰浊阻肺，治以宣肺化痰，补肾纳气之方药，疗效不著。诊时症见咳嗽气短，痰多白黏，喘息，上一层楼梯则喘甚，舌质暗红，舌苔白腻，脉细弦。此病称为"肺痹"，肺络为血络及气脉的总称，血络相当于毛细血管，主血运；气脉相当于毛细支气管，主气行。瘀血为痹阻于肺络的基本病理产物。肺主宣发肃降，为水之上源，储痰之器，瘀血常与痰湿共同形成痹阻于肺间质的毒邪。由于毒邪闭阻于肺，肺络不通，肺失宣降，失于主气，辨证为气虚血瘀，痰浊内盛，肺络痹阻。治以益气活血，化痰开痹为法。

处方：生黄芪 30 g，丹参 15 g，金银花 30 g，葶苈子 15 g，当归 30 g，旋覆花 10，赤芍 15 g，茜草 10 g，天竺黄 15 g，浙贝母 10 g，莱菔子 15 g，甘草 5 g，三七粉（冲服）3 g。每日 1 剂，水煎分 2 次服。

二诊：服药 7 剂后，患者咳嗽，气短有所减轻，痰量明显减少，仍喘息动则加重，舌质暗红，舌苔薄白，脉细弦。上方加枳壳 10 g，郁金 10 g，以增强行气活血之力。

三诊：又服 10 剂后，喘息，气短明显减轻，舌质暗红，舌苔薄，脉细弦。上方减葶苈子，莱菔子，加太子参 30 g，服用 10 剂。药后患者喘息，气短再减，活动进步，可快步行走。嘱其守方继服，一段时间后患者已能登五层楼。

按语：特发性肺间质纤维化，是一种原因不明的以弥漫性肺泡炎和肺泡结构紊乱最终导致肺间质纤维化为特征的疾病，预后极差且缺乏有效的治疗方法。早期病例即使用激素，免疫抑制剂治疗，生存期也仅有 5 年。失去早期治疗机会者，慢性型其生存期仅为 2～3 年，WHO 将其列为难治性疾病。由于本病早期症状表现无特异性，经常不被认识，治疗难以收效。

本例患者咳嗽，喘憋胸闷，痰多白黏，呼吸困难，动则尤甚，病情进行性加重，当属于中医之喘证。久喘者，由于损伤肺肾两脏之气而易形成肺肾两虚之证，治疗当补益肺肾，纳气平喘。此例患者虽有喘憋胸闷，痰多白黏，呼吸困难，动则加重，但舌质暗红，脉细而有弦象，与舌淡胖或舌紫暗，脉沉细或微不同。从辨治过程来看，气虚瘀血阻络是本病的关键。以气阴两虚，瘀血为本，痰湿为标。血瘀于肺络，气血津液不能输布，进而出现气虚津亏症状，标实易去，本虚一时难解。故组方用药以益气活血通络为法。黄芪，当归相配补气生血，令阳生阴长气旺血盛；黄芪配金银花有益气解毒通络开痹之功；茜草，丹参加强活血通络之效；旋覆花，郁金行气活血，化痰通络；少佐甘草则使药力威而不猛，疗效柔和持久。

## 淋巴结核——从阴虚火旺痰热结聚论治

于某，男，16 岁，1987 年 3 月 20 日初诊。患者 3 个月前持续牙痛 20 余日，经中西药治疗而愈。继之，耳后颈项部出现一肿块，初如花生米大小，未予在意。近月来，肿块明显增多、增大，特求中医诊治。现耳后明显肿大，细触之，可触及肿块 3 个，呈串状分布，大者如杏核，推之不移，小者如枣核，推之可移，质均较硬，疼痛不明显，伴有低热盗汗，口干欲饮，神疲乏力，大便干结，舌质红，舌苔薄黄，脉沉弦滑数。检查：红细胞沉降率 24 mm/h，结核菌素试验（＋）。辨证属阴虚火旺，痰热结聚。治以滋阴降火，化痰散结。方用自拟化痰消瘰汤加减。

处方：法半夏 10 g，玄参 15 g，浙贝母 10 g，麦冬 15 g，赤芍 10 g，生地黄 15 g，夏枯草 10 g，生牡蛎（先煎）15 g，僵蚕 10 g，柴胡 10 g，黄芩 10 g，鳖甲（先煎）15 g，知母 10 g，猫爪草 15 g，天花粉 15 g。每日 1 剂，水煎分 2 次服。

以上方为基础，随症间或加入陈皮、茯苓、焦山楂、地骨皮、沙参等，共服药 50 余剂，诸症皆失。

按语：淋巴结结核，属于中医学"瘰疬""痰核"范畴。其发病多因阴虚、痰热和气郁。素体阴虚之人，阳热亢旺于内，必炼津为痰；或情志不遂，气郁化火，灼津为痰。痰火胶结，随气血流动无处不到，停聚局部，凝涩脉络，形成瘰疬、痰核。此例患者之治，方用化痰消瘰汤，方中玄参清热解毒，软坚散结；柴胡、黄芩、法半夏疏肝理气，清热解郁；赤芍凉血化瘀；猫爪草、夏枯草清热化痰散结；浙贝母、僵蚕、生牡蛎化痰软坚散结。诸药合用，共奏清热解毒，软坚散结，化痰消瘰之功。

## 类赫反应——从痰湿内阻郁而化热论治

曾某，男，39 岁，2000 年 6 月 18 日住院。咳嗽咳痰，胸闷盗汗半个月。胸片提示：左上肺结核，伴左胸腔少量积液。服异烟肼，利福平，乙胺丁醇，吡嗪酰胺抗结核治疗，症有好转。半月后，出现高热畏寒，咳痰，痰黏色白，胸闷气短，舌质淡红，舌苔薄黄腻，脉弦滑。复查胸片示：左上肺病灶扩大，积液增多。西医诊断为抗结核治疗类赫反应。证属痰湿内阻，郁而化热，拟温胆汤加减。

处方：法半夏 10 g，地骨皮 15 g，竹茹 10 g，金银花 20 g，枳实 10 g，陈皮 5 g，茯苓 12 g，百合 15 g，葶苈子 10 g，甘草 5 g。每日 1 剂，水煎分 2 次服。不减抗结核药物。

二诊：服药 3 剂后，发热退，咳嗽胸闷减轻。继服 5 剂后，无再发热，胸腔积液大部分吸收。

按语：类赫反应是抗结核治疗特别是含有异烟肼，利福平化疗方案中，由于大量结核分枝杆菌短期被杀死，大量死菌，菌体的游离成分作为抗原，引起周围炎症反应和免疫强力诱导有关，病灶扩大。抗结核药口服后，可使脾胃运化失常，酿生湿热，使痰热互结。故予温胆汤，法半夏，陈皮，茯苓除湿化痰；地骨皮，金银花清热；枳实，葶苈子理气下水；同时甘草具有激素样作用，可共奏其效。

## 肺癌——从痰湿郁结论治

文某，女，74 岁，1997 年 6 月 22 日初诊。患者同年 4 月 13 日在某省级医院 CT 检查确诊为晚期肺癌、肺衰竭。因年事已高，不宜手术和化疗而来求中医诊治。查体：呈重病容，精神萎靡，面色晦暗，形体干疲，气喘无力，端坐呼吸，脓痰腥臭，动则虚汗出，怕风，怕冷，体温 38 ℃～39 ℃。舌质红，舌苔白厚腻，脉弦而数。中医辨证为痰湿郁结于肺，久郁化燥伤阴。治以燥湿化痰，滋阴润肺，软坚散结为主，佐以清热解毒消痈。

处方：南沙参 15 g，天冬 15 g，昆布 15 g，海藻 15 g，杏仁 15 g，紫菀 15 g，桔梗 15 g，川贝粉（冲服）15 g，百部 15 g，半枝莲 15 g，白花蛇舌草 15 g，桃仁 15 g，桂枝 15 g，鸡内金 15 g，焦三仙 15 g，鱼腥草 30 g，薏苡仁 30 g，蒲公英 30 g，山慈菇 8 g。每日 1 剂，煎取药汁 500 mL 左右，后加蜂蜜 100 g 熬煮，每日饮 5～10 次，温服为宜。

复诊：服药 7 剂后，病情有所好转。继服 3 个月后，能下床活动，生活能自理。CT 复查：肺部肿瘤明显缩小，右肺阻塞性炎症消失。嘱其继服 3 个月。半年后 CT 复查：肿瘤阴形未见扩大，肺功能恢复正常。至今健在。

按语：本例属痰湿壅肺，久郁化热伤阴，炼痰成结。宜燥湿化痰，滋阴润肺，散结软坚。方中南沙参、天门冬润肺止咳，养阴生津，清肺火，滋肾阴；昆布、海藻消痰软坚散结；川贝粉（冲服）化痰止咳，清热散结；杏仁止咳平喘；百部、紫菀化痰湿，降气止咳；桔梗、鱼腥草相配加强开宣肺气，祛痰、排脓之功；薏苡仁健脾祛湿，清热排脓，与桃仁配伍可加强咳吐脓痰之功；蒲公英、半枝莲、白花蛇舌草清热解毒，利湿消肿。诸药合用，痰湿消除，肺之功能恢复，故诸症悉除。

## 食管炎——从痰热内蕴肝胃不和论治

患者，女，12 岁，2001 年 11 月 15 日来诊。反复胃脘痛 1 年，先后服中西药物治疗，病情反复不愈。2 个月前胃痛加重，做胃镜示：胃底及食管下端黏膜皱襞粗糙，充血水肿明显，可见点片状出血，西医诊断诊为食管炎、慢性浅表性胃炎。予抗炎、抗酸、铋剂等药物治疗，效不佳。现症精神不振，胃脘部疼痛，每餐后加重，胸脘胀满，纳呆恶心，时时嗝气，胸骨后有烧灼感，口黏口苦，夜眠差，大便干，舌质红，舌苔黄厚腻，脉滑数。辨证为痰热内蕴，肝胃不和，气机郁结。治以清热化痰，理气和胃。黄连温胆汤加味。

处方：黄连 10 g，陈皮 10 g，法半夏 10 g，枳实 12 g，竹茹 10 g，茯苓 12 g，柴胡 10 g，郁金 10 g，延胡索 12 g，海螵蛸 12 g，蒲公英 15 g，炒谷芽 10 g，炒麦芽 10 g，赭石（先煎）20 g，赤芍 12 g，三七粉 3 g。每日 1 剂，水煎分 2 次服。

二诊：服药 6 剂后，胃脘疼痛脘，腹胀满及嗳气减轻。效不更方，继服 6 剂。

三诊：药后诸症大减，偶有脘部隐痛，脘胀及口黏苦、烧灼感等症均消失。

处方：黄连 10 g，陈皮 10 g，法半夏 10 g，枳实 12 g，竹茹 10 g，茯苓 12 g，延胡索 12 g，海螵蛸 12 g，蒲公英 15 g，炒谷芽 10 g，炒麦芽 10 g，赤芍 12 g，三七粉（冲服）3 g，白术 20 g，白及 20 g，丹参 12 g，檀香 10 g，砂仁 10 g。

又服药 10 剂后，病情稳定，精神好转，纳食增，舌红苔薄白，脉细弱。后以黄芪建中汤加减，以善其后。随访至今，未再复发。

按语：本例患儿素喜食煎炸肥甘之品，加之学习紧张，焦虑伤脾，变生痰湿食滞，阻滞气机，痰湿蕴结，化热化火，肝胃不和而致病。以温胆汤清热和胃化痰，黄连、蒲公英清胃泻热；柴胡、郁金、延胡索疏肝理气止痛；海螵蛸制酸；赭石降逆和胃；三七、赤芍、丹参活血祛瘀；檀香、砂仁理气和胃；白术健脾益气；白及止血生肌；共奏清热化痰，理气和胃之效。后以益气养阴，健脾补虚，理气活血为法，使脾健胃和，纳运正常而收功。

## 反流性食管炎——从痰热中阻升降失司论治

患者，男，78 岁，2005 年 11 月 10 日初诊。主诉胸闷、胸痛反复发作 1 年。症见胸闷，胸骨后烧灼样疼痛，夜间较重，伴反酸、烧心，上腹痞满，进食后上腹胀满更甚，口苦，大便干燥，舌质淡黯，舌苔黄腻，脉弦滑。胃镜检查提示：反流性食管炎、食管裂孔疝。经常服奥美拉唑、吗丁啉治疗，服药后症状减轻或消失，停药后随即又发作。中医辨证属痰热中阻，中焦气机不利，升降失司。治宜清热化痰，健脾和胃，升降气机。方用黄连温胆汤合乌贝散加减。

处方：黄连 10 g，法半夏 10 g，茯苓 15 g，竹茹 10 g，枳实 10 g，陈皮 10 g，海螵蛸 15 g，浙贝母 10 g，紫苏梗 10 g，木香 10 g，吴茱萸 3 g，全瓜蒌 15 g，丹参 30 g，甘草 10 g。每日 1 剂，水煎分 2 次服。

二诊：服药 7 剂后，患者胸闷、胸痛，反酸、烧心，上腹痞满，口苦、大便干燥等诸症减轻，效不更方，原方续服 14 剂。

三诊：药后胸闷胸痛，反酸烧心，上腹痞满等主要症状消失，仍感进食后上腹部胀满。予香砂六君子汤加减，健脾和胃，从本调治。3 个月后复诊，未有明显发作。

按语：反流性食管炎属中医学"痞满""胸痹"等范畴。患者高龄多病，脏腑功能逐渐衰退，脾胃虚弱，运化失司，痰湿内生，久则蕴而化热，痰热中阻，中焦气机不利，升降失司，而致痞满、胸闷诸症的发生。黄连温胆汤清化痰热，黄连配吴茱萸辛开苦降；瓜蒌贝母散、乌贝散清热化痰，制酸止痛。诸药合用，使脾胃得以健运，痰热得以清化，气机得以升降，故取效良好。

## 慢性萎缩性胃炎——从痰瘀凝滞胃失和降论治

许某，男，39 岁，2002 年 3 月 12 日初诊。主诉胃脘胀满 3 年余，伴隐痛加重半年。患者平素因工作关系饮食不节，3 年前自觉胃脘胀满，嗳气，食欲不振，未予重视。后常发胃脘胀满不适伴隐痛，胃纳较差，甚时影响睡眠。半年前去某医院胃镜检查：慢性萎缩性胃炎。病理报告示：（胃窦）重度慢性萎缩性胃炎伴小凹细胞增生，部分腺体中、重度增生性肠化。口服多种中、西药治疗，均无效而求中医诊治。诉近日胃脘胀满隐痛，时轻时重，伴纳差、打嗝、口干无味，二便尚可。体查：剑突下压痛（＋），肝脾未及。舌质黯，舌苔白滑，脉弦。辨证为痰瘀凝滞，胃气受阻，胃失和降。

处方：太子参 20 g，法半夏 10 g，枳壳 10 g，檀香（后下）10 g，三棱 10 g，莪术 10 g，没药 10 g，山慈菇 10 g，丹参 15 g，黄药子 15 g，吴茱萸 5 g，黄连 5 g，砂仁（后下）5 g，甘草 5 g。每日 1 剂，水煎分 2 次服。配以金果胃康颗粒冲服，每日 2 次。

复诊：服药 6 剂后，胃脘胀满隐痛减轻，食欲增强，偶有打嗝，口稍干。舌黯苔白，脉弦。法药有效，医不更法，上方去檀香、砂仁、山慈菇，加煅瓦楞 5 g，佛手、紫苏梗各 10 g 继服。

三诊：又服药 6 剂后，症状大为改善，嘱改变平素饮食习惯，继服金果胃康颗粒。患者于 2002 年 11 月胃镜复查报告：慢性萎缩性胃炎（轻度）。病理报告示：（胃窦）轻度慢性萎缩性胃炎，小部分腺体轻度肠化。

按语：难治疾病经久不愈，不少预示着痰瘀久羁。前贤早有"百病皆由痰起"，"诸证怪病不离乎痰"之说。认为瘀多生于气机不利，痰多成于气化失司，二者的生成具有同源性，又二者皆属于阴邪，瘀可滞津生痰，痰可黏血成瘀，生成之后又有互结性。痰瘀恋结，黏滞凝涩，阻滞经络，阻碍气运，相互影响，根深蒂固，酿成难治之疾。故痰瘀互结的治疗关键要痰瘀并治，消痰与散瘀齐施。

慢性萎缩性胃炎，是临床上常见顽固性疾病之一。本病虽然在个体病证上有所偏重，但痰凝阳明燥土与瘀血凝滞胃络，几乎是萎缩性胃炎尤其是肠上皮化生所具有共性的特点。因此治疗以抑制肠化生从痰瘀论治为主，法半夏配三棱、莪术等化瘀消痰同施，兼服金果胃康颗粒，解毒化瘀，理气和胃，可激活腺体，使之分泌胃酸并抑制胃黏膜肠上皮化生。

## 慢性浅表性胃炎——从肝气犯胃痰瘀互结论治

林某，女，34 岁，2002 年 5 月 15 日初诊，患者自感胃脘痞塞 2 年，加重 2 个月。伴咽部堵闷，胁肋胀痛，随情志影响而加重。嗳气吞酸，胃脘烧灼感，不思饮食。大便干，2～3 日 1 行，舌质红，舌苔黄厚腻，脉弦滑数。于 2002 年 3 月 18 日做胃镜：慢性浅表性胃炎伴局部灶性萎缩，幽门螺杆菌阳性。根据辨证，此属肝气犯胃，湿热之邪阻滞中焦，痰瘀互结心下为病理特征。治当清热化湿祛痰，活血理气化瘀，投以小陷胸汤合失笑散加减。

处方：黄连 5 g，瓜蒌 15 g，法半夏 12 g，炒蒲黄（包煎）12 g，五灵脂（包煎）15 g，柴胡 15 g，郁金 12 g，桔梗 10 g，青皮 10 g，陈皮 10 g，香附 10 g，枳实 10 g，厚朴 10 g，栀子 10 g，浙贝母 12 g，牡蛎（先煎）20 g，石菖蒲 15 g，姜黄 10 g。每日 1 剂，水煎分 2 次服。

二诊（5 月 22 日）：服药 7 剂后，胃脘痞塞感减轻，咽堵消失，胁肋胀痛亦明显减轻，食欲增强，烧心减轻，大便正常，每日 1 次，舌质红，舌苔薄黄微腻，脉弦细。继以上方随症加减，服药 2 个月，诸症消失，身轻体健，精神愉快。2002 年 8 月 15 日胃镜复查：慢性浅表性胃炎（炎症静止期），幽门螺杆菌阴性。

按语：慢性胃炎临床发病率高，在各种胃病中居于首位，且其发病率随着年龄的增长而有所升高。本病临床表现以上腹胀满和疼痛为主，多属中医学"胃痞"或"胃痛"范畴。因为本病迁延难于根治，所以给患者带来很大的痛苦和精神压力。中医学治疗本病具有明显的优势，尤其在阻断肠上皮化生和非典型增生等方面有疗效。赵军艳等从痰瘀立论，采用化湿痰、祛瘀滞的方法治疗本病。我们认为，"久病责于痰瘀"，而且对于胃病而言，更是与痰瘀关系密切。胃主受纳腐熟水谷，日久必有湿食停聚不为脾气转运，渐成痰浊，阻滞气机而发胀满，气滞则血瘀而发为疼痛。痰瘀在内，胃气即弱，久则气阴两伤。治疗时，养胃和胃为常法，欲根治本病应该釜底抽薪，祛除痰瘀。

本例从肝气犯胃，痰瘀互结论治，其理乃脾胃位居中焦，旁系肝胆。肝主疏泄，脾主运化，互相协调，共同完成饮食消化吸收和营养全身的功能。中焦乃湿热之邪盘踞之所，若气机不调，肝失疏泄，肝气犯胃，影响脾胃运化，升清降浊失职，脾不化湿，胃失和降，蕴湿生热，酿化成痰，阻滞气机，气血失和，进而生瘀。痰瘀互结，阻于中焦，为慢性胃炎常见病因病机。临证常见胃脘痞塞，胁肋脘腹胀痛，烧心纳呆，嗳气吞酸，大便溏泻或者干结。舌质红，或有瘀点，舌苔黄腻，脉弦细或弦滑数。治疗上应掌握湿热之邪为病因，痰瘀互结为结果，以清热化湿，活血化瘀为原则。临床多选藿朴夏苓汤、三仁汤、连朴饮、小陷胸汤等合失笑散、菖蒲郁金汤组方加减，多获效验。

## 慢性肥厚性胃炎——从痰热中阻气滞血瘀论治

患者，女，58 岁。主诉胃脘胀痛 3 个月，食后加重，时有呕吐胃内容物，烧心泛酸，伴纳呆恶心，疲乏无力，口干口苦，舌质红，舌苔黄腻，脉滑数。经胃镜检查，诊断为慢性肥厚性胃炎。根据四诊合参，辨证属痰热中阻，气滞血瘀。治以清热燥湿化痰，活血化瘀止痛。

处方：法半夏 10 g，陈皮 10 g，茯苓 15 g，炒白术 15 g，枳实 12 g，竹茹 12 g，白及 10 g，厚朴 10 g，延胡索 10 g，佛手 10 g，海螵蛸 15 g，浙贝母 10 g，煅瓦楞 30 g，赭石（先煎）15 g。每日 1 剂，水煎分 2 次服。

复诊：服药 3 剂后，患者呕吐止，胃脘胀痛减轻，泛酸好转。继服上方加减，治疗 1 个月，症状消失。后以参苓白术散调理善后，随访半年未复发。

按语：慢性肥厚性胃炎属中医学"胃脘痛"范畴。本案患者平素体虚，加之思虑过度劳伤心脾，脾虚运化失常，痰湿内生，郁久化热，湿热中阻，气机不畅，不通则痛，故胃脘胀痛，烧心泛酸；痰热内扰，胃失和降，气逆而上，则时有呕吐胃内容物。故治疗用温胆汤清热燥湿化痰；加白及活血化瘀；延胡索、佛手理气止痛；乌贝散、煅瓦楞和胃制酸；赭石和胃降逆，即"急则治其标"之意，后用参苓白术散健脾燥湿，以治其本，标本兼治，疾病痊愈。

## 胆汁反流性胃炎——从痰热内郁胆胃失和论治

杨某，女，46 岁，2001 年 5 月 16 日初诊。患者胃脘疼痛多年，以胀痛为主，进食后明显不适，伴胃脘灼热，嘈杂嗳气，口苦口干，烦躁难寐。胃镜检查提示：胆汁反流性胃炎。舌质红暗而嫩，舌苔黄腻，中间偏厚，脉象细弦滑近数，两关脉弦。证属痰热内郁，胆胃失和。治宜清化痰热，利胆和胃为治。方用黄连温胆汤加减。

处方：黄连 5 g，法半夏 10 g，陈皮 10 g，茯苓 15 g，竹茹 10 g，旋覆花 10 g，赭石（先煎）20 g，煅瓦楞子 30 g，川楝子 30 g，麦冬 30 g，生甘草 10 g，大枣 6 枚，生姜 3 片。每日 1 剂，水煎分 2 次服。

二诊：服药 7 剂后，胃脘胀痛缓解，俱症亦有不同程度改善，两关脉弦也见缓和。原方续服。

三诊：又服药 14 剂后，上述诸症已基本消除，睡眠亦安，厚腻苔已去，仍以黄连温胆汤加减继续调理。

按语：胆汁反流性胃炎属中医学"胃痛""嘈杂证"范畴。肝与胆互为表里。肝为刚脏，性喜条达，若疏泄失常，则影响胆汁的分泌与排泄，肝气挟胆汁横逆犯胃。胆与胃之关系，亦非常密切，胃容水谷，清浊混居。惟得胆气升发，清阳得升，津液输于脾，浊阴即降。对后天而言，此可谓至关重要之环节。故有"凡十一藏取决于胆"之说。胆为六腑之一，以降为顺，以通为用。若六腑不通，浊邪壅于中焦，则易变生他证。木体在五行之中，以温为常。胆之实证，多有火热之患，胆气调则复归于温和之气，而无冲逆之苦。

胆汁反流性胃炎多为自主神经功能失调和幽门括约肌舒缩功能障碍而引起胆汁反流，进而导致胃窦部炎症。胃镜下多见黏膜充血，黏液较多，胆汁反流，壅留胃底，淤留液多等病理表现。符合中医痰热郁遏的病机。故黄连温胆汤为其首选方。本案在黄连温胆汤清化痰热的基础上，又配合旋覆花、赭石降逆以平冲，解除胆汁反流，横逆犯胃之苦。重用川楝子苦寒泄热，善治肝气横逆，胆火炽盛之证。其与瓦楞子同用，有良好的止痛、制酸和消除胃脘嘈杂症状。热郁日久，易伤胃阴，阴液不足，胃失濡养，进一步影响胃气和降，故重用麦冬既清胃热，又滋胃阴，以助胆胃通降功能之正常调节。由于理法方药之合理运用，因而收效显著。

## 消化性溃疡——从肝胃不和痰热内蕴论治

吕某，男，42岁。有反复胃脘痛1年半，经X线及胃镜检查，确诊为胃及十二指肠球部溃疡。曾不规律用药（疼痛厉害时服药），西咪替丁或雷尼替丁等，一般服药后疼痛症状可控制，但停药后，若饮食不节或过度劳累后又复发。此次发病，胃脘烧灼样疼痛4日，且伴有饥饿痛，进食后疼痛略有缓解，反酸、嗳气、纳差、倦怠乏力，口干不欲饮，大便干结，舌苔腻微黄，脉弦细数。中医辨证为脾胃气虚，痰热中阻。治以健脾益胃，清热祛痰之法。方用温胆汤加减。

处方：法半夏10g，陈皮10g，竹茹10g，茯苓10g，黄连5g，海螵蛸10g，煅瓦楞子10g，延胡索10g，全当归10g，炙甘草5g。每日1剂，水煎分3次服。

二诊：服药6剂后，胃脘部烧灼痛明显减轻，大便尚可，予上方去竹茹，加党参10g、白及10g、麦冬10g、炒麦芽10g、木香10g，继服。

三诊：又服药8剂后，胃脘灼痛，反酸等症消失。

按语：本病属中医学"胃脘痛"范畴，其多由情志失调，饮食不节或癖嗜辛辣、燥烈、烟酒等物，致使脾胃虚弱，肝胃不和，痰热内蕴，胃阴受损，胃络受伤而成胃溃疡。其病机以脾胃虚弱，运化失职，气血不足为本，以气滞、停湿（痰）、郁热、血溢脉外，胃气上逆等为标，为虚实夹杂之证。

## 胃黏膜脱垂——从痰湿困脾中气下陷论治

秦某，女，50岁，2002年3月17日初诊。患者近3个月来，时感上腹部隐痛。常自购雷尼替丁、香砂养胃丸等药治疗无明显效果，但未予足够重视。1周前因连续加班而症情加重。现上腹疼痛拒按，重坠作胀，食入益甚，卧则减缓，肢体倦怠，纳食差，便溏，每日1~2次，小便自调，舌质淡，边有齿痕，舌苔白腻，脉濡弱。胃镜检查示胃黏膜脱垂，B超检查肝、胆未见异常。证属痰湿困脾，中气下陷。治以祛痰化湿，益气健脾。方选温胆汤加味。

处方：法半夏5g，白术10g，枳实5g，姜竹茹10g，檀香5g，茯苓10g，乌药5g，川楝子10g，延胡索10g，黄芪15g，佩兰10g，白芍15g，升麻5g，砂仁（后下）3g，陈皮5g。每日1剂，水煎分早、晚各服1次。

二诊：服药5剂后，上腹疼痛明显减轻，发作次数亦减少，纳食增进，大便成形，偶感胃脘嘈杂，余无所苦。予原方去佩兰，加海螵蛸10g。

又服药5剂后，诸症向愈，偶因劳碌则上腹部稍感不适，钡餐透视无异常。前方再服3剂后，用补中益气丸善后。随访半年未见复发。

按语：患者长期操劳，劳则气耗，加之饮食不节，日久伤及脾胃。气虚水湿不化，湿聚成痰，痰浊内阻，气机失畅，不通则痛，故脘腹痛时作。温胆汤理气化痰和胃，并配以砂仁、佩兰等芳香化湿，黄芪、白术、升麻补益中气，重用白芍酸收以助升提。全方攻补兼施，补而不滞，故药到病除。

## 慢性胆囊炎——从痰热壅结气滞血瘀论治

患者，男，26岁。患慢性胆囊炎3年余，曾经消炎、利胆药物治疗无明显好转。近周明显加重，主诉上腹不适，呃逆频发，进油腻食后加重，食欲欠佳，舌质红，脉弦滑。中医辨证为气阴不足，痰热壅结，气滞血瘀之胁痛。治以温胆养肝，理气化瘀，清热化痰。

处方：法半夏10g，竹茹10g，陈皮10g，沙参10g，麦冬10g，郁金10g，桃仁10g，炙枇杷叶10g，浙贝母10g，炒麦芽30g，炒谷芽30g，白芍15g，丹参15g，柿蒂15g，茯苓15g。每日1

剂，水煎分早、晚各服 1 次。

二诊：服药 3 剂后，呃逆明显减轻，食欲改善，但上腹部仍有不适感，舌苔变薄，脉滑。效不更方，续服上方 8 剂后，诸症消失。B 超复查，胆囊无异常变化。

按语：慢性胆囊炎多由急性胆囊炎发展而来，常与胆石症同时存在。胆囊炎发病日久，或失治或误治，发展为慢性病变。中医辨证为本虚标实之证。本虚表现胆气不足，气阴两虚，标实则表现为气滞血瘀，痰热留恋不去。因此，治疗上应该注意标本兼顾，在清胆和胃的同时，兼以疏肝理气，化瘀祛滞，清热化痰。方以温胆汤加味，兼肝阴不足者加白芍、麦冬、沙参；气滞血瘀者加丹参、陈皮、郁金、桃仁等，随症加味，灵活应用。

## 溃疡性结肠炎——从脾胃虚弱痰湿留滞论治

赵某，女，50 岁。反复腹泻，并夹带黏液血便半年，症状严重时，自服黄连素、痢特灵、氟哌酸等药物，则有所缓解，但每因过度劳累，受凉或饮食不当时病情加重。3 个月前肠镜检查确诊为慢性非特异性溃疡性结肠炎。就诊时症见少腹胀痛，神疲食少，大便稀溏，夹带黏液，口苦，舌苔薄黄而腻，脉象濡弱。大便检查：红细胞（＋＋＋），白细胞（＋）。中医辨证为脾胃虚弱，痰浊湿热留滞，气血失和。治以益气健脾，化痰清利湿热，调和气血。方选温胆汤化裁。

处方：法半夏 15 g，陈皮 15 g，炒枳壳 15 g，葛根 10 g，木香 10 g，党参 10 g，茯苓 10 g，延胡索 10 g，黄连 5 g，炙甘草 5 g。每日 1 剂，水煎分早、晚各服 1 次。

二诊：服药 8 剂后，上述诸症基本消失，大便检查：红细胞（＋），无白细胞。嘱其改用香连丸与香砂六君子丸交替服用，以进行调理。

按语：溃疡性结肠炎又称慢性非特异性溃疡性结肠炎，属中医学"泄泻"范畴，常因饮食不节或情志失调，以致脾胃虚弱，湿热下注而引起肠道气机阻滞，传导失司，脉络受损，气血瘀滞而成。温胆汤以法半夏为君，燥湿化痰，降逆和胃，散结消痞。竹茹清热化痰，止呕除烦为臣药。枳实、橘皮行气消痰，使气顺痰消；茯苓渗湿健脾，以杜生痰之源，共为佐药。炙甘草益脾和中，调和诸药；煎加生姜、大枣以调和脾胃，且制法半夏之毒，共为佐使药。该方以清热、化痰、理气、和胃为目的。用温胆汤治之最为相宜，临床随证灵活配伍，则每收良效。

## 肠易激综合征——从脾失健运痰湿滞肠论治

吴某，女，33 岁，1990 年 11 月 18 日初诊。患腹胀痛，腹泻已 8 年。患者 8 年前在哺乳期中，偶遇情志刺激，乳汁消失，并出现间歇性腹泻，腹部胀痛，肠鸣漉漉，大便稀薄如糊状，夹有少许黏液，排便多在清晨起床后，有时 1 小时内连排 3～4 次，进食油腻则更甚，舌质淡胖，边有齿痕，舌苔白腻而厚，脉弦滑。8 年来，虽就诊于多家医院，均未发现器质性病变，中西药杂投，收效甚微。脉症合参，此乃肝郁气滞，脾失健运，痰湿留滞肠所致。

处方：法半夏 15 g，陈皮 15 g，茯苓 15 g，炒扁豆 20 g，白术 15 g，白芍 15 g，薏苡仁 15 g，浙贝母 10 g，制南星 12 g，防风 10 g，炙甘草 5 g。每日 1 剂，水煎分 2 次服。

二诊：服药 6 剂后，腹泻次数减少，腹痛、腹胀减轻，自觉舒适，精神渐爽。效不更方，又服 15 剂而愈，少食油腻亦未见异常。随访 1 年未复发。

按语：肠易激综合征又称激惹性结肠炎、刺激性结肠炎、痉挛性结肠炎、黏液性结肠炎等，其临床表现以腹泻与便秘交替出现，腹泻时无痛感，不因便意而觉醒，不发生粪便失禁；便秘时大便干硬，常有便意但排便少，腹痛而不能指出准确部位，腹部压痛，但持续压迫痛反消失。

中医学无此病名，但依据其临床表现，属"腹痛""腹泻"范畴。《医述》曰："痰之为物，随气升降，无处不到，为喘、为嗽、为呕、为泄。"该类患者多见便下黏液，或大便不通，腹部或痛或不痛，病多自发自愈，移时再作，缠绵旷日，舌苔多白而腻，脉多弦滑，所有这些都与痰病的特点相合。因此，痰湿流注肠道，腑气通降失常是肠易激综合征的发病基础。而痰邪之所生，一为肝气郁结，横逆犯脾，或饮食自倍，损伤脾胃，致使脾失健运，"脾土虚弱，清者难升，浊者难降，留滞中膈，凝滞为痰"。(《医宗必读》)二则肝郁化火，炼液为痰，或过食辛辣酒酪，膏粱厚味，或外感时邪，使脾失运化，聚湿为痰。正如《证治汇补》所曰："若外感风寒燥湿之侵，内为惊怒忧思之扰，饮食劳倦，酒色无节，营卫不清，气血浊败，熏蒸津液，痰乃生焉。"因痰有寒、热之分，所致肠道易激综合征有便秘或泄泻之别。故在治疗上以治痰为先，根据不同类型或清或燥，权变而施。

## 胆心综合征——从痰热扰心胃失和降论治

患者，女，62岁，1996年1月5日初诊。右胁下反复隐痛10余年，阵发性剧痛又发2周，伴夜间心前区疼痛，心悸胸闷，嗳气欲呕，曾来院急诊。B超示：多发性胆内结石；EKG示：部分导联ST-T改变；WBC $11×10^9$/L，N 0.82。给予解痉镇痛，抗感染药静脉滴注缓解，但一旦停药，夜间疼痛又发作。形体肥胖，舌质胖嫩，舌苔黄腻，脉滑数。辨证肝胆失疏，痰热扰心，胃失和降。治拟清化痰热，泄胆宁心。

处方：姜法半夏10 g，茯苓12 g，柴胡10 g，竹茹12 g，制大黄（后下）10 g，全瓜蒌12 g，黄芩10 g，炒白芍18 g，枳壳10 g，醋延胡索12 g，金钱草30 g，陈皮5 g，川楝子12 g，生甘草5 g。每日1剂，水煎分2次服。

二诊：服药3剂后，胁下疼痛及夜间心前区疼痛缓解，7剂后症状基本消失。

按语：临床上部分胆囊炎和胆石症的患者常合并胆心综合征。《素问·脏气法时论篇》曰："心病者，胸中痛，胁支满。胁下痛，膺背肩甲间痛，两臂内痛。"《诸病源候论》曰："心腹痛者，由于脏腑虚弱……邪气发作与正气搏击，上冲于心则心痛，下攻于腹则腹痛，上下相攻则心腹绞痛，气不得息。"此古籍所形容的"心病""心腹痛"与现代医学的胆心综合征十分吻合。

本例患者虽高龄似虚，而实因痰热，疾病日久，肝胆失疏，气滞则痛，气郁痰生，痰热内扰心神而致。张卫化宗《医学入门》"心与胆相通，心病怔忡宜温胆"之旨，选温胆汤合大柴胡汤，金铃子散加味，痰热清，肝胆疏而心自宁。

## 食管癌——从痰膈塞不通论治

黄某，男，56岁，2005年3月19日初诊。患者于2个月前因食管癌手术治疗，病理诊断：食管中段鳞癌。并静脉化疗2次来院，诉眩晕、神疲乏力明显，胸脘痞闷，呕恶频频，时有黏液痰涎，色白量多，在晨起及进食时尤著，纳差。舌质浅淡，舌苔白腻，脉滑。中医辨证属脾失健运，聚湿成痰，膈塞不通之证。

处方：法半夏10 g，制南星10 g，茯苓10 g，枳壳10 g，薏苡仁30 g，陈皮5 g，生甘草5 g。每日1剂，水煎服，少量频服。

复诊：服药5日后，诉呕恶眩晕明显减轻，黏液痰涎量逐渐减少，每餐能进食约125 g流质饮食。再进15剂后，患者诸症基本消失，改参苓白术丸调理脾胃，巩固疗效，顺利完成后二次化疗，至今已2年余未见复发。

按语：中晚期食管癌，病理学上系指癌细胞已穿透食管黏膜下层，浸润肌层或食管全层，甚至周围组织，并有不同程度的淋巴结转移。属中医"噎膈"范畴。高继良等以"怪病多痰"之训，从痰论治本病每获良效。

其机制是因为痰是形成食管癌的基本病理因素。七情内伤生痰成癌，古代医家认识到噎膈的发生与情志因素密切相关，并认为噎膈多起于忧郁。如《素问·通评虚实论篇》曰："膈塞闭绝，上下不通，则暴忧之病也。"《景岳全书》曰"噎膈一证，必以忧愁思虑，积劳积郁"而成。忧思郁虑可以伤脾，脾伤则气结。《诸病源候论》曰："忧恚则气结，气结则不宣流使噎。"《圣济总录》曰："膈气噎塞者，由忧思过甚，气结不通"所致。气结则津液不得输布，聚而为痰。肝气郁结，可影响脾之运化功能，聚湿成痰；或情志不遂，气郁化火，煎熬津液成痰。痰气凝聚食管，恒久不化，日积月累，影响脏腑气机升降和气血运行，可诱发食管肿瘤发生。《医宗必读·反胃噎膈》曰："悲思忧恚，则脾胃受伤，血液渐耗，郁气生痰，痰则塞而不通，气则上而不下，妨碍道路，饮食难进，噎塞所由成也。"明确指出噎膈是由于痰气交阻于食管之故。

除七情内伤外，饮食内伤也是噎膈痰证的常见引发因素之一。如《景岳全书》曰："噎膈一证……或酒色过度，损伤而成。"《张氏医通》曰："好热饮人，多患膈症。"《医门法律》曰："滚酒从喉而入，日将上脘烧灼，渐有热腐之象，而生气不存，窄隘有加，只能饮水，不能纳谷者有之。此所以多成膈症也。"《医碥》曰："酒客多患噎膈，饮热酒者尤多，以伤津液，咽管干涩，饮食不得入也。"现代通过对食管癌高发区的调查资料分析也发现，在全部食管癌中70%左右的患者，有喜好热饮、硬食、快食或饮酒的习惯。

从痰论治食管癌。中晚期食管癌多出现进行性加重之吞咽困难，梗阻，呕吐黏液痰涎，食物下咽时疼痛等临床表现，但往往绝非单一症状所能概括，多伴有其他全身不适表现。张介宾曾曰："善治痰者，惟能使之不生，方是补天之手。"《谦斋医学讲稿》也有"据病情轻重，分化、消、涤三类，一般均化，较重用消，留而不去则用涤"之说。黄仕文等临床常用以下四法论治：燥湿化痰，代表方为二陈汤合导痰汤加减；温化寒痰，代表方为苓甘五味姜辛汤合苓桂术甘汤加减；润燥化痰，代表方为贝母瓜蒌散合沙参麦冬汤加减；清热涤痰代表方为清气化痰丸合礞石滚痰丸。由于食管癌中晚期阶段均表现为痰证，痰贯穿着食管癌病程始终，故唯有在辨证的基础上，从痰论治，才能收到事半功倍的疗效，但由于食管癌病位处于水谷通道，患者常有梗噎不顺，呕吐痰涎，故用药需以少量频服，以防引起或加剧呕吐。

有学者认为，食管癌不仅有因痰作祟者，更有因痰毒与瘀互结而所致者。其机制乃因痰毒是人体水液代谢障碍的病理产物，人体水液代谢平衡有赖于五脏及经络等正常生理功能来维持。当外邪入侵、精神刺激、饮食不当、体质虚弱等各种原因导致五脏气化功能或经络之气运行功能失调时，皆可导致水（津）液停聚、泛滥或凝结。痰毒产生后，无论其所在部位如何、性状如何、去路如何，都能成为一种致病因素，与原始病因或其他同期病理产物共同参与病理过程，从而产生与痰毒有关的病证。《医宗必读》曰："悲思忧恚，则脾胃受伤，血液渐耗，郁气生痰，痰则塞而不通，气则上而不下，妨碍道路，饮食难进，噎膈所由成也。"详细地指出了噎膈是由于痰气交阻于食管之故。恶性肿瘤的形成，以及发病后转变险恶，大都与痰毒有着密切的关系。

痰属阴性，其性黏滞缠绵，贯穿整个食管癌病程的始终，易留伏遏阻于食管，是噎膈病情缠绵难解的原因。痰留着不去，阻碍气机，痰气交阻，故噎膈患者早期就可见到吞咽不适、胸膈痞闷等症。痰停留食管恒久不化，积为陈痰或顽痰，则病情反复，逐渐恶化，吞咽困难、梗阻呕恶日益明显。痰性易动，可随气升降，遍布全身，或结于皮下，或结于脏器，或皮里膜外，形成痰核、流痰、痞块等。《丹溪心法》曰："痰之为物，随气升降，无处不到。""凡人身上中下有块者多是痰。"这在中晚期食管癌中表现尤为明显。食管癌主要的转移途径，表现为多个淋巴结肿大、压迫局部神经、血管、淋巴管，引起疼痛、出血和声音嘶哑。瘀血与恶性肿瘤有着密切的关系。从现代医学角度理解，中医学"血瘀"为在一定的外因和内因的条件下，血液流动缓慢或停滞，或血液离开血管产生瘀结，血液由动态变为静态，这是血瘀的基本环节，也是血瘀的共性。在病理生理上表现为血液循环障碍和受累组织的损害，组织器官的炎症、水肿、糜烂、坏死、硬化、增生等继发性改变。

痰瘀互结是食管癌进展的重要因素。痰毒和瘀血作为病理因素，在疾病进展中的相互关联（痰瘀相关）是基于中医学"津血同源"这一基本理论。津液与血，异名同类，均属于阴精，而阴精为病，必然表现为津血的亏耗与留滞。津血留滞即为痰为瘀，痰水和瘀血作为阴精为病的两个不同方面的表现形式，成为一种病理产物和致病因子，在某些特定条件下，有分有合，相互转化。如痰毒形成后，注入血脉，随气血而流行，内至脏腑，外至经脉，壅塞脉道，影响血液运行，由痰生瘀，或夹瘀而病。痰毒、瘀血作为致病因素，对机体的损害是多方面的，痰瘀相兼为患的病症临床表现极为广泛，诸多疑难杂症、重症常常与"痰瘀互结"有关。

临床上，食管癌因痰气交阻日久，瘀象渐现。痰阻使血难行，血瘀则痰难化。痰滞日久，必致血瘀，瘀血内阻，致痰愈结，痰瘀交阻，则病难解。故涤痰化瘀法是食管癌的主要治法。痰毒凝滞，胶于食管，聚而为块，道路狭窄，饮食不畅，病已始矣。通过涤痰散结，将停留在食管的肿块消散，使呕吐痰涎、咽中梗阻诸症得除。化痰可以消散局部肿块，从而改善因肿块引起的症状。

现代研究发现，食管癌患者的血瘀证与血液流变性指标的异常存在着正相关，为临床治疗肿瘤从微观着手，合理运用活血化瘀法提供了新的思路与途径。化瘀药能够抗感染，减轻炎性水肿，减轻慢性炎症以及炎症时的血管通透性，从而缩小局部肿块。化瘀药还具有抗凝和纤维蛋白溶解作用，能够破坏癌栓周围的血小板、纤维蛋白等血栓组织，增强血流量，改善血液循环及机体血液浓、黏、聚、凝的"高凝状态"。同时，因为活血化瘀药能改善血液的高凝状态，因此，可抑制肿瘤细胞在远隔部位的着床而在一定程度上起到了抑制肿瘤转移的作用。痰瘀同治法的临床运用，是通过具有活血化瘀，涤痰利水功效的药物和方剂来体现的。

## 胃癌——从痰浊内阻肝郁脾虚论治

张某，女，61岁，1987年3月16日初诊。1983年7月31日，因上消化道出血由门诊收入病房，经检查诊断为进展期胃癌，于8月31日在硬麻下行胃次全切除术，术后化疗10次，头昏眼花，心情烦躁，恶心欲吐，不思饮食，右胁胀痛，卧床不起，日见消瘦，舌苔厚腻，脉弦滑。拟疏肝理气，健脾和胃类方药治疗，服药数十剂，疗效不显著。后改拟疏肝和胃，消痰散结法治之。

处方：柴胡10 g，炒枳壳12 g，炒枳实12 g，川厚朴12 g，预知子30 g，砂仁5 g，炒白芍（后下）15 g，法半夏10 g，制南星10 g，紫金牛30 g，黄药子5 g，炙甘草5 g，大枣5枚。每日1剂，水煎分2次服。

复诊：服药20余剂，右胁胀痛缓解，食纳大增，精神转佳，能起床散步。继以成药金龙蛇口服液（主要含消痰散结药）治疗至今，患者一般情况较好。

按语：胃癌，是发病率较高，严重威胁人们生命健康的恶性肿瘤之一。中医对胃癌的治疗，不同的患者，同一患者在不同的发展阶段，其证情千差万别，不可忽视辨证论治，用药如用兵，病变药也变，方可奏效，但万变不离其宗，紧紧抓住消痰散结这个中心环节，就能固守阵地，以不变应万变。

胃癌从痰论治，古代医家多有论述。如元·朱丹溪曰："诸病多因痰而生，凡人身上中下有块者多是痰"，清·高锦庭曰："癌瘤者，非阴阳正气所结，肿乃五脏瘀血浊气痰滞而成。"《医门法律》指出，"痰饮之患，未有不从胃起者也。"无论肝气郁结、脾胃虚寒、瘀血内结、热毒停胃，其病理的进一步演变则为痰浊，结而为块，形成胃癌。痰性重浊黏滞，缠绵难愈，且易向他处转移，故在整个胃癌的治疗过程中，要始终贯彻消痰散结的原则，根据不同的病理情况，结合他法治疗，一定能收到较好的疗效。在痰未成阶段，消痰散结法能够防止痰的产生，痰已成阶段，能够消痰散结并防止痰之转移。消痰散结药多选用制法半夏、制南星、全蝎、蜈蚣、僵蚕、天龙、地龙。动物实验中发现，该法有明显的抗胃癌增殖和转移的作用。

对此患者的治疗，施以疏肝和胃，消痰散结之法，其理乃肝主疏泄，脾主运化。若肝之疏泄失常，即木郁土壅，脾土气滞，聚而为痰。临床多表现为胃脘胀闷，攻撑作痛，脘痛连胁，嗳气频繁，大便不畅，每因情志因素而痛作，舌苔薄白，脉沉弦。治疗中，不仅要抓住肝气郁结这一"证"，而且更要抓住"痰浊"这一病理环节，既辨证论治，又辨病论治。若仅疏肝理气，则难以化其痰，而消痰散结有涤痰除浊，推陈出新之妙，结合疏肝理气，可谓相得益彰。

## 肺源性心脏病——从胸阳不振痰浊闭阻论治

胡某，男，73 岁，1997 年 3 月 5 日初诊。自诉有咳嗽病史 10 余年，近 1 年加重。前日受凉，出现咳嗽，咳白色黏液痰，质稠，伴胸闷气促心悸。曾在某医院治疗，病情无好转，上症加重且见双下肢浮肿，夜间不能平卧，纳食少，今至我院住院治疗。刻诊：除上症外，精神萎靡，面色浮黄，尿短少，腹胀纳呆，大便调，舌紫暗，体稍大，舌苔白厚，脉促乏力。体查：T 36.5 ℃，P 108 次/min，R 26 次/min，血压 110/80 mmHg；颈静脉怒张，呼吸急促；双肺呼吸音粗，双下肺可闻湿啰音，心界扩大，HR 150 次/min，律不齐，心音强弱不等，心尖部可闻 Ⅱ 级收缩期杂音；双下肢中度水肿。胸部透视：全心扩大。心电图：快速心房颤动，心肌劳损。西医诊断为肺源性心脏病，并心力衰竭Ⅲ度。中医辨证为素体阳虚，胸阳不振，阴寒之邪乘虚而入，凝聚为痰，痰浊闭阻而发病。治宜通阳泄浊，豁痰开结。方用瓜蒌薤白桂枝汤加减。

处方：瓜蒌皮 15 g，法半夏 10 g，枳壳 15 g，苏子 10 g，当归 15 g，远志 10 g，朱茯神 15 g，薤白 10 g，山楂曲 15 g，桂枝 10 g，丹参 30 g，茯苓 30 g，生黄芪 20 g。每日 1 剂，水煎分 3 次服。配合西药抗炎，强心，利尿常规治疗。

服药 3 剂后，病情迅速好转，咳嗽，气促，心悸，下肢水肿等症大减，咳痰易出，量减，能平卧，脉沉缓。遂停用利尿强心药，守前方 4 剂。7 日后临床治愈出院。带中药肾气丸加减，配合地奥心血康口服，巩固治疗。

按语：慢性肺源性心脏病是由于肺，胸廓和肺动脉血管的慢性病变引起的肺循环阻力增高，肺动脉高压，进而使右心室肥厚，扩张，甚至发生右心衰的心脏病。临床以喘息气短，咳嗽咯痰，胸中胀满，或唇甲发绀，心悸浮肿等为主要表现。本病属中医学"肺胀"范畴。

中医学认为，本病多是由于久咳哮喘，使肺气长期壅滞，肺叶处于臌胀状态，肺气不能敛降而出现肺胀；肺胀进一步发展，病由气及血，由肺累及于心，出现心肺同病，则为肺心病。肺病日久，主气司肃降功能减弱，故为咳喘；痰气交阻心脉，心失所养则心悸；肺为水之上源，水失其制，心阳气虚，血行不利则为水，水泛肌肤则为肿。

中医学认为，急性心衰的病位在心，发病却与肺脾肾肝功能失调有关。因为肺主气，脾主运化，肾为气之根，肝主疏泄。若肝郁气滞或脾失运化，津液不能敷布，聚而成痰，痰浊壅肺，肺气不利，即可导致痰瘀痹阻心脉。《丹溪心法·惊悸怔忡》曰：心悸当"责之虚与痰"。肾主津液气化，肾阳虚时，膀胱气化失职，阴邪弥漫，是痰饮痰浊产生的根源。临床所见，充血性心力衰竭，急性左心衰发作可见夜间心悸，端坐呼吸，喉中哮鸣等肺水肿症状；右心衰或全心衰发作时可见喘促气短，不能平卧，腹部全身水肿及胸闷，胸闭，心痛彻背等症状，与中医痰症相关。吴又汀认为，痰浊与瘀邪相兼是诱发急性心衰的症结所在。《金匮要略》曰："病痰饮者，当以温药和之。"《证治准绳》曰："痰涎壅盛所以治之，必先理气。"豁痰开结药，可以加强活血化瘀药的疗效；化痰理气药，可以显著增加血液的流动性，降低其黏滞性，从而改善血液的流动状态，改善心功能不全。理气化痰的常用药有法半夏，厚朴，薤白，桂枝等。但遇心衰患者夹有痰郁化热时，则应遵循热者寒之的原则，给予清热化痰的药物治疗，如瓜蒌仁，胆南星，川贝母等。以上病例说明，从痰论治充血性心力衰竭，可迅速缓解各类心力衰竭患者的临床症状，再配合抗心衰西药治疗，故能提高临床治疗效果。

## 充血性心力衰竭——从痰浊阻心滞涩血运论治

谢某，男，53 岁，1998 年 3 月 3 日初诊。患者胸闷心痛阵作，夜间心胸疼痛加剧，心痛彻背，不能平卧，咳嗽，痰多气促，夹红色泡沫痰已 3 月余。曾在某医院诊治，用抗炎、降血压、强心等西药治疗，症状时轻时重。今来求治于中医。刻诊：精神萎靡，痛苦面容，面稍浮肿，咳喘气促，胸闷心悸，食纳欠佳，二便尚调，舌质暗，舌苔白，脉细数促。体查：血压 164/110 mmHg，HR 125 次/min，律不齐。心电图：窦性心动过速，律不齐，电轴重度左偏，左室肥厚，左前束支阻滞。提示：高血压性冠心病合并心力衰竭。中医辨证为气虚心阳不振，痰浊阻于心胸，阻遏阳气，滞涩血运，形成痰瘀交阻。治宜通阳泄浊，豁痰开结，活血理气。方用瓜蒌薤白桂枝汤加减。

处方：瓜蒌皮 15 g，朱茯神 15 g，当归 15 g，厚朴 15 g，山楂曲 15 g，薤白 10 g，桂枝 10 g，生黄芪 20 g，泽泻 20 g，防己 20 g，枳壳 10 g，川芎 10 g，红花 10 g，法半夏 10 g，丹参 30 g。每日 1 剂，水煎分 3 次服。配合西药降压、抗炎、强心治疗。

复诊：服药 4 剂后，胸闷、心胸疼痛缓解，咳喘减轻。守上方加减续服 8 剂，诸症若失。随访 2 年未复发。

按语：充血性心力衰竭是多种心脏病发展到心功能失代偿期出现的危重病症，属中医学"心悸""胸痹""心痛病"的范畴。传统治疗多用活血化瘀法，或补益心气法。吴又汀通过临床实践体会到，从痰论治急性充血性心力衰竭，可以促进患者心衰控制，迅速改善症状，使病情从根本上得到好转。

## 缺血性心脏病——从气阴两虚痰热上扰论治

吴某，女，32 岁，2003 年 12 月 17 日初诊。自诉心悸气短，胸闷乏力 1 年余，加重 2 日。1 年前在感冒发热 2 日后出现心悸、气短等症，经心电图、心肌酶谱等检查，诊断为病毒性心肌炎，住院治疗 1 周，自觉症状减轻后出院。出院后未坚持休息及服药，每因劳累即自觉心悸、胸闷，休息减轻。2 日前因遇寒复发，体温 38.1 ℃，查心肌酶谱正常，经服泰诺感冒片（常规量）2 日，体温降至正常范围，但仍觉胸闷、气短、乏力，偶发胸痛，烦闷失眠，舌苔黄厚，脉滑数。心电图：窦性心动过速（108 次/min），室性早搏 2～5 次/min。诊断为慢性病毒性心肌炎。中医辨证属气阴两虚，痰热上扰。治用黄连温胆汤加味。

处方：黄连 10 g，黄芩 10 g，柴胡 12 g，法半夏 15 g，陈皮 15 g，竹茹 10 g，枳壳 15 g，丹参 15 g，太子参 30 g，沙参 20 g，五味子 10 g，黄芪 20 g，生姜 10 g，甘草 10 g。每日 1 剂，水煎分 2 次服。

二诊：服药 14 剂后，诸症明显减轻。坚持服用 2 疗程（28 日）已无心悸失眠，胸闷气短症状，心率 82 次/min。后以上药炼蜜为丸，每次服 9 g，每日 3 次，又服 2 个月。半年后回访已无自觉症状。

按语：病毒性心肌炎属中医学"温病""心悸""怔忡""胸痹"等范畴。该病是由病毒感染引起的心肌局部性或弥漫性炎性病变，多由呼吸道或消化道病毒所引起。其临床特征中医认为，常是风热毒邪侵犯肺部，或湿热侵犯肠胃，邪留中上二焦，导致肺失宣发，脾失健运，毒邪不解，留恋不去，损伤于心，使心不能主血，而血脉瘀滞；痰湿蕴结化而为热，热痰伤及气阴，从而心之气阴两虚，故而临证以痰热内蕴为标，心之阴阳气血亏虚为本，为本虚标实之证。病位在心，临床以心悸气短，胸闷烦躁，失眠多梦，口干口苦，小便短赤为辨证要点，故治疗当以理气健脾为法，清化痰热，宁心安神为要。方选黄连温胆汤加味以清心降火，化痰安中。方中黄连、黄芩苦寒泻火，清心除烦；法半夏和胃降逆，燥湿化痰；柴胡、枳壳、陈皮理气和胃；竹茹涤痰开郁；丹参活血通脉养血；黄芪益气固表，托毒外出，和丹参相伍，调和营卫，即《内经》"损其心，调其营卫"之意。现代药理研究证明：黄连、柴胡、黄芩对病毒有抑制作用，黄连并能兴奋心肌，扩张血管，增强冠脉流量；黄芪具有免疫调节作用，能诱发干扰素生成，抑制病毒复制，增强心肌收缩力和排心血量，提高心肌抗缺氧能力；丹参可有效改善循环，促进受损心肌的恢复，防止心肌纤维化。临床证实，黄连温胆汤加味辨证用于治疗病毒性心肌炎，疗效明显优于单纯西药治疗。

## 多脏衰竭并胸腔积液——从痰热壅肺闭阻清窍论治

路某，男，73岁。家属代诉：神志模糊嗜睡，哮喘，呼吸困难1月余。病史：2001年1月23日因咳嗽咳痰，伴发热3日入院。既往高血压病史15年，糖尿病10余年，脑血栓10年。2001年8月因"心力衰竭"住院，查T 37.5 ℃，P 102次/min，R 26次/min，血压196/142 mmHg，呼吸急促。此次住院曾先入住中心医院神经内科病房，西医以消炎，祛痰，抗心力衰竭、呼吸衰竭等多法治疗，病情日趋加重，于2001年12月转入ICU抢救。经全院大会诊，诊断为支气管炎，冠心病，心力衰竭Ⅲ度，高血压病3期，2型糖尿病，脑梗死后遗症，肺部肿瘤待排，多脏器衰竭合并双侧胸腔积液。药敏试验提示：高度广泛耐药。已告示家属病危，无药可治，再次转回神经内科病房。因西医长期治疗无效，在病情日趋恶化，准备后事之时，2002年1月10日神经科急请会诊。当时症见：神态模糊，嗜睡，呼吸困难，哮喘，痰黏黄难咯，低热，面色晦暗，歪僻不遂，口干唇舌焦燥，气管切开套管，吸痰有阻力，肢体下垂部位水肿，双侧胸腔重度积液，听诊双肺痰鸣音，大便干燥，3～5日1行，舌质干红无苔，脉沉细而数。中医诊断：①昏迷（阴虚痰热壅肺，闭阻清窍）；②喘证（痰热壅肺，肺肾阴虚，水瘀阻肺）；③怔忡；④中风；⑤消渴。治以滋水降火，宣肺平喘，通利三焦，涤痰开窍。

处方：杏仁15 g，沙参30 g，苏子15 g，薤白30 g，前胡15 g，瓜蒌子25 g，黄芩15 g，炒莱菔子20 g，射干15 g，炙麻黄10 g，生地黄15 g，川贝母10 g，熟地黄15 g，白芥子10 g，神曲15 g，陈皮10 g，罂粟壳5 g。清水煎服，每日1剂，少量频服。

二诊（2002年1月16日）：服上药5剂后，精神好转，体温复常，神态安静，面色润泽，咳喘胸闷好转，痰色转白易咳，听诊双肺痰鸣音明显减少，但呼吸音仍粗，右肺下部呼吸音较对侧弱，大便呈黄色软便，日行1～2次，舌质淡红，舌苔薄白稍润。原方瓜蒌仁增至30 g，去白芥子，加鱼腥草30 g，马兜铃、炙款冬花各15 g。

三诊（1月22日）：服中药共12剂，神志转清，咳喘大减，痰白易咳，二便通畅，呼吸平稳，诸症进一步好转。CT示双侧胸腔积液已基本消除，胸片仅提示右肺炎症，肺部听诊双侧痰鸣音（-）。病情明显好转，前方去沙参，加西洋参10 g，继服6剂。尔后临床根据病情变化，方药随症加减，略有变化。病情进一步好转，生活能够自理，回家调养。

按语：本例系多脏器功能衰竭并双侧重度胸腔积液，并疑拟为肺癌，临床上经药敏试验又广泛高度耐药，经全院多科专家会诊后，已确定不治，后抱着一线希望特邀吾师以中医药治疗。导师在错综复杂的病证中直中病变之要害，认为该病为阴虚痰热壅肺，闭阻清窍，故治疗的切入点应为滋水降火，宣肺平喘，通利三焦，涤痰开窍。因辨证精当，用药精良，故疗效迅速快捷，再创临床奇迹。

## 心血管神经症——从心胆虚怯痰浊内扰论治

患者，男，40岁，1998年7月初诊。胸闷、心慌5日。无既往病史。现在主要症状为胸闷、心慌，发作有先兆性，发作呈持续性，半小时到数小时不等。伴有多汗、头晕、乏力，焦虑失眠。舌质浅淡，舌苔白，脉弦滑。心电图、心脑彩超均正常。曾口服硝酸甘油，疗效欠佳。西医诊断为心脏神经症。中医辨证为心胆虚怯痰浊内扰。治拟益气养心，安神化痰之法。方选十味温胆汤加减。

处方：人参10 g，枳实10 g，五味子10 g，陈皮15 g，茯苓10 g，法半夏15 g，黄芪20 g，远志15 g，熟地黄20 g，酸枣仁30 g，白芍15 g，浮小麦20 g，甘草5 g。每日1剂，水煎分2次服。

二诊：上方服用5剂后，自觉症状减轻。效不更方，嘱原方继服。

三诊：又服药10剂，症状大减。予上方加瓜蒌20 g，再服15剂。

药后诸症消失。随访2年未再复发。

按语：心脏神经症主要是由于中枢神经功能失调，影响自主神经功能，造成的心血管功能异常。本症多见于女性和青年或中年人。患者的神经类型常为弱型，较抑郁和焦急忧愁，易受外界环境影响。近年来因生活节奏变化而使该病发病率明显升高。西医治疗应用镇静药、β受体阻滞药及维生素类，但疗效并不理想。本病当属中医学"心悸"范畴。宋·严用和《济生方·惊悸怔忡健忘门》指出惊悸为"心虚胆怯之所致也""或因事有所大惊，或闻巨响，或见异相，登高涉险，惊忤心神，气与涎郁，遂使惊悸。惊悸不已，变生诸症，或短气悸乏体倦自汗，四肢浮肿，饮食无味，心虚烦闷，坐卧不安"，治宜"宁其心以壮胆气"。心虚则神摇不安，胆怯则善惊易恐，故心悸多梦而失眠；心虚胆怯，脾胃失于健运，故食少纳呆；脾胃运化失职，津液聚而成痰，痰居心位，则使病反复发作。方中以人参、茯苓健脾益气，以陈皮、法半夏理气化痰，以枳实行气除痰，以熟地黄、五味子滋养心阴，以酸枣仁、远志养心安神，甘草和中补土。诸药合用，可达益气养心，安神化痰之效。

## 血管神经源性晕厥——从痰热挟瘀气机不利论治

龚某，男，35岁，2005年11月1日初诊。反复发作晕厥3年。多在过度吸烟而引发剧烈咳嗽后出现晕厥，呈一过性，可自行醒来，无癫痫症状表现。今年9月住某西医院诊治。诊断为血管神经源性晕厥、中度呼吸暂停综合征、高脂血症。症见形体肥胖，面色黯红，口唇红暗，夜间睡眠鼾声重，夜梦颇多，饮食及二便正常，舌质红暗，舌尖边红甚，舌苔中间黄厚腻，脉象细涩，舌下静脉增粗怒张。证属痰热挟瘀，气机不利。治宜祛痰泄热，调气行瘀。方用黄连温胆汤合千缗汤加味。

处方：黄连5 g，法半夏10 g，陈皮15 g，茯苓15 g，枳实15 g，竹茹10 g，生甘草10 g，牙皂6 g，石菖蒲10 g，郁金15 g，土鳖虫10 g，桃仁10 g，赤芍20 g，干地龙10 g，生姜3片。每日1剂，水煎分2次服。

二诊：服药7剂后，未见晕厥再发作，厚腻苔已明显减少。原方再加五灵脂15 g，香附15 g，制大黄10 g，以减肥降脂。每日1剂，水煎分2次服。

三诊：连续服用上方60剂，其间未出现晕厥，脉无涩象，舌红明显改善，厚腻苔已化，面色及口唇暗色消除。复查血脂及胆固醇均已正常。呼吸暂停征象解除。

按语：晕厥，又称昏厥，是一种突然发生的短暂意识丧失状态。以面色苍白、神志消失和突发性瘫倒为典型表现。西医认为引发晕厥多由脑缺血、缺氧所致。常分为心源性、脑源性和反射血管性三类。从本案引发晕厥的原因分析，似属于血管迷走性晕厥中的"咳嗽性晕厥"。西医认为，这主要是因脑循环障碍所致。剧咳可使胸内压骤升，在发生晕厥时，胸、腹内压力也会升高，可通过硬膜外腔压迫脑血管，引起一过性脑缺血、缺氧发生晕厥。

中医对晕厥的认识有虚实之分，一般以实证为多见。痰浊、气逆、血瘀常为引发晕厥的主要原因。本案患者形体肥胖，夜间鼾声重，舌苔厚腻为痰盛表现；颜面、口唇黯，舌下静脉怒张，脉涩为血瘀见证；舌红，以尖边红甚，苔黄、夜梦多为痰瘀化热，内扰心神所致。由此可见，痰瘀为其主要矛盾，痰瘀阻塞气机，气机紊乱，升降失常，上逆作咳；肺为相傅之官，主治节，助心行血。肺气怫逆，气机郁闭，治节失常，进一步加重血脉痹阻，以致脑络失养，而出现短暂性缺血、缺氧。

就痰与瘀的关系来说，多因痰致瘀。瘀久又可生痰，痰瘀互结，既易化热化火，更易加重气机逆乱，升降失常。本案在治疗过程中始终抓住痰、瘀、热这个基本矛盾，应用黄连温胆汤合千缗汤剔痰泄热；香附、菖蒲、郁金调畅气机，宣窍醒脑；土鳖虫、地龙、赤芍等破瘀通络，扩张血管，改善微循环，有助于解除缺血、缺氧。故患者服药后，晕厥症状未再显现，诸症亦随之解除，疗效十分显著。另一方面，本患者虽罹患血管神经源性晕厥、中度暂停呼吸综合征、高脂血症等多种疾患，但从中医辨证角度分析均与痰瘀气郁密切相关，本着"异病同治"的原则，从治痰、治瘀、治气入手，实现了"异病同治"的双赢效果，充分显示了中医理论的实用性和科学性。

## 原发性高血压——从痰浊中阻清阳不升论治

徐某，女，62 岁，2004 年 10 月 9 日初诊。主诉头晕、头胀近半月。既往有高血压病史 16 年，常服中药治疗。近日因情绪波动症状加重，血压 190/108 mmHg，服用西药降压无效。现症头晕、头胀，失眠，易怒烦躁，颜面烘热，饮食尚可，舌质浅淡，舌体胖大，舌苔白滑，脉滑。中医辨证为痰浊中阻，清阳不升。治以燥脾降浊，化痰通络。

处方：法半夏 10 g，莱菔子（包煎）25 g，苍术 40 g，升麻 5 g，沉香 5 g，九香虫 10 g。每日 1 剂，水煎分 2 次服。

二诊：服药 6 剂后，症状明显改善，但偶有恶心。守上方加入僵蚕 20 g、山药 50 g，继服 6 剂。恶心感消失。血压 136/90 mmHg。为疗效巩固，继服 10 剂。诸症均除。

按语：原发性高血压临床是以体循环动脉压增高为主要表现的临床综合征，是最常见的心血管疾病。中医学没有原发性高血压之病名，散见于头痛、眩晕、风眩、风厥中。原发性高血压的发生主要与痰浊的关系十分密切。对于痰之所生及其损害，主要原因有：①饮食因素，主要是饮食失常。现代人饮食习惯的改变，过食肥甘厚腻，应酬过多及暴饮暴食，常常损伤脾胃而生痰，脾为生痰之源。②体质因素，先天素体虚弱，后天劳逸失度，气血津液由滞而化瘀，瘀而生痰。形成痰浊体质。③心理因素，七情过极可致痰浊内生。现代人工作压力大，生活节奏快，人的心态易受情绪影响，如不能及时调节，则会使经络通行受阻，内生痰邪。④季节与环境因素，多湿、多雨、多寒季节和地理环境均可致痰湿内生，其中医辨证属痰浊内阻。以上几个因素的相互作用，可以说痰邪致病是无处不在的。

## 高血压脑病——从痰蒙清窍论治

患者，女，56 岁，2001 年 6 月 18 日诊。高血压病史 5 年。患者突然眩晕，肢体麻木，头痛呕吐，口眼㖞斜，语言謇涩，血压 160/104 mmHg，舌质红，舌苔厚腻，脉滑数。证属痰蒙清窍。治宜清胆和胃，理气化痰，佐以开窍。方用温胆汤加减。

处方：法半夏 10 g，竹茹 10 g，石决明 20 g，枳实 10 g，胆南星 10 g，山楂 15 g，石菖蒲 10 g，栀子 10 g，茯苓 12 g，郁金 10 g，川芎 10 g，天麻 5 g，甘草 5 g。每日 1 剂，水煎分 2 次服。治疗 1 月余，血压正常，语言清楚，面瘫治愈。

按语：高血压脑病属中医学"中风"范畴，主要因忧思恼怒，肝阳上扰而风动，气机失调，横逆犯脾，脾运失司，内生痰浊，肝风挟痰火横窜，蒙蔽清窍，闭阻经络。用温胆汤清胆和胃，理气化痰，加石菖蒲、郁金开窍通络，天麻，石决明平肝息风，山楂，川芎行气活血，使气机调和，气血通顺，痰除络通，诸症尽除。

## 冠心病——从痰浊中阻心络瘀滞论治

毕某，男，58 岁，2001 年 3 月 2 日初诊。患冠心病 10 年。现因劳累过度而复发加重，胸闷气窒不舒，痛引背部，痰多心悸，夜寐不安，舌质暗，舌苔薄腻，脉弦。证属痰浊中阻，阴乘阳位，胸阳失常，心络瘀滞。治以豁痰行气，宣痹行瘀。

处方：瓜蒌 15 g，薤白 10 g，法半夏 10 g，茯苓 10 g，郁金 10 g，枳壳 10 g，香附 10 g，桂枝 5 g，丹参 12 g，桃仁 15 g，远志 5 g，甘草 3 g，每日 1 剂，分早、中、晚各服 1 次。

连服 2 周，胸闷疼痛痊愈。

按语：目前对于冠心病的中医治疗多围绕从瘀血论治，因而提出以活血化瘀为基础的多种治法，但痰浊在冠心病的发病中也是一个危险因素。中医学认为，痰浊是体内津液代谢异常、停聚而成的病理产物，同时又作为新的致病因素引起更广泛的病理变化，具有病种广泛，复杂多变，病症怪异等临床特点。其形成极为复杂，外感六淫，内伤七情，血气亏虚均可导致脏腑功能失调，气血失和，气机升降失常，水液代谢失衡停聚而成为痰。五脏之中，脾肾肺三脏与痰的形成关系尤为密切，然而五脏虽可生痰，但中医理论更强调五脏六腑整体功能的失调而生痰。五脏生理功能活动是相互促进，相互制约的，气血津液生化运行失调，则为和谐整体五脏功能略有偏颇，一脏或多脏协调失衡，则成为痰浊产生的基础。痰浊不仅是代谢失衡，脏腑功能失调的病理产物，同时又作为新的致病因素引起全身病变，内而脏腑经络，外而筋骨肌肉。因此有"百病多由痰作祟"之说。

现代医学对痰的认识不仅仅是一种有形之物，是一种结果，更重要的是研究其过程，认为痰证是一个病理生理学过程。痰为津液不化的病理产物，痰是人体血运不畅或离经之血着而不去的病理产物。正是生理上的"津血同源"，必然导致病理上的"痰瘀相关"。现代医学研究发现以 TC、TG、LDL-ch 升高为代表的痰浊可以通过其生成的过氧化物 LQP 与血浆 TXB2、血液黏度、血管内皮通透性及血管内皮舒张因子一氧化氮等之间表现出显著的相关性。目前研究表明血脂升高和脂蛋白的异常与中医学的"痰"有关，血脂和脂蛋白的异常又常并发血液流变学异常，共同构成了缺血性心血管疾病的危险因素。国内外均有报道血中的 TC、TG、β-LP（β脂蛋白）改变可致血液流变学异常，而血液流变学的改变，属中医学"血瘀证"的范畴，这就为痰浊致瘀的观点提供了客观依据。因此，结合现代医学观点可以认为痰浊为有形之物，流窜经络，因其性黏滞，既可滞着于动脉壁上形成肿块（粥样硬化斑块），又可导致血液黏滞不利，产生瘀血，从而形成一种痰瘀互结的病理状态。冠心病发生的主要病理机制是动脉粥样硬化斑块的形成，而脂质代谢紊乱和血液流变学异常对促进动脉粥样硬化斑块（AS）的形成及其发展有重要作用，痰浊作为一种致病因素，也具有类似致 AS 的作用，从而引发冠心病。痰浊作为一种有形之物，流窜经络，因其性黏滞，既可滞着于动脉血管壁上而形成肿块（相当于粥样硬化斑块），又可影响血液正常运行，导致血液运行不利，心脉为之痹阻。且痰浊为患，易损伤人体正气，破坏机体防御机制，若作用于动脉管壁，可引起其结构和功能的改变，导致 AS 形成，从而产生冠心病。

本例患者之治，方中瓜蒌，枳壳宽胸散结，法半夏，茯苓化痰除滞，桂枝，薤白温经通阳，香附，郁金理气畅中，然痰积痹逆，必有瘀血阻络，故加丹参，桃仁调营化瘀，使痰浊化，瘀血散，胸痹乃愈。

## 冠心病心绞痛——从痰浊结聚心脉痹阻论治

王某，男，53 岁，2000 年 3 月 9 日初诊。主诉频繁发作胸骨后闷痛 2 周，劳累后加重，服速效救心丸缓解。胸闷气短，肢体沉重，神倦痰多。既往有冠状动脉硬化性心脏病史 4 年。检查：形体肥胖，精神倦怠，面色萎黄。舌体胖大，舌质稍暗，苔白厚腻，脉弦滑。ERG $V_2 \sim V_4$ ST 段压低，T 波低平。运动平板试验（＋）。超声心动图：左室顺应性下降。中医诊断为胸痹。辨证为痰浊结聚，心脉痹阻。治拟祛痰化浊，宣痹通脉。取涤痰汤化裁之法。

处方：法半夏 10 g，陈皮 10 g，茯苓 10 g，竹茹 10 g，胆南星 5 g，瓜蒌 20 g，石菖蒲 10 g，丹参 15 g，桂枝 5 g，党参 12 g，枳壳 10 g，甘草 5 g。每日 1 剂，水煎分 2 次服。

二诊：服药 8 剂后，胸闷痛发作次数明显减少，痰少，舌苔稍白腻不厚，仍活动后气短。继续随症加减，调理服药 3 周，无胸闷气短症，做日常事务无碍。嘱避免过劳，情绪激动。随访 5 个月，未见复发。

按语：患者素来酒食不节，以至损伤脾胃，令其转输失权，湿聚痰凝。痰浊进而上犯，盘踞清阳之区，窒塞阳气，使得胸阳失展，气机不畅，气血运行受阻，故而心脉闭塞，引发本病。证可见虚实夹杂，但其因为虚，其果为实，清旷之空，阴霾上逆，应以祛邪为先。方中法半夏、陈皮、竹茹、胆南星逐痰驱邪为主；加瓜蒌、菖蒲豁痰宽胸开窍；辅以丹参活血通脉；桂枝通达阳气；而陈皮、枳壳能行滞气破痰结；党参益气以健生痰之本。方中诸药相辅相成，使痰浊消散，胸中气机舒达，阳气宣通，心脉畅通，症状解除。

## 冠心病植支架后胸痛症——从胸痹痰瘀内结论治

杜某，男，75 岁，2004 年 12 月初诊。因为反复胸痛 13 年，曾在多家医院治疗，症状反复。于 2003 年 6 月在医院行心脏介入治疗手术，植入支架 3 个。但是 1 年后又出现胸痛、胸闷，伴疲倦、心悸，头身困重，服用西药治疗无明显好转，乃到我院就诊。体查：身体肥胖，心率 76 次/min，心律不齐，闻及早搏，4～5 次/min，呼吸 20 次/min，血压 138/86 mmHg，心脏左下扩大，肝、脾（一）、NS（一），舌质暗，舌苔厚黄腻，脉滑。西医诊断为冠心病，支架植入术后心绞痛；中医诊断为胸痹，辨证属痰瘀内结。治当化痰开结，佐以祛瘀。

处方：茯苓 15 g，法半夏 15 g，枳实 12 g，竹茹 12 g，胆南星 15 g，瓜蒌 15 g，延胡索 10 g，木香 9 g，桃仁 15 g，黄连 10 g，丹参 15 g，甘草 5 g。每日 1 剂，水煎分 2 次服。

二诊：服用上药 7 剂后，胸痛减少，胸闷、疲倦、心悸、头身困重减轻，舌暗苔黄腻，脉滑。由于患者要求出院，继续服用上方 21 剂。1 个月后来电话称症状明显好转，委托亲戚前来开本院制剂温胆片 10 瓶继续服用。后随访半年，长期服用温胆片，病情稳定。

按语：温胆汤，最早载于唐代《千金要方》。胆为清净之府，喜宁静、恶烦扰，喜柔和、恶抑郁。命名温胆者，以"胆欲不寒不燥常温而候耳"，非寒、热、温、凉之"温"。温胆汤中用法半夏燥湿化痰，降逆和中止呕，消痞散结；竹茹清热化痰，止呕除烦；枳实行气消痰，佐以陈皮理气燥湿；茯苓健脾利湿，用甘草加大枣作使药，补益脾和胃而协调诸药。

赵立诚教授在临床善用温胆汤为主，加用瓜蒌、薤白、法半夏、枳实、石菖蒲等治疗本病。同时，根据冠心病清阳不升、浊阴不降的特点，善用桂枝、法半夏、薤白、杏仁、茯苓、化橘红、羌活、川芎等药物。若属寒痰蔽心者，加用细辛，以芳香化浊；若血脂偏高者，加炒山楂、莱菔子，以祛脂化痰。其不但重视祛痰，而且重视益气健脾，以绝"生痰之源"，所谓"治病必求于本"也。

## 病毒性心肌炎——从痰热郁阻心脉论治

朱某，男，14 岁，2001 年 3 月 24 日初诊。诉胸闷、心悸、气短已 8 个月。患者 8 个月前感冒半个月，随后出现胸闷，心悸，气短，低热，当时查心肌酶谱升高，心电图示：心率 49 次/min，窦性心律过缓兼不齐，随即以病毒性心肌炎收住于某西医院。经用辅酶 Q10、极化液、生脉注射液治疗，症状有所减轻，但心电图仍示窦性心动过缓，伴有头晕，作阿托品试验阴性，曾用阿托品、山莨菪碱等增快心律药物治疗罔效。心脏超声示：左心室扩大，曾服中药炙甘草汤等方不见好转而来求诊。刻诊：阵发性胸闷，心悸，发无定时，体倦乏力，嗜睡，食欲差，头晕，午后低热，体温 36.8 ℃～37.4 ℃，口苦，口干不欲饮水，舌体胖大，舌尖红，舌苔黄腻以根部为甚，脉沉弦。心率 52 次/min，心律齐，心脏杂音（一）。中医辨证属湿热侵心，心脉失畅。治以清热化湿，解毒宁心。

处方：生薏苡仁 30 g，炒杏仁 12 g，白豆蔻 12 g，茯苓 15 g，竹叶 12 g，川厚朴 12 g，法半夏 12 g，陈皮 12 g，滑石（包煎）30 g，茵陈 15 g，虎杖 12 g，丹参 15 g，甘草 5 g。每日 1 剂，水煎分 3 次服。

复诊：服 7 剂后，胸闷、心悸较前减轻，体温已回复正常，觉咽喉部疼痛不适。上方加射干 12 g，继服。

前后加减出入 50 余剂，诸症消失，复查心电图为窦性心律，心率 72 次/min。心脏彩超示：左心室大小在正常范围。继服健脾和胃之剂以善后。

按语：病毒性心肌炎属中医学"心悸""胸痹"范畴，其病机特点是本虚标实。一般多从气阴两虚，邪毒瘀阻，心神失养论治。但是，王振涛等在多年临床实践中发现，有些患者则表现以痰热内扰或湿热内阻证为主，故对此又当从痰湿辨治，佐以活血化瘀之法。

因本病多为感受热毒，或湿热之邪而成，热毒内感，日久可烁津为痰；又热之所过，血为之凝滞，久而可使血行迟滞，瘀阻于内；而湿毒蕴阻者，湿性重浊黏滞，缠绵难去，迁延日久，极易化热，结聚于心胸包络，使气血运行难畅，不能充养于心。这些均形成了血瘀内阻的病理变化。痰热郁阻心脉，常症见心悸胸闷，眩晕恶心，心烦急躁，痰多咳嗽，口干不欲饮水，大便干结，舌苔黄腻或厚腻，脉滑数或细涩数结代，治疗重在清化痰热，用小陷胸汤、黄连温胆汤之类。慢性心肌炎病程较久，痰热常郁阻在内而难除，清化痰热要注意开结，如在方中加用浙贝母、石菖蒲等涤痰开窍，开郁散结的药物，达开化痰郁的目的。控制心律失常，可在处方的基础上选用既有祛痰作用，又有调整心律作用的磁石、礞石、山豆根等药物。在临床上发现，病毒性心肌炎的心律失常中都可见到瘀血阻滞，心血瘀阻常表现为胸闷胸痛，后背疼痛，舌质有瘀斑，或舌质紫黯、淡黯等症。瘀血阻滞是造成顽固性心律失常的主要因素，所以有瘀血征象者，均可加用活血化瘀药物。

## 室上性心动过速——从痰火内扰心神不定论治

患者，男，48岁，1998年4月3日初诊。近2年来多次出现阵发性心悸，胸闷头晕，开始数月1次，近来发作较频，每月数次。每次发作多则几小时，少则十几分钟，动态心电图示：阵发性室上性心动过速。诊见胸闷心悸，头目眩晕，心烦胁胀，口干口苦，失眠多梦，舌红，舌苔黄腻，脉弦数滑。证属痰火内扰，心神不定。治宜清火涤痰，重镇安神。以温胆汤加味治之。

处方：法半夏10g，茯苓10g，珍珠母（先煎）30g，竹茹10g，枳实10g，生龙骨（先煎）30g，远志10g，陈皮5g，黄芩10g，甘草3g。每日1剂，水煎分2次服。

二诊：服药5剂后，心悸胸闷，头目眩晕减轻，夜寐稍安。效不更方，继进7剂，症状渐减服药期间，心悸胸闷发作1次，片刻恢复。后以上方合酸枣仁，郁金，石菖蒲加减，连服5周，诸症若失。1年后随访未复发。

按语：患者心悸胸闷，头目眩晕，心烦胁胀，舌质红，舌苔黄腻，脉弦滑数，此为痰火扰心之证。《医学入门》曰："心与胆相通，心病怔忡，宜温胆汤。"方中二陈安胃祛痰，竹茹清膈上之虚热，枳实祛除三焦之痰壅。另加远志，石菖蒲化痰宁心；黄芩、郁金清胆泄热；生龙骨、珍珠母镇心安神。俾痰清热除，则胆自宁，悸自止。

## 频发性室性期前收缩——从脾虚痰热论治

患者，男，35岁，1995年10月17日就诊。1年前患病毒性心肌炎，心电图示频发性室性早搏。平时感心悸，胸闷烦躁，口苦便干，早搏发生无规律，睡眠欠佳，食欲不振，舌质红，舌苔白腻微黄，脉结代。曾服用普罗帕酮，胺碘酮等药物，效果不佳。给以黄连涤痰汤加味。

处方：法半夏10g，党参20g，黄连12g，茯苓20g，陈皮10g，胆南星5g，枳实10g，珍珠母30g，石菖蒲12g，炒酸枣仁30g，甘草5g。每日1剂，水煎分2次服。

二诊：服药12剂后，早搏减少。继服24剂，早搏消失，食欲增加，无明显自觉症状，舌质红，舌苔薄白，脉象正常。复查24小时动态心电图示：偶发性室性早搏，共13次。为巩固疗效，继服12剂。半年后随访未复发。

按语：早搏在中医辨证方面基本分虚实两大类。一般讲年龄偏大，体质虚弱，病程较长，舌淡脉细弱者多为虚证；年龄偏小，体质较好，病程较短，舌红脉实者多为实证。在病因方面，冠心病患者多属虚证，病毒性心肌炎和原因不明者多属实证。对于实证的治疗，高洪春习用黄连涤痰汤，本方由《奇效良方》涤痰汤加黄连，珍珠母而成。方中黄连，胆南星清热泻火而涤痰；法半夏，茯苓，陈皮，石菖蒲燥湿化痰；枳实理气化痰；党参健脾化痰；珍珠母定悸安神；甘草和中。全方功能清热涤痰，健脾定悸，用治痰火扰心型各种早搏疗效显著。

## 频发性房性期前收缩——从心虚胆怯痰浊内扰论治

张某，男，50 岁，1997 年 2 月 8 日初诊。患者常有惊悸，善惊易恐，坐卧不安，恶闻声响，多梦易醒，伴有头晕，咳嗽痰多，食欲减退，舌苔薄白，脉弦滑，且有结代脉现。体查：一般情况尚好，咽部不红，扁桃体不大，两肺呼吸音清晰，心率 75 次/min，心律不齐，可闻及早期收缩 8～10 次/min，心前区第一音减弱，心浊音界在正常范围，腹平软，肝、脾无肿大，腹部无异常体征。四肢关节活动正常，双下肢无明显浮肿，皮肤未见皮疹。2 月 7 日心电图报告提示频发性房性早搏。实验室检查红细胞沉降率及血清谷丙转氨酶均正常。

辨病与辨证，现代医学为心律失常。中医为惊悸，证属心虚肝怯而兼痰浊。治以理气化痰，清胆宁心之法。方选用温胆汤加味。

处方：茯苓 15 g，陈皮 10 g，法半夏 12 g，枳实 10 g，竹茹 10 g，酸枣仁 10 g，远志 5 g，石菖蒲 10 g，朱砂（冲服）1 g，甘草 10 g。每日 1 剂，水煎分 2 次服。

二诊：服药 7 剂后，心脏听诊心律整齐，心率 75 次/min，未闻及病理性杂音，心电图检查正常。为巩固疗效，嘱继服前方 10 剂。

按语：心律失常属中医学"心悸怔忡"范畴。其病机为心虚胆怯所致。胆为甲木，其象应春，今胆虚即不能遂其生长发陈之令，于是土得木而达者，因木郁而不达，土不达则痰涎易生，痰为百病之母。心中有痰者，痰入中，阻其心气，是以心跳不安。故宜宁心以壮其胆，用温胆汤加味而收效。

## 房室传导阻滞——从痰浊内蕴阻痹心脉论治

朱某，女，23 岁，1998 年 6 月 10 日初诊。主诉 2 个月前感冒后出现心慌，伴胸闷气短，头晕倦怠，肢体沉重，纳呆便溏，咯吐白痰。既往外院诊断为病毒性心肌炎。体查：神清懒言，精神倦顿，面色萎黄，HR 62 次/min，心律不齐。舌质淡红，舌苔白腻，脉滑结代。ECG：不全性房室阻滞（二度Ⅱ型）。超声心动图无异常。CK，ALT 正常。中医辨证为痰浊内蕴，阻痹心脉，心神失宁。治以化痰宣痹，通脉安神。方选涤痰汤化裁。

处方：人参 10 g，石菖蒲 10 g，柏子仁 15 g，法半夏 10 g，茯苓 12 g，陈皮 10 g，远志 10 g，胆南星 5 g，竹茹 10 g，丹参 15 g，枳壳 10 g，甘草 5 g。每日 1 剂，水煎分 2 次服。

二诊：服药 1 周后，胸闷减轻，咯痰明显减少。随症加用祛痰化瘀药，继续服用月余后，心慌消失，倦怠体乏减轻，精神好转。ECG：窦性心率，正常心电图。

按语：《血证论·怔忡》曰"心中有痰者，痰入于心，阻其心气，是以心跳不安"。《证治汇补·惊悸怔忡》曰："痰居心位，此惊悸之所以肇端也"。本病外感内袭，宿疾留滞，痰邪内停。痰浊蕴结，闭阻胸阳，心脉不得宣畅，心神失宁，引发是证。虽正气已虚，但标实为主，痰浊作祟。故方中以二陈汤、胆南星、竹茹化痰导气以治其标；辅以石菖蒲，远志祛痰开窍宁神；枳壳行气，丹参活血，因气行血行则血脉得通；柏子仁养心安神；人参，茯苓扶正驱邪，且取"治痰宜先补脾，脾复健运之常，而痰自化"之意。诸药合用，急治其标，邪去正安。

## 心房颤动心力衰竭——从心阳不足痰浊内阻论治

李某，女，52 岁，2004 年 10 月 16 日就诊。心悸，胸闷，乏力，动则加剧，生活不能自理。体查：二尖瓣面容，端坐呼吸，脉搏 110 次/min，节律不齐，心前区可闻及收缩期 3 级吹风样杂音，双下肢轻度浮肿，舌体胖大，舌苔薄白，脉结代。西医诊断：①风湿性心脏病（二尖瓣关闭不全）；②心房颤动，心力衰竭。中医辨证属心阳不足，痰浊内阻。治以温阳化饮，方用苓桂术甘汤合真武汤加味。

处方：茯苓 12 g，生地黄 20 g，桂枝 10 g，丹参 30 g，白术 10 g，附子 5 g，苦参 30 g，干姜 5 g，白芍 15 g，麦冬 20 g，甘草 5 g。每日 1 剂，水煎分 2 次服。

复诊：服药 10 剂后，气短，端坐呼吸较前明显好转，仍心悸胸闷，心率 84 次/min，脉搏 76 次/min，偶有心律不齐。更方自拟桂川合剂加减。

处方：桂枝 10 g，紫石英（先煎）15 g，葛根 20 g，珍珠母（先煎）15 g，麦冬 10 g，丹参 20 g，五味子 5 g，磁石（先煎）15 g，党参 10 g，生龙骨（先煎）15 g，川芎 5 g，生牡蛎（先煎）15 g，甘草 5 g。每日 1 剂，水煎分 2 次服。

三诊：又服 15 剂后，诸症好转。后以苓桂术甘汤加味服药 21 剂后，心悸，胸闷完全消失，生活逐渐能自理。查心率 72 次/min，律齐。

按语：心律失常的原因较多，表现各异，但可以快速性心律失常和缓慢性心律失常概括之。其中快速性心律失常包括各种早搏，窦性心动过速，室上性和室性心动过速，心房、心室扑动及颤动，其临床多表现为心悸，头晕，心前区不适，脉细数或结代；缓慢性心律失常包括窦性心动过缓，病态窦房结综合征，房室交界性心律及各种传导阻滞，其临床多表现为头晕，气短，胸闷，乏力，脉迟或有结代。辨证论治，快速性心律失常多属气阴两虚，痰火扰心，瘀血内阻等，其中以气阴两虚为本，痰浊，瘀血内阻为标。治疗以益气养阴为主，方如炙甘草汤加味；痰浊内阻者，加用苓桂术甘汤；瘀血内阻者，其病机多系瘀血痹阻，血脉不通，当活血化瘀，通络止痛。

缓慢性心律失常多属气阳亏损，气滞血瘀，痰阻脉络，饮停心下。当以温阳，益气，化饮为法，方用《伤寒论》麻黄附子细辛汤化裁。若心下逆满，气上冲胸，身为振振摇，方用《伤寒论》苓桂术甘汤加减；若阳虚不能制水，症见心悸咳喘，不能平卧，小便不利，肢肿较甚者，治以温阳利水法，方用《伤寒论》真武汤；若气虚血瘀者多选用《医林改错》血府逐瘀汤。心律失常为心血管疾病中的常见症状，经方，时方，验方三者结合，加减进退，每能药中病的。裴正学教授认为心气不足，气滞血瘀是心律失常之根本，无论何种原因引起之心律失常均须从行气，理气，补气入手，炙甘草汤，苓桂术甘汤，真武汤，瓜蒌薤白法半夏汤可做首选；活血化瘀则以血府逐瘀汤为首选。

## 快速型心房颤动——从痰浊瘀血痹阻论治

王某，男，60 岁，1998 年 3 月 2 日初诊。诉心悸伴胸闷 10 余日，遇劳心悸加重，休息稍减，伴头晕，面色晦暗，形体肥胖，舌质暗红，边有瘀点，舌苔黄腻，脉弦细结。心电图示：心房纤颤，心动过速。诊为冠心病心房纤颤。证属痰浊痹阻之证。治以除痰化浊，活血化瘀。方用温胆汤合失笑散加减。

处方：法半夏 10 g，郁金 10 g，五灵脂（包煎）10 g，陈皮 10 g，竹茹 10 g，枳壳 10 g，蒲黄（包煎）10 g，石菖蒲 10 g，茯苓 15 g，炙甘草 10 g。

二诊：服药 3 剂后，胸闷、心悸大减，心律整齐，脉弦细。复查心电图：窦性节律。继服上方，随症加减，治疗月余而瘥。

按语：患者平素嗜食肥甘，损伤脾胃，脾失健运，水湿停蓄，聚湿生痰，痰阻气机，日久气滞血瘀，心阳被阻，心失所养，遂生本病。故治拟温胆汤，以化痰清热，破气开郁；佐失笑散以活血化瘀；郁金、石菖蒲开郁通窍。诸药相伍，可使痰热得化，心窍得通，而迅速奏效。

## 糖尿病——从痰湿内盛肝肾阴虚论治

赵某，男，42 岁，2005 年 4 月就诊。诉发现血糖升高 7 年，伴全身乏力 20 余日。患者 7 年前查体时发现空腹血糖增高，当时空腹血糖为 12.3 mmol/L，确诊糖尿病后皮下注射胰岛素强化治疗 1 个月，后复查空腹血糖为 6.3 mmol/L。患者自行停用胰岛素，改为口服二甲双胍治疗。20 日前出现全身乏力，伴有沉重感，并头晕、乏力、咳痰，晨起时面部油脂较多，测空腹血糖为 17.5 mmol/L。刻下症见头晕乏力，腰酸痛，睡眠、大便尚可，小便频数。体查：血压 130/90 mmHg，形体偏胖，面部油脂多，双眼袋下垂饱满，视力正常。舌体胖大，舌质暗红，舌苔黄厚腻，脉弦滑。中医诊断为"消渴"病。辨证为痰湿内盛，肝肾阴虚。西医诊断为 2 型糖尿病。治以利湿祛痰，养阴清热。

处方：玉米须 50 g，泽泻 50 g，桑白皮 20 g，苍术 15 g，白术 15 g，佩兰 20 g，茯苓 30 g，桑叶 50 g，玉竹 30 g，枸杞子 30 g，玄参 30 g，淫羊藿 30 g，马齿苋 50 g，丹参 50 g。每日 1 剂，水煎分 4 次服。

经上述治疗 1 个月，并口服二甲双胍治疗后，复查空腹血糖为 6.8 mmol/L，全身乏力较前改善，面部油脂减少，后一直服用二甲双胍治疗，多次复查血糖均正常。

按语：糖尿病患者，在其发病及病理演变过程中易出现痰湿之邪，同时痰湿又是导致糖尿病的重要发病基础，为糖尿病众多合并症的主要原因。尤其是病变后期，脏器功能多衰竭，更加加重痰湿的形成，使病变日渐加剧，最终导致各种合并症而影响患者的生存质量及生命健康。

糖尿病，属中医"消渴"范畴。传统认为其病机为"阴虚为本"，故治疗主要侧重于补阴。然而，关于糖尿病与痰湿的关系重视不够，历代阐释较少。消渴病多以"多饮、多食、多尿伴身体消瘦"为特征。但临床实际中，2 型糖尿病患者，形体肥胖者多见，而"三多一少"症状不典型，有时不但未见患者明显消瘦，反而表现为体型肥胖。《素问·奇病论》曰："此肥美之所发也，此人必数食肥美而多肥也，肥者令人内热，甘者令人中满，故其气上溢，转为消渴。"随着我国饮食结构改变，消渴病以"阴虚为本"的思维模式应随临床的实际情况而变通。《素问·通评虚实论》更明确指出，本病乃"肥贵人"易患，《素问·腹中论》亦云"夫热中、消中者，皆富贵人也"。大多数 2 型糖尿病患者，早期表现为肥胖，无明显的多饮、多食、多尿等症状，有些患者并无明显不适，体检时才发现糖尿病。中医素有"肥人多痰湿"之说，故对 2 型糖尿病主要应从痰湿论治。《景岳全书》曰："消渴病，皆膏粱肥甘之变，酒色劳伤之过，皆富贵人病之而贫贱人少有也。"因湿为阴邪，其性黏滞，因此临床治疗湿邪一定要用大剂量的祛痰湿药。

2 型糖尿病中期时，患者表现"三多一少"的临床症状较明显，症见口微渴，消谷善饥，怕热汗多，或盗汗、手足心热，或五心烦热，舌瘦红裂，脉细数。此时要注意治痰湿药不可太过，宜中病即止，以防伤阴液。2 型糖尿病后期，临床上以痰湿内阻多见，痰阻胸中，可见糖尿病合并心血管病变，症见胸闷心痛，口唇发绀等；痰阻脑络，蒙蔽清窍，可见糖尿病合并脑血管病变，症见半身不遂，口眼㖞斜，神志昏迷等；痰湿内阻，经脉失养，不通则痛，可见糖尿病合并神经病变，症见肢体麻木疼痛等；痰湿泛溢肌肤，可见并发肾病而出现水肿等。

糖尿病与痰湿关系密切。痰湿的形成，既可直接耗伤阴液，又可因痰郁化火损伤阴液，更有痰湿日久闭阻经络，阴津失于输布，使脏腑功能失调而发为消渴者。痰湿既为病理产物，同时又可作为病因导致机体脏腑功能失调，因此对于肥胖型糖尿病各期，在养阴清热的基础上，应加利湿祛痰之药，则临床疗效更佳。

## 糖尿病酮症酸中毒——从痰热内扰论治

王某，男，65 岁，2001 年 3 月 7 日就诊。主症乏力月余、昏迷 2 日，心烦、失眠 1 周。患者 1 个月前开始感身倦乏力，口干。约 20 日前进食大量含糖饮料后，逐渐出现昏迷不醒，急送医院查血糖显著升高，尿酮阳性，诊断为"酮症酸中毒"，经胰岛素等治疗，神志转清，精神饮食逐渐好转，空腹血糖 8.2 mmol/L，餐后 2 小时血糖 18.4 mmol/L。心烦汗出，彻夜难眠，腹胀不适，小便频数，有时难禁，大便尚正常。体查：神清合作，心肺（－），腹部膨隆，肝脾触诊不满意，舌质胖大，舌苔黄白相兼，脉弦细。西医诊断为糖尿病酮症酸中毒。中医辨证属痰热内扰。治以清化痰热，宁心安神之法。方选黄连温胆汤加减。

处方：黄连 5 g，法半夏 10 g，竹茹 10 g，枳实 10 g，茯苓 12 g，陈皮 10 g，酸枣仁 15 g，知母 10 g，甘草 5 g。每日 1 剂，水煎分 2 次服。

复诊：服药 5 剂后，烦热减轻，夜间已能入睡 2～3 小时。守方随症加减，又服药 10 余剂，烦热汗出消失，夜间能睡眠 4～5 小时。

按语：患者血糖升高而无糖尿病症状史，误食大量含糖饮料，诱发酮症酸中毒昏迷，经抢救及时脱离险境。但见心烦不眠，颇似"大病后虚烦不得眠"的描述。以温胆汤清化痰热，配黄连加强清热之力，辅酸枣仁、知母养心安神，知母又可养阴生津止消渴，药中肯綮。

## 糖尿病肾病——从脾胃虚弱痰热瘀阻论治

李某，女，58 岁，2006 年 1 月 7 日初诊。患者有糖尿病史 10 余年，1 个月前出现颜面、下肢浮肿。现诊见心烦，身倦乏力，恶心纳差，口苦，口干不欲饮水，颜面、下肢轻度浮肿，小便黄，大便干，舌质淡暗，舌苔黄腻，脉弦滑。尿蛋白（＋＋），血糖 10.6 mmol/L。西医诊断为 2 型糖尿病；糖尿病肾病。中医诊断为消渴；水肿。辨证属脾胃虚弱，痰热瘀阻。治宜益气健脾，清热化痰。方用黄连温胆汤加味。

处方：法半夏 10 g，白术 15 g，陈皮 10 g，茯苓 10 g，竹茹 10 g，枳实 10 g，酒大黄 10 g，牛膝 10 g，五味子 10 g，生地黄 10 g，车前子（包煎）20 g，熟地黄 10 g，黄连 15 g，党参 15 g，麦冬 15 g，生黄芪 30 g，苍术 15 g，白花蛇舌草 30 g。每日 1 剂，水煎分 2 次服。

二诊：服药 4 剂后，恶心口苦减轻，纳食增多，仍然口干。予上方去麦冬、五味子，加山药 10 g，天花粉 15 g，葛根 30 g，续服。

三诊：又服 7 剂后，身倦乏力明显减轻，口干苦消失，纳可。血糖 8.7 mmol/L，尿蛋白（—），血尿素氮 7.0 mmol/L，肌酐 131.21 μmol/L。继服 14 剂，浮肿消退，余症悉除。随访 3 个月，各项指标均未见明显异常。

按语：本病病机为脾胃虚弱，痰浊阻络。患者素体肥胖易生痰浊，痰阻脉络则血行不畅，血脉瘀滞，故见舌质淡暗；痰阻中焦化火则口苦，口干不欲饮水，心烦，恶心，纳差，便干；日久伤肾，开阖不利，水聚体内而见水肿。治宜健脾化痰为主，清热为辅。方中黄连性味苦而入胃经，能泻胃火治中消之口渴，合诸药共奏益气健脾，清热化痰之效。

## 糖尿病并发皮肤病——从痰湿内盛兼夹血热论治

朱某，女，54 岁，1999 年 10 月 8 日初诊，主诉糖尿病 7 年，并发皮肤病 2 年，近 3 个月来加重。患糖尿病以来未能严格控制饮食，虽口服降糖西药，但血糖一直较高。2 年前出现全身皮肤瘙痒，西医诊断为糖尿病并发皮肤病。3 个月前游泳后，皮肤病加重，内服、外用多种西药，症状无明显改善。刻诊：双臂外侧皮肤暗红，微肿，皮损周围脱皮，其上有散在小水疱，头胀胸闷，口黏吐痰，口渴欲饮，便干，周身皮肤瘙痒，舌红苔腻，脉弦滑。实验室检查：空腹血糖 9.8 mmol/L，餐后血糖 17.2 mmol/L。中医辨证痰湿内盛兼血热，中药方选温胆汤化裁。

处方：陈皮 10 g，土茯苓 12 g，法半夏 10 g，白鲜皮 20 g，茯苓 10 g，竹茹 10 g，防风 5 g，枳实 10 g，赤芍 10 g，红花 5 g，连翘 10 g，当归 10 g。每日 1 剂，水煎分 2 次服。并且严格控制饮食，禁食辛辣燥热和诱发性食物。

二诊：服药 10 剂。实验室检查：空腹血糖 7.2 mmol/L，餐后血糖 10.6 mmol/L。周身瘙痒渐瘥，局部皮损色变淡，水疱变瘪。继服前方 20 剂后，实验室检查：空腹血糖 6.7 mmol/L，餐后血糖 8.2 mmol/L。全身瘙痒基本消失，双臂外侧皮损，水疱均已吸收，仅皮色稍深。为巩固疗效，继续服用前方 10 剂，每剂服 2 日，每日 1 次。2 个月后随诊，病情未复发。

按语：患者平素喜食肥甘厚味，形体肥胖，患糖尿病后仍旧厚味不断，日久损伤脾胃，水谷精微聚为痰湿，瘀滞皮下不得宣泄，则见皮肤瘙痒。游泳受热后，痰湿化热，痰热上攻导致头胀胸满，外攻于皮肤则见上臂皮损，水疱，诸症均为痰湿内盛兼血热表现。方中陈皮，法半夏，茯苓，竹茹，枳实配土茯苓，白鲜皮，赤芍，红花，连翘以清热涤痰，凉血祛瘀；当归，防风以和血驱风止痒。

## 糖尿病周围神经病变——从痰热内郁经脉痹阻论治

李某，男，58岁，2001年3月10日初诊。因双下肢针刺痛，蚁行感，麻木感3月余而来诊。患者有糖尿病史6年，高血压病史3年，曾用西药及中药补气活血通络治疗，症状未见好转。现症见双下肢前外侧针刺痛，蚁行感及麻木感，以夜间为甚，四肢远端感觉迟钝，影响睡眠及日常生活，伴有头晕，胸闷心烦，口黏不欲饮食，舌胖边尖红，苔黄腻，脉弦滑细数。西医诊断为糖尿病性周围神经病变。中医辨证属痰热郁阻少阳，经脉痹阻。治以行气化痰，清热通痹。

处方：法半夏10 g，茯苓15 g，陈皮10 g，竹茹10 g，枳实10 g，郁金10 g，柴胡10 g，黄芩10 g，赤芍10 g，路路通10 g，地龙10 g，蜈蚣2条。每日1剂，水煎分2次服。

二诊：服药7剂后，能正常睡眠，其余症状明显减轻，舌苔微黄腻，脉稍弦滑。上方加减20剂，症状基本消失。随访未复发。

按语：糖尿病性周围神经病变属中医学"痹证"范畴。病机多阴虚为本，燥热为标，热灼伤津耗气，津亏液少，不能载血循经畅行，血液黏滞而成血瘀。久病肺肾不足，水泛为痰，痰瘀互结，阻滞经络，肌肉经脉失于濡养。该患者双下肢皮肤异常感觉的部位，属少阳经皮部，症状体征符合痰热郁阻少阳。因此以温胆汤为主方，配柴胡，黄芩解少阳痰热，郁金，赤芍，地龙，蜈蚣，路路通以化痰，活血通络。

## 糖尿病并下肢发冷症——从痰湿内盛阳气闭阻论治

柯某，男，65岁。2000年7月4日初诊，主诉慢支10年，双下肢无汗半年。半年来，身体再热，下肢从不出汗，上身出汗时，反而觉得下肢发冷。西医诊断为糖尿病伴汗腺损坏，曾服多种维生素，谷维素及中药不见好转。刻诊：面微红有汗，双下肢穿秋裤无汗，伴咳痰胸闷，舌质淡红，舌苔白厚，脉滑。实验室检查：空腹血糖7.6 mmol/L，餐后血糖8.0 mmol/L。中医辨证属痰湿内阻，方选温胆汤化裁。

处方：陈皮10 g，法半夏10 g，茯苓10 g，竹茹10 g，鸡血藤20 g，枳实10 g，浙贝母10 g，瓜蒌10 g，麻黄10 g，青木香10 g，炒栀子10 g，大枣10枚，生姜3片。每日1剂，水煎分2次服。

二诊：服药5剂后，已脱去秋裤，自觉双腿发冷减轻，咳痰减少。又继服10剂，脚心汗出。上方减麻黄为5 g，加太子参15 g。再进10剂，双下肢不再怕冷。随诊半年，血糖平稳，上症未再出现。

按语：患者素有慢性支气管炎，又患糖尿病，而且步入老年，脏腑功能渐趋衰退，水谷无以化精微，反滞而成痰湿，壅滞于胸膈，加上素有慢支，肺的宣降功能受损，导致咳痰，胸满。痰瘀上焦化热，见上身灼热，汗多；痰瘀下焦，阳气闭阻，营卫司开阖功能失调，则见下肢无汗。方中陈皮，法半夏，茯苓，竹茹配浙贝母，瓜蒌，麻黄清热化痰，宣肺降气；生姜，大枣调和营卫司开阖；再配麻黄，鸡血藤，青木香通经发汗；更配枳实，炒栀子清上焦热而贯通下焦阳气。诸药相伍，气血顺畅，经络疏通，阴阳和谐，则下肢无汗愈。

## 糖尿病并发精神障碍——从痰扰心神论治

于某，男，72岁，1999年10月21日初诊。主诉糖尿病9年，精神障碍近1年。1年来患者少言寡语,不喜出门,多疑易怒,无人提醒就忘记饮食。曾服中西药治疗,效果不佳。近1个月加重,生活不能自理。刻诊:精神抑郁,形体消瘦,纳呆神疲,头晕失眠,自觉有气从少腹上冲咽喉,有窒息感,吐痰后方觉缓解。舌质淡红,舌苔白腻,脉弦滑。实验室检查:空腹血糖5.7 mmol/L,餐后血糖7.1 mmol/L。中医辨证属痰扰心神。方选温胆汤化裁。

处方:陈皮10 g,法半夏10 g,茯苓10 g,竹茹10 g,石菖蒲10 g,郁金10 g,青木香10 g,合欢皮10 g,枳实20 g,赭石(先煎)20 g,远志15 g,生地黄15 g。每日1剂,水煎分2次服。

二诊:服药5剂后,诸症减轻。前方加鸡内金10 g,连服10剂,诸症好转。改加味逍遥丸善其后。

按语:患者糖尿病并发精神障碍,属于痰扰心神证。用陈皮、法半夏、茯苓、竹茹化痰,配石菖蒲、郁金开窍醒神,枳实配青木香、合欢皮、赭石理气降逆,更配远志、生地黄养阴安神。方证相和,痰去神安,病自愈。

## 高脂血症——从脾肾亏虚痰浊留滞论治

患者,男,55岁,1996年2月初诊。近2年自觉头晕目眩,头身困重,口中黏腻发甘,右臂麻木不适,食欲欠佳,大便黏滞不爽,舌苔白厚腻,脉弦滑,舌苔白厚腻,脉弦滑,多次检查血脂高于正常。查体:血压172/114 mmHg。胆固醇8.05 mmol/L,三酰甘油2.02 mmol/L。诊断为高脂血症,高血压病。方用自拟降脂汤。

处方:陈皮10 g,法半夏10 g,泽泻10 g,郁金10 g,瓜蒌15 g,茯苓15 g,茵陈15 g,荷叶10 g,焦山楂15 g,薏苡仁30 g。每日1剂,水煎分2次服。停用其他降血脂药,降血压药继用。

二诊:连续服药6剂后,感周身舒适,口中黏腻感消失,仍肢体麻木,舌苔稍腻。上方加丝瓜络10 g,续服。

三诊:又连服18剂后,自觉症状消失,纳食增加。复查胆固醇6.28 mmol/L,三酰甘油1.46 mmol/L。

按语:中医学认为,本病的形成与痰浊凝聚有关。血脂犹如营血津液,为人体水谷化生之精微物质,输布全身,贯注血脉,以温煦肌肤,濡养五脏百骸。煦濡相得,水精四布,五经并行,痰浊无从产生。如果脏腑功能失调,水津停滞成饮,精化为浊,痰浊内聚,则成本症。痰浊的形成有二:一为外来。由于饮食不节,过食肥甘,嗜酒无度,损伤脾胃,痰浊内生。正如《养生论》所曰:"滋味煎其腑脏,醴醪煮其肠胃,香芳腐其骨髓。"二由内生。主要责之于脾肾功能虚衰。脾为生痰之源,脾虚气弱,运化失权,水精不能四布,聚湿成痰。肾主水,"痰之源,水也,其本在肾"。肾气亏虚,无力温煦蒸化水液,水湿停聚,痰浊由此而生。然而水液的输布与肝胆的疏泄亦密切相关。肝主疏泄,助脾以运化,胆为清净之府,泌输精汁。如若肝胆疏泄失司,气机逆乱,清浊混淆,津结为浊,则浊脂内生。因此,脾虚、肾虚是高脂血症的病理基础,痰浊是脾虚、肾虚的病理产物。

临床观察,高脂血症多有头身困重,胸脘痞闷,或形体丰腴,头晕目眩,或口中黏腻,肢体麻木,舌苔白腻,脉弦滑等症状表现。据证立法,宜祛痰化湿,升清降浊。方中法半夏、陈皮燥湿化痰,陈皮尚能行气,使气顺痰降,气行痰化;茯苓、薏苡仁健脾化湿;泽泻利水渗湿;荷叶芳香化湿;茵陈利胆祛湿;郁金活血行气,利胆解郁。脾虚者加人参、白术、黄芪健脾益气;肾虚加何首乌、黄精、杜仲补肾益精;肝气郁结,肝阳上亢加决明子、钩藤清泄肝胆郁热;气滞血瘀加香附、丹参、赤芍、桃仁理气活血。

当痰浊等标实征象已去,血脂降至正常范围后,根据"治病必求其本"的原则,可用补肾健脾法,以防痰浊滋生,浊脂升高,使血脂保持在正常水平。

# 脂肪肝——从脾湿生痰血瘀水停论治

陈某，女，34 岁，1996 年 5 月 18 日初诊。患者因形体肥胖，B 超查见脂肪肝而就诊。测体重 78 kg，身高 1.65 m。平素食欲一般，肢体经常浮肿，月经周期正常，但经行量少色黑。舌质暗红，舌苔黄腻。此为脂膏不归正化，脾湿生痰，血瘀水停。治拟燥湿化痰，活血利水。

处方：泽泻 20 g，炒苍术 10 g，炒莱菔子 20 g，生山楂 15 g，法半夏 10 g，天仙藤 15 g，制南星 10 g，鬼箭羽 15 g，海藻 10 g，荷叶 15 g，泽兰 10 g，马鞭草 15 g，炙僵蚕 10 g。每日 1 剂，水煎分 2 次服。

二诊：上药连服 1 个月，体重下降 5 kg，肢体浮肿消退，稍有头昏，经行量少色黑。前从脂浊内聚，痰瘀痹阻，水湿内停治疗有效。原方加决明子 15 g。

三诊：继续服药 1 个月，体重又见下降 3 kg，头昏近平，食纳欠香，近来大便溏薄，日行 2～3 次，腹痛。再予燥湿化痰，活血利水治之。

处方：稽豆衣 20 g，炒苍术 10 g，生山楂 15 g，法半夏 10 g，天仙藤 15 g，海藻 20 g，泽兰 15 g，炙僵蚕 10 g，泽泻 15 g，鬼箭羽 12 g，荷叶 15 g，路路通 10 g。

四诊：药治 3 个月，体重下降 10 kg。但经行仍然量少，2 日即净。原方去海藻、稽豆衣，加大腹皮 10 g，茯苓 10 g。服用 14 剂。因去外地工作，停药 3 个月，体重未见增长，保持 68 kg。旬来下肢浮肿，小便少，口干欲饮，B 超复查肝脏未见明显异常，舌苔黄腻，脉濡。仍守原方调治。

按语：患者因脂浊困脾，脾运失健，水谷精微不归正化，聚湿生痰，以致形体肥胖。痰浊久留，血滞为瘀，痰瘀互结，水湿内停，而引起肝脏脂肪病变，浮肿，头昏诸候。治当燥湿化痰，活血利水。方中以苍术，茯苓，泽泻燥湿健脾利水；制南星，法半夏，海藻，莱菔子，僵蚕化痰祛湿；鬼箭羽，马鞭草，生山楂活血以祛瘀；天仙藤，路路通通络以利水；荷叶升清降浊，合泽泻、海藻、僵蚕等均有良好的消脂作用。服药 1 个月，体重即见明显下降。患者自诉并未节制饮食，可见中药减肥主要在于调节体内脂质代谢的紊乱。故疗效巩固，虽停药 3 个月，体重亦未见增加。

# 代谢综合征——从脾虚湿痰阻滞论治

张某，女，44 岁，2002 年 11 月 12 日初诊。双下肢反复发作丘疹、瘙痒 2 年，加重 2 个月。患者 2 年来无明显诱因出现皮肤丘疹，双下肢明显，局部有抓痕、血痂、色素沉着斑。局部曾经溃破、感染，反复换药，缠绵难愈。目前虽愈合，但皮肤紫暗发硬。同时伴有气短乏力，嗜卧，不爱活动，大便稀溏，稍有不适则腹泻。舌质淡胖，舌苔厚腻，脉滑。体查：心率 70 次/min，血压 136/75 mmHg，形体肥胖，身高 165 cm，体重 91 kg。查空腹血糖 7.7 mmol/L，胰岛素释放试验空腹 10.24 mIU/mL，1 小时 122.55 mIU/mL，2 小时 64.41 mIU/mL，3 小时 28.33 mIU/mL；血脂：TCH 5.7 mmol/L，TG 1.12 mmol/L，HDL 1.76 mmol/L，LDL 3.56 mmol/L。诊断为代谢综合征。辨证属脾虚湿痰阻滞。治以健脾燥湿，祛痰解毒。

处方：苍术 15 g，茯苓 15 g，厚朴 10 g，泽泻 10 g，防风 10 g，木香 10 g，僵蚕 10 g，陈皮 12 g，白术 12 g，黄连 5 g，薏苡仁 30 g，土茯苓 30 g，甘草 5 g。每日 1 剂，水煎分 2 次服。同时嘱饮食控制，逐步增加运动。

二诊：服药 6 剂后，大便成形，腹部不适改善。继以此方加减，坚持服药 3 月余，疮疹、瘙痒均改善。嘱注意饮食及运动外，定期查血脂、血糖、血压。后体重达标，代谢障碍逐步改善。

按语：1988 年 Reaven 提出代谢综合征的概念，在后来的研究过程中发现为糖尿病、高血压、血脂紊乱、冠心病、非酒精性脂肪肝、高尿酸血症、中心性肥胖、高黏高凝状态、高胰岛素血症、糖耐量低减等既是各自独立又是相互内在关联的一组症候群，这内在的联系就是上述疾病都具有胰岛素抵抗的共同生理病理基础，即所谓"共同土壤"。人们把这些相互关联的疾病称为胰岛素抵抗综合征，又称代谢综合征。胰岛素抵抗成为上述疾病的独立危险因素。从胰岛素抵抗的产生来看，它既与先天遗传易感性有关，又是后天因素饮食、肥胖、少动等作用的结果。中医学认为，主要病机为痰瘀阻滞，并贯彻病程的始终，与西医"共同土壤"的认识有一致性。治疗从整体观念出发，在辨证论治的同时注重从痰从瘀论治，化瘀涤浊，改善代谢障碍。

痰证的形成原因是多方面的。张景岳认为"夫人之多痰，悉由中虚而然，盖痰即水也，其本在肾，其标在脾"。李中梓亦认为"脾土虚弱，清者难升，浊者难降，留中滞膈，瘀而成痰"。说明脏腑功能失调，三焦气化不利为生痰之本，以致水谷精微不能正常输布化生气血，而转化为致病的代谢产物——痰浊。痰浊形成后，随气升降，无处不到，故有"痰生百病"，"百病都由痰作祟"的说法。代谢综合征有多种代谢紊乱，生活方式方面多食少动成为主要的发病因素，多食是指热量摄入太多，一是食量多，二是多食肥甘厚味之品。少动是体力活动和运动减少，摄入多，消耗少，营养过剩，使过多的肥甘厚味得不到正常运化转输，转化为痰、湿、浊、脂堆积体内，化热化毒，阻碍气机升降。痰浊的形成责之于脾，是由于脾气虚无以运化和敷布水谷精微，水湿津液代谢障碍形成。代谢综合征表现为形体肥胖、神疲乏力、四肢困倦、少气懒言、腹胀纳呆等证者，治宜健脾益气，化痰降浊，常用七味白术散、平胃散、温胆汤、涤痰汤等化裁治疗。

## 肝豆状核变性——从肝肾阴虚痰浊内郁论治

杨某，女，35岁，职员。1984年开始出现右手震颤，肌强直，言语困难，口角流涎，在医学院附属医院查：血清铜显著降低，尿铜增多，双眼可见K-F环，诊断为肝豆状核变性。予青霉胺口服治疗10余年，病情尚能得到控制。1999年3月自觉症状复发，头摇，手震颤明显，双上肢肌强直，动作减少，食欲不振，乏力等。体查：双上肢肌张力增高。眼科检查：角膜边缘变性，血铜减少，尿铜增高，B超示：肝大。舌质红，舌苔黄厚腻，脉细。据脉症合参，治宜祛风化痰通络，佐以健脾益肾燥湿治疗。

处方：天麻10 g，钩藤30 g，牡丹皮10 g，山药30 g，僵蚕10 g，白芍15 g，金钱草30 g，土茯苓15 g，苍术10 g，全蝎5 g，地龙15 g。每日1剂，水煎分2次服。

二诊：服药7剂后，病情好转，手抖减轻，食欲转佳，厚腻苔减少，感到口干。原方加玄参，知母各20 g。

三诊：继服1年后，临床症状已基本消失，自觉双下肢乏力，腰酸，舌质红有裂纹，舌苔薄黄，脉细。原方减金钱草，土茯苓，苍术，全蝎，地龙，治以补肝肾为主而加龟甲30 g，桑寄生30 g，女贞子15 g，墨旱莲15 g，白芍20 g，续服至今，并停服青霉胺，现临床无手抖，肌强直，言语障碍等神经系统症状，无纳差，乏力等肝病表现。

按语：肝豆状核变性是一种染色体隐性遗传的铜代谢障碍所致的疾病。其临床表现为进行性加剧的肢体震颤，肌张力增高和构音障碍等，甚至四肢屈曲挛缩，吞咽困难，唾涎外流，精神痴呆，少数患者可发生局限性癫痫或偏瘫，甚至出现精神异常。由于铜沉积于角膜缘后弹力层内，故在角膜边缘与巩膜交界处常有绿褐色色素环（即K-F环）是本病的特征。其血清总铜量，血铜蓝蛋白量降低。病程大多呈慢性，有的可延续30～40年，如不积极治疗，病情多持续进展，甚至因肝衰竭而死亡。

本例患者系肝肾阴亏，痰浊内郁之证。以肝肾阴虚为本，而致肝风内动，且筋脉失于濡养，故有头摇手抖，拘急等症状，而痰浊内郁，阻滞筋脉，气血运行不畅，经络失和，则出现肢体强直，言语不利。本病虽属难治之证，但只要辨证准确，施治合理，完全可控制症状，达到临床治愈效果，而不单单长期依赖青霉胺。

## 肥胖症——从痰热壅结气血不畅论治

患者，女，30岁。2年前产后开始发胖，近年来肥胖日益明显，超过正常体重45％，伴闭经，产后缺乳，自觉疲乏无力，动则气短，精神不振，嗜睡，记忆力减退，间有胸闷汗多。妇科检查正常，内分泌激素检查正常，血脂偏高，舌质淡，舌苔薄白，脉沉细滑。诊断为单纯性肥胖症。证属痰热壅结，气血不畅，治以利湿化痰，行气破血。

处方：生薏苡仁30 g，陈皮10 g，鸡血藤12 g，法半夏10 g，茯苓15 g，香附12 g，苍术15 g，三棱12 g，猪苓15 g，泽泻30 g，火麻仁20 g，远志8 g，冬瓜皮12 g，皂荚8 g。每日1剂，水煎分2次服。

连续服药1个月，体重减轻6 kg，月经来潮，全身顿感轻松。

按语：单纯性肥胖症多见嗜食膏粱厚味者。《素问·奇病论》曰："此肥美之发也，此人必数食甘美而多肥也。甘者令人中满，故其气上溢，转为消渴。"《脾胃论》也指出："脾胃俱旺，则能食而肥，虽肥而四肢不举，盖脾实而邪气胜也。"故历代医家多有"肥人多痰多湿"之见解。该患者产后饮食不节，进补过多肥甘厚味之品，致损伤脾胃，气化失调，清者不升，浊者不降，津液凝滞，瘀而成痰，痰浊气滞，血瘀停经。治二陈汤祛湿化痰，猪苓、苍术、泽泻淡渗利湿；生薏苡仁、茯苓健中化湿；冬瓜皮渗全身之湿；火麻仁滑肠通腑，使湿浊从下而出却不伤正；远志、皂荚化痰去湿，消脴醒肿；香附、三棱、鸡血藤行气破瘀血。诸药合用，共收痰浊清除，肥脴消失之效。

## 特发性水肿——从脾虚气郁痰湿阻滞论治

朱某，女，35岁，1995年4月5日初诊。患者眼睑，面部及双下肢浮肿2年余，反复发作时轻时重。常因过劳，情志刺激及行经期加重，曾在当地医院经服中西药等治疗后，水肿暂能消退，但常易复发。初诊见面部，下肢水肿，形体肥胖，伴胸闷腹胀，恶心口苦，舌质淡红，舌苔白腻，脉滑。检查：血，尿，大便常规，肝肾功能，X线胸片，血浆蛋白定量，心电图，心功能检查均未见异常。西医诊断为特发性水肿。中医辨证为脾虚气郁，痰湿阻滞。治疗内服自拟加味温胆汤。

处方：法半夏10 g，薏苡仁30 g，枳实10 g，竹茹10 g，冬瓜皮30 g，陈皮10 g，大腹皮10 g，茯苓15 g，厚朴10 g，甘草3 g。每日1剂，水煎分2次服。

二诊：服10剂后，水肿基本消失，胸闷，腹胀减轻。守上方再服20剂，水肿完全消失，胸闷腹胀等诸症消除，体重比治疗前减轻3 kg，随访1年未复发。

按语：特发性水肿多发于中年妇女，目前尚无特效疗法。中医学认为，水肿的发生与肺，脾，肾三脏密切相关。本例患者形体肥胖，胸闷腹胀，舌苔白腻，脉滑。当属脾虚气郁，痰湿阻滞气机，土壅木郁而致。故以温胆汤加薏苡仁，厚朴，大腹皮，冬瓜皮等健脾，行气，利水之品，以健脾利水，标本兼治而水肿诸症皆除。

## 肾病综合征——从痰浊凝滞郁而化火论治

王某，男，18岁，2002年4月26日初诊。患者因反复全身水肿15年，复发加重2个月而求治。15年前因全身水肿，大量蛋白尿于外院诊断为"原发性肾病综合征"，予激素治疗而愈。以后病情反复发作，每年复发1～3次，均经激素治疗而愈。2个月前，因感冒受凉，加之劳累，上症复发。尿常规：蛋白（＋＋＋＋），24小时尿蛋白定量5.32 g，激素治疗无效。作肾活检示"中度系膜增生性肾小球疾病"。现症怕热多汗，烦躁，全身浮肿，形体肥胖（满月脸，水牛背），皮肤指纹，皮肤绷紧为苦瓜皮状，凹凸不平，呈条索状，口干欲饮，睡眠差，大便干结，舌质红，舌苔厚腻而黄，脉细数。尿常规：

蛋白（＋＋＋），24 小时尿蛋白定量 6.43 g，TG 3.1 IU/L，TC 8.72 IU/L，总蛋白 38.9 g/L，白蛋白 10.22 g/h，B 超示：胸水，腹水。患者久病脾肾两虚，脾虚水湿停聚，凝结为痰，肾虚水湿上泛聚而为痰。痰浊凝滞，郁而化火，热盛阴伤于内，加之长期使用激素，又致虚火内炽，灼津为痰，终致痰浊交阻，而成顽痰，老痰，故当以治痰为先，逐痰行瘀。

处方：青礞石（先煎）20 g，胆南星 10 g，天竺黄 10 g，草薢 10 g，大贝母 10 g，莱菔子 20 g，海蛤粉（先煎）20 g，益母草 30 g，泽兰 30 g，猪牙皂角 5 g。每日 1 剂，水煎分 2 次服。

二诊：药后浮肿，心烦明显减轻，尿量增多，仍多汗，眠差，考虑痰火久郁，非短时可效，故宗原法，原方加入生首乌，熟首乌各 20 g，继服。

三诊：上方加减进治 2 个月，肿消，烦热诸症渐去，睡眠尚可，大便溏 2～3 次/d，舌质红，舌苔薄，脉细，诸症平稳，复查尿蛋白（±～＋），24 h 尿蛋白定量 1.05～1.64 g。方中去胆南星，天竺黄，加入女贞子 15 g，墨旱莲、黄芪各 30 g，进服半年，病告愈。随访 2 年多，病未再复发。

按语：肾病综合征，由于病因不同，病理类型各异，临床表现为一种多因素"杂源性"综合征，其难治性表现在缠绵不愈，复发率高，治疗困难。特别是长期反复使用激素治疗者，往往由于形体肥胖，"肥人多痰湿"，恣食肥甘，痰热内生，正如薛立奇曰："凡痰火证有因脾气不足者，有因脾气郁滞者……有因肾阴虚不能摄，水泛而为痰者……有因热而生痰者，有因痰而生热者。"《医学入门》亦曰："热痰，因厚味积热。"临床多见形体肥胖，烦热多汗，睡眠差，舌质红，舌苔腻，脉数等一派实痰，热痰之象。《景岳全书》曰："痰有虚实，不可不辨……凡可攻者，便是实痰；不可攻者，便是虚痰。……但察其行气，病气俱属有余者，即实痰也。实痰者，何谓其元气犹实也。此则宜行消伐，但去其痰无不可也。"《医宗金鉴·删补名医方论》曰："治痰者，以清火为主，实者利之，虚者化之"。《景岳全书》曰："实痰，火痰，滚痰丸最效，但不宜多用。"故治疗上当以清热祛痰为主，痰热渐去，则以扶正祛邪并用。脾虚者，加黄芪 30～60 g，生、熟薏苡仁各 30 g，炒白术 20～30 g；肾阳虚者，加二仙汤；肾阴虚者，加二至丸。在痰火消退之后，往往以培补脾肾收功。该方选用青礞石，其性味甘咸，攻痰利水；猪牙皂角，性味辛咸，温以祛痰散结消肿；二者辛能通利气道，咸能软化胶结之痰。《本草从新》谓青礞石"能平肝下气，为治顽痰癖结之神药"。《本草经疏》曰"皂荚利九药，疏导肠胃壅滞，洗垢腻，豁痰涎，散风邪，暴病气实者用之殊效"。有报道，猪牙皂角还有抗凝，活血化瘀降脂等功效。临床细审脉症，攻补得当，邪去正扶，每收良效。

## 慢性肾衰竭——从脾肾两虚湿热痰浊壅盛论治

患者，女，65 岁。长期患泌尿系感染，未予重视及正规诊治。1994 年渐渐出现乏力、恶心、呕吐、纳果等症状。实验室检查：尿素氮 16 mmol/L，血肌酐 540 μmol/L，血红蛋白 45 g/L。B 超示：左肾 73 mm×40 mm×41 mm、右肾 77 mm×42 mm×41 mm，并伴实质弥漫性损伤。诊断为慢性肾衰竭。舌质浅淡，舌苔黄腻，脉沉细无力。中医辨证为脾肾两虚，湿热痰浊毒邪壅盛。遂应用黄槐温胆汤治疗。

处方：制大黄 5 g，生槐花 5 g，法半夏 10 g，陈皮 10 g，茯苓 15 g，竹茹 10 g，白花蛇舌草 15 g，甘草 5 g，生姜 3 片，大枣 3 枚。

在上方基础上，随症加减，乏力甚加黄芪 30 g，当归 15 g；纳果、哕逆加白豆蔻 10 g，砂仁 10 g；腹胀痞满，大便干少加枳实 10 g，厚朴 10 g；水肿、少尿加茯苓皮 30 g，泽泻 15 g；心悸喘促加葶苈子 15 g，炒杏仁 10 g；头晕头痛，血压偏高加钩藤 30 g，夏枯草 30 g；常感冒加防风 10 g，白术 10 g，黄芪 30 g；皮肤瘙痒加地肤子（另包）30 g，蛇床子（另包）30 g，徐长卿 30 g；鼻衄加小蓟 30 g，藕节 30 g；腹泻便溏加薏苡仁 30 g，诃子肉 20 g；尿素氮、血肌酐持续升高加六月雪 30 g，蒲公英 30 g；舌质淡紫，舌下络脉怒张，脉沉涩加丹参 20 g，鸡血藤 30 g。并配服救肾胶囊。

治疗 4 个月后，诸症明显减轻，实验室生化检查：尿素氮 12.0 mmol/L，血肌酐 300 μmol/L，血常规：血红蛋白 60 g/L。之后即长期坚持上法治疗，其间西药仅服用过小苏打片以改善代谢性酸中毒，亦未使用重组人红细胞生成素制剂，至今已 11 年。目前患者精神愉悦，面色红润，语声洪亮，体力良好，能进行日常家务劳动，无不适症状。今年初实验室生化检查：尿素氮 8.3 mmol/L，血肌酐 147 $\mu$mol/L；血常规：血红蛋白 126 g/L。复查 B 超示：左肾 107 mm×56 mm×53 mm，皮质厚 7 mm，右肾 107 mm×53 mm×52 mm，皮质厚 7 mm，双肾实质弥漫性回声改变。

按语：慢性肾衰竭（Chronic renal failure，CRF）是在各种慢性肾实质疾病的基础上，缓慢地出现肾功能减退而至衰竭时所表现出的一种临床综合征。西医一般给予治疗基础疾病，纠正可逆因素，延缓肾衰竭的进展速度，处理并发症等措施，但本病常常不可避免地发展至终末期肾脏病，导致死亡或需透析、肾移植来维持生命，是一种严重威胁人类健康的难治性疾病。

CRF 属中医学"水肿""癃闭""关格""溺毒"等范畴。其病因错综复杂，多由外感、内伤、劳倦、中毒、失治误治等导致。其病理基础是本虚标实，本虚是指气血阴阳亏虚，其中以肾为重点，兼及肝、脾、肺、心等；标实是指湿热、痰浊、水气、瘀血、浊毒等。王自敏教授总结本病的病理机制为"虚、浊、瘀、毒"，因虚而致实，因实而致虚，虚实相因，故病程延长，缠绵难愈。治疗时应谨守病机，以祛邪为先，邪祛则正安，而后再缓缓调补正气为要。而祛邪时尤应重视湿热浊毒病邪的祛除。在 CRF 的诸多病理因素中，湿热浊毒缠恋几乎贯穿疾病的全过程。由于湿热滞留三焦，困遏脾胃，使中运枢机不利，脾气不开，胃气不降，故浊邪上逆而致恶心、纳呆、呕吐等，且脾胃症状的轻重与病情的轻重基本呈平行关系。因此，王教授针对此病机特点，创制出具有和胃降逆，清热利湿功效的黄槐温胆汤化裁治疗 CRF，以期祛邪安正，促病向愈。黄槐温胆汤是以温胆汤去枳实加制大黄、生槐花、白花蛇舌草而成，故名。方中大黄苦寒泻下，通腑泻浊，清热解毒，活血祛瘀；生槐花、白花蛇舌草清热利湿，解毒消肿；法半夏燥湿健脾，和胃降逆；陈皮理气燥湿；茯苓健脾渗湿，以杜生痰之源；竹茹清热化痰，止吐除烦；另以甘草、生姜、大枣健脾和胃，调和诸药。现代药理研究表明，方中大黄除具有传统泻下作用之外，尚有降氮、抑制肾小球系膜细胞的增殖、抑制肾小管高代谢、抗菌、抗凝、降黏、止血以及免疫双相调节等综合效应，是目前治疗 CRF 应用最广泛的中药之一，为黄槐温胆汤治疗 CRF 提供了客观理论依据。

## 痛风性肾病——从阳气虚衰寒痰瘀滞论治

王某，男，35 岁，1996 年 11 月 28 日初诊。患者因浮肿、尿少、关节疼痛在外院按肾炎治疗无效而转本院。刻诊：倦怠乏力，恶风畏寒，终日卧床，厚被紧裹，面浮肢肿，骨节酸痛，活动受限，小便清长。查尿蛋白（＋＋），血肌酐 283 $\mu$mol/L，尿素氮 14.3 mmol/L，类风湿因子（－），血尿酸 571 $\mu$mol/L。B 超显示：左肾有 0.8 cm×0.6 cm 大小结石 1 枚，指、趾间可触及质地坚硬的痛风石 3 个。舌体胖，舌淡绛，舌苔薄腻，脉沉濡。诊断为痛风性肾病，肾结石。辨证为阳气虚衰，寒痰瘀滞。治宜温阳益气，逐痰祛瘀。

处方：法半夏 12 g，连皮茯苓 15 g，炙黄芪 15 g，制附子（先煎）10 g，桂枝 5 g，胆南星 12 g，山慈菇 15 g，玄参 12 g，生牡蛎（先煎）30 g，陈皮 5 g，威灵仙 15 g，甘草 5 g。每日 1 剂，水煎分 2 次服。

二诊：服药 7 剂后，病体舒适，颜面浮肿消退，关节僵硬改善，两踝关节尚有疼痛，舌脉同前。上方去玄参、生牡蛎，加干姜 3 g，白芥子 10 g，守法出入，再进 10 剂。

三诊：屡进温阳逐痰药，感觉周身轻快而舒适，皮下结石变软，测血尿酸为 357 $\mu$mol/L。病根未除，原方加减继服。

处方：制附子（先煎）12 g，法半夏 12 g，桂枝 5 g，干姜 3 g，茯苓 30 g，陈皮 5 g，制南星 12 g，山慈菇 15 g，白芥子 10 g，炙黄芪 15 g，皂角刺 12 g，象贝母 10 g，鸡血藤 20 g，生甘草 5 g。服用 10 剂。每日 1 剂，水煎分 2 次服。同时嘱患者控制富含嘌呤性食物，适量多饮温开水。

上方随症加减出入，坚持服药 3 个月，病情稳定，血尿酸等指标趋于正常水平。2 年后随访，未见复发。

按语：中医学素有"怪病多痰""奇病多瘀"之说。患者病程较长，临床症状表现为脾肾阳虚，有关节炎及皮下附着痛风石数枚之体征，同时查有左肾结石，结合苔腻、脉沉濡、舌淡绛之象，辨证为寒痰凝聚，痰瘀互结。因痰瘀胶结，互相影响，仅去其一，病难根除，故应痰、瘀同治，以温阳益气，逐痰祛瘀为大法。《金匮要略》曰："病痰饮者，当以温药和之。"附子、桂枝、干姜、黄芪能通阳理脾泄湿，合二陈汤共奏温化寒痰之功；佐制南星、白芥子、山慈菇、象贝母、皂角刺增强祛痰散结化瘀之力；鸡血藤补血行血，舒筋活络；另加威灵仙，取其性走而不守，可通四肢、十二经脉。本方祛痰化瘀本属消法，然重用温阳益气之剂，无伤正之虑，扶正祛邪，则顽疾得除。

## 甲状腺功能亢进症——从气郁痰结论治

陈某，女，52 岁。自述 2 年前发现脖子增粗，并伴有心慌、汗出、失眠等症，在某医院诊断为甲状腺功能亢进症。经用西药治疗，症状改善不显。现症颈粗瘿肿，眼球突出，面色红，心悸汗出，心烦易怒，失眠，纳可，二便平。舌质红，舌苔黄腻，脉弦数。查 $FT_3$、$T_4$ 均高于正常。中医诊断为瘿病。辨证为气郁痰结。选用四逆散合温胆汤加减。

处方：柴胡 10 g，白芍 15 g，法半夏 10 g，陈皮 10 g，茯苓 15 g，枳实 10 g，竹茹 10 g，浙贝母 10 g，僵蚕 10 g，生牡蛎（先煎）15 g，夏枯草 10 g，黄连 10 g，首乌藤 15 g，甘草 5 g。每日 1 剂，水煎分 2 次服。

二诊：服药 7 剂后，诸症明显改善，瘿肿见消，纳可，二便平，仍汗出较多，舌苔渐退，脉稍数。上方加浮小麦 30 g，继服。

三诊：又服药 14 剂，瘿肿明显消退，症状大有改善，纳食可，二便平，舌质红，舌苔薄，脉稍数。予上方去黄连，加酸枣仁 10 g，继服。

随症加减治疗 2 个月余，临床症状消失，复查 $FT_3$、$T_4$、TSH 基本正常。

按语：瘿病多由于情志抑郁，肝失疏泄，肝旺侮脾，脾失健运，水湿不化，日久形成痰浊内蕴，湿痰随经流注，汇集于结喉而成。故治疗上应以解郁化痰，软坚散结为法。故选用四逆散合温胆汤加减治疗。方中黄连、法半夏、茯苓、竹茹清热化痰；柴胡、枳实理气解郁；僵蚕、浙贝母、生牡蛎、夏枯草软坚散结，化痰消瘿。其中僵蚕配浙贝母是常用的软坚散结的药对，首乌藤养心安神，甘草和中。全方共奏理气化痰，软坚散结之功。后因出汗症状明显，故加用浮小麦、酸枣仁养心敛汗。

## 骨髓增生异常综合征——从痰瘀互结内阻论治

余某，女，32 岁，2001 年 3 月 5 日初诊。头晕耳鸣，疲乏无力，时有低热，时有齿衄、鼻衄，时出时止半年余。曾有过苯接触史。体检：面色苍白，重度贫血貌，右腹股沟可触及黄豆大小的肿大淋巴结 3 枚，能移动无压痛，无粘连，背部皮肤及两上肢皮肤均见散在性小块紫癜，胸骨无压痛及叩击痛。肝脾不肿大。舌质淡红，有瘀点，舌苔白腻，脉沉涩。血液常规检查：Hb 46 g/L，WBC $2.5×10^9$/L，N 51%，L 49%，BPC $40×10^9$/L，RC 1.3%。骨髓检查：有核细胞增生明显活跃，粒系有空泡变性颗粒增粗，红系可见巨幼样改变，核固缩，核浆发育不均匀，巨核细胞形态多样，大小不均，血小板散在。细胞内铁 85%，细胞外铁（＋＋＋）。诊断为骨髓增生异常综合征（MDS）。

处方：白矾（研末冲服）0.5 g，郁金 15 g，胆南星 15 g，丹参 15 g，山药 15 g，熟地黄 15 g，山茱萸 15 g，茯苓 15 g，巴戟天 15 g，肉苁蓉 15 g，菟丝子 15 g，五味子 15 g，龙胆 5 g，芦荟 5 g，白茅根 20 g，野菊花 20 g。每日 1 剂，水煎分 2 次服。

于 2001 年 9 月 5 日复查血液常规：Hb 123 g/L，WBC $4.8×10^9$/L，诸症状消失。然后再继服中药2个疗程（3个月为1疗程）巩固疗效，随访至今无复发。

按语：骨髓增生异常综合征（MDS）是起源于多功能造血干细胞的一种恶性血液病。原发性 MDS 的病因不明，继发性 MDS，可因有机溶剂（苯、二甲苯、氯仿、四氧化磷等），自身免疫性疾病，肝炎，肿瘤及放化疗因素致病。用西药治疗本病尚无较理想的治疗方法。我们在临床研究发现，MDS 患者临床表现呈多样化，时而表现在贫血方面，时而为出血严重，时而以发热明显，时而表现为肝脾大或淋巴结肿大，而且容易反复发作，这些临床表现与中医的痰浊、血瘀演变规律的复杂性相一致。正如医家巢元方曰："诸痰者，此由血脉壅塞，饮水积聚，而不消散，故成痰也。"《景岳全书·痰饮》曰："痰涎本血气，若化失其正，则脏腑病，津液败，而血气即成痰涎。"《医学准绳六要》曰："痰饮变生诸症，形状种种杂病，不当为诸杂病牵制作名，且以治痰为主，痰饮消则病愈。"痰可凝聚盘踞在各个组织器官中，留伏不去，变幻百端，产生各种各样表现，痰气时聚时散，病症则时轻时重，痰之顽固，易消却难尽，病症则绵绵难除。痰和瘀是 MDS 的重要病理病机所在，治疗当以豁痰化瘀为基本大法。官世芳临床常用白玉化痰丸（《本事方》）合无比山药丸（《太平惠民和剂局方》）加减。

## 脑动脉硬化症——从心胆气虚痰蒙清窍论治

闫某，女，75岁，1998年7月2日初诊。2年来夜不能寐，入睡困难，且具有早醒，每夜只能睡3～4小时，并有头昏重、头隐痛，四肢麻木，记忆力差，纳呆，稍用力即遗尿，头 CT 示：脑沟脑裂增宽，脑电图正常，血糖及甲状腺功能均正常，经服西药无效。舌淡白有齿痕，舌苔白腻，脉沉弱无力。给予温胆汤加减。

处方：陈皮12g，法半夏15g，茯苓12g，刺蒺藜30g，枳实15g，竹茹15g，龙眼肉15g，珍珠母（先煎）30g，柏子仁30g，远志15g，首乌藤30g，合欢花30g，甘草5g。每日1剂，水煎分2次服。

二诊：服药6剂后，已能入睡5小时，诸症明显好转。效不更方，续进22剂，已能安然入睡6小时，诸症消失。

按语：老年性脑动脉硬化症，以肾中精气亏虚，阴阳失衡为根本，但临床心血亏虚，肝郁胆虚者亦不少见。本案辨证即属心胆气虚，痰湿之邪上蒙清窍，扰乱神明。其中二陈汤祛湿化浊，枳实、远志健脾化痰；龙眼、柏子仁、首乌藤养心安神；刺蒺藜、合欢花、珍珠母则柔肝潜阳安神，诸药配伍，充分发挥健脾祛湿，养心安神作用，故不寐症可愈。

## 脑出血——从痰热内蕴上扰清窍论治

患者，女，75岁，2006年12月18日初诊。以突发意识不清1日入院诊治。诊见意识模糊不清，伴言语謇涩，右侧肢体乏力，头痛，烦躁，恶心，大便秘结，舌质黯红，舌苔黄腻，脉弦滑。查：嗜睡，不全混合性失语，右上、下肢肌力Ⅲ级，右侧巴宾斯基征阳性。头颅 CT 检查提示：左颞、顶叶脑出血。中医诊断为风中脏腑，辨证为痰热内蕴，上扰清窍，闭阻经络。治宜清热化痰，开窍醒神。方选黄连温胆汤合菖蒲郁金汤加减。

处方：黄连10g，法半夏10g，茯苓15g，竹茹10g，枳实10g，陈皮10g，石菖蒲10g，郁金10g，远志10g，胆南星10g，丹参30g，川芎15g，赤芍15g，生大黄10g，甘草10g。每日1剂，水煎分2次服。配合用20%甘露醇250mL 静脉滴注，控制脑水肿。

二诊：治疗1周，神志转清，头痛、烦躁、恶心症状消失，腑气通畅，大便每日2～3次。原方去大黄续服，并配合语言、肢体功能锻炼。

三诊：治疗2周，病情明显改善，神志清晰，语言、肢体功能明显好转，舌质黯红，舌苔少剥落，此属痰热渐清，阴液亏损，上方去黄连、胆南星、枳实，加潼蒺藜、白蒺藜、牛膝、白芍、生地黄滋阴潜阳，平肝息风。又治疗 2 周，右上、下肢肌力恢复至 Ⅳ～Ⅴ 级，语言基本恢复正常，复查头颅 CT 示血肿吸收，痊愈出院。

按语：本病属中医学"中风"范畴，而虚、火、风、痰、瘀是导致中风的主要病因。在诸病理因素中，虚是致病之本，而痰与其他因素间夹为病最多，形成风痰、痰热、痰火、痰瘀、气虚痰阻，共同致病。因此，痰是中风病致病一个重要因素。该患者嗜食肥甘厚味，损伤脾胃而致痰湿内蕴，痰邪郁久化热，火性上炎，夹痰上扰，闭阻经络致半身不遂；痰热上扰清空，闭阻清窍则见神昏、舌强言謇或不语等症。综观脉症，患者烦躁、便秘、舌红、苔黄腻、脉弦滑，均系痰热之象，故以黄连温胆汤清化痰热为主，合菖蒲郁金汤化痰开窍；黄连清心火以助开窍；加生大黄通腑泻火以助醒神；离经之血为瘀血，配丹参、川芎、赤芍活血化瘀，有助血肿吸收。由于中风病以虚为本，老年人脏腑功能已弱，而黄连苦寒、大黄峻猛，急性期虽以祛邪治标为主，但邪势减后要注意扶正，标本兼治。

## 脑梗死——从痰湿阻窍瘀阻血脉论治

殷某，女，74 岁，2000 年 11 月 24 日初诊。自述半年前因头痛、头晕、耳鸣，双下肢麻木无力，行走困难，某医院 CT 检查诊为：左侧基底节区内囊后肢多发性腔隙性梗死；脑萎缩。经治疗效不佳，而来中医诊治。症见头痛、头晕，胸闷，失眠，四肢麻木无力，行走困难，步态不稳，舌苔白厚腻，脉弦滑。中医辨证为痰湿阻窍，瘀阻血脉，致脉络不通，脑部供血不足。治以祛痰化湿，醒脑开窍，活血化瘀。

处方：茯苓 15 g，大贝母 10 g，苍术 15 g，石菖蒲 15 g，薏苡仁 30 g，全瓜蒌 30 g，生龙骨（先煎）30 g，生牡蛎（先煎）30 g，杏仁 10 g，胆南星 10 g，地龙 10 g，红花 10 g，丹参 15 g，生黄芪 30 g，当归 30 g，全蝎 5 g，蜈蚣 1 条。每日 1 剂，水煎分 3 次服，餐后半小时服用。

复诊：服药 10 剂后，病情好转。继用上药月余，诸症悉除。为巩固疗效，嘱其每月服此药 10 天，连续半年。至今神清气爽，四肢活动如常。

按语：脑梗死属中医学"中风"范畴。研究证明，血脂代谢障碍，血液高凝状态及流变能力降低，是导致动脉粥样硬化和缺血性脑血管病的主要因素。中医认为，本病多由肝肾阴虚，气血逆乱，上蒙清窍；或嗜食肥甘，痰湿内生，蕴而生热，痰火上扰；或气血不足，无力推动血行，血脉瘀阻，筋脉失养所致。痰湿为阴邪，黏腻而滞，常易郁阻脉络脑窍。故治宜祛痰化湿，醒脑开窍，活血化瘀。方中茯苓养心健脾以化痰；生龙牡镇静安神以使痰气不上冲；全瓜蒌开胸散结，消化痰浊；杏仁、胆南星、大贝母利肺气、散痰结；苍术、石菖蒲、薏苡仁芳香健脾，醒脑开窍；生黄芪、红花、当归、丹参益气和血、活血化瘀；全蝎、蜈蚣、地龙祛风。现代医学研究证明，全蝎、蜈蚣、地龙含有大量的血栓溶解因子，可抑制血栓形成，溶解血栓，促进脑出血及水肿吸收，降低血液黏、浓、凝、聚状态，改善血液循环，增加大脑及肢体血液供应。本例久治不愈，实乃痰气留伏为患。故治以祛痰化湿，活血化瘀，通经活络之法，再加上虫类药物具有溶栓降脂，改善血循环的作用，故可获良效。

## 蛛网膜下腔出血——从痰热上扰神明论治

王某，男，56 岁，1999 年 3 月 18 日初诊。患者既往有高血压病史 6 年，饮酒量大，喜食肥甘，易激动，家族中无精神病患者。20 日前因情志不遂而骤然出现剧烈头痛，伴呕吐，血压 165/105 mmHg，经 CT 扫描确诊断为蛛网膜下腔出血。在内科住院治疗，经对症治疗 20 日后，头痛除，但出现胸闷纳差，睡眠不宁，经治效果不佳，进而出现叫骂不休，打人毁物，失眠，服地西泮或氯丙嗪后尚能入睡 2～3 小时，如此反复 4 日。刻诊：精神不宁，骂人不止，面色稍红，食少口干，小便色黄，大便已 5 日未行，舌质红绛，舌苔黄厚腻，脉滑数。中医辨证属痰热上扰神明，阳明腑实。治宜清热涤痰，开窍醒神，通腑泻热。方用黄连温胆汤加味。

处方：陈皮 10 g，法半夏 10 g，茯苓 15 g，黄连 15 g，枳实 10 g，竹茹 15 g，胆南星 10 g，石菖蒲 10 g，远志 15 g，厚朴 10 g，大黄（后下）10 g，芒硝（冲服）10 g，柴胡 10 g，薄荷 5 g，甘草 5 g，生姜 5 g。每日 1 剂，水煎分 2 次服。

二诊：服药 1 剂后，患者较前安静；2 剂后大便通利，色深黄量多，气味臭浊，不再骂人毁物，唯见烦躁，仍纳差，舌质红，舌苔黄腻，脉滑数。上方去芒硝，减大黄量为 5 g，继服。

三诊：又服药 5 剂后，精神正常，睡眠安宁，饮食如常，小便稍黄，大便调顺，舌质红，苔薄黄，脉稍弦。病愈出院。2 个月后随访，患者血压稳定，精神正常。

按语：本例属蛛网膜下腔出血愈后致精神失常，属中医学"狂病"范畴。其人平素饮酒量多，喜食肥甘，久则积热成痰，痰热搏结，复遇情志不遂致痰热上扰，动血伤络则头痛；扰乱神明则发狂；结于胃肠则便结不通。故予黄连温胆汤加味治之，方中陈皮、法半夏、茯苓、黄连、枳实、竹茹清热化痰；胆南星、远志、石菖蒲涤痰开窍；柴胡、薄荷疏理肝气；大黄、厚朴、芒硝涤荡热结，清热降浊。如此诸药并进，切中病机，因而 2 剂即病情好转，7 剂后竟收全功。

## 脑血栓形成——从风痰窜络瘀血内停论治

方某，男，65 岁，1994 年 3 月 16 日初诊。患者因右臂麻木及右下肢无力 3 个月加重 2 天，伴口眼㖞斜而急诊入院。素有高血压病史 15 年余，不规则服用降压药。3 个月前突然右臂麻木及右下肢无力，未引起重视，自认为年老体弱所致，近 2 日来，上述症状加重，右下肢瘫软，步履不能，伴口眼㖞斜，意识清楚。诊断为脑血栓形成；高血压病。患者嗜食膏粱肥甘烟酒数十年，形盛体肥，现症右侧肢体偏瘫，口眼㖞斜，言语欠流利，口角多流涎，伴头昏眩晕，嗜睡，胸闷不适，倦怠乏力，纳食正常，口不干，大便溏，日行 1 次，血压 170/110 mmHg，舌质淡红，有紫斑，舌苔白垢腻，脉缓滑。证属风痰横窜络脉，瘀血内停。拟祛风豁痰，活血通络为治，方选涤痰汤加减。

处方：制南星 6 g，法半夏 10 g，枳实 10 g，陈皮 10 g，茯苓 10 g，天麻 10 g，炒苍术 10 g，白术 10 g，当归 10 g，丹参 10 g，石菖蒲 10 g，全蝎 3 g，川芎 5 g，白芥子 10 g。每日 1 剂，水煎分 2 次服。

复诊：服药 5 剂后，诸症悉减，精神大振，右肢偏瘫好转，口眼㖞斜减轻，口角流涎，头昏眩晕已不著，苔腻已化。上方出入加减，连续服药 1 个月，并逐渐增服香砂六君丸，每次 8 粒，每日 2 次，以健脾益胃，杜绝生痰之源。住院 1 个半月，诸症除，痊愈出院。1 年后随访未复发。

按语：本案为素嗜膏粱厚味，形体肥胖，则湿痰蕴阻难化，虽形盛于外，却气虚于内。风邪乘虚直中于里，风痰瘀阻络脉，血行不畅，故偏瘫、口僻之症顿作。其治当以祛风豁痰治其本，配以活血通络，冀其风痰去，脉络通，则诸症除矣。方中当归、丹参、川芎活血通络；全蝎搜风化痰通络，使口眼复正；石菖蒲化痰开窍醒神。药合病证，故取速效。

## 脑萎缩——从痰浊中阻风痰上扰论治

周某，男，57 岁，2003 年 4 月 14 日初诊。患脑萎缩 2 年多。2 年多前无明显诱因渐感头昏目眩，行走不稳，在市内某医院作 CT 检查诊断为"脑萎缩"，服维脑路通，强力脑心康，丹参片，脑复康等，病情无明显好转。近半年来症状加重，现头晕目眩，纳呆恶心，胃脘胀满，健忘乏力，面色萎黄，步态蹒跚，站立时身摇不定，舌质暗红，舌苔白厚腻，脉弦。证属痰浊中阻，风痰上扰。治以化痰息风定眩，方用半夏白术天麻汤加减。

处方：法半夏 15 g，白术 15 g，苍术 15 g，天麻 15 g，菊花 15 g，陈皮 15 g，泽泻 15 g，茯苓 30 g，钩藤（后下）30 g，砂仁 10 g，木香 10 g，石菖蒲 20 g，甘草 5 g。每日 1 剂，水煎分 3 次服。

复诊：服 3 剂后，眩晕减轻，恶心消除。嘱上方续服 7 剂。

三诊：药后头昏轻微，胃脘胀满，饮食，站立不稳好转，但仍行走不稳，嗜睡，神疲乏力，舌苔厚。此为风痰扰动，脾失健运所致。改用健脾渗湿化痰为主。

处方：党参30 g，法半夏15 g，白术20 g，陈皮15 g，石菖蒲20 g，泽泻15 g，茯苓20 g，葛根20 g，天麻15 g，川芎10 g，菊花15 g，枸杞子15 g，甘草5 g。每日1剂，水煎分3次服。

服药后头，昏逐渐消失，精神转佳。2个月后站立基本正常，步态稳健，饮食，睡眠正常，随访至今病未复发。

按语：局部脑萎缩是脑髓失于充养所致。对于脑萎缩的治疗，中医常规多从肾主藏精生髓立论施治。然患者以眩晕，站立不稳，恶心纳呆，胃脘胀满为主，属于痰浊中阻，风痰上扰之征。方中陈皮，法半夏，石菖蒲，泽泻化痰降浊，天麻，钩藤，菊花息风定眩，白术，苍术，茯苓，党参健脾渗湿，砂仁，木香行气和中，葛根升举清阳之气。清阳得升，浊阴得降故诸症悉除。后期以健脾渗湿为主以收全功。

## 颈内动脉闭塞——从痰浊阻窍留滞经络论治

张某，男，42岁，1995年8月9月入院。患者5年前1次昏睡达5日，被他人强呼而醒。此后常不分时间，地点即行入睡，难以自制，呼之可醒，醒后复睡，持续3～4日，每月1～2次。每遇劳累，受凉，饮酒及精神抑郁皆可诱发。发后头昏恶心，胸闷纳呆，腰酸神疲，伴偶发仆倒，抽搐，吐涎沫，服苯妥英钠无显效。1年后趋于频发，且阳痿遗精。一次昏睡后突发右下肢不遂，某院以能量合剂，B族维生素，地巴唑及谷维素等治疗2个月余，患肢可行走，易困乏，仍麻木，右足冷。半年前，某院经颈动脉造影，气脑造影，CT检查，提示左颈内动脉闭塞，轻度脑水肿，脑萎缩。住院2月余，出院后昏睡4次，间有仆倒，抽搐，吐涎沫。1个月来，右下肢沉困麻木感加重。刻诊：精神倦怠，形瘦面苍，毛发枯疏，右下肢感觉迟钝，右足冷。舌质暗淡，舌苔白滑，脉沉细。中医诊断为多寐，阳痿，中风，痫病收住院治疗。

处方：肉苁蓉10 g，熟地黄20 g，淫羊藿10 g，黄芪30 g，石菖蒲10 g，法半夏10 g，制附子5 g，枳实10 g，天麻10 g，肉桂5 g，胆南星10 g，细辛5 g，全当归10 g，竹茹10 g。每日1剂，水煎分2次服。

入院后，病发仍昏昏欲睡，呼之可醒。原方重用石菖蒲至30 g，又服药3日后好转，守方半月，患肢出汗。40余日后，有欲睡感，可忍受，喜欠伸。阴茎时有勃起，伴梦遗，原方增山茱萸。2个月后，精神好转，面色转红润，纳食增进，肢麻足冷均消失。继续宗原方治疗1个月，告愈出院。随访3年多未发病。

按语：辨证论治的整体观强调，复杂病证的外部征象，均以病机为其内在联系之核心。故深析病机是认识疾病本质的关键。多寐之证，《灵枢·大惑论》认为由卫气"留于阴久也，其气不清"所致，而卫气由元阳所化也，其运行亦赖以鼓动之。故元阳亏虚，卫气留阴当为多寐之病理基础。本案多寐，有阳痿遗精，腰酸神疲等症，具间歇性发作之特点，且伴肢麻足冷及偶发痫疾，此皆元阳久衰，精气虚寒，阴浊内盛，水聚为痰，气道闭塞，卫气行迟，痰浊阻窍，心神被蒙；痰动风生，留滞经络之故。痰湿之邪，内至脏腑，外达腠理，时聚时散，间歇期病邪疏散，卫气畅行，则其症好转。以温补元阳，豁痰开窍，息风通络为法。方中熟地黄，淫羊藿，肉苁蓉，制附子，肉桂以温补元阳；取法半夏，枳实，天麻，竹茹，胆南星，石菖蒲以豁窍，息风通络；当归，黄芪以益气养血；细辛通达内外，畅卫气之行。诸药合用，谨守病机，从整体观入手，取高屋建瓴之势，求其本以治之。施治中，不为一时之表象所惑，守方守药，终获良效。

## 烟雾病——从脾气亏虚痰瘀互结论治

徐某，女，42 岁，2004 年 1 月 21 日初诊。患者因头晕头痛，恶心呕吐，四肢乏力，言语含糊至当地医院就诊，住院后经头颅 MRI 等确诊"脑室出血，烟雾病"予对症治疗后好转出院。诊见言语含糊，肢体麻木，乏力头晕，头重，面色少华，舌质淡胖，舌苔白，脉细。

处方：茯苓 12 g，陈皮 5 g，法半夏 12 g，枳壳 12 g，竹茹 12 g，制南星 30 g，天麻 20 g，川贝母 10 g，石菖蒲 10 g，郁金 12 g，远志 5 g，地龙 10 g，甘草 3 g。每日 1 剂，水煎分 2 次服。

二诊：经上法治疗近 2 个月后，患者言语流利，头晕头重已愈，感肢体发冷，乏力，面部轻微麻木感，舌质淡，舌苔薄白，脉细无力。原方见效，病情已见转机，患者气虚血滞，脉络瘀阻，药用补阳还五汤加减。

处方：黄芪 100 g，桃仁 12 g，白芍 30 g，当归 12 g，赤芍 30 g，天麻 20 g，川芎 10 g，地龙 12 g，桂枝 10 g，红花 5 g。

三诊：服上药 2 周后，诸症悉平，唯感肢体发冷，继以原意益气活血，佐以行气通络。

处方：黄芪 60 g，桃仁 12 g，红花 5 g，当归 12 g，赤芍 30 g，川芎 10 g，地龙 12 g，丝瓜络 30 g，郁金 12 g，香附 12 g，蜈蚣 3 条。

服上方 4 周后，家属代诉，病情稳定，已能正常生活起居，言语流利，四肢活动正常，无肢体发冷麻木感觉。以后予归脾汤，六君子汤调补，病情至今未见反复。MRI 复查：烟雾病，未见出血。

按语：烟雾病，一般认为是脑底动脉环主干狭窄或闭塞后，各深支增生扩张，互相吻合而形成血管网，在脑血管造影时，呈烟雾状，故而得名。本病发病率低，早期表现为脑梗死，晚期则易发生脑出血。

本例患者以"怪病多因痰作祟"立论，治从豁痰开窍入手，方用理气化痰的温胆汤，加制南星，川贝，远志，以增强祛痰之力；天麻以平肝息风，改善脑部循环；再佐郁金，石菖蒲芳香行气开窍，助诸药上达病所。其中制南星用量达 30 g，数十年临床实践，未见有任何毒副作用，祛痰开窍之力尤强。二诊后，病久多虚，气虚不能运血，气不行则血不荣，气血瘀滞，脉络痹阻，而致肢体乏力，发冷，改用补阳还五汤加味。重用黄芪补气，当归，川芎，桃仁，丝瓜络，郁金，香附以增强通经活络，用地龙蜈蚣逐瘀攻坚。此时颅内出血病灶已相对稳定，可大胆选用活血逐瘀药物，以达"祛瘀生新"之意，但应避免使用动血破血之品，与现代医学治疗脑出血使用抗凝溶栓药的理论如出一辙。制方攻补兼施，相辅相成，使病情得到了有效控制。

但本病为难治顽疾，尤其易发生脑出血，应随时注意复查。目前烟雾病尚无特效治疗，内科药物疗效多不理想，较为有效的是进行颅外、颅内血管搭桥术，但手术治疗，各方面条件较苛刻。本例的诊疗经过，为烟雾病的治疗提供了一个新的思路。

## 甲状腺功能减退症——从脾肾阳虚痰湿郁滞论治

邓某，男，64 岁，1999 年 1 月 18 日入院。诉双下肢水肿 3 月余。3 个月前无明显诱因出现疲乏无力，两眼干涩，双下肢水肿，饮食减退，畏寒肢冷，小便减少，无心慌、胸闷、喘气，无发热及盗汗。入院后体查：T 36 ℃，P 72 次/min，R 19 次/min，血压 130/80 mmHg；发育正常，形体肥胖，神清，检查合作；慢性病容，步履迟缓，皮肤巩膜无黄染，全身浅表淋巴结不肿大，头颅五官无畸形、颈软，无颈静脉怒张，气管居中，两侧甲状腺无明显肿大；胸廓对称，肺（一），心率 72 次/min，律齐无杂音；腹软，肝脾未及，脊柱四肢无畸形，双下肢呈非凹陷性水肿；生理反射存在，病理反射未引出；脉弦细，舌质浅淡，舌苔薄白腻。实验室检查：$T_3$ 1.94 nmol/L，$T_4$ 22.6 nmol/L，ASO≥500 U，RF 阳性，TG 2.76 nmol/L。CT 片：甲状腺上极符合甲状腺功能减退征象；彩超右侧甲状腺内见

1.3 cm×1.0 cm包块回声，边界清晰。诊断为甲状腺功能减退。中医辨证为脾肾阳虚，痰湿郁滞。治拟化痰利湿，解郁行滞之法。

处方：陈皮12 g，青皮10 g，法半夏12 g，茯苓15 g，全瓜蒌12 g，贝母12 g，淫羊藿15 g，补骨脂12 g，鹿角片（先煎）12 g，薏苡仁20 g，肉桂5 g，制附子3 g。每日1剂，水煎分2次服。

同时，配合服西药甲状腺素片20 mg，3次/d。

服药1周后，患者下肢水肿减轻，仍诉倦怠乏力，舌质风淡，舌苔薄白，脉弦细。继上方去固脂，加黄芪15 g。甲状腺素片40 mg，3次/d。

上述治疗1周后，浮肿明显减轻，乏力好转，精神食欲尚可。守原方继服1周后复查：甲状腺功能正常，诸症好转。嘱甲状腺素片递减，至停药，守原方善后。1年后复查，一切正常。

按语："百病皆由痰作祟"，虽然本病发生的根本原因在于脏腑功能减退，阳虚生内寒。但痰饮水湿正是这些衰退的脏腑所派生出来的病理产物，痰湿泛滥，又反作用于脏腑，影响其功能，因而，及时地清除这些病理产物，应视为治疗甲状腺功能减退症的首要任务，诸脏阳虚，则宜缓缓图之。根据这一观点，莫益增的体会：

一是祛痰兼以行滞，补阳勿妄伤阴。痰湿郁滞，胶着难去，临证仅以化痰利湿恐难奏效，需佐以行气解郁之品，气行则水行，痰饮自消，故方中以陈皮、青皮化痰行气，或加枳实，或加菖蒲等以加强行气解郁之力。在温补脾肾时，桂附量宜小，使用时间不宜过长，以防大辛大热损伤真阴，鹿角片、固脂、淫羊藿等补阳较为平和，可长期使用。

二是利湿宜以淡渗，利水不可峻逐。甲状腺功能减退症引起的水肿，多为黏液性水肿，呈非凹陷性。治疗上一般以茯苓、白术、薏苡仁等淡渗利湿即可，慎用猪苓、泽泻、姜皮等以防攻伐太过。

三是初期中西药结合，后期中药收功。甲状腺功能减退症是一种难治性疾病，甲状腺素片是一种替代疗法，近期改善临床症状较好，但如长期使用，有可能抑制甲状腺素的分泌功能。因此，莫益增认为，在治疗初期，以少量的甲状腺素片替代，至功能恢复正常后，应逐渐减量，同时用中药以调理，使甲状腺素的分泌保持稳定，直至撤掉甲状腺素片。

## 甲状旁腺功能减退症——从风痰内动论治

刘某，女，35岁，1999年12月7日初诊。短暂意识丧失，伴全身抽搐，焦虑不安反复发作2年余，近1周再度复发。患者约于2年前行经后3日，突发短暂意识丧失，口吐涎沫，全身抽搐，发作缓解后全身肌肉僵直，语言困难，焦虑不安。每年发作2~3次，每次持续数分钟至10余分钟，曾在外院检查诊断为甲状旁腺功能减退症。近周来因劳累病情再次发作，焦虑不安，阵发性意识障碍，狂躁打人，全身抽搐，二便失禁，行走步态不稳，1日数次发作，反复不已。体查：神志清楚，表情痛苦，发作时全身抽搐，项背，手足痉挛僵直，心肺（一），腹平软，肝脾未触及，舌质偏红，舌苔黄白相兼，脉细弦数。中医辨证为风痰内动。治以理气豁痰，息风止痉。方选温胆汤加减。

处方：法半夏10 g，竹茹15 g，枳实12 g，陈皮10 g，茯苓12 g，胆南星10 g，竹沥10 g，生龙骨（先煎）20 g，钩藤15 g，生牡蛎（先煎）20 g，珍珠母（先煎）20 g，甘草5 g。每日1剂，水煎分2次服。

二诊：服药7剂后，发作基本停止，精神疲乏，饮食尚可，能自理生活。守方，以珍珠粉3 g代珍珠母，去生龙骨，生牡蛎，加酸枣仁15 g，人参5 g，以增强益气养心之力。调治10余日而愈。

按语：甲状旁腺功能减退症长期血钙过低，导致神经肌肉应激性增强，中医辨证属血虚不能濡养筋脉，引动肝风。但急性期仍表现为风痰闭窍，故以温胆汤加胆南星豁痰开窍，更加竹沥增强祛痰之力，钩藤、生龙骨、生牡蛎、珍珠母息风止痉，药中病所。

## 肢端肥大症——从痰热阻气血脉瘀滞论治

晏某，男，20 岁。因手足进行性增长，1 年中鞋袜由 25 cm 增至 26.5 cm。经 CT 垂体冠扫，提示"垂体微腺瘤"。诊断为"肢端肥大症"。因不愿手术，于 1995 年 11 月 12 日来诊。患者近 1 年除手足增长外，常感头昏痛，头顶有一过性烘热上冲，肢端发凉，渐至头痛加剧，失眠，入寐时或因掣致醒，食欲旺盛，食后稍感嘈杂，或兼噫逆，口苦干，大便干结，舌质红绛，两边瘀斑隐隐，舌苔黄厚欠润，脉弦。此乃痰热阻气，血脉瘀滞，肝阳偏亢之候。法以宣气涤痰，参以活血通络平肝。方用自拟宣气涤痰汤加减。

处方：旋覆花（包煎）10 g，瓜蒌子 20 g，茜草 10 g，茯苓 20 g，法半夏 10 g，海蛤粉（包煎）30 g，栀子 10 g，荸荠（切）20 g，胆南星 10 g，黄连 8 g，青黛 10 g，竹沥（冲服）50 mL，生姜 3 g。每日 1 剂，水煎分 2 次服。

二诊：服上方 20 剂后，头痛减轻，已能入寐，肢端转温，脉数亦减，舌苔变松浮，尚觉头顶烘热微作，神疲乏力，舌上瘀斑较前更显。此痰热虽减，肝阳未戢，痰瘀仍阻脑络。于上方稍事加减。

处方：旋覆花（包煎）10 g，石决明（先煎）20 g，茜草 10 g，茯神 20 g，石菖蒲 10 g，法半夏 10 g，生牡蛎（先煎）20 g，青黛 10 g，海蛤粉（包煎）30 g，瓜蒌皮 10 g，黄连 5 g，胆南星 10 g，竹茹 10 g，生姜 3 g。每日 1 剂，水煎分 3 次服。同时，每日加服复方水蛭散（生水蛭，三七，红参等分为末）5 g，分 3 次药汁送服。

连续服药 120 余日，诸症消失，脚已能着 26 cm 之鞋。于 1996 年 3 月 26 日复查 CT，病灶消失。随访至 1997 年 5 月，无不良反应。

按语：肢端肥大症系"垂体前叶功能亢进"所致，中医学尚无本病的明确记载。彭慕斌等认为，该病多因气血痰瘀相互胶结而成。根据"痰瘀相关"之理论，辨证论治，疗效满意。盖气血痰瘀在病理上常互为因果，气血流畅则津液并行，痰无由生，瘀何以成？而气滞运行不畅常致血瘀凝痰。气虚推动乏力，输布无权，血虚脉道不充，流动迟缓，亦可致血瘀痰凝，且病程愈久，而痰瘀胶结之势愈深，因而治疗上当气痰瘀兼治，并审其证之寒热虚实而用药。本例患者所见诸症，系瘀热阻气，血络埋瘀，肝阳偏亢。因病程尚短，正气所伤不甚，仅予宣气涤痰汤（旋覆花、石菖蒲、茯苓、法半夏、胆南星、竹茹、黄连、瓜蒌子、生姜）参以活血通络肝之品。由于病属痰热阻络，肝阳偏旺，故加青黛、海蛤粉、荸荠、栀子、茜草，以加强清热涤痰，凉肝通络之功。继因肝阳尚未宁静，瘀阻更显，故于方中加石决明，牡蛎以平肝阳，更增服复方水蛭粉活血化瘀。全过程药味虽有增损，但始终未离宣气涤痰，活血通络凉肝之法。

## 老年性痴呆——从痰浊闭窍心肝火旺论治

吕某，女，84 岁，2001 年 8 月 21 日初诊。因进行性记忆减退，生活能力下降 7 年，并逐渐加重。半年来症状明显加重，已不能从事家务，多疑善虑，急躁易怒，坐卧不安，语无伦次，昼夜难眠，亲疏不分，大便时结，舌质红，舌苔黄腻，脉弦滑数。头颅 MRI 提示：脑萎缩。MMSE 量表评定为 12 分，临床诊断为老年性痴呆（AD）。中医诊断为"呆证"，属痰浊闭窍、心肝火旺。治拟豁痰开窍，清肝泄火，镇静安神。

处方：法半夏 10 g，石菖蒲 15 g，茯苓 10 g，黄连 5 g，竹茹 10 g，龙齿（先煎）30 g，牡丹皮 10 g，郁金 15 g，葛根 30 g，枳壳 10 g，丹参 15 g，炒栀子 10 g，紫贝齿（先煎）30 g。每日 1 剂，水煎分 2 次服。

二诊：服药 14 剂后，患者急躁易怒减轻，心神尚有不宁，语言较少，舌质红，舌苔转薄腻，脉仍滑数。上方去法半夏、茯苓、竹茹，加酸枣仁 30 g、决明子 30 g。

三诊：观患者已能静坐，余症减半，便仍时秘结，舌红苔薄，脉弦。上方去枳壳，加生地黄、百合、瓜蒌皮、瓜蒌子各 15 g，14 剂。

患者坚持服中药疗 2 年余，其间根据患者症情酌情加减：心烦焦躁时，加炒栀子、淡豆豉清热除烦；头昏目糊，舌红少津时，加白芍、枸杞子、女贞子滋阴养肝；夜卧不安时，加柏仁、百合宁心安神；情绪稳定，舌质红，舌苔薄，脉细数时，用地黄饮子合六君子汤加减补脾填精调治。3 年后病情稳定，大小便已能自控，至亲能识，MMSE 量表评仍为 12 分。

按语：老年痴呆系指发生在老年期的各种痴呆综合征，包括阿尔茨海默病（AD）、血管性痴呆（VD）、混合性痴等。其临床主要表现为智能和认知功能障碍，属中医的"呆证""痴证""喜忘""郁证""痴呆"等范畴。著名中医学家裘昌林积 40 年临证经验，从治痰入手论治本病，颇多见解。

关于病因病机，《景岳全书》曰："痴呆证，凡平素有痰，或以郁结，以不遂，或以惊恐而渐至。"老年痴呆以痰浊为病理基础，而痰的产生是五脏功能失调的结果。本病脏功能失调在先，继而痰浊内生渐致。内生之痰首责中焦脾土，脾为后天之本，为津液生化之地，一旦脾失健，津液不归正化，聚而成痰，痰阻气滞，致气机升失常，肝失疏泄，肺失宣降，久之则血运失畅，终致气血俱病。病可累及脾、心、肝、肾等脏。又老年肾逐年渐亏，肾阳虚者，脾阳失温，津液运行失常，痰浊内生，上蒙神明可致痴呆；若体素阳盛，或阴虚阳亢，阴液久耗，火炼液成痰，热痰扰神，或阴液亏少，脑神失养，神机失灵，神窍为之失聪而致痴呆。痰阻脉络，气血运行不畅，瘀血内生，致痰瘀凝聚，髓海浑浊，加重脑髓精气失养，灵机失用，痴呆逐年加重。痴呆之病实中见虚，虚中有实，实则以"痰、瘀"见，虚则以五脏虚损兼见，其中痰的生成贯穿痴呆的发展全过程，又是疾病加重的主要因素。因此，"痰"是本病的最根本病理基础，正如《石室秘录》所曰"痰气最盛，呆气最深"。

裘氏对本病治疗的经验：一是祛痰开窍与疏肝扶脾并施。清·陈士铎《辨证录·呆病门》曰："肝郁克土，而痰不能化，胃衰则土不制水，痰不能消，于是痰积胸中，盘踞于心外，使神明不清，成呆病矣。"说明痴呆与肝脾功能失常，痰的生成相关。其中肝的疏泄功能失常，情志失畅，一则致气机升降失职，气滞津行不畅，凝滞而成痰；二则木郁犯脾，脾土失健，又饮食伤于中焦，痰浊内生，久之上蒙神窍而致痴呆。遵循《石室秘录·痴呆》中"治呆无奇法，治痰即治呆也"之说，在治痰之时，不忘生痰之源在中焦脾土，消痰化痰之妙尤在气机之畅利，肝气之疏达。因此组方遣药，重视祛痰开窍与疏肝扶脾并施，使痰消窍开，脾健情畅，神明恢复。二是豁痰泄火清心与重镇潜阳宁神同用。痰浊之邪其性凝厚，凝聚难化，易蒙清窍。若遇素体阳盛肝旺，或阴虚火旺之体，痰浊夹火，火升痰亦升，痰火上扰，神明失聪。痰浊久留，复因火炼，更是胶着难化，疾病症状反复，时呆时狂，痰盛则精神抑郁呆滞，火盛则可见烦躁不宁，坐卧不安，昼夜难眠。火盛则可分为实火和虚火。实火夹痰必舌质红，舌苔黄腻，脉滑数有力；虚火夹痰上越则舌红津少，脉细滑数。治疗"实则泻之，虚则补之"，遵"谨守病机，各司其职"之要旨。泻实之时，苦寒清泄，豁痰利窍。实证者，选用黄连、黄芩、炒栀子，配法半夏、茯苓、竹茹、石菖蒲、远志、礞石、龙齿清化热痰，并佐郁金、厚朴、枳壳行气疏肝。虚证夹痰者，多选生地黄、牡丹皮、知母、百合滋阴清热，伍法半夏、竹茹、葛根、瓜蒌皮、石菖蒲、郁金清化热痰，并佐以紫贝齿、龙齿重镇潜阳。若热盛便结者，实者以大黄泻实火；虚者用火麻仁、瓜蒌子等化痰润肠。三是重在祛痰，又不忘活血。痰浊凝滞，易阻碍气机，气不畅则血行缓，血缓则瘀血渐生，而至痰浊瘀血为患，痰瘀交结，阻痹脑络，清阳不展，神机失灵，而发为痴呆。然病之所以缠绵日久，很大程度是由于痰浊胶着，致瘀难去，复因年老五脏渐虚，痰瘀易于复生。因此，在组方中加入丹参、川芎、牡丹皮、当归、郁金、桃仁等活血之品，使痰化、瘀消、气行，脑髓脉络通畅，神窍得养，老年痴呆好转或控制。四是健脾意在化痰，补肾贵在增智。老年之体，肾常亏损，脾常不足。脾虚者津不归正化而成痰；肾虚者，气不化津，津自停，浊自生，痰浊内阻脉络。若肾阴亏损，虚火灼津，炼液成痰，血脉运行迟滞，津血不润脑髓；若脾肾阳虚，温煦失职，致阳不化阴，虚寒内凝津液停滞，寒痰内生，脉络挛缩，血脉不利，清窍失养而成痴呆。脾肾两脏功能的恢复，对治疗和巩固本病的疗效十分重要。因此，健脾尤为先，脾健痰化，补益方能奏效；或痰化后脾肾双补。在补肾之时，应防过用滋腻之品，或运用时伍以醒脾药物。在补益之时，不忘疏理气机。健脾之意，不但只是补气，更是在于分化痰浊，寓于运脾之中，常配黄芪、太子参、山药、炒白术运脾化痰；补肾之意，不但在于填精，而更是在于补肾之中，实为增智益脑，常配黄芪、太子参、熟地黄、枸杞子、何首乌、淫羊藿等补肾益精，增智聪窍。

## 多发性硬化——从肾虚痰瘀交阻论治

董某，男，37 岁，2000 年 1 月 3 日初诊。患者 1 年 9 个月前无诱因出现双眼视力下降，5 个月前出现右下肢力弱，隐态起病，慢性病程，阶梯样加重，病程中缓解和复发交替出现。4 个月前在医院住院，诊为多发性硬化。予强的松龙 750 mg/d，3 日后常规治疗，住院治疗 2 个月，因效果不满意转神经内科继续住院治疗。体查：神清语利，左眼视盘颞侧色淡，其他颅神经大致正常；四肢肌力Ⅴ级，肌张力适中，双上肢腱反射活跃；双下肢腱反射亢进，右踝阵挛（＋），腹壁反射消失，右 Chaddock 征（＋）；右巴氏征（＋）；无感觉障碍。颈椎 MRI：颈段脊髓多发性硬化（桥脑多发硬化）。脑 MRI：脑内多发异常信号（多发硬化可能性大）。给予强的松治疗，症状好转，54 日后出院。出院 1 周后来门诊要求中药治疗。现头蒙不清，头中似有物阻隔，一过性头晕，视物昏矇，有时眼前好像有雾，记忆力减退，右腿软而乏力，胸闷心痛，舌质暗，舌苔微腻，脉细左寸弱。中医辨证为肾亏而痰瘀痹阻。治拟补肾化痰，活血通络之法。

处方：生地黄 12 g，丹参 15 g，熟地黄 12 g，山茱萸 10 g，生薏苡仁 15 g，淫羊藿 10 g，苍术 12 g，牡丹皮 10 g，益母草 15 g，牛膝 10 g，白花蛇舌草 15 g，地龙 10 g，瓜蒌 18 g，全蝎 3 g，炙远志 5 g。每日 1 剂，水煎分 2 次服。泼尼松 35 mg，分 3 次服。

二诊（1 月 10 日）：服药 7 剂后，3 日前起每日减强的松 5 mg，口干口黏，气短乏力，舌质暗，脉偏数。上方去全蝎、苍术、瓜蒌，加炒白术 12 g，桃仁 10 g，红花 10 g，忍冬藤 20 g。

三诊（1 月 17 日）：又服药 7 剂，症状同前，视差头蒙，舌苔白腻，脉细滑。改从痰瘀入手论治。

处方：夏枯草 15 g，石菖蒲 10 g，法半夏 15 g，白菊花 10 g，橘红 12 g，炒枳壳 10 g，益母草 12 g，地龙 10 g，丹参 15 g，牛膝 10 g，生薏苡仁 15 g，焦三仙 10 g，路路通 10 g。每日 1 剂，水煎分 2 次服。

以后加牡丹皮、桃仁、红花等活血化瘀，以石菖蒲郁金汤，天麻钩藤饮方出入息风化痰，加全蝎，僵蚕，地龙等痰瘀并治；痰瘀交阻，蕴湿化热，加蒲公英、焦栀子清热解毒除湿；脾虚蕴湿，加炒白术，苍术，茯苓等健脾祛湿，一俟舌苔薄白，脾胃健运正常，加入生熟地黄，山茱萸，淫羊藿，仙茅等补肾之品。服药后症状逐渐好转，中间无反复，头清，视物较前清楚，记忆力明显改善，双腿有力，胸闷，心痛均除。半年后上班工作，3 个月前已撤除激素，未见反复。

按语：多发性硬化是一种中枢神经系统的脱髓鞘疾病，好发于青壮年，临床特征为病灶的多发和病程中症状的缓解和复发交替出现，目前治疗以激素和免疫抑制剂为主。中医认为肾，脑和髓之间关系密切，故脑，髓病变，补肾是重要一环。但本病肾虚常常与痰瘀并存，肾虚是本，痰瘀是标，尤其在年轻患者，标证表现更加明显，故治疗中祛瘀化痰尤为重要，且贯穿始终。祛瘀以桃红四物汤出入，全蝎，僵蚕，地龙等虫类药入络搜邪，用量不宜大，在于渐消缓散，化瘀以助生新；化痰常用天麻钩藤饮，石菖蒲郁金汤出入，化痰中兼顾息风开窍明目。治疗中一旦舌苔干净，每佐入培本补肾之品，同时也因为本病服药时间较长，常配合健运脾胃之品。

## 帕金森病——从痰湿阻络虚风内动论治

王某，男，68 岁，1997 年 2 月 25 日初诊。左手及前臂不自主颤抖，伴头摇，下肢麻木 5 个多月。西医诊断为帕金森病，因治疗效果欠佳而要求中医治疗。诊时患者左手颤抖不已，面色㿠白，舌质淡白，舌苔白厚，脉弦滑。证属痰湿阻络，虚风内动。治以化痰去湿，柔肝息风。方用涤痰汤加味。

处方：法半夏 20 g，石菖蒲 15 g，胆南星 20 g，竹茹 30 g，陈皮 10 g，当归 50 g，白术 20 g，白芍 50 g，丹参 30 g，僵蚕 15 g，钩藤 50 g，龙骨（先煎）30 g，川芎 15 g，牡蛎（先煎）30 g，枳壳 15 g，朱砂（冲服）1 g，地龙 30 g，琥珀（研末冲服）1 g。每日 1 剂，水煎分 2 次服。

二诊（3 月 4 日）：服药 7 剂，颤振发作频率明显减轻。原方续服至 4 月 27 日再诊，患者曰：此间颤振发作 1 次，原方白术加至 30 g，以增强健脾去湿之功而绝其痰源。服至 5 月 20 日，因颤振未再发作而停药，随访至今未复发。

按语：帕金森病，现代医学认为，本病系脑黑质细胞破坏，神经传导物质多巴胺减少，导致运动中枢神经活动失衡。中医学谓之"震振"，如《证治准绳》曰："颤，摇也；振，动也。"泛指头摇肢颤之证。大抵由津血不足，筋脉失齐，虚风内动，或由痰阻脉络，致使经脉之气不守正位，而使肢颤头摇。本例系痰阻风动，故以涤痰汤加白术化痰去湿为主，鉴于该例具有明显津血不足见症，故重用当归，白芍补血益阴，归芍二药，一温一寒，一刚一柔，刚柔共济，融涤痰开窍之中，补血不嫌燥，柔刚不伤阴。

## 混合型共济失调症——从痰气郁结论治

袁某，女，14 岁，1995 年 5 月 12 日初诊。患儿于 8 日前始出现眩晕，步态不稳，语言不利，四肢感觉麻木不仁，活动稍欠灵活，无头痛症状及颅脑外伤史。家属述其 20 日前曾感冒发热 2 日，经治疗病愈。5 日前曾住省某医院，经 CT 等检查，诊断为"混合型共济失调症"，因经济条件所限未住院。近 2～3 日来，上述症状较前重而来求治。诊时喉中有痰声，舌苔白腻，脉弦微滑。体查：精神尚可，发育正常，营养一般，查体能合作，头颈无畸形，眼球不规则震颤，瞳孔眼睑无异常，口鼻舌无畸形，颈部无抵抗感，心肺听诊无异常，肝脾不大，脊柱四肢无畸形，腱反射稍弱，Rombeig 试验（＋），指鼻试验（＋），跟膝试验（＋），未引出其他病理性神经反射。辨证属痰浊阻滞经络脑窍，枢机不利。治以祛痰益气，化浊宣窍之法。方选涤痰汤加减。

处方：陈皮 10 g，天麻 10 g，法半夏 10 g，茯苓 15 g，枳实 10 g，竹茹 10 g，太子参 10 g，胆南星 10 g，生龙骨（先煎）12 g，石菖蒲 10 g，生牡蛎（先煎）12 g，菊花 10 g，生甘草 3 g，生姜 3 片。每日 1 剂，水煎分 2 次服。

二诊：服药 7 剂，症状始减轻，语言有序，步行较前稳，四肢麻木减轻。效不更方，连服约 1 个月，诸症消失。查各种阳性体征均消失，至今未复发。

按语：混合型共济失调属中医学"小中风""痿躄"范畴。为感受外邪，毒邪内侵，日久化热，煎熬成痰，痰阻经络，上犯脑窍，脑窍诸络被阻而成。本例当以治痰益气为先。涤痰汤为感受实邪，痰浊内壅阻滞经络而设，用之则痰祛经通而病瘥。

## 震颤麻痹症——从痰火内蕴肝风内动论治

陈某，男，73 岁。患者 1984 年 4 月出现两上肢末端，手腕关节以下无法控制的震颤，并逐日加重，初起时不能做精细的动作，如不能拿筷子、报纸，若勉强拿了也由于颤抖致使双眼不能看清报上内容，后渐至不能穿衣与脱衣。曾在上海各大医院就诊过，病无改善。1985 年 1 月出现精神失常症状，曾被家人送入上海市精神病防治院治疗，毫无效果。其母与两个胞弟均有震颤麻痹症，母已早故，2 位胞弟发病年龄均比患者早 10 年。

初诊：1985 年 10 月 6 日上午 10 时，患者两手不停颤抖，口角流涎，行走时歪歪斜斜，对答迟钝，答非所问，并随带颅脑 CT 正常报告 1 份。舌质红，舌苔薄白，根部白腻。治以涤痰化浊，开窍通络。方选涤痰汤化裁。

处方：石菖蒲 10 g，陈皮 10 g，法半夏 10 g，炒枳实 10 g，炙远志 5 g，胆南星（包煎）10 g，北秫米（包煎）15 g，全瓜蒌 20g，首乌藤 30g，白芥子 10 g，生龙骨（先煎）30 g，生牡蛎（先煎）30 g，茯苓 10 g。每日 1 剂，水煎分 2 次服。服用 14 剂。

同时另服：牛黄清心丸，每日 1 粒，服 14 粒；礞石滚痰丸，每日 1 包，分 2 次吞服，服 14 包。

二诊：1985 年 10 月 20 日上午 10 时，药后颤抖渐减，口角流涎渐无，能拿勺吃饭，手拿报纸已能看清大标题，以服第 1 剂与第 2 剂药效果最为显著。

直到 1985 年 11 月 17 日，共四诊，服用上述基本方 42 剂，两手颤抖已全部消失，幻听，幻视均无，步行基本稳健。继续涤痰化浊，开窍通络，并补益肾气为其治法，在基本方的基础上略随症加减。

至 1986 年 4 月 6 日，共诊 10 次，服汤药 144 剂，患者精神完全正常，两手不抖，步行稳健，纳食尚可，二便正常。故改服丸药吞服，予以上汤剂 10 剂药量，共研为细末，以蜜制为丸，如松子大小，每次服 6 g，每日服 2 次，常年服之。对此患者每年春秋随访 2 次，至今年 10 月随访，患者震颤未作，如同常人。

按语：查阅历代中医文献，皆无震颤麻痹一症记载，但从本病的临床表现来看，属中医学"风症"。《素问》曰"风胜则动""诸风掉眩，皆属于肝"。肝主筋，筋失濡养，致使震颤，肝阳上亢，风自内生，内风与心、肝、肾三脏有关，内风与痰更密切，痰火内结，肝风内动，痰浊也随之上逆。肝盛克脾，脾主四肢，为生痰之源。依据中医理论不难理解，震颤麻痹病因为风、痰、热，与心、肝、肾三脏有关。在整个治疗过程中，始终运用涤痰化浊，开窍通络，并补益肾气，再结合病情变化，随症加减，不但能改善症状，而且能达到痊愈目的。

## 腹膜后纤维化——从痰邪结聚论治

患者，男，48 岁，1996 年 5 月 20 日初。因头晕 2 年，全身水肿 3 个月，加重伴呕吐、少尿 1 周而入院。患者 2 年前自觉头晕，在当地医院测血压偏高，予硝苯地平等药治疗，症状一度消失。近 3 个月来血压进一步升高，伴全身水肿，在某医院化验尿蛋白，血肌酐 320 $\mu$mol/L，尿素氮 25 mmol/L。按"肾炎"治疗，症状日趋加重。近 1 周来全身水肿，恶心呕吐，因腹部听诊闻及血管杂音，而行腹部 B 超检查，发现左肾上腺异常回声，腹部 CT 扫描见腹膜后相当于肾动脉水平有一长条状软组织影均匀增强。诊断为腹膜后纤维化，伴肾动脉狭窄，肾衰竭。经西药对症治疗，并血液透析 3 次，仅能缓解症状于一时，遂改用中药治疗。刻诊：面身水肿，头晕恶心，时有呕吐，腹胀不食，二便不通。舌体胖大，舌苔厚腻，脉弦滑。实验室检查：尿蛋白（－），血肌酐 520 $\mu$mol/L，尿素氮 45 mmol/L，二氧化碳结合力 17 mmol/L。中医辨证为痰邪结聚。治以化痰散结。

处方：陈皮 15 g，胆南星 15 g，法半夏 15 g，茯苓 30 g，枳实 30 g，大戟 2 g，甘遂 2 g，大黄 10 g，白芥子 10 g，太子参 20 g。每日 1 剂，水煎少量频服。

复诊：服药 3 剂后，二便通畅，能进少量饮食。守方续服 5 剂，水肿明显减轻。守上方加减调治 3 个月，症状基本消失。坚持服药 2 年余，病情一直稳定。

按语：腹膜后纤维化为临床少见病，据其临床表现可归于"眩晕、黄疸、癥瘕、关格"等范畴。临床上因本病起病隐匿，早期病情进展缓慢，一旦发病，往往症状复杂，且呈多系统损害，故易于误诊。我们在临床上遇到为数不多的腹膜后纤维化患者，从痰立法论治，以温胆汤合控涎丹为基本方加减治疗，取得一定疗效。

## 血管神经性头痛——从脾失健运痰浊中阻论治

梁某，男，51 岁，1994 年 3 月 21 日就诊。患者头痛反复发作历时 30 余年，间隔时间 1～2 个月不等。近 2 年疼痛加重，经多方中西药治疗无效。现症头痛于前额牵掣两侧，伴胸脘痞满，呕吐痰涎，咳嗽痰黏质稠，夜不能寐，口苦纳差，小便短黄，大便秘结。形体消瘦，神疲不堪，双手抱头，呻吟不止。舌质红，舌苔黄腻，脉弦滑有力。证属脾失健运，痰浊中阻，上蒙清窍，经络受阻所致。治宜清热化痰，祛风止痛，方以温胆汤加味。

处方：陈皮 10 g，法半夏 10 g，茯苓 12 g，枳实 10 g，竹茹 10 g，白芷 10 g，栀子 10 g，蔓荆子 6 g，黄芩 10 g，甘草 3 g。每日 1 剂，水煎分 2 次服。

二诊：服药 1 剂后，痛热大减，精神好转，食纳增进，已能入睡。2 剂尽，头目一清，疼痛完全消失，诸症悉除。随访半年未见复发。

按语：血管神经性头痛，疼痛较剧，反复发作，经久不愈，中医学称为"头风"。头为"诸阳之会"，"清阳之府"，又为髓海所在，凡五脏精华之血，大腑清阳之气，皆上注于头部。故凡六淫之邪气外袭，上犯巅顶，邪气稽留，阻抑清阳，或内伤诸疾，可致气血逆乱，经络瘀阻，脑失所养，均可发生头痛。然本例头痛为痰浊上泛，多因平素饮食不节，脾胃不和，健运失常，痰浊内生。痰浊为阴邪，浊阴凝聚，清阳不升，上蒙清窍则昏沉作痛，阻于胸脘则满闷吐涎。采用本方加栀子、黄芩、白芷、蔓荆子，以清热化痰，祛风止痛，因而获愈。

## 三叉神经痛——从痰热胶结腑气闭塞论治

陈某，男，51 岁，1986 年 10 月 8 日初诊。左面颊，下颌处阵发闪电样抽痛 6 月余。近 2 个月来，左下颌抽痛加剧，经某医院神经科诊断为三叉神经第三支痛，经多种方法治疗而未获效，遂来院就诊。左下颌闪电样抽痛正发作，痛如刀割锥刺样，难以忍受。每日发作 5～10 次不等，每次持续数分钟。多因饮酒，洗脸，吹风，张口而诱发或加重。左牙龈肿痛，口鼻干燥灼热，大便干结，小便色黄，舌苔黄厚且腻，脉滑稍弦数。拟礞石滚痰丸加味。

处方：礞石（先煎）30 g，大黄（后下）15 g，菊花 15 g，白芷 12 g，黄芩 12 g，沉香 12 g，石膏 20 g，僵蚕 3 g。每日 1 剂，水煎分 2 次服。

二诊：服药 3 剂后，疼痛发作次数减少，时间缩短，程度减轻。上方加胆南星 10 g，白芥子 10 g。

三诊：又服药 4 剂后，疼疼消失，精神舒畅，谈笑自如，牙龈肿痛消失，大便日行 1 次。舌苔薄黄，脉滑。予初诊方减量，加菊花、白芍各 15 g，炙甘草 5 g，5 剂。

四诊：药后诸症尽除，拟黄芩、白芷各 10 g，白芍 15 g，当归 20 g，炙甘草 6 g，服 5 剂以善后。随访 3 年，未见复发。

按语：三叉神经第三支痛的治疗无章可循，但朱丹溪有"痰生百病"，"怪病多责于顽痰"的论述可供参考。胃经之脉挟口环唇，下交承浆，经颐后至下廉，出大迎，循颊车。这正是下颌三叉神经第三支分布区，结合舌脉症，本例乃痰热胶结于胃肠，腑气闭塞，痰热循经上窜，风火痰相煽所致。取礞石下气坠痰；大黄泻腑实，配黄芩、石膏清胃家之火；沉香降气疏通胃肠；菊花、白芷、僵蚕散风通络止痛。共奏祛顽痰，清腑热，止掣痛之效。

## 偏头痛——从痰瘀交阻上扰清窍论治

秦某，女，54 岁，1993 年 5 月 14 日诊。右侧偏头痛反复发作 1 年多，常常因情绪抑郁或劳累紧张复发。近 2 个月发作频繁，每月 1～2 次，每次持续时间 4～6 日，痛后如常人。昨日下午右侧偏头痛又复发，右侧颞部呈抽搐样刺痛，痛处固定不移拒按，且口苦咽干，但不欲饮，恶心呕吐，脘闷不舒，舌苔黄腻，脉弦滑。证属痰瘀交阻，上扰清窍。治宜清热化痰，化瘀通络。用温胆汤加味。

处方：法半夏 12 g，茯苓 12 g，黄芩 12 g，陈皮 10 g，枳实 10 g，竹茹 10 g，红花 10 g，天麻 10 g，地龙 10 g，川芎 15 g，甘草 10 g，蜈蚣 2 条。每日 1 剂，水煎分 3 次服。

二诊：服药 2 剂后，疼痛明显好转，诸症减轻。效不更方，原方再进 4 剂后痊愈。

按语：患者偏头痛反复发作 1 年余，脘闷不舒，恶心呕吐，口苦咽干而不欲饮，舌苔黄腻，脉弦滑，为痰浊内蕴，郁而化火之候。头痛经久不愈，右侧颞部呈抽搐样刺痛，拒按，且痛处固定不移，舌质紫暗，当属瘀血阻络。综合分析，应属痰瘀交阻，上扰清窍之证，故用温胆汤加黄芩清热化痰；川芎、红花活血化瘀；蜈蚣、地龙、天麻祛风通络止痛而获效。

## 椎基底动脉供血不足眩晕——从痰热郁结论治

患者，女，65 岁，2005 年 12 月 5 日初诊。患发作性眩晕 5 年，已有 3 次发作史。此次发作已 4 日，视物旋转，恶心呕吐，动则尤甚，耳闷，大便不爽，纳呆，口干不欲饮。曾做头颅 CT 检查示：未见异常。颈部 X 线示：颈椎退行性改变。观其体胖，面色不华，舌质暗淡，舌苔黄腻，脉滑数。中医辨证分析，此患者形体肥胖，肥人体虚易生痰湿，痰阻气机清浊不分，清气不升则眩晕，浊阴不降则恶心呕吐，痰郁化火则苔黄。治宜化痰泄热，健脾和胃，泌别清浊。方选温胆汤加减。

处方：法半夏 12 g，茯苓 12 g，陈皮 12 g，枳实 12 g，竹茹 20 g，黄芩 10 g，石菖蒲 12 g，天麻 12 g，郁金 12 g，甘草 5 g。每日 1 剂，水煎分 2 次服。服药 5 剂而愈。

按语：温胆汤为清胆和胃之名方。《成方便读》曰："胆为清净之腑，无出无入，寄附于肝，又与肝为表里，肝藏魂，夜卧则魂归于肝，胆有邪，岂有不波及于肝哉？且胆为甲木，其象应春，今胆虚即不能遂其生长发陈之令，于是土得木而达者，因木郁而不达矣。土不达则痰涎易生，痰为百病之母，所虚之处，即受邪之处，故有惊悸之状。此方纯以二陈、竹茹、枳实、生姜和胃豁痰，破气开郁之品，内中并无温胆之药，而以温胆名方者，亦以胆为甲木，常欲其得春气温和之义耳。"可见虽以温胆为名，实为清胆之剂，主治胆胃不和，痰热内扰，症见胆怯易惊，虚烦不宁，失眠多梦，呕吐眩晕。临床上以不变之方，应万变之症，异病同治，此即中医治疗疾病的一大特点。

## 面神经麻痹——从脾虚风痰阻络论治

林某，男，38 岁，1995 年 9 月 8 日初诊。发病前一个晚上，因天热在家凉台上迎风而睡，次晨起床后发现左眼闭合困难伴流泪，口角向右侧㖞斜，即到医院神经科诊治。经检查确诊为周围性左面神经麻痹。给予血管扩张剂，B 族维生素制剂等治疗，并配合针灸，理疗，治疗近 20 日，面瘫未见明显好转而求诊中医。前医予牵正散类方药，服药半月多，面瘫症状仍改善不明显。症见面瘫仍存，面色苍白，神倦懒言，肢疲乏力，纳差脘闷，大便时溏时结，舌质淡，舌体胖，舌苔白厚，脉沉细。患者述其患胃炎与十二指肠球部溃疡病史 10 年。辨证面瘫乃标病，脾弱气虚才是根本内因。故治疗应以补气健脾为主，佐以祛风化痰通络。

处方：炙黄芪 30 g，党参 20 g，茯苓 12 g，白附子 5 g，白术 10 g，丹参 10 g，法半夏 10 g，地龙 10 g，僵蚕 10 g，全蝎 5 g。每日 1 剂，水煎分 2 次服。继续配合针灸，理疗。

前后治疗 2 周，患者左面瘫痪完全恢复正常。

按语：周围性面神经麻痹，现代医学认为病因尚不明，故无特殊疗法。中医学认为乃风邪外袭，风痰阻络，经隧不通，故患侧肌肉瘫痪无力，治疗多以祛风化痰通络为法。临证常用牵正散加减，配以针灸，理疗，常获得满意疗效。本例除左侧面瘫外，脾虚症状表现突出，因脾虚不能主肌肉，故面瘫恢复不佳。因此治疗应着重以补气健脾为主，佐以祛风化痰通络。经 2 周调治，患者脾气逐渐健旺，风痰化，经络通，故面部肌肉复常。

## 重症肌无力——从脾气虚弱瘀痰阻络论治

刘某，男，22 岁，1993 年 9 月 21 日初诊。患者于 3 个月前出操后出现全身无力，继而眼睑下垂，双目视物不清，复视，症状晨轻暮重。曾在部队医院作肌疲劳试验阳性，抗胆碱酯酶药物试验阳性，诊断为重症肌无力。用针灸及中西药物治疗3个月，病情未能控制，仍有加重趋势。遂请假返乡，邀于书昌治疗。刻诊：患者面色黄胖，两眼睑下垂，闭目无力，精神疲惫，全身无力，食少气短，舌质淡，舌体胖，舌苔白腻，脉濡缓。辨证属脾气虚弱，湿痰阻络。治宜益气健脾，祛痰通络。

处方：黄芪60 g，党参15 g，薏苡仁30 g，升麻15 g，扁豆30 g，白术15 g，木瓜25 g，苍术15 g，胆南星5 g，僵蚕15 g，全蝎5 g，海桐皮30 g，白附子12 g，松节30 g，赤芍15 g。每日1剂，水煎分2次服。

二诊：服上方6剂开始见效，上眼睑能上提，但仍有复视。效不更方，继服7剂，诸症明显好转。后用原方，剂量加倍，配成蜜丸，每丸重10 g，每服1丸，日服3次。服药3个月诸症若失，继续巩固服药半年。随访1年无复发，现已恢复正常工作。

按语：脾主运化，为气血生化之源，肌肉、四肢、眼睑均为其所主。脾虚则气血生化不足，四肢、肌肉失养；且脾虚则运化失常而湿聚生痰，流经肌肉经络而阻碍气机，致气血运行不畅。故本病以全身乏力，肌肉无力，眼睑下垂，肢体困倦为主症。药用黄芪、党参、白术、升麻健脾益气；苍术、扁豆、薏苡仁健脾化湿；胆南星、僵蚕、白附子、全蝎化痰通络；木瓜，松节，海桐皮祛湿通络；赤芍活血通络。全方共收健脾益气，祛湿化痰，活血通络之功。

## 酒精中毒性脑病——从痰热交阻上蒙清窍论治

李某，男，67岁。因头昏痛4日，加重伴神志淡漠6小时，尿失禁1次，于1994年1月24日10时入院。4日前因受凉后出现头昏痛，流清涕，纳食差，自服头痛粉能缓解。今晨4时许，自觉头昏痛加重，老伴发觉其神志淡漠，尿失禁1次。嗜酒30余年，每日约500 g，1991年曾因"酒精性肝病"在本院住院治疗好转出院。入院时体查：T 37 ℃，P 88次/min，R 20次/min，血压150/60 mmHg。慢性病容，神志淡漠，反应迟钝，皮肤，巩膜轻度黄染，无出血点及瘀斑，无肝掌，蜘蛛痣，全身浅表淋巴结无肿大，咽轻度充血，无口眼㖞斜，伸舌居中。心率88次/min，律齐无杂音；双肺未闻干湿啰音；腹软，肝脾未扪及，肝区轻叩痛，无移动性浊音；四肢肌力正常，神经反射未引出病理征。辅助检查：B超提示"肝脏增大，上下径15.6 cm，肝区回声增粗，增强，门静脉内径1.1 cm，脾脏正常"。血常规：Hb 89 g/L，WBC $10 \times 10^9$/L，N 0.76，L 0.22，M 0.02。肝功能：TT，ZNT正常；GPT 36 U；TB 53.5 μmol/L，DB 29.6 μmol/L；总蛋白70 g，A 41 g，G 29 g/L，乙肝两对半（－），尿胆原1：40（＋），尿胆红素（－）。入院诊断：上呼吸道感染，酒精中毒性脑病。入院后经对症，保肝，能量合剂等治疗，病情却逐渐加重，出现意识障碍，震颤谵妄，胡言乱语，躁动不安，昼轻夜重，判断力，定向力部分丧失，大小便失禁。但生命体征平稳，神经系统未引出病理征。考虑为"酒精中毒性脑病合并戒断综合征"。入院后第6日邀余会诊。

症见神志恍惚，昏不识人，时时胡言躁动，面色萎黄，巩膜皮肤轻度黄染，喉间痰声漉漉，脉弦滑，舌质红，舌苔厚腻黑黄相兼。询其家属得之，患者嗜酒如命，每日以酒当饮，时时呷之，每日500 g左右，极少用菜，每餐进食50 g左右，此次生病在家期间仍饮酒不断。四诊合参，此乃以酒为浆，损伤脾胃，运化失常，酿湿生痰，聚湿化热，痰热交阻，上蒙清窍，扰乱心神所致。治法燥湿化痰，清热开窍，佐以退黄。方用涤痰汤加减。

处方：法半夏15 g，枳实12 g，茯苓15 g，陈皮12 g，竹茹20 g，胆南星12 g，石菖蒲20 g，黄连5 g，茵陈30 g，甘草5 g。每日1剂，水煎分2次服。

二诊：服上方2剂后，神志较前清醒，问能回答，但不切题，仍阵性胡言乱语，二便能自控。今日早餐进食面条约75 g，黑苔渐退，仍腻微黄，脉弦滑。病有转机，效不更方，继前方2剂。

三诊：药后病情继续好转，皮肤，巩膜黄染消退，面色转润，定向力，判断力基本正常，能正确回答问题，白天思睡，夜间阵性胡言，食欲明显好转，每餐100 g左右，腻苔渐化。前方去黄连、茵陈，再进 2 剂。

　　四诊：药后精神，食欲，睡眠均好转，二便正常，早餐馒头 200 g，稀饭 50 g，鸡蛋 1 个，脉和苔薄白。上方去胆南星，枳壳易枳实，剂量均减为 10 g，再进 2 剂。

　　五诊：自诉无不适，昨日查肝功，血常规正常。以香砂六君子汤调理善后，痊愈出院。

　　按语：此患者中医辨证，当属"痰证""酒疸"范畴。酒体湿性燥，嗜酒伤脾，脾失健运，酿生痰热，湿热交阻，蕴蒸肝胆，泛于肌肤而见皮肤，巩膜轻度黄染。痰热扰动心神，上蒙清窍，故见神志恍惚，震颤谵妄，二便失禁等症。喉间痰声漉漉，脉弦滑，苔腻，黑黄相兼均为痰热为患之佐证。药用二陈汤燥湿化痰，枳实理气除痰，竹茹、胆南星清热化痰除烦，石菖蒲开窍醒脑，黄连清热燥湿清心，茵陈利湿退黄。药症合拍，仅 8 剂而愈。由此可见，只要辨证论治精妙，中医平淡之方药也可救治危重疑难之症。

## 慢性酒精中毒性幻觉症——从痰浊瘀血阻蔽神明论治

　　王某，男，54 岁，1985 年 5 月 22 日初诊。患者有饮酒习惯 20 余年。现饮白酒约 2 日 1 瓶，每晚睡前必服，形成依赖，否则难以入寐。1985 年 5 月去某地游玩，因断酒 5 日而连日失眠。于第 6 天突然精神失常，出现严重幻听幻觉，疑心有人监视、跟踪，终日坐立不安，发呆发愣，自言自语，自觉头晕眼花，耳鸣健忘，口苦，渴不喜饮，时有胸闷刺痛。遂收入院，体查：心尖部闻及 2～3 级双期杂音，眼底检查 A：V＝1：2。余未发现明显阳性体征。精神检查：定向力完整，外貌衰老。可引出评论性幻听，被害妄想，关系妄想和被控制感。情绪不稳易激惹，表情呆滞，记忆力减退，无自知力。化验肝功能、血脂，心电图、脑电图均正常。测智商为 90 分。西医诊断为"慢性酒精中毒性幻觉症"。

　　刻诊见形体消瘦，面色黑红无华，双目呆滞少神，头发花白不泽，少语少动，语言低微无力，时有妄闻自语，口臭，唇色紫暗，舌质暗淡，舌尖边有 2 块瘀斑，舌苔黄腻，脉沉细滑。此系饮酒 20 余载，伤津耗血，气阴早衰，阴阳失于交接。现体质下降，忽遇游玩颠簸，欣喜劳碌，断酒失眠，不得休息，致使宿积之痰浊瘀血蒙动，上扰清窍，阻蔽神明而发为本症。治以化痰祛瘀，理气开窍。

　　处方：柴胡 10 g，法半夏 10 g，赤芍 10 g，胆南星 15 g，茯苓 15 g，丹参 30 g，当归 15 g，降香 10 g，红花 5 g，川芎 5 g，香附 15 g，桂枝 5 g。每日 1 剂，水煎分 2 次服。

　　二诊：初服药 5 剂后，自觉头清目明，心胸舒畅，遂以原方续进 10 剂。

　　三诊：药后幻听消失，但仍有疑心。患者形体瘦弱，气短乏力，语声无力，舌质浅淡，脉细，故予上方加入补益气血之品而治。

　　处方：黄芪 30 g，党参 30 g，当归 20 g，川芎 10 g，赤芍 15 g，降香 10 g，红花 10 g，薤白 10 g，瓜蒌 30 g，法半夏 10 g，藿香梗 10 g，茯苓 15 g。

　　服药 20 余剂后，症状完全消失，自制力恢复正常，痊愈出院。

　　按语：酒精中毒性幻觉症是由于 1 次大量饮酒或长期过量饮酒所致的脑损害而出现的神经精神障碍。酒精是一种亲神经物质，其本身及其代谢产物均能损伤脑组织，同时由于过量饮酒，产生营养物质缺乏，营养不良则可造成以神经系统为主的多脏器病理改变。临床表现或胡言乱语，哭笑无常，举止失态，面赤气粗，或心情抑郁，头晕目眩，肢体震颤，幻听幻觉等。中医学认为，过量饮酒可致脑损伤而出现精神障碍，如《诸病源候论》曰："酒者，水谷之精也，其气慓悍而有大毒，入于胃则酒胀气逆，上逆于胸，内熏于肝胆，令肝浮胆横而狂悖变怒，失于常性，故云恶酒也。"盖因酒性燥烈，过饮则损伤脾胃，脾失健运，蕴湿生痰，痰瘀化火，痰火上扰心神，则少寐多梦，情志失常，甚则精神错乱；痰邪阻络，筋脉失养，则见肢体震颤；痰浊上蒙清窍，则头晕目眩，记忆力衰退，甚则幻听幻觉；痰火化风，风痰郁火兼夹内攻，乱及神明，可见举止失态，狂躁谵语等。可见酒精中毒所致之精神障碍与酒精伤脾损肾，生痰化热，痰热内扰密切相关。故对其治疗，在清除酒毒的同时，更要注重清热涤痰，开窍醒神。

## 脑血管神经性病变——从痰湿内聚上蒙清窍论治

患者，男，51岁。来信诉说：我从事脑力劳动，得了一种可怕的疾病，已有十几年了，发病都在晚上12点左右熟睡之时。发病时有一种无法形容的可怕感觉，人会一下子昏去。早几年，发病时常常一下子坐起，几秒后渐渐苏醒，清醒后前额甚痛，心吓得直跳，曾去过多家医院诊治，作过多种检查，只说右侧颅内有一根动脉供血不足，余无殊。先后服用多种中西药物，病不除。问得的是什么病，能否治好？怪病痰作祟，病位在脑（脑血管神经性病变）。脑为神明之府，清阳之会，脑部的血管，神经最丰富，最细小，最易受内外因素的影响而致脏腑功能失常。患者人到中年，肺脾肾诸脏功能减退，又由于日常多坐少动和不良的饮食习惯及过食肥甘，再加上寒热，气火等原因，影响水谷津液的代谢，输布和运行，以致滞留凝集成痰，痰随气行，上蒙清窍，清阳不升，浊阴不降。痰为阴邪，夜半子时，时为阴中之阴。熟睡之时，阴时阴邪作祟而发病。然痰必夹瘀，治当活血通络，涤痰开窍。

处方：生黄芪30g，远志10g，郁金15g，石菖蒲10g，法半夏15g，葛根30g，制南星15g，桂枝5g，车前子（包煎）20g，生山楂30g，柴胡5g，马宝粉（冲服）2g，蜈蚣3条。每日1剂，水煎分2次服。

二诊：服药5剂，诸症大瘥。续服5剂而告愈。

按语：痰之成因，中医学认为与肺脾肾关系密切，肾司开阖，肾气虚，不能化气行水；肾阳衰，开阖不利，水湿上泛；命门火衰，不能温运脾阳，水谷不化；肾阴亏耗，虚火内灼等皆可聚湿生痰，灼津为痰。脾主运化，脾运不健，不能运化水谷，外感湿邪，或饮食不节，或思虑劳倦，或安逸失度等脾胃受损，水湿内停，凝聚为痰。肺主治节，肺虚不能通调水道；风寒袭肺，肺失宣肃等皆可聚湿生痰，凝集成痰。另外，水不涵木，肝阳亢盛；或情志郁结，气郁化火，也可煎熬津液而成痰。现代细胞生物学，病理学，免疫学，生物化学和血液流变学的研究认为，由于体液成分输布运行失常（包括血液流变学异常），免疫反应及所受内外刺激等因素，导致细胞膜通透性改变，细胞变性，血管内壁改变，血浆脂质成分增高以及组织液的异常聚集的机体非炎性，退行性和增生性变化，血胆固醇增高和动脉粥样硬化都属于以痰致病的范畴。

## 一氧化碳中毒后遗症——从痰浊闭窍论治

李某，男，52岁。因在家用煤球炉取暖，不慎出现煤气中毒，昏迷5日，经抢救后苏醒，出现发热，时而烦躁，时而默默无语，或答非所问，表情淡漠，两目无神，动作僵化迟钝，大便干结。苏醒后10日，家属要求配合中药治疗。刻下患者面色微红，手拿倒书似在阅读，有问无答，舌质红，舌苔黄稍厚，脉滑。证属痰浊闭窍，治以涤痰开窍，方选涤痰汤加减。

处方：法半夏12g，胆南星10g，橘红12g，枳实12g，石菖蒲15g，茯苓12g，竹茹12g，人参（另煎）10g，龟甲（先煎）12g，栀子12g，甘草3g。每日1剂，水煎分2次服。

前后加减治疗，共服药25剂后，患者完全康复。

按语：一氧化碳中毒是一氧化碳被大量吸入后，进入血液和红细胞的血蛋白结合，形成碳氧血红蛋白而失去携氧能力，导致重要脏器与组织缺氧，形成损伤。大脑对缺氧最为敏感，可引起神经细胞的水肿变性坏死和继发性软化等严重损害。中医学认为，一氧化碳中毒是邪热入侵机体，灼津炼液，聚而为痰，痰涎壅盛，阻络闭窍，上扰神明而出现一系列神志症状，此正与《济生方》的治痰名剂涤痰汤所治病机相符，故应用之能取良效。方中法半夏化痰和中降逆，茯苓健脾宁心安神，竹茹清热和胃化痰，枳实降逆消浊，胆南星清化热痰，人参，石菖蒲益气扶正，开窍益智，也寓治痰先治气，气顺痰自消，而不随气上逆蒙蔽清窍。全方温凉并用，升降共治，清热化痰而使神明恢复，机体康复。

## 有机磷中毒后遗症——从脾胃受损痰浊内蕴论治

马某，女，42岁，1986年9月15日初诊。患者3个月前因家事不和，一气之下服敌敌畏1小瓶，欲寻短见，幸被丈夫发现，经医院及时抢救，生命脱险。但继此之后，常头晕、头痛，昏昏嗜睡，经服谷维素片、天麻片、刺五加及中药归脾汤等治疗月余无明显效果。刻诊：头晕阵作，头沉闷而痛，精神萎靡，昏昏欲睡，面色晦暗，表情呆滞，纳呆恶心，神疲乏力，大便稀溏，舌质暗红，舌苔黄腻而浊，脉沉无力。中医辨证属脾胃受损，痰浊内蕴，升清纳化失常。治以健脾升清，化痰降浊。方选四君子汤合温胆汤化裁。

处方：太子参12 g，白术10 g，茯苓30 g，陈皮10 g，法半夏10 g，砂仁10 g，竹茹10 g，藿香10 g，佩兰10 g，石菖蒲10 g，山药10 g，炙甘草5 g，生姜3片，大枣2枚。每日1剂，水煎分2次服。

二诊：服药23剂后，恶心消失，食欲增进，精神大振，昏睡感明显减轻，反应较前灵活，惟头仍沉闷疼痛，舌质红，舌苔白腻，脉沉弦。治仍以化痰和中，升清降浊为法。

处方：法半夏10 g，陈皮10 g，茯苓30 g，竹茹10 g，藿香10 g，葛根30 g，枳实10 g，吴茱萸10 g，白芷10 g，川芎15 g，苍术10 g，细辛3 g，炙甘草5 g。每日1剂，水煎分2次服。

三诊：以上方治法为宗，随症间或加入天麻、全蝎、蔓荆子等，续服药21剂，诸症皆失，恢复正常劳动。

按语：有机磷中毒后遗症，其轻者表现为神疲乏力，纳呆恶心，头晕头痛；其重者反应迟钝，肢体麻木，精神异常，甚至肢体瘫痪，意识障碍等。这些遗留症状多缠绵难愈，其属中医学"眩晕""头痛""郁证"范畴。农药中毒后，一因毒邪直犯于中，伤及脾胃，二因反复洗胃，使脾胃受损。脾胃受损，则运化失职，升清失常，湿邪潴留，聚生痰饮，宣肃失常，则咳喘、胸闷、气短；痰湿中阻，更使清气不升，浊气不降，故纳呆、腹胀、恶心；痰湿上泛，凌及心君，则心悸不宁；痰浊上蒙清窍，神明不展，则头昏、嗜睡、健忘，甚至精神失常。可见邪毒伤脾，痰浊内蕴，气机升降失常为本病的基本病机，故可从痰论治。

## 脑积水——从肾阳气虚痰饮内阻论治

黄某，男，52岁。反复头重头痛1年余，发作时伴嗜睡、乏力、肢懒。头部CT、MRI检查示脑室略增大，提示"交通性脑积水"，遂要求中医治疗。刻见：头痛且重，视物不清，精神淡漠，体型肥胖，舌质淡白，苔稍腻，脉细缓。方用温胆汤合补肾活血剂加减。

处方：白术15 g，茯苓30 g，石菖蒲12 g，天南星10 g，白芷12 g，藁本10 g，陈皮12 g，法半夏10 g，补骨脂12 g，菟丝子25 g，泽兰20 g。每日1剂，水煎分2次服。

二诊：服药14剂后，头痛减轻，自觉体态轻松。效不更方，继服上方10剂后，除记忆稍差外，余症若失。头部C复查示：幕上脑室略大。随访2年未发。

按语：交通性脑积水发病之初症状多不典型，或仅有轻中度头痛、头重，时伴恶心，易被误诊。后期常伴有全身乏力、视物模糊等症状。本病病因复杂，过去有人认为，本病系矢状窦旁蛛网膜吸收脑脊液减少所致；现多认为脑底池粘连和脑脊液回流不畅，是致病脑的主要原因。临床辨治本病，不应拘泥于一症一候。头痛长期难解，兼症悉出，则属痰饮泛滥，瘀阻脑窍，正气已损所致，应从"痰瘀"论治。用方宗《金匮要略》"病痰饮者，当以温药和之"的原则，急则治标，缓则治本，以温阳益气，化痰逐饮法合用，同时不忘补肾。阳气久虚，痰饮内停，可致血行瘀阻，故选泽兰、益母草等活血利水之品；配合石菖蒲、冬葵子、天南星、僵蚕等，药物透过血脑屏障，可调节水液代谢；藁本为引经药，可引诸药直达巅顶。诸药合用共奏温阳益气，化痰利水，补肾活血之功。临床观察发现，从痰瘀论治本病，可有效改善临床症状，提示本疗法可能有减轻脑底池粘连、促进脑脊液吸收等作用。

## 原发性鼾症——从痰湿内生阻滞气道论治

患者，男，45岁，2003年7月10日就诊。晚上常与朋友一起饮酒，饮酒量不多。睡眠中经常打鼾，但无憋醒现象，其父有打鼾史，体重偏胖，食欲旺盛，无糖尿病史，大便干燥，如羊粪状，2～3日1次，喜食辛辣，舌质红，苔黄腻，脉滑数。考虑其平素喜欢饮酒，痰湿内生，夜间又喜欢仰面而卧，气道不利，喉间痰液瘀积气道，故导致夜间打鼾不断。因此，采用利湿化痰法，用温胆汤加味治疗。

处方：法半夏10 g，陈皮10 g，竹茹10 g，海浮石（先煎）15 g，枳实10 g，茯苓10 g，枳椇子10 g，葛根10 g，砂仁（后下）5 g，白薇10 g，远志10 g，马齿苋10 g，荷叶5 g。每日1剂，水煎分2次服。

连续服药14剂后，夜间打鼾明显减轻。同时，劝其少饮酒，多食用山楂，以帮助消化肉食积滞。在原方基础上加减，继服14剂，夜间打鼾基本消失，对饮酒已不感兴趣。

按语：本例治疗之所以能够见效，是因为在方中加入了解酒中药枳椇子，葛根，砂仁，又加入了具有减肥利尿作用的荷叶，增加了排尿量，减少了呼吸道的分泌物，从而提高了疗效。古人认为，白薇有消鼾的作用，使用白薇可退虚火，也可以减少夜间口干和打鼾；马齿苋善于消除胃肠积滞，对排便如羊屎球状有特效。为巩固疗效，将方剂加工成水丸，每日服用30～60粒。随访半年，除个别时候因饮酒过多出现打鼾，基本上不再出现鼾症。

## 发作性睡病——从痰浊内阻上逆神明论治

刘某，男，46岁，1989年5月21日初诊。患者不分昼夜，时时欲睡，呼之即醒，醒后复睡，不能自主。发作时自己力求保持清醒，但在1～2分钟就进入梦乡，发作时间从几分钟到1个小时以上不等，醒后头脑清醒。嗜睡已历时半年余，经中西药治疗效果不佳。证见除上述主诉外，患者形体肥胖，夜间睡眠不安，性格内向，胸闷躁烦，易与人发生争执，口苦口黏，睡眠时口角流涎，鼾声频作，舌质偏红暗，舌苔白黄厚腻，脉象弦滑。辨证属多寐证。由痰浊内阻，阳气郁闭，阴阳失衡，浊阴上逆神明所致。治宜祛痰化浊，平衡阴阳，降浊醒神。方用黄连温胆汤合菖蒲郁金汤加减。

处方：法半夏10 g，茯苓15 g，陈皮15 g，竹茹10 g，枳实15 g，黄连10 g，石菖蒲15 g，郁金30 g，桂枝10 g，薤白10 g，生甘草5 g，生姜10 g。每日1剂，水煎分2次服。

二诊：患者服药7剂后，嗜睡次数减少1/3，有时能自主控制入睡，自觉身体较服药前轻松，厚腻苔略有减少，效不更方，原方续服。

三诊：又服药14剂，嗜睡症状已基本控制，夜间睡眠良好，胸闷躁烦已除，厚腻苔已减4/5，脉象细弦滑。仍以黄连温胆汤加减调理，以巩固疗效，并嘱加强锻炼，减轻体重，饮食结构合理适度，以控制嗜睡症状的反复。

按语：西医嗜睡病与中医多寐证相似，是一种睡眠紊乱症。西医研究发现，日间嗜睡和抑郁症、肥胖或新陈代谢等因素具有极为密切的关系。《灵枢》曰"阳气盛则瞋目，阴气盛则瞑目"，说明嗜睡症的病理主要在于阴阳平衡失调，气机调节紊乱。嗜睡症的辨证有虚实之分，虚者多为阳气不足，实者多为痰浊内阻，阳气郁遏，清阳不升，浊阴不降，上逆犯脑，清窍被蒙，阴阳气血紊乱，致使神明自主功能失常，而呈昏乱状态。治疗重在祛痰降浊宣窍，以恢复阴阳气血的平衡。痰清浊降，气血调和，阴阳平衡，嗜睡之症自然解除。患者除日间表现嗜睡病状之外，同时又兼见夜间睡眠不安，躁烦口苦，舌红苔黄，显然因痰浊郁久，由气及血，故患者还兼见瘀血征象，舌暗为瘀血特征性表现。由于痰瘀互结，而现化热症状。黄连温胆汤实为其首选方，中医强调"异病同治"，"不在病名上求枝叶，而在病机求根本"，这是中医的诊疗特色。黄连温胆汤的核心定位，是主治"痰热"证候，"清化痰热"是其基本功能。由于"不寐"和"多寐"都可因"痰热"内扰神明所引起。这就是黄连温胆汤既可治"不寐"，也可治"多寐"的缘故。方中配合菖蒲、郁金，并重用郁金，目的在于祛痰开郁以醒神（脑）。郁金辛开苦降，芳香宣达，既能入气分以行气解郁，又能入血分以凉血破瘀，为血中之气药。郁金主含挥发油，高温煎煮易于挥发，故用量宜大，以减少有效成分的丢失而影响疗效。桂枝与薤白相配，既用桂枝宣通活血，俾血得温则行。桂枝辛能通、温能散，故可使寒邪解、痰浊消、瘀血散，而阳气通矣。薤白有通阳散结、利窍泄滞之功用，其与桂枝相配，进一步加大了通阳、利窍、理气开闭之功。

## 老人抽动-秽语综合征——从痰气郁结论治

患者，男，73 岁，1989 年 12 月 25 日入院。诉喉中"吭吭"有声，不能自制 8 年，加重 10 日。患者缘于 8 年前，作学术报告时间过长，始觉咽部不适，继之喉中发声，不能自制。先后按咽炎、瘟病、小舞蹈病等治疗，均未获效。曾查纤维喉镜，头颅 CT 等，未见异常。后经某医院诊断为抽动-秽语综合征，用氟哌啶醇治疗，症状一度消失，减量后症状复现。10 日前因情志不畅症状加重，寝食俱废，而求诊中医。诊见喉中发声，不能自制，伴心烦胸闷，夜不能寐，纳谷不馨，舌苔白腻，脉弦滑。证属痰气郁结，治宜祛痰开结，拟温胆汤加减。

处方：陈皮 18 g，法半夏 20 g，茯苓 30 g，丹参 30 g，苍术 30 g，合欢皮 30 g，枳实 15 g，胆南星 10 g，紫苏梗 10 g，竹茹 10 g，生姜汁（另兑）10 mL。每日 1 剂，水煎分早、中、晚 3 次服。另给氟哌啶醇 2 mg，每日 3 次。

服药当夜喉中发声止，可入睡，次晨仍有间断发生。守方续服 5 剂，症状消失，舌脉复常。续守方加生黄芪 20 g，同时渐减西药用量，连续治疗 40 日，痊愈出院。嘱服补中益气丸 2 个月，以巩固疗效。随访 1 年，虽有情志刺激，抑或劳神费舌均未复发。

按语：中医学无抽动-秽语综合征之病名，根据临床表现可归属于"痉病""颤证"等范畴。由于该病症状多呈突发性，状态不定，久治不愈，符合中医学"怪病多痰"，"久病多痰"的理论。从病因上看，该类患者多因劳神过度或情志所伤。如本例乃因讲课过度，耗伤肝胆，三焦枢机不利，津液布化失常，化生痰涎，故该类患者都有舌苔厚腻等痰证特征。因此，韩冠先认为老年人抽动-秽语综合征的基本病理是痰。治疗法则宜化痰为主，所用温胆汤由化痰之代表方二陈汤加味而成。方中陈皮、法半夏燥湿化痰；茯苓渗湿健脾；竹茹清膈上之痰热；枳实除三焦之痰塞。酌加合欢皮以解郁；丹参以活血；苍术胜湿。诸药共奏化痰利气，燥湿健脾之功，颇合老年人抽动-秽语综合征之病机，故获较好疗效。方中陈皮、法半夏用量较大，常用至 18～20 g，且长达 40 日，经临床观察未见有明显毒副作用。但两药毕竟辛燥，法半夏尚有小毒，如遇久病体弱者，宜酌情减量。

## 癫痫——从痰湿阻滞蒙蔽心窍论治

张某，男，16 岁。近 3 年来，发作性突然晕倒，四肢抽搐，口吐白沫等，经几家医院检查，诊断为癫痫，用西药治疗无效。症见精神恍惚，甚则突然晕倒，不知人事，口吐泡沫，发出羊叫声，两眼直视，四肢抽搐。5～6 分钟后苏醒，醒后身软无力，平时精神不振，不思饮食，注意力不集中，学习成绩较差，舌体较胖，苔白厚腻略黄，脉滑数。辨证为痰湿阻滞经络，蒙蔽心窍，上扰清空。治以祛风通络，豁痰开窍。方用涤痰汤合百金丸加减。

处方：法半夏 30 g，枳实 10 g，石菖蒲 15 g，郁金 30 g，茯苓 15 g，礞石（先煎）30 g，竹茹 10 g，远志 10 g，橘红 15 g，麦芽 15 g，白矾 5 g，黄连 5 g，甘草 10 g。以水 1000 mL，煎取 600～800 mL，分 6 次服。

二诊：服 4 剂后，病情有所控制，精神好转，饮食尚可，舌质浅淡，苔薄白腻，脉滑。嘱原方再服

4 剂。

三诊：药后诸症明显好转，又服 20 剂后，基本痊愈，随访 2 年未再复发。

按语：朱丹溪提出百病之中多兼有痰，故有杂病用丹溪之说。很多疑难杂病者兼有痰，或因痰湿阻滞所致，用涤痰汤化裁，既可将已生之痰涤除，也可疏肝利胆，健脾养胃，涤痰开窍，疏通三焦气化，以杜绝生痰之源，使气血津液运行正常而疾病痊愈。

## 神经性厌食症——从痰火上扰蒙闭清窍论治

李某，女，14 岁，1999 年 11 月 13 日初诊。患者近半年来，因追求身材苗条而减肥节食，每日主食仅 50～150 g，且拒食鱼，肉，蛋，奶，常以清水煮菜充饥，多避人独食，有时甚至不吃，体重由原来 46.5 kg 降为 31 kg，且闭经。检查除血糖（3.7 mmol/L）低外，未发现器质性病变。近 1 个月来症状加重，双下肢明显浮肿，时常进食后自我诱吐，有时故意用汽油污染食物使自己吐泻，虽已极度消瘦，但仍对肥胖有恐惧心理，伴性情急躁易怒，可因一点小事叫骂不休，不能控制自己的行为，经检查无幻听幻视。既往无精神病史。舌红苔黄腻，脉滑数，诊为神经性厌食症，伴发精神障碍。证属痰火上扰，蒙闭清窍。治以涤痰泻火，镇心安神。

处方：钩藤 15 g，胆南星 10 g，礞石（先煎）15 g，石菖蒲 12 g，生龙齿（先煎）15 g，法半夏 10 g，茯神 15 g，炒栀子 10 g，远志 12 g，郁金 15 g，炒酸枣仁 30 g，砂仁 5 g，沉香 1.5 g，甘草 3 g。每日 1 剂，水煎分 2 次服。

二诊：服 3 剂后，病情明显好转，情绪较稳定。续服 6 剂，精神基本恢复正常。后改为疏肝健脾，养血安神，又服 30 剂，怪异进食行为消失，每日主食 400 g 左右。治疗 10 周后，体重增加至 38.5 kg。

按语：后以滋补肝肾，养血调经法调治，半年后月经来潮。随访 2 年，精神，身体均正常。

## 抑郁症——从气郁生痰郁而化热论治

江某，女，38 岁，1998 年 11 月 6 日初诊。患者性格内向，情志抑郁，平素多愁善感。半年前因家事不顺，渐现终日啼哭，惊恐不安，恶闻杂音，常感脑鸣蝉叫，夜寐不安，甚则彻夜难寐，胃纳不馨，脘腹饱胀，二便尚调，面色青黯，口唇暗红，舌质红暗，舌苔黄白厚腻，脉细涩，左关脉细弦。发病后在当地就医服用中西药效果不佳，精神科对症治疗后症状略有改善，但不能稳定病情，遂求余诊治。证属情志致病，气机失常，气血紊乱，气郁生痰，郁而化热。治宜清化痰热，调气化瘀为治。方用黄连温胆汤合越鞠丸加减。

处方：黄连 10 g，法半夏 10 g，茯苓 15 g，陈皮 10 g，竹茹 10 g，枳实 10 g，川芎 10 g，苍术 10 g，香附子 10 g，炒栀子 10 g，神曲 10 g，桃仁 10 g，红花 5 g，薄荷 10 g，荆芥 10 g，生甘草 5 g。每日 1 剂，水煎分 2 次服。

二诊：服药 7 剂后，睡眠有改善，能入睡 5 小时左右，情绪较稳定，郁闷症状明显减轻，厚腻苔略有减少。原方再加石菖蒲 10 g、郁金 15 g。

三诊：又服药 14 剂后，患者情绪已趋稳定，精神症状基本消除，每晚能入睡 6～7 小时，人际交往逐渐增加，笑容随时呈现，面色、口唇由黯转红润，舌苔薄白微黄腻，脉细略弦。仍以原方加减调理善后。

处方：黄连 5 g，法半夏 10 g，茯苓 15 g，陈皮 10 g，炙甘草 10 g，竹茹 10 g，枳实 10 g，淮小麦 30 g，合欢皮 30 g，丹参 15 g，薄荷 10 g，神曲 10 g。30 剂。

半年后患者偕同家人前来道谢，诉停药后病情稳定，一切如常，且性情渐趋开朗，家庭和谐。

按语：西医抑郁症表现，属中医学"郁病"范畴。郁病由精神因素所引起，以气机郁滞为基本病变。气机郁滞所引起的气郁症状，如精神抑郁、情绪不宁、胸胁胀满疼痛等，为郁病的各种症型所共有，是郁病的证候特征。在气郁的基础上继发其他郁滞，则出现相应的症状，如血郁、火郁、食郁、湿郁、痰郁等。本案患者由于忧愁思虑，精神紧张，以致"思伤脾"和"肝失条达"而肝脾气郁，疏泄失常，脾失健运，不能运化水湿，水湿内聚，凝为痰浊，则所谓痰郁，痰与气结，极易引起气郁痰阻。气为血帅，气行则血行，气滞则血瘀，又易形成血郁。气、痰、瘀日久不散，易出现化热、化火，是为火郁。从本案例证候表现分析，气郁、血瘀、痰郁、火郁相互重叠交叉，是典型的郁病证候特征。郁病的治疗，重在理气开郁，调畅气机，怡情易性。正如《医方论·越鞠丸》方解曰："凡郁病必先气病，气得流通，郁于何有？"郁病实证，首应理气开郁，然后再根据兼症，而分别采用活血、祛痰、泄热（火）等法。本案熔清化痰热，疏畅气机，活血行瘀，健运脾胃治法于一炉，泛治诸郁症状，临床疗效显著。处方用药中，还根据《内经》"火郁发之"治火理论，应用薄荷与荆芥以解郁散火，疏导泄热，从而使郁热或郁火迅速透解。临床经验证明，对于火郁或热郁证在"直折其火"的同时，注意散热透发药之应用，常能获得迅速解除"火郁"的效果，避免过用苦寒药物，冰伏其邪，损伤脾胃，贻误病情的不良后果。

## 抑郁型精神分裂症——从胆郁痰扰蒙蔽心神论治

患者，女，39 岁，2002 年 11 月 19 日初诊。其丈夫代述，精神失常 3 个月。患者曾在一个体商店打工当保管员，3 个月前因丢失货物，精神抑郁，寡言少欢，不思饮食，继而妄见妄闻，不愿见人，时常喃喃独语，语无伦次，多惧多恐，并有迫害妄想和悲观厌世之感，烦躁不安，夜寐不宁，每晚难以入眠，且多恶梦。经某院诊为精神分裂症，曾用氯氮平、多虑平、奋乃静等药治疗，效果不佳。舌淡胖嫩，舌苔白厚腻，脉弦滑。中医辨证属胆郁痰扰，痰迷心窍。治以涤痰开窍。镇静安神。方用温胆汤化裁。

处方：法半夏 12 g，陈皮 12 g，茯苓 12 g，胆南星 12 g，枳实 12 g，竹茹 10 g，大枣 10 g，郁金 12 g，石菖蒲 12 g，远志 10 g，香附 10 g，炒酸枣仁 15 g，龙齿（先煎）20 g，牡蛎（先煎）20 g，珍珠母 30 g，甘草 10 g，生姜 3 片。每日 1 剂，水煎 2 次服。

复诊：服药 10 剂后，情绪稳定，已无悲观厌世及妄想，对问话能正确回答，能看电视，并主动干点活，已无喃喃独语和烦躁不安，饮食增加，面容已无愁苦之象，睡眠可达 6 小时，尚多梦，时有恐惧感。舌淡胖嫩，舌苔白腻，脉微弦滑。

继服上方 20 剂后，患者病情好转，前症已除，睡眠可达 8 小时。2004 年 10 月 3 日随访，精神、睡眠、饮食均如常人，患者已另找一工作，上班已 1 年多。

按语：患者起病由于丢失货物，所失不能复得，思虑过度，肝气被郁，脾气不升，气郁痰结，阻蔽神明，故表现为精神呆滞，表情淡漠，妄见妄闻，语无伦次，喃喃独语，多惧多恐，烦躁不安，夜寐不宁等精神异常的证候。痰浊中阻，故不思饮食，舌苔厚腻，脉弦滑。本案由于痰气上扰清窍，以致蒙蔽心神，神志逆乱。《证治要诀·癫狂》曰："癫狂由七情所郁，遂生痰涎，迷塞心窍。"《临证指南医案·癫痫》亦曰："癫由积忧积郁，病在心脾胞络，三阴蔽而不宣，故气郁则痰迷，神志为之混淆。"本案证属痰迷心窍，遂治以涤痰开窍，镇静安神，方用温胆汤加减。方中法半夏、陈皮、枳实苦温燥湿，行气和胃化痰；茯苓健脾渗湿而消痰；胆南星、竹茹清热化痰；石菖蒲、郁金、远志化痰开窍，安神醒脑；香附行气解郁；炒酸枣仁养血宁神；龙齿、牡蛎、珍珠母重镇安神；生姜、大枣、甘草益脾和胃而协调诸药，使脾健而痰无所生。

精神疾患，或神志异常，或精神失常。病机或风痰闭阻清窍，或胆郁痰扰，痰迷心窍，或痰热郁结扰心，或风痰蒙蔽清窍。病因是痰与气，对于"痰"与"气"的关系，《丹溪心法》曰："痰之为物，随气升降，无处不到。"在前贤所谓"痰之为病，变证百出""怪病从痰治"等理论启示下，庄爱民将理气和胃化痰的温胆汤应用于精神疾患。根据异病同治的原则，有是证则用是方，只要出现胆胃不和，痰气为患者，便投以温胆汤加减，均收到满意的效果。辨证要点当有脉弦滑、舌苔白腻等。《素问·灵兰秘典论》曰："胆者，中正之官，决断出焉。"《素问·六节藏象论》曰："凡十一脏，取决于胆也。"清·陈杏轩《医述》云："气以壮胆，邪不能干。胆气虚则怯，善太息，或数谋而不能决。"说明胆与部分中枢神经的功能有关。胆为木，为清净之府，喜温和而主生发，无出无入。寄附于肝，又与肝相为表里，胆虚用怯，火运不宜，木郁不达，脾土壅滞，湿留生痰，变生上述诸病。张秉成《成方便读》曰："肝藏魂，夜卧则归于肝，胆有邪，岂有不波及于肝哉？且胆为甲木，其象应春，今胆虚即不能遂其生长发陈之令，于是土得木而达者，因木郁而不达矣。土不达则痰涎易生，痰为百病之母，所虚之处，即受邪之处，故有惊悸之状。此方纯以二陈竹茹生姜，和胃豁痰，破气开郁之品，内中并无温胆之药，而以温胆名方者，亦以胆为甲木，常欲其得春气温和之意耳。"总之，奉方立意是使胆的升发疏泄作用恢复正常。这是对温胆汤的精辟见解，也是临床应用该方治疗上述精神疾患的理论依据。

## 狂躁型精神分裂症——从三焦腑热痰火上扰论治

杨某，男，19岁，1985年7月20日初诊。精神失常2年余。家长诉患者2年前在读高三时常头痛、失眠，逐渐加重至精神失常，经常不回家，奔走詈骂，彻夜不眠，大便秘结，小便黄赤，久治不愈。诊见：精神亢奋，巩膜充血，目光呆滞，答非所问，舌质红，舌苔焦黄，脉弦数。诊断为癫狂，辨证为三焦腑热，痰火上扰清明。治以通泄三焦腑热，涤痰开窍。方用导痰汤加减。

处方：法半夏10 g，陈皮10 g，茯苓10 g，胆南星10 g，枳实10 g，栀子10 g，大黄（后下）10 g，生地黄20 g，甘草5 g。每日1剂，水煎分2次服。

二诊：服药5剂后，症状缓解，能睡3~4小时，能简单回答问话，大便通，小便黄，舌质红，舌苔黄，脉弦数。将上方中大黄后下改为同下，枳实改枳壳5 g，加钩藤10 g，石菖蒲5 g。嘱其继续服。

三诊：又服药20余剂而痊愈。后以一贯煎10余剂善后。随访未见复发。

按语：黄炳根根据张景岳治痰理论"痰之为病，必有所以致之者，如因风、因火而生痰者，但治其风火，风火息而痰自清也。凡痰因火动者，宜治火为先……郁痰有虚实，郁兼怒者，宜抑肝邪，郁兼忧者，宜培肝肺"，拟导痰汤加减，标本兼治。本例患者乃因火致痰，痰火互结，上扰清明致神志模糊，舌质红，苔焦黄，脉弦数，故以导痰汤治其标，以大黄、栀子、生地黄清泄三焦腑热，凉血安神，加钩藤、石菖蒲息风开窍治其本，一治见效。

## 周期性精神病——从肝郁气滞痰火扰心论治

王某，女，22岁，1983年4月10日诊。其母代述：该女近年来情绪反常，急躁易怒，纳呆便干，每逢月经来潮前，即感头痛头晕，口干喜饮，烦躁不安，胸闷憋气，呼吸困难，眼睑眨动，不能闭合，继则神识昏糊，四肢僵硬，手足逆冷，牙关紧闭，口唇发绀，小便失禁，持续2~3日，肢厥渐缓，但神志依然昏矇，似睡非睡，气息不匀，吞咽困难，时发喃喃之声，不知所言，又持续3~4日后，方如梦初醒。此时患者对周围事物倍感亲切与新奇，自觉全身无力，喉中痰阻，如此月复一月，随月经周期发作，屡治乏效。诊时正值月经期，患者神清，两目微突，舌质红，脉弦滑有力。证系肝郁气滞，痰火扰心。治以涤痰汤加味。

处方：石菖蒲15 g，钩藤30 g，法半夏15 g，龙骨（先煎）30 g，竹茹15 g，牡蛎（先煎）30 g，远志10 g，胆南星15 g，柴胡10 g，枳壳15 g，香附10 g，白芍15 g，橘红10 g，葛根15 g，栀子10 g，甘草10 g。每日1剂，水煎分2次服。

复诊（4月23日）：共服药10余剂，此次行经未见上症，随访至今未复发。

按语：精神障碍状态与月经同步是该病重要特征。现代医学认为，病因可能与间脑损害有关。中医学认为本病属"痰厥"。其发病机制系肝郁气滞，痰火扰心，故以涤痰汤涤痰开窍；加柴胡、香附疏肝解郁；重用龙骨、牡蛎、钩藤平肝潜阳，息风定惊；栀子清心泻火。服10余制而取效。

## 感染性精神病——从心肝郁热痰浊内阻论治

　　侯某，女，27岁，1983年11月19日初诊。患者于1982年仲夏顺产1男婴，因欣喜过度而彻夜不眠，渐见喃喃独语，善怒无常，市精神病院诊断为"感染性精神病"。经用氯丙嗪、地西泮、奋乃静等镇静剂治疗1年之久，不仅病情未减，反而逐渐加重。近3个月来又见双目上翻，两手震颤，表情痴呆，精神抑郁，言语不清，口角流涎，小便黄，大便溏。刻诊见两目上翻，眼球转动不灵活，闭目时眼睑颤动，两手频频抖动，面色青黄，舌体卷缩，舌质红，舌苔薄而黄腻，六脉弦数。此乃肝郁气滞，心经郁热，痰浊内阻，神明被蒙。治以清心疏肝，化痰开窍之法。

　　处方：胆南星10g，枳实10g，栀子10g，淡豆豉20g，石菖蒲10g，郁金15g，远志10g，炒酸枣仁20g，麦冬12g，琥珀5g，橘红15g，淡竹叶3g，甘草5g。每日1剂，水煎分2次服。

　　二诊：服药14剂后，精神复常，目睛灵活，言语有序，惟两手仍不时抖动，即在原方基础上增息风平肝之品。继服10余剂后，病告痊愈。1年后随访，已恢复正常劳动。

　　按语：精神病是由于各种因素作用于大脑引起高级神经活动严重障碍的一种疾病。主要表现为言语、思维、情感及行为等一个或几个方面的失常。现代医学之精神病，一般分为两大类型：其一为抑郁型，以精神抑郁，表情淡漠，沉默痴呆，语无伦次，静而少动为特征，属于中医学"癫病"范畴。其二为狂躁型，以精神亢奋，狂躁刚暴，喧扰不宁，毁物打骂，动而多怒为特征，属于中医学"狂病"范畴。二者之发病皆与"痰"密切相关。其病所生，多是由于长期的忧思郁怒，造成气机不畅，肝郁犯脾，脾失健运，痰浊内生，以致气郁痰结，或因脾气亏虚，升降失常，清浊不分，浊阴蕴结成痰，则为气虚痰结。无论气虚痰结或气郁痰结，皆可"痰迷心窍"而致癫病。若因五志之火不得宣泄，炼液成痰，或肝火犯胃，津液被熬，结为痰火；或痰结日久，郁而化火，以致痰火扰心，心窍被蒙，神志逆乱，则发为狂病。正如《临证指南医案》所曰："狂由大惊大恐，病在肝胆胃经，三阳并而上升，故火炽则痰涌，心窍为之闭塞。癫由积忧积郁，病在心脾包络，三阴蔽而不宣，故气郁痰迷，神志为之混淆。"鉴于此理，精神病从痰立法论治而能收效。

## 癔病性瘫痪——从痰火扰心脉络痹阻论治

　　于某，女，19岁，1988年5月20日初诊。患者因受精神刺激，卒发失语，情急时可发出喉音，双下肢痿弱不用，不能站立行走。家人代诉其烦躁不安，喜捶胸，茶饭不思，夜寐不宁，大便数日不行。查体：腱反射增强，肌张力无明显改变，无锥体束征，左下腹肠型呈条索状，舌质红，舌苔黄厚腻，脉弦滑。西医诊断为癔病性瘫痪。中医辨证为痰火扰心，气血逆乱，脉络痹阻。治以通腑泄热涤痰，佐以条达气机。方用柴芩温胆汤加减。

　　处方：柴胡10g，枳实15g，黄芩10g，竹茹10g，茯苓15g，法半夏10g，郁金10g，石菖蒲10g，陈皮5g，栀子10g，淡豆豉10g。每日1剂，水煎分2次服。

　　同时，另配合服礞石滚痰丸，每次1丸，每日3次。

　　二诊：服药3剂后，患者自己步入诊室，并能正确回答问题，只是吐字欠清晰，与前诊时相比已判若两人。自诉夜间已能入睡，但仍做恶梦，食欲增进，大便通畅，惟觉头晕乏力，胸中窒闷，心情忧郁，不能振作，胃脘痞满，食后不适，舌质暗，舌苔薄黄，中根部厚腻。辨证属痰火已消大半，气血尚欠调和。治宗前法，加开郁宁心之品。

　　处方：柴胡10g，炒酸枣仁15g，黄芩10g，合欢皮15g，生龙骨（先煎）30g，郁金5g，石菖蒲5g，茯苓15g，竹茹10g，生牡蛎（先煎）30g，法半夏5g。另服磁朱丸，每晚1袋。

　　三诊：药后患者神清气爽，谈吐自如，情绪较前大有好转，自诉夜间已能安静入睡，饮食二便均调，舌苔薄白，脉略弦。继以加味逍遥丸合磁朱丸调理善后。

按语：许多神经精神疾患，往往都有共同的临床表现，如胸中窒闷不舒，胃脘痞满，两胁胀痛或串痛，呕恶纳呆等，且舌苔多较厚腻，脉象弦滑，从病机上看则与痰、气密切相关。贾丽丽选用柴芩温胆汤为基础方，辨治多种神经精神系统疾患取得了较好疗效。

## 左壳核脑血肿——从风痰上扰阻蔽清窍结论

朱某，男，57岁，1991年5月15日就诊。患者有高血压10余年。1988年3月12日突然昏倒，失语伴右侧肢体偏瘫而入市某西医院，头部CT扫描示：左壳核脑血肿（40 mm×63 mm×30 mm），经救治97日，可由人搀扶行走而出院。惟近3年来，家属发现其神情逐渐呆滞，言语謇涩，记忆力明显障碍，判定能力减退，计算困难，书写思维障碍，性格变异，固执，常无故吵闹。诉头晕重着，胸闷呕恶，舌质淡紫暗，苔白厚腻，脉象弦滑。证系风痰上扰，阻蔽清窍，治宜化痰息风，开郁通窍。方以法半夏白术天麻汤合石菖蒲郁金汤加味。

处方：天麻10 g，法半夏10 g，白术12 g，橘红10 g，茯苓12 g，石菖蒲10 g，郁金10 g，贝母10 g，远志10 g，炒水蛭10 g，丹参18 g，僵蚕10 g，益智10 g。每日1剂，水煎分2次服。

守方连服半年，加桃核仁10 g，肉苁蓉10 g，枸杞子10 g，以填髓益脑，患者记忆力明显增强，再少有失认，可以计算2位数加减法，并能抄写较为工整的中文字体。家属诉其思维较半年前连贯，说话句子变长，不再颠三倒四，面部表情不似前呆板，舌质淡红，苔薄白。投填髓化痰品巩固善后。

按语：痰是水液代谢障碍所形成的较稠浊的病理产物，其一旦上犯，停滞于脑，势必迷蒙元神，导致痴呆等病症。然则，诸山之巅，唯风可上，临症所见阿尔茨海默病和脑血管性痴呆者，多系风痰上扰之证，显然，痰为浊邪，因风而上。鉴此，对痴呆应首选法半夏白术天麻汤，治从风痰下手。

## 表皮生长因子受体抑制剂所致皮肤毒性——从痰毒蕴肤气郁化火论治

患者，女，55岁，2017年12月5日初诊。半年前，患者出现胸痛、无痰干咳、晨起痰中血丝，外院行胸部增强CT示"右肺上叶占位并双肺转移"，穿刺病理示"肺腺癌"。术后1个月行"吉西他滨＋顺铂"方案化疗，但消化道不良反应明显，患者不能耐受。因穿刺病理切片行基因检测示"EGFR21外显子有突变"，遂予口服靶向药吉非替尼治疗，半月后出现皮疹色红，主要分布于颜面及后背，丘疹居多，伴脓疱样疹，瘙痒明显。患者情绪低落，不愿外出，纳差，便秘，小便可，夜间需服安眠药入睡。舌黯红，苔白腻，脉弦滑。辨证为痰毒蕴肤，气郁化火。治法消痰解毒，理气泻火。方予消痰解毒汤加减。

处方：制南星15 g，法半夏15 g，苦参15 g，白鲜皮15 g，金银花15 g，连翘15 g，预知子15 g，丹参15 g，酸枣仁15 g，薏苡仁30 g，制大黄10 g，全蝎5 g，薄荷5 g，甘草5 g，蜈蚣3条。每日1剂，水煎分2次服。另嘱患者第3次水煎液加入冰片外用湿敷。

用药1周后，患者脓疱样皮疹减少，丘疹减退，瘙痒减轻，胃纳好转，大小便正常，睡眠改善。守方继用2周后，患者症状明显减轻，后定期复查肿瘤指标、血常规、肝肾功能等，基本正常。

按语：本例患者6个月前发现肺癌，属中医学"肺积"范畴，其病机为"痰毒蕴肺"，痰毒易随气升降而达肌表。患者服用靶向药物后，皮肤正常生理结构被破坏，痰毒蕴肤更为严重。痰郁化火，皮疹色红，出现脓疱样疹，瘙痒明显，且伴便秘；又痰阻气滞，故见情绪低落、不愿外出、眠差。因此选用消痰解毒汤为基础治以消痰解毒、理气泻火，加薏苡仁健脾渗湿、清热排脓，酸枣仁宁心安神，制大黄泻火通便。全方以消痰解毒为主，并充分考虑痰、气、火三者关系，最终达到邪去正安目的。

## 多发性结肠息肉——从消痰散结清热通腑论治

患者，女，62岁，2006年3月28日初诊。2003年9月因食蟹后出现腹痛、腹泻，无里急后重感及脓血便，无发热，至某医院行结肠纤维内镜检查，提示：横结肠近肝区、升结肠、回盲部见数10个亚蒂或无蒂的息肉。病理示：腺瘤性增生。由于息肉数量过多，分别于当年12月及次年2月2次于肠镜下行结肠息肉APC圈套治疗。术后腹痛、腹泻、便秘等症状缓解。2004年12月肠镜复查见升结肠息肉2枚，予以APC治疗。2006年3月肠镜示升结肠、横结肠多发息肉20余枚，无蒂，0.2～0.5cm，先后2次行肠镜下APC治疗，病理示：腺瘤性增生伴轻度异型性。患者形体消瘦，口干口苦，口臭，素有便秘，大便3～4日行1次，排便困难，胃脘嘈杂感，无泛酸、嗳气，喜食膏粱厚味之品，舌红苔黄腻，脉滑数。患者素喜膏粱厚味，体内易生湿热，加之"瘦人多火"，火炼液为痰，且患者素有便秘，六腑以通为用，肠腑不通则病理代谢产物在体内过度蓄积，痰邪日盛，与湿热胶结而成息肉。此外，舌红苔黄腻脉滑数亦是湿热内蕴之象。因此，应以消痰散结，清热通腑为治。

处方：蛇六谷（先煎）30g，贝母10g，天花粉15g，苦参15g，重楼30g，龙葵30g，野葡萄根30g，生槐花15g，炒枳实15g，炒枳壳15g，火麻仁15g，白芍18g，炙甘草5g。每日1剂，水煎分2次服。

方中蛇六谷、贝母、天花粉消痰散结，苦参、重楼、龙葵、野葡萄根、生槐花清热解毒，清利下焦湿热，炒枳实、炒枳壳行气导滞，火麻仁润肠通便，与炒枳实、枳壳合用有推陈出新之功，白芍和里缓急。服30剂后复诊，大便改善，1～2日行1次，舌暗红，苔薄白，脉细。

2006年10月9日再次行肠镜复查，升结肠、横结肠见多个息肉，0.3～0.6cm，行APC治疗，共摘除约20个，较前减少，继续加减治疗6月余。2007年3月20日再次行肠镜复查：升结肠、横结肠散在息肉，较前几次量明显减少，大便正常，纳佳，夜寐安，舌红，苔薄白。考虑患者行APC术后不久，术后易出现红肿血瘀，故拟以消痰散结、清热通腑消痈为治。

处方：贝母10g，山慈菇10g，夏枯草10g，生槐花30g，重楼30g，蒲公英30g，白花蛇舌草30g，龙葵30g，红藤30g，鸡冠花15g，椿根皮15g，仙鹤草30g，地榆炭30g，炒鸡内金15g，黄连5g，苦参5g，炙甘草5g。

方中贝母、山慈菇、夏枯草消痰散结，生槐花、苦参、重楼、蒲公英、白花蛇舌草、龙葵清热解毒，红藤、鸡冠花、椿根皮消痈排脓，仙鹤草、地榆炭收敛止血。加减治疗半年，2007年9月19日复查仅见2枚小息肉，再次行APC治疗，其余未述明显不适。

继服上方治疗1个月，随访至今未见复发。

## 系统性硬化——从痰湿痹阻论治

患者，女，60岁，2013年2月16日初诊。主诉双上肢皮肤硬化3年，再发加重2个月。患者3年前无明显诱因出现双上肢皮肤硬化，未予特殊处理。患者2个月前双上肢皮肤硬化加重，双腕关节处皮肤皮纹消失，固定，活动受限，张口受限，间断口服醋酸泼尼松每次10mg，每日1次。双手指关节肿痛，握空心拳，咳嗽，咳白痰，气喘，夜间可以平卧入睡，以系统性硬化收治入院。体格检查示唇周硬化，口周放射状沟纹，口裂变小，面颊皮肤发亮，双腕关节强直，无皮纹，质硬，表皮萎缩，固定，双手手指僵硬，活动受限，心慌胸闷，小便量少，舌红，苔白腻，脉沉弦。实验室检查：红细胞沉降率加快，抗scl-70抗体（＋），尿蛋白（＋）。胸部CT示肺部纤维化改变。西医诊断为系统性硬化；中医诊断为皮痹，辨证为痰湿痹阻。治宜散寒除湿，通阳通脉。

处方：法半夏10g，陈皮10g，茯苓10g，乌梅10g，丹参30g，牡丹皮10g，山药15g，薏苡仁20g，炒白术15g，当归10g，白芍10g，木瓜10g，桑枝10g，鸡血藤20g，鱼腥草10g，甘草

10 g。每日 1 剂，水煎分 2 次服。30 剂。醋酸泼尼松减至 5 mg。

二诊（2013 年 3 月 17 日）：服药后，患者双上肢皮肤硬化减轻，双腕关节可有轻度屈曲背伸，张口距增大，双前臂皮肤可捏起，患者病情好转出院。

按语：系统性硬化的治疗，一方面要运用综合疗法，根据病情、病程、病势选择中药熏洗，中成药配合内服，必要的西药联合应用减少内脏损害；另一方面，中医的优势集中在局限性硬皮病的治疗中，合并内脏损害，伴发症状重的系统性硬化患者，应用西药与中药联合治疗，待病情控制后，再减少西药用量，至最后完全用中药代替西药治疗，方能取得满意的疗效。

# 65　　妇科疑难病症

## 乳腺增生病——从痰浊凝结肝肾亏损论治

陆某，女，46 岁，2003 年 6 月 2 日初诊。自诉半年来，双乳不时隐痛、胀痛，心烦难眠，胸胁胀闷，腰酸腿软，经行先后无定期，经量偏少。1 周前发现左侧乳房有肿块，压之微痛。胃纳一般，二便正常。舌质淡红，舌苔薄白，脉细弦。检查：双侧乳房有弥漫性散在性小结节及索条状肿物，无压痛，左乳房扪及约 3 cm×3 cm 肿块，质地中等，边界尚清，轻度压痛，皮色不变，乳头无溢液，腋下无肿块。双侧乳腺高频钼靶 X 线检查：双乳腺混合型纤维囊性增生、左乳内上方小囊肿形成。西医诊断为乳腺囊性增生病。中医辨证属痰浊凝结证。内治与外治相结合。外治采用囊肿穿刺抽液加压固定。内治以化痰散结，补益肝肾，调理冲任为治。方用自拟仙鹿消肿汤加减。

处方：柴胡 10 g，淫羊藿 12 g，海藻 18 g，仙茅 10 g，浙贝母 10 g，鹿角霜（先煎）15 g，生牡蛎（先煎）30 g，丹参 15 g，香附 12 g，益母草 15 g，白芍 15 g，甘草 5 g。每日 1 剂，水煎分 2 次服。

二诊（6 月 5 日）：服药 2 剂后，乳房不痛，囊肿消平，亦无压痛。解除外治固定，予原方再服 15 剂，以巩固疗效。随访半年，囊肿未见复发。

按语：本病属中医学"乳癖"范畴。本例病因肝肾不足，肝脾失和，以致冲任失调，气滞血瘀，痰浊凝聚而为病。然囊肿显凸，痰浊凝聚为重。《不居集·块痰》曰："凡身上有块，不痒不痛，或作麻木，乃败痰失道，宜随处用药消之。"内治方中生牡蛎、浙贝母、海藻化痰散结；丹参、益母草活血散瘀，以治其标；柴胡、白芍、香附疏肝理气；淫羊藿、仙茅、鹿角霜补益肾气；甘草调和诸药，同时增强海藻化痰散结之功，标本兼顾，内消其源。囊肿者，痰浊内聚也。"痰"既是病理产物，又是病因。外治用囊肿穿刺抽液加压固定之法，穿刺抽液可使囊肿立即消平，加压固定可促进囊壁粘连愈合，防止囊肿再发，实为简易、安全、有效之法。

## 闭经——从痰湿内盛阻塞胞宫论治

陈某，女，40 岁，1999 年 4 月初诊。近半年月经后期，渐至月事不来，就诊时已停经 2 月余。形体肥胖，常感乏力，有呕恶感，平素痰多食少，胸胁满闷，二便尚调，带下黏腻。舌淡胖有齿印，舌苔白腻多津，脉沉滑。查尿妊娠试验阴性，肝功能正常，辨为痰湿内盛，躯脂满溢，脂痰相结，阻塞胞宫。治宜豁痰除湿，调理冲任，活血通经。予苍附导痰汤合佛手散加味治疗。

处方：茯苓 15 g，法半夏 15 g，陈皮 5 g，苍术 15 g，香附 15 g，胆南星 10 g，枳壳 15 g，生姜 6 g，神曲 10 g，当归 10 g，川芎 5 g，牛膝 10 g，桑寄生 10 g，竹茹 10 g，山楂 10 g，甘草 3 g。每日 1 剂，水煎分 2 次服。

复诊：服药 4 剂而月事下，唯经量少，大便干结，舌质淡红，有积痰化热之象。故上方去法半夏、川芎、当归等过于温燥之品，加益母草 15 g、黄连 10 g。

三诊：又服药 2 剂而经量如常。经后继予此方化裁调理 3 个月，月事如常。

按语：经闭之疾，世人多从血枯经闭及血隔经闭论治，周征据朱丹溪"经不行者，非无血也，为痰所碍而不行"之论，从痰论治本病，疗效满意。

古人曰："百病多由痰作祟。"痰饮致经闭者，多因素体痰盛，或脾虚不运，聚湿成痰，积痰流注胞门，闭塞不通；或素体肥胖，痰湿壅塞胞宫，占住血海，阻滞冲任。痰饮之证有的显而易见，症状典型；有的隐伏作祟，故临证时尤须注意辨别。以苍附导痰汤作为治疗痰饮经闭之基本方，取其燥湿化痰，健脾和胃之功，使脾胃健运，水湿运化，气行痰消，配合佛手散活血通经，加牛膝引血下行，桑寄生温补肾阳。肥胖者重用枳壳、山楂，痰湿化热者则加黄连，呕恶胸闷著者加竹茹、厚朴。《景岳全书·痰饮》曰："痰即水也，其本在肾，其标在脾。"故常选用桑寄生、菟丝子、山茱萸、巴戟天、淫羊藿等益肾固本之品，使痰去湿除而经通。此外，积痰多易化热，且化痰药又多温燥，故用药时宜斟酌寒热，调和诸药，勿使过于温燥而伤阴。经闭者若时间不长，及时施治，多预后良好；若经闭时间长，痰饮占住血海日久，结成癥瘕，则非药物一时所能奏效。

## 子宫内膜异位症——从脾虚痰湿瘀阻于胞论治

王某，女，30岁，2004年4月15日初诊。主诉痛经8年，已婚7年，同居未妊，其配偶生殖功能正常。月经规律，自22岁始患痛经，且逐年加重，身体亦日趋肥胖。患者近8年来，每经行前小腹部胀痛，腰骶部坠痛，有欲大便感，痛甚时则四肢不温，得温稍舒，月经量多，色黯夹杂黏液，如丝如缕，舌质浅淡，舌苔腻脉细滑。妇科检查：外阴发育正常，阴道通畅，宫颈Ⅰ度糜烂，宫体后位，正常大小，活动度可，有压痛，阴道后穹触及高低不平结节，局限性触痛明显。B超检查：右附件囊性包块3.5 cm×5.0 cm×3.0 cm，囊壁较厚，内见细小分隔，并见细小点状回声，提示右附件巧克力囊肿。西医诊断为子宫内膜异位症。中医诊断为原发性不孕、痛经。中医辨证为脾虚痰湿，瘀阻于胞。治以燥湿化痰，消癥散结。予以自拟燥湿消癥汤。

处方：苍术40 g，麻黄10 g，大腹皮15 g，炒白术15 g，莪术25 g，三七（研末冲服）3 g，卷柏20 g，水蛭（研末冲服）2 g。每日1剂，水煎分2次服。

连续治疗2个月余，诸症悉去。B超复查囊肿消失。而后2个月，停经受孕，于2005年6月顺产一足月女婴。

按语：子宫内膜异位症患者，平素腰骶部坠胀不适，腰脊酸楚，肛门坠胀，四肢不温，得温则舒，白带较多，舌苔白腻或厚腻，脉细滑或细濡，而且缠绵难愈，这些均为痰湿致病的特点。《内经》曰："脾为生痰之源，肺为贮痰之器。"又曰："饮入于胃，游溢精气，上输于脾，脾气散精，上归于肺，通调水道，下输膀胱，水精四布，五精并行"。若脾气虚则气化失常，清者难升，浊者难降，津液凝滞，瘀而成痰。痰之本者湿也，湿的从化性很强，那么痰亦然，故而有风痰、湿痰、寒痰、燥痰、痰热等。在临床上更是错综复杂，故而有"百病多因痰作祟"之说。李梴亦曰："大概肥人气虚多寒湿，瘦人血虚多湿热，都缘脾湿失运布之职。"湿性同于水性，水性下沉属阴。因此，下焦罹患较多，湿郁日久可化热，湿热与血相搏结可形成癥积。《诸病源候论》曰："诸痰者，此由血脉壅塞，饮水积聚而不消散，故成痰也。"此说明痰湿因血脉壅塞，饮水积聚不消散而成。《医宗金鉴·妇科心法要诀》曰："痰饮脂膜病子宫。"痰湿阻于胞中，冲任不固，因而不能摄精成孕。思虑过度劳伤心脾，思主内动，思则气结，气结则血亦结，血赖脾生，脾赖血养，血结则不能养脾，则脾虚；脾虚则水谷不得化为精微而输布周身，故津液内停而生湿，湿邪阻遏脾阳，脾虚湿困，聚湿成痰；湿邪困伐于肾，湿性同于水，肾亦属水，聚水而从其类，湿邪害肾，伤及肾之阴阳，肾阳不足则不能助脾化气行水，而使湿邪内停，聚而为痰湿，肾阴不足则肾亏精少，胞脉失于濡养，则不能摄精成孕而致罹患本病。

子宫内膜异位症大多病程缠绵，痰湿与血搏结日久而形成"癥积"。因癥积必消散，所以要消除体内业已产生之异位病灶，燥湿化痰，消癥散结是治疗子宫内膜异位症的基本大法。谨遵"病痰饮者，当以温药和之"之旨，卢燕自拟燥湿消癥汤，不论月经何期均可服用。方中苍术辛苦温，为燥湿健脾之要药，辛温之气味升散化之水湿，使脾气散精，上归于肺，脾健则湿化，通过燥湿以达祛邪扶正之功；但在脾虚生湿时，肺亦不能独健，亦失其肃降之功，通调水道之功受挫则湿必内停，所以用辛温发汗利尿之麻黄相伍以助肺宣降，促其完成通调之职，二药合用具有升脾宣肺燥湿化痰之功。另外，苍术四倍于麻黄，湿邪则能自化，仿似春日温煦，则冰消雪融。《珍珠囊》谓苍术："能健胃安脾，诸湿肿非此不能除。"大腹皮去皮里膜外之湿；炒白术补气健脾，燥湿利水；莪术、水蛭、卷柏化瘀消癥散结，通利血脉，亦有止痛之功；三七活血化瘀止痛，同时又具化瘀不伤正，止血不留瘀之长；此外，白术尚可健中，顾护胃气，盖脾胃为后天之本，气血生化之源，方中用其以防消癥散结之品久服伤及胃之受纳，脾之运化。全方共奏燥湿化痰，消癥散结之功。诸药合用使痰湿得化，癥积得消，气顺血和，以利于胎孕也。

子宫内膜异位症是妇科常见病、多发病、疑难病，治疗上颇费时日，但疗效却不甚理想。中医无子宫内膜异位症之称谓，根据临床症状、体征归属于中医学"癥瘕""痛经""不孕"诸范畴。西医对子宫内膜异位症的认识虽进展较快，但总体疗效并不理想。通过多年临床实践，卢燕认为中医治疗子宫内膜异位症，若能深究病机，辨证得体，施方得宜，辨病与辨证相结合，而采取从痰湿论治，采用燥湿化痰，消癥散结之法能取得较为满意的疗效。此例患者罹患此病，已婚7年未孕，成属难治之症。此病病程缠绵，治疗从痰湿入手，兼以消癥散结。久病多瘀，且不可一味峻补，或一味攻伐，以犯虚虚实实之戒，况治疗此疾医家素来谙用祛瘀伤正之品，而祛瘀之品尤易损伤胃气。盖脾胃一伤，百病由生矣。治痰湿所重在脾，盖脾为生痰之源，中州健则气血生化之源足，气血生化之源足则百脉通利，百脉通利则癥积易去，所以应时时顾护胃气。养正积自除，更何况加以消癥散结之品，则使有形之癥积，缓缓消融于无形之中矣。

## 子宫肌瘤——从肝郁痰瘀凝结论治

宋某，女，40岁，1992年5月7日入院。患者月经量多1年，近3个月以来每月2潮。9日前在某医院经B超检查，诊为子宫肌瘤。入院时我院B超检查探及子宫前壁9 cm×7 cm×6 cm之包块。确诊为子宫肌瘤。症见月经先期，1月2潮，量多有瘀块，带下量多，色黄黏稠，小腹胀痛，经前烦怒，胸乳胀痛，口干苦，舌质淡红，舌苔黄腻，脉弦滑。辨为肝郁血滞，痰瘀凝结，发为癥瘕。治宜疏肝解郁，破瘀消癥，投化痰破瘀消癥汤化裁。

处方：生黄芪30 g，浙贝母10 g，柴胡15 g，五灵脂（包煎）10 g，白芍20 g，三棱10 g，香附10 g，夏枯草30 g，枳壳10 g，败酱草30 g，昆布10 g，瓦楞子30 g，海藻10 g，莪术10 g，甘草12 g。每日1剂，水煎分3次服。行经期去三棱、莪术，加炒蒲黄（包煎）10 g，仙鹤草30 g；经间期加水蛭10 g，白矾12 g。如此施治，共住院138天，服中药109剂，最后经妇检及B超复查，子宫肌瘤消失，月经恢复正常出院。

按语：子宫肌瘤的形成除气滞血瘀为主要病机外，陈金荣宗《丹溪心法》"痰挟瘀血，遂成窠囊"的理论，认为痰瘀凝积，相互搏结，壅阻冲任，结于胞宫是形成本病的主要病机。治疗上除行经期针对月经量多进行辨证治疗外，对于经间期（非经期）的调治，采用活血化瘀，理气消痰是治疗本病的根本举措。以自拟化痰破瘀消癥汤（昆布、海藻、夏枯草、白芥子、瓦楞子、三棱、莪术、蒲黄、五灵脂、甘草）为治疗本病的基本方剂。结合辨证，气滞血瘀加柴胡、香附、卷柏、丹参；肝郁湿热加柴胡、白芍、枳壳、败酱草、马鞭草；气血两虚加人参（党参）、当归、黄芪、鸡血藤；阴寒凝滞加附子、桂枝、炮姜、小茴香，收到满意疗效。

## 卵巢囊肿——从脾肾阳虚寒痰凝滞论治

赵某，女，32岁，1991年10月3日初诊。缘于1年来，每次月经来潮则右下腹及腰部疼痛，甚时持续近20日，自觉腹部有一肿物。月经周期紊乱，经量多色暗淡相兼，白带多，色淡无臭。思想负担重，紧张失眠。B超检查示右下腹有一2.5 cm×3.5 cm囊性物，边界清楚。意见为卵巢囊肿。患者体弱神疲，面色暗淡，四肢无力，心情恐怖，不欲饮食，涎多喉痒。舌质淡，舌苔白，脉沉滑。证属脾肾阳虚，寒痰凝滞。治用温补脾肾，化痰解凝。

处方：党参 30 g，贝母 12 g，薏苡仁 30 g，鸡内金 12 g，合欢花 30 g，茯苓 12 g，海藻 15 g，牡蛎（先煎）50 g，细辛 5 g，郁金 15 g，桂枝 5 g，海蛤粉（冲服）5 g，水蛭（研末冲服）3 g。每日 1 剂，水煎分 2 次服。

二诊：服药 12 剂后，疼痛减轻，肿物仍有，月经转红。停药 1 周，月经干净后，上方去桂枝、细辛，酌加法半夏、远志、赤芍。服药 30 余剂，诸症痊愈。B 超复查：右下腹肿物消失。

按语：患者久病，少腹肿块，根据全身证候，辨为寒痰凝滞。初诊时体质较差，故用党参、茯苓、桂枝、细辛，辛温补脾肾；鸡内金健脾祛痰。患者神虚恐怖，故加合欢花、郁金、牡蛎、海蛤粉、海藻、贝母、水蛭，有镇化顽痰软坚之效。辨证切贴，标本兼顾，效如桴鼓。

## 多囊卵巢综合征——从痰湿阻滞论治

赵某，女，26 岁，2002 年 5 月 20 日就诊。患者主诉婚后 2 年未孕。近 1 年来月经延后，经量少，伴带下量多，神疲嗜睡，头晕头重，形体肥胖，多毛。舌质淡红，舌体胖大，边有齿痕，舌苔白，脉滑。末次月经 2002 年 4 月 10 日。实验室检查：性激素测定 LH/FSH＞3，睾酮（T）120 ng/dL（正常值 2～104 ng/dL）。尿妊娠试验阴性。B 超示：双侧卵巢均匀性增大，并可见多个大小不等的无回声区。两医院诊断为多囊卵巢综合征，中医辨证为痰湿阻滞。治以燥湿化痰，理气行滞。方选苍附导痰丸加味。

处方：苍术 12 g，法半夏 10 g，制南星 10 g，香附 12 g，茯苓 10 g，枳壳 12 g，川芎 10 g，焦山楂 15 g，当归 12 g，陈皮 10 g，皂角刺 12 g。每日 1 剂，水煎分 2 次服。

二诊：服药 10 剂后，月经来潮，于上方加牛膝 12 g，益母草 30 g，嘱连服 5 剂。

三诊：服药后月经量较前增多，精神转佳，睡眠减少，继服 10 剂。

观察 3 个月经周期，月经如期而至，经量、经色正常。半年后告知，现已妊娠 45 日。

按语：多囊卵巢综合征，是因月经调节机制失常所产生的一组病症。患者表现为持续无排卵，月经稀发，闭经，不孕，多毛，肥胖等症状。中医学认为，病因素体阳虚，脾阳不振，运化失职，湿聚中焦，蕴久成痰，或饮食失节，过食膏粱厚味，损伤脾胃，痰湿内生，痰湿下注，胞脉闭阻，经水不利而致。或因肥胖之体，脂膜壅塞胞宫，胞脉受阻，经水不行，胞脉阻滞，不能摄精成孕而致不孕。苍附导痰丸燥湿化痰，理气通络，临床用于治疗本病均有疗效。

## 盆腔炎性包块——从湿热痰瘀互结胞宫论治

李某，女，38 岁，2004 年 12 月 9 日诊。患者反复下腹疼痛 2 个月余。诊断为盆腔炎性包块，西医予甲硝唑、乳酸左氧氟沙星、头孢曲松钠等抗炎治疗 10 余日，腹痛虽有好转，但包块无明显变小，遂要求中药治疗。就诊时为经净后 3 日，下腹胀痛，带下色黄，伴有异味，大便秘结，舌质红，舌苔黄腻，脉弦数。妇科检查：外阴（一），阴道见黄色分泌物，宫颈中度糜烂，子宫前位，正常大小，压痛，左附件区可及 5 cm×5 cm 包块，质地中，活动度可，压痛，右附件区（一）。B 超提示：盆腔炎性包块（5 cm×6 cm）。证属湿热痰瘀互结于胞宫，治以清热解毒利湿，祛瘀行滞，散结消痈。方选薏苡附子败酱散加减。

处方：败酱草 20 g，红藤 30 g，白花蛇舌草 20 g，茯苓 10 g，冬瓜子 30 g，忍冬藤 20 g，郁李仁 10 g，蒲公英 15 g，炒延胡索 10 g，薏苡仁 15 g，炒黄柏 10 g，制附子 5 g，川楝子 10 g，乌药 5 g，麻仁 10 g。每日 1 剂，水煎分 2 次服。7 日为 1 个疗程。

随症加减连续服药 3 个疗程后，包块完全消除，自觉症状消失，妇科检查无异常。

按语：盆腔炎性包块一般有少腹疼痛，带多色黄，伴异味，或如脓样，发热，胸闷烦躁，舌苔黄腻而根部尤甚，舌质红，脉弦大滑数，为瘀热互结，痰阻气滞表现。薏苡附子败酱散具有清热利湿消痈，祛瘀行滞凉血之功。张绮娟采用薏苡附子败酱散加减，方中败酱草、红藤既有清热作用，又有散瘀之力，为君药；制附子辛热，为佐药，寓于"结者非温不行"，但附子性热动血，故出血，发热及舌红少津，阴虚热甚者慎用；白花蛇舌草、忍冬藤、蒲公英、炒黄柏清热解毒，薏苡仁、冬瓜仁、茯苓清热利湿，共为佐使。全方合用，共奏清热解毒利湿，祛瘀行滞，散结消痈之效。

## 幼稚子宫不孕——从脾虚痰湿论治

戚某，女，26岁，1998年2月26日诊。结婚5年，双方共同生活，迄今不孕，多处求治无效。曾于医院诊为幼稚子宫。观其形体丰腴，面色㿠白无华，体倦乏力，稍动即汗出，胸闷泛恶。经行延后，量少色淡，舌质淡嫩，舌苔白腻，脉虚细无力。证属脾虚痰湿，治当健脾化痰祛湿。以补中益气汤化裁主之。

处方：黄芪15 g，当归12 g，党参15 g，白术12 g，磁石（先煎）10 g，法半夏12 g，升麻5 g，陈皮10 g，柴胡5 g，淫羊藿12 g，甘草5 g。每日1剂，水煎分2次服。

二诊：药进6剂后，精神好转，泛恶减轻，汗出减少，其他症状亦有所改善。仍遵守原方出入。

处方：黄芪15 g，全当归12 g，党参15 g，山药12 g，淫羊藿10 g，法半夏12 g，陈皮10 g，白术12 g，白芍10 g，柴胡5 g，茯苓12 g，升麻5 g，灵磁石（先煎）10 g，甘草5 g。每日1剂，水煎分2次服。

连服24剂，诸症悉除，尔后怀孕。

按语：叶香岩曰"善治者，治其生痰之源，则不消痰而痰自无矣"。（《临证指南医案》）本例不孕属脾虚痰湿之证，治以《脾胃论》补中益气汤化裁，以健脾化痰。方中黄芪、党参、白术、甘草补益脾胃；法半夏、陈皮、茯苓燥湿祛痰；柴胡、升麻升阳化湿；白芍敛阴养血；又以淫羊藿交合阴阳，以磁石取土至阴之性而助其形。全方共成益气升阳，化痰和血之功，故而脾健痰湿自去，孕成矣。

## 多发性内分泌功能减退症——从痰湿郁阻脾不布津论治

患者，女，23岁，未婚。患者18岁月经初潮，月经2～3/30～40日，行经时伴神倦嗜卧。近1年余，月经来潮仅2次，且量少色淡而质黏，无血块。平素白带少而黏，头发渐落，自感阴中干涩。诊时已闭经4个月，自述乏力嗜卧，不思饮食，头重。查见：神情淡漠，形体略胖，舌质浅淡，舌苔白腻，脉沉滑。甲状腺不大，头顶脱发，阴毛呈女性分布，外阴未产式。肛诊：子宫略小，后位，无压痛，双附件未发现异常。实验室检查：细胞染色体分析46XX，甲状腺素49.4 nmol/L血清（正常参考52～195 nmol/L），皮质醇104.9 nmol/L血清（正常参考66～552 nmol/L）。基础体温：单相型。西医诊断为多发性内分泌功能减退症。中医辨证为痰湿郁阻，脾不布津。治以化痰散结，佐以行气。方用海藻玉壶汤加减。

处方：海藻15 g，昆布15 g，海带15 g，法半夏10 g，陈皮10 g，青皮10 g，当归12 g，川芎12 g，独活15 g，连翘10 g。每日1剂，水煎分2次服。

二诊：服药5剂后，神倦嗜卧、不思饮食大减，余症如前。上方去连翘，加女贞子15 g、山药15 g。

三诊：又服药6剂，阴中干涩减轻，带下清而不黏，自感腰酸腿软，阴中发冷，舌脉如旧。上方去法半夏，加续断15 g、巴戟天15 g。

四诊：服药10剂，月经来潮，量中等，色红，行5日净。予上方改为散剂冲服3个月（每次10 g，每日2次）。7个月后随访，月经5～7/30～32日，头发已生，诸症均消，实验室检查正常，体温双相型已 3 个月。

按语：多发性内分泌功能减退症（简称 MED）是临床少见的妇科疾病，主要表现为月经或多或少，脱发，阴道干涩，性欲减退及不孕等。西医运用激素治疗多无良效，中医每以大补气血，补肾填精为法，效亦欠佳。程红英认为，本病病机在于痰湿郁结，困扰脾阳，以致脾不布津，血海空虚。治宜健脾化痰，燥湿散结。

## 高催乳素血症——从肝气郁结痰湿内阻论治

余某，女，24 岁，2004 年 3 月 5 日初诊。自诉结婚 5 年，夫妻同居未避孕而未孕。丈夫体健，查精液常规及抗精子抗体无异常。平素月经周期 40～60 日 1 行，5～7 日干净，经量少，经色暗，夹有血块，经前心烦，乳胀拒按，行经下腹疼痛，面色晦暗，舌质暗红，边有瘀点，舌苔白腻，脉弦滑。妇科检查无异常，实验室检查：PRL 763 ng/mL。头颅 CT 未见异常。证系肝气郁结，痰湿内阻，治宜疏肝化痰。予舒肝化痰敛乳汤。

处方：柴胡 12 g，白芍 30 g，法半夏 12 g，神曲 10 g，陈皮 5 g，茯苓 15 g，炒麦芽 60 g，佩兰 10 g，白术 10 g，薏苡仁 30 g。每日 1 剂，水煎分 2 次服。

复诊：服药 14 剂后，自觉乳胀心烦减轻。如此连续治疗 1 个月，月经未行，查尿 HCG 阳性，查 PRL 20.4 ng/mL。

按语：高催乳素血症系西医病名，属中医学"月经后期""闭经""乳泣""不孕"等范畴。中医学认为，乳房属于足阳明胃经，乳头属足厥阴肝经，经血乳汁同属于胃脾冲任，其溢泻均有赖于肝气条达，舒泄有度。脾为后天之本，气血生化之源，具有统摄血液，固摄子宫之权。若肝郁疏滞失令致脾土壅滞，则聚湿生痰，故出现闭经、不孕、溢乳。因此在治疗上应以舒肝化痰敛乳为法。选用白芍、麦芽、柴胡疏肝解郁回乳，白术、茯苓、佩兰、法半夏、薏苡仁燥湿化痰，理气和中。诸药合用肝气舒畅调达，气血运行调畅，则经水易行，溢乳自止。此方安全有效，费用低廉，是一种行之有效的方法。

## 席汉综合征——从痰火胶结论治

马某，女，38 岁，1992 年 1 月 15 日初诊。于 1991 年 5 月间产一男婴，产后出血不止，经输液，止血等治疗，直至满月血仍未止。且呕吐酸苦，嘈杂难眠，不能进食，日渐消瘦。乃为之行子宫摘除术，术后血止，人已委顿不堪。诊断为"席汉综合征"，转上海住院治疗。先后住院 7 月余，效果不显。于 1 月 15 日求治，症见其面色㿠白而虚浮，嘈杂呕吐，不能进食，入食则尽吐之，胃脘刺痛，入眠困难，舌质红，舌苔白，脉沉细而弦。盖系产后出血过多，更兼手术伤及气阴，产后阴阳俱虚之时，反复输液致胃阳受困，久之阴虚生内热而成呕吐，嘈杂，胃脘疼痛之症。先以祛痰降逆，调和胆胃法治之，予黄连温胆汤加味试服。

处方：法半夏 15 g，枳实 10 g，砂仁（后下）10 g，茯苓 15 g，姜炒厚朴 10 g，竹茹 10 g，神曲 15 g，陈皮 10 g，醋炒延胡索 10 g，赭石（先煎）20 g，神曲 10 g，生姜 3 片。水煎每日 1 剂，多次少量服。

二诊：服上药 3 剂后疼痛，呕吐减轻，嘈杂纳少依旧，且泛酸，舌苔白。上方加豆蔻（后下）10 g，薏苡仁 30 g，生姜易良姜 5 g。续服 3 剂，煎服法同前。

三诊：服后呕吐停止，嘈杂减轻，可进粥 1 碗，嘱其用清淡流质饮食。

处方：黄芪 30 g，茯神 20 g，枸杞子 30 g，法半夏 15 g，鸡内金 10 g，炒酸枣仁 20 g，紫蔻仁 10 g，神曲 10 g，谷芽 15 g，砂仁（后下）10 g，麦芽 15 g，竹茹 10 g，干姜 3 g。水煎每日 1 剂，早晚分服。

服药后食增眠安，胃中安和，精神较前大为好转，已无虚浮之态。症情已稳，即可改从治本，治拟健脾滋肾，补气养血。3 个月后康复，并能上班工作。

按语：患者病起于产后和子宫全切术后，气阴两虚营阴大伤。阴虚生内热，势必煎熬津液出现痰火胶结，致胆胃不和。复加反复输液致胃阳受困，清阳不升，浊阴不降，气机紊乱而成呕逆，嘈杂，脘痛，胃不受纳诸症。治以清胆胃之热，降胆胃之逆，升清降浊，止呕和胃。病者虽虚，然方中无一补益之品。如此则迅速切断了病程之恶性循环，为之后大补气血创造了有利条件。所选加味黄连温胆汤中，法半夏为呕家之圣药，张锡纯赞该药"力能下达，为降胃安冲之主药"；竹茹味淡，性微凉，善开胃郁，可降胃中上逆之气，使之下行；赭石平肝降逆安冲；黄连至苦至寒，"得火之味与水之性，故能除水火相乱之病"。上药用姜汁炒，保其苦之味，去其大寒之性，免伤脾胃之阳气。如此四味实为"降浊阴"而设。枳实、陈皮、砂仁、茯苓、神曲、生姜燥湿和胃，兴奋胃肠神经，以达"升清阳"之目的。用一味醋炒延胡索开肝郁，活血理气止痛。后在此方基础上增加白蔻仁、紫蔻仁、鸡内金、薏苡仁、谷芽、麦芽等，以升清降浊，燥湿和胃。既不伤阴，又不伤阳，且能顾护机体生生之气，可谓独具匠心。如此重病，3 剂症减，12 剂症情稳定，食增眠安，虽在意料之外，却在医理之中。

## 功能性不孕症——从痰湿内蕴阻滞冲任论治

王某，女，31 岁，1992 年 2 月初诊。结婚 5 年未孕，夫查精液正常。自 17 岁月经初潮后，周期后错稀发，3～6 个月一潮，经来量多日久，8～15 日甚则出血不止，需服止血药或注射止血针。曾因出血不止，行刮宫止血，病理结果为：增殖期子宫内膜。平日困乏无力，形体肥胖，体重 77 kg，带下量多，大便稀溏，时有颜面浮肿，舌质淡胖，苔白厚腻，脉沉细滑。辨证为痰湿内蕴，阻滞冲任。拟祛湿化痰，行滞理中之法。方用苍附导痰汤加减。

处方：苍术 15 g，法半夏 10 g，胆南星 10 g，制香附 10 g，生薏苡仁 20 g，枳壳 10 g，茯苓 12 g，泽兰 10 g，木香 5 g，陈皮 5 g，川芎 5 g。每日 1 剂，水煎分 2 次服。

经期减去法半夏、陈皮、木香，加柴胡 5 g，益母草 10 g，茜草 10 g，海螵蛸 10 g。每日 1 剂，水煎分 2 次服。连服 7 剂。

如此服药半年余，月经基本按月而行，经量明显减少，经行 7 日净。体重下降 6.5 kg，基础体温连续数月均为典型双相。1993 年 7 月剖腹产 1 男婴。产后月经始终正常。

按语：苍附导痰汤，出自《叶天士女科全书》。由苍术、香附、法半夏、茯苓、陈皮、制南星、枳壳、甘草、生姜组成。具有健脾燥湿，除痰行气之功效。经燕以此方治疗肥胖为主的多种妇科疾病，收效卓著，颇有独到之处。中医认为"肥人多痰湿"。痰湿多由饮食失调，过食肥甘，脾失健运，聚湿成痰，痰湿流注肌体则渐致肥胖。痰湿黏腻重浊，易沉聚下焦，痰浊胶结，久必成瘀，滞于冲任则阻遏血脉，壅塞胞宫而变生月经量少，甚则经闭不行；若痰浊瘀滞，占据血室，则泛滥成崩；若痰滞胞中不能摄精成孕，则致不孕症。对此，《傅青主女科》曰："妇人有身体肥胖，痰涎甚多不能受孕者。"痰湿的形成一般责之于脾肾，故治疗多以健脾助运，温肾化水为法，然临床上往往收效甚微。因妇科痰湿为患，病势缠绵，痼结难解，已形成顽痰浊脂，瘀阻胞脉，痰瘀互结之势，故当除痰行瘀并投，以苍附导痰汤加减运用，扫荡其痰湿躯脂之壅塞，疏通冲任胞脉之阻滞，方能效如桴鼓。方中苍术气味芳香，辛温燥烈，健脾燥湿，升阳散邪；香附芳香辛散，其性宣畅，通行气分，散解六郁，兼入血分，疏通脉络，又为"血中气药"，前人称其为"女科要药"；陈皮辛苦性温，辛能散，苦能燥，温能补，理气调中，燥湿化痰，快膈导滞；胆星"借胆以清胆气，星以豁结气"，其豁痰消脂力猛，用牛胆汁制后，其性寒凉，既能豁痰又能清热；法半夏燥湿化痰，辛而能守；茯苓甘淡性平，益脾助运，淡渗利湿；枳壳苦酸微寒，理气消胀，开胸宽肠，行痰散结；甘草补脾和中，生姜散寒调中化痰，并可解法半夏、制南星之毒。全方主用芳香泄浊，消痰通络，辅以辛散痰结，防其浊痰瘀滞内生，诸药相配，相得益彰。在本方基础上，常配伍茜草、泽兰下行血海，理气化痰，活血通络；痰湿盛者，加薏苡仁、浙贝母；痰热盛者，加天竺黄；体壮痰盛者加礞石；气郁甚者，加郁金。若见浊痰日久，恐香附、枳壳类难以散结疏通，常用川芎、桂枝、细辛辛温走窜，直达三焦，使生发之气上通脑腑，下抵血海，无处不到，赋一潭死水呈运活通畅之机。再佐以泽泻、车前子等除湿利尿之品，给痰湿之邪以出路。苍附导痰汤经恰当配伍后，作用更加完善，故临床运用屡奏其效。

本例患者据其素体肥胖浮肿，便溏乏力，带下量多，舌淡苔腻，脉滑等表现，辨证为痰湿内阻冲任。痰浊瘀滞，占据血室则泛滥成崩；痰浊阻滞经脉，冲任受阻，则不能受精成孕。故治疗以苍附导痰汤健脾燥湿，除痰行气，加薏苡仁、泽泻导湿邪从小便而出。经期用少量柴胡升阳除湿，调摄冲任；茜草、益母草、海螵蛸疏通瘀阻，引血归经，则崩漏自止。治疗后痰湿无存，经脉通畅，胞宫滋润而受孕得子。

## 输卵管阻塞不孕症——从下焦湿热痰瘀互阻论治

郭某，女，31岁，1978年10月11日初诊。患者26岁结婚，因患心肌炎、长期避孕，1976年经中药治疗，心肌炎已愈，遂解除避孕，但至今未孕。经输卵管检查，诊断为输卵管阻塞。屡服中药五子衍宗汤、八珍汤、乌鸡白凤丸、完带汤等均不奏效。刻诊：形体偏胖，面色㿠白虚浮，神疲乏力，肢体沉困，时而头晕，纳差恶心，白带稠浊色黄，月经量少，夹有血块，经期腹痛，大便稍干，舌质暗红，舌苔黄厚滑腻，脉弦滑略数。证属下焦湿热，痰瘀互阻。治以清热祛湿，化痰活瘀，通经调冲。方用自拟化痰活瘀通汤加减。

处方：法半夏10 g，茯苓30 g，陈皮10 g，竹茹10 g，青皮10 g，生黄芪30 g，柴胡10 g，当归10 g，川芎10 g，赤芍10 g，砂仁10 g，黄柏10 g，薏苡仁15 g，炮穿山甲（先煎）15 g，牡丹皮10 g，香附15 g，败酱草30 g。每日1剂，水煎分2次服。

二诊：服药15剂后，白带明显减少，恶心亦止，精神转佳。予上方去黄柏、砂仁、败酱草，加白术10 g，泽兰10 g，益母草30 g。

三诊：又服药7剂，月经来潮，腹痛明显减轻。

处方：柴胡10 g，当归10 g，川芎10 g，赤芍12 g，泽兰10 g，炮穿山甲（先煎）15 g，茯苓30 g，法半夏10 g，青皮10 g，白术10 g，香附15 g，路路通10 g，益母草30 g。

服药40剂，月经当月未来，12月20日尿HCG试验（＋），次年生一男婴。

按语：方中柴胡、香附、青皮疏肝理气，调理冲任，气畅则痰可自行消散，所谓善治痰者，不治痰而治气也；白术健脾祛湿，以杜绝痰源；茯苓利湿化痰；陈皮燥湿化痰；当归、川芎、赤芍、泽兰活血祛瘀；穿山甲、路路通通经活络；益母草散瘀调经。诸药合用共奏化痰活血，调冲通经之功。适用于输卵管阻塞而属痰瘀互阻证之不孕者。

## 尿道综合征——从肝气郁结痰热内扰论治

王某，女，28岁，1998年4月1日初诊。患者有尿路感染病史1年余，反复发作。观其病案，前医先后投之以清利湿热，益气健脾，养阴益肾法等，并辅之三金片、诺氟沙星、呋喃妥因等药物，收效甚微，遂前来就诊。刻诊：尿频、尿急、尿少，两侧小腹疼痛，腰胁酸胀刺疼隐隐，口苦咽干，饮水不多，心烦夜寐不实，常欲登厕而尿量少，性情郁闷不舒，舌质淡红，舌苔薄黄腻，脉弦。予以尿常规检查阴性，3次清洁中段尿培养呈阴性，诊断为尿道综合征。中医辨证为肝气郁结，痰热内扰，疏泄失常，水道不利。治宜疏肝解郁，化痰清热，以助水行。方选温胆汤加减。

处方：茯神15 g，法半夏10 g，竹茹10 g，枳实10 g，陈皮10 g，茯苓10 g，白芍10 g，佛手10 g，炒酸枣仁15 g，丹参15 g，柴胡5 g，绿梅花5 g，炙甘草5 g，生姜2片。每日1剂，水煎分2次服。

二诊：服药5剂后，诸症悉减。唯仍有尿频和排尿不适感。将上方去生姜，减柴胡为3 g。继服。

　　三诊：又服药 7 剂后，症状基本控制。继以上方为主，随症加减治疗 1 个月后，症状完全消失。

　　按语：本病属中医学"淋""郁"范畴。肝主疏泄，性喜条达恶抑郁。肝气疏畅则能调畅三焦气机，促进肺、脾、肾三脏的功能，协助其调节水液代谢。三焦为水液代谢的通道，《类经》曰："上焦不治，则水犯高原；中焦不治，则水留中脘；下焦不治，则水乱二便。三焦气治，则脉络通而水道利。"因此，治疗本病仍应注重辨证论治，重视气机升降出入。特别是调节肝脏的疏泄功能，而不能一见淋证，即必用苦寒清利之品。"尿道综合征"的临床表现，除有尿频、尿涩（或尿痛）等肾虚膀胱气化不利之症状外，多伴有心烦易怒，失眠多梦，小腹胀痛等肝气郁结，气痰互滞，痰热内扰的表现。所以，从疏肝理气，清化痰热，解郁安神入手，佐以益肾助膀胱气化立法。方选加味温胆汤治之，每获良效。本病用此方主要取其化痰解郁之功，方中再加茯神、炒酸枣仁、丹参以宁神除烦；绿梅花疏肝解郁，开胃生津。现代实验研究表明，炒酸枣仁、丹参水煎剂有镇静安定作用。方中诸药配合，使痰得清，肝胆气机条达升发，三焦肺、脾、肾三脏的功能正常协调，水道通利。其机制完全符合经中所阐述的"气行则水亦行"（《血证论》）的理论，达到了理气以治水的目的。

## 围绝经期综合征——从痰热内扰心神不安论治

　　患者，女，52 岁，2005 年 11 月 3 日就诊。患者 1 年前伴随月经的终止后，出现面部阵发性潮热，汗出，五心热，时发头痛头昏，心悸，纳差，失眠。近半月，感症状加重，头脑昏重，胸闷，心悸不宁，胆怯不安，善恐易惊，夜不能寐，焦虑心烦，纳食呆滞，口苦恶心，舌质红，舌苔黄，脉滑，寸部弱。西医诊断为围绝经期综合征。中医辨证属心气不足，痰热内扰，心神不安。治以清热化痰，宁心安神。方用温胆汤加减。

　　处方：法半夏 10 g，竹茹 10 g，枳实 12 g，陈皮 10 g，茯苓 12 g，黄芩 10 g，远志 12 g，酸枣仁 12 g，首乌藤 15 g，甘草 5 g。每日 1 剂，水煎分 2 次服。

　　二诊：服药 3 剂后，心悸、口苦有所减轻，夜间尚能小睡，仍感恐惧，胆怯焦虑。上方加柴胡 10 g，郁金 15 g，茯神 20 g，龙齿（先煎）20 g，白芍 15 g，合欢皮 15 g，继服。

　　三诊：又服药 7 剂，患者心悸、焦虑、胆怯明显好转，睡眠安。继以补心丹合逍遥丸加减调治半月而病瘳。

　　按语：围绝经期综合征，中医学认为乃因脏腑功能衰退，冲任亏损，而致阴阳气血失调出现的一系列症候群，临床多从心，肝，肾论治。本例患者心气不足，痰浊内扰为主要表现，心气不足，心失所养，故心悸胆怯，善恐易惊；痰浊扰心，故心悸动不宁，焦虑不安，口苦，夜不能寐。治疗上根据急则治其标，缓则治其本的原则。首予温胆汤加黄芩、远志清热化痰；柴胡、郁金、合欢皮疏畅气机；龙齿、茯神、酸枣仁、首乌藤镇静安神、从而达到痰化神安之效。后用补心丹和逍遥丸调心养肝，使心有所养，神有所归，气机调畅，阴平阳秘，则精神乃治。温胆汤临床运用较为广泛，加减变化可用于痰浊内盛的多种疾病，体现了中医学异病同治，治病求本的辨证施治原则。因此，谨守病机，各司其属，审症求因，随证化裁，用法得当，其效乃彰。

# 66　男科疑难病症

## 男性乳房异常发育症——从肾虚痰凝论治

赵某，男，48 岁。患者 1 个月前左乳增大隆起，无明显疼痛，伴有腰腿酸软，倦怠乏力，舌质淡，苔薄腻，脉沉细。体查见患者左乳晕区扁圆形肿块直径约 4 cm，质韧活动，光滑，轻度触痛。平素无特殊病史，无长期服药史。1 周前在外院西医诊断为"男性乳房发育症"，予丙睾注射治疗效果不显。此属中医学"乳疬"，辨证为肾虚痰凝，治以温肾化痰逐瘀之法。

处方：浙贝母 10 g，山慈菇 15 g，郁金 10 g，淫羊藿 15 g，橘核（先煎）10 g，海藻 30 g，三棱 15 g，橘叶 10 g，莪术 15 g，肉苁蓉 12 g，生牡蛎（先煎）30 g。每日 1 剂，水煎分早、晚各服 1 次。

二诊：服药 7 剂后，左乳肿块缩小 1/2，腰腿酸软，倦怠乏力症状消失。原方去淫羊藿、肉苁蓉，加当归 15 g，炮穿山甲（先煎）15 g。又服药 10 剂后，乳房肿块消失，随访半年未见复发。

按语：本病属中医学"乳疬"范畴。清代《疡科心得集·乳痈乳疽证》曰："男子乳头属肝，乳房属肾，以肝肾血虚，肾虚精怯，故结肿痛。"《外证医案汇编》曰："乳中结核，虽云肝病，其本在肾。"强调肝肾在乳房疾病发病中的重要地位。中医学认为本例患者乃因肝肾不足，痰瘀凝结而成，故施以温肾化痰逐瘀之治。方中郁金、橘核、橘叶疏肝理气，消核止痛；肉苁蓉、淫羊藿益肾壮阳；三棱、莪术活血逐瘀；浙贝母、山慈菇、生牡蛎、海藻化痰软坚。诸药合用，共奏温肾化痰，化瘀散结之功。

## 功能性阳痿——从痰湿内盛阻遏肝经论治

陈某，男，41 岁，1997 年 4 月 10 日初诊。患者平素嗜烟酒，阳痿近 2 年，曾屡服温肾壮阳之品罔效。现症：形体较胖，周身困重，精神疲惫，胸胁闷胀不舒，时有太息，阳事不举，舌苔白腻，脉沉弦。此乃痰湿内盛，阻遏肝经所致。治当祛湿化痰，疏肝理气。方用二陈汤加减。

处方：法半夏 10 g，陈皮 10 g，茯苓 15 g，厚朴 12 g，白术 15 g，香附 12 g，枳壳 10 g，郁金 15 g，地龙 15 g，甘草 10 g。每日 1 剂，水煎分 2 次服。嘱戒烟酒，清淡饮食。

复诊：服药 10 剂后，阳事可举，但举而不坚。药已中病，守方治疗，共服药 20 剂，阳事举而且坚，阳痿告愈。

按语：患者平素嗜酒，痰湿内盛，阻滞肝经，宗筋失养，故阳痿不举。且复以温阳之品，致使痰湿阻滞更盛，而阳痿亦愈甚。故以二陈汤祛湿化痰，白术、厚朴健脾燥湿以助痰消，香附、枳壳、郁金疏肝理气，痰阻日久必致脉络不畅，故又配以地龙。诸药合用，湿祛气顺痰消，宗筋得养，故阳物即举。

## 阴茎异常勃起——从痰火充斥心肾阴亏论治

陈某，男，25 岁，未婚，1996 年 4 月 23 日初诊。患者自述夜间阳物勃起达 6~7 小时，以致影响睡眠已 1 年。平素精神抑郁，心情烦急易怒，头晕，头痛，梦多，时有耳鸣，腰膝酸软，四肢乏力，口干苦黏腻，尿液短赤，舌质红，舌苔薄黄根腻，脉弦细带滑。起因于练气功之后，且性格内向，爱读杂乱书籍等。综观诸症，证属痰火充斥肝经，心肾阴耗阳亢。治宜泻火涤痰，滋阴潜阳，佐重镇安神。

处方：胆南星 10 g，栀子 10 g，石菖蒲 5 g，川楝子 10 g，远志 10 g，贝母 10 g，生地黄 10 g，生牡蛎（先煎）30 g，熟地黄 10 g，麦冬 10 g，石斛 15 g，黄柏 10 g，生龙齿（先煎）30 g，五味子 5 g，黄连 5 g。每日 1 剂，水煎分 2 次服。

以此方随症加减，共服药 30 余剂而病告愈。

按语：阴茎异常勃起属中医学"阳强""强中"范畴，多起因过食壮阳之物，素火内盛或纵欲过度，或嗜烈酒，火热内生等。"肝主筋""肾主二阴"，"肝经循股入毛中，过阴器，抵少腹""足厥阴之筋病……伤于内则不起，伤于寒则阴缩入，伤于热则纵挺不收。"故本病为肝肾两经之疾，实则在肝，虚多责肾。

本例乃情志不舒，气行不畅，郁久化火，火灼液成痰；痰火炽盛，相火易动，痰火愈盛，阴精愈耗，以致阴精亏损，心肾之阴暗伤，痰火充斥肝经宗筋而阳强不衰，罹患诸症。治当泄其斥张之痰火，滋其被劫之阴精。故方中以胆南星、贝母、石菖蒲、远志、栀子、黄连、川楝子泻火化痰，清肝除烦；石斛、生地黄、熟地黄、五味子、麦冬育阴增液，降泄浮火，酸柔甘相伍，使宗筋软和；生龙齿、生牡蛎重镇潜阳，安神定志；川楝子、黄柏、黄连少量之苦寒，沉降清泻肝肾之相火，合滋阴之药直折其上炎之势。诸药共奏滋养心肾，降泄痰火而达软坚利窍之功。

## 慢性前列腺炎——从痰热下注论治

闫某，男，48 岁，1994 年 12 月 22 日初诊。患者 1 年来经常下腹部胀痛，伴尿频尿急，尿道烧灼感，尿赤而浊，排泄有时困难，会阴不适，发育营养中等，查见：一般情况良好，舌质红，舌苔黄，脉弦滑。心肺肝脾等未发现异常，脊柱正常，腰骶部有轻度压痛，外生殖器正常。指诊前列腺肥大触痛。前列腺液检查：高倍镜下白细胞 20 个，卵磷脂小体 20%，脓细胞（＋＋），尿常规检查正常，诊断为慢性前列腺炎。辨证为痰热下注证。治宜清热化痰，软坚散结。

处方：浙贝母 10 g，茯苓 30 g，夏枯草 15 g，半枝莲 30 g，泽泻 15 g，败酱草 30 g，蒲公英 30 g，王不留行 12 g，生牡蛎（先煎）30 g，土玄参 15 g，赤芍 12 g，栀子 10 g，穿山甲（先煎）10 g，丹参 30 g，桃仁 10 g，防己 10 g，甘草 5 g。每日 1 剂，水煎分 2 次服。

复诊：上方进 7 剂后，尿道症状解除，排尿畅通。原方加减，共服 30 余剂诸症消失，复查前列腺液正常。

按语：本例慢性前列腺炎患者，病机责之痰火郁结，湿热下注所致，故其治当从痰、从火入手，宜清热利湿，化痰散结之法。应用消瘰丸加味，化痰散结为基础，加半枝莲、败酱草、蒲公英、茯苓、泽泻、栀子、防己增强清热利湿；丹参、赤芍、穿山甲、王不留行、桃仁等活血止痛。配伍精当，效如桴鼓。

## 前列腺增生症——从痰瘀互结阴虚火旺论治

王某，男，67 岁，2003 年 11 月 10 日初诊。自诉排尿不畅，余沥不尽 1 年余。曾服前列康片、非那雄胺等，疗效欠佳。近 1 周来排尿不畅，余沥不尽症情加重，尿道灼热，夜尿频数（5～6 次），虚烦难眠，口干咽干，体倦纳呆，大便干结。舌质红，舌苔少，脉弦。小便常规检查未见异常。肛门直肠指诊：前列腺增大，中央沟消失，质地中等，轻度压痛。前列腺液镜检：卵磷脂小体（＋＋＋），白细胞、红细胞少许。西医诊断为前列腺增生症。中医辨证属痰瘀互结，阴虚火旺证。从痰论治，标本兼顾，以化痰散结，滋阴清热，活血化瘀为治则。

处方：玄参 15 g，生地黄 18 g，黄芪 18 g，浙贝母 10 g，黄柏 10 g，海藻 20 g，知母 12 g，生牡蛎（先煎）30 g，当归 10 g，丹参 15 g，桃仁 10 g，红花 5 g，牛膝 12 g。每日 1 剂，水煎分 2 次服。

二诊：自诉服药 6 剂后，夜尿减少，排尿不畅、余沥不尽好转，尿道灼热消失，余症好转。嘱原方续服 7 剂。

三诊：药后排尿较前畅利，仍有余沥，夜尿明显减少（2～3 次），口和纳增，大便正常，肾热已退。上方去黄柏、知母，加黄芪 20 g。

四诊：又服药 6 剂，病情进一步改善，夜尿 1～2 次，小便通畅，少有余沥，夜能安眠，病情基本痊愈。予六味地黄丸 10 粒，每日 3 次，小金丸 0.6 g，每日 2 次，连服 2 周，以便巩固疗效。随访半年，症情平稳。

按语：本病属中医学"癃闭"范畴，多为本虚标实之证。肾虚为病之本，痰瘀互结为病之标。本案患者年近七旬，肾阴不足，虚热内生，灼津为痰，痰积日久而成瘀，痰瘀互结，阻塞水道，膀胱气化不利而为病。方中生地黄、玄参、黄柏、知母滋阴清热，黄芪补气、增强膀胱气化之力，四药共补其虚而治其本；生牡蛎、浙贝母、海藻咸寒化痰、软坚散结，当归、丹参、桃仁、红花、牛膝活血化瘀、消肿散结，八药共奏活血化瘀、化痰散结之功，以治其标。诸药为伍，标本兼治，使肾阴得补，虚热得除，痰瘀得散，气化得复而获佳效。六味地黄丸补肾益阴，小金丸化痰祛湿、祛瘀通络，两药合用，对年老体虚、肾阴不足之前列腺增生症患者实有裨益。

## 精索静脉曲张——从痰瘀阻滞精道不通论治

患者，男，28 岁，2005 年 7 月 23 日初诊。婚后 3 年未育，女方妇科检查无异常。症见左侧少腹时有隐痛及会阴部胀痛，久坐久蹲时加剧。检查：形体肥胖，阴茎、睾丸、附睾发育正常，左侧精索静脉曲张呈 Ⅱ 度，双目周围略显晦暗，舌质黯红，舌苔薄腻，脉弦细。中医辨证属痰瘀阻滞，精道不通。治宜化痰开窍，活血通精。

处方：白芥子 15 g，石菖蒲 15 g，荔枝核（先煎）10 g，黄芪 15 g，桃仁 15 g，麦芽 12 g，白术 12 g，路路通 12 g，王不留行 10 g，红花 10 g，枸杞子 10 g，五味子 10 g，牛膝 10 g。每日 1 剂，水煎分 2 次服。

服药 30 余剂后，少腹疼痛、会阴胀痛消失。嘱续服 10 剂，巩固疗效。5 个月后，其妻已怀孕，后顺产一女。

按语：精索静脉曲张是指精索静脉因回流不畅，血流瘀积而成的"筋疝"或"筋瘤"。中医学认为，本病多为瘀痰互结，留滞肝经所致。故药用白芥子利气豁痰，消肿散结，祛皮里膜外之痰涎；石菖蒲化痰开窍，祛秽理气；麦芽消食、和中下气以化痰；桃仁为活血化瘀之基本药，能润肠利尿治下焦蓄血；路路通、王不留行、荔枝核活血通经，以消瘀血；黄芪、白术、五味子、枸杞子补脾肾之气，以治痰瘀产生之本；牛膝活血通经，引药下行。诸药合用，以温补脾肾，行气祛瘀，活血通经而取得较好疗效。

痰因阴邪或气结、伤阳均可致瘀。《素问》曰："血气者，喜温而恶寒，寒则气不能流。"痰湿之邪重浊黏腻，其性凝积。若阻碍气机，气机不畅，伤及阳气则血不得温，血流不畅，凝滞成瘀，痰瘀互结可致生多病，尤其是不育之证。其临床特点有：症状复杂多变，常出现阳痿，早泄，射精无能，精索静脉曲张；化验精液、前列腺液部分出现异常；多有身体肥胖，胸闷，恶心，会阴胀痛，小腹疼痛，眼眶周围略晦暗，舌体胖有瘀点，脉弦涩或弦滑。故以祛瘀化痰法治疗男性不育，均获较好疗效。如能根据临床症状特点灵活运用，收效甚速。

## 精子活力低下——从脾虚痰湿内阻论治

陈某，男，34 岁，1994 年 4 月 15 日初诊。诉结婚 3 年半，至今未育。夫妻曾多次检查，女方生育功能正常，男方精液常规示精液量 4mL，精子数量 1.2 亿，精子成活率 70%，精液液化不全，精子活动力Ⅱ级，曾用过多种中西药物疗效不显。刻下患者神倦，嗜睡，头晕，腰膝酸软，胃纳不佳，性功能正常，舌质浅淡，舌苔白微腻，舌底脉紫细，脉细滑。证属痰湿内阻，治拟化痰佐健脾。

处方：夏枯草 15 g，胆南星 10 g，法半夏 10 g，浙贝母 20 g，厚朴 15 g，续断 15 g，白术 10 g，茯苓 10 g，丹参 30 g，陈皮 10 g，石菖蒲 10 g，生甘草 5 g。每日 1 剂，水煎分 2 次服。

复诊：服药 7 剂后，诉头晕、腰膝酸软好转，胃纳略增。即以上方随症加减，续服药 50 余剂后，精液常规复查示：精液液化时间正常，精子活动力Ⅳ级。

按语：对男子不育的病因，在传统的辨证施治中，历代医家大多责之于阴虚火旺，肾阳虚衰，气血两亏，湿热下注。故治疗上以滋阴降火、温补肾阳、益气养血及清利湿热为主。戎平安通过长期的临床观察认为，精液如同胃液、肠液等一样，均属于正常津液。《素问·经脉别论》曰："饮入于胃，游溢精气，上输于脾，脾气散精，上归于肺，通调水道，下输膀胱，水精四布，五经并行。"充分叙述了津液来源于饮食水谷，但输布要依赖脾的转输、肺的宣降和肾的气化作用。因此上述脏腑功能的失调，或脏器之间平衡关系的打破，均可致津液输布发生障碍，使水液停滞，形成痰饮之邪，痰性黏腻，不易溶化，聚于下焦，而致使精子活动受缚，活力减弱。

因此，基于对精子活力减弱病因的上述认识，治病应求其本，以燥湿化痰为主。考虑"脾为生痰之源"，故佐以健脾渗湿，使湿无所聚，痰无所生。临床上常选用二陈汤为主，加以夏枯草、制南星、浙贝母、竹茹、厚朴、丹参、白术、川续断等药。其中法半夏、竹茹、制南星燥湿化痰；夏枯草、浙贝母化痰散结，促使精子活动力提高；陈皮、石菖蒲理气燥湿，使气顺而痰消；茯苓、白术健脾渗湿，以绝生痰之源头。同时根据病情随症加减，痰郁化热者，加蒲公英、重楼；阴虚火旺者，加知母、黄柏、山茱萸、泽泻；情绪抑郁者，加柴胡、枳壳。

## 不射精症——从肝气郁结痰浊阻窍论治

姜某，38 岁，2002 年 10 月 12 日初诊。婚后育有 1 子。1 年前因经济纠纷受挫，使心情抑郁，精神紧张，感胸满胁胀，咽中如有物梗，口苦。同房时，阳兴持久而射精不能。更医数人，多以补肾壮阳之品治之，症状有增无减。刻诊：神情抑郁，面色晦滞，舌质暗红，舌苔白微腻，脉弦。证属肝气郁结，精窍失灵。治当疏肝理气，利窍通精。方用疏肝利窍汤。

处方：柴胡 10 g，胆南星 10 g，白芍 10 g，石菖蒲 10 g，青皮 10 g，香附子 15 g，陈皮 10 g，牡丹皮 10 g，栀子 10 g，虎杖 10 g，路路通 10 g。每日 1 剂，水煎分 2 次服。嘱其调节情志，平衡心态。

服药 2 个月，房事恢复正常，诸症悉除。

按语：肝失疏泄，气机不畅，经气壅塞，精关不开者，可见情志抑郁，精神紧张，胸胁胀满，善太息，口苦咽干，阳兴持久而不射精，舌红苔少，脉弦。治宜疏肝理气，通利精窍。方中柴胡、白芍、青皮、香附子、陈皮、牡丹皮、栀子，疏肝理气，清热除烦；石菖蒲、胆南星、虎杖、路路通，豁痰通关利窍。

## 精液不液化不育症——从痰热蕴结论治

患者，男，27 岁，2003 年 3 月 20 日初诊。婚后不育 2 年，配偶经妇科检查无明显异常。多方诊治，无明显疗效。现症会阴部不适，阴囊潮湿，小便短少，大便黏腻不爽，舌质红，舌苔黄腻，脉滑数。实验室检查：精液液化时间 31 小时。患者平素喜食辛辣之品。诊断为精液不液化不育症。证属痰热蕴结，治以化痰清热。

处方：黄柏 10 g，泽泻 10 g，胆南星 10 g，萆薢 20 g，茯苓 15 g，白术 10 g，土茯苓 15 g，薏苡仁 15 g，浙贝母 10 g，滑石（包煎）15 g，车前子（包煎）10 g，苦参 15 g，地肤子 10 g。每日 1 剂，水煎分 2 次服。嘱患者忌食辛辣之品。

二诊：服药 14 剂后，症状减轻。实验室检查：精液液化时间 2 小时。上方继服 2 周。

三诊：药后诸症消失，查精液液化时间为 20 分钟，精子计数正常。继服上方 2 周。3 个月后其妻怀孕。

按语：正常男性精液排出体外后呈胶冻状，并在 20 分钟内液化变成稀薄液体。若排精后 1 小时仍呈胶冻状，称为精液不液化，这是造成男性不育症的常见原因之一。在古医籍中对精液不液化问题无记载，可供借鉴的资料甚少。在现代中医临床中，多数医者从阴虚火旺和阳虚精寒两方面着手治疗，并取得了一定的疗效。但精液不液化不唯阴虚火旺和阳虚精寒，还有痰湿阻滞和痰热蕴结所致者。其病因病机，一是平素饮食不节，贪食冷饮等因素，每易损伤脾胃功能脾虚不能运化水湿，停聚而为痰湿，痰湿凝结，下趋精窍，内蕴精室，精液气化受阻，而致精液黏稠不液化。二是素体阳气较盛，饮食不节，嗜食醇酒辛辣厚味等因素，损伤脾胃，酿湿蕴痰生热，痰热下注熏蒸，扰动精室，精液气化失常，而致精液黏稠不液化。正如《杂病源流犀烛·遗泄源流》曰："有因饮酒厚味太过，痰火为殃者……有因脾胃湿热，气不化精，而分注膀胱者，亦混浊稠厚，阴火一动，精随而出。"

从以上病因病机分析中可以看出，精液不液化患者，病因虽异，但均导致脾胃损伤，脾失健运而生痰浊等病理产物，痰浊下趋精室，影响精液气化而致本病。因而治疗上，要在祛痰、化湿、清热治标的同时，健脾治本，俾脾旺湿去，则痰无由生。正如张景岳所曰："善治痰者，惟能使之不生，方是补天之手。"李中梓曰："脾为生痰之源，治痰不理脾胃，非其治也。"故标本同治，则脾健、痰化、热清，精液气化复常而液化。

健脾祛痰，穆秋山首选茯苓，且与白术同用，茯苓药性平和，能随湿热、寒湿等不同性质，配伍有关药物。它既能渗湿，又能健脾，有标本兼顾之效，且能利水给湿邪以出路而不伤气，为利水渗湿之要药。如《药品化义》曰："茯苓最为利水除湿要药，书曰健脾，即水去而脾自健之谓也。"《世补斋医书》曰："茯苓一味，为治痰主药。痰之本，水也，茯苓可以行水；痰之动，湿也，茯苓又可以行湿。"白术既可补气健脾，又可燥湿利水，故为治痰之良药。茯苓与白术同用，其健脾利湿之功益彰。车前子配伍薏苡仁。车前子甘寒滑利，清痰热，利水湿；薏苡仁淡渗利湿，兼能健脾，功似茯苓，最善利水，尤以脾虚湿盛者为适用，性偏微寒又能清热。《本草新编》曰："薏苡仁最善利水，不至耗损真阴之气，凡湿盛在下身者，最宜用之……而佐之健脾去湿之味，未有不速于奏效者也。"二者合用，可加强利水渗湿的作用，使邪有出路，其性偏寒，用于痰湿阻滞证时，减少二者的用量于祛痰化湿药中就不会有助邪生湿之弊。所以茯苓、白术、车前子、薏苡仁为从痰论治精液不液化之四大要药。

## 免疫性不育症——从痰湿浊瘀内阻精隧论治

张某，28 岁，已婚，1996 年 2 月 14 日初诊。婚后 3 年不育，夫妻同居，性生活正常，女方妇科检查正常。精液检查：精子计数 3 500 万/mL，活动率 65%，血清抗精子抗体阳性，余均正常。平素有阴囊下坠之感，左侧附睾胀痛，时可自行缓解，伴腰膝酸软，口干口黏。检查：左侧附睾头部稍大，质偏硬，有压痛，右侧输精管增粗，舌质暗红带紫，舌苔白根腻，脉沉弦。证属痰湿浊瘀内阻精隧。治以逐痰瘀，化湿浊，畅达精道。

处方：法半夏 10 g，制南星 10 g，白芥子 10 g，炮穿山甲（先煎）10 g，贝母 15 g，丹参 15 g，王不留行 15 g，车前子（包煎）15 g，牛膝 20 g，虎杖 20 g，萆薢 20 g，石菖蒲 5 g，煅牡蛎（先煎）30 g，蜈蚣 2 条。每日 1 剂，水煎分 2 次服。

以上方化裁出入，共服药 100 余剂，复查精液常规，血清、精浆抗精子抗体 2 次均正常，后妻子妊娠。

按语：男子免疫性不育多因感染、损伤所致。究其成因乃嗜食甘肥，痰浊内生，或感染秽浊热毒，或情伤气滞，或跌仆损伤等，以致诸邪下扰精室道窍，经久不愈，痰湿浊瘀相兼为病，精泄不畅，逆入营血之中，免疫藩篱受损。据慢性生殖道炎症，"盖由败积瘀腐者所致"（《张氏医通》），予以化湿浊，逐痰瘀之法。方中以法半夏、制南星、贝母、白芥子辛散善走，以逐除留滞之顽痰；丹参、川芎、炮穿山甲、王不留行、牛膝、蜈蚣活血化瘀通经络，以冀减少炎症渗出，促进吸收；大剂量煅牡蛎配伍法半夏、贝母、制南星又能软化溃散结节；石菖蒲、虎杖、萆薢、车前子利湿化浊解毒，以免痰瘀蕴结不散化热等。诸药配伍，严密精当，故获良效。

# 67　儿科疑难病症

## 儿童多动症——从痰火扰心论治

方某，男，9 岁。第 1 胎第 1 产，足月顺产，生后无窒息，无黄疸。患儿上课学习注意力分散，活动过多，难以制约，烦躁易怒，多语。其母因担心服哌甲酯西药有副作用来本科诊治。患儿平素喜食肥甘厚味，多动多语，神志不守，口秽，喉中有痰，腹胀不适，小便色黄，舌质红起刺，舌苔白腻，脉滑。诊断为儿童多动症。属痰火扰心证。治以清热化痰，宁神定志。

处方：黄连 5 g，竹茹 10 g，石菖蒲 10 g，生栀子 10 g，白芍 10 g，陈皮 5 g，法半夏 5 g，胆南星 5 g，远志 5 g，枳壳 8 g，柴胡 10 g，生甘草 3 g，钩藤（后下）10 g。每日 1 剂，水煎分 2 次服。嘱饮食避免食肥甘油腻、辛辣和膨化食品。

复诊：服药 10 剂后，患儿上课注意力分散有所好转，情绪平稳，多语多动减少，舌苔薄腻。嘱继服原方 30 剂。

再诊：患儿病情大为好转，学习成绩提高。后改为免煎中药颗粒剂巩固治疗。

按语：儿童多动症是一种较常见的儿童行为障碍性疾病。只要表现为与年龄不相称的注意力分散，不分场合的过度活动，情绪冲动并伴有认知和学习困难，智力正常或接近正常，就应视为儿童多动症。该症于学前起病，呈慢性过程。近年来，随着城市生活水平的提高，饮食结构的改变，多食生冷油腻，如膨化食品、快餐、饮料等，易造成脾胃受损，脾胃不能正常运化，使水反为湿，谷反为滞，湿热痰浊，阻滞气机，扰乱心神，神无所归而多动。

病属中医痰火扰心证候者，临床特征主要表现为多语多动，烦躁不宁，神思涣散，心烦失眠，胸闷痰黄，注意力不能集中，口渴喜饮，小便黄赤，大便干结，舌质红，舌苔黄腻，脉滑数。《丹溪心法·小儿》曰："乳下小儿，常多湿热、食积、痰热、伤乳为病。"心主神明，痰与火结，痰火扰心，心失所主，故神思涣散，注意力不能集中，烦躁不宁，多语多动，冲动任性内炽，则心烦失眠，津为热灼则口渴喜饮。心与小肠相表里，小肠泌别清浊，心热下移小肠，故小便黄赤。舌红苔黄腻，脉滑数，皆为痰火壅盛之象。治则清热泻火，化痰宁心，方用黄连温胆汤。该方由陈皮、法半夏、茯苓、甘草、竹茹、胆南星、瓜蒌、枳实、黄连、石菖蒲、珍珠母组成。方中黄连苦寒清热，陈皮、法半夏、竹茹化痰降逆，瓜蒌、枳实、胆南星开胸降痰，茯苓健脾利湿，石菖蒲开心窍，珍珠母镇心安神，甘草调和诸药。诸药同伍，共奏清热利湿化痰，开胸宁心安神之功。若痰多者，加天竺黄、胆南星或青礞石；记忆力差者，加石菖蒲、远志。

## 儿童抽动-秽语综合征——从肝风挟痰内扰论治

岳某，男，13 岁，1994 年 8 月 19 日初诊。患儿两年来经常发作挤眉弄眼，摇头耸肩，喉中发声。诊为抽动-秽语综合征，服用氟哌啶醇等治疗，疗效不佳。诊见多动、秽语，注意力不集中，大便干燥，舌质红，舌苔薄白而腻，脉弦滑。证属肝风挟痰内扰，治当息风涤痰开窍。

处方：胆南星 15 g，枳实 8 g，陈皮 15 g，天麻 15 g，茯苓 12 g，法半夏 10 g，石菖蒲 10 g，郁金 10 g，川芎 10 g，大黄 3 g，瓜蒌 15 g，甘草 5 g。每日 1 剂，水煎分 2 次服。

复诊：服药 5 剂后，多动发作频率明显减少，已无秽语。继服 23 剂后诸症消失。随访至今未复发。

按语：对抽动-秽语综合征，以往多以肝风论治，效果不显。历代医家认为"痰为百病之母""痰多生怪病"，有形之痰易辨认，无形之痰难识别。左淑英认为本病的病机主要是肝风引动积痰，故治疗上着重于治痰。所用方中胆南星为治风痰之要药，配伍法半夏可加强祛痰之效；枳实破痰利膈；石菖蒲、郁金、陈皮、瓜蒌、茯苓可利气除痰开窍。诸药合用，无留邪资寇之虞，取得满意疗效。

## 儿童过度换气综合征——从肝气乘肺痰热内扰论治

田某，女，6 岁，2002 年 2 月 23 日来诊。主症阵发性深长呼吸，伴胸部压迫感 1 个半月，加重 5 日。1 个半月前，患儿在幼儿园因琐事受幼儿园老师责备，并罚站约 30 分钟，随后出现阵发性深长呼吸，发作时间、频率不定，起初未引起家长的注意，后出现叹气式呼吸，自觉胸部压迫样感觉，胸闷，拒绝去幼儿园上学，精神紧张，言语减少。家长发现后去卫生室按"上呼吸道感染"予抗生素、止咳平喘药治疗无效。近日因家长偶有责备，致症状加重，发作次数增加，持续时间延长。伴有头晕，口唇麻木，入睡困难，易烦躁，纳食少，大小便正常。体查：体温 36.5 ℃，心率 95 次/min，呼吸 23 次/min。神志清，精神差，发育正常，营养一般，自主体位；呼吸时张口抬肩，三凹征明显，吸气时间长于呼气时间，无发绀，心肺及肝脾均未查及异常，神经系统检查未查及异常。血、尿、大便常规检查无异常发现，胸部 X 线片提示无异常。舌质浅淡，舌苔薄黄，脉弦。西医诊断为过度换气综合征，中医诊断为喘病。辨证属肝气乘肺，痰热内扰。方选五磨饮子合温胆汤加减。

处方：沉香 3 g，川楝子 3 g，槟榔 5 g，乌药 5 g，木香 5 g，枳实 5 g，法半夏 5 g，竹茹 5 g，陈皮 5 g，柴胡 5 g，青皮 5 g，黄芩 5 g，胆南星 5 g，炙甘草 3 g。每日 1 剂，水煎分 2 次服。

复诊：服药 2 剂后，诸症即有明显减轻；3 剂后，诸症全部消失。2 个月后随访，患儿精神较好，喜上学，诸症未复发。

按语：七情失宜，肝失疏泄，肝气横逆，上犯于肺，致其宣降失司，升多降少，上逆而喘；肝气郁结，横逆胸膈之间，故为烦闷，胸部压迫感；肝与胆相表里，胆为清净之府，喜温和而主升发，失其常则木郁不达，胃气因之不和，进而化火生痰，痰热内扰则见心烦易怒，眠差，纳少；气机逆乱，清阳不升，浊阴不降，故头晕；苔薄黄为痰热之象，脉弦为肝郁之征。本病发病之本在肝，发病之标在肺与胃，属气郁实证，兼有胆胃不和，痰热内扰。治疗方中以沉香为主药，温而不燥，行而不滞，顺气降逆以平喘；乌药行气疏肝解郁，槟榔化滞除满，二药共助沉香降逆气，纳肾气；木香、枳实疏肝理气，加强开郁之功，针对病本而施；法半夏降逆和胃，燥湿化痰；竹茹清热化痰，除烦降逆；陈皮理气燥湿，使湿去痰消；胆南星涤痰，开窍，安神；黄芩清泄郁热；稍加苦寒之川楝子以助疏泄肝气；柴胡、青皮理气疏肝和胃。全方标本兼顾，以行气疏肝，降逆平喘为主，兼以理气化痰，清胆和胃。与本病病机相合，故能起到良好的治疗效果。

## 小儿乳房发育异常症——从痰瘀凝结阻塞络脉论治

张某，女，5 岁，2003 年 8 月 3 日，因乳房肿块伴疼痛 1 个月来我院治疗。两侧乳房肿块，痛引胸胁，伴纳呆乏力。体查：左乳晕后方可触及一 1 cm×1 cm 扁圆形肿块，质地韧硬，边界清楚，与皮肤及深部组织不粘连，压痛（＋），右侧乳晕后方可触及一 1.5 cm×1.5 cm 扁圆形肿块，质地韧硬，边界清楚，与皮肤及深部组织不粘连，压痛（＋）。舌质淡红，舌苔薄黄，脉弦细。血常规、X 线左手及左腕骨骨龄片、子宫和卵巢 B 超检查均正常。西医诊断为乳房发育异常症。中医诊断为"乳疬"。治以化痰祛瘀为原则。

处方：全瓜蒌 8 g，贝母 5 g，海藻 8 g，生山楂 5 g，昆布 8 g，延胡索 8 g，三棱 5 g，炮穿山甲（先煎）8 g，王不留行 8 g，莪术 5 g，皂角刺 8 g，山药 12 g，麦芽 8 g，鸡内金 8 g。每日 1 剂，水煎 2

次合并药液分 3 次服。

二诊：服药 5 剂后，乳房肿块，疼痛减轻，质地变软，纳食稍增。继服 5 剂，乳房肿块缩小，质地软，神佳纳增。再进 5 剂，乳房肿块消失，诸症皆消告愈。随访半年，未见复发。

按语：乳房发育异常症是单纯性乳房早发育病证，属部分性（不完全性）性早熟。主要表现为乳房肿块，疼痛或乳房增大，乳晕增大或色素沉着，不伴其他性征发育，也不出现生长加速。现代医学认为其主要机制是激素摄入，分泌，调节异常。本病属中医学"乳病"范畴，主要因肝脾肾失调，痰瘀凝结所致。肝气郁结，气机不畅，则气滞血瘀，津液凝聚成痰；肝郁化火或肝经湿热，热伤阴血，脉道涩滞则瘀，火热灼津，炼液为痰；肝郁伤脾或素体脾虚，或滋补太过，脾失健运，内生痰浊，脾气虚弱，血运无力，运行不畅则瘀；肾阳不足，气化无权，蒸化失职，津液输布障碍，停聚为痰，阳虚失于温煦，血脉凝涩则瘀；肾阴不足，阴虚火旺，火伤脉络则瘀，火热炼津为痰。"痰瘀同源"，二者相互影响，相互转化，相互交结，阻塞络脉，"不通则痛"，日久形成肿块；培补太过或误食含性激素的药物或食物，或涂抹含性激素的护肤品等，影响肾之阴阳失衡，肾气过早充盈，天癸早至，发育提前亦可见乳房增大。痰瘀互结既是病理产物又是致病因素，为本病关键病机，故治疗上采用化痰祛瘀，结合临床表现配以疏肝、健脾、补肾，或清热泄火等法，针对标实之症，逐有形之邪，使痰消瘀化，脏腑和调，经络畅通。现代药理证实，活血化瘀类中药可降低雌激素绝对值，促进雌激素在肝脏的代谢，抑制泌乳素分泌，降低血黏稠度，抑制胶原纤维合成，从而促进肿块吸收。健脾化痰中药具有抗炎，减少炎性物渗出的作用。

## 小儿先天性胆道囊肿——从痰火互结湿热内盛论治

陈某，男，6 个月，1985 年 8 月 1 日初诊。患儿因时常无故啼哭发热，皮肤黄染而赴某医院治疗，诊断为先天性胆道囊肿而住院。经抗菌消炎利胆等西药治疗后，炎症控制，体温正常。因年龄太小暂不宜手术而出院，求中医诊治。诊时见患儿身黄，目睛黄染，厌食，腹胀如鼓，精神疲倦，大便秘结。舌苔薄黄，指纹深细而紫暗。

处方一：用中成药礞石滚痰丸，研碎后拌入适量细粳米粉、冰糖，炖成糊状，嘱少量多次 1 天饲服完。

处方二：过路黄 5 g，茵陈（后下）5 g，萹蓄 5 g，土鳖虫 5 g，焦栀子 5 g，平地木 5 g，马鞭草 5 g，枳实 5 g。每日 1 剂，水煎浓汁，将两煎药汁混合后，嘱其母尽量频频喂服，剩余药汁由母亲服下。

二诊：服药 3 剂后，患儿矢气频增，腹胀显减，每日解大便 2～3 次，尿如茶色，黄疸减轻。仍以礞石滚痰丸 3 g，拟原方 5 剂，服法同上。

三诊：药服完后，患儿黄疸尽退，精神渐旺，食欲正常，大便稀且转成黄色。

处方：炒太子参 10 g，炙黄芪 10 g，丹参 10 g，山药 10 g，炙鸡内金 10 g，制土鳖虫 10 g，炒陈皮 10 g，桃仁 10 g，红花 10 g。将诸药焙干，共研为细粉，和粳米粉 1000 g 拌匀，分成 30 等份，每份加冰糖及水炖成糊状，分多次 1 日服完。其病告愈，随访至今，一切正常。

按语：先天性胆道囊肿，临床少见。中医辨证属"黄疸""积聚"范畴。根据"脏宜藏而腑宜通""六腑以通为用"的理论，又根据患儿便秘、指纹深细而紫暗，苔黄腻等主症，投泻火逐痰之礞石滚痰丸合茵陈蒿汤加减，力挫病势。其妙之处在将滚痰丸研粉与粳米粉同炖糊状，攻邪中不忘顾及胃气。后又以药膳标本兼顾，攻补同施，堪称得法。至于母亲代儿服部分药汁，使乳汁中含有一定的药物浓度，可以弥补婴儿治疗剂量之不足。

# 风湿性舞蹈症——从痰随气逆引动肝风论治

霍某，男，5 岁，1997 年 10 月 8 日诊。其母述：今年 6 月发现患儿摇头耸肩，挤眉眨眼，探头伸颈，怪态百出。初时家人以为故作嬉态而嗔斥之，但不能禁。继之出现上肢不自主乱动，喉中发出嗷嗷如小狗吠声。西医诊断为风湿性舞蹈症（小舞蹈病），但治疗乏效。中医从风痰论治，以涤痰汤加味。

处方：石菖蒲 10 g，法半夏 10 g，胆南星 10 g，僵蚕 10 g，蝉蜕 10 g，竹茹 30 g，钩藤 30 g，龙骨（先煎）30 g，牡蛎（先煎）30 g，地龙 20 g，朱砂（冲服）0.5 g。每日 1 剂，水煎分 2 次服。

二诊：上方服 10 余剂，症状明显减轻。续服 10 余剂竟获痊愈。

按语：本例西医诊断为风湿性舞蹈症，其主要病理改变为基底核、大脑皮质等处动脉和神经细胞变性所致。中医学认为，小儿稚体，脏腑柔嫩，外易受六淫邪侵，内易受饮食所伤，以致脾虚生痰，痰随气逆，阻塞窍道，引动肝风。故以涤痰汤化痰开窍，配以龙骨，牡蛎，钩藤平肝息风而获效。

# 68 外科、骨科、皮肤科疑难病症

## 急性化脓性淋巴结炎——从风热痰毒论治

刘某，男，13岁，2004年5月20日初诊。自诉感冒不适多日，因学习紧张而未就医。5日前，右颌下发生肿块、疼痛，因对青霉素等多种抗生素过敏而自服板蓝根冲剂、西瓜霜润喉片等。症情不减，肿块增大，疼痛加重，张口困难，伴发热头痛，口干咽痛，胃纳不佳，大便干结，小便短赤。检查：体温37.8℃，舌质红，舌苔薄黄，脉略浮数，右颌下肿块4.5 cm×4 cm，质地坚硬，边缘欠清，局部皮肤微红微热，压痛明显。血常规：WBC $12×10^9$/L，N 0.80。西医诊断为颈部急性化脓性淋结炎。中医辨证属风热痰毒证。宜从痰论治，以疏泄风清，化痰散结为法。

处方：金银花10 g，连翘10 g，夏枯草12 g，牛蒡子12 g，浙贝母10 g，蒲公英15 g，玄参15 g，海藻15 g，丹参12 g，皂角刺10 g，桔梗10 g，甘草5 g。每日1剂，水煎分3次服。外治以金黄膏外敷患处，每日1换。

二诊（5月24日）：服药3剂后，发热头痛，口干咽痛已除，颌下肿块缩小，疼痛减轻，胃纳渐佳，二便正常。药已中的，按前法内服、外敷治疗4日。

三诊（5月29日）：药后颌下肿块缩小至1 cm×1 cm，质地稍软，压痛消失，病已向愈。再予前方6剂，继续煎服，以期痊愈。1周后随访，颌下肿块、疼痛完全消失。

按语：本病属中医学"颈痈""痰毒"范畴。《疡科心得集》曰："颈痈生于颈之两旁，多因风温痰热而发。"《疡科纲要》曰："颈前颌下诸痈，均生于结痰，而动于外风，成于血热，则化痰也，而必泄热疏风。"本例为"颈痈"初期，属风热痰毒之证。方中金银花、连翘、牛蒡子疏风清热；蒲公英清热解毒；丹参、皂角刺散瘀消肿止痛；夏枯草、浙贝母、海藻清热化痰，软坚散结；玄参、桔梗、甘草清热解毒，利咽生津。全方共奏疏风清热，化痰散结之功。金黄膏乃金黄散（《医宗金鉴》方）用凡士林调膏而成，具有清热除湿，散瘀化痰，消肿止痛之效，外敷患处，药力透达病所。由于用药标本兼顾，内外合治，相得益彰，故有捷效。

## 急性脊髓炎——从脾虚痰阻风邪在络论治

患者，男，26岁。双下肢不能活动3个月。曾在省城住院治疗，诊断为急性脊髓炎。经西药治疗2个月无明显好转，后回当地治疗1个月，也无进展。患者完全不能行走，自觉双下肢麻木、发痒，阳痿，大便时有失禁，双下肢明显萎缩。舌质红，舌苔白腻，脉缓无力。辨证属脾虚痰阻，风邪在络。治宜健脾化痰，补气强肌，祛风通络。以醒脾汤进退治疗。

处方：党参10 g，白术10 g，茯苓10 g，炙甘草10 g，木香5 g，砂仁5 g，晚蚕沙（包煎）10 g，全蝎（研末冲服）3 g，胆南星10 g，地龙10 g。每日1剂，水煎分2次服。

二诊：服药14剂后，能扶杖慢行100 m左右，但双下肢仍觉痿软无力，坐久后觉麻木，大便转为干结，3日1行。守方加秦艽10 g，杜仲10 g。

三诊：又服药10剂后，可弃杖缓行。继以补气健脾强肌化痰通络之品递进，治疗4个月，病愈，可参加正常体力劳动。

按语：疑难病症之治，应从痰饮辨病因，从五脏辨病位。要做到病因、病位、病性、病势四大要素心中了然，否则犹如"瞎马夜行，开口动手便错"。疑难病之因，首推痰饮；病位以五脏为中心，中心明即可纲举而目张；从气之虚实盛衰，升降出入，即可明其病性、病势。以五脏为中心治痰饮，与李中梓在《医宗必读》中"痰有五，饮也有五，而治法因之而变。在脾经者，名曰湿痰；在肺经者，名曰燥痰；在肝经者，名曰风痰；在心经者，名曰热痰；在肾经，名曰寒痰"之论相似。然痰饮病大都是因气化之异常所致，气行则痰行，气滞则痰滞；气虚则痰生，气火（气有余便是火）则灼津，煎熬则成痰，气寒则痰凝，痰成则怪病生。故在治疗上，要抓住一个"气"字。脾虚痰阻，以醒脾汤加减补气健脾，利气化痰；肺中燥痰，以瓜蒌贝母散加减，清肃润燥，降气化痰；肝中风痰，以星香散合法半夏白术天麻汤加减，疏肝理气，息风化痰；心中热痰，用柴陷汤加减，顺气宽胸，清热化痰；肾中寒痰，用肾气丸合阳和汤加减，补肾纳气，温化寒痰。

急性脊髓炎，现代医学认为是急性非化脓性炎症，可能为病毒感染后引起的自身免疫性反应，治疗效果不肯定，堪称"难"病。本例患者的治疗，审症求因，遵"怪病多痰"，"脾主肌肉四肢，气虚则四肢不用"，谨守病机，故用党参、白术、茯苓、晚蚕沙诸药补气强肌，健脾除湿，直捣生痰之源。又用胆南星、地龙除经络之痰，以全蝎、秦艽祛风，用杜仲强筋。药后脾健、痰除、风去、肌肉强，故"难"病告愈。

## 慢性骨髓炎——从寒痰凝滞血瘀筋骨论治

唐某，女，已婚。诉患右髋部骨髓炎病3年余，先后2次在当地县级医院行外科手术，治疗半年后复发。体查：T 36.4 ℃，右髋部可见长约12 cm的术后瘢痕，其间见一瘘管，溃口周边皮肤呈苍白色，扪之发凉，局部无红肿，深部有轻度压痛感，指压有少量清稀脓样分泌物溢出。患者消瘦，神差，倦怠乏力，面色苍白少华，有轻度贫血貌，唇舌淡，舌苔白腻，脉沉细弱。证属寒痰凝滞，血瘀筋骨。治以化痰温饮消瘀。方以阳和汤加减。

处方：白芥子15 g，麻黄10 g，法半夏15 g，茯苓20 g，胆南星10 g，白芷20 g，鹿角霜（包煎）15 g，黄芪30 g，当归10 g，制乳香5 g，制没药5 g，制马钱子（先煎）1 g，乌梢蛇20 g，甘草10 g。每日1剂，水煎分3次服。

二诊：服药7剂后，瘘口分泌物明显减少。上方继服。

三诊：又服药21剂，瘘口无分泌物溢出，创面愈合。连服2个月后，将上药改为散剂，每次服5 g，每日2次。连服3个月后改为日服1次，连服半年巩固疗效。

治愈3年后，至今未复发。

按语：慢性骨髓炎，病情缠绵难愈。无论是西医或中医均属难治性骨科疾病。刘成报主张，西医先行局部病灶清除术后，随即遵照中医学"怪病多痰"之理论进行辨治，选方用药。由此可见，痰、瘀、虚是本病的主要原因。该法可增强人体抗病力，改善患部组织的血液循环，促使溃疡面的局部修复与愈合，特别是对髋部关节的疾患更有其独特的治疗效果。该法简便易行，经济实用，患者乐意接受。方中白芥子、麻黄、法半夏、茯苓、胆南星温痰化饮；当归活血；白芷、乳香、没药消肿排脓生肌；黄芪、鹿角霜补气养血；马钱子温通血脉，专祛筋骨间风寒湿邪；乌梢蛇走窜，引药直达病所；甘草调和药性而解百毒。诸药共奏温化痰饮，活血消瘀之功。

## 垂体腺瘤——从痰蒙清窍肝肾亏虚论治

患者，女，39岁，1982年12月22日初诊。1979年10月停经，伴有头晕头痛，恶心呕吐，经当地医院X线头颅平片及断层摄片示：鞍骨质吸收，大小正常。诊断为"微腺瘤"。患者后来沪求医，经摄片检查，结果同上，且双颞偏盲。内分泌检查正常，诊断为"垂体腺瘤"。因不愿意手术，遂来求中医诊治。刻诊：患者头痛剧烈，目眩耳鸣，视物模糊，视野缩小，咳嗽痰多，舌质红，舌苔白腻，脉弦滑。中医辨证属痰蒙清窍，肝肾亏虚。治以化痰软坚，养肝益肾。

处方：生南星 10 g，生法半夏 10 g，石见穿 30 g，夏枯草 10 g，川芎 10 g，僵蚕 10 g，生牡蛎（先煎）30 g，枸杞子 10 g，菊花 10 g，王不留行 10 g，炮穿山甲（先煎）5 g，芳芋丸（包煎）10 g，猪苓 15 g，茯苓 15 g，甘草 5 g，壁虎 2 条。每日 1 剂，水煎分 2 次服。

同时，另服消瘤丸（壁虎、地龙、蟾蜍皮等加工而成）、川贝止嗽露。

以本方化裁，连续服药 2 个月，于 1983 年 2 月经水来潮，头痛、眩晕明显好转，后坚持服药 4 个月，症状稳定。1 年后随访，除工作劳累偶发头痛外，一切尚好。

按语：垂体腺瘤是大脑蝶鞍窝内的垂体腺窝部发生的占位性病变，多为垂体前叶分泌组织发生的良性肿瘤。垂体腺瘤中，最多见者为嫌色性腺瘤。临床表现主要包括两个方面的症状：一是因肿瘤扩展压迫邻近组织引起的局部症状，如头痛，视力障碍，嗅觉丧失及嗜睡、癫痫样抽搐等；二是垂体前叶功能减退而引起的症状：男性患者出现异常肥胖，脂肪分布类似女性型，皮肤细致，毛发稀疏，阴毛稀少，阳痿等；女性患者常有月经量少，闭经，性欲减退等。现代医学治疗本病主要是手术和放疗。本病属中医学"头晕""眩晕"等范畴。临床研究结果发现，本病多因情绪过度紧张，忧思劳倦，年老体衰，外邪侵犯，饮食起居失常所致。起于情志因素者，先有肝气郁结，气失疏泄，进而影响脾胃的运化和升清降浊功能；病由外邪侵犯和饮食所伤者，可直接损及脾胃；发于年老体衰者，由命火衰微，火不生土，亦可导致脾虚。因此，若从脏腑论病机，脾肾两虚是引起本病的根本原因。脾虚则运化失职，升降失常，水湿不化，清浊混聚，遂生痰浊；肾虚则气化无力，水液代谢失常，水湿停聚，而化生痰饮。痰饮浊邪凝聚脑窍，形成本病。可见本病乃本虚标实之证，脾肾两虚为本，痰浊凝聚为标。因此对该病之治，当从痰浊着眼而施。

## 亚急性甲状腺炎——从阳虚痰凝论治

张某，女，43 岁，1999 年 6 月 11 日来诊。患亚急性甲状腺炎 1 年余。从 1998 年始口服泼尼松治疗，甲状腺肿痛明显改善，但在泼尼松减量时，出现反跳现象，甲状腺肿痛反复发作，目前口服泼尼松 5 mg，每日 3 次。刻诊：颈前时有隐痛，尤其感冒时疼痛明显，伴面色少华，神疲乏力，舌质淡红，舌苔薄，脉沉。体查：双侧甲状腺Ⅰ度肿大，质地硬，无明显压痛，皮色如常。辨证属阳虚痰凝，正虚邪恋。治疗拟温阳化痰，活血消肿。选用阳和汤化裁。

处方：山慈菇 10 g，熟地黄 10 g，白芥子 10 g，当归 10 g，鹿角片（先煎）10 g，肉桂 3 g，川芎 10 g，麻黄 5 g，红花 10 g，赤芍 10 g，甘草 5 g。每日 1 剂，水煎分 2 次服。

二诊：服药 14 剂后，自觉精神好转，甲状腺肿硬依然，但不疼痛，嘱其泼尼松减至 5 mg，每日 2 次，原方继续服用 14 剂。

三诊：药后甲状腺质地稍软，疼痛未再发生，以原方加减继续治疗 2 个月，泼尼松停用，未见反跳现象，自觉精神好。体查：甲状腺Ⅰ度肿大，质中等。病情基本控制。

按语：古人曰"百病乃由痰作祟"。《丹溪心法》曰："痰之为物，随气升降，无处不到，凡人身上、中、下有块者，多是痰。"甲状腺疾病多以甲状腺肿大或肿块为主要症状，尤其是不伴有甲状腺功能改变的疾病，就局部症状而言，视为有形之痰是常理，分析甲状腺疾病的病机，多与痰有密切的关系，因此，化痰法是治疗甲状腺疾病的基本方法。

## 甲状腺腺瘤——从气滞痰凝论治

罗某，女，46 岁，2005 年 10 月 1 日初诊。患者于 3 个月前无意中发现颈前右侧肿块，触摸无疼痛，皮色正常，伴有胸闷不舒，胸胁作胀，月事紊乱。因不愿手术而服药治疗。体查：右侧甲状腺内触及圆形肿块，质地坚韧，表面光滑，与皮肤无粘连，肿块能随吞咽而动，舌质淡红，舌苔薄白，脉弦滑。B超示：右侧甲状腺实性肿块约为 3.0 cm×3.0 cm，低回声，边界清楚。血清学检查：$T_3$、$T_4$、TSH正常。诊断为甲状腺腺瘤。中医辨证为气滞痰凝型。治以疏肝行气，化痰散结。方用四逆散合二陈汤加减。

处方：柴胡 10 g，白芍 20 g，陈皮 15 g，香附 15 g，郁金 15 g，法半夏 20 g，茯苓 15 g，夏枯草 20 g，白芥子 15 g，昆布 15 g，海藻 15 g，山慈菇 5 g，合欢皮 20 g，益母草 15 g，甘草 3 g。每日 1 剂，水煎分 2 次服。

二诊：服药 14 剂后，自觉局部变化不明显，月经已正常，苔脉同前。原方去益母草继服。

三诊：又服药 14 剂后，颈前肿块稍有缩小，余无不适，继服上方 14 剂。

四诊：药后颈前肿块已明显缩小，B超示：右侧甲状腺肿块 1.5 cm×1.5 cm，稍感乏力，睡眠尚可，二便正常，舌苔薄，脉弦。

处方：柴胡 10 g，白芍 20 g，陈皮 15 g，郁金 15 g，法半夏 10 g，茯苓 15 g，夏枯草 20 g，白芥子 15 g，玄参 15 g，牡蛎（先煎）15 g，浙贝母 20 g，沙参 30 g，麦冬 15 g，五味子 10 g，山慈菇 5 g，甘草 5 g。

五诊：又服 14 剂后，B超示右侧甲状腺肿块约 0.5 cm×0.5 cm 大小，守原方服 14 剂。

六诊：颈部外观正常，肿块触及已不明显，亦无自觉症状，前方加减以巩固疗效。

处方：沙参 30 g，茯苓 15 g，白术 15 g，玄参 15 g，牡蛎（先煎）20 g，浙贝母 20 g，郁金 15 g，夏枯草 20 g，白芥子 15 g，法半夏 10 g，陈皮 15 g，甘草 5 g。

七诊：再服 14 剂后，肿块未触及，B超查证实痊愈。随访至今未复发。

按语：甲状腺腺瘤是起源于甲状腺滤泡组织的良性增生物，好发于 20~40 岁的中青年女性。其特征为颈前肿物，多为孤立性结节，结节呈圆形或椭圆形，表面光滑，质地较周围正常组织略为坚韧，无压痛，边界清楚，与皮肤无粘连，可随吞咽上下移动。本病相当于中医学"肉瘿"范畴。肉瘿之名，首见于宋代·陈无择《三因极一病证方论·瘿瘤证治》。本病多因情志抑郁，肝失条达，以致脾失健运，痰浊内生，留注于结喉部位，久之积聚成形而成。《丹溪心法》曰："凡人身上、中、下有块者，多是痰。"《医宗金鉴·外科心法要诀》曰："脾主肌肉，郁结伤脾，肌肉消薄，土气不行，逆于肉里，致生肉瘿。"陈实功《外科正宗·瘿瘤论》曰："夫人生瘿瘤之症，非阴阳正气结肿，乃五脏瘀血、浊气、痰滞而成。"

情志内伤是本病首因，气不顺则痰不行；气行则血行，气滞则血瘀；思虑过度则伤脾，水湿内停则积为痰饮；故气机不利是导致瘀血、痰浊的基础。诚如李梴说："痰乃滞液而成，随气升降，气血调和则流行不聚，内外感伤则壅逆为患。"《严氏济生方·瘿瘤论治》曰："大抵人之气血，循环一身，常欲无滞留之患，调摄失宜，气凝血滞，为瘿为瘤。"本病总的病机是气、郁、痰、瘀四者合而为病。其中属于痰浊所致者，临床症见颈部肿块，质地坚韧表面光滑，局部胀闷不适，情志偶有不舒，兼之平素多痰，肿块能随吞咽而动，舌质淡红，舌苔薄白，脉弦滑。

从痰入手治疗本病时，一是应不忘疏肝。

中医学有"无痰不成块""百病皆由痰作祟"的理论。因为痰之生，由于液不化，而液之结，由于气不化，故必查其所因之气，而后可治其所因之痰。因于火则当治火，因于气则当调理气机，是为治痰之本。张介宾曰："怪病之为痰者……正以痰非病之本，乃病之标耳……故治者当知所辨，而不可不察其本也。"《医林纂要》曰："水湿之滞而成痰，以气不行故也。"肝主疏泄条达，一是指调节人的情志，二是助脾胃生化精微，三是使人体气机条达。肉瘿病位在颈前结喉处，为肝经之脉所循之地。情志不畅，肝失条达，肝旺侮土，脾不健运，滋生痰浊，气机不利，挟痰浊循经上行，气、痰、瘀血凝结于颈部，遂发为肉瘿。由此可见，本病的发生、发展与肝的疏泄功能正常与否有着密切的关系。故治疗以疏肝理气为先，兼以化痰散结，活血化瘀。诚如叶桂曰："见痰休治痰，当以顺气为先。"又如庞安常所云："善治痰者，不治痰而治气，气顺则一身体液亦随气而顺矣。"经现代药理学研究发现，理气、化痰、活血等法能改善微循环，抗组织增生，而甲状腺腺瘤属良性增生物，故治疗与现代研究相符。

二是用药要巧妙配伍。自《珍珠囊补遗药性赋》记载"藻戟遂芫俱战草"以来，一直认为海藻反甘草，两者同用可产生毒性作用。实践中海藻配伍甘草，用之恰当不但不为害，反而可以加强化痰软坚散结之功，是取其"相反相激，激之以溃其坚"之理。诚如李时珍所说，甘草配海藻"乃不为害，非妙达精微者，不知此理"。（《本草纲目》）又如李东垣治疗瘰疬用甘草配海藻，以散肿溃坚，"盖以坚积之病，非平和之药所能取捷，必命反夺以成其功也"。在用量上，一般体质患者，淡海藻用 15 g，甘草仅用 3 g 即可，体强者可加到 6 g，因海藻、昆布味咸而难以下咽，故临床上使用淡海藻、淡昆布使患者易服而效不减。

三是守方服药坚持为贵。肉瘿之成，多则数年，少则数月，治疗时须假以时日，以缓图之。因为痰瘀为患，痼疾胶着，其治有如抽丝剥茧，往往须坚持较长时间的治疗，故治疗常须守法守方，不宜操之过急，朝令夕改。诚如《医宗金鉴·外科心法要诀·瘿瘤》曰："瘿瘤诸证，用药缓缓消磨，自然缩小。"

## 炎性假肿瘤——从痰热瘀血互结论治

吴某，男，58 岁，2003 年 5 月 17 日初诊。患者于 1 年多前曾出现过右侧胸痛，伴轻度咳嗽、咳痰，自服抗炎药后缓解。几个月后又出现过同样症状，但比首次发病程度为轻。1 周前因劳累出现胸痛，进行性加重，呼吸、活动则疼痛加剧，以致不敢深呼吸，翻身起卧困难，无明显咳嗽、咳痰，体温 37 ℃。胸部 X 线检查示：右肺下叶直径 3 cm 阴影。B 超示占位性病变。入院后胸部 CT 检查：右肺下叶炎症，右侧胸膜增厚。经 B 超引导下肺穿刺活检，病理报告为炎性组织。诊断为炎性假肿瘤。曾用左氧氟沙星和注射头孢曲松钠，但疗效不显。刻诊：右胸部有时疼痛，胸闷，痰白而黏，咳出不爽，舌稍胖偏黯，舌苔黄厚腻，脉弦。辨为痰热瘀血互结。施以清热化痰，行瘀散结之法。

处方：柴胡 12 g，枳实 15 g，桔梗 15 g，瓜蒌皮 20 g，浙贝母 15 g，生薏苡仁 30 g，冬瓜子 30 g，桃仁 10 g，郁金 20 g，赤芍 15 g，丹参 20 g，鱼腥草 30 g，生甘草 5 g。每日 1 剂，水煎分 2 次服。

二诊：服药 6 剂后，黄腻苔有所减退，上方减浙贝母为 10 g，加海蛤粉（包煎）15 g。

三诊：又继服 24 剂后，胸痛消失，舌黄腻苔全部减退，无明显自觉症状。7 月 9 日胸片复查：右肺下叶密度偏高，双肺纹理增重。上方加沙参 15 g，继服 30 剂。9 月 11 日复查：双侧肺纹理增重，膈肌活动正常。

按语：痰瘀互阻，是多种肺部疑难病的常见病理变化。针对痰瘀互阻的病理变化，临证中应十分重视痰瘀同治。在具体运用时，要把握治痰与治瘀两个方面。从临床表现来看，痰有寒热之分，主要应辨析痰浊与痰热的不同。凡咳吐黄痰、舌苔黄腻、脉滑数者，证属痰热，选用清金化痰汤、清气化痰丸、桑白皮汤、小陷胸汤为基础。常用药有瓜蒌、浙贝母、桑白皮、胆南星、射干、葶苈子等，酌情配用清肺泄热之品，如黄芩、栀子、青黛、鱼腥草、败酱草、生石膏、知母等；痰黄黏稠难以咳出者，选加海蛤壳、海浮石等。凡痰白黏稠或清稀、舌苔白腻、脉缓，无热象征兆者，证属痰浊，选用枳桔二陈汤、三子养亲汤、止嗽散为基础。常用药有法半夏、橘红、茯苓、紫菀、白前、紫苏子、白芥子、莱菔子等；痰浊壅塞甚者，选加胆南星、皂角刺。不论痰热、痰浊证，均需加调气之品，一般多以桔梗与枳壳（痰热证多用枳实）配用。治瘀常用桃仁、当归、郁金、丹参、苏木、牡丹皮、赤芍等。经过长期的临床实践，韩红帼形成两个基础用方，即清化活血汤（瓜蒌、浙贝母、桑白皮、葶苈子、枳实、桔梗、黄芩、青黛、鱼腥草、桃仁、当归、郁金、生甘草）和化痰活血汤（桔梗、枳壳、法半夏、橘红、茯苓、生薏苡仁、冬瓜子、紫菀、白前、桃仁、当归、郁金、炙甘草），随症加减运用。

## 脑后交通支动脉血管瘤——从肝阳化风痰瘀上犯论治

吴某，女，60 岁，1976 年 1 月 10 日初诊。患者 1975 年底起渐觉左眼睑下垂，左眼球不能向上、下、内侧转动，头痛剧烈，痛苦异常，每因坐起或稍有移动，即呕吐不止，汤水不能进。经脑血管造影，诊断为脑后交通支动脉血管瘤。经镇静、安眠、降压、止痛等处理数日而无效，因惧怕手术而求治于中医。刻诊：形体消瘦，头痛如劈，以巅顶为甚，眩晕呕吐，烦躁易怒，口苦不纳，心悸而烦，大便秘结，小便黄赤，舌苔黄厚而腻，脉弦滑。此乃肝阳化风，夹痰上犯清窍，瘀阻不行。治以清热化痰，平肝息风为主，兼以化瘀通腑。

处方：胆南星 12 g，竹茹 10 g，枳实 10 g，僵蚕 12 g，栀子 10 g，黄连 10 g，黄芩 10 g，钩藤（后下）20 g，苦丁茶 10 g，地龙 15 g，丹参 18 g，赤芍 15 g，芦荟 12 g。每日 1 剂，水煎分 2 次服。

二诊（1 月 14 日）：服药 4 剂后，头痛大减，眩晕亦轻，坐起及走动已不呕吐，夜已能睡，能进少量稀饭，口微苦，大便已行，但滞下黏腻不爽，左眼球仍不能转动，舌脉如前。此为肝阳趋平之象，而痰瘀交阻仍未能化，再按前法出入，以观动静。

处方：郁金 15 g，瓜蒌 10 g，栀子 10 g，黄连 10 g，钩藤 20 g，僵蚕 12 g，苦丁茶 10 g，胆南星 10 g，地龙 15 g，赤芍 10 g，丹参 15 g，枳实 10 g，芦荟 10 g。

三诊（1 月 18 日）：服药 3 剂，头痛又减，饮食大增，精神转佳，夜能安寐，大便通畅，厚腻舌苔渐退，脉弦滑。病有起色，仍宗前法化裁。

处方：竹茹 10 g，枳实 10 g，胆南星 10 g，僵蚕 10 g，丹参 15 g，栀子 10 g，赤芍 15 g，黄连 5 g，地龙 15 g，钩藤 20 g，苦丁茶 10 g。

四诊（1 月 25 日）：自述又服上药 3 剂后，眼睑已不下垂，眼球转动灵活，可做一般家务。6 剂服完后，原有症状均除，惟觉足跟疼痛，腰酸腿软，时有头晕，手足心热，舌光红无苔，脉沉细。此乃痰火已平，而肝肾阴亏之象显露。治以滋肾柔肝，缓图其本。

处方：生地黄 12 g，枸杞子 10 g，女贞子 12 g，生鳖甲（先煎）15 g，牡丹皮 12 g，玄参 12 g，白芍 15 g，蒺藜 12 g，僵蚕 10 g，麦冬 15 g。

五诊（1 月 31 日）：服药 5 剂后，诸症悉平，操持正常家务。予上方去蒺藜、僵蚕，嘱继服 6 剂，并常服六味地黄丸，以资巩固。随访至今，除偶感头晕外，一切如常。

按语：患者早年生育过多，加之怫郁伤肝，水亏阳亢，又长期失于调养，高年来临，肾水愈亏，阳亢过极莫制，化风夹痰，上犯清空之所，遂致风阳痰火痹阻脉络，出现种种险恶之候。此虽本虚在先，但就诊时所见头痛如劈，眩晕呕吐，口苦烦躁，目睛不动，舌苔黄腻，脉象弦滑等风阳痰火标实之候，来势甚猛，如不速平，恐有危及性命之忧，宜急治其标。清热化痰，平肝息风，逐瘀通腑，同时并举。方中钩藤、苦丁茶、地龙平息肝胆风阳，栀子、黄连苦寒直折肝胃之热，竹茹、胆南星化痰止呕，更用芦荟专清肝火，又合枳实夺痰火以下，丹参、地龙、赤芍活络逐瘀以开脉络之痹。一诊至三诊屡投清热化痰之品，病势转危为安。四诊至五诊因证情变化，故更改药方，以滋填甘柔，务使阴气来复，阴以敛阳。因药证合拍，病渐痊愈。

## 肝内胆管结石——从痰瘀胶结肝郁腑实论治

谭某，女，41 岁，1994 年 7 月 26 日初诊。罹患胆结石并行手术摘除胆囊。术后右上腹胀痛，出现黄疸，午后发热，头晕口苦，肝区钝痛，腹胀，厌油，进食后呕吐。B超提示：肝内胆管结石、胆总管扩张。曾用利胆醇胶丸、鸡骨草片口服，静脉滴注茵栀黄注射液及庆大霉素、甲硝唑等抗感染药 10 余日，因症状未获改善而求治于中医。刻诊：患者精神萎靡，曲腰捧腹，皮肤巩膜黄染，腹部膨满，右上腹部手术切口有条状瘢痕形成，皮色不红。肝区叩击痛。小便色深如浓茶，大便已 10 日未行。舌边有瘀斑，舌苔黄腻，中、根部干厚乏津。中医辨证为痰浊胶结，瘀血内阻，肝郁气滞，腑实内闭。先拟通腑开闭，破气行瘀。

处方：生大黄（后下）10 g，黄芩 10 g，丹参 10 g，莪术 10 g，柴胡 10 g，皂角刺 10 g，槟榔 10 g，瓜蒌仁 15 g，赤芍 15 g，茵陈 15 g，王不留行 15 g，蒲公英 30 g，芦荟 5 g，炮穿山甲（先煎）5 g。每日 1 剂，水煎分 2 次服。

二诊（7 月 29 日）：上方服 3 剂，得矢气，水样便内夹坚硬黑色颗粒便，呕吐已止，腹胀减轻，发热退，尿色转淡，黄疸渐退，精神好转，舌苔转白腻，脉细滑。证属腑气已通，肝郁得以疏泄，但痰瘀交混日久成石，留滞肝体。治当搜剔余邪，廓清肝络。仍从痰瘀立论，考虑患者元气大伤，邪潜正虚，亟宜扶正而祛除积邪，继用软坚化浊，益气活血，利胆疏肝三法。

处方：丹参 15 g，生晒参 15 g，生黄芪 15 g，赤芍 15 g，鳖甲（先煎）10 g，鸡内金 10 g，莪术 10 g，威灵仙 10 g，海藻 10 g，郁金 10 g，三七（研末冲服）5 g，血竭（研末冲服）5 g。每日 1 剂，水煎分 2 次服。

连服上方 10 剂，诸症消失，黄疸尽退，精神食欲良好。嘱仍用上方 5 倍量研末装胶囊，每日 3 次，每次 3 g，坚持服用月余，以巩固疗效。9 月行 B 超复查示，原肝内结石阴影消失。随访 5 年，健康如常。

按语：本例辨治着眼两点，先期注重病机分析，诊为痰瘀胶结，肝郁腑实，治疗遵《内经》"甚者独行"之旨，用通腑泻肝，破气行瘀，利胆导浊法，意在荡涤壅聚在肝胆胃肠之实邪腐浊，使邪去正安，以救标急；后期分析肝内结石成因，通过详询病史，得悉患者平日喜食肥甘，近来因事扰心，家务烦乱，致忧思愤恚，气郁痰滞，壅遏脉络，渍滞停积。痰、气、瘀三者互结，交混厥阴，故结石成焉。治疗则据因立法，用清痰、理气、化瘀、软坚、散结诸法，坚持长期治疗，改善不合理膳食结构，注意精神卫生，故肝内结石得以溶消，治疗效果满意。

## 胰腺囊肿——从湿痰聚结中焦论治

李某，女，26 岁，1987 年 10 月 25 日就诊。患者上腹部持续性疼痛近 2 年，4 日前经某医院确诊为胰腺囊肿，准备为其手术治疗，患者不愿意接受手术治疗，而求诊于中医。诊见面色黄而无华，精神抑郁，呈痛苦状，体质瘦弱，纳差恶心，胃脘与腰背部疼痛，腹软不平坦，中脘部圆形隆起，按之硬而光滑，边界清楚，推之活动度差，大似鹅卵，按之上腹与左腰背部疼痛增重。B 超检查报告：胰体部有一 8 cm×6.7 cm 无回声液性暗区声像图，边界清，表面光滑。上消化道 X 线钡餐正位片示：胃向右上方移位，左侧膈肌抬高。血常规化验：Hb 110 g/L，RBC $3.5×10^{12}$/L，WBC $7.6×10^9$/L，N 0.67，L 0.33。月经后期，经量少，经色紫暗，舌质暗淡，边有瘀点，舌苔白，脉细弱。治拟利气化痰，逐饮消瘀之法。

投控涎丹、陈皮末各 40 g，每晚睡前各服 2 g，用生姜 5 g 切片，以开水浸泡汤液，冲服以上药末。

二诊（11 月 7 日）：自述上药服 10 日后，腹痛明显减轻，食欲增加，面色稍红润，体重亦增，脉细弱。B 超复查：胰体部液性暗区声像图缩小至 3.9 cm×3.2 cm。效不更方，再投控涎丹、陈皮末各 40 g，服如前法。

三诊（12 日 11 日）：自述药未服尽，上腹疼痛消失，纳食有味，面色红润，末次月经色正，经量适中。B 超复查：胰腺形态正常，声像图无异常。囊肿吸收，至今未复发。

按语：胰腺囊肿属中医学"癥瘕"范畴，是由腹内痰血瘀滞不化，聚结而形成。其病因多为肝失疏泄，脾气虚弱，饮食失节，损伤脾胃，运化转输功能失调，脏腑失和，湿浊不化，聚结胰之膜络，日久而成积。巢元方《诸病源候论》曰："积而不移，多生于中焦。"本例患者痛有定处，推之不移，实乃湿痰聚结中焦所致。治用控涎丹，该方中制甘遂善行经隧之水湿，制大戟善泄脏腑之水湿，二药均有泻水逐饮，消瘀肿，散结聚之功效；白芥子辛温气锐，性善走散，能豁痰利气，宽胸膈，通经络，故历代医家对本品之用，有"痰在皮里膜外者，非此不能除"之说。陈皮理气化痰，健脾燥湿。诸药合之，更能发挥其祛痰逐饮，温脾理气化湿，消肿散结之功效。故长达 2 年之顽疾，仅服药百余剂而收其功。

## 泌尿系结石——从石结络阻气滞痰凝论治

王某，女，53 岁，2005 年 11 月 19 日初诊。诉 1 个月前因"左肾盂结石"在本市某院行体外碎石术，未见结石排出。现诊见尿频急不适，脘闷恶心，少腹坠胀，自觉有气上窜，左侧腰痛，大便稀溏，舌质淡胖，舌苔白厚腻，脉沉弱。尿常规：BLD（＋）、WBC（＋＋）。B 超示：左侧输尿管上段结石。西医诊断为左侧输尿管上段结石；急性肾盂肾炎。中医诊断为石淋，辨证属石结络阻，气滞痰凝。治宜理气化痰，通淋排石。方用香砂温胆汤加减。

处方：木香 10 g，砂仁 10 g，青皮 10 g，陈皮 10 g，法半夏 10 g，竹茹 10 g，延胡索 10 g，川楝子 10 g，枳实 12 g，蒲公英 15 g，莱菔子 15 g，茯苓 20 g，丹参 30 g，黄连 5 g，苍术 5 g，白术 5 g。每日 1 剂，水煎分 2 次服。

复诊：服药 4 剂后，恶心腹胀明显减轻，气窜感消失，纳食可，仍尿频急，伴左侧腰痛。予上方去延胡索、川楝子、蒲公英、黄连，加金钱草 30 g，海金沙（包煎）20 g，鸡内金 10 g，败酱草 20 g，柴胡 12 g，续服。

三诊：又服 4 剂后，尿频急减轻，无腰痛。再服 14 剂，诸症悉除。随访 2 个月未见复发。

按语：患者因结石停留，使气血阻遏，根据舌脉象及症状，治以清化之法，伍以理气活血之品，则气血畅通，诸症自除。临证治用温胆汤，根据临床实际灵活加减化裁，屡用屡验，其关键在于，辨证中抓住了"痰热内扰，胆胃不和"这一主要病机，而温胆汤方，恰在理气化痰，清胆和胃，功用上具有不负众望的良好功效。

## 痛风——从湿热郁结痰热痹阻论治

高某，男，64 岁，1998 年 6 月 18 日诊。患者左膝部红肿热痛，行走困难半月。2 年前曾患右侧第 1 跖趾关节红肿疼痛 1 周，自服消炎痛 7 日后患关节肿消，活动如常人。本次发病前曾参加宴请，当晚感左膝部疼痛，次日患膝红肿加重，不能行走，再服吲哚美辛，数次无效。患者平素嗜酒。检查：体型肥胖，左膝外观红肿，皮肤灼热，局部压痛明显，浮髌试验（－），伸屈膝受限。舌苔黄腻，脉弦滑。血尿酸 475.94 μmol/L。诊断为急性痛风性关节炎。辨证为下焦湿热郁结，痰热痹阻。治拟清热化痰，通络止痛。

处方：法半夏 10 g，茯苓 12 g，制南星 10 g，重楼 15 g，萆薢 45 g，土茯苓 60 g，山慈菇 12 g，陈皮 5 g，牛膝 10 g，泽兰 10 g，丝瓜络 12 g，生甘草 10 g。每日 1 剂，水煎分 2 次服。

复诊：服药 7 剂。患者诉服药 2 日后，疼痛减轻，第 5 日左膝红肿消散，已能下床行走。嘱多饮水，戒酒，控制富含嘌呤性食物。随访至今未复发。

按语：患者肥胖、嗜酒，平素过食膏粱厚味，酒食运化不及，致痰浊内生，久则湿热蕴结，壅阻脉道，形成痰热痹阻，故以清热化痰通络为大法。《医方集解》曰："治痰通用二陈。"方中二陈汤燥湿化痰，理气和中，使湿去痰消，气机通畅，脾运得健；制南星、山慈菇可增强其清化热痰之功，现代药理研究证明，山慈菇含秋水仙碱成分，能有效地缓解痛风的发作；土茯苓、萆薢、重楼能清热解毒，利湿化浊，消肿止痛，通利关节；泽兰活血通经；丝瓜络祛风行血通络；牛膝引药下行。本方标本兼治，不但能缓解临床症状，且能降低部分患者血尿酸值，控制该病复发。

# 类风湿关节炎——从痰热郁阻经脉论治

张某，女，51岁，1998年6月26日诊。患者四肢关节反复肿痛20余年，确诊为"类风湿关节炎"。经多方求治，病情未得到有效控制。每因天气变化和劳累而加重。初诊时，由家属背入诊室。形体瘦弱，精神萎靡。诉遍体关节疼痛难忍。体查：双手指间关节除拇指和小指第2指间关节外均有不同程度肿痛，双手不能握拳，双腕、踝、膝关节红肿，不能下蹲，浮髌试验（＋），双手不能上举，不能做梳头、刷牙等动作。检查：ASO（－），ESR 60 mm/h，CRP 13 mg/L，RF（＋）。X线摄片示：双手多个指间关节间隙消失、关节融合，双腕关节、双踝关节间隙狭窄，骨质疏松。全身乏力，纳差腹胀，大便时干时溏。舌质浅淡，舌苔黄腻，脉滑。证属痰热郁阻经脉。治以祛风除湿，清化痰结之法。

处方：白僵蚕12 g，生石膏60 g，白芥子10 g，知母15 g，白附子12 g，鸡血藤15 g，制南星12 g，牛膝12 g，丹参30 g，牡丹皮12 g，首乌藤15 g，丝瓜络12 g，木瓜12 g，桂枝10 g。每日1剂，水煎分2次服。

复诊：服药21剂后，关节疼痛减轻，双腕、踝、膝关节红肿基本消退，其余各关节肿胀亦有不同程度减轻。舌质浅淡，舌苔薄白，脉沉弦。原方减石膏为20 g，去知母、木瓜，加皂角刺、续断各12 g，补骨脂15 g。

三诊：又服药42剂后，全身关节肿痛基本消失，复查ASO（－），ESR 15 mm/h，CRP 7 mg/L，RF（＋）。X线摄片示：骨质疏松情况改善，双腕关节、双踝关节间隙增宽，未发现进一步骨质损害。

按语：类风湿关节炎（RA）属中医学"痹证"范围，因其具有反复发作，缠绵难愈，预后不佳等特点，有别于临床常见的痹证，故又有"顽痹"等称谓。中医学对痹证的认识主要基于《内经》"风寒湿三气杂至，合而为痹"，后又发展有"痰瘀互结""毒邪侵淫""肝肾阴虚"等说。在临床分型上虽较为复杂，但大都以风、寒、湿、毒、虚、瘀、痰等型常见。韦嵩认为，顽痹之所以经久不愈，深入骨骱，与"顽之痰为患"密切相关。

痹证"从痰论治"的文献，《黄帝内经》中，除有"痹论""周痹"两篇专论痹证的章节外，其中不乏对顽痹的描述。在对骨痹的论述中有"积寒留舍，荣卫不居，卷肉缩筋，肋肘不得伸，内为骨痹，外为不仁，命曰不足"（《素问·气穴论》），积寒留舍，聚于关节，至骨重难举，骨髓酸痛，类似今之类风湿关节炎特征。汉·张仲景《金匮要略》对顽痹有了较为详尽的证候描述，其中提到"诸肢节疼痛，身体羸，脚肿如脱，头眩短气，温温欲吐"等，已与现代类风湿关节炎特征十分相近，并注意到痰饮与痹的关联。宋·陈言《叙痹论》认为"凡人忽患胸背、手脚、颈项、腰胯隐痛不可忍，连筋骨，牵引钓痛，坐卧不宁，时时走易不定……此乃是痰涎伏在心膈上下，变为此疾"，是"由荣卫不清，气血败浊，凝结而成也"，申发因痰致痹之旨。此后，张从正、朱丹溪、虞抟、李梴、陈士铎、张璐等医家都有关于因痰致痹的论述。朱丹溪《丹溪心法·痛风》曰："痛风者，四肢百节走痛，方书谓之白虎历节风证是也……因于痰者，二陈汤加酒炒黄芩、羌活、苍术。"提出通过燥湿化痰治疗顽痹，并认为主要病机是湿痰浊血流注，突出了内因致痹的观点。李梴《医学入门》强调"留饮四肢，气短脉沉，久则令人骨节蹉跌，宜导痰汤加减"，认为应及早祛湿化痰，预防病邪深入。陈士铎《辨证录》更强调治痹必治痰，提出以南星、苍术、法半夏、威灵仙、白附子等治疗顽痹，对久治不愈之顽痹颇效。明·楼英《医学纲目》直接提出"其证遍体骨节痛疼……举动艰难者，入骨痰也。四肢痿痹，屈伸不便者，风湿痰也"。因痰致痹已成一说，自仲景起通过历代医家的经验总结，对痹证"从痰论治"逐渐有了较深入的认识。

# 膝骨关节炎——从痰湿阻络气血瘀滞论治

患者，女，67岁。双膝关节肿痛3年，加重1个月。约3年前逐渐出现双膝关节疼痛，时轻时重，断续中西药物治疗，平地行走尚可，上下楼费力，并出现右膝外翻。1个月前加重，疼痛明显，影响生活。平时腰亦不适，胃纳尚可，二便调。体查见双膝均套护膝保暖，均肿胀，右膝为甚，关节周围压痛广泛，关节活动受限，左膝活动度10°～120°，右膝活动度25°～90°，舌质黯红，舌苔白腻，脉沉滑。X线摄片示：双膝增生明显，右膝关节间隙变窄。诊为膝骨关节炎。此老年肝肾已衰，痰湿阻络，气血瘀滞。

处方：法半夏30 g，熟地黄20 g，制南星30 g，鹿衔草30 g，炒杜仲20 g，薏苡仁30 g，骨碎补20 g，山茱萸15 g，桑寄生20 g，独活30 g，牛膝15 g，苏木20 g，刘寄奴20 g，全蝎8 g，伸筋草15 g，蜈蚣3条。每日1剂，水煎分2次服。

同时，另用生川乌30 g，生草乌30 g，生南星30 g，生法半夏30 g，浸泡于50%乙醇7日后外搽患处，每日3次。

二诊：服用药10日后，痛减大半，腿脚轻快，活动度好转，继服。

三诊：又服药10剂，痛已轻微，肿胀已消。原方加鹿角胶（烊化冲服）12 g，继服1个月以巩固。半年后随访，已无所苦，活动自如。

按语：骨性关节炎老年常见。老年人肝肾之气已衰，筋骨难免受损，加以脾运化水湿之功亦弱，故老年人多有肝肾气虚，挟顽痰阻络之腰膝痛。赵建民对此之治，常于补肝肾之剂中加豁痰通络之品。现代医学认为，此疼痛与局部无菌性炎症刺激有关，其渗出似与中医痰证有关。其外用搽剂为朱良春老中医治肿痛之方，内也有法半夏、胆南星之剂，用于老年膝关节肿痛，与内服之剂有相同之理。

## 硬皮病——从寒湿痹阻痰瘀凝滞论治

张某，女，45岁，1990年11月7日住院。患者自1989年7月起发现肢体肿胀，皮肤逐渐发硬，行走不便，四肢关节活动受限，关节僵直，曾在当地医院以泼尼松及中药治疗，疗效不著。后予祛风散寒，化瘀通络剂治疗2个月，疗效亦不显。入院时，肢体关节酸痛，以两膝、肘关节为甚，手指关节僵硬，皮肤其色如蜡，形如皮革，肢末遇冷青紫，舌苔薄白，脉沉细。实验室检查：RBC $2.81 \times 10^{12}$/L，Hb 85 g/L，WBC $5.6 \times 10^9$/L，N 0.50，L 0.50，抗"O"<500 U，类风湿因子阳性，红细胞沉降率83 mm/h。中医诊断为痛痹，辨证属寒湿痹阻，痰瘀凝滞。治以散寒除湿，化痰祛瘀之法。

处方：鸡血藤10 g，白芥子10 g，麻黄8 g，桃仁10 g，贝母10 g，桂枝10 g，昆布10 g，苍术10 g，雷公藤（先煎50～90分钟）10 g，薏苡仁15 g，当归10 g，丹参10 g，赤芍10 g。每日1剂，水煎分2次服。

后期以养血通络，温经散寒而治。住院43日，病情大为改善，因经济困难，自动要求出院。出院时，肢体关节酸痛不甚，皮肤弹性有所恢复，已能自己梳头，步态尚稳。复查红细胞沉降率35 mm/h。

按语：痹证之成，乃因营卫先虚，腠理不密，风寒湿邪乘虚内袭，正气为邪所阻，不能宣行，因而留滞，气血凝涩，久而成痹。而气血凝涩日久，势必生痰，痰瘀相兼，与风寒湿邪胶结，痹阻气血，故其病以痛为主，且缠绵难愈。正如朱丹溪曰："肥人肢节痛，多是风湿与痰饮流注经络而痛。"其治，应在疏散外邪的同时，注重化痰活血祛瘀。

## 闭塞性动脉硬化症——从痰浊瘀阻脉络论治

谢某，男，74岁，1996年10月5日初诊。主诉双足疼痛3年。患者3年前出现右下肢疼痛，发凉，间歇性跛行，继而左下肢也出现疼痛。现双下肢疼痛，入夜尤甚，胃纳欠佳，夜寐不安，二便尚调，否认高血压及糖尿病史。3年中曾在外院间断服中药，未见明显疗效。体查：双足皮肤温度降低，右足肌肉稍有萎缩，双足背动脉搏动消失。舌质红，舌苔白腻，脉濡。诊断为闭塞性动脉硬化症。证属痰浊瘀阻，脉络不通。治拟化痰散结，活血化瘀之法。

处方：生黄芪30 g，太子参30 g，薏苡仁12 g，白术15 g，桃仁12 g，丹参30 g，忍冬藤12 g，茯苓 15 g，鸡血藤 12 g，陈皮 10 g，黄柏 12 g，法半夏 10 g，紫苏梗 12 g，牛膝 10 g，水蛭 12 g，生甘草 g。每日 1 剂，水煎分 2 次服。

二诊（10 月 12 日）：疼痛较前有所缓解，食欲增加，舌淡红，苔白稍腻，脉濡。治以上方加徐长卿 15 g，当归 12 g。患者经治疗半年左右，疼痛消失，皮肤温度升高，功能恢复。

按语：闭塞性动脉硬化症是动脉因粥样硬化痛变而引起的慢性闭塞性疾痛，属中医学"脱疽"范畴。患者年事已高，脾肾两虚，再加思虑过度与膏粱厚味，损伤脾胃而致湿阻中焦，痰浊内生，阻于血络，血脉瘀阻，不通则痛。中医学所称之"脱疽"，应包括现代医学的血栓闭塞性脉管炎和闭塞性动脉硬化性坏疽等疾病。前者多发生于青壮年，痛机偏于寒凝血瘀，故早期治疗宜重在散寒去湿，和营活血；而后者多发生于老年人，病机偏重于痰浊瘀阻，故早期治疗宜重在化痰活血。

## 颈动脉体瘤——从脾气亏虚痰瘀互结论治

孙某，男，56 岁，1994 年 10 月 17 日初诊。患者 16 年前出现右颈部酸痛，3 年前在右颈部生一瘤状物，如黄豆大小，随之肿物突起皮面，疼痛剧烈，牵引至右胸胁部，日夜不安。在外院经肿块针吸活组织检查及颈动脉造影诊断为"右颈动脉体瘤"。未手术治疗。诊查：神清，痛苦面容，精神郁闷紧张，面色萎黄，食欲不振，右颈部动脉搏动应手，力量弦劲，肿块大如半个鸡蛋，质地稍硬，压痛明显，舌质淡，舌苔白而厚腻，脉细数而弦滑。治以培补脾土，佐以活血化痰软坚。

处方：茯苓 15 g，白芍 10 g，党参 15 g，川芎 10 g，全当归 15 g，白术 10 g，熟地黄 15 g，煅牡蛎 30 g，玄参 15 g，红花 10 g，砂仁 10 g，夏枯草 15 g，浙贝母 10 g，生甘草 10 g。每日 1 剂，水煎分 2 次服。

复诊：服药 20 剂后，诉其右颈部及右胸胁部疼痛完全消失，食渐增，唯头晕较为严重。查右颈部肿块质变软，搏动力减弱，面色转红润，舌质淡，舌苔白腻，脉细数。原方去党参，白芍，白术，加僵蚕，白蒺藜，制乳香各 10 g，海浮石 12 g，再服 20 剂。

同时，以自拟"消瘰散"（冰片，樟脑各 30 g，朱砂、雄黄各 3 g，用 75% 乙醇 500 mL 浸泡 1 周后）外擦肿块周围，每日 3 次。

三诊：服用药物 20 日后，右颈局部轻微疼痛，肿块缩小如黄豆大小，外观皮肤已平，舌质淡暗，舌苔薄白，脉细数。改用活血通络之剂。

处方：全当归 15 g，薏苡仁 20 g，海螵蛸 15 g，白芍 10 g，天花粉 15 g，白术 10 g，夏枯草 15 g，制乳香 10 g，茯苓 15 g，干柿霜 10 g，贝母 10 g，生卷柏 10 g。再服 20 剂。

随访 2 年，无特殊不适，是以告愈。

按语：颈动脉体瘤临床少见，本病属中医学"瘰病""瘿瘤"等范畴。又头颈部为少阳经循行之线路，今外邪所干，七情所扰，痰浊留阻而致肝木失其条达。木不疏土而反乘脾，脾土运化失职，水湿不能运行而肿作。肝胆气滞，脉络受阻，营卫不调，是以胸闷胸痛，心悸盗汗，脉弦数之症作矣。治疗根据《内经》"营行脉中，卫行脉外"及《素问·举痛论》"经脉流行不止，环周不休，寒气入经而稽迟，泣而不行，客于脉外则血少，客于脉中则气不通"等理论，此例患者为血脉疾患，肝强脾弱，故先培补脾气，使水谷精微之气旺盛，推动营血在脉管中运行。同时疏肝解郁，宣畅气机，气机通调则血脉流畅，而郁滞自消。气为血帅，佐以软坚化痰通络之剂，使有形之块受到制约而变软，缩小。论治重在心脾肝胆，既溯其源，又固其本。

## 甲状舌管囊肿——从脾虚痰凝论治

施某，男，17 岁，1997 年 11 月 21 日初诊。1 周前发现下颌部有一肿块，余无不适。查体示颈前区正中线，舌骨下方触及一约 2 cm×3 cm 圆形肿块，边界清楚，表面光滑，触之有囊性感，无压痛，并能随吞咽上下活动，舌质淡红，舌苔薄白，脉濡。诊断为甲状舌管囊肿。证属脾虚痰凝，治拟健脾化痰，理气散结。

处方：生黄芪 30 g，海藻 12 g，太子参 30 g，紫苏梗 12 g，丹参 30 g，金银花 12 g，黄芩 10 g，白术 15 g，法半夏 10 g，连翘 12 g，夏枯草 10 g，茯苓 15 g，陈皮 10 g，生甘草 5 g。每日 1 剂，水煎分 2 次服。

二诊（11 月 28 日）：颌下肿块未见明显变化，余无不适。再拟上方加玄参 12 g，贝母 10 g，以增强化痰散结之功。

三诊（12 月 23 日）：守方服药近 1 个月后，颌下肿块缩小至 0.3 cm×3 cm。再拟前法加减。

处方：生黄芪 30 g，紫苏梗 12 g，金银花 10 g，太子参 30 g，夏枯草 10 g，紫丹参 30 g，黄芩 10 g，白术 15 g，法半夏 10 g，茯苓 15 g，全瓜蒌 10 g，黄精 15 g，贝母 10 g，白花蛇舌草 15 g，陈皮 10 g，生甘草 5 g。

四诊（1998 年 3 月 2 日）：患者守方服药 2 个月后，颌下肿块消失。嘱再按原方服药半月，以巩固疗效。随访 1 年未复发。

按语：本病为一种与甲状腺发育有关的先天性畸形，因发育过程中甲状舌管退化不全，而在颈前区中线上形成先天性囊肿。西医治疗多采用手术切除。唐师认为本病在中医辨证为脾虚痰凝。脾的正常功能为运化水谷精微，脾虚则运化无权，水湿不能得以正常输布，聚而为痰，所谓"脾为生痰之源"。治以健脾化痰，理气散结。脾健则痰无由生，痰化则病灶悉除，此所谓标本兼治之法。

## 胸锁乳突肌瘤——从肝郁不达痰瘀凝聚结论治

顾某，男，50 岁，1991 年 9 月 3 日初诊。1 周来发觉左侧颈部有一肿块，经 CT 检查为左侧血管性胸锁乳突肌瘤（0.9 cm×1 cm）。患者因畏惧手术，特请任老诊治。诊查所见：左侧颈部上方有肿块一枚，约一分币大小，按之微痛，推之不移。舌质红，边有紫气，舌苔薄，脉弦涩。证属肝郁不达，痰瘀凝聚。拟理气化痰，散瘀软坚。

处方：醋炒柴胡 10 g，郁金 10 g，炮穿山甲（先煎）15 g，丹参 10 g，三棱 10 g，莪术 10 g，鳖甲（先煎）15 g，夏枯草 10 g，贝母 10 g，甘草 5 g。每日 1 剂，水煎分 2 次服。

复诊：服上方治疗 1 个月，左侧颈部肿块缩小，疼痛减轻，但时有口干。在原方的基础上加入养阴清热，化痰软坚的玄参 10 g。续服 1 个月，患者左侧颈部肿块消失。

按语：血管性胸锁乳突肌瘤临床上较为鲜见，属中医学"瘿瘤"范畴。本病多由肝气郁结，痰瘀凝聚而成。故方中用醋炒柴胡直入厥阴肝经，与郁金同用加强疏肝理气之功；丹参、三棱、莪术活血散瘀；夏枯草、贝母清化痰热，散瘿瘤结气；鳖甲软坚散结；穿山甲入厥阴，善通经络，直达病所，行散瘀滞；甘草调和诸药。从而使肝气条达，痰瘀消散，以尽全功。

## 脑胶质瘤——从痰瘀阻滞脑窍经络论治

患者，男，67 岁。因双下肢痿软无力、麻木 2 日入院。CT 确诊为脑胶质瘤，经降颅内压、扩血管、营养神经等治疗无效而出院。某三甲医院神经外科会诊，认为不可手术，而求助于中医。诊时双下肢乏力，麻木严重，走路需人扶持，头痛。右脸颊、右手及右前臂麻木，睡眠差，饮食、二便可，舌质黯红，舌苔厚腻，右脉弦滑，左脉沉滑。中医辨证为气虚痰凝血瘀，阻滞经络。

处方：陈皮 10 g，法半夏 30 g，制南星 30 g，茯苓 15 g，枳实 10 g，竹茹 10 g，僵蚕 12 g，黄芪 30 g，当归 10 g，川芎 10 g，桃仁 10 g，红花 10 g，赤芍 10 g，地龙 12 g，天麻 12 g，钩藤 15 g，石决明（先煎）30 g，牡蛎（先煎）30 g，羌活 10 g，牛膝 15 g，杜仲 15 g，全蝎 10 g，甘草 10 g，蜈蚣 3 条。每日 1 剂，水煎分 2 次服。

服药半月后，已能扶杖而行。1个月后可弃杖自由行动，稍有迟缓。后以此方炼蜜为丸，坚持服用，约2年有余，除麻木外，身体无有大碍。复查CT和以前CT片比较，经两家医院放射科会诊，报告脑瘤处已不明显，认为经治好转。现距发病已近4年。

按语：朱丹溪曾论"痰夹瘀血，遂成窠囊"。患者老年气虚，气不行血，易停留为瘀，终身嗜酒，必生痰浊，痰瘀阻滞脑窍经络，则致肢体不遂。治疗宜补气化痰瘀，软坚散结通经络。通过用大剂化痰散结药，患者厚腻舌苔很快消退，症状减除，病情控制，延长了生命。变汤为丸，免其煎药之累，又顽症痼疾，需渐消缓散。

## 脑脂肪瘤——从痰瘀阻滞脑窍经络论治

周某，男，10岁，1993年10月6日初诊。患儿于1993年7月玩耍时摔跤，头部轻微外伤，经当地医院检查，排除颅脑器质性损伤。尔后常出现头痛，烦躁不安，不自主地咬人，摔东西，揪扯他人头发等症状。经当地某医院以及北京数家医院专家教授会诊及检查，诊断为第三脑室旁脂肪瘤。磁共振检查显示：瘤体1 cm×1.2 cm×1.8 cm，位于第三脑室深部。因不宜手术，转中医治疗。刻诊：患儿头痛，口干，喜冷饮，手足心发热，舌苔黄腻，脉滑略细，余症同前。治从痰瘀论处，运用化痰为主。

处方：制南星5 g，法半夏12 g，海藻15 g，昆布15 g，丹参12 g，川芎10 g，葛根12 g，白芷12 g，茯苓15 g，钩藤12 g，陈皮10 g，鸡内金10 g，黄连5 g，莲子心3 g。每日1剂，水煎分2次服。

以此方随症加减，连续服药近200剂，磁共振复查示，脂肪瘤体明显缩小。随访至1994年12月，患儿临床症状基本消失，现已恢复上学，学习成绩良好。

按语：小儿脑脂肪瘤临床极为少见。脂肪瘤虽属良性，但此患儿瘤体较大，位于第三脑室深部，而且精神症状明显，经过认真辨析，认为是由痰作祟。痰为留神之府，一是易蒙蔽清窍影响神志，二是可致气血失调形成瘀血，三是痰瘀相结易郁化火。因此，出现一系列精神症状。由痰致瘀的痰瘀证，先治痰为主，用制南星、清法半夏、海藻、昆布等化痰，辅以丹参、川芎等活血化瘀，配黄连等清火。辨证入微，治则治法精当，故取得显著疗效。

## 脑结核瘤——从瘀血夹痰凝注脑络论治

段某，男，30岁，1991年8月12日初诊。诉今年3月始觉左面颊麻木，偏瘫，伴腹痛甚，某医院X线摄片诊断为回盲部结核，双肺结核。4月25日颅脑CT检查报告：小脑环形增强影明显，大小约18 mm×16 mm，壁不厚，胼胝体前部呈小结节状增强。为颅内多发占位病变，结核可能。颅内病变经抗结核药物治疗，无明显好转，建议手术治疗被拒绝，转而求治于中医。是时左颜面麻木，视物昏花，时时呕吐，语言謇涩，口角及舌体左侧㖞斜，思维、饮食正常，右侧偏瘫、麻木，左侧发冷，手脚可活动，但不能站立，大便干结，便时困难，2～3日1次，小便尚调，舌质红，舌边呈紫色，舌苔白腻，脉细弱。中医辨证属瘀血夹痰，凝注脑络。治以化瘀豁痰，通络开窍之法。方选通窍活血汤合金水六君煎加减。

处方：瓜蒌子15 g，丹参30 g，浙贝母20 g，法半夏10 g，红花10 g，川芎6 g，桃仁10 g，全蝎5 g，白蔹15 g，生地黄15 g，陈皮10 g，土茯苓15 g，当归15 g，重楼10 g，蜈蚣2条。每日1剂，水煎分早、晚各服1次。

二诊：服药3剂后，呕吐已止，半身发冷、麻木明显好转，原方继服。

三诊：又服药45剂后，诸症明显减轻，可单独行走，呈慌张步态，向左倾斜，仍有头晕眼花，时现复视，面部浮肿，张口限制，咀嚼困难，大便干结，舌质红，舌苔黄腻，脉细滑。乃予上方去蜈蚣、桃仁、生地黄，加密蒙花10 g，葛根10 g，白芍10 g，续服。

四诊：4个多月服药138剂后，症状基本控制，仍感头晕，口苦唇麻，睡眠不安，走路步态欠稳，左脚发凉，大便欠通畅，每日1次，舌质红，舌苔薄黄，脉软和。转予滋阴清热施治。

处方：白芍20 g，丹参30 g，制何首乌20 g，菊花10 g，全蝎5 g，枸杞子15 g，白芷5 g，黄芩10 g，葛根5 g，白蔹15 g，川芎5 g，甘草5 g。每日1剂，水煎分早、晚各服1次。

又服药120剂后，临床症状消失。1992年4月2日颅脑CT扫描复查未见异常。9月份恢复正常工作。

按语：本病为阴血亏虚，痰湿内停，致使血流运行不畅，瘀阻经络，脉道不通。正如朱丹溪、唐容川等所提出的"痰夹瘀血，遂成巢囊"，停于颅内，而形成"脑结核瘤"诸症。故予丹参、川芎、桃仁、红花、全蝎等配伍浙贝母、法半夏、陈皮以化瘀豁痰，通络开窍。药后痰开瘀化，经脉通畅，气血灌注，病体逐渐康复。

## 小脑脑膜瘤——从痰瘀胶结气血亏虚论治

王某，女，31岁，1987年3月份患者感到头痛，于某院CT检查，诊断为"小脑肿瘤"，行手术摘除，病理诊断为"脑膜瘤"。1988年11月复发，又复手术治疗。术后仍偶有头痛，手术部位肿胀，行走飘飘然，不能平衡，视物模糊，经用益气养血，解毒消肿法治疗4个月余，手术部位仍肿胀，余症皆消失，生活能够自理。1989年7月10日，在某医院CT检查示：①右侧后颅凹小脑脑膜瘤术后复发（约4 cm×1 cm大小）；②硬膜外囊肿形成（8.6 cm×5.8 cm）。1989年7月15日就诊时，见手术部位肿胀，晨起偶有恶心，余无明显自觉症状，舌质淡红，舌苔薄白，脉缓无力。治拟涤痰化瘀散结，健脾益气养血法。

处方：党参10 g，生地黄15 g，白术10 g，胆南星10 g，茯苓15 g，当归10 g，法半夏10 g，熟地黄15 g，川芎10 g，薤白10 g，生黄芪15 g，赤芍10 g，全瓜蒌15 g，白芍10 g，蜀羊泉30 g，陈皮10 g，石菖蒲10 g，远志5 g，郁金10 g，炙甘草10 g。每日1剂，水煎分2次服。

同时，配合服梅花点舌丹，每日1粒，餐后服。

二诊（8月2日）：服药4剂，舌脉无明显变化。继以前法，梅花点舌丹改为每日2次，每次1粒，餐后服。汤剂守方化裁。服用半年后，又往某医院CT检查，提示：右侧后颅凹小脑脑膜瘤术后复发病灶近半年未见增大。

按语：中医学认为，肿瘤是一种全身性疾病，脏腑，气血，阴阳的失调和正气的虚弱，致使机体内环境失调，脏腑经络气血功能障碍，引起气滞，血瘀，痰凝，湿聚，热毒内蕴等病变。日久相互交结而成癥积（肿瘤）。"花点舌丹"出自《外科全生集》，由熊胆、冰片、雄黄、硼砂、血竭、葶苈子、沉香、乳香、没药、珍珠、牛黄、麝香、蟾酥、朱砂组成。原本用于治疗疔毒恶疮，无名肿痛。此用之，取其涤痰化瘀散结之功，以治其实，且用石菖蒲，远志，胆南星，瓜蒌等，以助其涤痰之力。予以党参，黄芪，白术，当归，熟地黄之属，以健脾益气养血，促使机体的脏腑，气血，阴阳平衡。经治疗观察半年，CT复查肿瘤半年内未见增大，亦无明显自觉症状，病情得到了控制。脑膜瘤一般生长缓慢，手术复发率低，但此例生长较快，2次手术后均复发，而服用"梅花点舌丹"及汤药后，病情得到了控制。说明此方对本例肿瘤细胞有明显的抑制作用。

## 多发性骨髓瘤——从风痰瘀阻肾督受损论治

韩某，男，70岁，2002年8月1日初诊。患者由某医院经过CT、磁共振、骨髓活检证实为多发性骨髓瘤，已将近2年。曾化疗4个疗程，因难以完成全程化疗，转而求治于中医。目前，腰节酸冷，腰痛连及两胁肋，两下肢无力麻木，难以直立，可以勉强慢步，大便时干时溏，偶有小便难控，口干，舌质淡紫，舌苔淡黄薄腻，脉弦滑数。辨证为风痰瘀阻，肾督受损。

处方：炙白附子10 g，炙全蝎5 g，制南星15 g，露蜂房10 g，土鳖虫5 g，炙僵蚕10 g，续断20 g，制川乌（先煎）5 g，炒延胡索15 g，制草乌（先煎）5 g，九香虫5 g，川楝子12 g，巴戟天10 g，狗脊20 g，当归10 g，炙蜈蚣3条。每日1剂，水煎分2次服。同时，另服用复方马钱子胶囊0.3 g（2次/d）。

二诊（8月8日）：服药7剂，腰痛显减，但仍腿软，手足麻木，大便日行偏稀，舌苔淡黄腻。上方改制南星20 g，加生黄芪15 g，片姜黄10 g，生甘草3 g。

三诊（8月22日）：服药后，腰部疼痛明显缓解，但晨起腿有麻痛，食纳尚可，二便正常，舌质紫，舌苔薄腻，脉细弦。效不更方，8月1日方改制南星20 g，加生黄芪15 g，细辛5 g，骨碎补10 g。

四诊（9月12日）：药后，背脊痛意偶能感觉，腰不能挺直，左胯酸痛，起步时明显，食纳好，二便正常，舌质暗，舌苔淡黄腻，脉细滑。8月1日方去川楝子，改制南星20 g，加威灵仙10 g，千年健、生黄芪各15 g，细辛5 g，骨碎补10 g。

五诊（10月10日）：腰背后背痛势不尽，不耐久坐，背后凉感，临晚足浮，舌质暗，舌苔薄腻，脉细弦。8月1日方去川楝子，改制南星20 g，加威灵仙、生黄芪各15 g，细辛5 g，骨碎补、淫羊藿、鹿角霜（包煎）各10 g。

六诊（11月7日）：腰部疼痛，凉感症状已完全缓解，无任何不适。原法继进，效不更方，继以上方调治。

按语：多发性骨髓瘤是单克隆浆细胞异常增殖所致单克隆免疫球蛋白增高的一种恶性肿瘤。患者多为骨痛，背痛，急性感染，肾功能损害，乏力，贫血就诊。目前以化疗、放疗治疗为主，虽有部分患者病情可获缓解，但许多老年患者难以承受化疗。本例患者确诊为多发性骨髓瘤已4年，虽已化疗4次，仍有明显临床症状。就诊时，以腰背疼痛为主症，伴有腰部冷感，下肢麻木，行走困难，小便难控等症状。腰为肾府，背脊为督脉循行之处，综合症状，结合病史，辨证为肾阳亏虚，督脉虚寒，痰瘀阻络。治宜化痰通络，活血化瘀，温肾壮脊。以牵正散加味治疗，选用白附子，制南星，炙僵蚕化痰通络；以炙全蝎，炙蜈蚣，土鳖虫，片姜黄，骨碎补化瘀活血搜络；以川楝子，炒延胡索，九香虫理气止痛；以制川草乌，淫羊藿，鹿角霜，巴戟天，当归，黄芪温肾壮阳祛寒；用千年健，川续断强腰壮脊。另外，加用复方马钱子胶囊，以解毒止痛。经治后患者临床症状已尽消失，治效良好。

## 恶性淋巴瘤——从痰瘀热毒胶结凝聚论治

岳某，男，52岁，1995年11月23日初诊。患者3个月前，左颌下颈部出现一肿块，初始如核枣大小，3个月来迅速增大，且质硬如石，不热不痛，经某医院穿刺切片检查，诊断为"恶性淋巴瘤"，建议手术治疗。患者惧而拒之，特求中医诊治。刻诊：左颈部近于左颌处可见一肿块，如鹅卵大小，按之质硬，推之不移，压之稍痛，口干口苦，大便干结，舌质暗红，舌苔微黄腻，脉弦滑数。中医辨证属痰瘀热毒，胶结凝聚所致。治以化痰祛瘀，清热解毒，软坚散结。方用自拟经验方散结消瘤汤化裁。

处方：玄参30 g，柴胡10 g，黄芩10 g，法半夏10 g，赤芍10 g，牡丹皮10 g，川贝母10 g，生牡蛎（先煎）15 g，海藻15 g，天花粉10 g，知母10 g，石见穿10 g，大黄（后下）10 g，枳实10 g，夏枯草10 g。每日1剂，水煎分2次服。

并另以此方，取3剂药量，共研为细末，每次20 g，用油调为膏，贴敷患处，每3日更换1次。

二诊：服药7剂后，大便转调，口干苦消失，但肿块如前。治宗上方去大黄、枳实，加鳖甲（先煎）10 g、黄药子10 g，继服。

三诊：又服药40余剂后，肿块明显变软，变小如核桃大小，但觉腹胀纳差。予上方去夏枯草、黄药子、黄芩，加砂仁、白术、焦三仙，继服。

四诊：服药30余剂后，从外观上看，肿块基本消失，仔细触摸，尚有枣核大小，质地已软，推之可移，遂予初诊原方，嘱再服20剂。药后肿块完全消失，病告痊愈。随访1年，未见复发。

按语：恶性淋巴瘤是一种原发于淋巴结和淋巴组织的，以淋巴网状组织恶性增生为特征的肿瘤性疾病。临床表现以无痛性进行性淋巴结肿大为特征，可伴有肝脾大，晚期可出现衰竭和恶病质。本病属中医学"瘰疬""石疽""恶核"等范畴。其病因多与情志因素有关，正如前贤所曰"忧怒郁闷，昕夕积累，脾气消阻，肝气横逆，遂成隐核"；"忧郁伤肝，思虑伤脾，积思伤心，所愿不得志者，致经络痞涩，聚结成核"。论其病机，若忧思郁闭，情志不遂，肝失疏泄，或气郁化火，炼津为痰，或气逆伤脾，脾虚生痰，久痰必瘀，痰瘀阻滞络脉，或与火邪胶结，或与寒邪相凝，遂成本病。可见，痰瘀互结是本病病机的重要环节，因此应从痰从瘀论治。该例患者之治，方中玄参味咸苦寒，咸能软坚散结，寒能泻火解毒，以善治瘰疬瘿瘤著称；柴胡疏肝解郁；赤芍、牡丹皮活血化瘀，凉血解毒；生牡蛎软坚散结；天花粉清热化痰消肿；川贝母化痰散结；黄芩、夏枯草既能泻火解毒，又能清热化痰散结。诸药合用，共奏清热解毒，化痰祛瘀，散结消瘤之功。

## 两额颞部硬膜下积液——从外伤脑络痰瘀痹阻论治

李某，男，55岁。主诉眩晕50日。病前因车祸昏迷40分钟，CT、磁共振查见两额颞部慢性硬膜下积液及血肿，外科认为惟有手术消除，患者因畏惧手术而求诊于中医。顷诊头昏头胀，有晕感，左下肢间或发麻，舌质紫，边有齿痕，舌苔淡黄薄腻，脉细。辨证为外伤脑络，痰瘀痹阻，清阳失用，治选通窍活血汤合当归养血汤出入。

处方：桃仁10 g，红花10 g，当归10 g，川芎10 g，葛根15 g，炮穿山甲（先煎）10 g，土鳖虫10 g，生黄芪30 g，天花粉10 g，泽泻10 g，石菖蒲10 g，炙僵蚕10 g。每日1剂，水煎分2次服。

另用三七粉，人参粉各1.5 g，麝香0.03 g冲服，每日2次；苏合香丸1粒，每日2次。

二诊：服药1个月后，经CT复查，脑部血肿明显吸收，患者仍觉头额昏胀发麻，后脑亦有胀感，夜卧烦热多汗，烦渴欲饮，左下肢发麻并有凉感，舌质紫，舌苔淡黄薄腻，脉细滑。辨证为瘀热夹痰阻窍，清阳不升。

处方：桃仁10 g，红花10 g，熟大黄10 g，炮穿山甲（先煎）10 g，炙水蛭5 g，白薇15 g，泽兰10 g，泽泻10 g，生黄芪30 g，生地黄15 g，牛膝10 g，天花粉12 g，天麻10 g，川芎10 g，胆南星10 g。每日1剂，水煎分2次服。

三诊：又服药月余后，CT复查血肿较前进一步吸收好转，头昏虽控制，但不耐用脑，过用脑后，额两侧昏胀，夜寐出汗减少。此乃痰热阻窍，久郁阴伤。治守原法，伍入滋阴之品。

处方：天麻10 g，太子参15 g，川芎10 g，生黄芪15 g，白蒺藜10 g，天冬15 g，潼蒺藜10 g，煅龙骨（先煎）20 g，麦冬10 g，煅牡蛎（先煎）25 g，大功劳叶10 g，生地黄15 g，桃仁10 g，制大黄10 g，炙水蛭5 g，胆南星10 g。每日1剂，水煎分2次服。

上药续服3周后，头昏诸症基本痊愈。再次磁共振检查，脑部血肿全部吸收。嘱隔日服上方1剂，以资巩固。随访半年，一切正常。

按语：外伤血瘀治用活血化瘀乃属常法，但本例患者则从瘀化为痰，瘀郁生热立论。方中用僵蚕、胆南星、泽泻、泽兰、白薇、天花粉、桃仁、制大黄等化痰清泄瘀热；并选祛瘀力强的虫类药攻逐搜剔之品，如水蛭、土鳖虫、炮穿山甲等以增效；再加辛香走窜之石菖蒲、麝香及苏合香丸，助诸药通窍消瘀，上达病所；由于久病正气多虚，故用人参、黄芪、当归、生地黄益气养血滋阴，使气能运血，血能充脉，气充血足有利于瘀血的消散，痰浊的祛除。制方攻补兼施，相辅相成，病获告瘥。突破了非手术不可的判断，证明化痰祛瘀法治疗外伤颅脑血肿具有良好的效果。

## 脑震荡后遗症——从痰瘀阻窍脑失所养论治

陈某，男，23岁，1997年8月23日初诊。患者20日前酗酒后与同伙殴斗，头部受伤最重，当时昏迷约半小时，经外科包扎用药，头部外伤渐愈。但继此之后，常觉头晕，终日昏闷不清，记忆力严重减退，情绪稍紧张或激动之时，则头痛，后枕部尤甚，伴有恶心纳呆，大便黏腻不爽，舌质红，边尖部有瘀点，舌苔黄腻，脉弦滑。辨证属痰瘀阻窍，脑失所养，脾失健运，升降失常。治以化痰祛瘀，升清荣脑，兼以健脾和胃，降逆止呕。方用祛痰化瘀健脑汤加减。

处方：葛根 30 g，川芎 15 g，天麻 15 g，蔓荆子 10 g，羌活 10 g，陈皮 10 g，法半夏 10 g，竹茹 10 g，白术 10 g，枳实 10 g，砂仁 10 g，泽泻 15 g，茯苓 30 g，丹参 10 g，甘草 5 g。每日 1 剂，水煎分 2 次服。

二诊（9 月 2 日）：服药 7 剂后，恶心消失，食欲增进，头晕、头痛均明显减轻，但记忆力仍差。治宗上方去枳实、砂仁、蔓荆子、羌活、竹茹，加益智 15 g、石菖蒲 10 g、制首乌 15 g，并嘱日食核桃数枚。

三诊（9 日 10 日）：又服上药 7 剂后，头晕、头痛基本消失，记忆力明显长进，惟睡眠不实。仍遵上方加炒酸枣仁 30 g、首乌藤 15 g、生龙骨（先煎）15 g、生百合 30 g、生牡蛎（先煎）15 g。继服 20 余剂后，诸症消失，病告痊愈。

按语：脑震荡是闭合性颅脑损伤之一种，主要为脑外伤后脑功能的一时性障碍。目前现有检测手段尚难发现脑器质性改变。但不少患者留下头晕、头痛，记忆力减退等后遗症，且迁延日久，治之不易。中医学无"脑震荡后遗症"这一病名，据其临床表现，本病属中医学"头痛""眩晕"范畴。中医学认为，"脑为诸阳之会"，"灵机记忆在于脑"。脑外伤后，由于局部瘀血，致气机郁阻，津液停聚，遂生痰饮，痰瘀相兼，阻滞脑之络脉，经络之气不通，不通则痛，故而头痛；由于痰浊上蒙，清气不升，清窍失养，故而出现头晕、记忆力减退等症。可见，痰瘀交阻，络气不通乃本病基本病机，因而治宜祛痰化瘀通络。

## 脑外伤后综合征——从痰瘀交结蒙蔽神窍论治

患者，女，16 岁。车祸致脑外伤半个月后，两目呆滞，终日无语，寝食需人料理，西医诸法不效。查：舌质红，舌苔黄厚腻，脉滑。

处方：黄连 5 g，姜竹茹 5 g，石菖蒲 10 g，郁金 10 g，川芎 10 g，枳实 10 g，法半夏 10 g，陈皮 10 g，茯苓 12 g，甘草 5 g，生姜 3 片。每日 1 剂，水煎分 2 次服。

二诊：以此方调治 1 周，症状均减，先后共服 40 剂，完全康复。并考上大学，现已工作结婚生子。

按语：痰邪逆上，瘀血留着，痰瘀交结，蒙蔽神窍。症见舌质红，舌苔黄厚腻，故用黄连温胆汤清热化痰，合用石菖蒲，郁金化痰开窍，佐川芎活血化瘀而取效。

## 颅脑挫伤后失语症——从痰瘀凝滞清窍闭阻论治

赵某，男，9 岁，1993 年 3 月 9 日初诊。其父代诉：患儿于 2 月 7 日下午因爬树不慎而跌落，头先着地而致昏迷，送某医院诊为颅脑挫伤。住院治疗 1 个月后病情好转，唯有失语未愈，转请中医治疗。诊见患儿表情痴呆，目转不灵，不能言语，舌强不伸，借开口器视舌，舌质青暗，舌苔腻，脉沉涩。证属痰瘀凝滞，清窍闭阻。治当活血通窍，涤痰通络，少佐扶正。

处方：法半夏 5 g，茯苓 5 g，天竺黄 5 g，郁金 5 g，竹茹 3 g，枳实 3 g，全蝎 3 g，红花 3 g，石菖蒲 3 g，陈皮 3 g，琥珀（研末分 2 次冲服）1 g，人参（另炖）10 g，甘草 3 g。水煎温服，每日 1 剂，分 4 次服。

二诊：服药 4 剂后，已能讲话，食纳增进，表情复如常人，目睛灵活，神识转清，但伸舌欠灵。宗前方续服 4 剂。

三诊：药后意识清楚，舌已灵动，语声清晰，目可视，耳可闻，面色红润。予健脾益气药 3 剂，以资调理和巩固。

按语：本例患儿舌质青暗，脉象沉涩，是为血瘀；目转不灵，失语舌强，为痰阻清窍；而气血不畅，痰瘀凝滞，致经络痹阻。故用温胆汤，加天竺黄清热涤痰利窍；红花，琥珀活血祛瘀，使气血和畅；石菖蒲，郁金清心开窍；全蝎搜风解痉通络；人参益气。诸药相伍，活血通窍，涤痰通络，使邪去正复。

## 颈椎病——从痰瘀互结经脉阻滞论治

李某，男，58岁，1999年12月9日初诊。长期从事伏案工作，近5年来常感肩部疼痛，右手臂麻木刺痛，曾服中西药及物理方法治疗均少效。时值冬令，不慎受凉，症状加重已10余日。颈肩臂疼痛，头部沉重感，颈部僵硬，活动不利，右手臂酸麻刺痛，放射至示指、中指末端。体查：颈椎右侧肌肉胀痛拘急，$C_4 \sim C_6$ 右横突压痛明显，放射至上肢及示指指中指，颈部活动障碍，臂丛神经牵拉（＋），压头试验（＋）；舌质暗红，舌苔薄白润，脉弦紧。X线摄片报告示：颈椎生理曲度变直，$C_4 \sim C_6$ 椎体前缘骨质毛糙、增生，$C_5 \sim C_6$ 椎间变窄。证属痰瘀互结，经脉阻滞，兼感风寒。治以化痰祛瘀，祛风散寒，通络止痛。

处方：茯苓10 g，陈皮10 g，胆南星10 g，郁金10 g，羌活10 g，桂枝10 g，姜黄15 g，法半夏15 g，僵蚕20 g，制乳香5 g，制没药5 g，枳实5 g，炙甘草5 g。每日1剂，水煎分2次服。

二诊：服药10剂后，颈肩臂部疼痛明显减轻，右上肢麻木刺痛基本消失。守上方加减续服10剂后，诸症消失。经随访半年未复发。

按语：神经根型颈椎病属中医学"痹证"范畴，中医辨证称痛痹，多见于40岁以上的中老年人。病机多为年老体弱，久劳积损，负重外伤，或外感风寒湿邪引起局部气血津液运行不畅，日久则为痰为瘀，痰浊瘀血互结，阻滞血脉，筋脉肌肉失于濡养而发此证。药用导痰汤燥湿祛痰，行气开郁；加姜黄、郁金、木香活血祛瘀，行气止痛，尤其是姜黄辛散温通，能外散风寒，内行气血，长于行肢臂而活血利痹止痛，更加僵蚕以增强祛风化痰散结通络之力。全方集祛痰散结、化瘀定痛、通络透达之药于一炉，能改善血液循环，消除患处组织及神经根的炎症水肿，解除对神经根的压迫与刺激，从而使该病证得以迅速康复。

## 骨质疏松症——从肝肾阴虚痰瘀阻络论治

许某，女，65岁，2003年4月3日初诊。患者自诉近5年来，常感腰腿酸软无力，久行久立后更甚。近日因用冷水洗衣后疼痛加重。刻诊：全身酸痛无力1周，腰膝酸沉，耳鸣目涩，头昏头晕，便干难解，面色苍白，舌体瘦小，舌苔白微腻，脉沉细涩。超声骨密度示：骨密度丢失峰值量为2.7。诊断为老年性骨质疏松症。诸症相参，此乃肝肾阴虚，痰瘀阻络。治当培本扶正，化痰祛瘀通络。

处方：川芎30 g，枸杞子15 g，当归30 g，补骨脂20 g，杜仲15 g，地龙10 g，菟丝子20 g，独活10 g，山茱萸15 g，桃仁10 g，山药20 g，鸡血藤10 g，熟地黄15 g，法半夏10 g。水煎服，每日1剂。

复诊：服药20剂后，诸症明显好转。为巩固疗效，嘱将其上方共研为细末，炼蜜为丸，每次服6 g，每日服2～3次。并嘱多喝牛奶，加强运动和日晒。

2个月后随访，诸症好转，站立，行走可持续较长时间。超声骨密度示：骨密度峰值量为2.2。继服上方，嘱多运动和注意饮食调护。随访半年来未发身痛。

按语：痰瘀作为继发性致病因素，有其自身的致病特点，其病位广泛，病症复杂，随其所在的部位不同而表现出不同的症状特点。柴守方对一些疑难病症采用祛瘀化痰法，临证之时观其舌，察其症，即使是体虚之人，亦在方中佐用化痰祛瘀之品攻补兼施，往往能取得较好的效果。临床根据不同的部位选择不同的药物，病位在上可选用石菖蒲，天竺黄，胆南星，川芎，丹参等；病位在中可选择法半夏，橘红，浙贝母，桃仁，红花，当归等；病位在下可选择三棱，莪术，牛膝等。只有辨证准确，合理遣方用药，方可收到理想的疗效。

## 坐骨结节滑囊囊肿——从痰瘀凝结论治

方某，男，56 岁，1995 年 2 月 15 日初诊。左臀包块切除术后 50 日，右臀包块 45 日。患者因左侧臀部包块于 1994 年 12 月中旬手术治疗，病理报告：坐骨结节滑囊囊肿。术后 10 日发现右臀出现类似包块，质硬，不疼痛，坐后似变软，但感觉不适，拒绝手术治疗，要求中医诊治。前医给予苦寒清解 30 余剂治疗无效，服药后感胃脘隐痛，大便干燥，脉象濡细，舌质淡红，舌苔薄白。此阴凝痰瘀之证，拟温补化痰祛瘀，软坚消肿为治。

处方：熟地黄 20 g，肉桂 10 g，白芥子 12 g，生麻黄 8 g，鹿角胶（烊化冲服）15 g，制附子（先煎）10 g，浙贝母 15 g，炮穿山甲（先煎）10 g，苏木 15 g，生牡蛎（先煎）40 g，海藻 15 g，海螵蛸（先煎）20 g。每日 1 剂，水煎分 3 次服。

二诊：上进药饵 7 剂，疗效颇著，右臀包块已显著缩小，质地已软，胃脘隐痛亦消失，大便亦正常，恰中病机，效不更方。后加减续服 21 剂，右臀包块完全消失而愈，左臀术后残留包块亦完全消失。

按语：患者臀部包块经病理确诊为坐骨结节滑囊囊肿，质硬而不疼痛，故属阴证。阴证者应治以温补；囊肿形成亦为痰瘀凝结，治应化痰祛瘀。故程宜福宗温补化痰祛瘀之法，选药组方，获得药到病除之效。

## 神经纤维瘤——从顽痰死血相互凝结论治

桂某，男，19 岁。患者于 2002 年始，发现左大腿内侧有 2 粒花生米大的肿物，在肌肉深部，当地医院初诊为"皮下脂肪瘤"，未给予治疗。1 年后，发觉肿物渐渐增大如核桃，并出现左腿牵拉性疼痛，无发热恶寒，局部未见红肿及灼热感，到某医院检查，诊断为"神经纤维瘤"，住院后进行手术治疗。几个月后，左腿又出现 3 粒如核桃大肿物。再次住院进行手术治疗。但 1 年后又再次发现 2 粒花生米大肿物，因手术后反复发作，患者未敢再次手术，前来要求中药治疗，当时拟以痰证进行辨证治疗。患者素嗜好辛燥之食品，痰浊一旦凝聚，气机便更受阻滞，故结为肿块，顽痰死血，相互凝结，愈结愈牢，谓"至牢至坚"，中医称之为"岩"。治以消化痰瘀为法。

处方：牛膝 15 g，生牡蛎（先煎）30 g，全瓜蒌 30 g，甘草 5 g，玄参 20 g，僵蚕 10 g，丝瓜络 10 g，浙贝母 15 g，昆布 10 g，海藻 10 g。每日 1 剂，水煎分 2 次服。

服药 1 个月后，肿物缩小为黄豆大。效不更方，隔日服 1 剂，2 个月后肿块完全消失，追踪 3 年未见复发。

按语：中医之痰有狭义、广义之分。狭义之痰，指肺部渗出物和呼吸道的分泌物咳咯而出，故称之为外痰；广义之痰，是由于机体气机郁滞，或阳气虚微，或情志不畅，不能运化津液，津液停留积聚而成。痰之为病其临床表现较为复杂，有时甚至离奇古怪。痰病临床表现虽然复杂，然而如能熟谙痰病的特点，进行正确的诊断和治疗，确能起到一般常法难以起到的效果。

## 大动脉炎——从痰湿阻闭阳虚血瘀论治

吴某，男，55 岁，2003 年 6 月 17 日初诊。左手指麻木半年，加重伴左桡动脉搏动消失 20 余日。患者素嗜烟酒，肥甘厚味，患高血压病 5 年余，平日服苯磺酸氨氯地平、非洛地平，血压控制在 136/85 mmHg 左右。半年前无明显诱因，出现左手指阵发性短暂麻木，近 20 日上述症状频发，经多处就医发现桡动脉处无搏动，左臂肱动脉血压无法测及。血管 MRI 检查示：左颈总动脉、左锁骨下动脉及无名动脉局部管腔狭窄；胸部 MRI 检查（-）。颈椎正侧位片示：颈椎病；心脏超声心动图示：①心脏结构正常，左室顺应性下降；②左颈总动脉及左锁骨下动脉起始部狭窄。血脂报告：甘油三酯 5.2 mmol/L，总胆固醇 8.4 mmol/L。诊断为大动脉炎。先后分别予右旋糖酐 40 及抗生素静脉滴注，并口服阿司匹林等西药，手指麻木等症状未见明显改善，转而求诊于中医。体查：左颈动脉、腋动脉、肱动脉搏动皆可触及，左桡动脉搏动消失，右上肢及双下肢动脉搏动正常。左肱动脉处血压 60/45 mmHg（声音低弱，几不可闻），右肱动脉处血压 130/80 mmHg。左上肢明显较右上肢皮温低，肌力亦略减弱。患者精神不佳，面色无华，自觉恶热多汗，目糊，胃纳一般，二便尚正常。舌质瘀暗，舌苔净，左脉浮取隐隐、若隐若现、似有似无，右脉弦小。西医诊断为大动脉炎（头臂动脉型），中医辨证属痰湿阳虚血瘀证。治拟活血化痰，升清利湿，补益通阳方药治之。

处方：水蛭 10 g，玉米须 10 g，茶树根 10 g，泽兰 10 g，丹参 30 g，生蒲黄（包煎）30 g，莱菔子 30 g，生黄芪 30 g，生首乌 30 g，川芎 5 g，生白果 5 g，葛根 15 g，白芍 15 g，赤芍 15 g，虎杖 15 g，青葙子 15 g，决明子 15 g，桂枝 5 g，炙麻黄 3 g，苦参 10 g，升麻 10 g。每日 1 剂，水煎分 2 次服。并嘱患者以药渣熏洗患肢。

二诊：服药 7 剂后，左手指麻木旬日未作，但左脉搏动仍不显，浮取细弱如游丝，右脉弦，左肱动脉处血压 80/45 mmHg（声音仍低弱），右侧肱动脉处血压 120/80 mmHg。大便日行 1 次，感近日动辄汗出，舌苔薄白。上方去炙麻黄、赤芍、白芍、青葙子、决明子，加炒当归、锁阳、白僵蚕各 10 g，炒柴胡 10 g，青礞石（打碎先煎）15 g，杜仲 30 g。每日 1 剂，水煎分 2 次服。且继以药渣熏洗患肢。

三诊：服药 7 剂后，偶感左手指麻木，但在极短期内自行缓解，左桡动脉可触及搏动，但仍较弱，左肱动脉处血压 90/55 mmHg，右肱动脉处血压 136/75 mmHg，听诊左上肢测血压声音仍较右上肢低弱。2 日前，患者无明显诱因感胸闷。询大便欠畅，口不渴。舌苔薄微黄，左脉细小，右脉弦细。上方去炒当归、锁阳、炒柴胡，加桑寄生 30 g，荷叶、白芥子各 10 g，决明子、青葙子各 15 g，密蒙花 10 g，生槐花 12 g，橘络 3 g。每日 1 剂，水煎分 2 次服。调护同前。

四诊：患者左桡动脉搏动较初诊明显增强，左肱动脉处血压 110/55 mmHg，右肱动脉处血压 130/75 mmHg，患肢感觉正常。守上方继服 14 剂。

后继续随症加减，巩固调理 2 月余，患者麻木等症状逐渐缓解。9 月 16 日实验室检查：甘油三酯 3.0 mmol/L，总胆固醇 6.4 mmol/L。患者诉指麻一直未作。舌质淡红，舌苔薄，左脉细（涓涓如细流），右脉弦。左肱动脉处血压 110/60 mmHg，右肱动脉处血压 124/80 mmHg。上方加生蒲黄 15 g，葛根、皂角刺各 10 g，川芎 10 g，生首乌 30 g。煎服法及调护同前。半年后随访，无手指麻木等不适，左肱动脉处血压 110/70 mmHg，右肱动脉处血压 120/75 mmHg。

按语：大动脉炎系慢性、进行性血管炎性病变，好发于主动脉及其主要分支，病变可累及动脉各层，可产生不同程度的管腔狭窄及闭塞，出现不同程度的脑和四肢的缺血症状，表现为头晕、头痛、乏力、四肢麻木冰凉等症状。无脉症为大动脉炎的头臂动脉型，发病年龄多在 20~45 岁，女性居多，发病原因尚不明了，可能与自身免疫、遗传因素及内分泌失调等有关。病理改变为病变远端缺血，病变近端血压偏高，动脉部分阻塞或完全闭塞，阻碍其远侧部位血流的供应而产生缺血，根据阻碍部位及程度的不同有相异的影响。

中医学并无大动脉炎病名，根据其症状可归属于"痹证"范畴。中医学认为，人体脉道乃气血之通路。《素问·脉要精微论》曰："脉者，血之府也。"张景岳曰："痹者，闭也。以血气为邪所闭，不得通行而病也"及"血痹阴阳俱微，寸口关上微，尺中小紧，外证身体不仁，如风痹状"。其邪或为风寒湿热侵袭；或饮食不当，正虚劳倦；或日久反复发作，湿浊痰瘀阻滞关节经络致血行不畅而致病。阳气内虚，外邪乘虚而入导致气血阻滞，脉络痹塞。气血瘀滞又可影响阳气的化生及运行，使病情缠绵难愈。故治法常取"血分凝滞之病，不单独治血分，应当先引阳气，亦即气行者血行"之意。

本例患者素嗜烟酒及肥甘厚味，饮食不节，痹久气血运行不畅，筋脉失养，为本虚标实之证。以生黄芪大补脾肺之气，取"气行则血行"之意，配以桂枝温经通阳，协助黄芪达表而运行气血；芍药行瘀，善行血滞，配当归养血活血，使之补中有行，行不伤正，则沉积易除，闭结易通，故肢麻缓减；生升麻、柴胡、生何首乌、苦参、当归益气升清兼以苦降；久病入络，瘀阻有碍水湿运行，伍以水蛭、虎杖活血化瘀，清热利湿，血行水湿亦行；苦参清热燥湿解毒；葛根活血滋筋而舒其牵引；川芎为血中气药，有辛散温通之用，善疏通且能上升头面，外达肌表；柴胡疏风宣肺，开宣肺气有助于化湿通表；青葙子、决明子清肝泻火，炙麻黄、生白果敛肺，青礞石平肝攻消痰积；锁阳、杜仲能振奋固护机体阳气，配当归、芍药等共奏改善肢麻之效。综合辨证，总以补益气血阴阳以扶正，活血化瘀兼以清解湿浊以治标。标本兼顾，终使正复邪去而收功。现代药理研究证实，黄芪具有调节免疫功能，可增强网状内皮系统吞噬功能；芍药有轻度扩血管、抗菌消炎等作用；葛根对脑及外周血管有扩张和增加血流量的作用；丹参对沉积的抗原抗体复合物有促进吸收和消除作用。

## 脂肪栓塞综合征——从痰瘀壅肺气道闭阻论治

　　张某，男，27岁，1997年5月27日住院。因高处坠落跌伤左小腿，肿痛不能站立行走并伴头昏、胸闷1小时而就医。CT检查：肝、脾、头颅等部未见异常；X线片提示："左胫腓骨双骨折，骨折断端向前成角"。入院后给予左跟骨牵引并内服中药理气活血剂，头昏、胸闷好转，骨折部畸形和肿胀改善。5月29日下午，患者病情突然变重，发热，体温升至38.5℃，胸闷烦躁，呼吸短促，口唇青紫，四肢欠温，面色苍白，脉搏短数，紧接着出现神昏、小便失禁险症，胸前皮下也出现散在性出血斑点。听诊两肺湿啰音，心率加快（123次/min），血压降为82/60 mmHg。急查血常规白细胞总数为$11.3 \times 10^9$/L，中性粒细胞0.80，血红蛋白82 g/L，二氧化碳结合力12.9 mmol/L。立即给患者输氧及静脉输注碳酸氢钠、白蛋白、地塞米松等以纠酸、解毒、抗炎、抗休克。患者昏迷醒后，神萎语弱，胸闷，呼吸困难，急拍胸部X线片示：两肺满布团片状实变影。根据上述诸症，辨证为痰瘀壅肺，气道闭阻，治拟通腑泻肺为先，急投小承气汤合葶苈大枣泻肺汤化裁。

　　处方：生大黄（后下）20 g，槟榔15 g，枳壳10 g，葶苈子15 g，川芎10 g，桂枝15 g，全瓜蒌15 g，甘草5 g，陈皮10 g，生姜3片。上方煎煮取汁400 mL，频频饮服。

　　同时，静脉滴注复方丹参注射液20mL，快速加强活血散瘀之力。用药数小时后，患者解出3次带黏液稀便，胸闷、气迫明显减轻。

　　次日复诊，患者发热减，血压正常，时有胸闷、脉促，面色仍苍白，胸前皮下之斑色较淡，神疲嗜睡，肺中仍可闻及湿啰音，守前方减生大黄量为10 g。5月31日，患者生命体征已恢复正常，但仍感胸口微闷，神疲嗜睡，口淡纳呆，投用六君子汤化裁，以健脾祛痰补虚，调治1周，诸症悉除，复查X线片，肺中片状阴影消失，病属治愈。

　　按语：对脂肪栓塞综合征的发病机制，现代医学认识并不一致，但主要有脂肪对血管的机械阻塞和脂肪对组织毒性致病2种学说。根据本例患者临床表现，该患者以脂肪栓塞为病理核心。受中医学理论"肺为贮痰之器"和"肥人多痰"启示，肥人者脂肪多也。据此，杨伟明等将"脂栓颗粒"视为"痰栓"，而肺主气，司呼吸，"痰栓"闭阻肺道，肺气不能布津行血，形成瘀滞留阻肺络，痰瘀互结于肺而致呼吸短促，清气入少，浊气难出，清窍失养，浊毒内蕴，诸症蜂至，由此可见痰瘀闭肺才是本病中医病机关键所在。

　　杨伟明等根据朱丹溪"善治痰者，不治痰而治气"和唐容川"治一切血证皆宜治气"等古训，明确提出了"治痰治瘀，以治气为先"的学术新思路。从肃降肺气为突破口，着手清除肺中痰瘀之邪，而肺与大肠相表里，通导大肠有利于肺气肃降，肺气顺降，壅滞易除，所以用小承气汤合葶苈大枣泻肺汤化裁，通腑泻肺，涤痰化瘀。根据现代药理研究，方中通腑主药大黄、槟榔、枳壳具有促进肠蠕动致腹泻的功效，既可使壅肺之痰瘀从大便解出，又可使"脂栓"对组织的毒性随大便清除；而活血化瘀主药丹参、川芎、桂枝等均有扩张血管而改善血流的作用，有利改善、清除"脂栓"对血管的机械阻塞；葶苈子则具有强心和利尿作用，既有利于血液循环也有利于排除"脂栓"毒性。可见，尽快通腑导滞，通导大便是该病获得成功的一个要点，整个处方用药，中西医医理汇通，切中脂肪栓塞肺综合征病机。由于本病病情急而凶险，中药剂型有其局限，输氧和静脉输注对症处理药物，亦是保证救治成功不可缺少的一环。

## 散发性脑炎——从痰热上蒙清窍论治

　　李某，男，48 岁，1989 年 7 月 5 日诊。10 日前因深夜小便，不慎跌倒，随后神志恍惚，语言謇涩。西医诊断为散发性脑炎，予西药治疗 7 日仍无好转，故改用中药治疗。刻诊：表情淡漠，反应迟钝，静而少言，答非所问，定向力，记忆力，计算力均消失，失眠多梦，随意大小便，左半身汗出，舌质红，舌苔黄垢而腻，脉濡数。辨证系痰热上蒙，清窍失灵。治宜清热涤痰，开窍醒神。

　　处方：石菖蒲 15 g，郁金 15 g，胆南星 15 g，远志 15 g，栀子 15 g，天麻 15 g，滑石（包煎）30 g，薏苡仁 30 g，竹叶 10 g，连翘 10 g，竹沥（冲服）5 匙，姜汁（冲）3 滴。每日 1 剂，水煎分 2 次服。同时，进服玉枢丹。

　　二诊：药进 3 剂，患者舌体灵活，语言流畅，记忆恢复，左半身汗止，饮食略增，睡眠亦佳，二便自理，大便溏，舌质淡，舌苔薄微腻，脉弦缓。此系脾虚失运，痰湿未尽。上方去栀子，滑石，竹叶，竹沥，连翘，停服玉枢丹，加党参，白术，茯苓各 20 g，甘草 5 g。

　　又进 2 剂，诸症获愈。随访至今，安然无恙。

# 69　眼耳鼻咽喉口腔科疑难病症

## 梅尼埃病——从痰湿浊阴蒙蔽清窍论治

　　患者，女，42岁。突然眩晕，伴恶心呕吐约3小时。既往曾多次发生眩晕，曾在某医院就诊，诊断为梅尼埃病。来诊时患者双目紧闭，不愿张眼，面色苍白，汗出，自诉张眼即见周围物体旋转，故闭目而不敢视物。就诊间呕恶声频作，吐出痰涎样物，大便如常，小便色黄，渴不欲饮，胸脘满闷，舌质淡红，舌苔白腻，脉弦滑。体查：神志清，对答合理，血压154/75 mmHg，脉搏85次/min，律整，呼吸18次/min，未见眼震。中医诊断为眩晕。辨证分析为痰湿阻于中，阳气受遏，清阳不升，浊阴不降，蒙蔽清窍，引动肝风，故作眩晕；痰阻气滞，胃失和降，故见胸脘满闷，恶心呕吐；略已化热，故见尿黄口渴；痰湿为患，故渴而不欲饮；舌苔白腻，为湿痰之征；脉弦而滑，乃痰浊动风之见。本例证属痰浊中阻，引动肝风。治以除痰息风。

　　处方：竹茹12 g，枳实10 g，陈皮10 g，白芍15 g，泽泻15 g，生姜5 g，甘草5 g。每日1剂，水煎分2次服。

　　复诊：服药2剂后，眩晕呕吐已消失，略感疲乏。诊其舌见淡红，舌苔薄白滑，脉滑稍弦，守上方2剂。1个月后偶遇患者，自诉服药后未有发作，精神亦佳。

　　按语：梅尼埃病其病理改变主要是内淋巴腔的积水膨胀、高压及由此产生的其他病变。临床特点是突然发作，可有先兆，发作反复，间歇期可无症状。症状表现为患者突然感觉自身或周围物体有旋转、浮沉、倾斜的运动性幻觉，恶心、呕吐、出汗及面色苍白等自主神经反应是常见的伴发症，且其轻重常反映眩晕的程度，患者多伴有听力减退、耳鸣、眼震等表现。眩晕是本病的主要症状，按中医学的辨病，属"眩晕"的范畴。《内经》病机十九条曰："诸风掉眩，皆属于肝。"按此应从肝论治，以平肝息风为治疗大法。而本病的主要伴发症都出现恶心、呕吐，其呕吐物多见痰涎，叶洪据此认为"痰"为本病的病机所在。痰浊中阻，阻遏阳气，清阳不升，浊阴不降，蒙蔽清窍，引动肝风，发为眩晕；痰阻于中，胃失和降，胃气上逆，故见恶心呕吐。从本病以晕、恶心呕吐两大主要症状来辨病，以"痰"为其病机，故从痰论治。

## 鼻窦炎——从痰热阻肺气滞血瘀论治

　　患者，男，16岁，2005年12月来诊。主诉2个月前因感冒后，出现鼻塞流涕，发热，头痛，咳嗽，口服多种感冒药治疗，自觉症状稍有好转，但之后间断出现头痛头昏，鼻流黄涕，神疲乏力，不思饮食，大便干燥，舌质红，舌苔黄腻，脉滑数。实验室检查：血常规正常；鼻窦K-W氏位片提示：鼻窦炎。辨证属痰热阻肺，气滞血瘀。治以清热燥湿，宣肺活血，通络止痛。

　　处方：法半夏10 g，炒白术15 g，焦山楂10 g，茯苓15 g，枳实10 g，竹茹10 g，厚朴10 g，黄芩10 g，焦神曲10 g，连翘20 g，桔梗5 g，白芷10 g，地龙10 g，川芎10 g，焦麦芽10 g，焦槟榔10 g。每日1剂，水煎分2次服。

　　复诊：服药3剂后，自觉症状有所好转，继以上方加减治疗半月，共服药15剂后痊愈。

　　按语：鼻窦炎属中医学"鼻渊"范畴，多由于外邪侵袭，久治不愈，影响脾胃的运化功能，脾失健运，痰湿内生，郁久化热，痰热阻肺，气滞血瘀，不通则痛。因肺开窍于鼻，故出现头痛头昏，鼻流黄涕；神疲乏力，不思饮食为脾失健运，湿邪阻滞所致，故用温胆汤加黄芩、连翘清热燥湿，加用川芎、地龙活血通络止痛，桔梗宣通鼻窍。综合治疗半月，自觉症状全部消失，精神食欲明显改善，恢复正常的学习生活。

## 白塞综合征——从阳虚痰瘀胶结论治

刘某，女，38 岁，1988 年 1 月 8 日初诊。四肢及背部脓疱性皮损，并口腔及阴部溃疡反复发作 4 年。患者从 1984 年开始，四肢及背部出现散在性脓疱性皮损，愈后每遗留深褐色斑，此起彼伏已 2 年。于 1986 年 11 月病理活检示：皮肤表面轻度角化，毛囊开口处为角蛋白栓塞，棘基层未见明显异常，真皮层小血管及附件周围少量淋巴细胞浸润，符合痤疮样改变。给予氨苯砜，左旋咪唑，复方新诺明，氨肽素等治疗无效。1987 年 2 月病理活检示：真皮毛囊及毛细血管周围见非特异性炎性细胞浸润，考虑为毛囊炎性改变（PAS 染色未见孢子菌丝）。同年 3 月开始口腔黏膜及阴部出现溃疡，拟诊白塞综合征。给予沙利度胺、泼尼松及中药滋阴清热之剂治疗亦无效，于 1988 年 1 月来诊。1 年来上述症状逐渐加重，背部，四肢脓性皮损，双下肢皮下结节成片状，疼痛，口腔溃破，阴部溃疡，并伴有发热，关节疼痛，脉象弦数，舌质淡红，舌苔薄白。此乃阳虚之火外炎，痰瘀胶结所致。试以温补化痰祛瘀，和阳通络为治。

处方：熟地黄 30 g，鹿角胶（烊化冲服）10 g，丹参 15 g，白芥子 10 g，威灵仙 15 g，急性子 10 g，山慈菇 15 g，生麻黄 5 g，贝母 15 g，炮姜 5 g，赤芍 15 g，雷公藤（先煎 50～90 分钟）5 g，苏木 15 g，肉桂 10 g。每日 1 剂，水煎分 3 次服。

上进药饵，颇中病机，病情显著好转，全身毛囊炎样皮损及皮下硬块明显消退，关节疼痛显著减轻，发热亦退。药已见效，效不更方，惟鹿角胶改 20 g，以增温补助阳之功。

又诊病情稳定，未出现新皮损和新皮下结节，口腔及阴部溃疡明显好转，继续服药约 1 个月，至 3 月 25 日来诊，全身毛囊炎样皮损及硬节消失，口腔及阴部溃疡，关节疼痛亦瘥。随访 8 年未复发。

按语：白塞综合征是一原因不明，以细小血管炎为病理基础的慢性进行性，复发性多组织损害疾病。程宜福根据其免疫功能异常，特别是细胞免疫功能低下，以及体表的虚火外炎之象，认为此乃机体阳气虚衰，阴寒内盛，阴盛格阳于外，故虚火外炎而见皮肤及孔窍溃疡，此虚火为阳虚之火。又阳虚则津液不行，血运不畅，而成痰成瘀，故用温补化痰祛瘀法奏效。

## 中心性浆液性脉络膜视网膜病变——从痰瘀互结论治

邱某，男，29 岁。主诉右眼视物昏矇，眼前黑影似薄烟雾状，症已 2 月余。近日视物变形，变小，且有正中视物发暗。经眼科门诊检查。视力 0D. 0.4，0S. 0.8。双外眼无异常，屈光间质透明。右眼底检查：黄斑区水肿，见有 2 个视盘直径大小光晕，并夹有散在的，数量不多的黄白色点状渗出物，中心反射消失，眼底余部无异常。诊为右眼"中心性浆液性脉络膜视网膜病变"，为渗出型。治法化痰散结，理气活血。方选温胆汤加减。

处方：制法半夏 12 g，丹参 15 g，茯苓 12 g，生牡蛎 30 g，夏枯草 12 g，枳壳 10 g，昆布 12 g，炒竹茹 5 g，瓜蒌 12 g，陈皮 10 g，茺蔚子 12 g，生甘草 5 g。每日 1 剂，水煎分 2 次服。

复诊：服药 20 剂后，自诉视物较前清晰，症状好转。检查视力：OD 0.6，OS 0.8。眼底检查：黄斑区呈浅水肿，光晕不显，黄白色点状渗出基本吸收。续服前方。

三诊：又服 20 剂后，复检查视力：OD 0.8，OS 0.8。再进行眼底检查：黄斑区水肿消退，渗出全部吸收，中心反射弥散隐约可见。又续服原方 10 剂，予以巩固疗效。随访 2 个月未复发。

按语：中心性浆液性脉络膜视网膜病变是临床常见难治的内眼病之一，根据黄斑区病变，分水肿型和渗出分型。水肿型的特点为眼底黄斑区水肿明显，黄斑结构模糊，黄斑中心反射消失。渗出型的特点，除黄斑结构模糊，黄斑区水肿外，且伴有黄白色点伏状渗出物，黄斑区色素紊乱。

本病发病时除了使用西医的血管扩张药如曲克芦丁、地巴唑、维生素 $B_1$、维生素 C 或泼尼松等药之外，至今仍缺乏有效的药物。中心性浆液性脉络膜视网膜病变属中医学"视惑""视瞻昏渺"范畴。它在临床上的突出特点是黄斑区水肿，而渗出物的出现，是水肿较后期的表现，可认为是水肿的进一步发展。水肿日久，郁结不散，积而成痰。因此，治选用温胆汤加味。此方能化痰散结，理气活血。方中法半夏燥湿化痰，陈皮理气化痰。再配枳实，竹茹，茯苓，甘草和中补脾，能使气顺则痰降，气化则痰化。且痰从湿生，脾运则湿去，湿去则痰自消。方中加用夏枯草，瓜蒌，牡蛎，昆布，则能对水肿日久所郁积之痰，能起到化痰散结的作用。又根据《血证论》关于痰瘀同源的理论，对日久不吸收的渗出物，在温胆汤方中加用丹参，当归，茺蔚子以活血化瘀，促使渗出物尽快吸收。

## 泪腺管阻塞——从脾虚痰湿内盛论治

患者，男，7 个月，2001 年 5 月 10 日初诊。患儿系足月顺产，母乳喂养，出生后 20 日出现两眼流泪有脓性分泌物流出，半月后两眼角泪腺管处出现红肿继而穿孔流脓，经市级及县级医院五官科诊断为"泪腺管阻塞"。经中西药治疗 4 个多月未见好转。病孩面色淡白，形体消瘦，两眼角有一漏管流出淡黄色分泌物，夜睡不安，饮食正常，舌质淡，舌苔白腻，指纹淡黄。属脾虚痰湿内盛之象（泪腺管阻塞）。治以燥湿健脾化痰，方选二陈汤加减。

处方：法半夏 5 g，茯苓 10 g，陈皮 3 g，炮穿山甲（先煎）5 g，白芷 5 g，通草 3 g，防风 5 g，苍耳子 3 g，蝉蜕 5 g，皂角刺 3 g，甘草 2 g。每日 1 剂，水煎分 2 次服。

复诊：服药 2 剂后，症状明显好转。继服上方 10 剂痊愈，随访 2 年未见复发。

按语：明代儿科世医万全提出小儿"肝常有余，脾常不足"。《诸病源候论》曰："夫五脏六腑皆有津液，通于目者为泪。若脏气不足，则不能收制其液，故目自然泪出。"脾为后天之本，脾虚不能运化水湿，水湿内停，聚湿成痰，痰随气升降流行，上致泪腺致使泪管阻塞不通，从而出现两眼流泪，甚者流脓等；今用法半夏，茯苓，陈皮以健脾湿化寒痰；炮穿山甲，白芷，通草，防风以软坚散结，疏通经络；蝉蜕，苍耳子以驱风，致使寒痰化，经络通，病自愈。

## 突发性耳聋——从痰浊血瘀壅阻清窍论治

刘某，男，46 岁，1994 年 5 月 4 日初诊。患者素来形盛体丰，于 2 周前晨起突感头晕目眩，耳鸣如潮，耳内闷胀闭塞，听力骤降，左耳不闻任何声音。音叉试验全聋。去某市人民医院电测听检查，气传导下降 110 dB，骨传导下降 90 dB，诊断为特发性左侧重度感音性神经性耳聋。曾用 ATP、地巴唑、激素、维生素及丹参、右旋糖酐 40 静脉滴注 2 周，耳鸣耳聋无改善，求治于中医。诊时左耳聩聋，耳鸣如簸米声，眩晕恶心，胸闷胁胀，头目昏重，面色灰暗不泽，大便溏滞，尿黄混浊，舌质暗紫，舌苔中黄厚，脉滑数。辨为痰浊血瘀，壅阻清窍。方选通窍活血汤合礞石滚痰丸加减。

处方：桃仁 10 g，生地黄 30 g，红花 10 g，丹参 30 g，枳实 10 g，黄芩 10 g，胆南星 10 g，赤芍 30 g，葛根 10 g，礞石（先煎）30 g，石菖蒲 10 g，夏枯草 30 g，川芎 100 g，海浮石（先煎）10 g，海藻 10 g，麝香（冲服）0.1 g。每日 1 剂，水煎分 2 次服。

复诊：服药 4 剂后，大便畅通，量多微溏，自觉头目清爽，眩晕停止，自觉左耳内有凉气出入。守方继服。

三诊：又服药 10 剂后，耳鸣声减低。原方加女贞子、钩藤、路路通、川芎减至 50 g。

四诊：服药 21 剂后，第二次作电测听检查，气传导下降 70 dB，骨传导下降 60 dB。守原方辨治服药 48 剂后，第三次做电测听检查，听力基本恢复，气传导骨导曲线恢复正常水平。继以丹参片，六味地黄丸善后 3 个月余，听力完全恢复。追访半年，其病未发。

按语：突发性耳聋多系病毒感染，自身免疫，内耳微循环障碍所致。现代医学研究证实，其病与血液中氧自由基增多，损害内耳螺旋器细胞有关。本案患者形体丰腴，素嗜厚味，痰瘀胶结，湿浊内盛，经脉瘀阻，上蒙清窍，耳失经气所滋，失润失聪，以致突聋。方中当归，赤芍，桃仁，红花，礞石，黄芩，胆南星，海藻等导浊下行，活血化瘀，豁痰通络，改善内耳供血；葛根黄酮改善内耳血运，促进细胞代谢，治聋复聪，升清气，举清阳，布津于耳，使微动脉解痉，松弛平滑肌，扩张小血管，改善微循环。本例重用川芎 100 g，因川芎血中气药，通达气血，川芎易透过血脑屏障，使搏动性血容量增加。且其为一种新型钙拮抗药，抗血栓，抑制血小板聚集，减少静脉壁内白细胞黏附，抑制红细胞聚集，改善血液流变学特征，秉升散之性，上行头目。《梦溪笔谈》有川芎不可久服，多令人暴死，其性辛散，令真气走泄而阴愈虚之告诫。然朱士伏把握痰浊与阴伤尺度，放手大胆应用，未见祸患。

## 颌下腺结石——从肝气郁结痰浊积聚论治

吴某，男，40 岁，2003 年 10 月 27 日初诊。患者右侧颌下肿块已 10 年。肿块时缩小时增大，每以酒后增大明显，甚之，随饮渐大，犹似吹球。近 2 个月来，肿块终日不小，影响咀嚼而来诊。查：肿块大如鸡卵，皮色如常，不红，不热，不痛，按之不坚。面色萎黄，纳谷不香，情志抑郁，脉弦滑，舌质淡，舌苔白。此乃肝气郁结，水停痰结于少阳所过经脉，病属“痰注”也。此《寿世保元·痰饮》曰："凡人头面颈颊身中有结核，不痛，不红，不作脓，皆痰注也。"治宗《丹溪心法》"善治痰者，不治痰而治气，气顺则一身之津液，亦随气而顺矣"之意。疏肝解郁，理气行水，软坚化痰。四逆散加味。

处方：柴胡 10 g，枳壳 10 g，生白芍 10 g，青皮 10 g，白芥子 10 g，炮穿山甲（先煎）10 g，莪术 10 g，橘核（先煎）10 g，夏枯草 10 g，贝母 10 g，生牡蛎（先煎）30 g，茯苓 15 g，甘草 5 g。每日 1 剂，水煎分 2 次服。

二诊：服 20 剂后，渐感口腔内痰涎增多，肿块缩小十之六七。原方有效续进半月，患者口腔右颊近臼齿处（颌下腺管口处）感有硬状物，用牙签扒之，扒出砂石样大小的石子，色白，咀之嘎嘎作响，质硬。石出液涌，水液如鸡子清，约有 20 mL，肿块顿消而病愈。随访 1 年，症情未见复发。

按语：本例乃颌下腺结石，腺管受阻，中医以之为“痰注”。是因肝气郁结，气机不畅，水运失司，渐凝为痰，痰结日久而成。此病本在于肝，故治贵于在气。方用四逆散加味，奏疏肝解郁，理气行水，软坚化痰之功。痰之形成皆由肺，脾肾功能失常所引起，尤以脾阳不运为发病之关键，且"脾为生痰之源，肺为贮痰之器"。痰之为病，变化多端。正如林佩琴所曰："随气升降，遍身皆到，在肺为咳，在胃为呕，在心则悸，在头则眩……变幻百端，昔人所谓怪病皆属于痰。"治之之法，仲景曰"病痰饮者，当以温药和之"，既适用于广泛的痰饮，也可用于狭义的痰症。又，痰之为病，其无定处，皆随气升降，说明治“气”在痰证治疗中是十分重要的。朱丹溪对此多有阐述，认为治气在取其理气，行气，解郁之功也。

## 舌体囊肿——从痰浊互结流注经络论治

赵某，女，1992 年 10 月 16 日初诊。自诉进餐时自觉咀嚼及语言欠利，右侧舌尖麻胀感已半年，胸闷纳呆，肢体困倦，后发现舌右侧前缘处有一花生米大小之肿物，经某医院检查诊为“舌体囊肿”，曾给予注射硬化剂治疗，初时肿物略见缩小，半个月后反见增大，遂来邀余诊治。当时诊见舌右侧前缘三分之一处舌体隆起增大，表面呈浅紫红色，如荔核大，触之不痛，软滑，舌质红润，舌苔白腻，脉沉滑。此乃肝胆逆气，脾虚不运，水湿内停，凝聚为痰，痰浊互结，流注经络，循经上攻于舌，聚而成痰核。治以健脾消痰散结，疏肝行气软坚。方用加味二陈汤加味。

处方：法半夏 12 g，茯苓 15 g，陈皮 10 g，柴胡 12 g，白术 15 g，桔梗 12 g，生牡蛎（先煎）

30 g，甘草 5 g。每日 1 剂，水煎分 2 次服。连服 20 余剂，舌上肿块消失，诸症皆除，病告痊愈。随访半年未见复发。

按语：本例患者之治，根据中医肝脉络于舌本，脾脉络于舌旁，七情气郁则舌肿不能语，又"怪病多生于痰"之说。在治疗上采用疏肝行气软坚，健脾消痰散结之药，方中法半夏辛温燥湿化痰；陈皮理气消痰，使气顺降；白术、茯苓健脾利湿；甘草和中；柴胡疏肝行气解郁；生牡蛎味咸能软坚散结；桔梗辛散苦泄，并载诸药上行使药直达病所。诸药合用，遂收疏肝和胃，健脾化湿，消痰散结之功，故痰核自消。

## 慢性咽炎——从痰热壅肺上迫咽喉论治

杨某，男，30 岁，1996 年 11 月 29 日初诊。患者自述咽喉疼痛，吞咽困难，反复发作已 5 年，咽部曾出现过溃疡。西医诊断为慢性咽炎，服用抗生素效果不佳。此次发病半月，自觉咽喉疼痛，灼热，有异物感，吐之不出，吞之不下，胸闷，痰多黄稠，微咳，口干不欲饮。体查：咽部色红，后壁有淋巴滤泡增生，舌质浅淡，舌苔黄厚腻，脉弦。辨证为痰热壅肺，上迫咽喉。治以清热化痰，宣肺利咽。

处方：黄连 12 g，法半夏 12 g，竹茹 12 g，陈皮 15 g，茯苓 15 g，枳壳 15 g，天竺黄 15 g，莱菔子 15 g，天花粉 15 g，胆南星 10 g，鱼腥草 30 g，甘草 3 g。每日 1 剂，水煎分 2 次服。

复诊：服药 5 剂后，咽喉疼痛减轻，痰色变白，痰量减少。继服上方 10 剂，症状、体征完全消失，舌脉恢复正常。观察 1 年未见复发。

按语：慢性咽炎多以阴虚火旺，虚火上炎辨治。但本例却无阴虚表现，均为痰热壅盛之象。《丹溪新法》曰："喉痹大概多是痰热。"《医碥·咽喉》曰："咽喉之病皆属火，有上焦火盛者，有下焦火盛者，以致痰涎气聚结肿痛闭塞。"说明痰热上壅常常可致喉痹。患者久病反复发作，又可伤及脏腑，而肺脾二脏与痰的关系极为密切，咽喉之病变也常常由肺脾之病变所致。咽喉疼痛，有异物感，咽部色红，为痰火上冲咽喉所致。痰火郁结，气机不利，则胸闷；痰热上涌，则痰多黄稠；痰湿为患，久则影响肺之宣降，脾之健运功能，加重痰湿停聚，一遇风热邪毒内侵，便可化热化火，反复发作。黄连温胆汤清热祛痰为主，加鱼腥草增强清热解毒之效；胆南星、天竺黄清热化痰；莱菔子降气宽胸；天花粉清热生津，制其诸药之苦燥。本方对咽喉病的治疗，并未用专治咽喉疼痛之药，而是"有是证，用是药"，以治病求本，故收到显效。

## 慢性肥厚性喉炎——从痰热壅肺上迫咽喉论治

林某，女，31 岁，2001 年 7 月 14 日初诊。反复声嘶 3 年多。患者为教师，自 3 年多前不慎感冒后，便开始出现声嘶、咳嗽，经服中西药物后病情有所好转。但因职业关系，声嘶呈间歇性发作，经常在上完课之后即出现声嘶、发音费力，症状反复发作。于 1 年前行纤维喉镜检查发现声带小结，并行声带小结摘除术。术后半年后又开始出现声嘶，伴痰黏稠、咽喉部不适感等症。症见舌质淡红，舌苔少，脉平。间接喉检查：可见双侧声带肥厚充血，呈柱状，中段边缘隆起，色暗红，声门闭合不良，室带增生。中医诊断为慢喉瘖，辨证属痰瘀互结。嘱患者利用暑假休息时间严格禁声。中药以活血化痰，行气散结为主，辅以补气治疗。方以化痰逐瘀汤加减。

处方：浙贝母 10 g，三棱 5 g，海藻 10 g，莪术 5 g，昆布 10 g，海蛤壳 15 g，泽兰 5 g，枳壳 5 g，桃仁 10 g，土鳖虫 10 g，桔梗 10 g，琥珀末（冲服）3 g，党参 15 g，诃子 15 g。每日 1 剂，水煎分 2 次服。

二诊（7 月 24 日）：药进 10 剂后，声嘶较前明显改善，喉部仍有不适感，无干咳，舌脉如前。间接喉镜检查：双侧声带充血明显改善，声带仍有肥厚，声门闭合良好。此属声门痰瘀渐去之象。效不更方，守原方进药共 30 剂，声嘶症状完全消失。随访 1 年未见复发。

　　按语：慢性肥厚性喉炎属中医学"慢喉痔"范畴。本病多因咽喉病后，余邪未清，结聚于喉，或过度用声，耗气伤阴，咽喉脉络干涩受损而致气滞血瘀痰凝，痰瘀互结于喉部而致喉黏膜及声带肿胀不消所致。以气结、痰凝、血瘀互结于喉窍为基本病机。中医治疗当以化痰逐瘀，行气散结为法。林丹娜自拟的化痰逐瘀汤方中三棱、莪术破气活血，散结消瘤，三棱偏入肝脾血分，莪术偏走肝脾气分，合用气血并调，相辅相成，破气行瘀，散结消积功效甚佳，张锡纯称二药治瘀血癥瘕"性非猛烈而建功甚速"；桃仁、土鳖虫祛瘀通经脉，且土鳖虫兼有破血续血之功，其为血肉有情之品，能深入隧路，攻剔痼结之瘀积，其合本病久病入络、久病必瘀之机；泽兰、琥珀活血化瘀，且泽兰能舒肝气而通经脉，具有祛瘀散结而不伤正的特点；桔梗、枳壳开肺运脾、化痰消滞、宣通气机，桔梗更能利咽喉以开音并载药上行以达病所；昆布、海藻、海蛤壳、浙贝母消痰，软坚散结。诸药合用，共奏化痰逐瘀，行气散结之功效，切中病机。

# 70 奇异罕见顽疾杂病怪症

## 眼睑瘙痒奇发症——从忧思气郁瘀滞顽痰论治

高某，女，48岁。上下眼睑微肿，瘙痒已数月。西医诊断为过敏性睑缘炎。中医辨证为风热湿毒蕴热。曾服除湿汤加减及外用黄降汞眼药膏，四环素可的松眼药膏治疗未效。诊其舌、脉、症，除脉象细弱乏力外，一如常人。遂细问病史："既然诊断你为过敏性睑缘炎，可有发现过敏源吗？"答："没有发现。而且很奇怪，这种病离家外出就好，回家就犯，难道是对自家过敏吗？"问："是否回家后家事、工作事比外出还忙？"答："是的。而且很压抑。"姜作周顿悟："有病生痰"，"怪病皆痰"。本病为忧思气郁，瘀滞顽痰因脾所致。上下目胞属脾，微肿瘙痒为痰。用除湿合二陈汤加减以治。

处方：白僵蚕12 g，黄芩10 g，连翘12 g，法半夏10 g，车前子（包煎）12 g，木通10 g，胆南星12 g，芒硝10 g，防风10 g，陈皮5 g，茯苓12 g，荆芥10 g，皂角刺10 g，枳壳10 g，生甘草5 g。每日1剂，水煎分2次服。服药4剂而安。

按语：易识百变之痰，难识瘀滞顽痰。《类证治裁》曰：痰"在肺则咳，在胃则呕，在心则悸，在头则眩，在背则冷，在胸则痞，在胁则胀，在肠则泻，在经络则肿，在四肢则痹，变幻百端"。对症状层出的百变之痰，则不难辨识，因先贤明训，"怪症皆属于痰"。不怪，焉能百变无穷？但对瘀滞胶固之顽痰，辨识实难！因先贤未论"难症皆属痰"。医者往往只知其难，而难识其痰。本病例，本从痰治，屡治不效，从痰论治，效如桴鼓。之所以此前未能从痰治，在于瘀阻顽痰，顽固不变，医只识真难而难识其真面。

## 顽固性失眠——从痰热血瘀阴阳失调论治

封某，女，35岁。有失眠史3年余。患者初因患乳房肿块，心情不畅，逐渐出现间断性失眠，行"乳房纤维腺瘤切除术"后，更是多思善虑，郁郁寡欢，发为通宵不寐，服地西泮等药，仍难睡易醒。症见面色黧黑，头晕头痛，心烦易汗，肢倦乏力，舌质暗红，舌苔根黄腻，脉细弦。此肝郁日久，气滞痰热血瘀，阴阳失调，神魂失养，拟化痰行瘀，交通阴阳为先。

处方：竹沥30 g，法半夏30 g，丹参30 g，炒酸枣仁30 g，龙骨（先煎）30 g，牡蛎（先煎）30 g，磁石（先煎）30 g，炒栀子10 g，胆南星10 g，川芎10 g，石菖蒲5 g，茯神15 g，夏枯草15 g。每日1剂，水煎分2次服。

复诊：服药7剂后，头晕、头痛、心烦减轻，腻苔已化大半，自觉精神舒畅，夜能入睡5小时以上。继前法参入疏肝解郁之品加减调治2个月余，诸症皆平。

按语：不寐一证，临床辨证有虚实之分，虚者有气、血、阴、阳之别，实者有痰、瘀、湿、火、郁之辨，病因病理涉及五脏六腑。临床发现很多久治不愈的患者，细究其因，总与营卫气血运行失常，痰瘀内生相关。津血本为水谷精微所化生，流行于经脉之内者为血，布散于经脉之外、组织间隙之中的则为津液。血液的运行有赖于气的推动，即所谓"气为血帅"，津液的输布和排泄，有赖于气的升降出入运动，即所谓"气能生津"。气机失常，气血运行障碍，迁延日久可致"津凝为痰""血滞为瘀"。可见气血失和是痰瘀内生的根本原因。而"痰瘀"这一病理产物一旦产生，又构成了影响津血正常输化、脏腑功能正常活动的因素，痰瘀阻滞血络心脉，上蒙清窍，则心神失养，阳不入阴，脑府阴阳失调，神机不能守舍，而致入眠不易，梦中惊魇，其根蒂在于"痰瘀作祟"。顽固性不寐，病因复杂，服安神药常常少效或罔效。我们崇"久病必瘀""百病兼痰"之说，从顽固性不寐的病理因素"痰瘀"着手，用化痰消瘀法治疗该病，取得了较好的疗效。

## 脑中有歌声症——从肾虚痰浊内阻论治

患者，男，62 岁。自觉头颅中有歌声 20 余年。患者自 20 余年前，无任何诱因而觉头颅中有歌声，影响工作，休息。唯在工作紧张时歌声略低，无头痛，无头晕，无呕吐，无复视，无共济失调，无肌张力减退。经在某医院检查，脑电图示"轻度脑萎缩"。服用中西药物及镇静剂少效。刻诊：自觉头颅中有歌声，面色少华，形体较胖，心烦，畏寒，睡眠差，舌尖红，脉沉细。体格检查：神经系统检查阴性。予以温肾化痰之法。

处方：制附子（先煎）10 g，法半夏 15 g，肉桂 3 g，枳实 15 g，僵蚕 10 g，泽泻 15 g，黄连 5 g，龙骨（先煎）30 g，丹参 12 g，茯神 15 g，牡蛎（先煎）30 g，合欢皮 15 g，陈皮 10 g。每日 1 剂，水煎分 2 次服。

二诊：服药 5 剂后，症状缓解。10 剂后，头颅中已无歌声，唯觉畏寒。嘱以"金匮肾气丸"常服，以资巩固。

按语：本病为临床怪异之证，极为罕见。遵丹溪"百病皆由痰作祟"之旨，然后综合患者的全身症状，徐宗源认为本病的病机，除由痰外，久病入络，当有瘀滞，瘀阻也是导致本病的原因之一。患者年届花甲，肾阳不足，龙火上炎是导致本病的根本原因。赵献可在《相火龙雷论》曰："命门火衰，肾中阴盛，龙火无可藏身之位，故游于上而不归。"清代医家喻嘉言曰："龙雷之性，必阴云四合，然后逐其升腾之势，若青天朗日，则退藏不动矣。"龙雷之火，生理情况下，动而中节，为温养一身之真阳。病理情况下，火起于妄或失其位，动而无方，乃经云之"壮火食气，少火生气"之理。脑为髓之海，肾主髓，阳虚阴盛，龙火上炎，则头颅（脑）中出现异响。故治疗时仍遵赵献可之"以温肾之药从其性而引之归原……而龙归大海"。以桂，附合交泰丸为君，温肾引火归元；以黄连温胆汤合僵蚕以祛痰；以枳实，丹参行气化瘀；以泽泻寓通于补；以龙骨，牡蛎重镇潜阳；以合欢皮安神。诸药合用则收效奇佳。

## 异物如蛇症——从痰瘀交阻上蒙清窍论治

冯某，女，38 岁，2001 年 10 月 8 日诊。患者自 2001 年 6 月份左右，午睡时自感身体中有物如蛇，从脚至头行走，且可说话，约 5 分钟后，又从头向下行走，至脚即愈。并见阵发性说颠三倒四的阴阳话，四肢乱动，平卧则愈，哭啼仿若男、女音，心中了了却不能控制，每次发作 10～30 分钟。服巴氏合剂 7 日，症状减轻甚至消失。但停药后呵欠连连，下肢酸沉，症复如故。头颅 CT 检查未见异常。现症如上述，谈病则急怒，食欲正常，月经量中等，色紫有块，经前腹痛，现月经干净 4 日，带下不多，睡眠不宁，恶梦纷纭，舌质淡紫，舌下静脉略紫，舌苔黄厚腻，脉沉。此病虽然症状纷纭，然从舌苔舌质来看，辨证当属痰瘀交阻而偏于痰热。故治当清热化痰，佐以活血化瘀，方选黄连温胆汤加减。

处方：法半夏 18 g，茯苓 30 g，枳实 10 g，竹茹 20 g，丹参 30 g，石菖蒲 20 g，陈皮 12 g，郁金 20 g，生龙骨（先煎）30 g，黄连 10 g，生牡蛎（先煎）30 g，琥珀 5 g，柴胡 12 g，生甘草 5 g。每日 1 剂，水煎分 2 次服。

二诊：服药 10 剂后，症状基本消失。昨日上午突然心中不适，时许即愈，余无所苦。嘱续服 10 剂，以资巩固。追访半年未见复发。

按语：对身体似有异物行走，说话语无伦次病症的诊治，方书中记载较少。对本病的治疗，常在主症的基础上，重点结合伴见症状以确定其性质，屡收佳效。本例患者在主症身有异物行走的同时，伴见舌质淡暗，舌苔黄厚腻，故辨证为湿热内蕴，痰瘀交阻，上蒙清窍，下扰肝胆，肝胆不宁，神不内守。故方选温胆汤健脾除湿，清胆宁神，加黄连清热泻火，佐生龙骨，生牡蛎，酸枣仁养心安心，镇惊除烦。因血行则水行，血瘀则水停，故选丹参一者活血化瘀，二者活血以利除湿。由于辨证准确，配伍精当，故取得预期疗效。

## 背部汗出如水症——从痰热内郁胆火上炎论治

李某，女，65岁，1993年2月26日初诊。背部汗出如水20余年，每当进食或稍劳累即汗流浃背，汗出后恶风，须用手绢塞紧衣领挡风。近来胸脘痞满，食欲不振，口干苦，心烦，两耳时如蝉鸣。舌质稍红，舌苔黄厚，脉弦滑略数。辨证为痰热内郁，胆火上炎之汗证。治以清胆，解郁，化痰，方选温胆汤加减。

处方：法半夏10 g，枳实12 g，陈皮10 g，石菖蒲12 g，栀子10 g，厚朴12 g，竹茹10 g，茯苓20 g，黄芩10 g，石决明（先煎）20 g，甘草5 g。每日1剂，水煎分2次服。

复诊：服4剂后，背汗大减，仅微汗出，恶风不显，其他症状均减轻。守上方继服7剂后病愈。

按语：患者虽背汗出多年，但有痞满口苦，心烦耳鸣等症，是少阳胆火为痰湿内郁，升发外达受挫所致，故不可按常规应用补益，收敛之剂，而只宜清解，否则必使郁滞更重。背为阳，胆火内部，同气相求，故郁蒸而背汗出。劳则阳气外达，食则生湿助热，故见汗出如水。汗出后恶风，非是阳气虚，而是阳气被痰湿郁阻于里，失于卫外所致。以温胆汤加减治疗，痰湿郁结一开，邪热得以清透，诸症自除。

## 凌晨胃脘汗出症——从中焦痰热内郁论治

李某，女，61岁，1996年3月12日诊。自述有"胃炎"病史7余年。2个月前因情志不畅，出现凌晨5时胃脘部汗出，伴胃脘痞满，隐痛纳差，食后脘痞更甚，嗳气，无反酸，二便尚调，舌质淡红，舌苔黄厚，脉弦。曾服吗丁啉，效不显。证属中焦痰热内郁，治当清热化痰，理气解郁，方用四逆散合温胆汤加减。

处方：柴胡12 g，白芍10 g，栀子12 g，枳实10 g，黄芩12 g，厚朴10 g，陈皮10 g，茯苓20 g，法半夏10 g，竹茹10 g，甘草5 g。每日1剂，水煎分2次服。

服第2剂后，胃脘部汗出即止，脘痞减轻，纳食增加。共服6剂而痊愈。

按语：患者素有胃疾，中焦失运，痰浊自生。复因情志不畅，肝气内郁，气郁化热，热与痰合，阻于中焦，使升降失调。凌晨寅时正值阳气始升之时，而肝气主升发，亦应之而动，故随天之阳气蒸腾作汗。治当疏肝理气解郁，清化中焦痰热，使郁解痰祛，汗出等症自愈。

## 上背部冷胀症——从痰热痹阻清阳论治

患者，男，40岁。上背部反复冷胀3年，天气寒冷及睡眠后加重，大便干结，3～4日1行，小便黄。舌质红，苔黄腻，脉弦。辨为痰热证。冷胀为痰热痹阻清阳所致，治宜清热化痰，理气宽胸。方选小陷胸汤加味治疗。

处方：黄连5 g，瓜蒌10 g，法半夏10 g，九香虫5 g，木香5 g，制南星10 g，柴胡10 g，生大黄10 g，甘草5 g。每日1剂，水煎分2次服。

复诊：服药7剂后，背部冷胀明显减轻，大便1日1行，爽而不结。守方去大黄，加枳实10 g，继续服用。7剂后，其病痊愈。随访半年，痼疾未发。

按语：本例辨证颇有疑惑，背部冷而且胀，按常理应为寒邪作祟，或阳虚所致，但遵"怪病多因痰作祟"，治疑难病治痰为第一要义之理念，一语中的指出："背部冷胀是假，痰热是真；背乃胸中之府，痰浊痹阻于胸，胸阳不能转运于背，故冷而胀"。如此"疑"病，层层剥释，去伪存真，故用瓜蒌，黄连，胆南星，法半夏诸药清化热痰，用木香，柴胡，九香虫诸药理气宽胸，效如桴鼓。

## 下午发热身畏寒症——从气机郁滞痰热内扰论治

刘某，女，62岁。因"畏寒20年"于1993年5月13日前来就诊。患者20余年前无明显原因，出现从双下肢足底至膝关节处畏寒，继之延及腰背，逢18～19时发热，但体温测量正常，伴口苦思热饮，头昏，纳食，睡眠，二便均可，舌质淡红，舌苔薄黄腻，脉弦滑。查患者门诊病历手册，前医曾拟桂枝汤，桂附理中汤等温中散寒类药物治之，罔效。治以温胆汤加味。

处方：竹茹5g，枳实12g，法半夏15g，陈皮12g，茯苓25g，薏苡仁30g，杏仁12g，豆蔻10g，厚朴12g，通草12g，滑石（包煎）18g，甘草3g。每日1剂，水煎分2次服。

二诊：服完3剂后，头昏除，畏寒发热微，余症明显减轻。再继服原方10剂后病愈。

按语：此为治疗又颇感棘手的寒热错杂案，从中医整体观念出发，根据四诊所得，审症求因，此乃因肝胆经脉相互络属，互为表里，湿热蕴结肝胆，正邪交争，疏泄失职，气机郁滞，痰热内扰，即肝胆郁热所致。治宜清热化痰，疏肝利胆解郁，故奏效矣。

## 幻听幻觉症——从气郁风动痰蒙脑窍论治

杨某，女，13岁，1991年11月20日就诊。主诉出现幻听，幻觉3月余。患者3个月前因初中考试成绩受挫后出现幻听，幻觉，注意力不集中，烦躁易怒，头昏而前往医院诊治。经查神经系统无异常，未见心脑系统疾患而转中医治疗近3个月，收效不显。即查舌象，舌质淡红，舌苔薄白微腻，脉象弦滑微数。治以温胆汤加味。

处方：竹茹5g，枳实12g，法半夏15g，陈皮12g，茯苓25g，生龙骨（先煎）30g，生牡蛎（先煎）30g，炙远志12g，丹参15g，石菖蒲10g，郁金10g，酸枣仁（研末冲服）15g，葛根15g，甘草3g。每日1剂，水煎分2次服。

二诊：服完3剂后，幻听、幻觉消失，烦躁易怒，眠差，头昏稍减。再以原方加减，又服5剂后而病告痊愈。

按语：《三因极一病证方论》曰"七情忧乱，郁而生痰"。本例情志不遂则肝气失之条达，气机逆乱，气郁风动，风痰上蒙脑窍。治宜豁痰开窍，祛风解郁，镇惊安神。故收效甚佳。

## 入夜幻视症——从痰热内扰心神不宁论治

患者，男，23岁，2004年7月13日初诊。自诉1年来，每晚夜里2时前不敢入睡，看见身披黑衣之鬼站在阳台上。如果提前入睡，必于夜里2时前醒来，看见黑衣之鬼，心中十分恐惧。刻诊：面色秽黯而垢，眼眶周围黯黑，自诉身体倦怠乏力，头脑昏沉，口干口苦，舌质红，舌苔黑褐而腻，脉弦滑数。方选黄连温胆汤加减。

处方：黄连5g，法半夏10g，竹茹12g，栀子15g，枳实10g，陈皮15g，茯神10g，酸枣仁30g，胆南星10g，石菖蒲10g，珍珠母（先煎）30g，生姜5片，大枣5枚，炙甘草5g。每日1剂，水煎分2次服。

二诊：服药7剂，日泻10余次，已无幻视，夜能入睡平稳，面色有光泽，舌质红，舌苔变为薄黄腻，口干苦与眼眶黯黑均减，仍感乏力倦怠。效不更方，继服7剂愈。

按语：本例西医诊断为幻视，中医辨证属痰热内扰，心神不宁。平素喜饮酒，助湿生热，日久湿聚为痰，热极似水，故见黑褐色而腻舌苔，痰热蒙蔽上焦，清阳不升，故见面色秽黯而垢，眼眶周围黯黑，头脑昏沉；痰热阻滞于中焦，津液不能上达，故见口干口苦；痰热困滞于周身，故见身体倦怠乏力，脉弦滑数。痰热扰乱心神，故见夜不能寐，幻视黑衣鬼。治以清胆化痰，安神定志。方中胆南星、陈皮、法半夏、竹茹、枳实、生姜、茯苓理气化痰；酸枣仁、珍珠母宁心安神；栀子、黄连清热疏肝利胆；石菖蒲化痰开窍；甘草、大枣和中。诸药合用，共奏清胆化痰，安神定志之效。

## 呆滞幻听症——从痰瘀交阻蒙蔽清窍论治

田某，女，19岁，2000年4月5日诊。表情呆滞，幻听3个月。病起于3个月前，因患狐臭，在学校遭到同学讥笑，精神压抑，随致哭笑无常，渐至幻听。曾服西药月余（药名不详），效果不明显。刻诊：表情呆滞，幻听，整日听到村里的喇叭里喊叫她，休学在家，夜寐梦多，情绪低落，说话少，语调低，反应略有迟钝，不思饮食，胃脘舒适。大便干燥，常3～4日1行，小便利，月经正常。舌质略红，舌苔黄厚腻，舌下静脉淡紫。综合分析，辨证为痰瘀交阻，蒙蔽清窍。治宜清热化痰，活血开窍。方选黄连温胆汤加减。

处方：黄连5g，茯苓30g，竹茹15g，丹参20g，大黄10g，石菖蒲30g，法半夏13g，郁金30g，枳实5g，生龙骨（先煎）30g，陈皮12g，生牡蛎（先煎）30g，甘草5g。每日1剂，水煎分2次服。

二诊：服药5剂后，表情仍有呆滞，但较前活泼，愿意与人说话，幻听如故，纳食增加，舌质淡红，舌苔薄腻而黄。药已中的，续服5剂。

三诊：当患者服至第4剂药时，突然感觉耳内一声鸣响，若道路突然畅通，幻听消失，精神焕然一新，已恢复正常。舌质淡红，舌苔薄而略腻，嘱患者续服5剂，以资巩固。追访3个月，患者一切正常。

按语：本例患者从诊断上来看，当属精神负担过重所致的抑郁症。一般采取疏肝理气之法治之，然此案患者表现为舌质红，舌苔黄厚腻，舌下静脉淡紫，显系痰瘀交阻而偏于痰湿。气血水（津液）三者关系至为密切，气行则血行，气行则水行。患者精神负担过重，势必导致气机郁滞，气滞日久，必致血瘀，水湿（痰湿）内停，痰瘀交阻，上蒙清窍，故见表情呆滞，幻听，夜寐梦多，情绪低落，说话少，语调低，反应略有迟钝；脾喜燥恶湿，痰湿中阻，脾不健运，故症见不思饮食；气滞湿阻，大肠传导功能失常，故大便干燥，舌苔黄厚腻而舌下静脉淡紫说明湿热（痰热）多于瘀血，故方选黄连温胆汤清热祛痰，加石菖蒲，郁金祛湿开窍；佐丹参以活血化瘀，大黄清热通下。诸药合用，共奏清热化痰，活血开窍之功，故取得良好疗效。

## 幻觉进食症——从痰浊上蒙心窍论治

仝某，女，32岁，1994年5月11日初诊。患者平素纳呆食少，胃脘痞满，形体瘦削。10日前正做晚餐时，突被异性从身后搂抱而大惊卒恐，遂彻夜不敢寐，赴某精神病院住院予镇静冬眠等法治疗，病状如故。反增不能瞑目，阖目则自觉犹如进食，感口中咀嚼，但别人并无所见，伴胃中蠕动鸣响，颇以为苦，家人惶急无奈而求诊于中医。刻下表情淡漠，眼露惊恐，僵卧直视，然询之尚能答。自谓上腹胀满，嗳气频作，时有恶心，口气秽臭，幻觉同前，喃喃独语，头沉昏矇，小溲黄赤，大便已7日未行，舌质紫苔黄厚腻，脉弦滑促。《内经》曰："惊则气乱""恐则精却"，今痰随气升，脑中窍络窒塞；元神失司，阳气不得入阴，故见弗能交捷，幻觉由斯滋生。姑拟降气化痰，安神定志，交通阴阳之法治之。方予顺气导痰汤、交泰丸化裁。

处方：法半夏30g，陈皮10g，茯苓10g，胆南星10g，香附10g，黄连10g，肉桂3g，石菖蒲10g，远志10g，杏仁10g，竹茹10g，降香10g，滑石（包煎）30g，生龙骨（先煎）30g，生牡蛎

（先煎）30 g，甘草 3 g。每日 1 剂，水煎分 2 次服。

二诊：服药 3 剂后，神智清晰，对答流利，闭目咀嚼感消失，每日可寐 3 小时许，大便已通。上方参入焦栀子 10 g、钩藤 15 g，继进。服药 4 剂后，诸症平复如初。

按语：苏衍卿翻阅大量文献，尚未见有幻觉进食感之报道。考《临证指南医案·癫痫》曰："癫由积忧积郁，病在心脾包络，三阴蔽而不宣，故气郁则痰迷，神志为之混淆。"综观脉症，斯患正系"痰迷"而"神志为之混淆"使然。遵叶天士之说，亟宜行气降逆，劫夺痰浊治其本，清火导赤，安神镇潜图其标。俾气行则痰消，气降则痰顺，火熄则湿孤，并力捣其窠臼，以解其痰浊上蒙之势。方取顺气导痰汤，降痰气之上逆，重用法半夏可化痰安神并举，乃受《内经》法半夏秫米汤交通阴阳，以疗不寐之启迪，生龙骨、生牡蛎增其镇潜安神之功。又见痰郁化热，心火内炽之象，故取黄连、栀子、竹茹清化痰热；滑石导心火自小肠而出；佐石菖蒲、降香降逆开窍。诸药合和，寒温并投，药后痰消气顺，火清神宁，阴阳交泰而病自向愈。方中辛温之品，可防苦寒太过，克伐中阳而酿湿化痰之忧。

## 周期性呕吐症——从痰热内郁胆胃不和论治

周某，9 岁，女，2005 年 10 月 10 月 18 日初诊。患者于 2005 年 1 月 30 日开始无明显原因出现呕吐，时作时止，家人认为受寒引起，开始时未引起重视，后因病情加重，甚则呕吐胆汁，而到南昌市某医院就诊，诊断为急性胃炎而收入住院，经治疗后病情缓解而出院。后因病情反复发作，先后在江西省某儿童医院住院 5 次进行治疗，诊断不明，病情也无改善。至 2005 年 9 月，呕吐又作，每周发作 2～3 次不等，服药后可暂时缓解，至 10 月份发作更为频繁，每周发作 5～6 次不等，甚者 1 日可发作多次，每次持续时间达 20 分钟，每次发作伴发热、怕冷，每周呕吐后停 1～2 日，呕吐又作，呕吐物初为食物，后转为呕吐黄绿苦水，甚则见呕吐时口中有血丝，伴低热、短气、胸闷、心悸。曾到上海第二医科大学附属医院儿童医院就治，共住院 2 个月，经上海市各专家扩大会诊，诊断为"周期性呕吐，消化道功能紊乱"。

经治疗后，病情无明显改善而出院，出院后而求中医诊治。现症仍呕吐黄绿苦水，短气，时欲深呼吸，心跳加快，发低热，有时在呕吐时见口中有血丝，胃不痛，口吐酸水，不吐清水，胃中不灼热，亦不嘈杂，口干口渴，欲饮冷水，发热时恶寒，关节不痛，纳食可，大便干结，小便黄，口不黏，咽不痛，舌质红，舌苔黄厚腻，脉弦寸浮稍数。辨证为少阳邪热迫胃，胆胃不和。治疗以和解少阳枢机，清胆和胃，理气化痰，用小柴胡汤合温胆汤治疗。

处方：柴胡 5 g，法半夏 5 g，党参 5 g，黄芩 5 g，茯苓 5 g，陈皮 5 g，枳实 3 g，竹茹 5 g，炙甘草 3 g，生姜 2 片，大枣 3 枚。每日 1 剂，水煎分 2 次服。

二诊：服药 3 剂后稍好转，呕吐次数明显减少，仅上周及本周各呕吐 1 次，但不呕吐黄绿苦水。口不干不苦不黏，咽不痛，腹不痛，胸不闷，心不悸，食少纳呆，食后胃脘胀满，嗳气，胃中灼热，大便干，小便黄，舌质红，舌苔黄厚腻，脉浮数稍滑。予银翘马勃散合温胆汤加减。

处方：金银花 5 g，连翘 8 g，马勃（包煎）5 g，射干 5 g，牛蒡子 5 g，陈皮 5 g，法半夏 5 g，茯苓 5 g，香附 3 g，紫苏梗 3 g，神曲 5 g，竹茹 5 g，枳实 3 g，生姜 2 片，大枣 3 枚，甘草 3 g。每日 1 剂，水煎分 2 次服。共服药 20 余剂而病愈。

按语：呕吐是由于胃失和降，胃气上逆所致的以饮食、痰涎等胃内之物从胃中上涌，自口而出为临床特征的一种病症。本例患儿呕吐发作近 10 个月，虽经多方治疗，病情并无明显改善，西医诊为"周期性呕吐"。伍炳彩经过细心诊察后，认为患者以呕吐发热为主，吐出物为苦绿水，故辨证为湿热郁于少阳，邪热迫胃，胆胃不和，《金匮要略》曰："呕而发热者，小柴胡汤主之。"所以初以柴胡温胆汤和解枢机，清胆和胃，理气化痰，后用银翘马勃散合温胆汤利咽解毒，清胆和胃，除湿化痰治疗而取效。

《温胆汤》首见于《千金备急方》，后经历代医家不断加减，在该方的基础上又形成了温胆汤类方，如十味温胆汤、黄连温胆汤、柴芩温胆汤、桑钩温胆汤等，广泛地应用于临床治疗内科杂病。该方具有理气化痰，清胆和胃之功，主治胆胃不合，痰热内扰之证。胆属木，为清净之府，喜温和而主生发，失其常则木郁不达，胃气因之不和，进而化热生痰。方中法半夏降逆和胃，燥湿化痰；竹茹清热化痰，止呕除烦，枳实行气消痰，使痰随气下；陈皮理气燥湿；茯苓健脾渗湿，俾湿去痰消；姜、枣、草益脾和胃；共奏理气化痰，清胆和胃之效。

## 腹中气上窜症——从肝郁化火痰湿中阻论治

张某，女，60 岁，1991 年 11 月 20 日前来就诊。腹中气上窜 3 年。患者 3 年前因与丈夫吵架后，出现腹中气上窜，胸胁酸胀，小腹、少腹均感胀满不适，呃逆，口干时苦，鼻腔干燥，烦躁易怒，头痛如裂。既往有肝轻度肿大，慢性胆囊炎病史。舌质淡，舌苔薄黄微腻，脉弦滑。3 年来患者服过大量中西药物无效。治以温胆汤加味。

处方：竹茹 5 g，山楂 15 g，陈皮 12 g，茯苓 25 g，生龙骨（先煎）30 g，法半夏 15 g，生牡蛎（先煎）30 g，旋覆花（包煎）12 g，葛根 30 g，枳实 12 g，神曲 30 g，甘草 3 g。每日 1 剂，水煎分 2 次服。

二诊：服完 6 剂后，腹中气上窜已微，呃逆，腹胀已除，烦躁易怒，头痛如裂稍减。再以原方合逍遥散加减，继服 15 剂后而告痊愈。

按语：肝主升发，胃主下降。怒则伤肝，肝郁化火，横逆犯胃，则气机升降失调；肝郁化火，灼液为痰，痰湿中阻，运化失职，升降失常，故诸症迭现。治宜和胃降逆止呃，疏肝理气解郁，故取效甚佳。

## 夏季五味不辨症——从痰浊蕴胆逆胃扰心论治

强某，男，54 岁，1986 年 8 月 7 日初诊。每至夏季则失去味觉已 3 年。2 个月前突然又作，由医院反复检查，原因不明。经多种治疗均无效，目前口淡多涎，五味不辨，神疲乏力，嗜睡，舌质淡润，舌苔薄腻，脉濡。怪病多痰，此病本有痰，痰浊蕴胆经，其逆于胃，沃于心窍，舌为心之苗，可见其标舌窍五味不辨，且予清胆祛痰，和胃利窍，方用温胆汤加减图治。

处方：法半夏 12 g，茯苓 10 g，炒枳壳 10 g，炒竹茹 10 g，炒陈皮 5 g，乌梅 10 g，石菖蒲 10 g，炙甘草 5 g。每日 1 剂，水煎分 2 次服。

二诊：服药 20 余剂，味觉全部恢复正常。

按语：本病殊为罕见《难经》曰："脾气通于口，口和则知其味矣。心气通于舌，舌和则知五味矣。"原痰蕴胆经，逆于脾胃，沃于心窍，故口舌为之不和，味觉因之不辨，方用温胆汤清净胆气，加乌梅乃局方二陈汤合乌梅同煎，取其和胃化痰之功。胆清则心脾气和，窍开而五味能辨，味觉灵敏矣。

## 寐则痉挛抽搐症——从痰浊内阻引动肝风论治

刘某，男，13 岁，1998 年 8 月 5 日初诊。家属近期发现患儿在睡眠中出现小腿痉挛性抽搐，以左腿为甚，1～2 小时发作 1 次，或不定时发作，每次持续 10 分钟左右，时常伴有遗尿症状，唤醒后症状消失，四肢活动如常。无其他病史及阳性体征，意识思维正常，神经系统未引出病理反射，经 CT、脑电图等检查均无异常发现，神经科初步诊断：肌阵挛。邀余诊时，症见患儿精神尚好，反应灵活，头颈、脊柱四肢活动灵活，无畸形，舌苔薄黄微腻，脉滑。证属痰浊内阻，痰引风动。治宜祛痰息风通络为法。

处方：陈皮 10 g，石菖蒲 10 g，法半夏 10 g，白僵蚕 5 g，茯苓 10 g，郁金 10 g，枳实 10 g，竹茹 10 g，丝瓜络 10 g，天麻 8 g，桑寄生 10 g，胆南星 5 g，甘草 5 g。每日 1 剂，水煎分 2 次服。

二诊：上药服 3 剂后，入寐后下肢小腿抽动频率，次数减少。按原方再服 7 剂，症状完全消失，夜间遗尿症状亦随之消失。3 个月后其父特来告知未复发。

按语：本病属中医学"瘛疭""风证"范畴。其病发作时间，性质较为特殊。按朱丹溪"怪病多痰，痰火生异病"之论，符合本病特性。由于痰浊内滞，上犯累及脑窍及经络，痰阻风动，故以祛痰涤痰搜风为治疗基本原则，故在涤痰汤中加通络搜风之剂。痰之与风常相伴而行，或先痰后风，或先风后痰，或两者兼而有之。本病治风首治痰而达到痰消风灭，而抽搐自停。

## 头摇足颤症——从胆胃不和痰热动风论治

陈某，男，45 岁，1997 年 8 月 15 日初诊。诉头摇，手足微颤反复发作已 2 年。近月来发作更甚，手足颤抖，发而手不能持物。患者由家属 2 人扶来就诊，步履困难，坐立不稳，两手及下肢颤动不止，头昏目眩，胸闷泛恶，呕吐痰涎，口语不清，心烦不眠，食欲减退，口苦口臭，平素嗜好酒烟，舌体胖大有齿痕，舌质红，舌苔厚腻，脉滑数。证属胆胃不和，痰热动风。治以豁痰熄息风，清胆和胃。

处方：法半夏 10 g，茯苓 15 g，竹茹 10 g，山楂 15 g，枳实 10 g，僵蚕 10 g，葛花 15 g，陈皮 10 g，白芍 10 g，制南星 10 g，钩藤 10 g，甘草 5 g。每日 1 剂，水煎温服 2 次。同时嘱咐患者戒酒烟，忌辛辣刺激之品。

复诊：连服 10 剂后，患者独自来诊，诸症基本消失。按原方去白芍、山楂、钩藤，加白术 10 g，山药 10 g，继服 10 剂，以巩固疗效。随访 5 年未见复发。

按语：患者平素嗜好酒烟，痰湿从生，积痰日久化热，痰热动风，致使心神失主，筋脉肢体失控而致全身颤动不止，坐立不稳。治宜豁痰息风，清胆和胃。方中法半夏燥湿降逆化痰；茯苓健脾渗湿，湿去痰无以生；陈皮利气；甘草和中益脾，脾健能胜湿，气利则痰无滞留；加制南星以治风痰，增枳实理气顺降宽中；葛花解酒醒脾；山楂消食导滞；白芍养血濡筋，土中泻木，为缓急治颤之良药；僵蚕、钩藤息风解痉。诸药合用，痰消风息，心神得养，筋脉肢体濡润通畅，颤震自然消失。

## 隔旬嗜睡顽症——从痰热蒙蔽心窍论治

龙某，男，55 岁，1990 年 3 月 16 日诊。因隔一旬，嗜睡一旬，不分昼夜反复发作 5 个月，曾多方医治无效而来诊。脑电图、脑血流图、脑 CT 检查均正常。其弟代述：患者入睡前感觉全身乏力，精神极度困倦，哈欠不已，继之进入睡眠阶段，其间不吃不喝，鼻有鼾声，心跳减慢，48 次/min，大小便失禁，四肢厥冷，苏醒后感头昏重，反应迟钝，神疲纳差，胸脘痞闷，大便正常，小便略黄，舌质红，舌苔黄厚而腻，脉濡数。脉症合参，辨为湿热酿痰，蒙蔽心包。治宜清热化湿，豁痰开窍。方用石菖蒲郁金汤加减。

处方：石菖蒲 15 g，薏苡仁 30 g，郁金 15 g，菊花 10 g，滑石（包煎）30 g，竹叶 10 g，枳实 15 g，远志 10 g，栀子 15 g，连翘 10 g，竹沥（冲）5 匙，姜汁（冲服）3 滴。每日 1 剂，水煎分 2 次服。

二诊：服药 5 剂后，自述头不昏重，食欲好转，精神亦佳，10 日已至，未有倦意，且如常人作息，舌苔薄腻微黄，脉濡数。后以健脾化痰巩固疗效，随访 1 年未发。

## 点头咬牙斜视症——从痰气上逆蒙闭清窍论治

王某，女，10 岁，2001 年 4 月 10 日初诊。患病 2 年，症见点头，咬牙，斜视。天气变冷或劳累或过度紧张则加重。一个人不敢在屋，听到异常声音则惊恐，做鬼脸，手擅抖，关节疼痛。舌质淡白，舌苔薄白，脉缓。经 CT、磁共振、脑电图等检查，均无异常。经详询病史，得知患儿曾有受惊吓病史。

经曰："惊则气乱。"盖此病由于患儿惊吓过度，致使气机逆乱，津液运行不畅而停聚为湿为痰，痰随气逆，蒙闭清窍，致使出现点头，咬牙，做鬼脸，手擅抖等症频作。病机既明，治当清胆祛痰，开窍息风，故选黄连温胆汤加减。

处方：竹茹 10 g，茯苓 20 g，生龙骨 10 g，法半夏 10 g，生牡蛎（先煎）10 g，酸枣仁 20 g，丹参 10 g，陈皮 5 g，石菖蒲 10 g，枳实 3 g，郁金 10 g，甘草 3 g。每日 1 剂，水煎分 2 次服。

二诊：服药 7 剂后，症状大减，患儿已基本不再点头，咬牙。偶尔受到外界刺激还做鬼脸。嘱续服 7 剂，以资巩固。追访 3 个月未见复发。

按语：本例患者从点头、咬牙、斜视来看，考虑肝风内动，魂不守舍。但是何因所致肝风内动，乃痰热内扰肝胆之故。盖小儿为稚阳之体，脏腑清灵，气血未充，受到外界刺激每易导致气机逆乱，气滞湿停，郁久化热，痰热扰动肝胆，魂不守舍，故见点头咬牙，做鬼脸，胆怯害怕，睡眠中惊醒等症。是以遣黄连清泄肝胆之热，温胆汤健脾祛痰；生龙骨、生牡蛎镇惊安神；酸枣仁养心安神；石菖蒲、郁金、丹参芳香开窍，活血化瘀以利祛痰。诸药共奏清热化痰，开窍镇心安神之效。由于辨证准确，是以取得良好疗效。

## 恐惧黑夜症——从胶痰日久壅郁上涌论治

患者，男，32 岁。自述 2 年来长期失眠，每入睡即有天下巨石砸头之感，随即惊醒，惶恐不安，心中悸动，彻夜不眠，再次入睡仍有上述之感。为此，患者恐惧黑夜，痛苦至极。由于久病不愈，身体渐衰，倦怠乏力，口燥咽干，便秘尿黄。2 年来多处求医诊治，镇静安神，滋补心肾，镇肝潜阳，滋阴降火，泻下清热，安神养心，皆罔效，故来中医诊治。诊见患者精神不振，面黄无华，诊脉滑数，舌质红，舌苔黄腻。据患者脉症详细剖析，此病乃痰火实热所致。拟涤痰攻逐法，给予礞石滚痰丸服之，并加服中药。

处方：礞石 30 g，大黄 10 g，沉香 10 g，木香 10 g，黄芩 10 g。每日 1 剂，水煎分 2 次服。

服药 1 剂后，泻下黏液性稀便 10 余次，当夜入睡 2 小时，已无落石之感。服 2 剂后，已能安然入睡，诸症尽除。

按语：本例患者 2 年来长期彻夜不眠，暗耗阴液，阴虚生内热，热灼津液，胶固成痰，痰积日久，好似沟渠污浊壅郁，倒流逆上，痰浊上涌，故而有闭目天下巨石之感，正如古人曰："百病多由痰作祟。"痰积日久，胶固已甚，非一般祛痰药所能胜，故必用涤痰攻逐法，引而决之。选用礞石滚痰丸，方中青礞石逐顽痰，大黄，黄芩引痰火下行，沉香调畅气机。四药配合，涤痰清热，引火下行。礞石滚痰丸原出元代王隐君所著《丹溪心法附余》，用其治疗实热老痰，顽痰胶固之症，以口燥咽干，便秘为用方依据，后《张氏医通》又补充了舌红，苔黄，脉滑为应用指征。

## 躁狂多食症——从痰热互结腑气不通论治

张某，男，32 岁，1966 年 8 月 6 日初诊。患者神志异常，打人毁物，消谷善饥，日餐无度已半月，服药罔效。一次，竟将其父刚买熟猪血 3 kg 一气吞下。视之，腹大如鼓，询问其家人不大便已逾 5 日。两目直视，舌质红，舌苔黄厚腻，中部灰褐，脉滑实而大。证属痰热互结，胃火炽盛，腑气不通。拟通腑泻热，开痰散结。方选黄连温胆汤化裁。

处方：枳实 15 g，郁金 15 g，黄连 10 g，法半夏 15 g，竹茹 15 g，橘红 12 g，茯苓 15 g，芒硝（后下）15 g，大黄（后下）15 g，甘草 5 g。每日 1 剂，水煎分 2 次服。

二诊：服药 2 剂，大便未解，反增呕恶，将大黄，芒硝均增至 30 g，便仍未行。上方去甘草，加甘遂末 5 g，分 2 次冲服，加赭石（先煎）30 g。

1 剂后，泻下黑褐色稀便间杂粪块约一脸盆，继而下痰涎脓性便数次，腹胀大消，不再求食，静卧

2 天，神识基本正常。后用六君子汤加减，调养数日，诸症悉平。随访至今，体健。

## 头皮麻木疼痛症——从痰湿中阻气血不荣论治

郭某，女，34 岁，1990 年 4 月 11 日就诊。自述头皮麻木疼痛 2 年。患者于近 2 年来常因梳理头发或用手抚弄头发等机械刺激，而诱发头皮疼痛和麻木，约持续半小时后，逐渐减轻直至消失。曾经中西医多方治疗，症状时有反复，故前来求治。刻诊：头皮麻木疼痛，头晕，嘈杂，口淡不欲饮，舌苔白腻，脉濡。辨证为痰湿中阻，气血不能上荣。方用二陈汤加减。

处方：陈皮 10 g，茯苓 25 g，法半夏 10 g，厚朴 15 g，苍术 10 g，枳壳 12 g，木香 10 g，甘草 10 g。每日 1 剂，水煎分 2 次服。

复诊（4 月 18 日）：自述服药 5 剂后，症状明显减轻，嘱继服 4 剂。

三诊时，诸症基本消除。因脉显虚象，再用健脾益气法，以善其后。随访半年未发。

按语：所谓怪病，是指异乎寻常，疑难而奇特的病证。对这类病证，确诊较难，治疗亦颇棘手。此案经中西医药较长时期治疗，而效果不显。痰邪致病，变化多端，错综复杂。《杂病源流犀烛》曰："痰之为物，流动不测，故其为害，上至巅顶，下至涌泉，随气升降，周身内外皆到，五脏六腑俱有。"故由痰而引起的疾病，常千奇百怪，多种多样。怪病从痰治，并非说所有怪病皆从痰治，因为如瘀血等致病因素也能导致怪病。因此，准确诊断是第一要义。本例既无明显虚实之象，又无明显气郁、火郁、血郁、食郁之征，然而却或多或少地发现有痰湿郁滞征象存在，故经施用化痰、逐痰等法治疗，效果良好。总之，怪病从痰治，具有不可低估的临床价值。

## 呕哕吐涎不止症——从脾肾虚弱痰湿不运论治

詹某，女，40 岁，1991 年 3 月 4 日就诊。自述呕哕痰涎 4 年。患者 4 年多来，常感呕哕嘈杂，并吐涎。每日吐涎 5~6 次，呕吐物为黏涎水或线或条，甚则涎长 1 米有余，每次发作 10 分钟左右自止。病后多方求医，经中西医治疗病情未见好转。刻诊：平素纳少，大便稀溏，呕涎重时伴有头晕，头胀，头痛等症。舌体胖，舌苔厚白而微黄，脉弦滑。此属脾肾虚弱，津液不运之证。治以祛痰燥湿，佐以补益脾肾。方用涤痰汤加味。

处方：黄芪 40 g，胆南星 10 g，竹茹 10 g，陈皮 12 g，法半夏 10 g，茯苓 10 g，石菖蒲 12 g，远志 10 g，补骨脂 10 g，熟地黄 10 g，泡参 10 g，柴胡 10 g，紫石英 10 g，全蝎 3 条，紫河车（研末冲服）5 g，甘草 6 g。每日 1 剂，水煎分 2 次服。

复诊（3 月 10 日）：述其服药 5 剂后，呕哕，嘈杂大减，吐涎次数减少，量亦减少。仍用原方继服，至 3 月 15 日来诊，自述症状基本消除，食欲好转。继服原方以巩固疗效，半年后随访，未见复发。

## 饮酒致脑出血——从痰热闭窍论治

罗某，男，65 岁。2000 年 5 月 6 日初诊。因左侧肢体活动不利 1 日入院。患者平素喜饮酒，本次因饮酒而发。体查：血压 150/90 mmHg，双肺可闻及少许痰鸣音，心肝脾无异常发现。神经系统检查：言语清晰，双侧鼻唇沟对称，左侧肢体肌张力降低，肌力Ⅳ级。头颅 CT 示右侧颞叶出血（出血量约 30 mL）。刻诊：左侧肢体活动不利，喉间痰鸣，纳呆，大便 2 日未解，尿黄，舌质红，舌苔黄略腻，脉滑数。西医诊为脑出血；中医辨为痰热闭窍。治以清热化痰，醒脑开窍。方选温胆汤加减。

处方：法半夏 12 g，竹茹 15 g，胆南星 12 g，黄芩 15 g，枳实 12 g，茯苓 15 g，石菖蒲 12 g，陈皮 5 g，生大黄（后下）5 g，远志 5 g。每日 1 剂，水煎分 2 次服。同时，配合西医脱水，支持，对症处理。

二诊：服药 3 剂后，患者精神好转，喉间痰鸣减少，排出稀烂大便 2 次。上方去大黄，加白术、神曲各 10 g。又服 5 剂，诸症均明显好转。继以健脾祛湿、活血化瘀、舒经通络之剂调理，住院 1 个月，诸症消失，痊愈出院。

按语：本例素喜饮酒，致使脾胃受伤，脾失运化，痰浊内生，郁久化热，痰热互结，上蒙清窍而发病。经脉痹阻，肌肉筋脉失于濡养，故肢体偏瘫，痰热内盛，肺气不宣，致喉间痰鸣。投以茯苓、陈皮、法半夏、竹茹、胆南星祛湿化痰；石菖蒲、远志化痰开窍；黄芩清肺热；大黄通便泄热。药证相符，故获良效。

## 气顶心胸僵直昏厥症——从痰浊上逆蒙闭清窍论治

王某，女，66 岁，1999 年 4 月 2 日初诊。自觉有物从小腹往上顶，似气非气，异常难受，上顶至心胸则难以自制，头向后挺，四肢僵直，昏厥不知，无口吐白沫，四肢抽搐及喉中痰鸣声。发作时子女难以弯曲其身体和四肢，10～30 分钟自然缓解转醒。如是每日发作 1～2 次，或 2～3 日发作 1～2 次，发无定时。不发作时，除早有腰腿疼痛旧疾困扰外，别无他疾，状若常人。病已 2 个月有余，曾经当地中西医多方治疗罔效。细审情由，病之前常有心情抑郁，烦躁恚怒史。其体态丰腴，舌质稍暗，舌苔白腻，脉弦滑。虑其为肝气怫郁，横克脾胃，胃失和降，胃气上冲，夹痰上逆，蒙闭清窍而发为痰厥。施以顺气降逆，豁痰开窍之法。方选导痰汤加味。

处方：法半夏 15 g，陈皮 12 g，茯苓 15 g，枳实 10 g，石菖蒲 15 g，胆南星 10 g，白芍 15 g，瓜蒌 18 g，郁金 15 g，竹茹 10 g，牛膝 15 g，赭石（先煎）18 g，桂枝 15 g，生姜 10 g，甘草 5。每日 1 剂，水煎分 2 次服。

带药 3 剂回家服用。此后患者杳无音信，直到半年后，又来求治腰腿痛时，方知其仅服上药 3 剂，顽疾已除。今春其女邀余为她治病时，诉及其母痰厥之病，言已 2 年有余，一直未发。

按语：本例辨证为痰厥，又与奔豚有相似之处。奔豚乃肝脏气火上厥，表现为发作性下腹气上冲胸所致的诸多症状。而本例比奔豚有过之而无不及，所表现的症状也较严重。所选导痰汤加味，其功能囊括了温胆汤，涤痰汤，桂枝加桂汤诸方在内，加郁金、石菖蒲以解郁开窍；加白芍以柔肝；加赭石、法半夏以平胃气而降逆；加瓜蒌以开胸化痰；加牛膝引气血下行。因辨证精当，药证合拍，故仅投 3 剂，顽症告愈。惟感遗憾的是，因患者经济困难，始终未经现代医学先进仪器检查，明确西医诊断。

## 口唇紧缩难张症——从脑络瘀阻痰热上扰论治

杨某，男，39 岁，1999 年 2 月 13 日就诊。患者 1 年前不慎从房顶坠落，头面部跌伤。脑颅 X 线摄片及 CT 检查均未见异常。症见口唇紧缩，头痛眩晕，面颊肌肉拘挛，下颌部发麻，张口困难，饮食受限。多方求治，收效甚微。因口紧发作而致失眠，语言不利，痛苦不堪，二便尚调。检查：血压 106/75 mmHg，舌质暗有瘀点，舌苔黄腻，脉弦滑。此乃脑络瘀阻，痰热上扰。治以活血祛瘀，清热涤痰，通络利窍。方选通窍活血汤合涤痰汤加减。

处方：赤芍 10 g，制南星 12 g，石菖蒲 5 g，川芎 10 g，法半夏 12 g，桃仁 10 g，茯苓 12 g，红花 10 g，生牡蛎（先煎）15 g，陈皮 12 g，生龙骨（先煎）15 g，竹茹 5 g，甘草 5 g。每日 1 剂，水煎分 2 次服。

二诊：服药 5 剂后，口紧略有好转，头痛仍然，余症减轻。上方加白芷 10 g，迭进 20 余剂，口紧大减，张口自如，夜卧较安，诸症日渐缓解。

按语：口紧缩又称"口紧"，临床颇为少见。本案属脑络瘀阻，痰热上扰所致。遵"怪病多痰，久病多瘀"古训，遣方用药抓住"痰""瘀"二字，故拟上方，药证合拍而奏效。

## 手冷如枯骨裸露症——从痰阻血瘀营卫失调论治

李某，女，63 岁，1996 年 11 月 14 日诊。1 年前不慎摔伤右腿，膝关节强硬疼痛，渐至步履艰难，治疗期间腿痛未减，反而出现右手冰冷，如若枯骨裸露，伴胸中烦闷，惶恐不安，中西药迭进不效，疑鬼神作祟，但攘祈不应。诊见患手外观无异常，皮色温度无差异，脉见滑象，舌质、舌苔均正常。遵"怪病多痰""痰瘀相关"之训，痰瘀同治。方拟涤痰汤合四物汤化裁。

处方：法半夏 15 g，当归 30 g，胆南星 15 g，丹参 30 g，天麻 15 g，桂枝 10 g，黄芪 50 g，川芎 10 g，石菖蒲 15 g，白芍 10 g，僵蚕 15 g，橘红 10 g。每日 1 剂，水煎分 2 次服。

二诊（11 月 28 日）：服药 7 剂后症状大减，右手冰冷之感已除，腿痛若失。

按语：怪病多痰，主要是指无形之痰而言。中医论痰，分有形与无形，有形者如咳痰，痰饮，结核肿块等，为肉眼可见的病理实体，属水液代谢障碍的病理性产物。而无形之痰，是以潜伏的形式，或深入脏腑筋骨，或羁于四肢肌腠，由阴阳平衡失调，脏腑气化功能紊乱所致。其致病具有病情隐蔽，病理复杂，症状怪诞及治疗疑难等特点。所谓"怪"，是指患者自觉症状与体征不一致，主观感觉与客观现实不一致，甚至出现令人费解的幻象。临床观察，感觉异常是本病一个重要特征，其中风冷麻木是感觉异常的一个突出症状。这种风冷与风寒外袭不同，它是由于脏腑功能失调，导致气机紊乱而形成的一种阴性物质（痰瘀）相互作用的病理反应，因此单用祛寒药不能奏效。

## 阴户冷风彻骨症——从痰浊内盛瘀血阻闭论治

代某，女，47 岁，1996 年 12 月 26 日诊。自谓冷风从阴户中出，凛洌彻骨，局部虽以热水袋置之，但阴户中仍觉寒凉，无冬夏之别，终年不愈，服温热药百余剂罔效。痼疾缠绵，苦不堪言。诊见面色晦暗，舌质暗淡，舌苔白厚，脉象弦滑。证系痰阻血瘀，治以祛痰化瘀为主，益气活血为辅。

处方：法半夏 15 g，当归 30 g，胆南星 15 g，黄芪 30 g，石菖蒲 15 g，川芎 10 g，天麻 15 g，桂枝 10 g，白芍 15 g，橘红 10 g，吴茱萸 5 g，甘草 5 g，蜈蚣（研末冲服）1 条。每日 1 剂，水煎分 2 次服。

1997 年 1 月 9 日复诊，言阴户风冷已除。

按语：中医学认为，痰瘀相关，津与血，源于精，贮于脉，二者同为阴性物质，又都受气的推动与转输。若气机紊乱，则津血为之变，津变为痰，血变为瘀。二者的产生，都是在气的病理变化的基础上发生发展而来的，因此说津血同为一体，痰瘀同出一辙，二者可以同时形成，亦可因痰致瘀，或因瘀致痰，相互作用，相互影响，最终导致痰瘀同病。痰瘀同治，祛痰用涤痰汤，化瘀用四物汤，前者开窍通滞以涤痰，后者活血通经以化瘀。痰阻血瘀，营卫失调，故两方合用后宜加桂枝温通血脉，桂枝合芍药可调和营卫，久病多致气虚，故又于方中加黄芪补气行滞通血脉。现代药理研究认为，黄芪具有扩张血管作用，能改善心脏和周围血液循环，任志东在临证中，遇气虚血瘀之证时，即重用本品，每获奇效。无形之痰多夹内风，故方中还加入了天麻平肝定惊以息内风。

## 昼夜流涎如涌症——从火炽痰涌胆胃不和论治

患者，女，55 岁。骑车途中突受惊吓后，口中流涎不止，甚则口若泉涌，不分昼夜，以致夜不能寐，需用数块毛巾垫之。选用山莨菪碱、阿托品之类，虽口干难耐，然流涎依旧，伴见心烦，恍惚，纳差，舌质红，舌苔黄腻而燥，脉滑数。方用黄连温胆汤加减。

处方：黄连 5 g，姜竹茹 5 g，枳实 10 g，法半夏 10 g，陈皮 10 g，茯苓 12 g，甘草 5 g，生姜 3 片。服药 1 剂而愈。

按语：大惊大恐，三阳并升，火炽痰涌而见流涎。用黄连清心宁神，燥湿祛痰；法半夏、陈皮、竹茹、枳实化痰行气，清胆和胃而收桴鼓之效。

## 周身痰核包块症——从痰湿内阻流注肌肤论治

李某，女，36岁，2003年8月10日初诊。周身起包块，以臀部为主已3年。3年前8月初，无明显诱因全身起包块，以下肢尤甚，臀及膝关节较多，大小不等，最大直径2cm，近似圆形，皮色不变，较粗糙，按之较硬且痛，日久破溃，有白色黏液流出，无特殊气味，约1个月可自然收口。曾就诊于省内各级医院，并经病理学检查，未有明确诊断，服中西药年余，效果不佳而来诊治。诊见患者表情痛苦，神情倦怠，面色少华，肌肤欠温，较粗糙，臀及踝关节见多处肿块，突出皮肤表面，表皮色黄，触之较硬且痛，并见多处色素沉着，舌质暗淡，舌苔白腻，脉滑。妇科检查：外阴大，小阴唇均见色素沉着，有约1cm大小肿块突出，触之疼痛。阴道通畅，分泌物量多，色白，宫颈光滑，子宫前位，双附件无压痛。中医诊断为痰核流注。证属痰湿内阻，流注肌肤。治以行气化痰，方以达原饮加减。

处方：桑枝15g，厚朴10g，白芍15g，陈皮10g，草豆蔻15g，茯苓20g，青皮15g，柴胡10g，槟榔15g，黄芩10g，知母15g，白术20g，石菖蒲15g，黄连10g，五加皮15g，甘草5g。每日1剂，水煎分2次服。

二诊：服药4剂后，带下明显减少，包块缩小，无新包块形成。效不更方，继原方加减连服20剂治愈。1年后随访未见复发。

按语：达原饮原为邪伏膜原而设。本例患者痰核流注日久不愈，可谓痰热深伏，但其发病部位不在膜原，而在周身肢体。方中以槟榔祛伏邪，除瘴气，厚朴行气破戾气所结，草豆蔻除伏邪盘错，三药合用，药力直捣巢穴，使邪气溃败，速离膜原；茯苓、白术、白芍、陈皮健脾除痰；青皮、石菖蒲、黄连、知母、甘草助清热化痰之力；五加皮、桑枝祛风除痰；柴胡、黄芩清膜原痰热，引邪而达少阳，太阳。诸药合用，使气机调畅，内外畅通，痰热化，痰核除，标本同治，故收显著效果。

## 舌麻痛无味觉症——从肝气郁结痰火阻窍论治

李某，女，55岁，2003年5月前来就诊。舌麻舌痛无味觉，伴三叉神经痛半年余。患者2年前患三叉神经痛，久治不愈。后又患舌麻舌痛，症状逐渐加重，发展至舌无味觉，转动不灵活，舌胖边有齿印，瘀斑，脉弦滑。辨证为肝气郁结，痰火生风，阻塞经络上扰窍道，故拟导痰汤加减治疗。

处方：法半夏10g，丹参15g，陈皮10g，郁金15g，茯苓10g，胆南星5g，枳壳10g，柴胡10g，甘草5g。每日1剂，水煎分2次服。

5剂后再诊，诉舌麻舌痛减轻。续服10剂，舌麻舌痛痊愈。

按语：黄炳根认为本例病由痰而致，根据张景岳治痰理论，"痰之为病必有所以致之者，如因风因火而生痰者，但治其风火，风火息而痰自清也……凡痰因火动者宜治火为先……郁痰有虚实，郁兼怒者宜抑肝邪，郁兼忧者宜培肝肺"，拟导痰汤加减，标本兼治。患者为农村妇女，家事烦琐，负担重，因郁致痰，因痰阻经络生风致舌麻舌痛无味觉，以导痰汤治其标，以郁金、柴胡疏肝解郁治其本而显效。

## 舌强不能转动症——从风痰内盛痰瘀交阻论治

李某，女，46岁，1991年4月6日初诊。患者平素性情易急躁，于2日前小便时，突然出现舌体强硬不能转运，舌体不能伸出，活动不灵，言语謇涩，谈吐不利。在某医院治疗无效，前来就诊。患者体质肥胖，舌体胖大，不能伸出、向后卷，舌质紫黯，脉弦滑。无头晕、口眼㖞斜、肢体麻木等症。查血压正常，经颅多普勒、头颅CT检查，均未发现阳性体征。中医辨证认为，舌乃心之苗，此由心火暴甚等因素而致。患者形体肥胖，舌强硬不能伸出，活动不利，语言謇涩，谈吐不利，为风痰阻于舌根，痰瘀交阻，此本虚标实之证。先治其标再治其本。治宜涤痰开窍，平肝息风，活血化瘀。方用《济生方》涤痰汤合《医学心悟》解语（丹）汤加减。

处方：陈皮 10 g，法半夏 15 g，茯苓 30 g，甘草 10 g，枳实 10 g，竹茹 15 g，胆南星 10 g，石菖蒲 15 g，远志 15 g，党参 20 g，羌活 10 g，防风 10 g，白附子 10 g，天麻 15 g，羚羊角粉（冲服）0.6 g，丹参 30 g，全蝎 5 g。每日 1 剂，水煎分 2 次服。

复诊：服药 3 剂后，患者言语不利，舌体能自动伸出，但活动欠佳。嘱继服 3 剂。

三诊：药后舌体能自动伸出，活动自如，言语谈吐流利清晰。嘱其再进 3 剂，以绝风痰之根源而固脾运之本。随访 5 年未复发。

按语：舌强一症，临床罕见。在《内经》名为"舌本强"。如《素问·至真要大论》曰："厥阴司天，风淫所胜……舌本强。"后世简称"舌强"或"舌涩""舌謇"等。《张氏医通》曰："肥人舌根强硬，作湿痰治，瘦人舌强硬，作心火治"，"如脾土不足，痰涎壅盛而謇涩者，是痰火壅塞上窍，气虚不能上营则舌机不转。"故用涤痰汤和解语丹平肝息风，涤痰开窍，佐以活血化瘀，从而使舌强不能言等诸症消失。

## 周期性心悸肉颤症——从痰瘀互结心胸阻痹论治

张某，男，45 岁，1997 年 6 月 22 日诊。3 年前因经营不利，以致心沮气馁，胸中郁闷，继而心悸心悬，心下咯噔作响，随着心悸加剧，全身肌肉颤动不已，西医拟诊为癫痫，但用抗癫痫药乏效，注射地西泮可缓解症状（有时外界影响亦可使症状暂缓），心悸与肌肉震颤呈周期性，每月 1 次，至期而作，历时 3 年，久治不愈。血压、脑 CT 均正常。查见舌苔白厚，辨属痰瘀同病。

处方：石菖蒲 15 g，竹茹 30 g，天麻 15 g，法半夏 15 g，钩藤 50 g，胆南星 15 g，枳壳 15 g，琥珀（研末冲服）3 g，当归 15 g，白芍 15 g，朱砂（研末冲服）2 g，茯苓 15 g，甘草 5 g。每日 1 剂，水煎分 2 次服。

7 月 6 日复诊，言时已至期而病未发作。

按语：怪病多痰，主要是指无形之痰而言。中医论痰，分有形与无形，有形者如咳痰，痰饮，结核肿块等，为肉眼可见的病理实体，属水液代谢障碍的病理性产物。而无形之痰，是以潜伏的形式，或深入脏腑筋骨，或羁于四肢肌腠，由阴阳平衡失调，脏腑气化功能紊乱所致。其致病具有病情隐蔽，病理复杂，症状怪诞及治疗疑难等特点。所谓"怪"，是指患者自觉症状与体征不一致，主观感觉与客观现实不一致，甚至出现令人费解的幻象。临床观察，感觉异常是本病一个重要特征，其中风冷麻木是感觉异常的一个突出症状。任志东认为，这种风冷与风寒外袭不同，它是由于脏腑功能失调，导致气机紊乱而形成的一种阴性物质（痰瘀）相互作用的病理反应，因此单用祛寒药不能奏效。痰瘀相关，津与血，源于精，贮于脉，二者同为阴性物质，又都受气的推动与转输。若气机紊乱，则津血为之变，津变为痰，血变为瘀。二者的产生，都是在气的病理变化的基础上发生发展而来的，因此说津血同为一体，痰瘀同出一辙，二者可以同时形成，亦可因痰致瘀，或因瘀致痰，相互作用，相互影响，最终导致痰瘀同病。

## 周期性不语症——从气血逆乱痰瘀阻滞论治

吴某，男，20 岁，学生，1999 年 8 月 18 日初诊。患者于 1987 年 8 月某日中午不慎从双人床上跌下，当时仅感头昏眼花，傍晚即开始不语，6 日后恢复讲话。此后约隔 1 个月即发作 1 次，不语持续 7～9 日，吐出痰涎即能言语。在发作前后，除有嗜睡和困倦外，无其他异常现象，发作时间均在午后或傍晚。2 次查脑电图均正常，又经某精神病院 2 次检查，仍未见异常。虽经中西药多方治疗 2 年余，不但罔效，而且病情有加重趋势。家长苦于无奈，顺便来余处试诊。刻下不语 5 日，表情迟钝，面色无华，夜间梦呓，甚或惊搐，时有恶心，大便干燥，3日1行，舌质左侧呈紫色，舌苔白腻微黄较厚，脉弦滑。辨证为气血逆乱，痰瘀阻滞。法以化痰通腑，佐以调气和血。方选蒌贝温胆汤加味。

处方：法半夏10 g，全瓜蒌15 g，炒竹茹10 g，贝母12 g，橘红10 g，丹参12 g，橘络10 g，生龙骨（先煎）25 g，枳实10 g，生牡蛎（先煎）25 g，番泻叶5 g，杏仁10 g，远志5 g。每日1剂，水煎分2次服。

二诊：服药5剂后，已能讲话，言语尚正常，大便畅行，伴有白色黏液状物，梦呓大减，唯易出汗，睡眠欠佳。故仍以上方去瓜蒌、番泻叶、杏仁、枳实，加南沙参15 g，山药30 g，合欢皮12 g，香附10 g，生龙骨、生牡蛎改为各18 g。继服。

三诊：又服药8剂后，唯大便偏溏，纳谷欠佳，神疲乏力，转方用参苓白术散合二陈汤加减，服用8剂。另用鲜竹沥水，每次服约15 mL，每日3次，共服600 mL，并嘱饮食宜清淡。

1991年10月3日，病者父母来院告，自服药后，病症一直未发，现已复学。随访至1993年初，仍安然无恙。

## 周期性脐周疼痛症——从痰热互结阻滞胃肠论治

常某，女，6岁，1991年5月20日初诊。周期性脐周疼痛2年。2年来无明显诱因经常发作性脐周疼痛，每月发作2～3次，可自行缓解，痛时头身汗出，头昏沉，辗转不安，腹痛拒按，多次服驱虫药不效，平时纳呆厌食，夜卧不宁。无抽风史，便虫史及皮肤瘀斑史。肝功及消化道钡透未见异常，大便查虫卵3次均阴性。1991年5月17日查脑电图偶见棘尖波型。患儿面色萎黄，精神倦怠，腹部柔软，未扪及异常包块及条索状物。舌质红，舌苔黄厚腻，脉象弦滑，指纹紫滞。证属痰热互结，阻滞胃肠。治宜清热化痰，行气和中，益脾镇惊。

处方：陈皮10 g，白芍12 g，法半夏10 g，钩藤12 g，茯苓8 g，石菖蒲10 g，竹茹10 g，连翘15 g，枳实10 g，白矾2 g，郁金10 g，青黛2 g。每日1剂，水煎分2次服。

二诊：服药7剂后，腹痛未发，食纳有增，舌尖红，舌苔腻不黄，脉滑数。热象有减，原方去青黛、连翘，加黄连3 g，龙齿（先煎）10 g，继服15剂。

三诊：药后腹痛未发，舌质淡红，舌苔白微厚，脉细滑数，复查脑电图已正常。以温胆汤合四君子汤加减，以益脾镇惊，清化热痰，巩固疗效。腹痛至今未再发作。

按语：本例小儿素体脾虚，失其健运，痰湿内生，久而化热，痰热互结，壅塞肠道，胃肠气滞，不通则痛，痰聚则发，痰散则止，故时作时止，热扰心神则睡卧不宁。故以温胆汤理气和中，燥湿化痰；石菖蒲、白矾芳香化湿，祛风除痰；青黛、连翘、白芍、钩藤以清热益阴，柔肝息风。诸药相配，使胃肠热清痰化，气机通调则腹痛自止。患儿腹痛以脾虚为本，故在清除未尽痰热同时兼顾治本，断其生痰之源，以防痰起病发。

## 夜游症——从心肝血虚痰热内扰论治

王某，男，17岁。其母代诉：1年前某夜间入睡后，突然起床在屋外行走，良久回屋就寝。起初家长未在意。近期家人发现其夜间频繁起床外出，问其原因，不欲回答。被扶持强行上床睡眠，白天询问，茫然无知。曾在某医院做脑电图、头颅CT均未发现异常。询问患者，头目昏沉欲寐，上课思想不集中，胸满脘痞不欲食。查面色萎黄，舌尖边红，舌苔白腻，双手脉均弦细，右关脉稍滑。

处方：炒酸枣仁12 g，陈皮12 g，茯神15 g，胆南星12 g，法半夏12 g，黄连10 g，炙远志12 g，栀子10 g，石菖蒲12 g，桔梗10 g，煅牡蛎（先煎）30 g，枳壳12 g。每日1剂，水煎分2次服。

二诊：服药6剂后，精神转佳，饮食增加，夜游1次，舌质淡红，舌苔白，脉沉细。上方去栀子、煅牡蛎，加五味子15 g，当归15 g。再服6剂，诸症悉除，眠安神爽。

按语：本例以心肝血虚为本，痰热扰魂为标。方用黄连温胆汤清热化痰，健脾和胃。取其胃和卧安之意。用炒酸枣仁，当归，五味子，炙远志补血宁心安神；桔梗升提，引药入心经；牡蛎重镇，使浮越之阳入于阴，阳平阳秘而取效。

## 自觉脚下深渊下肢颤抖症——从风痰扰心阻络论治

杨某，女，32 岁，2004 年 5 月 10 日初诊。双下肢颤抖，不能独自站立行走 2 年余。就诊时，由其丈夫搀扶艰难向前移动。患者主诉自觉"脚下为万丈深渊，害怕掉下去，平时只能在床上来回挪动，而且眼前飘着漫天黑雪花"。曾在多处就诊，用益气养血之品，效果不佳。刻诊：双下肢颤抖，不能直立，伴胸闷，但双眼有神，声音洪亮，舌苔白腻，脉弦滑。神经科检查：生理反射存在，病理反射未引出；眼科检查眼底正常；头颅 CT 无异常。追问病史，2 年前分娩后出现此病。中医辨证为风痰扰心阻络，当燥湿痰，息肝风，通经络。方用法半夏白术天麻汤加减。

处方：法半夏 10 g，鸡血藤 30 g，天麻 10 g，苍术 15 g，石菖蒲 12 g，白术 15 g，白芥子 12 g，地龙 15 g，茯苓 30 g，郁金 12 g，泽泻 15 g，陈皮 12 g，全蝎 5 g，甘草 10 g，生姜 3 片，大枣 5 枚。每日 1 剂，水煎分 2 次服。

二诊（5 月 16 日）：服药 6 剂后，能在室内独自行走数个来回，但不很稳，按上法继服 6 剂。服药后，患者精神爽快，症状全部消失。

按语：患者为中年女性，各科检查均未发现异常，西医诊断为"癔病性精神障碍"。患者虽双下肢颤抖，不能独自站立行走，且病发于分娩后。望其神双目有神；闻其声语言洪亮；问其史分娩已 2 年有余；切其脉弦滑有力，不必参；芪益气，地、芍养血，而应以祛痰，息风，通络为法。本方法半夏、苍术、白术、茯苓、白芥子健脾燥湿化痰；天麻、全蝎、地龙、鸡血藤息风通络；石菖蒲、郁金化痰开窍；泽泻利痰给湿邪通路；陈皮、生姜、大枣理气和胃。如以益气养血之法，只能闭门留寇。犯虚虚实实之戒。

## 日夜恐惧症——从痰热交结扰动神明论治

徐某，女，48 岁，1997 年 6 月 23 初诊。病由 2 个月前突遇惊吓而起，日夜恐惧不宁，胆怯不安，夜间常不敢独宿，即使有人陪伴也难安寐，时常惊醒。白日稍有声响，则惊悸不已，甚而惊呆，惊悸过后则矢气尿多，身热汗出。诊见：精神紧张，头晕头重，纳食呆少，口苦口黏，舌苔黄腻，脉弦滑，全身检查均未发现异常。证属痰浊内阻，郁久化热，痰热交结，扰动神明，神魂不宁。治宜清化痰热，安神定悸。

处方：竹茹 15 g，法半夏 10 g，茯苓 20 g，陈皮 10 g，石菖蒲 30 g，枳实 10 g，生龙骨（先煎）15 g，合欢花 10 g，栀子 15 g，黄连 10 g，炒酸枣仁 15 g，首乌藤 30 g，甘草 5 g。每日 1 剂，水煎分 2 次服。

服上药 5 剂，自觉诸症减轻，恐惧，惊悸明显好转，惊呆次数亦大有减少，仍大便秘结，数日未行。遂于原方加酒大黄 5 g，又服药 1 周。

服药后泻下黏稠大便甚多，顿觉遍身舒畅，精神清爽，诸症若失。此后仍用原方加减，调理善后，巩固疗效。

按语：古人有"怪病多痰""痰为百病之母"之说。痰是机体内水湿津液代谢异常的病理产物，同时又可作为新的致病因素，引起更广泛的病理变化，故有"因病生痰，因痰致病"的说法。痰邪为患，变化多端，错综复杂，范围甚广，病种甚多，且留伏不易去除，尤其是无形之痰导致的病证，症状纷繁庞杂，离奇古怪，无一定规律。临床辨证，用药困难，故称之为"奇病""怪病"。《明医杂著》曰："痰者，病名也。人之一身气血清顺，则津液流通，何痰之有？"《景岳全书》曰："怪病之为痰者……正以痰非病之本，乃病之标耳。""见痰休治痰而治其生痰之源。""治痰当知求本，则痰不清，若但知治痰，其谬甚矣。"治痰应当求本。痰乃人体津液转布失常所致，痰非怪病之因，而是脏腑功能失调之果。如果生痰之因不除，因痰而治痰，则旋去旋出，病难得愈。故善治者，应治生痰之源，调节脏腑功能以治其本，才能怪病不怪，治之应手。亦有一些疑难怪病，常无明显痰证指征可辨，用常法久治无功，推测性地按痰邪为患治之，有时会收到出人意料的效果。另外，因痰有留着，黏滞难移的特性，治疗时难收速效，甚至顽固难解，故治疗中要善于守法守方，不宜随意中断，方能提高疗效。

## 颈肩背沉重酸痛症——从痰湿郁火论治

杨某，男，38岁，1991年8月3日就诊。自述肩，颈及背部沉重酸痛3年。患者约在3年前因受凉后，渐感颈，肩背沉重酸痛，症状时轻时重，重时难以伸臂穿衣，颈部活动受限。曾经X光颈片，胸片及左右肩关节正位，斜位片等检查均未发现异常，无软组织损伤史及体征。3年多来，一直用中西药治疗，曾用抗风湿、激素等药及封闭、针灸、理疗等治疗，症状未见缓解而前来诊。平素有高血压，高血脂及慢性支气管炎病史。查体：身体较胖，舌体稍胖，舌苔黄厚，脉弦。据症分析，此属痰湿郁火之体，为《三因方》所曰"人忽患胸背……筋骨牵引作痛"的控涎丹证。

处方：法半夏10 g，芒硝5 g，枳壳20 g，茯苓15 g，生姜10 g。每日1剂，水煎分2次服。

同时，另用甘遂3 g，大戟3 g，白芥子3 g，诸药共研末，每次服3 g，每日2次，与上汤药同服。

上药共服5剂，症状减半。继服5剂后，症状基本消除。嘱再服5剂，以巩固疗效。随访半年未复发。

## 无端发笑症——从痰瘀交结论治

患者，女，28岁，1979年3月8日初诊。患笑症已1个月余，久则半个月发1次，频则每日几次，发笑时心里知道，但不能控制，3～5分钟后复常，发笑时痰多。经期提前1周，经量多，经色暗红，夹有瘀块。平素身体健康，形体胖，舌质暗红，有瘀点，脉滑。以怪病多痰，久病多瘀，辨为痰瘀交结之证。治以化痰活血祛瘀。

处方：陈皮10 g，法半夏10 g，胆南星10 g，郁金10 g，香附10 g，丹参15 g，麦冬10 g，地龙10 g，赤芍10 g。每日1剂，水煎分2次服。

进药5剂后，发笑时心里极力控制才免于发笑，痰渐减少。守原方继进10剂而愈。半年后随访，经期正常，笑症无复发。

## 少语两手摆动症——从痰阻血瘀蒙闭清窍论治

患者，女，18岁，1986年1月10日初诊。因上夜班受惊吓后，出现反应呆滞，少语，说话不清，进食量少，两手不自主地摆动，夜不能入睡1周，舌质淡白，舌苔薄白，脉弦。经用镇静安神药无效。因当时没有明显的痰瘀体征，但临床上痰瘀交结导致的怪病屡见不鲜。采用"痰瘀同治探试法"，治以涤痰祛瘀。

处方：法半夏10 g，胆南星10 g，丹参12 g，远志10 g，地龙10 g，郁金12 g，赤芍10 g，钩藤10 g，茯苓15 g。每日1剂，水煎分2次服。

进药3剂后，稍能入睡，两手摇摆较轻，反应较灵。守原方药量增大为法半夏20 g，郁金15 g，丹参20 g。继服5剂，诸症好转。再3剂，巩固疗效而获愈。

按语：经曰"惊则气乱"，本例患者突然受惊，导致气血逆乱，神不归舍，升降失常，以致痰阻血瘀，蒙闭清窍，出现反应呆滞等症，用涤痰祛瘀法治疗，使清窍通，神归舍而获痊愈。

## 夜半恐惧昏厥症——从痰瘀互结上蒙清窍论治

患者，男，51岁。来信诉说：我从事脑力劳动，得了一种可怕的疾病，已有十几年了，发病都在晚上12点左右熟睡之时。发病时有一种无法形容的可怕感觉，人会一下子昏去。早几年，发病时常常一下子坐起，几秒后渐渐苏醒，清醒后前额甚痛，心吓得直跳。曾去过多家医院诊治，作过多种检查，只说右侧颅内有一根动脉供血不足，余无殊。先后服用多种中西药物，病不除。问得的是什么病，能否治好？就诊。诊断：怪病，痰作祟，病位在脑（脑血管神经性病变）。脑为神明之府，清阳之会，脑部的血管，神经最丰富，最细小，最易受内外因素的影响而致脏腑功能失常。患者人到中年，肺脾肾诸脏功能减退，又由于日常多坐少动和不良的饮食习惯及过食肥甘，再加上寒热，气火等原因，影响水谷津液的代谢，输布和运行，以致滞留凝集成痰，痰随气行，上蒙清窍，清阳不升，浊阴不降。痰为阴邪，夜半子时，时为阴中之阴。熟睡之时，阴时阴邪作祟而发病。然痰必夹瘀，治当活血通络，涤痰开窍。

处方：生黄芪30 g，郁金15 g，生山楂30 g，石菖蒲10 g，法半夏15 g，葛根30 g，制南星15 g，桂枝5 g，车前子（包煎）20 g，远志10 g，柴胡5 g，马宝粉（分2次吞服）2 g，蜈蚣3条。每日1剂，水煎分2次服。

复诊：服药5剂，诸症大瘥，续治5剂而告愈。

按语：朱丹溪曰"怪疾多属痰，痰火生异证"。沈金鳌曰："痰为诸病之源，怪病皆由痰成。"对痰的认识，最早见于仲景《金匮要略·痰饮咳嗽病脉证并治》，后诸家提出百病兼痰学说。张景岳曰："痰生百病，百病多兼有痰。"所论之痰，有内痰，外痰之分；有有形，无形之别，并非皆是病理实体，既有咳嗽，痰核瘰疬之痰，也有胸脘痞闷，痰气郁结，中风癫痫，眩晕呕恶，神昏痴呆，痰蒙心窍等，所述痰病，界域宽阔，内容复杂。现代细胞生物学，病理学，免疫学，生物化学和血液流变学的研究认为：由于体液成分输布运行失常（包括血液流变学异常），免疫反应及所受内外刺激等因素，导致细胞膜通透性改变，细胞变性，血管内壁改变，血浆脂质成分增高以及组织液的异常聚集的机体非炎性，退行性和增生性变化，血胆固醇增高和动脉粥样硬化都属于以痰致病的范畴。痰病种种，治法不一。有人提出治气为先，燥脾为本，补肾为主，培土为要，等等。于真健多年的临床观察，认为痰浊致病，临证型多，症状复杂，寒热兼有，虚实夹杂，多脏受累，扑朔迷离，区别不易，然辨证着眼本质同，提出从痰论治。

## 午夜喉间胶痰症——从胶痰内盛壅塞气道论治

程某，女，68岁，1993年12月5日初诊。自诉每觉喉间有痰渗出，咯吐较难，色白稠黏，吐之不尽，午夜尤甚，时有胸膈满闷，头目眩晕，大便不爽，纳食如常。询无咳喘，3年来遍访附近市县中西名医，又诊于沪几处大医院，亦曾专程赴国外治疗，有诊为慢性咽喉炎、慢性气管炎、神经症，等等。但药稍偏热，即增口苦痰稠，药稍用凉，即有口淡，喉间痰壅之感，诸医均觉棘手。望其形体丰腴，舌胖大有齿痕，舌苔白薄微腻，脉沉涩略数。此乃脾湿久郁，升降逆乱，枢机不转，变生痰浊，拟导痰汤加味治之。

处方：茯苓12 g，法半夏25 g，陈皮10 g，胆南星15 g，炒枳实12 g，瓜蒌子15 g，生甘草5 g。每日1剂，水煎分2次服。嘱煎药时间，水开后不少于20分钟。

二诊：药服5剂后，喜告诸症大减，喉间已无痰黏壅塞之感。嘱原方守服5剂，诸症消失。继以香砂六君丸善后。

按语：脾为生痰之源，肺为贮痰之器。脾湿生痰，上注于肺，喉为肺之门户。本例喉间胶痰，旋吐旋生，病在下而逆于上。拟导痰汤治之，则由上而导之使下，故用法半夏独多，盖取降之即导之意，多年顽疾，旬日而愈，功在胆南星，法半夏之功。胆南星乃为冲动性祛痰药，性力颇强。方书载湿燥有毒略同法半夏，如用牛胆或姜矾制之，则和制法半夏久浸久泡然，药性全失，药力大减，无以能开阴寒痼闭，湿痰坚凝，古方三生饮，七生丸，大醒风汤等，南星均为生用，邱志济自20世纪80年代初，即以师传之法，每用生南星，生法半夏治疗奇难杂病，屡起沉疴痼疾。

## 凌晨剧咳症——从痰热内结肺失宣肃论治

林某，男，30岁，1990年2月18日诊。自诉寅卯（3～7时）剧咳3月余，咳嗽痰黄，稠厚胶黏，甚则气急呕恶，胸闷痞满，舌质淡，舌苔白中厚腻。易医多处，中西药屡服未效。此乃脾湿不运，复加积滞，胃失和降，痰热内结，肺失宣肃之候。证属寒热夹杂，治当兼顾。拟"导痰汤"合"清气化痰丸"治之。

处方：茯苓12 g，法半夏10 g，菜菔子15 g，陈皮10 g，胆南星10 g，炒枳实10 g，瓜蒌子30 g，黄芩10 g，炒甘草5 g。每日1剂，水煎分2次服。

药服3剂复诊告知，寅卯剧咳十去八九。嘱再服2剂，以善其后。

按语：清气化痰丸源出吴昆《医方考》，功能清热化痰下气止咳，但方中胆南星，法半夏均为制品，且黄芩苦寒，伤脾败胃，乃脾湿不运者之所忌。余以"导痰汤"为主合用此方，且南星，法半夏均为生品，足以兼顾虚实两端，颇有寒温同用，标本同治之妙。此为生南星，生法半夏，用治热痰之见证，乃同温热症之可用附子其理同耳。

## 每晚11时惊啼哭叫症——从脾虚痰浊内阻论治

患者，女，4岁，2000年5月8日初诊。每日晚上11:00时不自主出现惊啼哭叫，时而呻吟，时而叫怕，持续半小时后自然入睡，病发已有1年余。经中西医治疗未见好转。病孩形体消瘦，神疲，面色暗淡无光，舌质淡，舌苔薄白，脉弱。诊断为因受惊而至夜啼。治以化痰定惊，方选温胆汤加减。

处方：法半夏5 g，竹茹3 g，茯苓10 g，枳实3 g，酸枣仁5 g，橘红3 g，蝉蜕（去头足）5 g，甘草3 g，灯芯3扎。每日1剂，水煎分2次服。

服药1周后，其病痊愈，随访4年未复发。

按语：本病主要多见于初生婴儿，该患儿已经4岁，且已患病1年余，在临床中不多见。《诸病源候论·夜啼候》曰："小儿夜啼者，脏冷故也。"《保婴撮要·夜啼》曰："夜属阴，阴胜则脾脏之寒愈盛，脾卫至阴，喜温而恶寒，寒则腹中作痛，故曲腰而啼。"《育婴家秘·夜啼》曰："惊啼者，常在梦中哭而作惊。"《幼幼集成·夜啼》曰："神不安而啼者，睡中惊悸，抱母大哭，面色紫黑，盖神虚惊悸。"惊则气乱，致使脏腑阴阳气血失调。小儿肝常有余，脾常不足，脾脏虚寒，阳气不足，运化失司，聚湿成痰，加上受惊恐，因而出现上述症状。今用法半夏、茯苓、橘红、竹茹，以健脾温化寒痰；酸枣仁、灯芯、蝉蜕，以定惊驱风。使脾得健运，寒痰得化，从而病得痊愈。

## 极度恐惧症——从脾失健运聚湿为痰论治

柳某，男，25岁，1998年3月12日就诊。自述极度恐惧，夜间常从梦中惊醒，自疑被人追杀，注意力分散，给工作带来极大的影响。现便溏难出，舌质淡，舌苔白，脉濡缓。详问其病史，此人曾患支气管扩张，被当地医院误诊为肺结核，服抗结核药数日。此后精神体质俱衰，迁延不愈，投诸医莫效，经人介绍来诊。治以健脾化痰，养血安神。

处方：首乌藤30 g，白芥子20 g，炒酸枣仁30 g，茯神60 g，柏子仁30 g，菜菔子20 g，柴胡30 g，枳壳10 g，红花20 g，香附30 g，桃仁10 g，当归30 g，川芎20 g，郁李仁30 g，甘草5 g。每日1剂，水煎分2次服。

同时，另配合服用滚痰丸，每次 6 g，每日 1 次。

复诊：服药 7 剂后，精神爽朗。前方去白芥子，继服 7 剂而愈。

按语：百病多由痰作祟，此人受药毒之害，情志散乱，肝失条达，脾失健运，故聚湿为痰。况肝之体用俱伤，肝气不收，故无以藏魂，魂魄无归，故自多疑。所以对症下药，重用养血安神之品，以摄其魂魄。白芥子 20 g，以驱散皮里膜外之痰，此药常用量不过 5 g，单味药对胃肠有强烈的刺激作用，其味辛香走窜，过量易伤及络脉而致出血。本方于健脾养血之品中投用，当无此虑，更与补养之药兵分两路，斩断病源。

## 昼夜喜笑症——从痰火扰心论治

李某，女，10 岁，1990 年 3 月 2 日初诊。其母代诉：患儿于今年 1 月 15 日突然无故大笑，以后每昼夜发作 20 余次，夜间尤甚，发作时喜一阵，笑一阵，双目直视，口咬手指，不能自制，约 3 分钟后止。近 1 个月来，口渴喜冷饮，口角流涎，腹胀，大便干结难解，小便短赤，痰多气粗。诊见面红目赤，舌质红，舌苔黄腻，脉数有力。证属痰火扰心。治以清热涤痰，泻火安神。

处方：陈皮 5 g，竹茹 10 g，茯苓 15 g，法半夏 10 g，生石膏 30 g，大黄 3 g，钩藤 10 g，天竺黄 3 g，生龙齿（先煎）10 g，琥珀（研末分 2 次冲服）1 g，甘草 3 g。每日 1 剂，水煎温服 2 次。

二诊：服药 2 剂后，发作次数减少到每昼夜 8～10 次，口角流涎亦减，大便每日 1～2 次，口不渴，食纳增进，脉象渐缓。再服 4 剂而愈。

按语：本例以喜笑为主症，不哭不闹，语言不乱，不狂躁妄动，故非狂证，乃为脾胃实热，热盛生痰，痰与心包络邪火相结，上扰神明而发生此症。故用温胆汤加天竺黄清热涤痰；生石膏、大黄泻火；钩藤、生龙齿、琥珀宁心安神。共奏清热涤痰，泻火安神之功。

## 小儿摆头运动症——从肝脾两虚风痰相搏论治

赵某，男，6 岁，1992 年 4 月 18 日初诊。其母代诉：患儿自产后 1 个月发生摆头，1 日数发，每次头项摆动 20 余次，两拳紧握微搐，双目上视，神情呆痴。经某医院检查诊为小儿摆头运动症和大脑发育不全。曾用镇静剂等治疗效不显。伴有胸痞脘闷，纳呆，腹胀便溏，体倦乏力，情神恍惚。诊见面色萎黄，精神呆痴，双目不灵活，舌质红，舌苔厚而滑腻，脉弦细。其母怀孕时曾受惊，无产伤及脑病史。证属肝脾两虚，风痰相搏。治以涤痰化湿，平肝息风。方选温胆汤加减。

处方：法半夏 6 g，当归 5 g，陈皮 5 g，党参 12 g，枳壳 6 g，生龙齿（先煎）60 g，竹茹 5 g，茯苓 12 g，钩藤 5 g，白芍 5 g，生牡蛎（先煎）60 g，僵蚕 5 g，甘草 3 g。每日 1 剂，水煎温服 2 次。

二诊：4 剂药后，摆头运动发作次数显著减少，每日 6～10 次，食纳增进，夜能入睡。再投药 4 剂后痊愈，随访 4 年未复发。

按语：本例摆头运动症，究其病机：一在肝风，为胎惊所致，肝失疏泄，筋脉失养，内风易动，故见头项左右摆动，两拳紧握微搐，双目上视；二在脾虚，脾失健运，痰湿内生，故胸痞脘闷，纳呆，腹胀便溏。参其舌脉，辨为肝虚生风，脾虚生痰，风痰相搏之候，故以温胆汤涤痰化湿，党参健脾益气，当归、白芍养阴柔肝，生龙齿、生牡蛎平肝安神潜阳，钩藤、僵蚕解痉息风。

## 癔球症——从肝郁痰阻脾虚湿滞论治

刘某，女，48 岁，2004 年 8 月 11 日初诊。自述咽部不适已多年，咽中如有物梗，吞之不下，咯之不出，频频清嗓，过度操劳，情志抑郁时则加重，伴脘闷胁胀，神疲乏力，手足发冷，纳呆便溏，查见面色淡白，吞咽下咽动作正常，咽峡色淡略肿，鼻咽未见病变。舌质淡胖，伴有齿痕，舌苔白润，脉细滑。曾多次前往某医科大学附院耳鼻喉科，经喉镜检查未见异常，作 X 线钡餐检查及食管气球脱落细胞检查均为阴性，西医诊断为癔球症。服多种抗生素，喉片及谷维素等均未见缓解，西医师建议其转中医治疗。中医诊为梅核气，辨证属肝郁痰阻，脾虚湿滞。方用当归芍药散加味。

处方：白芍 15 g，茯苓 30 g，当归 10 g，白术 15 g，泽泻 30 g，法半夏 15 g，党参 12 g，薏苡仁 30 g，川芎 12 g。每日 1 剂，水煎分 2 次服。

复诊：连续服药 1 周后，咽部异物感明显减轻，食纳增加。继服 2 周，咽部异物感基本消失，饮食正常，大便自调。半年后随访未见复发。

按语：癔球症属于中医学“梅核气”“喉痹”范畴。本例实为木旺克土之兆，究其病因是为忧思恼怒，木失调达，劳倦伤脾，聚湿生痰；病机总属肝郁气滞，中阳不足，痰湿凝聚咽喉，与当归芍药散病机相合，故选用之。方中当归、白芍、川芎调肝理气，行气和血，开郁散结，为治该症之主药；党参、白术、茯苓、薏苡仁健脾升阳，温中化湿，杜痰之源；法半夏为燥湿化痰，消痞散结，降逆止呕之要药，与上述疏肝健脾等药合用，强化利痰开咽之功。诸药共奏开郁行气，益气升阳，健脾化湿之效，消咽中梗阻，咯不出咽不下之感。

# 参考文献

［1］　张智琳，侯乐. 试论慢性乙型肝炎从痰论治［J］. 中国中医药信息杂志，2004（3）：262.

［2］　张涛，马丙祥，都修波. 黄连温胆汤治疗小儿神经系统疾病举隅［J］. 中医研究，2007（3）：48.

［3］　张波，牛建海，杨梅. 怪病从痰论治的体会［J］. 河北中医，2000（4）：276.

［4］　郑荣辉. 温胆汤治疗肺病举隅［J］. 辽宁中医学院学报，2002（2）：111.

［5］　刘杰，陈鹏. 刘小凡教授从痰论治小儿哮喘经验［J］. 四川中医，2007（5）：4.

［6］　胡齐鸣. 蔡灿林应用温胆汤临床经验［J］. 江西中医药，2003（1）：7.

［7］　郑荣辉. 温胆汤治疗肺病举隅［J］. 辽宁中医学院学报，2002（2）：111.

［8］　韩红帼. 吴立文从痰瘀论治肺部疑难病经验［J］. 中国中医药信息杂志，2005（5）：75.

［9］　李科翠. 温胆汤临床运用举隅［J］. 时珍国医国药，2006（8）：1551.

［10］　谢席胜. 冯志荣治疗疑难杂症治验案析［J］. 中西医结合心脑血管病杂志，2005（7）：656.

［11］　穆爱林. 涤痰汤在临床急重证中的应用［J］. 北京中医，2001（2）：38.

［12］　方正浩. 怪病从痰论治2例［J］. 浙江中医杂志，2005（2）：219.

［13］　张天嵩，方泓. 吴银根教授治疗肺系疑难病案举隅［J］. 山东中医杂志，2001（1）：41.

［14］　乔振纲，韩冠先. 实用中医痰病证治［M］. 北京：人民卫生出版社，2006.

［15］　骆仙芳，蔡宛如. 王会仍诊治肺系疑难病经验［J］. 中国医药学报，2002（4）：239.

［16］　焦扬，杨效华，吴晓红. 周平安教授治疗疑难病验案举隅［J］. 首都医药，2004（6）：15.

［17］　郑荣辉. 温胆汤治疗肺病举隅［J］. 辽宁中医学院学报，2003（2）：111.

［18］　刘书敏，胡慧. 从痰湿论治疑难杂症［J］. 湖北中医杂志，2002（9）：38.

［19］　邢向晖. 黄连温胆汤儿科治验四则［J］. 山东中医杂志，2002（11）：692.

［20］　李求兵，田心，陈钢，等. 黄连温胆汤在老年患者中的应用体会［J］. 中国中医药信息杂志，2007（12）：84.

［21］　董盛，王晓梅. 沈舒文教授从痰瘀辨治难治病验案举隅［J］. 陕西中医，2003（12）：1107.

［22］　赵军艳，姚树坤. 从痰瘀论治慢性胃炎［J］. 中国中医基础医学杂志，2006（3）：205.

［23］　任淑琴，赵彩萍. 温胆汤临床应用举隅［J］. 中国民间疗法，2007（11）：35.

［24］　洪广祥. 黄连温胆汤的临证发挥［J］. 中医药通报，2006（6）：6.

［25］　刘明，颜勤. 温胆汤异病同治脾胃病［J］. 陕西中医，2003（7）：657.

［26］　侯生芹. 温胆汤临床治验举隅［J］. 实用中医药杂志，2005（11）：690.

［27］　杨康. 王安康活用温胆汤治疗脾胃病［J］. 中国中医药杂志，2004（2）：80.

［28］　刘明，颜勤. 温胆汤异病同治脾胃病［J］. 陕西中医，2003（7）：657.

［29］　高继良，沈壮虹. 从痰论治中晚期食管癌浅探［J］. 浙江中医杂志，2007（6）：318.

［30］　王建平，李毅华. 魏品康从痰论治胃癌四法［J］. 辽宁中医杂志，2001（6）：332.

［31］　吴又汀. 从痰论治急性充血性心力衰竭［J］. 湖北中医杂志，2001（2）：36.

［32］　苏春燕，王巍，郭玉梅. 解建国教授疑难杂症治验举隅［J］. 四川中医，2003（11）：1.

［33］　李传杰. 十味温胆汤治疗心脏神经官能症52例［J］. 四川中医，2003（7）：47.

［34］　常立萍. 从痰论治高血压病治验举隅［J］. 长春中医学院学报，2006（1）：15.

［35］　王联庆，王梅，宫丽莉. 温胆汤临床运用举隅［J］. 陕西中医，2004（3）：272.

［36］　陈强. 疑难病从痰论治验案举隅［J］. 实用中医药杂志，2007（3）：389.

［37］　穆爱林. 涤痰汤在临床急重证中的应用［J］. 北京中医，2001（2）：38.

［38］　杨忠奇. 赵立诚教授从痰论治冠心病［J］. 按摩与导引，2006（9）：39.

［39］　王振涛，朱明军，李海波. 从痰湿论治病毒性心肌炎［J］. 浙江中医杂志，2001（11）：491.

［40］　张茂信. 温胆汤在心系疾病中的应用［J］. 湖北中医杂志，2001（2）：41.

［41］　王晓丽. 裴正学教授治疗心律失常经验点滴［J］. 甘肃中医，2006（5）：3.

［42］　刘金平. 温胆汤临床应用举隅［J］. 湖北中医杂志，2002（4）：44.

[43] 韩培海，徐海雁，唐长华，等. 李富玉教授从痰湿论治糖尿病 [J]. 北京中医药大学学报·中医临床版，2007 (3)：36.

[44] 武军，邵翠萍. 马居里教授应用温胆汤加减治疗泌尿系疾病的经验 [J]. 现代中医药，2006 (5)：1.

[45] 李明瑞. 温胆汤临床新用 [J]. 陕西中医，2002 (11)：1040.

[46] 郑纯水，王钦和. 温胆汤化裁治疗糖尿病并发症举隅 [J]. 光明中医，2004 (4)：53.

[47] 王志英，周学平. 周仲瑛疑难病医案 4 则 [J]. 江苏中医，2000 (12)：37.

[48] 胥改珍. 从痰瘀论治代谢综合征 [J]. 山西中医，2003 (4)：61.

[49] 曹更生. 中医治疗肝豆状核变性一例报告 [J]. 陕西中医学院学报，2002 (3)：57.

[50] 詹继红，毕莲，王松. 从顽痰辨治肾病综合征体会 [J]. 陕西中医，2006 (1)：127.

[51] 邢海燕. 王自敏教授运用黄槐温胆汤治疗慢性肾功能衰竭的经验 [J]. 中医研究，2005 (9)：52.

[52] 刘学范，周惠成. 痛风从痰论治举隅 [J]. 江苏中医，2001 (7)：18.

[53] 余晓清，伍建光，侯关英. 伍炳彩运用温胆汤经验 [J]. 江西中医药，2006 (4)：7.

[54] 官世芳，官昌，官扬. 骨髓增生异常综合征从痰瘀论治 [J]. 江西中医药，2004 (10)：49.

[55] 孙英杰. 温胆汤临床应用举隅 [J]. 辽宁中医学院学报，2005 (5)：457.

[56] 刘书敏，胡慧. 从痰湿论治疑难杂症 [J]. 湖北中医杂志，2002 (9)：38.

[57] 余海保. 黄连温胆汤加味治疗急症两则 [J]. 中国中医急症，2004 (10)：702.

[58] 陈强. 疑难病从痰论治验案举隅 [J]. 实用中医药杂志，2007 (3)：389.

[59] 张俊良. 疑难病证治 3 例 [J]. 陕西中医，2001 (6)：358.

[60] 朱可奇. 黄志强主任医师运用逐瘀攻坚法治疗疑难病经验 [J]. 实用中医内科杂志，2006 (3)：240.

[61] 莫益增. 甲状腺机能减退从痰论治 [J]. 湖北民族学院学报·医学版，2002 (4)：53.

[62] 林祖辉. 裘昌林从痰论治老年痴呆经验 [J]. 中医杂志，2006 (11)：826.

[63] 樊永平. 化瘀通络为主治疗脑部疑难病症 [J]. 江苏中医，2001 (5)：15.

[64] 于海平. 涤痰汤加减治神经科病症两则 [J]. 中国中医急症，2002 (4)：324.

[65] 韩冠先，连华敏. 腹膜后纤维化从痰论治 [J]. 浙江中医杂志，2000 (5)：189.

[66] 刘富才. 温胆汤加味治疗血管神经性头痛 42 例 [J]. 中华实用中西杂志，2004 (6)：876.

[67] 刘洪琼. 温胆汤治验举隅 [J]. 实用中医药杂志，2003 (11)：600.

[68] 刘洁. 王宝亮教授应用温胆汤治疗神经系统疾病经验 [J]. 中医研究，2007 (3)：54.

[69] 于真健. 怪病从痰论治 [J]. 浙江中医学院学报，2003 (6)：20.

[70] 张利民. 涤痰汤治疗一氧化碳中毒后遗症 38 例临床观察 [J]. 河北中医，2005 (9)：678.

[71] 潘向荣. 从痰瘀论治交通性脑积水体会 [J]. 湖北中医杂志，2006 (9)：41.

[72] 刘艳骄. 温胆汤在睡眠障碍治疗中的应用 [J]. 中国中医基础医学杂志，2005 (9)：843.

[73] 韩冠先，连华敏. 温胆汤治疗老年人抽动－秽语综合征 [J]. 新中医，2000 (4)：58.

[74] 林聪，朱正平. 涤痰汤加减治疗疑难病举隅 [J]. 实用中医药杂志，2005 (12)：753.

[75] 王薇. 从痰论治神经性厌食症伴精神障碍 [J]. 浙江中医杂志，2003 (3)：131.

[76] 庄爱民，李荣群. 温胆汤治疗精神疾患 2 例 [J]. 中国中医药信息杂志，2006 (3)：85.

[77] 黄炳根. 导痰汤化裁治疗痰证 2 例 [J]. 中国民间疗法，2004 (9)：43.

[78] 贾丽丽. 柴芩温胆汤治疗神经精神疾患二则 [J]. 北京中医，1996 (2)：55.

[79] 张觉人. 呆从痰治 [J]. 上海中医药杂志，1995 (3)：20.

[80] 张璇，徐晶钰，王晓炜，等. 从痰论治表皮生长因子受体抑制剂所致皮肤毒性理论探讨 [J]. 中国中医药信息杂志，2020 (1)：115.

[81] 修丽娟. 魏品康教授从痰论治多发性结肠息肉 [J]. 中国中西医结合消化杂志，2008 (3)：386.

[82] 魏璐，杨德才. 杨德才教授从痰论治系统性硬化症临床经验 [J]. 风湿病与关节炎，2014 (11)：47.

[83] 梁少华，莫小勤. 李廷冠教授从痰论治外科病经验 [J]. 四川中医，2005 (11)：6.

[84] 周征. 经闭从痰论治举隅 [J]. 江苏中医，2001 (5)：34.

[85] 卢燕，徐晓宇，姜仪辉. 从痰湿论治子宫内膜异位症 [J]. 辽宁中医杂志，2006 (4)：410.

[86] 李晓燕. 苍附导痰丸的临床应用 [J]. 陕西中医，2006 (6)：740.

[87] 许志萍. 温肾化痰法治疗男性乳房发育症 38 例 [J]. 辽宁中医杂志，2005 (10)：1036.

［88］　戎平安. 从痰论治精子活力减弱［J］. 江西中医药，2005（7）：52.

［89］　胡绪年. 不射精症从痰论治［J］. 中华现代医学与临床，2006（8）：81.

［90］　穆秋山. 从痰论治 36 例精液不液化体会［J］. 山东中医杂志，2003（8）：732.

［91］　李玮. 从痰论治儿童多动症［J］. 中医药学刊，2006（8）：1527.

［92］　左淑英，许静威，刘国峰. 从痰论治抽动－秽语综合征 46 例［J］. 中国民间疗法，2001（6）：56.

［93］　康立嫒. 从痰瘀论治小儿乳房发育异常症 3O 例［J］. 陕西中医，2006（3）：273.

［94］　辜大为，龙云. 程丑夫教授从痰治疑难病举隅［J］. 中医研究，2005（8）：51.

［95］　刘成报. 化痰消瘀法治慢性骨髓炎术后复发［J］. 江西中医药，2005（8）：24.

［96］　卞卫和，任晓梅. 从痰论治甲状腺疾病体会［J］. 湖南中医杂志，2001（5）：27.

［97］　刘邦民，陶春蓉，肖敏. 艾儒棣教授治疗甲状腺腺瘤经验［J］. 四川中医，2006（12）：7.

［98］　韩红帼，吴立文. 从痰瘀论治肺部疑难病经验［J］. 中国中医药信息杂志，2005（5）：75.

［99］　刘学范，周惠成. 痛风从痰论治举隅［J］. 江苏中医，2001（7）：18.

［100］　韦嵩. 顽痹从痰论治［J］. 安徽中医学院学报，2000（3）：4.

［101］　赵建民. 重用化痰药治验四则［J］. 山东中医杂志，2006（12）：850.

［102］　叶丽红，吴勉华，皮文霞. 周仲瑛教授治疗疑难杂证用药特色撷菁［J］. 中医药学刊，2004（1）：7.

［103］　史文祯. 温胆汤治验 4 则［J］. 新中医，2003（5）：68.

［104］　谢慧明，刘丰兰. 导痰汤加味治疗神经根型颈椎病 54 例［J］. 江西中医药，2002（3）：25.

［105］　陈奇海. 痰病治验 2 例［J］. 江西中医药，2007（3）：54.

［106］　徐翀. 何立人从痰湿论治无脉症经验举隅［J］. 山西中医，2004（5）：7.

［107］　孙新元. 春泽汤及温胆汤加味治疗中心性浆液性视网膜病变 32 例［J］. 浙江中医杂志，2006（3）：89.

［108］　李积土. 怪病从痰论治初探［J］. 中华现代中西医杂志，2005（6）：532.

［109］　徐宗源，朱虹. 温肾化痰法治疗"怪证"1 例［J］. 时珍国医国药，2002（6）：365.

［110］　关风岭. 关思友运用黄连温胆汤治疗疑难病症 5 则［J］. 辽宁中医学院学报，2003（2）：109.

［111］　马淑然，刘晓燕. 刘燕池运用黄连温胆汤治疗内科杂病经验［J］. 辽宁中医杂志，2006（1）：1236.

［112］　张波，杨梅. 怪病从痰论治的体会［J］. 河北中医，2000（4）：276.

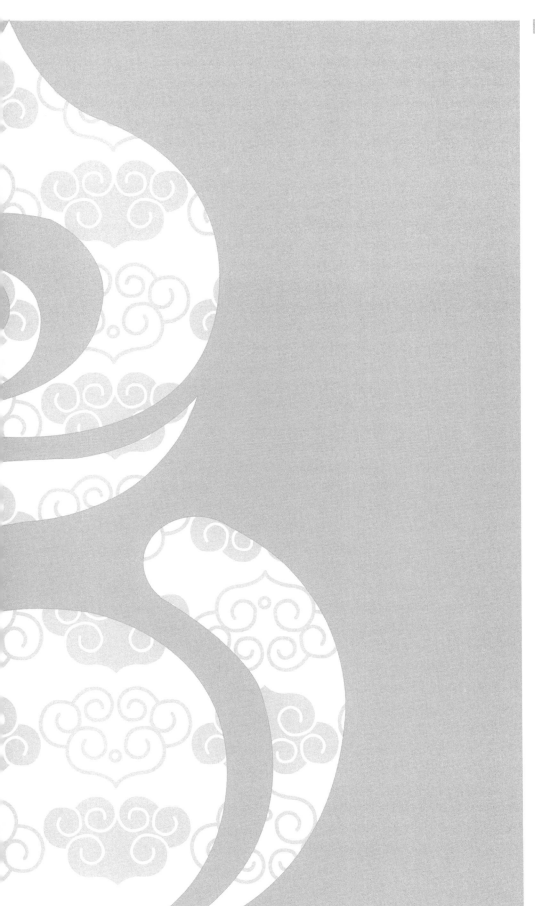

第四篇 中医血瘀理论及研究

首次具体提出瘀血学说和活血化瘀思想的是《黄帝内经》。《黄帝内经》有"留血""恶血""衃血""血凝泣""血脉凝泣"等描述。虽无"瘀血"之词，皆为"瘀血"之意。又指明血的正常流动性具有生理意义："诸血者皆属于心……故人卧血归于肝，肝受血而能视，足受血而能步，掌受血而能握，指受血而能摄"（《素问·五脏生成论》），血液运行正常，脏腑四肢灵用，可以维持人体的正常生理功能。若保持健康长寿，则"骨正筋柔，气血以流，腠理以密"（《素问·生气通天论》），强调"骨髓坚固，气血皆从"，故"内外调和"是也。《内经》亦重视祛除"恶血"，为今之活血化瘀思想的发端。《素问·阴阳应象大论》曰："审其阴阳，以别柔刚，阳病治阴，阴病治阳，定其血气，各守其乡，血实宜决之，气虚宜掣引之"，又"必先度其形之肥瘦，以调其气之虚实，实则泻之，虚则补之。必先去其血脉而后调之"（《素问·三部九候论》），以及《素问·离合真邪论》中阐述"此攻邪也，疾出以去盛血，而复其真气"，无不强调要祛除"恶血"。又如《素问·至真要大论》记述"必伏其所主，而先其所因……坚者削之，客者除之……结者散之，留者攻之"，《素问·调经论》曰"有余泻之，不足补之"，《素问·针解》出"菀陈则除之者，出恶血也"，都体现了活血祛瘀思想。还有《素问·玉机真藏论》进一步阐释"脉道不通，气不往来"，"血气不和，百病乃变化而生"（《素问·调经论》），故"疏其血气，令其调达，而致和平"（《素问·至真要大论》），以调节人体气血通畅。可见，《内经》对瘀血学说有了丰富的认识和总结，是后世瘀血理论发展与完善的理论源泉。

遥承《黄帝内经》对瘀血学说的描述和分析，东汉·张仲景在《伤寒杂病论》中首开辨证论治之先河，集理法方药、病脉证治于一炉，对瘀血进行了更为详尽的论述，是瘀血理论的奠基人。仲景在《伤寒论》太阳病和阳明病篇中详细阐述了"蓄血证"的证治，首立的"瘀血"病名又在《金匮要略·惊悸吐衄下血胸满瘀血病脉证治》中作了专论，记述了瘀血的症状、脉象、成因及治疗，且不同疾病出现瘀血症状有不同名称的描述，如"干血"（《妇人产后病脉证治》及《妇女杂病脉证并治》），"积"（《五脏风寒积聚病脉证病治》，"癥"（《疟病脉证并治》），"血痹"（《血痹虚劳病脉证并治》），"肝着"（《五脏风寒积聚病脉证病治》），"黑疸"（《黄疸病脉证并治》）等。后人根据仲景论述瘀血的相关内容，揭示了"瘀血停滞""瘀水互结""瘀热互结"和"干血"四个病机变化，其脉证、治法、方药各异，体现了医圣对瘀血发展趋势的清晰认识。纵观《伤寒杂病论》有关瘀血条文，说明仲景对瘀血是十分重视的。

至隋唐时期，瘀血之论皆祖述《黄帝内经》《伤寒论》《金匮要略》，载于《诸病源候论》《千金方》《外台秘要》等医著中，不仅载录了瘀血证候，还增添了许多活血化瘀药物和方剂。宋朝诸多方书中介绍了一些活血化瘀方药和治疗经验。《普济方·诸血门》曰："人之一身。不离乎气血。凡病经多日。疗治不痊。须当为之调血……用药川芎、蓬术、桃仁、灵脂为要……以此先利其宿瘀"，强调久治不愈的慢性患者须对瘀证加以注意。元·滑伯仁治疗蓄血证初以行血破滞之剂折其锐气后分别治之，在需用补剂之时加用活血通络之品使药效发挥更速。

金元之时，医之门户始分，"金元四大家"对活血化瘀方药的应用也给予了一定重视。《丹溪心法·六郁》中称："气血冲和，万病不生，一有怫郁，诸病生焉。故人生诸病，多生于郁。苍术、抚芎总解诸郁，随证加入诸药"，所谓的"血郁"即是"血瘀"早期或轻症，认为气血之郁是基本，重视解郁散结兼顾疏活气血。李东垣提倡"恶血必归于肝"的理论，并创立"复元活血汤"，治恶血留于胁下，瘀痛不可忍者，盖因"血者，肝之所主也"。他在《脾胃论》中还主张"补土以调和气血"，通过"去经络经脉之血"以治"阴中火旺"，"通行经脉，调其阴阳"，充分显示了调和气血、通行血脉的治瘀思想，同时也体现在他的一系列升阳、益气、助血、祛湿、泻火方中，常配用和血、活血、破瘀药味。

迨至明清，医家对瘀血的论述颇丰。新安医家汪机注意辨证，认为"血活则红，血凝则黑"，指甲黑为"血凝"，投益气药以治。张景岳在《景岳全书·杂证谟》中称"血有蓄而结之，宜破之逐之"，"血有虚而滞者，宜补之活之"，"血有涩者，宜利之"，等等，认为"气逆而血留"，"气虚而血滞"，"气弱而血不行"者，概因"血必由气，气行则血行，故凡欲活血，或攻或补，皆当以调气为先"，对"血证"的体会可见一斑。张三锡所著《医学六要》曰"夫人饮食起居一失其宜，皆能使血瘀滞不行，故而病瘀血者多，而医部分门别类，有上气而无蓄血，故予增著"，他认为瘀血在临证的时候是很多见的。

张璐在《张氏医通》中指出，"虚人虽有瘀血，其脉亦涩，如有一部带弦，宜兼补以祛其血，桃核承气汤加人参五钱"，体现祛瘀兼寓补虚之意。温热学派在诊断瘀血时注重察舌、验齿，如叶天士的《温热论》有言，"其人素有瘀伤宿血……其舌色必紫而暗……若紫而肿大者……若紫而干晦者"，皆可作为临证借鉴。由叶氏门徒记述而著的《临证指南医案》提出了"久病入络"学说，阐释"经主气，络主血"的机制，即初病在经是气分病，久病入络是血分病，这是瘀血理论的进一步发展。

晚清治瘀专家王清任在《医林改错》中对气血理论和瘀血证治有新的创见和独到发挥，他尤其重视气血在瘀血病变中的重要地位，强调"治病之要诀，在明白气血。无论外感内伤，要知初病伤人何物，不能伤脏腑，不能伤筋骨，不能伤皮肉，所伤者无非气血"（《医林改错·气血合脉说》），认为"元气既火，火即元气，此火乃人生命之源"（《医林改错·上卷医林改错脏腑记叙》），"人行坐动转，全仗元气"（《医林改错·半身不遂本源》），"手握足步，头转身摇，用行舍藏，全凭此气"（《医林改错·上卷医林改错脏腑记叙》），强调了元气能维持全身正常功能活动，若"元气既虚，必不能达于血管，血管无气，必停留而瘀"（《医林改错·论抽风不是风》），说明元气不足，五脏六腑及脉管内外皆气虚，而非责之于"心气亏虚"，表明他对气虚与瘀血的内在联系理解得更为全面。基于对气血关系的深刻认识，治疗时以补气和消瘀相结合，在补气药中配以活血药物可谓补前人之未备。王氏宗"无形之气首当急固"之旨，补气不忘祛瘀，指出"有专用补气者，气愈补而血愈瘀，血瘀气更不能外达于皮肤。此时用补气破血之剂，通开血道，气直达于皮肤"（《医林改错·论七八天痘疮作痒》），所以补气与通瘀二者须时时兼顾。在补气消瘀诸方中，重用黄芪为主药，外加活血药而不用破气药，除急救回阳汤未用黄芪，余皆用之。他又根据"气有虚实……血有亏瘀"（《医林改错·气血合脉说》）的特点，在临证中总结出 60 种气虚证、50 种瘀血证，涵盖内科的五脏病及免疫性疾病，妇科的月经病，外科的外伤和脱疽。他创立的祛瘀方剂中，按组方原则可分为两法：一种是补气消瘀法，以补气为主，如补阳还五汤、黄芪赤芍汤、黄芪防风汤、黄芪甘草汤、黄芪桃仁汤、急救回阳汤等；另一种是逐瘀活血法，以逐瘀为主，如通窍活血汤，以及血府、膈下、少腹、身痛、通经逐瘀汤等。鉴于瘀血在头面四肢、胸中血府、上腹部、下腹部等部位而异，采用不同的化瘀汤方，拓展了活血化瘀治法，进以总结出益气活血法、行气活血法、温经活血法、泻热活血法、回阳活血法、通窍活血法、宣痹活血法等。他还指出有的医生在诊治疾病时"始而滋阴，继而补阳，补之不效，则云虚不受补"（《医林改错·通窍活血汤所治之症目》），而不知"皆是瘀血之证"，强调"夫业医诊病，当先明脏腑"（《医林改错·上卷医林改错脏腑记叙》），临证须"审气血之荣枯，辨经络之通滞"（《医林改错·下卷半身不遂论叙》），把气血经络脏腑的辨证作为瘀血的判断依据，由此引申治疗如肾泄、久泄、盗汗、妇人干劳、不孕、流产、小儿疳积等慢性、疑难、特殊怪病，开辟了辨"无形瘀血"从"瘀"论治的新途径。深受王清任学术影响的唐容川，在《血证论》一书中专立"血瘀"之论与王清任瘀血理论一脉相承，且十分推崇，赞其"极言瘀血之症最详""惟治瘀血最长"。唐容川在《血证论·阴阳水火气血论》中对气血关系有了进一步理解，"人之一身，不外阴阳，而阴阳二字，即是水火，水火二字，即是气血"，"气结则血凝，气虚则血脱，气迫则血走"。他还认为，"平人之血，畅行脉络，充达肌肤，流通无滞，是谓循经，谓循其经常之道也"，而"离经之道，与好血不相合，是谓瘀血"，进一步充实了瘀血的含义。《血证论·男女异同论》又曰"瘀血不行，则新血断无生理……盖瘀血去则新血已生，新血生而瘀血自去，其间初无间隔"，可见他不仅重视血证，又不忽视他证，祛瘀中兼顾补虚。

晚清与民国时期的河北名医张锡纯，重视气血，以瘀血为患，对补气活血法有所发挥，这是受王清任活血化瘀思想启发的结果。他在《医学衷中参西录》中提到，"人身经络，皆有血融贯其间，内通脏腑，外溉周身，血一停滞，气化而不健运，劳瘵恒因之而成"，故用活血化瘀药治疗虚劳痨瘵。他还创制了活络效灵丹，称"自拟得此方数年以来，治愈胸腹疼痛不可胜计"，因此对活血化瘀药的应用颇有研究和体会。

# 71 《黄帝内经》 论瘀血概要

体内有血液停滞，包括离经之血积存于体内，或血运不畅，阻滞于经脉及脏腑内的血液，均称为瘀血。《黄帝内经》（简称《内经》）中虽无"瘀血"一词，但却提出了"恶血""血菀""留血""脉不通""血凝泣"等近似瘀血的名称30余种，并对瘀血的成因、瘀血的病症及瘀血的治疗等作了较为详细的论述，实为中医瘀血学说之肇始。学者蔡建伟将《内经》有关瘀血的论述作了整理总结如下，以冀对研究《内经》及瘀血学说有所帮助。

## 论瘀血成因

**1. 因寒致瘀**：《素问·举痛论》曰"寒气客，则脉不通"。《素问·离合真邪论》亦曰："夫邪之入于脉也，寒则血凝泣。"《内经》认为"寒则气收"，而血属阴类，得温则行，因此寒邪入侵则致经脉卷缩拘急，血液凝滞不通。

**2. 外伤致瘀**：《素问·刺腰痛》曰"得之举重伤腰……恶血归之"。《灵枢·邪气脏腑病形篇》亦曰："有所堕坠，恶血留内。"外伤导致机体脉络破损，血溢脉外而成离经之血，即是《素问·调经论》所说的"孙络外溢，则经有留血"。这是瘀血的重要成因之一。

**3. 久病致瘀**：《素问·痹论》曰"病久入深，营卫之行涩，经络时疏，故不通"。认为疾病迁延时日，可以导致瘀血产生，为后世络病理论的进一步发展奠定了基础。

**4. 饮食不当致瘀**：《素问·五脏生成》曰"多食咸，则脉凝泣而变色"。《素问·五味》亦曰"血与咸相得则凝"，明确指出偏嗜咸味可使血液凝滞而不畅。与高盐饮食与血瘀证密切相关的现代研究完全吻合。《素问·通评虚实论》还认为嗜食肥甘厚味易患"膏粱之疾"，从临床研究看"膏粱之疾"涉及现代医学所说的高脂血症、动脉硬化、冠心病、脑卒中等多种疾病，从中医四诊的角度及对微循环、血液流变学等客观指标的检测都显示血瘀是该类疾病的重要病理因素。说明《内经》对饮食不当致瘀的认识是科学的。

**5. 情志失调致瘀**：《灵枢·五变》曰"怒则气上逆，胸中蓄积，血气逆流……血脉不行"。《素问·生气通天论》更指出："大怒则形气绝，而血菀于上，使人薄厥。"情志太过导致气机逆乱，不仅血行不畅，甚至血随气升，上蓄于脑，成为出血性脑血管病的重要发病机制。

**6. 气血津液之病致瘀**：气为血帅，任何气的病变均可引起血行异常。如《灵枢·痈疽》曰："营卫稽留于经脉之中，则血泣不行。"《灵枢·刺节真邪论》曰："宗气不下，脉中之血凝而留止。"《灵枢·经脉》还指出："手少阴气绝，则脉不通……脉不通，则血不流。"说明无论是气滞、气逆抑或是气虚皆可因气失"帅血"之职而产生瘀血。瘀血还可因血虚而引起。如《灵枢·天年》曰："血气虚，脉不通。"《灵枢·营卫生会》曰："老者之气血衰……气道涩。"表明随着年龄增加，脏腑功能减退，人之气血亦随之亏虚，这是老年多瘀证的生理基础，也为临床老年病从瘀论治提供了理论依据。而津液作为血液的组成部分，与血液同类同源，津液和调，则可化血，若津亏则可血燥成瘀，《灵枢·营卫生会》所说的"夺汗者无血"即寓有此意。

## 论瘀血病症

**1. 痛症**：疼痛是瘀血导致的最常见病症。《内经》所载的疼痛性病症绝大多数为瘀血所致。如《灵枢·厥病》"有所击堕，恶血在于内"的头痛、《灵枢·五邪》"邪在肝则两胁中痛，恶血在内"的胁痛、《素问·举痛论》"厥气客于阴股，寒气上及少腹，血泣在下相引"的腹痛以及其他篇章中提及的"腰痛""真心痛""厥心痛"等大多由瘀血引起，这一方面说明瘀血致痛的广泛性，符合"气血阻滞，不通则痛，各种疼痛的检出率最高"的现代研究。另一方面也说明《内经》已认识到疼痛是瘀血类病症的一个共同临床特征，为瘀血病症的诊断提供了重要指征。

**2. 痹症**：《内经》认为，血凝瘀滞，脉涩不利是痹症的主要病机。《素问·平人气象论》曰："脉涩曰痹。"随瘀血痹阻的部位可产生不同的痹症。若瘀血痹阻于内脏则产生脏腑痹症，如《素问·痹论》曰："心痹者，脉不通"即属此类；如瘀血痹阻于关节经络则产生形体痹，即如《素问·痹论》所曰"痹在于骨则重，在于脉搏则血凝而不流"。

**3. 癥积**：《素问·举痛论》曰"血泣不得注于大经，血气稽留而不得行，故宿昔而成积矣"。《素问·腹中论》曰："上下左右有根，病名曰伏梁。"《内经》已认识到瘀血久积不去可形成有形之肿块癥积。它如"石瘕""肠覃"等病症的形成亦与瘀血留着不去有关。目前把有形之肿块作为瘀血病症的共同临床特征之一实源于《内经》。

**4. 厥症**：《素问·调经论》曰"血之与气，并走于上，则为大厥"。《素问·五脏生成论》则曰："血凝于脉为泣，凝于足者为厥。"同为瘀血致厥，病理机制与临床表现却不相同，前者之厥为气血逆乱，血随气逆，上冲于脑所致，类似于现代医学的脑血管类疾病；后者之厥是因肢体得不到血液的濡养所致，类似于现代医学所说的"末梢循环不良"等疾病。

**5. 闭经**：《素问·评热病论》曰"月事不来者，胞脉闭也"。《灵枢·水胀》亦曰："恶血当泻不泻，血不以留止……月事不以时下。"说明瘀血也是导致闭经的重要原因之一。

**6. 疮疡**：《素问·生气通天论》曰"营气不从，逆于肉理，乃生痈肿"。《灵枢·痈疽》亦曰："寒邪客于经络之中则血泣，血泣则不通，不通则卫气归之，不得复发，故痈肿。"表明寒热邪毒，壅塞血脉，腐败气血，血液凝滞，是产生疮疡病症的重要病理机制。

此外，《内经》还认识到瘀血阻滞，肌肤失于营血的濡则"不仁"，瘀血留着不去还可出现腹胀、发热及神志异常等病症，为后世对某些发热、腹胀及神志病症的治疗拓宽了思路。值得提出的是，《内经》已认识到消渴病的形成与瘀血有关，如《灵枢·五变》就指出"血气逆留……血脉不行，转而为热，热则消肌肤，故为消瘅"，这是目前从瘀论治消渴病的理论渊源。另外，《内经》描述的瘀血病症的脉象特征为"涩""泣"等，亦与现代临床完全吻合。

## 论瘀血之治

《内经》基于阴阳平衡，气血调和之理，强调血贵冲和流行，脉贵通利畅达。因此对瘀血病症提出了"疏其血气，令其条达，而致和平"的治疗总则，同时根据瘀血的成因及证候特点提出了"血实宜决之""菀陈则除之""结者散之，留者攻之""实则泻之，虚者补之""温则消而去之"等辨证治疗原则。并在此原则指导下提出了多种治疗方法。

**1. 药物治疗**：《内经》对瘀血病症首重药物治疗，并创立了多种药物治疗大法，如《素问·缪刺论》中对"恶血留内"的瘀血腹胀提出应"先饮利药"，《灵枢·水胀》中对"恶血当泻不泻，师以留止"的瘀血经闭，提出"可导而下之"，此即后世攻下逐瘀法的由来，也是医圣张仲景创制桃核承气汤、抵当汤等攻下逐瘀之剂的理论渊源。在《素问·腹中论》中，对精血枯竭所致之"月事衰少不来"者，创制了著名的"四乌贼骨一藘茹丸"，开温经补虚化瘀之先河；《素问·腹中论》对"鼓胀"病，采用

"鸡矢醴"来治疗，实寓有活血利水之意，这些治疗大法为后世活血化瘀治则体系的发展与完善奠定了基础。

**2. 灸法治疗**：《灵枢·禁服》曰"陷下者，脉血结于中，中有著血，血寒故宜灸之"。《灵枢·刺节真邪》亦曰："治厥者，必先熨调和其经，火气已通，血脉乃行。"又曰："宗气不下，脉中之血，凝血留止，弗火之调，弗能取之。"瘀血病证采用灸法治疗实取其温通血络之意。

**3. 按摩治疗**：《内经》认为对于因瘀血阻滞经络所致之"不仁""痛"等病症尚可采用按摩的方法来畅通气血之运行。如《素问·调经论》曰："寒湿之中人也，皮肤不收，肌肉坚紧，荣血泣……按之则气足以温之，故快然而不痛。"《灵枢·九针论》还指出："形数惊恐，筋脉不远，病生于不仁，治之以按摩醪药。"认为在按摩的同时可以外擦药酒以增强效力。

**4. 放血疗法**：《素问·调经论》曰"刺留血奈何，视其血络，刺出其血，无令恶血得入于经，以成其疾"。《灵枢·寿夭刚柔》曰："久痹不去身者，视其血络，尽出其血。"说明刺浅表血络以放血也是治疗瘀血病症的有效方法之一。

综上所述，《内经》所论之瘀血涉及多种内外因素导致的血行迟缓及血不循经两个方面，并认为瘀血又可作为致病因素导致多种病症。对瘀血病症的治疗，除掌握治疗总原则外，还应掌握辨证治疗原则，在具体的治疗方法上不应仅仅局限于药物疗法，还可根据具体的病症灵活运用温灸、按摩、刺络放血等多种疗法，为后世瘀血学说及活血化瘀治则体系的形成与发展奠定了重要的理论基础。

# 72　《伤寒杂病论》瘀血致病理论和成就

瘀血之名首见于张仲景《金匮要略》，其"勤求古训，博采众方"，所著《伤寒杂病论》奠定了血瘀证和活血化瘀法基础，使瘀血致病理论基本形成一个完整的理论体系。学者张慧琪等就仲景瘀血致病的理论作了探析。

## 瘀血病位的广泛性

仲景所论瘀血致病，常不局限于身体的某个部位，全身上下内外皆可致瘀。如苇茎汤治疗肺痈，瘀结在肺；大黄牡丹汤治疗肠痈，瘀结在肠；旋覆花汤治疗肝着，瘀在肝络；桂枝茯苓丸治疗癥瘕，瘀在胞宫；鳖甲煎丸治疗疟母，瘀在胁下；蒲灰散和滑石白鱼散治疗小便不利，瘀在尿窍等。这些瘀血致病部位虽然不同，但都属局部之瘀血。大黄䗪虫丸治疗虚劳日久之干血劳，从其主症全身羸瘦、肌肤甲错、面目黧黑可以看出，瘀血停积部位已遍布全身；酒疸、黄疸、女劳疸病久多变为黑疸，症见目青面黑，皮肤搔之不仁，大便正黑，可以推测瘀血停留更加广泛，外达全身，内及胃肠。

## 瘀血成因的多样性

仲景所论之瘀血，形成原因很多，主要有寒、热、气滞、久病气虚、离经之血等。

**1. 寒凝致瘀**：寒为阴邪，其性收引，常随风邪入侵机体，导致血脉凝滞不通，形成瘀血。尤在泾在《金匮要略心典》中说"最虚之处为容邪之所"，而瘀血停积之部位往往也在最虚之处。例如妇人产后，气血俱虚，加上胞宫产道受损和护理不当，风寒之邪易乘虚入侵胞宫，与血气相搏而使血滞不行，瘀结胞宫，引起腹中刺痛，仲景治用红蓝花酒方化瘀散寒止痛。

**2. 热甚致瘀**：热为阳邪，易煎熬血液使血液黏滞不畅而成瘀；或迫血妄行，使血溢脉外而成瘀。《金匮要略·疮痈肠痈浸淫病脉证并治》曰："肠痈者，少腹肿痞，按之即痛如淋……脓未成，可下之……大黄牡丹汤主之。"该条文所说之肠痈，就是因为热甚致瘀，瘀热互结成痈。

**3. 气滞成瘀**：中医学认为气为血帅，血为气母，气行则血行，气滞则血瘀。仲景所治之肝着，即因气滞血瘀、瘀阻肝络所致，表现为胸胁满闷不舒，甚至胀痛或刺痛，轻者捶其胸部使气机舒展即缓解，重则用旋覆花汤化瘀通络治疗。后世叶天士之辛散化瘀通络法即源于此。

**4. 久病致瘀**：中医学认为"久病多瘀"，这主要是因为久病正气虚，气血运行不畅所致。如仲景认为疟病迁延日久，反复发作，必致正气渐虚，血行不畅，疟邪假血依痰，痰瘀互结而成痞块，居于胁下，日久形成疟母。再如虚劳日久，全身气血运行不畅，产生瘀血，积于体内，日久形成干血，妨碍新血的生成，造成肌肤失养，出现全身羸瘦，面目黧黑，肌肤甲错等血瘀征象。

**5. 离经之血成瘀**：中医学认为金刃致伤、跌打损伤、气不摄血等，均可导致血渗脉外，凝于局部，此为离经之血成瘀。《金匮要略·疮痈肠痈浸淫病脉证并治》载"病金疮者，王不留行散主之"。金疮是刀斧等断伤肌肤经脉，使营卫气血溢于脉外而成离经之血，形成瘀血与出血并见之疮口，仲景用王不留行散化瘀止血治疗。

## 瘀血的病理

一般来说，瘀血的形成是一个渐进过程。最初只是一般瘀血轻症，如肝着病之胸部疼痛，因气机不畅、肝络瘀阻所致，但捶打其胸部即可疏通瘀血，缓解疼痛；若瘀血程度加重，症状也随之加重，常出现神志症状，如抵当汤证，可见其人如狂，谵语；若瘀血进一步发展，可形成干血、坏血、死血，并由局部瘀血发展为全身瘀血，致使病情危重。由于瘀血的形成是一个渐进过程，因此在其形成过程中常出现瘀血和其他致病因素相兼为病的病理。

**1. 寒瘀互结**：如温经汤证是冲任虚寒、瘀血阻滞所致，主治虚寒夹瘀之月经不调、崩漏等；红蓝花酒方证是风寒入侵、胞宫瘀滞所致，主治实寒夹瘀之产后小腹血气刺痛等。这些均属寒瘀互结之病理。

**2. 热瘀互结**：如泻心汤治吐血、衄血，其病机是火热亢盛，迫血妄行，造成留瘀。针对这种热瘀互结的病理，仲景重用大黄泻热行瘀，疗效显著。清代医家陈修园注《十药神书》曰："余治吐衄，诸药补之者，用金匮泻心汤百试百效，其效在生大黄之多，以行瘀也。"可见大黄是泻热行瘀的良药。

**3. 燥瘀互结**：如仲景用猪膏发煎治疗胃肠燥结兼有瘀血之萎黄证，其病理是燥瘀互结，津血不生。本证可见全身失养、津液不足的表现，如萎黄、便秘等。

**4. 湿热瘀互结**：如仲景治疗小便不利、尿频、尿急、尿痛或血尿伴小腹胀满、拘急疼痛之热淋血淋，其病理为湿热瘀互结，用蒲灰散或滑石白鱼散治疗；再如黄疸、酒疸、女劳疸日久变成黑疸，都是在正虚的基础上形成湿热瘀互结的病理所致，治用硝石矾石丸。

**5. 水饮瘀互结**：《金匮要略·妇人杂病脉证并治》大黄甘遂汤治"妇人少腹满如敦状，小便微难而不渴"，其病理是妇女产后水饮瘀互结血室。仲景治此水饮瘀兼攻，药用甘遂逐水饮，大黄逐瘀，佐阿胶防攻邪伤正。

**6. 痰疟瘀互结**：疟病日久不愈，正气渐衰，疟邪假血依痰，结成痞块，居于胁下而成疟母。可见，疟母是在正虚的基础上，由痰浊、疟虫、瘀血互结而成，治当攻补兼施，仲景用鳖甲煎丸治疗。方中鳖甲软坚消癥为君药；射干、法半夏、厚朴等消痰，桃仁、牡丹皮、赤芍药等化瘀，鼠妇、蜣螂等截疟，共为臣药；再佐人参、阿胶扶正之品。

**7. 热毒瘀互结**：仲景用白头翁汤治热毒血痢，症见下利腥臭脓血，赤多白少，里急后重伴发热、口渴，舌红，苔黄，脉数。其病理实质是湿热火毒伤及肠络，血肉腐败，壅而成脓。针对热毒瘀互结的病理，仲景治以清热解毒，凉血化瘀止利。阴阳毒也是热毒瘀互结所致，因体质不同，临床上表现为阴毒和阳毒两种，但均以发斑、咽痛为主症，故治疗均以清热解毒化瘀为法，用升麻鳖甲汤加减治疗。

## 瘀血的诊断

《金匮要略·惊悸吐衄下血胸满瘀血病脉证治》曰："患者胸满，唇痿舌青，口燥，但欲漱水不欲咽，无寒热，脉微大来迟，腹不满，其人言我满，为有瘀血。"概括了瘀血的一般见症。临床上还要结合其他征象以对瘀血作出正确诊断，其诊断标准有：

**1. 疼痛**：疼痛是瘀血常见征象之一，中医学认为，瘀血阻滞，不通则痛。瘀血致病的特点是刺痛，拒按，固定不移，夜间痛甚。《金匮要略·脏腑经络先后病脉证》指出"色青为痛"，从望诊角度指出血瘀之面色为青色，青为血脉凝滞之象，主痛。

**2. 肿块**：瘀血积聚日久，易形成肿块。例如痰疟瘀互结日久而成之疟母，肿块居于胁下；瘀在胞宫，日久易形成癥瘕、血受寒则凝结成块，血受热则煎熬成块；妇人因瘀血所致之月经不调、崩漏等，经血中亦每常伴有血块。

**3. 发热**：瘀血发热，属于内伤。表现为全身或局部，自觉或他觉。瘀血发热的特点一般是夜间较甚，口燥，但欲漱水而不欲咽。如《金匮要略·惊悸吐衄下血胸满瘀血病脉证治》曰："病者如热状，烦满，口干燥而渴，其脉反无热，此为阴伏，是瘀血也，当下之。"

**4. 神志异常**：如健忘、谵语、癫狂、神昏等。失血家猝得健忘，往往有瘀血；温热病热入营血往往引起神昏谵语；太阳蓄血桃核承气汤证和抵当汤证，均因瘀热上扰神明而出现其人如狂或发狂的神志症状；再如《金匮要略·妇人杂病脉证并治》曰"妇人伤寒发热，经水适来，昼日明了，暮则谵语，如见鬼状，此为热入血室"，也为瘀热上扰而出现的神志异常。

**5. 外观征象**：患者皮肤萎黄或局部青紫肿痛，肢体红斑结节，或两目鳖黑，肌肤甲错，面色青紫，或目睛血丝紫赤，或皮肤黏膜有瘀斑、瘀点，或大便正黑如柏油状，或妇人经血黑而伴有血块等。

**6. 舌象脉象**：舌质一般紫红或紫暗色，有瘀斑或瘀点，重者舌质红绛或青紫，唇痿舌青，或舌下络脉青紫曲张；脉象涩滞迟缓。舌脉象对瘀血诊断具有较大价值。

## 瘀血的论治

瘀血既是病理产物，又是致病因素。瘀血不去则新血不生，全身将失去濡养，机体将不能发挥正常的生理功能，瘀去则五脏六腑才能恢复正常的气化功能，正如仲景所曰"五脏通畅，人即安和"。仲景在《金匮要略·惊悸吐衄下血胸满瘀血病脉证并治》载"病者如热状，烦满，口干燥而渴，其脉反无热，此为阴伏，是瘀血也，当下之"，提出瘀血当用下法的治则。临床上要根据病因、病位、病性、病势、病程等具体情况，灵活运用仲景祛瘀大法。下面是仲景祛瘀法特色所在。

**1. 针对致瘀因素用药**：因寒致瘀者，应温阳行瘀，如温经汤、桂枝茯苓丸；因热致瘀者，当泻热化瘀，如泻心汤、桃核承气汤；气滞成瘀者，当理气化瘀，如旋覆花汤、枳实芍药散；久病成瘀者，当攻补兼施，祛瘀扶正，如鳖甲煎丸、大黄䗪虫丸；因离经之血成瘀者，应化瘀止血，如王不留行散等。

**2. 针对瘀血部位用药**：肺痈瘀结在肺，治用苇茎汤，方中桃仁为入肺经之化瘀药；肠痈瘀结在肠，用大黄牡丹汤，方中大黄、牡丹皮等可以直达肠腑，泻热逐瘀；妇女产后瘀阻腹痛，用下瘀血汤，方中大黄、桃仁等可入下焦胞宫，攻下瘀血；虚劳日久之干血痨，用大黄䗪虫丸，峻药缓图，扶正祛瘀，方中用水蛭、虻虫、䗪虫等"虫以动其瘀"，以除全身之留瘀。

**3. 针对瘀结的程度用药**：仲景治疗瘀血有两类化瘀药，即植物药和动物药。植物药有当归、川芎、芍药、桃仁、桂枝、牡丹皮、茜草等，动物药有水蛭、虻虫、䗪虫、蛴螬、蜣螂等。对于瘀结程度较轻者，一般用植物药，如肝着，用旋覆花汤治疗，方中用植物药茜草配旋覆花化瘀通络；瘀结较重者，如疟母、干血痨，常在植物药的基础上再加上诸如鼠妇、蜣螂、蛴螬、水蛭等虫类药。

**4. 针对瘀血兼夹他邪的治疗**：对于瘀血兼夹有形之邪的治疗，原有两途。瘀血与水饮互结者，仲景主张水血兼攻，如用大黄甘遂汤治疗妇女产后水饮瘀互结血室所致的"妇人少腹满如敦状，小便微难而不渴"，即是典型的实例，药用大黄攻瘀，甘遂泻水饮。瘀血与痰浊互结者，仲景主张痰瘀并治，如用鳖甲煎丸治疗疟母，方中射干、法半夏、厚朴等化痰，桃仁、牡丹皮、赤芍、鼠妇、䗪虫等祛瘀。

对于瘀血兼夹无形之邪的治疗，仲景在《金匮要略·脏腑经络先后病脉证》中提出应"随其所得而攻之"的治疗方法。所谓"随其所得"，是指无形之邪（寒、热、气滞、燥邪等）与有形之邪（瘀血、水饮、宿食等）易胶结在一起，使病邪锢结难解，这种情况医者应攻其有形之邪，则无形之邪随之而去。如仲景用抵当汤治疗蓄血发狂之神志病，瘀去则热也去；用红蓝花酒方治疗妇女产后感寒血气刺痛，寒邪随之而去；用猪膏发煎治疗燥结发黄，方中猪膏利血脉，乱发消瘀血，瘀去血脉通畅，全身得到滋养濡润，则燥邪（内燥）随之而去。仲景针对瘀血这一有形之邪，运用活血化瘀使其与相兼的无形之邪迎刃而解的"随其所得而攻之"的治疗大法，为后世乃至今天许多疑难病症的治疗提供了新的思路。

# 仲景瘀血学说成就

透过以上阐述分析，学者易亚乔等根据《伤寒杂病论》原文，结合现代研究文献报道，认为仲景瘀血学说的学术成就主要可归纳为：

**1. 创立瘀血病名，构建了活血化瘀辨证施治的体系：**

（1）创立病名，明确证候：张仲景在《金匮要略·惊悸吐衄下血胸满瘀血病》中首先提出了"瘀血"名称，"患者胸满，唇痿舌青……为有瘀血"，"患者如热状，烦满，口干燥而渴……是瘀血也，当下之"。使用"瘀血"这一专业词汇来描述人体血液运行停滞，更能形象地表达血液的病理状态，而且避免了《内经》里"恶血""留血""凝血"等较为混乱的名称，规范、明晰了"瘀血"病名及血瘀证适应证候。他在《伤寒杂病论》中多处提到血瘀证证候，可大致归纳如下。①疼痛：刺痛，痛处固定不移，拒按，夜间痛甚。②肿块：固定不移。③出血：部分瘀血为病者可见出血之象，通常出血量少而不畅，血色紫黯，或夹有瘀血块。④色紫黯：面色紫黯，口唇、爪甲青紫；舌质紫黯，或有瘀斑、瘀点等。⑤肌肤甲错及脉象上的某些异常，如涩脉或结代脉等。

（2）出治法、立方药，体现八纲辨证、八法治则：八纲辨证包括阴阳、表里、寒热、虚实，是辨证论治的具体应用体现。1974 年，在日本京都召开的第 25 次日本东洋医学会总会学术报告会上，有人归纳张仲景治疗血瘀证，属阴寒者，用当归、川芎、桂枝、芍药等，属阳热者，用桃仁、牡丹皮、大黄等，属实证用桂枝茯苓丸、大黄牡丹皮汤、抵当汤、桃核承气汤等，属虚者芎归胶艾汤、温经汤、当归芍药散等，偏表（气分），枳实芍药散、黄芪桂枝五物汤、枳实薤白桂枝汤等，偏里（干血），用大黄䗪虫丸等。

"汗、吐、下、和、温、清、消、补"被后世称为八法的治疗原则。张仲景治血瘀证除汗、吐法之外，其他六法都有涉及，尤其是下、消、补、温。如"下"用抵当汤、下瘀血汤、大黄牡丹皮汤等；"和"用黄芪桂枝五物汤、猪膏发煎等；"温"用温经汤、瓜蒌薤白白酒汤、瓜蒌薤白半夏汤、枳实薤白桂枝汤等；"清"用茵陈蒿汤、栀子大黄汤、赤小豆当归散等；"消"用枳实芍药散、鳖甲煎丸、桂枝茯苓丸、王不留行散等；"补"用大黄䗪虫丸、芎归胶艾汤等。体现了张仲景对血瘀证治疗随证施治原则的灵活应用。

（3）同病异治、异病同治：张仲景创立了具有活血化瘀功效的方剂 30 多首，临床常用 20 余首，组方严谨，配伍精当，用药灵活巧妙，疗效确切，一直延用至今。如用大黄䗪虫丸治疗肝病、脑出血、慢性心力衰竭、老年糖尿病视网膜病变。鳖甲煎丸治疗肝硬化腹水、气滞血瘀型心绞痛。有报道黄芪桂枝五物汤对糖尿病周围神经损伤、小儿麻痹症、雷诺病、风湿性关节炎及产后身痛等有较好疗效。

同病异治，即同种疾病，由于所处的疾病的阶段不同或类型不同，所反映出的证候不同，因而治疗也就有不同。如产后瘀血内结腹痛证治，产后腹痛，属气血瘀滞，当用枳实芍药散行气和血，假如服药后病不愈者，应考虑产后恶露不尽，瘀血凝着胞宫，证属瘀血腹痛，当用下瘀血汤破血逐瘀。

异病同治，即不同的疾病，在其发展变化中出现大致相同的病机和证候，故可用大致相同的治法和方药去治疗。如《金匮要略·百合狐惑阴阳毒病脉证治第三》曰："病者脉数，无热，微烦，默默但欲卧，汗出，初得之三四日，目赤如鸠眼；七八日，目四眦黑。若能食者，脓已成也，赤豆当归散主之。"《金匮要略·惊悸吐衄下血胸满淤血病脉证第十六》曰："下血，先血后便，此近血也，赤小豆当归散主之。"此二病，虽然病因、病名、病症不同，但病机相同，均为血中有热，湿毒不化，所以同用赤小豆当归散清热利湿，活血化瘀排脓。而临床上因血中有热，湿毒不化而引起的炎症如复发性口腔溃疡、带下病均可用赤小豆当归散加减及联合他药予以治疗。

**2. 奠定了动物、虫类药治血瘀的基础：**张仲景是一位善于运用动物、虫类药治瘀血的大师，他创立的以虫类药为主的著名方剂有抵当汤、鳖甲煎丸、大黄䗪虫丸、下瘀血汤、桂枝茯苓丸、蜘蛛散等，用了水蛭、虻虫、土鳖虫、鳖甲、蜂房、蛴螬、鼠妇、蛴螬、蜘蛛等药，用以治疗蓄血重证、疟母、虚劳内有干血、妇人宿有癥病、产后腹中有干血、经闭不行等瘀血日久、癥结难化之重证、阴狐疝气，对后世影响很大。此后，代有发展。东晋《肘后方》，唐代《千金要方》《外台秘要》沿用张仲景所用，还将品种扩展到斑蝥、蛴螬、蜈蚣等，范围扩展到内、外、妇、儿各科；明代李时珍在《本草纲目》中收载虫类药 107 种；清代王孟英、叶天士等也用虫类药治疗各种疾病；现代生物学、药理学研究也证实虫类药除了具有抑制血小板凝集，改善血液流变学的作用，同时也还有很强的抗凝血、促进纤维蛋白溶解酶活性、抗肿瘤作用。

**3. 重视剂型，善用酒剂，开创"丸以缓之"的治疗大法：** 活血化瘀的方剂，张仲景用到了汤、丸、散、酒剂，重视剂型的作用，如血结膀胱，病势最急，则用抵当汤，稍轻者，抵当丸。张仲景活血化瘀方不少是酒下和酒煎，如红蓝花酒方、瓜蒌薤白白酒汤、瓜蒌薤白半夏汤、当归散、当归芍药散、鳖甲煎丸、大黄䗪虫丸等，增强了通经活络之功效。应用现代医学实验技术对酒制药物作用的研究也证明，大黄、丹参等活血化瘀以酒炮制后期改善血液流变性的作用较生用要显著。张仲景创立的活血化瘀丸剂有大黄䗪虫丸、鳖甲煎丸、桂枝茯苓丸、抵当丸，大黄䗪虫丸治虚劳内有干血、鳖甲煎丸治疟母癥瘕、桂枝茯苓丸治妊娠宿有癥病、抵当丸治蓄血证均是通过剂型变化，以丸剂久服缓治，达到使瘀血渐缓消，避免欲速则不达的目的。

**4. 提出"血热相结"，启发了温热病学派营分证、血分证的形成：** 张仲景总结了伤寒热病可能出现"瘀血""蓄血""血结"的证候，并提出了证治经验，如血结宜桃核承气及抵当汤、抵当丸导血除热。这一"血热互结证"的提出，对清代温热病学派中的"营分证"及"血分证"的理论和治疗有启发作用。张仲景《伤寒杂病论》一书，为最早论述外感热病的专著。其关于六经辨证和传变规律，以风伤卫，寒伤营，风寒两伤营卫的三纲鼎立之说，对温病学卫气营血辨证思想的确立，有极大的影响。

叶天士接受了张仲景六经分证和传变的思想方法，并在热性病的治疗中创立了卫气营血辨证体系，补充了其治热性病之不足，发展了伤寒六经思想。从卫气营血辨证体系的实质来看，同样也是分外感热病的阶段、层次和病理进程，疾病预后，只是以卫、气、营、血分别代表了温热病的四个阶段和层次，以此来辨别疾病所在的部位以确定治法。从后世形成的温病卫气营血内容来看，在辨证论治，辨疾病层次部位，论述疾病传变规律以及疾病的预后转归等方面内容，都在不同程度上受到伤寒学说的启发，以至于叶天士本人也说"辨卫气营血与伤寒同"。

**5. 治血瘀证重视血与气、津液的关系以及寒、热对血行的影响：** 血为气母，气为血帅，气行（旺）则血行，气滞（虚）则血瘀。张仲景于活血祛瘀方剂中非常注重调气，在《金匮要略·血痹虚劳病脉并治》篇中，谓治血痹"宜针引阳气令脉和"。强调血瘀应先治气，气得宣通，则血可行，而不可专治其血。体现这一思想的方药有宣通气血之枳实芍药散，行气消瘀之王不留行散，以及旋覆花汤、黄芪桂枝五物汤等，后世补气行血方剂如补阳还五汤、黄芪五物汤等皆由此方演变而来。津液与血同源而异类，功能相似，张仲景谓"血不利则为水"，故其主张治瘀须治水，在所创祛瘀方剂中常配祛湿利水之品，如治血与水俱结于血室之大黄甘遂汤。受其影响，清代唐宗海有"血结亦病水，水结亦病血"（《血证论·脏腑病机论》）之论。唐氏指出，血既变水，即从水论治，《血证论·肿胀》曰"凡调血，先须调水"。《血证论·经血》对临床组方用药颇有启迪。

《素问·举痛论》曰："寒邪客于经脉之中，则血泣，血泣则不通。"张仲景继承这一思想，活血化瘀方剂常伍以温通血脉药，体现这一特点的方剂有七首——温经汤、当归四逆汤、桂枝茯苓丸、鳖甲煎丸、土瓜根散、黄芪桂枝五物汤、桃核承气汤。热易与血结，热易致瘀，常配伍泻热通里药，此类方剂有八首——大黄牡丹皮汤、大黄䗪虫丸、大黄甘遂汤、鳖甲煎丸、下瘀血汤、抵当汤、抵当丸、桃核承气汤。这种配伍方法至今临床上仍然常用。

**6. 开拓了内、外、妇、伤科病症从瘀血论治的新领域：** 张仲景《伤寒杂病论》中用活血化瘀法可治疗内、外、妇、伤科等病症，包括疟母、狐惑病、阴阳毒病、血痹、虚劳干血、淋病、黄疸、妊娠下血腹痛、产后腹中有干血、妇女漏下不止、妇女经水不利、妇女半产漏下、经闭、腹满如鼓状、肠痈、金刀创伤、太阳蓄血、阳明蓄血、厥阴厥逆、筋骨损伤等。这在中医治疗学上为后世活血化瘀治法广泛应用于临床各科疾病治疗树立了典范。由于现代血瘀证病理生理改变和活血化瘀方药作用机制的揭示，活血化瘀方药在临床各科得到了普及应用，如用治急腹症、妇科病、风湿疾病、脑血管病、骨伤科疾病、五官科疾病、肿瘤等，显著提高了中医临床疗效，某些活血化瘀方药的临床疗效在一定程度上得到了国际范围内的认可。血瘀证与活血化瘀研究一直是传统中医药学和中西医结合研究中最为活跃的领域。活血化瘀疗法在张仲景的基础上，经过二千多年的不断完善，至今已形成了一个完整的治疗体系，而张仲景发挥了重要贡献，具有承前启后的作用，为后世血瘀证的理论和临床研究奠定了坚实基础，至今仍指导着临床应用和药物研发。

# 73　《医林改错》瘀血学说成因探析

王清任以《内经》《伤寒杂病论》为立论之本，在长期解剖学研究的基础上，历经 40 余年著成《医林改错》，对血瘀诸病证治颇具独观，其瘀血学说对后世的临床和研究产生了巨大影响。学者李新华对其瘀血学说的形成因素作了探讨。

## 承《内经》《伤寒》——瘀血学说立论之源

《素问·调经论》曰"人身所有者，血与气耳"，"五脏之道，皆出于经隧，以行气血，血气不和，百病乃变化而生"。论述了气血与人体生理、病理密切相关。关于瘀血，《内经》列出有瘀血痹证、瘀血痛证、瘀血厥证等多种病症，提出了"血实宜决之"，"菀陈则除之"的治则。东汉张仲景首创"瘀血"病名，论述蓄血证治，创制了桃仁承气汤、抵当汤等十多首活血化瘀方剂，初步构筑了血瘀证辨证论治的框架。唐代以降，张子和、朱丹溪等医家在血瘀证证治方面均有所发展。

王清任师承《内经》及张仲景《伤寒杂病论》等历代医家的理论和经验，在自己长期临床实践和研究的基础上，发展和创立了较为系统、完整的瘀血学说。其立论以气血为主，认为人体的正常生理活动主要在于气血的通畅；"无论外感、内伤……所伤者无非气血。"强调临证时必须明察"气的虚实""血的亏瘀"，查寻血亏、血瘀之因。他的气血合脉说，发展了前人的气血理论，为活血化瘀法治建立了理论依据。

王清任的瘀血学说，鲜明地体现了由《内经》张仲景等奠基的中医学理论体系的基本特色。王氏从气血相关理论出发，在出血证、元气虚证及血瘀证等方面阐明了气血病变，即体现了中医理论的整体观。同时，在辨证论治诸方面，亦遵循中医理论的基本规律。辨病症以四诊征象鉴别，十分重视鉴别诊断；辨病因以气血寒热为主；辨病性注重虚实，提出外感、积热、气虚、血瘀所致的证型特点，而以气虚为主；辨病位以上、下、外、内划分；在治法上，补气活血、清热化瘀、通腑祛瘀、软坚祛瘀诸法可以说是仲景学说的延续和发展。如其中的补气活血法反映了中医重视标本同治的特点，名方膈下逐瘀汤可治疗二十余个病种，而同一疾病，根据其不同病理变化施以不同方药，是仲景异病同治、同病异治法的突出体现。

## 明脏腑解剖结构——瘀血学说的形态学基础

王清任在长期临床实践中，深感解剖知识之重要，提出"业医诊病，当先明脏腑"这一非凡的学术思想。认为只有全面了解脏腑结构，才能辨证得当，诊断准确，疗效显著。有感于"前人创著医书，脏腑错误"，他打破封建礼教的严重束缚，大力倡导人体解剖研究并亲为躬行，几十年潜心观察、研究，绘制成"亲见改正脏腑图"，实事求是地改正古人的某些错误，其中关于膈、幽门括约肌、胰、会厌、主动脉干及其主要分支、脑的描述和认识，在我国解剖学史上尚属创见。

王清任为了求得脏腑真知，"临证有所遵循"乃致力于解剖学研究，力求了解人体脏腑结构与生理功能、病理变化之间的关系。在研究过程中，观察到了大量的"血瘀"病理现象，从而引起他对血瘀证的高度重视，长期钻研、实践，创立了血学说。临床实践中的困惑促使他勇敢地走上解剖学研究的道路，而对人体解剖结构的艰苦、细致观察和深入研究，又促进了他的临床血瘀证的专题研究，并且为瘀血学说的形成奠定了一定的形态学基础。

分析王氏瘀血学说的具体内容，解剖学研究的影响显而易见。首先，就血瘀部位言，根据解剖学部位大体分为头面四肢、胸中、膈下三部分，首创以胸、腹腔的分界性结构——膈作为病位名。第二，创造性地提出了与人体解剖结构相关的分部逐瘀治法，并根据血瘀部位之异而配伍不同的药物。如创制通窍活血汤，主治头面四肢周身瘀之症，方中配伍麝香、葱姜通窍开络，引活血药直达巅顶；创制血府逐瘀汤，主治胸中血府血瘀之症，方中配伍柴胡枳壳疏肝理气，桔梗引药上达胸中；创制少腹逐瘀汤主治少腹血瘀或胞宫血瘀。第三，直接以人体解剖学位置、结构名称作为方剂名，如膈下逐瘀汤、会厌逐瘀汤、少腹逐瘀汤等方剂之名就来自于解剖学名词。

## 立足于亲治与屡验——瘀血学说的实践基础

作为一位卓有成就的临床医学家，王清任的所有研究都立足于临床实践。他强调"医家立言著书……必须亲治其症，屡验方法，万无一失，方可传于后人"，极力反对"徒取虚名，恃才立论，病未经见，揣度立方"。他注重临床实践，实事求是的严谨治学精神一直为后人所称道。王氏在临床实践及解剖学观察中，发现了众多的"血瘀"现象，为溯本穷源，走上了从事解剖学研究和创立瘀血学说的漫长道路。

王氏瘀血学说以气血理论为指导，在多年的临床实践中总结了通窍活血汤、血府逐瘀汤等所主治的五十种血瘀症，不仅见于内外妇儿各科，且涉及温病等疾病的血瘀症。在辨证上，总结了有形、无形之瘀的病理特征。如血府血瘀的发热有两个特点：其一，多为午后发热，夜晚加重，后半夜减轻；其二，见有身热。在治法上，创立了补气活血、理气活血、滋阴化瘀、回阳化瘀、攻下逐瘀、通痹逐瘀、化瘀调神法等十余种，并创制了三十余首方剂。这些"亲治""屡验"而得之的方剂，因其疗效确切，至今仍广泛运用于临床各科疾病的治疗之中，并成为方剂研究的热点。在用药上，独具匠心，体会颇深。如活血药中善用桃红，补气活血法中重用黄芪，体现王氏所谓"药味要紧，分量更要紧"的处方遣药独特经验。为确保疗效，王氏对方药服法亦甚为重视，如在补阳还五汤方附有详细的服药说明。王清任上述有关瘀血诸症的辨证施治理论和经验，独具创见，自成体系，形成了较为完善的瘀血学说。所有这些，无一不凝聚了王氏临证四十余年的心血。

## 创新立异不落窠臼——瘀血学说形成的动力

科学史告诉我们，没有创新精神，就没有学术的繁荣，科学的进步和发展。王清任的医学活动验证了这一点，也给后学者以启示。王氏所处的清代，宋明理学盛行一时，尊经复古思想相当严重。许多"儒医"谈及医学，"理必《内经》，法必仲景，药必《本经》"。认为中医经典篇篇锦绣，字字珠玑，谁欲怀疑，甚或批评，则被斥为"异端邪说""离经叛道"。王氏崇尚仲景，博采众说，又不落古人之窠臼，他善思敢疑，勇于标新立异，独具见解，创新精神贯穿于他一生的医学研究及临床实践之中，并成为他创立瘀血学说的强大推动力。

首先，在研究方法上，他独辟蹊径，十分重视人体脏腑解剖观察，开人体、动物解剖和动物试验之先河。其次，在瘀血成因上独具己见。如在治疗半身不遂症时，他"始遵《灵枢》《素问》仲景之论，投药罔效。辗转踌躇，及至束手"。对历代医家论半身不遂属"风""痰""火"等理论大胆质疑，首创"气虚血瘀论"。第三，在血瘀辨证上，打破有形之瘀的传统观点，提出了久病多瘀、怪病为瘀、他法他药无效多为血瘀等无形之血瘀的新思路。第四，在施治上，不拘泥于古法，首创补气活血、分部逐瘀法等活血化瘀治法，所创制的补气活血名方——补阳还五汤中，重用黄芪达每剂120 g，甚至每日可服两剂，可谓传统中医药理论上的创造性发展。

# 顽症痼疾从瘀论治诠释

学者胡廉君等通过总结《医林改错》中在久治乏效的情况下从血瘀论治的经验，提炼出王清任顽病从瘀论治的思想，并用久病入络理论诠释、强调顽症痼疾在久治不效的前提下，不论有无血瘀征象，皆可试从血瘀论治。

**1. 知常达变，另辟蹊径：**《医林改错》列举了"泄泻、呃逆、心悸、不寐"等9个常见病，目的并非言其证治之常，而是强调在常法不效，即成为书中所谓"百方不效"的顽病时如何施治。如五更泄，"古人名曰肾泄，言是肾虚，用二神丸、四神丸等药治之不效"；呃逆"以橘皮竹茹汤、承气汤、丁香柿蒂汤、附子理中汤、生姜泻心汤、代赭旋覆汤、大小陷胸等汤，治之无一效者"；"夜不能睡，用安神养血药治之不效者"；"心跳心忙，用归脾安神等方不效"；盗汗、自汗"竟有用补气固表、滋阴降火，服之不效而反加重者"；等等。

对于上述以常方、常法久治不效的顽证痼疾，王氏另辟蹊径，皆从瘀血论治。如就泄泻而言，治疗常以健脾利湿为大法。根据证类特点可分别配以消食导滞、清热解暑、温肾、疏肝、固涩收敛等法。一般而言，以此治疗多能获效。但亦有常法殆尽之顽固性腹泻者，对此王氏提出"泻肚日久，百方不效，是总瘀血过多，亦用此方（膈下逐瘀汤）"。对于顽固性呃逆、不寐等病亦是如此。为何病之初始不设用此法，而在久治不愈时尝试治瘀？这至少说明了两个问题：一是本无瘀血指征，即少从瘀血论治的客观依据。因此虽遍用百方却不敢贸然活血化瘀；二是反映出王氏对顽病从瘀论治的深刻体会和认识。惟其如此，才能在常法久治不效且无瘀血征象的情况下，大胆投予活血化瘀方药。曾有学者指出，疑难病的辨证思路包括排除法、类比法、审独法、求异法等。排除法即某一治法无效则排除之。求异法是指屡用常法失效时，应不囿于老框框而另循他径。王氏顽病从瘀论治的治略思想实际运用的就是这两种方法。

**2. 久病入络，顽病多瘀：**顽病从瘀论治是王氏多年临床经验的总结，验诸临床亦殊为可靠。但其道理何在？感性认识如不能上升为理性认识，就难以有效地推广应用。这也是王氏的宝贵经验未能得到后人充分认识的重要原因之一。清代叶天士"久病入络"之说与王氏的经验有异曲同工之妙。叶氏认为，疾病久治不愈必然伤及血络。《临证指南医案》多次指出"百日久恙，血络必伤"，"经年宿病，病必在络"。今有学者研究认为，《医林改错》中所云，疑难病是瘀因深隐，极难辨识。虽无瘀血征象，但隐瘀实存。病因隐，使之疑，疑不识，治必难。从现代生理病理学角度阐述了久病入络的基础，证实了王氏经验的理论意义和临床实用价值。所谓"百方不效"的情况，有他医所为，而更多的则是王氏自己临证活动和思考的记录。正因如此，才能体现其善识、善治隐瘀顽症的独到之处。与其说王氏能知常达变，不如说在其头脑中对顽病从瘀论治有着深刻的认识，只是受时代所限未将其理阐述清楚而已。

**3. 临证变通，灵活运用：**学习王氏顽病从瘀论治，切忌按图索骥、生搬硬套，不分具体情况，动辄"逐瘀汤"之属。而应做到触类旁通，师其法不泥其方。李新华临床体会，慢性肝炎病势缠绵、久治不效时，在辨证基础上酌用一些活血化瘀之品每可提高疗效。此即体现了顽病从瘀论治的思想。如一味运用活血化瘀，势必有削足适履之嫌，无知常达变之巧。另一方面，应认识到顽病从瘀论治并非一定要有临床外在的瘀血征象。但有常法屡用无效者即可一试，只是注意中病即止。曾遇一呃逆半年的女性患者，呃声低缓，胃脘喜暖，舌淡嫩，脉沉弱。辨为脾胃虚寒，先后投予理中汤、丁香柿蒂散及旋覆代赭汤等不效。忽念王氏"百方不效"从瘀论治，改以血府逐瘀汤加味，服5剂而愈。另治一腹泻伴失眠一年余的女性患者，先后曾用健脾益气、温中化湿、养血安神之药百余帖，真可谓"百方无效"。同样以血府逐瘀汤加味获效。验之临床再读王氏之论，的确感悟良多，回味无穷。

# 王氏对瘀血学说的贡献

王清任宗《内经》、通《伤寒》，注重实践，坚持真理，著成《医林改错》，其中花了大量篇幅来论述对血瘀证的辨治，提出"诸病之因，皆由血瘀"的学术观点。立论重视气血，强调气虚血瘀；详审无形血瘀证，拓宽辨证思路。王氏以气血为辨证论治的要点，结合自己 40 余年的临床实践，在《医林改错》中总结了 60 种气虚证，50 种血瘀证，在气血学说的病理机制、治疗原则和组方用药方面，突破了传统理论，丰富了血瘀证的治疗方法，形成了活血化瘀法临床应用的完整体系。王氏开创了活血化瘀治疗中医病证的先河，对后世影响较大，其理论指导实践旷日持久，经久不衰。学者杨克勤总结归纳了王氏对中医瘀血学说的贡献。

**1. 遵古而不泥古，赋血瘀辨证以新意：**王清任的瘀血学说渊源于《内经》，同时也是张仲景学说的延续和发展。《素问·调经论》曰"人身所有者，血与气耳"，"五脏之道，皆出于经隧，以行气血，血气不和，百病乃变化而生。"又曰："气之盛衰，左右倾斜，以上调下，以左调右"，认为随着人体之气的盛衰变化，气可在左右上下相互流动、调剂。《内经》又云"脉凝泣"，"泣则不通"上述论述主要阐发了气血与人体生理、病理密切相关。在治法上应"谨守病机……疏其气血"。提出了"结者散之""留者攻之""实宜决之，菀陈则除之""气虚宜掣引之"等治则。东汉张仲景首先提出来瘀血病名，论述蓄血证治，创制了桃核承气汤、抵当汤、大黄䗪虫丸、鳖甲煎丸、下瘀血汤等十多首活血化瘀方剂，并受仲景"正气引邪"理论的启发，初步构筑了血瘀辨证论治的框架。宋元以降，张子和、朱丹溪、陈修园等医家在血瘀证证治方而均有所发展。王氏的活血化瘀法取法于仲景，是仲景治疗血瘀证的延续和发展。

王清任继承《内经》以及张仲景等医家的学术思想和经验，创立了独特的瘀血理论，其立论以气血为主，"气为血帅""血为气母""气行则血行，气滞则血凝"。认为人体的正常生理活动主要在于气血的通畅，气滞血瘀也是临床常见的病因病机。感受寒热之邪致瘀，王氏在论述积块的成因时指出："气无形不能结块，结块者必有形之血也。血受寒则凝结成块。血受热则煎熬成块。"概括了感受寒热之邪而致血瘀的病因病机。"无论外感、内伤，所伤者无非气血。"强调临证时必须明察气的虚实、血的亏瘀之因。他的气血合脉说，发展了前人的气血理论，为活血化瘀治则建立了理论依据。王清任的血瘀理论，鲜明地体现了由《内经》、张仲景等奠基的中医学理论体系的基本特点。王氏从气血相关理论出发，在出血证、元气虚证及血瘀方面阐明气血病体现了中医理论的整体观。

同时，在辨证论治诸方面，亦遵循中医理论的基本规律。其一，辨病证以四诊征象鉴别，十分重视鉴别诊断；其二，辨病因以气血寒热为主；其三，辨病性注重虚实，提出外感、积热、气虚、血瘀所致的证型特点，而以气虚为主；其四，辨病位以上、下、外、内划分；其五，在治法上，提出了"补气活血""逐瘀活血"两大法则，补气活血、清热化瘀、通腑祛瘀、祛瘀软坚等法，是《内经》"结者散之""留者攻之"等治则的具体运用。如名方血府逐瘀汤既可治胸中血瘀，也能治人体由瘀所致的许多疾病。而同一疾病根据其不同病理变化施以不同方药，是《内经》、仲景学说异病同治、同病异治法的突出体现。他独创的补气活血法反映了中医基本理论重视标本同治的特色。

**2. 创立瘀血学说，又有新的发挥：**

（1）瘀血致病学说：《医林改错》曰"人皆知百病生于气，而不知血为百病之始也"。既往医家治病不知"皆瘀血之理"，王清任主张"诸病之因，皆由血瘀"的学术思想，打破了过去认为"血瘀"必是"有形有物的积块"的观点。王清任对疑难杂症从无形血瘀证来辨，并用活血化瘀法治疗，为中医辨证拓宽了思路。临证时，凡寒热、蜷挛、痹痛、瘾疹、瘙痒、好忘、如狂、惊惕、迷闷、痞块、疼痛、遗溺等症，及妇女经闭、崩中漏下，"皆血病也。"同时，认为各种疾病的发生，首先是影响到气血的正常循行，而出现气血失和，运行不畅，瘀血内停。为了弄清楚血瘀理论形成的形态学基础，强调脏腑解剖的重要性。王氏打破封建礼教的束缚，躬身于义冢和刑场，解剖、观察尸体，拜访对人体解剖结构知情者。王氏参照动物解剖，历时四十二年潜心观察、研究，绘制成"亲见改正脏腑图"。在解剖尸体过程中，他观察到了大量的"血瘀"现象。由此感悟、推断到活体上"血瘀"病理现象的普遍存在，从而引起他对血瘀证的高度重视，长期钻研、临床诊治、反复验证，创立了瘀血理论。对于瘀血的治疗，王氏在他的著作中，在"瘀血"证中记述了脱发、五官、皮肤、四肢及男、妇、儿科共 39 条证候。在他的大部分论证处方，皆从瘀血入手，处方用药治疗，不外活血化瘀并把人体瘀血划分头上、胸中、膈下等不同部位，创立不同的代表方剂。

（2）气虚血瘀学说：王清任根据长期的临床实践，对中医学的气血理论作了新的发挥。王氏指出"元气既虚，必不能达于血管，血虚无气，必停留而瘀"。又曰"若元气足，则有力；气衰，则无力"。明确提出了人的活动能力的强弱在于元气的盛衰，血瘀与气虚有密切关系。在论半身不遂病理中，王清任认为，辨本病不是外感风邪，也不是风火痰湿，论证半身不遂的原因是元气亏损。正如其曰"无气则不能动，不能动，名曰半身不遂"，"半身不遂，亏损元气是其本源"。并且指出半身不遂患者，在没有发病以前，具有一些元气亏虚的病状表现。如头昏目眩，耳鸣，语无伦次，手足无故颤动或发麻，有精神倦怠或嗜睡等，这些皆是元气亏虚，半身不遂的预兆，基本囊括了现代医学心脑血管病变的前驱症状。元气亏虚是根据中医辨证成立的，由于元气亏虚，风、火、痰必然内扰，经脉空虚，瘀血内阻，以致半身不遂。于是王氏独出己见，在病因上取法于张景岳之"气虚易中"之说，认为偏瘫、口眼㖞斜、语言謇涩等症均由"脑髓无气"之故，从而创立补元气、化瘀血之补阳还五汤。方中黄芪补益元气；桃仁、红花、当归等活血化瘀。

**3. 熟谙瘀血学说，创立多种治法**：《素问·阴阳应象大论》曰"审其阴阳，以别柔刚，阳病治阴，阴病治阳，定其血气，各守其乡，血实宜决之，气虚宜掣引之"。"血实宜决之"就是导之下流如决江河，是王氏去瘀之大法；"气虚宜掣引之"是王氏用黄芪之根本；《医林改错》载方 33 首，其中有活血化瘀药者 22 方，有黄芪者 11 方，两者兼有者 8 方。上述方药，大都是在治法的指导下组成的，有关瘀血治法 37 种，常见主要有以下治法。

（1）补气活血法：方用补阳还五汤。功效补气活血通络。主治风之气虚血瘀证。现代运用脑血管意外后遗症、冠心病、小儿麻痹后遗症及其他原因引起的偏瘫、截瘫、单侧上肢或下肢酸软等。

（2）行气活血法：方用血府逐瘀汤。功效活血化瘀，行气止痛。主治胸痹，血瘀证。现代运用冠心病、心绞痛、风湿性心脏病、胸部挫伤及肋软骨炎之胸痛、脑血栓、高血压、高脂血症、血栓闭塞性脉管炎、神经官能症、脑震荡后遗症头痛、头晕等。

（3）温经活血法：方用少腹逐瘀汤。功效活血祛瘀，温经止痛。主治寒凝血瘀证。现代运用本方主要用于月经病、慢性盆腔炎、妇科肿瘤、输卵管狭窄不孕症、习惯性流产以及泌尿系统结石等属寒凝血瘀者。

（4）解毒活血法：方用解毒活血汤。功效清热解毒，活血化瘀。主治因瘀吐泻证。现代运用急性胃肠炎、麻疹合并肺炎、流行性出血热、流行性脑脊髓膜炎、流行性乙型脑炎等。

（5）温阳活血法：方用急救回阳汤。功效益气回阳救逆。主治因瘀致厥证。现代运用本方在中西医结合抢救因感染、外伤、出血等休克重症。

（6）通窍活血法：方用通窍活血汤。功效通窍活血。主治瘀阻头面证。现代用于偏头痛、脑震荡、神经性耳聋、青光眼等头面血瘀证。

（7）宣痹活血法：方用身痛逐瘀汤。功效活血行气，祛风胜湿。主治瘀血阻痹经络证。现代运用风湿性关节炎、类风湿关节炎、坐骨神经痛、尿路结石、血栓性脉管炎、皮神经炎、过敏性紫癜等。其他：①通络活血消瘀法，方用通经逐瘀法。②清热凉血消瘀法，方用解毒活血汤。③逐水活血消瘀法，方用下瘀血汤。④解郁化痰消瘀法，方用癫狂梦醒汤。⑤滋阴养血消瘀法，方用会厌逐瘀汤。⑥行气凉血化瘀法，方用下逐瘀汤。⑦攻下通里逐瘀法，方用加味止痛没药散。⑧活血止痛化瘀法，方用古没竭散。⑨补气催产活血法，方用古开骨散。⑩益气止泻活血法，方用止泻调中汤等。

**4. 活血化瘀法对后世的影响**：王清任是活血化瘀这一领域从事研究的开拓者，对其后影响巨大。

清代名医唐宗海，直接沿用了王清任所创制的"通窍活血汤""血府逐瘀汤"等治其所论三焦血瘀诸证（《血证论·卷五》），并在书中推崇"王清任极言瘀血之证最详""惟治瘀血最长"（《血证论·卷七》）。"一切不治之证，总由不善去瘀之故，凡治血者，必先以去瘀为要"（《血证论·卷二》）。其与王清任学术思想一致。当代诸多医家深受其学术影响，从教学、临床、科研诸方面可以佐证。

邓中甲主编五版《方剂学》教材共收血府逐瘀汤、通窍活血汤、膈下逐瘀汤、补阳还五汤、少腹逐瘀汤、身痛逐瘀汤 6 首方剂，占活血化瘀方剂总数的 38%。周仲瑛主编的《中医内科学》教材有通窍活血汤、膈下逐瘀汤、补阳还五汤、少腹逐瘀汤、身痛逐瘀汤、癫狂梦醒汤 6 首常用方剂。资料显示，1951—2001 年仅公开发表有关王氏活血化瘀经验方运用及研究的论文 305 篇，对王氏学术思想运用及研究的文章 83 篇。另据中国学术期刊网统计，2001 年 6 月至 2005 年 6 月公开发表的有关王清任活血化瘀经验方运用及研究的论文 104 篇，对王氏学术思想运用及研究的文章 21 篇。统计显示自 2000 至 2005 年间研究发表补阳还五汤的论文就有 947 篇，这也足见王氏益气活血法的影响之大。王氏大胆地把回阳法与活血法结合起来兼以养血的急救回阳汤，也为现代医学弥散性血管内凝血的治疗开辟了新思路，他的活血化瘀法在器官移植排斥反应的治疗中，所起的重要作用亦初见端倪。

现不少学者把血液黏度等血液流变学指标的测定作为诊断血瘀证的客观实验室指标。一般认为，中医学的血瘀相当于血液处于较高浓、黏、凝、聚状态，而血液的浓、黏、凝、聚状态正是缺血性中风患者的血液特点，且有研究发现，缺血性中风或出血性中风患者均存在血液流变学指标异常增高，在缺血性时表现尤为明显。研究发现，补阳还五汤对气虚血瘀证人、鼠血液流变学的浓、黏、凝、聚改变有显著作用，这说明通过显著改变患者的血液流变学指标异常，从而改变患者的血瘀状态而达到治疗中风的目，从而进一步证实了中风的病理基础是血瘀。

2004 年，由中国中医科学院牵头，国家重点支持的"血瘀证与活血化瘀研究"项目，获得国家科技进步一等奖，成为新中国成立以来首次获得国家科技进步一等奖的中医研究项目。在王清任逝世 175 年之后，由于后辈的继承与发展，他的学术思想又上了一个新的台阶，并从实验的角度进行了验证。但是，对王氏在评价活血化瘀法疗效时过于绝对化，也不能盲从。

# 74  《临证指南医案》论治血瘀证特色

瘀血既是病理产物又是致病因素，是指血液停滞或凝集于体内，包括血液运行不畅致使其滞留脉道，亦指血溢于脉外而瘀积。叶天士对于瘀血证有独特的见解与认识，《临证指南医案》关于瘀血证的记载甚多，推动了瘀血学说的发展和确立，学者陈欣等就叶天士辨证瘀血及治疗特色作了简略分析。

## 内伤外感因而致瘀

**1. 情志过极，气机郁滞：**情志过极主要影响脏腑的气机升降出入，使气机的升降协调失常而血液瘀滞。《临证指南医案·吐血》曰："据病原起于忧郁，郁勃久而化热，蒸迫络脉，血为上溢。凝结成块者，离络留而为瘀也。""都因谋虑致伤，将有络血上涌之事。"此言情志不畅会导致肝疏泄不及，气一息不通，则血一息不行，气滞血凝，久郁化热，热扰血脉，血脉不利，离于脉外而成瘀或血液黏滞不行而成瘀。气与血相辅相成，生理病理互为因果，气之病伤及血，七情过激，脏腑功能和气血失和，致使瘀血证的出现。

**2. 久病体虚，气血俱虚：**久病主要影响机体的气血阴阳，气血运行无力则血瘀。叶氏认为"久嗽，因劳乏致伤，络血易瘀"，劳力过度，易损伤人体精气。气有推动、固摄、温煦等功能，若气虚无力帅血而行，血行迟缓则致瘀，或固摄无权而外溢，血瘀脉外，或血不得温煦，血寒而凝滞致瘀。在"胃脘痛"篇中提到"数年痛必入络，治在血中之气"，络脉能联系表里，渗灌气血，久病入络易伤及血分，血分受损，血液不能正常运行成为瘀血，皆是形成瘀血证的主要病因。

**3. 外邪侵袭，寒热致瘀：**外邪侵袭，寒凝血瘀或热结血瘀，《临证指南医案·痹》曰"经年累月，外邪留着，气血皆伤，其化为败瘀凝痰，混处经络"。寒为阴邪，寒性凝滞，血液寒凝温流，血受寒则拘急成块，阳气具有温煦推动功能，感受寒邪后，阳气受损，血液运行失常；血液的正常运行还依赖脉道的通利，寒邪收引，致使脉道蜷缩拘急，"脉不通则血凝泣"，促进或加重瘀血。《临证指南医案·吐血》曰："冬温内侵，阳气不伏，络热血得外溢。"津液入脉，使脉道丰盈，并滋润濡养血脉，感受热邪，煎熬津液，津液亏虚则血液黏滞，运行不畅而成瘀，或血热互结，损伤脉络，血溢脉外，血瘀成患。外感热病发展到血分阶段，极易导致血瘀。外邪致病，无论寒热，均能让血液运行失司，不能正常循行。

**4. 冲任损伤，经产留瘀：**妇女经产损伤冲任，留瘀于经络。叶氏指出"崩漏不止……冲任损伤，不能制约经血，是以经脉错乱，大血暴下，如山之崩"，妇女主要以经、产、带下病为主，经产后，妇人气血亏虚，冲任损伤。任脉主胞胎，在女子有妊育胎儿的作用，《素问·骨空论》曰"任之为病，女子带下癥聚"，带下、月经不调、流产不孕等均与任脉相关。"冲脉为病，逆气里急"，月经不调、经闭、崩漏、气逆上冲等都与冲脉相关。妇女之病，与冲任二脉息息相关，任脉调摄阴经气血，冲脉统领五脏六腑之气血，妇女产后冲任损伤，不能摄血，血液妄行，不循脉中，蓄积脉外，造成瘀血。

## 瘀血为患分而治之

**1. 理气活血，宣通郁滞：**理气活血法是指气机不畅，导致血液运行受阻，瘀血留滞，治疗时行气药与活血药并重，达到理气活血目的的治疗方法。《临证指南医案·胁痛》曰"久郁气血不行，升降皆钝……用药务在宣通五郁六郁大旨"，气机不畅达，血液运行反常，故而疏通郁气，则血液郁滞消除。理气活血法多用于气滞瘀血证，譬如痛经、胸痹、月经不调等，以行气加活血为主，治疗气滞所致瘀血证。

**2. 益气活血，生血摄血：** 益气活血法是指由久病体虚引起瘀血，治疗时益气和活血同行，加强散瘀作用的治疗法则，《临证指南医案·胁痛》曰："脉虚涩，情怀失畅，肝脾气血多郁……议以局方逍遥散，兼服补中益气。"气为血之帅，具有行血、生血、摄血的功用，益气有利于瘀血的祛除，气机充足则瘀血自去，气不足犹如河水水量匮乏，无力推动水液前行，瘀阻河道，故活血并益气，二者兼而化之，瘀血自下。

**3. 温阳散瘀，补阳行血：** 温阳祛瘀法是指感受寒邪，或素体阳虚，致使血液凝滞，《临证指南医案·心痛》曰："阳微气阻，右脘痛痹，据云努力痛起。当两调气血。"治疗时在药物中配伍辛咸之味与柔润之品，辛行血，润养血，运用辛散之药时，加以滋润药物，防止辛散过度，损伤阴液，使祛瘀不伤正，共同促进血液的正常运行。阳气具有温煦作用，阳气充沛，则气血运行正常，温通瘀化则瘀血可除，瘀证得愈。

**4. 清热祛瘀，凉血活血：** 清热祛瘀法是指感受热邪或素体阴虚，导致血液黏滞，运行缓慢成瘀，在治疗瘀血证时，使用凉血活血之剂的治疗方法。《临证指南医案·产后》曰："产后邪深入阴，气血胶结，遂有瘕疝之形，身体伛偻，乃奇脉纲维不用。充形通络可效。"热入营血，煎灼阴液，血液黏滞，此时活血的同时配伍凉血药物，使血液中的"热"自去，血中无妄动之热邪，自可循脉道而行，热去血安。

**5. 通络化瘀，搜逐血络：** 叶氏提出"久病入络"学说，提倡用通络法治疗久病血瘀入络诸证。如宣通清络法、辛润通络法、辛温通络法、降气通络法，在祛瘀药物中加用入络之品。《临证指南医案·头痛》曰："头痛一症……如阳虚浊邪阻塞，气血瘀痹而为头痛者，用虫蚁搜逐血络，宣通阳气为主。"叶氏喜用鳖甲、牡蛎、地龙等虫甲之类药物，他认为"考仲景于劳伤血痹诸法，其通络方法，每取虫蚁迅速飞走诸灵，俾飞者升，走者降，血无凝着，气可宣通，与攻积除坚徒入脏腑者有间"，虫类药与活血化瘀药相配伍，用以治疗积聚、痹痛等病程较长，络瘀较重的病症。通络法是叶氏治疗瘀血证的特色，给后世医家开拓了治疗新思路，为临床辨证论治提供了不同的治疗方案。

## 立方遣药依理论治

**1. 博采众长，古方今用：** 叶氏喜用经方，但师古而不泥古，在方剂的运用上有自身见解。对久病入络之痛证，辄以味辛体润且具活血化瘀之品相合。如《临证指南医案·诸痛》曰："痛而重按少缓，是以络虚一则，气逆萦乱，但辛香破气忌进，宗仲景肝着之病，用《金匮》旋覆花汤法。"治疗上以旋覆花汤加当归尾、桃仁、柏子仁等味辛体润之品。可见，其在运用经方的同时，根据自身的临床经验，对方药进行加减，治疗不同的病症，立方遣药，灵活变通。

**2. 宿疾缓攻，喜用丸剂：** 叶氏治疗瘀血证时，认为"新病应急散，宿疾宜缓攻"，病程较久之病，非汤剂可痊愈，效仿仲景立法，反对峻猛之药急攻，以缓和除之。《临证指南医案》中共用到109剂丸药，如《临证指南医案·痹》曰"初病湿热在经，久则瘀热入络，脓疡日多未已，渐至筋骨热痛"。《金匮》曰："经热则痹，络热则痿。数年宿病，勿事速攻"，处方午服汤剂，夜服蒺藜丸，汤丸并进，重在瘀去不伤正，在攻积宿疾时，兼顾正气，循序渐进中痼疾得愈。

**3. 因时制宜，天人合一：** 四季时令各有不同，时邪致病时，叶氏会根据季节主气的不同，分时治病。《临证指南医案·吐血》曰："呛血数发，是阳气过动，诊脉已非实热。夏至一阴来复，预宜静养，迎其生气，秋分后再议。"夏季主长，阳气旺盛，体内阳气随之充沛，鼓动血脉，导致血液妄行，这时应当结合四季主气，在秋分后治疗此病，秋季主收，阳气逐渐入里，此时治病有事半功倍之益。提示我们在诊治的过程中，需把疾病的变化和自然运行规律综合，制定更贴切的治疗方案。

　　叶天士在瘀血证上的学术观点有独特的个人特色，在病因病机上点明瘀血证不外乎内伤外感；在治则治法上，不同情况予以不同治则；在立方处药上，善用经方和丸药，临床上提出"久病入络"学说，运用通络法治疗各种络脉郁滞，如辛润通络之旋覆花汤，辛温通络之金铃子散，清络宣通之韭白两头尖方，降气通络之蜣螂䗪虫方，对于各种病程冗长的杂病治疗有重大贡献。"初为气结在经，久则血伤入络"，既揭示了疾病的发展规律，又点明了治疗方案。

# 75　瘀血学说传承和发展

　　活血化瘀研究已成为中西医结合研究最有活力、最见成效、最受国内外关注的领域之一。为了以古鉴今推进活血化瘀理论的进一步发展，开拓临床治疗的新领域，学者张瑞江对瘀血学说发展的历史沿革作了概述。

## 春秋战国瘀血学说的萌芽

　　成书于春秋战国时期的《内经》虽未明确提出"血瘀"或"瘀血"概念，但书中出现的"血凝泣"（《素问·调经论》）、"留血"（《素问·调经论》）、"衃血"（《素问·五脏生成论》）、"恶血"（《灵枢·邪气脏腑病形》）、"血脉凝泣"（《素问·至真要大论》）及"脉不通"（《素问·举痛论》）等词语，均包含有"瘀血"的含义。

　　《内经》对瘀血形成的病因、病机和治疗法则等方面有详细的论述。关于瘀血形成的病因，《内经》认为主要是跌打损伤、年老久病、感受外邪、情志所伤及饮食不节。如"有所堕坠，恶血留内"（《灵枢·邪气脏腑病形》），"得之举重伤腰，衡络绝，恶血归之"（《素问·刺腰痛》）等，说明跌仆、外伤造成体内出血，可行成血瘀。"老者之气血衰，其肌肉枯，气血涩"（《灵枢·营卫生会》）是说老年人脏器生化气血功能减退，血少不充脉道，而出现血瘀。"寒邪客于经络之中则血泣，血泣则脉不通"（《灵枢·痈疽》），说明感受寒邪可造成血瘀。而"大怒则形气绝，而血菀于上"（《素问·生气通天论》），"内伤于忧怒，则气上逆，气上逆则六俞不通，温气不行，凝血蕴里而不散"（《灵枢·百病始生》），表明情志所伤可造成血瘀。"是故多食咸，则脉凝泣而变色"（《素问·五脏生成论》）则饮食不节可导致血瘀发生。关于瘀血发病机制，《内经》认为血脉功能的失常是瘀血形成的基础。血与脉任何一方面的异常均可导致瘀血的形成。故称"血和则经脉流行"（《灵枢·本脏》），"脉不通，则血不流"（《灵枢·经脉》）等。此外，《内经》对瘀血的治疗亦有丰富的认识。如"血气者，喜温而恶寒，寒则泣不能流，温则消而去之"（《素问·调经论》），"温气不行，凝血蕴里而不散"《灵枢·百病始生》，认为寒邪是导致瘀血的主要原因，主张用温阳法。方药方面，《素问·腹中论》记载了一首活血化瘀的方剂，即由海螵蛸、茜草、鲍鱼汁、雀卵组成的四乌贼骨一蘆茹丸。该方温经补肾，活血散瘀，可用于治疗血枯经闭。针灸方面，《内经》认为"脉血结于中，中有著血，血寒，故宜灸之"（《灵枢·禁服》），"心疝暴痛，取足太阳、厥阴，尽刺去其血络"（《灵枢·热病》）。

　　《内经》的上述理论，对后世瘀血学说的发展有着深远的影响。

## 先秦两汉瘀血学说的奠基

　　该时期张仲景总结秦汉以前医学理论，结合自己临床实践，首次提出了"瘀血"这一病名，详细地描述了瘀血的临床症状和体征，并总结了瘀血的辨证论治规律。如"患者胸满，唇痿，舌青，口燥，但欲漱水不欲咽，无寒热，脉微大来迟，腹不满，其人言我满，为有瘀血"；"病者如热状，烦满，口干口燥而渴，其脉反无热，此为阴伏，是瘀血也，当下之"（《金匮要略·惊悸吐衄下血胸满瘀血病脉证治第十六》）。此外还创制了一批疗效确切的方剂，如大黄蟅虫丸、鳖甲煎丸等。《伤寒杂病论》详细阐述了"蓄血证"，认为其病机为热邪与瘀血相结，临床表现为发热、身黄、少腹急结、大便色黑等，治疗用桃核承气汤、抵当汤。总之，张仲景全面系统地总结了治疗瘀血病证的规律，拓宽了活血化瘀的临床应用，创制了一批疗效可靠的活血化瘀方剂，大大促进了瘀血学说的发展。

东汉末年成书的《神农本草经》是我国最早的一部中药专著，共载具有"消瘀血""逐恶血""通血脉""除血痹"之功的药物 70 多种，如丹参、红花、川芎、大黄等；其性能、功效记载十分详细，如红花"主产后血晕口噤，腹内恶血不尽绞痛"，大黄"主下瘀血、血闭、寒热、破癥瘕积聚"。从而为瘀血学说奠定了药物学基础。

## 隋唐瘀血学说的成长时期

巢元方所著《诸病源候论》记载了不少瘀血有关理论。如"有风冷乘之，邪搏于血……寒则血结""风冷客于经络，搏于血气，血得冷则壅滞，故令月水来，不宣利也"（《妇人杂病诸候》），指出了因寒致瘀是妇人月经不调的发病机制。"伤寒病，若热搏于久瘀，则发热如狂"（《伤寒内有瘀血篇》），指出热邪也可致瘀。"血之在身，随气而行，常无停积。若因堕落损伤，即血行失度……皆成瘀血"（《小儿杂病诸候》），指出了若跌扑损伤致血行失度，则会形成瘀血。此外，该书对瘀血的临床症状体征也有详尽的描述，为后世临床诊断血瘀证提供了依据。

唐·孙思邈所著《备急千金要方》总结了唐代以前的医学成就，其中有许多瘀血方面的论述。如"月水去留，前后交互，瘀血留滞"（《求子第一篇》），"又有产乳落胎，堕下瘀血"（《治病略例》）等。《千金方》还创立了大黄汤、蒲黄汤、破血下癥汤等数十首活血化瘀的方剂，成为治疗温病血瘀、热入血分之主方。

故在隋唐时期，瘀血学说虽无重大突破，却创立了不少活血化瘀有效方剂，推动了瘀血学说的发展。

## 宋金元瘀血学说的发展期

这一时期瘀血学说遍受重视。众多医家共同推动着瘀血学说的大发展。如杨仁斋认为"盖气为血帅也，气行则血行，气滞则血滞，气温则血温，气寒则血寒，气有一息不运，则血有一息不行"（《直指方》），指出了气血的相互依存关系，提出瘀血治疗必兼理气的原则。陈无择提出大怒伤肝，脾郁气滞，血行不畅，脉络痹阻可致两胁疼痛；还认为发汗不透彻，余邪未尽，离经之血留内而致瘀。

金元四大家虽各有所长，但多重视活血化瘀。朱丹溪认为"血郁"实为早期或轻证之瘀血，而"气血冲和，万病不生，一有怫郁，诸病生焉"（《丹溪治法心要·郁》），故最重视解郁散结。张子和则强调气血贵流不贵滞，善用攻下法来通畅气机，活血化瘀。李杲对瘀血理论及活血化瘀不凿执古法，独具匠心，理法方药自成体系。在其 300 余首自创方剂中，以活血化瘀为主或兼有活血化瘀功效者有 80 余首，共使用活血化瘀药物 35 味，对瘀血学说的发展做出了重大贡献。

## 明清瘀血学说的成熟时期

瘀血学说经过了历代积淀，在明清医家的努力下，终于走向了成熟。王肯堂提出"夫人饮食起居，一失其宜，皆能使血瘀滞不行，故百病由污血者多""发热如伤寒，而其人从高坠下，跌扑损伤，或盛怒呼叫，或强力负重，无病而何，小便自利，口不甚渴，按胸腹肋脐间有痛处，或手可近，蓄血也。"指出了致瘀的各种原因，同时把痛有定处作为瘀血证候，是临床诊断的一大创见。张石顽根据瘀血部位不同，提出"血蓄上焦，犀角地黄汤"，"血蓄中焦，桃核承气汤"，"血蓄下焦，抵当汤"，同时对虚人瘀血，主张以补通兼顾，如桃核承气汤加人参。傅山提出"补气以生血，新血生而瘀血自散"，"气血上升，而瘀浊自降"。认为治疗产后瘀血以养血为主，活血为辅，如治正产胞衣不下之送胞汤、正产败血攻心晕狂之安心汤、产后少腹疼痛之散结定痛汤以及著名的生化汤等，均以归、芎补血养血为主，辅以桃仁、乳香等活血化瘀。

叶天士对瘀血学说有独特见解。他认为外感热病热入血分阶段易致血热血瘀，治当凉血活血解毒，多用犀角地黄汤加丹参、桃仁之属。他倡导"久病入络""久病瘀血"理论。这一理论拓宽了活血化瘀的临床应用，丰富和发展了瘀血学说理论。他提出"通络"之说，对痹证、痛证、郁证、积聚、癥瘕、噎膈、便秘及月经、胎产等多种病证，广泛应用活血化瘀通络的药物，扩大了活血化瘀法治疗的病种。而对瘀血严重及有干血内结者，他还常用蛴螬、䗪虫、水蛭等虫类逐瘀药，对后世活血化瘀用药颇有启发。

王清任对瘀血学说贡献重大。首先，他把活血化瘀方剂分为补气化瘀和逐瘀活血两大类，并根据气为血帅、气能行血理论，重用黄芪，独创补气化瘀法。其次，他对气血理论和瘀血证治有独特见解，在细致地观察了人体结构之后，他认识到气血的重要性，得出了"治病之要诀，在明白气血"这一重要结论。再次，他主张疑难杂病从无形征血瘀证来辨，并用活血化瘀法治疗，为中医辨证拓宽了思路，发展了瘀血学说及活血化瘀原则。他所著的《医林改错》一书，系统地阐述了瘀血的病因、病机、诊断、治疗。书中共载方 33 首，具有活血化瘀作用的有 22 首。这些方剂中仅通窍活血汤、血府逐瘀汤、膈下逐瘀汤三方所治的病证就达 38 种。这些方剂绝大部分临床效果显著，一直被后世医家推崇，至今仍为临床广泛应用。

王清任之后，唐容川在《血证论》中对瘀血的概念及瘀血与新血之关系有精辟的论述，对瘀血病证之治疗也有独到见解。关于瘀血的概念，他认为"其离经而未吐出者，是为瘀血"（《血证论·吐血》），并明确指出"世谓血块为瘀，清血非瘀，黑色为瘀，鲜血非瘀，此论不确。盖血初离经，清血也，鲜血也。然既是离经之血，虽清血鲜血，亦是瘀血"（《血证论·瘀血》）。关于瘀血与新血的关系，他认为瘀血阻滞必然影响新血之化生，只有祛除瘀血，使经脉通畅，血运旺盛，脏腑得养，才能生化新血；同时，只有新血得生，血气旺盛，才利于瘀血之消除，如其所曰："旧血不去，则新血断然不生……瘀血之去，乃新血日生"（《血证论·吐血》）。而治疗瘀血时，他强调以瘀血发生不同部位进行辨证。如"瘀血在经络脏腑之间，则周身作痛……瘀血在上焦……或骨膊胸膈顽硬刺痛……在中焦则腹痛、胁痛，腰脐间刺痛……在下焦则季胁少腹胀满刺痛。"此外，他还认为"止血、消瘀、宁血、补血"是治血证的四大原则。他的许多观点至今仍被临床医生所接受。

综上所述，瘀血学说起源于《内经》，奠基于仲景，成长于隋唐，发展于宋金元，成熟于明清。在几千年的医疗实践中，逐步发展，并渐臻完善，是现代活血化瘀研究的基石。

# 76　"百病皆瘀" 内涵

　　学者翁维良一直致力于活血化瘀与血瘀证的研究与应用，在前人认识的基础上倡导"百病皆瘀"的学术思想，并将其作为论病治病的主要思想予以贯彻，在临床上坚持从瘀论治百病，效果显著。

## "百病皆瘀" 学术思想缘由

　　翁维良早年曾先后拜岳美中、赵锡武、郭士魁为师，三位老先生对冠心病的不同治疗思想给他留下了深刻印象。当时活血化瘀治疗冠心病的思想尚未形成共识，中医治疗冠心病主要遵从张仲景宣痹通阳法，而活血化瘀法则应用较少。

　　郭士魁老先生是一位卓越的临床大家，20世纪60年代初，受清·王清任《医林改错》血府逐瘀汤活血化瘀治疗胸痛的启发，结合自己的实践经验，倡导应用活血化瘀治疗冠心病，并创制了活血化瘀"冠心2号方"（丹参、川芎、降香、赤芍、红花）治疗心绞痛缓解期，同时倡导应用芳香温通法快速缓解心绞痛，创制了宽胸丸、宽胸气雾剂缓解心绞痛症状，二者配合用于治疗冠心病十分有效。在此基础上，他们对活血化瘀法扩大临床应用范围，用于治疗多种疑难疾病均取得较好疗效，后来冠心2号方被开发为新药用于临床。

　　翁氏跟从郭士魁老先生时间最长，耳濡目染尽得其真传，将郭老先生的经验应用于实践，在冠心2号方的基础上发展出冠心3号方（丹参、川芎、郁金、赤芍、红花），该方不仅用于治疗冠心病，其他疾病血瘀证也广泛应用，均取得了很好的临床效果。在应用活血化瘀治疗冠心病成功经验的基础上，他还将活血化瘀疗法扩展到中风、痴呆、高血压等多种常见病和疑难病不同阶段的治疗，疗效显著。"百病皆瘀"逐渐成为他的主要学术观点，并在临床之余对活血化瘀疗法、血瘀证的诊断特，别是舌诊、活血化瘀中药等进行了不遗余力的系统研究，为活血化瘀疗法的推广应用作出了很大贡献。

## "百病皆瘀" 学术思想源流

　　目前对"百病皆瘀"观点尚有不同认识，但从活血化瘀在临床各科的普遍应用并取得良好临床疗效来看，各种疾病的某个类型或在其某个阶段都会出现不同程度的血瘀证候，从这个角度来讲，"百病皆瘀"确有一定的道理"。即"百病皆瘀"并非凡病皆瘀，而是指许多疾病的某个类型或疾病的某一阶段特别是后期多存在不同程度的"瘀"。"百病皆瘀"这一中医传统学术思想的最终形成，也有一个产生、发展、成熟的历史过程。早在《内经》时代，《素问·调经论》即指出"人之所有者，血与气耳"。同时又指出"血气不和，百病乃变化而生"。说的就是血气不和即血瘀可以产生各种疾病，这可视作"百病皆瘀"的最早类似论述。对于血瘀证《内经》提出"疏其血气，令其条达"，"结者散之，留者攻之"，"血实宜决之"的治疗大法，说明当时对活血化瘀疗法已经有深刻认识与实践。

　　汉·张仲景在前人认识的基础上，结合临床实践，著成《伤寒杂病论》，从理法方药系统地建立了血瘀证学说。提出瘀血的概念，对血瘀的形成、临床表现、诊断、治疗都作出较为详细的论述，总结出不少行之有效的治疗方法和方药，为活血化瘀疗法的发展奠定了重要基础。

　　张仲景创制了诸多活血化瘀方治疗各种血瘀证，其活血化瘀治法灵活多变、不拘一格，而又严谨缜密，轻重缓急，独行间用，井然有序，至今为临床所效仿和应用。其中以当归四逆汤、桃核承气汤、大黄牡丹汤、桂枝茯苓丸等最为有名。其中妇科妊娠腹痛兼下血用芎归胶艾汤治疗，可以认为是出血疾病用活血化瘀法治疗的肇始。在张仲景看来，只要疾病存在血瘀，就可以应用活血化瘀法进行治疗。而许多疾病及其不同阶段均可见血瘀存在的情况，故提出"百病皆瘀"思想，是合乎临床实际的。

晋唐时期尤其是宋金元时期，血瘀证及其活血化瘀理论与实践得到进一步的整理提高，以活血化瘀为主的方剂大量涌现。如宋·《太平惠民和剂局方》治妇人诸疾里记载了失笑散、蒲黄散等许多活血化瘀方。金·刘完素创制了著名的金铃子散，至今为临床所常用。金·李东垣强调调和气血、通血脉，创立了著名的活血化瘀方剂，即复元活血汤，"治从高坠下，恶血留于胁下，及疼痛不可忍者"。金·张子和提出"气血以流通为贵"，下法有"陈去而肠胃洁，瘀证尽而营卫昌，不补之中有补存焉"。

元·朱丹溪对情志致病十分重视，认为情志失调可以导致气血失和而为病，指出"气血冲和，万病不生，一有怫郁，诸病生焉"。创越鞠丸治疗诸郁，其中治疗气郁的方（川芎、香附、苍术）与治疗血郁的方（桃仁、红花、青黛、川芎、香附）皆以理气活血为主，说明情志疾病多存在血瘀情况。

明·王肯堂《证治准绳》立蓄血专篇指出："夫人饮食起居，一失其宜，皆能使血瘀滞不行，故百病由污血者多。"提出了饮食起居失宜可以致瘀的观点，并进一步指出："人知百病生于气，而不知血为病之胎也。"以上论述表明，王肯堂已经充分认识到"百病皆瘀"的病理实质。

王清任在实践基础上著《医林改错》，该书可以认为是一部论述活血化瘀的专书，对血瘀证的症状、证候、辨识、治疗等都有详尽论述，使活血化瘀法的应用扩大到内、外、妇、儿各科及温病等多个领域，极大地扩展了活血化瘀法的应用范围，丰富了活血化瘀的内容，以丰富的实践进一步诠释了"百病皆瘀"的思想。纵观全书，王清任的活血化瘀法应用十分广泛，几乎涵盖今天活血化瘀的所有主要治法。他创立的补阳还五汤、血府逐瘀汤等诸多方剂所治病证繁多，适用面广，至今为临床所常用，为后世活血化瘀疗法的发展起到了很大的推动作用。

清·唐宗海著《血证论》是论述出血证的专书，但对血瘀证及出血与血瘀之间的关系都作出了详尽的论述，明确提出出血也存在瘀血。他把消瘀作为止血四法之一，认为"瘀血不去，则新血断无生理"。并提出血瘀证"总以去瘀为先，且既有瘀血，便有瘀血之证，医者按证治之，毋庸畏阻"。《血证论》又指出"肝属木，木气冲和条达，不致遏郁，则血脉得畅"，否则易于气滞血瘀。"治血者必调气"，"气和则血和"。重视疏肝调气理血，倡导应用疏肝理气活血的方法治疗血瘀证。

清·叶天士明确提出"久病入络""久痛必入络"，这个"入络"即是瘀的表现，进一步直接指出"络主血，久病血瘀"，为"百病皆瘀"进一步提供了理论与实践支撑。叶天士在《外感温热病》提出"卫气营血"辨证的温病辨治大法，其中提出："入血就恐耗血动血，直须凉血散血，如生地黄、牡丹皮、阿胶、赤芍等物"。明确提出了在温病血分阶段应直接采用凉血散血治法。

以上可以看出，古人血瘀证及活血化瘀的思想内涵非常丰富，临床应用不断发展，为"百病皆瘀"学术思想的形成奠定了基础。

## "百病皆瘀"学术思想内涵

翁氏在前人认识的基础上，结合个人实践，提出"百病皆瘀"这一学术思想，并逐渐得到广泛的认同。随着血瘀证与活血化瘀研究的不断深入，许多疾病采用活血化瘀方法进行治疗，取得了较好的疗效，"百病皆瘀"这一学术思想遂深入人心。

《证治准绳》曰："人知百病生于气，而不知血为病之胎也。"从临床实践中可以看出，无论气虚、气滞、气逆、血虚、阳虚、阴虚、津亏、寒凝、热结、痰阻、湿郁等均可导致血瘀的发生。翁氏结合临床实践，进一步提出"老年多瘀""久病多瘀""怪病多瘀"，这就为"百病皆瘀"进一步提供了注解。

**1. 老年多瘀**：翁氏认为衰老和疾病导致老年人身体机能下降，气血衰败，血行无力，留而为瘀。

（1）老年多虚，因虚致瘀：衰老是人体生命发展的必然过程，而伴随人体衰老的出现与发展，人体脏腑功能不断下降和气血阴阳不断衰减，最终"百岁，五脏皆虚，神气皆去，形骸独居"（《灵枢·天年》）。在这个过程中，肾气虚损与脾胃虚弱在人体衰老中的地位尤为突出。二者衰老的结果皆可引起血行不畅，血脉涩滞而导致血瘀。

中医认为，肾为先天之本，在人体的生长发育及衰老过程中起重要作用。《素问·上古天真论》曰："女子七岁，肾气盛，齿更发长……七七任脉虚，太冲脉衰少，天癸竭……丈夫八岁，肾气实，发长齿更……七八肝气衰，筋不能动，天癸竭，精少，肾脏衰，形体皆极；八八则齿发去"，充分说明肾气与人体生长发育和衰老密切相关。清·叶天士在《临证指南医案》中也指出："男子向老，下元先亏。"随着年龄的增长，肾气逐渐衰弱，老年人肾气不足，肾的生理功能衰弱、元气不足，推动血液运行无力导致气虚血瘀。王清任曰："元气即虚，必不能达于血管，血管无气，必停留而瘀。"肾阳衰微，失去正常的温煦功能，寒凝血瘀；肾阴不足，血脉失于濡养，血脉涩滞而瘀。

脾胃为后天之本，气血生化之源。若脾胃虚弱则气血生化无力，五脏皆虚。《素问·平人气象论》曰："五脏皆禀气于胃，胃者，五脏之本也。"而随着年龄的增长，人体的衰老，脾胃及其功能也随之老化和衰减，正如《素问·上古天真论》所曰："五七阳明脉衰，面始焦，发始堕。"脾胃功能衰减使人体气血生化无力，气血亏虚，不仅使人体各种功能低下，也直接导致气推动血行无力，血液运行不畅，引起气虚血瘀；脾胃虚弱，水湿运化失常，使津液不归正化，痰浊内生，阻于脉络，血行受阻、痰瘀互结而为患。

（2）老年多郁，气滞血瘀：老年之人，脏腑功能衰弱，气血阴阳亏虚，五志动摇，气血不足则心神失养而神不足。故《素问·调经论》曰"气不足则息利少气""血不足则恐""神不足则悲"。这些都使老年人易于出现心神不安、惊恐胆怯、忧思悲伤等不良情绪，产生抑郁。同时老年人年老多疾，多患有各种慢性疾病或老年退行性疾病，身体不适感较多，也是老年人多抑郁、焦虑的根源。故老年人的心理特点即是多抑郁或焦虑等不良情绪，多愁善感，情志内伤。如《灵枢·本神》曰："肝气虚则恐……心气虚则悲。"朱丹溪曰："气血冲和，万病不生，一有怫郁，诸病生焉。"无论何种不良情绪皆可导致气机不畅，影响血液运行，瘀血内停，气滞血瘀。

（3）老年多疾，因疾致瘀：老年之人脏腑经脉、皮肉筋骨皆现老化，气血衰败，阴阳失调，同时历经风雨寒暑、金刃劳伤，常患有多种慢性疾病或老年退行性疾病，缠绵迁延，影响脏腑功能及气血正常运行，血脉不畅而为各种血瘀证。老年之人高脂血症、眼底动脉狭窄、颈部动脉狭窄、脑腔隙性梗死、冠状动脉狭窄、高血压、2型糖尿病血管周围病变等为常见疾病，这些疾病的不同阶段均存在不同程度的血瘀证。老年瘀证临床表现以固定皮肤色斑、慢性疼痛、舌下脉络迂曲、舌质紫暗、舌上瘀斑瘀点等，理化检查可以发现老年人往往血液黏度升高、血小板聚集率增高、血液成分异常及红细胞变形能力降低等；身体不同部位血管常出现斑块、狭窄甚至闭塞、血管弹性下降等血管老化表现。

**2. 久病多瘀**：疾病日久深入脉络，实邪阻于脉络或"久病必虚"，气血运行无力，"因虚致瘀"所致。《素问·痹症》曰："病久入深，荣卫之行涩，经络时疏，故不通。"叶天士《临证指南医案》曰："大凡经主气，络主血，久病血瘀"，"初为气结在经，久则血伤入络"。《叶天士医案》中有很多"久病入络""久痛必入络"的类似医案，叶天士多采用理气活血通络的方法进行治疗，效果显著。盖因病久气血阴阳亏虚，无力鼓动血运，血滞于经；或久病气机逆乱，气机不畅，气滞血瘀。

翁氏在长期临床实践中发现，许多慢性病和久治不愈的疾病常与血瘀有关，临床可见"瘀痛""瘀热""瘀青""瘀块"脉涩、结、沉、迟或出血等血瘀证表现，临床上适当应用活血化瘀药物往往能收到较好的治疗效果。谈及"久病致瘀"的现代机制，翁氏认为可能由于疾病病程日久、反复发作，造成人体免疫功能下降、血循环减慢、血液黏度增高而导致瘀血内生所致。

**3. 怪病多瘀**：所谓"怪病"是指少见病、无规律可循、现代医学手段尚无法明确诊断且缺乏有效治疗措施的疑难杂症。对于各种怪病常规方法治疗无效时，采用活血化瘀法进行治疗往往能收到意想不到的效果。如王清任善于应用活血化瘀法治疗各种疑难杂病,并在《医林改错》中打破常规,用癫狂梦醒汤化痰活血治疗癫痫,用通窍活血汤治疗头发脱落、眼痛白珠红、糟鼻子、耳聋年久、白癜风、小儿疳症、妇女干血痨、交节病作等;用血府逐瘀汤治疗头痛、胸痛、胸不任物、胸任重物等 19 种病症;用膈下逐瘀汤治疗肾泻、久泻、卧则坠腹、积块等 6 种病症,其中大部分为各种怪病。这从临床的角度充分印证了怪病多瘀的正确性。

# 77  对瘀血证的独特见解

学者罗铨通过温习经典著作，结合临床经验，对瘀血证提出了独特见解，扩大了瘀血证诊断范围，给人以启迪，能更好地指导临床治疗各种疑难杂症。

## "瘀血证"概念的思考

许慎《说文解字》："瘀，积血也"，可见瘀血是指血液停积不能正常运行，故又称"蓄血"。由于瘀血失去了正常血液功能，因此又称"恶血""败血""干血""衃血"等。可见瘀血是指运行障碍及功能失常的血液。从《内经》到《伤寒论》《金匮要略》，再到唐容川《血证论》，王清任《医林改错》，以至到现代中医临床，对瘀血有一个逐渐深入认识过程。一般认为下列几种情况都是瘀血。

**1. 离经之血**："离经之血"为瘀血。唐容川《血证论》曰："世谓血块为瘀。清血非瘀；黑血为瘀，鲜血非瘀，此论不确。蓄血初离经，清血也，鲜血也，然既是离经之血，虽清血、鲜血亦是瘀血。"即是说"一切离开了正常脉管的血都是瘀血"，不仅指体外的出血，如跌打损伤所致的淤血，也包括体内的出血。

**2. 内结之血**："内结之血"为瘀血。《辞海》曰："瘀血是指体内血液瘀滞。"即血液由于动力学或流变学的改变，导致血运不畅，这种血虽没有离经，但也可以认为是"瘀血"。其中，血流动力学改变导致瘀血的机制主要为心衰，即心肌收缩力下降，导致心输出量减少，动脉缺血，则静脉回流受阻，产生瘀血。而血液流变学对于瘀血的影响则是因为血液中纤维蛋白原等内容物发生改变，导致血液流动性减缓，血液黏附性增加，血小板黏附率降低，血管堵塞，产生瘀血。

**3. 污秽之血**："污秽之血"为瘀血。由于血液正常的理化特性发生改变，如血脂高的牛奶状乳糜血；缺氧状态下血液紫暗，口唇青紫等，此亦为瘀血。这可与西医中的机体代谢障碍相对应，比如代谢紊乱综合征和胰岛素抵抗综合征等，此类疾病的病因皆可用"污秽之血"淤积人体脉道来解释。

**4. 久病入络**："久病入络"为瘀血。络者，指微细的血管，即经脉的最末梢部分。叶天士《临证医案》提出的"初病在经，久病入络"和中医学中说的"久病从瘀"，主要是说各种病症久治不愈，必定会由浅入深，由经入络，影响血液运行，导致瘀血，阻于血络，现在临床认为很多慢性疾病都会有微循环不良，大概就有此含义。所以说"瘀血"是一个含义很广泛的概念，罗教授认为，"血瘀证"就是指由血液运行和功能障碍以及血液代谢障碍所引起的一个综合征。

## "瘀血证"诊断的思考

由于瘀血临床表现的复杂性和多样性，因此如何使瘀血的诊断更规范、更标准、更实用是很多学者关心的问题，但似乎至今尚未见统一的标准。从临床表现来看，由于不同病种，不同个体的差异，其瘀血的症状表现不尽相同。但由于导致瘀血的病理生理有共同之处，因此瘀血的症状表现应该也有一定的共性，或者相似之处，这些共性的症状表现主要为三方面。

**1. 血失濡养**：即正常血液功能失常，《难经·二十二难》指出"血主濡之"，即是说正常血液功能是为全身脏腑组织提供营养，有濡养滋润的作用。《素问·五脏生成》曰："肝受血而能视，足受血而能步，掌受血而能握，指受血而能摄。"这种濡养功能可以从面色、皮肤、毛发反映出来，如面色红润，肌肉丰满，肌肤毛发光滑，反之则可表现为面色不华，肌肤干燥，组织萎缩，肢体麻木等。这正是"肌肤甲错，毛发枯萎"的瘀血表现。这些症状可以作为一些老年慢性病的诊断依据之一，比如由血失濡养造成的耳垂的皱褶深且多，可以作为冠心病的初筛依据之一。

"血失濡养"既可以造成器质性损害，也可以造成功能性的异常，《灵枢·营卫生会》曰"血者，神气也"，即血是神志活动的物质基础，"血脉和利，精神乃居"。反之，如临床常说"血不养心"、"肝血虚"，常有惊悸、失眠多梦、烦躁、恍惚，甚至昏迷、癫狂等神经、精神症状。"血失濡养"是造成许多精神疾病的主要因素，比如老年抑郁症和更年期的神经官能症等。

对于"血失濡养"的认识和治疗，王清任《医林改错》独具慧眼，有人统计其血府逐瘀汤共治疗19个症状，包括：①疼痛（如胸痹）；②胸部异样感（如心跳、胸不任物、胸任重物）；③情志改变（如瞀闷、急躁、肝气病）；④睡眠异常（如失眠、多梦、夜不安）；⑤发热（如"灯笼热"，即身外凉心里热，烘热）；⑥其他（如天亮出汗、呃逆、干呕等）。以上病症除一部分器质性病变外，大部分可能是神经官能症，原因可能就是血失濡养所致心脑功能异常。而王清任的血府逐瘀汤以四逆散加桃红四物汤为主方，主要偏向于治疗功能性的病变异常。

**2. 血运异常**：即血液运行障碍。所谓"疏其气血，另其条达"，血液贵在流通，不通则表现症状甚多，主要有：①疼痛。"不通则痛"，一般表现为刺痛，痛处固定不移，拒按，多夜间加重。②良性肿块。肿块固定不移，局部青紫，质硬。③出血。瘀血使血不循经出血，血色紫暗，挟有瘀块。④发绀。面色紫暗，口唇、爪甲青紫。⑤舌质紫暗或有瘀斑，瘀点，舌下静脉曲张。⑥脉细、涩、结代，常见沉涩、细涩、弦细等。

**3. 代谢障碍**：即血液流变学异常，包括代谢障碍综合征、胰岛素抵抗综合征和心脑血管事件等。由于瘀血已经改变了正常血液的理化特性，因此在现代临床进行血液流变学检测时往往提示有血液黏稠、血黏度增高、血液易于凝固、血小板聚集，即血液的"浓稠、黏滞、凝固、聚集"改变，属于瘀血的早期表现，而这些改变往往出现在明显的临床症状之前。如果说上述血失濡养，血运失常所致的临床表现是宏观的表现，那么代谢障碍则是微观的早期表现，即"浓、黏、凝、聚"，应引起重视。

**4. 涩脉与瘀血的关系**：滑伯仁将涩脉喻为"如轻刀刮竹，如病蚕食叶"，由此可知，涩脉的脉象特点是脉细而迟，其搏动往来迟滞艰涩，短且散，极不流利，脉律与脉力不匀，呈三五不调之状。并且主气滞、血瘀、痰食内停等。根据多年的临床经验认为，虽然涩脉主瘀血，但是瘀血的患者并不一定表现为涩脉。临床上涩脉其实很少见，只有严重的心脏窦性停搏、窦房阻滞和慢性心房纤颤等才易见涩脉，其余"瘀血"的患者，主要以弦细脉为主，如高血压后期的患者。

综上所述，结合临床实际，血瘀证的诊断归结为无论功能性疾病还是器质性疾病都会出现"瘀血证"血失濡养，血运失常所致的临床表现是宏观的表现，多为功能性疾病的体现。而微观表现则为代谢障碍浓、黏、凝、聚；肌肤甲错，毛发枯萎；面目黧黑，唇甲青紫；皮下溢血，肌肤甲错，癥块肿痛；舌质暗筋粗，脉弦细涩结；多为器质性疾病的体现。在临床可仔细辨证，因病施治，灵活用方配药，方可大功告成。

# 78　中医血瘀证本质研究

　　血瘀证的中西医结合研究是两种医学结合研究的一大热门，且已成为中西医结合学术研究最受国内外关注的领域之一。血瘀的形成，一是因气虚、气滞、血寒、痰浊、阴虚、郁热等原因，使血行不畅而凝滞；二是由于内外伤、气虚失摄或血热妄行等原因造成血瘀经脉，积存于体内而形成瘀血。目前国内外对它的研究已达到细胞超微结构和分子生物学水平。血瘀证本质的微循环障碍及血液流变学异常已从大量临床与实验资料得到证明，血瘀证一般都伴有微循环障碍，微循环障碍时可出现血瘀证，这与中医学"有其内，必有其外""司外揣内""表里统一"的理论观点相一致。微循环障碍应该说是血瘀证一个重要具体客观指标，血瘀证则是中医学对微循环障碍一类疾病的统称，血瘀证的范围较之微循环障碍更为广泛。

　　血液流变学异常作为血瘀证另一重要客观指标是由于血流成分与性状改变，而致黏、浓、凝、稠、聚。很多资料表明：血瘀证伴有全血黏度、血浆黏度、血细胞比容、血小板聚集性增强，电泳时间延长，体外血栓形成的干湿量及长度增加，纤维蛋白原增高等。目前多数学者认为瘀血证除与上述两种病理异常有关外，还与局部缺血缺氧、炎症病理过程、免疫功能障碍、血液凝固系统、动脉粥样硬化、结缔组织代谢异常、细胞增殖性病变，内脏病理肿大、内脏及肢体血流量的分布异常等病理变化过程有关。血瘀证是一种系统质病，这种病变在不同的条件下呈现不同的"态"，是在人的血液中实际发生的广泛的病变过程。学者刘军莲等认为，认识它的本质不应仅从血液流变学或血流动力学等某一方面或某一层次来把握，而应该从整体水平，涉及免疫、神经内分泌、细胞分子水平等方面和层次来研究，以达到对血瘀证本质深刻、全面、系统的认识。

## 血瘀证与内皮细胞的关系

　　血瘀证是在多种内外致病因素作用下，血液产生一种"浓""黏""凝""聚"的倾向，现代医学认为血管内皮细胞不仅是血液和血管平滑肌的屏障，而且是高度活跃的代谢库，它能合成多种血管活性物质，从小分子气体的一氧化氮（NO）到肽类大分子内皮素（ET-1）与缓激肽，对血管的舒缩功能与血液的流动性有不可替代的调节作用，对维持正常血液循环有重要的生理意义。

　　内皮素与血瘀证的关系临床研究显示外周循环内皮细胞（CEC）数量是判断在体血管损伤的重要指标，而且与内皮素的水平存在相关，在以血管病变为基础的相关疾病中，CEC数升高可能与血瘀证相关，但尚需按大量的流行病学研究来进一步证实CEC升高与血瘀证的相关性。活血化瘀中药可以对抗CEC的升高并伴随有临床病情的缓解，提示活血化瘀治疗的机制可能与该类药物对内皮细胞损伤的保护作用有关，但作用环节仍不清楚。

　　与血管内皮细胞损伤有密切关系，检测ET水平将为血瘀证诊断提供重要的参考指标，同时亦为活血化瘀药治疗血瘀证提供理论依据，在血瘀证中随证选用活血化瘀药应具有重要的临床意义。

## 血瘀证与一氧化氮的关系

　　一氧化氮作为一种新的细胞间信息交换的重要载体，广泛参与生理功能的调节，尤其在心血管系统。由于NO介导着许多生物信息从血管内皮细胞向周围组织和细胞的传递，不仅能够舒张血管，抑制血小板的聚集和黏着，以防止动脉硬化的形成，而且对血管内皮细胞有着重要的细胞保护作用。观察发现冠心病血瘀证 NO 明显降低，这种改变造成心肌需氧和微血管舒缩状态之间的不平衡，使冠状动脉血流减少，以致发生心肌缺血甚至心肌梗死。

## 血瘀证与降钙素的关系

降钙素基因相关肽（CGRP）是一重要的血管舒张因子，CGRP 具有较强的舒张血管、拮抗 ET 作用，可改善脑组织缺血的程度，对梗死组织有保护作用。在脑梗死病变时，ET 水平明显升高，CGRP 浓度明显降低，拮抗 ET 的作用减弱，小动脉强烈痉挛，进一步导致血管内皮功能失衡。CGRP 活性降低不仅见于血瘀证，冠心病心绞痛患者血浆 CGRP 活性降低，给予活血保心冲剂治疗后则可使 CGRP 活性升高。检测 100 例各种证型的冠心病患者的血浆 ET 与 CGRP，其血浆 CGRP 活性均高于正常人。有研究发现地龙的有效药用成分——蚓激酶，可使 ET 水平显著下降，CGRP 浓度明显升高，显著改善血管内皮功能与脑组织缺血缺氧状态，从而发挥活血化瘀通络作用，因此根据"以药测证"的中医药理论也证明血瘀证与降钙素相关肽的相关性。又有研究表明，苦碟子注射液，通过降低 ET 水平、提高 CGRP 水平来保护心肌。苦碟子注射液可有效抑制 ET 分泌，增加 CGRP 释放，该药对缺血心肌的血管内皮损伤起到了良好的保护和修复作用。

## 血瘀证与单核细胞及白细胞的关系

冠心病（CHD）血瘀证存在单核细胞促凝活性增高和纤溶活性降低，且凝血纤溶指标的改变，可能是血瘀证形成的病理改变之一。这可能说明冠心病血瘀证患者已处于血栓前状态。CHD 患者循环血单核细胞、中性粒细胞 CD11b、CD18 表达增加，提示其单核细胞和中性粒细胞被激活，黏附性增加。显示单核细胞和中性粒细胞的活化程度与心肌缺血严重程度相关，与中医血瘀证有密切的关系。

血液中的主要有形成分是红细胞（RBC）和白细胞（WBC），尤其 WBC，数量仅为 RBC 的 1/700，因其大而硬，内黏度比 RBC 高 3 数量级，又易于活化嵌塞于微血管内，并释放大量的氧自由基，引起 RBC 和血管内皮的损伤。流经毛细血管时，变形较慢，阻力较大，因此 WBC 的活化状态和流变性对血流异常、微循环障碍即"血行失度"起着十分重要的作用。有研究证实，血瘀证的白细胞黏附性增强，黏附分子表达增加。因此 WBC 高活化状态可能是血瘀证一个重要特征。

WBC 活化后其磷酸化并与细胞骨架相连，胞外段变构，由低亲和力状态变成高亲和力状态，使 WBC 黏附功能增强，聚集性也增强。活化 WBC 释放的超氧阴离子自由基及蛋白酶损伤血管内皮，破坏血管壁的完整性。血管内皮细胞受刺激后产生的可溶性激活因子又成为促进 WBC 活化的因素，黏附于血管内皮表面的 WBC 也相互激活，产生血管活性物质细胞黏附分子，促进血管收缩，诱导血小板聚集，引起血流缓慢及血栓形成，组织缺血缺氧甚至坏死，加重血瘀证的症状。因此认为，WBC 自发活化率、黏附性、黏附分子表达、全血黏度增加及 RBC 变形性降低是构成血瘀证"血行失度"的共同病理基础。

## 血瘀证与凝血系统的关系

血浆组织型纤溶酶原激活物是对抗血栓形成的重要因素，而组织型纤溶酶原激活抑制因子可抑制前者的活性。组织型纤溶酶原激活物（t-PA）、纤溶酶原激活抑制剂（PAI）与各种疾病中血瘀证的关系非常复杂，有的表现为血浆 t-PA 活性升高，有的表现为血浆 t-PA 活性降低。凝血因子 X 是凝血过程中一个重要的辅助因子，是参与因子 X 外源性激活途径中唯一的凝血因子。X 被活化后，其促凝血活性明显增加，X c 增高是冠心病发生的危险因素。通过对血浆 FXC、抗凝血酶（AT）活性的检测探索

FXC 与冠心病心血瘀证之间的关系研究表明 XX：CHD 血瘀证患者血浆 FXC 明显高于非血瘀证和健康对照组，而（AT）活性明显低于 CHD 非血瘀证组和健康对照组。以往的研究表明 CHD 血瘀型冠状动脉狭窄程度均较其他型 CHD 为重，内皮细胞损伤严重，内皮下层、中层胶原纤维裸露，从而激活了凝血系统，凝血因子的大量生成，（AT）因与其结合从而导致血中浓度的明显下降，说明血瘀证患者可能存在明显外源性凝血途径的激活，FXC 活性升高可作为冠心病血瘀证的辨证参考依据。

血小板的主要生理功能是参与止血和血栓形成，并且在动脉粥样硬化形成等疾病和炎性反应中起重要作用。血小板在止血或病理过程中所起的作用与其黏附、释放和聚集反应等密切相关。血小板黏附、释放和聚集等反应统称为血小板活化，GMP-140 在血小板活化时从 α 颗粒转移到膜上，是血小板活化的标志物，在血栓性疾病发病时 GMP-140 显著升高。不仅如此，由于血小板膜上 GMP-140 表达增多，α 颗粒中的血小板球蛋白和血小板第 4 因子（PF4）释放增多，血浆中 Von Willebrand 因子（vWF）及 FX 升高，AT 下降，PAI-1 升高，纤溶活性下降，因而造成一种血栓前状态。GMP-140 显著升高可作为血栓性疾病监测和评价血栓前状态的有效指标。研究表明血小板活化是冠心病心肌梗死发病的主要机制之一。纤溶活性下降是血管内凝血、血栓形成和动脉硬化的重要因素。纤溶系统是体内防止血栓形成的重要机制，其中心环节是纤溶酶原激活物将纤溶酶原转化成纤溶酶从而发挥纤溶作用，纤溶系统的失衡与动脉粥样硬化（AS）性疾病和血栓形成有关。检测 PA 及其抑制物的活性可反映机体的纤溶平衡状态。有研究表明，血瘀证反映血小板功能状态的特异性指标 GMP-140 含量明显高于其他证型组。血小板活化、低纤溶状态与血瘀证形成有关；GMP-140 可作为冠心病血瘀证微观辨证的参考指标。

血小板含有 3 种颗粒：α 颗粒、致密颗粒及溶酶体，血小板在正常血液循环中处于静止状态，当血管内皮细胞损伤或在某些病理情况下，血小板被激活，随着血小板脱颗粒与释放反应，导致其颗粒膜与质膜或表面连接小管系统膜相融合，使原来位于颗粒膜上的糖蛋白，即血小板活化分子得以在质膜上暴露并释放入血浆中，发挥其生物学活性。血小板被激活后，因其构象发生变化，与纤维蛋白原配基及相应的受体结合，在血小板之间起到"桥梁"作用，进而使血小板聚集成团。这些颗粒膜蛋白在静止期血小板不表达或少量表达。当血小板活化后，血小板活化分子在血小板表面表达明显增强，成为识别活化血小板的特异分子标志物。不同的实验室采用不同的实验方法对多种疾病的血瘀证患者血小板活化分子进行了测定，发现血瘀证往往伴有血小板活化现象，血小板活化、功能亢进在血液循环和微循环障碍、血栓形成及血液流变性异常等血瘀证本质的各个环节中均起重要作用。因此血小板活化分子不仅可作为血瘀证重要的微观辨证指标，还可作为辨证用药、中药疗效观察的客观指标。

冠心病血瘀证人外周血单核细胞 t-PA 活性明显低于非血瘀证组。而 PAI-1 活性在血瘀证和非血瘀证均明显增高，提示冠心病血瘀患者在单核细胞水平上纤溶活性降低，其改变的趋势与血浆部分相同；同时表明冠心病血瘀证的形成与血液循环障碍有关外，亦与血液成分的改变相关。冠心病血瘀证血浆和单核细胞纤溶活性降低，改变的趋势相同，其产生有冠状动脉严重狭窄的病理基础。血液成分的改变也参与冠心病血瘀证的形成，使之处于血栓前状态，因此有必要进行积极的治疗以防止疾病的进一步发展。冠心病血瘀证患者血浆 FXC 明显高于非血瘀证和健康对照组，而 AT 活性明显低于非血瘀证组和健康对照组。CHD 血瘀型冠状动脉狭窄程度均较其他型 CHD 为重，内皮细胞损伤严重，内皮下层、中层胶原纤维裸露，从而激活了凝血系统，凝血因子的大量生成，AT 因与其结合从而导致血中浓度的明显下降。说明血瘀证患者可能存在明显外源性凝血途径的激活，FXC 活性升高可作为冠心病血瘀证的辨证参考依据之一。

## 血瘀证与其他因素的关系

在冠心病形成与发展过程中，存在着脂质代谢、血液流变学的异常。有研究表明，脂质代谢的异常是"痰凝心脉"的物质基础；血液流变学的异常是"痰瘀痹阻"的客观指征。外周血单核细胞中 PDGF-AmRNA 的异常表达是"痰瘀"病理的分子机制，从非痰非瘀—痰凝心脉—痰瘀痹阻，基因表达量依次增加，从分子水平阐明了"痰瘀"病理变化实质。因此，外周血单核细胞中 PDGF-AmRNA 的异常表达很可能是冠心病因虚（非痰非瘀）致实（痰瘀）、因实致虚、终致虚实夹杂的分子机制。

近来又有研究发现丙二醛作为脂质过氧化的中间产物在血液中的蓄积会造成红细胞悬浮液黏度的增加，为血瘀的生化本质提供了新的补充。红细胞变形性是调节血液黏度和保证微循环有效灌注的重要因素，红细胞变形指数的值越小，表示红细胞的变形运动能力越差。有观察中发现血瘀证患者红细胞变形性都有一定程度的降低，其中冠心病血瘀证组表现明显。说明冠心病患者红细胞变形性降低引起组织的血流灌注减少，使组织缺血、缺氧，原发性高血压患者的红细胞变形性低下，使微循环的阻力增加，从而导致一系列的病理生理改变。认为红细胞变形性的降低可能是血瘀证发生的既为病因又为病理的因素之一。

冠心病血瘀证患者存在明显的血管内分泌功能失衡，ET/NO 平衡失常导致冠状动脉痉挛是冠心病血瘀证形成的重要因素，认为 ET/NO 升高是血瘀证的重要标志。既往对冠心病血瘀证的研究也表明心脉瘀阻患者血管紧张素 II（Ang II）血浓度明显高于健康人群及其他证型冠心病患者。血管紧张素转换酶（ACE）在血管的调节和血管平滑肌的增生中起重要作用，直接影响动脉粥样硬化的形成。研究表明，ACE 水平受基因多态性与心肌梗死或包含其他类型的冠心病有同样的相关性，并与冠状动脉病变严重程度相关。

近年来氧自由基与疾病的关系受到广泛的关注。当氧自由基大量产生或清除功能发生障碍时，可对组织造成明显的病理损害。已知氧自由基对蛋白质、多糖、核酸和胶原成分都有毒性作用，而构成细胞膜的不饱和脂肪酸对自由基最敏感。自由基可诱发脂质过氧化反应，直接损伤细胞膜、线粒体、溶酶体和微粒体。自由基还可激活血小板及粒细胞导致微循环障碍，加重组织损伤的作用。体内存在的内源性酶清除系统，目前主要是通过测定红细胞的 SOD 活力了解机体清除氧自由基的能力，以及测定 LPO 产物，间接了解氧自由基损伤细胞的程度。有学者研究发现血瘀证患者存在有明显的微循环障碍的同时，伴有 SOD 活力显著下降，提示血瘀证患者的血瘀与氧自由基对组织细胞的损伤有密切关系。

## 血瘀证分子调控网络研究

瘀血症状、体征应反映微观精细的客观指标和分子指标。四大组学的融入，使血瘀证"组"学的微观整体化研究有了很大的突破。学者杨杰等针对现行相关问题，整理血瘀证相关文献，总结血瘀证研究六阶段的特点，绘制血瘀证功能调控网络研究的科学蓝图，为血瘀证深层次本质研究提供新思路。

**1. 血瘀证量化诊断的提出：** 古代文献对"瘀血"症状描述缺乏量化诊断。经过三届全国活血化瘀学术会议（1982 年、1986 年、1988 年），血瘀证诊断标准不断完善，包括症状体征和理化检查。学者陈可冀、王阶等采用多元线性逐步回归方法，对血瘀证症状、体征和血液流变学等指标作了定量分析，并根据回归结果及国内外资料，首次提出血瘀证诊断的计分标准，分别对 31 项血瘀证指标根据轻重赋予不同分值，至今应用于血瘀证临床和研究。但是，血瘀证诊断计分标准仍有不足之处，缺乏对 31 项血瘀证症状体征轻、中、重等程度的三级量化。

**2. 建立血瘀证模型，探索血瘀证本质：** 从血瘀证病因病机出发，设计出各种血瘀证模型，如气滞血瘀模型、寒凝血瘀模型、外伤血瘀模型以及热毒血瘀模型等。其中，寒凝血瘀模型复制方法简单，便于操作，易于成功。如将大鼠置于低温冰柜 $-15\ ℃\sim-20\ ℃$ 中持续受冻数小时，直至出现明显的阳虚症状。若从中医学理论角度阐释，阳虚则寒，多伴有气虚，气虚无力推动血液运行而导致血瘀。因此，采用此法复制的寒凝血瘀模型可表现为血瘀证慢性发展趋势。研究结果显示，血瘀证动物模型可表现为血液黏度增高，红细胞和血小板聚集增加等血液流变学改变以及明显的局部和全身微循环障碍。也一致认为，血浆内皮素（ET）含量升高，$TXB_2$/6-Keto-PGF1α 比例失调，t-PA 活性降低，以及 PAI 活性增强等指标可反映血瘀证本质。

**3. 家系、双生子与临床流行病学相结合的血瘀研究：** 经典、成熟、高效的家系（双生子）研究方法，成为中医证候研究的突破口，有利于比较中医证候症状的相似度，可进一步探索证候的微观调控基础。经过长期的血瘀证调查研究发现，血瘀证具有一定的家族聚集现象，此种聚集现象与疾病具有一定的相关性，如冠心病血瘀证家系、糖尿病血瘀证家系等。

健康双生子可被视为"形神一体""天人合一"的自然拷贝；尤其同卵双生子，是研究人（先天）与环境（后天）关系的最理想材料，也是病理情况下研究疾病证候的绝好天然模型。在双生子流行病学调查中，我们精选了一对典型血瘀证双生子为研究对象，以微卫星 DNA 基因图谱鉴定该双生子为同卵双生子。连续追踪 2～3 年，比较该双生子血瘀证症状的相似度，发现这对双生子均表现出稳定的血瘀证证候。

总之，中医证候研究中引入双生子法，可以尽可能地排除遗传或体征因素的差异性，使研究难度有效降低，成为中医血瘀证研究的一个新切入点，或获得血瘀证的微观表征。

**4. 四大组学与血瘀证分子调控网络研究**：血瘀证是各种中医证候动态、发展的功能紊乱状态，存在于各种疾病的发生、发展过程之中，如糖尿病、心血管疾病等复杂性疾病，因此，血瘀证的微观调控网络基础是整体性、动态性的病理变化。采用基因组学、转录组学、蛋白质组学、代谢组学等研究血瘀证实质与揭示血瘀证的微观调控网络特征十分匹配。

近年来，血瘀证的基因组学、蛋白质组学以及代谢组学研究已取得一定的成果。赵慧辉等应用高解析离子淌度质谱与纳升级超高效液相色谱联用新技术，获取了一批冠心病不稳定性心绞痛气虚血瘀证患者的血浆蛋白质组学特征分子，均涉及心肌损伤、凝血因子异常、脂代谢紊乱以及氧运输障碍，有望成为活血化瘀中药的新靶点。以 GC/MS 的血清代谢组学证实冠心病心血瘀证与花生四烯酸、乳酸、柠檬酸、β-羟基丁酸等代谢产物相关，主要涉及糖代谢和脂质代谢等，对揭示血瘀证物质基础有重要提示。然而，血瘀证可由不同病因导致而成。朱萱萱等应用 GC-TOF/MS 的血清代谢组学有效区分了男性冠心病患者中气虚血瘀型、痰阻心脉型的代谢组学特征，也有效区分了女性冠心病患者中气虚血瘀型、痰阻心脉型和气阴两虚型的代谢组学特征，对中医证候的辨证分型有指导意义。这些组学的研究成果有良好的发展前景。

**5. 信号转导网络与血瘀证研究**：任何一个复杂有机体的生命特征都是在基因表达的控制下，由细胞信号转导与调控而实现的。细胞信号转导与调控通常是网络化、整体性的，与中医证候的整体观相匹配。信号转导网络研究的重要意义在于分析基于整体观大背景之下微观物质的相互作用及其传递规律，逐步逼近生命和疾病现象的分子调控网络系统。

有关证候的信号通路研究，目前已有起步。如杨杰等运用基因芯片获取了冠心病心血瘀证的凝血、血流异常相关基因，该基因与细胞通信、黏着斑、细胞外基质和受体、肌动蛋白细胞骨架调控、转化生长因子-β信号通路等 5 条信号转导通路有关。进一步分析显示，冠心病心血瘀证的凝血、血流异常相关基因主要集中于以肌动蛋白相关基因为主的血管平滑肌细胞调控网络。冠心病心血瘀证相关的差异表达基因均涉及炎症、免疫反应信号转导通路。这些信号转导网络研究成果对揭示证候微观整体化调控的生物学基础有重要意义。

# 79 现代血瘀证学的形成与发展

现代血瘀证研究前后历经 50 余年，在基础研究方面不断深入，深刻揭示了血瘀证的本质，在临床应用方面已辐射到临床各科，有力推动了临床治疗理念的改变。目前，现代血瘀证学已经形成一门新兴学科，并引领着中西医结合医学的发展方向。学者付长庚对现代血瘀证学的研究与发展做了概述。

## 血瘀证学的历史考辨

1979 年，陈可冀院士在国内率先对血瘀证和活血化瘀的历史源流进行系统考证，指出《楚辞》是最早记载"瘀"字的书籍，书中有"形销铄而瘀伤"之语；我国在甘肃武威出土的汉代医简中和长沙马王堆汉墓出土的《五十二病方》中都提出了活血化瘀治法，这证明活血化瘀治法在两千多年前已经形成；但奠定血瘀证理论基础的文献却是先秦时期的《内经》，书中不仅对血瘀证的成因和症状表现进行了描述，还提出了血瘀证基本的治疗原则。东汉的《伤寒杂病论》首创血瘀证的辨证论治体系；唐、宋时期血瘀证和活血化瘀治法在理论、方剂、药物方面得到进一步发展，对血瘀理论进行了很好的补充；明、清时代血瘀理论和方法更加完善，王清任的《医林改错》使活血化瘀治法发展到了新的高度。有关血瘀证源流的考辨，对系统的认识古典血瘀证学的发展过程具有重要意义，也为现代血瘀证学的建立奠定了基础。

## 现代血瘀证概念的确立

1973 年，中国中医研究院西苑医院心血管病研究组最早提出活血化瘀的 4 个基本理论观点，即"气帅血行""血分虚实""瘀分寒热""治风先治血，血行风自灭"。1978 年梁子钧提出血和脉共同构成"血行"，而血瘀是"血行失度"，即血在脉中的运行失去其正常之度，血瘀证乃是"血行失度"所致的各种有关的临床综合病症，表现为两类情况：一是血在脉中的循行流动状态失常，即"血凝而不流""血瘀滞而不行"，从而造成全身或局部的"血脉不通"；二是经脉受损，造成血溢出脉外，形成"离经之血"。这是最早的血瘀证现代概念。

1987 年，陈可冀、张之南等编撰了现代血瘀证学第一本专著——《血瘀证与活血化瘀研究》，成为现代血瘀证学确立的标志，书中对血瘀证的概念进行了详细的讨论，认为"瘀"较之"瘀血"和"血瘀"的含义要广泛，"瘀"这一概念中，不仅包括血的"瘀"，即"血瘀"或"瘀血"，还包括气的"瘀"，即"气滞血瘀"。而"瘀血"和"血瘀"的概念相同，有广义和狭义之分，广义的血瘀是污秽和有毒之血，血瘀证是污秽和有毒之血所引起的一切病症；狭义的血瘀是"血液瘀滞或停滞"，血瘀证是"体内血液瘀滞于一定处所的病症"。这一观点标志着现代血瘀证概念日趋完善。

21 世纪初，陈可冀通过总结血瘀证现代微观检查的结果，以及活血化瘀方药的反证，提出血瘀证在大体上表现出两种趋势，一种是表现为高黏滞状态，称为血瘀证Ⅰ型，患者可存在一种或多种血液高黏、高凝、高纤维蛋白原、高血栓素水平或高血栓栓塞风险；另一种表现为低黏滞状态，患者往往凝血功能不良，称为血瘀证Ⅱ型。这一分类方法不仅标志着血瘀证概念的成熟，也为血瘀证的现代研究提供了便利。

# 血瘀证本质的现代研究

近 40 年来，有关血瘀证本质的研究一直是中西医结合医学界研究的热点，大家从微循环障碍、血流动力学异常、血小板活化、血管内皮受损、炎症反应等不同侧面对血瘀证的本质进行了深入阐释，有力推动了现代血瘀证学的发展。

**1. 血瘀证与微循环障碍：** 1976 年，中国医学科学院活血化瘀研究协作组首次通过临床和实验研究证实血瘀证和微循环障碍密切相关。1982 年，金惠铭在《中西医结合杂志》发表了题为《微循环障碍与"血瘀"及"活血化瘀"》的综述，首次对活血化瘀治法改善微循环障碍的可能机制进行了探讨。此后，翁维良等观察了 20 种活血化瘀药对实验性微循环障碍的影响，证实活血化瘀药物能够改善微循环状态。徐应抒等通过对高血压病气滞血瘀证的微循环和血液流变学进行研究，首次证实血瘀证与其他证型在微循环方面存在客观指标的差异。随着有关血瘀证微循环改变的研究越来越多，研究方法也越来越先进，韩新民等在 1987 年即对心脑血管病血瘀证患者应用激光多普勒显微检测技术进行多指标定量分析，初步提示患者的微循环血流速度明显减慢，证实其量值变化与健康成人或同龄组健康老人比较均有显著性差异。赖世隆等在 1990 年即对血瘀证患者血浆血栓素 $A_2$（$TXA_2$）和前列环素（$PGI_2$）水平与微循环指标进行相关性分析，提出微循环障碍和 $TXA_2$-$PGI_2$ 平衡失调是血瘀证的病理生理学基础。舒荣等通过观察针刺对血瘀证大白兔微循环的影响，发现针刺可以减轻红细胞聚集、改善微循环灌注，同时缓解血管管袢的收缩，为针灸治疗血瘀证提供了证据。

20 世纪 80 年代以后，随着血瘀证动物模型的建立，血瘀证的研究日渐深入。近来有研究通过观察 5 种血瘀证亚型兔球结膜微循环改变，分析 5 种血瘀证的不同特性，提出微循环改变的不同特点可以反映血瘀证亚型的不同特性，这为以后血瘀证的精细化诊断提供了新的思路。

**2. 血瘀证与血流动力学异常：** 20 世纪 70 年代，梁子钧等在《新医学杂志》上发表了《从血液流变学和血流动力学探讨中医的"血瘀"和"活血化瘀"》，首次提出从血液流变学角度研究血瘀证的思路。随后，李连达等观察了 20 种活血化瘀中药对犬心脏血流动力学的影响，证实活血化瘀中药具有改善血流动力学的作用。廖福龙等在 1986 年率先进行了活血化瘀药物药性的血液流变学研究，发现活血化瘀药物对凝血过程有一定的规律性影响。此后，发现血瘀证的不同证型之间的血液流变学规律存在差异，这为血瘀证的血液流变学研究带来困惑。对此，刘剑刚等通过总结既往研究成果，指出中药药物的单味药和复方药对于宏观血液流变学指标和细胞流变学指标均具有广泛的作用，但由于中药成分的复杂性，往往对血液流变学的多项指标都具有作用，作用机制不够明确，因此建议从细胞血液流变学、分子血液流变学水平研究中药药物的作用机制，这对血瘀证的血液流变学的深入研究起到了指导作用。

**3. 血瘀证与血小板活化：** 从血小板活化角度研究血瘀证始于 20 世纪 70 年代。中国医学科学院活血化瘀治则研究协作组通过观察活血化瘀方药冠心 2 号对 ADP 诱导血小板聚集的影响，发现活血化瘀药物具有抑制血小板聚集的作用，从而开了从血小板活化方面阐释血瘀证的先河。1981 年通过实验研究发现活血化瘀药物具有对抗血栓素 $A_2$（$TXA_2$）的作用，初步揭示了活血化瘀药物的作用机制。1988 年吴锦等在电镜下观察冠心病血瘀证患者的血小板超微结构和功能，发现血瘀证患者的血小板既存在大型血小板比例增高且易于变形，糖萼增厚，糖原增多，膜的异常运动增多等形态上的异常，又存在聚集功能增强，细胞膜融合发生较早，释放反应活跃，吞噬能力降低，腺苷酸环化酶活性降低等功能上的异常，这些异常表现与血瘀程度呈线性相关，故提出血小板的变化是冠心病血瘀证中的一种实质性表现，这一论断开启了血瘀证客观化研究的大门。此后，有关血瘀证与血小板活化的研究日新月异，张荣华等发现血小板体积及分布宽度与老年病血瘀证显著相关，证实了"老年多瘀"的科学性。马民等发现血瘀证患者存在 CD62p 基因、HSP70 基因的异常表达，且基因异常表达水平与血瘀证各型之间存在密切关系。2008 年底，马晓娟等历经 4 年完成的国家自然基金重大研究计划重点项目"冠心病血瘀证血小板活化相关因子的基因组学研究"，通过临床血清学实验验证了目标基因 IL-8 与冠心病的相关性，证明

IL-8 可通过影响血小板活化介导冠心病血瘀证的发病过程，为血瘀证客观化诊断和治疗提供了分子靶标。随后，他们又在国内率先开展了冠心病血瘀证血小板差异功能蛋白筛选、鉴定及功能分析研究，发现 CD41 和 Actinγ 是冠心病血瘀证的标志蛋白，使血瘀证的研究进入了蛋白质组学时代。

**4. 血瘀证与血管内皮损伤**：20 世纪 90 年代，血管内皮细胞是重要的内分泌器官的全新概念提出以后，有关血瘀证血管内皮功能改变的研究也日渐兴起。王奇等率先发现血瘀证的血管内皮细胞存在病理性损伤，且内分泌功能紊乱，而血府逐瘀汤对血管内皮细胞具有保护作用。他们通过观察血瘀证血管内皮细胞抗凝与纤溶功能的变化规律，进一步发现血瘀证模型中血管内皮细胞存在抗凝与纤溶功能障碍。2006 年，袁肇凯等在国家自然基金的支持下，对冠心病血瘀证血管内皮细胞功能进行了大规模的检测分析，他收集了冠心病血瘀证、冠心病非血瘀证、非冠心病血瘀证和健康人各 100 余例，检测分析血管内皮细胞产生的 NO、内皮素（ET）、血管紧张素 II（Ang II）、可溶性细胞间黏附分子（sICAM-1）和可溶性血管细胞黏附分子（sVCAM-1）等血管活性物质，结果显示 ET、Ang II、sICAM-1 和 sVCAM-1 的异常程度与血瘀程度相关，提示这些血管活性物质可能是冠心病血瘀证的重要病理标志物。此后，陈利国等进行了原发性高血压血瘀证血管内皮细胞损伤模型的研究，谭光波进行了冠心病血瘀证血管内皮细胞功能与 ACE、FVII、ApoE 基因多态性的研究，这些成果使人们对血瘀证本质的认识日渐深入。

**5. 血瘀证与炎症反应**：1974 年，天津市南开医院观察了活血化瘀药对几种不同实验性炎症过程的影响，首次证实活血化瘀药物具有抗炎作用。此后相当长的时期内，有关血瘀证与炎症反应的相关性研究都是集中在活血化瘀药物对炎症性疾病的治疗作用上。直到 2007 年，马晓娟等才通过文献综述正式提出血瘀证在某些活性因子、临床治疗及动物模型方面与炎症存在着密不可分的关系，炎症反应从一个侧面揭示了血瘀证的实质。从此以后，血瘀证与炎症反应的相关性研究日渐受到重视。黄政德等通过研究活血化瘀药对血瘀证心肌缺血再灌注损伤家兔内源性活性因子及炎症因子的影响，发现活血化瘀药可以调节内源性血管活性因子 $TXA_2/PGI_2$ 平衡，降低炎症因子水平。徐浩等将传统中医理论对"瘀""毒"的认识和动脉粥样硬化的炎症反应理念相结合，提出"瘀毒致变"引发急性心血管事件的假说，并进一步对冠心病血瘀证"瘀毒"病机转变的蛋白质组学进行研究，初步阐明了瘀毒转化的生物学基础，这些研究成果对血瘀理论进行了创新性发展。

## 血瘀证诊断标准的建立

血瘀证诊断标准是血瘀证客观化、规范化进程中的重要课题，也是活血化瘀研究的基础和热点。1982 年，陈可冀等在中国中西医结合研究会第一次全国活血化瘀学术会议上主持制定了第一个现代"血瘀证诊断标准"，该标准首次把现代理化指标纳入中医证候诊断体系，对中医证候的客观化研究产生了重大影响。1986 年召开的第二届全国活血化瘀研究学术会议又对此标准进行了修订，在实验室依据里增加了血液凝固性增高或纤溶活性降低、特异性新技术显示血管阻塞等客观指标，使诊断的客观化程度进一步提高。1988 年 10 月在血瘀证研究国际会议上也制定了血瘀证诊断参考标准，最后一项规定为"理化检查具有血液循环瘀滞表现"，这一宽泛的描述使理化检查的重要性更加突出。但尽管血瘀证的诊断标准不断完善，血瘀程度的量化问题一直未能解决，这也对疗效的判定造成困难。为了建立血瘀证的量化诊断标准，20 世纪 80 年代中期，王阶等收集和整理了 202 例各类疾病患者的临床资料，采用电子计算机和多元线性逐步回归方法，建立了第一个血瘀证的定量诊断标准。该标准中的指标都是以定量形式出现，通过分值的积累，可以明确诊断是否存在血瘀并判断血瘀的轻重程度，既可以凭症状、体征构成诊断，也可以凭客观指标构成诊断，开创了血瘀证量化诊断的先河。同一时期，血瘀证的专科诊断标准也逐渐建立起来。眼科、皮肤科、儿科等都分别制定了各自的诊断标准，用以指导临床诊断和疗效评价。近年来，建立了肠癌血瘀证的量化辨证标准，中晚期原发性肺癌的血瘀证量化标准。这些研究都对血瘀证诊断标准的发展起到了推动作用。

近 10 年来，人们逐渐发现既往建立的血瘀证诊断标准在证和病的关系以及在疾病发展过程中的动态变化规律方面仍存在分歧，原因在于血瘀证的范畴太大，无法用单一的诊断标准衡量诊断不同病种内出现的血瘀证证候，同时不同疾病也具有自身独特的特点。因此，血瘀证诊断标准的研究逐渐向病证结合的方向转化。2012 年，付长庚等进行了冠心病血瘀证诊断标准的研究，率先建立了冠心病血瘀证病证结合的量化积分标准并得到了行业的认可。同时，针对冠心病急性心血管事件的发病特点，陈可冀等经过 5 年多的深入研究，制定了有关"瘀毒"的冠心病稳定期因毒致病的辨证诊断及量化标准，有效地指导了临床实践。

## 活血化瘀中药的现代分类研究

活血化瘀中药的现代分类研究始于 20 世纪 70 年代，研究者在传统中药分类方法的基础上，结合现代药理研究证据，宏观与微观相结合，开创了活血化瘀中药的现代分类方法。1973 年，中国中医研究院西苑医院心血管病研究组首次将 137 种活血化瘀中药按其不同强度分级，第一级主要通过补血、养血达到活血化瘀的目的，包括何首乌、当归、赤芍等 15 种；第二级具有一般所指的祛瘀生新、活血化瘀作用，包括川芎、红花、益母草等 68 种；第三级具有攻瘀、散血作用，包括苏木、延胡索、大黄等 20 种。这是首次对活血化瘀中药进行现代分类。

1990 年，陈可冀等对《神农本草经》《药性论》《本草纲目》等 16 部本草学专著进行总结归纳，集传统中药分类方法之大成，充分结合现代药理研究结果，根据活血化瘀中药的作用特点和强度将其分为和血、活血、破血三大类，其中和血类药物包括当归、丹参、牡丹皮、赤芍、生地黄、鸡血藤 6 种具有养血和脉作用的中药；活血类药物包括川芎、红花、蒲黄、五灵脂、刘寄奴、郁金、姜黄、三七、大黄、穿山甲、益母草、苏木、泽兰、牛膝、延胡索、鬼箭羽、乳香、没药、紫薇、蛴螬、王不留行共 21 种具有活血行血祛瘀作用的中药；破血类药物包括三棱、莪术、水蛭、虻虫、䗪虫、血竭、桃仁、干漆共 8 种具有破血消瘀、攻坚作用的中药。这种分类方法将传统中药学理论和现代药理技术完美的融合在一起，得到行业的普遍认可。

经过几代人的努力，现代血瘀证学将古典血瘀证理论和现代科学技术有机结合，已经形成一个开放的、多元的、动态发展的学科体系，并进一步形成了活血化瘀学派。这一学科的发展，有力地推动了对整个中医药行业的发展与进步。

# 参考文献

[1]　蔡建伟.《内经》论瘀血揽要［J］. 中医研究，2003（1）：2.

[2]　张慧琪，伍喜良. 张仲景瘀血致病理论浅探［J］. 国医论坛，2001（1）：5.

[3]　易亚乔，葛金文，喻嵘，等. 张仲景瘀血学说学术思想浅析［J］. 光明中医，2014（4）：684.

[4]　李新华. 论王清任瘀血学说形成的主要因素［J］. 陕西中医函授，2000（6）：6.

[5]　胡廉君，韩春生，张纾难，等. 试论王清任"顽病从瘀论治"［J］. 中国中医基础医学杂志，2001（11）：77.

[6]　杨克勤. 浅谈王清任对瘀血学说的贡献［J］. 光明中医，2009（3）：427.

[7]　钱超尘，温长路. 王清任思想研究集成［M］. 北京：中医古籍出版社，2005.

[8]　包诗杰，李凤玲，李成文. 王清任应用活血化瘀法识要［J］. 河南中医，2006（9）：19.

[9]　陈欣，李鑫辉，王静雯. 叶天士论治瘀血证特色浅析［J］. 浙江中医杂志，2019（4）：256.

[10]　张瑞江. 瘀血学说的传承与发展［J］. 辽宁中医药大学学报，2010（4）：90.

[11]　郭明冬，李秋艳，翁维良. 翁维良"百病皆瘀"学术思想探讨［J］. 中国中医基础医学杂志，2015（11）：1363.

[12]　罗珺钰，刘芳，罗铨，等. 罗铨教授对瘀血证的独特见解［J］. 云南中医中药杂志，2020（2）：5.

[13]　刘军莲，宋剑南. 中医血瘀证本质研究概况［J］. 辽宁中医杂志，2006（9）：1091.

[14]　杨杰，王米渠. 血瘀证分子调控网络研究历程及前瞻［J］. 中国中西医结合杂志，2012（10）：1420.

[15]　陈可冀. 活血化瘀研究与临床［M］. 北京：中国协和医科大学，北京医科大学联合出版社，1993：13.

[16]　王阶，姚魁武. 中医证候量化诊断研究现状与思考［J］. 世界科学技术——中医药现代化，2003（5）：10.

[17]　赵慧辉，侯娜，王伟，等. 冠心病气虚血瘀证的蛋白质组学特征研究［J］. 中国中西医结合杂志，2009（6）：489.

[18]　朱萱萱，王广基，阿基业，等. 冠心病中医辨证分型的代谢组学研究［J］. 中华中医药学刊，2009（6）：1267.

[19]　杨杰，王米渠，杜英杰，等. 活血化瘀中药治疗冠心病血瘀证个案疗效评价及与凝血、血流异常相关基因的相关性［J］. 中国中医药信息杂志，2011（11）：18.

[20]　付长庚. 现代血瘀证学的形成与发展概述［J］. 山东中医杂志，2016（12）：1081.

[21]　翁维良，王汀华，王怡，等. 20种活血化瘀药对实验性微循环障碍影响的观察［J］. 中西医结合杂志，1984（9）：555.

[22]　徐应抒，李跃英，廖大忠，等. 高血压病气滞血瘀证的微循环和血液流变学研究［J］. 泸州医学院学报，1986（3）：188.

[23]　韩新民，林闽加，张芬，等. 血瘀证血液多指标微观辨证分析［J］. 天津中医，1988（6）：23.

[24]　赖世隆，王奇，丘梅清，等. 血瘀证、气虚血瘀证患者血浆 TXA-2、PGI-2 水平与微循环观察及其相关性分析［J］. 中国医药学报，1990（6）：14.

[25]　舒荣，罗济民，吕巧鹃，等. 针刺对血瘀证大白兔微循环影响的实验研究［J］. 中国中西医结合杂志，2002（S1）：241.

[26]　李连达，刘建勋，尚晓泓，等. 二十种活血化瘀中药对犬心脏血流动力学的影响［J］. 生理科学，1983（4）：35.

[27]　廖福龙，黄深，李文，等. 活血化瘀药物药性的血液流变学研究［J］. 中西医结合杂志，1986（2）：103.

[28]　刘剑刚，史大卓. 影响血液流变学的活血化瘀中药药物研究［J］. 中国血液流变学杂志，2004（1）：133.

[29]　吴锦，陈可冀. 冠心病血瘀证患者血小板超微结构和功能的研究［J］. 中西医结合杂志，1988（10）：593.

[30]　张荣华，丘和明. 血小板体积及分布宽度与老年病血瘀证关系的临床研究［J］. 暨南大学学报（自然科学与医学版），1997（5）：158.

[31]　马民，陈利国. 血瘀证患者血小板 CD62p 基因、白细胞 HSP70 基因的表达［J］. 中国中西医结合杂志，2005（4）：307.

[32]　马晓娟，殷惠军，陈可冀. 血瘀证患者差异基因表达谱研究［J］. 中西医结合学报，2008（4）：355.

[33]　王奇，陈云波，梁伟雄，等. 血瘀证兔模型血管内皮细胞内分泌功能变化及血府逐瘀汤作用的影响［J］. 中国中医基础医学杂志，1998（6）：32.

［34］　袁肇凯，黄献平，谭光波，等. 冠心病血瘀证血管内皮细胞功能的检测分析［J］. 中国中西医结合杂志，2006（5）：407.

［35］　陈利国，胡小勤. 论病证结合血瘀证血管内皮细胞损伤模型的建立［J］. 中国中西医结合杂志，2007（3）：267.

［36］　谭光波. 冠心病血瘀证血管内皮细胞功能与 ACE、FⅦ、ApoE 基因多态性的研究［D］. 长沙：湖南中医学院，2004：22.

［37］　马晓娟，殷惠军，陈可冀. 血瘀证与炎症相关性的研究进展［J］. 中国中西医结合杂志，2007（7）：669.

［38］　黄政德，李鑫辉，谢雪姣，等. 活血化瘀药对血瘀证心肌缺血再灌注损伤家兔内源性活性因子及炎症因子的影响［J］. 中华中医药学刊，2007（7）：1319.

［39］　徐浩，曲丹，郑峰，等. 冠心病稳定期"瘀毒"临床表征的研究［J］. 中国中西医结合杂志，2010（2）：125.

［40］　王阶，陈可冀，翁维良，等. 血瘀证诊断标准的研究［J］. 中西医结合杂志，1988（10）：585.

［41］　付长庚，高铸烨，王培利，等. 冠心病血瘀证诊断标准研究［J］. 中国中西医结合杂志，2012（9）：1285.

［42］　陈可冀，史大卓，徐浩，等. 冠心病稳定期因毒致病的辨证诊断量化标准［J］. 中国中西医结合杂志，2011（3）：313.

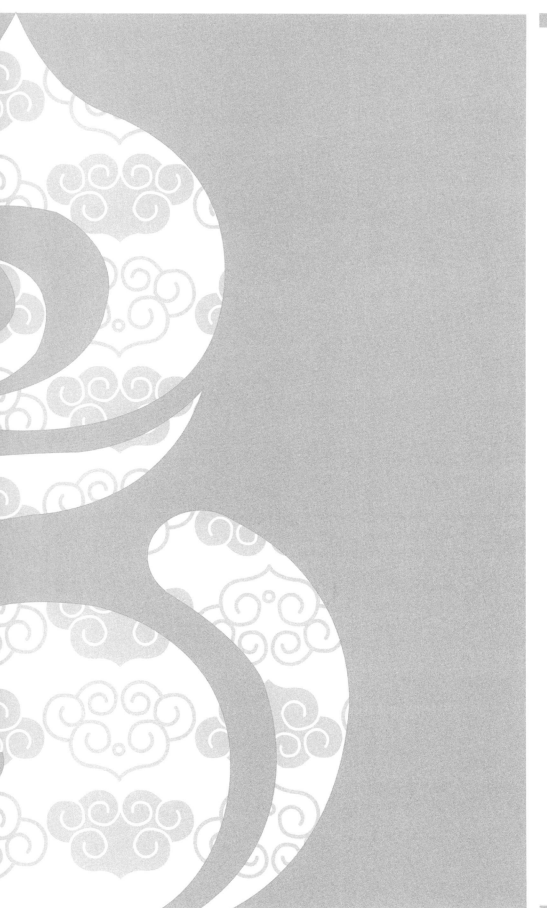

第五篇　诸病从瘀论治理论探析

# 80　慢性乙型病毒性肝炎从瘀论治

慢性乙型病毒性肝炎（简称慢性乙肝）是乙型性肝炎病毒（HBV）感染引起的具有慢性肝炎组织学改变特征的病理过程，在急性肝炎之后和肝硬化之前，是病程超过 6 个月而持续存在的肝细胞坏死和炎症。学者申细花等认为，湿热疫毒是基本病机，在此基础上变生他证，瘀血贯穿始终，活血化瘀之法是治疗基本大法。

## 慢性乙肝"湿"与"瘀"

慢性乙肝系由湿热疫毒浸淫肝胆，困遏脾胃，致肝郁气滞，疏泄失常，脾失健运，湿浊内生。内生之湿浊同样阻滞肝胆，蕴郁脾胃，如此循环往复终致慢性乙肝之反复不愈。由于湿邪郁滞，留于肝胆，必致疏泄失常，气机阻滞，气滞日久，必生血瘀。因湿为阴邪，易伤阳气，病延日久，穷必及肾，出现脾肾阳虚，水湿泛滥。同时久病必虚，正不胜邪，必有湿热燔灼，蒙蔽清窍，浸淫下焦之变，如此不已，变化丛生终致慢性乙肝之错杂证候。"瘀"是贯穿慢性肝炎始终的因素。湿热壅遏，脉络阻滞，肝火疏泄，血行不畅；脾不统摄，血失常道；肾气亏损，不足以温煦推动血脉，皆可致瘀血阻滞。基本病机是"湿热未尽兼血瘀，肝郁脾肾气血虚"。研究发现慢性乙肝多存在微循环灌注不足，血细胞黏附聚集现象和肝纤维化改变，都是脉络瘀阻的基本特征。

## 瘀血贯穿慢性乙肝始终

瘀血既是一种病理产物，又是一种致病物质。《证治准绳》《皇汉医学》等认为，污秽之血为瘀血。《临证指南医案》《医林改错》认为，久病入络即瘀血；《血证论》认为离经之血为瘀血。从而可推知，瘀血是指瘀积不行、污秽不洁和已离经的血液，以及在久病影响到脉络时出现的病变。所以，瘀血既是病理结果，又可进一步引起许多并发症的产生，促使病情恶化。

肝为血脏，主疏泻，藏血。"气为血帅，血为气母。"肝气疏泄失常，久之由气及血，血行不畅，脉络瘀阻，同时肾病及肝，肝病及肾，渐致肝肾两亏，或因气虚推动无力，或湿热稽留，均可导致血脉瘀滞，而成瘀血之证。慢性乙肝的发展过程是一个邪正相争的过程，由于病程较长，从而导致机体处于一种正气日渐耗散、邪气稽留不退的状态。病程日久导致气血阴阳失调、虚实夹杂的复杂病机。疾病的关键即是"瘀血"。肝郁气滞、热毒蕴结、气虚无力、阴虚火旺、阳气虚衰均可导致血瘀，血瘀又可损伤机体，导致脏腑功能失调，贯穿疾病发生发展的始终。彭盛权等通过对 165 例慢性乙肝患者从症状、体征、辨证分型分析，采用 U 检验的方法进行统计学处理，发现血瘀型（包括血瘀型兼证）与其他各型均有显著差异（$P < 0.01$），进一步检验，发现血瘀型（包括血瘀兼证）与其他各型总和也有显著差异（$P < 0.01$）。因此认为，瘀血贯穿于慢性乙肝的始终。

实验研究，姜春萌等通过实验研究发现扶正化瘀方（冬虫夏草、丹参、桃仁）对 CCL 肝损伤大鼠的肝 Kuffer 细胞活化有抑制作用，可能导致肝星状细胞旁分泌激活，药物组 PIX、F（血小板衍生生长因子）和 TGFB 活性均有显著降低（$P < 0.05$），药物组呼吸功能明显降低。张莹雯等用散瘀汤（大黄、莪术、三棱、鳖甲、赤芍、白芍、郁金、当归）治疗慢性乙肝 52 例，临床症状和体征明显改善，ALT、AST 基本恢复正常，A/G 比值升高。与治疗前比较有显著差异（$P < 0.05$）。张冠群等通过实验

证明肝炎Ⅰ号（柴胡、虎杖、丹参、贯众、黄芪、白花蛇舌草等）能使慢性肝损伤大鼠血清 ALT、LDH 下降，肝糖原和甘油三酯含量降低，与正常对照组及慢性乙肝对照组比较有显著差异（$P<0.05$，$P<0.01$），防止 ALB 和肝脏蛋白减少（与正常对照组比较 $P<0.05$），肝脏病理改变减轻。张亚平等概括丹参治疗慢性乙肝的治疗作用，能改善肝脏微循环，促进肝细胞的再生；增强网状内皮系统吞噬作用，促进免疫复合物在体内的降解和清除；增强调理素活性，提高血浆纤维蛋白连接水平，减轻肝细胞损伤；抑制纤维化的进展，同时还具有促进沉积的胶原成分降解。

## 慢性乙肝从瘀辨治

慢性乙肝是脏腑虚损性疾病，发生发展多建立在气血亏损基础上，在诸多病因之中兼夹血瘀证。所以治疗应灵活运用活血化瘀方法，具体有清热活血，疏肝活血，软坚活血，利水活血，养肝活血，补肾活血，滋阴活血，益气活血。不能够一味地纯用活血化瘀之品，以免过度活血化瘀加重脏腑的虚损。

**1. 清热活血：**适用于急性乙肝、慢性乙肝急性发病期黄疸型。属于中医湿热为主的实证或本虚表实、表实为主兼有瘀血者。用苦参、白花蛇舌草、丹参、葛根、薏苡仁、茯苓、车前草、青黛、连翘等。

**2. 疏肝活血：**适用于慢性乙肝肝气郁结、脉络瘀阻者。用柴胡、枳壳、丹参、黄芩、牛膝、白花蛇舌草、虎杖等。

**3. 软坚活血：**适用于慢性乙肝伴有纤维形成、乙肝后肝硬化。用炮穿山甲、制鳖甲、生牡蛎、茯苓、黄芩、连翘、鸡内金、生薏苡仁、枳壳、生山楂等。

**4. 利水活血：**适用于慢性乙肝后肝硬化。脏腑功能虚衰，邪留不去，虚实夹杂，邪实为主。用炮穿山甲、丹参、郁金、泽泻、茯苓、薏苡仁、车前草、青黛、牛膝、黄芩、生甘草等。

**5. 养肝活血：**适用于慢性乙肝病久而见肝血虚者。用生地黄、赤芍、白芍、枸杞子、川楝子、黄芩、黄精、石斛、苦参、生甘草等。

**6. 补肾活血：**适用于慢性乙肝肝肾不足之证。用熟地黄、枸杞子、郁金、川楝子、紫苏梗、桑寄生、杜仲、牛膝、补骨脂等。

**7. 滋阴活血：**适用于慢性乙肝、肝炎后肝硬化而肝肾阳虚的患者。用制鳖甲、枸杞子、生地黄、丹参、薏苡仁、茯苓、墨旱莲、制何首乌、石斛、麦冬、炙甘草等。

**8. 益气活血：**适用于慢性乙肝气虚血瘀者。常用生黄芪、太子参、茯苓、制大黄、黄芩、枳壳、郁金、白术等。

# 81　淤胆型肝炎从瘀论治

淤胆型肝炎可发生于各型病毒性肝炎中，是以肝内小胆管胆汁瘀积为主要表现的一种肝炎类型。本病具有病程长、血瘀重、里热盛等特征。若迁延失治易引起胆汁性肝硬化，重者因持续高胆红素血症而加重肝脏损害，甚至发生肝细胞液化性和凝固性坏死而死亡。目前，单纯西药治疗退黄慢、疗效低，中医药治疗本病具有一定优势。多数医家认为"痰""瘀""热""毒"胶结是本病的主要病机，热毒为致病之因，痰瘀为病变之本。学者党中勤等者认为，对本病的治疗不仅应注重辨证论治，还应结合现代医学的病理和药理研究成果，从瘀论治，这样可缩短病程，提高疗效。

## 辨证与辨病相结合重视辨因用药

辨病，应首先明确淤胆型肝炎的诊断，其临床表现有急性和慢性两种类型，急性淤胆型肝炎可自愈，而慢性淤胆型肝炎发生率高，其表现有慢性活动性肝炎、肝炎后肝硬化或肝内淤胆型黄疸等特征，临床上应与肝内外胆管梗阻、肝内占位性病变及重型肝炎等相鉴别。因此，对本病的客观检查应详尽，如实验室检查（TBil、DBil、ALT、AST、PTA、A/G、ALP、G-GT、CHE）；肝胆影像学检查（超声、CT、磁共振），必要时进行肝穿刺活组织检查以确诊。诊断一旦确立，应分清是急性还是慢性，以确定合适的治疗措施。

辨证，就是根据淤胆型肝炎不同时期的证候采用不同的治法。急性淤胆型肝炎的临床表现和急性黄疸型肝炎相类似，以急性甲肝、乙肝和戊肝多见，而丙肝极为少见。其病机为湿热壅盛，毒瘀互结。因此，治疗多采用清热利湿，凉血活血之品，常选用赤芍、丹参、茵陈、栀子、连翘、蒲公英、黄芩、大黄、虎杖、郁金、金钱草、车前草、苦参等药物；慢性淤胆型肝炎以血瘀为主，兼有血热，治疗重在活血化瘀，药用赤芍（重用）、桃仁、红花、丹参等，兼有血热者加牡丹皮、生地黄、栀子；兼湿邪弥漫三焦者，合三仁汤加减；热毒亢盛加重清热解毒之品。此外，还应结合现代医学有关研究指标辨因用药，免疫功能低下者，应选用能增强免疫功能的药物，如鳖甲、白花蛇舌草、草河车、猪苓、黄芪、灵芝等；肝实质损害导致糖、脂肪、蛋白质、内分泌激素等各种代谢紊乱者，选用有效调整代谢的药物，如三七粉、穿山甲、鸡内金、泽泻、生山楂等。

## 活血化瘀治疗不同时期各有侧重

淤胆型肝炎以黄疸为主要表现。目前，本病的疗效以胆红素的升降为判断标准，患者的症状如皮肤瘙痒、恶心呕吐、食欲不振、乏力等与黄疸呈正相关，病死率与胆红素数值成正比。因此，加速黄疸消退是改善本病预后的关键之一。黄疸因湿邪蕴郁脾胃，痰热瘀毒胶结于血分所致。瘀血贯穿急性和慢性淤胆型肝炎病程的始终，瘀血既是病理产物，又是病情加重的重要因素。现代医学认为，本病瘀血的微观变化是由于病变组织微循环障碍，肝功能损害，使肝细胞摄取、结合、排泄胆红素的能力减弱，胆红素滞留血液，加之肝细胞肿胀，液管区细胞浸润及水肿等因素，使胆汁排泄受阻，胆小管上皮通透性增加、破裂，胆汁漏出，胆栓形成而产生不同程度的肝内阻塞性黄疸，这为活血化瘀中药的应用提供了现代病理学依据。

活血化瘀法是治疗中不容忽视的一环，现代药理研究表明，清热解毒、活血化瘀中药具有调节免疫，抑制病毒，清除内毒素血症，扩张毛细胆管，改善微循环，促进肝功能恢复作用。活血化瘀药的临床意义有：①能促进黄疸较快消退；②控制或防止出血，如齿衄、鼻衄、肌衄等，尤其对部分病情严重的患者，能明显改善其出血倾向，阻断病情向恶性化发展；③能减轻或消除胁痛症状；④调理气机，促进康复，预防复发；⑤回缩肿大的肝脾。

无论是急性或是慢性淤胆型肝炎，活血化瘀药物都应在辨证之基础上应用。应根据各种活血化瘀药的不同性能、患者湿热偏盛及邪正盛衰等情况加以斟酌。本病初期因毒热在血，血滞不活，以清热利湿解毒为主，加用凉血活血药，以达到彻底清泄毒热的目的，药用茵陈、栀子、大黄、赤芍、牡丹皮、丹参、桃仁、白毛藤、车前草等；慢性期因热毒与痰瘀相结，致使病邪深涸难祛，治以活血化瘀为主，药选用赤芍、丹参、川芎、红花、莪术、生地黄、桃仁、仙鹤草、泽兰、紫草等；恢复期黄疸消退后，多以清肝健脾，活血调营为主，药用丹栀逍遥散加减。

## 消除皮肤瘙痒兼顾次要症状

皮肤瘙痒是本病的主要症状之一，它可与黄疸同时或先后出现，不同程度地影响患者的生活质量。中医学认为，皮肤瘙痒是由于湿热浸淫血脉、血热生风及血瘀、肌肤失养所致。现代医学认为与血清胆盐沉积于皮肤，刺激皮肤感觉神经有关。治疗应清热凉血、除湿祛风，药用地肤子、白鲜皮、浮萍、苦参、苍术、蝉蜕等。若患者出现呕吐，可加姜竹茹、法半夏、砂仁、旋覆花；脘腹胀满者，加陈皮、莱菔子、厚朴、山楂，脂肪泻或黄色疣者，加鸡内金、生山楂、熟大黄；鼻衄者，加青黛、白茅根、茜草根；胁痛甚，瘀血明显者，加桃仁、红花、川楝子、白芍、延胡索；肝脾大者，加生地黄、鳖甲。

本病因毒热内踞血分，灼伤阴津，阴伤则血燥，使肝失所养，治疗时应注意加用甘寒养阴、柔而不腻的护肝养阴之品，如楮实子、女贞子、墨旱莲、白芍等。疾病后期，因久用寒凉之品，恐脾胃受伤，应纠正用药之偏，加用益气健脾和胃之品，如茯苓、白术、党参等；若湿从寒化，病变转向阴黄，应按阴黄论治，用茵陈术附汤之属。

# 82　慢性肝衰竭从瘀论治

　　慢性肝衰竭（CSH）习惯亦称为慢性重型肝炎，是病毒性肝炎中的危急重症，并发症多，治疗难度大，疗效欠佳，其死亡率可高达70％以上。而在CSH治疗过程中，黄疸的高低、进退与病情的严重程度和预后密切相关。目前文献报道的治疗CSH黄疸多从湿热论治，较少从瘀的角度着手。而学者廖雪姣等在长期临床工作中，观察到CSH高黄疸患者中医证候表现及现代医学肝脏病理生理改变都具有中医"血瘀证"的临床特征。并对多年来从瘀论治CSH黄疸的相关文献作了归纳综述。

　　血瘀证为临床常见证候，一般将其临床表现归纳为疼痛、肿块、出血、色脉异常等。认为气机阻滞、血脉痹阻，影响新血的生成等是其主要病理变化。

## 血瘀与CSH黄疸的关系

　　**1. "瘀"致CSH的病因病机**：覃雪英认为，重症肝炎病因病机关键在"瘀""毒"二字，毒为致病之因，瘀为病变之本，两者互为因果，治疗上重在解毒，贵在化瘀。著名中医学家周仲瑛认为，瘀热相搏是重型肝炎的基本病理状态，临证分别从瘀热发黄、瘀热血溢、瘀热水结、瘀热阻窍等方面阐明因瘀热互搏所致重型肝炎的相关证候。解从君等认为，瘀热壅滞为重型肝炎高黄疸之主要病因病机。周晓娟等认为，邪毒是重型肝炎的主要致病因素，瘀血是重型肝炎的病理产物，邪毒致瘀是重型肝炎病理演变中心环节。毛德文教授的经验认为，重型肝炎的病机病理可简单概括为"毒""瘀""痰"胶结。

　　诸多医家对重型肝炎的辨证分型都对瘀血证有着深刻的认识，认为血瘀证为CSH的一个主要证型，且贯穿整个发病过程。张秋云等将有血瘀因素的证候合并，通过统计发现，在118例乙型CSH黄疸病中与血瘀相关的比例占98.3％。通过证候频数分析结果显示，在慢性重型肝炎中出现频率最高的是肝脾血瘀证。

　　**2. CSH与中医血瘀证关系的研究**：现代研究表明，血液流变学的改变在肝损伤的早期就已出现，提示临床上肝病患者只要发生血液流变学异常，即使在早期也可以应用活血化瘀类药物，不仅能够改善肝内微循环，也可以延缓肝纤维化的发生和发展。邬小萍等认为，血瘀证的实质涉及血液流变学异常，微循环障碍随着病情进展，免疫损伤的影响较前有所下降，肝脏微循环障碍和内毒素血症加重。由此可见，从传统中医大家的认识以及现代研究均认为，CSH的病因病机与瘀有着密切的关系，总体认为病因多为"瘀""毒"二者，邪毒是重型肝炎的主要致病因素，瘀血是重型肝炎的病理产物，邪毒致瘀是重型肝炎病理演变中心环节。

## 从瘀论治CSH黄疸研究

　　**1. CSH黄疸的内治法**：医家对本病早期立足血瘀治疗，多选用清热凉血之品，主方为犀角散。成无己《注解伤寒论》曰："若瘀血在里发黄者，则可下。"《伤寒明理论》曰："一或身黄脉沉结，少腹硬而小便自利，其人如狂者，又为蓄血在下焦，使之黄也。必须抵当汤下之而愈。"陈无择则首创以麻黄醇酒汤治疗瘀血发黄。《千金翼方》曰："凡遇时行热病，多必内瘀著黄。"并指出用犀角散治黄。宋代官医大量使用清热凉血的药物，犀角在《圣惠方》黄疸158方中被使用多达33次。近现代医家重视以活血化瘀立法治疗CSH高黄疸，均取得了较好的疗效。钱英教授认为，CSH系慢性肝炎末期，活血化瘀治疗可以贯穿肝炎全程之治疗。蒋行健等通过临床观察表明，以活血祛瘀为主治疗病毒性肝炎所致的难治性黄疸，明显优于单用清热利湿为主的治疗方法。毛德文教授对重症肝病患者的治疗经验，对慢性肝病患者治以清热解毒，化瘀退黄，滋补肾元。方药解毒化瘀Ⅲ方：白花蛇舌草、赤芍、大黄（后下）、茵陈、南沙参、制附子（偏阴黄）或山药（偏阳黄）。根据瘀热相搏的基本病理状态，周仲瑛教授指出，凉血化瘀是治疗重型肝炎的治疗大法，并认为凉血化瘀方首推《千金要方》之犀角地黄汤。此外，王承柏教授治疗 CSH 在辨证的基础上重用活血化瘀、清热解毒类药，收到了较好的疗效。

**2. CSH 黄疸的外治法**：CSH 的中药外治法多采用活血化瘀药物，通过中药灌肠、中药皮肤给药、结肠透析等方法进行治疗，取得良好疗效。毛德文等运用外治法治疗慢性重型肝炎，取得良好疗效。①中药灌肠：用解毒化瘀汤变裁方——醋制大黄 30 g，乌梅 30 g，用于重型肝炎患者中药保留灌肠治疗，具有较好的治疗效果，能显著提高患者的存活率，改善预后，减少医疗费用。②中药皮肤给药：广西中医学院第一附属医院肝病科运用中药"十一方"（乳香、没药、红花、自然铜、断续等）烫熨肝区治疗 CSH，取得良好的临床疗效。该方具有活血祛瘀，舒筋活络，消肿止痛，祛风除湿等作用。吴其恺等采用 JS－308F 型全自动结肠透析治疗机进行结肠清洗—结肠透析—注药（赤芍承气汤煎剂）三步疗法治疗 CSH 患者，结果显示，干预治疗的有效率明显升高，认为结肠透析治疗有助于 CSH 患者病情恢复及改善有效率。

中医学对 CSH 高黄疸的辨证治疗积累了相当多的经验，认为从病因上多以瘀、热、毒三者为主，以瘀热互结为主要致病原因，而血瘀又是 CSH 高黄疸的一个重要的病理产物。不论 CSH 还是黄疸，皆认为瘀血贯穿整个致病过程。因此在治疗上，应当多立足化瘀，酌情拟用凉血化瘀、解毒化瘀、活血化瘀等法。此外，文献报道了丰富的外治经验，以活血化瘀药物为主，结合中药贯穿、中药皮肤给药以及结肠透析三法进行治疗，获得良好疗效。

我们对 CSH 高黄疸的认识，不能局限于从湿热论治的角度，应当充分认识到立足血瘀治疗 CSH 黄疸的重要性。在临床上我们对于无血瘀证表现或者表现不明显的 CSH 黄疸病，经传统辨证论治体系治疗疗效欠佳的患者，尝试了用活血化瘀药从血瘀角度来治疗，观察到黄疸有逐渐下降的趋势。

# 83  肝纤维化从瘀论治

　　肝纤维化（HF）是一种组织病理学概念，几乎是各种慢性炎症性肝病共同的病理变化过程，临床研究发现即使很晚期的 HF 也可被逆转，早期阻断"细胞分泌细胞因子—转化生长因子-$\beta_1$—刺激 HSC 激活和增殖"防治 HF 成为国内外研究的热点。西医尚缺乏特效药，认为只有控制了原发病才能有效阻止 HF，关键在于病因治疗，如抑制病毒复制、降血脂、戒酒、调控免疫、杀灭血吸虫等。中医药应用于 HF 始于 20 世纪 50 年代血吸虫性肝纤维化的治疗，随着对 HF 研究的不断深入，愈加发现中医中药多层次、多靶点综合抗 HF 有独特的临床优势。临床据其"血瘀"证候，紧扣肝络瘀阻的病机是关键，祛邪和扶正应双管齐下。学者刘梅等从血瘀着手论述了中医中药治疗 HF 的理论基础、机制、动物模型、临床应用及前景。

## 从瘀论治肝纤维化理论基础

　　**1. 肝纤维化血瘀病机**：HF 无对应的中医病名，临床病证结合，大抵归属于中医学"胁痛""肝着""癥瘕""积聚"等疾病范畴。外感六淫、情志内伤、饮食劳倦与疫毒均可致慢性肝病，进而迁移为 HF，是"由实转虚、由聚至积、由气入血入络"的动态演变，如王清任《医林改错》曰："气无形不能结块，结块者必有形之血也"，一语道出血瘀之形成。朱震亨曰："血者，皆肝之所主，恶血必归于肝，不问何经之伤，必留胁下。"肝主藏血，肝体阴而用阳，性喜条达恶抑郁，可贮藏和调节血量。肝之疏泄，肝之阴血阳气职司失常，可影响气机运行和脏腑气血津液、经络的功能，发生气失调（气虚、气滞、气逆）、阴阳失调（阳虚、寒凝、热结）、津液失常（湿阻、津亏液少）等状态，导致血流障碍，血行不畅，瘀血产生，血荣养肝脏功能失调，肝血壅滞成瘀，肝络瘀阻，产生肝着胁痛，迁延为癥瘕积聚，形成 HF。

　　HF 病机复杂，虚实夹杂，不过肝络瘀阻是其重要病理环节，与肝脾肾密切相关，主要病机为肝气郁滞、络脉瘀阻，临床典型证候为肝郁血瘀证，症见肝区不适或胀痛或刺痛，倦乏，面色晦暗，或兼情志抑郁或躁烦，胃纳欠佳，舌质暗红，脉弦或细涩等。

　　**2. 现代医学理论基础**：HF 是肝脏对各种慢性肝损伤的创伤修复反应，是肝脏被以胶原蛋白、蛋白多糖和粘连蛋白为主的细胞外基质（ECM）弥漫性过度沉积，肝内纤维合成和降解失衡，导致肝脏结构和功能异常。肝急性损伤有自限性，不会引起 HF。HF 发病机制在于肝脏细胞（HCs）被慢性致病因素（病毒、药物、酒精等）损伤，肝星状细胞（HSC）被激活成为肌纤维母细胞；而炎症因子、毒素等刺激损伤和再生的 HCs、库普弗细胞、肝窦内皮细胞、自然杀伤细胞等产生细胞因子和免疫介质，以自分泌或旁分泌的方式与靶细胞受体结合，肌纤维母细胞增生，产生大量 ECM，导致 HF，引起肝功能减退、门静脉高压等。

　　有研究指出 HF 血瘀证的发生一则因肝细胞及血窦内上皮细胞发生变性坏死引起肝组织的微循环障碍，二则已经 HF 的肝组织分泌大量胶原蛋白形成条束，促进了血瘀证形成。血瘀证归纳为现代病理学中的血液循环障碍及结缔组织的增生和变性。临床研究发现，瘀血病因导致的肝脏微循环障碍加重及纤维结缔组织增生，又是病理产物，贯穿肝纤维化发病的全过程，使肝病血瘀证成为慢性肝病中肝损较重的，也是肝纤维化进展最重要的病因之一。

　　病证结合是诊断的重要原则和环节，呼应临床治疗的方证相应，从瘀论治 HF 辨证和辨病相结合，可以发挥中西医之所长。

## 活血化瘀抗肝纤维化的机制

前人临床治疗的理论总结和处方用药经验为活血化瘀药抗纤维化研究提供了思路，如单药柴胡、当归、丹参、莪术、三七、鳖甲、水蛭等的应用，如大黄䗪虫丸、鳖甲煎丸、下瘀血汤、桃红饮、益气化瘀方、复肝丸、黄芪莪术汤等，目前研究主要针对中药复方经验方、古典方、单味中药，探寻有效成分或单体成分的作用机制展开。活血化瘀法可以抑制纤维结缔组织增生，促进分解和吸收纤维结缔组织分解。

**1. 保护肝细胞和抗脂质过氧化**：HCs 受损后释放活性氧类物质（ROS），引起肝脏氧化应激，与慢性肝损伤和纤维化有关。研究发现当归、赤芍能降低肝纤维化大鼠血清 ALT、AST、HA（透明质酸）、LN（层粘连蛋白）水平，可改善肝功能和肝纤维化。水飞蓟素是水飞蓟中提取出来的黄酮类化合物，具有抗脂质过氧化、保护肝细胞膜作用，实验证实它可减轻肝脏坏死和炎症反应。高建蓉等发现鳖甲抗肝纤维化的有效物质为多肽，可以抗脂质过氧化、保护肝细胞、改善肝功能、调控细胞分子水平等。桃仁、冬虫夏草、齐墩果酸、葫芦素 B 对肝细胞均有保护作用。

**2. 影响 HSC 活化和凋亡**：影响 ECM 合成或降解 HSC 的活化在肝纤维化的发生及进展中有重要作用。熊振芳认为莪术提取物抗纤维化的机制可能是抑制 HSCs 增殖及 I 型胶原纤维生成，促进 MMP1 蛋白表达。王明发现丹参酮 A 具有抗急性肝损伤和抗肝纤维化作用，可以抑制肝组织中胶原纤维的合成，改善肝功能、抑制肝星状细胞活化、减少 ECM 生成、保护肝细胞，从而阻断肝纤维化的病理过程。水飞蓟素还可通过降低 I 型前胶原和 TIMP-1 的 mRNA 水平来减轻肝纤维化。三七总苷可抑制成纤维细胞、HSC 增殖和 ECM 合成。研究发现促进活化的 HSC 凋亡是防止 HF 的重要手段。莪术油通过抑制 HSC-6 细胞的 IL-6、TIMP 表达，使 ECM 降解增强。

**3. 中和 HSC 下游作用阻断信号通路**：损伤的 HCs 释放转化生子因子-$\beta_1$（TGF-$\beta_1$），导致 HSCs 激活并向成肌纤维细胞转化。莪术油可以抑制 p450 表达，减少 ROS 合成和脂质过氧化反应，抑制 HSCs 活化和 ECM 合成。通过肝纤维化大鼠实验发现莪术提取物可能通过干扰促血管生成素-II（ANGII）分泌，阻断 ATIR 表达，下调 TGF-$\beta_1$ 的纤维化效应。川芎嗪具有保护肝脏作用，并且可以促进 HSC 凋亡，抑制瘦素转导，下调 TGF-$\beta_1$，通过多种途径抗肝纤维化。姜黄素通过激活 TGF-$\beta$ 调节的 NADPH 氧化酶 4，促进 HSC 凋亡，发挥抗纤维化作用。水蛭通过下调 SmadmRNA 的表达抑制 ECM 生成抗纤维化。红花通过减少 TGF-$\beta_1$ 及 PDGP 表达来抑制 HSC 增殖活化，促进 ECM 降解。

**4. 基因调控**：长链非编码 RNA（IncRNAs）在各种生理或病理条件下广泛表达，通过转录参与调控细胞的各种功能，与多种疾病的发生发展密切相关。研究发现有许多 IncRNAs 在肝再生及多种肝脏疾病尤其是肝癌中发挥重要作用，MEG3 近期被发现在小鼠纤维化肝中低表达且可以抑制 HSCs 增殖，这有望成为治疗 HF 新靶点。核转录因子-κB（NF-κB）被证明是肝纤维化过程的重要转录因子。通常情况下，抑制蛋白 IK-Bs 抑制 NF-κB 与靶 DNA 调节区的特异性结合，NF-κB 与 IKBs 在胞浆中结合成无活性的 NF-κB-IKBs 复合物，当机体受到外界刺激时（各种应激性刺激，细菌黏多糖，病毒，氧自由基和多种细胞因子等），IKBs 被蛋白激酶磷酸化、泛素化，进一步被蛋白酶降解，NF-κB 从 NF-κB-IKBs 复合物中解离，穿入胞核与靶基因结合，激活靶分子进行基因转录，生成大量炎性介质，引发病变如肝纤维化。研究表明丹参多种提取物都可抗肝纤维化，丹参多酚酸盐可以促进 HCs 胞质中 NF-κB 和 IKBα 蛋白表达，抑制胞核中 NF-κB 蛋白表达。丹参酮 II A 可能通过阻止 TGF-$\beta_1$/Smad3 通路，降低 HCs 胰岛素样细胞生长因子结合蛋白 7 表达有关。

## 从瘀论治的中药复方研究

由于慢性 HF 患者机体病变不仅仅是宏观整体的各大系统、器官的异常改变，也渗入到微观组织、细胞、亚细胞及分子水平等各个方面，这与中医的整体观和辨证观不谋而合，因此以不同的药理活性的中药复方可能通过更多机制抗 HF。杨婧等发现膈下逐瘀汤可以促进 HSC 活化发挥抗肝纤维化和延缓肝损伤进展作用。曹铁栓以活血化瘀、软坚散结为治则，自裁通络化纤方（由丹参、莪术、川芎、醋鳖甲、牡蛎、海藻、炒白术、生黄芪组成）治疗 66 例临床 HF 患者，有效率 95.5%。贾晓归采用疏肝化瘀汤联合西药治疗肝郁血瘀型 HF，指出疏肝化瘀法可有效降低 HF 指标，减轻 HF 临床症状。关于大黄䗪虫丸的实验研究指出其可以明显改善肝纤维化，临床研究发现对降低血清纤维化指标有良好效果。鳖甲煎丸、强肝胶囊经临床研究证明均对改善肝纤维化临床症状、体征及血清学指标有确切疗效。扶正化瘀胶囊由丹参、虫草菌丝、桃仁、五味子、松花粉和绞股蓝组成，由上海中医药大学肝病所研制，多中心临床研究发现其降低肝纤维分期 I 期以上的比例是 52%，而对照组 23%，其良好的抗慢性乙肝纤维化作用可能通过拮抗 HSC 活化，抗肝细胞脂质过氧化，调节 MMP 活性，逆转肝窦毛细血管化等机制实现。由丹参、黄芪、鸡血藤、香附、陈皮等 10 味中药组成的复方 861 合剂对慢性乙肝后 HF 和早期肝硬化疗效较好。通过观察一系列临床组织学指标，由汉防己、赤芍、丹参、败酱草、马鞭草、马蹄金等组成的汉丹必妥冲剂有较好的抗 HF 作用。吴荔等指出软肝抗纤方（由汉防己、赤芍、丹参、莪术、猪苓、枳实、柴胡、郁金、炒鳖甲、白花蛇舌草等组成）可能通过拮抗 $TGF-\beta_1$ 抗 HF，药效近似复方鳖甲软肝片（由鳖甲、赤芍、三七、冬虫夏草等 11 味中药组成）。中药复方金三莪（郁金、三棱、莪术）研究颇多，宋仕玲等指出其可能通过抑制 $TGF-\beta_1$、IGFRI、IGFR II mRNA 及 Smad3 表达，并促进 Smad7 表达来减轻 $CCl_4$ 诱导肝纤维化大鼠的肝损伤和 HF 程度；相关临床研究表明金三棱与 $\gamma$-IFN 相比抗 HF 疗效相当，且无 $\gamma$-IFN 易致的发热、骨髓抑制等不良反应。临床常用的尚有强肝软坚汤（由丹参、黄芪、生地黄、牡丹皮、白芍、栀子、当归、郁金、白术、茯苓、鳖甲、茵陈等）、柔肝冲剂（丹参、黄芪、郁金等）、丹芍化纤胶囊（汉防己碱、丹参、赤芍、黄芪、银杏叶等）、乌鸡白凤丸等。

HF 病理基础是肝络瘀阻，错综复杂，虚实结合，故从瘀论治是紧扣病机关键，原则是祛邪（活血化瘀）与扶正（益气补虚、养血柔肝或滋肝肾）相结合。以从瘀论治为基础，深入研究具有确切临床疗效和经典活血化瘀方药探讨血瘀证 HF 的实质和活血化瘀方药机制用以指导临床治疗意义深远。

## 血瘀证肝纤维化动物模型的建立

为了筛选和研发有效治疗 HF 的药物需要进一步研究其发生机制，需要建立良好的 HF 动物模型，特别血瘀证 HF 动物模型。目前血瘀证动物模型多以血瘀证中医病因病机或现代医学病理生理改变而建立的，以急性为主，有的纤维化形成欠稳定，且多为单一因素造模，不能全面、准确地复制出患者肝脏纤维化的慢性病理过程，无法模拟出病变情况复杂的中医血瘀证，限制了模型的应用价值。

病证结合动物模型对研究中医药抗纤维化机制与中医证候本质研究具有重要的参考价值，而病证结合型血瘀证动物模型尚较缺乏。张斌教授曾采用复合多因素的造模方法，以病证结合的模式建立的血瘀型肝纤维化大鼠模型，既具备 HF 的病理特征（血瘀组大鼠肠系膜微血管出现典型微循环障碍，红细胞聚集明显，血流态以粒流或缓粒流为主，肠系膜血管管径较 DMN 对照组增粗明显），又符合中医血瘀证的证候表现。

目前复合因素造模方法尚不完善，建立病证结合型血瘀证 HF 模型有重大的意义，一方面可将具有确切临床疗效和经典活血化瘀方药对血瘀型 HF 模型进行干预以研究血瘀证 HF 的实质和活血化瘀方药机制，另一方面从反证角度对模型进行评价，整体评价活血化瘀抗 HF 的治疗效果，指导临床治疗。

## 从瘀论治肝纤维化的临床体会

肝纤维化是指肝脏内纤维结缔组织异常增生的病理过程。近年来，学者彭勃在临床治疗肝纤维化时，强调从瘀论治，并取得较好的疗效，颇有体会。

**1. 谨守病机，从瘀论治**：肝主疏泄，主藏血，以血为体，这种生理特性保证了机体正常的气机升降及血的输布运行，但在病理状态下易致肝血瘀阻而使肝病迁延难愈。在临床上肝纤维化的发生常因情志不舒，肝气郁结，或因酒食不节，痰湿内生，或因感受湿热、寒湿、疫疠、虫毒等邪去未尽，留着肝体，致使气滞血瘀，痰瘀凝结，壅塞肝络，形成痞块。临床可见胁痛、胁下痞满而痛、面色晦黯等症，随着肝纤维化进一步发展，还可出现肝脾大、黄疸、蛛纹赤掌等。因此瘀血在肝纤维化发病中起决定性的作用，并贯穿在其发生发展的整个过程，从瘀论治是紧扣病机关键，从根本上延缓或逆转肝纤维化的治疗过程。

**2. 审理求因，首倡暗瘀**：肝纤维化是一个病理过程，尤其是早期肝纤维化患者，临床瘀血证候表现并不典型，虽然体内气血阴阳失调已著而外部病象不显，故从宏观临床表现很难辨治瘀血证。我们根据瘀血证的病因病机、脉症有无及明显与否，将其分为明瘀和暗瘀。病因病机明显且脉症俱全者称为明瘀，而有明显引起血瘀证的病因病机却无特征性"症"可辨的、处于病象隐潜的瘀症称为暗瘀。肝纤维化暗瘀的形成多见于肝病日久，气虚鼓动无力，或湿热疫毒，灼伤津血，致暗瘀自生。因此在肝纤维化治疗中，当坚持微观辨证为主、宏观辨证为辅的原则，强调以理推证，从瘀论治，如此不仅能明察秋毫，解决早期肝纤维化"无证可辨"的难题，还可把握先机，截断传变。

**3. 祛瘀为主，彻始贯终**：在肝纤维化的发病过程中，血瘀自始至终贯穿于本病全过程，是本病发生发展的关键，故在肝纤维化的治疗过程中祛瘀法应彻始贯终，即使症状不明显甚至无症可辨，依据暗瘀的理论，也应及早使用活血祛瘀、软坚消积药。在临床上，对肝功能基本处于代偿阶段的患者，无论症状明显与否，治疗使用活血化瘀类药不必太过谨慎，可酌情选用三棱、莪术、水蛭、虻虫等；如果肝纤维化已出现代偿不完全，则不宜用破血、破气药，以免耗气伤阴，可选用丹参、三七、川芎、红花等较缓之品，同时在治疗时加用引经药如柴胡、青皮等，效果会更好。

**4. 活血祛瘀，亦安诸脏**：活血祛瘀治疗肝纤维化虽然疗效肯定，但虑及"肝病传脾""肝胆表里""肝肾同源"等脏腑关系，对肝纤维化的治疗还当安诸脏。对早期肝纤维化的治疗，以化瘀为主，强调顾脾。早期肝纤维化患者多见肝病传脾，脾虚湿浊困阻中焦，而出现脘腹痞满、恶心欲吐、倦怠乏力、纳呆厌油等症，可加藿香、党参、砂仁、薏苡仁、厚朴、法半夏、丹参、茯苓等药，另可根据化验结果加板蓝根、虎杖等解毒。对中期肝纤维化患者，以化瘀为主，强调顾肝。此期患者临床表现为两胁胀闷、情志抑郁或易怒、肝区叩痛等症，皆因肝失条达、气滞血瘀、脉络不通所致。故治疗可加疏肝理气的柴胡、黄芩、当归、郁金、白芍、丹参、延胡索等药；对晚期肝纤维化患者，以化瘀为主，强调顾肾。因肝纤维化病久或用药不慎，可致肝肾阴虚或阴血不足，治疗可酌加生地黄、丹参、枸杞子、山茱萸、牡丹皮、栀子、白芍、酸枣仁等补益肝肾药。另外在肝纤维化的治疗过程中，亦应重视清热利湿解毒药物的应用，"湿"有重浊黏滞之性质，与瘀互相交结，可导致疾病的缠绵难愈，因此，在化瘀的同时佐以清热利湿解毒之品亦是治疗肝纤维化的必要手段之一。

## 肝纤维化血瘀证动物模型构建的思考

肝纤维化是指肝脏慢性持续损伤时，肝脏中胶原蛋白等细胞外基质（ECM）的增生与降解失去平衡，导致肝脏内纤维结缔组织异常沉积的病理过程。轻者称为纤维化，重者伴有肝小叶结构改建、假小叶及再生结节形成，称为肝硬化。在我国，各种肝病导致的肝纤维化发病率较高，是严重危害人民健康的常见病之一，而至今肝纤维化的临床治疗仍缺乏高效、无明显不良反应的西药。众多研究证实，中医药在治疗肝纤维化方面有明显的特色和优势。所以，探究以中医药的方法缓解和逆转肝纤维化及肝硬化是迫切而具有十分重要意义的。而该项研究需要解决的一个重要问题，就是应该有一个中医学理论为指导的、贴近中医证型的、较全面较准确地复制出人类肝纤维化疾病的动物模型作为研究平台。学者彭岳等对此作了颇有深度的思考。

**1. 抗肝纤维化研究的重要意义**：肝纤维化是多种慢性肝病的共同病理过程，它实际上是机体对肝脏慢性损伤刺激所表现出来的一种正常的不可忽视的修复性应答,但若病变发展下去却可造成肝脏组织细胞形态的变化和功能的紊乱。它的病理过程可简述为:肝脏损伤后,体内多种细胞因子的合成与功能失调,并发生自分泌和旁分泌作用,这些复杂的细胞因子网络共同作用、共同影响相应靶细胞,产生一系列异常的病理生理反应,激活肝星状细胞(HSC),HSC 活化后分泌大量细胞外基质 ECM。正常情况下 ECM 是由基质金属蛋白酶(MMPs)进行水解的,当 ECM 的生成增多(HSC 激活过度)或降解减少(MMPs 活性降低)时,可导致 ECM 发生过度沉积,引起肝内各种胶原弥漫性沉积、基底膜网状支架破坏和肝窦毛细血管化,最终造成肝纤维化病变的形成及其病程的发展。

肝纤维化疾病发生的病因包括病毒性肝炎、酒精性肝病、药物和毒物引起的中毒性肝炎、血吸虫肝病、胆汁淤积、自身免疫及代谢异常性疾病(Wilson 病、血色病)等。据流行病学调查显示,我国有大量的乙型肝炎病毒(HBV)感染人群,是慢性乙肝的高发地区,这成为引起我国肝纤维化、肝硬化疾病的首要原因。我国的乙肝患者,尤其是慢性活动性肝炎患者中,有 10%～15% 可能在 5～10 年内发展为肝炎后肝硬化。据有人统计表明肝硬化在住院病例的临床发病构成比为 1.39%,占全部肝病住院病例之 51.07%,病死率为 11.79%。另外,随着社会经济发展,我国饮酒人群不断的增加,目前酒精摄入过量也成为引起的肝纤维化、肝硬化的另一个不可忽视的原因。这些病因之所以能造成肝脏纤维化,是因为它们的共同点是均能造成肝脏慢性、持续的刺激及损伤。据流行病学统计结果,我国在现在和将来相当长的一个时期内,肝纤维化发生率将持续保持较高水平,是严重危害人类健康的常见病之一。

由于目前尚无特效的现代医学疗法可以有效治疗慢性病毒性肝炎、酒精性肝病等棘手的肝病,所以治疗的重点便转移到了如何控制肝病后的病变发展,防止肝纤维化、肝硬化的发生上面。近年来以中医药手段抗肝纤维化的治疗和逆转肝纤维化的进程的研究受到国内外的高度重视。中西医结合抗肝纤维化研究具有迫切、重要的现实意义。

**2. 肝纤维化与中医血瘀证相结合的研究思路:** 经过众多科学工作者的不懈研究,肝纤维化形成机制的研究走过了从器官到细胞的阶段,并随着现代分子生物学的发展,肝纤维化形成机制的研究已进入细胞因子及其在 HSC 内信号转导、基因表达的阶段。这些微观研究的每一点结果都使我们更加了解肝纤维化类疾病。但是从总的成效上看,尽管投入了大量科研,但现在我们对肝纤维化的形成机制、逆转手段仍是知之甚少的,研究没有取得很明显的进展,没有阶段性突破,出现了瓶颈问题。为什么会产生这个问题呢?有以下两个重要原因:①在肝纤维化的形成机制、逆转手段的研究上,拘泥于现代医学的微观认识范畴(病理学、免疫学、分子生物学)中,没有与传统中医学的整体观念、病机制论、辨证论治结合起来。太微观、太入细的研究造成了认识的片面,解决手段的单一,无法全面地把握复杂的肝纤维化疾病,阻碍了研究的进展。②研究中缺少一个以中医学辨证理论指导造模的、既符合中医证型特征又可较准确地复制出人类肝纤维化疾病的、供中西医结合科研使用的动物模型作为研究平台。

对于肝纤维化,中医学认为,肝纤维化具有瘀血或癥积、痞块的特征,归属于"胁痛""黄疸""积聚""癥瘕"等范畴。中医古籍描述颇多。如《灵枢·五邪》曰:"邪在肝,则两胁中痛。"《灵枢·论疾诊尺》曰:"身痛面色微黄,齿垢黄,爪甲上黄,黄疸也……不嗜食。"《难经·五十五难》曰:"故积者,五藏所生。聚者,六腑所成也。"肝纤维化的病因多属嗜酒好醴,或情志抑郁,或饮食不洁,或怀愤气郁,造成正气内虚,外感湿邪疫毒,邪毒阻滞肝经,深伏血分,肝失调达,木乘土位,肝脾不和,终致气滞血瘀,血脉失养,久而酿成癥积之根。据统计分析近年来中医药治疗肝纤维化较为完整的论文资料 38 篇、共计 3800 余病例的临床资料发现,气滞血瘀与气虚血瘀为肝纤维化的主要证型,分别占病例的 27% 与 23%。肝藏血、职司疏泄、体阴而用阳,这种病证可阻碍机体正常的气机升降及血的输布运行,亦成为瘀血形成的生理基础。在慢性肝病的演变过程中,湿热邪毒是主要致病因素,血瘀则是病程中重要的病理产物。而现代医学研究认为肝纤维化以大量细胞外基质(ECM)等有形成分沉积于窦周间隙为特征,该现象符合中医血瘀的性质。中国医学科学院血液研究所研究证明,血瘀的本质是纤维结缔组织的增生与变质以及微循环障碍。而活血化瘀具有抑制纤维结缔组织的增生与变质,以及改善组织微循环障碍的作用。这为活血化瘀法及其药物治疗纤维增生性疾病提供了强有力的可靠实验依据。从现有报道看，肝血瘀阻，肝络瘀滞是肝纤维化的病机实质，所以活血化瘀类中药在抗肝纤维化治疗中一直得到广泛的应用。

临床治疗肝纤维化常采用的复方制剂有扶正化瘀方、复方鳖甲软肝片、复方861合剂、大黄䗪虫丸等；单药有效成分报道较多的有丹参酚酸B、三七总苷等，而分析得知这些药物多数为活血化瘀药或活血化瘀药的有效部位、有效成分，这也从治疗方面论证了血瘀证是肝纤维化疾病的基本病理改变。可以认为，血瘀证是大部分肝纤维化疾病的本质之一，它是解决此类肝纤维化疾病的一个很好的切入点，研究者可从血瘀证的角度出发研究肝纤维化的形成机制和逆转机制，而采用活血化瘀的方法应该成为治疗和控制肝纤维化的一种重要手段。

**3. 构建肝纤维化血瘀证动物模型的思路：**要进行中西医结合的、肝纤维化血瘀证的研究，首先必然需要一个符合研究需要的模型作为平台，才能保证实验的准确性和信度。由于目前现代对人类肝纤维化疾病发病机制尚未形成清晰明确的研究思路，而由这些模糊的思路指导的，传统的许多种单一方式造模法建立的各种肝纤维化动物模型，经过多年研究实践的检验，发现其病理变化与人类肝纤维化病理过程还是存在着一定的差异，到目前为止尚未找到与人类肝纤维化病理过程十分相似的、理想的肝纤维化动物模型。动物造模研究者们总结出，一个理想的肝纤维化动物研究模型，必须具有以下特征：①可较大限度地复制人类肝纤维化的形态特征；②病理改变应呈现阶段性进展过程，逐渐而不连续；③模型制作的可重复性和低死亡率；④复制的肝纤维化病变状况可以人工调控其可逆性与不可逆性；⑤呈现肝纤维化的病理生理上一系列病变过程；⑥病理后遗症的逐渐显现。基于上述评价标准，迄今为止肝纤维化动物模型的制作尚未完全取得成功。针对我国肝纤维化高发病率的国情，研制出一种以中医学血瘀证理论为指导的、复合多因素造模的、可较全面较准确地复制出人类肝纤维化疾病的、纤维化形成率高的动物模型，是进行肝纤维化血瘀证的研究、解决肝纤维化疾病研究瓶颈问题中较为关键的一个环节。所以，应该努力构建这样的一种动物模型——改良的多因素复合造模的血瘀型肝纤维化大鼠模型，为中西医结合肝纤维化血瘀证的研究提供良好的平台，提高实验的准确度和可信度。

就目前常用的肝纤维化动物模型中，有的造模方法周期太长，有的死亡率太高，有的纤维化形成欠稳定，均不理想。而且造成肝脏损伤的机制是不尽相同的，致使绝大多数模型（尤其是单因素造出的模型）不能全面、准确地复制出人类肝脏的纤维化病变，大大限制了这些模型的应用性和研究价值。

$CCl_4$ 是肝毒剂的代表，是实验室中最早使用、最常使用的诱发纤维化的肝毒剂。其诱发肝纤维化的机制是，经过肝细胞微粒体 P450 酶系统代谢后，其分子中的 C—C 键断裂，产生三氯甲基自由基和氯自由基，引起脂质过氧化（LPO）的加强，从而损伤肝细胞。研究发现，若单因素使用 $CCl_4$ 进行造模，结果是周期长、动物的死亡率高、纤维化形成不稳定。比如用 $CCl_4$ 一次性腹腔注射造模，可产生急性肝损伤，大鼠在中毒后 24～48 小时即出现死亡，最终死亡率达到 95%。研究说明，单因素使用 $CCl_4$ 进行肝纤维化造模，效果并不理想。

采用二甲基亚硝胺（DMN）作为肝毒剂制作实验性肝纤维化模型已有多年的历史，其与 $CCl_4$ 造模相比，死亡率较低，造模周期较短，肝纤维化的形成相对稳定，所致病变类似人类肝纤维化病变，因此用 DMN 取代 $CCl_4$ 造模具有实际性的进步。DMN 具有肝毒性、基因毒性和免疫毒性，若采用一次性大剂量腹腔注射进行染毒，死亡率很高。采用亚急性间歇小剂量 DMN 皮下注射染毒，染毒时间 4 周后未死亡率为 30%。病检可见肝脏出血性病变和炎性浸润明显，肝细胞以成纤维样细胞增生为主，正常肝小叶结构丧失，成纤维样细胞沿纤维间隔向周边实质伸入分布，有形成完全性中心-中心性和/或中心-门脉性纤维间隔的倾向，其病变较 $CCl_4$ 造模更接近人肝纤维化病变。

研究发现，慢性病毒性肝炎肝纤维化的形成往往与免疫调控失常密切相关。为了探讨免疫损伤性肝纤维化的防治方法，有研究者采用牛血清白蛋白（BSA）或人血清白蛋白（HSA）对大鼠进行皮下注射制作免疫损伤性肝纤维化模型。此法先以 BSA（或 HSA）弗氏不完全佐剂混悬液，小剂量多部位进行皮下注射，待出现免疫抗体后，再行尾静脉攻击注射白蛋白，造模时间约需 8 周。此模型在致病因素上属于一种免疫损伤，与大多数人肝纤维化的形成原因有一定相似之处，此种肝纤维化模型有一定的研究价值。但该法的纤维化形成率不如复合因素模型高，纤维化有自愈的趋势，且大鼠死亡率较高。在实际科研工作中，以上单因素造模法仍然显得周期过长、成功率较低、病变的全面性和准确度不高，无法复制中医学证型特征，尚不能达到中西医结合研究所需的要求。所以后研究者将造模技术进行了改良，发展为复合因素造模。王宝恩首先采用复合因素造模：饲以高脂低蛋白食物（以玉米面为饲料，加0.5％胆固醇，实验第1、2周加饲20％的猪油），以30％的酒精为唯一饮料。皮下注射40％的油剂$CCl_4$，大鼠在实验第6周末即可形成肝硬化。此法显著地提高了纤维化的形成率，并降低了死亡率。且病变分期较为明显，1～2周为肝细胞变性坏死期，3～4周为肝纤维化期，5～6周为肝硬化期。李建军在$CCl_4$的基础上加用人血清白蛋白诱发肝纤维化模型形成，此模型的成功率较一般造模因素要高，而且经检验，其病理变化更接近人类的肝纤维化。这些复合的方法给后研究者的复合造模理念和技术做出了良好的启示。

近年，张斌等改良了大鼠肝纤维化造模技术，采用"二甲基亚硝胺（DMN）、小牛血清白蛋白（BSA）和去甲肾上腺素注射液（NE）联合注射法"。在用DMN造模的基础上，加用去甲肾上腺素和小牛血清白蛋白，建立了一种复合多因素制作病证结合动物模型的新方法。该法使用DMN来复制大鼠肝纤维化，主要是应用DMN的肝毒性、基因毒性和免疫毒性等特性，使肝脏形成相对稳定的纤维化改变。

中医认为"内感忧怒"可引起气滞血瘀，因为在暴怒时机体会分泌大量的肾上腺和其他激素，所以使用注射肾上腺素的方法模拟"气滞"，造成大鼠急性血瘀模型。小牛血清白蛋白是一种外来的异体抗原，多次注射可引起变态反应，形成免疫复合物沉积于血管内皮，加剧血管内皮细胞的损伤，同时免疫复合物还可诱导血小板聚集，改变红细胞表面电荷性质，促进红细胞聚集，从而促进血瘀证的形成。他们发现将NE与BSA合用，可使造模动物产生高浓、高黏、高聚、高凝的血瘀证病理状态，与血瘀证的临床改变很相似，也与血瘀证的中医病理机制较符合。所以此方法造出的模型为一较稳定、理想的慢性血瘀证模型，可用于血瘀证实质的探讨及活血化瘀方药作用的研究。

# 84　肝肾综合征从瘀论治

　　肝肾综合征系指严重肝病时，由于肾脏低灌注引起的功能性肾前性急性肾衰竭。既往中医多责之于肝郁、浊毒、水湿，论治上则以疏肝解郁、祛痰降浊、健脾温肾等为常规治则。随着有关肝肾综合征中西医研究的进展，有的学者认为脉络瘀阻、血供失调与肝肾综合征的发病有着密切的联系，并提出活血化瘀的新治法。但只限于活血方药的临床运用，鲜有致瘀理论的研究。学者丁文君等从活血化瘀的角度论述了肝肾综合征的病因、病机及其治法，为进一步探讨中医药治疗肝肾综合征提供了新的思路和方法。

　　肝肾综合征（HRS）是慢性肝病和晚期肝衰竭患者的一个常见并发症。1996 年国际腹水研讨会对HRS 做了明确的定义，即发生于慢性肝病患者出现进展性肝衰竭和门静脉高压时，以肾功能损伤、肾血流灌注减少和内源性血管活性系统异常为特点，临床主要表现为进行性少尿或无尿、稀释性低血钠、血肌酐和尿素氮升高，但肾脏病理检查无明显器质性病变。据有关文献报道，将肝硬化并发 HRS 患者的肾脏移植给慢性肾衰竭的患者，能够使其重新获得正常的肾功能。肝移植可使肝硬化合并 HRS 的肾脏重新获得正常的肾功能，由此证实了 HRS 时肾功能的损伤为功能性肾衰竭。肝肾综合征是重症肝病的严重并发症，一旦发生，治疗困难，存活率很低（＜5％），因而临床上防治肝肾综合征，降低肝肾综合征的病死率，是当今医学界一个亟待解决的难题。近年来，随着跨膜信息传递机制研究的进展，对HRS 的研究热点多集中到肾血流量减少的机制上，而中医学则认为瘀血与肝肾综合征发病有着密切的联系，从瘀论治肝肾综合征取得了良好的临床疗效。

## 从瘀论治的传统认识

　　中医学无此病名，但结合其病理演变过程、临床表现和预后情况，将其归属于"鼓胀""水肿""关格"等范畴。关于发病原因，多数文献认为主要因肝、脾、肾三脏俱虚，气、血、水瘀积体内，具体的病因主要在于情志郁结、饮酒过多、感染湿热疫毒及肝病初起失治、误治。这些因素作用于机体可导致肝、脾、肾三脏俱损，阴阳气血失调，水液内停，气血郁而不行则成瘀。由于肝肾综合征病程长，病机复杂，正虚邪实是其主要病理基础，"久病入络""久病必瘀"，可见古人已有关于瘀血是肝肾综合征的一个重要因素的认识。

　　**1. 肝郁气滞致瘀**：血液在脉中循环周流，除与心主血脉的功能有关外，还依赖于肝的疏泄，气的温煦、推动。肝为刚脏，主升，主动，喜条达；气为血帅，气行则血行，气滞则血滞。若肝失疏泄，气机不畅，肝郁气滞，则瘀血乃成。

　　**2. 脾肾阳虚致瘀**：多因久病不愈，阴阳俱虚，阳虚则阴寒内盛，寒凝血滞而引起瘀血，此与《医林改错》"血受寒则凝结为块"的理论相吻合。

　　**3. 毒浊夹瘀致瘀**：肝脾俱病，脾失健运，水液气血不利，清浊相混，聚集成痰，或肾虚不能化气行水，水泛为痰，痰阻血络，气血运行不畅而成痰浊夹瘀。

　　**4. 湿热互结致瘀**：肝肾阴虚，津液不能输布，水液停聚于下焦，运行不畅，泛滥成湿。日久化热，血受湿热煎熬凝聚，而成热瘀互结，血脉淤滞而导致瘀血，与《医林改错》"血受热则煎熬为块"的理论是一致的，故《读医随笔》曰"阴虚必血滞"。

　　因此，瘀血对肝肾综合征的致病作用必须引起足够的重视，随着病情的发展和病程的迁延，出现不同程度的血瘀证候，并且其脏腑功能逐渐下降，气血运行状态逐渐紊乱，血瘀的程度也日趋加重。

## 从瘀论治的现代研究

现代医学研究认为，肝肾综合征是多种因素共同作用的结果，主要反映在肝纤维化、血流动力学异常和内源性血管活性系统的改变。

**1. 肝纤维化**：肝纤维化是一切慢性肝病的共同病理基础，亦是慢性肝病向肝硬化发展的必经阶段。现已公认，肝纤维化是可逆性病变，若进一步发展成肝硬化则难以逆转。研究表明，肝肾综合征患者因多种相关性细胞因子（CK）及其网络的调控，激活肝星状细胞（HSC），转化为肌成纤维细胞（MFB），致使以胶原为主的细胞外基质（ECM）各成分合成增多，降解相对不足，过多沉积肝内而引起严重的肝纤维化，而且肝纤维化的改变与肝肾综合征的严重程度呈正相关。

**2. 血流动力学异常**：随着跨膜信息传递机制研究的进展，对 HRS 的研究热点集中到了肾血流量减少的机制上。多数学者认为是在肝脏原发病导致肝衰竭的基础上，由于体循环血液动力学改变而累及到肾脏所致。对全身内脏血管来说，扩血管物质活性大于缩血管的神经体液因素的活性，致动脉低血压/肾灌注不良；对肾脏局部来说，肾脏本身释放的缩血管物质的活性超过了扩血管物质的活性，最终导致肾入球小动脉收缩，肾皮质血流减少，肾灌流量降低，髓质血流相对增加，肾小球滤过率下降，肾衰竭。

**3. 内源性血管活性系统的改变**：许多研究证明，一些血管活性介质（如内皮素、白三烯、血栓素等）合成增加（它们自身即是肾血管收缩剂，可引起系膜细胞收缩）会降低肾小球毛细血管系数和滤过分数。实验显示，血小板活化因子（PAF）与急性肝、肾衰竭动物模型中的急性肾衰竭有关，可能参与了内毒素相关的肝肾综合征的形成，同时，PAF 受体拮抗药对 HRS 可能有治疗作用。

可见，肝肾综合征与肾血流量相对减少常相伴而生，互相促进。许多学者认为引起肝肾综合征的原始动因是血流供求关系的不平衡造成，而这种特殊的病理现象，是由内脏小动脉明显扩张和全身动脉低血压，导致肾脏血管强烈收缩等诸多因素所致。这符合中医"血瘀"的特点，在这些病变的基础上，病变的小动脉，尤其是肾血管极易收缩、痉挛，形成半闭塞或闭塞，从而产生"瘀血"。因此，血瘀的病理本质与瘀血这一病理产物的产生机制也是从瘀论治的基础。

## 从瘀论治要略

血瘀是肝肾综合征的病理类型之一，患者常出现肝纤维化、肾血流动力学异常等病理变化，因此活血化瘀法已成为治疗本病的一个重要方法。《内经》中"去菀陈莝"即是。但由于病程长短、病情轻重及导致瘀血证的病理原因不同，所以除瘀血证外，还兼有夹证的不同。临床抓住"脉络瘀阻"这一共同的病理基础，运用活血化瘀法治疗肝肾综合征，可以改善患者的脏腑组织血流供求不平衡的问题，故从瘀治疗肝肾综合征有较好的效果。

肝肾综合征目前仍是疑难重病之一。从理论上讲，HRS 的最佳治疗是驱除病因（治疗原发病）和诱发因素（过度利尿、放腹水、出血、感染、肾脏损害药物的使用等），但其病因复杂，致病机制尚未完全阐明，因此，尚无特异疗法。现一般采取支持治疗，目的是改善肾脏血液供应和减少潜在的肾毒性。但中西医结合治疗肝肾综合征的疗效明显高于单纯西医治疗者。在治疗上，西医的关键首先改善肝功能，积极防治肝硬化并发症，如消化道出血、肠道及腹水感染和肝性脑病等，其次是纠正脱水及电解质紊乱、酸碱平衡。而中医的整体调节，辨析肝肾综合征中肝、脾、肾正气虚衰的不同证型以及气滞、水停、痰浊的邪实偏盛，尤其是瘀血的病理特征，采用从瘀论治，攻补兼施的活血化瘀法则，是有望提高肝肾综合征治疗效果的重要方法，这就是从瘀论治本病的重要意义。

# 85　肺系疾病从瘀论治

　　肺主气，司呼吸，为清虚之脏。《内经》中将其称为"相傅之官"，主一身之气，掌管着全身气血的输布。历代医家多从"气"的角度论述肺部疾病的发生与发展，但传统中医理论认为"气"与"血"存在着十分密切的关系，所以肺部疾患不仅仅与"气"相关，亦与"血"有着密切的关系。气血的关系和肺的生理功能决定着肺易生瘀，学者商越等论述了活血化瘀法在肺系疾病中的应用，强调临床上要重视活血化瘀法治疗肺系疾病。

　　肺是人体重要的呼吸器官，历代医家在论述肺部疾病中，多注重肺主气和肺主行水的功能，多以咳、喘气机失常表现和从痰、饮等论治肺部疾病，而从血论治较少。临床观察发现活血化瘀法在肺系疾病中具有重要意义。

## 肺系病之瘀的成因

　　**1. 肺为血脏**：肺为血脏主要表现在两个方面，一是气生血，二是津生血。肺主气，气生血，《灵枢·四营卫生会》曰："愿闻中焦之所出。岐伯答曰：中焦亦并胃中，出上焦之后，此所受气者，泌糟粕，蒸津液，化其精微，上注于肺脉，乃化而为血，以奉生身，莫贵于此，故独得行于经隧，命曰营气。黄帝曰：夫血之与气，异名同类，何谓也？岐伯答曰：营卫者，精气也；血者，神气也。故血之与气，异名同类焉。"可以看出血在肺内生成后运行于全身，气和血异名同类。另外津血同源，两者可相互资生，相互转化，肺中藏有津液，可以化生血液。《血证论卷六》记载"肺为华盖，肺中常有津液"，可以看出肺中所藏津液可以化而为血。《灵枢·四营卫生会》曰："夺汗者无血，夺血者无汗。"同样说明了津血同源的关系。

　　**2. 肺的生理功能**：肺有主呼吸之气和主一身之气的作用。肺主呼吸之气，是说肺是人体内外进行气体交换的场所，肺通过呼吸作用，吸入自然界清气，呼出体内新陈代谢产生的浊气，来维持人体正常生命活动的进行。肺主一身之气，体现在宗气的生成。一身之气包括遗传于父母的先天之气和后天之气，宗气是后天之气，宗气是由肺吸入的自然界清气和脾胃运化的谷气结合而成。宗气是一身之气的重要组成部分，关系着一身之气的盛衰。若肺主气功能失调，不但引起呼吸的异常还会影响宗气的生成。宗气生成不足，会出现一系列气虚的表现，如少气懒言、语声低微等。《仁斋直指方》曰："盖气为血帅也，气行则血行，气滞则血滞，气温则血温，气寒则血寒，气有一息之不运，则血有一息之不行。"可以看出气能够推动血行，如果气滞则会导致血滞。《血证论卷七》曰："此方以气统血。气行则血行。"《血证论卷四》曰："气行则水行，水行则血行。"可以看出气能推动血与津液的运行，津液运行不畅则会导致痰饮内生，血行不畅就会导致血瘀。

　　肺主宣发肃降，肺主宣发包括两个方面：一是将卫气和津液输布于全身，外达皮毛肌腠；二是呼出体内浊气。若肺失宣发，则会导致呼吸不畅，恶寒无汗津液内停，聚为痰饮，津液内停阻塞血行，从而导致血瘀。肺主肃降，向下布散气和津液，若肺肃降失常，则呼吸表浅和短促，水液代谢失常，津液停积则会导致血行不畅，从而产生瘀血。

　　肺朝百脉，主治节。肺气辅佐心脏，治理调节血在脉中的运营。《难经》记载"心主血，肺主气"，心脏的搏动是血液运行的基本动力，血非气不运，血的运行又依赖于肺气的推动。"肺朝百脉"，不仅是指肺对血液循行的调节作用，还应包括肺气参与宗气生成推动血液循环的作用。如果肺朝百脉不利，则会导致宗气生成不足，推动血行乏力，导致瘀血的生成。

**3. 肺与瘀：**以上肺为血脏和肺的生理功能都是肺易生瘀的生理基础。临床上不仅仅是肺部气机会影响血液运行，其他很多原因也会引起肺部瘀血。根据气与血的关系：气为血之帅，血为气之母。若肺脾气虚、肺肾气虚等都可以引起瘀血。若阳虚不能温煦机体，导致血液循环障碍，也会形成瘀血。痰也可导致瘀血，肺有通调水道的作用，在津液代谢方面起着重要的作用，津液代谢失常可致痰，痰可阻滞血行导致瘀。

## 活血化瘀在肺系病的应用

**1. 哮喘：**哮喘发作时可见胸闷、口唇发绀及爪甲发绀、肢冷面青、指尖不温，或有肌肤甲错、舌青、紫黯，或有瘀斑、舌下脉络曲张、脉涩等，见其症，临床便可辨证为血瘀证。根据久病必瘀的理论，治疗难治性哮喘时应用活血化瘀法，往往效果较好。饶有莲等用自拟方（葶苈子、苏子、莱菔子、炙麻黄、杏仁、鱼腥草、陈皮、桑白皮、地龙、蝉蜕、桃仁、丹参）为基础方疏利气机、活血化瘀治疗支气管哮喘50例，发热加黄芩、生石膏，胸闷痰鸣甚加瓜蒌、法半夏，痰黄稠加竹沥，结果总有效率为96%。哮喘反复发作，病久瘀愈深，活血化瘀药物应根据病情轻重选方用药。现代医学表明哮喘患者血液呈高凝状态，与哮喘的中医血瘀理论相吻合。

**2. 慢性阻塞性肺疾病：**慢性阻塞性肺疾病（COPD）是多种肺系疾病反复迁延不愈，导致肺气胀满，不能敛降为主要特性的病证。临床上COPD患者大多有胸闷胸痛和舌象瘀血的症状，COPD属于久病顽疾，正虚为本，痰瘀为标，苏惠萍等对226例患者进行统计研究发现，其中有215例存在血瘀症状，占总数的95.13%，表明血瘀是COPD的重要因素。中医学认为在慢性阻塞性肺疾病早期，多与肺气虚、脾气虚相关，随着疾病的发展，肺脾气虚日久，至疾病中期多为痰浊证，至疾病晚期，损及阴阳，瘀血停滞而致肾阴虚或肾阳虚的虚损证候，或久病成瘀的血瘀证。陈宇洁等研究发现，COPD组血流变学中的全血黏度、红细胞比容较正常对照组有显著增高。这与COPD的中医血瘀理论相吻合。

**3. 肺癌：**肺癌属中医学"肺积"范畴，根据肺的生理特点和功能，肺积最易导致气滞血瘀，兼素多瘀滞之体，病后瘀证渐加重。手术后瘀血停积。或放化疗引起热毒伤血，血液停滞，故大部分肺癌患者临床可见瘀证。肺癌形成之后，影响肺的生理功能，导致肺气虚，肺气虚导致气不布津和气不行血导致痰瘀阻络，痰瘀阻络反过来又进一步影响肺的生理功能，导致肺气虚更甚，导致肺癌病情发展，最终成为难治性疾病。刘永惠等对比77例（50例为转移，27例未转移）原发性肺癌患者与健康对照组的血液流变学指标比较，发现肺癌患者血液处于高凝状态，而发生转移者尤为显著。这与肺癌的中医血瘀理论相吻合。

**4. 肺间质纤维化：**肺间质纤维化属中医学"肺痿""肺痹"范畴。本病目前的病因和发病机制尚不明确，刘永平认为气虚血瘀是肺间质纤维化的基本病机，而瘀血即是肺间质纤维化主要的病理产物，也是病情加重的主要因素。现代医学表明肺间质纤维化时肺的微循环则明显出现障碍，且血液凝血系统失衡。杨效华等用益气活血通络开痹的基本方治疗本病，结果能明显改善患者症状，部分患者CT及肺功能检查，其表明肺纤维化的程度较治疗前有一定程度减弱。

**5. 肺炎：**肺为娇脏，不耐受邪气的侵袭，肺为华盖，容易受邪。肺炎为呼吸系统常见的一种疾病，中医认为肺炎属于风温肺热性疾病，主要因风热病毒引起的肺瘀所致。现代医学认为感染血液黏度增高，使肺的血液灌注量不足而导致毛细血管瘀滞。陆秀华等用自制的化瘀汤对比西药治疗小儿病毒性肺炎取得较好的效果。有研究表明活血化瘀法可以加快肺部微循环，促进炎症吸收。

# 86　慢性支气管炎从瘀论治

慢性支气管炎属中医学"久咳""喘病""痰饮""肺胀"等范畴，多见于老年患者。病机多为长期受多种外邪侵袭，肺之宣肃功能失常，日久肺气受损。对慢性支气管炎病机的认识，一般着眼于气分失调者居多，究其血瘀者鲜见。学者王滨等认为，肺气失宣或肺气亏虚为本病的主要病机；然而肺气不得宣达，血为气滞，运行不畅而致肺络瘀阻也不容忽视。因为在疾病发展过程中，患者除咳、喘、痰外，大多还兼有舌边尖有瘀点或瘀斑，舌下静脉纡曲、怒张，面色暗淡，甚则口唇青紫等瘀血征象。因此，研究慢性支气管炎血瘀证的机制，探索活血化瘀法在治疗慢性支气管炎中的应用，具有积极意义。

## 因寒致瘀治以温肺化瘀

在慢性支气管炎发病过程中，或因内有痰饮复感风寒，或因肺之阳气不足虚寒内生，致寒邪客于肺脏，影响肺气宣降，使肺气郁闭，血行不畅而生瘀。另外，因寒性凝滞、收引，寒邪停于肺，可使肺部血液运行不畅而产生血瘀，此即《内经》所谓"血气者……寒则涩而不能流"。临证可见咳嗽，痰多色白清稀，畏寒肢冷，动则喘甚，尿频，口不渴，喜热饮，舌淡胖夹青，苔薄白或滑，脉沉细。治以温肺化瘀，方选小青龙汤合血府逐瘀汤加减。药用麻黄、五味子、干姜、桂枝、法半夏、炙苏子、炙紫菀、桃仁、杏仁、川芎、当归、细辛、丹参、生甘草。

## 因热致瘀治以清肺化瘀

慢性支气管炎在其不同阶段，可因痰郁化热，或外感风热等，致使邪热壅肺，灼炼阴血，使血液黏稠度增高，血行不畅，从而形成因热致瘀，即《重订广温热论·清凉法》所谓"因伏火郁蒸血液，血被煎熬而成瘀"。有学者用家兔制成邪热壅肺证动物模型，发现模型动物全血黏度、血浆黏度明显升高。处死动物后，可见肺泡壁毛细血管扩张、充血，肺泡内有浆液渗出等血瘀现象，说明热邪壅肺可致血瘀。临证可见咳嗽，咯痰黄黏稠，胸闷喘促，或伴有发热，舌红或暗红，苔黄腻，脉滑数。治以清肺化瘀，常选用清金化痰汤合血府逐瘀汤加减。药用黄芩、法半夏、瓜蒌皮、前胡、川贝母、川芎、当归、赤芍、桃仁、鱼腥草、丹参、冬瓜仁、生甘草。

## 因痰致瘀治以祛痰化瘀

咯痰为慢性支气管炎的主要临床表现。痰邪内停于肺，长期阻塞气道，血行为之不畅而郁阻肺脉，形成血瘀，终致痰瘀互结。如《血证论》所曰"痰水之壅，瘀血使然"。说明痰邪郁肺，可致肺血瘀阻。临证可见咳嗽痰多，色白黏稠，或咯大量白泡沫样痰，胸闷喘促，脘闷纳呆，唇发绀，舌淡红夹青，苔白腻，脉滑。治以祛痰化瘀，方选麻杏二陈汤合血府逐瘀汤加减。药用麻黄、杏仁、陈皮、法半夏、炙苏子、前胡、川芎、当归、桃红、枳壳、茯苓、丹参、生甘草。

## 因气虚致瘀治以补肺化瘀

慢性支气管炎为患，常反复发作，缠绵难愈，久则导致肺气亏虚，难以行使"肺朝百脉"之功，无力推动血液的运行。血行不畅，瘀阻于肺而致血瘀。实验研究也证明了这一点，如用烟熏法制成家兔肺气肿模型，模型动物的两肺均有不同程度气肿及瘀血。临证可见咳嗽气短，动则加剧，自汗畏风，咯痰清稀，神疲乏力，畏寒肢冷，舌淡胖紫暗，苔薄，脉沉细。治以补肺化瘀，方选玉屏风散、六君子汤合血府逐瘀汤加减。药用黄、防风、白术、法半夏、陈皮、川芎、桃仁、茯苓、太子参、丹参、甘草。

综上所述，肺络瘀阻在慢性支气管炎的发病过程中占有极重要的地位。瘀血作为病理产物，久则能化热、生痰、耗损肺气，阻碍肺气宣降，加重肺气郁闭，标本互为因果，造成恶性循环。实验室研究发现，慢性支气管炎患者大多数表现为血小板在肺血管内聚集，血黏度增高，并有微血栓形成等，而活血化瘀药物具有抑制血小板聚集、降低血黏度的功效。

在辨证治疗过程中，根据致瘀因素的不同，常配伍血府逐瘀汤灵活加减。该方是王清任为瘀血在膈上而设，功在活血化瘀疏理气机。而现代研究证实，川芎可降低肺动脉压，同时减少心肌耗氧量，且不影响体循环及 $PaO_2$ 及 $SaO_2$；赤芍可降低血黏度，改善肺血运状态，降低肺血管阻力；当归可激活肺血管平滑肌上的 β 受体，使细胞内 cAMP 增加，间接扩张肺动脉，降低血浆中 $TXA_2$ 含量，调节 $TXA_2$ 与前列腺素间的平衡，降低血黏度，减少血流阻力；丹参可阻抑腺泡内肺动脉构型重组，降低血黏度。因此，慢性支气管炎在辨证治疗中运用活血化瘀疗法，可使血活气动，肺气宣畅，确可提高临床疗效，也是改善预后，防治肺源性心脏病的一种重要手段。

## 87　哮喘从瘀论治

哮喘是呼吸内科临床中最常见的病证之一。对于其病因病机，历代医家皆认为以痰为主，如《证治汇补》曰："哮为痰喘之久而常发者，因而内有壅塞之气，外有非时之感，膈有胶固之痰，三者相合闭阻气道，搏击有声，发为哮喘。"但是由于气和血、痰和瘀的相互关系，以致临床中哮必及瘀。学者张伟等就瘀血的形成、致病及论治作了阐述。

### 瘀血与肺相关

**1. 气血关系**：气与血是构成人体和维持人体生命活动的两大基本物质，从属性上说，气属阳血属阴，从功能而论"气主煦之，血主濡之"。由于其生成、属性、功能、运行等方面的特性，决定了血气之间存在着相互依存、相互为用、相互制约的密切关系。二者在生理情况下相互联系，不可分割；在病理情况下彼此影响，互为因果。气机郁滞可致血液凝滞，气虚无力推动血行亦致血瘀，并因固摄无能，血溢脉外亦可成瘀；血能生气亦能载气，血瘀则致气虚或气滞，气虚气滞又可致血瘀。

肺为五脏中与气关系最密切的内脏。又因为气与血关系如此密切，那么肺气失常必然累及于血，临床常见以下两种情况：其一为气滞血瘀，哮喘患者内有壅塞之气，而气为血之帅，气行则血行，气滞常致血液瘀滞；其二为气虚血瘀，哮喘日久，耗伤肺气，肺气虚损，不能贯心脉而朝百脉、输心行血，累及心气不足，鼓动无力，心脉失畅而致心血瘀滞。此外，肺朝百脉，全身的血液都通过百脉会聚于肺，经肺的呼吸，进行体内外清浊之气的交换，然后再将富含清气的血液通过百脉输送到全身。哮病发作影响肺"朝百脉"的功能，直接累及血液运行亦可致瘀。血行失常亦累及肺的功能，肺气郁闭，瘀血内郁肺脉，使肺脏本身流动着的新鲜血液减少而致肺血亏虚，肺血亏虚，肺失濡养，使肺功能衰减，临床可见呼吸短促、咳痰多有咸味，同时可见面色不华、皮肤干枯粗糙、毛发欠光泽或泛黄、眩晕、心悸等其他血虚见症。

**2. 痰瘀关系**：血和津液均由水谷精微所化生，皆属人体阴液，"津血同源"且可相互转化。然痰由津来，瘀由血化，津血本系同源，则痰瘀本为一体，二者异形而同源。《玉机微义》曰："人之血气流行，无一息间断，才有壅滞，津液凝积，郁而成热，痰遂生焉。"说明血运失常，产生瘀血，络脉被阻，影响津液输布，津液不化，聚为痰浊，痰浊阻滞，气机不畅，则血滞成瘀，痰瘀互化，互为因果。

痰的生成与肺的关系非常密切。肺有"通调水道"之功能，若肺失宣降或失清肃，通调水道功能失司，则水液不行，聚而成痰。如上所言痰易致瘀，故而痰滞致瘀、痰瘀兼见亦为哮喘血瘀的病因之一。

### 因瘀血致哮喘

肺有主气、"司呼吸""通调水道""朝百脉、主治节"等作用，但这其中以肺气的宣发肃降为根本。当肺的上述功能异常时，就会直接或间接导致血瘀，影响肺气宣肃而成哮喘。临床中常因瘀血阻滞心脉、心失所养而致胸闷窒息、心悸喘促；因瘀血内阻、气血运行不利、肌肤肢体失养而致肢冷面青、指尖不温、口唇发绀；甚者瘀血凝聚局部日久不散而致胁下生积，或血瘀损络而咯血，或血瘀水停而面肿；舌青或紫或黯，或有瘀点瘀斑，舌下脉络紫黯怒张，脉细涩或结代皆为临床中常见之血瘀症状。

# 治当化瘀定喘

**1. 以瘀为主**：哮喘之见瘀血者，无论是由气或由痰致瘀，临床症状中若以口唇发绀、肢冷面青、胸闷窒息、爪甲发绀、指尖不温，伴心悸喘促、舌紫暗或有瘀点瘀斑、脉细涩或结代等症状为主者，即可辨证为"血瘀"证。其治疗可分为气滞血瘀、气虚血瘀、痰滞成瘀。

气滞血瘀者，除血瘀见症外兼有气滞症状如胸胁胀满、疼痛、脉细涩等。其治疗当以活血祛瘀、行气平喘为法，方选血府逐瘀汤加减治疗。方中当归、川芎、赤芍、桃仁、红花活血化瘀；当归为血中之气药，川芎为气中之血药，二者既可行气又可活血、牛膝通血脉，引血下行；柴胡疏肝解郁，调理气机；桔梗开宣肺气，载药上行，又可合枳壳一升一降，开胸行气，使气行则血行；生地黄凉血清热，合当归又能养阴润燥，使祛瘀而不伤阴血；甘草调和诸药。另外可合麻黄、杏仁、法半夏等化痰平喘。

气虚血瘀者，除血瘀见症外，还兼有气虚症状，如少气懒言、倦怠乏力、精神委顿、遇劳咳喘即发、反复不已、脉虚无力等。其治疗当以益气活血为主，结合化痰平喘，方选补阳还五汤加减。方中重用生黄芪，大补脾胃之元气，令气旺血行，瘀去络通，为君药；当归尾长于活血，且有化瘀而不伤血之妙，是为臣药；川芎、赤芍、桃仁、红花助当归活血化瘀，地龙通经活络均为佐药。另外可加麻黄、射干、葶苈子宣肺化痰。

痰滞成瘀者，除瘀血见症外同时兼见痰浊症状，如喉中痰鸣、咳不甚、痰少稀薄或咯吐不爽、舌苔腻、脉滑等。但临床表现以瘀血征象为主，如胸闷窒息、口唇爪甲发绀、肢冷面青、舌紫暗、脉细涩等。《血证论》曰："盖人身气道，不可有壅滞，内有瘀血，则阻碍气道，不得升降……须知痰水之壅，由瘀血使然，但去瘀血则痰水自消。"其治疗当以祛瘀涤痰、泻肺平喘，方选桂枝茯苓丸加减。方中桂枝味辛甘性温，能温通经脉而行瘀滞；茯苓甘淡性平，渗湿健脾，化痰利水，以助化瘀消之功，二者共为主药；桃仁味苦甘平，为化瘀消之要药；牡丹皮味辛苦性微寒，既能散血行瘀，又能清退瘀久所化之热；白芍苦酸微寒，能和血养血，与诸祛瘀药合用，有活血养血之功；以上诸药共为辅药。另外还可合苏子、白芥子、葶苈子等化痰泻肺平喘。

**2. 痰瘀并重**：由于痰瘀同源，二者相互转化互为因果，所以临床中可见咳嗽痰多、色白或成泡沫、喉间痰鸣、喘息不能平卧、胸闷窒息、唇甲发绀、肢冷面青、舌紫暗、舌下瘀筋增粗、舌苔腻或浊腻、脉弦滑涩等痰瘀兼具的症状。其治疗应痰瘀并重，治痰活血并用。正如《读医随笔》曰："痰为血类，停痰与瘀血同治。"活血可辨证选血府逐瘀汤、活血饮、桂枝茯苓丸等；治痰可用二陈汤、三子养亲汤、桑白皮汤、清气化痰丸之类。如有医家自拟清肺调血汤，清热化痰的同时兼施凉血化瘀之法，选用侧柏叶、桃仁等凉血化瘀药，显著提高了疗效。如此痰去瘀化，肺气得通，哮喘自除。

**3. 以瘀为辅**：由于气机不利、血行不畅、津失输布、痰浊阻滞皆可致瘀，临床症状或见舌质青或紫或黯，或有瘀点瘀斑，舌下脉络紫黯怒张，脉细涩或结代等。具体运用中单见一症即可加入活血化瘀之药。即在治气、治血、治津、治痰时勿忘佐以活血化瘀，可选桃仁、红花、川芎、赤芍、丹参等活血化瘀药。另外，临床上治疗哮喘时，有时虽无瘀血征象，但鉴于气与痰、痰与瘀的密切关系，于治疗中加入活血化瘀药，仍会取得意想不到的疗效，此即"无瘀治瘀"。也就是说，治瘀可以贯穿治哮之始终。

鉴于血瘀亦可致血虚，血瘀血虚之间又互相影响、互为因果，故临床治疗中适当应用养血法可提高疗效，如有医家自拟养血益气汤治疗，临床及动物实验均证实有显著改善症状、提高免疫力作用。临床研究中发现，哮喘患者全血黏度、血浆黏度、纤维蛋白原以及红细胞聚集指数均较正常对照组高，说明哮喘急性发作时患者血液呈不同程度的高凝状态，这正与血瘀理论相吻合。

总之，从瘀论治哮喘从其理论、临床表现、治疗效果来分析，都有其可行性。无论是哮喘急性发作期还是缓解期，都可以灵活应用活血化瘀法，而且更应该将活血化瘀法贯穿哮喘病防治全过程，将治瘀与治气、治痰结合起来，以期祛除哮喘之"夙根"，达到治愈的目的。

# 气虚血瘀支气管哮喘

支气管哮喘是常见慢性呼吸道过敏性疾病，主要是由多种细胞包括气道的炎性细胞和结构细胞以及细胞组分参与的气道慢性炎症性疾病。目前，西医在治疗本病多给予抗炎药物、抗支气管痉挛药物等治疗，严重的急性发作时可给予激素类药物以缓解病情。学者尤俊方等通过大量临床观察，发现支气管哮喘病多以"气虚血瘀"为基本病机，且血瘀阻于脉络贯穿于本病的始终，因此用益气化瘀法治疗支气管哮喘病可取得满意疗效。

**1. 气虚血瘀是基本病机**：支气管哮喘急性发作期以发作性的咳嗽、胸闷和呼气性呼吸困难为主症。中医传统观念认为，肺、脾、肾俱虚是急性发展期的主要病机。而支气管哮喘初期为肺虚，久则病及脾、肾。肺主气，司呼吸，气能行血，气虚无力行血，则血瘀。脾主运化水谷精微，气行无力则水谷精微不得运化，日久积聚成痰，停聚于肺间。肾主纳气，肺气虚日久累及于肾，则喘息不畅；肾阳虚不得温煦，体液运行无力故血瘀。久病肾气不得纳、肺气不得宣降、脾脏不得运化，同时气血运行受阻而血瘀日重，故出现咳嗽、胸闷、呼吸困难等症状。瘀血不去，新血不生，故使症状加重。这与现代医学研究认为气道炎症导致气道平滑肌痉挛，黏膜微血管通透性增加，气道黏膜水肿、充血，黏液分泌亢进，诱发气道高反应性；β-肾上腺素受体功能低下和迷走神经张力亢进，并可能存在有 α-肾上腺素能神经的反应性增加导致支气管哮喘发作理论相符合。

**2. 气血痰瘀互结是病理基础**：支气管哮喘是一种慢性疾病，迁延难愈。本病为邪实正虚，本虚为肺脾肾三脏气虚；邪实为气滞、血瘀、痰阻。唐容川在《血证论》中指出哮证与气血相关，提出"概人身之气道不可阻滞，内有瘀血，气道阻塞不得升降""血积日久也可化为痰水"。患病日久，肺失宣肃易于阻滞气机及津液代谢，瘀于气血脉络，津液代谢失常而出现咳嗽、胸闷和呼吸困难。因此，气滞痰血瘀阻是支气管哮喘的病理基础。

现代医学认为气道炎症是哮喘的重要体征，其病理组织学表现为嗜酸性粒细胞数量增多。被激活的嗜酸性粒细胞可合成和释放某些介质和毒性颗粒蛋白，直接损失气道上皮，引发和加重炎症，导致支气管收缩及气道高反应性。由于哮喘的发生多造成免疫功能的紊乱，免疫机制被认为是最重要的哮喘发病机制；气道变应性炎症的发生与血清 IgE 的影响具有重要意义。哮喘发作时，患者血清中 IgE 水平明显升高。现代医学研究证实，中医补气疗法可有效提升机体免疫力，防治呼吸系统感染，减轻变应原等因素引发的气道炎症反应，从而减轻气道高反应性，进而防控支气管哮喘的发作。因此支气管哮喘的病理基础是气血痰瘀互结，而益气活血是治疗关键。

**3. 补肺益肾活血化瘀是治疗大法**：支气管哮喘缓解期，西医治疗多采用免疫疗法（分为特异性和非特异性），其中前者采用脱敏疗法采用特异性变应原作定期反复皮下注射，以产生变异耐受性，但脱敏疗法价格昂贵同时易引起全身反应，重者可引起过敏性休克；后者非特异疗法，如注射卡介苗、转移因子、疫苗等，此方法费用高且疗效不确切。因此寻找一种新的更有效的治疗方法，是当前临床迫切需要解决的问题。而中医药在临床上治疗取得了很好的疗效。

临床上根据"气虚血瘀"的病理基础，自拟益气活血汤内服，配合穴位贴敷以防治支气管哮喘，并取得较好的临床疗效。益气活血汤由黄芪、党参、补骨脂、陈皮、五味子、百部、桔梗、杏仁、茯苓、炒薏苡仁、丹参、核桃仁、生地黄、桃仁、地龙、川芎组成。穴位贴敷于每年三伏当天贴敷，初伏贴于天突、中府、大椎、肺俞、膈俞；中伏贴于风门、定喘、列缺、脾俞、足三里、神阙；末伏贴于太渊、膏肓、肾俞、关元、百劳、定喘穴位；每次 2～4 小时。益气活血汤中黄芪、党参、茯苓、炒薏苡仁健脾益气；杏仁、桔梗、百部、陈皮利肺止咳；桃仁、地龙、川芎、丹参活血化瘀；补骨脂、五味子、生地黄、胡桃肉补肾益气；全方共奏益气活血之功。穴位贴敷遵循脏腑配伍及俞募配伍。其中肺俞、脾俞、肾俞均为背俞穴，肺俞为肺气所注之处，可调补肺气、补虚清热，脾俞可外散脾脏之热，肾俞可益肾助阳、强腰利水。三穴按照疾病进展分别于不同时期配合其他腧穴进行穴位敷贴，从而达到补肺益肾活血化瘀的功效。穴位贴敷这一悠久的中医疗法，与现代医学经皮理论有异曲同工之妙：经皮给药的优势在于可避免消化系统分解、破坏，维持稳定的血药浓度，从而延长药物作用时间，稳定疗效，穴位贴敷疗法与此相同，故而疗效颇佳。

## 因瘀致哮的现代研究

英国学者 Barnes 报告中指出，炎性介质如血小板激活因子能与血小板膜上的特异性受体结合，使血小板聚集并释放出多种活性物质，引起支气管平滑肌收缩，黏膜水肿，黏液分泌增加，促使其他炎症细胞如嗜酸性粒细胞等趋化因子增强。动物实验研究表明，血小板激活因子是依赖血小板而发挥作用，是目前最强的支气管平滑肌的收缩剂之一。除此之外，血小板也是产生炎症介质血栓素的主要细胞，它产生的血栓素量比前列腺素大 $10\sim100$ 倍，血小板膜磷脂中花生四烯酸的代谢产物血栓素，能与血小板膜上的特异性受体结合，而发挥其收缩支气管的作用，致气道炎症和气道高反应等作用。

此外，血小板富含 5-羟色胺，当血小板聚集并脱颗粒时，5-羟色胺能加强气道炎症作用，趋化炎症细胞，并能收缩支气管平滑肌。这些研究表明，血瘀这一因素在哮喘发病过程中占重要地位。

# 88　慢性阻塞性肺疾病从瘀论治

　　慢性阻塞性肺疾病（简称慢阻肺）可归属于中医学"咳喘""肺胀""痰饮"等范畴。学者林穗爱就慢阻肺从瘀论治的依据和治疗方法等方面进行了有益的探讨，给人颇多启迪。

## 从瘀论治的依据

　　**1. 慢阻肺瘀血的形成**：慢阻肺瘀血是由多种内外致病因素影响血液的正常循经运行，壅塞阻滞于脉道之中，或离经溢出于脉道之外，停积留着而成，使血液的形质和作用发生了根本性的改变，它既是某些病因所形成的病理产物，又是导致慢阻肺病情加重和产生并发症的病理因素。成因虽多，但不外邪实与正虚这两方面病理因素所导致。瘀血虽属有形实邪，但其本质又有正虚的一面，且与患者不同阶段的证候特点有着内在的联系。

　　（1）久病入络致瘀：《素问·痹论》曰"病久入深，营卫之行涩"。慢阻肺属久病顽疾，病程缠绵，日久难愈，可直接影响脏腑气血的功能，使正气不足，邪气日盛，气血阴阳失调，血液运行不畅，病理产物与污血留于脉中，形成久病入络、久虚入络之瘀血气滞证候。瘀血既成，若陈者当去而不能去，新者当生而不能生，则血愈虚而愈瘀，而愈瘀则愈虚，两者互为因果，交相为患，使病情日重。

　　（2）痰气互结致瘀：痰阻遏气机，肺气被郁，痰与气互结可使肺气宣降不利，致使百脉不能正常朝会于肺，治节失司，心血营运不畅，导致肺病及心，形成或加重瘀血现象，使瘀血阻碍肺气，瘀滞心脉。

　　（3）痰热郁肺致瘀：邪热蕴肺，可蒸液成痰，或邪热犯肺，每借有形质者（如肺内之伏痰）为其依附。血不仅有"遇寒则凝，得温则行"的特点，还有"血受寒则凝结成块，血受热则煎熬成块"的双重特性，故痰热郁于血，与血互结，也可成瘀。

　　（4）寒痰阻肺致瘀：寒性凝滞，若寒邪由外侵入血分，或阴寒内盛，抑遏人体的阳气，血得寒则凝涩不流，气血运行涩滞而致寒瘀阻肺；中阳不运，易聚湿生痰，痰浊壅肺，肺失清肃，气机壅塞，升降失调，气血运行不畅，而致痰壅阻络导致血瘀；若寒邪与痰浊交并，壅阻于肺，则血行更易受阻，凝结成瘀。

　　（5）痰饮停肺致瘀：慢阻肺合并肺胀者在急性发病阶段，可表现为痰饮中的支饮证候。痰饮为阴邪，寒证居多，痰饮遇寒则聚，与血相汇，则血凝涩不流致瘀。

　　（6）肺肾阴虚致瘀：阴虚生内热，虚火上炎，煎熬津液，耗灼营阴，血行不畅，使血液黏滞壅塞血脉，而致阴虚血瘀。

　　（7）气阴两虚致瘀：慢阻肺日久，不仅伤津，也可耗气，使气阴两虚。气为血帅，气行则血行；气虚则无力推动血液运行，使血瘀内阻；阴虚则营血失于补充，血脉失于濡润，使血脉滞涩不畅，而致气阴两虚血瘀。

　　（8）气阳虚弱致瘀：气阳虚弱是关键，正气亏虚是发病的内在因素。慢阻肺患者久咳久喘，迁延失治或反复不愈，易致气阳虚弱。而气阳虚弱重在肺、脾、肾三脏。肺之气阳虚弱，其宣肃功能失常，不能布津，水津停滞为痰；脾之气阳虚弱，运化失职，聚湿成痰；肾之气阳虚弱，气化不行，无力蒸化水液，聚液成痰。而痰可阻滞气机，气滞则血行受阻而致血瘀；气阳虚弱，不能温通血脉，可致血瘀；肺为相傅之官，能助心行血，肺之气阳虚弱，不能助心行血也可致心血瘀阻。

**2. 慢阻肺患者多表现有瘀血症状**：临床上，慢阻肺患者多表现有痰中紫块、面黯、唇青、颈筋暴露、胸闷胸痛、甲床发绀、舌苔浊、舌质黯红或紫，脉涩或结、代等瘀血症状中的一项或多项，其中痛证与舌诊见症是慢阻肺瘀血最主要的两大临床表现。舌诊方面，因舌与脏腑、气血、津液都有密切联系，加之舌下静脉位于浅表，能较早和准确地反映瘀血病情的变化，故舌诊见症为诊断瘀血证的重要依据；而痛证，多在病情发展或有并发症，即有明显的瘀血阻滞时才出现，是本病严重的表现。

## 从瘀论治的方法

正虚和痰瘀伏肺贯穿本病始终，二者相互并存、影响和促进，只是在疾病的不同阶段，二者程度偏倚而已，故在治疗上，须分清主次，但始终不忘活血化瘀，用药上体现出兼顾活血化瘀这一原则。从瘀论治，可分为以下 5 种情况（三个阶段和急、缓二期）区别应用：

**1. 早期阶段**：此期主要表现为咳嗽、咳痰、气短或呼吸困难等，是肺失宣肃，肺之气机升降失常，肺、脾、肾三脏功能失调之故，此时瘀血症状虽未显，但血微循环障碍已出现，这是瘀血程度尚浅或血黏度已高而瘀血将成之象，故此期治疗慢阻肺不要忽视"治瘀"。同时对经治疗症状难有改善者，或本着久病入络、未病先防的原则，在辨证施治的基础上，兼顾活血化瘀，适当地加用活血化瘀药，如丹参、桃仁等，防止瘀血的发生。

**2. 慢阻肺为主兼有瘀血症状阶段**：随着病情发展，病程迁延，痰浊阻塞、气道不利、气滞血瘀等引起瘀血内阻的情况逐渐加重，在早期症状的基础上，患者出现舌质暗红或有瘀斑，胸闷胸痛，甚则痰中紫块等瘀血症状，但尚无明显的并发症，此期在辨证施治的基础上，重用活血化瘀药，如当归、降香、茜草、赤芍、郁金、川芎、苏木、泽兰、丹参、桃仁、红花、大黄、地龙、水蛭、金荞麦等。

**3. 慢阻肺出现明显并发症阶段**：随着病情发展，或瘀血的加重，患者可合并多种并发症，如肺动脉高压（为慢阻肺重要的心血管并发症），慢性肺源性心脏病，呼吸衰竭及水、电解质、酸碱平衡紊乱等。此期病情一般较严重而复杂，患者常有明显的相应部位的瘀血表现，如胸闷刺痛、心悸怔忡、唇青舌黯有瘀斑、甲床紫黯、或为杵状、颈筋暴露，甚则痰中紫块等。此时，患者以并发症为主，瘀血为主要矛盾。治疗总以活血祛瘀为重，结合并发症具体的临床表现和舌脉见症，治疗并发症为主而兼顾慢阻肺。

**4. 急性发作期**：以邪实为主，本着急则治标之原则进行辨治，治疗重在祛邪，缓解标急。外解表邪，内祛痰瘀。治疗时要注意祛邪不忘扶正，但又忌恋邪。

**5. 缓解期**：此期虚实夹杂，以肺、脾、肾三脏之虚弱为本虚，以痰瘀伏肺为标实，本着缓则治本之原则进行辨治，重在调治肺、脾、肾三脏之虚弱，例如可采用益气温阳护卫、益气养阴等法，辅以祛邪之品（如理气祛痰、活血化瘀等药），目的在于固护正气，增强呼吸道防御功能和免疫调节能力，以减少或控制慢阻肺急性发作；使肺的宣发肃降功能、脾之运化水湿功能、肾之蒸化水液功能得以正常，以助解决宿根问题，使痰消瘀散，气流受限得以改善。伴有并发症者，还应结合并发症之本虚标实而治。

慢阻肺属久病顽疾，正虚是关键，痰瘀伏肺是宿根，而外邪则是本病急性发作或加重的主要诱因，反复发作可导致瘀血或加重瘀血的程度。本病的病理过程瘀血证贯穿始终，从瘀论治，可根据上述慢阻肺发展过程中的 3 个不同阶段和急缓二期，并结合病情和体质进行辨证施治，灵活地运用活血化瘀药物，科学地看待活血化瘀在防治慢阻肺中的重要作用，以提高临床疗效。

# 89 间质性肺疾病从瘀论治

间质性肺疾病病情复杂，早期痰浊、瘀血痹阻脉络，肺失宣发肃降，上逆为咳喘，久之伤及肺脾肾，而成正虚邪实之候。学者谭晓丽等认为，治疗过程中应遵循"补虚不忘祛痰""益气必参活血"之原则，立足整体观，兼顾其他脏腑。瘀血既是病理产物，又是新的致病因素，始终贯穿疾病的发生、发展全过程，临证须酌情配伍活血化瘀药物，以提高临床疗效。

间质性肺疾病（ILD）是指以肺泡壁为主并包括肺泡周围组织及其相邻支撑结构病变为特征的一组异质性疾病。据统计，本病确诊后经治疗，5年生存率低于50%，10年生存率仅约30%。现代医学多以糖皮质激素联合细胞毒药物、免疫抑制剂及抗氧化剂治疗为主，但疗效差强人意，且长期大剂量使用免疫抑制剂对人体毒副作用极大，而中医药辨证治疗该病具有一定优势。中医认为，瘀血贯穿间质性肺疾病始终。

## 病因病机

**1. 感受外邪，肺络瘀阻：**肺为"华盖""娇脏"，风、寒、暑、湿、燥、火六淫外邪从皮毛或口鼻而入，常易内舍入肺而为病。肺主气司呼吸，主宣发肃降，邪气羁留，肺失宣发肃降，积而成饮化痰，阻于肺络；肺气上逆，气不行血，则血停为瘀。痰、饮、水、瘀阻于气道，故见胸闷、喘息、咳嗽诸症。

**2. 饮食不当，痰瘀互结：**脾主运化，胃主受纳腐熟，饮食不洁、或暴饮暴食、或过食生冷、或嗜食肥甘厚味、或喜烟嗜酒，导致脾胃"运""纳"失常，脾气无以归精于肺，通调水道，下输膀胱，以致津液凝聚，湿从内生，凝聚为痰。日久痰湿郁而化热，蒸腾血中津液为瘀，痰瘀胶结难解，深伏于气道，使该病反复发作，缠绵难愈。

**3. 情志失调，气滞血瘀：**肝主升发，肺主肃降，肝和肺在气机升降方面联系密切，一旦肝气弗郁，忧思气结，则左升失司，右降不及，喘咳乃作。或肝气郁结犯脾，脾失健运，或思虑太过伤脾。肺为华盖，主治节而朝百脉，它脏损伤肺首当其冲，日久则气血瘀阻，阴亏叶燥，发为该病。

**4. 肺脾肾三脏虚损，气虚血瘀：**本病以正虚为本，或因先天禀赋不足；或后天失养；或失治误治而由他病转归，初期以肺虚、肺脾气虚为主，如疾病反复发作，日久不愈，则母病及子，由肺及肾。气虚则无力推动血液运行，血滞而瘀。肺气虚弱，肾不纳气，故晚期可见喘促不能平卧，呼多吸少，面色黧淡，唇甲青紫等瘀血症状。

间质性肺疾病早期以邪实为主，气机升降失司，气血失于流畅，而致气滞、血瘀、痰浊痹阻肺络，日久则造成脏腑虚损与痰瘀互见而加重病情。该病为本虚标实之候，虚为先天禀赋不足、脏腑虚弱，实为痰湿、气滞、血瘀为患。主要病机为痰瘀痹阻肺络，脏腑失调，与肺、脾、肾等脏密切相关，尤以肺气不利，肾失摄纳为关键。而瘀血贯穿间质性肺疾病整个过程，是主要的病理因素。

## 辨证论治

**1. 从"实"治疗：**瘀血是人体脏腑气血失和，气机升降失常而产生的病理产物，同时又作为新的致病因素，进一步加重气机的阻塞。瘀血郁久化热可成瘀热或瘀毒，常在疾病某一阶段表现突出。素体脾虚或嗜食肥甘厚味者，痰湿内盛，日久亦可与瘀血相互转化。正如唐容川在《血证论》中曰"须知痰水之壅，由瘀血使然"；"血积既久，亦能化为痰水"。因痰来自津，而瘀本乎血，津血同源。痰阻脉络日久自是血壅，血滞于道必见痰浊。

（1）中医分型：①痰热郁肺证，病急而重，喘息伴胸中烦闷，痰黄黏或夹有血丝，面赤咽干，身热心烦，口渴而喜冷饮，大便或秘，小便赤涩，舌暗红，苔薄黄或腻，脉滑数。②痰瘀痹阻证，咳嗽气促，咳痰白黏，时有脘痞腹胀，口唇青紫，舌暗有瘀点瘀斑，脉弦涩。③气滞血瘀证，情志抑郁，心情烦躁，喜叹息，咳嗽气逆伴胸胁胀满、口苦，发作与情绪波动有关，舌暗，苔薄白，脉弦。

（2）分证治疗：①痰热郁肺者，可用清金化痰汤，清肺解毒，化痰止咳。方中芦根、桑白皮、薏苡仁直入肺经，清泄肺热；瓜蒌理气开胸散结；百合、麦冬养阴润肺止咳；可配伍矮地茶、麻黄、紫菀、款冬花止咳化痰；红花、当归活血化瘀等。②痰瘀痹阻者，痰瘀同治，临床用地龙、穿山龙、瓜蒌皮、浙贝母等化痰兼具活血散结的药物；吴银根教授认为宜扶正祛邪，攻补兼施，制定"通补肺络"之法，重用三棱、莪术破血逐瘀，配伍蜈蚣、全蝎等搜风通络，黄芪、党参等益气活血。用黄芪桃红汤加减治疗，总有效率达83.3%。③气滞血瘀者，宜宣肺理气、活血化瘀，张立山治疗时注重调肝，常选择柴胡剂、逍遥散、泻白散、参赭镇气汤等疏肝、清肝、养肝之法。加丹参、桃仁、红花活血化瘀，地龙、洋金花、橘络、紫菀、款冬花，除秽浊以通肺络。

此外，间质性肺病是本虚标实之候，常因感受外邪诱发或加重，若风寒外袭，可用麻黄、杏仁之类宣肺解表；若风热犯肺，可用桑菊饮加减宣肺止咳；若燥邪上犯，宜先清化上气，取微辛微苦之属，如桑杏汤、杏苏散等。

**2. 从"虚"治瘀**：肺间质性疾病患者，或因先天禀赋不足或因后天失养，或失治误治，使脏气虚损，无力推动血液运行，日久则血滞成瘀。正如叶天士所说"初病在气，久病从瘀"。

（1）中医分型：①肺气虚耗证，喘促短气，咳声低弱，神疲乏力，痰吐稀薄，自汗畏风，或见咳呛，痰少质黏，烦热而渴，咽喉不利，两颧潮红，舌紫暗红或有苔剥，脉软弱或细数。②肺脾气虚证，在上述肺气虚基础上伴有面色萎黄、大便稀溏、腹胀，甚至四末不温等症状，舌淡边有齿痕，苔薄白，脉细。③肺肾两虚证，面色黧黑，语声低微，喘促急剧，动则尤甚，呼多吸少，气不得续，咳吐清晰痰涎，心悸胸闷，口唇青紫。偏阴虚者多见于应用激素早期的患者。偏阳虚者多见于疾病晚期气损及阳、阴损及阳或使用激素后期的患者。

（2）分证治疗：①肺气虚耗者，宜补肺宜气养阴，可用生脉散和补肺汤为主方加减。若咳逆，痰稀薄者，合紫菀、款冬花、紫苏子等止咳定喘；偏阴虚者合沙参麦冬、玉竹、百合、诃子养阴润肺；咳痰黏稠，合川贝母、百部、桑白皮化痰肃肺。②肺脾气虚者，健脾益肺，土旺生金，正如陈士铎《石室秘录》所曰"治肺之法，正治甚难，当转以治脾，脾气有养，则土自生金"。方选六君子汤或参苓白术散加减，常用生黄芪、党参、白术、茯苓、白扁豆、山药、陈皮、焦三仙益气健脾，并酌加杏仁、紫苏子、炙紫菀、炙款冬花、云雾草、鱼腥草、重楼等化痰祛瘀药，可明显增强患者免疫力，同时可改善其症状，提高生活质量。③肺肾阴虚者，以百合固金汤为主方加减。方中百合、麦冬、玉竹、石斛、天花粉、黄精润肺生津；矮地茶、紫菀、款冬花、前胡、白前止咳化痰；在补虚基础上辅以三七、川芎、红花等活血化瘀之属，养阴而不滞，活血而不燥。偏阳虚者，宜金匮肾气丸合参蛤散加减；若喘剧气怯，不能稍动，加人参、五味子、蛤蚧以益气纳肾。如瘀较重者，可加赤芍、丹参以凉血，增强其通肺络作用。

# 90　特发性肺含铁血黄素沉着症从瘀论治

　　特发性肺含铁血黄素沉着症（IPH）为病因未明的弥漫性肺间质疾病，以弥漫性肺泡出血和继发性缺铁性贫血为特征，临床少见，目前尚无特殊治疗方法，西医治疗措施以糖皮质激素为主，但不能长期稳定病情和预防复发。中医学无此病名，根据咳嗽、咯血、气促、贫血等症，可归属于"咳证""喘证""咳血""虚劳"等范畴。临床实践中，学者钱华从瘀论治，获得较好疗效。

　　**1. 病因病机：**

　　（1）因瘀致病：清·唐宗海在《血瘀证》中提出瘀血咳嗽之证，即包含了对本组疾病的认识，据此认为外感内伤日久，瘀血内停于肺，肺气失常是本病病机。其方血瘀的形成，或由寒邪侵犯，血被寒凝，泣而不行所致；或由热熬伤津，津不载血，血液凝结所致；或由痰浊水饮，阻遏血脉正常运行所致；或由情志不畅，肝郁气滞，不能行血所致；或由年老体弱，气虚无力推动血行所致等。

　　（2）因病致瘀：前人所谓"久病入络""久病必瘀"，且本病以弥漫性肺泡出血为特征，血溢脉外，郁于肺中则为瘀血。

　　**2. 治则方药：**本病早期以弥漫性肺泡出血为特征，表现为咳嗽咯血，因瘀阻则气滞，"气有余便是火"，灼伤津液，则致肺阴不足，故治疗应予以滋阴润肺，化瘀止血。用药当选南北沙参、麦冬、百合、生地黄、玄参滋阴清热，润肺生津；紫菀、款冬花、百部、川贝母、甘草化痰止咳；三七、花蕊石化瘀止血；更可佐以仙鹤草、白及、牡丹皮、紫珠草等以加强止血功效。本病后期出现继发性缺铁性贫血，在上症的基础上伴有乏力，面色苍白，心悸气短等症，乃久病气血亏虚所致，因"瘀血不去，新血不生"，故治疗在补益气血的同时，仍须化瘀止血，用药当选阿胶养血止血，黄芪、太子参、当归、熟地黄、黄精、鸡血藤等益气补血，茜草炭、地榆炭、仙鹤草、三七、花蕊石化瘀止血。

# 91 肺纤维化从瘀论治

肺纤维化是一组以肺间质弥漫性渗出、浸润和纤维化为主要病变的疾病。目前肺纤维化的发病机制尚不十分清楚，但各种间质性肺疾病都有共同规律，即肺间质、肺泡、肺小血管或末梢气道都存在不同程度的炎症，在炎症损伤和修复过程中导致肺间质纤维化的形成。一般起病隐袭，进行性加重，临床上以进行性呼吸困难和低氧血症为特征，晚期多可引起心肺衰竭而死亡。肺间质纤维化分为特发性和继发性两大类。大多数医家根据患者临床表现及自己的临床经验将其归为喘证、痰饮、咳嗽、肺痿、肺胀、肺痹等疾病范畴，进行辨证论治。张锡纯在《医学衷中参西录》中提及"肺脏有所损伤，其微丝血管及肺泡涵津液之处，其气化皆淹瘀凝滞，致肺失其玲珑之体，则有碍子阖辟之机，呼吸则不能自如矣"。认为肺气损伤后，气化不行，致血瘀痰浊阻于肺络，肺的宣发肃降功能失调，临床上出现呼吸困难等症状。其描述的证候与现代医学中的"肺纤维化"颇为相似。

特发性肺间质纤维化多属中医学"肺痿"范畴，病机多为肺燥津伤和肺气虚冷。继发性肺间质纤维化多属中医学"肺痹"范畴，肺为邪痹，气血不通，络脉瘀阻，并存在着由肺痹到肺痿的临床演变过程。肺燥、肺虚、外邪均可产生瘀血，而瘀血一旦形成，反过来又可影响气机的宣畅，阴津阳气难以布达，肺失濡润使病情进一步加重。因此，瘀既是病理产物，又是致病因素，学者王立娟等认为，瘀贯穿肺纤维化始终。

## 瘀的产生

凡离经之血不能及时排出和消散，停留体内，或血行不畅，壅遏于经脉以内，瘀积于脏腑组织，失去其生理功能的均称为瘀血。汉·许慎《说文解字》曰："瘀，积血也。"首先提出瘀就是血液停积，不能流通的意思。瘀的形成是由于气滞而致血行受阻，或气虚而血运迟缓，或痰浊阻于体内，形成瘀积，按之有痞块，固定不移。肺朝百脉，指全身的血液都通过经脉而汇聚于肺，通过肺的呼吸进行气体交换，然后再输布到全身。肺不仅对血液循行、血脉运动具有调节作用，还包括对血液流态的调节作用。发生肺纤维化时，肺的气化不行，无力推动血液的运行，血液循环减慢而成瘀。瘀作为肺纤维化的病理产物，其成因主要有以下两个方面。

**1. 因虚致瘀**：《素问·痹论》曰"病久入深，营卫之行涩，经络时疏，故不通"。认为疾病迁延时日，可以导致瘀血产生，为后世络病理论的进一步发展奠定了基础。叶天士的"病久入络""久病血瘀"；王清任的"元气即虚，必不能达于血管。血管无气，必停留而瘀"，提出久病多瘀，气虚致瘀的机制，主要是因为久病正气虚，气血运行不畅所致。正气亏虚为肺纤维化发病的内在因素。正气不足，脏腑功能失调，气血津液的生成、运行、输布障碍，产生痰浊、瘀血、水饮；正气亏虚，可导致内生五邪的发生。肺纤维化病机特点为本虚标实，肺脾肾虚为本，痰浊、瘀血、热毒互结为标。瘀血又为标中之根本，热毒、痰浊、水饮等均可在瘀的基础上所形成。肺络瘀滞，津液不行而成痰，即"血积既久，亦可化为痰水"。瘀血阻络，气血运行不畅，壅遏不通则热。痰热瘀滞久而酿毒。可见瘀证日久可变生痰、热、毒，病久痰阻气滞，热灼血络，耗气竭阴最终又可致虚瘀更甚的虚实夹杂之证。

**2. 外邪致瘀**：感受外邪，肺为邪痹，失于宣发肃降，气血不通，络脉瘀阻，形成瘀血；或邪盛致正气更虚，气虚血行无力而成瘀。《素问·举痛论》曰："寒气客，则脉不通。"《素问·离合真邪论》亦曰："夫邪之入于脉也，寒则血凝泣。"肺纤维化病机多为肺燥阴伤。燥为热邪阳邪，易损伤血络，血为热扰，经血沸腾，不归经脉，妄行外溢而出血，妄行离经之血，必然为瘀。且燥易伤津耗阴，阴伤血滞为瘀或阴虚火旺迫血妄行而终成瘀。外邪致瘀与因虚致瘀密不可分。《内经》曰："正气存内，邪不可干。""邪之所凑，其气必虚。""故邪之所在，皆为不足。"说明正气不足是疾病发生的内在根据，正气足则外邪无以侵犯。尤在泾在《金匮要略心典》曰："最虚之处为容邪之所。"而瘀血停积之部位往往也在最虚之处。

## 瘀的致病机制

"瘀"与络脉学说密切相关。络病的实质为络脉阻滞，即络脉的血行不畅，属于"瘀"的范畴。叶天士曰："久病必治络，谓病久气血推行不利，血络之中必有瘀凝。"肺纤维化病机在于以正气偏虚为基础，外感六淫为诱因，形成瘀血痰浊阻滞肺络，正邪交争，虚实错杂，缠绵难愈的特点。其瘀血的致病机制为瘀阻络脉，肺失宣肃。瘀血留滞肺络，肺难行宣肃之职；肺络瘀阻，治节无权，则气血阴液难以上行养肺，以致肺体失养，气机不用，甚至瘀久生毒，使肺之气阴更受其伤，从而产生肺纤维化的种种表现，如咳嗽、憋喘等症。

## 瘀的病理特点

**1. 阻遏阳气**：气属阳，血属阴，瘀血为阴血凝结而形成。瘀血内阻，可郁遏阳气，影响阳气的宣通，而致局部发凉、冷痛。瘀血阻滞清窍，清阳不展，可见头部冷痛、畏风等。临床经常可见局部冷痛、屡用温阳散寒之剂无效、而以活血化瘀通络治疗取得效验者。

**2. 郁热内伏**：李中梓曰"瘀之日久，则必发热"。瘀血为有形之邪，易阻滞气机。瘀血内阻，郁久化热可致发热。《灵枢·五变》曰："血脉不行，转而为热。"《灵枢·痈疽》曰："血涩不行，不行则卫气从之而不通，壅遏不得行，故热。"明确指出瘀血阻滞，气血不通，壅而为热。

**3. 气机失常**：瘀血致病易于阻滞气机，影响气的运行，如《血证论》所曰："凡有所瘀，莫不壅塞气道，阻滞生机，内有瘀血，故气不得通。"气的运动形式主要表现为升降出入，故瘀血阻滞常致脏腑之气升降失和。

**4. 水津失布**：血脉瘀阻，津血互化失和，可使津液失布，水液停聚；且气能行津，气能布津。气行津行，气停津停。而瘀血致病易于阻滞气机，使气滞不行，津液不得输布，水液停聚，津聚成痰，故多见痰瘀夹杂，共同致病。痰浊瘀血同属阴邪，相互胶结，相互影响。唐容川在《血证论》中指出："内有瘀血则阻碍气道，不得升降。气壅则水壅，水壅即为痰饮。"痰浊瘀血交错，阻碍肺气宣发肃降之功能，则肺气郁闭，气壅于胸，滞留于肺，肺体胀满，宣降失司，出现咳嗽、咳痰、呼吸困难等症。正如《丹溪心法·咳嗽》所曰："肺胀而咳，或左或右不得眠，此痰夹瘀血碍气而病。"痰瘀常常是相互胶结为病。巢元方《诸病源候论》明确指出："诸痰者，此又血脉壅塞，饮水结聚而不消散，故能痰也。"首次阐明了瘀血化痰的病理过程。唐容川《血证论》曰："血瘀既久，亦能化为痰水"；"瘀血流注，亦发肿胀者，乃血变水之证。"进一步明确指出，瘀血痰浊相互胶结为害的病理特点。

## 从瘀辨治肺纤维化

瘀血既是病理产物，又是致病因素。瘀血不去则新血不生，全身将失去濡养，机体将不能发挥正常的生理功能，瘀去则五脏六腑才能恢复正常的气化功能，正如张仲景所曰"五脏通畅，人即安和"。肺纤维化是以正虚为本，瘀血痰浊互结为标的一种复杂难愈的疾病，虚、瘀贯穿肺纤维化始终。在治疗中，应采用扶正祛邪、标本兼顾的治疗原则，以补虚培元、活血化瘀祛痰为治疗大法。活血化瘀药物的应用，必不可少。

现代研究表明活血化瘀药可以改善微循环，破坏致敏细胞的酶激化系统，抑制过敏介质的释放，从而缓解支气管痉挛，促进炎症吸收，减少巨噬细胞释放纤维连接蛋白，保证肺细胞与组织间血液的气体交换，改善临床缺氧状态，缓解呼吸困难症状，延缓或阻断肺纤维化进程。常用的活血药中，有当归、川芎、乳香、没药、延胡索、郁金、紫草、月季花、鸡血藤、王不留行等；化瘀药中，有三棱、莪术、穿山甲、土鳖虫、水蛭、虻虫、干漆、守宫、斑蝥等；亦有活血与化瘀两种功效兼有药物，如丹参、益母草、皂角刺、桃仁、红花、玫瑰花、血竭、五灵脂、川牛膝等。活血含有和血之意，化瘀需经软坚散结、破血逐瘀等而使其消散。因瘀证形成的原因颇多，故用药亦有别。

根据肺纤维化本虚标实的特性、痰的病理变化及对气机等的影响，在应用活血化瘀药物的同时，应重视与补虚、调气相结合，做到标本兼顾。

**1. 活血化瘀与行气相结合：**肺病日久，肺气亏虚，肺失宣肃则咳嗽、气喘加重，且"气行则血行，气虚则血瘀"，故应结合宣降肺气之法，以利于改善临床症状。

**2. 活血化瘀与补虚相结合：**肺纤维化为虚实夹杂致病，正虚是其病变的主要方面。肺之虚证或气虚，或阴虚，或气阴两虚，故应结合益气、养阴之法治疗。

**3. 活血化瘀与整体调治相结合：**肺系疑难病常与其他脏腑病变联系，如心、脾、肾、大肠等，应注意从整体观念出发，处理好局部与整体的辨证关系，综合舌象、脉象及具体状态，在运用活血法的同时，注意整体调理。

# 92　阻塞性睡眠呼吸暂停低通气综合征从瘀论治

　　阻塞性睡眠呼吸暂停低通气综合征（OSAHS）是睡眠障碍呼吸紊乱最常见的一种形式，其睡眠时反复出现完全或部分的上气道塌陷，导致夜间低氧和睡眠片段化等多种显著临床病理障碍。国外流行病学调查显示，近几十年 OSAHS 在 30～70 岁人群发病率至少超过 10％，尤常见于超重或肥胖的男性。国内尚无全国范围大规模数据，区域性报道提示成人 OSAHS 患病率达 9.6％。目前本病首推的治疗方法是无创正压通气，但存在患者耐受性、依从性差，及机器费用高昂等情况。鉴于 OSAHS 与心脑血管疾病、代谢紊乱、日间嗜睡、车辆或工业交通事故密切相关，严重影响生活质量，如何阻止疾病的进展是近年呼吸领域关注的热点。

　　学者李晴等尝试从中医基础理论、现代医学研究、临床观察等方面论述了血瘀与 OSAHS 的关系，进而为从血瘀论治 OSAHS 提供了理论依据，为中西医结合治疗 OSAHS 提供了新思路。

## OSAHS 与血瘀

　　**1. OSAHS 临床症状有瘀可辨**：根据 OSAHS 打鼾、嗜睡等主要临床表现，类似中医学鼾眠、嗜睡、嗜卧、但欲寐等描述。《诸病源候论》提到"鼾眠候"，曰："鼾眠者，眠里喉咽间有声也。人喉咙，气上下也，气血若调，虽寤寐不妨宣畅；气有不可，则冲击喉咽而作声也。其有肥人眠作声者，但肥人气血沉厚，迫隘喉间，涩而不利，亦作声。"王清任《医林改错》曰："元气既虚，必不能达于血管，血管无力，必停留而瘀。"瘀血阻络，上蒙清窍，清窍不利则嗜睡或夜寐不安；瘀血阻滞，血行不畅脏腑失养，神明失司，则寐时口腔肌肉松弛、悬雍体下垂，致气道狭窄，气息出入不利而拍击作鼾，甚或呼吸暂停；再者，肺位于胸中，主气司呼吸，主宣发肃降，与气、水、血的输布密切相关，其开窍于咽喉，肺窍气机不通，产生鼾声如雷。

　　头痛亦为 OSAHS 常见症状，尤以晨起为甚。瘀血阻滞脏腑经络，闭塞气机，气血运行不畅，不通则痛。故瘀血阻滞清窍，则见头痛。唐容川曰："凡是疼痛，皆瘀血凝滞之故也。"此外临床观察可见，OSAHS 患者多存在舌质暗、舌下静脉曲张、舌上瘀点、脉涩、面色黧黑等血瘀证证候要素。血络瘀阻，血行不畅，面部失于气血温煦濡养，而见面色黧黑。《灵枢·经脉》曰："血不流，则髦色不泽，故其面黑如漆柴者，血先死。"

　　**2. 血瘀病因病机的认识**：血得温则行，得寒则凝。《内经》中认为寒邪是导致血瘀的主要外邪，寒邪外侵，人体阳气受损，血液失去温煦推动，血流不畅，停而为瘀。此外，风为百病之长，风邪中人于血脉，气机紊乱，亦可发为血瘀。《灵枢·九宫八风》曰："风从西北方来，名曰折风，其伤人也，内舍于小肠，外在于手太阳脉，脉绝则溢，脉闭则结不通。"而《医学心悟》也提到："鼾眠者，鼻中有声，音从喉中而出也，多属风寒入侵。"风寒致瘀，可产生前述病理过程导致 OSAHS。

　　此外，情志失调亦可致瘀血。《灵枢·百病始生》曰："内伤于忧怒，则气上逆，气上逆则六腧不通，温气不行，凝血蕴里而不散，津液涩渗，著而不去。气为血帅，气行则血行，气止则血止，忧则气结，怒则气逆，气机不畅，帅血无力，血行不畅，发为血瘀。"说明情志与血瘀相互影响，致气滞血瘀、经脉不畅、脑失所养，易昏浊不清，产生嗜睡，阻于咽峡可发为鼾声。再者水谷入胃，五味各走其脏，饮食偏嗜，咸味过度，可伤及血脉导致血瘀；血运不畅，气机失调，交阻气道作鼾。此外，嗜食肥甘滋腻、膏粱厚味，易酿生痰湿，上阻气道、壅滞不畅，痰气交阻，血脉痹结，肺气不利，致肺司呼吸功能失常，发为本病。说明饮食偏嗜，可造成痰瘀交阻气道或蒙蔽清窍，而引发并加重 OSAHS。《灵枢·营卫生会》曰："老者之气血衰，其肌肉枯，气道涩。"成为"年老多瘀"认识的基础。素体虚弱、劳倦内伤或年迈脏衰，损伤脏腑功能，气血生化不足，血少不充，脉道凝涩，发为血瘀，瘀阻清窍，引发本病。

上述 OSAHS 临床证候、病因病机特点与中医学血瘀的概念相吻合。中医学认为，离经之血不能及时消散，瘀滞某处，或血运不畅，瘀积脏腑、膜原、筋脉、肌腠，呈凝滞状态即为血瘀。血瘀的形成往往是多种原因相互作用，既是病理产物，又是致病因素，引起更为复杂的病机，成为其他疾病的发病基础，这也解释了 OSAHS 临床常见头痛、神识认知异常，极容易合并心脑血管、认知、神经、代谢等方面的并发症，可见血瘀的病机特性常一以贯之，并影响其发生发展，已成为 OSAHS 重要病理因素。

本病与肺系相关，瘀血内阻，肺气不利，使得肺主气司呼吸功能失常；气血不利，血运不畅，瘀积涩滞咽喉，则鼾眠作。

## OSAHS 与血瘀的研究

陈可冀等在《实用血瘀证学》提到血瘀的现代诊断标准：存在血黏度、血小板聚集性、凝血异常、微循环障碍、内皮功能异常、血液流变学异常、血流动力学障碍、血小板聚集性增高等实验理化异常，这与中医学血瘀的特点相一致，是诊断血瘀的重要证据。

OSAHS 的现代基础研究与血瘀的相关性佐证。OSAHS 患者反复的气道阻塞导致间歇低氧、胸廓压力不稳定及睡眠片段化，进而通过一系列病理生理过程引起血管内皮损伤、氧化应激、炎症及血管收缩，促使内皮功能障碍。有研究表明，运用定量实时 PCR 检测在 OSAHS 患者的皮肤活检、暴露在间歇低氧 4 周的大鼠主动脉、人真皮微血管及低氧环境下培养的冠状动脉内皮细胞里的基因表达，发现在 OSAHS 患者皮肤活检中，内皮型一氧化氮合酶（eNOS）、重组人肿瘤坏死因子 α 诱导蛋白 3（TNFAIP3）、缺氧诱导因子（HIF-1）等血管损伤基因表达明显增高，并与缺氧程度呈正相关。血管内皮损伤被证实是 OSAHS 的关键特征。通过分离没有心血管疾病的 OSAHS 患者内皮细胞进行免疫组化，观察到在这些人群中存在氧化相关的微循环的内皮损害。通过观察 OSAHS 患者外周血内皮祖细胞不同亚族和促血管生成因子水平的变化，发现 OSAHS 患者可能都会诱导动员大量无效内皮祖细胞，从而减弱内皮修复功能，加重内皮损伤，进而增加血管事件发生率。以上证明 OSAHS 的病理过程存在内皮功能异常。

研究尚证实，OSAHS 患者凝血系统成分发生显著变化，包括血浆组织因子的增加、血小板活化等。血凝增加的原因目前证实有去饱和作用，在呼吸暂停时触发炎性反应因子，进而血浆组织因子及儿茶酚胺增长，血小板聚合，同时由于睡眠片段化和反复微觉醒常引起较强烈的交感神经系统激活，导致广泛的血管内皮微损伤和毛细血管张力变化，且与促凝血及氧化应激相关，最终引起血液高凝状态。

OSAHS 的发生还与血液黏滞性增加相关，其由红细胞比容、血浆黏度等决定。凝血因子增加及血黏度增加等都证实存在于 OSAHS 患者，表明 OSAHS 患者更容易发生血液高凝、栓塞状态。OSAHS 是肺血栓及深静脉血栓的独立危险因素，佐证了 OSAHS 与高凝及血栓的密切关系，而运用持续正压有创通气（CPAP）治疗 OSAHS 的同时血栓、高凝状态以及平均血小板容积亦得到改善。故此，无论从中医学还是西医学角度，血瘀均是 OSAHS 的重要病机。

## 活血化瘀治疗 OSAHS

《素问·阴阳应象大论》曰："定其血气，各守其乡，血实宜决之。"血实，即血脉壅塞瘀阻之证；决，即开泄疏通之义。明确阐述了血瘀之证宜活血化瘀。结合岭南地域特点为阴湿之气常盛，湿性黏滞重浊，阻遏气机，气血运行失调，因湿致瘀，因瘀而患病，是岭南地区 OSAHS 常见病机。鉴于此，在治疗上往往湿瘀并举，拟化湿祛瘀汤加减，方中灵活应用丹参、当归、红花、桃仁等活血化瘀；配合白豆蔻、陈皮、法半夏等健脾化湿；佐桔梗宣肺。诸药合用，共奏祛瘀化湿止鼾之效。临床上，梁新元运用血府逐瘀汤治疗 26 例 OSAHS 患者，发现患者呼吸暂停低通气指数（AHI）降低，最低血氧饱和度（LSO2）得到改善，临床症状鼾眠、夜间憋气得亦明显好转，总有效率达 65.7％。吴雁运用加味会厌逐瘀汤治疗 30 例气虚血瘀型 OSAHS 患者，取得满意效果。其余则有诸多学者在各辨证分型基础上辅以活血化瘀治疗，从而取得满意效果。以方测证，方证对应，从另一角度说明血瘀是 OSAHS 的基本病机。而非药物治疗方面，李战炜运用中药"三九"贴（成分含当归、丹参、麝香等活血行气之药）选取三阴交、合谷等穴位进行贴敷治疗可有效改善 OSAHS 患者夜间打鼾、憋醒次数、白天嗜睡等症状。此外尚有灵活采用针灸、耳穴等活血化瘀之法治疗均收获良效。

　　血瘀是 OSAHS 的重要病理机制之一，贯穿 OSAHS 全过程，作为主证或兼证存在。临床中在辨证论治基础上，合理运用活血化瘀法治疗本病有积极意义，为中西医结合治疗 OSAHS 拓展新思路。

# 93　肺源性心脏病从瘀论治

　　肺源性心脏病（简称肺心病）是呼吸系统危害最突出的疾病之一，迄今发病率和死亡率都较高。本病属中医学"肺胀""胸痹""水肿"等范畴，为本虚标实之证。研究发现瘀血证在肺心病的急性发作期和缓解期已普遍存在，并对肺心病的恶化起了关键作用。学者张瑞荔等治疗本病时在中医辨证的基础上，将活血化瘀法贯穿于整个治疗之中，每获良效。

## 肺心病病因病机

　　肺心病以咳嗽、咳痰、气喘、水肿四大症为特点，病位在肺，与心、脾、肾密切相关，属本虚标实之证。历代医家早有论述。《丹溪心法·咳嗽》曰："肺胀而咳，或左或右不得眠，此痰挟瘀血碍气而病。"《证治汇补·卷五·肺胀》曰："肺胀者……如痰挟瘀血碍气。"可见本病与血液关系密切。血液运行，依赖于肺气的推动，随气的升降遍布全身，肺又是血液气体交换的场所，全身血液都通过经脉而聚于肺，再输布于全身。血液进行气体交换的完成，又赖于肺的宣发肃降功能。肺的功能正常，则血液进行气体交换的功能才能正常，以维持人体新陈代谢的相对平衡。因反复感邪，病程迁延等原因导致肺功能失常，肺气不能正常地推动血液运行，则水停血滞，发为瘀血。

　　现代医学病理解剖学证明，严重的肺部病变，造成肺毛细血管和横断面显著减少，血流阻力增加，导致肺动脉高压，右心室代谢性肥厚，进而右心衰，静脉系统和内脏大量淤血。同时，由于肺的严重病变导致换气功能障碍，形成低氧高碳酸血症，出现唇、舌、脉络发绀的瘀血征象；由于缺氧，引起红细胞代偿性增多，血黏度增高，亦可促成瘀血，故血瘀不但在肺心病的前期病变中就已存在，并对肺心病的形成、发展、恶化起到了关键的作用。由此可见，瘀血在肺心病中占有非常重要的地位。

## 肺心病分期辨治

　　无论中医学还是现代医学均认为，肺心病急性发作期和缓解期血瘀证始终存在。因此活血化瘀法贯穿于整个治疗之中。临床根据肺心病急性发作期和缓解期分别论治。中医强调治病求本，遵循急者治其标、缓者治其本的原则。急性期以祛邪利气为要，缓解期则以扶正补虚、理气活血为主。

　　**1. 急性期：**临床常见痰热瘀阻肺证和血瘀兼里实热证。

　　（1）痰热瘀阻肺证：症见呼吸急促，喉中痰鸣，咳嗽阵作，痰黄稠黏，咳吐不利，烦躁不安，面唇青紫，口渴喜饮，汗出，舌质暗红，苔黄腻，脉滑数。治以活血化瘀，清热祛痰。清热祛痰药常用黄芩、金银花、连翘、芦根、浙贝母、桑白皮、瓜蒌等。活血化瘀选用川芎、当归、丹参、赤芍、桃仁、益母草等。或用麻杏石甘汤配伍活血化瘀药物。

　　（2）血瘀兼里实热证：症见呼吸急促，腹胀满或胀痛，大便秘结，喉中痰鸣，咳嗽阵作，痰黄稠黏，咳吐不利，烦躁不安，面唇青紫，口渴喜饮，汗出，舌质暗红，苔黄干，脉滑数。治以攻下泄热法与活血化瘀法配伍。方用桃仁承气汤加减。

　　**2. 缓解期：**临床常见肺肾气虚，痰浊阻肺证和脾肾阳虚，水湿浸渍证。

　　（1）肺肾气虚，痰浊阻肺证：症见咳喘不止，动则尤甚，痰多质稀，腰酸腿软，畏寒乏力，舌胖质暗，苔白滑，脉弦细。治以益气补虚，活血理气。常用黄芪、茯苓、熟地黄、山药、泽泻、牡丹皮、山茱萸、紫苏子、莱菔子、白芥子、款冬花、肉桂、制附子、丹参、赤芍、益母草等配伍。

（2）脾肾阳虚，水湿浸渍证：症见咳嗽心悸，不得平卧，面色晦暗，四肢冷，浮肿少尿，舌胖质淡、苔滑腻，脉滑细。治以温阳利水，活血通脉。常用车前子、泽泻、茯苓、白术、猪苓、陈皮、法半夏、贝母、桔梗、桂枝、干姜、制附子、丹参、赤芍、益母草等配伍。

肺心病病程迁延，反复发作，持续加重。患者长期处于缺氧状态，继发性红细胞增多，血液黏稠，血小板聚集，缺氧使肺血管收缩，血管阻力增加形成肺动脉高压。以致右心负荷加重，出现一系列以体循环瘀血为主的心衰体征，即是中医学认为的"瘀血证"。因此在肺心病的治疗中，积极予以降低血液黏稠度，防止微循环血小板聚集形成血栓至关重要。减轻患者瘀血状况，改善胃肠道、四肢及末梢组织的血液循环。即中医学的"活血化瘀法"。

肺心病急性发作期常合并感染，感染可加重肺循环阻力，致使肺组织供血不足，加重炎症，形成恶性循环。临床常表现出血瘀、痰浊等外邪化热之象。肺部感染和中医的痰热瘀阻肺在某种意义上是一致的，故以活血化瘀，清热祛痰治之，以达清热祛痰化瘀之功。血瘀兼里实热证者，以活血化瘀，攻下泄热治之，能改善肺循环及肠道传导功能，排出糟粕和代谢产物，使邪浊之气从大便排出，从而有效地控制感染，保持呼吸道通畅，纠正心力衰竭。

肺心病乃本虚标实之证。虚指五脏气血、阴阳亏虚。血瘀则为标实。气与血关系密切，气为血之帅，血为气之母。气滞则血瘀，气虚无力推动血行，亦可致瘀，而血瘀又能使气滞、气耗，二者互为因果。五脏以心肺肾三脏虚损多见。故以补虚化瘀法治之，特别是在肺心病缓解期的治疗中尤其重要。据报道补虚化瘀可涵盖下列几个方面：增强患者机体的免疫功能，提高肾上腺皮质功能，抑制血小板的聚集，改善血液流变学，改善血流动力学，改善微循环等。临床证实，益气活血法治疗肺心病，既可增加心脏泵血功能及心排血量，提高心搏指数和心脏指数，改善心功能，又能起到降低血液黏稠性和凝固性，改善微循环的作用。从而降低外周阻力，增强组织器官的血液循环，改善组织缺血、缺氧状态，调整机体的免疫功能。肺心病出现水肿、心悸等症状时，与血脉瘀阻及心肾之阳气虚衰，水液停聚有关，故治以活血通脉，温阳利水。研究证实，活血通脉，温阳利水法具有降低血黏度，改善微循环，降低毛细血管通透性和减轻水肿的作用，同时还能扩张周围血管及肺小动、静脉，使回心血量减少，肺动脉压降低，从而减轻右心前后负荷，使心功能得到改善，且能降低呼吸性酸中毒和代谢性碱中毒的发生率。

总之，瘀血证在肺心病的急性发作期和缓解期已普遍存在，并对肺心病的恶化起了关键作用。因此活血化瘀法成为肺心病的重要治则，并贯穿肺心病治疗的全过程。临床上在中医辨证论治的前提下根据患者体质差异配方用药，同时分清标本缓急，急性发作期重在祛邪，治以活血化瘀，清热祛痰，攻下泄热；缓解期则以扶正固本，理气活血为主。临床只要辨证得法，正确运用活血化瘀法治疗，将会获得较好的疗效，对改善患者的临床症状，缩短疗程，提高其生活质量起到积极的作用。

## 肺心病从瘀论治经验

慢性肺心病是呼吸系统常见病、多发病，由肺组织、肺动脉血管或胸廓的慢性病变引起肺组织结构和功能的异常，造成肺血管阻力增加，肺动脉压力增高，使右心扩张、肥大，伴或不伴右心衰的心脏病。患病年龄多在40岁以上，常因呼吸道感染而诱发肺、心功能不全，严重者出现呼吸衰竭、右心衰等。西医治疗主要是对症处理，在改善通气的基础上控制感染，必要时可采用利尿、扩血管药或慎用小量强心剂，但仅能缓解症状，远期疗效欠佳。周庆伟教授治学严谨，学验俱丰，尤长于肺心病的辨证论治。

**1. 肺病及心，易虚易瘀**：张仲景《金匮要略·平肺痿肺痈咳逆上气痰饮脉证第十五》曰"咳逆倚息，短气不得卧，其形如肿"。与现在临床上肺心病的症状一致。肺主气司呼吸，朝百脉，助心主治节，内伤久咳、久喘、久哮等迁延失治，致肺气亏虚，日久累及脾、肾、心，故肺心病乃本虚标实。本虚为肺，心脾肾亏虚；标实乃外邪、痰饮、水气、瘀血互结为患。其临床表现为长期反复咳嗽、咳痰，指端、口唇及口唇四周呈青紫色，心率加快，心律不齐，严重时出现呼吸衰竭、心力衰竭等。每到寒冷季节病情加重，咳嗽加剧，痰量增多、变浓或呈黄色，上楼梯或快步走路时，感觉气短，甚至在休息时也可出现心悸气短。晚期症状如长期卧床，慢性心力衰竭，剧烈胸痛，呼吸困难，发绀，频繁咳嗽伴有咯血等。临床上肺心病患者常见有胸闷，心悸，颈静脉怒张，肝脾大，唇甲发绀，舌质紫暗，舌有瘀斑或瘀点，舌下静脉曲张，脉涩等血瘀证表现。

**2. 肺心治瘀，攻补兼施：** 由于本病在急性发作期和缓解期都存在血瘀证，所以以活血化瘀法贯穿肺心病治疗的始终，病因病机相结合，随症加减，灵活运用。中医依据肺心病各期临床表现，辨证分型为痰瘀阻肺证、气虚或阳虚血瘀证、寒饮射肺证，分别予以理气化痰、活血化瘀、益气活血、温阳活血法治疗，各期突出活血化瘀法，临床效果显著。

（1）痰瘀阻肺证：咳喘气急，胸部胀闷，痰白或黄，唇紫，舌质暗，舌苔薄白而腻，脉弦涩。治宜理气化痰、活血化瘀，药用紫苏子、莱菔子、白芥子、红花、桃仁、杏仁、郁金、薤白、当归、赤芍。痰浊血瘀阻滞者，予二陈汤合桃红四物汤加减。前者理气化痰，加竹茹、姜汁荡涤通体之痰浊；桃红四物汤滋阴养血，活血化瘀，加莱菔子、炙苏子、葶苈子。

（2）气虚血瘀，痰瘀阻肺证：呼吸短浅难续，甚则张口抬肩不能平卧，咳嗽，痰薄而稀，无力咳出，胸闷心悸，汗出，口唇紫暗，舌质暗淡，脉沉细数，或有结代。治宜益气活血，药用生黄芪、党参、红花、郁金、法半夏、茯苓、桃仁、杏仁、紫菀。

（3）阳虚血瘀，寒饮射肺证：脉浮肢肿，心悸，咳嗽，咳痰清稀，脘痞纳差，形寒肢冷，腰膝酸软，小便清长，大便稀溏，舌胖质暗，舌苔白滑，脉沉细。治宜温阳活血，药用炙黄芪、制附子、细辛、茯苓、桂枝、白术、红花、桃仁、杏仁、川芎、郁金。

中医学认为，本病多本虚标实，本虚为心肺气虚，进而发展为心肺阳虚。气虚生痰，阳虚停饮，因此治则上应该急则治其标，化痰活血为法，使气道之气机通畅，缓则治其本，治法上宜扶正固本，活血化瘀，化痰利水。

## 94　肺癌从瘀论治

　　从肺癌多血瘀的经典理论，到肺癌血瘀临床观察及恶性肿瘤转移的相关性实验室研究的论证中，学者尚娟等总结肺癌从瘀论治的科学性，同时结合实验研究中活血化瘀药物抗癌活性的显著性，论证肺癌从瘀论证的前景。

　　近年来，肺癌的死亡率攀升最快。有资料显示，在我国根据上海市肿瘤登记处统计，上海市男性肺癌发病率占所有恶性肿瘤发病的首位，而女性肺癌的发病率，仅次于乳腺癌及胃癌，位居第三。根据我国恶性肿瘤病死率 20 年变化趋势和近期预测分析，我国肺癌的发病率在今后几年还要上升。因此针对肺癌的治疗，成为现在及将来肿瘤防治的重点。然目前中医对于肺癌从"补气养阴，清热解毒"论治，而常常忽视血瘀在其发生、发展中的重要作用。

### 中医理论对肺癌的论述

　　癌症素有"积、伏梁、石"等称，其与血瘀证的关系早在《内经》就有论及。古人曰："癌瘤者，非阴阳正气所结肿，乃五脏瘀血浊气痰滞而成。"王清任也认为："气无形不能结块，结块者，有形之血也。血受寒则凝结成块，血受热则煎熬成块。"《杂病源流犀烛·积聚癥瘕癖源流》曰："邪积胸中，阻塞气道，气不宣通，为痰为食为血，皆得与正相搏，邪既胜，正不得而制之，遂结成形而有块。"可见，历代医家早就认识到血瘀与肿瘤关系密切。且因肺为"娇脏"，不耐寒热，易受邪侵。当肺气虚，失其"宣发肃降"之功效时，肺气郁阻，津液输布不利，壅结为痰，气机不畅，血滞为瘀，痰瘀交阻，阻塞络脉，日久逐渐形成肺部肿瘤。可见，在肺癌的发病机制中，瘀既为邪毒侵肺、肺腑功能失调的病理产物，又是导致正气内虚、肺腑功能失调的致病因素。

### 肺癌血瘀临床研究观察

　　现代中医研究发现恶性肿瘤患者普遍存在血液高凝状态。陈群等人在肺癌入选病例的舌象观察中，46.84％的肺癌患者出现瘀血舌象，且与年龄无关，其中舌下络脉迂曲扩张表现最多，随着病程的进展，出现瘀血舌象的比例上升，且转移组瘀血舌象的出现率较非转移组高。左明焕通过采用回顾性与前瞻性相结合的方法进行临床观察，经检验后发现，血瘀证、痰证、气虚证、阴虚证在晚期肺癌的中医辨证中最为多见，晚期非小细胞肺癌与晚期小细胞肺癌的中医证型没有显著性差异。刘永惠等通过对比 77 例原发性肺癌患者（50 例为转移，27 例未转移）与 20 例健康人的血液流变学指标，发现肺癌患者血液处于高凝状态，肺癌转移者尤为显著。同时有实验表明肿瘤细胞产生组织因子，该因子与Ⅶ因子一起组成有效的促凝因子，通过外源性凝血途径激活因子Ⅹ。另外，金莉认为肿瘤细胞可以表达出特殊不依赖因子Ⅶ而直接激活因子Ⅹ的酶，称为癌促凝素。这些因素导致血液中纤维蛋白、纤维蛋白原和纤维蛋白原降解产物升高，表现高凝状态。此种状态，在中医中常归类于血瘀的范畴。可见肺癌患者出现血瘀现象屡见不鲜。因此在肺癌的辨治中，当重视血瘀这一病理因素。

## 血瘀与恶性肿瘤转移实验研究

现代中医学家在经过大量的实验研究后，认为血瘀与恶性肿瘤发生转移具有相关性。刘永惠等认为可能是促使癌转移、扩散的因素，当血浆黏度增高时，血流速度随之减缓，根据流体力学的原理，血流中体积较小的肿瘤细胞就可能从血管轴心处流向血管壁内不规整的地方，或附着于贴壁血栓上，抑或进入停滞于血管壁的湍流区内而使肿瘤细胞得以着床，完成肿瘤转移的重要步骤。王天佑认为血行播散是肿瘤转移的一个重要途径，发生血行转移必须使进入血管的肿瘤细胞得以在小血管内停留。血液在高凝状态下血流缓慢，容易发生瘀滞，有利于癌细胞从血管轴心向管壁迁移，在小血管中形成癌栓，肿瘤细胞易停留在管壁上，增加了肿瘤细胞向组织侵袭的机会，从而发生远处转移和扩散。王志学认为血液高凝状态的存在，使微血管内容易形成包括癌细胞在内的微血栓，从而使癌细胞难以被化学药物、免疫活性细胞所杀灭，最终导致转移的形成。因此，与血瘀相关的诸多研究结果表明，血瘀是恶性肿瘤转移的重要病因。且经诊断和中医辨证分型后，用血浆内 GMP-140 酶联免疫测定试剂，应用 DG-1 型酶联检测仪检测肺癌患者血浆 GMP-140（血小板活化的一种新的特异性标志）含量，结果发现肺癌转移患者和肺癌未转移患者 GMP-140 水平较健康人显著提高（$P<0.01$，$P<0.05$），肺癌转移患者较未转移患者 GMP-140 水平也有显著差异（$P<0.05$）。肺癌转移患者和未转移患者 GMP-140 不同的表达，反映出二者血瘀证的差别，从而得出结论：血瘀证是促进肿瘤转移的条件和基础；血小板异常活化是肿瘤血瘀证的体现和标志；肿瘤及其转移与 GMP-140 含量增高呈正相关，且说明具体客观指标。然而肿瘤的浸润和转移是恶性肿瘤的两大特点，是肿瘤患者死亡的直接原因。可见，在肿瘤的进展中改变恶性肿瘤患者的高黏度血症具有重要意义。

在结合古典中医理论、现代临床观察及现代实验室研究后，可发现血瘀在肺癌的发生发展中具有重要作用，它既是病理产物，又是致病因素。因此肺癌的中医治疗中，需重视活血化瘀的应用。且大量的中药实验研究也充分显示出了活血化瘀药物在癌症的抗转移治疗中的显著优势，这为肺癌在合理应用活血化瘀药物提供了充分的科学证据。

## 活血化瘀药物实验研究

陈培丰等通过建立肿瘤肝转移模型观察不同剂量参三七醇提液对荷瘤肝转移小鼠血清低切和高切全血黏度的影响，结果发现参三七醇提液可以降低荷瘤肝转移小鼠的低切全血黏度，改善荷瘤小鼠的血液高黏状态，使之接近正常小鼠的全血黏度，有利于促进血液循环，防止因血细胞堆积，血流过缓而引起的癌栓形成，从而抑制了肝转移的发生。赤芍提取物可延长凝血酶原时间，对小鼠 Lewis 肺癌和黑色素瘤自发肺转移有明显抑制作用；用丹参、土鳖虫、桃仁、红花、川芎、当归、牡丹皮等可降低荷瘤小鼠血浆 $TXB_2$ 水平、抑制 $TXA_2$ 的生成，通过抑制瘤细胞与血小板黏合及血管壁黏附而不利于癌栓的转移发生。川芎嗪注射液可提高动物 NK 细胞活性，抑制黑色素瘤人工肺转移。其次活血化瘀药还可通过诱导肿瘤细胞凋亡抑制肿瘤的发生和转移，丹参酮通过阻止细胞进入 S 期，抑制 DNA 合成，诱导细胞凋亡；白芍总苷对大鼠腹腔巨噬细胞产生肿瘤坏死因子有双向调节作用。

总之，活血中药可以通过改变全血黏度和血小板的聚集能力，防止癌细胞对血管壁的穿透。

## 肺癌从瘀论治研究概况

肺癌为最常见的恶性肿瘤，发病率居全部肿瘤的第一位，且有逐年增高趋势。"瘀"作为肺癌的重要病因病机，为多数医家及典籍所提及，并贯穿于肺癌始终，根据肺癌血瘀理论，活血化瘀法在肺癌的中西医结合治疗中，具有重要的理论研究价值及实践指导价值。学者苏标塈等对肺癌从瘀论治的研究作了概括归纳。

**1. 宏观观察：**有学者采用问卷及计算机统一辨证 152 例，单一证常见血瘀证、阴虚证、气滞证、湿热证、气虚证、痰热证、痰湿证、阳虚证、火旺证，差异显著（$P<0.01$）；血瘀证最为多见，Ⅰ期和Ⅱ期血瘀出现率分别为 61.5％和 60.0％；Ⅲ期出现率为 74.5％，Ⅳ期出现率为 80.0％，表明"瘀"在肺癌发生、发展过程中占有重要地位，且随着肺癌分期的靠后，含有血瘀证的患者也逐渐增多。对初次治疗晚期非小细胞肺癌病情发展 7 个不同时点动态观察，发现晚期非小细胞肺癌中医证候随着病程的推移，单证逐渐减少，复证逐渐增加；虚证、实证呈减少趋势，虚实夹杂证逐渐增多；气虚、阴虚、痰湿及血瘀等均呈增加趋势。可看出"瘀"在肺癌病机中占一定地位。

**2. 微观生化：**随着现代科学技术的不断发展，肺癌瘀之病机在客观实验指标种也不断被证实。研究表明，肺恶性肿瘤血液与一般人相比总处于黏稠高凝状态，机制尚不明确，主要包括肿瘤细胞产生促凝物质或分泌细胞因子导致血液变得更加黏稠，肿瘤压迫血管使管腔狭窄以及血管内皮的损伤导致血流变慢加重血瘀状态。韩啸东等调查非小细胞肺癌 195 例高凝状态特征进行调查，结果 170 例（87％）出现不同程度的凝血指标异常。王维等对照观察，实验组 42 例，健康对照组 38 例，血栓素 $B_2$（$TXB_2$）、活性氧（ROS）实验组明显高于对照组；6-酮前列环 $F1\alpha$（6Keto-PGF1α）、一氧化氮（NO）明显低于对照组，这些指标改变将引起血管舒缩功能异常，导致血液处于高度浓、黏、聚、凝状态。杨澍等对照观察舌象，肺癌、非肺癌各 30 例，30 例正常人，肺癌血瘀舌高于非肺癌，也高于健康人群。

以上各检验指标均说明肺癌患者的血液较一般人更为黏稠，即"血瘀"，血瘀作为肺癌重要病因病机，具有重要的现代理论依据，辨证论治肺癌过程中应予重视。

**3. 转移机制：**肺癌的转移主要是通过直接蔓延、血行转移及淋巴结转移。古代很早就有描述，《灵枢·百病始生》曰："是故虚邪之中人也，留而不去，传舍于肠胃之外，募原之间，留著于脉，稽留而不去，息而成积。"气滞、血瘀、毒瘀、痰瘀等是癌毒扩散和转移的适宜土壤与环境，毒邪聚集之处为最虚之处，癌病更易侵袭而入，且瘀之所在，血流速度缓慢，则入血之癌毒更易停滞，转移灶则形成，这就是《景岳全书》所说"瘀血留滞作"。吴文奇等对照观察，肺癌 96 例（转移 57 例，无转移 39 例），肺炎 96 例；健康对照 96 例，纤维蛋白原、D-二聚体肺癌组明显高于肺炎组和健康对照组，肺癌组有转移组高于无转移组（$P<0.05$），肺癌血液高凝状态常提示肿瘤的转移。

**4. 中药汤剂：**张红等用血府逐瘀汤治疗 NSCLC 80 例，服药 1 个月，部分缓解 33 例，稳定 41 例，进展 6 例，总有效率 41.25％，血浆黏度、红细胞变性指数及纤维蛋白原显著降低（$P<0.01$）。张毓升随机对照，对照组 30 例化疗，治疗组 30 例加桃红四物汤，连续治疗 3 个月，近期疗效有效率、生活质量改善率对照组分别为 70％、40％，治疗组分别为 90％、60％，治疗组疗效明显优于对照组（$P<0.05$）。杨薇等随机对照晚期肺癌合并血小板增多（气虚血瘀），对照组 20 例单纯常规西药治疗，观察组 20 例加补阳还五汤，治疗 30 日，观察组 PLT 平均下降 97.95％，有效率 70％，对照组 PLT 下降 51.1％，有效率 65％，观察组明显优于对照组（$P<0.05$），提高卡氏评分、生存质量评价、症状积分评价等方面观察组均高于对照组（$P<0.01$）。朱良春根据虫类药善攻坚破积特点，喜用炮穿山甲、蜈蚣、全蝎、守宫、土鳖虫、露蜂房、水蛭等化瘀解毒散结等中药治疗癌症。

"瘀"贯穿于肺癌发生、发展始终，活血化瘀是治疗肺癌重要方法，总属本虚标实，化瘀过程亦必须辨证论治，侧重于实证，化瘀祛邪不忘扶正，以虚证为主，扶正不忘化瘀祛邪，兼夹痰、湿、热、毒等则辅以化痰、祛湿、清热、解毒等。核心在辨证论治，治疗时不能见瘀化瘀，舍本而求末，必须始终谨记辨证论治这一核心。

# 95　消化系统疾病从瘀论治概论

　　瘀血既是一种病理产物，又是一个致病因素。其含义较广泛。例如，《说文》曰："瘀，积血也。"《内经》曰："寒独留，则血凝泣，凝则脉不通。"《血证论》曰："离经之血为瘀血。"《证治准绳》曰："污秽之血为瘀血。"《医林改错》曰："久病入络即瘀血。"故凡血行不畅、凝滞脉中，或已离经之血和污秽不洁之血，以及久病影响到脉络时所出现之病变，均称为瘀血。历代文献中也称之恶血、蓄血、积血、留血、死血、滞血、干血、败血、贼血等。由瘀血所致的病证则称为血瘀证。学者刘国普就消化系统疾病从瘀论治作了概括性论述。

## 瘀血在消化系统病症的产生

　　**1. 感受寒热湿邪：**血得寒则凝，凝则成瘀。如《内经》曰："寒气客于肠胃之间，膜原之下，血不得散。"故感受寒邪或常过吃生冷之品，均可致瘀血。热为阳邪，能伤津耗液，使血黏流行不畅而成瘀，如《金匮要略》曰"热之所过，血为之凝滞"。而湿邪性重浊黏滞，最易伤害脾，故感受湿邪不管热化或寒化，均可阻碍脾胃气机升降而导致气滞血瘀，从而出现腹痛或下痢脓血等。

　　**2. 情志过极所伤：**情志过极，可令气郁、气结、气逆等，从而影响气血周流而产生瘀血。如《三因方》曰"因大怒，血著不散，两胁疼痛，皆由瘀血在内"。《医学入门》也说"瘀血痛有常处，或逆思逆郁而成"。临床由肝气郁结不解、日久延及血分而成气滞血瘀者为最多见。

　　**3. 外伤跌仆刀伤：**包括手术等均可直接损伤肌肤、脉络、脏腑及气血的运行而产生瘀血。如《内经》曰"肠胃之络伤，则血溢于肠外，肠外有寒汁沫与血相搏，则并合凝聚不得散而积成矣"。《诸病源候论》曰"若因堕落损伤，即血行失度，随损伤之处，即停积，若流入腹内，亦积聚不散，皆成瘀血"。

　　**4. 消化道出血：**出血而致瘀血的原因有二。一是出血之后，离经之血积于体内；二是治出血不究根源，专事止涩，或过用寒凉，致使离经之血凝而不能排出体外，未离经之血则郁滞不畅因而产生瘀血。

　　**5. 久病诸虚劳损：**久病不愈或诸虚劳损，使阴阳气血失调或虚衰而导致瘀血。如《内经》曰："病久入深，营卫之行涩，经络时疏，故不通。"《金匮要略》曰："五劳虚极，羸瘦腹满……内有干血。"临床如肝硬化、溃疡病等。总之，瘀血是由气血、津液正常关系的改变，脏腑、经脉的损伤，情志因素导致血行障碍，以及血液本身性质改变等机制所引起，进而变生多种病证。

## 瘀血在消化系统疾病的表现

　　**1. 腹痛胁痛：**疼痛乃因瘀阻脉络而"不通则病"。其特点是痛有定处、拒按、久不愈，性质多见刺痛或钝痛。如《血证论》曰："瘀血在经络脏腑之间则周身作痛，……在中焦则腹痛、胁痛，腰脐间刺痛……在下焦则季胁少腹胀满刺痛。"

　　**2. 腹部肿块：**瘀血壅聚于脏腑经络，日久则可成为癥积肿块。如《内经》曰："寒气客于小肠膜原之间，络血之中，血泣不得注入大经，血气稽留不得行，故宿昔而成积矣。"唐容川曰："瘀血在经络脏腑之间，则结为癥瘕。"临床如肝脾大、腹腔肿瘤等。

　　**3. 呕血便血：**瘀阻之血不得循经而外溢，故见出血。瘀阻之出血特点为大便黑或下血紫黯，呕血成块或紫黑，甚至出血断续不止等。如《医学入门》曰："吐紫黑成块者瘀也。"《证治准绳》说瘀血之大便"溏而黑黏如漆"。

**4. 肌肤瘀斑：** 唇甲紫黯或肌肤瘀斑，臌胀病见腹部青筋突起及颈胸部蜘蛛痣，均有瘀血存在的征象。如《内经》曰："血脉凝泣，络满色变""孙络外溢，则经有留血。"王清任曰"青筋暴露，非筋也，现于皮肤者血管也，血管青者，内有瘀血"。

**5. 腹部胀满：** 患者自觉腹满或硬满，而医者扪之，可觉或不觉有胀满或硬满现象。如《金匮要略》曰："腹不满，其人言我满，为有瘀血。"《伤寒论》曰："太阳病……少腹鞕……小便自利……血证谛也。"临床如胃肠神经官能症、慢性胃炎、腹腔肿瘤及血性或炎性包块等。

**6. 瘀致黄疸：** 黄疸是消化系疾病常见证候，多由湿热或寒湿所致。但与瘀血也有关系，治需配以活血化瘀之品。如《张氏医通》曰"诸黄虽多湿热，然经脉久病，不无瘀血阻滞也"，并指出"皆血病也"。《读医随笔》还指出"黄之为色，血与水和，杂而然也"，治应"兼用化瘀之药一二味，如桃仁、红花、茜草、丹参之类，为其已坏之血不能复还原质，必须化之，而后无碍于新血之流行也"。临床如黄疸型肝炎、溶血性黄疸、肝硬化、胆囊炎等。

**7. 逆气噎膈：** 本证为气、痰、瘀互结而成。如《临证指南医案》曰："噎膈之证，必有瘀血、顽痰、逆气，阻隔胃气。"临床如食管炎、食管癌、贲门癌等。

**8. 舌脉象舌象：** 轻者如常，一般见瘀点或瘀斑、舌暗、舌下静脉曲张，重者舌青紫、唇痿舌青。脉象以弦、涩或结为常见。临床若见以上一些症状、体征，或有外伤、出血等病史，抑或有屡服他药、变更他种治法而不效者，均应考虑有瘀血之存在。

## 活血化瘀的应用

**1. 消化性溃疡：** 本病属"胃脘痛"范围。常有反复发作且病程较长，符合中医"久病入络""久病必瘀"之说。如临床多有胃脘疼痛固定、局部压痛或拒按，多数有呕血或黑便史，部分见舌质紫黯或有瘀斑。刘国普曾观察统计 66 例住院患者，结果痛点固定或拒按者 63 例，其中有出血史者 49 例，舌质紫黯或有瘀斑者 28 例，病程平均 8.3 年。纤维胃镜检查除见局部溃疡外，多数伴有慢性胃炎及溃疡周围充血、水肿等。故认为本病不管临床分型如何，但都存在有瘀血内阻现象。因此，治疗应在辨证施治中配以活血化瘀。据临床观察，有加强止痛及提高溃疡愈合率的作用。刘国普用四君子汤加黄芪、海螵蛸、三棱、五灵脂等药，治疗脾虚型溃疡病 48 例，近期治愈 37 例。

**2. 慢性萎缩性胃炎：** 本病以脘腹胀痛或胀满、纳呆、嘈杂为主症。多因饮食不节或劳倦等导致脾胃气阴亏损而发病。刘国普曾对 22 例经纤维胃镜及胃黏膜活检确诊为本病患者进行统计，结果见自觉腹胀满或胀痛者为最多 19 例，其次见压痛拒按 14 例，舌质暗或有瘀点 9 例，见有黑便史 7 例。《金匮要略》曾指出"腹不满，其人言我满，为有瘀血"。本病胃镜检查可见胃黏膜变薄，丧失正常橘红色，代之以苍白或红白相间，甚至血管显露，显示局部血供较差或血运障碍，这种改变与"瘀血"现代病理学概念相似。故治应健脾养胃、活血化瘀。基本方药党参（或太子参）、茯苓、山药、麦冬、玉竹、白芍、砂仁、鸡内金、丹参、三棱、甘草。胃酸缺乏者选加乌梅、山楂、木瓜，对缓解临床症状有满意效果。方中三棱，据张锡纯曰："为化瘀血之要药……性非猛烈而建功甚速，其行气之力，又能治心腹疼痛，胁下癖胀，一切血凝气滞之证。若与党、术、芪诸药并用，大能开胃进食，调血和血"。临床以本药配方运用，确有较好止痛和消除癖胀的作用，故为治疗消化系统化瘀常用之药。

**3. 慢性溃疡性结肠炎：** 本病以慢性腹泻、腹痛、便下黏液脓血为主症。属"泄泻""痢疾"范围。其发生多因湿邪蕴结大肠，腑气不利，致气滞血瘀，久之，壅化为脓血。喻嘉言曾曰："湿热伤血者，宜行湿清热，下坠异常，积中有紫黑色，而且痛甚者，此为死血。"《医林改错》用膈下逐瘀汤治久泻不止。故本病用各种治法无效，且临床有腹部刺痛及压痛，泻后有不尽感，或挟脓血紫黯，舌质暗或有瘀斑等瘀滞症者，可用膈下逐瘀汤化裁，并配以云南白药吞服。对兼有湿热者，则加凤尾草、野牡丹、苦参、地榆等药，水煎保留灌肠，对于脓血便及腹痛有较明显的改善作用。

**4. 慢性胆囊炎**：本病属中医学"胁痛""胆胀"范围。其发生多由肝胆气滞、疏泄失常所致。因肝气郁结不但横逆犯胃，使脾胃失去健运，且气郁、气滞亦可导致血瘀。故本病表现为右上腹固定疼痛、胆区压痛拒按、纳差、饱食痛剧等症状。因此治宜疏肝利胆、健脾化瘀，方用慢胆汤（自拟方），药用柴胡、枳壳、姜黄、茯苓、山药、鸡内金、蒲黄、五灵脂、川芎、延胡索。气虚者加党参；湿热者选加茵陈、金钱草；便秘者加大黄。不仅能较快缓解症状，而且有减少发作的效果。

**5. 慢性活动性肝炎**：肝主藏血，性喜条达。而慢性肝病多有肝血郁滞，故患者常见唇面晦暗、肝脾肿大、肝区固定胀痛或刺痛，或见肝掌或皮肤见蜘蛛痣、舌质紫黯或有瘀斑等"瘀血"表现。治若疏肝理气，其效多不满意。这是因为首先是肝血郁滞，由血瘀导致气滞，故治应首先考虑活血化瘀，使肝血流行畅通，瘀化则肝气舒畅，从而可改善肝病所产生的一系列症状。如临床用化瘀汤、膈下逐瘀汤或下瘀血汤等随症加减。有湿热者选加茵陈、败酱草、栀子、虎杖、黄芩；脾虚纳呆选加四君子汤、鸡内金、谷芽、山楂；阴虚者合一贯煎；对改善症状、肝脾回缩及肝功能指标的恢复均有良好效果。

**6. 上消化道出血**：出血时出现黑便、呕血成块或紫黯，以及离经之血积于胃肠内，这是瘀血典型之征。根据"瘀血不去，血不循经"，治吐血"宜行血不宜止血……血行则血循经络，不止自止"的观点，以及从临床观察到，瘀血不及时祛除，则止血缓慢，甚至导致出血反复不止的现象。故治应配用活血化瘀方药。如用止血粉（自拟方：大黄、地榆、三七 2 g，白及、紫珠草共研细末）冲服，不仅有良好止血效果，而且能较快消除疼痛，缩短大便潜血阴转时间，减少瘀血所致的吸收热及氮质潴留等优点。方中大黄虽有泻下作用，但据实验证明，它只能增加大肠张力而促进其运动，而不直接促使胃及小肠蠕动，故临床未见其有促进或加重出血之虞，而泻去的是瘀血。因此本品为止血不留瘀之妙药。

## 活血化瘀的讨论

瘀血在现代病理学概念中，包括血循环障碍（局部缺血、郁血、出血、血栓、水肿），以及组织细胞炎症、水肿、糜烂、坏死、硬化、增生等继发性改变。特别与微循环障碍有更密切关系。而消化系统病症不仅在证候表现上多具有疼痛、痞胀、积滞、癥瘕等共同瘀血病征，而且在病理上也多具有局部炎变、水肿、糜烂、溃疡、缺血、血运障碍、组织变性、增生等改变，这与"瘀血"的现代病理学概念也相似。因用活血化瘀具有疏通气血、促进血行、祛瘀散结等功效，故能通过"血实者决之""坚者削之""结者散之"，而达到六腑通降及"通则不痛"的治疗目的。实验及临床研究也表明，活血化瘀药具有改善肠道、肠系膜的微循环及增加其血流量，有解除内脏平滑肌痉挛，以及有抗感染、抗缺血缺氧、促进组织修复与再生、促进增生性病变的转化和吸收、改善机体免疫功能等多种作用。特别是通过改善微循环这一作用环节，改善了局部病变血运及组织营养状态，使炎症局限、吸收、溃疡愈合，以及变性组织逆转和增生性病变吸收，从而使疾病向好发展直至痊愈。

由于病因及病情等不同，故活血化瘀法用于消化系统疾病时，要根据疾病发展中的寒热、虚实、气血以及主症与兼症等关系的不同，应与其他治法（如理气、养血、温阳、清热）配伍或联合使用。另还应根据中医学"脾气主升、胃气主降"的特点，在明确气虚或气滞的同时，要注意气机的升降关系，如脾虚下陷瘀阻，治应升阳益气、化瘀通络，若气逆瘀阻，治当降气化瘀。只有这样，才能发挥活血化瘀法治疗消化系统疾病的最大作用。

# 96　慢性胃炎从瘀论治

　　慢性胃炎是指由各种病因引起的胃黏膜的非糜烂性炎症改变，其实质为胃黏膜在反复损伤和修复的过程中组织学发生改变，表现为炎症、化生、萎缩、异型增生等。临床一般分为浅表性胃炎和萎缩性胃炎，主要表现为上腹痛或不适、上腹胀、早饱、嗳气、恶心等消化不良症状。在中医学中慢性胃炎属"胃脘痛""胃痞""痞满"等范畴，并且中医学认为慢性胃炎为长期演化的过程，久则血伤入络导致气滞血瘀。《脾胃论》更明确指出"脾胃不足，皆为血病"。学者郭慧霞等探讨了活血化瘀法在慢性胃炎中的应用。

## 病因病机

　　各种原因导致的气虚无力统摄血液，血溢脉外，若不能及时消散或排出体外，则停积体内而成瘀血。如《读医随笔·承制生化论》曰："气虚不足以推血，则血必有瘀。"气滞则血液运行受阻，血停成瘀，清代吴澄曰："气滞者血也滞也，血不自行，随气而行，气滞于中，血因停积，凝而不散，愈滞愈积愈滞。"长期恣食辛辣或湿浊蕴久化热，热盛蒸腾血液，则血液黏稠而成瘀；外寒中于血脉，或阴寒内盛，致使血脉痉挛，血液凝滞而成瘀；痰湿阻滞气机，或从寒化，或从热化，均导致气滞不行而成瘀；过用寒凉药物，损伤脾阳，或素体阳虚，寒凝血瘀伤及人体阳气，无力推动血液运行而成瘀；久病胃阴不足，胃失受纳、传导，或脾胃不和，运化失司，阴血不足，血脉空虚，血行缓慢，运行不畅，久则成瘀；此外外伤亦可络瘀阻导致血瘀。

　　赵绍华教授认为慢性萎缩性胃炎发生的关键是脾胃虚弱，同时与外感六淫、内伤饮食、情志不遂等有密切关联。认为该病为标实本虚、虚实夹杂之证，标实表现为湿热、气滞和瘀血，本虚表现为胃阴虚和脾气虚。李学军教授认为慢性萎缩性胃炎常由感受外邪、毒邪，饮食不节，情志所伤所诱发，病机以脾胃气阴两虚为本，夹杂诸邪，瘀血贯穿于始终。李墨航等认为脾胃气（阳）虚为其发病的基本病理基础，胃络瘀阻是 CAG 的重要病机。其运用临床验方健脾活瘀方治疗慢性萎缩性胃炎不仅可显著改善临床症状，并可有效改善胃黏膜腺体萎缩及肠上皮化生。向洪志认为脾胃虚弱为 CAG 的基本病机，脾虚日久，易致气机郁滞，气滞又易血瘀，在临床中，亦经常看到舌质暗、舌下络脉暗、脉弦涩的患者。因此，在治疗过程中要注意调气与行血药物的应用。

## 辨识血瘀

　　中医学认为久病入络，凡病程较长者均应考虑血瘀；血瘀证疼痛特点为刺痛，入夜尤甚，故夜间痛甚者应考虑血瘀；患者自觉腹部胀满而查体无明显阳性体征考虑血瘀，因血瘀之瘀在血络之中，故按之可无明显包块；因外邪侵袭（如 HP 感染），胃络受损，或出血之后，有离经之血等诸多因素，均可影响脾胃气机升降功能，日久则气滞血瘀；辅助检查、检验如胃镜、血液流变学等，胃镜是中医望诊范围的进一步延伸和扩大，在宏观辨证基础上，通过胃镜的"微观辨证"，可以对局部的病变进行更直接、更深层次的观察与分析，揭示体表看不到的胃黏膜相。胃镜提示慢性萎缩性胃炎黏膜皱襞变细或消失，血管清晰可见，或血管结节状改变，呈颗粒状隆起增生、糜烂、溃疡，黏膜腺体萎缩，分泌黏液量减少，脉络显露迂曲等均为血瘀的病理产物；另外望舌亦是诊病的重要方法，患者舌诊见舌质淡黯、紫黯，舌面瘀点、瘀斑，舌下络脉迂曲、增粗，络脉分支增多等需考虑血瘀，如《金匮要略·惊悸吐衄下血胸满瘀血脉证治》曰："患者胸满，唇痿舌青……为有瘀血。"《通俗伤寒论》亦曰："因热而瘀者，舌必深紫而赤，或干或焦，因寒而瘀者，舌多淡紫带青或黯或滑。"由此可见瘀血证的诊断，尤须重视舌诊。上述辨别之法临床使用但见一症便是，不必拘泥。

## 血瘀类型

　　慢性胃炎是一种常见的消化系统疾病，它是由各种病因所引起的胃黏膜慢性炎症病变，其病程长，临床无特异性。学者王姝将慢性胃炎血瘀证概括为五种不同类型，可临证供参。

　　**1. 寒凝血瘀型：**腹部受寒或过食生冷，致寒邪内客于胃，血寒而血失温煦，气血凝滞，凝而为瘀，不通则痛。《素问·举痛论》曰："寒邪客于肠胃之间，膜原之下，血不得散，小络引急，故痛。"寒邪客于经脉之中，则血泣不通。症见胃脘冷痛，喜暖，脘腹得温痛减，遇寒则痛增，食欲不振，或呕吐清水，神疲乏力，舌苔薄白或白腻，脉滑或弦紧。治疗当以温阳散寒，活血化瘀止痛之法。

　　**2. 气滞血瘀型：**肝与脾是木土乘克的关系，若情志不遂，忧思恼怒，致使肝郁气滞，肝气横逆，条达之性失职，不能行疏泄之权，病久由气及血，血亦为之瘀滞。正如《杂病源流犀烛》所曰："气运于血，血本随气以周流，气凝则血亦凝矣。"症见胃脘疼痛、胀闷，有时连及胁背，嗳气伴心烦易怒，吞酸，口苦，舌苔薄白，脉弦。治疗当以疏肝理气，活血化瘀止痛之法。

　　**3. 气虚血瘀型：**胃痛既久，脾胃两虚，纳运失健，后天失养，或大病初愈，调养不宜，气虚推动无力，气不帅血，留而为瘀，对此，王清任在《医林改错》中描述："元气既虚，必不能达血管，血管无气，必停留而为瘀。"症见胃痛隐隐，喜温喜按，空腹痛甚，得食痛减，呕吐清水，纳差，神疲乏力，甚则手足不温，大便溏薄，舌淡苔白，脉虚弱或迟缓。治疗当以甘温补气，活血化瘀止痛之法。

　　**4. 热灼成瘀型：**胃痛日久，郁热伤阴，胃络失养；或肝气久郁，化火伤阴，肝胃郁热，邪热犯胃；或过用温燥之品，致使内火炽盛，煎迫熬炼津血，津亏血少则血流泣涩，造成血瘀。治疗当以清热养阴，活血化瘀止痛之法，养阴与清热兼顾，同时清热不用苦燥，养阴需防滋腻，行气谨防耗阴，解毒勿伤脾气。

　　**5. 损伤积瘀型：**胃热灼伤胃络，或气虚血失统摄，溢于脉外，聚而为瘀，兼见呕血、黑便者，离经之血不能及时排出，积聚于内而为瘀血。《血证论·瘀血》曰："吐衄便漏，其血无不离经，然是离经之血，虽清血、鲜血亦是瘀血。"因此对消化道出血的治疗亦应化瘀、止血并举，化旧血于乌有，引新血以归经，方无止血留瘀之弊。症见胃脘疼痛，痛有定处而拒按，或痛如针刺感，食后痛甚，或见呕血便黑，舌质紫黯，脉涩，治疗益气和胃，活血化瘀止痛。

## 临床应用

　　临床中血瘀证可选用三棱、莪术、皂角刺、丹参、延胡索、赤芍、蒲黄、三七等加减。但临证中少见慢性胃炎属单纯血瘀证者，多并见他证，故应根据导致血瘀的不同病因辨证施治，分别选用相应的药物随证加减。

　　**1. 补气行瘀：**气虚血瘀患者，症见胃脘胀满，隐痛，神疲乏力，气短，便溏，面色无华，舌下脉络淡滞，脉细涩或沉涩无力。可用六君子汤或参苓白术散合丹参饮加减，偏阳虚者可用温补之党参、黄芪，内大热者可改用清补之太子参、生山药、生白术，以健脾益气。

　　**2. 行气活瘀：**气滞血瘀患者，症见胃脘胀痛或痛连两胁，每因情志不舒而病情加重，得嗳气或矢气后稍缓，嗳气频频，嘈杂泛酸，舌质暗有瘀斑，脉弦。可选用金铃子散合失笑散加减，酌选疏肝理气之郁金、香附、青皮、乌药、佛手、川楝子、木香、陈皮等。

　　**3. 温阳化瘀：**阳虚寒凝血瘀者，症见胃脘胀痛，遇寒加重，得温痛减，食少便溏，畏寒肢冷，舌质暗淡有瘀点，脉细弱。临床可选理中汤合丹参饮加减，酌加温阳之黄芪、吴茱萸、桂枝、炮姜等。实寒证可用高良姜、荜茇等温中散寒，下气止痛。

**4. 化痰祛瘀：**临证可见胃脘部满闷不适，呕恶，纳呆，或形体肥胖，或喉中痰多，舌质暗淡，苔厚腻，脉细涩。痰热血瘀者症见口苦，小便黄，舌质红，苔黄腻，脉滑数。寒痰血瘀者症见胃脘呕恶，畏寒肢冷，舌暗淡，苔白腻，脉沉缓。临床上寒痰热痰分而治之，寒痰可选用二陈汤加减，药物可选法半夏、天南星、白芥子等；热痰选用黄连温胆汤加减，药物有浙贝母、全瓜蒌、桔梗、竹茹、海浮石、竹沥等。

**5. 清热祛瘀：**热盛血瘀者，症见胃脘灼热疼痛，痛有定处，脘腹胀满，口苦或口渴而不欲饮，手足心热，烦躁喜冷饮，大便干结，小便黄赤，舌质红，苔黄，脉滑数。临证可用犀角地黄汤加减，药可选用石膏、知母、连翘、蒲公英等加减。

**6. 滋阴行瘀：**阴血不足致瘀者，症见胃脘隐隐作痛，口干咽燥、食少嘈杂，大便干结，食欲减退，面色无华，皮肤弹性差，舌红少津，脉细弱。临证可选用一贯煎合失笑散加减，药用女贞子、枸杞子、熟地黄等，有虚热者可酌加沙参、麦冬、石斛等性味稍寒凉之药以养阴润肺，益胃生津。

另外要合理选用活血化瘀药，治疗脾胃虚证尤当顺其性能，注意通补、运补、行补原则，不可大剂纯补、峻补、壅补。此外，剂量上也以轻施为宜，宁可再剂，不可重剂。正如名医蒲辅周所言："脾胃虚馁，纯进甘温峻补，则壅滞气机，反而影响脾胃的运化，使胃腑更难通降。"若需养血活血，当选鸡血藤、当归、丹参等；化瘀止血药，如三七、血竭等；行气活血，用川芎、延胡索、三棱、莪术等；化瘀利水药，如泽兰、益母草等。既有血虚又有血瘀者宜选当归、丹参等；既有血瘀又有出血者宜选三七、蒲黄等，如此可取得良好疗效。

## 相关研究

现代医学证实，血瘀证是慢性胃炎病理改变的关键因素。如慢性萎缩性胃炎患者血流变学各项指标均异于健康人，随着萎缩程度升高，血液流变异常程度越重，胃黏膜细胞发生异型增生及肠化生等病理改变与瘀血密切相关。活血化瘀药可改善胃黏膜微循环，修复胃壁屏障功能，使异型增生及肠化生等病理改变软化吸收。随着对活血化瘀药研究的深入，发现该类药具有改善血流动力学、血液流变学，抑制血栓形成、改善微循环、降低血压、调节免疫功能、抑制肿瘤等药理学作用。活血化瘀药能改善微循环，降低血浆黏度，降低毛细血管通透性，加快血流速度，改善局部缺血缺氧症状，增加胃黏膜血流，从而使萎缩的腺体恢复正常功能。另外活血化瘀药可通过抑制凝血因子Ⅱ、Ⅻ、Ⅹ的活性而抑制内、外源性凝血途径，延长凝血酶、凝血酶原和凝血活酶的时间，具有显著抗凝血作用。

王金周将85例慢性萎缩性胃炎患者随机分为对照组和治疗组，对照组予胃复春治疗，治疗组予活血化瘀中药治疗，疗程为6个月，结果显示：治疗组总有效率为95.35%，对照组为78.57%；对照组复发率为27.27%，高于治疗组的7.32%，差异均有统计学意义（$P<0.05$）。唐俊峰等用活血化瘀法治疗慢性胃炎70例，发现活血化瘀法能迅速改善慢性胃炎的临床症状，对慢性胃炎有良好的治疗作用。张克胜用活血化瘀法治疗慢性胃炎60例，结果显示总有效率为85%，取得了较好疗效。刘远林用活血化瘀法治疗慢性萎缩性胃炎，发现患者经过冠心宁治疗后，全血黏度及红细胞比容明显降低，循环障碍明显改善，从而阻断了胃黏膜萎缩病理发生发展的过程，促进胃黏膜萎缩细胞恢复正常功能，大幅度提高了治疗有效率。

综上所述，慢性胃炎病程缠绵，各种病因均可导致血瘀，瘀血的病理变化始终贯穿于疾病的全过程。瘀血既是病理产物，又是致病因素。气滞与血瘀常互为因果，血瘀不行，则加重气滞，瘀血内留，郁而生热，瘀热相合，则耗津伤阴，血液黏稠，又会加重血瘀。瘀血不祛，则新血不生，形成恶性循环，最终将致气血两虚，甚至发展成癌变。因此找到导致瘀血的病因，将其祛除，才能从根本上阻止血瘀的进一步形成及发展，从而治疗血瘀。

# 97　慢性萎缩性胃炎从瘀论治

慢性萎缩性胃炎（CAG）是指胃黏膜上皮遭受反复损害导致固有腺体的减少，伴或不伴肠上皮化生和/或假幽门腺化生的一种慢性胃部疾病，病势缠绵，且病情复杂顽固，在 CAG 基础上伴发的肠上皮化生和异型增生则是胃癌的癌前病变。中医药治疗本病具有辨证论治、灵活加减、毒副作用小等特点，目前尤其是活血化瘀法的应用，使中医药对本病的治疗显示出独特优势，久病必瘀，从瘀论治已成为治疗 CAG 的重要治则。学者周晓虹教授临证 30 余载，擅长脾胃系统疾病的诊治，对 CAG 的治疗经验颇丰，见解独特。

## 瘀血阻滞是 CAG 基本病理

CAG 归属于中医学"胃脘痛""痞满""嘈杂"等范畴，以"痞、胀、痛"为主症，多由饮食不节、情志所伤和劳逸失当所致，久则脾胃损伤，中气亏虚，推动无力，气血运行不畅，而血行瘀滞。气虚致瘀、气滞致瘀、久病致瘀。近年来研究表明，刺激性食物的食入以及忧思、恼怒等不良情绪因素与 CAG 的发病相关，其中不良情绪的影响可导致交感神经的兴奋以及胃肠激素的分泌失调，从而促使胃、十二指肠黏膜充血，导致胃黏膜微循环障碍、血流量减少，这与中医病因病机中的肝郁气滞导致血瘀证相吻合。同时，CAG 具有病程长、反复发作、缠绵难愈等特点，久病必瘀，正如《素问·痹证》中"病久入深，营卫之行涩"及叶天士在《临证指南医案》中提出的"久病入络""久痛入络""初为气结在经，久则血伤入络""胃痛久而屡发，必有凝痰聚瘀"等观点。本病若不及时治愈，则邪气久羁，必然入血入络，进而瘀血阻滞，病情深重，缠绵难愈。

## 瘀血征象是 CAG 常见表现

**1. CAG 的常见症状**：CAG 病变过程中表现出来的胃痛迁延，痛处固定，痛如针刺，按之痛甚，舌质紫暗或有瘀点、瘀斑，脉涩，舌下脉络瘀紫增粗、迂曲、延长等，均为"血瘀证"的体现。CAG 临床上表现为瘀血证或兼有血瘀证候者甚多，但也有以胃脘痞胀不适为主。《金匮要略》曰："腹不满，其人言我满，为有血瘀也。"《诸病源候论》亦曰："血气雍实不通而成否也""血气痹塞不通而成痞。"可见，气血瘀阻不通也可致痞。

**2. CAG 的常见证型统计**：安贺军等将 172 例 CAG 患者进行统计分析，结果示胃络瘀血证占 29.65%，其中在肠上皮化生及异型增生方面，胃络瘀血证较其他证型更为严重（$P<0.01$）。周晓虹将符合标准的 189 例 CAG 患者进行辨证分型，发现兼夹瘀血证的有 148 例，占总比率 78.31%，可见瘀血存在的普遍性。

**3. 胃镜下及实验室检查**：CAG 胃镜下表现为胃黏膜毛细血管内瘀血，黏膜呈颗粒状、结节状或呈花斑样改变，血管扭曲，血管壁显露，黏膜色暗或灰暗，表面凸凹不平，出现肠上皮化生和异型增生等变化，正合中医学瘀血阻滞证的微观病理表现。胃黏膜血流量减少和微循环障碍可引起细胞物质及能量代谢发生紊乱，细胞结构和完整性遭破坏而使胃黏膜损伤，加重了胃黏膜萎缩病变。血液高黏及高凝状态也是胃黏膜细胞萎缩变性的主要因素之一。CAG 患者由于血液黏稠度高，导致胃黏膜微循环障碍引起胃黏膜水肿、糜烂、萎缩、增生或肠化生等病变。在血瘀的病理状态下，血液的流变特性发生改变，血液流变学异常间接反映了脏器瘀血，可作为血瘀证的一个客观指标。

# 活血化瘀是 CAG 治疗大法

瘀血是 CAG 的基本病机，活血化瘀是 CAG 的治疗大法。临证时当辨别血瘀证之寒热虚实，分别论治。

**1. 辨证用药：**

（1）益气活血：适用于脾胃气虚而兼血瘀证。此乃临床常见证型之一，为病久脾气虚弱，运血不能而致血瘀证。因气虚日久及阳，易生内寒，故用药宜温。方选补中益气汤、黄芪建中汤合丹参饮加减。常用药党参、黄芪、炒白术、茯苓、炙甘草、九香虫、炒当归、红花、桂枝、三七等。

（2）理气活血：适用于肝胃不和而兼血瘀证。多为情志不遂，或土虚木乘而致疏泄失常，气滞而致血瘀，故化瘀必兼行气。方选柴胡疏肝散、四逆散合失笑散加减。常用药柴胡、青皮、延胡索、郁金、制香附、川楝子、三棱、蒲黄、五灵脂、莪术等。

（3）清热活血：适用于脾胃湿热兼血瘀证。长期嗜食辛辣、油腻，湿浊蕴久化热，脾胃运化失司，湿热中阻，胃腑气滞血瘀。方选黄芩滑石汤合桃红四物汤加减。常用药黄芩、黄连、滑石、仙鹤草、蒲公英、半枝莲、生薏苡仁、没药、桃仁、红花、赤芍、当归等。

（4）养阴活血：适用于胃阴不足兼血瘀证。胃阴亏耗，不能濡养，血枯致瘀。化瘀不宜太过、太燥，方选益胃汤合失笑散加减。常用药生地黄、北沙参、麦冬、石斛、玉竹、炒白芍、芦根、红花、三七粉、五灵脂、蒲黄、丹参等。

**2. 辨病用药：**

（1）胃黏膜糜烂：可将三七粉、白及粉冲服或加入藕粉中调服。藕有清热凉血之功，藕粉兼能"护膜"，在药糊中加入三七粉，有止血行瘀止痛作用；白及粉苦甘涩，有收敛止血、护膜生肌作用，不仅可以保护胃黏膜，而且能促进糜烂愈合，防止出血。三药相配，护膜生肌，宁络止血，祛瘀生新，服用方便。

（2）胃腺体萎缩、肠上皮化生：CAG 内镜下黏膜高低不平或见小结节，病理常提示胃腺体萎缩伴有肠上皮化生，此时治疗应以活血化瘀、解毒散结之法改善胃黏膜腺体血运障碍，积极阻止胃黏膜腺体萎缩以及促进腺体再生，防止病情进一步发展。可选用莪术、丹参、石见穿、赤芍、山慈菇、蒲黄、五灵脂、白花蛇舌草等。

（3）胃黏膜异型增生：病理组织学提示有异型增生者，可加用破血逐瘀、软坚散结及虫类药物。常用药三棱、莪术、王不留行、夏枯草、牡蛎、僵蚕、刺猬皮、炮穿山甲、土鳖虫、蜈蚣、全蝎等。

**3. 经验用药：**

（1）九香虫：行气活血，其性微温而走窜，常用于血瘀兼寒者。本药化瘀定痛的作用较强，胃痛明显者用之效佳。以气滞血瘀为主者，配延胡索、香附、降香。实验研究证实九香虫的乙醇粗提物通过影响细胞周期的影响，可抑制人胃癌 SGC-7901 细胞生长，从而达到防癌、抗癌的目的。

（2）莪术：行气活血，消积止痛，常与三棱同用治疗血瘀而成癥积的病证。血瘀胃痛，兼见痞满，病位较固定者，用之有效。文献报道莪术油具有抗癌、抗凝血、抗氧化和保肝等作用。

（3）石见穿：辛苦而平，具有清热、祛风、行瘀的作用。胃痛兼血瘀证而食欲不振者，加用石见穿，常有意外之效。CAG 伴肠上皮化生或伴有异型增生者，用之亦佳。从石见穿水提取物中析得丹参素和迷迭香酸。丹参素具有抑制血小板聚集、抗菌消炎、增强机体免疫、抗血栓形成等作用，并且具有抑癌作用。

（4）土鳖虫：性味咸寒，具有破癥逐瘀，通络活血的作用。胃脘日久时觉刺痛，痛位较固定者可用。现代研究表明土鳖虫具有溶解血栓、抗凝血、抗肿瘤、抗突变、耐缺氧等十分广泛的药理作用。

（5）地龙：即蚯蚓，性味咸寒，有清热平肝、通络活血之功用。心下、胸骨后及胃脘部隐痛、灼痛，舌质偏红，久治未愈而属肝胃郁热、瘀血内停证者可配地龙。研究表明中药地龙的化学成分有蚓激酶、蛋白质、氨基酸、次黄嘌呤等，具有溶血栓和抗凝血、抗癌、增强免疫功能等作用。

　　脾胃为后天之本，气血生化之源，气机升降之枢纽，胃腑与外界相通，最易受戕。外感六淫、情志不遂、饮食不节、劳倦过度、素体虚弱等众多因素均可损伤脾胃，影响气血的正常运行，瘀血由内而生。瘀血是 CAG 的重要病理因素，也是致病因素，伴随于 CAG 整个疾病发展过程，活血化瘀是其重要治疗法则，临床治疗上当辨证施治，活血化瘀应贯穿于 CAG 治疗的始终。现代研究论证了活血化瘀药可改善血液流变学、调节免疫、增加胃黏膜血流量，促进局部炎症吸收，从而促进胃黏膜萎缩、肠化、乃至异型增生逆转，阻止其向胃癌转变，达到祛瘀生新的目的。治疗上配以益气、疏肝、养阴、清热、化湿等法，同时还应兼顾饮食、情绪、生活起居等多个方面。嘱患者注意保暖，保持情绪舒畅，多进食新鲜蔬菜，勿进食辛辣刺激、熏炸、腌制、霉变、浓茶咖啡、生冷油腻之品。

# 98　老年萎缩性胃炎从瘀论治

饮食是人赖以生存的基本因素之一。人体每日都要吃进各种饮料和食物，这些外来的饮食因素不仅对胃黏膜有机械的刺激和损伤作用，饮食中许多成分（如乙醇、咖啡、香料、浓茶、香烟、细菌、毒素、抗原等）也可能刺激和损伤脾胃。而且，胃液本身具有极强的消化和腐蚀作用，十二指肠内碱性液反流入胃，对胃黏膜而言也是极强的刺激和损伤性因素。此外，随着社会经济的发展，医学科学的进步，许多原来不太重要的因素，如情绪和应激、生活方式和人口老龄化以及伴随的止痛剂广泛使用等等，在胃黏膜病变发病中也越来越受到重视。慢性萎缩性胃炎是临床十分常见的胃部疾病，严重威胁到广大人民的生活质量和健康。在老年人群中慢性萎缩性胃炎的发病率更高，随着年龄的增加，慢性胃炎萎缩性改变的程度加重，范围扩大。该病变可能与老年患者小动脉硬化、胃黏膜血流下降、胃黏膜生理性的退行性变使黏膜营养不良，分泌功能下降，胃黏膜屏障功能下降有关。在临床上其表现错综复杂，病程迁延，学者赵娟着重从"血瘀"论述了老年人萎缩性胃炎的病因病机与诊断治疗。

## 老年萎缩性胃炎瘀血证病机

胃脘部的痞满、作胀、疼痛是慢性萎缩性胃炎（CAG）的三大临床表现。分析其成因，伤寒误下、伤食、痰湿、气郁、血瘀、中气亏虚等，使中焦脾之清阳不升，胃之浊阴不降，壅塞而成痞满，其中又以痰湿、中气亏虚居多。作胀乃痞满之渐，常伴嗳气、呃逆、恶心等症状，多因伤食、气郁等致中焦气机郁滞不通，胃气不降，上逆而病；疼痛主要责之气郁、饮食、受寒、中气亏虚，使胃气阻滞，不通则痛。叶天士曰："初病在气，久病入血。"CAG是一个慢性病变过程，必然存在血瘀之证。所以CAG的痞满是以瘀血滞中为基础，复加他因致使中焦运化失常。《金匮要略》有曰："腹不满，其人言我满，为有血瘀也。"《诸病源候论》亦曰："血气壅塞不通而成痞也。"《古今医统大全》曰："故致心下痞满，宜理脾胃，以血治之。若全用气药通利，则痞益盛，而复下之，气愈下降，必变为中满鼓胀，非其治也。"脘胀乃痞满之甚，与瘀血所致痞满病机相同，唯中焦气机受阻较甚。慢性萎缩性胃炎之胃脘疼痛迁延反复，久治不愈，林佩琴在《类证治裁》中论述"初痛邪在经，久痛必入络……初痛宜温散行气，久痛则血络亦痹"。

现代医学研究认为，胃黏膜微循环可以为黏膜细胞提供氧、各种营养物质及胃肠肽类激素等，以维护其正常功能，包括黏液、表面活性磷脂及碳酸氢盐的合成及分泌，胃酸的分泌，细胞的更新、增殖及修复，还可以及时有效地清除细胞代谢产物，反渗至黏膜内的 $H^+$ 及损伤因子，从而维持局部微环境的相对稳定，因而黏膜微循环在损伤的修复愈合过程中起着重要作用。其中，胃黏膜血流量在胃黏膜的防御机制中是至关重要的。良好的血流灌注对胃黏膜正常结构与功能的维持起重要作用。胃黏膜损伤后胃黏膜血流量下降，微血管功能紊乱，主要表现为微血管痉挛、扩张，血管内微血栓形成，以及出血等。

## 老年萎缩性胃炎血瘀证诊断

老年CAG患者在长期病变过程中逐渐形成血瘀证。其胃脘疼痛多为痛有定处，久延难愈，易于反复；胃脘痞满则久治不解；烦渴，喜热饮，饮水不解，且以养阴清热久治难除；饮食不下，食后作胀以及舌象、脉象是临床诊断血瘀证的重要依据。《金匮要略》曰："患者胸满，唇痿舌青……为有瘀。"青紫舌与瘀斑瘀点是主要舌象特征之一，而观察舌下脉络的色泽、延伸、充盈度、扭曲度及脉络的分支密度又可辨别血瘀证的轻、中、重程度，为临证治疗提供使用活血化瘀药物的依据。脉象多表现为细涩、沉细等，然又有血郁、血瘀之别。郁乃不畅之意，瘀则为积血。此外，还当辨寒热虚实，胃脘痞胀疼痛，得热则舒，伴畏寒、肢冷、苔薄白、舌质淡有紫气、舌下脉络瘀滞、脉细涩者为寒凝；胃中痞胀疼痛，伴喜冷饮、口干或苦、大便秘结、溲赤、苔黄或少、舌质红或少津、舌下脉络增宽延伸、脉细滑数者为热瘀；胃中痞满胀痛拒按，伴大便干结、苔厚、舌下脉络扭曲瘀紫、脉弦者为实证；胃痛隐隐或胀满不甚，伴喜按、便溏或便下无力、脉细弱者为虚证。临床运用中大多虚实兼夹，寒热错杂，当抓主要矛盾，兼顾其他。

胃镜及病理学检查：胃镜下可见胃的蠕动减弱，黏膜皱襞变浅变细甚至消失，黏膜色泽灰暗，或有颗粒样增生，血管显露，黏膜红紫白相间，形成花斑样，或见黏膜糜烂、出血、溃疡，或见陈旧性出血点等。病理可见炎性浸润，胃腺萎缩，肠上皮化生，异型增生或胃腺囊形成。老年人胃黏膜萎缩，组织学上可见黏膜血管扭曲、管腔狭窄、管壁增厚，这种胃局部血管供血不足和胃黏膜退行性变化可引起黏膜营养不良，进而导致萎缩性胃炎的发生。

血液流变学检查：血液的高黏、高凝状态可作为血瘀证客观指标之一。有研究表明，CAG 患者存在显著的血液高黏状态，影响微循环灌注，而且血流变异常与萎缩性胃炎轻重程度呈正相关。随着年龄的增长，血液黏度呈增高趋势。

## 老年萎缩性胃炎血瘀证治疗

根据血瘀证轻、中、重程度将活血化瘀药分为三大类。一为养血和血药，如当归、赤芍、牡丹皮、丹参、鸡血藤、生地黄等；二为活血化瘀药，如川芎、蒲黄、红花、五灵脂、三七、延胡索、刺猬皮、月季花、凌霄花、降香、乳香、没药、桃仁、九香虫、急性子等；三为破血逐瘀药，如三棱、血竭、莪术、土鳖虫、水蛭、虻虫、炮穿山甲等。由于活血化瘀和破血逐瘀药大多温辛走窜，不宜多用久用。现代药理学研究已证明活血化瘀药具有抗血小板聚集、抗血栓、改善微循环障碍、调节胃黏膜血流的作用，从而改善细胞缺血缺氧所致的代谢障碍，改善组织营养状态，促进胃黏膜的修复，对增生性病变有不同程度地转化和消散作用；且部分药物更具有抗炎、抗 HP、抗肿瘤的作用。这些作用能促进 CAG 病理组织的逆转，改善临床症状。

由于瘀血证存在于 CAG 整个疾病发展过程中，具体运用时当以活血化瘀为中心，佐以他法，分型论治。临床常见气虚血瘀、中阳不足、胃阴亏耗、肝郁气滞、湿热蕴中及食滞中脘、痰浊阻滞胃络、胃络损伤出血等证，宜分别治疗，注意活血化瘀药物使用时或佐益气，或佐养阴，或佐疏肝，或佐清热，或佐化浊等。

# 99　消化性溃疡从瘀论治

消化性溃疡是一种以疼痛为主要临床表现的疾病，是指发生在胃和十二指肠的慢性溃疡，因溃疡的形成与胃酸、胃蛋白酶的消化作用有关而得名，是临床上常见的、多发的慢性消化系统疾病，其病因复杂，不易痊愈，常易反复发作，且病程较长缠绵难愈。消化性溃疡属中医学"胃脘痛"范畴。临床上西药主要进行对症治疗，但达不到理想的效果。中医根据辨证论治的原则，在临床治疗中取得了一定的效果。学者高强等经过临床观察，认为消化性溃疡与血瘀关系最为密切，从瘀论治往往可以收到满意疗效。

## 瘀血的病因病机

中医学理论认为，病久入血，病久入络。消化性溃疡病程长，缠绵难愈，因此，存在着血瘀的病理变化。古医籍中已不乏对瘀血与胃脘痛关系的认识，如《张氏医通·诸痛门》曰："平日好饮热酒，致死血留于胃口作痛，脉必涩或弦。"《灵枢·百病始生》曰："胠寒则血脉凝涩，血脉凝涩则上入于胃肠，入于胃肠则胀，胀则肠外汁沫不得散，是以积。"《素问·举痛论》曰："寒气客于肠胃之间，膜原之下，血不得散，小络急引，故痛。"气血是人体生命活动的重要物质基础，气为血之帅，血为气之母，气行则血行，气滞则血凝，故凡气血营运障碍，均可造成胃肠道瘀血。消化性溃疡病位在胃，病变涉及肝、脾两脏；又胃为多气多血之腑，肝藏血，脾统血。病理状态下，凡情志不遂、饮食不节、劳倦内伤，均可致肝失疏泄，脾胃纳化失司，升降失常，最终必然引起气血运行失常，血行不畅，瘀阻胃络。《素问·举痛论》曰："经脉流行不止，环周不休。"血本畅行于经脉之中，但如遇寒邪凝泣血脉，热邪炼阴耗液，气滞气虚血行不利，血虚津亏脉道不充，痰湿水饮停滞阻遏气机，压抑脉道，胃肠术后形态改变，血行迟滞，吐血、便血等离经之血，饮食所伤，七情过极，烟酒刺激，蕴热成毒，毒伤气血等，均可导致胃肠道气血运行失和，瘀血发生，从而引起各种病症。

1. 病程长，反复发作，久痛则气血凝滞，不通则痛。其结果是"久痛必瘀"，"久痛入络"。《内经》曰："病久入深，营卫之行涩，经络失疏，故不通。"《临证指南医案》曰："胃痛久而屡发，必有凝痰聚瘀。""盖胃者，汇也，乃冲繁要道……凡气既久阻，血亦应病，循行之脉络自痹。"即所谓"初病在气，久必入血"。胃脘痛缠绵不止，病程较长。病久则中气受损，脾胃气弱，推运无力，气血运行不畅而致瘀。正如王清任所曰："久病入络即瘀血。"叶天士亦曰："大凡经主气，络主血，久病血瘀。"《仁斋直指方·血滞》曰："人之一身不离乎气血，凡病经多日，疗治不痊，须当为之调血。"

2. 溃疡病可因郁而病，病成之后又可影响肝之疏泄功能，导致气机不畅而形成瘀血。消化性溃疡属身心性疾病，频繁的情志刺激致肝气郁结，横逆犯胃；又血赖气行，气赖血载，气滞日久，必然引起血运不畅，瘀阻胃络。《内经》曰："精神不进，志意不治，病乃不愈。"《景岳全书·心腹痛》曰："胃脘痛证，多有因食，因寒，因气不顺者，然因食因寒，亦无不皆关于气。盖食停则气滞，寒留则气凝。治病之要，但察其果属实邪，皆当以理气为主。""气结则血凝。"而《医学入门》曰"瘀血痛有常处，或逆思抑郁而得"，则是对瘀血与情志关系更为形象的描述。可见，脾胃居中焦而为气机升降之枢，肝主疏泄，调畅气机，所以，消化性溃疡易出现气机郁滞、瘀血内阻的病理变化。

3. 多种原因可致脉管内的血液积而为瘀；或肝气郁结日久，化热化火，邪热煎熬脉管内之血，"血受热则煎熬成块"，而内积为瘀血；或热盛灼伤脉络，"脉为血之府"，脉失滑利，则血行艰涩而内积为瘀；或胃脘痛日久，脾胃阳虚，易感寒而血凝内积为瘀，正所谓"血受寒则凝结成块"；亦可因多食生冷而中寒，"久积心腹痛者，必饮啖生冷果实，中寒不能消散，结不为积……便出干血"。或因于饮食不调，或因于痰湿内生，或因于六淫外浸，导致食积、痰湿、寒热之邪阻滞，气机被郁，血行不畅，也可形成瘀血。

总之，瘀血是在消化性溃疡病发生发展过程中，各种病因综合作用下逐渐形成的，瘀血是其必然的病理产物。

## 瘀血的诊断依据

溃疡病的瘀血表现具有多变性，既有典型的瘀血症状和体征，也有不典型的个体差异。瘀血形成至出现典型的瘀血表现常需要一个过程，而寻找瘀血的早期特征能为溃疡病活血化瘀治疗提供更多的依据。据临床观察与体会，下列情况常提示瘀血存在之可能。

1. 不管原来胃痛性质如何，如果出现针刺样或刀割样疼痛且拒按时应考虑有瘀血的存在。

2. 有规律的胃痛变得毫无规律，常持续疼痛，或夜间痛剧，甚则痛醒，提示有瘀血的可能。

3. 有反复胃出血史，或新近便血、呕血后仍感胃痛，或出血紫暗有块。

4. 病程长或久治无效的顽固胃脘疼痛。

5. 素体性情善郁，寡言内向，胃痛而脉弦，且对一般理气药反应差。

6. 胃痛而舌上有苔，口干舌燥，渴而不思饮，或漱水而不欲咽，大便秘结，此非阴虚之证，则应为内有瘀血。

7. 无论中医辨证分型如何，临床上只要发现舌暗或有瘀点、脉涩者均可诊断为内有瘀血。

## 消化性溃疡瘀血的治疗

中医学认为"痛则不通，不通则痛"，血瘀故出现胃脘部疼痛。治疗上当以"通"为主，所谓"通"即是指活血通络，调和气血，瘀去则通。对消化性溃疡，采用活血化瘀法结合辨证分型论治。

活血化瘀药物既可通过改善血液循环，也可直接作用于溃疡病灶，渗入组织脉络，起到化瘀疏通消散的作用，达到治疗溃疡愈合的目的，并能减轻瘀血的病理影响，防止溃疡复发。临床上，溃疡病有瘀血形成的原因并发现有瘀血存在的依据时，即可大胆应用活血化瘀药物。活血化瘀治疗必须立足于辨证，即以辨证为主，辨病为辅，并综合考虑瘀血的成因、病理影响来选定药物，选择药物应不悖于辨证，才能取得最好的疗效。总结有以下几种基本治则：

**1. 补气活血法：** 主治气虚血瘀型消化性溃疡。症见胃脘隐痛，过劳即发，神疲乏力，舌质紫暗、苔薄，脉细涩无力，方以血府逐瘀汤合四君子汤加减。

**2. 行气活血法：** 主治气滞血瘀型消化性溃疡。症见胃脘疼痛，痛有定处，痛处拒按，饥时痛减，食后转重，情志忧郁时疼痛发作，甚则出现黑便或呕血，面色晦滞，舌质发紫或瘀斑，苔白腻，脉弦或细涩。方以失笑散或血府逐瘀汤合四逆散加减。

**3. 滋阴活血法：** 主治阴虚血瘀型消化性溃疡。症见胃脘隐隐灼痛，伴见嘈杂不知饥，或虽饥而不能多食，口干咽燥，舌质暗红而苔少，脉细涩。方以血府逐瘀汤合一贯煎加减。

**4. 温阳活血法：** 主治阳虚血瘀型消化性溃疡。症见胃痛隐隐，绵绵不已，泛吐清水，饮食喜热，四肢不温，舌质淡，苔薄白，舌背部静脉瘀紫，脉沉涩。方以血府逐瘀汤合黄芪建中汤加减。

**5. 清热活血法：** 主治胃热血瘀型消化性溃疡。症见胃痛阵作，痛势急迫，其痛如灼，泛酸嘈杂，大便秘结，口干口苦，舌质红，苔黄，舌背静脉瘀紫，脉弦。方以桃核承气汤加减。

现代医学研究证明，当归、桃红、红花、赤芍、川芎等活血化瘀药可显著改善微循环，促进溃疡愈合。使用活血化瘀药应注意以下两点：一是适当配伍行气药，以加强活血化瘀效果。如唐容川曰："凡治血者，必调气。"二是注意活血药用之不宜过久，剂量也不宜过大，谨记李时珍之告诫："少用则活血，多用则破血"。对于消化性溃疡一般治疗也很重要，在保证基本治疗原则的基础上消除病因，解除症状，愈合溃疡，防止复发，预防并发症。保持和建立正常的生活和饮食规律，调整精神情绪状态，保持乐观向上的心境，避免过度疲劳和过度紧张。

# 100 难治性溃疡病从瘀论治

难治性溃疡病是消化性溃疡治疗中的难题，由于目前诊断方法和治疗方法的不同，其概念还不统一，不少学者倾向于回顾性的诊断。一般把消化性溃疡经内科正规治疗 3 个月未愈者定为难治性溃疡。它的特点是周期性发作。以复发的频度和时间来划分难治和易治似可行，但界限却很难确定。所以难治性溃疡病的范畴目前仍在探讨之中。学者权东烈认为，难治性溃疡病当从瘀论治。

## 难治性溃疡病的特点

**1. 疼痛的规律**：本病的疼痛规律性发生改变，持续时间延长，疼痛程度加剧，疼痛部位广泛。

**2. 内镜特征**：溃疡深而大，周围黏膜皱襞集中，瘢痕化显著，呈线性溃疡，或溃疡边缘隆起，不整形，厚苔，基底呈结节状，周围伴糜烂样溃疡。

**3. X 线片特点**：溃疡面积大于 3 cm$^2$，深超过 1 cm，以及穿透性溃疡。

**4. 胃电图特征**：高频率，高幅波，波型不规则。

## 难治性溃疡病与瘀血的关系

本病的发生与情志不畅和饮食不慎有密切关系。忧思恼怒，反复不解，伤及于肝，肝气郁滞，横逆犯胃；或饥饱失常，酗酒辛辣，损伤脾胃；脾气失运，胃气不降，湿浊内生，蕴结中焦，气机升降失司。因此，不论情志不遂，还是饮食失常，其均能导致气机郁滞，而气滞日久，则使血行随之滞涩，瘀血痹阻则脘痛反复发作，缠绵不愈。

临床可见本病患者脘腹疼痛，痛久不已，痛有定处，痛引胁背，按之痛甚，严重者可并发柏油样大便，舌质青紫，或舌有瘀斑、瘀点，脉弦或涩。血液流变学检查结果全血比黏度、血细胞比容与健康人有非常显著差异，表明本病患者的血液黏滞增加。

现代研究发现本病患者的胃黏膜血流量减少。胃和十二指肠黏膜的血液供应主要依靠黏膜下血管丛，而黏膜下血管丛的分布并不均匀，胃的贲门部小弯侧和大弯侧的血管丛较丰富，越向幽门则血管丛越少，且血管越小，而流量也越少。有学者观察到难治者血流量较易治者低，所以黏膜血流量减少是溃疡久不愈合的重要因素。

古代医著中也有认为胃脘痛与瘀血密切有关者，如《张氏医通·诸痛门·心痛胃脘痛》曰："平日好饮热酒，致死血留于胃口作痛，脉必涩或弦。"所以，瘀血是难治性溃疡病重要的发病因素。

## 活血化瘀治疗难治性溃疡病

活血化瘀法具有扩张血管，降低血管阻力，增加血流量，改善微循环等作用，故可使胃部血液供应增加，微循环改善，促进胃黏膜固有膜的再生，从而增强胃黏膜的屏障作用，防止幽门螺杆菌的再感染。临证结合患者辨证情况，常用以下四法。

**1. 理气和胃，活血止痛法**：患者表现为胃脘胀痛，痛久不已，痛有定处，按之痛甚，胸闷嗳气，不思饮食，大便色黑，舌质紫暗，或有瘀斑，脉弦。方用膈下逐瘀汤加减（桃仁、牡丹皮、赤芍、乌药、延胡索、当归、蒲公英、川芎、醋五灵脂、红花、香附、枳壳、甘草）。若胃气上逆，嗳气频作者，加旋覆花、法半夏；气滞较甚、脘腹胀痛者，可合用五香散（沉香、降香、木香、檀香、乳香）；肝胃不和，泛吐酸水者，加海螵蛸、左金丸。

**2. 清胃泻火，化瘀止痛法：**症见胃脘灼热疼痛，口臭，便秘或大便色黑，舌紫红苔黄腻，脉滑数。方用泻心汤加味（黄连、黄芩、大黄、牡丹皮、栀子、赤芍、蒲公英、丹参）。若胃气上逆、恶心呕吐者，加赭石、竹茹；热伤胃阴，口渴舌干者，加麦冬、石斛、天花粉。

**3. 活血通络，化痰和胃法：**临床表现为胃脘刺痛，久痛不愈，痛处不移，或疼痛夜甚，胸闷痰多，干呕浊气，舌暗紫苔厚腻，脉弦滑。常用温胆汤合失笑散加减（竹茹、枳壳、青皮、陈皮、茯苓、法半夏、苍术、白术、蒲黄、醋五灵脂、紫苏梗、荜茇、甘草）。若痰瘀化火，泛吐酸水者，加海螵蛸、左金丸；瘀血较重，胃脘刺痛甚者，加九香虫。

**4. 温阳活血，和胃降逆法：**症见脘腹胀满疼痛，喜热畏寒，遇寒则甚，或有朝食暮吐，吐后为快，面色萎黄，倦怠乏力，舌质紫苔薄白，脉沉细。旋覆代赭汤加味（旋覆花、赭石、党参、法半夏、吴茱萸、制附子、丹参、桃仁、郁金、陈皮、高良姜、公丁香、甘草）有良效。若脾气虚弱，神疲乏力者，加黄芪、白术；阳气虚甚，四肢厥冷者，加肉桂、干姜。

# 101    食管癌从瘀论治

食管癌发病率在我国位居消化道肿瘤第二位，其初期无症状，当患者自觉不适时大多已属中晚期，危害极大。从中医体质学角度来看，瘀血体质人群在生活习惯、水土环境等综合因素作用下易发生食管癌。食管癌患者辨证属血瘀证者，多见吞咽梗阻，食不得下，甚则滴水难进，食入即吐，面色黧黑，肌肤枯燥，形体消瘦，或吐下物如赤豆汁等，属中医学"噎膈"范畴。学者贾永森等从形成血瘀证的分子本质讨论了食管癌发生、发展的机制。

## 血瘀与食管癌关系的医家认识

金元时期，朱丹溪提出"挟痰挟瘀，遂成窠囊"，认为"噎膈"是痰瘀互结所导致。明·戴元礼师承朱丹溪，对噎膈的辨治重在痰瘀，在他所著的《推求师意·膈噎》曰："噎膈病在膈间，不在脾胃，并认为怒甚则死血菀于上，积在膈间，碍气升降，致津液聚而为痰为饮，与血相搏而成噎膈。"点明了瘀血碍气升降，痰瘀互阻而致噎膈。明·徐大椿曰："噎膈之证，必有瘀血，顽痰逆气，阻隔胃气。"点明了食管癌与痰浊、瘀血关系之密切。《古今医统大全》曰："凡食下有碍，觉屈曲而下微作痛，此必有死血。"王肯堂认为"食物下咽，屈曲自膈而下，梗涩作微痛，多是瘀血"。隋·巢元方在《诸病源候论·诸肿论》中指出："肿之生也，皆由风邪寒热毒气客于经脉，使血涩不通，瘀结而成肿也。"堪称真知灼见，为后世噎膈从瘀论治提供了理论依据。

## 瘀血是形成恶性肿瘤条件之一

需要指出的是，认清肿瘤与瘀血的区别对于分析食管癌的血瘀病机非常重要。瘀血只是肿瘤病机中的一环，在肿瘤的发生机制中，瘀血只是产生肿瘤的一个条件，且瘀血导致肿瘤发生必定有中间环节。因为瘀血结聚机体某一处，只起到阻滞气血津液运行的作用，从而产生疼痛、麻木、胀满、包块等症状。由于阻滞而使机体的物质产生变化，或者由于机体和瘀血的相互作用使瘀血产生变化，这些变化从而促进肿瘤的产生，这个过程中，瘀血和肿瘤之间已经经历了很多环节。利用"方证相应"关系、"以方测证"理论，有学者对瘀血和食管癌形成的中间环节进行了分子层面的探索。

## 食管癌血瘀与蛋白质分子的关系

按照方证关系理论，方是治证之"矢"，证是方治之"的"，特定方剂与其适应病证之间的对应或绑定，蕴含辨证论治中病证与方药的相互关系。通幽汤是"金元四大家"之一李东垣所创，对瘀血内结型食管癌治疗效果显著，着眼于血瘀病机。由是可知，瘀血在食管癌发生发展中起着重要作用。在越来越多的实验研究中，发现了许多蛋白质分子与血瘀病机的形成具有密切的关系。本研究组通过对瘀血证进行数据挖掘，形成聚类分析，得出血瘀内结型食管癌的证候要素，通过严格临床筛选，确定符合要求的患者，获取患者病变组织，进行原代细胞培养，开展了证候本质的研究。

**1. 表皮生长因子受体（EGFR）**：表皮生长因子（EGF）是体外最强的促表皮细胞生长因子之一。近年的研究表明，EGF 与肿瘤的发生、发展密不可分，其通过细胞表面的 EGFR 发挥生物学效应。

EGFR 属 I 型跨膜酪氨酸激酶生长因子受体，在人类多种实体肿瘤如结肠癌、直肠癌、头颈部肿瘤、食管癌等均有过度表达，与肿瘤细胞增殖、侵袭、转移、血管生长及细胞凋亡的抑制等有关。研究组以不含血清培养液培养细胞，以外源性 hEGF（人表皮生长因子）刺激细胞，并加入通幽汤水提液进行对比。除去药物作用外，只有 hEGF 刺激调节发挥影响，hEGF 增强了细胞质膜表面的 EG-FR 蛋白表达，从而激活了以其参与的生长信号通路（例如 PI3K/AKT、PLC-γ1 等），细胞增殖。而通幽汤可能通过抑制 EGFR 表达，抑制细胞生长。通过体外实验研究表明，在瘀血证食管癌患者细胞中 EGFR 的表达明显超量，提示血瘀病机与 EGFR 关系密切，呈正相关。

**2. 磷脂酰肌醇 3-激酶/蛋白激酶 B（PI3K/AKT）信号通路蛋白**：PI3K/AKT 信号通路参与很多重要生物学过程的调控，但其过度激活可导致肿瘤的发生。在正常组织中 PI3K/AKT 信号转导途径处于活化状态，但是该通路如果被过度激活则可通过下调肿瘤抑制蛋白、刺激蛋白质合成、抑制细胞凋亡等导致肿瘤细胞的无限增殖，成为肿瘤预后差的标志。通过将通幽汤拆方研究，对比了全方、活血行气拆方和滋阴养血拆方对食管癌细胞的 PI3K/AKT 信号通路各蛋白表达，包括 EGFR、PI3K、P-PI3K、AKT 及 NF-κB 等上下游 5 种蛋白。结果表明，活血行气拆方作用强于全方和滋阴养血拆方。实验结果说明通幽汤治疗食管癌的有效组分在活血行气类药，药效反证出血瘀病机形成中 PI3K/AKT 蛋白表达增强，5 种关键蛋白分子是血瘀病机的分子特征。

**3. Caspase-3 凋亡信号通路蛋白**：食管癌防治机制研究中肿瘤细胞凋亡是一个重要环节。尽管各种凋亡信号可刺激细胞内多种信号传导途径，但最终将汇集为 Caspases 蛋白酶级联放大反应这一共同通路，不同凋亡信号的刺激可激活多种 Caspases，而活化的 Caspases 作用又可随酶底物的性质和酶切位点的不同而产生多种生物学效应。因此 Caspases 家族被认为是细胞凋亡过程中的中枢效应器，是多条凋亡通路的汇聚点，是执行凋亡的最终途径。研究组开展了瘀血证候的凋亡蛋白分子的探索。观察了未施加任何因素的空白对照组细胞生长和瘀血证方对细胞生长影响的 Caspase-3 测定。在实验中，通过 Western blot 法检测空白对照组和通幽汤组中 p53、Cyto-C、Caspase-3、Bax 蛋白表达，结果显示应用通幽汤处理细胞后，与空白对照组相比各蛋白表达有不同程度的增强，促进了肿瘤细胞凋亡。

从遗传学角度讲，人体内癌基因与抑癌基因的表达时刻处于竞争状态。多数人群之所以处于健康、不表现为肿瘤疾病，是因为抑癌基因占优，重要的一个因素是癌基因的"自杀"行为，在肿瘤细胞表现出生物性状之前，已启动了凋亡程序。食管癌的发生也不例外，它也是由于某些因素导致凋亡受到抑制，从而癌基因高表达，最终发为本病。在该实验中，通过以方测证，Caspase-3 介导的凋亡通路蛋白受抑制或者失活在血瘀病机中扮演了重要角色。

**4. PI3K/AKT 信号通路与 Caspase-3 凋亡通路的关系**：PI3K/AKT 信号途径与 Caspase-3 促凋亡蛋白有着密切关系。PI3K 活化后可以直接激活一种名为哺乳动物雷帕霉素靶蛋白（mTOR）的大分子，而 mTOR 具有抑制肿瘤细胞的凋亡作用，从而使 Caspase-3 活性降低。上述实验结果也表明，血瘀证食管癌细胞 PI3K 和 Caspase-3 介导的蛋白表达呈明显负相关。在食管癌血瘀病机形成中，上述两条通路的蛋白分子表达表现为协同作用，即 PI3K 通路蛋白增强，抑制了 Caspase-3 介导的促凋亡蛋白，可以认为是血瘀病机的部分分子本质。

## 102　溃疡性结肠炎从瘀论治

溃疡性结肠炎（UC）一种主要累及直肠黏膜、结肠黏膜及黏膜下层的慢性非特异性炎症，临床主要表现为腹痛、腹泻、黏液脓血便等。因 UC 治愈难度大常易复发并且有相对较高的癌变率，因此被世界卫生组织列为现代难治疾病之一。随着社会的发展人类环境因素和生活方式的改变此病的发病率呈现出上升的趋势。学者赵继亭等从瘀而论，探讨了瘀血与 UC 的关系及活血化瘀法对其的治疗作用，为 UC 的治疗提供了新的思路。

### 中医学对溃疡性结肠炎的认识

根据本病的临床表现，UC 多属中医学"大瘕泄""泄泻""痢疾"等范畴。关于其病因病机，历代医家尚未有统一论断。在发病原因方面，多数医家认为，饮食不节、脾运失司、湿浊内生，或素体脾虚、七情郁结、脾虚生湿、郁久化热浊气积聚日久为毒湿热毒邪留滞于大肠，以致腑气不利，气血凝滞，壅而为脓，热伤血络而为病。日久湿浊不化，瘀血留滞，可反复发作。而脾气虚弱脾阳不振，以致脾肾两虚出现临床诸症。脾虚为本病的发病之本的观点，已得到普遍认可。其他医家如路志正教授认为，UC 以脾虚为发病的根本，在病变发展中有湿阻、气滞、血瘀、气虚、阳虚之不同，病机虽然复杂，但总以本虚标实、虚实夹杂为主；魏继武教授认为 UC 发病过程中脾虚为发病之本，湿热邪毒为致病之标，瘀血阻络贯穿始终。正虚邪恋，本虚标实是 UC 的基本病机演变，整体的正虚与局部的邪实相因并见为其主要病机特点。王蕊认为脾虚日久气虚不摄，膏脂下流是本病的主要病机，湿热贯穿于本病始终，脾虚与湿热疫毒胶结是本病的特点。也有学者从毒探讨活动期 UC 的发病机制，提出"毒邪学说"，将 UC 的病因归为热毒、湿毒、湿热毒、瘀毒 4 个方面，认为毒为 UC 的发病关键。随着研究的不断深入及经验的总结，瘀血在 UC 发病中的作用渐受到众多医家们的重视，活血化瘀法治疗 UC 的疗效也越来越明确。

### 溃疡性结肠炎与瘀血的关系

瘀血与 UC 之间有着密切的关系，瘀血既是 UC 的病理产物，又是 UC 的一个重要致病因素。其多因饮食所伤，和/或情志失调，或感受外邪，导致脾胃受损纳运失常水谷停滞，湿郁热蒸，下注大肠，湿热蕴结，阻滞气机与气血相搏结，使肠道传导失司，肠络受损，腐败成疡，化为脓血，混杂而下。瘀血在其病程发展中扮演着重要角色。湿热之邪，蕴结体内，湿性黏滞、重浊，阻滞气机；热邪易灼伤津液，血受熏浊易凝结瘀塞，血行瘀滞，瘀滞日久妨碍人体气血化生而逐步化为虚证血瘀；或气虚不能推动血液的运行而发生血瘀；或津亏不足以载血则血行瘀滞，日久肠络受伤，肠黏膜溃疡，化为脓血。《医林改错》曰："腹肚作泻，久不愈者，必瘀血为本。"瘀血不去，新血不生，气血难续，正气愈虚，肠道更失所养则病情反复，经久难愈。

近年来研究表明，溃疡性结肠炎的发病与患者体内的微血管损伤及血液高凝状态之间存在相关性，其血液具有浓稠性、聚集性、黏滞性的特征，这与中医学"瘀"是相一致的。施嫣红等研究发现 UC 患者外周血中血小板活化指标如 P 选择素、G5P3、TxBZ、PAC-1 等以及 D-二聚体、血小板球蛋白等血栓前状态指标均明显高于正常对照组，且活动期高于缓解期，提示 UC 活动期血小板活化并可能引起血液的高凝状态和血栓的形成。UC 病程长，长期的血液运行不畅血液瘀滞必然影响受损黏膜的愈合，也就影响疾病的恢复。据此现代医学提出了抗凝的观点，有医家采用肝素治疗本病取得较好疗效。另外，根据结肠镜检查可见肠黏膜充血、出血、溃疡等病理改变也证实"瘀血"的病理存在。

## 溃疡性结肠炎从瘀而治

**1. 活血化瘀之药：**活血化瘀药，性味多辛、苦、温。味辛能散、能行，味苦则通泄，且均入血分，故能行血活血，使血脉通畅瘀滞消散，即《素问·阴阳应象大论》所谓"血实者宜决之"之法。王清任曰："治病之要诀，在明白气血。"化瘀可行血，血行则气畅，瘀血得以消融，瘀滞得以畅通，使瘀血祛，新血生，肠络活，腐肉祛而新肌生，促进组织的修复和再生。现代研究表明，活血化瘀药具有改善血液循环，特别是微循环，以促进病理变化恢复的作用；具有抗凝的功能，以防止血栓的形成；能够改善机体的代谢功能，促进组织的修复；能够改善毛细血管的通透性，减轻炎症反应，促进炎症病灶的消退和吸收；能够调整机体免疫力，有抗菌消炎，清除炎性产物及细胞毒，以上作用有利于溃疡的修复与消除。

应用活血化瘀药，应重视配伍，谨遵"实则泻之，虚则补之，寒则热之，热则寒之，郁则散之，坚则攻之，出血止之"等原则。

**2. 活血化瘀之法：**治疗 UC 以活血化瘀为治则，是中医学"久病入络"，"瘀血不去，新血不生"理论的具体应用。临床治疗应在坚持辨证论治原则的基础上，合理、适时地配合运用活血化瘀之法，做到"活血而不破血，止血而不留瘀"。赵继亭认为 UC 活动期多因肠腑湿蒸热壅，气血壅结所致，此时邪热散漫于肠腑，气血阻滞于肠络，非清解无以胜湿热，非化瘀无以通其血脉，故治疗首重清解化湿，行瘀导滞，以求腑通邪去；缓解期正气伤，邪气衰，此时治以扶正通瘀为主，或益气活血，或扶阳活血，或养血活血，或行气活血等，审阴阳而调之。运用活血化瘀之法，尤重调和气血，正所谓"调气则后重自除，行血则便脓自愈"。

**3. 临床观察：**瘀血理论为活血化瘀药物的使用及确定活血化法提供了强有力的支持，且经过众多医家实验研究的深入及临床经验的积累，也肯定了活血化瘀对治疗 UC 有确切疗效。王金周采用活血化瘀中药治疗 UC，自拟活血化瘀中药制剂（制大黄、丹参、赤芍、当归、牡丹皮、桃仁、生蒲黄、木香、黄连、薏苡仁、仙鹤草、三七粉），并灌肠促进药物有效成分吸收，起到活血化瘀，祛湿通络的作用，结果 UC 治疗组总有效率 93.44%，优于对照组的 76.09%，治疗组复发率 8.78%，低于对照组的26.83%。何俗非研究发现，活血化瘀类中药在治疗 UC 及修复肠屏障方面可起到有效作用，活血化瘀法可以通过加速细胞凋亡，激活抗炎因子和加强免疫屏障配合，来修复受损肠道的屏障功能，从而减轻肠道黏膜的损伤，缓解溃疡性结肠炎的病情。

**4. 实验研究：**陈伟雄等研究川芎嗪对小鼠溃疡性结肠炎的治疗作用及其机制，通过测定血浆 P 选择素含量的变化，检测肠组织中 P 选择素的表达，发现溃疡性结肠炎时肠组织中 P 选择素表达和血中 P 选择素水平显著升高，经川芎嗪治疗的小鼠 P 选择素明显下降，证实了 P 选择素与溃疡性结肠炎密切相关，川芎嗪对溃疡性结肠炎具有治疗作用。刘伟等观察注射用丹参对溃疡性结肠炎的疗效及对出凝血时的影响，测定治疗前后患者出凝血时（PT、APIT、Fbg）及血小板（PLT）水平，结果丹参治疗组有效率明显高于对照组，并发现治疗前患者凝血指标异常，呈高凝状态，通过应用丹参针剂，患者的临床疗效得到明显提高，主要症状得到明显改善，同时凝血指标也好转。提示瘀血可能在溃疡性结肠炎的发病中起到重要作用，在治疗中针对性地应用活血化瘀药物，可以提高溃疡性结肠炎的治疗效果。

## 活血化瘀临证分期论治

UC 是一种原因不明的主要发生在直肠和结肠的慢性、非特异性炎症性疾病。病情轻重悬殊，多数病程缓慢，反复发作，易于癌变，治疗颇为棘手。近年来，越来越多的医家认识到血瘀与 UC 的发生、发展有着密切的联系，并影响 UC 的预后。学者缪卫华等于临床注重从瘀分期论治溃疡性结肠炎收到较好效果。

**1. 溯本求源，瘀阻肠络是病机关键**：中医学无溃疡性结肠炎病名，根据其腹泻、里急后重、腹痛、黏液脓血便的临床表现，属中医学"痢疾""泄泻""肠澼"等范畴。本病病位在大肠，与五脏相关。发病多由禀赋不足、感受外邪、饮食不节、情志失调等因素所致，正如《素问·太阴阳明论》曰："犯贼风虚邪者阳受之，食饮不节，起居不时者阴受之……入五藏则䐜满闭塞，下为飧泄，久为肠澼。"概括了本病的发展规律。脾弱气虚，则血行无力，瘀滞脉中；脾虚日久，阳虚生寒，外受寒邪，寒则血凝；感受湿热之邪，蕴结肠中，则血因湿而滞，因热而结；郁化热毒，下注肠道，壅塞气血，以致肠腑气血凝滞，肉腐血败而成痈疡，下痢赤白。饮食不节，脾运失司，痰湿内蕴，以致痰瘀互结；湿蕴化热，下注肠道，脏腑气血凝滞，肠膜血络受损；情志不遂，肝失疏泄，则气滞血瘀。由此可见 UC 患者虽病因不同，证型各异，但虚、郁、寒、湿、热皆可致瘀，其病机均有气机不畅，瘀血内阻。而血瘀形成后更加阻滞气血，气滞血瘀互为因果，交相为病，且瘀血内留，脾胃运化受阻，气虚更甚，瘀血愈聚，气血愈虚，病程迁延，缠绵难愈。可见，瘀血既是 UC 之病理产物，又是 UC 的重要致病因素，也是 UC 迁延难愈的主要原因。故本病的主要机制是脾胃虚弱，肠络瘀阻，瘀血内停，不通则痛，血不归经，则便血不止。脾肾亏虚是发病之本，寒湿热郁毒瘀是致病之标，本虚是发病基础，但标实是发病关键，其中又以瘀阻肠络为要。

现代研究也表明，本病特别是病变的局部存在血液循环高凝状态，即存在血瘀证，而且高的血凝状态与 UC 的损伤程度成正比。

**2. 分期论治，活血化瘀贯穿治病始终**：血瘀证候存在于 UC 的各型及疾病发展的全过程。瘀血在本病的发病和复发中占有重要地位。活血化瘀是治疗 UC 的重要法则，应融于辨证施治中，贯穿治疗始末。正如王清任所强调的"治病之要诀，在明白气血"。化瘀可行血，血行则气畅，瘀血得以消融，瘀滞得以畅通。使瘀血祛，新血生，肠络活，腐肉祛而新肌生，促进组织的修复和再生。

现代研究发现，活血化瘀药有调整免疫、抗炎、抑菌、清除炎性产物及细胞毒，改善肠组织循环，改善血液高凝状态，抑制黏膜异样增生与组织纤维化及镇静、止痛、改善肠道运动等作用，有利于溃疡的修复与消除。

（1）急性发作期：湿热蕴肠，气血不调。《临证指南医案·泄泻》曰："泄泻，注下症也……溏泄之肠垢污积，湿兼热也。"发病初期湿热毒邪壅盛，蕴结大肠，壅阻气血。气血相搏，脂膜血络受损，故腹痛、腹泻、里急后重，肛门灼热，小便短赤，舌质红，苔腻而黄，脉滑数。血败肉腐为疡，腐败化为脓血，则便下脓血，便血鲜红为本病主要症状，此乃大肠气血凝滞，血不归经，加之热入血分，迫血妄行使然。本期热毒灼伤血络为主，若单用清热燥湿解毒之品恐难解除。若只知凉血止血，止血太过或寒凉太甚，反致瘀重，使湿瘀留滞，久病入络，以致迁延不愈。治疗应清肠化湿、凉血化瘀兼顾。正如刘河间所提出的"行血则便脓自愈，调气则后重自除"。常用药黄连、黄芩、煨葛根、白头翁、郁金、木香、丹参、红花、炒当归、赤芍、炒白芍、地榆、生甘草。腹痛较甚者，加徐长卿、延胡索；便血为主者，加茜草、槐花；伴发热者，加金银花、柴胡；湿邪偏重，胸脘痞闷，渴不欲饮者，加藿香、佩兰、苍术、厚朴、薏苡仁。本方以大剂清热解毒、凉血止血为先，然佐活血化瘀则可凉血无凝血之弊，活血无动血之虞。

（2）慢性迁延期：正邪交争，痰瘀阻络此时邪正交争，正虚尚耐攻，多为虚实错杂。脾虚湿困，痰浊瘀血阻滞肠络，互为因果，以致病情胶固难解，反复不已。血瘀阻滞，气机不畅，不通则痛，故腹痛不止，刺痛不移，泻下不爽或见黑紫黏冻，舌质紫黯或见瘀斑、瘀点，脉沉涩等。此即王清任所述："泻肚日久，百方不效，是总提瘀血过多。"治法应攻补兼施，补脾益气，清肠化湿，佐以活血化瘀，行气逐痰为旨。以"疏其血气，令其条达，而致和平"，将活血通络和化瘀止血二法合用，力求活血不伤血，止血不留瘀。治宜攻补兼施，活血化瘀。常用药黄芪、白术、黄连、当归、苍术、仙鹤草、三七、红藤、全当归等活血止血，同时可随证加用竹茹、陈皮、法半夏、厚朴、紫苏子等行气化痰，从而达到标本兼顾、祛瘀生新之治疗目的。

（3）临床缓解期：病久入络，脾肾两虚，但凡久泻久痢，每多夹瘀，此即所谓"久病入络"是也。诚如叶天士所曰："初病湿热在经，久病瘀热入络。"后期因久病不愈，脾病及肾，则脾肾双亏，阴阳气血虚弱，正虚邪恋，正虚不耐攻。此时患者可见腹泻，有黏液或少量脓血便，食少，腹胀，肢体倦怠，神疲懒言，舌质淡黯或有齿痕，舌体可见散在瘀点、瘀斑，脉细弱或涩。此期虚、瘀同病，治疗既要紧扣一个"瘀"字，更要注重一个"虚"字。治以健脾益气、温阳补肾为主，辅以调气行血。恪守化瘀通滞不伤正，扶正固本不留邪，使其"愈其自然"。常用药党参、白术、茯苓、黄芪、干姜、丹参、乳香、红花、肉豆蔻、白芍、甘草等。

**3. 衷中参西，合理选择应用活血药物：**

（1）活血而不能破血：UC 患者存在血管内皮损伤，损伤的内皮不仅失去了抗凝功能，而且通过提供暴露的胶原组织及分泌促生物活性物质，参与血栓的形成。血栓形成后加重肠黏膜的缺血、缺氧，进一步损伤肠黏膜，成为便血的重要机制。大量的临床病例观察发现活血行气类中药，尤其是丹参、红花、当归、制乳香、制没药、三七、血竭等对改善肠黏膜的微循环，改善其新陈代谢，消除黏膜充血、水肿，增加肉芽组织血供，促进溃疡面的愈合，具有良好的作用。临床多选用这些药物活血化瘀、祛腐生新之品，使瘀去新生。但本病多有肠络损伤，故破血动血之品一般慎用，以防有出血之变。故"活血而不破血，止血而不留瘀"是治疗 UC 的重要法则。

（2）重视药物的配伍：活血化瘀是治疗 UC 的重要法则，融于辨证施治中。临床上根据不同情况配伍分而治之。如根据"气行则血行，气滞则血凝"的理论，在使用活血化瘀药时，常配伍行气药以行瘀；如属寒凝血瘀者，配伍温经祛寒药，通过药物的辛热作用改善血液循环；瘀久正虚，若属因虚致瘀，正气亏虚，脉络瘀阻，当配伍补气药，使气旺以促血行；如热灼营血，瘀血内阻者，配合清热凉血药同用；因痰湿或湿热阻滞而致瘀者，配伍化痰燥湿或清利湿热药物；因瘀血化热阻滞经络者，配伍荡涤瘀热药；由于阴血不足，肠道失于濡养而引起气血凝滞者，当滋阴养血而通瘀。

（3）静脉用药提高疗效：静脉使用活血化瘀药物能使药物直接进入血液循环，改善局部血运，较快促进炎症吸收和溃疡愈合，避免了直接大量服用活血祛瘀药对胃的刺激，并可避免和减少消化液和消化酶对药物作用的影响和破坏，有利于药物作用最大限度地发挥。

# 103  结肠黑变病从瘀论治

结肠黑变病是指结肠黏膜固有层内巨噬细胞含有脂褐素样物质，即黏膜色素沉着所引起的非炎症性、可逆性病变。临床以老年、便秘及长期服用蒽醌类泻药的患者多见，可出现腹胀、便秘、食欲不佳、腹痛等症状。患者多纠结于"便秘—服药—便秘不缓解—加大药量—便秘加重"这样的恶性循环中不能自拔，严重影响生活质量。近年来结肠黑变病的检出率显著升高，且发病年龄有年轻化的趋势。减肥及美容食品中含有的蒽醌类泻剂是导致年轻女性结肠黑变病的主要原因。国内近年研究表明，结肠黑变病更应该被认为是一种结果，是结肠黏膜的一种病理状态，因而需加强对结肠黑变病的监测和治疗，防止结肠癌的发生。

研究表明结肠黑变病属良性可逆性病变，对于轻度结肠黑变病，在停用泻剂，便秘症状缓解，并给予多纤维素饮食后，黑变程度可减轻而逐渐恢复正常。日本及加拿大学者研究显示，因口服"泻剂"导致的全结肠黑变病，在单纯停服泻药后随诊，3 年后结肠镜下可见全部结肠黏膜恢复正常。现代医学治疗本病主要方法为停用蒽醌类泻剂，改用润滑性泻剂、胃肠道动力药、微生态制剂等药物。此法有腹胀、恶心等不良反应及服药时间久、疗效欠确切等不足，降低了患者的治疗信心。从中医理论出发治疗本病有独特优势，疗效颇佳。李国栋教授从"瘀"论治结肠黑变病有独到的见解和治疗经验。

## 病因病机分析

**1. 误治生病，苦寒为因：** 结肠黑变病临床主要表现为大便干燥、排便困难、腹胀腹痛、食纳少等，属于中医"便秘""腹胀""腹痛"的范畴。本病的发生从中医学角度讲是"误治"产生的后果。大黄、番泻叶、芦荟等泻下剂多属寒凉，临床用于便秘实热证之热结便秘、肠燥便秘。而苦寒败胃，过用苦寒药物或用之不当，便会伤及人体胃气，导致胃脘胀闷、不思饮食等症状。久病多虚，多数慢性便秘患者为虚证便秘，特别是老年患者，素体虚弱，气血不足，长期应用寒凉之泻剂反而使气血更虚，气血不足则脾胃运化功能降低，不能推动肠道蠕动，从而加重便秘症状，进而出现腹胀甚至腹痛。长期误治、反治出现结肠黑变病。《兰室秘藏·大便结燥论》也有这样的论述："大抵治病必究其源，不可一概用巴豆、牵牛之类下之，损其津液，燥结愈甚，复下复结，极则以致导引于下而不通，遂成不救。"

**2. 病久气虚，而至血瘀：** 本病为慢性起病，有研究表明，持续服用蒽醌类泻剂 4～12 个月可诱发结肠黑变病，黑变的累及范围及色素深浅程度与泻剂服用时间呈正相关。大多数患者在使用泻剂超过 2 年后病变范围可以累及全结肠。结肠黑变病患者病史较长，便秘日久则血虚津亏，津液不足则肠络失去濡润，肠壁血行缓慢则瘀滞不通。患者病程日久，正气亏虚，气虚动血无力，血停为瘀，瘀血内生，阻滞脉络而发病。这一点符合清代名医叶天士主张的"久病入络""久病多瘀"理论。病久伤血，侵袭络脉及所络之脏腑。病久阳气虚，络脉血运无力，血行停止，导致脉络瘀阻。

本病的病变部位在大肠，但全身的气、血运行在疾病过程中有着重要的作用。肠黏膜的色素沉着，从中医角度讲可以看作瘀血停滞的表象，由于患者气虚、血虚使全身血液循环瘀滞，日久肠道失养，进而出现肠壁变黑，从而导致结肠黑变病的发生。血虚则血脉无以充盈，血行不畅易致血瘀，可见脐腹疼痛，甚或瘕块硬结。从现代医学角度讲，结肠黑变病患者结肠息肉的检出率显著增高，并且与结直肠癌的发生相关，可以理解为血瘀在肠道形成瘕块的表现，也从另一角度证明了"血瘀"在结肠黑变病形成过程中的作用。

中医认为蒽醌类泻药多苦寒，《素问·生气通天论》有"味过于苦，脾气不濡，胃气乃厚"。患者长期服用含蒽醌类泻药后损伤脾胃，脾胃运化失职，胃脘胀痛，不思饮食，肠道传输无力，故大便不通畅。且患者多为中、老年，年老肾衰，元阳不足，不能蒸化津液，故津亏肠燥而致便秘，长期便秘且口服泻药，导致脾肾亏虚、津液不足、肠道失养脾虚致气血生化不足，血虚则肠道失养便秘，气血运行不畅进而出现肠壁变黑。气行则血行，若气虚不能推动血液的正常运行，则血液凝滞不畅，而成瘀血。

纵观古今，疑难杂症从"血瘀"论治常常有效。血瘀的病机主要是血行不畅。有动物实验表明，慢传输型便秘与血瘀相关。而结肠黑变病引起的便秘多为结肠神经丛退行性改变而出现的慢传输型便秘。故主张从血瘀角度辨证论治此病。

## 临床诊治特点

**1. 停用寒凉之蒽醌类药物**：便秘之实热证多为慢性便秘的一个阶段，在此阶段可以酌情选择寒凉之药物治疗，一旦患者实热之象减轻则需辨证调整药物。治疗结肠黑变病首先需要停用或者逐渐减量至停用可以导致结肠黑变的药物。

**2. 养血活血为先**：临床上便秘以女性及老年人多见，正如《医宗必读·大便不通》曰："更有老年津液干枯，妇人产后亡血，乃发汗利小便，病后血气未复，皆能秘结。"《丹溪心法·燥结》曰："燥结血少不能润泽，理宜养阴。"故应补养阴血、润肠通便，并强调切勿妄用攻下，否则津液，气血耗伤，虽能暂时缓解便秘症状，但往往多有反复或加重。

本病病位在大肠，病灶为"瘀血"在肠道的表现，治疗应以养血活血为主。临床常用桃红四物汤加减化裁，推崇蒲辅周对此方的解读："此方为一切血病通用之方。凡血瘀者，俱改白芍为赤芍；血热者，改熟地黄为生地黄。"以当归、川芎、熟地黄、赤芍、桃仁、红花、丹参等养血活血之品为主。熟地黄甘温味厚，长于滋养阴血；当归补血活血；川芎活血行气；赤芍祛瘀行滞；红花活血化瘀；丹参活血祛瘀，养血安神。并重用桃仁 20～30 g，用其味甘苦，行血，性润，入大肠之性，"甘以和血，苦以散结，则瘀者化，闭者通，而积者消"。活血散瘀而化癥瘕，共奏活血祛瘀、润肠通便之效。

**3. 健脾益肾为重**：脾为后天之本，主运化水谷、主肌肉。脾胃虚弱，则肠道运动功能缓慢，大肠传导无力产生便秘。长时间应用苦寒药物必然伤及肾阳，"肾司二便"，如果肾阳不足，失于温煦，则大肠传导无力亦产生便秘。结肠黑变病的发生发展过程中多见脾胃气虚、肾阳亏虚，治以补益中气、健脾益肾、温阳通便为重。常用药物为肉苁蓉、白术、熟地黄、知母。其中熟地黄补精益髓，知母滋阴生津、润燥滋肾阴；白术健脾益气助运化。肉苁蓉补肾助阳，润肠通便，补阳而不燥，药力和缓，用量宜大，常用 15～20 g，为年老肾阳虚之用药首选。

**4. 理气健运为辅**：脾胃为后天之本，在此病的治疗过程中顾护脾胃功能，可达事半功倍之效，故加用木香、枳实调理中焦气机。木香温宜脾胃，消胀破滞；枳实破气除胀，消积导滞。中医学认为肝主疏泄，调畅气机，女子以肝为本，较易发生情志病，气机易郁滞不通，郁滞日久，血行不畅，则为血瘀。气行则血行，血行则脉络畅通，故提倡在治疗女性患者时加用疏肝理气之药物，亦可增强活血药的祛瘀功效，使气血畅通，肠腑濡润。常用柴胡调达肝气，入少阳以生气血，推陈致新，散肠胃之结气。

# 104　肛门直肠神经症从瘀论治

　　肛门直肠神经症是指患者由于自主神经功能紊乱、肛门直肠神经失调而发生的一组症候群。本病是以肛门直肠异常感觉为主诉的神经系统机能性疾病。多见于平时精神较紧张多疑、情志不畅、心情急躁或性格内向的人群。它与精神因素和周围神经反射作用有关。一般是由情志不畅、心情急躁或者局部刺激、衣裤摩擦等因素而诱发，并逐渐加剧。女性的发病率高于男性，围绝经期或接近围绝经期妇女易为发生。

　　患者主诉多为离奇、主观、幻想的症状，常是以肛门直肠为中心的异常感觉，如自觉肛门直肠有特殊臭味、怪异声响、小虫爬行、疼痛、灼热、坠胀难忍、便意频频、直肠异物、麻木、奇痒等，常伴有精神萎靡、悲观、食欲减退、消化不良、失眠、头晕、疲乏无力等全身症状。症状多呈阵发性发作，时好时差、情绪抑郁或急躁多语，甚者几欲轻生，严重影响个人及家庭生活、工作与学习。

　　本病患者最大特点是，虽然主诉症状明显，但临床进行肛门直肠局部一系列的物理及化验检查，均无与自述症状相应的器质性病理改变存在。部分患者可能还经过多次手术或局部注射封闭治疗等，但疗效差，无法解除相关症状。

　　田振国教授在多年的临床实践中，对本病的治疗积累了丰富的经验，认为本病当归属中医学"郁证"范畴，多由肝经血瘀所致，其治疗以活血化瘀，兼疏肝理气为主，每多获效。

## 中西医机制认识

　　**1. 中医病因病机：**中医学认为本病多由精神紧张，情志失调，引起肝郁气滞，甚则化火；或因劳思伤脾，心血不足，阴虚火旺所致。寒湿、饮食、劳倦等也可成为诱因。对本病的治疗，历代医家多从清热利湿、清热疏肝、滋阴安神论治，并结合运用针刺疗法等。

　　**2. 西医病因病理：**西医学认为精神因素在本病的发病中有重要作用，因患有慢性、顽固性肛门直肠疾病，在诊治中又有失误，或其他各种不良因素影响导致患者精神受到刺激，产生恐惧、悲观和疑惑，引起持续性精神紧张，高级中枢神经系统兴奋和抑制过程失调，自主神经功能紊乱，肛门直肠神经活动失调而发病。

## 从肝经血瘀论治

　　《内经》曰："人之血气精神者，所以奉身生而周于性命者也。""五藏之道，皆出于经隧，以行气血，血气不和，百病乃变化而生。"王清任认为，"治病之要诀，在明白气血。无论外感内伤，要知初病伤人何物，不能伤脏腑，不能伤筋骨，不能伤皮肉，所伤者无非气血"。

　　田教授认为，因"肝脉绕后阴"，若情志不遂，肝失调达，气失疏泄，致肝气郁结，气滞血瘀，瘀血聚于后阴，则发为本病，当归属中医学"郁证"范畴。郁有广义狭义之分。广义的郁，包括外邪、情志等因素所致的郁在内。狭义的郁，即单指情志不舒为病因的郁。元代《丹溪心法·六郁》已将郁证列为一个专篇，提出了气、血、火、食、湿、痰六郁之说，创立了六郁汤、越鞠丸等相应的治疗方剂。《古今医统大全·郁证门》曰："郁为七情不舒，遂成郁结，既郁之久，变病多端。"《临证指南医案·郁》所载的病例，均属情志之郁，治则涉及疏肝理气、苦辛通降、平肝息风、清心泻火、健脾和胃、活血通络、化痰涤饮、益气养阴等法，用药清新灵活，并充分注意到精神治疗对郁证具有重要的意义，认为"郁证全在病者能移情易性"。王清任对郁证中血行郁滞的病机作了必要的强调，对于活血化瘀法在治疗郁证中的应用做出了贡献。

对于本病的治疗，当于活血化瘀之中伍以疏肝理气之品，如此则"气通血活，何患疾病不除"。处方用药"活血不忘行气，理气必兼化瘀"。方可选用桃红四物汤加减。基本药物组成：丹参、桃仁、红花、赤芍、川芎、延胡索、厚朴、滑石、柴胡、川楝子、郁金、甘草。方中丹参又名赤参、紫丹参、红根等。味苦、微辛，性微寒；归心、脾、肝、肾经。有活血调经、祛瘀止痛、凉血消痈、清心除烦、养血安神之功。《本草汇言》曰："丹参，善治血分，去滞生新，调经顺脉之药也。主男妇吐衄、淋溺、崩血之证，……或瘀血壅滞而百节攻疼，……故《明理论》以丹参一物，而有四物之功。"方中用以为君。

桃仁苦、甘，平。归心、肝、大肠经。活血祛瘀，润肠通便，止咳平喘。用于经闭，痛经，癥瘕痞块，跌扑损伤，肠燥便秘。《用药心法》曰："桃仁，苦以泄滞血，甘以生新血，故凝血须用。又去血中之热。"红花性温，味辛，活血通经、散瘀止痛。用于经闭，痛经，恶露不行，癥瘕痞块，跌打损伤。二者皆为活血祛瘀之药，作用均甚广泛，往往配合应用。赤芍为肝经血分要药，苦、微寒，清热凉血，散瘀止痛。用于温毒发斑，吐血衄血，目赤肿痛，肝郁胁痛，经闭痛经，癥瘕腹痛，跌扑损伤，痈肿疮疡。《别录》曰："通顺血脉，缓中，散恶血，逐贼血，去水气，利膀胱大小肠，消痈肿，时行寒热，中恶腹痛，腰痛。"《药品化义》曰："泻肝火。"三者共用，取其活血化瘀之功，为臣。

川芎，原名芎䓖。辛温香燥，走而不守，既能行散，上行可达巅顶；又入血分，下行可达血海。活血祛瘀作用广泛，适宜瘀血阻滞各种病症；祛风止痛，效用甚佳，可治头风头痛、风湿痹痛等症。昔人谓川芎为血中之气药，殆言其寓辛散、解郁、通达、止痛等功能。《纲目》曰："燥湿，止泻痢，行气开郁。芎䓖，血中气药也，肝苦急以辛补之，故血虚者宜之；辛以散之，故气郁者宜之。"延胡索，又名玄胡，性温，味辛苦，入心、脾、肝、肺，是活血化瘀、行气止痛之妙品，尤以止痛之功效而著称于世。李时珍在《本草纲目》中归纳延胡索有"活血、利气、止痛、通小便"四大功效，并推崇延胡索"能行血中气滞，气中血滞，故专治一身上下诸痛"。厚朴苦、辛，性温，归脾、胃、大肠经。功能：温中下气，燥湿除满，降逆平喘，散结消瘀。此方中主要取其"通腑散瘀"之用。滑石甘淡，入胃与膀胱经。清热渗湿通淋，利六腑，除邪毒，利窍敛疮，消暑止泻，散热结，除胀满。配厚朴并用通利气机，消瘀散结。四者共用，取其行气散瘀之功，为佐药。

柴胡苦，微寒。归肝、胆经。功能疏散退热，升阳疏肝。主治感冒发热，寒热往来，疟疾，肝郁气滞，胸胁胀痛，脱肛，子宫脱落，月经不调。川楝子又名金铃子，性寒，味苦。主入肝经。疏泄肝热，行气止痛。有除湿热、清肝火、止痛、杀虫的功能。郁金辛、苦，寒。归肝、心、肺经。行气化瘀，清心解郁，利胆退黄。用于经闭痛经，胸腹胀痛、刺痛，热病神昏，癫痫发狂，黄疸尿赤。三者共用，取其疏肝理气之功，亦为佐药。

甘草性平，味甘，归十二经。方中用之调和诸药而为使。诸药共用，共奏活血化瘀、疏肝理气之功，使瘀血去，郁结散，而病自除。

# 105　肝硬化腹水从瘀论治

　　肝硬化腹水（HCA）属中医学"积聚""癥瘕""臌胀"等范畴，其发生是肝、脾、肾功能失调，气虚、血瘀、水饮相互为患而致，病理机制比较复杂，很多医家认为与瘀血密切相关，临床治疗方法较多。学者张文忠根据临床经验，结合多家之见，探讨了肝硬化腹水从瘀论治之理。

## HCA 瘀血形成的机制

　　**1. 气滞血瘀**：中医认为肝硬化的发生与情志失调有关，情志抑郁，肝气不疏，气机阻滞，脉络受阻，气滞血瘀；肝气郁滞，易乘脾土，脾失健运，湿浊不化，湿热内生，阻滞气机，血气凝滞，隧道壅塞，而成肝脾血瘀证。如姜春华认为，肝硬化腹水属肝络窒塞，血瘀气滞，结为痞块，发展至晚期可成臌胀。血瘀亦可气滞，清·何梦瑶《医碥·肿胀》曰："先病血结而后气滞者。"

　　**2. 水瘀互患**：HCA 患者既存在瘀血，又有水肿，二者之间相互影响，张仲景《金匮要略·水气病》曰："经为血，血不利则为水。""血分者，因血而病水也、水分者，水病而及血也。"指出了水血在发病中的互相影响。喻昌在《医门法律》所说："胀病不外乎水裹、气结、血瘀。"明确指出血瘀与水胀的关系。清·何梦瑶《医碥·肿胀》曰："有先病水肿而血随败者，有先病血结而水肿者。"对水血关系论述最全面的当属清代的唐宗海，强调水血有"相互倚伏""相互维系"的生理特点，有"水病不离血，血病不离水"的病理机制，指出"但去瘀血，则痰水自消"的治则。

　　**3. 毒瘀相生**：现代医学认为 HCA 最主要的原因是病毒感染、酒精中毒、胆汁淤积，中医认为是疫毒、酒毒、胆毒。毒可致瘀，其机制有四：一是毒邪煎熬熏蒸，血被煎炼成瘀；二是毒邪伤津耗阴，气滞血瘀；三是毒邪壅滞气机，影响肝之疏泄，气滞血瘀；四是毒邪直接伤及肝体，脉络受损，造成瘀滞。瘀可致毒，其机制有三：一为血瘀形成之后，气机运行不畅，加重肝失条达之性，胆汁排出不畅，毒邪不易排出；二为气机受阻，脾不升清，湿浊不化，湿热之毒不能化解，易造成毒邪留恋；三为血瘀形成，肝脾失养，营血化生不足，正气亏虚，无力抗邪，毒邪更易滋生、漫延。因此，由于毒瘀互患，最终形成毒瘀交结，导致 HCA 缠绵难愈。活动性肝硬化是由于疫毒（湿毒）侵袭，后期表现为毒、瘀、虚共患。

　　**4. 痰瘀相关**：有人认为在癥瘕、积聚中，有痰瘀交结的病理特点。津液停留，而成痰浊，血行易被痰浊所遏而成瘀血，痰浊瘀血，肝郁乘脾，彼此互为影响，层层相因，凝聚成块，日以积大，形成癥瘕。如《金匮钩玄》曰："气不能作块，成聚块乃有形之物，痰与食积、死血。"顽痰、死血结聚，日久不散，又可化毒，耗伤正气。

　　**5. 因虚致瘀**：HCA 病程长，久病多虚，而出现气血阴阳之不足，常因气虚无务帅血，血虚脉细行涩，阴虚血浓而黏，阳虚则血寒而凝，而引起血行迟滞，瘀血内阻。而瘀血一旦形成，又可作为新的致病因素，进一步导致脏腑功能失调，脏器功能衰败，精血消烁，百症皆出，此为因瘀致虚。最终虚实夹杂，在虚的基础上，形成瘀、水、痰毒互结。

　　**6. 久病则瘀**：本病病程长久，缠绵难愈，病久入络，气血瘀滞，清代叶天士就明确指出："初起有气结于经，久则血伤入络。"

## 活血化瘀对 HCA 治疗的意义

**1. 活血破瘀软坚**：这是活血化瘀之剂最直接的功效。如红花，《滇南本草》谓其："破血……消年深坚积。"三棱，《开宝本草》谓其"主老癖癥瘕结块"。郁金，《本草备要》谓其"行气、解郁、泄血、破瘀"，都针对肝脾血瘀出现的积聚、癥瘕之主症。同时，现代药理研究表明活血化瘀如丹参、当归、赤芍等有活跃肝内微循环、疏通胆管、降低门静脉压力、抑制纤维增生的作用。

**2. 活血能行气**：由于气血之间存在相互依赖、相互为用的关系，故应用活血化瘀之剂疏通血运，有利于气机通畅，而气机通畅又有利于行血；另外，活血剂又兼有行气之功，如川芎、郁金为血中之气药，既能活血又能行气，三棱为血中之气药，莪术为气中之血药，二者配伍既活血又行气。

**3. 活血能利水**：由于水血相互为患，存在着相互倚伏、相互维系的特点，因此活血有利于利水。唐容川指出："但去瘀血，则痰水自消。"化瘀是利水之关键。同时活血之剂也兼有利水作用，如泽兰，《本草经疏》谓其"主大腹水肿，身面四肢浮肿，骨节水肿"。此外红花、益母草皆能活血利水，为治肝硬化腹水之主药。

**4. 活血能解毒**：由于病机上存在毒能生瘀，瘀能生毒，故活血有利于解毒，解毒有利于活血。而活血化瘀药物既能活血又能解毒，如虎杖，《名医别录》谓其能"破留血症结"，《日华子本草》谓其能"破风毒结气"。现代药理研究证实，虎杖对 HBV-DNA 的复制有较强的抑制作用。

**5. 活血能补益**：中医学认为，"瘀血不去，新血不生"，因此祛除瘀血，有利于生血。同时瘀血祛，气血通畅，有利于正气抗邪，起到间接补益作用。最具代表的是丹参，古人曰："一味丹参饮，功同四物汤。"起到活血化瘀而又有补血作用。又如当归，《本草纲目》谓其"和血补血"。牛膝，既活血而又补肝肾。

## 活血化瘀治疗的几个问题

1. 活血化瘀之剂或苦寒，或辛燥，走血分，易耗伤正气，特别是一些破血软坚之剂更易克伐正气，故用量要适中，不可偏执于活血。同时要注意保护正气，可配伍健脾益气之剂，如黄芪、党参、白术等。实验证实，补益药物能有效增强免疫功能，对肝脏有保护保用。

2. 对于 HCA 早期也需应用活血化瘀之剂。虽然 HCA 早期以肝气不疏、肝郁脾虚为主，治疗以疏肝健脾为主，但临床证实早期即配伍活血化瘀及清热解毒之剂，能抑制肝硬化的进展，甚至可以达到临床治愈。

3. 应用活血化瘀之剂还需配伍利水剂。由于 HCA 在病机上存在相互为患的关系，故配伍利水剂，则有"利水促进活血，活血促进利水"之妙。临床也证明活血利水相互配伍有利于肝硬化腹水的消除。

4. 适当配伍解毒之剂。由于 HCA 多由疫毒、酒毒所患，且毒能致瘀，不消除毒邪，特别是不抑制 HBsAg 的复制，病情不易控制，而解毒类药物如白花蛇舌草、半枝莲、连翘等对 HBV-DNA 复制有抑制作用，有利于控制肝硬化加重及复发。

# 106 心血管疾病从瘀论治

心血管疾病是严重危害人类健康和生命的常见病、多发病。随着社会的老龄化，生活方式和膳食结构的改变，其发病率、死亡率逐年升高，是全人类面临的公共卫生问题。"瘀"是临床十分常见的证候之一，广泛存在于心血管疾病中，对血瘀证的深入研究与本病的防治具有深远的意义。近年来，活血化瘀法已经成为治疗各种心血管疾病的一种重要方法。周端教授学贯中西，医术精湛，尤其在诊治心血管病方面造诣颇深，从瘀论治心血管病更是匠心独具。

## 病因病机与辨治要点

"瘀"，《说文》曰"积血也"。包括血瘀和瘀血，前者系指血液运行不畅，甚至停滞不行，壅遏于经脉之内，或血行脉外，不能及时消散和排出体外，而瘀积于脏腑、膜原、筋脉、肌腠之中导致的病理状态，属于病机学概念；后者是指体内血液停积而形成的病理产物，亦是致病因素，故属于病因学概念。二者常互为因果，是人体血运失常的病理反映。心血管病血瘀证的病因病机主要有以下 8 个方面。

**1. 气虚血瘀：** 由于年老脏器虚衰，或劳倦久病等导致气虚，而气为血帅，气虚推动无力，则血行不畅而瘀滞。即王清任所曰"元气既虚，必不能达血管，血管无气，必停留而瘀"。

**2. 阴虚血瘀：** 阴虚则津液亏耗，营血虚少，使血行涩滞而成瘀。《读医随笔》曰："阴虚必血滞。"

**3. 气滞血瘀：** 气为血之帅，气行则血行，气滞则血凝。肝气不舒，疏泄失常，气机郁滞，经络阻塞，脉络不利而致瘀。与"气有一息不运，血有一息不行"的理论相吻合。

**4. 寒凝血瘀：** 脾肾阳虚，阴寒内生，或寒邪入侵，寒性收引，寒凝脉中，而血得温则行，得寒而涩，故而瘀滞。正如《灵枢·痛疽》曰："寒客于经脉之中则血泣，血泣则不通。"

**5. 痰浊血瘀：** 因平素饮食不节，肥甘厚味，损伤脾胃，或劳倦伤脾，以致脾失健运，水湿内停，聚集成痰，或肾虚不能化气行水，水泛为痰，痰阻血络，气血运行不畅而成痰浊夹瘀。张山雷有言"痰涎积于经隧则络中之血必滞"。

**6. 热结血瘀：** 热邪伤络，迫血妄行，血溢脉外而成瘀，或热邪煎熬营血，血涩而成瘀。即《医林改错》所云"血受热则煎熬成块"。

**7. 久病致瘀：** 久病不愈，伤及血络，血脉不畅，而致血瘀。正是"百日久恙，血络必伤"。

**8. 多咸致瘀：** 咸味所致，因咸主凝血。《素问·五藏生成》曰："是故多食咸，则脉凝泣而变色。"

首先，无论因瘀致病，抑或因病致瘀，心血管病无不与"瘀"相关，正如《素问·痹论》篇所云"心痹者，脉不通"；故从"瘀"论治应贯穿始终，辨证精当，"知犯何逆，随证治之""有余泻之，不足补之"，以免犯"虚虚实实"之戒。其次，强调病证结合，中西合参，遵循中医"同病异治""异病同治"的总则，"法随证立""方从法出"，灵活施治，可获事半功倍之效。最后，善用虫类药，常用地龙、全蝎、水蛭等动物类药物，搜剔痼结之瘀，正如唐容川《血证论》中论述"瘀血在经络脏腑之间，非寻常行血之品所能治也，故用诸虫啮血之物，以消蚀干血"。

## 辨病论治与各自主证

**1. 心绞痛（气虚血瘀）：** 冠心病心绞痛属中医学"胸痹""心痛"范畴，基本病机为本虚标实，治疗应标本兼治。气虚血瘀是心绞痛的基本病理基础。中老年人，脏腑渐衰，又心主血脉，血赖心气推动，心气不足，无力推动血脉运行，则血流缓慢，血脉瘀阻，心脉不通，不通则痛，发为本病。正如《灵枢·经脉》所曰"手少阴气绝则脉不通，脉不通则血不流"，故而"疏其血气，令其调达"，治宜补气活血。若"专用补气者，气愈补而血愈瘀""单用活血药，只能气愈耗而血愈枯"，依据"虚则补之，菀陈则除之"的原则，多选用黄芪、党参、炒白术、丹参、川芎、当归、赤芍等药物，补其不足，损其有余，方可药专力宏。

**2. 原发性高血压（阳亢血瘀）：** 原发性高血压属中医学"眩晕""头痛"范畴。阳亢血瘀是本病根本病机，治宜活血潜阳。高血压主要涉及心、肝、肾诸脏，致病因素作用于机体导致肝肾阴阳失调，气血逆乱，引发本病。肝肾阴虚，则阳无所制而亢于上，故常见头晕、头痛等症。阴虚阳亢，虚火内灼，煎熬营血，血行涩滞，则致血瘀。多选用天麻、钩藤、丹参、川芎、葛根、当归、赤芍、首乌藤、益母草等药平肝潜阳、活血化瘀。本病起病缓慢、病程长、并发症多，治疗本病之大法，远不止于单纯意义上的降压，而是通过调整阴阳，疏通血脉，从根本上解除引起本病的病理因素，使人体达到"阴平阳秘""气血平和"的最佳状态。

**3. 高脂血症（痰浊血瘀）：** 高脂血症中医学称为"血中之痰浊"。高脂血症常以痰浊血瘀为主要病机。随着人们生活条件的改善，长期嗜食肥甘，加之多坐少动，则脾失健运，聚湿成痰，痰阻脉络，而致痰浊夹瘀，仅以祛痰则瘀血难除，单以逐瘀又痰浊难化，只有二者兼顾，祛痰以助活血，逐瘀以利化痰，痰瘀同治方可切中病机。临床多见胸脘痞闷，体胖多痰，身体困重，舌苔浊腻，舌紫黯或有瘀点，脉涩或滑等症，多选用陈皮、法半夏、胆南星、石菖蒲、瓜蒌、薤白、丹参、川芎、赤芍、郁金等药化痰活血通络。"脾为生痰之源"，故常配黄芪、党参、茯苓等药健脾益气，以绝生痰之源。

总之，病证结合，衷中参西，切中病机，遣方用药，乃可精当。

# 107　原发性高血压从瘀论治

　　高血压分为原发性和继发性两大类，其属于"眩晕""头痛"等范畴。既往多责于肝阳、肝风、痰浊为本病的病机，论治上则以滋阴潜阳、平肝息风、豁痰化浊等为常规法则。随着有关高血压中西医研究的进展，有学者认为脉络瘀阻、血供失调与高血压的发病有着密切的联系，并提出活血化瘀的新治法。但只限于活血方药的临床应用，鲜有致瘀理论的研究。学者徐树楠等从活血化瘀的角度论述了高血压的病因、病机及其治法，为进一步探讨中医药治疗高血压的途径提供某些新的思路和方法。

　　高血压系以动脉血压升高为特征的全身性、慢性心血管疾病。据有关文献统计报道，在我国其发病率有增高的趋势，是心血管疾病的首要危险因素。所以，防治高血压，降低心脑血管疾病的发病率，是当今医学界一个亟待解决的问题。中医学对高血压的治疗有悠久的历史及宝贵的临床经验，对其病机的认识多以阴阳失调、肝阳失控立论。近年认为血瘀与高血压发病有着密切的联系，从瘀论治高血压取得了良好的临床疗效。

## 从瘀论治的传统认识

　　高血压的病名虽不见于中医古籍，但根据本病的临床主要症状、转归及并发症，多数学者认为隶属于中医学"眩晕""头痛""中风"等范畴。关于其发病原因，多数文献研究认为主要与情志失调、饮食不节、内伤虚损、先天禀赋有关。这些因素作用于机体可导致肝肾阴阳失调，气血逆乱，血行郁滞而发病。如虞抟倡有"血瘀致眩"的观点；杨仁斋《仁斋直指方》则曰："瘀滞不行，皆能眩晕。"可见古人已有关于血瘀是高血压发病的一个重要因素的认识。分析其机制如下。

　　**1. 气滞致瘀：**血液在脉中循环周流，除与心主血脉的功能有关外，还赖气的温煦推动。气为血帅，气行则血行，气滞则血滞，故肝郁气滞，疏泄失常，则瘀血既成。

　　**2. 气虚致瘀：**多由年高脏器虚衰，气血亏虚，或思虑劳伤过度，或久病伤气而致气虚。气行则血行，气虚运血无力则血液瘀滞。即王清任"元气既虚，必不能达血管，血管无气，必停留而瘀"的观点。

　　**3. 痰浊致瘀：**因平素饮食不节，肥甘厚味太多，损伤脾胃，或劳倦伤脾，以致脾阳不振，脾运失职，水湿内停，聚集成痰，或肾虚不能化气行水，水泛为痰，痰阻血络，气血运行不畅而成痰浊夹瘀。

　　**4. 肝热致瘀：**高血压病患者素来性情急躁，日久肝郁化热，血受热煎熬凝聚，而成热瘀互结，血脉郁滞而导致瘀血，与《医林改错》"血受热则煎熬为块"的理论是一致的。

　　**5. 阳亢致瘀：**高血压病阳亢证是在阴亏的基础上派生的，阴虚则津亏液少，势必不能载血循经畅行，加之阳亢燥热内灼，煎熬营血，血行涩滞，可导致血瘀。故《读医随笔》曰"阴虚必血滞"。

　　**6. 阳虚致瘀：**多因久病不愈，阴阳俱虚，阴损及阳，阳虚则阴寒内盛，寒凝血滞而引起瘀血。此与《医林改错》"血受寒则凝结为块"的理论相吻合。

　　因此，血瘀对高血压的致病作用必须引起足够的重视，不论各期皆可出现不同程度的血瘀证候，而且随着病情的发展和病程的迁延，其脏腑功能逐渐下降，气血运行状态逐渐紊乱，血瘀的程度也日趋加重。

# 高血压血瘀现代观

现代医学研究认为，高血压血瘀证是多种因素共同作用的结果，主要反映在血液流变学异常、血小板功能失常和微循环障碍等方面。

**1. 血液流变学改变**：研究结果表明，高血压患者存在血液流变学异常改变，血液处于浓、黏、凝、聚状态，如全血黏度、血浆黏度与血细胞比容增高，红细胞内黏度增高，红细胞电泳降低，血栓形成率增高，血栓降解率降低，而且这些改变与高血压的严重程度呈正相关。李学江发现，高血压合并左室肥厚者的全血表观黏度、血浆黏度和纤维蛋白原与无左室肥厚者比较有显著提高。

**2. 血小板功能异常**：血小板除了参与凝血过程外，对血栓形成和动脉粥样硬化也起到重要作用，在高血压中的作用逐渐得到重视。夏云研究证实，高血压患者的血小板功能有异常变化，表现为血小板的聚集、黏附活性增高，释放反应增强。

**3. 微循环障碍**：欧亚龙等检测了 56 例高血压血瘀证患者的甲皱微循环，发现其微循环改变以管祥数目减少、模糊、管祥痉挛或麻痹，祥顶淤血，血流停滞或瘀滞，血色暗红，红细胞聚集，管祥周围渗出或出血等较为常见。同时对这些患者做了血液流变学检测，发现全血黏度、全血还原黏度等增高。

**4. 动脉硬化**：高血压与动脉硬化常相伴而生，互相促进。许多学者认为引起血压升高的原始动因是血流供求关系的不平衡造成的，而这种特殊的病理现象，是由动脉硬化，血管壁增厚、变硬、管腔狭窄，同时内皮细胞受损，血小板凝聚，血细胞比容增高，血循环障碍，血栓形成等诸多因素所致。这符合中医学"血瘀"的特点，在这些病变的基础上，病变的小动脉，尤其是心、脑、肾血管极易发生痉挛，形成半闭塞或闭塞，从而产生"瘀血"。因此，血瘀的病理本质与瘀血这一病理产物的产生机制也是从瘀论治的根据。

# 从瘀论治的常用法则

血瘀是高血压的病理类型之一，患者常出现微循环障碍、血液流变学改变以及血管形态的变化等，因此活血化瘀法已成为治疗本病的一个重要方法。但由于病程长短，病情轻重及导致瘀血证的病理原因不同，所以除瘀血证外，还兼有夹证的不同。临床抓住"脉络瘀阻"这一共同的病理基础，运用活血化瘀法治疗高血压，可以改善血液的流变学、黏稠度、凝滞度等质的问题，而随着血液质的改变，高血压患者的脏腑组织血流供求不平衡的量的问题也随之得到改善，故从瘀治疗高血压有较好的效果。概括起来有 6 种治法。

**1. 行气化瘀法**：适用于气滞血瘀型高血压。症见头痛如刺，固定不移，胸脘郁闷不舒，心烦纳少，舌质紫暗或有瘀点，脉弦涩。方用血府逐瘀汤等加减。徐贵成等拟活血降压方（赤芍、牡丹皮、丹参、钩藤、女贞子、潼蒺藜、川芎、葛根、泽泻、益母草、酸枣仁、琥珀粉）治疗高血压 102 例，Ⅰ期 22 例，Ⅱ期 48 例，Ⅲ 32 例；有瘀血见证 67 例，合并冠心病 26 例，心律失常 16 例，高脂血症 31 例，脑血管后遗症 19 例；中医分型有肝肾阴虚、肝阳偏亢、痰浊中阻、气虚血瘀等证。结果症状不同程度缓解减轻，总有效率 87.25%，Ⅰ、Ⅱ、Ⅲ 期分别为 87.89%、89.43%、84.87%；降压效果总有效率 83.33%，Ⅰ、Ⅱ、Ⅲ 期分别为 81.81%、85.41%、81.25%，疗效均以Ⅱ期较好。季雪峰等以蛭星元龙降压汤（水蛭、胆南星、地龙、土鳖虫、牛膝、石菖蒲、稀莶草、苦参、甘松、决明子、夏枯草、丹参、山楂、天麻、川芎、蜈蚣）治疗高血压病 38 例，临床治愈 21 例，显效 21 例，有效 4 例，总有效率为 97.5%。袁聿文用血府逐瘀汤治疗顽固性高血压 50 例，其中显效 38 例，有效 9 例，无效 3 例，总有效率为 94%。认为顽固性高血压多属严重动脉粥样硬化，血液黏度显著增高，导致血管内特别是静脉血管血流不通畅，出现气滞血瘀，气血上逆，血聚于上持续不下而致。

**2. 益气化瘀法：** 适用于气虚血瘀型高血压。症见头目眩晕，遇劳加重，面白少神，体倦乏力，气短消瘦，舌淡胖有瘀斑或瘀点，脉弦细，或涩或结。方用桃红四物汤或补阳还五汤等加减。段学忠用益气化瘀汤（丹参、黄芪、当归、黄精、酸枣仁、山楂、葛根、生蒲黄）治疗老年性高血压 30 例，结果显效 14 例，有效 13 例，无效 3 例，总有效率为 90%，且对体内血栓、血小板吸收率影响差异有显著性。朱炎用生脉散加味（党参、麦冬、五味子、赤芍、川芎、丹参、桑寄生）治疗高血压气虚血瘀者，结果收缩压和舒张压均有降低，以舒张压较显著（$P < 0.01$），胆固醇、心钠素、血栓素等显著降低。孙高运用参田方（红参、三七、全蝎、淫羊藿）治疗高血压 41 例，结果患者血压明显下降，总有效率为 97.56%，临床及血脂也明显改善。段学忠等观察了益脉降压流浸膏对 58 例老年气虚血瘀型高血压患者（治疗组）治疗前后内皮素（ET）、降钙素基因相关肽（CGRP）、一氧化氮（NO）水平变化，治疗后血压下降的同时，ET 显著下降（$P < 0.01$），CGRP、NO 显著升高（$P < 0.01$），但与健康组比较仍有显著差异。段学忠等经过研究认为，益脉降压流浸膏还可以明显改善患者活化血小板 $\alpha$-颗粒膜蛋白（GMP-140）、组织型纤溶酶原激活剂（t-PA）及其抑制剂（PAI）、血管紧张素 II（Ang II）异常。

**3. 祛痰化瘀法：** 适用于痰浊血瘀型高血压。症见眩晕头痛，头重如裹，胸闷恶心，体胖多眠，舌质暗淡或有瘀点，苔白腻，脉沉滑。方用半夏白术天麻汤合失笑散，或温胆汤合桃红四物汤加减。袁成民研制的八物降压冲剂治疗 50 例痰瘀阻络型 I 期原发性高血压患者，其降压总有效率为 88%，症状改善总有效率为 92%，而且能够较好地改善患者的动态血压，减慢心率，降低血脂，改善血液流变学指标。李建平等对活血祛痰中药（丹参、黄芪、川芎、瓜蒌、桂枝、法半夏、毛冬青、薤白、赭石、牛膝）进行了系统研究，发现经治疗的自发性高血压大鼠随血压的下降而明显消退（$P < 0.01$），左室胶原含量和浓度也明显小于自然病程对照组（$P < 0.05$）。潘毅等则发现，自发性高血压大鼠肥厚心肌细胞线粒体比表面均小于正常对照组（$P < 0.05$），活血祛痰中药治疗能减轻此病变（$P < 0.05$）；同时肥厚心肌 $Ca^{2+}$-$Mg^{2+}$-ATP 酶活性低于正常对照组（$P < 0.05$），MDA 高于正常对照组，经中药治疗后，此病变得到改善（$P < 0.05$）。

**4. 清肝化瘀法：** 适用于肝热血瘀型高血压。该证候多见于高血压的病理早期阶段，临床症状较明显突出。症见头痛头晕，耳鸣目眩，面红耳赤，性情急躁，口苦便干，舌暗红、边赤有瘀点，舌苔黄，脉弦或弦数。采用清热、凉肝及活血化瘀的药物，方用桃红四物汤合龙胆泻肝汤等加减。

**5. 潜阳化瘀法：** 适用于阳亢血瘀型高血压。症见头痛头晕，耳鸣眼花，失眠多梦，心烦易怒，五心烦热，舌暗红，有瘀斑或瘀点，舌下静脉青紫，脉弦涩。方用天麻钩藤饮合桃红四物汤加减。张文用平肝化瘀汤（夏枯草、石决明、桑寄生、白芍、牛膝、草决明、柴胡、丹参、大黄）治疗阳亢血瘀型高血压 187 例，显效 110 例，有效 65 例，无效 12 例。同时设计对照组 50 例，口服复方降压片，两组之间无显著差异（$P > 0.05$）。符德王用活血潜降胶囊治疗高血压（血瘀阳亢证）30 例，显效 9 例，有效 15 例，无效 6 例，总有效率为 80%。治疗后 Ang II、ET 含量明显降低（$P < 0.01$），NO 含量明显升高（$P < 0.01$）。周端等以随机双盲法观察活血潜阳胶囊治疗高血压的疗效，治疗组 30 例，显效 11 例，有效 17 例，无效 2 例，总有效率为 93.3%。

**6. 温阳化瘀法：** 适用于阳虚血瘀型高血压。症见头痛眼花，头痛耳鸣，面色淡白，腰膝酸痛，遗精阳痿，夜尿频数或少尿水肿，畏寒肢冷，肢端麻木，舌淡有瘀点，舌苔白，脉细涩，尺弱。方用右归丸或金匮肾气丸合桃红四物汤加减。刘华以仙柏补阳还伍汤（淫羊藿、黄柏、当归、黄芪、赤芍、地龙、川芎、桃仁、红花）治疗肾虚血瘀型高血压，总有效率为 92%，与服复方降压片对照组 86.67% 无差异（$P > 0.05$）。同时治疗前后总胆固醇、甘油三酯比较，有显著性差异（$P < 0.05 \sim 0.001$）。

高血压产生瘀血的主要原因是气滞致瘀、气虚致瘀、肝热致瘀、痰浊致瘀、阳亢致瘀、阳虚致瘀，其形成贯穿于高血压全过程。因此，活血化瘀法要贯穿治疗的始终，即使瘀血症状不明显，也应防患于未然，疏其血气，令其调达，以致和谐。从临床效果及实验研究来看，疗效的机制主要在于扩张血管，改善微循环，改变血液流变学，解除血液"浓、黏、凝、聚"的状态，抑制血小板聚集、黏附，降低血脂，增强纤维蛋白自溶酶的活性等方面的综合作用，对高血压病防治有良好作用。为了增强疗效，在应用从瘀论治的基础上，还应辨清脏腑气血邪正虚实，根据不同情况选用不同的活血化瘀法则，如配合理气、益气、祛痰、清肝、潜阳、温阳等方法，以消除与瘀血并存的其他病理因素，体现中医学对疾病的整体治疗观，如此标本兼施，有望能使高血压的降压疗效得以维持，这就是从瘀论治本病的重要意义。

# 高血压从瘀论治经验

学者徐贵成从事中医临床工作 30 多年，学验俱丰，擅长心血管疾病的治疗，对高血压的治疗积累了大量经验，尤其是擅长以活血化瘀法治疗高血压，常获良效。

**1. 见微知著早用活血**：中医学没有高血压之病名，根据本病的临床症状，多从眩晕、头痛等辨证论治。病机认识主要集中在"肝"，早期以肝火上炎、肝阳上亢多见。临床依此治疗，确能取得一定效果。但随着人们健康意识的提高，很多高血压病患者早期多于查体时发现血压升高，并无明显头晕及头痛症状，此类患者的治疗对医者提出了更高的要求，其中部分患者应用平肝潜阳等治法亦疗效欠佳。长期临床实践中发现，此类患者多存在血瘀征象，如舌质偏暗、舌下络脉迂曲等。尤其是此类患者多存在手掌之大、小鱼际色红或暗，而并无肝脏病变，此亦是血瘀之征。据此将此类患者辨为血瘀证，予活血化瘀为主方药治疗，常可收到较佳效果。年轻高血压患者血瘀证成因，主要有以下两个方面：现代人生活及工作压力增大，情志不遂，日久肝郁化热，血受热煎熬凝聚，而成热瘀互结，血脉郁滞而导致瘀血。即《医林改错》所述"血受热则煎熬为块"的理论，其脏腑主要涉及肝、胆，此其一也；平素饮食不节，多食肥甘辛辣，损伤脾胃以致脾阳不振，脾运失职，水湿内停，聚集成痰，或酿痰生热，亦可阻滞气机，血流不畅，停而成瘀，甚至痰瘀交结，此其二也。

另外，起居无常，阴阳反作，在血瘀的发生、发展中亦起重要作用。治疗此类患者，多以牛膝、赤芍、牡丹皮、益母草、丹参等凉血活血药物，以切合现代人多热、多火的病机特点。并特别强调，少用当归、川芎等温燥之品，以防耗伤阴液，以致阴虚阳亢，加重病情。

**2. 知常达变参用活血**：临床所见高血压单一证型少见，多两证或三证兼夹。即使在高血压早期，虽临床见证以肝阳上亢或肝风痰浊为主，但亦常兼夹血瘀证。对 303 例不同证候高血压患者（包括肝阳上亢、肝肾阴虚、肝风痰浊、气阴两虚等）的临床调查中发现，依照目前的血瘀证诊断标准，在这几个证候中均伴有血瘀证的存在。瘀血的形成不仅贯穿于高血压病的整个病变过程中，也是高血压病产生并发症的重要因素。此种情况往往被忽视。而随证加入活血化瘀药物，确可提高疗效。甚至临床血瘀见证不明显的患者，早期加用活血化瘀药物，亦可提高降压效果。如中年高血压患者，临床以肝风痰浊证常见，常因工作压力等原因致情志不遂，肝气不舒，肝风内动，头晕目眩，加之饮食不节，过食肥甘厚味，痰浊内生，而成此证。此类患者虽血瘀之征不甚明显，但因痰浊内阻，常致血行瘀滞，停而成瘀。

经实验室检查，常可发现微循环障碍、血管内皮受损等动脉硬化的早期改变，此时于息风化痰方药中加入活血化瘀之品，不仅可以提高降压疗效，而且可以改善血管功能，预防动脉硬化的进展。

**3. 衷中参西不忘活血**：因高血压是一个现代医学诊断，很多患者就诊时已长期服用降压西药，但血压控制仍不理想，而求治于中医。此种情况，西药不要骤然停用，以防引起不良反应。如 β 受体阻滞药类降压药突然停用后可引起血压的"反跳"，加重患者病情。对这类已服用降压西药但血压仍不理想的患者，可大胆应用活血化瘀中药，常可明显降低血压，提高患者的血压达标率。因此类患者大多脉压差较大，临床已表现出明显的动脉硬化征象，西药处理比较棘手，而活血化瘀中药可以改善血管功能，改善动脉硬化。因血瘀具有双重性，既是病理产物，又是致病因素。不仅寒凝气滞、饮食劳倦可以致瘀，七情六欲、内生五邪亦可致瘀。且既生之瘀，又可深藏匿伏，干扰脏腑功能，变果为因，罹生他病，病机复杂。

因久病多瘀，久病入络，此时用药除一般活血药外，还须加入全蝎、水蛭等具有破血、通络、搜风功效的药物，此时非此不能奏效。且此类患者病程较长，治疗周期亦较长，应坚持服药，不可浅尝辄止。曾有 1 例老年高血压患者，服用多种降压药物血压仍在 170/70 mmHg，西医治疗较为棘手，在不停用西药的情况下，给予加用活血化瘀为主方药，经近半年治疗，脉压差逐渐减小，血压达标。

**4. 改善预后贯通活血：**现代医学认为，高血压的治疗目的在于保护心脑肾，改善预后。徐贵成一直致力于中药对逆转高血压所致靶器官损害的研究，在大量实践中发现，活血化瘀疗法是一个重要手段。曾以自拟活血化瘀为主要治法的降压舒心方治疗高血压左室肥厚患者，取得较好临床疗效，并在动物实验中得到了证实。长期高血压可导致脏腑功能失调，气血运行失常，最终导致血行瘀滞，停而为害，甚至血不循经，流注脉外，为高血压所致心脑肾损害的共同病理机制。故倡导及早应用活血化瘀方药，防患于未然，并常引用《素问·四气调神大论》中"治未病"的理论，"是故圣人不治已病治未病，不治已乱治未乱，此之谓也。夫病已成而后药之，乱已成而后治之，譬犹渴而穿井，斗而铸锥，不亦晚乎！"故强调活血化瘀法应早用，且贯穿高血压治疗的始终。

因高血压与中风的关系最为密切，《明医杂著》中即认识到血瘀是眩晕向中风演变的重要病因。"治风先治血，血行风自灭"，即风因瘀生。故治血瘀，使内风不起，即可预防中风的发生。而现代医学近年来也开始强调高血压的一级预防，在部分人群中加入阿司匹林等药物，以预防心脑血管并发症的发生。活血化瘀药物的作用较之西药，其作用是多靶点、多环节的，对于发生机制复杂的心脑血管疾病的治疗更具优势。

## 高血压从瘀论治研究

高血压是一种常见的心血管系统疾病，是以血压升高为主要临床表现的综合征，其对人体的心、脑、肾等重要脏器均会造成严重的损害，已成为影响人们生活质量、危害人类健康的主要原因之一。对高血压的防治已成为医学界共同关注的一个重要课题。中西医结合对高血压的防治有其独特的优势，近年来运用活血化瘀药治疗高血压效果显著，学者钱海凌等对高血压血瘀证研究概况进行了综合归纳。

**1. 高血压与血瘀证的关系：**高血压的病名虽在中医古籍中未有描述，但据本病的主要临床特点，多数学者认为归属于中医学"眩晕""头痛""中风"等范畴，究其发病原因，多数文献研究认为主要与情志失调、饮食不节、内伤虚损、先天禀赋等因素有关。然而随着研究的深入，血瘀证在高血压中的作用越来越受到重视。胡世云等观察了Ⅱ期高血压与血瘀证的关系，结果显示，70 例患者中血瘀证者为48 例（占 68.5%），并认为血瘀证是高血压的重要证型。李辉等对 303 例高血压相关病证的临床调查分析中发现肝阳上亢、肝肾阴虚、肝风痰浊、气阴两虚等证候中均伴有血瘀证存在，而在肝风痰浊、气阴两虚证中血瘀的患者大大多于其他证。说明高血压中医辨证无论为何种证型，均伴有血瘀证，如肝风痰浊、气阴两虚证并发血瘀证的可能性更大，符合中医痰浊阻滞，气机不通，血运障碍，终成痰瘀互结及气虚运血无力，血行瘀滞，易成气虚血瘀之证的病机。王丹等研究表明，按中医证候，血瘀证与高血压患者各型均有关系，特别是痰湿壅盛组与血瘀证关系密切。高血压早期中医证型多为肝火亢盛，罹病后经年不愈则气血皆伤，化为败瘀凝痰，痰瘀阻滞清窍而发为眩晕。本研究结果证实了血瘀证是高血压发病的重要病理基础之一。王昀等认为血瘀证可为高血压的独立证型或兼证，血瘀为高血压病的重要病机，导致高血压的病因虽不同，但病变中均有血瘀病机，如痰湿内停则壅遏气机，而气滞血瘀；阴虚生热，灼血为瘀；阳虚不能温煦，气化失运，无力鼓动血脉运行而血行不畅，因此不论上述何种证均可加用活血化瘀药治疗。

**2. 高血压血瘀证的病理基础：**

（1）微循环障碍：微循环障碍被认为是血瘀证的基本病理改变之一，多项观察显示高血压血瘀证患者伴有微循环障碍。郭慧君等按 WHO 诊断标准和中医血瘀证辨证标准，将 149 例轻、中度高血压病患者分为血瘀证组 80 例和非血瘀证组 69 例，并与 58 例健康人作对照，分别检测甲皱微循环。结果显示，血瘀证与非血瘀证的甲皱微循环均可出现异常，与对照组比较有统计学意义。血瘀证组的甲皱微循环管周状态、流态和总积分值与非血瘀证组比较有显著差异。邢俊武等观察了 100 例高血压患者和 60 例健康人的外周微循环功能状态，发现各证型的高血压患者与健康人相比，其外周微循环均存在功能障碍，甲皱微循环和球结膜微循环积分值及甲皱微循环的形态、流态积分值都上升。微循环障碍者微循环管祥痉挛，呈絮状血流，血色暗红，在中医则为面色、唇、爪甲、舌紫暗，舌面见瘀点、瘀斑，脉涩等血瘀证的表现，因此各个证型的高血压患者都有瘀血阻络这一基本的病理改变。陈小燕等对 220 例高血压Ⅱ期患者进行甲皱微循环检测，认为高血压Ⅱ期患者微循环的改变与外周血管痉挛有关，表现为血液流速缓慢、血色暗红，其结果表明高血压Ⅱ期患者血液呈高黏滞，血脉痹阻，血瘀气滞。

（2）血液流变学改变：高血压患者全血高切比黏度、全血低切黏度、血浆比黏度、红细胞沉降率、纤维蛋白原的浓度均高于正常人，在高血压的发病机制中，血黏度、红细胞聚集性增加，红细胞变形能力减弱，血凝能力增加都起一定的作用。程文立等选择了 242 例Ⅰ～Ⅱ期高血压患者为研究对象，分析不同证型患者的血液流变学情况，结果表明，血瘀证组红细胞变形指数与非血瘀证组及正常对照组比较明显偏低，红细胞变形性明显降低，经统计学处理其差异显著（$P<0.01$）。非血瘀证组与正常对照组比较，红细胞变形指数无显著差异（$P>0.05$）。血瘀证组聚集指数、聚集面积与非血瘀证组及正常对照组比较均有显著增高，经统计学检验有显著差异（$P<0.01$），非血瘀证组与正常对照组比较均无显著差异（$P>0.05$）。当红细胞流变特性的异常即红细胞变形性降低，红细胞聚集性增高时，微循环灌注不足，促使高血压心脑血管合并症的发生。丁琪等对 46 例血瘀证患者进行了红细胞变形性和一氧化氮的检测，结果表明，红细胞变形性是调节血液黏度和保证微循环有效灌注的重要因素，红细胞变形指数的值越小，表示红细胞的变形运动能力越差，高血压患者的红细胞变形性低下，使微循环阻力增加，从而导致一系列的病理生理改变，从而认为红细胞变形性的降低可能是血瘀发生的病因病理因素之一。

（3）血小板功能异常：近年来，血小板活化功能异常在高血压发病中的作用已开始引起人们的重视。叶和军等发现高血压血瘀证患者血小板内游离 $Ca^{2+}$ 浓度、血浆血栓素（$TXB_2$）水平及 $TXB_2/6$-$Keto$-$PGF1\alpha$ 比值显著升高，提示高血压患者从非血瘀证状态发展到血瘀证状态的过程是一个血小板激活程度增强，促血小板聚集、血管收缩、促凝血和血栓形成增强的过程。张顺利等对 86 例高血压血瘀症和 56 例高血压非血瘀症患者进行血小板活化率的对比观察，结果发现高血压血瘀证和非血瘀证的血小板活化率较健康对照组均有明显增高，而高血压血瘀证组又高于高血压非血瘀证组。说明血小板活化参与了高血压发病机制和血栓形成，高血压血瘀证组表现更高，也说明血瘀证是高血压发展的一个征象。血小板除了参与凝血过程外，在血栓形成和动脉粥样硬化中也起着重要作用，特别在高血压血瘀证患者中的作用机制逐渐得到重视。

（4）血管内皮细胞的损伤：血管内皮细胞受损的同时，即合成释放多种促凝物质，血液处于高凝状态。内皮细胞损伤还可释放血小板激活因子、遗传性假性血友病因子，促进血小板的黏附与聚集。而血液凝固性增高及血小板黏附聚集亦参与了高血压发生发展的病理生理过程。高血压患者的血管内皮功能均存在不同程度的异常。袁洪等发现反映血管内皮细胞受损的特异性标志物血管假血友病因子（vWF）在高血压患者中显著高于健康对照者，vWF 增多可通过促进血小板黏附和聚集使机体有血栓形成倾向。马民研究高血压血瘀证组血浆内皮素水平显著高于非血瘀证患者，二者均高于健康对照者，而血清 NO 和 NO/ET 水平则明显低于非血瘀证组。说明高血压患者均存在血管内皮细胞损伤，而血瘀证患者损伤较非血瘀证患者更为严重。

**3. 化瘀法治疗高血压的临床研究**：现代医家在应用化瘀法治疗高血压方面作了积极的探索，也取得了较理想的结果。刘勤等自拟活血通络汤（当归、川芎、赤芍、白芍、桃仁等）治疗高血压 46 例，总有效率为 86.95%。郑峰等选瘀证型高血压患者 30 例，运用常规降压治疗加具有活血祛瘀、通络止痛之功效的灯盏细辛注射，总有效率 87%。并可改善临床症状，降低血瘀证积分，改善血液流变学指标。刘晓丽运用补阳还五汤治疗气虚血瘀型高血压患者疗效显著。王永兰等自拟活血化瘀方（红景天、丹参、地龙、郁金、当归等）辨证加减施治，治疗 70 例高血压患者，其中 30 例经过活血化瘀方治疗临床症状改善，头昏、头痛明显减轻，平均血压下降 15 mmHg，临床好转率 43%，32 例临床症状基本消失，血压降到 130/85 mmHg 以下，临床治愈率 46%，临床有效率 89%。

# 108  老年原发性高血压从瘀论治

老年原发性高血压患者最主要的症状为眩晕，因而中医辨证当属"眩晕"范畴。大多数学者对其病因病机的认识基本趋同，认为老年高血压与肾虚密切相关。随着年老肾衰，脏腑功能失调，渐生风、火、痰、瘀等内生之邪，虚实夹杂，合之为病。老年原发性高血压是高血压的重要临床亚型之一，具有不同于中青年高血压的独特的证候分布规律，但临床上却未见到有对老年高血压中医统一的证型分类，大多数医者依照一般高血压的辨证思路，辨治效果欠佳。通过不断的研究深入，越来越多学者开始认识到活血化瘀治疗老年高血压的重要性。学者何世东认为，老年人有"阴气自半""形体皆极"的独特生理特点，因而在诊治老年高血压时必须结合这一阶段的生理特点，将辨质论治与辨证论治相结合。基于临床实践观察，发现老年高血压患者常有面色晦暗、颈项强硬、肤体麻木、唇周瘀紫、舌质紫黯或有瘀点、脉迟或涩等血瘀之表现，认为"瘀"是老年人体质特点和病理变化中重要的因素，故老年高血压中医辨证无论为何种证型，均伴有不同程度的血瘀证。

## 老人多瘀的体质特点

**1. 气血亏虚，脉道不利**：《素问·阴阳应象大论》曰"年四十，而阴气自半也，起居衰矣"。老年人气血渐衰，气血虚则不足以濡养脉道，日久脉道干涩，僵硬不利，故有"血气虚，脉不通"之说。正如王清任所曰"元气既虚，必不能达于血管，血管无气，必停留而瘀"，血液在血管中运行势必迟病缓乃至瘀阻。

**2. 五脏不坚，肾虚为主**：老年人以虚证为主，五脏皆衰，肾脏为先，肾虚元气不足或肾阳不足以温煦，无力推动血液运行导致血流缓慢或瘀滞脉中。

**3. 常苦伤悲，易致肝郁**：对当代老年人精神心理健康状况的调查显示，老年人普遍存在情志不畅的现象。老年人情志失调，抑郁伤肝，肝失调达，气机升降失调，血液运行不能正常进行而致血瘀。

**4. 活动减少，久坐久卧**：动属阳，静属阴，气属阳，血属阴。少动则气不行，阴血失阳助，所谓流水不腐，户枢不蠹，少动之阴有成瘀之倾向。故老年人活动量少，易成血瘀。

## 久病入络的病机特点

患者久病缠绵不愈，或因辨证不当，失治误治，邪气久留，势必伤及血络。老年高血压多有病程长、反点复发作、迁延难愈的特点，久病入络，络脉之病，易滞易瘀，易入难出，故瘀贯穿老年高血压始终。正如叶天士所曰"久发频发之恙，必伤及络，络乃聚血之所，久病必瘀闭"。故老年高血压迁延不愈，久病入络，络气瘀滞，络脉瘀塞，血瘀盘踞于络脉，又因久病必虚，加之"形体皆极"，络脉空虚，病邪乘虚内袭，日久成瘀，恶性循环而成难去之"瘀"。在老年高血压发展过程中，病机的演变皆可产生不同程度的瘀血证型。

**1. 肾气亏虚**：肾虚元气不足，无力推动血液运行也导致血流缓慢或瘀滞脉中，肾阴亏虚，水不涵木，阴阳失衡，肝阳亢于上，气血逆乱成瘀，又阳亢化火，入舍于脉，血热互结，煎灼成瘀。故肾气亏虚、阴虚阳亢，常夹血瘀。

**2. 气血亏虚**：《景岳全书》曰"凡人之气血犹源泉也，盛则流畅，少则壅滞。故气血不虚则不滞，虚则无不滞者"。故气血亏虚的老年高血压患者，常有血瘀的表现。

**3. 痰浊中阻**：津血同源，痰瘀同病，痰可生瘀，瘀可生痰，痰浊阻于络脉，血行受阻继而成瘀，而瘀血阻络，气机不畅，气不布津而生痰浊。《医学正传》曰："津液稠黏，为痰为饮，积久渗入脉中，血为之浊。"故痰浊中阻，常合并脉络瘀阻。

**4. 阴阳两虚**：阳虚气化功能减退，络脉运行不畅，阴液亏虚，脉道干涩，血运不利。故阴阳两虚可成血瘀。

## 辨质与辨证相结合的用药特点

人到老年或多虚多瘀，或因虚致瘀，或久病入络，故血瘀贯穿老年高血压始终，络脉瘀阻是老年高血压的基本病机，故在临床诊疗中，在辨证施治的基础上，应仔细辨别血瘀证的主次兼夹，酌情选用活血化瘀药，以期显效。如辨证为肝阳上亢、肝火上炎者，以清肝泻火、平肝潜阳为法，遣方用药不忘加入赤芍、牡丹皮、酒大黄以凉血活血，兼走肝经而泻火清热；如为阴虚阳亢、气血亏虚之证，治以滋阴潜阳，平肝息风，再合当归、丹参、鳖甲、牛膝、鸡血藤之类，既补虚损之阴血，又收活血祛瘀之功，补而不滞，散而不损；如为痰浊中阻者，则治以健脾化湿，除痰息风，常合活血行气之品，如川芎、延胡索、姜黄等，以行气化痰祛瘀。

又因久病瘀闭，瘀血痼结，诚如叶天士所曰："久则邪正混处其间，草木不能见效，当以虫蚁疏逐，以搜剔络中混处之邪。"故治疗老年顽固性高血压，长期有头晕、头痛，而降压治疗效果又不理想者，常应用蜈蚣、地龙、全蝎、水蛭、䗪虫等虫类药，以期搜剔之效，则"血无凝着，气可宣通"。临证时，在辨证论治与辨质论治的基础上，根据瘀血所在不同部位，酌情选用合适的药物，在胸以上者，可选川芎、桃仁、全蝎、蜈蚣、红花、三棱，若在胸腹，可选五灵脂、蒲黄、延胡索、莪术、乳香、三棱之类，若在腰以下者，可选川牛膝、鸡血藤、川芎、水蛭等。其中川芎、桃仁、丹参、水蛭上中下均可选用。

# 109 肾性高血压从瘀论治

肾性高血压发病机制复杂，在其疾病发生发展过程中，气血津液运行不畅均会导致肝脾肾三脏的功能失调，引起机体气血瘀滞。学者宇文萧等认为，肾性高血压的中医临床治疗，从"瘀"入手，着重活血化瘀，可起到良好的治疗作用，瘀血化则气血调，肾脏功能得以改善，有利于肾性高血压的控制与治疗。

肾性高血压包括肾血管性高血压和肾实质性高血压，是常见的继发性高血压之一，占高血压疾病的5%～10%。肾性高血压多继发于各种肾脏病，所以临床表现除血压升高以外，常伴有蛋白尿、少尿等肾脏相关疾病的临床症状。中医学并无肾性高血压之名，但因其临床表现常有头晕头痛、心悸、水肿、恶心呕吐等症状，故可将其归于中医学"眩晕""水肿""尿浊""关格""癃闭""虚劳"等范畴。肾性高血压继发于多种肾性疾病之后，病因病机复杂，但多认为其病位在肝、脾、肾三脏，病属本虚标实，与肝脾肾三脏功能失调、脏腑失衡有关。但应注意到，在肾性高血压疾病的发生发展过程中，尤其是疾病后期，往往会出现以气血瘀滞为特点的相关症状。正如《医林改错》所曰"久病入络为瘀"，肾脏疾病发展过程中往往伴有瘀的产生，此时，瘀不仅是病理产物，同时也是进一步加重肾性高血压发展的因素。

## 肾瘀产生病因

体内瘀血的产生，归根结底是因为体内气血运行不畅，使血溢脉外停留体内或停滞于脉内，肾脏疾病亦是如此。

**1. 外因：** 风为六淫之首，常易夹寒夹热，侵袭肺卫，使风水相搏，发为水肿。湿热之邪侵入膀胱，则发为淋证或癃闭。也有因湿热毒邪犯肺，肺气闭塞，水道通调失常，不能下输膀胱而成癃闭者。六淫之邪侵入体内后，在造成水肿、癃闭等症状后，病入于里，最终达肾脏，损伤肾络，络不通而成瘀。

**2. 内因：** 肾主藏精生髓，若先天禀赋不足，肾气亏虚；或因久病耗伤，可使肾阴、肾阳不足；或多食辛热肥甘之品，或饮食不足，使脾胃运化失常，日久耗伤脾胃，脾肾两虚，脾运不健，体内津液运化失司，此时，滋养肾脏的气血津液乏源，无力推动肾脏运行；若肝气郁结不舒，机体气滞，气滞则脉运不利，久而形成肾瘀血。反之，长期的肾脏瘀血，又会加重肾脏的损伤，形成恶性循环。

## 瘀是发病关键

肾性高血压继发于肾脏疾病之后，此时，肾瘀血的形成，往往意味着周身气血已然运行不畅，肾性高血压病位主要在肝脾肾三脏，故在此三脏的血瘀现象更为明显。

**1. 肝肾阴虚，肝阳上亢：** 中医学认为，肝主疏泄，调畅气机。气行则血行、水行，血瘀于肝，肝疏泄功能失常，气郁日久，肝阴耗伤，脉络瘀阻，肝阳上亢，出现眩晕、头痛的症状。

**2. 脾肾亏虚，湿浊内生：** 瘀血生成之后，会加重机体气血运行不畅，影响脾的运化功能。脾不运化，痰浊内生，痰与瘀互结于内，上扰清窍则出现头晕，下致膀胱，则会形成尿浊、癃闭等症。同时，脾肾亏虚，瘀浊不得消散，积于体内又会加重瘀血的形成，使肾性高血压更为严重。

**3. 血瘀于肾，肾气虚衰：** 在肾病发生发展的后期，肾脏瘀血形成，肾络不通，一方面可直接损伤肾络，使肾脏固藏精微的功能受损，精微外泄，出现蛋白尿；另一方面，肾气衰微，膀胱气化无权，排泄失司，出现关格、癃闭症状。若瘀浊毒邪无所处，反被机体重新吸收入血，又会加重血瘀，损伤气血。由此可见，瘀血在肾性高血压的发病过程中起到了非常重要的作用，体内瘀血形成，影响脏腑功能，出现一系列临床症状，随着病情的发展，脏腑虚衰又会加重机体瘀血的形成，导致恶性循环，成为肾性高血压病情发展难愈的关键。

**4. 现代医学的相关认识：** 在肾实质发生病变时，肾小球滤过率下降，使体内水钠潴留，血管容量扩张，全身小动脉收缩，周围血管阻力增高，心输出量增加，血压逐渐升高。同时，肾动脉狭窄，肾血流量减少，肾素分泌增加，肾素-血管紧张素-醛固酮系统活性增加，动脉收缩，造成全身血管阻力增加，进一步导致血压升高。肾实质性高血压又将反过来危害肾脏，持续的高血压使肾小动脉硬化，加重肾脏缺血，明显加速肾实质损害的进程，形成恶性循环。

## 活血化瘀治疗

血瘀体内，疾病难愈。在遣方用药时，要重视血瘀在疾病发展过程中的重要性，去瘀陈莝，瘀血去则脉道通利，气行通畅，津液得以正常疏布。肾性高血压的中医治疗更要以去瘀血为主要治疗原则，善用活血之药，在活血化瘀的基础上辨证处方，恢复肝、脾、肾的功能，消除病因。

**1. 口服中药治疗：** 叶任高强调，瘀血阻滞贯穿于本病病程始终。肾性高血压往往存在肾血流量减慢、肾脏缺血，中医病机中，湿热瘀血与气阴两虚互为影响，因此在肾性高血压的各型治疗中均使用活血化瘀之药，常使用红花、川芎、赤芍、益母草等改善血液黏稠度，调整微循环。张永刚临证采用益母草 100g 煎汤代水煎药，有明显的活血利水作用，对血管壁有直接扩张作用，可有效改善肾功能。

**2. 中药制剂治疗：** 于游等使用中药制剂舒血宁注射液治疗肾性高血压 39 例，有效 34 例，有效率 87.18%，并且对肾功能的改善有积极作用。易无庸等也使用输血宁注射液对 42 例肾性高血压进行治疗观察，结果显示，舒血宁治疗组血压比使用缬沙坦治疗下降更为明显。舒血宁的主要成分为银杏叶总黄苷和银杏叶苦内酯，能够防止血栓形成，保护细胞膜，增加病变部位及周围组织的血流量，具有扩张血管、改善微循环的作用，对肾性高血压起到治疗作用。

**3. 中西医联合治疗：** 谢宏明在益肾活血化浊解毒法联合常规口服西药降压药的基础上治疗肾性高血压 59 例，结果显示有效 48 例，有效率 81.4%，其中，益肾活血化浊解毒法煎剂中有丹参、益母草、水蛭等活血化瘀之药，并可辨证加入红花、川芎、当归等以增强活血化瘀之力，起到活血通脉、行瘀导浊的功效，有效治疗肾性高血压，同时也能起到肾功能保护作用。梁颖等通过实验观察大蓟醇提物对高血压大鼠的影响，结果显示，与模型组比较，大蓟组大鼠血压显著降低，而血清一氧化氮、一氧化氮合酶水平显著增高，血浆中血管紧张素 II 的含量降低，所以大蓟醇提物对肾性高血压有降压作用。

# 110　动脉粥样硬化从瘀论治

根据国家心血管病中心发布的《中国心血管病报告 2013》显示，目前我国心血管病患者约有 2.9 亿人，发患者数仍在持续增加。心血管疾病是我国居民最主要的死亡原因，同时，动脉粥样硬化（AS）的危险因素在增长、我国人口老龄化趋势也在加快，老年动脉粥样硬化性心血管病特别是老年冠心病日益突出，AS 成为威胁人类生命及健康的严重疾病之一。近年来，中医依靠自己独有的理论及实践体系对 AS 进行了大量研究，对 AS 进行辨证论治，发挥中医药全面调节机体功能和多途径、多环节、多靶点干预的优势，通过调血脂、抗氧化、抗血小板黏附聚集、抗血栓及抗血管中膜平滑肌细胞（SMC）增殖等，全面干预 AS 的发生、发展。目前，中医对于动脉粥样硬化的发病机制主要有"痰浊""血瘀""毒邪"等，尤其"血瘀"更为关键，学者陶修龙等从"血瘀"方面着手，对中医在防治动脉粥样硬化方面的研究进展作了梳理归纳。

## 中医对 AS 的认识

动脉粥样硬化疾病在中医主要归于"胸痹""脉痹""中风""厥心痛"等疾病。

**1. AS 的主要病因**：AS 的病因主要有饮食，《素问·五脏生成论》曰"多食咸，则脉凝泣而变色"；"多食咸，则脉凝泣而变色"。情志，《灵枢·口问》曰"大惊卒恐，则血气分离，阴阳破败，经络厥绝，脉道不通"；朱丹溪曰"醉饱则火起于胃，大怒则火起于肝"。外邪，《素问·痹论》曰"风寒湿三气杂至，合而为痹也"；《举痛论》指出"寒气客于脉外则脉寒，脉寒则缩踡，……故卒然而痛"。素体虚，《素问·评热病论》曰"邪之所凑，其气必虚"；《医林改错》曰"元气既虚，必不能达于脉管，……必停留而瘀"；《玉机微义》中指出"然亦有病久气血虚损及素作劳羸弱之人患心痛者，皆虚痛也"。

**2. AS 的主要病机**：大量中医文献对 AS 的病机进行了论述，徐剑等认为动脉粥样硬化是以肾虚为本，痰浊、血瘀为标的长期慢性疾病。曾垂义等认为动脉粥样硬化的中医病机主要为痰浊、血瘀。张嘉皓等认为脾气虚是动脉粥样硬化的主要病机。主要可以归纳为"痰浊""血瘀""毒邪"等，其中"血瘀"为主要病机。《素问·痹论》曰"痹在于脉则血凝而不流"；王清任曰"元气既虚，必不能达于血管，血管无气，必停留而瘀"；《素问·痹论》曰"病久入深，荣卫之行涩，经络时疏，故不通"，指出久病血行不畅，阻滞络脉，导致经脉闭阻；《临证指南医案》曰"络主血，久病血瘀"，也指出病久导致血液瘀积于脉络；这些都对"血瘀"作了阐述。血瘀与脏腑、经络、气血津液等密切相关，"血瘀致经脉闭阻"引起相关血流动力学障碍是发生 AS 的直接因素。《金匮要略》首次将"瘀血"作为一种单独病证进行辨治。瘀血，指瘀滞不行之血，造成血液运行迟缓涩滞、血脉闭阻不通，是导致血瘀状态的主要病理产物。

导致 AS 的病因病机不同，这些病因往往与瘀血痹阻的病理存在着直接或间接的因果关系。现代医学认为，动脉粥样硬化的形成与血脂升高、血小板黏附聚集增加及血栓形成密切相关。

## 活血化瘀治疗 AS

由于 AS 的主要病机为血瘀，故而活血化瘀是治疗 AS 的关键。周美伦研究活血化瘀理论治疗 94 例心血管疾病患者，以通补兼施，标本兼顾，使脉管充盈血行通畅，使瘀得以化，脉络畅通。唐容川在

《血证论》中主张心瘀血，急宜去瘀为要，应用归芎失笑散，加琥珀、朱砂、麝香治之，或归芎汤加血竭、乳香末亦佳；叶天士在《温热论》中提出，虫类通络为活血化瘀法用药之关键，如土鳖虫、水蛭、地龙等，皆可以起到活血化瘀、通络除痹的作用。王文婧等通过在实验组中加入化瘀通脉方（人参、黄芪、穿山甲、天麻、三七、当归、郁金、附子），比较对照组与实验组对于老年颈动脉粥样硬化患者的治疗效果，证实了化瘀通脉法能够降低老年颈动脉粥样硬化患者血脂水平以及动脉内膜中膜厚度，达到抗动脉粥样硬化的作用。孙影通过将对照组常规西药治疗的 30 例样本与治疗组参红通络饮（人参、红景天、水蛭、姜黄等）30 例样本进行比较，显示治疗组 83.3% 的总有效率优于对照组 70.0%（$P <$ 0.05），中医证候方面治疗组 93.3% 同样优于对照组 70.0%（$P < 0.05$），心电图方面治疗组 76.7% 也优于对照组 58.6%（$P < 0.05$），提示参红通络饮能有效改善患者动脉粥样硬化的状况，从而减少患者心绞痛的发作，改善中医症状及心电图心肌缺血程度。魏自敏通过选择 120 名颈动脉粥样硬化的缺血性卒中患者，随机分为治疗组与对照组，每组 60 人，治疗组给予口服活血化瘀汤药，对照组除不给活血化瘀汤药外，其他同治疗组，共治疗 3 年，3 年后复查颈动脉彩超，测量斑块面积及内膜厚度，比较 3 年期间出现脑梗死例数及治疗前后斑块/内膜面积比，显示活血化瘀汤剂可以抑制动脉粥样硬化斑块的形成，对动脉粥样硬化的发生发展具有防治作用，长期服用可使脑卒中事件明显减少，从而起到抗动脉粥样硬化的作用。通过将 60 例入选患者随机分为 2 组各 30 例，对照组予口服阿托伐他汀钙片治疗，治疗组在对照组治疗基础上加服活血化瘀利水中药复方，疗程为 3 个月，观察 2 组治疗前后血栓素 B、6 - 酮-前列腺素 F、颈动脉斑块数量及积分、血脂的变化，发现治疗组改善程度更明显，从而得出活血化瘀利水中药复方能有效干预颈动脉粥样硬化患者病情的结论。左玉松等将 72 例门诊患者分为对照组与治疗组，治疗组 36 例在对照组服西药的基础上加服益气活血通络汤（徐长卿、水蛭、全蝎、人参、三七、丹参、黄芪、冰片）。治疗 1 疗程后，通过观测临床症状、心电图、心绞痛发作频率、血液生化指标（血、尿、便常规及肝、肾功能）、不良反应，发现治疗组疗效优于对照组（$P < 0.05$）。从而得出益气活血通络汤能够有效治疗冠心病稳定型心绞痛，具有抗动脉粥样硬化的作用。胡金萍将 64 例稳定性冠心病患者随机分为 2 组，每组 32 例。对照组常规给予洛伐他汀片治疗，治疗组在对照组治疗基础上加用活血化瘀药物复方丹参片口服，疗程 12 个月。使用 64 排螺旋 CT 观察患者冠状动脉狭窄率、冠状动脉钙化积分及斑块数目的变化，并检测患者血脂水平及血瘀证记分的改变。结果两组患者治疗后病情均有明显的改善，治疗组患者冠状动脉狭窄率变化值相比对照组明显减小（$P < 0.05$），治疗组冠状动脉斑块数目明显减少，较对照组有显著差异（$P < 0.05$）。活血化瘀中药还可明显降低患者血清总胆固醇，并可升高血清高密度脂蛋白胆固醇浓度，从而降低动脉粥样硬化指数，较对照组有显著差异（$P < 0.05$）。显示他汀药联合活血化瘀中药治疗稳定性冠心病可达到更好地抗动脉粥样硬化及稳定斑块的作用，体现了活血化瘀药物的抗动脉粥样硬化作用。

# 111　冠心病从瘀论治遗传特征研究

冠心病（CHD）是严重危害人类健康的多发病，属中医学"胸痹"范畴。究其病因虽有血瘀、痰阻、寒凝、气滞之别，但其基本的病机则是"心脉不通"，因此血瘀证是冠心病中最常见的证型之一（占 87% 左右），血瘀证也是目前研究最多、最深入的中医证候之一。目前对血瘀证的研究主要借助于现代科学技术与方法，寻找血瘀证在实验室检查和病理学指标等微观方面的改变。特别是基因组学的研究应用，提示基因的表达在血瘀证形成和发展中起着重要的作用。但是，血瘀证是否为具有遗传特征的"多基因证"，血瘀证存在着哪些遗传易感基因，其位点如何，而这些遗传易感基因在血瘀证患者血液处于血栓前高凝状态时的表达如何等这些微观表达和宏观流行病学之间的关联研究相对较少。为此，学者王丽萍等认为有必要引入遗传流行病学的研究方法，证实并阐明血瘀证的遗传特征，寻找血瘀证的易感基因，阐明其血液高凝状态的遗传机制。不仅能加深对血瘀证发生机制的理解，也为从医学遗传学角度探讨中医证候本质提供一条新的研究思路。

## 研究相关基因几种思路

"证"是疾病发生过程中不同阶段病因病机的高度概括，既然同一证有共同的临床表达和病理机制，那么其肯定有共同的物质基础，而这种物质基础就很有可能反映在基因或基因组水平上。故而诸多学者在异病同证中，寻找共同性结构基因组与功能基因组，并且在同病异证间观察它们的差异性，从而建立一个"证-基因表达谱"，使原本模糊、杂乱的"证"变得明确、规范。通过证的相关基因组的研究，有利于揭示证的结构与功能学的实质。现阶段对于证相关基因的研究主要有以下几种思路。

**1. 从不同证候状态下基因表达的比较研究：** 一方面针对某一已知基因的差异表达研究。既往人们从超微结构、生化、病理生理及细胞生物学等方面探讨证的实质，已认识到某一证候状态下存在着某些活性肽类、酶、受体、细胞因子等的改变，深入研究编码这些蛋白的基因在不同证型及正常状态下的表达情况，有助于进一步在分子基因水平揭示证的实质。另一方面从基因组水平研究差异表达基因。如马晓娟等运用寡核苷酸基因芯片技术研究血瘀证患者差异基因表达谱，显示了炎症和免疫相关基因的比例和显著优势，证实了炎症和免疫反应在一定程度上介导了血瘀证的发生发展。而证候，作为疾病发生发展中某一阶段病理本质的概括，可看作是与遗传因素有关的、在环境因素影响下的基因随时空变化而有选择性差异表达的结果。

**2. 从中医证型与基因多态性的相关研究：** 基因多态性是指群体中正常个体的基因在相同位置上存在差别（如单碱基差别或单基因、多基因以及重复序列数目的差别），这种差别出现的频率大于 1%。吴依芬等运用聚合酶链反应（PCR）研究冠心病中医不同证型与 GNB3 基因 C825T 多态性的关联性，分析 GNB3 基因 825TT 基因型可能是冠心病血瘀证、痰浊证的易感基因。提示同一疾病不同证型间除存在基因表达差异外，也可能存在基因多态性差异。

**3. 基因突变型与中医证型的相关性研究：** 由于基因突变点的不同，致基因产物的结构和功能发生不同的改变，进而导致患者的中医证型不同。杨斌等采用 PCR 技术分别扩增 90 例不同证型 Wilson 病患者和 30 名健康人 A1rIy7B 基因的第 8 外显子，对其 PCR 产物行限制性内切酶 MspI 酶切分析，结果认为 Arg778Leu/Glu 点突变可能与中医肝风内动证型有关。

**4. 以方测证结合药物干预反证证实质：** 根据"有是证所以有是方"的方证对应原则，以方测证，通过分析某一方剂作用于相应证型患者前及取效后两种状态下靶基因的表达差异来探寻证的相关基因。李静等采用斑点印迹杂交方法发现，血管通（活血化瘀方剂血府逐瘀汤的颗粒制剂）可使实验性动脉粥样硬化家兔血管壁血小板衍化生长因子 A 链（PDGF-A）、B 链（PDGF-B）和 c-myc 基因的 mRNA 表达水平较模型组表达水平下降，因而推测 PDGF-A、PDGF-B 和 c-myc 不仅是活血化瘀方药作用的靶基因，也可能是动脉粥样硬化血瘀证的相关基因。

但是以上几种类型的研究或多或少地存在着不足之处。许多是建立在以往对证候状态下某一基因产物（细胞因子、酶、受体、蛋白等）的改变有一定认识的基础上，只能针对已知的基因进行研究，且每次只能进行一个或少数几个基因的研究。针对的是个体单体基因表达研究，而对其"多基因证"群体性的遗传特征、遗传易感基因及其位点如何等，并不明确，而要进一步研究。

## 中医证候研究的突破口

**1. 血瘀证是证候本质研究的切入点：** 血瘀证是多种复杂性重大疾病的共同证候，是一个具有共性特点的基础证，整合了多个系统与组织的病理生理特征，涉及许多脏腑的变化。研究血瘀证是我国防治复杂性重大疾病的重大需求。另一方面，在中医各种辨证体系中，血瘀证属气血津液辨证的血证，属八纲辨证的实证，属脏腑辨证的心、脑等重要脏腑的共有证。可以说，血瘀证也是中医诊断和治疗疾病的重大基础，是证候研究的具有代表性的切入点。而血瘀证作为中医的一种证候，其表型与数量性状位点存在着复杂的非线性关系，由多个基因参与表达调控。

**2. 冠心病血瘀证遗传特征研究有可能阐明证候的本质：** 血瘀证虽然是证候本质研究的关键，但是若广泛地研究中医某脏腑血瘀证的遗传特征或相关基因，其结论必然缺乏特异性和敏感性。王阶等认为，以单一的理化指标代替整体上的血瘀证，会导致"血瘀"泛滥，认为血瘀证是一个复杂的系统，面对这样一个复杂系统，应该应用处理复杂系统的方法，结合相关领域的成果，在中医理论指导下，找好着眼点，进一步深化血瘀证证候本质的研究。

因此，在选择研究的表型时应该注意具有较高遗传率的疾病，挑选适当的表型、数量性状、早发病例、极端表型，以提高检测到关联基因的可能性。如选用某一种明确具有遗传倾向的多基因疾病的血瘀证作为研究切入点，则有望从"病证结合"的角度逐步探讨证候的遗传特征。国内外研究已证实，冠心病是由遗传因素与环境因素共同参与的具有明显遗传倾向的多基因病。研究以及家系调查结果均表明冠心病有明显的遗传倾向。不同人群、不同定义的家族史研究均发现一级亲属中有 CHD 早发（60 岁以前）的个体发生冠心病的危险增加 2～10 倍，且亲属 CHD 发生越早，该个体罹患冠心病的危险性越高。那么，从具有较高遗传率的冠心病中选择表型发生率极高的血瘀证进行研究，则有阐明中医证候遗传特征的可能性。

## 遗传学流行病学的应用

遗传学、基因组学和流行病学共同参与形成了遗传流行病学。经典的遗传学是研究罕见的遗传疾病中家族受累成员与致病有关的染色体上基因的遗传规律是否符合孟德尔定律。基因序列和基因突变的研究，使得人们认识到遗传的易感性和环境因素共同参与了复杂疾病如心血管疾病和肿瘤等的发生。疾病易感基因的发现，使流行病学对复杂疾病病因学的研究深化为表现型与基因型之间的研究。因此将遗传流行病学的研究方法，引入中医证候的研究则有可能从医学遗传学角度揭示中医证候的本质。以冠心病血瘀证患者作为研究对象，"病证结合"从医学遗传学角度探讨冠心病血瘀证证候本质就显得尤为重要。

**1. 遗传流行病学的主要研究方法：** 遗传流行病学的主要研究方法包括家族聚集性研究、分离分析、连锁分析、遗传度分析、关联分析等。王晓玲等用表型不一致同胞对分析（DSP）和传递平衡检验（TDT），在冠心病家系中探讨血管紧张素转换酶（ACE）基因内含子 16 中的插入缺失（I/D）多态，结果说明该基因座可能不是国人冠心病的遗传易患基因。李杰等利用单体型相对风险分（HHRR）和连锁不平衡检验（TDT）方法在冠心病血瘀证家系中探讨凝血因子 VH（FVH）基因多态性，结果说明 FVH 基因座可能不是湖南汉族人群冠心病血瘀证的遗传易患基因，而是冠心病血瘀证的发病危险因素之一。在冠心病家系中双生子均为血瘀证者的一、二级亲属中血瘀证者的发生率明显增高，提示冠心病血瘀证有一定的先天遗传倾向性，而有家族史的冠心病血瘀证可能具备更复杂的遗传背景，明显增加了中医药治疗的难度。

在冠心病血瘀证研究中运用遗传流行病学的家系调查法，探讨冠心病血瘀证的家族聚集倾向，是否具有多基因遗传特征，分析遗传因素在其发生中的作用及遗传模式，将是血瘀证基础研究的一个重要方向。同时，利用分子生物学和基因组学，如基因芯片技术对不同个体的"证候"状态的基因组进行扫描，探寻不同证的相关基因表达谱，通过计算机分析来建立其"证候"相关谱，可望从基因水平为"证候"的现代化研究提供可能。但要注意在流行病学调查过程中，信息的可靠性及对历史文献 MET 分析的重要价值。

**2. 高通量寡核苷酸基因芯片技术应用：**基因芯片（gene chip）又称寡核苷酸阵列，属于生物芯片的一种，它代表了当今高新生物技术发展的前沿。基因表达的研究是基因芯片最主要的用途之一。用基因芯片进行表达水平的检测可自动、快速地检测出成千上万个基因的表达情况，而且样品需要量极少，所以它是研究基因表达的有力工具。有研究显示基因芯片技术为研究多种易感基因与冠心病的相关性提供了一项高效、敏感的方法。

应用高通量寡核苷酸基因芯片技术比较观察冠心病血瘀证差异基因表达谱并通过基因本体论分析，阐释每个差异基因的分子功能、生物学途径和细胞组件，筛选出冠心病血瘀证遗传相关的目标通路，能为冠心病血瘀证证候本质研究提供新的思路。

# 112  冠心病心绞痛从瘀论治

冠心病心绞痛是指冠状动脉粥样硬化导致冠状动脉供血不足，心脏急剧的、暂时的缺血缺氧引起的胸骨后疼痛，是心血管常见病、多发病，严重威胁人类健康。中医学认为其基本病机为心脉瘀阻，临床和实验研究表明血瘀证是冠心病心绞痛最常见的证型。学者李洁等采用活血化瘀、通脉止痛方法辨证治疗冠心病心绞痛，临证每收良效。

## 病因病机

冠心病心绞痛属中医学"胸痹""心痛""厥心痛"等范畴，其发病机制虽与气虚、阴虚、气滞、寒凝、痰浊等有关，但与血瘀关系更为直接，血瘀贯穿于本病始终。气为血帅，血为气母，若心气虚弱，鼓动无力，血行不畅，心血瘀阻，发为胸痹。王清任曰："元气既虚，必不能达于血管；血中无气，必停留而瘀。"或气虚无以生化，血虚不能充于脉道，心血瘀滞，不通则痛。若年老久病，心肾阴虚，津液不能充于脉道，"血盈则畅，血亏则迟"，血滞为瘀，心脉郁阻，发为心痛。《血证论》曰："肝属木，木气冲和条达，不致遏郁，则血脉得畅。"若忧思恼怒，肝郁气滞，疏泄无权，气机郁滞，日久必致血瘀，阻滞心脉而致胸痹心痛。若素体阳虚，或寒邪风侵，凝滞血脉，则胸痹而痛，正如《素问·举痛论》曰："经脉流行不止，环周不休，寒气入经则稽迟，泣而不行，客于脉外则血少，客于脉中则气不通，故卒然而痛。"胸为清阳之府，若饮食不节，过食肥甘，损伤脾胃，内生痰浊，痰阻脉络，血滞为瘀，痰瘀胶结，胸阳不振，心脉痹阻，引起心痛。《继志堂医案》曰："胸痛彻背，是名胸痹……此病不为痰浊，且于瘀血交阻膈间。"

总之，导致冠心病心绞痛的病因病机不同，但这些病因与心血瘀阻存在着直接或间接的因果关系，而致病情缠绵迁延。现代医学研究证明，冠心病心绞痛血瘀证的形成与血脂代谢紊乱，血液黏度增加，血流状态严重障碍，心脏后负荷增加，血管内分泌功能失调，纤溶系统与抗凝系统的平衡失调有关。

## 从瘀辨治

冠心病心绞痛的基本病理变化是本虚标实，以正气亏虚为本，以心脉瘀阻为标。活血化瘀治疗冠心病心绞痛，不是单纯活血化瘀药物的集合，而应该是在辨证论治基础上以活血化瘀为主，通补结合，合理运用，方能取得较好疗效。

**1. 正气亏虚，瘀血阻滞：**症见心前区隐痛，胸闷气短，心悸乏力，动则加重，自汗或多汗，舌淡苔白，有瘀斑，脉细涩。治以补养心气，活血通脉。方用保元汤合丹参饮加减（人参、黄芪、丹参、炙甘草、桂枝、檀香、砂仁、红花）。气虚重者重用黄芪，加白术、五味子以益气；胸痛重者合失笑（散）汤，以活血化瘀止痛。

**2. 肝郁气滞，心脉瘀阻：**症见心前区疼痛，向两胁放射，痛无定处，每因情志变化而诱发，伴胸闷憋气，急躁易怒，舌质红，苔薄白，脉弦或结代。治以疏肝理气，活血化瘀。方用柴胡疏肝（散）汤加减（柴胡、香附、红花、枳壳、白芍、陈皮、川芎、当归、甘草）。气郁日久化热者加牡丹皮、栀子，疏肝清热；失眠多梦者加炒酸枣仁、远志，以宁心安神。

**3. 阳虚寒凝，瘀血内阻：**症见心胸冷痛，得温痛减，遇冷更甚，形寒肢冷，舌质淡，苔薄白，脉沉紧。治以湿经散寒，活血通脉。方用当归四逆汤加减（当归、赤芍、白芍、桂枝、大枣、桃仁、通草、红花、甘草、细辛）。阴寒极盛者予以乌头赤石脂（丸）汤，以扶阳益气，温经散寒；心肾阳虚者加制附子、淫羊藿、巴戟天，以补火助阳，散寒止痛。

**4. 痰血痰浊，阻滞心脉：**症见胸部闷痛或刺痛，形体肥胖，伴有倦怠乏力、纳呆便溏、咯吐痰涎，舌胖大有齿痕，舌质暗红有瘀斑，苔白腻，脉弦滑或涩。治以化痰泄浊，活血止痛。方用瓜蒌薤白半夏汤合血府逐瘀汤加减（瓜蒌、当归、生地黄、赤芍、法半夏、桃仁、川芎、薤白、红花、牛膝、桔梗、枳壳、甘草）。若痰浊郁而化热者，用黄连温胆汤合活血化瘀之药以清热化痰，活血化瘀；脾虚重者，加用四君子汤健脾益气，化痰祛湿。

**5. 心肾阴虚，瘀血阻络：**症见心胸隐痛，久发不愈，心悸怔忡，腰膝酸软，五心烦热，形体消瘦，潮热盗汗，舌红绛，苔少或无苔，脉细数或细涩。治以滋养心肾，活血通络。方用左归饮合丹参饮加减（熟地黄、丹参、茯苓、山药、枸杞子、山茱萸、檀香、砂仁、炙甘草）。阴虚阳亢者，加石决明、珍珠母，以重镇潜阳；瘀血较重者，加桃仁、红花、莪术，以活血止痛。

## 现代研究

**1. 凝血指标：**王玉明从血小板体积角度研究证实冠心病血瘀证者平均血小板体积与血小板分布宽度较非瘀血证者及健康人均显著升高。近几年关于血小板的研究涉及较多的是 GMP-140。GMP-140 是来自血小板的 α-颗粒膜上和内皮细胞中 W-P 体，被认为是目前所知反映血小板活化与释放反应最特异的标志物和存在血栓病的较好的指标。

**2. 血液流变学、黏度及微循环：**血液流变学指标和甲皱微循环指标的异常变化与冠心病血瘀证的严重程度有关。吕芳芳等深入研究冠心病心绞痛不同证型与血液流变的关系，得出气滞血瘀型全血黏度、红细胞聚集指数、血细胞比容等高于气虚血瘀型，气虚血瘀型微循环更新时间、微循环平均滞留时间较气滞血瘀型延长。

**3. 血管活性物质：**心血管组织分泌的激素及某些组织细胞活动时释放的血管活性物质，可调节影响局部或全身的血液循环，在冠心病发生、发展中起着重要作用。其中研究较多的一氧化氮、内皮素（ET），以及降钙素基因相关肽（CGRP）。CGRP 是与 ET 效应相反的血管活性物质，是血管扩张剂，对缺血心肌有保护作用。贺敬波等对不同证型冠心病患者血浆 ET、CGRP 进行临床检测，结果血瘀组患者两者水平均高于其他组。

**4. 有关基因表达：**毛以林等研究证明，血瘀证组 DD 型基因及 D 等位基因频率明显高于非血瘀证组及健康对照组。ACE 水平受基因调控，血瘀证组的患者血管周围组织和血液循环中的 ACE 水平增加，在血管的调节和血管平滑肌的增生中起重要作用，影响动脉粥样硬化的形成。

# 113　冠状动脉术后再狭窄从瘀论治

　　介入性治疗如经皮腔内冠状动脉成形术（PTCA）或支架植入术（CASI）等已成为冠心病治疗的有效手段之一，但有 30％～50％的患者在 PTCA 后 6 个月内发生再狭窄，其再次手术危险性大，费用高。因此，冠状动脉（简称冠脉）术后再狭窄已成为影响冠心病治疗的障碍。如适时配合中医中药，不仅能弥补西医这一缺陷，而且能在治疗和预防冠脉术后再狭窄起到较好的作用。学者程志清对内科杂症的诊治见解独到，尤擅长于心血管系统疾病的诊治。在西药规范应用的前提下，对近年渐增的冠脉术后再狭窄的防治从中医学角度也进行了有益的探索，积累了宝贵的临床经验。

## 瘀血的病因病机

　　冠脉术后再狭窄中医辨证仍为"胸痹"，属心脉瘀阻证范畴，其发病机制虽与气虚、痰浊、寒凝、气滞有关，但与瘀血的关系更为直接。再狭窄患者临床表现常见有再发心绞痛、心胸闷痛、舌暗或涩的心脉瘀阻征象。冠心病本为"心脉痹阻"，冠脉术的机械损伤更易致新的血瘀形成。因此，气滞血瘀与心脉闭阻是冠脉术后再狭窄的主要病机，活血化瘀是冠脉术后再狭窄的主要治疗大法。临床实践中，程教授还注意到，肝失疏泄在冠脉术后再狭窄的发病中也起着很重要的作用。在支架植入前后，个别患者有不同程度的精神及经济负担，久则影响肝之疏泄功能，相应地会促进再狭窄的发生发展。

## 从瘀的治则治法

　　根据上述病机，本病属本虚标实，治本的同时注意活血、化瘀、涤痰，酌加疏肝之品。并针对不同病机提出了以下几种治法：
　　**1. 行气活血：**常用柴胡、枳壳、制香附、降香、川芎、郁金等，代表方为血府逐瘀汤。
　　**2. 益气活血：**常用黄芪、党参、当归、丹参等，代表方为陆氏舒心宝（黄芪、党参、丹参、郁金、降香、麦冬和五味子）。
　　**3. 通阳活血：**常用桂枝、瓜蒌、薤白等，代表方为瓜蒌薤白桂枝汤。
　　**4. 温阳活血：**常用附子、干姜、五灵脂、生蒲黄等，代表方为真武汤合失笑散。
　　**5. 涤痰活血：**常用瓜蒌、薤白、法半夏、檀香、丹参等，代表方为瓜蒌薤白半夏汤合丹参饮。
　　**6. 益气养阴：**常用太子参、沙参、麦冬、五味子等，代表方为生脉饮。

## 临床分型论治

　　**1. 术后有心绞痛：**术后再发心绞痛者多为冠脉发生再狭窄。不通则痛，不荣则痛，应分虚实分别施治，临床上以虚实夹杂者多见。
　　（1）阳气虚衰，心脉瘀滞：症见胸痛彻背，胸闷气短，面色苍白，形寒肢冷，神疲乏力，舌质暗淡、苔白滑，脉沉细或结代。治以温通心阳，涤痰化瘀，方用瓜蒌薤白桂枝汤加味。
　　（2）气阴两虚，心脉瘀滞：症见胸痛隐隐，心悸气短，口干乏力，纳呆食少，五心烦热，舌质红，苔白腻，脉细数或结代。治以养阴益气，活血化瘀，方用生脉散合丹参饮加味。

**2. 术后无心绞痛**：对于术后无心绞痛的患者，应加强瘥后调护，尤其是再狭窄的高危患者（合并高血压、高血脂、糖尿病及吸烟和高龄等），更应未病先防，预防再狭窄。冠心病的根源在肾，因此必须从整体出发，燮理阴阳，使阴阳保持相对平衡。

（1）心肾阳虚：症见胸闷、心悸，自汗、气短肢冷，面色㿠白，夜尿频多，唇甲淡白、舌淡胖、苔薄白或微腻，脉沉细或结代或迟。治以益气温阳，养血活血，方用右归饮加减。

（2）心肾阴虚：症见胸闷、心悸，心烦不寐，腰膝酸软，头晕耳鸣，舌红、苔光或有剥裂，脉细数或结代。治以滋阴养心，凉血活血，方用天王补心丹合六味地黄丸加减。

临床治疗及预防冠状动脉术后再狭窄不惟治心。冠心病病位在心，但其病之根却在肾与脾，同时与肝密切相关。肾阳亏虚则心阳鼓动无力，进而血脉不畅；肾阴亏虚则脉道滞涩、血行不利，则发胸痹心痛诸证。脾运失常，则津停为痰，谷反为滞，致血瘀痰阻。根本固则枝叶繁，用补肾健脾之法防治冠脉术后再狭窄，其理即在于此。肝的疏泄功能在冠心病及冠脉术后再狭窄的发病与转归中也起着重要作用。心血欲流畅无阻，须赖肝胆气机运转自如。若肝胆失疏，气机失常，则气血闭阻，心脉不畅，心体失养，而致心绞痛发作。因此，在临床上遇到有精神及经济负担患者时，均酌情加入一些疏肝理气之品。

冠心病及冠状动脉术后再狭窄病程中的内生邪实，最常见的是瘀和痰，且往往痰由瘀生。针对这种情况，一方面养心补肾、健脾疏肝以治本，同时针对不同的血瘀成因采用不同的化瘀方法治其标，以期标本兼治。

# 114 心脏瓣膜疾病从瘀论治

颜乾麟教授从事中医内科临床和科研工作 40 余载，秉承家训，详究医籍，学验俱丰，从瘀论治心脏瓣膜疾病，多获良效。

## 谨守病机从瘀论治

心脏瓣膜疾病属中医学"胸痹""心痹""心悸""喘证"等范畴，临床以胸闷胸痛，喘憋心悸，动则加剧，咳嗽咳痰，咯血倦怠，乏力头晕，腹胀纳呆，恶心水肿为主要表现，常伴有面色苍白、汗出、肢冷、唇紫，甚者手足青至节，舌质暗红、有瘀斑、舌下瘀筋，舌苔薄，脉弦涩或结、代、促等症。

根据"心"的生理和功能特点，虽然导致心脏瓣膜疾病的原因很多，病理性质有虚实之分，但瘀血是主要原因。主要病机为瘀血痹阻心脉，其病位在心，又与肺、肝、脾、肾四脏功能失调有关，病理变化表现为本虚标实，临床每多见有以血瘀为突出表现者。心为君主之官，主血脉，主藏神。《素问·痿论》曰："心主身之血脉"；《灵枢·本脏》曰："经脉者，所以行气血而营阴阳。"心主血脉、藏神、主神志的生理功能均是以血液的滋养为基础，而血液的运行通畅是以心气的鼓舞和推动为前提，正所谓"气为血帅，血为气母"。故颜乾麟提出心的生理特点为"心脉以通畅为本"，病理特点以"心气易滞，血脉易瘀"常见。外感六淫、内伤七情、痰瘀内蕴等内外因，扰及心者，必定最先扰及心气，致心气郁滞。气滞则血瘀，脉道瘀阻，脉络失养，故而心神不宁，而见心悸、胸闷、胸痛等症。可以看出瘀血痹阻心脉是心脏瓣膜疾病发生的重要病理基础，它贯穿于本病的全过程，并在本病的发生和发展过程中占有主导地位。血瘀既是本病发生的关键和枢机，又是贯穿疾病发展始终的重要病理因素。颜乾麟在临床治疗中巧妙提出"从瘀"论治心脏瓣膜疾病的观点。

## 有效方剂配伍特点

**1. 血府逐瘀汤治疗心脏瓣膜疾病的有效方**：血府逐瘀汤是清·王清任所著《医林改错》中活血祛瘀、行气止痛的著名方剂，是王清任论治血府有瘀的著名方剂，不仅能行血分之瘀滞，还善解气分之郁结，活血而不耗血、祛瘀又能生新。方以桃红四物汤合四逆散加桔梗、牛膝而成，立足"气血"，贵以理气、活血而达化瘀。如《内经》曰"血气者，人之神"，"气血不和，百病乃变化而生"，此方乃"疏其气血，令其调达，而至和平"之代表方。方中佐柴胡、桔梗、枳壳等胸胁引经药，开胸散结，引祛瘀药布达于胸胁，使药力集中，发挥于血府，为针对血府有瘀之专方。颜乾麟常用血府逐瘀汤加减，用于治疗在临床上具有以下症状与体征的心脏瓣膜疾病：颜面色黯，巩膜瘀斑或血丝，舌质紫黯；胸闷痛，或痛势彻背；口干而不欲饮；女子月经不调，痛经，经色黯红，有血块；失眠多梦，善愁多疑，心中烦热。王清任评价"心跳心慌，用归脾安神等方不效，用此方百发百中"。以上各症不必悉俱，有其二三即可应用。

**2. 血府逐瘀汤配伍应用特点**：颜乾麟认为，心脏瓣膜疾病主要是由于"血府"有瘀而致，故常以血府逐瘀汤之法，本以阴阳，立足气血，随证遣方，灵活加减，以疏理心气、调畅心血，使心气心血平和调达，脉络得以滋养，以复心之正常功能。应用血府逐瘀汤治疗心脏瓣膜疾病过程中根据病程、症状、体征不同有以下配伍方法。

（1）配以疏肝药：肝气郁滞，情志不舒，导致胸中气滞，气血不和，气滞血瘀，心胸痹闷。气为血之帅，气行则血行，气滞则血瘀。肝木失于条达，每易横逆犯胃，多兼有中焦脾胃气滞之证。临床症见胸部满闷憋胀，喘息咳唾，胸胁胀痛，善太息，或脘腹胀满，短气乏力，心烦少寐，忧愁思虑或恼怒可诱发或加重，舌质淡、苔薄白，脉弦。治以行气化瘀，疏肝和胃。方用血府逐瘀汤加香附、郁金、合欢花、薄荷等。

（2）配以化痰药：痰为阴邪，其性黏滞，停于心胸，则阻滞阳气，脉络不通，日久成瘀，或瘀血阻塞脉络，瘀久津液停滞，而成痰饮，临床常表现为瘀血痰浊交结之证候。脾为生痰之源，素体脾虚者运化无权，亦可致生痰浊，上犯心胸，则阻塞心脉。临床症见心胸憋闷，或心痛隐隐，气短，每每于阴雨天而发作或加重，伴有倦怠乏力，身体沉重，腹胀纳呆，便溏口黏，恶心咯吐痰涎等症，舌苔白腻或白滑，脉滑。治以活血通脉，豁痰泄浊。方用血府逐瘀汤加瓜蒌、厚朴、法半夏等。

（3）配以安神药：心主神志，心脉瘀阻，气血运行不畅，则心神失养，引起心神动摇，悸动不安。临床症见心悸，善惊易恐，少寐多梦，坐卧不宁，烦闷不舒，舌苔薄白或黄，脉细数或虚弦或结代。方用血府逐瘀汤加黄连清心安神；生蒲黄、石菖蒲、丹参活血安神；远志、酸枣仁、灵芝扶养心神；龙骨、牡蛎重镇安神；交通心肾用交泰丸以引火归元，养心安神。

（4）配以温阳药：心病多阳虚，沉寒损耗心阳，或素体心气不足，心阳不振，或痰瘀阻滞损伤心阳皆可致病。心阳亏虚，不能温煦鼓动气血，则气血停滞，寒凝心脉，不通则痛。心阳亦与肾阳关系密切，心肾阳不能上下交通，日久则成心肾阳虚之证。心肾阳虚，命门火衰，阳不化阴，胸中大气不转，阴霾弥漫，则心脉痹阻。临床表现为心悸，胸闷心痛，面色无华，神倦怯寒，遇冷加剧，气短乏力，动则更甚，四肢欠温，自汗，舌体胖大、色淡、苔白或腻，脉细弱迟或结代。治以活血化瘀、温复心阳。方用方血府逐瘀汤加桂枝、附子、干姜、甘草。

# 115　病毒性心肌炎从瘀论治

病毒性心肌炎（VMC）是感染嗜心性病毒所致的心肌炎性疾病，多发于儿童、青少年及 40 岁以下成人，临床表现复杂多样，常遗留不同程度的后遗症。近年来发病率逐年上升，已成为临床常见病和多发病。目前尚无特定的中医病名与之相应，从其发病特点和临床表现来看，散见于古典医籍所记载的惊悸""怔忡""胸痹""虚劳"等论述之中。学者曲淼等对从瘀辨治病毒性心肌炎作了阐述。

## 从瘀辨治病毒性心肌炎的依据

《说文解字》曰："瘀，积血也。"颜师古注："瘀，积血之病也。"常见病毒性心肌炎的瘀血证候有心悸怔忡，胸闷胸痛，喘息头晕，口唇发绀，舌紫黯，边有瘀斑瘀点，脉迟涩结代等。《素问·痹论》曰："心痹者，脉不通，烦则心下鼓，暴上气而喘。"说明心脉不通，可出现喘息症状，又曰"脉涩曰痹"（《素问·平人气象论》）。隋·巢元方《诸病源候论·心痹候》曰："心里愊愊如满，蕴蕴而痛，是谓之心痹。"愊愊和蕴蕴都是描述心中郁结之貌，且脉"沉而弦者，心痹之候也"，认为"壅瘀生热，故心如悬而急，烦懊痛也"（《诸病源候论》）。此外，《血证论·瘀血》对瘀血所致心痹也论述颇详，"瘀血攻心，心痛头晕，神气昏迷，不省人事"，"瘀血在上焦，或发脱不生，或骨膊胸膈顽硬刺痛，目不了了"，"瘀血在脏腑经络之间，则周身作痛"。

病毒性心肌炎多由感受风寒热毒，耗损心之气阴，致使心气亏虚，无力推动血液运行，血行不畅而成瘀血。瘀血既生，脉络滞涩，又阻塞气血运行，使本病进一步加重。所以在本病急性期、慢性期和后遗症期均可见到瘀血，尤以中后期为著。病毒性心肌炎在急性期、恢复期和慢性期均可见心肌间质纤维化，使心肌顺应性降低，现代研究发现，活血化瘀法能明显减少心肌组织病理损害。本病早期瘀血征象虽不明显，但研究发现病毒性心肌炎早期心肌细胞缺血、坏死，心肌间质水肿，局部堆积大量自由基，出现心肌微循环障碍。慢性期心肌细胞凋亡，间质增生，心肌纤维化，心肌结构异常可作为痰凝瘀滞的微观辨证指标。活血化瘀中药对于改善组织缺血、水肿及微循环障碍有很好疗效，对于抑制心肌间质纤维化可能发挥重要作用。因此，瘀血是病毒性心肌炎的基本病理改变，活血化瘀法是治疗本病的关键。

## 瘀血是病毒性心肌炎病机关键

导致病毒性心肌炎瘀血内生的原因如下。

**1. 热灼血瘀**：热毒壅滞于心，导致血运滞涩。《金匮要略·肺痿肺痈咳嗽上气病脉证治》曰："热之所过，血为之凝滞。"王清任说："血受热则煎熬成块"，"血受烧炼，其血必凝，血凝色必紫"。（《医林改错·论痘非胎毒》）。说明血液受热邪灼竭成块，阻塞脉络。

**2. 气虚成瘀**：心气亏虚，无力鼓动血脉。"元气既虚，必不能达于血管，血管无气，必停留而瘀"（《医林改错》），元气虚衰，无力行血，初则血运不畅，久见痹阻成瘀。杨仁斋《直指附遗方论》说得更透彻，"气有一息之不运，则血有一息之不行"。

**3. 寒凝血涩**：阳气虚衰，阴寒内盛，血寒而凝滞。《素问·调经论》曰："血气者，喜温而恶寒，寒则泣不能流，温则消而去之。"人体气血周流全身，温则行，寒则涩。正如《素问·八正神明论》曰："天寒日阴，则人血凝泣而卫气沉"；"寒气入经而稽迟，泣而不行，客于脉外则血少，客于脉中则气不通"(《素问·举痛论》)；"寒独留，则血凝泣，凝则脉不通，其脉盛大以涩"(《素问·调经论》)；都说明寒邪客于经脉之中，血脉凝涩不通而成瘀。

**4. 久病入络积瘀**：久病气血虚衰，无力运血，停而积瘀。《素问·痹论》曰："病久入深，营卫之行涩，经络时疏，故不通。"病邪久居，必损气耗血，血不充络，导致络脉气血亏虚，日久，气机温运乏力，精血渗灌无畅，而因虚致瘀。

## 从瘀辨治病毒性心肌炎的认识

**1. 活血化瘀为治疗大法**：《素问·汤液醪醴论》提出"去菀陈莝"，《素问·阴阳应象大论》所曰"血实宜决之"是活血化瘀治法的先导。王清任则进一步完善和发挥了活血化瘀治法。从《医林改错》治疗瘀血病证来看，论"活"法有凉、温、理、行、补、破之别，论"化"法有消、散、逐、通、溶、清之异。他认为"凡遇是症，必细心研究，审气血之荣枯，辨经络之通滞"，而"经络所藏者，无非气血，所以，治病之要诀，在明白气血"。然"人之一身，调气为上，调血次之，先阳后阴也。若夫血有败瘀滞泥诸经，壅遏气之道路，经所谓去其血而后调之，不可不通其变矣"(《寿世保元·血气论》)，所以为达到更好的治疗效果，必须使周身气血通活而不滞瘀。唐容川提出"凡血证，总以祛瘀为要"，并认为"化瘀为本，止血为标"。明·缪仲淳强调"瘀血不去，新血安生"，进以采用活血化瘀为治疗原则。

**2. 病毒性心肌炎的临床用药**：西汉时期的《神农本草经》记载了 41 种具有明确活血、化瘀、破血、消瘀和攻瘀作用的药物，如桃仁"主淤血、血闭癥邪"，赤芍药"除血痹"，川芎主"妇人血闭"，丹参能"破癥除瘕"，牡丹皮"除癥坚，瘀血"，蒲黄"消瘀血"，牛膝"逐血气伤"，水蛭"主逐恶血淤血，破血瘕积聚"，鳖甲"主心腹癥瘕坚积"，海螵蛸治"血闭，癥瘕"等，并认为大黄、柴胡具有"推陈致新"的作用。

张仲景《金匮要略》记述了温寒化瘀和泻热化瘀两大治法及其配伍组方。在 10 余首活血化瘀方中，有治疗寒客经脉的血瘀证，伍以温散寒邪的桂枝；有根据"血实宜决之"的治法，伍以损阳和阴的硝黄。他提出的"血热相结"之论启发了温热病学派"营分证"及"血分证"的论治。他还发展了虫类药物的使用，把水蛭、虻虫加入方中发挥活血、破血、祛瘀、化癥的作用，代表方剂有抵当汤（丸）、下瘀血汤、鳖甲煎丸等。此外还较多地运用酒，用酒下和酒煎的方法，以行血活血，增通经活络之功。

隋唐时期的《千金要方》所载方剂中大量使用活血药物，如桃仁、当归、赤芍、川芎、牡丹皮、水蛭、丹参、牛膝等。《千金要方·第十二卷》犀角地黄汤的应用，体现祛瘀生新，凉血解毒的治疗作用。《外台秘要》用芍药地黄汤的情况亦如是。金元时期，李东垣虽重补土，但也强调和气血以行血脉。补中益气汤用当归身和血脉，调中益气汤于血少滞涩时亦投当归身。复元活血汤用柴胡、花粉、当归、桃仁、大黄、穿山甲等活血化瘀药物组方。其治瘀血为痛，善用桃仁、当归、川芎、红花、牡丹皮、大黄、香附、瓦楞子。治血郁的代表药有桃仁、红花、青黛、川芎、香附等。

《景岳全书·杂证谟》曰"血有蓄而结之……以桃仁、红花、苏木、玄胡、三棱、蓬术、五灵脂、大黄、芒硝之属"；"血有涩者，以牛膝……益母草……之属"；"血有虚而滞者，以当归、牛膝、川芎、熟地黄、醇酒之属"等。傅青主的血不归经方妙用茜草引血归经，配以四物加减。张璐治瘀血停滞，血蓄上焦，以犀角地黄汤；血蓄中焦，以桃核承气汤；血蓄下焦，以代抵当汤（丸）。

王清任论述瘀血治法及遣方用药可谓集瘀血理论之大成，他重辨证，根据兼症和病位化裁衍变为各逐瘀活血类方剂，活血化瘀兼顾解毒、理气、温通、清热。活血化瘀兼解毒凉血法选解毒活血汤，方用连翘、甘草清热解毒，生地黄、赤芍凉血化瘀，以当归、桃仁、红花活血化瘀；活血化瘀兼疏肝理气法用血府逐瘀汤配四逆散加减，以桃仁、红花、当归、赤芍等活血化瘀；活血化瘀兼辛温通气法用通窍活血汤以老葱、鲜姜通阳，麝香通闭，黄酒通络，川芎、桃仁、赤芍、红花活血化瘀；活血化瘀兼清热凉血法用膈下逐瘀汤以牡丹皮、延胡索、赤芍清热凉血，桃仁、红花、川芎活血化瘀。

王清任尤重补气，胜过东垣、景岳，《医林改错》记载的补气活血类方剂就有 13 条，除急救回阳汤无黄芪外，其余各方皆用黄芪为主药，且用量都比较大，如补阳还五汤，黄芪桃红汤等。他在桃红四物汤的基础上化裁成诸多治瘀方剂，故应用较多的药物有桃仁（9 次），赤芍（8 次），川芎、红花（各 8 次），当归（6 次）等。有近一半的方中用桃仁，近三分之一的方子用当归、川芎、赤芍、红花，临床常用的通窍活血汤及血府、膈下、少腹、身痛等逐瘀汤皆是如此。《医林改错》对于活血化瘀药物的用量也很有讲究，强调"药味要紧，分量更要紧"，如通经逐瘀汤条下曰："若一二岁，分两可减半；若八九岁，分两可加一半"，并总结了一个基本共性，即活血化瘀药物少用活血，多用破血，瘀重用重，瘀轻用轻，根据正气强弱配伍不同的扶正药。

王清任对活血化瘀药物的服用也有自己的观点，提出隔日服药法，如通窍活血汤条下曰："大人一连三晚，吃三付，隔一日再吃三付。若七八岁小儿，两晚吃一付；三两岁小儿，三晚吃一付"。还强调不能投药有效就一用到底，需要视证情而定，中病即止。

张锡纯创制活络效灵丹治疗因气血凝滞的脏腑疼痛，药有丹参、当归、生乳香、生没药之类。列举诸多活血化瘀的药物有川芎、当归、赤芍、大黄（入血分，破一切瘀血）、山楂（化瘀血不伤新血，开郁气不伤正气）、三七（理血妙品）、牛膝、蒲黄（治气血不和）、穿山甲及虻虫等。

"瘀血"之说始于《内经》，首见于《伤寒杂病论》，散论在隋唐、宋金元、明清时期的医著之中，系统研究于《医林改错》一书，是贯穿古今的重要学术思想。它宗阴阳气血学说，以活血兼顾补气为要，立"活血化瘀"为治疗大法，今已形成了完备的理论体系。依据瘀血理论辨治病毒性心肌炎，临证时以血府逐瘀汤方进行加减，疗效显著。

# 116　糖尿病心肌病从瘀论治

糖尿病心肌病是并发于糖尿病的一个独立疾病，属中医学"心悸""怔忡""胸痹"等范畴，根据其发病机制和病理变化，"瘀"贯穿了其发生发展的全过程。心肌代谢紊乱、微小血管的改变、心肌纤维化、自主神经病变和凝血功能障碍都可能是引起"瘀"的原因，因此，学者金锋等认为，应该从"瘀"认识和论治本病。

糖尿病心肌病是心肌的特异性病变，主要表现为心肌收缩和舒张功能障碍，容易发生充血性心力衰竭。"瘀"既是糖尿病病因，又是糖尿病心肌病发生的主要病理基础，对于糖尿病心肌病的发生和发展起着极其重要的作用。

## 古代文献有关论述

古代文献中关于"瘀"与"消渴"的关系描述较多。如《灵枢·五变》曰："怒则气上逆，胸中蓄积，血气逆留，臑皮充肌，血脉不行，转而为热，热则消肌肤，故为消瘅。"已经明确指出消渴的发生与血脉不畅有密切的关系。《金匮要略·惊悸吐衄下血胸满瘀血病脉证》曰："病者如热伏，烦满，口干烦而渴，其脉反无热，此为阴伏，是瘀血也，当下之。"指出瘀阻气滞，气滞化热，热伏营血而致口干燥而渴，是瘀血所致"口渴"消水之证。而至清·唐容川在《血证论》指出"血与气本不相离，内有瘀血，故气不得通，不能载水津上升，是以发渴"，"瘀血在里，则口渴"，阐明因瘀致消的机制：瘀血阻络，气机阻滞，津液代谢障碍，津不得布，水谷精微不能濡养脏腑组织、四肢百骸，反随小便而去，发为消渴。

糖尿病心肌病为西医病名，中医论述比较少，但已经认识到糖尿病和心脏疾病有一定的联系。如《灵枢·邪气脏腑病形》曰："心脉微小为消瘅。"《灵枢·本脏》曰："心脆则善病消瘅热中。"张仲景在《伤寒论·辨厥阴病脉证并治法》中也有"厥阴之为病，消渴，气上撞心，心中疼热"的记载。巢元方在《诸病源候论》载有"厥阴之病，消渴重，心中痛，饥而不欲食，甚则欲吐蛔"，认为心中痛是消渴病重症的表现。张从正、刘完素、戴思恭等在分消论治中认为上消在于心肺。

由此观之，古代医家已经认识到"瘀"可以成为消渴病的致病因素；消渴又可引起心脏病变，其中包括了心肌病变。因此古代文献虽然没有明确指出"瘀"与糖尿病心肌病的关系，但从相关描述上可推知"瘀"在糖尿病心肌病的发生、发展上起着至关重要的作用。

## 糖尿病心肌病的病理变化

目前认为糖尿病心肌病属于一种独特的心肌病理状态，可能由多种因素综合作用而发病。这些因素包括心肌代谢紊乱、心肌微血管病变、血小板功能异常、自主神经病变和心肌纤维化。

**1. 心肌代谢紊乱**：糖尿病患者心肌能量代谢异常的主要原因是胰岛 B 细胞功能缺陷和胰岛素抵抗。由于胰岛素相对或绝对缺乏和胰岛素抵抗，糖尿病患者体内葡萄糖转运蛋白表达减少，糖转运下降，心肌糖酵解减少，引发心肌损害；同时脂质分解增强，脂肪在氧化过程中所产生的代谢产物抑制细胞内酶的活性，导致细胞内钙离子增加，钙离子交换受阻造成心脏功能受损，引起心肌细胞的收缩与舒张障碍；另外血浆极低密度脂蛋白及乳糜微粒水平增高、血浆甘油三酯含量增高等脂质代谢异常，使血液处于高凝状态，加速瘀血的形成，使心功能下降。

**2. 心肌微血管病变**：血管内皮细胞是高糖诱发损害的首要目标。内皮功能异常的早期表现为通透性增加及血流速度减慢。这些改变与血管活性因子有关，包括内皮素表达增加，一氧化氮（NO）的生物利用度降低。长期高血糖引起毛细血管内皮缺失、细胞间连接减弱、层粘连蛋白表达促进了单核细胞和白细胞的黏附并向内膜下迁移；由于毛细血管通透性增加，糖基化终末产物聚集，基膜增厚，使动脉管壁适应性下降，而且会刺激单核细胞释放多种细胞因子及生长因子，造成血管组织增生，血管壁硬化。结构的改变进一步引起功能的变化，包括冠状动脉血流储备下降，心肌对缺血低氧耐受的阈值降低，内皮依赖的血管舒张功能受损。另外，糖基化终末产物、高血糖还能抑制血管内皮细胞 DNA 的合成，从而损伤内皮细胞。微血管内皮细胞损伤和血管壁顺应性降低，造成血流不畅，因而成瘀。

**3. 血小板功能异常**：糖尿病患者血小板功能的异常直接影响了血液的运行，从而影响到心肌血供。由于患者血糖升高，促使血小板受到刺激，使黏附分子的合成增加，从而造成血小板的黏附性增高，增高的血小板分泌血小板源性生长因子和转化生长因子 $\beta_1$，两者均刺激心肌细胞和微血管的异常生长，特别是胶原的合成，最终导致心肌细胞增生、心肌肥厚，影响心脏的功能；同时糖尿病患者血小板对各种诱聚剂的敏感性增强，特别是心壁微血管病变的患者血小板凝集性更高，血小板因此自发性凝聚活动增强，解聚能力减弱。再加上糖尿病患者血小板释放反应增强和抑制血小板活性的 NO 和前列环素减少，血小板活性明显增加，抗凝及纤溶活性降低，促使血液黏度增加，血流不畅而成瘀。

**4. 自主神经病变**：糖尿病患者伴自主神经功能紊乱的发生率很高，受损的自主神经包括迷走神经和交感神经系统。研究表明，早期左心室舒张功能障碍时均有心脏自主神经病变。交感神经病变时，心率减慢及心肌收缩力降低。心肌交感神经分布异常影响左心室充盈。另外副交感神经病变也可引起心功能异常。

**5. 心肌纤维化**：糖尿病时心肌局部交感神经活性增加，激活心脏肾素-血管紧张素系统通过自分泌和旁分泌作用于心肌细胞，使神经末梢释放去甲肾上腺素增加，导致血管收缩；促进血管内皮细胞产生内皮素，使血管收缩和血管平滑肌增生；诱导具有生长刺激性的原癌基因和转化生长因子 $\beta_1$（TGF-$\beta_1$）基因表达，刺激心肌细胞和血管的生长特别是胶原的合成。心肌胶原的表达明显增多，使糖尿病患者心肌细胞增生，心肌纤维增粗，心肌肥厚，心肌僵硬度增加，从而影响心脏的功能。

## 糖尿病心肌病七"瘀"论

学者许德等则提出了糖尿病心肌病病机七"瘀"表现。

**1. 气虚血瘀**：《读医随笔·承制生化论》曰"气虚不足以推血，则血必有瘀"。气虚与血瘀存在相互影响的关系：一方面气虚无力推进血液运行，血液瘀于脉道，而成瘀血；另一方面，瘀血内阻，既耗伤气血，又妨碍气血化生，从而导致虚之更虚。因此在治疗时，当在运用补益气血药物的同时，配合以活血化瘀之品。然而，由于化瘀之品大多耗气，故对血瘀患者，即使无气虚征象，也应在化瘀之时佐以补气药物，以达祛瘀而不伤正之功。

**2. 阴虚血瘀**：刘完素《三消论》曰"消渴之病者，本寒湿之阴气极衰，燥热之阳气太盛"。《丹台玉案》论曰："水竭而益烈，水因火烈而益干。"清代沈金鳌曾论述"三消之成，总皆水火不交，偏胜用事，燥热伤阴之所致"，均认为消渴病基本病机为阴虚燥热。消渴迁延日久不愈，燥热内蒸，炼液为痰，兼之热伤血络，瘀血内生，久之病损及阳，阳虚无以运化血液，亦可导致瘀血。在阴虚的基础上，以虚致实，导致瘀血内阻；在瘀血的影响下，又因实致虚，五脏受损，阴虚更甚。二者互为作用，致使心用失常，发成本病。

**3. 寒凝血瘀**：《素问·举痛论》曰"经脉流行不止，环周不休。寒气入经而稽迟，泣而不行，客于脉外则血少，客于脉中则气不通，故卒然而痛"。《素问·至真要大论》曰："寒淫所胜，血变脉中……民病厥心痛。"《素问·调经论》曰："寒气积于胸中而不泻，不泻则温气去，寒独留而血凝泣，凝则脉不通。"《难经·二十二难》曰"气主煦之","血得温而行，得寒则凝。"清·王清任在《医林改错》中指出："血受寒，则凝结成块。"寒主收引，寒邪客于静脉，血得寒则凝，而致血液凝滞，经脉不通，而成瘀血，阻滞心脉，发为本病。

**4. 痰浊致瘀：**《灵枢·百病始生》曰"若内伤于忧怒，则气上逆，气上逆则六输不通，湿气不行，凝血蕴里而不散，津液涩渗，著而不去，而积皆成矣"。唐容川在《血证论》中指出："血积既久，亦能化为痰水。"朱丹溪认为"自气成积，自积成痰，痰挟瘀血，遂成窠囊"，提出了"痰瘀并存""痰瘀同治"的理论。痰饮的形成总的病机在于机体水谷精微及津液代谢的双重障碍，痰饮形成之后，随气血而运行，由于痰性黏腻，必然会影响气血运行，从而导致血滞不畅而形成痰瘀互结，二者互为因果，最终引起本病。

**5. 肝郁血瘀：**《灵枢·五变》曰"其心刚，刚则多怒，怒则气上逆，胸中蓄积，血气逆流，臜皮充肌，血脉不行，转而为热，热则消肌肤，故为消瘅"，首次提出情绪因素可能导致消渴之病。《临证指南医案·三消》曰："心镜愁郁，内火自然，乃消渴大病。"也指出情志不舒是消渴病发病的重要因素。究其机制，多为肝气不舒，中焦气机郁滞，水液输布失常，血行受阻，而致血瘀。消渴患者久受精神负担，易致情志不舒，五志过极，化火伤阴，炼灼血液使之黏稠，血行缓慢而成瘀，瘀阻心脉，发为心悸、胸痹等病。

**6. 脾虚血瘀：**《素问·通评虚实论》曰"凡治消瘅仆击、偏枯、痿厥、气满发逆，肥贵人，则高粱之疾也"。清·林佩琴《类证治裁·三消论》曰："小水不臭反甜者，此脾气下脱症最重。"脾为后天之本，气血生化之源，主运化水谷精微。若脾气不足，传输失职，水津不得输布，清浊不分，而致脾虚湿阻，阻碍气血运行，久之则瘀，心脉不通，则引起本病。

**7. 肾虚血瘀：**《灵枢·本脏》曰"肾脆，则善病消瘅"，提出肾虚是消渴病的病因之一。《医贯·消渴论》曰："盖因命门火衰，不能蒸腐水谷，水谷元气，不能熏蒸，上润乎肺，如釜底无薪，锅盖干燥，故渴。至于肺亦无所禀，不能四布水津，并行五经，其所饮之水未经火化，直入膀胱，正谓饮一升溲一升，饮一斗溲一斗。"肾为先天之本，内寓元阴元阳，若阴阳失调，则水亏火散；或肾水不足，上不能濡养心肺，心肺阴虚，燥热内盛则血滞；或肾阳衰微，中不能温煦脾阳，脾运失司，不能温煦血脉，而致阳虚血瘀，均可发为本病。

## 糖尿病心肌病从瘀辨治

从上述糖尿病心肌病的病理变化看，"瘀"是其发病的重要因素，它几乎贯穿了疾病的全过程。然而疾病在各个阶段有不同表现，不同时期的致病机制又有各自特点。如偏于气虚、阳虚、痰瘀，具体论述如下。

**1. 益气化瘀：**气虚血瘀主要出现在糖尿病心肌病的早期。现代医学认为可能与糖尿病早期代谢紊乱、脱水或电解质紊乱等表现相间出现。由于血管及心肌的结构改变，基底膜增厚，细胞外基质沉积，心肌纤维化，心肌细胞肥厚及坏死，造成心肌功能下降。因而出现乏力、易疲劳、呼吸困难、体力下降、应激能力减退等。劳累后出现呼吸困难，时常胸闷，憋气，甚至出现夜间阵发性呼吸困难。这可能是由于左心室顺应性减低，舒张末期血压升高，继而肺静脉压升高，肺瘀血的缘故。

中医学认为，心气不足，不能鼓动气血到达全身，营养四肢百骸，因而易于疲劳，或劳作后即感四肢无力，甚至神疲乏力，四肢懈惰，精力及体力下降，喜卧少动；肺气亏乏，血壅肺脉，瘀滞不行，使外周之血不能快速汇达于肺而久滞于脉中，渐成瘀血。有的可见皮肤干燥，或伴心悸失眠，夜间多梦。舌质淡红或红，苔薄或微黄。治疗宜补心气，养心阴，定心神。方以归脾汤、生脉（散）汤加减。此时"瘀"已经存在，可能因病情轻浅而无明显的瘀血征象，但也宜予行血活血。可用丹参，少量桃仁、虎杖等，使血行流畅，更有益于气阴之充养，但用量宜轻。

**2. 通脉泻热化瘀：**心血瘀阻是糖尿病心肌病比较严重时期。现代医学认为糖尿病心肌病的心肌功能已经下降，静息血流量尚可代偿；但当心脏负荷加重及其心肌耗氧量增加，超过小冠状动脉的扩张储备能力时，则发生相对的心肌供血不足而引发心前区胸闷、疼痛。而产生疼痛的直接因素，可能是在缺血低氧的情况下，心肌内积聚过多的代谢产物刺激心脏内自主神经的传入纤维末梢，经颈上神经节至第5胸交感神经节和相应的脊髓段，传至大脑，产生疼痛感觉。

中医学认为，心主血脉，位居胸中，消渴病日久，则血行不畅，胸脉不利，血滞胸中，则感胸闷；血积日久，以致成瘀，胸脉阻闭，则出现胸闷如窒；瘀而化热，热灼津液，渴而多饮，大便干燥。其他还可表现为舌质紫黯或瘀黯、色泽不鲜，或有瘀斑瘀点等；面垢，色灰黯，或面色紫黯，或潮红发紫。治当加味桃核承气汤活血化瘀，通腑泻热。但是破瘀攻坚之品易伤心神，故通泄之后应及时调整用药；活血化瘀之药又偏温燥，易助心火，耗伤津液，故选药易温润。

**3. 祛痰化瘀：** 痰瘀互结乃糖尿病心肌病发展到左心衰的阶段。现代医学认为随着糖尿病心肌病的发展，心肌功能进一步下降，造成心脏代偿机制失衡，从而引发左心衰。具体表现为不同程度的呼吸困难、咳嗽、咳痰、咯血，乏力疲倦，头晕心慌等。

中医学认为，本病为瘀滞日久，瘀渐生痰，痰瘀互结，交阻胸中，困闭胸阳，使胸阳不展，故胸闷显著加重，如压重石；阳气不振，痰闭胸中，痰性浮动，故易喘促。过喘伤阳，消散阳气，推动不足，致使运动乏力。痰为阴邪，逢阴则动，故常夜感呼吸不顺，欲高枕或半夜坐起方舒。胸中脉络闭阻则胸痛，心不宁则悸。脾喜燥恶湿，痰饮之邪困脾，则脘痞不思饮食，大便不畅。舌质紫黯胖大，舌苔腻，脉常弦数，均属痰瘀之征。治宜化痰活血，宽胸理气，用栝楼薤白半夏汤。

**4. 温阳利水化瘀：** 水饮凌心为糖尿病心肌病发展最为严重阶段——全心衰竭。现代医学认为糖尿病心肌病引发左心衰，左心衰以肺循环瘀血为特征。左心衰后，肺动脉压力增高，使右心负荷加重，长时间后右心衰也继之出现，从而引发全心衰竭。具体表现为左心衰症状的基础上再加上水肿、劳力性呼吸困难、颈静脉充盈、肝脏瘀血、腹胀、食欲不振、恶心、呕吐等右心衰的表现。

中医学认为，血液的正常运行需要心气的推动与心阳的温煦。血液生成必须通过心阳化赤。心阳足，则心血旺；心气足，则气血流畅。肺为清灵之脏，心肺同居上焦，肺的升降功能正常，有赖于心主血脉。若心阳极虚，血脉不行，血中津液化而为饮，饮犯于肺，肺失清肃，浊气上犯，清气不入，故胸闷气急，呼吸气促，张口抬肩，甚至口吐粉红泡沫。消渴病缠绵不休，而致心肾阳虚，开阖失司，水湿内停，水气凌心则心悸怔忡，气急喘息；肾阳虚衰，肾不纳气，而见动则喘甚；阳虚不能温煦周身，则神倦乏力，面色㿠白，形寒怕冷，四肢厥逆。方选参附汤合苓桂术甘汤加减。

糖尿病心肌病从"瘀"论治是着眼于糖尿病心肌病发生发展的整个过程，体现了中医整体观的特色。以化瘀为主，兼以益气、养阴、通络、利水、化痰，不仅能改善患者的糖尿病症状，改善糖、脂肪代谢紊乱，而且能阻止和延缓糖尿病心肌病的发生发展。借助现代细胞生物学、分子生物学等高科技手段来探讨这些治法的作用效应和机制，应成为中医药治疗糖尿病及其并发症的重要研究方向。

# 117　慢性心力衰竭从瘀论治

　　慢性心力衰竭（简称慢性心衰）作为一种多发病，常见病，随着其发病率的逐渐升高，中医药治疗的优势逐渐受到重视，通过查阅古籍与大量临床文献，发现瘀血在慢性心衰的发生、发展、演变过程中发挥着重要的作用，既是慢性心衰的重要病理产物，也影响着疾病的转归。学者王菲等从病因病机、辨证论治，临床研究等方面综合了中医药对慢性心衰中"瘀"的研究进展，从"瘀"的角度为慢性心衰的防治提供了新的思路，在疾病的发生发展过程中注重防治瘀血阻滞，在治疗中重视活血化瘀的作用。

　　慢性心衰是指心肌收缩力下降使心排血量不能满足机体代谢的需要，器官、组织血液灌流不足，同时出现体循环或肺循环瘀血的表现。本病中医学可归属"心悸""喘证""胸痹""水肿""肺胀""痰饮""心水"等范畴。发病具有宗气亏虚、气滞血瘀、痰浊内停、阴阳两虚的中医特点，而气血阴阳亏虚，虚则无力鼓动血脉，从而使血脉瘀阻。外邪阻滞，气机郁滞，痰浊水饮阻于脉道，日久成瘀，故发病机制可归于"瘀"，治疗中多从"瘀"角度入手，辨证施治过程侧重活血祛瘀治疗以改善症状，提高生活质量。

## 慢性心衰病因病机

　　心衰之名首见于《圣济总录·心脏门》曰："心衰则健忘，不足则胸腹胁下与腰背引痛，惊悸，恍惚，少颜色，舌本强。"《灵枢》曰："血道不通，日大不休，俯仰不便，趋翔不能，此病荥然有水。"《灵枢·本脏》曰："肺大则多饮，善病胸痹喉痹逆气。"《灵枢·厥病》中提出"心痛间，动作痛益甚""色苍苍如死状，终日不得太息"。《血证论》亦谓："瘀血化水，亦发水肿。"《金匮要略》中提出"夫脉当取太过不及，阳微阴弦，即胸痹而痛"。《灵枢·天年》曰："六十岁，心气始衰……血气懈惰。"《医述·脏腑》曰："心主脉，爪甲色不华，则心衰矣。"结合历代经典阐述，慢性心衰的发病形式可归结为"痛、肿"，这也是血瘀致病的主要形式，慢性心衰机制多为气虚、气滞、阳虚寒凝等，但其最终可归结为气血亏虚，日久成瘀。而瘀血阻滞成为慢性心功能不全的重要病理基础。

　　慢性心衰是由于不同原因引起的心体受损，心脉鼓动无力。血流不畅，瘀阻于心。同时"血不利则为水"，水气凌心。慢性心衰多见于中老年人，由于其年岁稍高，脏腑功能衰弱，气血运行迟缓，成血滞的潜病的体质状态。中老年人机体代谢减慢，容易形成血脂偏高，机体也处于高凝状态，而高血脂、高血黏度、血小板聚集力增高及血流缓慢均是中医学"瘀血"形成的基础。慢性心功能不全的高凝状态即血液黏、聚、滞与中医的阴津不足，血少而滞的阴虚密切相关。年高体虚，气血阴阳等正气亏虚，"气化""推动""温煦"等作用失司，津液无以敷布，血液运行不畅，而水液停聚，瘀血形成。心之气阳亏虚为本，血瘀、水饮为标，心衰主要沿循气阳亏虚—瘀血阻滞—水饮停蓄—气阴亏虚的螺旋式发展演变。瘀血形成后不仅塞滞脉道，损及脉管，还会妨碍新血的生成，即"旧血不去，新血不生"，故削弱了血液对脏腑的营养、濡润作用。正气虚衰，鼓动无力，血行不畅，血瘀阻滞，瘀阻于心，日久则心体胀大，子盗母气，心体胀大日久则势必累及于肝，导致肝血瘀阻，各病变脏腑之间相互影响，久而久之则变证百出。

　　说文解字指出"瘀，积血也"，而中医基础理论认为气虚、气滞、血寒、血热皆可成瘀。《灵枢·百病始生》认为忧怒可形成"瘀血蕴里而不散"。《证治准绳》曰："夫人饮食起居，一失其宜，皆能使血瘀滞不行。"慢性心衰的发病中情志失调、饮食失宜、正气亏虚等因素均可造成瘀血阻滞于机体，从而影响疾病的进程。

## 慢性心衰从瘀审因辨治

心力衰竭的基本病机是本虚标实，以气虚、阳虚、阴虚为本，以瘀血、水饮、痰浊为标，临床表现多虚实夹杂，而血瘀常贯穿本病始终。血瘀既是心力衰竭的病理产物，又是致病因素，活血化瘀法是治疗心力衰竭的重要组成部分。

**1. 心气亏虚，瘀血阻络**：症见心悸胸闷，动则气促，神疲倦怠，少尿水肿，唇甲青紫，舌质紫暗苔薄白，脉涩或结代。治以益气活血，化瘀通络。方用补阳还五汤加味（黄芪、当归、川芎、赤芍、地龙、益母草、桃仁、红花、甘草）。水肿明显者，加猪苓、茯苓、车前子，以利水消肿；气虚甚者，重用黄芪以增加补气之力；胸痛者，加瓜蒌、薤白、枳实，以宽胸理气。

**2. 心阳虚损，瘀血停滞**：症见心悸气喘，动则尤甚，下肢浮肿，畏寒肢冷，腹胀便溏，面色晦暗，舌质紫暗有瘀斑苔白滑，脉沉细无力。治以温阳益气，活血利水。方用真武汤加减（制附子、白芍、桂枝、茯苓、白术、牛膝、川芎、泽泻、甘草）。痰喘明显者，合用葶苈大枣泻肺汤，以泻肺平喘；腹胀纳呆者，加莱菔子、鸡内金、枳壳，以理气健脾。

**3. 气阴两虚，心血瘀阻**：症见喘息心悸，动则益甚，形体消瘦，痰黏难咯，口干尿少，肢体浮肿，两颧暗红，面色晦暗，舌质紫暗苔少或无苔，脉细数。治以养阴益气，化瘀利水。方用生脉散合丹参饮加味（太子参、生地黄、麦冬、黄芪、丹参、五味子、檀香、猪苓、茯苓、砂仁、甘草）。肝肾阴虚者，加黄精、玉竹、菟丝子，以滋阴补肾；痰黏难咳者，加桔梗、杏仁、紫菀，以止咳化痰。

**4. 痰浊瘀血，阻滞心脉**：症见心悸气短，活动后加重，胸痞满闷，腹胀纳呆，咳嗽，咯白痰，胸胁作痛，舌质紫暗或有瘀斑瘀点，舌苔白腻，脉滑或结代。治以健脾化痰，活血利水。方用四君子汤合血府逐瘀汤加减（党参、白术、茯苓、当归、牛膝、川芎、赤芍、桃仁、枳壳、柴胡、桔梗、大枣、甘草、红花、葶苈子）。痰热者，加黄连、法半夏，以清热化痰；瘀血甚者，加益母草、三七粉，以活血化瘀。

**5. 血瘀水停，心脉痹阻**：症见心悸气短，胸闷胸痛，喘息不能平卧，尿少浮肿，或伴腹水、胸水、胁下痞块，唇甲青紫，舌暗苔白滑，脉沉细数或结代。治以益气温阳，活血利水。方用参附汤合桃红四物汤、真武汤加减（红参、制附子、桃仁、红花、当归、川芎、赤芍、白芍、茯苓、白术、甘草）。阳虚明显者，加桂枝、吴茱萸，以温阳散寒；水肿甚者，加葶苈子、大枣、猪苓、泽泻，以泻肺利水。

## 从瘀辨治慢性心衰经验

针对慢性心衰的不同发病形式，历代医家辨证施治，以活血通脉为主，形成了中医独特治疗方法，也取得了满意的疗效。

《素问·阴阳应象大论》曰："年四十，而阴气自半也，起居衰矣。年五十，体重，耳目不聪矣。年六十，阴痿，气大衰，九窍不利，下虚上实，涕泣俱出矣。"随着年龄的衰老，精气日耗，脏腑精气逐渐衰弱。实夹杂，瘀血为主，变证百出。《内经》最早提出"心病宜食薤"的原则，取瓜蒌、薤白、桂枝等温阳通阳，温脉活血治疗心脏疾病。《伤寒论》曰："心动悸，脉结代，炙甘草汤主之。"采用补心气，温心阳，活血方法来治疗心功能不全。《金匮要略》中"胸痹心中痞气，气结在胸，胸满胁下逆抢心，枳实薤白桂枝汤主之"，以温阳行气通滞法治疗慢性心衰。

现代医家针对慢性心力衰竭的不同证型进行辨证论治，为慢性心衰的治疗提供了较为全面的思路。颜乾麟认为"心病宜温，升补宗气"，因温药既可温补阳气，又可温运血行、温化寒饮，标本兼顾，治疗慢性心衰。严世芸等认为病位在心，五脏俱累，阳虚为本，瘀水互结，治疗中以温阳为重，尤图命火，化瘀利水，理气护阴。王素琴根据患者体质不同，将心衰分为气虚血瘀型、水泛心肺型、气阴两虚型、气血两虚型，治疗时以益气活血，温阳化饮为基础。刘梅等总结田芬兰医师多年的临床经验，辨证为气虚血瘀、气滞血瘀、心阳不足、气阴两虚，治疗上采用益气活血化瘀、疏肝理气活血、温阳活血、益气养阴活血等不同方法。吴勉华在总结周仲瑛教授多年临床经验的基础上，提出阴阳两虚，心脉瘀滞是心衰的基本病机。阴阳俱损，以阳虚为主，兼阴虚，并提出以通阳活血化瘀为主，兼以益气养阴。陈宏教授认为本病总属本虚标实，本虚指心肾阳气亏虚，其根在肾；标实指水气上逆，水、瘀停留。治疗中以温肾助阳为主，兼以活血利水。

历代医家在对慢性心功能的辨证治疗中各有千秋。《内经》《金匮要略》较早地意识到阳虚寒凝血瘀的重要机制，并辨证施治。周仲瑛则侧重于阴阳两虚，阳虚则寒凝，阴虚则血枯，最终为瘀滞脉中，治疗上温阳活血中兼顾养阴益气生血。王素琴、田芬兰等多以气血阴阳角度出发，寒凝、气滞、气虚、阴虚皆可成瘀，治疗以活血通络为基准，辅之以益气、养阴、温阳、行气等手段。虽其侧重点不同，都遵循辨证论治的基本原则，辨别病机，而瘀血阻滞是慢性心衰的重要病机，活血祛瘀与扶正并重，标本兼治。

## 慢性心衰从瘀论治研究

随着先进检测指标的引入及中医药药理学发展，大量临床实验研究为慢性心衰的治疗提供了较为精确的依据，而充分发挥活血化瘀的优势，在慢性心衰的治疗中取得了较为满意的疗效。苏振武等以中药温阳益气活血治疗老年慢性心衰，治疗组总有效率达到91.66%。张媛等以心血通注射液治疗慢性心衰，拮抗 ET 的生物效应而扩张血管。能选择性扩张肾血管，增加肾血流，协同改善心功能，改善心、脑、肾等重要器官的缺血再灌注损伤。王振涛教授从痰、虚、瘀论治，患者胸痛、胸闷、心悸等症状明显好转。宁芳等采用具有益气活血功效的稳心颗粒治疗老年慢性心衰并心律失常，治疗组治疗后的 LVEF 较治疗前显著提高（$P < 0.01$）。颜蕾等以益心汤采用益气活血法治疗慢性心衰患者，治疗组的心功能改善情况、中医证候疗效均优于对照组（$P < 0.05$）。李卫华以温心强肾汤，采用温阳扶正，益气活血治疗慢性心衰，总有效率治疗组为84.6%，对照组65%，两组比较差异有统计学意义（$P < 0.05$）。阎芹以温阳益气、活血利水法治疗慢性心功能，能显著改善患者心力衰竭症状，提高患者心功能。严夏等以温阳活血法治疗慢性充血性心力衰竭，临床治疗的中医证候积分明显降低。大量研究表明采用温阳、益气活血等法，可强心利尿，改善血液流变学，降低血脂，稳定血压及保护血管内皮和恢复其功能，在改善和调节心肌代谢营养、降低心脏负荷、阻断和逆转心室重构的同时，可以影响神经内分泌活性。张宏伟研究发现血瘀是慢性心衰疾病发展的结果，补气活血药可缩短慢性心衰病程，提高临床疗效。郭长学等以益气养阴活血法治疗慢性心衰，能增强心肌收缩力，减轻心脏负荷，改善心脏参数，降低心肌耗氧量，改善心功能。徐梅以益气补肾活血利水法治疗慢性心衰，可调节神经内分泌系统，减轻心脏负荷，强心利尿，扩张血管，改善微循环的作用。朱修身以益气泻肺活血利水法治疗慢性心衰，能使心肌收缩力增强，心率减慢，心肌耗氧量减少，改善心功能。李俊玲以补气活血利水法治疗慢性心衰，总有效率为94.4%。陈文柯在用地高辛的基础上加用具有补气温阳，泻肺行水，活血化瘀之法治疗慢性心衰，治疗组明显优于对照组。姚飞等以红花注射液治疗心衰对照研究，治疗组有效率为93.3%。大量的实验室研究表明，慢性心衰患者存在凝血纤溶活性异常，存在高凝状态，并与心衰的严重程度以及左室功能密切相关。吕先光等研究发现慢性心衰患者 D-二聚体以及纤维蛋白原外周血浓度比心脏病心功能正常组和正常对照组高。吴军等研究发现老年慢性心功能不全患者血浆 BNP、D-D、FG 的水平与心衰严重程度密切相关。而实验表明活血化瘀中药具有明显抗凝作用，冯雪科对黄芪、三七、毛冬青、丹参、降香、淫羊藿等六味中药有效部位不同配伍抗血小板聚集协同作用及机制进行研究，结果表明与空白组比较，

中药各组 PT、TT、APTT 明显增高，差异有统计学意义（$P<0.05$）。窦昌贵等研究发现复元活血汤具有显著的抗凝、抗血栓，降低血液黏度、扩张外周血管、改善微循环的作用。慢性心衰的发病及严重程度与机体内的高凝状态密切相关，而高凝状态体现在中医学上可归于"瘀血"，而大量的临床及实验研究表明，活血化瘀治疗，可明显改善慢性心衰患者的高凝状态及病情。

# 118 肾病从瘀论治

叶任高教授是我国著名肾病专家、我国肾脏病学的中西医结合学派主要奠基人，其从肾病的急性和慢性过程、原发性肾小球疾病和继发性肾小球疾病、肾小球疾病和非肾小球疾病的发病和病理特点，抓住"瘀"之病机，通过灵活运用活血化瘀法治疗各种肾病，收效显著。

叶任高认为，瘀之产生乃因外伤或感受外邪、各种出血、情志内伤、久病正虚等，影响气血或血脉的正常功能，使血行不畅，甚则瘀塞不散，而形成瘀血之证。由于瘀血是病理产物，可以引起一系列病理变化，可出现各种各样的症状，与多种肾病的病变特点相吻合。中医辨证肾病分寒热虚实。热证血瘀主要由热邪、温毒等病所导致；寒证血瘀主要因感受寒邪而引起，多见于血脉及肢体经络的瘀证。单独的瘀证及气滞所致血瘀，一般属于实证的范畴。由于气虚不行、津亏不运及阳气衰微所导致的病证，以及瘀证日久，耗伤正气，兼见气、血、阴、阳亏虚者，属于虚证。但严格说来，瘀证的虚证属于虚实夹杂的病证，虚指气、血、阴、阳亏虚，实即指瘀血阻滞。纵观肾病，发现血瘀证存在大多数肾病的所有过程，不单存在于肾病慢性过程，甚至在急性过程；不只是原发性肾小球疾病，并见继发性肾小球疾病；不仅是肾小球疾病，还有非肾小球疾病的发病及其演变都体现了"瘀"之特点。

## 中西贯通以血瘀阐释肾脏病理

**1. 慢性肾小球肾炎**：慢性肾小球肾炎病理损害多分增生性和硬化性过程，肾脏正常组织逐渐纤维化是大多数慢性肾衰竭进行性发展的共同病理基础，实验室检查多提示有高凝状态。叶教授根据对其病理的认识，推断慢性肾病自始至终有血瘀存在，认为血瘀是本病持续发展和肾功能进行性减退的重要原因。

**2. 急进性肾小球肾炎**：急进性肾小球肾炎等病的急性过程病理见球囊壁层上皮细胞增生形成新月体，可呈细胞性、细胞纤维性及纤维性，继而出现肾小球硬化。叶教授指出此微观病理过程与中医对血瘀病机的认识相符。由此把血瘀证只存在于肾病慢性过程扩展到急性过程。

**3. 继发性肾小球疾病**：继发性肾小球疾病，如糖尿病肾病由于血浆凝血因子和血小板增多，抗凝血酶和纤溶酶原减少，再伴低蛋白、高血糖、高脂血症，使血液浓缩，血液黏稠度增高，若糖尿病肾病患者再出现肾病综合征更易并发高凝状态。认为糖尿病肾病属中医"水肿"范畴，系在糖尿病气阴两虚的基础上发展而成。糖尿病病程日久，久病必虚，久病及肾，久病必瘀。脾肾两虚，水精输布失常，气化不利。发病之出以阴虚为本，涉及肝肾；病变后期，阴损及阳，伤及心脾。脾肾等脏腑虚损属本虚标实之证，脏腑虚损为本，痰瘀互结为标。可见瘀血是导致糖尿病肾病的主要原因。根据临床表现的不同分为热灼津亏而成血瘀、血瘀水停、肾虚血瘀、气虚血瘀、痰瘀互结等证型，痰瘀互结，出现一系列病理变化。柴可夫等通过建立链脲菌素糖尿病肾病大鼠模型，用下瘀血汤干预，比较各组血糖、24 小时尿蛋白、血清 NO、血清及肾组织匀浆 SOD 和 MDA 的变化发现活血化瘀汤剂可以通过降低血糖、增加 SOD 的活性及 NO 来保护肾脏、延缓糖尿病肾病的发生。此印证了叶教授糖尿病肾病从"瘀"论治理论的正确性。肾结石、梗阻性肾病、肾间质纤维化的病理亦与气滞血瘀有着千丝万缕的联系。叶教授又把血瘀证由原发性肾小球疾病推广至继发性肾小球肾病，更把血瘀证由肾小球疾病推广至非肾小球疾病。

# 病证同辨活血化瘀法贯穿始终

西医辨病与中医辨证相结合，可扬长避短，相得益彰。其中又先辨病，即先确立其为西医何种疾病，再按中医八纲进行辨证，专病亦有专方。针对血瘀证，叶教授创立了活血化瘀方，药用川芎、桃仁、红花、地龙、赤芍、丹参。

**1. 急进性肾小球肾炎**：我国以免疫复合物型最为常见。此型以免疫球蛋白及补体沿 GBM 呈颗粒状沉积为病理特征。各个阶段可出现尿血、便血、皮肤瘀斑、腰背刺痛等血瘀证候。早期以热毒壅结，气滞血瘀为主，后期以气阴亏耗伴瘀阻肾络为主。抗凝治疗现有争论，使用大剂量肝素存在一定危险性，故赞同重用有抗凝作用而几乎无副作用的活血化瘀中药。

**2. 慢性肾小球肾炎**：慢性肾小球肾炎的血尿、蛋白尿、高血压和肾功能减退程度与病理类型及中医证型有一定关系。系膜增生性和膜增生性肾炎多表现为气阴两虚及肝肾阴虚，易挟血瘀和湿热，可伴见血液高凝状态，尿 FDP 升高。瘀湿相交，阻滞气机可加重水肿、蛋白尿、血尿。病情越久，瘀滞越著，所谓久病入络也。故治疗无论是慢性肾小球肾炎还是隐匿性肾炎时均注重控制血压和控制饮食，预防感染，使用 ACEI 药物，避免使用肾毒性药物，同时中医治疗慎识时机，活血化瘀以澄源，令邪去正复。若一味补涩则关门留寇；邪不去则正不安，蛋白尿、血尿终难控制。治疗血尿不能见血止血，要祛瘀止血才成。治疗本病时见肾功能出现恶化但无明显血瘀证候就当用活血化瘀法，即"上工治未病"之意。

**3. 肾病综合征**：临床中，饮食治疗同时，规范对症治疗，包括正确使用 ACEI、激素及细胞毒性药物，抗凝中药主张分阶段配合中医辨证施治。肾点有高凝状态是由于：①有效血容量减少及高脂血症造成血液黏度升高；②尿蛋白质丢失，肝代谢合成增强，引起凝血、抗凝和纤溶系统失衡；③使用大量糖皮质激素加重高凝状态，故易发生血栓或栓塞。治疗时须重用活血化瘀药，并加用全蝎、地龙等。

**4. 狼疮性肾炎**：由于大量自身抗体与抗原形成免疫复合物沉积，使基膜增厚，出现细胞增生，细胞型新月体形成，微动脉和毛细血管呈纤维素样坏死，出现透明血栓等狼疮活动病理变化。在慢性过程出现肾小球硬化、纤维型新月体、间质纤维化、小管萎缩，这些病理改变均与中医血瘀证病机相符。在狼疮性肾炎病程中，热毒内蕴，瘀血停滞是贯穿疾病始终的关键所在，故在西医治疗同时，分阶段配合辨证施治，制定了狼疮方：白花蛇舌草、半枝莲、紫草、丹参、益母草、赤芍、川芎、全蝎以清热解毒，活血化瘀。动物试验证实狼疮方具有免疫抑制作用，可抑制 T 细胞和 B 细胞活化，减少 Th2 细胞因子的形成、自身抗体的产生。

**5. 成人型多囊肾**：又称常染色体显性遗传多囊性肾病。本病乃因素体禀赋不足，加之脾失健运，肝失疏泄，胃失和降致湿浊成痰，痰瘀交阻，搏结于肾，久而形成积证。早期以痰瘀内盛为主，后期以气血俱虚，虚中挟瘀为主。在整个疾病的治疗中，均用活血化瘀药物如丹参、三棱、莪术以消除瘀血，缩小癥积。但无肾衰竭时，在活血化瘀基础上，常配合肾衰方，此时不宜用桃仁。

**6. 慢性肾衰竭**：慢性肾衰竭的发生，不仅与健存肾单位和矫枉失衡有关，而且与肾脏高灌注、高压力、高滤过有关，血管紧张素在慢性肾衰竭进行性恶化中起重要作用；并与蛋白质、脂质代谢紊乱、毒性物质积聚、凝血机制障碍导致肾脏血液流变性的异常有关。针对以上共同途径，以上机制多存在血液流变学异常，与血瘀证密切相关，且由于慢性肾衰竭时凝血因子破坏增多，导致出血，离经之血亦为瘀。叶任高注重以扶正为主，兼以祛邪，他主张加用通腑泄浊之大黄。曾有报道大黄具有促进氮质从肠道清除体外，改善高凝、高黏状态等作用。并重用化瘀药如丹参、当归尾、川芎、益母草、赤芍等以改善肾内血液循环，抑制血小板聚集，防止微血栓的形成。

**7. 替代治疗**：叶任高观察到适当的川芎嗪能对抗常规腹透液引起的间质细胞抑制和损伤，从而具有保护间质细胞的作用。血液透析中常可见患者血流量低于 150 mL/min 而无法顺利完成治疗。所以他亦主张辨证情况下加用活血化瘀药，如丹参注射液有利于增加血流量。

## 攻补有度祛邪不忘扶本

　　肾乃先天之本，主藏精及命门之火，宜藏不宜泄，故肾多虚证，少有实证。慢性肾病常属正虚标实，虚实夹杂，本虚主要以肾、脾、肝、肺虚及阴阳气血失调为主，标实为湿热、湿浊、水湿、气滞血瘀、热毒或兼有表证。虽说病久缠绵、难治之证可从瘀论治，但贯穿肾病的诊治，仍应辨证施治，弛张有度，以本虚为主者应不忘扶本，巧于扶本，不犯虚虚之戒。若善于补虚，益气生血则可纠正贫血；巧于化瘀，旧血去则新血生，且化瘀亦可行血。

## 119　慢性肾小球肾炎从瘀论治

慢性肾小球肾炎（CGN）通常可以简称为慢性肾炎，表现为水肿、蛋白尿、血尿、高血压，其病程冗长，迁延难愈，持续性进展将出现肾功能减退而导致终末期肾衰竭。西医认为本病是一种微循环障碍性疾病，免疫复合物沉积于肾小球毛细血管基底膜，引起血管内凝血，呈现血液高凝状态，与中医的"肾络瘀阻"相类似，故而从"瘀"论治。瘀血往往兼夹其他病理因素共同致病，临床发现以"湿瘀""瘀热""瘀毒"形式为多见。学者郭建红等分析慢性肾炎瘀血论的病因病机，并结合现代学者对活血化瘀药的研究及经验，阐述了慢性肾小球肾炎从瘀论治之理。

### 慢性肾炎血瘀病机

慢性肾小球肾炎在中医学中并没有与之对应的病名，根据其症状可归属于"水肿""血尿""腰痛""肾风"等范畴。历代医家将其病机归属于本虚标实，本虚以肾、脾、肺亏虚为主，既可由外因所致，又可受内因影响。外因多为风寒暑湿燥火六淫及疮毒等，内因为禀赋不足，饮食不节，七情不调等。标实以水湿、湿热、瘀血、浊毒为主。本虚、邪实均可致瘀，而变生诸证。血瘀肾脉，水运受阻，反渗脉外，出现水肿；脉络瘀阻，络损血溢，精微外泄，而发血尿、蛋白尿；腰为肾之府，赖络通血荣，瘀血不化，新血无以生，不通则痛，不荣则痛，而有腰痛。

肾为先天之本，阴阳之根，脾为后天之本，气血之源，肺主一身之气，宣发肃降，三脏受损，则气血乏源，阴阳俱虚。气为血之帅，气虚则血行乏力，血滞而成瘀，血虚则血脉不充，血空而成瘀；阴虚生内热，热熬津液，炼血而成瘀，阳虚生阴寒，寒性凝滞，血涩而成瘀。此外，肾主蒸化水液，脾主运化水湿，肺主通调水道，脏腑功能紊乱，三焦水道不利，水液代谢障碍，水湿内停。历代医家认为血与水相互致病。《素问·调经论》曰："孙络水溢则经有留血。"《血证论》曰："瘀血者，未尝不病水；病水者，未尝不病血。"湿聚为水，其性黏滞，阻遏气机，经络不畅，瘀血从生。血病亦能及水，《金匮要略》曰"血不利则为水"，瘀阻脉道，水渗脉外，水湿渐成，湿瘀胶着。外感火邪，或本病发展到一定阶段，蕴生内热，煎熬血液，酿生瘀血，《医林改错·积块》曰"血受热则煎熬成块"，《丹溪心法》曰"血受湿热，久必瘀浊"。反之，瘀血已成，亦可化热，两相为患，瘀热搏结。肾司二便，病至后期，瘀阻日久，肾失开阖，脾失转输，三焦不利，湿浊、毒邪排泄受阻，积留于肾，毒常蕴热，热常化毒，热毒日久，灼伤营阴，加重瘀血。

慢性肾炎多开始于免疫介导炎症，病理损害可概括为肾小球增生性、硬化性病变，肾小球由毛细血管网组成，管径细、管道长、阻力大、血流缓，加之发病过程中血脂升高、凝血因子含量升高，血小板活化，血浆内皮素含量增高而易呈现高凝状态，甚至血栓形成。以上的病理状态与中医学"瘀"的概念吻合，甚至出现肾内微型癥积。

### 慢性肾炎从瘀辨治

慢性肾炎病程冗长，治疗棘手，单纯运用补肾健脾法收效甚微。瘀血贯穿本病始终，应用活血化瘀法可改善症状、延缓进展，尤其是治疗顽固性水肿、蛋白尿、血尿者。刘凯等检索国内各种医学期刊，对13篇随机对照临床试验设计组为单纯西医治疗CGN组与西医结合中医活血通络治疗CGN组的文章进行 Meta 分析，发现活血通络法治疗慢性肾炎有确切疗效，降低 24 小时尿蛋白定量、血肌酐等方面优于纯西医治疗组。血瘀证的证候表现有面色黧黑或晦暗，腰部刺痛，固定不移，夜间痛甚，肌肤甲错，四肢麻木，精神疲乏，妇女见月经量少，经色黯，或有血块，或有不明原因低热，唇舌紫暗，或有瘀斑瘀点，脉细涩，舌下脉络曲张，可兼夹湿、热、毒之邪，拟方用药当选择活血除湿，清热化瘀，祛瘀解毒之品。

**1. 活血除湿：**初期湿瘀为患时，除上述症状外还可见面肢浮肿，口黏不爽，渴不欲饮，头昏体重，脘闷纳呆，舌苔腻。治以活血除湿，常用益母草、丹参、泽兰、牛膝等兼具活血化瘀和利尿消肿功效的中草药，亦可选用川芎、红花等活血化瘀药，配合茯苓皮、玉米须、薏苡仁等甘淡渗湿之物。丁伯平等给予血瘀模型大鼠高、中、低剂量益母草碱，结果表明不同剂量均可明显预防血黏度，升高红细胞压积，提高红细胞变形能力，从而改善大鼠血液运行，纠正血瘀状态。现代药理研究发现，丹参具有减少肾脏凋亡细胞，改善肾血管内皮功能，促进成纤维细胞凋亡，激活纤维蛋白溶解，抑制血栓形成，降低炎症反应，提高细胞免疫等功效。

**2. 清热化瘀：**慢性肾炎治疗效果不佳者，多给予激素、免疫抑制剂，久生内热，或失治误治，湿蕴化热，热盛血耗，血液黏稠，流动不畅致瘀，瘀得热而越滞，热得瘀而越旺。临床见口干口苦，皮肤紫癜，小便赤涩，大便秘结，心烦不寐，舌苔黄腻，治以清热化瘀，常用药有水蛭、地龙、牡丹皮、鸡血藤等。莫超等搜集大量文献资料归纳出水蛭通过改善肾病血瘀证患者血液运行状态，干预减少尿蛋白、调节血脂、减轻炎症反应对肾组织的损害、延迟肾间质纤维化。毕礼明等对水蛭制剂在肾脏病临床研究的结果进行统计分析，发现其可以有效地抗凝预防血栓，缓解肾小球系膜细胞增殖和肾小球硬化，减少甚至消除尿蛋白，改善低蛋白血症，抗纤维化延缓肾脏病进展。马艳春等采用体外培养人肾小球系膜细胞（HMC），设置空白组与地龙血栓通胶囊高、中、低剂量组，经 MTT 法检测细胞增殖情况，对比结果显示药物组可不同程度抑制 HMC 生长增殖，中剂量作用最显著（$P<0.01$），从而推导出地龙有效成分可通过抑制 HMC 增殖，减少系膜基质聚集，延缓肾小球硬化等机制保护肾脏。李清初等对阿霉素肾硬化大鼠模型用自拟地龙活血汤进行干预，2 个月后治疗组大鼠的蛋白尿、肾功能、病理改变均较肾硬化组有明显改善，肾小球硬化、肾小管损伤、肾组织内 III 型及 IV 型胶原和转化生长因子 $\beta_1$（TFG-$\beta_1$）蛋白表达水平较硬化组明显减轻，因此认为地龙活血汤可以改善肾硬化大鼠的临床症状、肾功能，延缓肾小球硬化、肾小管损伤及肾间质纤维化。

**3. 祛瘀解毒：**慢性肾炎缠绵不愈，肾功能日益衰退，肾小球滤过率下降，代谢产物堆积，如尿素氮、血肌酐、血尿酸等，盖脾肾衰败，瘀血阻滞，浊毒驻留，形成溺毒，瘀不化毒不解，毒内停瘀益结。表现为食纳欠佳，呕恶时作，神昏烦躁，小便量少，大便不通，血压升高，舌苔灰腻，治以祛瘀解毒，常用药有大黄、虎杖、六月雪、积雪草等。顾刘宝等通过文献挖掘，根据相关动物实验研究结果，推测大黄素通过抑制血浆中血栓素 $B_2$ 的合成，降低血小板聚集率和聚集速度，调节肾组织血流动力学，以减轻肾小球高滤过，抑制肾脏肥大，减少蛋白尿，保护肾功能。黄娟等发现大黄的有效成分在泌尿系统方面具有改善肾功能作用，主要通过以下几方面来发挥：减少氨基氮在肠道的重吸收，改善氮质血症；纠正脂质代谢紊乱，改善血液高凝高黏状态，减少蛋白尿；改善肾组织的代偿性增生及微循环状态，保护残余肾功能。王松等结扎实验组大鼠单侧输尿管使尿路压力持续增加、肾血流减少、静脉引流阻塞、纤维细胞增殖，从而复制出肾纤维化模型，再分组给予贝那普利、虎杖苷高低剂量，结果显示虎杖苷可明显降低大鼠 24 小时尿蛋白量以及血尿素氮、血肌酐水平，减轻肾间质纤维化、肾小球硬化程度。

## 从瘀辨治经验六法

学者冯梅等根据临床实践，综合历代医家及现代众多学者的观点和经验，则总结了慢性肾炎从瘀论治六法，具有实用性，可供参考。

**1. 健脾益肾化瘀法：** 多数医家认为，慢性肾炎顽固性蛋白尿、血尿是以脾肾气虚（阳虚）为本，瘀血为标，因此健脾补肾化瘀是治疗的关键。赖申昌等运用健脾益肾活血方（黄芪、白术、山茱萸、桃仁、川芎、赤芍、生地黄、牛膝、丹参、茯苓、大黄、红花、桔梗）发现其能延缓病情进展，减轻西药毒副作用，明显提高疗效。盛春晓自拟健脾补肾化瘀法治疗慢性肾炎 40 例，药用黄芪、黄精、土茯苓、益母草、熟地黄、砂仁、白术、厚朴、山药、丹参、水蛭、甘草，并随证加减，以补益脾肾，活血利水，祛瘀生新，既能增强机体免疫力又能改善修复肾小球基底膜，临床疗效满意。

**2. 益气化瘀法：** 慢性肾炎病程绵长，"久病多虚""久病入络必瘀"，其虚以肺、脾、肾三脏亏虚为主。故有临床研究报道，气虚血瘀证是慢性肾炎患者中一种常见的证候类型，约占 56.3%。钟丹等运用中药复方"通脉口服液"（主要药物包括黄芪、三七等）治疗慢性肾炎气虚血瘀证的临床研究显示，其可以有效地降低患者肾纤维化指标-肾纤三项中 Col-IV 水平，对于血清 PC-III 及 LN 的水平也有一定的影响；常军英用加味补阳还五汤（黄芪、益母草、土茯苓、桃仁、红花、当归、焦三仙、赤芍、地龙、牛膝、山药、杜仲、续断、徐长卿）治疗慢性肾炎 54 例，结果显效 21 例，总有效率为 92.5%，拓宽了经方治疗慢性肾炎的思路。

**3. 清热利湿化瘀法：** 湿热和血瘀是本病之标，但二者往往互相影响：一方面因为湿热滞留于肾，肾脏气化不利，日久则瘀阻肾络，血行不畅，形成瘀血；另一方面，瘀血阻于脉道，水渗脉中则会受阻而减少，造成水蓄脉外，渐成水湿之患，湿蕴日久化热。这就是临床上本病病程缠绵和后期肾功能恶化的原因。若见患者舌黯红，苔黄厚而腻，脉涩，则多予藿香、佩兰、薏苡仁、黄芩、栀子，合桃仁、红花、川芎、益母草、地龙、全蝎、僵蚕以清热利湿，活血通络，临床疗效甚佳。

**4. 利水泄浊化瘀法：**《金匮要略》有"血不利则为水"，《血证论》亦曰"血化为水而肿"，说明瘀血是形成水肿的一个原因，即血能病水；相反，水湿停留，壅滞三焦之道，经脉受阻则气血瘀滞，说明水也能病血。随着慢性肾炎的发展，逐渐出现肾功能减退，主要表现以水及代谢废物潴留，湿浊内停成为主要病理表现，故可用四苓（散）汤合大黄、桃仁、赤芍、牛膝等利湿通腑泄浊，活血化瘀。在运用大黄时要随患者的大便改变而灵活加减剂量，使患者的大便保持在每日 2 次左右，且便质偏稀为宜。文献研究报道大黄有促进肠道清除氮质、利尿、改善血液高凝状态及攻下、泄毒、导滞作用，还具有减轻残余肾单位高代谢状态，保护肾功能、延缓衰竭的作用。

**5. 养阴化瘀法：** 外邪伤肾，精微下注，迁延日久，肾精亏耗是慢性肾炎的基本病理演变，而肾为水脏，水不涵木，进而出现肝肾阴虚，另在激素的首始治疗阶段，通常激素剂量为每日 1 mg/kg，一般用药 8 周。从中医角度看，激素为阳刚之品。阳热之品久服，势必损伤阴液，血液黏稠，或虚火灼络留瘀，导致阴虚血瘀，结果出，现精神亢奋、面红耳赤、身热夜甚、失眠盗汗、舌黯红脉细数的证候。治以知柏地黄（丸）汤合墨旱莲、白茅根、茜草、金钱草、牡丹皮、藕节等凉血化瘀药组方，收效颇佳。

**6. 祛风通络化瘀法：** 古人已经认识到，肾风与风水皆病生在肾，都以水肿为主要表现，风邪在表名为风水，风邪入里而成肾风。风邪挟毒邪首犯肌肤，日久亦必伤肾。慢性肾炎久病入络，血脉失和，血液运行障碍，使肝无所藏，阴血不足无以制阳而见肝阳上亢，而慢性肾炎顽固性蛋白尿，小便中常有大量泡沫，亦是风邪鼓荡的征象。内风遇外风引动，故见慢性肾炎患者易于感受外邪，且每因外邪而致病情反复或加重。至肾衰竭阶段，水湿浊毒壅塞三焦气机，瘀滞更加明显，此时以一般的化瘀药难以兼得除湿、活血、搜风、息风之效，故以搜风剔络之虫类药方能直达病所，搜剔内邪。如叶传惠教授在治疗肾衰竭时善将川芎、丹参、红花、桃仁、益母草等活血化瘀药与地龙、僵蚕、全蝎、蜈蚣等虫类息风药共用，以达活血息风，祛瘀务尽。

# 120　IgA 肾病从瘀论治

IgA 肾病是以 IgA 或以 IgA 为主的免疫球蛋白伴 $C_3$、IgG、IgM 及纤维蛋白原等沉积于肾小球系膜区的一组疾病，又称系膜性 IgA 肾病、IgA-IgG 肾病、IgA 相关性肾小球肾炎。在我国 IgA 肾病是最常见的原发性肾小球疾病，本病以青壮年男性高发，起病前多有上呼吸道及泌尿道感染，现已成为终末期肾病的重要病因之一。其临床表现以反复发作的肉眼血尿或镜下血尿为特点，可伴有不同程度的蛋白尿，部分患者还可出现高血压或肾功能减退。中医学根据其临床表现，将其归属于"尿血"范畴。出血则必有瘀滞"，因而 IgA 肾病患者均有不同程度的血瘀表现，瘀血阻滞又可导致病情迁延难愈。

IgA 肾病临床表现以无症状血尿为主，IgA 肾病血尿与中医学的尿血极为相似。尿血是一个病症名，出自《金匮要略·五脏风寒积聚病脉证并治》："热在下焦者，则尿血。"《内经》称为溲血、溺血。中医学的尿血是指小便中混有血液，或伴有血块而下，多无疼痛感，这与 IgA 肾病所见的肉眼血尿是相吻合的。随着中医学对肾脏病治疗研究的深入，临床分型不再局限于肾气虚、肾阳虚、肾阴虚、肾阴阳两虚等肾虚证的框架，而湿热证与瘀血证在中医肾脏病学中日益受到重视，故 IgA 肾病的病机当与热、瘀、虚有关。其中，瘀血内阻多见于 IgA 肾病持续血尿不愈者。症见血尿缠绵不清，腰部刺痛，面色晦暗，痛经或闭经、或经行不畅伴血块，舌质紫、边有瘀斑或瘀点，脉涩。由于出血必有瘀，加之久病正虚，气机不畅以致血不循经而外溢。学者赵永凯等提出了 IgA 肾病"四瘀"论。

## 中医学微观之瘀

国内 IgA 肾病中医学证候及临床病理的相关分析报告很多。IgA 肾病多数呈慢性进展性，早起发病隐匿，临床表现多以血尿为主。根据中医学"久病多瘀""离经之血便是瘀"等观点，血瘀证几乎贯穿 IgA 肾病始终，这不仅可以从宏观辨证察知，而且经肾活检亦可证实存在肾微型癥积，即肾小球节段/球性硬化、基质增宽、间质纤维化、球囊粘连等，而这些属中医学肾局部血瘀证和微型癥积范畴的病症，通过中医学四诊却难以察觉。肾脏是一个血管非常丰富的器官，可分为大血管和微血管，大血管指肾小球以上的血管，它是肾脏灌注的门户，小血管包括肾小球毛细血管网和管周毛细血管网，它是保证肾小球滤过需要和小管间质细胞氧供及营养需要的重要血管，故维持其正常形态对于保持正常的肾功能至关重要。IgA 肾病的肾络瘀痹证的"肾络"就是指肾的微小血管，肾络瘀痹就是指肾微小血管发生损伤、瘀滞和闭塞。《说文解字》曰："瘀，积血也。"《景岳全书》曰："痹者闭也，以血气为邪所闭，不得通行而闭也。"《读医随笔》曰："叶天士谓久病必治络……血络之中必有瘀凝。"故肾络瘀痹证除肾络损伤引致"离经之血"和"久病入络"外，还泛指阻滞于肾络内运行不畅的血液，如血过于浓、黏、聚、凝，以及由此导致的"死血"。

癥积的形成亦与瘀痹相关，如《血证论》曰："瘀血在经络脏腑之间则结为癥瘕。"《诸病源候论》曰："积聚者，由阴阳不和，脏腑虚弱，受于风邪，搏于脏腑之气所为也。""积聚"即"癥瘕"的别名，癥积有形象可征，牢固不移；瘕聚言假物以成形，忽散忽聚。因此，对于发生在肾脏的癥积，称之为肾内微型癥积，其形成系风湿之邪与痰瘀相互胶结，使脏器虚弱所致。从中医学理论、思路和视角去认识，肾络瘀痹证在 IgA 肾病病理上的形态与结构异常，可分为 3 个层次，即络脉不和、死血凝着和肾内微癥积形成，三者之间有时又能互为因果。其中表现为肾小球毛细血管狭窄或扩张，毛细血管袢皱缩、塌陷以及肾小球毛细血管壁断裂者，可视为脉络不和；表现为肾小球毛细血管内微血栓形成，毛细血管内血栓样物质沉积，肾小静脉血栓，以及毛细血管闭塞、瘀血者可辨为死血凝着；表现为胞外基质积聚，球囊粘连，瘢痕形成，肾小球局灶、节段硬化、小管萎缩，间质纤维化，纤维性新月体，球周纤维化者，则可作为肾内微型癥积的微观辨证依据。中医学认为，凡是坚着不移的有形肿块称为"癥积"。《诸病源候论》别立"癥瘕"之名，以不动者为"癥"，动者为"瘕"。《类证治裁》进一步指出："无形之瘕聚，其散易，有形之癥积，其破难。"通过中医学四诊看到或触及坚着不移的有形肿块为"癥积"。肾小球纤维性新月体、肾小球硬化、球囊粘连及间质纤维化、肾组织瘢痕形成等具有固定不移、经久不愈的特点，与中医学"瘀血"致病特征相似。

IgA 肾病的肾络瘀痹证，只是以肾微小血管（血流）损伤为主要表现（或主要表现之一）的一组病理现象，不仅在脉络不和，死血凝着和肾内微癥积 3 个层次之间，而且即便同属一个层次，其病情的轻重缓急，病性的寒热虚实，病期的初中末，以及其合并存在的临床和病理等都还会存在差别。因此，临证应对肾络瘀痹时，宜综合各方面资料，提倡宏观与微观，临床与病理，理论与实践紧密配合，互为补充，才能使辨证获得更为精确和全面的信息。

## 中医学辨证之瘀

IgA 肾病血尿发病的内在因素在于脏腑亏虚，其中以肾脏的虚损为主。因为患者禀赋不足、劳累过度都可导致肾气耗伤。而肾主封藏和固摄，肾气不足，封藏失职，肾失固摄，均使精微物质外泄，可见血尿。但是，IgA 肾病血尿的发病、反复和加重，多与患者感受外邪有关。如感受风邪，或风热犯肺、或风寒袭肺，入里化热，热注下焦，则发为血尿；或因过食辛辣、醇酒厚味，中焦湿热内生，热伤脉络，流注膀胱，发为血尿；或因湿热之邪侵袭下焦，致下焦壅热，热伤脉络，流注膀胱，发为血尿。风热犯肺、胃肠，或下焦湿热是 IgA 肾病尿血发病、反复、加重的重要诱因。当中更应该注重瘀血的重要性，出血性疾病往往同时伴有瘀血，这不仅是因为出血导致离经之血瘀于局部，但更重要还是因为脏腑功能失调，虚、热、湿、浊各种病理因素综合作用的结果。肺、脾、肝、肾虚损，功能失调是引起肾性血尿的重要原因。脾主统血，脾虚则不能摄血，血不归经溢于脉外而成瘀血；血赖气以动，肺主气，肺虚则宗气不足，不能贯穿血脉推动血行而成瘀；肝藏血，主疏泄，肝虚则气滞，气滞则血瘀；肾为阴阳之宅，与肝脾两脏相互滋养，脾肾阳虚则寒凝，血脉涩滞不畅而成血瘀；所以，肾性血尿病程初期即有瘀血形成。瘀血不仅是病理产物，同时又是重要的病理因素。或血阻滞脉络，使血不归经，溢于脉外；或瘀血蕴久化热，使热毒更胜，迫血妄行；或瘀血阻滞气机，致脏腑功能失调，失于疏泄固摄，均可进一步加重血尿，从而使瘀血病程缠绵难愈。可以说瘀血是导致血尿持续或加重的重要病理因素，且贯穿整个病程。

## 中医学临床之瘀

由于 IgA 肾病是难治性迁延性疾病，血瘀作为病理产物和致病因素，贯穿疾病的始终，从瘀论治至关重要。正如《先醒斋医学广笔记》曰："宜行血不宜止血……行血则血行经络，不止自止。"治疗血尿当以活血祛瘀为要。姚国明等结合临床病理与中医学证型大样本研究证实：血瘀证是 IgA 肾病的一个重要证型，尤其要重视血瘀证的现代微观辨证结果，及早发现尽早治疗，以期达到更好疗效。时振声教授认为，IgA 必有瘀血内阻，将 IgA 肾病分为早期和进展期，分别用滋肾化瘀清利汤和益气滋肾化瘀汤，方中加入了益母草、川芎、赤芍及当归等以利于活血而不留瘀。洪钦国教授认为，IgA 肾病的治疗应以活血化瘀治疗贯彻始终，多用牡丹皮、丹参、益母草等性味偏凉的活血化瘀药，以清热活血，改善肾小球血液动力学异常。热毒内蕴，热邪内结者，可予牡丹皮、赤芍、丹参、茜草、大黄、马鞭草、蒲黄、地榆等，临床上还常予三七、黄柏、琥珀共为细末口服，以清热凉血，活血化瘀；瘀阻水停，湿瘀互结者，予益母草、泽兰、牛膝、鬼箭羽等以活血利水；病程长久，血瘀阻络者，可加地龙、土鳖虫、蟅虫、虻虫、五灵脂等以破血散瘀；气滞血瘀者，予郁金、赤芍、降香、莪术、桃仁、红花、三七等以理气活血；气虚血虚者，可加补阳还五汤加减以益气活血。

## 中药药理学之瘀

活血化瘀药能够活血散瘀，促进血行，疏通津液，气行血和，改善血滞津窒的病理状况，促进微循环障碍的改善等作用，以助温阳补肾和滋阴补肾功能的充分发挥，有利于肾功能的复常。适当应用丹参、益母草、红花、桃仁、赤芍、当归、三七等活血化瘀之品，则可增加肾血流量，改善肾组织的血氧供应，促进新陈代谢，扩张肾血管，抑制肾小球纤维化。现代中药药理研究表明，活血化瘀药有抗变态反应作用，可以减轻肾脏反应性炎症，增强肾小球排泄功能，改善肾血流，降低血液黏稠度，改善毛细血管通透性及微循环和调节免疫代谢方面的功能，促进组织的修复和愈合，故对肾脏病变有恢复作用。例如，丹参作为活血化瘀药之一，已被大量研究证实具有抑制凝血及血小板聚集、激活纤溶、促进纤维蛋白降解、减少血栓形成、调节免疫、改善微循环等作用，有活血化瘀功效。丹参能使肾脏凋亡细胞减少，清除氧自由基的作用，抑制成纤维细胞增殖、活化，促进成纤维细胞凋亡。临床研究结果还表明，丹参有降低血尿素氮、血肌酐，提高细胞免疫的作用。

由此可知，血瘀作为 IgA 肾病的基本病因病机之一，是本病迁延不愈的关键所在。因此，重视活血化瘀药的应用，对改善肾功能，减轻临床症状，尤其是肾性血尿，具有积极的作用。

## 从瘀论治的经验

远方教授认为 IgA 肾病的病因病机为本虚标实，本虚以脾肾亏虚为主，标实为瘀血、湿浊及湿热内蕴。瘀血是 IgA 肾病病情发生发展和恶化的主要病理因素，因此在治疗上强调灵活运用化瘀药物，发作期出现血尿、蛋白尿时治以活血化瘀为主，而稳定期表现以本虚为主时，则当益气固本为主，活血化瘀为辅。根据气虚血瘀、气滞血瘀、热毒内蕴、瘀水互结等不同情况，灵活辨证用药，随时调整活血化瘀药物的用药和用量。

**1. IgA 肾病"瘀血证"的中医成因：** IgA 肾病根据其临床特点及证候表现，可归属于中医学"尿血""腰痛""虚劳"等范畴。其病因病机为本虚标实，本虚多责之于脏腑亏虚，以脾肾虚损为主。标实是在本虚的基础上导致的瘀血、湿浊及湿热内蕴。因患者禀赋不足，感受外邪，饮食不节，劳累过度等致肾气损伤，封藏失职，精微物质外泄，而致血尿。外邪犯肺，入里化热，或因过食辛辣，中焦湿热内蕴，或因湿热侵袭下焦，热结下焦，均可致热伤血络，发为血尿。而瘀血、湿热更是 IgA 肾病血尿反复发作的重要诱因。本病病程冗长，久病入络，根据中医学"久病属瘀""离经之血便是瘀"等观点，更应注重活血祛瘀在治疗血尿中的重要性。瘀血是重要的病理因素，血瘀阻络，血不循经，不仅尿血不止，且腰痛亦显著可见。瘀血日久化毒，毒伤肾络，可进一步加重病情，从而使病程缠绵难愈。

**2. IgA 肾病"瘀"的西医机制：** 西医学认为，血瘀证的病理改变可能与血液循环障碍、血栓形成、血小板黏附聚集、感染、炎症、组织增生变性、免疫等有关。IgA 肾病是由免疫复合物诱导的肾小球疾病，同时伴有肾小球血液动力学异常，肾小动脉狭窄、闭塞及肾动脉硬化等变化。这些病理变化与中医的"瘀血"在本质上有内在的联系。现代研究发现慢性肾炎存在着血液流变学的变化，血液流变学指标还可作为判断慢性肾炎运用活血药物疗效的客观指标。IgA 肾病患者体内存在血液高凝高黏、血液流变性异常的状态，可引起肾内微血栓形成，肾脏微循环障碍，参与肾小球疾病的发生并可加重原有的肾脏损害，影响肾组织的血液灌流，使肾小球的滤过功能发生障碍。故瘀血是本病的病理产物及病变加剧的重要因素，且瘀血贯穿于本病的始终及各种分型的病因病机中。

**3. 活血化瘀法在 IgA 肾病中的应用：** 瘀血是 IgA 肾病病情发展恶化的主要病理因素，又是 IgA 肾病迁延不愈的病理根源，因此活血化瘀法在 IgA 肾病治疗中非常关键。但临床上不能见血即止血。《先醒斋医学广笔记》提出治血之法，"宜行血不宜止血"，"行血则血循经络，不止自止，止之则血凝，血凝则发热恶食，病日痼矣"。唐容川《血证论》指出"消瘀"之法，即"以去瘀为治血之要法"，即使由其他原因引起的出血，在治本的同时，也要适当配伍化瘀药物，以防止血留瘀，变生他患。病程较长，病情反复，疗效不显著者，均可根据患者病情、体质等因素，加用适量活血化瘀药物以改善病情。实验研究表明活血化瘀法治疗本病有确切疗效。同时，现代药理研究发现诸多活血药如当归、川芎、丹参等均有不同程度地抑制血小板聚集、促进纤溶、减少血栓、调节免疫、改善微循环等作用。

**4. IgA 肾病从瘀论治经验：** 远方认为瘀血贯穿于 IgA 肾病始终，瘀血阻滞肾络，致血不循经溢出脉络，祛瘀血方能引血归经。灵活运用活血化瘀药物，能更好地提高疗效。本病治疗上应分期辨证，分型论治。发作期出现血尿、蛋白尿时，以活血化瘀治标为主，适当应用益气滋阴护本之品；而稳定期，血尿、蛋白尿已消失，临床表现以本虚为主时，则当益气固本为主，活血化瘀为辅。气虚血瘀者，可加补阳还五汤加减以益气活血化瘀；气滞血瘀者，可予桃仁、红花、莪术、郁金等以理气除滞；热毒内蕴，热结于内者，可予丹参、赤芍、牡丹皮、大黄等，临床上还常予三七粉、琥珀粉冲服，以清热凉血，活血化瘀；瘀水互结，湿热内蕴者可予泽兰、益母草等活血利水；病程久长，血瘀阻络者，可予地龙、五灵脂、土鳖虫等以破血消瘀。但临床上需注意活血化瘀药物的剂量，避免活血力度过大伤及正气。对于女性患者，服药过程中应注意观察其月经变化情况，注意经量、经色及有无血块等，并依此调整活血化瘀药物的用药及用量。

# 121　糖尿病肾病从瘀论治

糖尿病肾病（DN）是糖尿病（DM）常见的慢性微血管并发症，其病因和发病机制尚未完全阐明。一般认为，主要与肾小球高滤过、糖脂代谢紊乱、氧化应激、蛋白激酶 C 活化、多元醇通路激活、蛋白非酶糖基化、血液流变学变化及遗传易感性等多因素的相互影响有关。中医认为 DN 是一种本虚标实之证，学者卞镝等认为本病是脏腑虚损尤以脾肾气阴亏虚为本，瘀阻脉络为标。叶天士提出了"久病入络"，强调"初为气结在经，久则血伤入络"的络病理论，为后世活血化瘀法的研究提供了重要的借鉴，同时也为糖尿病肾病从瘀论治，祛邪外出，扶正固本的治疗原则，奠定了理论基础。

## 瘀血的成因

中医学认为，瘀血指体内有血液停滞，包括离经之血积存于体内，或血运不畅，阻滞于经脉及脏腑内的血液，均称为瘀血。致瘀原因有：因寒致瘀，《素问·离合真邪》曰："夫邪之入于脉也，寒则血凝泣。"外伤致瘀，《灵枢·邪气脏腑病形》曰："有所堕坠，恶血留内。"久病入络，《素问·痹论》曰："病久入深，营卫之行涩，经络时疏，故不通。"此外，《素问·通评虚实论》认为嗜食肥甘厚味易患"膏粱之疾"，临床研究认为"膏粱之疾"涉及现代医学所说的高脂血症、动脉硬化等许多疾病，通过对微循环和血液流变学等客观指标的检测，显示了血瘀是该类疾病的重要病理因素。情志失调致瘀，《灵枢·五变》曰："怒则气上逆，胸中蓄积，血气逆流，血脉不行。"《灵枢·营卫生会》曰"老者之气血衰，气道涩"，为临床老年病从瘀论治提供了理论依据。内伤致瘀，脏腑功能失调所导致的气逆、气滞、气虚皆可因气失帅血而产生瘀血。此外，津血同源，津亏则可血燥成瘀，等等。

## 瘀血与消渴

瘀血作为消渴发展过程中重要的病理产物，反过来又可加重其病情，成为消渴病多种变症的基础。瘀血阻络早在《灵枢·五变论》中提出来"怒则气上逆，胸中蓄积，血气逆留，血脉不行，转而为热，热则消肌肤故为消瘅"，其中血气逆留，血脉不行指的就是由于肝气郁滞而致气滞血瘀，郁久生热，耗伤阴津，形成消瘅。后世《太平圣惠方》曰："饮水随饮随小便，味甘而白浊，腰腿消瘦者消肾也，皆五脏精液枯竭，经络血涩，荣卫不行，热气留滞遂成斯疾也。"说明"消肾"病机是由五脏阴液虚极所致的经络血行滞涩。《医学入门·消渴》曰："三消……总皆肺被火刑，熏蒸日久，气血凝滞。"明确点出了瘀血可因消渴而生。此外唐容川在《血证论》中描述："瘀血在里则口渴……内有瘀血，故气不能通，不能载水津上升是以发渴，瘀去则不渴。"明确提出由于瘀血内阻，气不载津上承于口是口渴的主导因素，可见，瘀血作为一种病理产物，是加重消渴诸症的重要因素。

## 瘀血与 DN 的关系

血瘀证与微循环障碍关系密切，血瘀证是中医学对微循环障碍一类疾病的病理概括。凡糖尿病发病初期燥热伤津耗气，血脉涩滞，血易于壅塞，而致瘀血；日久气阴两虚，推动无力，脉道不充，更易致瘀血阻滞。糖尿病肾病血瘀证的病理生理基础可能包括血流动力学的异常、血液流变学的异常、微循环障碍、内皮细胞损伤、血小板功能亢进、凝血因子形成及激活，以及纤溶和抗纤溶系统的启动等。糖尿病肾病的重要病理变化为不同程度的肾小球、肾小管的硬化，肾小球基底膜增厚和系膜区玻璃样物质增生，间质纤维化，中医学认为此属"瘀血"现象。现代研究认为，糖尿病的微血管病变主要与高血糖有关，长期慢性高血糖引起糖尿病肾病早期肾脏体积扩大、重量增加，肾小球毛细血管基底膜增厚，系膜区增生，晚期肾脏呈结节状肾小球硬化。高血糖使肾小球上皮细胞糖蛋白增多，肾小管内糖尿沉积，大分子血浆蛋白运输不畅，IgG及蛋白分解产物在系膜区沉积。糖尿病患者组织利用糖的能力下降，肾小球微血管内皮组织营养障碍，出现损伤或坏死，内皮下胶原纤维暴露，激活了血小板和血浆中的凝血物质，出现高凝状态。糖尿病肾病患者大多具有血流缓慢，血黏度增高，血液处于高凝、高黏、高聚状态的特点，这与中医学中"久病必瘀"的病理改变一致。由于血液黏度增高，微循环障碍导致肾脏灌注量不足，缺血缺氧，致使不能升清降浊，湿浊溺毒内停而成糖尿病肾病。糖尿病肾病患者肾组织基膜增厚，乙酰肝素糖蛋白和阴离子减少，滤过屏障功能缺陷，也佐证了痰瘀本质。痰瘀阻于肾络是糖尿病肾病的主要病理变化，可见到肾小球毛细血管基底膜增厚、肾脏微血管瘤及结节性肾小球硬化。糖尿病肾病与血瘀证的相关性研究统计表明，糖尿病肾病有血瘀证表现者达89.74%，认为微血管病变的部分临床表现符合中医血瘀证。

**1. "微型癥瘕形成"学说：** 吕仁和等基于《灵枢·五变》所曰"血气逆留，䐃皮充饥，血脉不行，转而为热，热则消肌肤，故为消瘅"的认识，提出糖尿病并发症发病"微型癥瘕形成"学说。认为糖尿病及其并发症发生确实存在血脉瘀滞病机，但糖尿病并发症的血瘀，乃消渴病治不得法或久治不愈，久病入络，伤阴耗气，痰郁热瘀互相胶结，形成微型癥瘕，由瘕聚渐成癥积的过程。病理情况下，大到动脉壁粥样硬化斑块的形成，小到肾小球系膜细胞外基质的增生积聚，甚至胶原成分及其相关细胞因子基因高表达，以及糖基化产物的形成等，都是一个由瘕聚逐渐发展为癥积的过程。这一过程，在糖尿病肾病、糖尿病视网膜病变发生发展过程中，表现尤其突出。所以糖尿病肾病等并发症治疗的关键在于重视活血化瘀的基础上，更应强调软坚散结治法，以阻止其"微型癥瘕"的形成，防止瘕聚不断发展成癥积。临床上根据"微型癥瘕"形成过程中痰郁热瘀的存在，习用有化痰、解郁、清热、活血作用的化瘀散结药物，治疗糖尿病及其并发症。这些化瘀散结药物客观上显著提高了糖尿病肾病等微血管并发症的治疗效果，有利于并发症的预防和治疗。

**2. "久病入络"及DN的络病机制：**《素问·调经论》曰"五脏之道，皆出于经隧，瘀血阻络，血气不和，百病乃变化而生"。因此可以说，瘀血阻络是DN的关键病因之一。《素问·缪刺论篇》曰"今邪客于皮毛，入舍于孙络，留而不去，闭塞不通，不得入于经，流溢大络而生奇病"，说明人体病变可通过络脉而达全身，继生百病。总之，"久病入络"理论是中医体系中的一个重要学术思想，清·叶天士在《临证指南医案》中将《内经》中有关"络"的认识加以深化，明确提出了"久病入络"和"久痛入络"，强调"初为气结在经，久则血伤入络"，揭示了内伤、脏腑疾病其主要病变为络中气滞、血瘀、痰阻，遵循由浅入深、由气到血的演变规律，创立了辛味通络诸法，从而形成了较系统的络病理论，为后世活血化瘀法的研究提供了重要的借鉴。叶氏认为患者失治误治，或病势缠绵，日久不愈，只要邪气久羁，必然伤及血络，而成络病。其主要临床特征可以概括为"久、瘀（痛）、顽、杂"四字。即络病多属沉疴痼疾，均有不同程度的气郁、血阻或痰结等"络瘀"表现。简而言之，络病学说认为脏腑内伤，由气及血，因虚致瘀，痰瘀互结，蕴久生毒，留恋于络中是络病产生的基础。

李岩等则据DM状态下，糖、脂肪、蛋白质代谢紊乱，产生内生之邪，邪气犯络，导致络中气机瘀滞，而提出糖尿病肾病的络病机制。在糖尿病肾病中，毛细血管的逐渐增厚与中医"久病多虚，久病入络"颇为相似。DM性血管损伤过程中，概括了络病机制的全血瘀滞，血行不畅，络脉失养，津痰凝结，络毒蕴结全部病理变化。肾脏结构的改变，主要表现为肾脏体积增大，质量增加，而这种改变主要是气滞血瘀的直接结果。代谢紊乱导致肾小球毛细血管内皮细胞损伤，同时造成局部高凝状态，肾脏血流动力学改变，主要表现为肾小球滤过率增高，尿蛋白排泄率增高；毛细血管基底膜增厚及系膜区基质增多为络脉失养的病机关键；络毒蕴结实际上代表了糖尿病肾病晚期的病理变化。

## 痰瘀贯穿 DN 始终

朱丹溪首先提出"自气成积，自积成痰，痰挟瘀血，遂成窠囊"的论点，并提出"痰瘀并存，痰瘀同治"的理论，也就是治痰要活血，血活则痰化，同时倡导"善治痰者，必先治气，同时也要治血"，从而开创了痰瘀致病之说。此外，唐容川在《血证论》中亦提出了"血积既久，亦能化为痰水"和"凡血证，总以祛瘀为要"的著名论点，从血证方面对络病理论进行了阐述，对糖尿病及其并发症尤其是糖尿病微血管并发症的治疗具有指导意义。

糖尿病肾病是糖尿病因失治、误治而产生的并发症，病程较长，为一慢性久病过程。根据"久病络瘀"的理论，说明瘀血证与糖尿病肾病有密切的关系。津血同源，血瘀之后，津液运行不畅而生痰，痰病系血，血病系痰，痰瘀互结，络脉不畅，伤气耗阴，气阴两虚，瘀易生痰。糖尿病病程日久，脾肾等脏腑虚损，痰瘀互结，出现一系列病理变化。脾虚是糖尿病肾病的关键，肾虚是易感因素，痰瘀肾络、凝滞脉道是糖尿病肾病的主要病理变化。脾虚生痰贮肺与百脉，脉道痰阻血瘀，故痰瘀贯穿糖尿病肾病的整个病程。先天不足，肾元亏虚是内因，易感因素是外因，致脾虚生痰贮于百脉，痰瘀交结，阻于肾络，痰瘀是贯穿始终的病邪，故从痰瘀论治糖尿病肾病。以上诸家皆倡导气阴两虚为本，瘀血、痰湿为标的观点。《关幼波临床经验选》曰："气属阳，痰与血同属阴，易于胶结凝固，气滞则血瘀痰结，气虚则血涩而成痰"，故 DN 以脾肾气虚为本，痰瘀互结为标。痰瘀互结使疾病缠绵反复，迁延难愈。

总之，糖尿病肾病是一虚实夹杂之证，是由糖尿病肾病病久失治误治，致脉道血瘀痰阻，痰瘀互结，阻于肾络所致。在 DN 整个病程中，痰瘀贯穿其始终，故治疗上重视顾护脾肾，贵求阴阳平衡，以益气养阴的中药为主，同时不同程度地配伍活血化瘀、祛痰利湿的中药，以改善糖脂代谢紊乱，有效降低全身性和肾小球高压，减少尿蛋白，抑制肾小球肥大、系膜扩张和基底膜增厚，对保护肾功能，防止肾小球硬化极为重要。

## 活血化瘀治疗 DN 六法

糖尿病肾病是糖尿病常见且严重的并发症之一，血瘀贯穿于糖尿病肾病的始终。因此，学者张庆飞等对本病的治疗提出了活血化瘀治疗 DN 六法。

**1. 阴虚燥热，血行瘀滞**：燥热炽盛，煎灼津液，肺胃阴伤，血液黏稠滞涩，脉道失于濡润，血行瘀滞。症见眼睑浮肿、皮肤光亮、五心烦热、失眠多梦、口燥咽干、小便黄赤、大便干，邪热迫血妄行可致出血，表现斑疹隐隐、舌红绛、脉细数。治宜滋阴清热，凉血活血。药用生地黄、麦冬、石膏、玉竹、天花粉、玄参、黄连、大黄、桃仁、赤芍、牡丹皮、牛膝、白茅根、鬼箭羽、白花蛇舌草等。水肿较重者，可加车前草、泽泻、防己、猪苓、白术、路路通等。大黄、川芎、益母草可降低糖尿病肾病患者血肌酐、血尿素氮及尿蛋白，可据患者实际情况进行选用。

**2. 气阴两虚，血行迟滞**：热盛则津气亏耗，脾肾气阴两亏，血无气帅则运行迟缓，而见血瘀。症见神疲乏力、气短懒言，腰膝酸痛、肢体浮肿，面色萎黄、夜尿频多、大便溏、舌质淡黯，脉象细涩等。治宜补肾益气，行血活血。药用黄芪、红参、山药、当归、薏苡仁、茯苓、陈皮、木香、桃仁、鸡血藤、肉苁蓉、补骨脂、益智等。

**3. 津亏血少，血行不利**：肝肾阴虚，肝风内动，气血逆乱，阴虚血少，脉道无以充养则血行不利。症见腰膝酸软、眩晕耳鸣、烦热盗汗、肌肤干燥、舌红少苔、脉象细数。治宜滋补肝肾，养血活血。药用熟地黄、阿胶、太子参、川芎、丹参、白芍、牡丹皮、天麻、钩藤、夏枯草、石决明、墨旱莲、女贞子等。眩晕重者，可加地龙、僵蚕、全蝎等虫类药物平肝息风，活血化瘀。

**4. 气滞血瘀，血行滞涩**：消渴患者先天不足或嗜食肥甘致脾胃运化失司，水液失运则生湿生痰。肾失蒸化，水液输布失常，水饮内停则聚而成痰。痰瘀互结，遏阻气机，逆犯肝木，肝失疏泄，气机不畅则血瘀更甚。症见急躁易怒，胁肋刺痛，胸腹胀闷，舌暗夹瘀斑、瘀点，脉象弦涩。治宜疏肝理气，活血行血。药用陈皮、法半夏、柴胡、枳实、橘红、佛手、瓜蒌、薤白、当归、川芎、丹参、红花、桃仁、赤芍、五灵脂等。气行则血行，血行则气行，气机流通则血行畅达。

**5. 阴阳两虚，血行凝滞：** 久病迁延不愈，阴损及阳，阳气虚衰则鼓动血行无力，寒凝收引则血凝不畅，肾阳衰弱，气化不及则水湿泛滥，与瘀浊搏结，毒伤脏腑，严重者可危及生命。症见神疲乏力、面色㿠白、腰酸背凉，畏寒肢冷、纳差、大便溏薄、舌苔淡白，脉沉细涩。浊毒上泛，胃失和降，症见恶心呕吐，口中氨味，严重者阴阳离决，神昏谵语，四肢逆冷，脉微欲绝。治宜温肾助阳，活血化瘀。药用附子、巴戟天、补骨脂、桂枝、黄芪、女贞子、肉苁蓉、菟丝子、山茱萸、牡丹皮、丹参等。畏寒肢冷、恶心呕吐明显者，可用参附汤合吴茱萸汤加减以温阳降浊。现代药理研究发现大黄、丹参可降低患者尿蛋白、血肌酐、血尿素氮等，选用大黄、丹参、蒲公英等水煎灌肠以排毒泻浊，疗效明显。

**6. 久病入络，脉络瘀阻：** 糖尿病肾病病程较长，久病必瘀，久病入络，邪气日久，痹阻经络。清·叶天士《临证指南医案·积聚》曰："经年宿病，病必在络。"痰瘀浊毒结于肾络，痼结难解，络脉不通，病情反复，不易根治。故活血化瘀治疗同时加用通经活络药物往往可获良效。且肝肾同居下焦，肝肾阴虚，肝风内动，上扰清窍，表现头晕头痛等症，可加水蛭、全蝎、僵蚕、蜈蚣、地龙等虫类药，虫类药物性善走窜，逐瘀通络，直达病所，祛瘀力强，且能平肝息风、条达肝气，气行则水行、气行则血行。一用而两全其功，诸症得解。

# DN 从瘀论治现代研究

糖尿病肾病（DN）是糖尿病特有而严重的慢性微血管并发症，临床上主要表现为持续性的蛋白尿、浮肿、高血压、肾功能减退等，病理上主要表现为肾小球系膜区增宽和肾小球毛细血管基膜增厚。如何有效防治糖尿病肾病的发生、发展，成为当前医学界亟须解决的问题。中医药对糖尿病肾病的治疗有一定的优势，其实验研究广泛开展，尤其是用活血化瘀法治疗 DN 的研究最为丰富。学者邹建琴等就近几年来各医家从瘀血角度论治糖尿病肾病的研究作了综合归纳。

**1. DN 瘀血的现代研究：** 糖尿病肾病的病理特征是微血管基底膜增厚，微血管瘤形成和微循环障碍，符合中医学"久病入络""血液停滞""污秽之血为血瘀"等血瘀证的"浓、黏、聚、瘀"特征。血液黏稠度的增加会增加肾缺血、缺氧，而高凝状态下血小板黏附聚集活性增强并形成微血栓，后者又可促进血小板大量活化，从而出现微血管病变。故从糖尿病肾病的病理过程可反映出瘀血的本质。王洪忠等认为瘀血阻络是糖尿病肾病的一个特点，患者血液常处于高凝、高黏状态。通常血脂升高，血液流变异常，血液黏稠性增高，而循环贯注不足，微血栓形成等，被认为是血瘀证微观辨证的要点。有临床研究发现，糖尿病肾病患者几乎百分之百地存在着瘀血的病理状态，可出现肢体麻木、肌肤甲错、舌质紫暗等宏观瘀血表现。DN 瘀血证是血液理化改变的基础，与血黏度升高，高脂血症，血小板聚集增高有一定内在联系。因此，血瘀贯穿 DN 的始终。

**2. DN 瘀血形成的中医病理机制：** 唐容川《血证论》曰"瘀血在里则口渴，所以然者，血与气本不相离、因有瘀血，故气不得通，不能载水上升，是以发渴，名曰血渴。瘀血去则不渴矣"。首次明确提出瘀血与消渴密切相关。陈文娟等认为糖尿病肾病的病机特点以气阴两虚挟瘀为主，而瘀血始终贯穿其中。以肾阴虚为主，涉及肝脾。瘀血在糖尿病肾病中既是病理产物，又是致病因素。医学研究发现，在糖尿病肾病的不同阶段，其主要病机及证型分布具有差异性，155 例糖尿病肾病资料中，其中医本证以气阴两虚证发生率最高，达 51%，兼证的总发生率以血瘀证出现频次居首，为 58.1%。南征等认为血瘀贯穿糖尿病肾病始终，且导致血瘀的原因有三。①阴虚致瘀：阴液包括血液，津血同源，血液亏少，流动缓慢可致瘀；②气虚致瘀：气为血之帅，气在推动血液运行的同时，血亦载气周流全身，气虚无力推动血液运行必致血瘀；③阳虚致瘀：阳气不足，温煦不利，寒邪内生，寒性收引，凝滞而成血瘀。陈大舜等认为瘀血是导致糖尿病肾病的重要因素，且贯穿于病程始终，从而确定糖尿病肾病的基本病机为气阴两虚夹瘀，气阴两虚为本，瘀血阻滞为标，气虚血行不畅成瘀，阴虚易生内热，灼液耗血亦成瘀，瘀阻肾络而成糖尿病肾病。张福生认为瘀血是糖尿病肾病发生的根源，同时由于湿浊溺毒内停，阻遏气机升降，使病情进一步加重而或导致恶性循环。因此，瘀血贯穿着 DN 的始终，无论气虚、血虚、阴虚、阳虚、水湿、痰凝等，最终会导致瘀血的形成，气阴两虚为其基本病机，瘀血为其最后的病理产物。吕仁和在中医药治疗糖尿病肾病等糖尿病并发症研究方面，提出了络脉"微型癥瘕形成"病机制论，主张化瘀通络，软坚散结，为糖尿病肾病等并发症的治疗及其新药开发提供了新思路。由此可见，化瘀是治疗糖尿病肾病的关键。现代药理学研究表明，活血化瘀类药物可显著改善微循环及毛细血管通透性；促进组织的修复与再生；抑制血小板聚集而防止血栓形成；促进增生性病变的转化和吸收；调节血流分布。在肾脏病治疗中可以扩张肾血管，增加肾血流量，促进纤溶，减轻炎症，改善肾脏微循环，进而促进肾脏病理组织的修复。

**3. 从瘀论治 DN 的临床研究：**

（1）益气化瘀：王秀芬等通过临床及动物实验观察益气活血通络方药——加减补阳还五汤对血生化及肾组织各项指标的影响。结果表明：①对糖尿病患者血糖无影响，能降低早期糖尿病肾病 UAER（尿白蛋白排泄率）。②能使糖尿病大鼠肾组织 MMP-9（肾组织基质金属蛋白酶- 9）的蛋白表达及其活性水平上升，PAI-1（纤溶酶原激活物抑制物-1）的表达下降。高瑞东采用益气活血散瘀（药物组成为黄芪、山药、山楂、丹参、茯苓、麦冬、川芎、当归、莪术、大黄、水蛭、苦瓜）法，治疗糖尿病肾病35 例，与对照组（服用巯甲丙脯酸）作疗效比较，在血糖、血压稳定控制下，观察两组 24 小时尿蛋白定量、24 小时尿蛋白排泄率等，结果表明治疗组明显优于对照组。杨明丽等采用益肾汤（党参、黄芪、山药、山茱萸、茯苓、桃仁、红花、蝉蜕等）治疗本病 265 例。结果，治疗前后 24 小时尿蛋白定量有明显下降，与治疗前比较有统计学意义（$P < 0.01$），说明本方法对本病具有益气健脾、活血化瘀的功效。

（2）养阴化瘀：李东梅在常规治疗基础上，以猪苓汤合膈下逐瘀汤加减治疗糖尿病肾病 30 例，并与单纯西药组 20 例进行对比观察，结果治疗组总有效率 90%，明显高于对照组 60%，治疗组治疗后 24 小时尿蛋白明显减少，血肌酐、尿素氮显著降低。赵章华采用益气养阴化瘀汤治疗早期糖尿病肾病患者 39 例，结果表明，益气养阴化瘀汤在改善早期糖尿病肾病患者症状的同时也降低早期糖尿病肾病患者的 hs-CRP 水平，且与对照组比较有统计学意义（$P < 0.05$）；治疗组治疗前后 ET-1 水平比较有统计学意义（$P < 0.05$），提示益气养阴化瘀汤治疗早期糖尿病肾病的机制之一可能是通过降低 ET-1，降低肾小球毛细血管内压及延缓系膜区基质堆积和基底膜增厚，从而减轻和延缓糖尿病肾病进展。

（3）祛湿化瘀：盛笑梅从湿浊瘀血的角度，对临床期糖尿病肾病进行治疗，采用活血祛瘀基本方（苍术、玄参、川芎、葛根、鬼箭羽、红花、益母草、玉米须、地龙）加减治疗，结果患者肾小球肾小管间质及机体氧化损伤得到有效控制。刘洪陆等从痰瘀论治糖尿病肾病，用祛瘀化痰法（苍术、川芎、山茱萸、生薏仁、茯苓、太子参、厚朴、山药、丹参、益母草），治疗糖尿病肾病 97 例，有效率为 71.1%。

（4）活血化瘀：代芳采用加味补阳还五汤治疗糖尿病肾病 54 例，总有效率为 94.6%，明显优于两个对照组。谢立群采用活血化瘀方加减治疗糖尿病肾病，结果表明不仅可以减少蛋白尿、改善血液流变学，而且可以使血尿素氮、肌酐、血脂下降。说明活血化瘀中药治疗糖尿病肾病有很大的成效。

（5）补肾化瘀：侯卫国等以活血益肾汤为基本方加减治疗糖尿病肾病 35 例，结果有效率为 88%。陈跃星以补肾化瘀方治疗糖尿病肾病 24 例，结果有效率为 83.3%。董正华等用通络益肾汤治疗糖尿病肾病 30 例，药物组成为生地黄、桃仁、水蛭、酒大黄、山茱萸、山药、制附子、泽泻、茯苓、黄芪、葛根、芡实、沙苑子、牛膝等。结果治疗组总有效率 86.67%，显著高于对照组之 66.67%，在血液流变学、血脂、血糖方面，治疗组治疗后较治疗前有显著改善，与对照组比较亦有明显差异。罗红艳用补肾活血方治疗早期糖尿病肾病肾虚血瘀证患者 34 例，结果显效 17 例，有效 13 例，无效 4 例，总有效率 88.24%。表明补肾活血方具有延缓肾衰竭进程的显著作用。

（6）分期论治：赵进喜将糖尿病肾病分早、中、晚 3 期论治，虽有所侧重，但始终将化瘀散结治法贯穿始终。邹峰将糖尿病肾病分为 4 型：①肾功能亢进期（肝肾气阴两虚夹瘀）治则益气养阴、活血祛瘀；②肾功能减退期（脾肾两虚痰血瘀滞）治则益气活血、滋养脾肾；③肾衰竭期（气血阴阳俱衰痰瘀互结水气凌心水饮射肺）治则补气养心、活血化瘀、化痰利水；④肾病综合征（脾肾阳虚心血瘀阻）治则健脾益肾、活血化瘀。有学者研究，将糖尿病肾病分 3 型论治：早期（微量蛋白尿期）治宜益气养阴兼活血通络，药用参芪地黄汤、生脉（散）汤合六味地黄汤兼加活血通络之品；中期（临床 DN 期）治宜健脾补肾、活血利水，方用实脾饮、济生肾气（丸）汤、真武汤加减；晚期（DN 肾功能不全期）治宜调理五脏、湿浊瘀同治，方选真武汤、五苓（散）汤、苓桂术甘汤、附子理中汤、抵当汤、旋覆代赭汤加减。

# 122 狼疮性肾炎从瘀论治

系统性红斑狼疮（SLE）是一种可以累及多系统、多器官的具有多种自身抗体的自身免疫性疾病。根据病理检查，几乎所有系统性红斑狼疮均有程度不等的肾脏病变。狼疮性肾炎（LN）是继发性肾脏疾病中最主要的疾病，也是决定其预后的关键因素。在中医文献中并无狼疮性肾炎的记载，但据其发热、颊部红斑、水肿等临床表现，可隶属于中医学"发热""日晒疮""水肿""虚劳""阴阳毒"等范畴。恰当的治疗可以使大多数患者达到病情的完全缓解并改善预后。学者张利剑等认为，当从瘀论治。

## 病因病机不离血瘀

狼疮性肾炎的发病机制尚不明确，现代研究认为，免疫复合物（IC）形成与沉积是引起 SLE 肾脏损害的主要机制。无论是循环的 IC 沉积于肾小球或者是原位形成的 IC 两者均能激活补体，引起炎症细胞浸润，凝血因子活化及炎症介质释放，导致肾脏损伤。中医认为狼疮性肾炎的形成有内外两方面因素，内因多为禀赋不足，饮食失调，七情内伤，劳倦过度以及病后耗伤阴血等，导致五脏阴精受损；外因热毒侵袭，机体阴阳失调而内生虚火，火热毒邪郁于脏腑经络、气血失调煎熬津液，酿生瘀热发为本病。《诸病源候论》曰："肿之生也，皆因风邪寒热毒气，客于经络，使血涩不通，壅结皆成肿也。"王清任曰："诸病之因，皆由血瘀"。为狼疮性肾炎从瘀论治提供了理论依据。

瘀血始终是贯穿于病变不同阶段的重要病机之一。初期以热毒为主。热毒为患，可波及营血，致使气血壅郁，如朱丹溪所曰"血受湿热，久必凝浊"；也可灼伤营阴，耗伤阴液，使血液浊稠，停滞为瘀；亦可因热邪损伤血脉，血液溢于脉外，失去运行输布而息止不行，成为瘀血。疾病后期可见气阴两伤，脾肾阳虚，阴虚火旺。是气者，血之帅也，气行则血行，气滞则血瘀。正如《格致余论·经水或紫或黑论》曰："血为气之配……气凝则凝，气滞则滞。"血属阴类，非阳不运，气为阳化，气行血行，阳虚火衰，不能运动血液循经而行，寒自内生，则血凝为瘀。阴液亏虚，相火偏亢，煎熬阴液，血液黏稠，则血流不畅致瘀。即所谓"久虚必瘀"。

瘀血不仅是病理产物，也是疾病发展过程中重要的致病因素。瘀血导致血行不畅，瘀血不去，新血不守，血不循经，故尿中带血。瘀阻肾络，精气不能畅流，壅而外溢，精微下泄而成蛋白尿。此外瘀血作为一种致病因素，也可引起气虚，许多慢性患者表现尤为明显。瘀血也会导致疾病缠绵难愈，成为久病的诱因。

## 辨证施治莫忘祛瘀

狼疮性肾炎，目前现代医学以糖皮质激素、细胞毒性药物及多种新方法（血浆置换、干细胞移植、生物制剂、大剂量免疫球蛋白冲击疗法）治疗，取得了一定疗效，但存在复发率高、副作用大、价格昂等缺点。中医药治疗在提高疗效、改善预后、减少复发和副作用等方面，获得满意疗效。在对患者进行临床宣教，使患者正确认识疾病，配合治疗的基础上，应用中西医结合治疗狼疮性肾炎，可提高疗效，减少副作用常可事半功倍。西医以激素治疗为主。中医治疗，化瘀贯穿始终。清代医家傅山指出："久病不用活血化瘀，何除年深坚固之沉疾，破日久闭结之瘀滞？"临证可根据瘀血病因之不同，分别施以凉血祛瘀、益气祛瘀、温阳祛瘀、滋阴祛瘀之法。此外，气为血之帅，不论何种病因引起的血瘀均应配伍理气之品，正如王清任所曰"谨守病机……疏其气血"。

**1. 活动期**：以西医激素及免疫抑制剂等对症治疗为主，中医治疗为辅，据其临床症型之不同，分别采取凉血祛瘀、滋阴清热祛瘀等法。

（1）凉血祛瘀：用于疾病初期热毒炽盛兼有血瘀，表现为高热，烦躁，皮肤黏膜红斑，关节疼痛，尿血，便血，口舌生疮，大便秘结，小便短赤，渴不多饮，双下肢浮肿，舌黯红苔黄，脉弦数或红数。以激素及细胞毒药物抑制免疫为主，中药清热解毒、凉血化瘀为辅。常用犀角地黄汤加减。遵叶天士"入血直须凉血、散血"之意，常用水牛角、赤芍、牡丹皮、栀子、生地黄、紫草、郁金、大青叶、白花蛇舌草、茜草、白茅根等清热凉血，兼活血化瘀，亦可配用玄参、金银花、连翘、大蓟、小蓟等。若瘀热动血、出血，又当加用凉血祛瘀止血之品。

（2）滋阴清热祛瘀：用于阴虚火旺兼血瘀，多见于长期服用激素者。以持续低热面部暗红色红斑，咽干口燥，五心烦热，自汗盗汗，溲赤便干，脉细数为辨证要点。在激素维持基础上应用中药治疗。治宜滋阴降火化瘀。方用知柏地黄汤为主，药如当归、赤芍、丹参、鳖甲、牡丹皮、制首乌、首乌藤等。

**2. 缓解期**：缓解期（或激素减量维持期）治疗以中药益气温阳祛瘀为主，西药调节免疫为辅。

（1）益气滋阴祛瘀：用于气阴两伤兼血瘀，多见于临床缓解期。以神疲乏力，晨起面肿，自汗，心悸，盗汗，头晕耳鸣，口燥咽干，五心烦热，舌质淡红或黯红，少苔，脉细软为辨证要点。宜以中药益气养阴，活血化瘀为主。方用四君子汤酌加当归、党参、桃仁、红花、川芎、鳖甲、墨旱莲等。一般当以益气养阴为主，活血化瘀为辅，寓通于补。

（2）温阳祛瘀：用于脾肾阳虚兼血瘀，多见于临床缓解期。以面目浮肿，面部褐色斑疹，唇紫，气短乏力，畏寒肢冷，腹胀纳呆，腰膝酸软疼痛，尿少或清长，便溏，舌淡胖呈青色，脉沉细为辨证要点。治宜补肾健脾，温阳祛瘀利水。方用真武汤加减。药用附子、干姜、人参、当归、牡蛎、桃仁、红花、丹参、鹿角胶、补骨脂等。

此外，随着中药药理研究不断深入，临床中中药注射剂品种逐年增多，尤其是一些活血化瘀的中药注射剂。中药注射剂具有起效迅速、生物利用度高等特点。改善了中药汤剂的煎服不方便、不宜于长期服用等缺点。同时也为现代医学应用中药制剂提供了方便。现代药理分析，活血化瘀制剂可以通过抗血小板聚集、改善微循环起到"活血化瘀"作用，结合中医药理论，结合患者临床辨证分型，选择适合的药物，发挥最佳作用和功效，从而使中医与西医有机结合。

# 123　紫癜性肾炎从瘀论治

过敏性紫癜又称亨舒综合征（HSP），是一种以广泛小血管炎为基础的系统性血管炎病变，主要累及皮肤、胃肠道、关节和肾脏。过敏性紫癜累及肾脏导致的肾脏病变称为过敏性紫癜性肾炎（HSPN），简称紫癜性肾炎，其最常见的临床表现是血尿和/或轻中度蛋白尿。过敏性紫癜性肾炎属中医学"紫癜""肌衄""尿血"及"水肿"范畴。病因多为外感时邪引发伏热，或进食鱼虾荤腥、蕈类等腥发动风之品。病机为风热相搏或热毒炽盛、血分伏热或气血虚损、瘀阻络脉，导致血液不循常道而溢于脉络之外。过敏性紫癜性肾炎早期临床多表现为大量皮肤紫癜同时伴有肾损害，风热邪毒和瘀血是主要病因病机，以实证为主。病变后期病情迁延，常表现为皮肤紫癜消退后，仅留有肾脏损伤，临床表现为持续或反复血尿、蛋白尿，脾肾气阴两虚为主要病机，常兼瘀血、外邪，属本虚标实。根据过敏性紫癜性肾炎的发病规律、临床表现及病理变化等特点，可将其病机概括为热、虚、瘀3个方面。热有实热与虚热之分，虚有阴虚与气虚之别，血瘀则贯穿本病始终。

## HSPN 病机以血瘀为要领

本病属中医学"尿血""尿浊""溲血"等范畴。"尿血"的病名首见于《诸病源候论·小儿杂病诸候·尿血候》，曰："血性得寒则凝涩，得热则流散；而心主于血；小儿心脏有热，乘于血，血渗于小肠，故尿血也。"本病病位在于肾、膀胱，发病原因众多。古代医家认为热邪会引起本病，《诸病源候论》提及"热气入胃"可致"斑毒"，由于"其热挟毒蕴积于胃，毒气熏发于肌肉，状如蚊蚤所啮，赤斑起"。《素问·至真要大论》提出"水液浑浊"皆属于热。《素问·气厥论》曰"胞移热于膀胱，则癃溺血"。《小儿卫生总微论方》首次提出"血溢"，多由血热妄行则上溢，云"由热乘于血气也，血浮热则留溢，随气而上"。陈实功在《外科正宗》中提出"自无表里，邪毒传胃，牙根出血，久则虚人，斑渐方退"，病机为邪毒传胃，久病可致虚。

血瘀也可导致本病。《医林改错·通窍活血汤所治之症目》曰："紫癜风，血瘀于表里"。热迫血行，血络灼伤，血不循经溢于脉外成瘀；情志郁结，导致气机不畅或素体痰盛，壅遏脉络可致瘀；久病气虚、气不行血可致瘀；余热伤阴，血行受阻，可阻滞经络使出血不易止，且可阻碍新血化生，从而致瘀。"瘀血不去，新血不生"，故唐容川主张"凡吐衄，无论清凝鲜黑，总以去瘀为先；且既有瘀血，便有瘀血之证，医者按证治之，无庸畏阻"，主张治疗血证总以祛瘀为要。

## HSPN 活血通络贯穿始末

任献青教授认为 HSPN 可分为邪实、正虚两个阶段，且"实多虚少"，早期起病急骤多属实证，以风热、血热为主，热象明显，治疗宜疏风通络凉血兼活血化瘀，任献青教授认为此阶段相当于西医的免疫上调阶段，这与临床免疫学检查中 IgA 值多在均值以上水平相一致，此阶段不可过用补药，以免加重病情。后期病情多反复迁延难愈，易耗气伤阴，多为虚证，以阴虚火旺、气阴两虚为主，宜益气养阴清热兼活血化瘀。疾病迁延日久不愈，加之患儿脏腑娇嫩，形气未充，致使心脾气虚，心虚则难以生血，脾虚则统血受制，血失所附而溢于脉外，发为血尿，故在辨证治疗基础上应加用益气滋阴健心脾之药。任献青教授在治疗过程中注重兼顾扶正祛邪，做到扶正不留邪，祛邪不伤正，如反复呼吸道感染引起的 HSPN 复发的患儿，常加用西药香菇菌多糖片口服调节免疫，或在中药中加入白术、防风，而不用黄芪，这与黄芪温性作用相对偏盛有关。

HSPN 每个阶段均有不同程度的瘀血证候，活血化瘀药物的使用举足轻重，任献青教授临证中多用紫草、丹参、茜草、白茅根、雷公藤等活血化瘀的中药，瘀血重者加用三棱、莪术。现代研究表明，活血化瘀药物可能具有促进纤维蛋白溶解，增加纤溶酶活性，改善微循环，抗血小板聚集以及降低毛细血管通透性的作用。

## 临床联合用药

临床灵活联用雷公藤多苷片和阿魏酸哌嗪片，以改善血液高凝状态，减轻肾损伤。现代医学认为过敏性紫癜为全身性小血管变态反应性炎症，可导致凝血功能异常、血液黏滞度增高，这是由于各种原因产生的生物活性因子形成的免疫复合物损伤毛细血管内皮，使内皮下组织暴露致使血小板黏附、聚集，同时可启动内源性凝血系统和外源性凝血系统，导致过敏性紫癜患儿发生高凝状态。这与中医之血瘀的理论不谋而合。血瘀证的中医治疗以活血化瘀为则，与西医的抗凝作用有异曲同工之处。雷公藤多苷片和阿魏酸哌嗪片均具有一定的抗凝作用，临证中在中医辨证基础上联合应用雷公藤多苷片和阿魏酸哌嗪片治疗 HSPN 以改善血液高凝状态，减轻肾损伤，疗效显著。

**1. 雷公藤多苷片在 HSPN 中的应用经验**：雷公藤，性味苦寒，具有祛风湿、活血通络、消肿止痛等功效。雷公藤多苷是从雷公藤去皮根中提取精制的混合物，现代药理研究认为雷公藤对细胞免疫和体液免疫均有一定的抑制作用，它既可抑制 T 细胞增生和肾小球系膜细胞增生，又能改善肾小球基底膜的电荷状态而阻止尿蛋白漏出。另外，雷公藤多苷有一定的抗凝、纠正纤溶障碍、改变血液流变性质、降低血液黏度及改善微循环等作用。管志伟等对 48 例患儿应用活血化瘀法联合雷公藤多苷片治疗 12 周，观察治疗前后凝血指标发现，部分 D-二聚体、凝血活酶时间及纤维蛋白原三大指标改善均具有统计学意义（$P<0.01$），提示活血化瘀法与雷公藤多苷片合用能够明显改善临床 HSPN 患儿的血液高凝状态。临证治疗中体会到，雷公藤多苷片治疗轻中度蛋白尿疗效甚佳，联合激素可使疗效增加，并可以对抗激素的副作用，临床应用多年未见明显影响患儿成年后生育能力等副作用，雷公藤多苷与常用中、西药无明显配伍禁忌，部分中药可很好地对抗其生殖毒性，如白芍保肝、野山楂根及菟丝子保护生殖系统、地榆升血小板、茜草升白细胞等。

**2. 阿魏酸哌嗪（保肾康）在 HSPN 中的应用经验**：本品是中药川芎的有效成分，可抑制血液中血栓素 A 的合成，从而降低了其与前列环素的比值，故能抗凝，扩张小动脉，解除血管痉挛，降低全血黏度，提高红细胞变形能力，因此该药能改善血液高凝状态，保护肾脏。徐益群等通过 88 例患儿的临床对照研究发现，保肾康可缩短尿微量白蛋白、尿转铁蛋白、$\beta_2$ 微球蛋白升高的时间，可明显降低过敏性紫癜肾损伤的发生率。应用保肾康配合中药治疗紫癜性肾炎血尿型效果甚佳，且联合血管紧张素转化酶抑制剂类治疗轻中度蛋白尿对改善尿蛋白临床效果显著，可以明显改善肾功能。

## 分证分期论治

丁樱教授微观辨病与宏观辨证相结合，根据多年临床经验，总结从瘀论治过敏性紫癜性肾炎基本方：生地黄、牡丹皮、赤芍、墨旱莲、三七、小蓟、茜草、丹参，以凉血化瘀通络为基本原则。根据不同证候，分证论治。

**1. 风热夹瘀**：起病较急，全身皮肤紫癜散发，尤以下肢臀部居多，呈对称分布，色鲜红，大小不一，可有发热、腹痛、关节肿痛、尿血，舌质红、苔薄黄，脉浮数。病理分型为Ⅰ级。治疗以清热凉血方加金银花、连翘、荆芥、防风疏风解表。

**2. 血热夹瘀**：病程短，皮肤鲜红色紫癜，肉眼或镜下血尿。症见双下肢鲜红色瘀斑、瘀点，心烦，口渴，便秘，或伴尿血、便血，舌红苔黄，脉数等。病理分型为Ⅰ级。治宜凉血化瘀，清热解毒。方用清热凉血基本方加水牛角、紫草以凉血止血。肉眼血尿者，加白茅根、大蓟、小蓟；腹痛便血者，加白芍、槐花、地榆炭。

**3. 阴虚夹瘀：** 以血尿为主，症见肉眼血尿或镜下血尿，口干咽燥，五心烦热，舌红少苔，脉细数。病理分型为Ⅰ级、Ⅱ级。予清热凉血方加知母、黄柏、黄精以滋阴凉血。心烦失眠者，加首乌藤、酸枣仁。

**4. 气阴两虚夹瘀：** 蛋白尿、血尿并见，易反复感染。症见少气乏力，面色无华，口干咽燥或长期咽痛，咽部暗红，手足心热，舌质淡红、少苔，脉细或弱等。病理分级多为Ⅱ级。予以中药配合雷公藤多苷片治疗。中药治以清热凉血方加黄芪、太子参、女贞子、墨旱莲、黄精以益气养阴。若血尿明显者，可另冲服三七粉、琥珀粉。雷公藤多苷片每日 1.5 mg/kg，分 3 次口服，每日最大量不超过 90 mg，疗程 3 个月。

活血通络贯穿始末。过敏性紫癜性肾炎以血尿为主，其病机总由血不循经所致，而离经之血，又成为新的致病因素，内阻经络，加重出血。故一味收涩止血，易闭门留寇，加重瘀血，而致血尿更甚。因此，治疗时应寓止血于活血中，切忌止血留瘀。临床上多选用茜草、蒲黄、三七等活血止血药。根据多年临床经验，对于过敏性紫癜性肾炎血尿单用止血药效果不佳，在急性期有明显的肉眼血尿时，可短期以止血为主，在多数情况下应以活血为主，止血为辅。多用当归、丹参、藕节、大蓟、小蓟、白茅根等。病至后期过敏性紫癜性肾炎迁延期更应兼顾活血，而不能一味收敛止血，临床多用白及、茜草、三七、琥珀粉等，生蒲黄可更换为炒蒲黄。

# 124　慢性肾衰竭从瘀论治

　　慢性肾衰竭（CRF）是各种慢性肾脏病缓慢进展的最终结局，表现为肾功能逐渐减退，代谢产物潴留，水、电解质、酸碱失衡，以及肾脏内分泌功能异常，由此引起各系统的损害。目前多数医家认为慢性肾衰竭的主要病机是脾肾亏虚、湿瘀浊毒潴留，有资料显示瘀血证在慢性肾衰竭中居标证之首，达68.3%，显著高于其他邪实兼证。学者傅奕等探讨了慢性肾衰竭瘀血病理的形成与临床表现的基础，阐述了慢性肾衰竭从瘀论治的体会。

## 慢性肾衰竭瘀血病理的形成

　　**1. 脏腑虚损致瘀**：脏腑虚损是慢性肾衰竭的发病基础，主要病位在脾肾，涉及肺、肝与三焦，表现为脾肾气虚、肺肾气虚、脾肾阳虚、肝肾阴虚、气阴两虚、阴阳两虚等。气为血帅，气虚不足以推血，血脉瘀阻；或阳气不足，温煦鼓动无力，寒凝血流滞缓；或阴津亏耗，虚热内生，煎熬津液，皆能致瘀。另一方面，诸脏腑虚损，气机升降失司，肺失通调，脾失转输，肾失开阖，肝失疏泄，三焦水道不利，水液停聚，阻滞气机，血脉失和，亦能致瘀。

　　**2. 湿热浊毒致瘀**：湿热浊毒是慢性肾衰竭的重要病机环节。其中湿热既可外受，也可在脏腑虚损的基础上产生，贯穿于疾病的始终，湿热阻抑气机，血行郁滞；或灼津生痰，使血液黏稠；或湿热耗损正气，导致瘀血内生。此外，湿热久蕴，酿生浊毒，浊毒之邪壅滞于内，气血运行不畅，亦导致瘀血形成。湿热浊毒，或从寒化，或从热化，从寒化则凝滞血脉致瘀，从热化则伤津耗液，或迫血妄行，血溢脉外，从而加重瘀血。

　　**3. 久病入络致瘀**：早在《内经》中就有关于"久病入络"的相关论述。如《素问·缪刺论》曰："今邪客于皮毛，入舍于孙络，留而不去，闭塞不通，不得入于经，流溢大络而生奇病。"说明入侵人体的病邪可通过络脉而及全身，继生百病。至清代叶天士有谓"初病在经，久病入络，以经主气，络主血"，明确提出了"久病入络"的观点。肾病日久，邪实正虚，邪愈实而正愈虚，瘀血病理日渐加重，表现为肾络瘀阻，脏腑失和，各种病理产物堆积在肾脏，湿热痰瘀浊毒蕴结，日渐发展为肾内微癥积，步入劳损之途。

## 慢性肾衰竭瘀血病理的表现

　　**1. 证候表现**：临床上慢性肾衰竭瘀血为患，常常病证错杂，内而脏腑，外而皮内膜外，随气机运动，弥漫三焦。在上焦，瘀阻心肺之络，见咳喘、咯血、胸痹、心痛、心悸等；在中焦，瘀阻脾胃之络，见胃痛，或吐血、便血等；在下焦，瘀阻肾与膀胱，见少腹急结、小便不利、水肿，或神昏狂躁等。病程的不同阶段，病证表现亦有轻重之别，早期可以无明显证候表现，共性的表现有面色黧黑、肌肤甲错、肢体麻木、骨节疼痛、舌质暗紫，或有瘀点、瘀斑，脉象细涩、沉弦或结代等。

　　**2. 病理表现**：慢性肾衰竭的中医病理基础是肾内微癥积，即肾络瘀阻。从现代医学角度去认识，即肾脏纤维化。病理上可表现为肾小球毛细血管袢僵硬、皱缩、血管壁玻璃样变、纤维蛋白原样物沉积、微血栓形成、系膜细胞与基质增生、肾小球硬化、肾间质纤维化等。而各种细胞因子与炎性因子被激活，使血小板数量增加、聚集与释放功能增强、纤维蛋白降解物增多、微循环障碍，导致上述病理变化的发生。在临床上血液高凝状态也是瘀血病理的表现。

## 慢性肾衰竭从瘀论治的五法

瘀血既是慢性肾衰竭的主要病理产物，又是病情进展的重要因素。瘀血留滞，耗损人体正气，并与湿热浊毒互结，使病情缠绵难愈。因此，治疗慢性肾衰竭应重视活血化瘀，临床上根据正虚邪实的不同，分别采取化湿泄浊活血、解毒清利活血、益气活血、温阳活血、养阴活血等法。

**1. 化湿泄浊活血法：**湿浊瘀血互为因果，共同影响慢性肾衰竭邪正消长和病程进展，并贯穿于整个病程。湿浊困阻，脾胃升降失司，瘀滞肾络，肾失开阖气化，症见神倦乏力，恶心呕吐，脘痞纳呆，口中尿臭，肢体水肿，胸闷气短，舌苔厚腻，脉细无力，治当化湿泄浊、活血利水，方选平胃（散）汤、五苓（散）汤合大黄䗪虫（丸）汤加减，常用药有苍术、白术、厚朴、法半夏、陈皮、紫苏梗、桂枝、茯苓、猪苓、泽泻、制大黄、泽漆、桃仁、杏仁、黄芩、白芍等。湿蕴化热，症见烦躁，尿黄，大便干结，舌苔黄腻，方选黄连温胆汤合桃核承气汤加减，药用黄连、竹茹、枳实、法半夏、橘红、茯苓、制大黄、桃仁、赤芍、桂枝等。湿从寒化，舌苔白腻，畏寒肢冷，大便不实者，方选温脾汤化裁，药用干姜、人参、制大黄、甘草、红花、丹参、鬼箭羽等。应重视运脾，脾气得运，则湿浊易除，其中芳香化湿药最为常用，并应配合调气之品，使气机宣通，则湿浊瘀血得化。大黄具有通腑泄浊、清热解毒、导滞破瘀的功效，现代药理研究认为大黄具有抑制肾小球系膜细胞和肾血管上皮细胞增生，抑制残余肾单位的过度肥大，改善肾脏血液循环和高凝状态，增强肾血流量的作用，同时大黄能抑制尿素合成减轻氮质血症，并能促进氮质代谢产物从肾脏和肠道排出，缓解尿毒症症状。

**2. 解毒清利活血法：**虚体感受热毒之邪，是慢性肾衰竭病情加重的重要因素之一。湿热与瘀血相互搏结，难解难分，酿生浊毒，一旦外邪侵入，引动内邪，湿热毒瘀互结，则病愈深重。热毒阻络，可遍及全身，热毒蕴结咽喉，症见咽喉红肿疼痛，甚者酿脓，伴发热，方选银翘（散）汤加减，药用金银花、连翘、黄芩、薄荷、竹叶、牛蒡子、荆芥、桔梗、积雪草等；热毒郁肺，肺气不利，症见咳嗽，咯黄痰，胸闷气急，潮热汗出，小便不利，大便秘结，方选清肺化痰汤加减，药用桑白皮、黄芩、知母、贝母、麦冬、桔梗、茯苓、橘红、六月雪、玉米须、甘草等；胆腑热毒，症见胁痛口苦，恶心呕吐，大便秘结，尿黄，方选茵陈蒿汤加减，药用茵陈、栀子、黄芩、法半夏、郁金、泽兰、制大黄、桃仁、车前草等；肠腑热毒，症见腹痛腹泻，里急后重，壮热口渴，头痛烦躁，恶心呕吐，选方葛根芩连汤加减，药用煨葛根、黄芩、黄连、地榆、地锦草、牡丹皮、煨木香等；热毒郁于下焦，膀胱气化不利，症见尿黄，尿赤，尿少，尿道灼痛，小腹胀痛，方选八正（散）汤合桃核承气汤，药用蒲公英、荔枝草、车前草、瞿麦、萹蓄、栀子、大黄、桃仁、赤芍等。

**3. 益气活血法：**李东垣认为脾胃虚弱，元气不足是血瘀形成的一个重要因素。《仁斋直指方》曰："气为血之帅，血为气之母。"血的运行依赖气之统摄与推动。慢性肾衰竭病延日久，脾肾气虚，瘀血内阻，常伴见面色少华、萎黄，疲乏无力，少气懒言，头昏等症状，当予益气活血，方选归脾汤合补阳还五汤加减，药用黄芪、党参、白术、茯苓、当归、川芎、桃仁、红花、丹参等，冀脾气健运，气血得充，气行则血行，瘀血得消。若肾气亏虚，兼腰膝冷痛，四肢欠温，夜尿清长，面浮肢肿，参以金匮肾气（丸）汤方意，并加入菟丝子、杜仲、淫羊藿等品。其中黄芪益气固表、利水消肿，"大补肾脏之元气"，具有调节免疫，改善细胞代谢，影响血液流变学，抗氧化、抗纤维化及维持细胞凋亡和增殖平衡的作用，能够减少蛋白尿，减轻肾纤维化，保护肾功能，为肾病临床所常用。

**4. 温阳活血法：**慢性肾衰竭气虚及阳，阳虚气化不利，寒凝血瘀，症见浮肿，面色㿠白而晦滞，神疲，畏寒肢冷，腰膝酸软，腹胀纳呆，呕恶，尿少或夜尿清长，舌质淡，舌体胖有齿痕，脉沉迟无力，治当温阳活血，方选肾气（丸）汤合血府逐瘀汤加减，药用党参、生地黄、牡丹皮、当归、吴茱萸、桃仁、红花、枳壳、赤芍、桔梗、牛膝、川芎等。阳虚肿甚者改投真武汤，药用附子、白术、茯苓、白芍、生姜等。慢性肾衰竭阳虚证，从现代医学角度认识其本质，它是机体对肾功能减退的一种保护性代偿，是肾功能减退时甲状腺激素分泌与代谢所发生的一种适应性变化，治疗应重点调整肾之阴阳维持在低水平的平衡状态，过于温肾壮阳有时适得其反，甚者促使肾功能进一步恶化。因此，临床常用淫羊藿、菟丝子、杜仲、肉苁蓉等品，并注意阴中求阳，对阳虚气不化水，水邪泛溢者，则予通阳化气、温阳利水，药用附子、桂枝、干姜等。

**5. 养阴活血法：** 慢性肾衰竭阴虚形体不充，脏腑失濡，瘀血内阻。肝肾阴虚，症见形体消瘦，头晕耳鸣，目涩虚烦，手足心热，舌暗红苔少，舌上有瘀点、瘀斑，脉象弦细，方选六味地黄（丸）汤合四物汤加减，药用生地黄、熟地黄、白芍、制首乌、墨旱莲、女贞子、枸杞子、牛膝、丹参等；肝阳上亢，症见头目胀痛，面目红赤，急躁易怒，失眠多梦，口苦咽干，舌红苔薄黄，脉象弦数，方选天麻钩藤饮合通窍活血汤加减，药用天麻、钩藤、石决明、益母草、桑寄生、首乌藤、赤芍、川芎、桃仁、红花等；肺阴不足，症见干咳痰少，咽干口燥，手足心热，盗汗便秘，舌红苔少，脉细数，方选沙参麦冬汤化裁，药用沙参、麦冬、玉竹、百合、桑叶、天花粉、甘草、当归、桃仁、杏仁等；胃阴不足，症见胃脘隐痛，嘈杂干呕，口燥咽干，大便干结，舌质光红，脉细弱，方选益胃汤合丹参饮，药用沙参、麦冬、生地黄、石斛、丹参、枸杞子、赤芍、陈皮、佛手等。

## 从瘀论治慢性肾衰竭的研究

慢性肾衰竭是由于多种原因引起肾脏功能减退，是各种慢性肾脏病持续进展的共同结局，表现为代谢产物潴留，水、电解质及酸碱代谢失衡和全身各系统症状的一种进行性、不可逆的临床综合征。中医药对于延缓本病进展发挥着至关重要的作用，其中活血化瘀类方药在本病治疗中的应用越来越广泛，有着比较完善的理论体系和确切的临床疗效。学者孙绍昆等就近十年国内关于活血化瘀法治疗慢性肾衰竭的研究作了综合归纳。

**1. 病因病机：** 赵文娟认为慢性肾衰竭的病机主要是脏腑虚损，邪毒瘀滞，属虚实夹杂，本虚标实之证。国医大师郑新等指出慢性肾衰竭的病机主要分正虚和邪实两个方面，正虚主要是指脏腑气血阴阳虚，其中尤以脾肾亏虚为要，邪实则是指痰湿、瘀血、浊毒等病理因素，时有兼夹外邪。王亿平认为慢性肾衰竭病位初在肺脾肾，而后涉及其他脏腑，终致脾肾虚衰，湿热浊毒潴留，正虚邪实，日久为瘀。林韦翰等收集李顺民教授诊治CRF的门诊病例资料，中医病因挖掘结果显示湿浊和瘀血出现的频次最高，中医治法挖掘结果显示活血化瘀出现的频次最高，提示瘀血作为病因和病理产物的关键性。

**2. 辨治方法：**

（1）补虚扶正活血化瘀：慢性肾衰竭早期多以虚证为主，可见腰酸、乏力、纳差、失眠等脾肾亏虚之症，病情迁延日久，患者可有不同程度的瘀血表现，如面色黧黑、唇甲青紫、皮肤干涩、腰痛固定、肢体关节疼痛或麻木、血尿、舌紫暗有瘀斑瘀点、舌下络脉迂曲粗大、脉细涩或结代。久病及肾，久病多瘀，张大宁认为肾虚血瘀为慢性肾衰竭的病理基础，肾虚必兼血瘀，血瘀加重肾虚，率先提出了应用补肾活血法治疗本病，通过补肾可促进活血，而活血又益于补肾，具体方法包括脾肾双补、温补肾阳、益气活血等。郭恩绵提出脾肾两虚、瘀血阻滞肾络是本病的病理关键，治疗上以补益脾肾、活血通络为原则。张琪强调脾肾阴阳失调、血络瘀阻是本病的主要病理特征，常用补脾肾活血化瘀法治疗本病，提出本病早期治疗的关键是健脾补肾，中期应补泄兼施，以补益脾肾、活血泄浊为法，晚期治疗在活血泄浊的基础上应注意顾护胃气。赵敏等总结刘宝厚"瘀血不去，肾气难复"的理论，认为因虚致瘀者，有气虚、气阴两虚、阳虚之别，应以扶正化瘀为原则，针对不同病机可采用益气化瘀、益气养阴化瘀、温阳化瘀之法。

（2）和络渗湿泄浊解毒：瘀血、浊毒、湿浊是本病重要的病理因素，本病不论有无明显瘀血表现，微观上都会有不同程度的瘀血病理，浊毒可理解为潴留于体内的有毒物质，如血肌酐、尿素氮等代谢废物，湿浊可理解为水湿与浊毒，如临床上常见不同程度的水肿。赵玉庸教授提出"肾络瘀阻"的病机学说，确立了泄浊解毒、化瘀通络的治疗大法。叶景华根据络病理论，提出解表透经达络、泄浊解毒疏络和软坚散结通络三法。于俊生教授认为肾络不和、浊毒内蕴是慢性肾衰竭的重要病机之一，久病入络，慢性肾衰竭病久多表现为肾络瘀阻，且多是血瘀、血虚并见，治宜养血活血、和络泄浊。孙伟教授强调湿、热、瘀互结是本病进展的基本环节，湿热瘀毒经久不消，壅盛三焦，会阻碍气机升降，致使清气不升、浊气不降，确立了"益肾清利、和络泄浊"的治疗法则，常用方法包括和络泄浊、通腑泄浊及降泄湿浊等。关新义对葛健文治疗慢性肾衰竭的经验进行了总结，认为湿浊阴滞贯穿本病全程，具体应以通腑泄浊、活血化瘀及利湿清热等法论治。

**3. 方药治疗：**

（1）补虚扶正活血化瘀方药：张大宁教授提倡补肾宜平补，且偏重于补气，如选用生黄芪、白术、冬虫夏草等；活血用药宜辛温，如川芎、丹参、蒲黄、五灵脂等。林启展推崇张琪国医大师"三期辨证"思想，认为慢性肾衰竭早、中、晚三期皆应重视健脾补肾，用药多以黄芪、党参、白术、山药、茯苓、甘草等健脾益气，陈皮、砂仁、谷芽、麦芽等理气健脾和胃，熟地黄、山茱萸、菟丝子、金樱子等补肾益精，辨证加入丹参、桃仁、红花等活血化瘀之品。卢跃卿教授认为慢性肾衰竭久病多虚，临证用药时，脾肾气虚多以六君子汤加减，脾肾阳虚选用济生肾气丸加减，阴虚者方选六味地黄丸加减，气阴两虚时以参芪地黄汤加减。盛梅笑教授指出本病应重视活血化瘀，正虚者可采用益气活血、温阳活血、养阴活血之法。分而言之，归脾汤合补阳还五汤有益气活血之功，肾气（丸）汤合血府逐瘀汤有温阳活血之效，若阳虚肿甚改用真武汤，六味地黄丸合四物汤可养阴活血。

（2）和络渗湿泄浊解毒方药：叶景华临证治疗本病时常应用制大黄解毒泄浊祛瘀、土茯苓解毒利湿、王不留行活血祛瘀通络，治疗慢性肾衰竭重症时常在方中配以软坚散结之皂角刺、昆布、海藻、鬼箭羽。邹燕勤教授强调和肾络法所选方药需根据疾病阶段以及患者气血盛衰来调整用药。本病早期，瘀血阻络，正气尚存，此时可用桃仁、水蛭、莪术等破瘀血之品；本病后期，正气已衰，此时则选用丹参、鸡血藤、牛膝、僵蚕等温和又不伤正气的药物。于俊生教授主张应用和络法治疗本病，方选当归芍药散加减而成的和络泄浊方，药物组成：当归、赤芍、川芎、白术、土茯苓、制大黄、六月雪、胡芦巴、海藻，以和调脏腑气血。于教授提倡临证治疗时养血和络可用当归、白芍、川芎、丹参、鸡血藤等药；利水渗湿可用猪苓、茯苓、泽泻、薏苡仁、车前子、石韦、白术等药；泄浊解毒可用大黄、六月雪、土茯苓、胡芦巴等药。在和络泄浊的同时，还要注意维护肾元，酌加菟丝子、山茱萸、黄芪、党参等，不宜应用破血攻伐之品，以防耗血伤血之弊。

**4. 实验研究：** 崔龙等将84例慢性肾衰竭患者随机分为两组，两组均给予血液透析治疗，研究组加用补肾活血方药（黄芪、白术、当归、生地黄、茯苓、枸杞子、菟丝子、赤芍、制首乌、苍术、法半夏、大黄、红花）。结果提示，两组中医临床症状积分、尿素氮、血肌酐、血清单核细胞趋化蛋白1（MCP-1）及血管紧张素（Ang）Ⅱ水平均较治疗前显著降低，肌酐清除率（Ccr）均较治疗前显著升高，且研究组优于对照组。曹金霞等将100例慢性肾衰竭血瘀质患者按随机法分为两组，对照组给予西医常规治疗，治疗组在此基础上加用活血益肾汤（红花、丹参、川芎、鸡血藤、炒蒲黄、五灵脂、莲子、杜仲、桑寄生、黄精、炙黄芪、泽兰、甘草）。结果显示：对照组总有效率75.5%，治疗组总有效率86.3%，两组比较差异有统计学意义；在改善中医临床证候、血瘀质偏颇程度以及降低血浆黏稠度、血肌酐、胆固醇、甘油三酯方面，治疗组效果更为明显。张永锋等选取82例慢性肾衰竭患者，对照组给予西医常规治疗，观察组在对照组基础上给予活血化瘀中药（大黄、三七、川芎、当归、丹参、黄芪、紫苏叶）干预。研究发现，观察组Ccr、Hb、Ca水平明显高于对照组，K、Cl、P水平明显低于对照组。李青等在西医治疗基础上，联合"益肾清利、活血泄浊"方药（生黄芪、党参、炒白术、紫苏梗、当归、川芎、石韦、虎杖、积雪草、六月雪、土茯苓、泽兰、泽泻、厚朴、杜仲、桑寄生、牛膝、续断）随证加减治疗60例慢性肾衰竭2～4期患者。结果显示：经联合治疗中医临床症状积分差异具有统计学意义，患者肾功能轻度下降，24小时尿蛋白定量明显下降，血红蛋白、血浆白蛋白上升且趋于稳定。提示早中期慢性肾衰竭患者应用"益肾清利、活血泄浊"法可延缓肾功能恶化，改善营养状况和临床症状。

　　综上所述，从瘀论治本病主要包括扶正活血化瘀与和络渗湿、泄浊解毒两个方面，临证时当灵活运用。应用活血化瘀方药，可有效缓解慢性肾衰竭患者临床症状，保护残余肾功能，具有广阔的研究前景。但是，目前研究多以临床实验为主，对此类方药具体作用机制的认识尚不完善，此类研究的深入完善，可不断充实发展我们对本病的认识，更好地指导临床治疗。

# 125　血 液 系 统 肿 瘤 从 瘀 论 治

　　傅汝林教授认为，血液系统肿瘤的发生发展与瘀血阻滞密不可分，活血化瘀是治疗肿瘤的根本大法。血液系统恶性肿瘤患者可以有多方面瘀血阻滞的临床表现，所以活血化瘀尤显重要。临床辨证用药、据证加减，注重滋阴养血、滋补肝肾、清热解毒、软坚化痰、活血化瘀。

## 活血化瘀顾护正气

　　血液系统恶性肿瘤是指以骨髓及髓外造血器官等为主的造血组织细胞由正常恶变成肿瘤细胞的一类病症，常见的有急慢性白血病、非霍奇金淋巴瘤和霍奇金淋巴瘤、多发性骨髓瘤、骨髓增生性疾病等。临床治疗以西医放疗、化疗为主，但总体疗效不甚理想，因此许多医家主张中西医结合综合治疗、取长补短以提高疗效。傅汝林认为，根据血液系统肿瘤疾病病情演变和临床表现，其发病病机总体为正虚和邪实，而瘀血阻滞是其主要病因病机之一。历代诸多医家均有关于瘀血与"石瘕""癥积""噎膈"等肿瘤疾病之间联系的论述。如清代著名医学家王清任曾指出"肚腹结块，必有形之血"，这正说明腹腔内的肿瘤包块是由瘀血阻滞引起的。正常情况下，血液在脉中周流不息地运行，灌溉五脏六腑，濡养四肢百骸。如果某些原因使血液运行不畅，阻滞在经脉之中，或者溢于经脉之外，瘀积到脏腑器官里，就会形成瘀血，日久不散、聚而成瘤。气滞和气虚是引起血行不畅而瘀血停滞的主要原因。正如《灵枢·刺节真邪》曰："宗气留于海，其下者，注于气街，其上者，走于息道。故厥在于足，宗气不下，脉中之血凝而留止。"也就是说，人体机能活动与气的作用息息相关。血的生成要依赖气的化生，血的运行要依赖气的推动。若出现气虚和气滞的情况，则不能推动血液运行，血流不畅则瘀积在体内局部，从而形成痞块。血寒和血热也是引起瘀血停滞的重要原因。《素问·举痛论》曰："经脉流行不止，环周不休，寒气入经而稽迟，泣而不行，客于脉外则血少，客于脉中则气不通。"指出血脉遭受寒气就会蜷缩拘急，血液遭受寒邪就会凝滞不畅；同时血热可以迫血妄行或者血热搏结都可能造成血行不畅，阻滞成瘀。内伤和外伤也是引起瘀血停滞的原因之一。由于内外伤导致血脉损伤，血液不运行于经脉之内，而积于体内则形成瘀血。临床上，瘀血阻滞的表现多种多样，如活动度差的肿大淋巴结，表面凹凸不平、边界不清，疼痛且痛处固定不移，舌质青紫或有瘀斑、脉弦涩，有出血或皮下瘀斑等。对于这一类的病症活血化瘀尤显重要。现代药理学研究发现，活血化瘀中药能够降低凝血系统的功能，改善患者的临床症状，对肿瘤细胞有一定的抑制作用，从而能减轻肿瘤细胞带来的机体负荷，在整个疾病过程中均有一定的正向作用。

## 辨证用药据症加减

　　《内经》提出了活血化瘀法思想，首先是要"和血"，调节气血的运行。《素问·至真要大论》曰："疏其血气，令其调达。"《素问·调经论》曰："血气不和，百病乃变化而生。"其次是重视去"恶血"，即祛瘀。《素问·阴阳应象大论》指出："审其阴阳，以别柔刚。阳病治阴，阴病治阳，定其血气，各守其乡（本经之位），血实宜决（破）之，气虚宜掣（导）引之。"《素问·三部九候论》曰："必先度其形之肥瘦，以调其气之虚实，实则泻之，虚则补之。必先去其血脉而后调之。"《素问·离合真邪论》曰"此攻邪也，疾出以去盛血，而复其真气"，强调要祛除"恶血"。傅教授在长期的临床实践中，拟四法治疗血液系统肿瘤取得较好效果，分别为滋阴养血活血化瘀法、滋补肝肾活血化瘀法、清热解毒活血化瘀法、软坚化痰活血化瘀法。

上述 4 种方法也可相互参考、灵活运用，譬如肝肾阴虚兼有热毒内蕴者，病机为虚实夹杂，2 种方法可加减运用；又如血虚兼痰瘀者，可以养血与化痰并用。若遇到舌质有明显瘀斑、瘀点者，可灵活加用桃仁、红花、水蛭、莪术等更峻猛的活血化瘀药。血液系统恶性肿瘤的形成与脏腑功能失调、阴阳偏盛、偏衰有密切关系，应以八纲、脏腑辨证为基础，治疗以调整脏腑功能为首要，灵活运用如清心火、泻肺热、泻肝火、补肝阴、健脾气、益胃气、温肾阳、滋肾阴等法则。初期或瘀血见症不多者，选用茜草根、三七、鸡血藤、大血藤、大叶紫珠草等养血活血之品；若有出血且来势凶猛者，除选用上述药物外，可适当加用白茅根、侧柏炭、槐花、地榆等止血药物；运用养血活血之品，要注意止血而不留瘀，因此对于久病、病情反复者，可酌加桃仁、红花、莪术、三棱等稍峻猛的活血化瘀药物；瘀血重者可加水蛭、虻虫、土鳖虫之类，使瘀血去而新血生；诸如丹参、鸡血藤、大血藤、赤芍、茜根等药物有养血活血之功效，活血化瘀而不伤正，这些活血化瘀药物在临床运用广泛，也是血证中的常用药物。

# 126  慢性再生障碍性贫血从瘀论治

再生障碍性贫血（AA）是一种由于化学、物理、生物因素等原因引起的骨髓造血功能衰竭，以造血干细胞损伤、外周血全血细胞减少为特征的疾病。据研究表明，随着环境污染的日益加重，CAA 的发病率呈现出逐年升高的趋势，当前 CAA 的年发病率在我国为 0.74/10 万人口，可发生于各年龄组，老年人发病率较高，男、女发病率无明显差异。临床上常表现为较严重的贫血、出血和感染。根据临床症状的性质和程度，结合外周血象及骨髓象改变，将再障分为急性与慢性两型。慢性再生障碍性贫血（CAA）具有发病率高、病程长、病情易反复的特点。临床上单纯西药治疗 CAA 存在一定的不良反应，为进一步提高临床疗效，近年来中医治疗 CAA 的研究日益增多。学者莫国增等通过分析 CAA 的中西医治疗进展，着重从"瘀"的方面初探 CAA 的中医治疗方案。

## 西医的认识及治疗

现代医学认为，AA 的发病机制主要为 T 淋巴细胞异常活化及功能亢进所造成的造血组织损伤。新近研究表明遗传背景在 AA 的发病及进展过程中也可能有一定的影响，包括端粒酶基因突变，也有部分患者发现体细胞突变。CAA 的西医治疗多采用雄激素和环孢素（CsA）等治疗。雄激素可以促进红细胞的生成，其作用机制可能是雄激素芳香化为雌激素，通过雌激素受体 α（ERα）通路，与端粒酶反转录酶（TERT）结合，激活造血细胞特别是造血干细胞中的端粒酶。临床实践证明雄激素虽然在治疗上有一定的疗效，但其雄性化作用及促进骨成熟作用明显，对患者的生理和心理有较大影响。环孢素的作用机制是降低机体内 Th1/Th2、IFN-γ 水平，恢复骨髓造血功能，刺激造血。研究指出长期使用环孢素可出现肝功能损伤、肾功能损伤、水肿、齿龈增生等不良反应，而且环孢素治疗窗较窄，药动学个体差异大，为提高疗效、减少不良反应的发生，用药需监测患者血药浓度，对给药方案进行个体化调整。并且西医治疗 CAA 往往需要长期用药，给患者带来了巨大的经济负担，影响和限制了疾病的治疗。可见单纯西医治疗 CAA 存在局限性。近年来，有报道提出中西医结合治疗 CAA 疗效明显，能够有效改善患者临床症状，增强骨髓造血能力。表明西药仍不能完全替代中医药的治疗作用，中医药在治疗 CAA 方面仍然有很好的疗效。

## 中医对再障的认识

中医学并没有 CAA 病名的记载，因临床上 CAA 以贫血、出血、感染为特点，应归属中医学"髓劳""虚劳""血证"等范畴。《素问·痿论》曰："肾主身之骨髓。"《素问·生气通天论》曰："骨髓坚固，气血皆从。"《张氏医通》曰："血之源头出于肾。"肾为先天之本，主骨，生髓。肾精不足，则骨枯而髓减，气血化生障碍，以致"髓劳"。《难经·四十二难》曰："脾裹血，温五脏。"脾为后天之本，主运化水谷精微，化生气血。脾与肾，后天与先天，相互资生，相互促进。脾的运化功能依赖于肾气及肾阴肾阳的资助与促进。肾虚不能温脾，脾失健运，一方面固摄失司，则出血。另一方面，水谷精微运化失常，肾精化生无源，则精不化血，血生无源。故 CAA 的基本病机在于肾虚，与脾脏密切相关。中医药研究 AA 有近 60 年的历史，全国首次中西医血液病座谈会更是于 1982 年拟定 AA 的中西医结合分型标准。随着中医对 CAA 研究的深入，普遍认为本病的基本病机在于肾虚。从 20 世纪 90 年代以来，相关医家的中医治疗多以"补肾法"为主，根据临床实际，或结合"活血祛瘀""祛湿""解毒""清肝"等治法，并与现代医学雄性激素、免疫抑制剂乃至骨髓移植等常规疗法相结合，临床疗效有进一步提高。苏晓琳等通过回顾性分析，得出以肾论治 CAA 疗效可靠的结果。张新渝教授认为在 CAA 的发病过程中，肾虚是贯穿病程的"主线"，而热毒是发病的中心环节，肝火伏热则是发病的重要因素，治疗上可用滋肾填精、温补肾阳、补益脾气、清热解毒、泻肝柔肝等治法。杨丽等指出补肾活髓颗粒联合西药治疗 CAA 在改善血色素及血小板方面优于单纯西药。

## 再障与"瘀"的关系

瘀血，是指体内因血行滞缓或血液停积而形成的病理产物，又称"恶血""蓄血""败血""污血"等。血瘀，是指体内血液运行不畅，甚至血液瘀滞不通的病理状态。血瘀形成的原因是多样的，多与气虚、气滞、痰浊、瘀血、血寒、血热、津亏等所致血行不畅有关。AA 患者或素体虚弱，或久病渐虚，致气虚血亏，阴阳失调。气虚则无力运化，水湿停聚；血虚则濡养不足，形体羸弱；阴虚则虚火内扰，精血燥结；阳虚则寒湿凝滞，气滞血瘀。《素问》曰："病久日深，荣卫行涩，经络时疏，故不通。"即"久病多瘀"。故肾精亏虚为 AA 病机之根本，气滞血瘀为 AA 病机之关键。《景岳全书》曰："血有虚而滞者，宜补之活之。"治疗 CAA 当在补肾基础上活血化瘀。

临床实践证明，从"瘀"论治在 CAA 的中医治疗中起着相当重要的作用。研究指出中医治疗 CAA，应当遵循《内经》"坚者削之，结者散之，留者攻之"的原则，以补益脾肾，活血化瘀为主，祛瘀生新，可明显改善患者骨髓微循环及促进造血功能恢复，缓解患者的临床症状。同时有报道指出，补肾联合活血祛瘀的中医疗法结合西医疗法治疗 CAA 能提高治疗效果。

## 临证从"瘀"的辨治

从中医角度来看，CAA 以肾虚为本，血瘀为标，若只补虚，瘀血不去，新血不生，虚久必瘀，因瘀愈虚，形成恶性循环，缠绵难愈。故应当标本同治，治疗以补肾为主，适当配伍活血化瘀药物，补肾可以填髓生血，活血可以祛瘀生新，使补肾而不滋腻，养血而不留瘀。因 CAA 患者病因及体质的不同，患者的临床表现不尽相同。因此，治疗时应先辨证，从"瘀"论治，根据不同的证型予以益气化瘀、化痰祛瘀、止血化瘀、解毒化瘀等不同治法，这体现了中医理论体系辨证论治的特点。

**1. 益气化瘀**：CAA 的基本病机是脾肾亏虚，脾虚则气血生化无源，阴血不足，脉道空虚甚至枯竭，血流不及而发生瘀血内停；脾气亏虚，统摄无权，致血溢脉外而留为瘀血。肾中阳气亏虚，机体失于温煦则寒从中生，气血推动无力而致瘀。治疗上应当补肾填精、益气化瘀。研究发现用益气化瘀、补肾填精治法，方用加味生脉二至汤治疗 CAA，有改善微血管循环的作用，存在调节进出微血管的参与造血调控的体液因子的可能性，进而改善免疫异常对造血微环境的损伤，恢复骨髓造血功能。何建国等在补益脾肾基础上，加用益气化瘀的治法治疗气滞血瘀型 CAA，方用通窍活血汤合益气生血汤，并联合西药治疗，疗效明显。

**2. 化痰祛瘀**：CAA 患者肾失气化，脾失健运，不能运化水液，水液代谢失调，水聚则可成痰湿病邪，痰聚则血结，故患者痰湿、瘀血往往相互夹杂。痰湿内阻、瘀血阻滞，是 CAA 病情缠绵的重要因素，治疗应补肾化痰祛瘀。研究表明根据 CAA 的"痰瘀"病机，用补肾化痰活血方治疗，能够明显改善患者的骨髓造血功能，可明显提高临床疗效，疗效高于单纯西药治疗。沈慧芬指出 CAA 以肾虚为本，多伴有痰湿和瘀血，治疗应在补肾的基础上加用祛痰之方药，其中以肾阴虚型为主的患者以滋阴补肾，化痰逐瘀为法，选用左归（丸）汤合茯苓（丸）汤加减。

**3. 止血化瘀**：CAA 患者临床上多有出血表现，这是由于患者肾精匮乏，阴虚不能敛阳，虚火迫血妄行。正如《血证论》所说"离经之血虽清血，清血亦是瘀血"，血出致瘀，故治疗采用止血化瘀的方法。曾英坚指出，CAA患者血小板长期处于低水平，临床多见血证，包括"鼻衄""齿衄""肌衄"等，应当注重止血中药的运用，方用愈障生血汤加减，并用田七片、侧柏叶炭、仙鹤草，三者在止血的同时，还可化（化留瘀）、清（清湿热）、敛（敛精血）相合。张云飞认为CAA的中医治疗需根据患者病情综合考虑，标本兼顾，补益肾精的同时，止血化瘀并重。

**4. 解毒化瘀：** CAA患者多见发热，乃热毒熏灼所致。热毒内结，灼伤阴血，一方面耗伤精髓，导致生血之源，另一方面熬炼血液，导致热瘀胶结。并且热毒迫血妄行，血溢脉外可致出血。故热毒血瘀为慢性再障的重要表现形式，治疗予解毒化瘀之法。阳国彬等指出治疗CAA应根据"肾虚为本，血瘀、热毒互结为标"的病因病机，采用补肾为主，并清热解毒、祛瘀生新的治法，可有效延缓患者的病情发展，甚至阻断病情进展，可明显延长患者生存时间，提高患者的生活质量。江劲波教授认为本病的主要病理特点是肾虚血瘀邪毒，主要病机为肾精亏虚，精亏髓枯；临证以补肾填髓为主，辅以解毒化瘀之法治疗，在临床中疗效显著。

## 127　骨髓增殖性疾病从瘀论治

骨髓增殖性疾病（MPD）是慢性克隆性骨髓增殖性疾病的总称，主要包括真性红细胞增多症（PV）和原发性血小板增多症（ET）。现代医学治疗可归纳为：①采用羟基脲、白消安、干扰素等抑制骨髓造血细胞增生；②小剂量阿司匹林抑制血小板聚集、血栓形成，预防重要脏器微血管栓塞引起的严重并发症；③红细胞计数或血小板计数特别高的危重病例，采用放血治疗、血细胞单采术以及联合化疗。其远期疗效、药物不良反应均值得商榷。中医药治疗本病和预防并发症有一定优势，在辨病辨证的基础上，学者崔徐江等认为，从瘀论治，活血化瘀合疏肝养阴是值得探讨的思路和方法。

### 骨髓增殖性疾病病因病机

骨髓增殖性疾病之真性红细胞增多症与原发性血小板增多症，是以骨髓造血细胞慢性克隆性增殖为主要病理基础，均以外周血红细胞、血小板增多，血液黏度增高，容易并发血栓形成为主要病理改变。临床多见头胀痛、面红目涩、口苦咽干、五心烦热、手足胀、失眠多梦、大便干结、舌暗红、脉络有瘀、苔少微黄、脉弦细沉数，重者可伴有胸腹痞满、肝脾大。根据临床表现和现代中医文献报道，多将本病归属中医学"血实""血瘀""血痹""血证"范畴。《说文解字》曰："瘀，积血也。"除离经之血，也包括瘀积于脏腑血脉中运行不畅之血。本病以循环血液中异常血细胞增多导致血液黏滞度增高，应属运行不畅之血。《灵枢·海论》曰："气海有余，则气满胸中悗，急息面赤，……血海有余，则常想其身大，怫然不知其所病。"也反映出该类疾病最初表现，许多患者是在体检或其他疾病就诊，检查血常规后逐步得以明确诊断。又如《金匮要略》曰："患者胸满、唇痿、舌青……为有瘀血。"因此，本病可以在辨病的基础上加以辨证，其主证应为"血瘀"。《医林改错》曰："无论何处皆有气血，气无形不能结块，结块者必有有形之血也，血受寒则凝结成块，血热则煎熬成块。"本病的主要并发症，也是本病的主要致死原因之一，就是广泛血栓形成，导致重要脏器功能障碍或衰竭。血栓的形成，主要与血液黏稠运行不畅，血小板激活和微血管损伤有关。从中医病机分析，可理解为血行失畅、瘀血内停、气滞肝郁、郁而化火、灼伤脉络、耗损阴津。本病病位在奇恒之府——髓，主要涉及肝肾脾三脏。肝主疏泄和藏血，肾主骨生髓，脾主运化、益气统血。辨证施治，则应以活血化瘀为主，辅以疏肝理气、清热解毒、滋阴凉血、健脾行气。

### 活血化瘀为 MPD 首要治则

《血证论》曰："此血不去，不能加于好血，而反阻新血之化机，故凡血证，总以去瘀为要。"骨髓增殖性疾病以运行不畅之瘀血为主要病理基础，活血化瘀应为首要治则。现代医学予以羟基脲、白消安、干扰素和放血疗法、血细胞单采术治疗，其主要作用原理也是抑制、破坏、去除病理性增多的血细胞，改善和调整骨髓造血机制，与《血证论》的认识殊途同归。然而在治疗过程中，患者容易出现虚弱感、恶心纳呆、倦怠乏力、失眠多梦等不适症状，现代医学将其归为药物不良反应。如果从中医角度重新审视，则是气血阴阳失衡、脏腑功能失调的表现。气为血之帅，血为气之母，气行则血行，血失则气衰。血瘀气滞、郁而化火、热入营血。因此，在辨病辨证施治时，若血细胞计数异常高，病情严重时，可以配合现代医学放血、血细胞单采术和化疗的"祛瘀"方法，以快速控制病情，同时辅以活血化瘀、健脾益气、滋阴清热之中药，可达到"增效减毒"之功效。病情相对稳定后，单纯使用中医药治疗不仅可以控制病情和强化疗效，还可降低长期服用羟基脲等干扰细胞代谢药物可能诱发恶性肿瘤、白血病的风险。

## 血府逐瘀汤治疗 MPD 的基本方

治疗本病时可选用"血府逐瘀汤"为基本方。方中桃仁性平味苦，活血祛瘀；红花、川芎性温味辛，红花活血祛瘀通络，川芎活血行气，祛风止痛；赤芍性微寒，味苦，清热凉血，祛瘀止痛；当归性温，味甘、性平，补血活血止痛；生地黄性寒味甘、苦，清热凉血，养阴生津；以上共为君药，化瘀而生新。柴胡、枳壳性微寒，味甘、平，二药行气活血、疏肝解郁为臣药。桔梗性平，味苦、辛，载药上行，合枳壳则升降上焦之气而宽胸；牛膝性平，味苦、酸，通利血脉，引血下行；二者为佐药。甘草调和诸药为使药。全方气血双调，解气分之郁结，行血分之瘀滞，活血而不伤阴，祛瘀又能生新，具有活血化瘀，清热凉血，行气养阴之功效。服用此方，多数患者起初大便次数增加，或有便溏。便溏重时，加用白术、茯苓、山药，生地黄酌情减量，辅以沙参、麦冬、玉竹。病情较重、血细胞计数较高时，加用三棱、莪术、土鳖虫，增强破血逐瘀、行气消积之功效。热重时，加用白花蛇舌草、金银花、鳖甲、青蒿、水牛角等气血两清。

# 128　白血病从瘀论治

白血病是一种常见的造血系统恶性肿瘤，以血液和骨髓中原始细胞的数量和质量发生异常，并使正常造血受到抑制为特点，临床上主要表现为贫血、出血、发热、感染、骨痛及肝脾淋巴结肿大等。本病属中医学"血证""热劳""虚劳""温病""痰核"等范畴。既往认为其病因病机主要为因虚致病、因病致虚和虚实夹杂3个方面。近年来学者马武开从事本病的研究，从中体会到瘀血在白血病的发病中具有重要作用，不论是因正气不足而外感邪毒，或因邪毒外感而伤及正气，均可导致邪蕴血瘀，毒瘀互结而发病。

## 白血病之因病致瘀

白血病的发病总以先天禀赋不足，脏腑亏虚为本。致使正气虚弱，防御功能低下，抵抗邪毒无力，邪毒入侵而直达骨髓导致生血紊乱。当毒邪深入脏腑，阻碍脏腑气机运行，气滞则血瘀。若热毒深入营血，煎熬血液，血液稠浊，运行迟滞。如清·王清任《医林改错》曰："瘟毒在内烧炼其血，血受烧炼，其血必凝。"若毒邪伤络，血热妄行，血溢脉外，成为离经之血，亦可成为瘀。唐容川曰："离经之血便是瘀。"叶天士曰："离络留血为瘀。"

因此瘀血是邪毒内侵的产物，又是致病因素之一，这与现代医学的研究是相一致的。近年来国内许多学者对急性白血病与血栓形成的关系进行了大量的研究。总结150例发生血栓的急性淋巴细胞白血病患儿，其中血栓部位可确定的有135例；原发性静脉血栓栓塞症（VTE）发生在中枢神经系统占65%，深静脉血栓（DVT）占16%，肺栓塞占3%，多个部位栓塞约为7%，只有4%是由中心静脉插管引起的DVT。学者张素芬等报道72例尸解白血病的血栓发生率约为16.6%。事实上，文献报道的血栓发病率常比实际发病率要低，因为没有用敏感的血栓形成筛选试验做前瞻性研究，从尸体解剖情况看多数病例的栓塞症状往往被白血病的症状所掩盖，因而得不到及时的诊治。

引起血栓形成的原因有许多方面，其中有疾病本身的原因，如高白细胞白血病，尤其是慢性粒细胞白血病和急性非淋巴细胞白血病患者的白细胞过度升高具有最高的危险性。急性早幼粒细胞白血病（APL）不仅可发生DVT或VTE，也可发生动脉血栓，因为APL细胞质内含有丰富的溶酶体颗粒，具有强烈的保凝物质，容易导致DIC。白血病细胞胞体大，可塑性小，易在血管内瘀滞并增加其黏度也是其危险因素之一。最容易导致凝血异常的白血病属于APL，因为APL细胞具有促凝活性，从而增加出现DIC的可能；APL细胞还含有组织纤溶酶原活化剂和单链激肽释放酶，可产生纤溶酶促进纤溶系统活化。另外，治疗也可引起血栓的形成，如化疗药物ASP作为急性淋巴细胞白血病的主要诱导治疗剂，可导致多种凝血因子消耗，从而引起出血和血栓。研究发现，糖皮质激素可在健康人群中造成低纤溶状态，1982年Jorgenson KA等发现用泼尼松6周后血浆中凝血酶原、VMF与AT增加，纤溶酶原减少，说明激素对血凝蛋白有明显影响，长期应用可使血液黏度增加。维甲酸作为诱导APL的有效药物，可使80%的APL患者达到完全缓解，但维甲酸治疗的早期可引起白细胞增多，诱发DIC、高黏综合征的危险。接受化疗的白血病患者发生血栓的危险还可随造血集落因子的应用而增高。

以上说明了白血病的发病与瘀血有关，尤其是高白细胞白血病、急性早幼粒细胞白血病及那些反复化疗的白血病患者，均伴有血液黏度的增加、血小板的聚集，容易形成血栓、DIC等类似"瘀血"的状态。如朱海洪报告应用复方丹参注射液配合化疗治疗复发性难治性白血病，能明显提高疗效，减少化疗药物毒副作用，邓有安用活血化瘀中药加抗癌西药联合化疗治疗急性白血病，也取得满意疗效。说明白血病的发生与瘀血有直接关系。

## 瘀血不去新血不生

白血病患者中晚期因白血病细胞大量克隆性增殖，导致正常生血受抑，从而表现为以贫血为主的一系列骨髓抑制症状，出现中医所说的"血虚""虚劳""髓枯"现象。这是因为白血病患者久病入络，血瘀内停，生血紊乱所致。《血证论》曰："失血何根，瘀血即其根也。"《诸病源候论》曰："瘀久不消则变为积聚癥瘕也。"指出了血瘀学说与白血病有着密切的关系。血瘀是正气虚弱、邪毒内盛的病理产物，也是致病因素之一。不论是何种类型的白血病患者，到了中晚期基本上都会出现"贫血"的表现，如见面色苍白、头晕目眩、神疲体倦、四肢乏力、心悸气短、舌质淡等，即中医所说的气血不足。这是因为血瘀作为一种致病因素，妨碍新血的生成，即"瘀血不去，新血不生"。正如《金匮要略·血痹虚劳病篇》曰："五劳虚极羸瘦，腹满不能饮食……内有干血，肌肤甲错，两目黯黑。"《诸病源候论·小儿杂病诸候》亦曰："凡瘀血在内，颜色萎黄，气息微喘，涩涩小寒，微热，或时有损痛也。"因为人之"皮里内外血瘀，阻塞血络"，则新血生成受影响，不能正常营养，而表现为各种虚损的证候。《内经》所曰"血枯"即是气虚血损致血瘀痰滞之证，即瘀血不去，新血不生的表现。

## 毒瘀互结变证百出

中医学认为络是气血津液输布的枢纽和通路，络病是与血和血管有关的病证。因此络病的西医学概念与微循环障碍、微小血管病变等有关。白血病的发病过程中存在不同程度的微循环障碍和明显的血液浓、黏、凝、聚改变，即中医所说的血瘀证候，是本病"久病入络"的病理学基础。毒邪侵入人体，潜伏脏腑经络，伺机作变，当人体正气不足，不能抗邪，则毒邪亢盛，与血互结，变证百出。

毒之为病，常侵入营血，随气血升降，五脏六腑，四肢百骸，无所不及。毒邪深入营血分，耗伤阴液，灼伤血络，与血相互搏结，"气为血之帅"，血随气行，气行则血行，气滞则血瘀，出现皮肤瘀斑、舌质紫暗等血瘀之表现。"瘀血不去，新血不生"，由于瘀血的存在，妨碍新血的生成从而表现为面色苍白、头晕、心悸、舌质淡等血虚的症状。瘀血阻络，血不循常道而妄行，则有衄血、咯血、吐血、便血、崩漏、皮肤瘀斑等出血症状。毒瘀互结，损伤脾胃，脾胃气机阻滞，水湿停留，聚而成痰；或热毒亢炽，煎熬津液，炼而成痰，痰阻于经络则为瘰疬痰核，痰瘀交结则成腹中积块，与白血病见肝脾淋巴结肿大有关。热毒攻注骨髓，造血器官功能障碍，引起白血病细胞显著增生的现象，则出现骨、关节剧痛难忍。毒邪内陷心包，则出现壮热口渴、衄血发斑等火毒炽盛之象，进一步耗血动血、消灼阴津、损伤正气，出现阴虚火旺、气血两虚，甚或出现"重阳必阴"的转化，而见面色苍白、四肢厥冷、脉微欲绝等一派阴寒之象。毒亦可夹痰夹瘀，上攻脑腑，则出现神昏谵妄等神志病变，与中枢神经系统性白血病相关，如不及时救治，出现气阴衰竭，病入膏肓，则难以逆转。

综上所述，毒瘀互结是白血病发病的病理基础，且贯穿于疾病的始终。毒邪侵袭人体，可导致脏腑、经络、营卫、气血之间关系失常，引起人体阴阳失调，诸病蜂起。正所谓"无邪不有毒，热从毒化，变从毒起，瘀从毒结"。毒邪一经形成，深入脏腑经隧，阻碍气血的运行而致瘀。瘀积日久不散，久蕴则成瘀毒，因此，毒瘀互结，相互为患，是白血病久治难愈的根源。

活血化瘀药在改善微循环、血液流变学、调节免疫等方面有明显优势，是治疗本病不可或缺的环节，常用药如当归、川芎、红花、赤芍、丹参、莪术、泽兰、三七等，可根据临床辨证加以选用。马武开常以山慈菇、青黛、墓头回、虎杖、莪术、川芎、丹参等为基础方，随症加减，配合西医诱导化疗，能提高白血病的缓解率，减轻化疗的毒副作用。

# 129　获得性易栓症从瘀论治

　　史哲新教授认为，获得性易栓症（AT）的病位在脉络，与肝脾关系密切，病性虚实夹杂，临床应以活血化瘀为治疗大法，结合不同临床表现可应用行气化瘀、通腑逐瘀、解毒化瘀、益气活血之法，可资临床借鉴。

　　获得性易栓症是指因存在获得性血栓形成危险因素或获得性凝血因子、抗凝蛋白、纤溶蛋白等异常而容易发生血栓栓塞的一组疾病或状态。易栓症最常见的临床表现为肺栓塞、腹腔内脏血栓形成、下肢深静脉血栓、脑栓塞等。

　　血栓栓塞性疾病属中医学"血瘀证"范畴。《内经》时期就对血液循环系统进行了初步研究，有"脉道以通，血气乃行""疏其血气，令其条达"的论述。《金匮要略》曰："患者胸满，唇痿舌青，口燥，但欲漱水不欲咽，无寒热，脉微大来迟，腹不满，其人言我满，为有瘀血。"分析了本病的临床表现及诊断要点。清·唐宗海在《血证论》中提出了"有瘀血肿痛者，宜消瘀血""瘀血消散，则痛肿自除"的观点，并针对本病的主要病机提出活血化瘀的治疗大法。

## 病机分析

　　血瘀证临床可见疼痛、肿块、出血、瘀斑等症状。疼痛特点为刺痛，痛处拒按，固定不移，夜间痛甚；肿块质硬，推之不移；出血不止，色紫暗夹血块；瘀斑表现为面色黧黑，唇甲青紫，皮下瘀斑，肌肤甲错，腹露青筋，舌色紫暗，舌下脉络曲张，脉细涩、结、代或无。中医学认为"气为血之帅"，"运血者，即是气"（《血证论·阴阳水火气血论》），外来邪毒入里，搏结气血，加之药物攻伐，使气亏血少、气滞不行、气血逆乱而成瘀，瘀阻脉络，脉络滞塞不通，不通则痛；营血回流受阻，水津外溢，停滞肌肤则肿。"痹在于脉则血凝不通"（《内经》），其病位在脉络，与肝脾关系密切。其病性虚实夹杂，以活血化瘀为治疗大法。肝肺为一身气机升降之枢纽，肝肺气机升降失常，气停血滞，血瘀气阻，可出现喘息憋气、胸闷欲死，"血主濡之"，血脉瘀阻，肠腑失养，传导失职，可出现糟粕不行，甚则少腹急结；脉络不通，不通则痛，久瘀化毒，热壅肉腐，故可见肢体剧痛，甚至腐臭溃烂；脑为元神之府，神能驭气，统领肢体运动，而脑络瘀阻，气血不达四末，故可见肢体活动不利，甚则痿废失用。《素问·阴阳应象大论》指出"血实者宜决之"。故血瘀证以活血化瘀为治疗大法，结合不同临床表现可应用行气化瘀、通腑逐瘀、解毒化瘀、益气活血之法。

## 临床治疗

　　**1. 行气化瘀**：易栓症的主要临床表现为血栓形成，血栓类型以静脉血栓为主，深静脉血栓形成（DVT）是易栓症常见和危险度较高的疾病类型，肺栓塞为 DVT 常见并发症。肺栓塞发作，临床可见突发喘促、息粗气憋、胸闷胸痛，甚至咳血、晕厥。肝主升发，肺主肃降，"左升太过，右降不及"，而致气机失调，气滞血阻，壅于胸中，肺失肃降，故喘促、气憋，血瘀肺络，脉络不通，故胸痛，血溢脉外可见咳血，晕厥倒地为肝阳亢逆于上所致。"善治血者，不求之有形之血，而求之无形之气"（温病条辨·治血论》），本病证属气滞血瘀，治以行气化瘀。方用血府逐瘀汤（当归、赤芍、川芎、红花、桃仁、生地黄、枳壳、桔梗、柴胡、牛膝、甘草）。方中桔梗开宣肺气，载药上行，枳壳开胸行气，使气行血行，二药一升一降，加之桃红四物汤使气行血活，故诸症自愈。

**2. 通腑逐瘀：** 血液系统疾病也是易栓症的重要危险因素。近年来的研究提示，骨髓增殖性肿瘤可能是腹腔内脏静脉血栓形成最为常见的原因。例如，约 50% 的布-加综合征和 1/3 的门静脉血栓的发生与骨髓增殖性肿瘤相关。JAK2V617F 突变在腹腔内脏静脉血栓形成患者检测的阳性率为 32.7%，且其中仅半数患者存在骨髓增殖性肿瘤的临床表现。腹腔内静脉血栓形成可见腹部不适、大便秘结，甚则剧烈腹痛、呕血、便血。本病属中医学下焦蓄血证。《伤寒论》曰："热结膀胱，其人如狂，血自下"，"少腹急结者，乃可攻之，宜桃核承气汤"。本病瘀血阻于下焦，郁久化热，热盛津伤，肠失濡润，糟粕不行，肠腑不通，故少腹急结，瘀血阻脉，血溢脉外，可见出血，瘀热扰神则其人如狂。证属瘀阻肠腑，治以通腑逐瘀。方用桃核承气汤（桃仁、大黄、芒硝、桂枝、甘草）。本方大黄逐瘀泄热，芒硝咸寒软坚，因势利导，导瘀血邪热由肠腑而去，瘀血去，邪热泄，神志宁，诸症自解。

**3. 解毒化瘀：** 易栓症患者处于一种病理性遗传性的血液高凝状态，发生深静脉血栓的概率明显高于非易栓症患者，多在 50 岁以下发病，常无明显诱因且有反复发生深静脉血栓的特点。下肢深静脉血栓形成，初期患肢发凉、苍白，可伴间歇性跛行，病情发展则疼痛剧烈，日久患肢坏死、变黑，甚则发生截肢。本病属于中医学"脱疽"范畴，《灵枢·痈疽》曰："发于足指，名脱疽，其状赤黑，死不治；不赤黑，不死。不衰，急斩之，不则死矣。"血瘀脉中，气血凝滞，经络阻塞，不通则痛；血壅肉腐，郁而化热，湿热浸淫，则患肢红肿溃脓；脉痹日久，筋肉失养，则肢体坏死脱落。证属血瘀热毒证，治以解毒化瘀，方用失笑勇安汤（五灵脂、蒲黄、忍冬藤、玄参、当归、甘草）。本方为失笑（散）汤与四妙勇安汤合方，用失笑（散）汤（五灵脂、蒲黄）以活血化瘀，推陈致新；四妙勇安汤（忍冬藤、玄参、当归、甘草）以泻火解毒，活血定痛。两方合用共奏解毒化瘀、通络止痛之妙。

**4. 益气活血：** 易栓症血栓形成，包括脑血栓形成、暂时性脑缺血等，本病属中医学"中风中脏腑"范畴，可进展为气虚血瘀之偏瘫。临床表现为半身不遂，口眼㖞斜，语言謇涩，口角流涎，舌淡暗，舌苔白，脉缓。证属气虚血瘀，治以益气活血，方用补阳还五汤（黄芪、当归、赤芍、地龙、川芎、红花、桃仁）。方中黄芪大补元气，使气旺血行，瘀消而不伤正，宜从小剂量（30 g）开始，然后逐渐加量至 120 g，常需久服以巩固疗效。

获得性易栓症以活血化瘀为治疗大法，根据不同临床表现及病机分析，可采用相应治疗方法。瘀血在疾病发展过程中既是病理产物又是引起其他病证的致病因素。"血瘀必兼气滞"，瘀血形成，气机不行，郁阻胸中，而致肺气郁闭；瘀血阻滞肠络，经脉不通，肠腑失养，无力蠕动，而致少腹急结；瘀结阻于经脉，气血通行不利，甚则经脉闭塞不通，瘀久化热，热毒浸淫可致下肢脱疽；"瘀血不去，新血不生"，脑窍郁阻，甚则神明不和，气血不荣四末，可见肢体痿废失用。故活血化瘀中药运用过程中结合不同病证特点，配合行气、通腑、解毒、益气治疗，可增强临床疗效，有助于获得性易栓症的诊断和治疗。

# 130  特发性血小板减少性紫癜从瘀论治

特发性血小板减少性紫癜（ITP）又称免疫性血小板减少性紫癜，是临床常见的以广泛皮肤黏膜及内脏出血、血小板减少、骨髓巨核细胞发育成熟障碍、血小板生存时间缩短及血小板膜糖蛋白特异性抗体出现为特征的一种自身免疫性疾病，约占出血性疾病的 30%，为临床最常见的免疫性出血性疾病。一般分为急性与慢性两种类型，急性多见于儿童，而慢性起病相对隐匿，多见于成人，女性多见。治疗上首选糖皮质激素抑制机体免疫反应，其次可选用免疫抑制剂、促血小板生成药物以及脾脏切除术、脾动脉栓塞术等，一般能使患者病情很快得以控制，血小板计数短时间内迅速上升，但往往波动幅度较大，远期效差。学者王立忠认为本病病机多"瘀血"为患，且"瘀血"贯穿疾病始终。临证时应根据患者临床症状，辨病与辨证相结合，明确血瘀是特发性血小板减少性紫癜的关键致病因素，治疗上宜益气养血、凉血止血、清热解毒，并在此基础上重视活血化瘀药物的应用，气血阴阳同调，标本兼顾。

## 病因病机

特发性血小板减少性紫癜属中医学"血证""紫斑""肌衄""虚劳"等范畴，为各种原因所致的脉络损伤或血液妄行引起血溢脉外而成。临床以皮肤黏膜出现大小不一紫斑，重者多伴有鼻衄、齿衄、吐血、便血、尿血、崩漏等症。《景岳全书》曰："血本阴精，不宜动也，而动则为病。血主营气，不宜损也，而损则为病。盖动者多由于火，火盛则逼血妄行；损者多由于气，气伤则血无以存……凡治血证，须知其要，而血动之由，惟火惟气耳。"提纲挈领地将本病的病机概括为"火盛"和"气虚"两个方面。

本病病机不外虚实两端，实者为毒热灼伤营血挟瘀致血热妄行，虚者为气不摄血、瘀血阻络，或阴虚火旺、迫血妄行、出血留瘀。从"瘀"论治首先要认识气与血的关系，气为血之帅，血为气之母，气能推动、温煦、固摄血液。血运失常的病变主要有血瘀、出血等，而血寒是血瘀的主要病机，气虚、血热、瘀血是出血的主要病机，气虚推动无力、血行不畅致瘀，或毒热伤营、火盛灼津致瘀，或离经之血不除致出血留瘀，气血互根互用，病理上有气病及血，血病及气或气血同病等，辨治特发性血小板减少性紫癜尤应注意两者关系。在此基础上，王教授强调出血与瘀血的关系，出血为血不循经、溢于脉外，离经之血不能及时排出或消散，则积而成瘀。而瘀血既是病理产物又是一种致病因素，气虚、气滞、血寒、血热均可致血行不畅，而成瘀血，瘀血阻滞脉道，致血不循经外溢，所谓"经隧之中既有瘀血踞位，则新血不能安然无恙，终必妄走而吐溢"。又因瘀血踞位，"血瘀必兼气滞"，气血不畅，则有碍新血化生，所谓"瘀血不行，则新血断无生理……盖瘀血去则新血已生，新血生而瘀血自去"。

## 辨证论治

特发性血小板减少性紫癜临床症状多样、病机复杂，缠绵难愈。治疗本病首要目标是防止出血和避免治疗相关的不良反应，而不应过分执着于血小板数值的增减。临证时应根据患者临床症状，辨病与辨证相结合，明确血瘀是特发性血小板减少性紫癜的关键致病因素，治疗上宜在益气养血、凉血止血、清热解毒的基础上重视活血化瘀药物的应用，气血阴阳同调，标本兼顾。所谓"瘀血不去，血不归经"，"治失血者，不祛瘀而求补血，何异治疮者，不化腐而求生肌哉"。

**1. 毒热灼伤营血挟瘀型：**此证患者多系肺经素有郁热，或因风、燥、热邪伤肺，邪热入营血，血热互结，瘀阻脉道而致出血。临床症见鼻衄，全身散见瘀点，口干烦躁，舌红少苔，脉细数，或身热烦渴，吐血衄血、全身皮下紫斑，舌红少苔，脉滑数或弦数。治宜清热解毒，凉血活血。方用自拟解毒活血汤（药物牡丹皮、栀子、侧柏炭、生地黄、丹参、赤芍、金银花、连翘、白茅根、玄参、蒲公英、甘草）加减。若鼻衄严重者，加牛膝、生赭石、大黄（后下）。此型当与温病发斑相鉴别，后者为病情重笃，气营两燔或热盛动血之候，症见高热烦躁，甚则昏狂谵妄，伴衄血、吐血、便血等广泛出血征象，舌质红绛。而本病可不伴明显全身症状，一般神志清楚，不似温病发斑之急骤，舌质少有绛色。

**2. 阴虚血燥挟瘀型：**此证患者多系阴虚肺燥，或肝火犯肺，或肾经虚火，或虚劳久耗其阴，阴血不足，脉道艰涩，血流不畅致瘀，症见鼻衄、齿衄、口咽干燥，五心烦热，全身皮下紫斑，或伴头晕耳鸣，舌红苔少，脉细数。治宜养阴清热，活血止血。方用一贯煎加减（药物北沙参、生地黄、丹参、枸杞子、墨旱莲、三七、知母、地骨皮、鸡血藤）。偏于阴虚肺燥者，加天冬、白及、白茅根、藕节；若肝火犯肺者，加牡丹皮、青黛；若虚劳久病，阴津灼伤者，加熟地黄、龟甲；齿衄属胃经实火，加大黄、生石膏；属肾经虚火，加牛膝、黄柏等。

**3. 脾肾气虚不摄型：**此证患者脾主统血，脾气固摄血液行于脉道，脾运水谷精微化生血液；肾主藏精，肾气不固，肾精虚衰，阴亏火旺，灼伤脉络而扰血妄行。脾肾气虚日久则气血亏虚，气不摄血，血无所主而妄行，气虚血行缓慢，久成血瘀，瘀血加重气血阻滞，有碍新血化生。症见反复鼻衄，皮下紫斑，伴面色㿠白，心悸气短，腰膝酸软，舌淡苔薄白，脉细缓。治宜益气养血，化瘀止血。方用自拟消斑汤（药物炒黄芩、牡丹皮、茜草、藕节、炙党参、当归、阿胶、生地黄、仙鹤草、赤芍、黄芪、墨旱莲、连翘、蒲黄炭、甘草），配合儿茶煮红枣（儿茶 30 g，大枣 500 g，煮后食枣饮汤）。若鼻衄止，瘀斑渐退，改用归脾汤加熟地黄、鸡血藤、山茱萸、墨旱莲等，补脾益肾，以治其本。临床观察归脾汤加减治疗本病，能快速提高患者血小板水平，增强免疫功能，减少西药不良反应。对于难治性血小板减少性紫癜，治疗可参本型之法，在健脾益气摄血基础上酌情配合活血药物，以达去瘀生新之效。

## 用药特色

王立忠取举元煎之义，药用太子参、黄芪、白术益气补中，摄血固脱，辅以升麻益气升阳，所谓"血随乎气，治血必先理气"。其中太子参补益脾肺之气兼能生津，与黄芪同用贯穿治疗始终，而又因"气有余便是火"，故黄芪用量不宜过大，依病情变化逐步调整剂量。王立忠善用炭类药物，如焦生地黄、焦栀子、藕节炭、蒲黄炭、侧柏炭等，具有清热凉血兼收敛止血之功，取"炒炭存性"之用。中药药理研究认为中药饮片经高温炒炭后会产生炭素，炭素是炭类药物止血的基础，同时使鞣质、$Ca^{2+}$ 增加及微量元素含量发生变化，从而增强止血效果。借十灰散之义，用炭类药物收敛固涩、止血以治其标，兼清热凉血、活血止血药物以治本；择黄芩、牡丹皮、焦栀子、白茅根等以苦寒药乘热入胃，有减热之功而无凝血之弊；茜草、蒲黄炭止血之余兼能消瘀；伍焦生地黄、阿胶滋阴养血止血。根据"久病多虚""久病及肾"原则，在慢性特发性血小板减少性紫癜治疗中往往酌加补肾药，如鹿角胶、黄精、制首乌、山茱萸、墨旱莲等以补肾益精养血。大量临床资料表明，本病发生与反复的诱因多为外感，故常合用玉屏风散以益气固表、调和营卫，使表固则邪入无门，从而增强体质，防止复发。关键用药：①仙鹤草，味苦、涩、平，归心、肝、脾经，具有收敛止血功效，主咳血、尿血、便血、崩漏等，现代药理研究认为，仙鹤草有增加外周血小板数目，提高血小板黏附性、聚集性，加速血小板内促凝物质的释放，缩短凝血时间等作用，常用量为15～30 g。②连翘，味苦、微寒，归心、肺、小肠经，具有清热解毒、散结消肿之功，疗丹毒、斑疹、痈疡等，连翘所含的芦丁能增强毛细血管的致密性，减少毛细血管的脆性和通透性，减少过敏性介质的释放，保持毛细血管正常抵抗力，具有免疫调节、抗炎作用，经实践观察发现，大量应用方能显此效，常用量达 30 g。临证中重在关注患者临床症状的缓解，同时兼顾血小板计数的改善，在辨证论治基础上参考现代中药的药理研究结果，往往事半功倍。

# 131   糖尿病从瘀论治

学者李中南等归纳了众医家对糖尿病血瘀证及活血化瘀法的论述，提示我们应高度重视从瘀论治糖尿病。

## 糖尿病血瘀证的理论渊源

中医学自古就非常重视瘀血在糖尿病中的重要作用。在《内经》《金匮要略》《血证论》等古典医籍中对瘀血致渴就有记载。如《灵枢·五变》曰："怒则气逆，胸中蓄积，血气逆流，髋皮充肌，血脉不行，转而为热，热则消肌肤，故为消瘅。"指出气滞血瘀化热，伤津耗阴可致消渴。《金匮要略》曰："病者如热状，烦满，口干烦而渴，其脉反无热，此为阴状，是瘀血也，当下之。""患者胸满，唇痿舌青，口燥，但欲漱水不欲咽，无寒热，脉微大来迟，腹不满，其人言我满，为有血瘀。"就是对瘀血消渴的论述。清·唐容川《血证论》曰："瘀血在里，则口渴。所以然者，血与气本不相离，内有瘀血，故气不得通，不能载水津上升，是以发渴，名曰血渴。瘀血去则不渴矣。"明确将瘀血导致的消渴叫"血渴"。上述是消渴病血瘀证最早的判定标准，一直沿用至今，作为糖尿病应用活血化瘀法的重要依据。20世纪70年代著名中医学家祝谌予提出"活血化瘀为主治疗糖尿病"，自此，活血化瘀治疗糖尿病越来越受关注。

## 糖尿病血瘀证的病因病机

**1. 热灼津亏致瘀**：津血同源，互为资生。阴虚燥热，津亏液少，势必不能载血循经畅行，瘀血又化热伤阴，津液大量亏耗，血液浓缩，血液循环滞涩不畅，致阴虚血瘀并存。清·周学海在《读医随笔》曰"夫血犹舟也，津液水也"；"津液为火灼，则血行愈滞。"论述了热灼津亏导致血瘀的病理过程。

**2. 气滞阻碍致瘀**：精神刺激，情志失调，肝失条达，心气郁结，气机阻滞，阻碍运行而致血瘀，即气行血行、气滞血瘀之意。

**3. 气虚无力致瘀**：消渴病日久，阴损耗气则致气阴两虚。气为血帅，气行血行，若气虚运血无力，可致血流不畅而致血瘀。

**4. 阳虚寒凝致瘀**：消渴病日久，阴损及阳致阴阳两虚，血宜温，温而通，阳虚则寒，寒则血凝而致血瘀。《素问·调经论》曰："寒独留，则血凝泣，凝则脉不通。"即寒凝血瘀之意。

**5. 痰湿阻络致瘀**：过食肥甘，其性壅滞，易损脾胃，痰湿内生，脾胃受损，气机升降失调则痰湿阻络，而致血瘀。

**6. 情志因素致瘀**：《素问·生气通天论》曰"大怒则形气绝，而血菀于上"。糖尿病与生活节奏的加快密切相关，长期焦躁或神经紧张的患者血糖不容易控制。加之糖尿病为终身性疾病，易导致患者情志改变，五志过极，日久化火伤阴，煎熬津液，血为之黏稠，血行缓慢，日久成瘀。

**7. 久病深入致瘀**：《素问·痹论》曰"病久入深，营卫之行涩，经络时疏，故不通"。糖尿病为终身性疾病，不仅伤阴，而且耗气，甚至阴阳两伤，脏腑功能减退，血行迟缓，形成血瘀证。

## 糖尿病血瘀证表现与诊断

对于糖尿病血瘀证，应根据临床表现，结合理化检查进行诊断。由于瘀血发生的部位不同，表现也不同，血瘀证的临床表现多种多样。常见表现主要在如下几个方面：

**1. 疼痛**：胸闷或刺痛，或兼见心悸心慌，四肢末梢麻木刺痛，呈烧灼样、针刺样、刀割样，或对痛觉过敏（接触异物诱发疼痛）；下肢疼痛，间歇性跛行。

**2. 出血**：眼底视网膜出现新鲜或陈旧性出血点或出血斑。

**3. 面色**：唇甲青紫，面色暗或暗红。

**4. 口渴**：口燥，但欲漱水不欲咽；或胀满，口干燥而渴，但口渴而不出现洪大脉象。

**5. 脑梗死**：中风或肢体麻木，心肌梗死，下肢动脉硬化性闭塞症或下肢血栓形成。

**6. 皮肤颜色**：下肢末端青紫、色暗；或兼见皮肤、外阴瘙痒，皮肤增厚、脱屑。

**7. 舌象**：舌质紫暗、瘀点或瘀斑，舌系带下青紫。

**8. 脉象**：脉涩或结代。

**9. 月经**：月经紊乱，量少色暗，有血块，甚至闭经。

**10. 其他**：精神狂躁或健忘。

瘀可以化热生毒，形成瘀毒，毒损脑络，而生中风；瘀毒在肾，形成水肿、关格（尿毒症）；"血积既久，亦能化为痰水"，"瘀血化水，亦发水肿"；毒损脉络，可以导致眼底出血，甚至失明。瘀血形成之后，又可伤血，所谓"瘀血不去，则新血不生"，阴血既伤则血虚、血热、贫血。浊、瘀、痰可以阻滞血脉而生胸痹；壅滞气机，升降失司，出入失常，清浊相混，痰瘀相互搏结，阻滞脉道，则会发生下肢动脉、胫动脉、冠状动脉等各种大血管狭窄与闭塞，动脉粥样硬化形成。痰瘀内停，闭阻清窍，则出现健忘、痴呆、失眠、焦躁、眩晕。痰、浊、瘀、热、毒等诸邪相互搏结，损伤脏腑经络血脉肌肉，攻心阻脉乘肺伤肝肾，各种疾病由此而生，形成了糖尿病并发症的广泛性、复杂性、多样性，但糖尿病血瘀以大血管病变为主，兼络脉病变（微血管病变）。从现代医学诊断方面有以下表现。

**1. 微循环功能的改变**：微血管痉挛，微血管畸形，微血管内血流缓慢、瘀滞；微血管内血栓或栓塞形成；微血管周围有液体渗出，微血管壁受损。

**2. 血液组分异常**：血脂紊乱，总胆固醇、甘油三酯、低密度脂蛋白胆固醇升高，高密度脂蛋白胆固醇降低，糖化血红蛋白、糖化血清蛋白等异常，糖基化终末产物在血中与周围组织沉积过多，纤维蛋白原等含量增加。

**3. 血液流变学异常**：血液处于高黏、高凝、高吸附、高聚集状态，全血黏度与还原黏度升高；血小板易于激活，聚集性增高，功能异常；红细胞变形指数下降，带氧能力减弱，在血管内流动缓慢。

**4. 血管调节因子失常**：血栓素 $A_2$ 与 6 -酮-前列腺素比值失调，血小板 $A_2$ 颗粒膜蛋白 140（GMP-140）增高，纤溶系统活性降低。

**5. 血管或心脏超声**：下肢动脉或足背动脉明显狭窄，有斑块附着血管壁，血流速度增快；颈动脉狭窄，有斑块形成；心脏有附壁血栓形成。

**6. 眼底荧光造影**：眼底有微血管瘤形成，有出血点、出血斑，甚至大面积出血，残留有血凝块。

**7. 心血管造影**：心脏冠状动脉多支病变，狭窄甚至堵塞。

## 活血化瘀应用原则和药物选用

糖尿病血瘀证应用活血化瘀法应视其寒热虚实，辨明致瘀之因和瘀阻之处，灵活应用。气虚血瘀者，当补气活血行血；气滞血瘀者，当理气活血祛瘀；痰瘀互结者，当化痰活血散结；阴虚血瘀者，当养阴活血祛瘀；寒凝血瘀者，当温经散寒、活血化瘀；痰瘀生毒者，当化痰活血、清热解毒。血瘀在上者，宜散；在中者，宜消；在下者，宜攻；在脉者，宜通；在络者，宜收。"定其气血，各守其乡。"《景岳全书·杂证谟·血证》指出"血有蓄而结之，宜破之逐之，以桃仁、红花、苏木、延胡索……大黄、芒硝之属"；"血有涩者，宜利之，以牛膝、车前……益母草……之属"；"血有虚而滞者，宜补之活之，以当归、牛膝、川芎、熟地、嗜酒之属"；"补血行血无如当归，故凡欲治血，或攻或补，皆以挑起为先"。可谓治疗血瘀证的通用法则。

活血化瘀药物的具体选用：血瘀无明显的寒热征象，用桃红四物汤，瘀甚加血竭粉、琥珀粉、三七粉。血瘀偏热者，用桃红四物汤，将熟地黄改为生地黄，白芍改为赤芍，加玄参。血瘀偏寒者，用桃红四物汤加桂枝或肉桂、细辛。气虚血瘀者，用补阳还五汤、黄芪桂枝五物汤加桃仁、红花，或桃红四物汤加黄芪。阴虚血瘀者，用六味地黄汤加丹参、桃仁、红花。血瘀血虚者，用大黄䗪虫（丸）汤，缓中补虚。气滞血瘀者，用血府逐瘀汤。痰瘀互结者，用二陈汤和桃红四物汤加瓜蒌、枳实、生姜汁、山楂、丹参、僵蚕等。

瘀在大血管，常见心、脑、肾、下肢血管病变。血瘀在头面者，用通窍活血汤；在少腹者，用少腹逐瘀汤等；下焦热而大便干结者，用桃核承气汤；血瘀在心脉而形成胸痹者，用血府逐瘀汤或丹参饮；血瘀在下肢而下肢疼痛青紫者，用桃红四物汤加土鳖虫、牛膝、地龙、木瓜、桂枝；血瘀在脑络而中风者，用补阳还五汤加全蝎、蜈蚣、乌梢蛇、白花蛇。

瘀在微血管，有四肢末梢、眼底视网膜、肾及心肌病变。瘀在四肢末梢表现为四肢麻木刺痛、发凉者，用活血化瘀药物加土鳖虫、地龙、穿山甲、水蛭、桂枝；疼痛严重者，加乳香、没药。

若血瘀日久，凝聚不散，入于络脉，用常规活血化瘀药物不效者或效果不理想时，均需加入虫类药物，以搜剔经络。虫类药物具有破血消瘀的作用，并能入于络脉。一般瘀在四肢末梢者，加入全蝎、蜈蚣、乌梢蛇、白花蛇、僵蚕；上肢者，加地龙；下肢者，加土鳖虫；关节痛者，加穿山甲、鳖甲，去恶血可用全蝎、蜈蚣。

有学者通过研究古典文献对 3000 余例糖尿病患者临床证候学研究，发现糖尿病患者一旦进入并发症期，几乎 100% 存在血瘀，进一步建立了糖尿病微血管病变动物模型，通过临床与实验研究认为糖尿病血管并发症尤其是微血管并发症，病位在"络脉"，基本病机为"气阴两虚，脉络瘀结"，其络脉瘀结的形成与气阴两虚，痰郁血瘀密切相关，病理改变主要表现为微血流动力学异常，微血管形成形态改变，微血流紊乱，血液高浓黏滞，血流瘀缓。

## 当代医家对糖尿病血瘀证论述

陈可冀院士认为，血瘀贯穿于糖尿病始末。总结临床资料及实验室结果表明，在糖尿病前期，隐匿性糖尿病患者有瘀血存在，主要表现是血液流变学异常，血小板聚集率增高，血液黏度增高，这些改变是因瘀血病理基础的存在。随着病情的发展血液流变性逐渐加重，导致血流缓慢，微循环障碍，出现头痛胸痛等，甚至形成血栓，此为糖尿病中晚期瘀血阻络的表现。强调瘀血阻络是导致糖尿病血管神经并发症发生和加重的根本原因。

当代著名医家祝谌予巧用活血化瘀法。祝氏通过研究发现，糖尿病发展到一定阶段，尤其是合并有慢性血管、神经病变常常伴有瘀血表现，诸如肢体疼痛、麻木、皮肤青紫，心前区疼痛，痛处固定不移，面部晦暗，半身不遂，妇女闭经或经量稀少，黑紫血块，舌质淡暗，舌边有瘀斑或瘀点，舌下络脉青紫、怒张等。祝氏认为，糖尿病血瘀证主要由气阴两虚导致。气为血帅，血为气母，气虚推动无力，血行不畅，缓慢涩滞而成瘀血，即所谓"气虚浊留"，阴虚火旺，煎熬津液，津亏液少则血液黏稠不畅亦可成瘀，此即"阴虚血滞"。瘀血形成后又可阻滞气机，津液失于敷布，加重糖尿病病情和出现多种并发症，瘀阻于目络可致视瞻昏渺；瘀阻于肾络则尿闭水肿。

祝氏治疗糖尿病血瘀证，自拟降糖活血方（广木香、当归、益母草、赤芍、玄参、生地黄、生黄芪、川芎、丹参、葛根、苍术）。方中生黄芪、生地黄、苍术、玄参益气阴，补脾肾以治本，俾气阴旺则血畅行；丹参、葛根、当归、川芎、赤芍、益母草、广木香活血行气，逐瘀生新以治标；共奏气阴双补、活血降糖之功。本方治疗气阴两虚兼瘀血型糖尿病，不仅能消除或改善临床症状，降低血糖、尿糖，而且可以纠正异常的血液流变学指标，预防和减少并发症的发生。强调使用活血化瘀法治疗糖尿病必须辨证。气血相关，不可分离。气虚血瘀宜益气活血；气滞血瘀则行气活血；阴虚血瘀则养阴活血。如治疗糖尿病合并中风偏瘫常用补阳还五汤加味；合并高血压常用血府逐瘀汤加味；合并肝硬化、肝脾大常用膈下逐瘀汤加味；等等；皆不脱离辨证论治的原则。

南征等论瘀血致渴强调 3 个方面：①应用活血化瘀法的同时，应兼顾补气养阴：糖尿病血瘀的产生，多因虚致瘀，虚有阴阳气血的不同，但气阴两虚是产生血瘀的主要因素。在活血化瘀的基础上，选用补气养阴的人参、黄芪、玄参、麦冬等。②应用活血化瘀法的同时，还应注意配用祛痰除湿药：中医学认为痰与瘀在病理上互相影响，痰阻则血瘀，血瘀则痰阻，痰瘀互结。加用祛痰除湿药可用瓜蒌、法半夏、苍术、南星等。③强调糖尿病的血瘀，是在糖尿病阴亏的基础上产生的：因津血同源，互相资生转化。阴虚燥热，津亏液少，势必不能载血循经畅行，加之瘀热气滞，津液难以输布致消渴加重。选用滋阴活血药可用生地黄、天冬、玉竹、石斛等。

谢毅强的研究将血瘀在糖尿病病因病机中的作用归纳为四点：

（1）气虚致血瘀：肥胖之人多气虚，气为血之帅，气行则血行，气虚则血行无力而致血瘀。

（2）阴虚致血瘀：素体阴虚，禀赋不足或邪热伤阴，阴虚内热，灼伤津液阴血，血液黏滞，血脉瘀塞而成血瘀。《医林改错》曰："血受热，则煎熬成块。"

（3）痰湿致血瘀：朱丹溪曰"肥人多痰湿"。肥人痰湿壅盛，喜肥甘厚味饮食，损伤脾胃，健运失常，聚湿生痰，痰湿内盛，流注脉管，血液重浊，血行不利而瘀滞。

（4）肝郁致血瘀：消渴病病程缠绵，患者常有精神抑郁，情绪障碍，致肝气郁结，疏泄失常，气机阻滞，血液运行不利而瘀血停滞。指出瘀血在消渴的过程中，既是病因，又是一种病理产物，贯穿于消渴病的始终。

其研究认为糖尿病血瘀证的形成与现代医学凝血及抗凝功能失常、微血栓形成有关。同非血瘀证组相比，糖尿病血瘀证组低密度脂蛋白胆固醇（LDL-C）明显升高，高密度脂蛋白胆固醇（HDL-C）明显降低，说明糖尿病血瘀证同脂质代谢紊乱密切相关。注意到血瘀与糖尿病患者胰岛素抵抗互为关联。糖尿病在内外因素作用下，由于胰岛素的抵抗，引起内分泌系统、糖代谢功能紊乱，最终导致全身大小血管及神经病变的血瘀证。糖尿病血瘀证患者胰岛素敏感指数明显低于正常对照组，说明血瘀患者存在着胰岛素抵抗。发现血瘀与糖尿病患者血栓素和前列环素的关系，血小板释放的血栓素（$TXA_2$）有强烈的血小板凝聚和缩血管作用，而血管壁产生的前列环素（$PGI_2$）具有抑制血小板聚集和扩血管作用，血浆 $TXA_2/PGI_2$ 比例失调在微血管病变中起重要作用。

熊曼琪开创泻热逐瘀法治疗糖尿病之新途径。熊曼琪治疗糖尿病主张活血化瘀，通腑泻热，兼以益气养阴。推崇汉·张仲景《伤寒论》的桃核承气汤，在此基础上，结合消渴病的基本病因病机特点拟定加味桃核承气汤。由桂枝、桃仁、大黄、黄芪、麦冬、甘草组成，用于治疗消渴病收到较为满意的效果。动物实验证明：本方具有改善糖尿病鼠胰腺微循环的作用。一旦微循环功能发生紊乱，就会引起脏器功能降低甚或失去功能。他们动态观察糖尿病鼠胰腺微循环障碍的表现，服本方后的糖尿病大鼠胰腺微血管构型基本恢复，毛细血管增多，出血减轻或消失，微循环障碍明显改善。证实加味桃核承气汤可以改善糖尿病鼠的胰腺微循环，提高胰腺功能，这是加味核桃承气汤降低血糖的主要机制之一。本方还可提高 2 型糖尿病大鼠靶细胞对胰岛素的敏感性和反应性，可以使受体和受体后胰岛素抵抗减轻。本方除治疗消渴病本病外，对其严重并发症之一的消渴肾病也十分有效。

瘀是糖尿病在发展过程中的一种病理变化，活血化瘀法贯穿治疗始终。糖尿病患者不仅病程长，而且多种并发症峰起。流行病学调查表明，糖尿病患者发生血瘀证的概率极高，并指出即使在临床上没有血瘀表现的糖尿病患者，也处于一种隐性血瘀或微观血瘀状态。临床实践中观察到，糖尿病血瘀多是由气阴两虚所致，阴虚燥热，煎熬津液，势必引起血液黏滞，运行不畅；气为血之帅，气虚则运血无力而致血瘀。血瘀一旦形成，又可作为致病因素使病情加重，因此在治疗糖尿病过程中，应把活血化瘀贯穿于治疗的始终，尤其对胰岛素抵抗者，配用大剂量的活血化瘀药，可增强胰岛素敏感性，降低胰岛素用量。临床中常用的活血化瘀药有当归、川芎、红花、鸡血藤、益母草、泽兰、丹参、鬼箭羽、全蝎、蜈蚣、水蛭、血竭等，这些药物均具有较强的抑制血小板凝聚作用。在运用活血化瘀的同时，还应配合补气药，如黄芪、党参、太子参、西洋参等，"以补达通"。热、痰、瘀均为病之标，瘀是糖尿病在发展过程中的一种病理变化，多由脾虚日久所致。气为血帅，血为气母，气运血行，糖尿病脾气虚弱，阴液不足。一方面脾气虚无力推动，致血行不畅而瘀滞；另一方面，阴液不足则燥热内生，煎熬津液，血液黏滞运行不畅而成瘀。若心脉瘀阻而致胸痹心痛，脑络瘀阻而致中风，瘀于下肢则肢体麻痛或肢端坏疽等。治疗应在益气的基础上加活血通络药。常用药有当归、赤芍、川芎、鸡血藤、丹参、水蛭、蜈蚣、血竭等。

## 糖尿病三期瘀血致病论

传统中医学将 2 型糖尿病等同于消渴病治疗，一贯秉承"阴虚燥热"为其基本病机，采用滋阴清热的治疗方法。而学者王娟等认为，基于临床实际，"阴虚燥热"的基本病机不适用于全部 2 型糖尿病患者，应积极重视瘀血在 2 型糖尿病进展中的重要作用。按病程，2 型糖尿病划分为脾瘅、消渴、消瘅三个阶段。

著名医家张锡纯在《医学衷中参西录·治消渴方》明确指出"消渴，即西医所谓糖尿病，忌食甜物"，首次将"消渴病"与"糖尿病"两者联系起来。中医学定义消渴病为多食、多饮、多尿、形体消瘦，且尿中有甜味为主要特征的一种疾病，病性为"本虚标实"，基本病机为"阴虚燥热"。而现代临床工作中发现具有"三多一少"典型症状的 2 型糖尿病患者仅占一部分，50% 的 2 型糖尿病患者无任何症状，80% 的患者症状不典型，患者往往在体检中或治疗其他疾病时发现血糖升高，尚未出现"三多一少"症状。故全小林教授将糖尿病前期（包括糖耐量递减、空腹血糖受损）及糖尿病早期（未出现"三多一少"症状）的患者归为脾瘅期。《素问·奇病论》曰："脾瘅，此人必数食甘美而多肥也。肥者，令人内热；甘者，令人中满。故其气上溢，转为消渴"，此期的患者大多以肥胖、乏力，甚至是代谢综合征为表现，"中满"和"内热"为其核心病机，而脾瘅期为消渴期的前身，病情隐匿。消渴期是在脾瘅"过食肥美"，"内热中满之气上溢"基础上发展而来的。隋·巢元方在《诸病源候论·消渴候》指出"夫消渴者，渴不止，小便多是也"。消渴期的患者不仅血糖升高达到糖尿病的诊断标准，而且出现大渴引饮、小便频数、多食易饥、体质量减轻等 2 型糖尿病典型的临床表现，此时患者的血糖往往偏高。"消瘅"见于《灵枢·五变》："怒则气上逆，胸中蓄积，血气逆留，臆皮充肌，血脉不行，转而为热，热则消肌肤，故为消瘅。"并提到："五脏皆柔弱者，善病消瘅。"明确五脏柔弱（体虚）是导致消瘅的机制，指出脏腑柔弱引起情志失调，则血气逆乱，血脉瘀滞，瘀久生热，发为消瘅。结合《素问·通评虚实论》里"凡治消瘅、仆击、偏枯、痿厥、气满发逆，甘肥贵人则膏粱之疾也"的论述，可知消瘅是在脾瘅、消渴之后发生的一系列与血管病变相关的疾病，这一发病过程与 2 型糖尿病的病程极为相似。

**1. 脾瘅阶段的瘀血致病论：**脾瘅阶段的内在病机为"内热中满"，其外在表现则是肥胖。而"肥人多瘀"的观点早在《内经》中就有体现：《灵枢·逆顺肥瘦》曰"肥人也，广肩腋项，肉薄厚皮而黑色，唇临临然，其血黑以浊，其气涩以迟"，提示肥人已有血瘀证"色黑、脉迟涩"的临床表现。究其病因，可因先天虚损，禀赋不足；过食肥甘，饮食不当；缺乏运动，劳逸失常；忧思气结、易激易怒，情志不畅，致使肺脾肾三脏运化水谷精微功能受阻，气血水运行迟滞，聚湿生痰为膏，散布于肌肤、脏腑引发肥胖，而布于全身的膏脂会进一步阻碍气机，加重瘀血，恶性循环促使脾瘅加剧。如同张景岳在《景岳全书》中指出："人之气血犹源泉，盛则流畅，少则壅滞，故气血不虚则不滞，虚则无有不滞者。"前文提及"此五气之溢也，名为脾瘅"，提示饮食不当这一重要致病因素，除过食肥甘厚味之品外，饮食偏嗜，过食咸味亦是重要因素。如《素问·五脏生成》曰："多食咸，则脉凝泣而变色。"《灵枢·五味论》

曰："血与咸相得则凝。"这与现代调查显示糖尿病患者中普遍存在着摄入过量的高脂高热量饮食，嗜食咸味等不当饮食习惯这一现状相吻合。

现代研究表明，2型糖尿病的中心环节是胰岛素抵抗和胰岛素分泌缺陷，对于脾瘅阶段的患者其核心问题，正是胰岛素抵抗。龚理等研究发现胰岛素抵抗患者血小板对血管壁黏着功能及两者间的血液黏稠度、凝固性及凝集功能、红细胞间的凝集物均有所增高。现代血液流变学显示，以上病理改变与中医所讲"瘀血"相关。而导致胰岛素抵抗的原因，庞宗然教授认为是以胰岛毛细血管球内血管密度不均匀（胰岛中心部血管密度减低），毛细血管狭窄、分布稀疏、分支明显减少，胰岛微循环血流方向异常为特征的胰腺微循环障，通过影响胰岛β细胞功能而形成并加剧胰岛素抵抗。这一胰腺微循环障碍的典型表现，与中医"瘀阻于络"的理论相契合。

可见在脾瘅阶段就出现小的络脉瘀阻的病理变化，聚痰为膏，积聚于皮肤肌肉之间，导致肥胖。临床治疗当中，仝小林教授认为，基于合理饮食、适度运动、调畅情志、减轻体质量之上，囿于"阴虚燥热"病机，选用滋阴益气之法，不适用于这一时期的治疗。而此时早期运用活血化瘀药物治疗可获较好疗效，如具有逐瘀通经功能的大黄（生熟均用）正是目前治疗肥胖最常用的药物之一。段公等研究发现加减抵当汤治疗代谢综合征后糖化血红蛋白（HbA1c）、空腹血糖（FPG），空腹胰岛素（FIns），胰岛素敏感指数（ISI）、胰岛素抵抗指数（HOMA-IR）、胰岛β细胞功能（HOMA-β）水平均明显改善，说明活血化瘀法能从胰岛细胞功能改善患者的胰岛素抵抗状态；白永飞运用具有"通络化瘀，养阴益气"功效的菩人丹超微粉改善胰腺微循环治疗，可促进疾病状态下胰腺组织微血管生成，提升胰岛β细胞的分泌功能，修复受损胰岛β细胞形态，效果显著。余亚信等系统评价了13篇运用活血化瘀法来治疗胰岛素抵抗相关性疾病的随机对照实验，得出活血化瘀法可在一定程度上改善胰岛素抵抗的结论。

**2. 消渴阶段的瘀血致病论**："阴虚燥热"是消渴期的基本病机，阴虚则虚火内生，火伤肺津而导致口渴，火耗胃阴而导致易饥，出现糖尿病的典型临床症状。脾、胃、肝、肾是消渴期主要病位，而肠胃积热、湿热瘀阻、肝郁化热、肝肾阴虚、阴虚内热、心神不宁等病机在消渴期较为常见，在疾病漫长进程中，气虚、阳虚、阴虚、燥热、气滞、痰浊等病理因素皆可致瘀。周学海曰："血如象舟，津如象水，水津充沛，舟始能行，若津液为火所灼竭，则血液为之瘀滞。"气虚则运血无力，生化乏源，血流不畅则致瘀；阳虚则寒凝血脉而瘀；情志不舒，气机不畅，则气滞血瘀；脾气虚弱，统摄失常，血溢出脉外而成瘀；脾虚生痰，痰湿内蕴，则痰瘀互结。且各种病理因素与瘀血相互影响，瘀血作为有形之邪可阻滞经络，使离经之血久积体内，又使血行不畅，进一步加重血瘀。由此，经典病机可扩展为"阴虚为本，燥热为标，瘀血为患"。

消渴期可出现多种血瘀证的临床症状，为人熟知的有面色晦暗，肌肤甲错，口唇紫暗，肢体麻疼，健忘嗜睡，心烦失眠，舌下脉络迂曲青紫，舌紫暗，有瘀斑，脉涩等。而瘀血致渴这一点却易为人忽略，早在《金匮要略·惊悸吐衄下血胸满瘀血病脉证治》就指出："病者如有热伏，烦渴，口干燥而渴，其脉反无热，此为阴伏，是瘀血也。"清·唐容川也在《血证论·发渴》曰："瘀血在里则口渴，所以然者，血与气本不相离，内有瘀血，故气不得通，不能载水津上升，是以为渴，名曰血渴，瘀去则不渴矣。"还提出"瘀血发渴者……气为血阻，不得上升，水津因不能随气上布。但去下焦之瘀，则水津上布，而渴自止"的论述。为瘀血致病导致"消渴"症状奠定了基础，由此，见渴莫囿于滋阴治渴。

临床治疗当中，可依据患者临床变现，识别出血瘀证而治疗。率先将血瘀证作为消渴病中独立证型提出的祝谌予教授，在观察30例糖尿病患者中，发现均有舌紫暗，或有瘀点、瘀斑症状，并用活血化瘀法治疗糖尿病合并冠心病的患者时发现，可首先对血糖产生影响，使血糖下降。据此，他将面色晦暗，两颊散在赤丝等表现的患者，辨为血瘀证，应用具有活血化瘀作用的方药膈下逐瘀汤加减治疗获得满意疗效，经过4个月治疗，患者不仅空腹血糖降低，临床症状也大大减轻。由此体现活血化瘀法治疗消渴病中既可降糖，同时可改善烦渴等临床症状。

**3. 消瘅期的瘀血致病论**：瘀血难移，久积不通，随着2型糖尿病的进展，至于消瘅阶段，年老体衰、五脏柔弱是其重要病因，脉络瘀阻则是最重要的病机，一方面血行受阻，瘀血日重；另一方面，阻碍新血生成，脉络不充，形成脉络癥瘕，病位涉及肾、心、肝、脾各个脏器，此时两者互为因果，正气越虚而血瘀越盛，血越瘀则正越虚，生为变证，病情日益复杂严重。瘀阻于络则演变为糖尿病肾病、视网膜病变等微血管并发症；瘀阻于脉，则产生心脑血管、下肢血管等大血管并发症。如闭阻脑络，发为中风（脑卒中）；阻于心脉，发为胸痹（冠心病）；阻于下肢，发为痹症，严重者可致脱疽（下肢动脉硬化性闭塞症）；上阻清窍，则成消渴目病（糖尿病视网膜病变）；损溢肾络，水湿泛滥，发为水肿（糖尿病肾病）；阻于肌肤、肢体，发为肢端麻疼、感觉异常（糖尿病神经病变）。

在消渴病诸多变证中，痹症与瘀血最为相关，现代医学将其归为糖尿病大血管并发症和微血管并发症，二者皆可从瘀论治。现代研究表明活血化瘀药物可以改善血管病变，降低血液的高凝状态，特别对于大血管并发症疗效更佳，因其往往出现在代谢综合征的背景下，同时伴有高血压、冠心病、脂质代谢紊乱等，与血瘀关联更为密切。常柏等应用抵当汤联合降糖治疗干预 2 型糖尿病患者后，可减少血浆缩血管物质，修复血管内皮，增加血清 NO 水平，从而延缓糖尿病血管病变的发生发展。金凤表等观察具有逐瘀通络、搜风解痉之功效的通心络（人参、赤芍、水蛭、全蝎、蜈蚣、蟅虫、冰片、蝉蜕等）对冠心病合并糖尿病患者能降低血清内皮素（ET），升高一氧化氮（NO），改善血管内皮功能，减轻代谢紊乱对血管的不利影响。张立娟等在采用西药治疗（控制血糖，扩张血管，局部处理，抗感染等）早期糖尿病足的基础上，加用治瘀名方血府逐瘀汤，仅 4 周，通过红外热像仪扫描即可见足部温度明显升高，末梢循环改善良好，优于单纯西药组，为患者接受早期防治增强信心。

## 糖尿病血瘀证现代研究

血瘀是一个与血液循环有关的病理过程，血液积蓄、血流滞缓等血液循环障碍都可导致血瘀证。鉴于外周循环障碍、血液流变性和血液凝固异常与血瘀形成的关系，以及在糖尿病中的改变，有关糖尿病瘀证的研究多从这些方面展开。

**1. 糖尿病与微循环障碍：**糖尿病患者尤其是并发微血管病患者均可出现外周循环障碍，其发生机制多与其糖代谢和脂代谢障碍有关。陈开地等对 200 例糖尿病患者的甲皱微循环 16 项指标进行综合定量分析，通过观察其形态、流态、袢积分、总积分值，发现有 90% 左右的患者管袢模糊与渗出，个别患者的甲皱微血管极度模糊，难以辨认。有 21.5% 出现出血现象，其中 89.5% 可见轻度水肿，可能与渗出有密切关系，而且管径的改变主要表现在输入支的变细，输出支的迂曲增粗，管袢数减少约 40% 左右，流速迟缓。红细胞聚集及微小血栓形成是糖尿病甲皱微循环改变的突出特点，82% 的患者伴有中等程度的红细胞聚集，41% 的病例可见到白色微血栓。刘德辉等通过对单纯糖尿病和糖尿病坏疽患者甲皱循环观察发现，糖尿病坏疽患者的微循环视野能见度明显下降，视野呈暗红色，大部分管袢支模糊不清，且数目减少，同时管袢变细变短，输入支痉挛及微血管瘤存在，管袢渗出。另外 85.76% 的患者血液流态呈泥沙样，团聚状流，血流速度明显减慢，红细胞变形能力下降。梁晓春等通过实验，发现糖尿病患者的血液在血管内流动时，红细胞变形性下降，僵硬的红细胞增多，难以通过曲折变化较多的且小于自身直径好几倍的微血管网，从而造成微循环阻力增大，微血管堵塞，血液有效灌注不足。陈剑秋等对 170 例糖尿患者进行观察，发现有血瘀证者其舌质、舌体瘀斑，舌下静脉迂曲充盈，呈柱状、囊状异常者最为多见，甚至有呈葡萄球状。

总之，外周微循环观察是糖尿病血瘀证现代研究开展的项目之一，对今后糖尿病的防治有一定的临床意义。

**2. 糖尿病与血液流变学的改变：**糖尿病的血液流变学改变主要表现在血液处于浓、黏、聚状态，即出现高黏滞血症，而高黏滞血症的存在对于糖尿病及其血管病的形成有着重要影响。施赛珠等通过血液流变学的变化对 76 例糖尿病患者进行检测，结果发现全血黏度、血浆黏度、红细胞沉降率等血液流变学指标均明显增高，从而认为血液的浓、黏、聚是本病的病理基础。李振中等观察糖尿病眼底出血患者，发现其全血黏度、红细胞电泳时间、纤维蛋白原、红细胞沉降率、红细胞沉降率方程 K 值 5 项指标均高于健康人。冯兴中等则认为糖尿患者红细胞质和量的变化以及血液组成成分的变化是糖尿病血瘀证的主要发病机制，也是其血液流变学异常的病理表现。方立成对 56 例糖尿患者进行观察，发现普遍存在血液黏稠度高，血液黏度、血浆黏度升高。

总之，血液流变学异常与糖尿病血瘀程度密切相关，血液黏滞性越高，糖尿病血瘀证越明显；血液流动性、变形性越接近正常，则血瘀程度越轻。

**3. 糖尿病与血液凝固性异常：**糖尿病血瘀证另一个特点就是血液凝固性异常，表现为凝血机制被激活、血小板活化、抗凝功能减弱，导致血液处于高凝状态，易于血栓形成。黄庆玲等对糖尿病患者进行了电镜下血小板表现活性观察，发现糖尿病患者凝血机制异常改变，根据血小板粗糙面发生黏性变形的特点，发现糖尿病患者血小板以展平型为多，圆型、树型与过度型明显减少，而展平型与聚集型血小板增多使得其黏附性和聚集性增强。赵淑华等从糖尿病患者血小板体积增大，血小板压积、血小板分布宽度及血小板计数均增高来说明糖尿病患者血液处于高凝态。梁晓春等探讨了强烈致血小板聚集剂血栓素 $A_2$（$TXA_2$）与血小板聚集抑制剂前列环素（$PGI_2$）在糖尿病患者中的变化，实验通过测定二者的稳定代谢物血栓素 $B_2$（$TXB_2$）与 6 -酮-前列腺素 $F_{1\alpha}$（6-K-$PGF_{1\alpha}$）的血浆含量以反映 $TXA_2$ 与 $PGI_2$ 水平，结果表明糖尿病患者 $TXA_2$-$PGI_2$ 严重失衡，$TXB_2$ 与 6-K-$PGF_{1\alpha}$ 之比值明显增高，由此揭示糖尿病患者体内血小板活化，聚集反应加强，易导致血栓发生。

# 132　糖尿病并发症期从瘀论治

　　糖尿病是危害人类的最常见疾病之一。2 型糖尿病约占全部糖尿病的 95％，由于血糖调节药物和抗生素的广泛应用，糖尿病昏迷和并发感染类疾病的发生率和死亡率已明显下降，而血液流变的改变及血管病变则凸显了出来，故中西医近年对 2 型糖尿病的认识与诊治进展大都集中于此。学者黄幼民以中医为主，解析了这一进展。

## 现代医学对 2 型糖尿病的认识

　　现代医学认为，2 型糖尿病是多种因素联合作用引起的，并非由单一的病理生理机制所致，而胰岛素抵抗是贯穿于 2 型糖尿病的发生、发展过程中的重要因素。糖尿病患者在诊断时往往已经出现微血管和大血管并发症。在被诊断为 2 型糖尿病的患者中，有 40％存在大血管并发症，40％存在微量白蛋白尿，15％存在视网膜病变，50％有高血压，50％有高甘油三酯血症。胰岛素抵抗促使发生高血压、血脂异常、糖耐量受损，当胰岛 β 细胞发生缺陷时，导致糖尿病的发生发展。胰岛素抵抗时血浆纤溶酶原激活物抑制剂－1 增加，抑制组织纤溶酶原激活物。因此胰岛素抵抗不仅是 2 型糖尿病的主要病因，也是其发生大血管并发症的重要危险因素。血管内皮细胞功能障碍可能是胰岛素抵抗的前兆，同时血管内皮细胞还通过内皮细胞舒张因子和收缩因子调节血管紧张度和通透性，调节血液流变性和血细胞在血管壁黏附等功能。这些都可解释为什么大血管合并症在糖尿病诊断时已存在。

　　有报道 2 型糖尿病约 70％死于心脑大血管病变，10％死于肾病。糖尿病大血管病变的发病机制主要是：血管内皮功能紊乱，血小板功能失常，脂肪及脂蛋白代谢异常，激素调节失常，微血管病变及遗传、肥胖等其他因素。糖尿病微血管病变的发病机制主要是：血流动力学改变，微循环障碍，内皮细胞损伤，血液黏稠度增高，微血管形态和化学成分发生改变等。据报道英国前瞻性糖尿病研究观察的 4209 例新诊断的 2 型糖尿病患者，入选时已有半数合并有高血压、心肌梗死等心血管疾病史。有 52％患者体质量超重，他们将肥胖患者随机分为应用二甲双胍组和应用胰岛素、磺脲类药物组。两组患者的血糖、糖化血红蛋白在控制相同的情况下，二甲双胍组的患者不仅糖尿病相关终点事件下降 32％、死亡率下降 42％，微血管合并症的危险性下降亦较其他组明显，而且心脑血管危险性呈显著下降，心肌梗死危险性减少 39％。这是因为二甲双胍除了能改善胰岛素抵抗，尚能降低血浆游离脂肪酸和甘油三酯水平，降低血浆纤溶酶原激活物——抑制剂水平和血小板的黏附、聚集作用，因而有潜在的抗动脉硬化作用。这也为中医药从瘀论治糖尿病提供了借鉴的依据。

## 中医学对 2 型糖尿病瘀血认识

　　瘀血就是各种原因造成的血流缓慢，或血液离开血管产生的瘀积，血液由动态变为静态，表现为血液循环障碍和受累组织的损害以及组织细胞的炎症、水肿、变性、糜烂、坏死、硬化、增生等病理改变。2 型糖尿病的一系列病理变化就符合瘀血的病变。在 2 型糖尿病中，瘀血既是疾病发展过程中的病理产物，又是致病因素之一。对此，在《灵枢·五变》中即有论述："五脏皆柔弱者，善病消瘅……长冲直扬，其心刚，刚则多怒，怒则气上逆，胸中蓄积，血气逆留，髋皮充肌，血脉不行，转而为热，热则消肌肤，故为消瘅。"这里强调了"消瘅"的前提是血脉不行。此后的《金匮要略》认为："病者如热伏，烦满、口干燥而渴，其脉反而无热，此为阴伏，是瘀血也。"《血证论》认为："瘀血发渴……脉中有瘀血则气为血阻，不得上升，水津固不能随气上升，但去下焦之瘀，则水津上布而渴自止。"这些论述明确指出了糖尿病与瘀血的关系。

糖尿病为久病顽疾，符合中医学"久病必瘀""久病入络"的观点。多种原因均可产生血瘀，形成的血瘀又可成为致病因素。患者日久则正气愈虚，邪毒瘀血愈不能除，陈者当去不去，新者当生不生，则正气越虚而血瘀越甚，血越瘀则正越虚，两者互为因果，使糖尿病病情日益复杂严重。脏腑经脉失去气血的濡养，不能发挥正常的生理功能，各种并发症就随之产生。在病理上，传统多重视阴虚燥热，忽略因虚致瘀，故恒以养阴清热为主，而少用甚至不用活血化瘀之法。瘀血阻滞存在于糖尿病的始末，只是轻重不同而已。随着病程日久，瘀血阻滞愈加严重。陈泽霖对2176例患者进行腭黏膜观察，其中糖尿病血瘀证患者的软腭血管扩张和瘀紫率显著升高。还对200例糖尿病患者的119例舌象进行观察，发现59.5%患者具有舌脉粗张迂曲，色泽紫黑的瘀血现象。翁维良等观察到糖尿病患者中紫舌或舌体有瘀点瘀斑，舌下静脉瘀血者占一半以上。这些都说明糖尿病患者广泛存在着瘀血的病理变化。周建扬观察了56例2型糖尿病患者舌底脉络的颜色，以判断是否有瘀血及瘀血的程度。其中20例有轻度瘀血，占36%，重度瘀血者有17例，占30%，合计占66%。治疗前有瘀血患者的血糖、血脂与无瘀血患者比较有差异，而且瘀血程度越严重，并发症越多，病情越重，且常患2种以上并发症。用活血化瘀中药治疗后，舌下脉络瘀血程度改善，同时血糖亦下降。说明活血化瘀是治疗糖尿病的一种有效方法，也是防治并发症的有力措施。

## 中医药临床研究

如何改善2型糖尿病的血液流变异常的状况？如何改善患者的高血脂及血管病变、控制其并发症的发生发展？这应是中医药发挥优势的重要方面。从瘀论治糖尿病是近年中医研究糖尿病治疗的一个崭新的课题。祝谌予通过自己对糖尿病患者的长期临床观察，首次提出了活血化瘀疗法治疗糖尿病的观点。之后，有很多人开始观察和研究从瘀论治糖尿病，取得了明显的疗效。用柔肝化瘀益气养阴法治疗糖尿病56例，总有效率87.5%。陈少莲用活血化瘀的丹参、三七、泽兰等药物佐以养阴益气等药物，治疗2型糖尿病63例，并与西药对照组比较，治疗组疗效明显优于对照组（P<0.01）。王慧兰用丹参、水蛭、昆布等药配合二甲双胍片治疗2型糖尿病62例，总有效率84.85%，而单纯用二甲双胍组的总有效率为58.62%。冯建华等用含有活血药的消渴降糖颗粒剂治疗2型糖尿病100例，结果表明，该药能显著降低患者血糖、尿糖、糖基化血红蛋白及血液黏度，调节脂质代谢，改善临床症状，总有效率98%。何中平以丹参、赤芍、当归、牛膝等活血药为主治疗2型糖尿病38例，与服用玉泉丸的对照组比较，疗效有非常显著性差异（P<0.01），治疗组优于对照组。

2型糖尿病所导致的周围神经病变主要是由于进行性的微血管透明变性、增厚、增生使管腔狭窄，微循环障碍，缺血缺氧，神经纤维失去营养而变性，神经细胞生化、结构、功能发生改变。活血化瘀药可以降低患者血液黏度，改善血液流变学，改善微循环及神经末梢的营养状态，促进神经系统传导功能的恢复。刘玉霞以活血通络药为主治疗糖尿病性颅神经麻痹31例，总有效率93.5%。采用活血化瘀中药治疗糖尿病视网膜病变，疗效满意。

糖尿病肾病是2型糖尿病并发症中常见的微血管病变，近年来，有不少用活血化瘀法治疗此病的报道。武晓春等用活血化瘀药配合其他药物治疗糖尿病肾病，疗效显著。因为糖尿病肾病病延日久，多气阴两虚挟瘀血、痰浊阻络。活血化瘀药可降糖降脂，改善肾血流量及微循环，促进体内病理过程逆转，从而达到修复的目的。

2型糖尿病合并高脂血症的比例较高，现临床上多以活血化瘀的方法治疗。刘云等治疗糖尿病合并高脂血症多以活血化瘀药为主，疗效较好，患者在血脂下降的同时，血糖也得到明显改善，符合"治疗糖尿病降脂即降糖"的观点。不同病程、不同年龄和不同代谢状况的糖尿病患者均可出现高黏滞血症，而许多活血化瘀中药具有明显的降低血液黏稠度的作用。以活血化瘀为主治疗糖尿病合并冠心病或高血压，均有很好的疗效。

## 中医药基础研究

宋其云等的动物实验结果提示，服用活血滋阴药——降糖舒通胶囊后，大鼠的血糖明显降低，并且胰岛素水平较模型组和格列齐特组均有显著增加，提示有修复β细胞的作用，其降糖作用明显好于清热滋阴方。进一步证实瘀血在2型糖尿病的发生发展过程中具有重要意义。2型糖尿病患者红细胞内外离子紊乱与红细胞变形及血液黏度密切相关。李宁等通过实验证实，丹参注射液能使红细胞内外离子的紊乱得到改善，这也是丹参改善糖尿病患者红细胞变形性及聚集性、降低血液黏度的作用环节之一，为临床使用丹参预防和治疗2型糖尿病并发症提供了实验依据。

李赛美等实验结果显示，中医益气养阴、活血化瘀、泄热通下任何一法对糖尿病心肌缺血均有一定的效果，而诸法合用，且重视活血的效果更佳。广州中医药大学通过动物实验观察中医不同治法对1型和2型糖尿病大鼠模型心肌病变的阻断作用，结果发现，2型组心肌损害较1型组更广泛、更严重。2型加中药组以活血化瘀法疗效最优，泻热通下法为次。邢玫观察了61例2型糖尿病患者不同分型的血浆内皮素、全血黏度、胰岛素水平，结果显示，各证型这三种指标均较健康组明显升高，其中气阴两虚夹血瘀型升高尤为显著。提示血浆内皮素和血液黏度可作为糖尿病血瘀的一项重要微观指标和辨证分型的判断指标，反映其病情的轻重程度，也提示2型糖尿病的发生、发展均有"瘀血"这一病理基础的参与。

## 常用活血化瘀药

黄幼民统计了有关中医药治疗2型糖尿病的文献329篇，结果显示，用得最多的药物是黄芪、丹参、地黄、山药、天花粉、苍术、葛根、玄参、茯苓、当归、川芎等，其中黄芪、丹参、葛根、当归、川芎等药均有扩血管、降低血液黏度、促进血液循环、抗凝、降脂等作用，前三味药还可调节血糖。活血化瘀药用的比较多的还有赤芍、水蛭、桃仁、红花、益母草、山楂、三七、鬼箭羽等。从发展趋势来看，有关文献中应用活血药的数量在逐渐增加。可见中医药治疗糖尿病越来越重视其病理变化中血瘀这一关键问题，活血化瘀药应用得越来越普遍。同时，人们也重视中医临床辨证用药的特点，以提高疗效，如江映红等提出糖尿病治瘀要根据瘀血的部位及所患脏腑的生理病理特点选择合适的活血化瘀药。如瘀在心脉，则理气通阳以化瘀，多用薤白、丹参、郁金、檀香、水蛭；瘀在肾脉者以通瘀利水，多用五苓之属加刘寄奴、牛膝、泽兰等，以便收到更满意的疗效。从瘀论治糖尿病的药物，不仅选用活血、祛风、通络之品，也要辨证施治才能达到目的。如温阳之品、益气之品、解表辛散之品等，均有抗凝或扩张血管的作用；化湿之品，可协助祛瘀，并有良好的降糖作用；酸味药有降脂、软化血管的作用。所以，要始终重视糖尿病的瘀血问题，但也要辨证选用活血化瘀药物。

# 133　糖尿病足从瘀论治

　　糖尿病足又称作糖尿病型肢端坏疽，是一种慢性进行性波及肢体大、中、微血管的特殊病变，以肢体末端疼痛、感染、溃疡、坏疽为主要临床特征，是糖尿病慢性并发症中常见病之一，与周围血管病和周围神经病变有关，也是糖尿患者致残的主要原因。中医学认为本病属"消渴""脱疽""脉痹"范畴，最早见于《灵枢·痈疽》："发于足指，名曰脱疽。其状赤黑，死不治；不赤黑，不死不衰，急斩之，不则死矣"。这对脱疽后期腐烂、坏死、发黑的症状特点，以及预后判断、治疗方法的描述颇为准确。宋代《卫生家宝》记载："消渴患者足膝发恶疮，至死不救。"元代《丹溪心法》则详细记载了消渴病脱疽的临床症状："脱疽生于足指之间，手指生者见或有之，盖手足十指乃脏腑支干，未发疽之先烦躁发热，颇类消渴，日久始发此患，初生如粟黄泡一点，皮色紫黯，犹如煮熟红枣，黑气蔓延，腐烂延开，五指相传，甚则攻于脚面，犹如汤泼火燃。"可以看出，中医对糖尿病足的病程的认识与现代医学基本一致，自祝谌予教授提出了糖尿病以气阴两虚为本，气虚血瘀或阴虚血滞，则瘀阻脉络理论以后，近十多年来中医界在糖尿病周围血管疾病方面积累了许多宝贵的临床经验。学者汪玉芳等从瘀血方面对糖尿病足的病因病机和辨证论治作了探讨。

## 由瘀而致糖尿病足的病因病机

　　**1. 正虚血瘀，脉络痹阻**：消渴病日久，因于阴虚燥热，阴液亏虚，燥热偏盛，热灼津血，而致血液浓缩黏滞，血行涩滞瘀缓，或由燥热耗气，使气阴两虚，无以运血，血行无力致瘀，或由于阴液亏虚，阴损及阳，阳虚寒凝，血脉失于温煦，均可使血行不畅，形成血瘀，血瘀一旦形成，因血脉痹阻，血行不畅而可致肢体局部尤其肢端失养而形成脉痹、脱疽。临床研究与实验表明，糖尿病足患者普遍存在着瘀血阻滞、脉络痹阻的病理改变。可表现为足背动脉及胫后动脉搏动减弱或消失；血液流变学异常，全血黏度增高；血小板黏附聚集力增高；凝血机制异常，纤维蛋白原增高，纤维蛋白溶解活力降低；微循环障碍，甲皱微循环示异形管增多，袢顶出现结节，管袢模糊不清，血流异常，断线流呈团状，血细胞聚集，静脉袢及乳头下静脉扩张，袢周出现出血斑，这些微循环的异常改变充分体现了中医消渴病脱疽"瘀血"症的本质。

　　**2. 热毒血瘀，肉腐筋烂**：瘀血阻滞经络，营卫壅滞，郁久则化热，或者因患肢破损，复感邪毒，热邪炽盛，阴液更亏，热毒瘀蕴结则更盛，脱疽则更为严重，终致肉腐、筋烂，同时热毒盛可伴有发热、烦躁口渴、大便干结等全身不适症状。西医亦认为长期的下肢血液循环受阻，微血管病变使局部组织缺血缺氧，有利于厌氧菌的生长，同时改变了白细胞依赖氧的杀菌作用，局部毒性代谢产物的大量积聚，如自由基和内毒素等，对局部产生毒害作用。所以糖尿病足的患者一旦发生感染，血小板黏附能力增强，纤维蛋白活力增高，溶纤维蛋白活力降低，瘀血将更为严重，极易形成微血栓并加重局部组织的缺血坏死。因毒致瘀、因瘀致毒形成恶性循环，导致最终不得不以截肢来维持生命。

　　瘀血致糖尿病足的发病机制，不仅从中医理论上得到很好的解释，而且从现代医学微循环研究亦可以得到确认。瘀血不只是糖尿病足的一个病理产物，同时也是糖尿病足并发感染及加重的一个重要因素。

# 由瘀而致糖尿病足的辨证治疗

对于糖尿病足的患者，结合患者的临床表现及病程发展的阶段，将糖尿病足分为以下 5 型辨证施治，但在治疗过程中，必须抓住活血化瘀这一关键。

**1. 瘀血阻滞，络脉不通**：主要表现为患肢发凉、麻木疼痛，痛有定处，如针刺，足部皮肤色暗红或紫斑，或间歇性跛行。舌质暗，有瘀斑，苔薄白，脉沉细或涩。可用活血化瘀、通络止痛法，此法适于糖尿病足的早期，正气不亏的患者。可选用血府逐瘀汤加减，常用药物为桃仁、红花、当归、生地黄、川芎、赤芍、川牛膝、地龙、水蛭、苏木、路路通、鸡血藤等，痛甚加全蝎、蜈蚣等。

**2. 瘀血阻滞，阴虚内热**：表现为患肢疼痛，昼轻夜重，痛如针刺，腰酸耳鸣，五心烦热，重则烦躁，性情易怒，局部红肿热痛，肢端坏疽或足趾溃烂、疼痛剧烈，舌红少苔，脉细弦或数。可用活血化瘀、滋阴清热法，此法用于消渴日久，相火亢盛，邪热旺盛者。方选四物汤合知柏地黄汤及四妙勇安汤加减，常用药物为生地黄、川芎、赤芍、白芍、当归、牡丹皮、知母、黄柏、山茱萸、玄参、金银花、蒲公英、紫花地丁、地龙、甘草。大便秘结加熟大黄；肿甚加穿山甲、皂角刺；痛甚加蜈蚣；阴虚口渴、低热加天花粉、地骨皮；合并神经病变时，可选用四藤一仙汤，药有鸡血藤、钩藤、络石藤、海风藤、威灵仙。

**3. 瘀血阻滞，湿热内蕴**：主要表现为患肢皮肤暗红肿胀痛，趺阳脉搏动消失，足端紫红，皮肤起水疱，重者足趾溃烂，脓液黄稠，舌质暗红，苔黄腻，脉滑数，常伴有发热、口渴、便秘、尿黄浊等症。可用活血化瘀、清利湿毒法，此法用于湿热内蕴、热毒聚结、气血壅滞者。方选大黄䗪虫（丸）汤合三妙（散）汤及五味消毒饮加减，主要药物为桃仁、川芎、赤芍、水蛭、黄柏、苍术、牛膝、金银花、紫花地丁、蒲公英、黄连、马齿苋、车前子、白芷等。苔腻明显加佩兰叶，瘀血证甚者加三棱、莪术。

**4. 瘀血阻滞，阳虚寒凝**：症见患肢冷痛，夜间尤甚，趺阳脉搏动减弱或消失，局部皮肤苍白发凉，舌质淡胖苔薄白，脉沉迟而细弱。可用活血通络、温阳散寒法，此法适用于消渴日久，阴虚及阳，阳气耗损，阴寒内生，血因寒而凝，阳气不达四末者。方选补阳还五汤合阳和汤加减，主要药物为生黄芪、当归、川芎、桃仁、红花、地龙、苏木、熟地黄、鹿角胶、肉桂、白芥子、路路通等。下肢逆冷、皮肤青紫加制附子、牛膝；下肢紫暗则选用鸡血藤、水蛭，痛重加全蝎、蜈蚣、穿山甲、制附子；气虚重者加党参或人参，寒凝痛甚加制川乌、细辛、羌独活、刘寄奴、地龙等。

**5. 瘀血阻滞，气血两虚**：症见精神倦怠，萎黄消瘦，患肢疼痛较轻，疮口脓汁清稀，经久不愈，舌淡胖，苔薄白，脉弱或趺阳脉消失。可用益气养血、活血通络法，此法用于消渴日久，气血亏虚，血行不畅，瘀阻脉络者。方选黄芪桂枝五物汤合八珍汤加减，主要药物为生黄芪、桂枝、党参、当归、白术、茯苓、川芎、熟地黄、白芍、陈皮、白及、鸡血藤、苏木、甘草。兼阴虚加枸杞子、女贞子、龟甲、天花粉、石斛；兼阳虚加鹿衔草、补骨脂、淫羊藿、鹿角胶；痛甚加乳香、没药，肢冷重于疼痛者加细辛；若以气阴两虚、瘀血阻络为主，也可选用生黄芪合生脉散及四物汤加减。

《医学源流》有"外科之法，最重外治"之说。在对以上不同证型予以内服的同时，结合中医的外治法，在活血化瘀基础上加入清热解毒、祛腐生肌及温通经脉进行外治，可起到事半功倍的效果。从瘀论治，但决不仅只知活血化瘀，还应结合患者的体质因素，兼顾气血不足、脾虚不运、肾阳不化等调整改善整个机体的功能状态，发挥活血化瘀的关键作用。

# 134 糖尿病周围神经病变从瘀论治

糖尿病周围神经病变（DPN）是糖尿病最常见的并发症之一，有较高的致残率和致死率。西医认为 DPN 是由于受糖尿病影响而出现周围神经功能障碍的体征或症状的一种疾病，常表现为肌肉疼痛、麻木、灼热及其他感觉异常，其发病主要与代谢紊乱，微循环障碍，神经营养相关因子减少，胰岛素缺乏等诸多因素有关。经改善微循环、营养神经等治疗后容易出现症状反复。中医药治疗 DPN，在控制症状及远期疗效方面具有一定优势。苗建英教授认为 DPN 与"瘀"密切相关。

## 瘀与 DPN 的关系

古代医家对 DPN 已经有了一定的认识，《证治要诀》曰："生消久之，精血既亏，或目无所见，或手足偏废如风疾，非风也。"《普济方》曰："肾消口干，眼涩阴痿，手足烦疼。"《丹溪心法·消渴》认为"腿膝枯细，骨节酸疼"，是由于消渴病日久，气血不能灌溉四末所致。现代医家对 DPN 的认识有共同之处，认为消渴病日久不愈，阴损及阳，阴阳两虚，血脉瘀滞，筋脉失于濡养，气血不能通达四肢，出现肢体麻木等周围神经病变症状，根据中医学"久病必虚""久病必瘀"理论，认为 DPN 与血瘀有关。

糖尿病属中医学"消渴"范畴，其基本病机是"阴虚为本，燥热为标"，糖尿病周围神经病变为糖尿病的变证，"阴虚燥热"是糖尿病的发病基础，阴虚易生内热，耗伤津液，导致气血津液不足，气虚无力行血易发为瘀血，血虚经脉失养闭阻而发病；燥热内盛，损伤中焦脾胃，运化失司，水湿内停，燥热耗伤气津，煎灼津液为痰，痰瘀互结，进一步加重瘀血；外感寒湿或湿热，日久聚湿成痰，阻滞气机，形成瘀血；另外，"消渴"日久迁延不愈，久病入络，阴阳俱损，发为瘀血。苗建英认为 DPN 与"瘀"密切相关，瘀血既是病理因素，又是病理产物，应在活血化瘀的基础上辨证治疗。

## DPN 辨证论治

苗建英在中华中医药学会糖尿病学分会《糖尿病周围神经病变中医临床诊疗指南》和自身临床经验的基础上，将 DPN 血瘀型分为气虚血瘀、阴虚血瘀、阳虚血瘀、痰瘀阻络 4 个证型，以活血化瘀、通络止痛为基础治法拟定活血通络方。其组方为桃仁、红花、鸡血藤、川芎、地龙、丹参、黄芪、当归、桂枝、白芍、木瓜、炙甘草。药理研究证实，地龙含有的酶类、核苷酸等物质具有降压、镇痛、抗血栓等作用；川芎行气活血，以助黄芪益气行血，气行则血行，增强活血化瘀之功；丹参入心、肝经，凉血活血，药理研究证实其有扩张血管，降低粥样动脉硬化风险的作用；白芍缓急止痛，可缓解手足麻木疼痛等不适，药理研究证明，白芍苷有镇静作用；木瓜舒筋活络，和胃化湿，以缓解肢体麻木不适，经研究发现，野木瓜注射液能够祛风止痛，舒筋活络，还可明显提高运动神经传导速度和感觉神经传导速度，对 DPN 有积极的治疗作用；少佐桂枝温经通脉，以助行血，与黄芪、白芍同用，取黄芪桂枝五物汤益气温经、和血通痹之意；炙甘草调和诸药，为使药。全方共奏活血化瘀之功。

"久病必虚""久病入络"，因此气血阴阳亏虚、瘀血阻络是 DPN 的常见病机，仅用活血化瘀法治疗 DPN 容易进一步损伤正气，单纯补益正气又会进一步加重血瘀，因此活血法和益气法相配合，使补而不滞，祛邪而不伤正。临床上血瘀常兼夹气虚、阴虚、阳虚、痰浊、气滞等其他致病因素，在活血通络方的基础上治疗其他兼证，使气血调达，诸症自消。

## 135　胰岛素抵抗从瘀论治

胰岛素抵抗（IR）原意是指机体只有增加胰岛素的需求量，才能在其效应器官和组织上达到正常的生理效应，如维持血糖在正常范围内等，是糖尿病患者的一种基本病理状态。目前则将其概念外延到泛指胰岛素在周围组织摄取和清除葡萄糖的能力降低，成为多种疾病发生的共同病理。1998 年美国学者 Keaven 将胰岛素诱导葡萄糖摄取的抵抗、葡萄糖耐量异常、高胰岛素血症、高极低密度脂蛋白血症、低高密度脂蛋白血症、高血压等症候群置于同一病名下，称为 X 综合征。并认为高胰岛素血症胰岛素抵抗是其最根本特征。胰岛素抵抗的存在，对人体的危害是不言而喻的。在胰岛素抵抗的情况下，可出现代偿性胰岛素分泌增多，造成高胰岛素血症，进而可促进动脉粥样硬化，诱导高血压的发生，影响脂质代谢的正常进行，大大增加心脑血管恶性事件的发生，加重和加速糖尿病血管并发症的出现。加强改善并逆转胰岛素抵抗的研究意义重大。近年来，中医药在这方面的研究取得了一定进展，尤其是关于应用活血化瘀治则改善胰岛素抵抗的研究，学者李学军等对此作了综合归纳。

### 理论依据

因胰岛素抵抗所导致的糖尿病、肥胖、高脂血症、高血压等都与瘀血有关。消渴与瘀血的关系，早在《金匮要略》中就有记载："病者为热伏，烦满，口干燥而渴，所以然者，血与气本不相离，内有瘀血，气不得通，不能载中上升是以为渴，名曰血渴，瘀去则不得矣。"胖人多痰湿，痰瘀多同病。现代医学研究表明，脂质代谢紊乱可影响血小板的黏附和聚集，使血小板聚集功能增强，继发性促凝增加而处于高凝状态，属中医学"瘀血"范畴。有学者用单克隆抗体作分子探针，经流式细胞术测定了 30 例 2 型糖尿病血瘀证患者，27 例 2 型糖尿病非血瘀证患者及 20 名健康者的血小板膜糖蛋白 $CD_{62p}$、$CD_{63}$ 表达。结果显示，2 型糖尿病血瘀证患者血小板活化水平升高，说明了对 2 型糖尿病患者进行血瘀辨证及活血化瘀治疗的重要性。同时发现 $CD_{62p}$ 与 LDL-C 呈正相关，说明 2 型糖尿病血瘀证患者的血小板活化与高血脂有关，证明了"痰瘀相关理论"的正确性。高血压及冠心病等更是与血瘀证关系密切。另外，久病入络，久病多瘀，所以从瘀论治胰岛素抵抗有其坚实的理论依据。

### 临床研究

朱良争等认为，胰岛素抵抗与"瘀血"密切相关。认为瘀血既是一种致病因素，又是一种病理产物，根源于阴虚燥热，并贯穿于疾病的始终。采用活血化瘀、通腑泄浊之中药水蛭、桃仁、生地黄等组成的中药降脂片，进行改善 2 型糖尿病胰岛素抵抗的临床观察。对 2 型糖尿病患者进行常规的基础治疗 2 个月后，选择效果差的 63 例患者随机分成两组。治疗组 32 例，以 D860 片合中药降脂片治疗；对照组 31 例用 D860 片继续治疗。结果显示，治疗组胰岛素抵抗指数下降（$P<0.01$），胰岛素敏感指数上升（$P<0.001$）。中医症候改善总有效率 84.3%（$P<0.05$），其中以瘀血征象改善较为明显。朱章志等观察三黄降糖方（即加味桃核承气汤）对 2 型糖尿病患者外周胰岛素抵抗的影响。结果发现：①中药组改善外周胰岛素抵抗疗效的总有效率为 79.2%（其中逆转率为 26.4%），降糖疗效的总有效率为 80.1%，与西药组（美吡哒）的疗效相当（$P>0.05$），但中药组的气虚证候及瘀血征象的改善较为明显。②中药组的外周胰岛素敏感度明显增加，胰岛素敏感指数（IAI）显著改善。揭示出该方治疗 2 型糖尿病可能是通过降低高胰岛素血症，增强机体对胰岛素的敏感性的胰外作用途径，达到减轻胰岛素抵抗的治疗目的。朱立群等则通过检测一些现代医学证明与"瘀血"有关的指标，来观测活血化瘀中药的药理作用。通过对 2 型糖尿病患者在降糖西药的基础上加用当归、赤芍、川芎、黄芪等益气活血中药进行中西医结合治疗。结果发现，治疗前患者 $TXB_2$、$6\text{-}K\text{-}PGF_{1\alpha}$、血浆糖化血红蛋白（HbA1C）及空腹血糖水平均明显高于正常。经分组治疗后，单用降糖西药组血糖及 HbA1C 水平虽也有明显下降，但均不如加用中药组下降更为明显。而且治疗后，血浆 $TXB_2$ 及 $6\text{-}K\text{-}PGF_{1\alpha}$ 水平的下降也不如加用中药组明显。此一则说明 2 型糖尿病患者治疗前存在瘀血现象，二则说明加用益气活血中药后能改善患者胰岛素抵抗状态。并且认为糖尿病都具有气阴两虚及血瘀现象。认为消渴日久，气阴必亏，气虚阴虚是血瘀的病理基础。

综上所述，胰岛素抵抗与瘀血的关系密不可分，胰岛素抵抗存在瘀血，活血化瘀中药能改善胰岛素抵抗。

## 实验研究

肾虚血瘀可能与现代医学有关胰岛素抵抗的理论有异曲同工之妙。遂以补肾活血中药组成补肾通脉方，观察该方对糖尿病大鼠胰岛素抵抗状态的影响。结果显示，模型组空腹血糖水平及胰岛素水平均明显高于正常组，其中以胰岛素升高尤为显著，表明胰岛素敏感性明显降低。与模型组比较，中药组空腹血糖水平仅有一定程度的降低，而胰岛素水平下降更为明显。胰岛素敏感指数显著增高，提示补肾通脉方可明显改善胰岛素抵抗。薛军等通过分析糖尿病时胰岛素水平与无症状性心肌缺血的病理关系，来探讨中药开心胶囊（由川芎、蒲黄、五灵脂、香附、山楂等组成）的有关作用机制。结果显示，糖尿病合并心肌缺血的大鼠血浆胰岛素水平明显升高。开心胶囊可降低模型大鼠的全血浆胰岛素水平，并认为可能的作用机制为：①改善脂质代谢；②改善胰岛素抵抗，增强胰岛素效应。熊曼琪等研究了加味桃核承气汤对 2 型糖尿病大鼠肝细胞膜胰岛素介体释放、脂肪细胞葡萄糖氧化和胰岛素敏感性指数的影响。结果显示，加味桃核承气汤治疗可提高 2 型糖尿病大鼠靶细胞对胰岛素敏感性和反应性，改善胰岛素抵抗。

根据中医理论和临床实际，血瘀证之兼见气滞、气虚、血虚、痰阻等情况，可有不同的中医分型。结合现代医学宏观和微观检查所见，以及活血化瘀方药的反证，血瘀证常与病程长短，病因、病状之急缓等不同因素有关。通过对胰岛素抵抗等探讨高血压病患者胰岛素抵抗与中医辨证分型之间的内在联系，结果发现胰岛素抵抗程度由重到轻的排列依次是肝火亢盛型、痰湿壅盛型、阴虚阳亢型、阴阳两虚型，并提示实象越明显，则胰岛素抵抗状态越严重；虚象越明显，则机体对胰岛素的反应性越敏感。而朱章志等则通过不同证型红细胞胰岛素受体缺陷的观察，提示 2 型糖尿病不同证型的红细胞胰岛素受体缺陷可随虚损加重而明显。这种不一致的原因可能与影响胰岛素抵抗的多种因素和途径有关。

兼证的病理演变与脏气虚实、邪正盛衰、阴阳失调以及体质、年龄和病程相关。病之初，脏腑功能相对减弱，复因饮食失节、嗜食肥甘等，遂痰浊壅盛、痰瘀相兼为患。而痰瘀邪实又是疾病进一步发展的致病因素。久而久之气阴两亏，继则阴阳俱虚，邪实加重虚损，虚损更加重邪实，形成恶性循环。今后应加强证候分型与病因病机和理法方药一致性的研究，重视邪正关系与遣药组方的探索，使中医药改善和逆转胰岛素抵抗与中医整体辨证论治有机结合起来，并提高到一个新的水平。

# 136　代谢综合征从瘀论治

　　代谢综合征（MS）是以多种代谢性疾病合并出现，包括中心型肥胖、糖尿病或糖调节受损、高血压、脂代谢紊乱、高尿酸血症等为特点，以胰岛素抵抗为共同病理生理基础的一组临床症候群。近年来，伴随着生活水平的提高，生活节奏和方式的巨大改变，我国代谢综合征的发病率大于 15％，患者人数已超过 2 亿。现代医学对 MS 的发病机制尚未完全阐明，临床上多采取分割性的对症治疗。传统中医学从整体观出发，对疾病进行辨证论治，具有一定的优势。学者钱春伟等从 MS 的病因病机、病理演变过程以及血瘀证的本质研究等方面探讨血瘀证与 MS 的辨证关系，从而为 MS 的临床治疗和预防提供正确的思路和有效的方法。

## 血瘀证的本质和相关研究

　　早在先秦时期，《内经》以"血脉凝泣""血凝泣""恶血""留血"及"脉不通"等名称论述血瘀证。东汉时期，张仲景在《内经》的基础上提出了"瘀血"的病名，并分别在《金匮要略》和《伤寒论》中立篇专论。

　　瘀血的成因是复杂多样的，大致可以归纳为以下几点：寒邪客于脉，血脉凝滞不通成瘀；血热互结，热壅于血分成瘀；气滞不行，血行不畅成瘀、疾病迁延不愈，或虚劳日久，脉道干涩，瘀血内生；跌扑损伤，离经之血成瘀。瘀血致病具有广泛性，肢体、经脉、脏腑皆可因瘀血停留而致病。血脉瘀滞不畅为血瘀证的主要病理特点，临床表现为唇甲紫暗或有瘀斑瘀点，局部肿块、出血，疼痛有定处，脉涩滞等。又因瘀阻部位的不同，症状表现各异，如胸痹心悸、咯血肺痈、吐血呕血、腹痛肠痈、胁下肿块、癥瘕积聚等。根据 1988 年在北京召开的"血瘀证国际会议"为血瘀证的诊断提出参考标准。主要包括：舌紫暗或有瘀斑瘀点，典型涩脉或无脉，痛有定处（或久痛、锥刺性痛），瘀血腹证，瘀积，离经之血（出血或外伤瘀血），皮肤黏膜瘀血斑、脉络异常，痛经伴色黑有血块或闭经，肌肤甲错，偏瘫麻木，瘀血狂躁，理化检查具有血液循环瘀滞表现。

　　有临床和实验资料证明，血瘀证与微循环障碍和血液流变异常有关。刘军连等经试验研究发现，多数病例出现微血管的闭塞、管袢畸形、血液流变学的降低和血黏度的增加等微循环障碍表现。血液流变学常用的检查项目有以下几项：血液黏度和血浆黏度、血细胞比容、红细胞沉降率、细胞电泳、红细胞聚集性测定、血小板黏附性测定、血浆纤维蛋白原测定等。袁长瑞等认为，微循环障碍是血瘀证一个重要的客观指标，血瘀证则是中医学对微循环障碍一类疾病的统称，血瘀证的范围比微循环障碍更为广泛。

　　MS 是一个错综复杂的疾病组合体，是以胰岛素抵抗（IR）为共同病理生理基础的一组临床症候群。胰岛素抵抗是指组织对胰岛素敏感性减低，胰岛素在周围组织摄取和清除葡萄糖的能力下降。大量研究认为，胰岛素抵抗是代谢综合征发病的中心环节。生理状态下，胰岛素可抑制脂肪细胞内激素敏感脂肪酶（HSL）的活性，使得游离脂肪酸（FFA）水平降低。胰岛素抵抗时可抑制脂肪细胞分解，使游离脂肪酸（FFA）水平升高，FFA 进入肝脏，使得肝脏合成和释放极低密度脂蛋白（VLDL）和三酰甘油（TG）增加。血管内皮细胞（EC）是胰岛素的靶器官之一，能调节血管张力及血管壁的生长和重塑。胰岛素介导的血管舒张功能主要是通过增加 EC 的产生和释放 NO 而起作用，胰岛素抵抗时血管内皮细胞功能紊乱，造成内皮源性 NO 生成减少，导致血液流变学的改变。此外，胰岛素抵抗还可以导致血浆纤溶酶原激活物抑制剂-1（PAI-1）含量升高，使纤溶降低，最终可以导致动脉粥样硬化和血栓的形成。

## 代谢综合征中医病因病机

中医学并无代谢综合征的相应病名，多归属于"肥胖""眩晕""消渴""胸痹"等范畴。MS 的临床症状复杂，一般来说，其产生既与先天禀赋不足有关，又是后天嗜食肥甘、久卧少动、情志失调等多种因素共同形成的结果。肾为先天之本，若先天禀赋不足，作为生命活动的原动力，肾精亏虚则先天之精化生的元气无法推动人的生长、生殖和发育，无法调节脏腑功能而变生百病。《素问·通评虚实论》曰："甘贵肥人，膏粱之疾也。"脾胃是后天之本，若饮酒无度，或过食肥甘辛香燥热之品，可使胃肠积热，津液耗损，津亏血少，血行涩滞而生瘀；暴饮暴食伤及脾胃，脾气虚运血无力而生瘀；脾失健运，脾不散精，精微不布，则脂质痰邪内生，滞于体内，亦可致瘀血。久卧久坐、好逸恶劳是 MS 形成的另一个重要原因。《素问·宣明五气论》曰："久卧伤气，久坐伤肉。"长期喜卧好坐，缺乏运动，则气血不畅，脾胃呆滞，运化失司，酿生膏脂痰浊。脾主四肢肌肉，四肢和肌肉活动也会影响脾的运化，若长期不运动或者从事体力劳动，久卧久坐使周身气血运行缓慢，肌肉松弛无力。情志失调亦是 MS 产生的病因。忧思则伤脾，脾伤则气结。恼怒伤肝，肝伤则气机郁滞。气行则血行，气滞则血滞，肝脾之气瘀滞，血液运行不畅，可见肢体麻木，甚至半身不遂。若瘀血留滞脏腑，如瘀血停滞于心，则见胸痹心痛；若热毒血瘀壅结于肺，酝酿成脓，则见咳吐脓血、腥臭脓痰。《临证指南医案·肝风》曰："故肝为风木之脏，因有相火内寄，体阴用阳，其性刚，主动主升。"肝疏泄功能正常则情志舒畅，若情志过极，必然影响到肝的疏泄功能，导致脏腑气机失调，水湿内停，痰湿聚集，气机不畅，血行瘀滞，最终导致疾病的发生。

## 血瘀证与代谢综合征病理转化

MS 发病的主要原因是多食和少动，以致脾失健运，运化不行，进而内生痰浊、脂膏。痰浊脂质胶结，进一步阻遏中焦气机升降而致气滞血瘀。脾虚运化失常，肝失疏泄，木壅土郁，气滞不行，血阻成瘀。若脂膏内停日久，脉络阻滞，郁而化热，煎灼津液，津亏不能载血而生瘀。瘀血不仅是病理产物，也是重要的致病因素。《金匮要略》中提到"血不利则为水"，意在说明血瘀于内会影响到正常水液气化，使水液蓄积酿生水肿、痰饮、眩晕等病。同时水聚则气机失调，又导致气滞、血行不利、血滞不行终成血瘀。《血证论》曰："血积既久，亦能化为痰水。"到疾病的后期，痰瘀之间不仅互相渗透，还可互相转化，因痰致瘀，或因瘀致痰。痰浊脂膏胶阻则血滞而瘀，血瘀则痰脂难化，进一步加重了 MS。

综上所述，MS 的形成是多脏腑功能失调的表现，"痰""虚""瘀""湿"是本病重要的病理因素。

## 代谢综合征的中医防治

瘀血与代谢综合征的发生发展密切相关，是临床上观察和治疗代谢综合征的重点。活血化瘀法是血瘀证的根本治法，善于利用活血方药是治疗 MS 的关键。《医林改错》有曰"血受寒则凝结成块"，因寒致瘀者，宜采用温阳散寒、化瘀通脉法，以改善血气的运行，去瘀生新，气旺血活，使机体恢复阴阳调和的正常状态。代表方如温经汤、失笑散等。常用的温阳化瘀药有五灵脂、红花、姜黄、乳香、苏木等。患病日久，痰浊脂膏郁而化热，因血热生瘀，甚则迫血妄行者，宜凉血化瘀，通腑泄热，如犀角地黄汤、桃核承气汤等。清热凉血化瘀药常用大黄、牡丹皮、赤芍、地榆、生地黄、蒲公英、犀角等。中焦气机阻滞而致血瘀者，宜活血祛瘀，行气和中，如香附四物汤、血府逐瘀汤等。常用的理气化瘀药有川芎、郁金、姜黄、延胡索、降香等。MS 是一个缓慢的病理过程，患病日久则会引起气阴不足，因虚致瘀。汪何认为，益气养阴活血法在降低血糖的同时，还可提高患者的胰岛素敏感指数，从而减轻患者糖尿病并通过胰岛素敏感性的改善使血糖降低。"气血流通，百病自已"，在活血化瘀的同时，若配合陈皮、木香、枳实、厚朴等行气药的使用，气行则血行，会取得比较理想的治疗效果。活血化瘀药物随着用量的大小而有不同的功用，例如小剂量的桃仁、红花可以养血活血化瘀，大剂量则破血化瘀。代谢综合征以肝郁脾虚为本，痰浊瘀阻为标，治疗上应标本兼治，在化痰活血的同时注重调肝护脾。现代医学对中药药理的研究发现，许多中草药通过抑制脂肪细胞增殖、延长凝血酶原时间、抗血小板凝集对代谢综合征起到很好的治疗作用。川芎嗪能改善代谢综合征患者的凝血纤溶系统以及内皮分泌功能，降低血小板活化状态。荷叶生物碱能明显抑制 3T3-L1 前脂肪细胞的增殖，控制体质量，调节脂质代谢紊乱。黄连素是从中药黄连和黄柏中提取的生物碱，可以调节血脂，降糖降压，治疗动脉粥样硬化。

# 137　脂肪肝从瘀论治

非酒精性脂肪性肝病（NAFLD）是指除酒精、药物和其他明确的损肝因素导致的肝损伤，其以弥漫性肝细胞大泡性脂肪变为临床病理综合征，包括非酒精性单纯性脂肪肝（NAFL）、演变的非酒精性脂肪性肝炎（NASH）和相关的肝硬化 3 种主要类型。临床研究表明，NAFLD 在普通人群占 10％～24％，在肥胖者中占 57.5％～74％，NAFLD 肝纤维化发生率高达 25％，且可进展为肝硬化及一系列严重并发症。因此，积极防治 NAFLD，预防低龄化，防治其向肝硬化发展有显著的临床意义。目前临床常用降脂、降酶类药物治疗该病，虽有一定疗效，但血脂更易集中于肝脏代谢，加重肝细胞脂肪变性和肝功能损害。近年来，中医药在治疗 NAFLD 取得一定进展，在改善肝功、降低血脂、预防癌变等方面取得良好疗效，学者孙琳等从瘀论治方面作了梳理综合归纳。

NAFLD 是现代医学概念，古籍无明确记载，将其归属为"积聚""胁痛""肥气"等范畴。《难经》曰"肝之积，名曰肥气"，意为体内肥脂之气过多地蓄积于肝脏。《灵枢》曰："邪在肝，两胁中痛，塞中，恶血在内。"现代中医则依据其痰湿、血瘀痹阻肝络的主要病机，将本病命名为"肝癖（痞）"。

## 病因病机

NAFLD 多因饮食不节、劳逸失度、情志失调，致使脏腑失调，水谷运化失司，停而为水湿，聚而成痰浊，痰浊瘀阻，血行不畅，则留而生瘀，气血痰瘀互结于胁下，久而不愈遂成血瘀型中重度 NAFLD。迟蕾认为 NAFLD 病位在肝，与脾、肾、胃等脏腑密切相关，因脾虚、肝郁、肾气不足而致，病机为本虚标实，湿痰瘀血阻于肝脉。

**1. 因气致瘀**：《血证论》曰"木之性主于疏泄，食气入胃，全赖肝木之气以疏达之，而水谷乃化"。肝性调达，主疏泄，通调气机。若情志不遂，则肝郁气滞，气机升降失调，则血行不畅、郁结于肝则发为本病。薛博瑜等认为本病病机为肝郁不舒，气血瘀滞，闭阻肝络，日久损伤肝络而发病。何勇认为肝郁气滞可导致轻度脂肪肝，无器质性变化，但气滞日久则血行不畅而成瘀。

**2. 因痰致瘀**：《灵枢·百病始生》曰"卒然多饮食，则肠满，起居不节，用力过度，则络脉，汁沫与血相搏，则合并凝聚不得散，而积成矣"。脾运失健，痰瘀互结，是 NAFLD 形成的病理基础和病机关键。痰湿属气分，瘀血属血分，由气及血，当为先痰后瘀，痰瘀郁热，积损肝络，肝郁血瘀，遂成 NAFLD。何道同等认为该病为过食辛辣肥甘厚味，痰湿内生，痰浊中阻致肝失疏泄，脾失健运，痰浊内蕴，阻滞肝脉而成 NAFLD。

**3. 因虚致瘀**：NAFLD 多为本虚标实证，在本为气虚，主要见肝、脾、肾三脏亏损；在标为气滞、湿热、痰饮、瘀血，且多兼夹出现。《景岳全书·胁痛》曰："肾虚羸弱之人，多有胸胁间隐隐作痛，此肝肾精虚，不能化气。"吕娇娇等认为"脾气虚"是 NAFLD 的核心病机，主要的病理因素为"毒邪内蕴"，体现了"气虚浊留"的发病机制。李春颖认为肝、脾、肾虚是主要病因，由于正气亏虚，脏腑功能失调，久之肝失疏泄、脾失健运、肾失气化，最终导致肝血瘀滞，久积成病。

## 证候特征

轻度 NAFLD 无明显临床症状，而发展为血瘀型 NAFLD 则临床表现较为明显，主要为胁肋刺痛，痛有定处，胁下癥块，舌质紫暗，脉象沉涩。实验室检查血脂、血液黏度增高，血液流变学表现为"黏""浓""凝""聚"，影像学诊断符合弥漫性脂肪肝标准，肝细胞中脂肪蓄积量占 10%～50%。李少东等通过脂肪肝文献的分析总结，将瘀血阻络、肝郁血瘀、气滞血瘀等归纳为气滞血瘀型。陈宗标等通过辨证与辨质结合防治，认为晦涩质多辨证为气滞血瘀证。

# 临床治疗

**1. 单味中药治疗：** 临床常用单味中药或提取有效成分治疗 NAFLD，其中疗效显著的前 4 味药依次为山楂、泽泻、丹参、柴胡。文献分析中医药研究脂肪肝的用药规律，结论为"山楂和丹参、泽泻、柴胡、决明子"药对组合频次最多。其中丹参是气滞血瘀型脂肪肝典型用药，莫新民等用丹参煎剂对 NAFLD 大鼠进行干预治疗 4 周，与模型组进行对照，结果显示丹参可以明显提高血流速度，改善其肝脏脂肪沉积，提高瘦素水平，降低血清 Ghrelin 浓度。杨以琳等应用大黄提取物治疗 NAFLD 大鼠，结果显示能够不同程度地降低 NAFLD 大鼠肝功能指标、凝血指标，并改善脂肪肝组织病理改变。付萍具有活血化瘀及降低转氨酶、改善血管通透性等作用，广泛用于血瘀型 NAFLD 的治疗。现代中药学通过对活血化瘀类中药及提取成分进行药理分析，更有针对性地研究其生物活性、抗氧化性，从修复肝细胞、协调细胞膜的通透性及对抗肝星状细胞的激活着手，将传统中医药与现代药理有机结合，为科学治疗 NAFLD 提供新的思路。

**2. 中成药治疗：** 水飞蓟素胶囊、血脂康、消脂护肝胶囊、当飞利肝宁胶囊等是临床常用的中成药。童文新等对 143 例气滞血瘀型 NAFLD 患者给予降脂通络软胶囊治疗，与东宝肝泰片对照，治疗 8 周后有效率分别为 89.7% 和 72.9%，差异有统计学意义（$P<0.05$），表明通过活血化瘀药物的合理组方，能够疏肝解郁，活血化浊，提高抗氧化能力，减小肝脏斜、厚长径及增加血流动力。刘三都等给予水飞蓟宾胶囊治疗 NAFLD 患者，总有效率为 86.7%，实验证明其有效成分黄酮类化合物不仅具有减少肝细胞内活性氧簇及次氯酸，修复受损的肝细胞，抑制炎症等作用，同时在稳定肝细胞膜，阻断肝细胞损伤的中心环节起到至关重要的作用。韩素萍等运用瘀血为标，肝郁脾虚为本的原理，用疏肝健脾化瘀颗粒治疗 NAFLD 患者 35 例，结果显示总有效率为 88.6%，实验证明活血化瘀药物可对症治疗 NAFLD。潘磊等运用 NAFLD 小鼠模型进行蛤蚧肽溶液的研究，研究证明中药蛤蚧具有良好的活血化瘀、抗炎及调节脂质代谢功效。

**3. 经方治疗：** 临床常用血府逐瘀汤、失笑（散）汤、复元活血汤等经方治疗血瘀型 NAFLD，都注重健脾调肝补肾，治瘀疏肝调气，其通过化瘀通络改善肝脏微循环，除瘀浊以利气血畅行，从而促进脂质疏泄转运。选用膈下逐瘀汤和柴胡舒肝散加减，应用复方丹参汤加减，运用当归芍药散治疗血瘀型 NAFLD，均取得良好疗效。表明活血祛瘀经方能够改善血脂代谢紊乱与肝细胞损伤，临床疗效明显。

**4. 经验方治疗：** ①疏肝解郁类。唐方荣采用柴胡疏肝散（柴胡、陈皮、赤芍、川芎、香附、枳壳、炙甘草）加减治疗 NAFLD 患者 62 例，结果治愈 55 例，明显好转 3 例，表明该方运用其行气滞、化瘀血之功抑制体内脂质合成，促进气血流畅，瘀消浊化，从而达到减少肝脏中脂肪沉积、修复肝功能的目的。临床研究表明，气不行则血不畅，痰浊不化，瘀血遂生，白玲玲自拟疏肝清脂方具有疏肝解郁、健脾消脂的功效，清脂活血的中药能够降低血脂，加快血液流通速度，改善肝脏的疏泄功能。徐中菊等运用专利方丹芍疏肝颗粒治疗 NAFLD 患者 80 例，对照组患者予阿托伐他汀片口服，疗程 3 个月，治疗组总有效率为 90.0%，对照组为 85.0%，治疗组总有效率明显高于对照组（$P<0.05$）。成泽惠自拟疏肝降脂方辨证加减治疗 NAFLD，结果显示患者肝功能指标、血脂水平和胰岛素抵抗指数较治疗前明显改善（$P$ 均<0.05）。②祛痰化浊类。痰浊膏脂瘀积，阻滞经络，痰瘀互结，故痰化瘀自消。临床当以健脾以绝浊脂代谢再生之源，并佐以调肝理气以除浊脂转运紊乱之虞。黄水香等运用祛痰化浊方治疗 NAFLD，药用丹参、泽泻、海藻、生山楂、白术、虎杖、茵陈，结果总有效率为 90.5%。王兵等用舒肝活血化痰方（柴胡、茯苓、郁金、茵陈、泽泻、法半夏、姜黄、参三七、赤芍、生山楂等）治疗

NAFLD 患者 56 例，总有效率为 89.3%。其以疏肝健脾、化痰活血为治疗原则，运用茵陈、泽泻等以利湿化痰，姜芍、三七等以活血化瘀，有效地改善痰瘀互结，防治 NAFLD 向肝纤维化及肝硬化方向发展。陈俊英对 68 例 NAFLD 患者采用活血化痰方（陈皮、法半夏、茯苓、丹参、山楂、郁金、赤芍、全蝎、泽泻、决明子）加减治疗，结果显示活血化痰方有良好的降血脂、保肝降酶作用。痰瘀互结是 NAFLD 较为重要的致病因素，临床上当疏肝健脾，祛痰散结，降脂化瘀，从而达到根治 NAFLD 的目的。③清热利湿类。湿热内蕴，久之化热，灼津成痰，灼痰阻络，血瘀已成。故临床上当以清热利湿、化痰祛瘀治疗湿热引起的血瘀型 NAFLD。李红山等采用的祛湿化瘀方（茵陈、虎杖、田基黄、姜黄、生栀子）具有清热利湿解毒、活血散瘀的功效，临床观察及动物实验均表明该方有明显的利湿化瘀功效，能减少肝脏脂肪沉积和抗肝损害，有效抑制抗氧应激，提高血清脂联素水平，为治疗湿热引发的 NAFLD 提供理论依据。方芳等运用祛湿化瘀方治疗 80 例 NAFLD，能够明显改善 NAFLD 患者肝功能和肝纤维化程度。沈震等观察清热祛湿活血方对大鼠血浆脂联素（APN）、脂肪组织二硫键 A 样氧化还原酶蛋白（DsbA-L）等指标的影响，结果表明清热祛湿活血方能有效促进大鼠 DsbA-L 的表达，减轻湿浊瘀阻肝脏组织，为祛湿化瘀法治疗肝细胞组织的蛋白表达提供了新的治疗路径。④化瘀降浊类。黄鸿娜等运用祛瘀化浊汤（泽泻、海藻、丹参、山楂、浙贝母、鸡内金、决明子、柴胡、郁金）加减，主用化瘀之品，配以疏肝、祛痰、化浊等药，肝脾并调，痰瘀同治，使痰消瘀解，津液输布正常。临床实验研究显示该方能够明显改善 NAFLD 胰岛素抵抗，充分说明改善胰岛素抵抗是该方的作用机制，证实了改善胰岛素抵抗能有效地治疗 NAFLD。黄水华运用活血降脂益肝汤（生地黄、赤芍、桃仁、鳖甲、郁金、红花、虎杖、泽泻、生何首乌、荷叶、生山楂）合多烯磷脂酰胆碱胶囊治疗 NAFLD，治疗组有效率 90.9%，对照组 72.7%，表明通过方药联合西药，按照不同的药理机制，多靶点、多方位地治疗 NALFD，疗效显著，为中西医结合治疗 NAFLD 提供了新的依据。邹一超等观察了三七理血脂肝方（丹参、红曲、三七、大黄、仙鹤草等）对 NAFLD 大鼠的作用，结果显示该方能显著改善模型大鼠肝脏功能。⑤益肾健脾类。临床患病日久，迁延不愈，用滋补肾阴或温补肾阳治疗以补充先天之本，肝肾同补，以提高疗效。徐勇运用疏肝健脾活血方（柴胡、白芍、党参、炒白术、茯苓、炙甘草、陈皮、法半夏、川芎、丹参等）治疗 NAFLD 患者 80 例，结果治疗组总有效率为 92.5%，对照组为 77.5%，2 组比较差异具有统计学意义，该方疏通了气、血、痰之间的联系，纠其肝脾肾不足之本源，诸药合用，健脾补肾疏肝，活血化瘀祛痰，从而达到肝脾肾同治，痰血瘀自调的功效，表明治疗 NAFLD 应治疗其根本。沈均等运用补肾健脾化瘀方治疗 2 型糖尿病（T2DM）合并 NAFLD 患者 62 例，总有效率 84.4%，与对照组比较差异显著。表明 T2DM 与 NAFLD 虽然是独立疾病，但常合并出现，相互影响。补肾健脾化瘀方能通过补肾与健脾等治疗方法明显改善 T2DM 伴 NAFLD 患者肝脏病变，有效控制病因，对于降低脂代谢对肝脏的损伤具有明显的调节作用，为 T2DM 及 NAFLD 合治及改善预后提供了广阔的研究前景。朱小区等运用温肾升阳法治疗肾阳虚型 NAFLD 患者 92 例，治疗 8 周。治疗组与对照组的总有效率分别为 89.8%、69.77%，表明温肾升阳法能明显改善肾阳虚型 NAFLD 的症候。

中医药对 NAFLD 从整体调控入手，通过研究 NAFLD 的病因病机，进行临床分型及辨证论治，运用现代药理研究手段，提取单味中药成分、科学的组方配伍以及多方位、多靶点的内外合治，使其具有活血、调脂、修复肝细胞、预防肝纤维化等多重功效，为预防及可逆性治疗 NAFLD 提供新思路。

# 138　干燥综合征从瘀论治

干燥综合征（SS）是一种以侵犯唾液腺、泪腺等外分泌腺为主的慢性系统性自身免疫病，临床多表现为口干、眼干、大便干、阴道干等，甚者可累及呼吸、消化、泌尿和血液系统，隶属于中医学"燥证"范畴，如《素问玄机原病式·六气为病》所曰："诸涩枯涸，干劲皴揭，皆属于燥。"长期以来古今医家对干燥综合征病机的认识多从阴虚津亏为本立论，治法上多强调滋阴润燥。然《内经》有曰："病久入深，营卫之行涩，经络时疏故不通。"干燥综合征就诊患者多已为疾病中后期，或伴系统损害者，故学者许满秀等认为"瘀血致燥"亦不可忽视。正如叶天士曰"燥邪延绵日久，病必入血分"。

## 理论依据

干燥综合征以燥邪为标，患者外感燥邪，煎熬津液，津液不足故见孔窍干燥失润；津液亏虚，输布失调，唾液、泪液等不能正常分泌，而影响其生理功能。不论外感温热火燥还是内生燥邪，燥热行于血中易灼血成瘀，即所谓"血热之处必有瘀血"。津血同源，互生互化，津与营气相合，注于脉中，变化而赤乃为血。津亏而血液稠浊，流行滞缓，久而为瘀，瘀血阻络，"血瘀必兼气滞"，气血津液不能循行，五官九窍、四肢百骸失其荣润，则燥象丛生。因此瘀血内停、气机受阻、水津不布是瘀血致燥的病机所在。

早在东汉时期，张仲景在《金匮要略》中即提出："患者胸满，唇痿舌青，口燥，但欲漱水不欲咽……为有瘀血也。"最早提出了瘀血致燥的发病机制。《血证论》曰："有瘀血，则气为血阻，不得上升，水津因不得随气上升。""瘀血在里则口渴……内有瘀血，故气不得通，不能载水津上升，是以发渴，名曰血渴。""瘀去则不渴。"明确指出瘀血内停、气机受阻、水津不布而致"渴"。

今有金明秀、张鸣鹤等亦提出"瘀血致燥"理论。金明秀教授认为燥毒、瘀血相互为患，胶着难解，病久伤及肝肾，致肝肾精血亏虚，津液不足，官窍、脏腑失养而成燥。张鸣鹤教授从中西医结合出发，认为瘀血是化燥蕴毒的致病因素。热毒灼津炼液，阴津亏虚，脏腑官窍失荣，壅遏气机，津凝血滞则为血瘀，久病入络，气血不行，导致阴津亏虚更甚。马武开等通过对既往20余年的文献总结，发现按病例数高低排列则阴虚血瘀证排第1位，以出现频次排列津亏血瘀证为第2位，说明瘀血是干燥综合征发病的重要因素。

而干燥综合征瘀血证形成原因，纵观古今医家，总结起来不外乎：素体阴亏血少、燥热内生，煎灼营阴，血液浓缩稠浊，血行涩滞不畅而成瘀；或气虚血瘀，无力推动血行，血行停滞成瘀；或气滞血瘀，气血运行不畅，脉络痹阻，滞而为瘀。燥伤津血而为瘀，瘀血久羁则为燥，如此恶性循环。

## 临床表现

干燥综合征病程日久，燥毒瘀血互结，滞于经脉，脉络不通，随血流行，阻于经络，损于脏腑，病位广泛，病情缠绵难愈，故见诸多瘀血内阻的临床症状。瘀阻于肌肤可见肌肤甲错、皮肤黧黑、皮肤紫癜、雷诺现象、局部肿块等；瘀阻于肺，故见口渴、干咳、气短等；瘀阻于脾胃，故见涎少口干、吞咽困难、胃脘隐痛、纳差不欲饮食、舌红苔少甚则裂纹等；肝开窍于目，瘀阻于肝，不能上承耳目，故见双眼干涩、视物模糊等；肾为先天之本，主骨，瘀阻于肾则见关节刺痛、骨酥齿摇，甚至骨折、牙齿脱落、齿根发黑等；心在体合脉，在窍为舌，心血瘀阻故见舌质紫暗，或有瘀点瘀斑，舌下络脉迂曲等；瘀阻于胞宫可见女子阴道干涩、月经量少或闭经。

现代研究亦发现干燥综合征患者体内存在血瘀的病理依据。现代医学对干燥综合征的发病机制尚无定论，大多认为与遗传背景及环境因素相关。不同因素综合作用导致外分泌腺体上皮细胞发生改变，产生多种自身抗体、炎性介质和细胞因子，引起腺体炎症并导致腺体破坏、功能障碍。而细胞因子、炎性介质等可通过血液循环周流全身，进而导致其他系统、器官损害，其病理表现为局部淋巴细胞的高度浸润，临床表现出相应的系统表现，实验室检查中可见大量自身抗体、高球蛋白血症、血液高凝状态等，均属于中医学"血瘀证"范畴。

干燥综合征常合并肺部病变，表现为气道炎症、支气管扩张、间质性肺病、肺功能受损及肺动脉高压等。气道炎症包括滤泡性毛细支气管炎、阻塞性毛细支气管炎和慢性支气管炎等。滤泡性毛细支气管炎是干燥综合征常见的肺部表现，其病理表现为细支气管壁伴有生发中心的淋巴样滤泡增生，肺功能表现为限制性通气功能障碍和弥散功能降低。郑健等对 246 例干燥综合征患者临床表现及实验室检查进行分析发现，干燥综合征合并肺部病变者抗 SSA 抗体和 IgG 水平、低补体血症、高 γ 球蛋白血症的检出率都高于未合并肺部病变组。

干燥综合征肾脏损伤较为常见，中华医学会风湿病学分会曾报道原发性干燥综合征合并肾脏损害的发生率为 30%～50%。其病理主要表现为肾实质淋巴细胞的浸润或免疫复合物的沉积，最常见的是间质淋巴细胞的浸润伴肾小管的纤维化。干燥综合征病程后期出现伴有冷球蛋白血症的肾小球肾炎提示存在单克隆或多克隆的 B 细胞活化，需警惕 B 细胞淋巴瘤的发生。少数患者还有并发溶血尿毒综合征，溶血尿毒综合征是由于血小板微血栓在肾脏微血管沉积，导致了肾功能受损和血小板减少。

杨佳等研究发现 95% 干燥综合征患者的 γ 球蛋白都有不同程度的增高，大部分呈多克隆增高。并发现干燥综合征患者血清 IgG 与 CRP、ESR 呈正相关，C3 与 PLT、AGP 呈正相关，C4 与 AGP 呈正相关。说明 IgG 是衡量干燥综合征疾病活动期的标志之一，亦进一步反证了 PLT、C3、C4、IgG 可作为评价干燥综合征疾病活动的参考指标。赵炎等发现干燥综合征患者血清免疫球蛋白 IgG、IgM、IgA 均可增高，其中以 IgG 增高最多见。郝伟欣等研究显示，干燥综合征阴虚血瘀证患者的 IgG、γ 球蛋白显著升高。魏强华对 51 例干燥综合征患者进行血流变检测，发现在血浆黏度、全血低切黏度、全血高切黏度、全血低切还原黏度、全血高切还原黏度等指标中，33% 的患者有 1 项异常，47% 的患者有 2 项及以上异常，85% 的患者血清免疫球蛋白增高。董振华亦发现干燥综合征患者全血黏度、低切变率、纤维蛋白原、红细胞沉降率与红细胞聚集指数等指标均高于健康人。李鞠等对 81 例干燥综合征患者进行回顾性分析，发现干燥综合征患者高血脂发生率为 76.54%，且患者血清高密度脂蛋白胆固醇水平与病情活动度指标血沉呈负相关。

## 从瘀辨治

"气血贵在流通"，津液发挥其生理作用，亦贵在流通。《内经》曰："病久入深，营卫之行涩。"多数就诊的患者已是燥证日久，津伤较重。而血活络络通畅，津液才能正常疏布。故在治疗方面活血化瘀尤为重要，瘀去血活，气机调畅，津液才能正常布散，正如《血证论》曰："瘀去则不渴。"疾病的早期可酌情配伍活血化瘀药物，以预防瘀血的形成，未病先防；在出现瘀血症状的后期更应重视活血化瘀药物的运用，已病防变。

国医大师朱良春在治疗干燥综合征时在益气养阴的基础上多加用行气活血、通经活络之品，如穿山龙、鬼箭羽、油松节、鸡血藤等，以充血脉、通经络。马武开教授还将本病瘀血形成的原因归结为因燥致瘀、因郁致瘀、出血致瘀、血虚致瘀和寒湿致瘀，在活血化瘀基础上针对病因分型而治，疗效显著。

现代研究发现解毒活血类中药可抑制自身免疫性炎症，改变受损腺体局部免疫环境，抑制腺体进一步破坏，挽救和保护腺体结构和功能。丹参可改善血液流变学和局部微循环、保护血管内皮细胞。活血化瘀药如三七、丹参、川芎能增加动脉血流量，加快血流速度，减少血小板聚集和黏附，从而改善血液循环。张建国等报道应用含有丹参、益母草等中药对裸鼠进行实验研究，结果显示单纯中药治疗即可降低血清抗核抗体滴度，而中药联合激素治疗组其抗核抗体滴度下降的幅度大于单纯中药或单纯激素组，表明活血化瘀类中药可调节免疫，清除体内沉积的免疫复合物，减少激素用量。史云晖等通过实验研究发现以丹参为君，川芎为臣，辅以玄参、鸡血藤等药物组成的解毒活血方可减轻 NOD/Ltj 小鼠颌下腺炎症，增加唾液分泌量，降低血清中 B 细胞活化因子（BAFF）及其受体 BAFF-R）、干扰素-γ 及颌下腺 BAFF、BAFF-R 的水平，从而达到治疗干燥综合征的目的。王章正将 50 例原发性干燥综合征分为两组，治疗组口服血府逐瘀口服液及转移因子口服液，每次各 10 mL，每日 2 次。对照组单纯口服转移因子口服液，每次 10 mL，每日 2 次。治疗 3 个月后评定疗效，结果显示两组总有效率分别是 88％和 60％，两组间差异有统计学意义。

"燥胜则干"。燥邪致病，易伤津液、损伤肺脏。燥邪伤阴，津血同源，津少而血运凝滞、脉络不充，血行滞涩则瘀血内停，正如《医学入门》所曰："盖燥则血涩而气液为之凝滞，润则血旺而气液为之流通。"肺为水之上源，朝百脉，主宣发肃降，通调水道。肺脏损伤，宣肃失常，则津液运行障碍。津液暗耗、水道不畅，则津血运行受阻，久而为瘀。反之，瘀血形成，闭阻经脉，毒壅气机，则升降无序，津液运行、敷布失常，脏腑官窍失其濡养；且"久瘀之出必有伏阳"，"伏阳"日久煎灼浸液，如此燥象乃成。燥盛入血，瘀血致燥，如环无端。由此可见，"瘀"在干燥综合征的发病过程中发挥着重要作用，因此，治疗过程中注重活血化瘀至关重要。

## 从瘀论治研究

长期以来各医家多从"阴虚为本，燥热为标"认识和治疗本病，随着了解不断深入，人们对干燥综合征的病因病机又有了新的认识，除阴虚燥热外，瘀血在本病的发生发展及预后中也起着重要作用，学者朱秋爽等对此方面的研究作了综合归纳。

**1. 干燥综合征瘀血征象研究**：瘀血在干燥综合征中的表现除了瘀血的典型表现，如皮肤瘀点瘀斑甚则瘀斑成片、舌质紫暗、深红、暗红或紫红，见有瘀斑或瘀点，舌苔少有裂纹，脉细数或细涩外，还有其特征性症状，如腮腺、舌咽、淋巴结肿胀等。医家将干燥综合征分型论治，商宪敏教授归纳了其中气滞血瘀型的临床特点：两颐肿大，口燥咽干，饮不解渴，头晕目眩，视物昏花，双目干涩无泪，面色白或黧黑，皮肤色暗发斑，雷诺现象，躯体可见红色斑点，散在多发，或成簇成片。舌青紫或淡暗，有瘀点少津，脉细涩。李德新教授也将本病分为 7 种类型，其中瘀血壅滞型可见口鼻干燥，肌肤粗糙如鳞甲，肢体麻木不仁，皮肤色泽紫黯失活，苔少，脉细涩。朱跃兰教授认为本病瘀、燥、毒互结，主症见两眼干涩红肿，目不能闭，或口鼻干燥溃破、反复不愈，或毛发焦枯、肌肤甲错、皲裂脱屑，或肠道枯涩、便干难解，或肌肉无力、关节疼痛、尿频尿多，或形体消瘦、精神烦躁等。

**2. 干燥综合征发展的瘀血因素研究**：瘀血既是干燥综合征发展过程中的病理产物，同时也是致病因素，燥邪伤津耗液，使气血运行不畅，瘀血既成，一方面阻碍气血运行，使津液输布失常；另一方面，瘀血久留，化热生燥，伤津更重，燥瘀互结，形成病势缠绵复杂之象。现代医家认为瘀血是干燥综合征发展日久的产物，瘀血阻滞气血运行，导致津液输布失常，产生诸燥征象，燥瘀互结，循环往复。李成荫等发现本病过程中产生大量的病理产物，如"燥毒""瘀血"等，既是疾病发生的结果，又是疾病进一步发展的病因，故被称为第二病因，也可以称作"继发性病因"，而去除第二病因是治疗干燥综合征的关键。马武开教授将燥痹的发病特点归结为"毒蕴血瘀"，认为本病以阴虚为本，燥热内生，耗伤阴津，致气血亏虚，气虚则血滞，津液输布失常，燥毒日重，瘀血与燥毒相互搏结，致五官九窍、五脏六腑失其濡养，虚实夹杂，缠绵难愈。总结瘀血致燥的观点，以"久病入络"理论为基础，提出瘀血是影响燥痹发生发展和转归的关键因素。张志华等用文本挖掘技术探索本病的证药特点，发现气阴两虚是核心证，肝肾阴虚、阴虚津亏、阴虚血瘀等为常见证型，表明在干燥综合征的证型中，气阴两虚证最常见，津亏、血瘀、阴虚、气虚、燥毒等是本病的基本致病因素。

**3. 干燥综合征活血祛瘀治法研究：** 瘀血既是本病发展的关键，则活血祛瘀法应贯穿整个疾病治疗的始末。瘀去血畅，气机条达，津液输布如常，使诸脏腑官窍得以濡养。在疾病早期瘀未成之前即可配伍活血化瘀药，预防瘀血的产生。若已有瘀血症状，更应重视活血化瘀药的使用。而本病的活血化瘀之法有别于他病，当去辛香刚燥之品。对此，可配伍桃仁、五灵脂、牡丹皮、泽兰、旋覆花、鸡血藤、丹参、延胡索等辛润通络之品。米烈汉强调燥痹治疗时需注意活血化瘀及清热解毒以驱除实邪。活血化瘀药多选用鸡血藤、丹参，祛瘀以通行血脉，使得燥瘀无以遁形。金明秀教授认为燥久入血而致瘀，瘀阻经络，津液化生、布散失常，加重阴虚，活血化瘀必不可少。尤其许多患者初诊即是疾病晚期，津伤较重，血活络通，津液才能畅达。阎小萍针对燥痹久病存在脉络痹阻、气血运行不畅的情况予以双调脾肺，佐以活血通络，临证常配伍藤类药如青风藤、络石藤等，舒经通络，助气血调达。临床上有一部分患者表现为阳虚血瘀证，尤以肾阳虚寒多见，其病机是肾水虚寒以致肾火炎炽，火不归元，而发为"干燥"诸象，并非单纯阴伤，且久病致瘀。据此采用温肾活血中药协同部分西药治疗，可获得较满意疗效。黄绥心等通过搜集相关文献和统计软件分析得出治疗干燥综合征用药以益气活血、滋阴凉血为主，兼顾泻火解毒、利湿通络。

**4. 干燥综合征从瘀论治机制研究：** 现代医学研究表明，干燥综合征患者多数存在血液流变学改变、微循环障碍等瘀血的表现。王丹等通过比较血瘀证与非血瘀证两组干燥综合征患者的一般情况、病程、系统累及、血液流变学指标及类风湿因子等得出结论：高免疫球蛋白血症、高效价类风湿因子及低补体血症与原发性干燥综合征血瘀证的形成有一定关系；血瘀证是原发性干燥综合征系统累及的相关因素之一。周玉林等发现无论原发干燥综合征患者，还是继发干燥综合征患者都伴有血浆可溶性凝血酶调节蛋白（sTM）水平升高，且继发较原发更为显著，表明本病患者不同程度上存在血管内皮受损，而继发组高于原发组可能与其多系统病变有关。

许多研究者通过自拟方剂作对比实验来观察活血祛瘀法对干燥综合征的治疗作用。吴国琳等通过动物实验研究得出，养阴益气活血方能降低干燥综合征非肥胖型糖尿病（NOD）小鼠血清和颌下腺 Th1、Th2 相关细胞因子的水平，下调血清和颌下腺干扰素-γ（IFN-γ）/白介素-4（IL-4）比值；养阴益气活血方可能通过调节干燥综合征小鼠 Th1/Th2 免疫平衡以达到治疗作用。黄绥心等发现益气养阴祛瘀方（生地黄、玄参、麦冬、石斛、白芍、黄芪、丹参、益母草）在整体疗效和免疫功能等方面对非肥胖糖尿病自发性干燥综合征小鼠具有有效的治疗作用。史云晖等通过实验研究发现活血解毒方可减轻NOD 小鼠颌下腺炎症，增加唾液分泌量，降低血清中 BAFF、BAFF-R、IFN-γ 及颌下腺 BAFF、BAFF-R 的水平，从而达到治疗干燥综合征的作用。谢向良等将干燥综合征患者随机分为对照组（硫酸羟氯喹＋白芍总苷胶囊）、治疗组（硫酸羟氯喹＋白芍总苷胶囊＋解毒化瘀中药），其中解毒化瘀中药主要为青风藤、白花蛇舌草、丹参、红藤，治疗后治疗组免疫球蛋白 G（IgG）、免疫球蛋白 A（IgA）、C反应蛋白（CRP）、红细胞沉降率（ESR）均显著低于治疗前，而对照组仅 IgA、CRP、ESR 低于治疗前，说明解毒化瘀法可提高西药治疗干燥综合征的临床疗效。

综上所述，瘀血是干燥综合征病机的关键，在疾病发生、发展及预后中起重要作用，它既是干燥综合征发展过程中的病理产物，也是致病因素，瘀去则气血条达，津液输布如常，官窍得以濡养。从瘀治燥理论丰富了中医对干燥综合征的认识，对临床诊疗干燥综合征具有一定的借鉴和指导意义。

# 139 阿尔茨海默病从瘀论治

阿尔茨海默病既往研究认为，肾虚精亏是其主要病因病机，但越来越多的研究表明，血管相关病变在阿尔茨海默病病程中占据着重要的地位，且从"瘀"角度治疗取得了良好的疗效。学者乔森等从现代实验研究、中医临床实践等方面，阐述了从瘀辨治阿尔茨海默病的重要性，以期为临床及研究提供新的思路。

阿尔茨海默病（AD）是一种与年龄相关的慢性神经退行性疾病，临床上以记忆障碍、失语、失用、失认、视空间技能损害、执行功能障碍及人格、行为改变等全面性痴呆表现为特征，其病因迄今未明，且无有效的治疗方法。阿尔茨海默病最核心的病理特征为脑内出现神经细胞外、由 β‑淀粉样蛋白（Aβ）组成的淀粉样斑和胞内神经纤维缠结（NFT），中枢胆碱能等神经系统的改变也与阿尔茨海默病认知功能损害程度密切相关。在中医学中阿尔茨海默病属"痴呆"范畴，《景岳全书》中就有"癫狂痴呆"的专篇。长期医疗实践发现，痴呆病因主要是年迈体衰、七情内伤、久病损耗等造成气血不足，肾精亏虚，脑髓失养，或气滞、痰瘀、血瘀于脑而成。现代研究表明，血流、血管、血脂等多种病变因素密切影响阿尔茨海默病的发病进程，符合中医学"血瘀"的范畴。

## 阿尔茨海默病血瘀证病机

阿尔茨海默病属中医学"痴呆"范畴，中医学认为"脑为元神之府"，人至老年，肾气渐衰，水无所主，加之脾虚不能运化水湿，聚而生痰，痰扰清窍则昏蒙呆钝；痰浊阻滞，血行不畅，精血不能上濡脑络，则痴呆善忘。因此，中医认为老年痴呆病位主要在脾、肾、脑，病性为本虚标实，即脾肾亏虚为本，痰瘀互结为标；本虚为根本因素，标实则为重要表现。肾为先天之本，脾为后天之本、气血生化之源，先天之气有赖后天之气血的充养。脾胃虚弱则不能运化水谷精微，生化乏源，肾精不得补充化髓，使肾虚益甚；脾失运化则痰湿内蕴，日久化热；脾胃虚弱则脾气不升，胃气不降，气机升降失调；气滞则血瘀痰阻，瘀阻脑络，可见脾脏功能失调是痴呆发病的关键因素。痰、瘀则为老年痴呆的加重因素。标实多不离痰邪，贯穿病情始终。清·陈士铎《石室秘录》中就提出了"痰势最盛，呆气最深"，并指出"治呆无奇法，治痰即治呆也"，强调痰与痴呆的重要关系。久病致瘀，病程最后均会导致瘀血的发生。《伤寒论》曰"其人善忘者，必有蓄血"；唐容川《血证论》曰"凡心有瘀血，亦令健忘"，"血在上，则浊蔽不明矣"。瘀血不去，新血不生，留滞脑络，阻塞机窍，脑络不通，肾阴难以上行充养脑髓，以致脑腑失养、神机失用，加重老年痴呆的种种表现。

综上所述，各种原因导致脏腑功能失调，而致"虚""痰""瘀"三端，三者相互联系，相互影响，进而表现为髓减脑消、神机失用，痰阻清窍、窍闭神蒙，瘀阻脑窍、元神失聪。

## 血瘀病理产物与致病因素

血瘀作为一种致病因素，又作为一种重要的病理产物，不单是血管性痴呆所独有，对阿尔茨海默病的发展也起到了重要作用，在现代医学研究中体现为各种脑血管、血流变相关指标的异常改变。如阿尔茨海默病患者颅内血管会表现出多种异常。研究发现，老龄患者较年轻者脑内小血管扭曲的发病率和严重性明显增加。阿尔茨海默病患者脑内特别是白质区更易出现小动脉卷曲，该卷曲螺旋的结构会导致白质区低灌注。血管淀粉样变是阿尔茨海默病患者的重要病理标志，伴随脑血管平滑肌细胞的退化，血管中膜和皮质小动脉逐渐被 Aβ 所替代，易继发脑血管破裂和脑出血。其他方面血管改变，如研究发现阿尔茨海默病患者脑内 6 个区域毛细血管密度均有减少（平均 17%）。研究表明，这种毛细血管密度的下降和学习记忆能力的减退存在相关性。毛细血管密度减少会导致阿尔茨海默病患者脑血流量的减少。在阿尔茨海默病早期，脑血流量低的区域往往和 tau 蛋白病理相关，且这种低灌注发生在阿尔茨海默病症状之前。同时，在慢性认知损害中，低灌注出现在阿尔茨海默病最易影响的区域。低剂量 CT 成像研究表明，痴呆患者在双颞叶、额叶、基底核和海马脑血容量、脑血流量明显低于对照组，提示痴呆患者各目标区血流时间相对较长、单位时间内组织灌注明显减少。血脑屏障在阿尔茨海默病中起着重要作用，可限制血液中的成分进入脑内，同时通过循环调节、供给维持神经元及突触所需的能量和营养，还参与将中枢 Aβ 转运到外周。阿尔茨海默病发病血管假说认为，血管因素会导致血脑屏障功能障碍，从而影响脑内 Aβ 清除和毒素累积。另一方面，血流量减少导致的微血管灌注不足会致使 APP 表达增加，Aβ 生成增多，继发 tau 蛋白的过度磷酸化，最终导致痴呆。

　　脑血管病变的关键因素就是脑血管动脉粥样硬化，脑血管退化以后，血小板易黏附于血管内皮而形成血栓，增加了微栓塞的发病概率。同样，脑动脉斑块也可导致脑血管管腔狭窄，引起脑梗死范围增大。实验也表明，很多因素导致的血管内皮破损、炎性细胞浸润、脂质沉积、动脉粥样硬化等病理改变是老年痴呆形成和发展的重要因素。蔡红芳等研究了老年痴呆患者静脉血中三酰甘油、总胆固醇、高密度脂蛋白胆固醇等血脂相关指标，发现痴呆患者脂蛋白 α、载脂蛋白 B、高密度脂蛋白、甘油三酯等较正常组有明显差异，提示可改善血脂状况、降低动脉斑块的发病率，可能是预防痴呆的重要靶点。心血管常用药他汀类药物作为辅助治疗阿尔茨海默病的药物，如匹伐他汀，不仅可通过降低胆固醇、保护血管功能发挥抗阿尔茨海默病机制，同时能直接通过调控 Aβ 生成、增加 Aβ 的清除、降低 tau 蛋白磷酸化水平、抗氧化损伤、抗炎等或途径起到改善阿尔茨海默病患者临床症状或预防阿尔茨海默病的效果。

## 血瘀体质与阿尔茨海默病

　　阿尔茨海默病的发病与年龄密切相关，因此研究老年痴呆患者的体质特点对深入研究阿尔茨海默病病因病机有重要帮助。高超等研究了 200 例老年痴呆患者的体质分布及与证型的关系规律，发现气滞血瘀证占 16.5%，是仅次于痰湿阻窍证及肾虚髓减证的痴呆临床证型。薛武更等选取 114 例社区老年痴呆患者研究发现，血瘀体质位列前四位。张晓峰等认为，老年患者的体质特点主要是虚、瘀，而瘀即瘀血、痰浊。这是由于老年患者年老体虚，气血运行无力，因虚致瘀，疾病后期又可因瘀致虚，虚实夹杂。对此，明清医家徐大椿等也均有阐释，认为老年人"积秽沟渠"，"必多拥塞"。

## 从血瘀辨治的临床经验

　　通过收集整理治疗老年痴呆的 132 首中药复方发现，活血化瘀类药物仅次于补益类药物的用药频次，居第二大类，单味药用药频次前十位中有两味药属于活血化瘀中药，说明了活血化瘀法是治疗痴呆的重要治法。临床上，活血化瘀法也被广泛使用。颜乾麟观察发现，临床上老年痴呆不仅仅只是传统的髓海不足证，不少患者表现出颜面四肢老年斑、巩膜瘀丝累累、肌肤甲错、舌紫或见紫斑等血瘀指征。颜老认为随着年龄增长，气虚、气郁均可引起血瘀，血瘀又可直接导致癫狂痴呆等精神症状，导致气血无法上注于头，日久精髓逐渐枯萎，痴呆症状日益加剧。故颜老在临证中以行气活血、豁痰开窍等方法，使用温胆汤、癫狂梦醒汤、益气聪明汤、桃红四物汤等，配合水蛭等辨治取得了良好的疗效。贾怡蓓等研究发现，从瘀辨治老年痴呆可显著改善阿尔茨海默病患者的认知功能和生活能力，同时可降低患者的血脂，改善血液流变水平。血瘀同时可能兼见气虚之证，用补阳还五汤辨治老年痴呆 30 例，其中 27 例均取得了良好的效果。其他对血瘀的认知，如补肾祛瘀、健脾祛瘀等，或从痰瘀结合认识老年痴呆，散在于其他治疗大法之中。

## 辨病与辨证论治相结合

阿尔茨海默病患者中医证型复杂，临床上部分患者可能尚未表现出严重的瘀血症状及体征，如口唇青紫、肌肤甲错或皮肤瘀斑、舌紫暗有瘀点瘀斑、脉涩或结代，但可能表现出健忘、痴呆、语言謇涩等征象，而这些血瘀征象易被忽视。但从现代医学角度看，血管相关因素是贯穿阿尔茨海默病病程中较重要的影响因素，且临床辨治老年痴呆兼顾活血化瘀可起到较好的疗效。因此，可把血瘀证当成阿尔茨海默病的基本特征，在辨证论治之外结合辨病论治，可预防性使用活血化瘀药，如丹参、川芎等，或采用活血化瘀治法，可改善其隐匿的症状，还可预防其血瘀体质的产生。

# 140　脑梗死从瘀论治

　　脑梗死又称缺血性卒中，是卒中最常见的类型，包括各种原因所致脑部血液供应障碍，导致局部脑组织缺血、缺氧性坏死，而出现相应神经功能缺损的一类临床综合征。本病的病死率、致残率及复发率均很高，严重危害了人类的生命健康，而目前缺乏有效的卒中治疗方法。脑缺血后参与神经细胞损伤的神经生化学和分子生物学机制较为复杂，而现代医学主要通过溶栓、降低颅内压、预防感染、调整水电解质平衡紊乱等措施，也是着重处理卒中的合并症，对恢复血流虽有一定的作用，但临床疗效并不理想。在近年来的研究中国内外学者逐渐认识到神经血管单元（NVU）是一个受害的整体，因此单一靶点的治疗很难从本质上解决问题，而中医辨证施治及中药组方治疗具有多靶点的优势。学者马艳君等着眼于利用中医的这一优势，从对 NVU 的作用探讨了从瘀论治法治疗缺血性卒中的研究思路。

## 神经血管单元与脑梗死

　　**1. 对神经血管单元的认识**：NVU 是由神经元、星形胶质细胞和血管内皮细胞组成的统一体。它的结构基础是神经元、血脑屏障（BBB）、小胶质细胞以及维持脑组织完整性的细胞外基质，而 BBB 是核心结构由内皮细胞、基底膜、星形胶质细胞和周细胞组成。NVU 是一个概念性框架，它是构成细胞-细胞间信号传递和细胞-基质间相互影响的基本框架，也是神经系统的结构和功能的基本单位。此概念更能反映脑组织各种细胞之间的相互联系、相互影响的重要性以及动态变化性，这种作用对缺血性卒中的病理生理具有重要影响，其强调把 NVU 作为一个整体来研究脑神经血管系统的损伤及保护机制，在治疗脑缺血的过程中不仅仅是神经元保护，也应加强对胶质细胞、内皮细胞和基底膜保护的研究。

　　**2. 神经血管单元对脑梗死的影响**：脑梗死后脑组织缺血区由中心坏死区和周围缺血半暗带组成，缺血半暗带由于脑细胞没有完全死亡，且有侧支循环的存在，有大量存活的神经元，脑缺血发生后，最大限度地挽救缺血半暗带是促进脑神经功能康复的关键。在迅速恢复半暗带供血后，神经细胞确实有可能存活并恢复其功能，但同时在再灌注损伤、神经细胞凋亡及兴奋性氨基酸细胞毒性作用等多种机制的共同作用下，也会造成神经细胞的损伤。神经再生和血管再生是缺血性卒中后大脑修复的两大重要机制，两者紧密关联，在恢复损伤脑组织的血流情况下同时促进神经功能的修复，才能促进大脑整体功能上的恢复。NVU 概念的提出，为研究神经元、微血管及胶质细胞之间的关联提供了良好的平台，并揭秘了内皮细胞与神经细胞之间、细胞与血管之间内在的紧密联系。

　　**3. 脑缺血后神经血管单元各组分之间的关联**：BBB 是 NVU 的核心结构，而星形胶质细胞是 BBB 的重要组成部分。星形胶质细胞包裹在 NVU 血管壁及神经元的周围，充当神经元与血管之间的纽带作用，介导了 NVU 各组分间的相互作用与通信，参与神经元的营养、支持及电生理活动的调节。脑缺血发生后，神经细胞及胶质细胞坏变，微血管扩张，缺血 1 周后，神经细胞消失，吞噬细胞出现，星形细胞增生，随之坏死组织被吞噬，胶质细胞及微血管增生。可见脑缺血会损伤神经血管单元，脑缺血后导致外周白细胞透过 BBB、内源小胶质细胞的激活并释放有毒介质造成组织损伤从而引发广泛的炎症反应。而在脑缺血后期，神经胶质细胞可释放多种神经营养因子促进神经元的修复与再生，增强神经元的可塑性，有利于改善神经系统的功能。

## 瘀为脑梗死的关键病因

脑梗死中医称为缺血性中风，多见于中老年人。关于中风的病因病机，历代医家论述颇多，唐宋以后，诸多医家逐渐以"内风"立论，但缺血性中风的病因病机非常复杂，是多种致病因素同时作用的结果。朱丹溪主张"湿痰生热"；王明伦主张气血津液凝滞不通，如《名医杂著》所曰"中风病乃血气津液所行之处，皆凝滞郁遏，不得流通所致"；李杲认为中风乃痰作祟，如《东垣十书》曰"中风……乃气血闭而不行，此最重痰"。究其根本，缺血性中风多由饱食、劳倦、情志刺激等诱因诱发，在风、火、痰、瘀等作用因素共同作用下，而致瘀血阻滞、痰热内蕴，或阳化风动、气随血逆，导致脑脉痹阻而发病。可见痰瘀互阻，气血逆乱是其主要发病机制，"瘀"在其中起到了关键作用，正如《医学纲目·风证辨异》所曰"中风皆因脉道不利，气血闭塞也"。"瘀"作为缺血性中风的关键病机，既可由多种致病因素共同作用而产生，导致病变的发生，同时瘀阻在脑脉，脑脉气血津液运行受阻，阻滞经络，以致津液化血受阻，或离经之血化饮，饮聚成痰。痰瘀互结，痰饮久郁则化热，气滞不畅可化火，气机不畅，火热上炎，加之头为诸阳之会，如此则痰、瘀、热、毒诸邪内生，加重脑部脉络的损伤，形成"多种病因→瘀阻脑脉→痰瘀热毒互结→瘀阻更甚"的恶性循环。如《血证论》曰："须知痰水之壅，由于瘀血使然"，可见"瘀"跟气血津液的密切而复杂的因果关系。此恶性循环的存在，决定了缺血性中风容易复发，且复发率随着病情的发展而增长。

## 从瘀论治对神经血管单元的作用

鉴于"瘀"这一致病要素，中医对缺血性中风的治疗，从瘀论治是古今广为传用的有效治疗方法，诚如王清任所言"气通血活，何患疾病不除"。化痰通腑、活血通络、补气行血等治疗原则，其核心也是围绕着如何祛除"瘀"。近年来中西医界对化瘀疗法治疗缺血性中风进行了深入的临床及实验研究，其疗效已基本得到肯定，且临床报道较多。特别是近年来随着 NVU 的提出，围绕着化瘀疗法对 NVU 保护作用的研究也成为热点。

**1. 从瘀论治对神经元的保护**：研究发现各种脑缺血模型中均看到神经元坏死伴有凋亡发生，并认为凋亡是缺血性神经元死亡的一种形式。细胞凋亡成为脑缺血损伤中的研究热点，国内很多学者以此为切入点来研究化瘀疗法对缺血性中风的作用。如有研究发现二根龙蛭汤能抑制脑缺血模型大鼠 Bax 的升高，促进 Bcl-2 的升高，说明二根龙蛭汤能减轻脑缺血大鼠神经细胞的凋亡，从而减轻神经功能的损害；有发现复方丹参注射液可通过抑制神经细胞 Caspase-3 的活化，抑制神经细胞凋亡，从而减轻缺血再灌注对大鼠海马和齿状回的损伤。

**2. 从瘀论治对星形胶质细胞的作用**：鉴于胶质细胞对 NVU 的整体调节作用，胶质细胞调节血流改善缺血区的血流状态等在改善神经损伤后的微环境、促进 NVU 结构重建与功能修复具有重大意义，国内很多学者也以此为切入点来研究化瘀疗法对缺血性中风的作用。如有研究发现补阳还五汤可以提高大鼠脑缺血后海马 CA1 区星形胶质细胞 GS 的表达，从而增强星形胶质细胞转运谷氨酸的能力；有发现气虚血瘀证局灶性脑缺血再灌注后，同侧额顶叶皮质梗死区星形胶质细胞出现变性、死亡，梗死灶周围星形胶质细胞增生，脑络通可明显改善大鼠神经胶质细胞的形态变化。

**3. 从瘀论治对血管循环的影响**：缺血性中风源于脑部局部血管循环梗死而供血不足，究其病因多为大动脉粥样硬化、小动脉闭塞、血液成分改变及多种原因血管炎等血管循环方面的因素，故历年来从改善脑部组织血管循环状态来治疗本病的研究颇多。中医从瘀论治对于改善局部脑组织缺血有一定的效果，如有研究发现三七水煎液可以有效地降低全血黏度、全血还原黏度、红细胞聚集指数等指标，进而改善血液瘀滞的状态；有发现丹参及川芎嗪能抑制脑内毛细血管通透性升高，对沙土鼠的脑缺血具有预防及治疗作用。

## 141　血管性抑郁症从瘀论治

晚发起病，且有显著的临床特征并与脑血管病有联系的抑郁症，是抑郁症的一个亚型，因起病较晚故被称为晚发性抑郁症，又因其与血管性疾病特别是脑血管病密切相关，故提出了血管性抑郁症的概念。目前血管性抑郁症已成为国外研究的热点，国内报道相对较少，学者戴淑青等从活血化瘀方面探讨了中医治疗血管性抑郁症的思路与方法。

### 血管性抑郁症概念的提出

早在 1905 年 Gaupp 报道了 45 例"动脉硬化性抑郁"，1962 年 Post 提出"脑血管病介导的抑郁"，70 年代开始 CT 用于老年期抑郁症脑形态学研究，发现老年期抑郁症患者多伴有脑器质性疾病。1988年 Krishnan 等用 MRI 对老年期抑郁症与健康人进行对照研究，发现老年期抑郁症患者有深部白质病变（白质高信号）。1990 年美国《脑血管障碍分类》第 3 版把"既往无脑卒中发作，也无局灶性神经病变，但在 MRI 或尸检中发现有脑动脉梗塞者"称为无症状性或潜在性脑梗塞（SCL）。根据这一标准，对老年前期（50～64 岁）和老年期（≥65 岁）抑郁症进行 MRI 比较，结果表明在老年前期首发抑郁症中存在 SCL 者为 51.4%，老年期首发抑郁症中存在 SCL 者为 93.7%，由此说明老年期抑郁症的发生确实与脑血管障碍有密切关系。1997 年 4 月 Krishnan，Alexopoulos 等分别提出把 MRI 发现有脑血管障碍的抑郁症称为血管性抑郁症。1997 年 10 月 Alexopoulos 等首先定义了"血管性抑郁症"，认为在脑血管疾病的基础上发生的抑郁称为血管性抑郁症。并提出了诊断标准：存在脑血管障碍或有脑血管障碍的危险因素；检查见有穿通支区域白质高信号、脑梗死、颈内动脉狭窄或闭塞、Willis 动脉环狭窄；65 岁以后发生的抑郁，或年轻时发生抑郁合并脑血管障碍后抑郁发作频率增多或抑郁症状变为持续经过；有认知功能障碍、精神运动阻滞、自知力缺乏、无力感；无情感障碍家族史。

### 血管性抑郁症的发病机制

关于脑血管性疾病引起血管性抑郁症的机制已有一些假说。血管性抑郁症常表现为认知功能损害、运动迟缓、缺乏自知力和日常能力减退，酷似一组由纹状体-苍白球-丘脑-皮质回路受损引起的额叶综合征，而脑血管疾病的病变常发生在这些部位。因此，大多数学者倾向于血管性抑郁症的发生机制是生物机制起着重要作用，认为血管性抑郁的发生与基底节、额叶及边缘系统的损伤有关，也就是说抑郁症状的发生是脑血管病变损害了纹状体-苍白球-丘脑-皮质通路的结果，主要通过破坏调节情绪的回路或影响调节这个系统的去甲肾上腺素和 5-羟色胺，使脑内去甲肾上腺素和 5-羟色胺能递质含量降低，从而导致抑郁发生。

### 对血管性抑郁症治疗思路

尽管中医对血管性抑郁症没有明确的定义，但根据血管性抑郁症的临床特征，本病属中医学"郁病"范畴。气机郁滞所引起的气郁症状，如精神抑郁、情绪不宁、易怒易哭等，是郁病的证候特征，这也符合血管性抑郁症的部分临床特征，另外，因血管性抑郁症是在脑血管病的基础上而发病，其发病经过，病程和临床表现又有别于其他抑郁症，或多有偏瘫、肢体麻木，或伴有胸痛，并舌质黯、脉涩等瘀血证候。郁字有积、滞、蕴结等含义，郁病以气机郁滞为基本病变，而气滞必致血瘀，故瘀血内积是郁病的重要病理环节。《医林改错·血府逐瘀汤所治之症目》所曰"瞥闷，即小事不能开，即是血瘀"；"急躁，平素和平，有病急躁，是血瘀"；"俗言肝气病，无故爱生气，是血府血瘀"；《类证治裁·郁症》所曰"七情内起之郁，始而伤气，继降及血，终乃成劳"；均提及了血瘀在郁病发生中的重要机制。而血管性抑郁症与脑血管性疾病密切相关，脑血管疾病的发生多有瘀血阻滞脑脉、经络，故瘀血积滞在血管性抑郁症发病过程中尤显重要，因而在治疗中应用活血化瘀方法是至关重要的。已有临床证实，应用一些能够改善脑血流的药物，对血管性抑郁症的预防和治疗有一定的作用，中医用活血化瘀方法治疗此类与脑血管病相关的抑郁症，亦屡见报道，如黄梓平等用血府逐瘀汤合针刺百会治疗脑卒中后抑郁36例，取得较好疗效，另有人认为卒中后抑郁症总的病机为气血瘀滞，而选用桃红四物汤随证化裁，并认为大量活血化瘀药物能促进机体代谢，提高大脑皮质兴奋性，配合理气解郁药物，可改善抑郁状态。秦俊岭从瘀、从痰、从郁论治，用鸡血藤汤加味治疗脑卒中后抑郁症174例，总有效率为93%。

总之，瘀血是血管性抑郁症的重要病理机制，活血化瘀在血管性抑郁症的治疗中是必不可少的。

## 中医从瘀辨治原则及方法

血管性抑郁症是在脑血管疾病的基础上发生的抑郁，中医认为脑血管病是由于患者脏腑功能失调，或气血素虚，加之劳倦内伤、忧思恼怒、饮酒饱食、用力过度，而致瘀血阻滞、痰热内蕴，或阳化风动、血随气逆，导致脑脉痹阻或血溢脑脉之外而发，其最终的病理产物为瘀血。故瘀血是导致血管性抑郁症发生的直接且重要的因素，在此基础上出现脑髓神机失用，气化失调，脏腑功能减退，肝气郁结，痰瘀内阻，或脾肾亏虚，神明被抑等。所以在治疗本病时，应于辨证施治的基础上，始终贯穿着活血化瘀的原则。

根据血管性抑郁症的临床表现及舌象、脉象等征象，其辨证分型和治则治法大体可分为以下几种：①肝气郁结型，予以疏肝解郁，中药方剂可用逍遥散加减，针刺取穴可用合谷、太冲、阳陵泉、膻中、间使等；②痰瘀阻滞型，以化痰祛瘀为主，中药方剂可用二陈汤合四物汤加减，针刺取穴可用足三里、阴陵泉、丰隆、三阴交、血海等；③肝肾亏虚型，予以滋补肝肾，中药方剂以六味地黄汤或地黄饮子加减，针刺取穴可用肝俞、肾俞、太溪、太冲等；④心脾亏损型中药方剂以归脾汤加减，针刺取穴可用心俞、脾俞、三阴交、神门等。在以上辨证施治的基础上，每一种类型都加用活血化瘀的药物，方可取得满意疗效。活血化瘀的中药常选用丹参、地龙、川芎、桃仁、红花、郁金、葛根、牡丹皮、赤芍等，针刺取穴常用血海、膈俞、三阴交、气海、膻中、合谷、太冲等穴位，如以标实证为主，患者体质较强，还可用三棱针在以上穴位点刺出血，以增强活血化瘀之功效。

# 142　血管性认知功能损害从瘀论治

随着社会发展，人口寿命的延长，老龄化已成为我国重要问题，与老龄化相关的卒中及其造成的认知功能损害发病明显增多，据推算我国有 1 600 万以上的认知功能损害患者。中医在治疗本病方面有很多优势。

## 血管性认知功能损害的病因

血管性认知功能损害发于脑卒中之后或同时发病，早期干预卒中防治认知功能损害尤为重要，《中医脑病学》指出"早期用中医药治疗在改善智能，延缓进展，提高生活质量方面有一定疗效"。血管性认知功能损害的早期预防就是治疗脑卒中，其病因有风、火、痰、瘀、气、虚六类，但痰瘀是贯穿卒中整个过程的一个主要病理现象，"瘀"与脑卒中如影随形，不离须臾。治瘀是治疗脑卒中的关键所在。清·王清任认为"元气即虚，必不能达于血管，血管无气，必停留而瘀""无气则不能动，不能动，名曰半身不遂""气通血活，何患不除"而创立补阳还五汤，成为目前治疗卒中应用率最高的方剂。

## 血管性认知功能损害的病位

血管性认知功能损害的病位在脑，与心、肝、肾、脾功能失调密切相关。脑是由髓汇集而成，故名"脑髓"，是精髓和神明高度汇集之处。《素问·脉要精微论》曰："头者，精明之府。"脑的主要生理功能有：①主宰生命活动，元神存则有生命，元神败则人即死，故脑是人体内最重要的器官。②主藏元神，人的精神活动，包括思维意识和情志活动等，都是客观外界事物反映于脑的结果，脑具有主精神、意识、思维的功能。③主感觉运动。清·王清任《医林改错·脑髓论》曰："灵机记性在脑，因饮食生气血，长肌肉，精汁之清者，化而为髓，由脊骨上行入脑，又名脑髓。"李时珍曰："脑为元神之府。"血瘀阻滞经络，气血不能上荣脑髓，则发生本病。

## 血管性认知功能损害的病性

血管性认知功能损害的病性为"瘀"。瘀血证是指脉管内血液运行迟滞，或血溢脉外而停蓄体内所引起的证候。瘀血属于内生的病邪，是病理产物，亦是致病因素，具有广泛的致病性。寒凝、热结、气滞、气虚、离经之血停积、津亏、外伤等均可成为诱发瘀血的因素。瘀血因病因、病变部位不同，其临床表现各具特征。《灵枢·平人绝谷》曰"血脉和利，精神乃居"。《素问·调经论》曰"血并于下，气并于上，乱而喜忘"。《诸病源候论》曰："夫有瘀血者，其人喜忘，不欲闻物声。"临床观察发现血管性认知功能损害的患者大多具有以下特点：①舌质紫黯或舌体有瘀斑、瘀点，舌下静脉曲张，脉涩或结代；②有肢体偏瘫、麻木、肌肤甲错、精神狂躁等症状；③有血栓形成或血管阻塞的影像学表现；④实验室检查，血液流变学异常、血纤维蛋白原升高等，完全符合血瘀证诊断标准。

## 血管性认知功能损害的病势

血管性认知功能损害可急性起病也可缓慢起病，但大多病程缠绵难愈，甚至逐渐进展，因此符合久病入络、久病成瘀的理念。"久病入络"学说是清·叶天士学术思想的一大特色，叶氏提出"经主气，络主血"即初病在经是气分病，久病入络是血分病，邪居日久，正气必虚，故虚、滞、瘀成为久病入络的基本特点。正常的血液运行有赖于气的推动作用和固摄作用之间的协调平衡。由于心气推动着血液的运行，血液的正常运行还与其他脏腑生理功能的协调平衡密切相关。由于久病，无论寒热虚实、六淫、七情、痰饮，或脏腑功能失调、阴阳失衡等病因，均能使血液运行不畅，或溢于脉外，或停于脉内，形成瘀血，故有"久病成瘀"之说。"久病入络""久病成瘀"是临床慢性病、疑难病的共同病机，以血管病变为基础的卒中，由高血压、高脂血症、高血糖、血管内皮受损到动脉粥样硬化，再发展为卒中，出现认知功能损害的过程，体现了"久病入络""久病成瘀"的演变过程。研究发现活血化瘀中药可以改善血管功能，改善动脉硬化，进而改善患者的认知功能。

# 143 血管性头痛从瘀论治

血管性头痛属中医学"头风"范畴。血管性头痛的病因多端，病机虽较复杂，但不外乎外感和内伤两大类。因于外感者，"盖头为诸阳之会""清阳之府"，又为髓海所在。凡五脏精华之血，六腑清阳之气，皆上注于头，故六淫之邪外袭，上犯巅顶，邪气稽留，清阳之气受阻，气血不畅，阻遏经络，经络不通而致头痛。因于肝、肾、脾者，乃肝郁化火，日久致肝阴不足，肝阳上亢，上扰清窍而致头痛；肝藏血，肾藏精，若肝肾亏虚，精血不足，脑髓空虚，脉络失养而致头痛；脾失健运，痰蚀内生，上蒙清窍，阻遏清阳而致头痛。正如《类证治裁·头痛》曰："头为天象，诸阳会焉，若六淫外侵，精华内痹，郁于空窍，清阳不运，其痛乃作。"根据血管性头痛病理因素，运用中医辨证，谨守病机，博采众方，学者孟令坡等认为，从瘀论治，将化瘀止痛贯穿其治疗始终，常收到较为满意的效果。

**1. 外邪侵袭，上犯于脑**：症见头痛时作时止，痛连项背，遇风则头痛加剧，发则头汗而出恶风，身拘急，不发则一如常人，脉浮弦。治宜疏散风热，化瘀止痛。方用头风拈痛汤，药用白僵蚕、蜈蚣、全蝎（研细末吞服）、川芎、荆芥、防风、薄荷、蔓荆子、细辛、葛根、当归、赤芍、丹参等。

**2. 跌仆外伤，久病入络**：症见头痛有定处，剧痛如裂，痛如锥刺，经久不愈，或青筋暴露，日轻夜重，女性则伴经行滞涩不畅，经量少夹有瘀块，经行腹痛如绞，或经行头痛加重，面色晦黯，舌边有瘀点，脉弦涩。治宜活血化瘀，通络止痛。方用化瘀镇痛汤，药用赤芍、川芎、桃仁、红花、当归、丹参、石菖蒲、郁金、延胡索、香附、生地黄、全蝎（研细末吞服）等。

**3. 阴虚阳亢，脉络瘀阻**：症见头胀、闷痛，项强，心烦易怒，常因恼怒而加重，头转耳鸣，肢体震颤，口苦咽干，小便黄，大便秘结，舌红少苔，脉弦细数。治宜平肝潜阳，息风化瘀，通络止痛。方用平肝定痛汤，药用天麻、钩藤、刺蒺藜、生地黄、熟地黄、枸杞子、何首乌、山茱萸、白芍、决明子、石决明、生龙骨、生牡蛎、延胡索、丹参、全蝎（研细末吞服）等。

**4. 肝肾亏虚，瘀血内阻**：症见头痛绵绵且空，头晕目眩，腰膝酸软，面色萎黄，神疲乏力，妇女可见经量少，色淡，经后头痛加重，舌质淡，边有瘀点，苔薄白，脉弦细涩。治宜养血填精，化瘀止痛。方用补肾柔肝止痛汤，药用熟地黄、枸杞子、山药、鹿角胶、龟甲胶、当归、何首乌、桑椹子、女贞子、天麻、丹参、赤芍、川芎、全蝎（研细末吞服）等。

**5. 痰瘀阻络，蒙蔽清窍**：症见头痛重，头昏蒙，胸脘痞闷，纳差，呕恶痰涎，舌苔白腻，脉弦滑。治宜化痰降浊，化瘀止痛。方用涤痰祛痛汤，药用天麻、法半夏、陈皮、茯苓、焦白术、甘草、枳实、竹茹、白豆蔻、丹参、赤芍、川芎、延胡索、全蝎（研细末吞服）等。

# 144　紧张性头痛从瘀论治

紧张性头痛又称紧张型头痛或肌收缩性头痛、心因性头痛、压力性头痛等，临床表现为头痛呈钝痛，无搏动性，无畏光、畏声，头痛多位于颞、顶、额及枕部，头痛程度多为轻中度。近年来患病率有逐渐上升趋势。西医主要对症处理，缺乏特异针对性病因治疗，临床效果不佳。根据紧张型头痛临床表现，可归属"头风""头痛"等范畴。中医药治疗紧张性头痛确切有效，学者王鹤伊认为，从瘀论治疗效显著。

## 病因病机

头为"诸阳之会""清阳之府""精明之府"，又为髓海之所在，居于人体之最高位，五脏精华之血，六腑清阳之气皆上注于头，手足三阳亦上会于头，感受外邪或脏腑功能失调或因外伤，气血运行不畅，瘀阻脑络则发头痛；或初为风、寒、火、痰致病，发头痛，病久缠绵，入络入血而致瘀，瘀阻于上，清气不升，浊气不降，气血壅滞，闭塞不通，不通则痛，故"瘀血阻络"为头痛主要病机。

## 从瘀辨证

**1. 寒凝血瘀**：《素问·举痛论》曰"经气流行不止，环周不休，寒气入经而稽迟，泣而不行，客于脉外则血少，客于脉中则气不通"。寒邪客于经脉内外，使气血留滞不行，脉涩不通，或由于血脉凝涩，运行的气血虚少，使组织失养，不荣则通，此为虚痛，上述病因皆可由寒邪引发。《素问·痹论》也有类似记载："痛者，寒气多也，有寒故痛也。"此为寒主收引，寒邪侵入经脉，经脉挛缩拘急而疼痛。以上均为寒凝血瘀的发病机制提供依据。在临床中紧张性头痛常以上斜方肌、枕骨下肌，半棘肌、颈夹肌、头夹肌等部位的胀痛、牵涉痛、压迫性、紧箍性疼痛为主，颈项背拘急不适，与《伤寒论》中的太阳经本证中葛根汤证颇为相符。足太阳膀胱经行于后头项部，风寒袭表，邪客太阳经输，经气不利，气血运行不畅，故出现头项背拘急不舒，治以葛根汤，发汗解表，升津舒经。方中葛根为主药，升津液，舒筋脉；桂枝解肌发表，调和营卫；麻黄发汗解表，祛风寒之邪，畅瘀滞之气血。

**2. 肝郁血滞**：《临证指南医案·头痛》曰"头为诸阳之会，与厥阴肝脉会于巅，诸阴寒邪不能上逆为阳气窒塞，浊邪得以上据，厥阴风火，乃能逆上作痛"。肝为刚脏，其性升发，主疏泄而恶抑郁，在志为怒，若情志失和，肝气郁结，气滞则血瘀，此外，大怒气上或抑郁气滞，气郁化火，则肝阳亢盛而上冲；肝藏血，肝之疏泄功能失常，则导致气血运行不畅。总之，上述诸因，均可导致心肝失调，气血失和，脑络瘀滞而发为紧张性头痛。肝气郁结，气滞血瘀，经络受阻，故发为头痛。紧张性头痛治疗上须从肝郁论治，方药中加入柴胡，引药少阳经，且可载药直达头面部，引清气上行，疏肝解郁，条达肝气，使肝疏泄功能正常，则气血和调，经络通利；配合当归、白芍、川芎、细辛等共奏疏肝解郁，活血通络之功。

**3. 脾虚血瘀**：脾胃为人体气机升降之枢纽。唐容川曰："脾其气上输心肺，下达肝肾，外灌溉四旁，充溢肌肤，所谓居中央畅四旁者如是；血即随之运行不息。"脾为后天之本，气血生化之源，气为血帅，血随气行。当脾气虚损时，则清气不升，浊气不降，气滞而血瘀。另外脾虚不能运化津液，使脉道塞涩而成瘀，血犹如舟也，津液水也，水津充沛舟才能行，反之则瘀。脾虚无力运化，则痰湿困脾，阻滞气血运行，痰湿血瘀相间互生，影响各脏腑的生理功能。痰湿血瘀内阻，上蒙清窍，清阳不展，浊阴不降，发为头痛；脾虚运化失常，气血生化乏源，气血不足，加之脉络瘀阻，不能上荣脑髓脉络，心神失养，脑神失充，发为头痛。临床治疗以补气健脾，活血化瘀为主，予补阳还五汤配伍党参、白术、茯苓。

**4. 肾虚血瘀：** 肾为先天之本，为一身阴阳之根，元气之根。肾在生理病理上的改变，直接影响着血液的正常运行，肾虚元气不足，无力推行血液，致气虚血瘀；肾阳不足，不能温养血脉，常使血寒而凝；肾阴不足，虚火炼液，可致血稠而滞；肾精不足，水不涵木，经脉失养，血管硬化，也可使脉不通、血不流。《医林改错》曰："元气既虚，必不能达于血管，血管无气，必停留而瘀。"张大宁提出肾虚血瘀是气血功能失调的结果，是各类慢性病的某一特定阶段的病理基础。脑依赖肝肾精血的濡养及脾胃运化水谷精微的充盈，头为诸阳之会，其正常者当清气上升、浊阴下降而不上，反之则头痛发作矣。肾虚血瘀，血脉瘀阻，气血运行不畅，髓海空虚，脑失濡养而致头痛。临床上治疗病程迁延的紧张型头痛患者过程中，应重视肾虚血瘀在，常配伍熟地黄、枸杞子、牛膝、山药等。

紧张性头痛，病久缠绵，入络入血致瘀，瘀阻于上，清气不升，浊气不降，气血壅滞，闭塞不通，不通则痛，"瘀血阻络"是主要病机，活血化瘀，活血通络，使脑络通畅，通则不痛，脑髓得养，荣则不痛。重视虫类药物的应用，根据患者病情，注意各脏腑的生理病理变化，也应根据头痛部位之异，判断属何经，适当加用引经之药则效果更佳。

# 145　帕金森病从瘀论治

帕金森病（PD）是老年人常见的慢性中枢神经系统疾病之一，导致多种运动、非运动症状的发生，对患者的晚年生活质量造成了较大威胁。目前可有效控制的药物是左旋多巴类药物，但长期应用后出现药效减退，副作用大，近年来新药卡左双多巴等替代药物在治疗时间及减少副作用方面上有一定改进，但疗效仍无法保证，中医药治疗慢性疾病有着悠久的历史，近年来中医药治疗帕金森报道层出不穷，疗效相对满意。帕金森病的中医发病机制，主要观点大体可认为肝肾亏虚为本，痰热瘀血为标，其中"瘀血"理论贯穿于整个疾病过程，本虚基础上的补虚活血化瘀治疗在实验室及临床取得了一定疗效，学者陈婷婷等就从"瘀"论治帕金森病进行了探讨。

## 中医对帕金森病瘀证的认识

帕金森病属中医学"颤振"范畴，《内经》曰："诸风掉眩，皆属于肝。"楼英《医学纲目》曰："掉即颤振之谓也。"明朝孙一奎在《赤水玄珠》中指出："颤振者，手足摇动如抖擞之状，筋脉约束不住而莫能任持，风之象也。"首次将此病命名为"颤振证"，同时将本病归属于内风范畴。《灵枢·邪客》曰"邪气恶血固，不得住留，主留则伤筋络骨机关，不得屈伸，故拘挛矣"，认为其与风、恶血等邪气内留有关，古代医家多从肝、从肾、从风方面治疗，《医宗必读》中有"肝肾同源"之论："然木即无虚，言补肝者，肝气不可犯，肝血自养，血不足者濡之，水之属也，壮水之源，木赖以荣。"因此后世医家亦多论及帕金森病是本虚标实之证，虚以肝肾阴虚为主；实以痰浊血瘀为要。治疗时选用肝肾同治，活血通络。王永炎教授认为，老年患者脏腑气衰，运化无力，血行迟滞，瘀血内停。故震颤患者多数见舌紫暗，或见瘀点瘀斑，为瘀血内停之表现，瘀血久留不去而成死血，死血滞留，新血难生，浊邪不化，运化难复，死血、顽痰留滞，是老年颤证症状产生的直接原因。临床观察中，不少证候兼有瘀血阻络之象。杨宁认为，肝肾不足是帕金森病发生的基础，血瘀风动是促使病情发展变化的中心环节。本病多由年老体弱，肾精渐亏，或因外伤、外感毒邪等因素，直接伤及肝、肾、脑髓所致，病机属于本虚标实。本虚为气血亏虚，肝肾不足；标实为内风、瘀血、痰热。病位在肝，病久涉及脾肾，并且瘀血阻络贯穿于疾病的全过程。

## 瘀血理论的实验室证据

中医学的瘀血，可认为"死血"，血溢脉外，即为瘀血。关于瘀血，早在《内经》中就有"恶血""留血"和"血凝涩"的记载。中医学有"内结为血瘀""离经之血为血瘀""久病入络为血瘀"等不同类型。从中医证候与实验室数据结合来看，血瘀证伴有全血黏度、血浆黏度、血细胞比容、血小板聚集性增强，电泳时间延长，体外血栓形成的干湿量及长度增加，纤维蛋白原增高等。目前多数学者认为瘀血证除与上述两种病理异常有关外，还与局部缺血缺氧、炎症病理过程免疫功能障碍、血液凝固系统、动脉粥样硬化、结缔组织代谢异常、细胞增殖性病变、内脏病理肿大、内脏及肢体血流量的分布异常等病理变化过程有关。20世纪80年代，Wolf-won曾报道帕金森病患者的基底节区存在脑血流灌注减少的现象，虽然给予多巴类药物治疗后可改善，但仍低于对侧或健康人。康琼英等通过对60例帕金森病患者进行血液流变学检查，发现帕金森病患者全血黏度、血浆黏度、纤维蛋白原均高于健康对照组。陈生弟等在活体人和动物模型上同时应用 SPECT 检测了基底神经节区脑血流灌注和代谢，证明这一部位确有供血障碍，指出基底神经节区脑血流灌注减少即可能是帕金森病的发病原因之一。临床观察表明，帕金森病患者大部分人具有局部血流障碍表现，临床可表现为血瘀证候。

## 活血化瘀对帕金森病分子水平的影响

大量临床研究及基础实验证明，活血化瘀类中药对瘀血证的作用机制主要在于活其血脉（改善心脑血管功能、血液物理化学性状、血小板及凝血系统功能、微循环等生理功能）、化其瘀滞（抗心肌缺血、脑缺血，抑制血小板聚集，抗凝、抗血栓形成等）。解冰川等观察补肾益脑方联合左旋多巴胺治疗肝肾不足，瘀血阻络证帕金森的临床疗效及对氧化应激和炎症反应的影响。进行治疗前后帕金森病评定量表，帕金森病生活质量量表，焦虑自评量表，抑郁自评量表，中医证候评分，检测治疗前后超氧化物歧化酶，丙二醛，白细胞介素（IL）-1β 和 IL-6 水平的测定及对比，发现补肾益脑方联合左旋多巴胺能改善帕金森病患者运动症状和非运动症状，提高患者生活质量，减轻药物不良反应，临床疗效优于单纯西药治疗，其作用机制可能是通过减轻氧化应激和炎症反应来实现的。陈松盛等通过行为学检测、免疫组化法测定黑质酪氨酸羟化酶（TH）、黑质中超氧化物歧化酶（SOD）、丙二醛（MDA）、谷胱甘肽过氧化物酶（GSH-Px），观察补肾活血方对帕金森病神经元的保护作用。补肾活血方对 6-OHDA 所致帕金森病大鼠黑质多巴胺（DA）能神经元损伤具有保护作用，其作用机制可能是通过抗氧化应激及提高黑质酪氨酸羟化酶水平实现的。徐睿鑫等对补肾活血颗粒对帕金森模型大鼠黑质和纹状体中 Fas、FADD 表达的影响研究发现，模型组 Fas、FADD 在黑质、纹状体表达均高于正常组和观察组，得出结论，补肾活血颗粒治疗帕金森病的疗效机制可能与下调 Fas 和 FADD 的表达有关。

## 活血化瘀在帕金森病的临床应用

崔会营等从中国期刊全文数据库、维普期刊数据库中国生物医学文献数据库、万方数据知识资源系统、PubMed、Springer-link、EBSCO、Elsevier-SDOL 中检索 1994 年 10 月—2014 年 10 月关于中药辅助左旋多巴类药物治疗帕金森病的临床随机对照研究，结局指标为帕金森病统一评分量表，根据纳入标准和排除标准筛选文献，统计所纳入文献的数据，利用 Revman5.3 软件对数据进行 Meta 分析，结果共纳入 19 篇符合标准的随机对照临床研究，患者共 1352 例，发现中药联合左旋多巴类药物在改善帕金森病症状方面疗效优于单用左旋多巴类药物。蔡松泉观察舒血宁添加治疗早期帕金森病的临床疗效，对确诊为早期帕金森病患者 36 例按照随机数表法分为观察组和对照组，对照组使用香丹注射液静脉滴注，结论发现舒血宁在治疗早期帕金森病上能够明显改善患者精神情绪和日常生活能力，临床效果良好，可以在临床上推广使用。有学者研究温阳逐瘀定帕汤治疗轻中度血管性帕金森综合征，观察组在美多巴基础上加服温阳逐瘀定帕汤，发现帕金森症状评分量表积分值及血脂，血流变检测结果改善均优于对照组。尹浩军中西医结合治疗震颤麻痹的临床观察，患者在服用美多巴的基础上，观察组加服自拟祛瘀止颤汤，结果治疗组总有效率及症状改善情况明显优于对照组。陈松盛应用补肾活血方治疗帕金森病的临床研究发现，其可明显改善帕金森病患者的运动症状，同时对于非运动症状如失眠、便秘、多汗、乏力等亦有明显的改善。

综上所述，从中医颤证的基本病机到帕金森病的分子水平研究，瘀血贯穿整个疾病发展过程，从微观改善微循环，减轻炎症反应到中医理论的血行则经络自通、临床症状及表征的改善与缓解，活血化瘀法发挥着主导性作用，因此，临床应重视活血化瘀法在帕金森病患者中的应用，用中医理论及方法减轻帕金森病患者的病痛，改善生活质量。

# 146 健忘症从瘀论治

健忘症是以记忆力减退、遇事易忘为临床表现的中医学病症，对应现代医学的轻度认知障碍（MIC）和阿尔茨海默病（AD）的早期阶段，是临床中较为常见的病症，常发生于 50 岁以上的中老年人，严重者可进行性发展，最终导致阿尔茨海默病。其发病主要是由大脑皮质的萎缩引起，其病因极其复杂，诱发因素较多，同时健忘也是大脑生理性衰老的表现之一，在一定程度上给患者及其家属的工作生活带来了不同程度的负面影响。学者陈以国认为健忘症发生的病因病机以下焦瘀血为主，临床治疗健忘症注重调畅气血、活血祛瘀，每获良效。

## 健忘症的病因病机

**1. 现代医学观点——大脑萎缩致病：**健忘症可对应 MIC 和 AD 早期，但其发病机制存在差异。现代医学研究发现，60 岁以上的正常老年人与 18 岁以上正常成年人的大脑相比，有不同程度的大脑萎缩；而健忘症患者与同年龄段的正常人相比，大脑萎缩程度更严重；但健忘症患者与同年龄段的 MIC、AD 等痴呆患者相比，大脑萎缩程度较轻。AD 患者通常在海马区出现 Aβ 淡粉样斑块沉积，而健忘症患者则无此类特异性病理表现。现代医学对 MIC、AD 等类型的痴呆病因以及可能存在的危险因素有较深研究，但痴呆本身并不是一种单发疾病，而是多种病因引起的一组综合征，健忘症也不是绝对的单独存在，可伴随多种疾病的发生发展。

**2. 传统中医学观点——六种病机致病：**与现代医学相比，传统中医学对于健忘症的认识更系统，对于健忘症的病因病机的认识最早可追溯到先秦时期的《内经》。《灵枢·大惑论》曰："上气不足，下气有余，肠胃实而心肺虚，虚则营卫留于下，久之不以时上，故善忘也。"其意是指人体在下之气有余，所以胃肠居于下属实；人在上之气不足，故心肺居于上属虚，心肺虚则营卫之气留于胃肠，久而久之气不上行，因而出现健忘症状。又如《素问·调经论》曰："血并于下，气并于上，乱而喜忘。"健忘的发病，因血在于膈下而气在于膈上，气盛于上而血瘀于下则神乱，神失则健忘。《内经》将健忘的病因病机总结为气血逆乱、瘀血、七情内伤、脾胃虚弱、心阳不足、肾阳不足六个方面。后世医家在此基础上结合自身临证研究又发展了各自的学说，其中以"肾精脑髓学说"广为认可，也有因痰致病学说以及因瘀致病学说。

**3. 陈以国教授观点——下焦瘀血致病：**汉代张仲景在《内经》六病机致病理论的基础上重点发展了"瘀血致病"理论，并在《伤寒论》中曰："阳明证，其人喜忘者，必有蓄血……宜抵挡汤下之。"提出阳明蓄血而致喜忘的理论，就此提出了下焦瘀血致病理论。他认为健忘的病理基础在于人体的自然衰老，而人类的衰老关键在于机体的新生功能障碍，即中医所说的"瘀血不去，则新血不生"。人体的"精神"主要存在于气血之间，位于人体各个小络之中，当小络发生瘀堵时，精神相应也会受损，因而导致健忘。瘀血本属阴邪，瘀血可在人体各个小络之中存在，更易积聚于下焦。正如《内经》所曰"其气乱于上，其血蓄于下则其人善忘也"，故陈教授认为应从瘀论治健忘症。

## 健忘症的治则治法

现代医学对本病的治疗以改善认知功能和缓解精神行为障碍为主，临床用药主要有胆碱酯酶抑制药、兴奋性氨基酸受体拮抗药、脑血管扩张药等，但痴呆分为可逆性和不可逆性，各类西药针对可逆性痴呆有一定疗效，对不可逆性痴呆则疗效不佳，因此陈以国对于以健忘为主要表现的病症的治疗优势就凸显出来了。

**1. 寻因求机：** 健忘症的发病虽然与瘀血关系密切，但众多临床患者的体质因人而异，老年人身体功能下降，大多存在阴阳气血偏盛偏衰的征象，不可一概而论，需在以祛邪为主的基础上兼顾扶正。诊疗时，陈以国主张脉定位、舌定性、症状作参考，仔细参考四诊以审症求因，确定用针、用药的原则与方法，当脉与症不相符合时，常舍症从脉而论治。

**2. 气血同调：** 健忘症的发病机制复杂，病情变化多种多样。例如，有些患者发生健忘的同时也会出现精神情绪的异常，常见有情绪暴躁者，有神情淡漠者，亦有胡言乱语者。且发病患者大多为 60 岁以上的老年人，体质较为复杂，诊疗时切不可考虑病邪过于单一，应在活血祛瘀的同时兼顾气血阴阳的偏盛偏衰，顾护正气，因此在使用大量活血药物的同时也使用柴胡、枳壳等行气药，生晒参、生黄芪等补气药。

**3. 针药并举：** 在治疗健忘症时陈以国常遵从调畅气血、活血祛瘀的治疗原则，并使用针药结合的治疗方法，针灸常用百会穴、膈俞穴、关元穴为主穴。百会穴针刺或点刺放血可使瘀堵于脑部之气血流通，汇聚于脑部的五脏精华之血畅通；膈俞穴毫针浅刺，活血的同时生血；关元穴毫针直刺，补虚培元。三穴合用意在调整健忘症患者血虚血瘀之证。除此三穴外，根据不同患者的不同脉象构思其他腧穴的配合使用，如情绪抑郁者，直刺陶道穴，心脉不足者常取巨阙穴。从瘀论治，常使用其自创的活络聪明汤加减，如此做到针药并举，常收效显著。活络聪明汤主要由桃仁、土鳖虫、益智、水蛭等组成，结合临床脉诊进行加减，药力和缓，不伤老年人之正气的同时可有效达到活血祛瘀、调畅气血的功效，使得在下之瘀血去，新血得以复生；在上之气乱得以恢复，上下通调，则健忘症可愈。

# 147  顽固性失眠从瘀论治

　　失眠通常指患者对睡眠时间和/或质量不满足并影响白天社会功能的一种主观体验，《内经》又称"不得卧""目不瞑"。一般认为，失眠有虚实之分，主要由情志失调、饮食不节、先天禀赋不足等原因，引起肝失疏泄、肝胆郁热、脾胃不和、心神不养，涉及心、肝、胆、脾、肾等脏腑气血阴阳失调，多从疏肝解郁、清热化痰、滋阴补血等角度论治。而顽固性失眠从以上角度治疗效果欠佳，往往需另辟蹊径，学者张副兴等认为，从瘀论治效果显著。

　　现代社会竞争压力不断增大，失眠的发病率逐渐升高。研究发现，瘀血在失眠中广泛存在。潘宋斌等回顾性分析了血瘀证在失眠各证型中的分布，发现肝郁化火证（43 例）有血瘀兼证（36 例）占 83.7%；痰热内郁证（32 例）有血瘀兼证（24 例）占 75%；阴虚火旺证（38 例）有血瘀兼证（11 例）占 29%；心脾两虚证（29 例）有血瘀兼证（16 例）占 55.2%；心胆气虚证（19 例）有血瘀兼证（5 例）占 26.3%。而失眠患者多数病程较长，久病必瘀，进一步说明了瘀血在失眠中的重要作用。

## 从瘀论治失眠的理论基础

　　血瘀致病最早见于《内经》，气血疏通为贵，久病经络不通，久病暗耗阴血，均可以产生瘀血内阻。血瘀既是长期失眠的结果，又是造成失眠顽固不愈的重要原因。瘀血阻滞心、脑、肝之脉络，气血运行失畅，卫气出入异常，阴阳失调，故失眠反复不愈。

　　清·王清任最早提出了用活血化瘀的方法治疗睡眠疾病，认为"夜睡梦多是瘀血""夜不安是血府血瘀""夜不安者，将卧则起，坐未稳，又欲睡，一夜无宁刻，重者满床乱滚。夜不能睡，用安神养血药治之不效者，此方若神"。从瘀论治失眠的经典配方为血府逐瘀汤。血府逐瘀汤广泛用于心脑血管疾病、肝胆疾病、妇科疾病、高脂血症、视网膜静脉阻塞等诸多兼有血瘀证的疾病，实验研究表明，血府逐瘀汤具有改善血液流变性和微循环、调节 5-羟色胺（5-HT）浓度、提高痛阈、降血脂和降血压、抗动脉粥样硬化、抗心肌缺血损伤作用。

　　采用活血化瘀法治疗失眠多见报道，如赵玉英等使用"化瘀安神汤"活血化瘀、疏肝理气治疗有瘀血征象的失眠取得了一定的临床效果。李军教授采用桃红四物汤为基础方加减治疗顽固性失眠的临床经验，疗效显著。其他活血化瘀方药对于顽固性失眠亦有显著的疗效。如应用通窍活血汤治疗失眠，有效率达 78.6%；赵致营采用补阳还五汤治疗顽固性失眠（血瘀型）26 例，治愈 22 例。以上方药均具有活血化瘀之功效，对于顽固性失眠均取得了良好的效果。此外有文献报道，血府逐瘀汤亦可用于无瘀血表象的难治性失眠。活血化瘀中药具有改变血液流变学、抗凝血、抗血栓、改善微循环、保护血管内皮、调节免疫功能等作用，与治疗失眠的分子机制契合。

## 活血化瘀治疗的分子机制

　　睡眠的分子机制涉及神经递质和神经肽系统、细胞内信号分子、离子通道和通道调控蛋白、生物钟基因、免疫调节、代谢因素等。

　　**1. 神经递质和神经肽**：一氧化氮（NO）通过腺苷对睡眠起调节作用，神经源性 NO 是睡眠剥夺后恢复睡眠的重要因子，多项研究表明血府逐瘀汤可以提高机体 NO 水平，如高冬等研究表明血府逐瘀汤通过促进内皮型一氧化氮合成酶的表达和活性，提高胞内、外气体分子NO水平发挥促血管新生作用。林薇等研究发现，血府逐瘀汤含药血清可升高NO水平，有抗大鼠主动脉平滑肌细胞增殖和迁移的作用。

5-HT通过蘑菇体的D5-HT1A受体促进睡眠。李松梅研究发现，血府逐瘀汤能调节利血平所致偏头痛小鼠5-HT水平；田明思应用血府逐瘀汤治疗中风后抑郁症，发现血府逐瘀汤可以提高血浆5-HT的浓度。

**2. 细胞内信号分子：** 较低或中剂量的白介素-1可以诱导睡眠，而高剂量可抑制睡眠。雷学成等研究发现血府逐瘀汤可降低肾缺血再灌注损伤大鼠白介素-1水平。唐丹丽等研究发现血府逐瘀汤能降低血清白介素-1β水平，对心肌缺血再灌注损伤大鼠有保护作用。

**3. 免疫调节：** 研究表明，睡眠剥夺动物免疫调节蛋白NF-κB上调，发现血府逐瘀汤能够显著下调NF-κBp65的表达。

## 失眠的"四瘀"病机

顽固性失眠属中医学"不寐""不眠""不得卧"等范畴，多指入睡困难、易醒或早醒，睡眠质量低下、睡眠时间明显减少，严重者彻夜不眠，甚至引起心烦意乱、疲乏无力、头痛头晕、记忆力减退等临床症状。患者常久病不愈，多服用地西泮、三唑仑等镇静药，疗效甚微，服用量大，甚至产生依赖性。临床常从肝火扰心、痰热扰心、心脾两虚、心肾不交、心胆气虚等证型进行论治，有时效果欠佳。郭闫葵教授另辟蹊径，认为顽固性失眠当从瘀论治，其理乃因病机为"四瘀"之故。

**1. 肝郁血瘀：** 肝主疏泄，调畅气机，气机通达条畅，血液得以正常运行。如《血证论·脏腑病机论》曰："肝属木，木气冲和调达不致郁遏，则血脉得畅。"若情志失调，郁怒伤肝，肝失疏泄、气机不畅，不能推动血行，病久则瘀。瘀阻血脉，气血逆乱，易生厥气，营卫失调。正常情况下，卫气昼日行于阳经，始于足太阳膀胱经，阳跷脉为膀胱经之别，此时阳跷脉气盛，使人目而而寤；夜行于阴经，始于足太阴肾经，阴跷脉为肾经之别，此时阴跷脉气盛，使人目合而寐。现气滞血瘀，夜间卫气不得入于阴经，留于阳经，阳气满，目不合故不寐。临床可见长期失眠多梦，平素急躁易怒，喜太息，胸胁胀满刺痛，头晕目眩，口苦咽干，舌质暗红，舌下脉络瘀青，苔薄黄，脉沉弦细。本证气郁与血瘀并存，气行则血行，显而易见，活血当以理气为先，故治宜理气安神，活血化瘀。药用血府逐瘀汤合柴胡疏肝（散）汤加减，辅以生龙骨、生牡蛎等镇心安神之品。

**2. 气（血）虚血瘀：** 《血证论·脉证生死论》曰"载气者血也，运血者气也"。由此可见气和血二者互相依存，互相利用，故亦有"气为血之帅，血为气之母"的说法；若气虚则帅血无力，致血行不畅，脉络瘀阻，而成瘀血；若血虚则气亦虚，气血亏虚，脉道内无充盈的血量，脉道涸涩，血行不利日久成瘀，瘀血不除，新血不生，气血不能上奉于心，心神不得养，再之脉络不畅，丑时夜卧血不回肝，肝血亏虚无以藏魂；神无所附，魂无所依故见失眠。临床表现不易入睡，睡后易醒，舌质黯或有紫斑，苔白，脉沉涩，气虚者兼见气短懒言，身疲乏力，此证气虚为本，血瘀为标，治当标本兼顾，故予补气、活血祛瘀，宁心安神之品。药用补阳还五汤加酸枣仁、柏子仁养心安神。血虚者兼见面色无华，食少神倦。治当养营补血，活血化瘀，方用血府逐瘀汤增阿胶、熟地黄等益营养血之品，旨在行中带补，化旧生新，且防止破免太过。

**3. 痰瘀互结：** 痰属津，瘀属血，所谓津血同源，故二者可以相互化生：由于外邪、情志不遂以及生活不良等因素的影响，脏腑受损，功能失调，气化不利，水津代谢产生障碍，湿浊内生，水液停聚而形成痰；痰饮积滞体内，阻遏脉络，造成血行不畅，形成瘀血；同样，血瘀亦可生痰，唐宗海《血证论》曰"须知痰水之壅，由瘀血使然"；"血积既久，亦能化为痰水"。由此可知，瘀血阻滞，造成水液停聚而生痰。痰瘀相互转化而互结，化火扰动心神，心神不安，则不寐。临床可见长期失眠，多伴头晕昏蒙、胸脘痞闷，多痰，或痰中带紫暗血块，时有呕恶，纳呆，舌紫黯或有斑点，舌苔腻，脉弦滑。治宜祛痰化湿，活血化瘀，郭师指出，治疗上不可只顾一方，单纯祛痰或化瘀，应该痰瘀兼顾，才能药到病除。故方用黄连温胆汤加桃仁、红花为基础方加减，再辅以龙齿、珍珠母、磁石镇静安神。

**4. 阴虚血瘀：**所谓"天人合一"，人体内阳气跟随昼夜天地阳气变化而变化。平旦时人体的阳气由内外出，阳气长，人活动，午后时分人体阳气最盛，黄昏则阳气渐消；入夜则阳气潜藏于阴，人上床休息，阳入于阴则寐，阳出于阴则寤。故人体阴阳消长出入的变化，决定了睡眠和觉醒的生理活动。若阴虚，阳相对偏盛，入夜阳不得潜藏于阴，故终夜烦扰不得眠。周学海《读医随笔》曰："血犹舟也，津液者水也。"阴津乃血液的重要组成部分，有助于血液的畅通，阴津充足，血得以行；阴虚者血液浓稠黏滞，且津亏不足以载血，血行涩滞进而瘀阻。血瘀阻滞，神不得养；或化火扰动心神，神不得安亦不眠。同样，瘀血阻滞，津液不得输布，新血不得生，血瘀化火灼津，皆可进一步加重阴虚，阴虚、血瘀二者互为因果，成阴虚血瘀之证。故临床可见失眠，午后潮热，五心烦热，口燥咽干，舌色紫暗，有斑点，脉细涩等。治疗以滋阴活血，养心安神为主。方常用天王补心（丹）汤加桃仁、红花等活血化瘀之品，奏滋阴、活血、安神之功。

## 失眠的"四证"辨治

李军教授指出失眠症发病的原因很复杂，应分型分期辨证论治。初期以实证多见，常见病因有肝郁化火、痰热内绕、心火炽盛等。长期顽固性不寐，临床多方治疗效果不佳，常以瘀血内阻，应用血府逐瘀汤变通化裁，加镇静安神之品以清心定志，再据病情辨证论治，酌情配伍活血养血之方，或醒脾运脾之品以化浊截痰，或用疏肝解郁对症下药。

基于以上对病因病机的分析，强调治疗失眠宜补虚泻实、安神定志为主，顽固性失眠，多方治疗效果不佳，依据古训"顽疾多痰血瘀"，李军认为长期失眠患者多为肝郁痰瘀证，以从瘀而论，药用桃仁、红花、川芎、当归、赤芍、熟地黄为基础方，以活血化瘀，柴胡、枳壳、郁金等理气疏肝，再结合中医的不同证候表现，具体辨证分为以下四证型。

**1. 肝胆郁热，痰瘀扰神证：**本证多因情志所伤，暴怒伤肝，肝气郁结，肝郁化火，邪火扰动心神，则神不安而不寐；少阳失其冲和之气，则疏泄失职，影响脾胃运化，痰湿内生。主要表现为不寐多梦，两胁刺痛，彻夜不眠，急躁易怒，目赤耳鸣，眩晕，口干苦，舌红苔黄，脉弦滑而数。治宜镇心安神，清肝泻火。治以上述基础方合柴胡疏肝汤化裁。

**2. 心火内炽，痰扰心神证：**本证痰浊阻遏心窍，心神被蒙痰火扰心，多由于七情所伤，肝气郁结，气郁久而化火，煎熬津液成痰，痰火上扰心神；或外感热病，邪热内陷，灼液成痰，痰火扰心，心血暗耗，阴津内亏，助动心火，而烦躁不寐。《不居集·上集》曰："心经因使心费神，曲运神机，心血被耗，心气必亏，心包之火逆甚，则心神必不宁而荡散，心烦壮热，不寐怔忡。"主要表现为心烦不寐，胸闷脘痞，泛恶嗳气，伴口苦，头重，目眩，舌偏红，苔黄腻，脉滑数。治宜清化痰热，和中安神。治以上述基础方合黄连温胆汤加减。

**3. 心肾不交，瘀阻心神证：**本证多因肾阴不足或心火扰动所致，心火过旺，肾水无力监制，或因肾水不足，不能上济心火，导致水火不能交泰，心火独亢于上，心神扰动。肾阴亏损，心血失荣，肾虚衰，君火失用，均可引致心脉阻络不能荣养心神。主要症状有心烦不寐，入睡困难，多梦，怔忡，心悸，腰膝酸软，潮热盗汗，五心烦热，咽干少津，女子月经不调，男子遗精，舌暗红，脉细数。治宜滋阴降火，交通心神。治以上述基础方合六味地黄（丸）汤和交泰（丸）汤加减。

**4. 心脾两虚，痰瘀互结证：**本证多因素体亏虚或劳倦太过则伤脾，致脾虚气弱，运化不健，气血生化乏源，不能上奉于心，而致心神失养而不寐。脾气运化失司又可致水谷、津液失运则生痰聚湿阻滞中焦，清阳不升，浊气上泛，痰浊上蒙心窍。主要表现为不易入睡，多梦易醒，心悸健忘，神疲食少，伴头晕目眩，四肢倦怠，腹胀便溏，面色少华，舌淡苔薄白，脉细无力。本证虚实夹杂，经久不愈，治宜补益心脾，养血安神。治以上述基础方合归脾汤加减。

# 148　精神疾病从瘀论治

　　活血化瘀是精神科临床常用的治疗方法之一，对于精神分裂症、周期性精神病、脑器质性精神障碍、心境障碍、焦虑症等多种精神疾病有着确切的疗效。学者封一平等总结了活血化瘀治疗精神科疾病的历史及现代应用情况，并从中医理论、作用机制、应用范围方面做了深入的思考。

## 活血化瘀治疗精神疾病的源流

　　《内经》首次对血脉与精神活动的关系进行了论述。《灵枢·本神》曰"肝藏血，血舍魂"，"心藏脉，脉舍神"；《灵枢·营卫生会》曰"血者，神气也"；《灵枢·平人绝谷》曰"血脉和利，精神乃居"，认为血脉是神明所居，是精神活动的物质基础。因此，血脉的改变对于精神活动会产生一定的影响。如《素问·调经论》曰"血有余则怒，不足则恐"，"血并于阴，气并于阳，故为惊狂"，"血并于上，气并于下，心烦惋善怒"，"血并于下，气并于上，乱而喜忘"。这说明当时人们已经认识到血脉瘀滞是导致精神疾病的原因之一。

## 活血化瘀治疗精神疾病历史沿袭

　　汉·张仲景所著《伤寒杂病论》开启了活血化瘀治疗精神疾病的先河。他在太阳蓄血、阳明蓄血、热入血室等病证中提出了使用桃核承气汤、抵当丸、抵当汤等方剂进行治疗；并运用六经理论，对于瘀血导致精神疾病的机制进行了论述，如《伤寒论》第106条："太阳病不解，热结膀胱，其人如狂，血自下，下者愈"；又如124条："其人发狂者，以太阳随经，瘀热在里故也"；认为狂病多由外热不解，乘虚内入血室，热与血结，瘀热在里所致。这是对当时血瘀致病理论的进一步发挥。后世医家丰富了活血化瘀治疗精神疾病的理论和经验。明·李梴认为，瘀血迷心、妄见妄闻，并用活血化瘀法治疗"血迷心胞"或"败血上冲"而致的产后癫狂。清·林珮琴亦认为，瘀血在内，而喜妄如狂，均从血瘀角度来认识精神疾病的病机。清·王清任不拘泥旧规，大胆创新，从气血立论，认为此病"乃气血凝滞脑气，与脏腑气不接，如同做梦一样"，立癫狂梦醒汤以治之。王清任系统地创立了活血化瘀的理论体系，发展了张仲景的治疗方法，他所创立的活血化瘀方剂至今仍在精神科临床中得到很广泛的应用。

## 活血化瘀治疗精神疾病现代应用

　　现代医家广泛地将活血化瘀疗法应用于精神科的临床工作，积累了丰富的临床经验。研究发现，在精神分裂症、周期性精神病、脑器质性精神障碍、心境障碍、焦虑症等病的临床中，活血化瘀有着确切的疗效。

　　**1. 精神分裂症：**一些针对精神分裂症采用活血化瘀治疗的研究发现，该方法能够有效地改善患者兴奋躁动、焦虑的抑郁症状，对于情绪不稳、行为紊乱、兴奋躁动的青春型、情感型患者有明显疗效，而对于以思维障碍、情感淡漠、行为退缩为主要表现的单纯型及紧张型患者则疗效不佳。在精神分裂症的治疗中，因抗精神病药的使用而造成女性患者月经周期紊乱甚至闭经的情况十分多见，对于这类患者，活血化瘀具有较好的疗效。也有研究发现，在应用抗精神病药的同时使用活血化瘀药能够使西药剂量下降、毒副作用减轻，提高治疗效果。

**2. 周期性精神病：**本病有着周期性发作的特点，可以自行缓解，抗精神病药及休克治疗不能收到迅速的效果，也不能预防其复发。一项对 44 例周期性精神病中医治疗的研究发现，对于西药治疗 3 个月仍无法控制的患者，用自拟活血化瘀方达营汤（三棱 60 g、莪术 60 g、赤芍 30 g、生大黄 30 g）治疗有着满意的疗效。还有研究发现，失笑散可以控制周期性发作的精神病症状且患者的脑电图异常的表现，在症状控制后也可以相应地恢复正常。这些研究的实践充分说明，与西药相比，中药活血化瘀对于周期性精神病在控制症状、预防复发等方面的确有一定的优势。

**3. 脑器质性精神障碍：**中医药防治脑器质性疾病发生后出现精神症状组群是近年来研究的热点之一。本病多由脑络受损，络脉气血瘀滞，脑络失养所致。在治疗脑器质性疾病的基础上，配合活血化瘀法，对本病有一定的疗效。有研究用大柴胡汤合桃核承气汤治疗此病，取得了较好的疗效。临床上对于脑血管病后精神症状组群的治疗，往往在常规治疗脑血管病的基础上，配合活血化瘀的中药注射液如血塞通、舒血宁及中成药，如天丹通络胶囊等药物，同时予针灸膈俞、血海等穴位，取得了很好的疗效。

**4. 心境障碍：**在心境障碍的治疗中，对躁狂症或者双相情感障碍的躁狂期用活血化瘀的方法进行治疗也有一定的疗效。有研究用桃仁承气汤或癫狂梦醒汤对躁狂症进行治疗，疗效满意。当代老中医王乐亭在针刺五脏俞的同时配合针刺膈俞，对于因情感障碍导致的情绪不稳、睡眠障碍等各种精神症状疗效显著。而治疗抑郁症单纯用此法则疗效欠佳，兼有血瘀证者，须结合补肾、疏肝、安神等治法同用。

**5. 焦虑症：**焦虑症历来多从清肝泻火论治，近年来有学者提出此病与《医林改错》中的"灯笼病"有很多相似之处，多由肝气郁结、血行郁滞所致，运用血府逐瘀汤加减对焦虑症进行治疗，疗效确切。临床发现，中成药血府逐瘀口服液、血府逐瘀胶囊均可以很好地改善焦虑症患者的临床症状。这说明在本病的治疗上，不仅要考虑肝郁可以化火，更要认识到气滞可以造成血瘀，因此，除了疏肝清热外，还要重视活血化瘀的治疗。

## 活血化瘀治疗精神疾病的思想精髓

中医学治疗精神疾病的主流思想，自朱丹溪之后，多从"痰"论治。阳性病证如狂病，多从痰火扰心论治，用生铁落饮等方剂治疗；阴性病证如癫病，则多从痰气郁结论治，用涤痰汤等方剂治疗。对于金元以前从瘀论治的思想，则并未得到后世医家的广泛重视。《素问·灵兰秘典论》曰"心为君主之官，神明出焉"，指出了心在精神活动中的主宰地位。《灵枢·本神》曰"心藏脉，脉舍神"，说明心对精神活动的主宰是通过其主血脉的功能实现的。因此，心气充沛、心血充盈，才能保证血脉的通畅无碍，也是精神活动正常进行的重要保证。如果气虚、血虚、痰浊、痰火等各种病理因素影响到心主血脉的功能，使得血脉瘀阻、神明失养，就会出现各种精神异常的症状。

总之，上述各种因素为病之本，血瘀为病之标。

## 活血化瘀治疗精神疾病论著述要

对于血瘀在何处，历代医家有着不同的观点。张仲景认为，"血在下焦，少腹当硬满"，"热入血室""热结膀胱"，提出了血蓄下焦血室的观点。当代老中医胡希恕据此提出血蓄下焦，恶血上冲是精神疾病的主要原因。张锡纯曰"神明之功用，原心与脑相辅而成"，"癫狂之证，乃痰火上泛，瘀塞其心与脑相连窍络，以致心脑不通，神明皆乱"；他认为心窍瘀阻，心脑之间的脉络不通是精神疾病的原因。王清任也提出癫狂"乃气血凝滞脑气，与脏腑气不接，如同做梦一样"，认为血瘀于脑络、脑与脏腑气不通是精神疾病的根本原因。

综合来看，血瘀有 3 个部位：脑、心、血室。脑，古人称为泥丸，为上丹田；心，为中丹田；血室，即胞宫，为下丹田。丹田者，神所聚之处，若因气虚、血虚、痰浊等病理因素，使得气机阻滞，瘀血凝结，神机失用而影响正常的精神活动则为病。

因此，在活血化瘀疗法的应用上，应当综合考虑病因、病机，抓住主症、辨清标本进行治疗。如狂病以痰火为主症者，先涤痰降火，后活血化瘀。癫病以痰浊为主症者，先涤痰化浊，后活血化瘀，是先治其本，后治其标；如表现以血瘀为主症者，先活血化瘀以治其标，再寻其本而治之。历代医家多从痰论治，是治病之本；从瘀论治，是治病之标。两种治疗思想在具体的临床运用上并不矛盾，应当根据病情的实际，灵活运用，而不可将活血化瘀当成精神疾病的万能治法来应用。

## 活血化瘀治疗精神疾病的作用机制

现代学者对活血化瘀治疗精神疾病的作用机制做了深入的探讨。通过对一些精神分裂症患者的血液流变学研究发现，在其血液呈高浓、黏、凝、聚状态下，活血化瘀治疗之后，全血黏度明显下降。这说明血液流变学的改善和血瘀证的消除可能是精神分裂症病情转归的重要因素，也可能是活血化瘀治疗精神疾病的作用机制之一。然而，精神疾病从本质上说是脑的疾病，对于其作用机制的研究更应当从脑本身入手来进行，今后可从神经递质、细胞信号传导、脑代谢、影像学的角度做进一步研究。

## 149　恶性肿瘤从瘀论治

　　恶性肿瘤是对人类健康和生命的严重威胁，是人类最主要的死因之一。迄今为止，人们对恶性肿瘤发生的确凿因素仍未能找到准确答案，故亦无特效疗法。中医学虽没有现代恶性肿瘤病名的记载，但自《内经》问世以来，历代医家在临床实践中对部分恶性肿瘤，如食管-贲门癌、胃癌、肝癌、乳腺癌、甲状腺癌等疾病的主要症状已有较为详细的描述，并提出许多行之有效的治疗措施。其中，活血化瘀是其常用方法之一。学者杨俊生等从瘀证和肿瘤的形成及转移的关系作了分析。

### 瘀血与恶性肿瘤形成的关系

　　中医学认为瘀血内阻是发生恶性肿瘤的一个重要病机。所谓瘀证，即凡血液循行迟缓、失畅，以及各种原因致使血液瘀结于一定处所的病证。外感六淫、内伤七情、饮食劳倦、跌仆金刃、虫兽所伤均可致"瘀证"。诚如《张氏医通》所曰："人饮食起居，一失其节，皆能使血瘀滞不行也。"瘀血可导致"癥积"，故《景岳全书》有"血积有形而不移，或坚硬而拒按"之说；而清·王清任则曰："肚腹结块，必有形之血。"清·徐灵胎亦曰："噎膈之症，必有瘀血、顽痰、逆气，阻隔胃气。"可见，瘀血是恶性肿瘤的发生因素。而恶性肿瘤发生后，由于它的恶性生长，造成对周围组织器官的压迫以及对临近组织、血管和神经的侵犯，在临床上又常出现局部的疼痛、肿块、皮色青紫、出血、舌紫瘀斑、脉沉涩等血瘀证之症、征。因此，血瘀证与恶性肿瘤的形成是互为因果关系。

　　现代大量临床及基础研究均证实血瘀证与血液黏度增高及微循环功能障碍关系密切。在肿瘤的研究方面，Dintenfass 认为肿瘤是某些血管疾患的成因，其中一种情况就是纤维蛋白原水平的明显升高，造成红细胞聚集程度的升高，而且许多癌症还伴有血浆黏度的升高。所以，血液黏滞诸因素为阐明恶性肿瘤的病因机制提供了重要资料。在临床上，可见到肝硬化患者常有血瘀证存在，最终可以导致癌变；宫颈撕裂伤所形成的瘀血阻滞被认为是宫颈癌发生的原因之一；食管、贲门被硬物划伤可能成为食管-贲门癌的发病基础。也有报道称，不少骨肉瘤患者在发病前该处有过外伤史。另一方面，大量临床实验证实：恶性肿瘤患者常有凝血系统的改变。吴永生等观察了 63 例不同分期的胃癌患者的全血比黏度（高切、低切）、血浆比黏度、红细胞压积、血浆纤维蛋白原、血小板计数及其聚集率等血液流变学变化，发现胃癌患者无论虚证、实证、虚实夹杂证皆存在血液流变学异常，呈高凝状态。陈健民观察了 440 例癌症患者的血液流变性，结果表明 82.7％有不同程度呈现血液高黏状态，指出癌症患者血液高黏状态是比较严重的，而这种高黏状态与中医血瘀证有其相关性。铁衣等对胃癌、直肠癌、肺癌等 17 种恶性肿瘤患者 69 例及 88 例正常人做血清纤维蛋白（原）降解产物（FDP）含量测定，结果表明：恶性肿瘤患者血清中 FDP 值在高含量组中多见，尤其在肿瘤晚期、进展期、未经有效治疗的患者中表现更为明显。另外，从现代医学微循环角度来看，血瘀乃是一个与微循环障碍有联系的病理过程。临床观察和实验研究均证实血瘀患者可有各种形式的全身或局部微循环功能紊乱。解放军 211 医院王淑英等观察了大肠癌患者的舌尖微循环改变，结果与健康人不同，存在明显血瘀现象，认为患大肠肿瘤时微循环变化存在于全身，应注意活血化瘀治疗。

## 血瘀与恶性肿瘤转移的关系

肿瘤的转移是恶性肿瘤的特征，常常是患者死亡的主要原因。中医学认为肿瘤转移当具备两个要求：癌毒的毒力和瘀血阻滞。一般情况下，癌毒的毒力越强，发生转移的可能性越大，转移的时间也越早。而瘀血阻滞，则癌毒易于停留于机体某处而成积，即"瘀血留滞作癥"（《景岳全书》）。这与现代医学认为高凝状态与肿瘤的转移呈正相关相符。现代大量研究均证实血液黏度增高会促进转移，认为血液高凝致血流缓慢，有利于肿瘤细胞停滞接触血管壁；瘤细胞-血小板栓子阻碍了免疫系统对瘤细胞的攻击杀伤作用。因而高凝是促进转移的病理状态。此外，在转移过程中瘤细胞与毛细血管内皮的粘连，包括瘤细胞在内的微血栓形成、转移灶内新生血管的形成等也和血液高凝状态相关。实验表明，川芎嗪能抑制小鼠黑色素瘤实验性转移；来自水蛭的 Antistasin 及人工合成片段能有效地抑制 B16-F10 黑色素瘤细胞的肺转移。在临床研究方面，对 440 例癌症患者的血液流变性观察，证实癌转移是建立在血液高黏状态这一病理基础上的。对 63 例胃癌患者的观察亦证实胃癌患者血液呈高凝状态，而淋巴结转移组与远处转移组均较健康人组显著提高。鉴于血瘀证与恶性肿瘤在临床中有着密切关系，活血化瘀便成为肿瘤治疗的有效方法。由于瘀血停滞的部位不同，治法、用方亦有别。如《医林改错》中设有舌下、会厌、血府、膈下、少腹等逐瘀汤。而血瘀证中又常兼见气虚、血虚、血热等，故治法应辨证而立。根据不同血瘀证的特点，采用养血活血、行血活血、活血化瘀、化瘀软坚、散瘀止痛等治法。

早在 1865 年 Trousseau 就提出了静脉血栓和癌的关系，之后 Thirch 发现侵入静脉中的大量肿瘤细胞，能够生存并形成转移的只是那些到达血流末端的少数肿瘤细胞。1963 年 Shimidt 指出增殖的细胞一般都是被包围在血栓内的肿瘤细胞，随后 Jonh 等进一步指出抗凝剂可以预防和破坏肿瘤细胞周围的血栓，以利于机体发挥对抗肿瘤细胞转移、增殖的能力，使肿瘤细胞表面抗原显露而利于宿主免疫系统识别并杀伤肿瘤细胞，并且也有利于抗癌化疗药物更好地发挥作用。大量临床实验证实，活血化瘀药及其复方制剂具有抗凝和激活纤溶系统的作用，因而可以抑制肿瘤发展，减少肿瘤转移。例如谭平国等用中药榄香烯乳注射液（温莪术挥发油提取的抗癌活性物质）治疗恶性脑肿瘤 40 例，发现其对恶性肿瘤疗效明显，能延长患者高质量的生存期。应用活血化瘀方剂（芎龙汤）治疗癌症患者，治疗后血液高黏状态有所改善，显示对预防癌转移、复发，提高患者生存率、延长生存期有益，指出活血化瘀法是治疗癌症的有效方法。

综上所述，血瘀证与恶性肿瘤的形成互为因果，而血瘀可促进肿瘤的转移。因此，活血化瘀法对治疗恶性肿瘤有着临床及理论上的重要价值。在向绿色植物索取抗癌药物的今天，活血化瘀药物向我们提供了一个新的资源宝库。

## 瘀血学说与肿瘤防治

现代医家认为中医学所言的"瘀血"包括凝滞内结之血与离经之血，其实质相当于现代医学所言局部血液循环障碍之瘀血、血栓形成、血栓栓塞及出血。瘀血学说逐渐发展至今，导致瘀血的原因主要可以归纳为久病致瘀、寒凝血瘀、外伤致瘀、饮食致瘀、情志致瘀、火热致瘀、产后致瘀、痰湿血虚致瘀等。其致病特点可以出现痛症、积聚肿块、出血、疮疡痈肿、厥症等。对于瘀血总的治疗大法为"疏其血气，令其条达，而致和平"。学者陈启亮等认为，瘀血与肿瘤防治有一定关系。如瘀血形成与肿瘤形成相关，提前防止、截断瘀血以预防肿瘤；在肿瘤治疗上运用益气活血法与活血化瘀法可缓解患者痛苦，辅助治疗肿瘤；术后使用活血化瘀药物可提高患者生存质量。

中医学认为肿瘤属本虚标实，多由虚而得病，因虚而致实，是一种全身属虚，局部属实的疾病。现代中医发现，活血化瘀类方剂所具有的药理作用，在肿瘤防治方面值得深入研究。

**1. 瘀血学说在肿瘤预防中的运用：**其一，瘀血与肿瘤形成相关。《素问·举痛论》曰："血气稽留而不得行，故宿昔而成积矣。"此处所言之积为现代所认识的肿瘤，说明积癥的形成是由血气瘀积而成。《灵枢·水胀》曰："恶血当泻不泻，衃以留止，日以益大，状如杯子。"提示瘀血蓄积体内不及时活血化瘀，对于肿瘤的发展具有重要的促进作用。《金匮要略·妇人杂病》曰："妇人少腹满如敦状，小便微难而不渴，此为水与血俱结在血室也。"此处妇人腹满亦是肿瘤，提示腹部敦状的形成是水与血结聚。孙桂芝教授认为恶性肿瘤正是在气血不足，气机推动无力，气血郁滞的基础上，缓缓蕴育化热而生癌毒进而形成的。郭晓峰等认为因虚致瘀，血液黏稠、血栓形成，瘀血日久，着于某处，或留或积，形成癥瘕积聚，肿大成块，留居一处而不散，产生"虚瘀致瘤"。傅汝林认为，根据血液系统肿瘤疾病病情演变和临床表现，其发病病机总体为正虚和邪实，而瘀血阻滞是其主要病因病机之一。以上例证可见，瘀血在肿瘤的发生与进展过程中发挥了重要的作用。

其二，防止截断瘀血，以期预防肿瘤。防止瘀血的生成，截断瘀血的发展，可以作为预防肿瘤的良好途径。瘀血已经生成、瘀血体质且免疫力低下的人群更需注意，做到预防为主，早期筛查。防止瘀血的形成从瘀血形成的原因来看，《素问·痹论》曰"病久入深，营卫之行涩"，表明久病致瘀。徐宗佩等研究发现"久病入络"患者存在明显的血瘀证，且随病程延长血瘀证逐渐加重，血瘀证积分值逐渐增高，其病理实质可能是微循环障碍。及早对疾病进行干预并改善微循环障碍，有利于预防瘀血的形成。《素问·离合真邪论》曰"寒则血凝泣"提示寒凝血瘀，《灵枢·邪气脏腑病形》曰"有所堕坠，恶血留内"说明了外伤致瘀，《素问·五味》曰"血与咸相得则凝"指出了饮食致瘀，《素问·生气通天论》曰"大怒则形气绝，而血菀于上"强调了情志致瘀。根据以上成因来看，人们做到情志条畅、饮食得当、避受风寒、免受外伤、气血和畅调达，则瘀血无法内生。正如《丹溪心法》曰："气血冲和，百病不生，一有怫郁，诸病生焉。"通过防止瘀血的形成与截断瘀血的发展，达到预防肿瘤疾病的发生与控制肿瘤的进程，可以作为一个良好的预防途径。

**2. 瘀血学说在肿瘤治疗中的运用：**现代医学对肿瘤的传统治疗手段是手术、放疗、化疗，这些手段在杀灭肿瘤的同时，也会伤及机体正气，其治疗的结果，往往不能使机体恢复"平衡状态"，有时反而加重机体的"失衡状态"。中医在治疗肿瘤方面能够明显改善肿瘤患者的症状、稳定病灶、增强体质，提高对治疗的耐受性，使患者顺利接受各种治疗，与放化疗结合治疗肿瘤患者，明显减少其毒副反应发生率，提高患者免疫功能，具有抑制癌基因转录和癌蛋白表达及抗细胞突变、促进肿瘤凋亡与良性分化的作用。中医通过运用活血化瘀之法可以攻积消瘤，达到气血和畅，使机体恢复平衡，在《素问·缪刺论》中对"恶血留内"的瘀血腹胀提出应"先饮利药"的治疗之法。此处所言腹痛，可以是肿瘤带来的疼痛，利药则是活血化瘀类的药物。在现代药理研究中，大量实验证明许多活血化瘀类药物具有抗肿瘤、消炎、镇痛等作用。国医大师刘尚义教授针对肿瘤患者中无法手术及放化疗者，选用活血化瘀、软坚散结、扶正固本之品，以改善症状，减轻疼痛，提高生存质量，延长生存期。他常选用活血化瘀药莪术治疗多种肿瘤，研究表明莪术中含有的β-榄香烯、莪术醇、呋喃二烯等，对多种肿瘤细胞具有抑制增殖作用。刘华蓉运用活血化瘀方失笑（散）汤加减（蒲黄、五灵脂、大贝母、天丁、赤芍、川芎）治疗瘀血内结型肺癌疗效显著。有研究表明运用具有化瘀解毒功效的中成药辅助治疗原发性肝癌，有助于缩小原发性肝癌瘤体，提高生存质量，延长原发性肝癌肝动脉化疗栓塞术后患者无进展生存期。

其一，益气活血运用于手术前后。有研究观察益气活血中药对妇科恶性肿瘤患者手术的影响，发现益气活血中药对预防妇科恶性肿瘤术后下肢深静脉血栓形成安全有效，其作用机制可能与益气活血中药能抑制血小板聚集，增加血循环中血小板的数量，释放纤维蛋白溶酶原激活因子等因素有关；同时，中药对血液流变学 PT、APTT 无影响，故不增加术后出血的危险。杨忠奇等进行活血化瘀治疗后行经皮冠状动脉介入治疗的安全性研究发现，冠心病患者在活血化瘀治疗后行经皮冠状动脉介入治疗是安全的。王清任在其《医林改错》中曰："元气既虚，必不能达于血管，血虚无气，必停留而瘀。"提出气虚致瘀的观点，肿瘤患者进行手术，摘除瘀毒蓄结的癌肿后，人体元气亦伤，术后有瘀血产生的可能，肿瘤亦会有复发的机会。向道发等研究发现益气健脾法能有效提高结肠肿瘤围手术期患者的免疫力，减少术后并发症的发生，促进患者术后肠道功能恢复。万亚娟等研究表明术后给予益气养阴活血化瘀中药可有效防治恶性肿瘤复发，改善短期生存质量。若在术前适量用益元气之药，术后用益气血加以活血化瘀之品，可能在一定程度上有利于手术的成功，进一步改善患者生存质量，提高肿瘤患者的生存率。

其二，活血化瘀运用于放化疗过程。放化疗给肿瘤患者带来的痛苦，使得许多患者放弃治疗，甚至加速患者的死亡。放疗根据部位不同可造成皮肤黏膜溃疡、放射性肺炎、肺纤维化、心肌损害等，并增加心肌梗死及心血管疾患的危险。化疗可导致免疫功能下降，出现骨髓造血功能障碍，伴随恶心、呕吐、脱发等不良反应。通过活血化瘀的合理应用，能直接抑杀肿瘤细胞，降低血液黏稠度，改善肝脏微循环，同时具有调节机体免疫功能，抗自由基损伤，放化疗增效、减毒作用。如血府逐瘀汤就具有抑制心肌细胞坏死及凋亡、抗动脉粥样硬化、支持造血、对损伤组织细胞的修复或保护、抗肺纤维化、抗肿瘤等作用。刘秀芳等研究发现运用益气活血中药能减轻放化疗所致的消化道反应，提高临床有效率，延长患者1～2年生存期。研究表明，一些活血化瘀药具有改善微循环、增加血管通透性、改善肿瘤局部缺氧而有利于放射治疗增敏的作用。唐容川在《血证论》中曰："旧血不去，则新血断然不生。"如若不用化瘀之法，瘀血依旧不去，新血无以为生；不用补血之法，机体越发虚弱，患者则无生机。正确使用活血化瘀之法有利于提高放化疗敏感性，协助放化疗杀死癌细胞的同时，可以有效降低放化疗带来的毒副反应。

其三，活血化瘀运用于术后改善患者生存质量。肿瘤患者手术后可能发生一系列并发症，通过运用活血化瘀法，有利于提高患者生存质量。如妇科恶性肿瘤术后常常并发下肢深静脉血栓，运用活血化瘀通络类中药为主，结合西医治疗，可促进下肢静脉血栓机化和吸收，缩短病程，提高治愈率。甲状腺术后常见乏力、口干、目眩、纳少、水肿、强直、麻木等症状，以活血化瘀之法，患者的不适症状得到较好改善，提升患者生存质量。孙宏文研究益气养阴活血法改善胃肠癌术后化疗患者生存质量的有效性，对中医证候学指标、体力状况指标、生存质量指标及体质量进行检测，发现实验组具有良好的改善胃肠癌术后化疗患者生存质量的作用。在肿瘤患者术后及放化疗后选用活血化瘀疗法对并发症及毒副反应有较好的改善作用，在一定程度上提高了患者生存质量，为减轻患者痛苦起到积极的作用。

# 150　妇科疑难性发热从瘀论治

　　"妇人以血为基本"，经、带、胎、产、乳等特殊生理现象与血关系密切，因血行不畅成瘀而引起的疑难性发热，治疗上可以化瘀为基本思路。学者刘柳青整理古今文献，以活血化瘀为基本治法治疗妇科发热性疾病的相关记载，且在化瘀基础上结合月经期胞宫虚实变化剧烈、产褥期气血大亏、围绝经期常伴崩漏的生理特点而有不同侧重，于临床亦有参考价值。

　　发热是临床常见病症，因其病因病机繁多复杂而成疑难病。由于妇女本身具有特殊的经、带、胎、产、乳等生理现象，故发生于妇女的发热性疾病，有时需要从特殊的角度认识其病机。宋·陈自明在《妇人大全良方》中提出"妇人以血为基本"，血之盛衰、通畅与否与妇女生理、疾病状态密切相关，瘀血阻于冲任胞宫不仅可以引起月经病、产后病和绝经前后诸证，也会因为瘀血阻滞气机而产生郁热。因此妇科病常可从瘀论治，古今文献有许多从瘀论治妇科发热病的记载。

## 经行发热

　　月经前期，气血汇聚于胞宫，经行之时以排出为顺。若瘀热胶结于下焦，阻碍气血流行，经行不畅，壅遏营卫，营卫失和，则会引起经前、经期发热，统称为经行发热。周期性的经行发热伴有瘀血见症（血色紫黯、血块多、舌暗有瘀斑等）者，可采取活血化瘀之法治疗。卢亦彬使用血府逐瘀汤加减治疗经行发热患者 43 例，于月经前 5 日开始服药，连服 7 日，连续治疗 2 个月经周期，其总有效率可达93％。也有医家常用红藤、忍冬藤、赤芍、牡丹皮、当归、蒲黄等活血化瘀药治疗伴有癥瘕、崩漏的经行发热，亦有一定疗效。

　　外感引起的经行发热亦可从瘀论治。张仲景《伤寒论》与《金匮要略·妇人杂病脉证并治》中有"妇人中风，七八日续得寒热，发作有时，经水适断者，此为热入血室，其血必结"的记载，反映了外感后邪热内陷、瘀热互结的病机。王孟英曾以逐瘀通腑清热之法治疗 1 例外感所致经期发热："姚小蘅太史令侄女，初秋患寒热而汛适至，医用正气散二帖，遂壮热狂烦，目赤谵语，甚至欲刎欲缢，势不可制。孟英按脉洪滑且数，苔色干黄尖绛，脘闷腹胀拒按，畏明口渴，气逆痰多，予桃仁承气汤加犀角、石膏、知母、花粉、竹沥、甘菊。人谓热虽炽而汛尚行，何必大破其血而又加极寒之药哉？孟英曰：叟勿过虑，恐一二剂尚不足以济事。果服两大剂始得大便，而神清苔化，目赤亦退。改用甘寒以清之"（《王孟英医案》）。

　　此案中患者本有外感寒热，适逢经期，误用温散，不仅未能解除外感，反而以热助热，引热入里，与胞宫中未排之血胶结，而成热入血室之证。瘀热互结，蒸郁于内，故有壮热；热扰神明，则狂乱昏谵，与张仲景所述太阳蓄血证之"其人如狂"表现一致。瘀热蓄于胞宫，治以逐瘀清热之法。以桃仁承气汤（桃仁、大黄、芒硝、当归、芍药、牡丹皮）活血逐瘀、清热通腑为基础，结合其神志症状加清热开窍化痰之品。王孟英识证准确，用药果断，虽为经期，亦不避用活血药、寒凉药，全赖其正确认识到瘀热互结之病因。

　　女子胞为奇恒之府，兼有藏精气和排泄的功能，经期应以畅通为佳。王氏顺应这一规律，经期治疗以清热邪、逐瘀血、化痰结为主，后邪气渐退，治以甘寒清补，亦符合女子月经后期阴气渐生的生理特点。

# 产后发热

**1. 产褥期发热：**产后发热是一种常见的产后病。分娩过程中失血、耗气、亡失津液，产后气血阴阳大亏又有恶露瘀浊内阻。因此，多虚多瘀、虚实夹杂是产褥期发热的最大特点。血虚津亏则虚火易动，脏气虚弱则易为饮食劳倦、外邪所伤，瘀血内阻则会引起气机闭阻、营卫不和。沈尧封《女科辑要》中记载从虚从瘀论治产后血晕发热的案例："庚辰春，吕姓妇分娩。次日患血晕，略醒一刻，又目闭头倾，一日数十发，其恶露产时不少，但亦不断，脉大左关弦硬。用酒化阿胶一两，冲童便服。是夜晕虽少减，而头汗出，少腹痛有形，寒战如疟，战已发热更甚。投没药血竭夺命散二钱，酒调服。寒热、腹痛、发晕顿除。惟嫌通身汗出，此是气血已通，而现虚象。用黄芪五钱，炒归身二钱，甘草一钱，炒枣仁三钱，炒小麦五钱，大枣三个，煎服，汗止而安。"（《女科辑要》）

产妇不断排出恶露，说明瘀血量多难净，故腹痛；瘀血内阻，营卫不和，则寒热往来；脉大左关弦硬，脉大为劳，为虚损，左关弦硬为肝经瘀阻、血虚不能涵阳，虚阳上亢则头痛。治疗初以酒化阿胶冲童便服，阿胶养血止血，酒化助药力行散，防止滋腻，童便凉血降火、散瘀止血。服后头晕减轻，说明其头晕确由血虚清窍失养、阳浮扰动清窍所致。此后仍有少腹痛而有形，寒战发热往来。结合患者恶露较多、左关弦硬，此发热当责瘀血。正如武叔卿所曰："血闭于阳经，荣卫之行不通则寒；血闭于阴经，荣卫之行不通则热。必瘀通而后寒热自已。"故从瘀论治，以酒调服夺命散活血散瘀。其中血竭、没药活血散瘀，为治疗瘀滞痛证之要药；酒调取其温通辛散之性助药力通达，散血中瘀滞。药后寒热、腹痛俱除，唯余自汗，乃气虚不能固摄，以益气养血、补益心脾之法善后。纵观整个治疗过程，该患者为气血两虚、瘀血内阻之证。分娩失血，气随血脱而致气血两虚，气虚血行无力，恶露内停，正虚无力推动排出，滞而成瘀。此时虚实并见，以通瘀散结为先。瘀通则营卫之气调和，外得温煦，内无郁热，则寒热自消，气血流通则腹痛自除。瘀血实邪消散后，再以扶正之品调补，助其气血恢复。

产后要方生化汤亦是功在活血化瘀的产科常用方剂。该方出自《傅青主女科·产后编·上卷》，原书曰"凡新产后，荣卫俱虚，易发寒热，身痛腹痛，绝不可妄投发散之剂，当用生化汤为主，稍佐发散之药"，并指出产后发热属血瘀证的特点是伴有腹痛——"产后恶寒发热腹痛者，当主恶血。若腹不痛，非恶血也"。现代临床观察表明，生化汤加味治疗产后发热疗效确切，与抗生素组相比，不仅在退热时间方面明显优于西药组，在控制产褥期感染方面也有一定优势。亦有研究显示，以生化汤为基础的中药汤剂联合抗生素与单纯使用抗生素相比，在退热率、退热时间、降低中性粒细胞及不良反应发生率等方面存在显著优势。

**2. 产后慢性发热：**产后调护不当、恢复不佳，旧血停积也可引起慢性发热，迁延难愈，此时仍需从瘀论治。"血菀气痹，寒热日加，产后致此，当慎加调理。当归、白芍、茯苓、橘红、牡丹皮、青皮、半曲、麦芽"（《未刻本叶氏医案》）。本案中患者主要表现为恶寒发热，且日渐加重，疾病迁延。这一时期并非新产后的气血大虚，但究其原因，叶天士认为当责于产后失于调护，血瘀仍是基本病机。产后本为多虚多瘀之体，若调理不善，恶血未净，化源无力，则血虚、血瘀、气滞的病理状态难以恢复。血虚血瘀则机体不得营血温煦、濡养，因而恶寒；气滞血瘀郁结于内，日久化热，因而发热。此时既有气滞血瘀之实邪久久盘踞难解，又有产后气血不足之虚体不耐重剂攻伐，故叶氏提出"当慎加调理"。以"血菀气痹"为基本病机，确立活血养血行气的治则。以当归、白芍、牡丹皮养血活血，其中当归温通营血以助温煦，白芍敛阴柔肝滋养肝体，牡丹皮辛凉散瘀透血中郁热，橘红、青皮理气疏肝，气机流通则郁热可散，茯苓、神曲、麦芽健脾和胃消食，复脾胃健运之职，则气血化生有源，而正气充足，又可推动气行血行，促进瘀滞消解。气血充盛、运行通畅，机体得温煦而不恶寒，无郁滞则无内热。组方虽小，用药虽简，然立足产后多虚多瘀的特点，以养血活血和健运脾胃为基础，兼顾气血虚实两端，推陈出新，实为治疗产后寒热迁延不愈之良法。

# 围绝经期发热

产后瘀血当以排净为顺，若瘀血内留，不仅在产褥期会引起发热等多种病证，在产后多年亦可为患。在《金匮要略》中即有相关记载："妇人年五十所，病下利数十日不止，暮即发热，少腹里急，腹满，手掌烦热，唇口干燥，何也？师曰：此病属带下。何以故？曾经半产，瘀血在少腹不去。何以知之？其证唇口干燥，故知之。当以温经汤主之。"此乃《金匮要略·妇人杂病脉证并治》中温经汤条文。此方后世多从虚寒夹瘀致崩漏解读，而细读原文可见，患者有"暮即发热"，"手掌烦热"等热象，又"年五十所"，故可从围绝经期妇女发热病证的角度认识该条文及温经汤方证。患者曾有流产史，产后瘀血未能排净，又因产后"胞脉已虚，不能生新推陈"，而致多年来"血瘀积在下"。下焦瘀积，血结于阴分，一方面，郁久生热；另一方面，瘀血阻断阴阳交通，"阳气至暮，不得入于阴"，则浮于外，表现为"暮即发热"。该患者不仅有虚寒夹瘀的病机，亦有郁热、浮阳的情况，发热由瘀中郁热难散和浮阳不得入阴所致，根源则是下焦旧血瘀积。与崩漏虽为两证，实则同一病机。处以温经汤，重用吴茱萸，既可以辛热开破下焦瘀血寒结，又可以其善降之性引浮阳下行，为此方中标本兼顾之君药；桂枝、牡丹皮入血分散瘀，桂枝、芍药调和营卫，畅通卫阳出入阴分之道路，则郁热得散；旧血既去，又佐川芎、当归、芍药、麦冬、阿胶生新血；人参、甘草益脾气，生姜、法半夏通胃气，则运化无虞。故温经汤功在温化下焦血分寒凝血瘀，不仅可以治疗虚寒夹瘀之崩漏，对于因旧血瘀阻而致阴阳交通不畅的发热证亦可取效。这对当今临床也有启示，即以兼见发热的围绝经期患者就诊之时，当询问其既往经带胎产史，如有胎停育、自然流产史或人工流产史，且未行清宫术，或素有气滞血瘀、瘀血内阻，则可考虑从瘀论治。

围绝经期患者常出现发热与崩漏兼见的情况，近代医家赵守真即有运用温经汤治疗的验案："温妇年五旬，新媳之下，儿媳不顺，因之情志不适，月经当断而反多，前后参差，时久始净。渐至夜间潮热，少腹隐痛，口干难寐，乃以经济困难，延未医治。讵知某夜大崩血下，迄明未止，神疲已极，自煎参汤服食。次日迎诊，按脉细微欲绝，面唇惨白，舌胖无苔，腹痛口燥，手足烦热，血尚淋漓未停，身常自汗等候。审值更年之期，经血应止，反致血崩大下，皆由冲任虚寒，邪犯胞宫，肝郁气滞，瘀留不行，一旦内外触引，故暴发而不可遏止。本证不仅寒盛血虚，且兼郁热，治当兼顾。若认大崩血虚，一味温补，殊难收指顾之效。因处以温经汤……又加香附、降香之行气和血……煎服一时许，腹中震动大鸣，旋下黑色血丝甚多，再进血崩即止，三进热退安眠，精神转佳，末用人参养荣汤、归脾汤善后调理。"

该患者年五旬，属围绝经期阴阳转换、气血变化之时，本有冲任虚寒，又因肝郁气滞而致瘀血停留，气血壅滞，郁热内生。其病机复杂，包含寒盛、血虚、郁热瘀阻，不可以其虚寒，辄轻投温补而不顾其瘀热实邪，亦不可见其发热，就治以清化而忘却虚寒之本。故治以温经汤加味，以吴茱萸、牡丹皮、桂枝入血分化瘀血，瘀散则热无以依附；以当归、芍药、阿胶祛瘀生新养血，新血流通则郁热得以消弥；并佐以麦冬清热除烦，又有人参、法半夏、甘草加香附、降香兼顾中焦健运、气机和降。诸药合用，正切瘀阻、郁热、血虚之病机，服后排出瘀血，血循经行则血崩止，气血流通则发热退。

妇女有"以血为本"的生理特点，其行经、妊娠、分娩、哺乳等过程无不与血相关，故对妇科发热病症在认识和治疗上当与内科病有所区别。尤其是对于不明原因的疑难性发热，可以从血的状态与疾病的关系出发，通过辨证分析，若见有血瘀证之表现，则可积极考虑从瘀论治。除了结合舌脉等表现进行辨证，还应考虑到患者所处的生理阶段及该阶段的特点，如经期前后胞宫之气血由充盛变为空虚，围产期往往气血大亏，围绝经期伴见崩漏，结合具体情况遣药处方。目前，从活血化瘀角度论治经行发热、产褥期发热的临床研究较多，而对于产后慢性发热和围绝经期发热的研究则较少，散见于古代医家著作和个案报道，从瘀血角度论治这两类情况的临床经验仍需挖掘，这种认识和治疗思路也有待更多的实践和探索。

# 151  月经病从瘀论治

高忠英教授精于中医妇科、内科和儿科，其认为当前临证月经病患者，病因血瘀者为多，调经多从瘀治，临床疗效卓著。

## 现代女性易患血瘀

现代妇女由于生活方式、工作环境、社会地位等因素与以往发生了很大改变，加之不注意经期卫生，体内特别容易形成血瘀，致使月事不能正常以时下，则病月经不调。血瘀既是病理产物，又是致病因素，高教授认为月经不调患者体内血瘀产生的原因，以下 3 种情况最为常见。

**1. 气滞血瘀：** 现代妇女既要不断学习，赶上时代的步伐，又要努力工作，维持在单位的一席之地，还要照顾家人的日常生活，她们每日承受着巨大的压力。人体在如此重压之下，情志过极则令气病，气失调达延及血分，则气滞血瘀，脉络瘀阻，从而形成血瘀，引起月经不调。

**2. 血虚血瘀：** 部分妇女或为了拥有健美体型，减肥过度；或劳累过度，消耗过多；或失血过多，补不及时，均可导致妇女血虚不足。血亏不足，因虚而滞，亦可导致瘀血内停，形成血虚血瘀，从而引起月经不调。

**3. 宫寒血瘀：** 现代中青年妇女自恃火力旺盛，常贪凉饮冷，四季冰水冷饮不断，或带经游泳，冲凉水澡，或人流术后受寒；或经期冒雨涉水，或冬季衣物单薄，使寒气渐渐聚于少腹胞宫，久之导致宫寒。血遇寒则凝，形成寒瘀，引起月经不调。

## 四诊合参洞察秋毫

月经不调患者体内若有血瘀，多表现为经期或前或后，经量或多或少，颜色或黑或紫，且多伴血块。若因气滞血瘀所致者，多伴有胸胁胀满疼痛；因血虚血瘀所致者，多伴有面、唇、舌、甲色淡，头晕等；因宫寒血瘀所致者，常伴有小腹冷痛，经行腹痛等。除此之外，临证之时对每位患者必望其唇是否干燥，必问其胸满是否常伴。很多人或认为唇干是热盛伤阴所致，或认为胸满、胸不任物为气机阻滞，其实不然，此处唇干、胸满、胸不任物是辨证血瘀的重要指征。《金匮要略·妇人杂病脉证并治》："问曰：妇人年五十所……暮即发热，少腹里急，腹满，手掌烦热，唇口干燥，何也？师曰：……瘀血在少腹不去。何以知之？其证唇口干燥，故知之。"《金匮要略·惊悸吐衄下血胸满瘀血病脉证并治》："患者胸满，唇痿舌青，口燥……腹不满，其人言我满，为有瘀血。"所以在辨证中牢牢抓住唇干、胸满等症，选用峻缓程度不同的活血化瘀药物，使瘀血得以祛除而收良效。

## 辨证论治各有主方

对于血瘀导致月经不调的患者，高忠英既重视化瘀，又特别注意寻找致瘀的病因，以求标本兼顾，方证相应。临证常选用以下 3 首方剂加减化裁进行治疗。

**1. 逍遥（散）汤：** 该方出自《太平惠民和剂局方》，是由柴胡、白芍、当归、白术、茯苓、煨姜、甘草、薄荷组成，全方具有疏肝理气，和营调经之功。用于治疗气滞血瘀导致的月经不调之证。高教授强调养血柔肝是疏肝的基础，故重用白芍、当归，若气滞重者，可酌加郁金、枳壳、川楝子、香附等药。

**2. 益母救急（丹）汤：**该方出自《验方集全》，由益母草、当归、白芍、川芎、柴胡、木香组成，全方具有养血调血，理气调经之功。用于治疗血虚血瘀导致的月经不调之证。若血虚重者，可酌加生地黄、熟地黄、阿胶等药。

**3. 温经汤：**该方出自《金匮要略》，由吴茱萸、桂枝、川芎、当归、白芍、牡丹皮、生姜、法半夏、麦冬、人参、阿胶、甘草组成，全方具有温经散寒，祛瘀调经之功。用于治疗宫寒血瘀导致的月经不调之证。高忠英常用肉桂易桂枝，炮姜易生姜，或酌加小茴香、乌药以增强温经散寒之力。

## 选药精当构方奇巧

高忠英治疗妇科月经不调处方中常用药物仅几十味，且多系常用药，足见其选药精审与简约。临证时，特别善于利用有限的药物组织方剂随证稍加化裁，治疗不同的病症，一般每张处方的药物均控制在12味以内，其成功的奥秘不在用药繁杂，不在选药特异，而在构方奇巧。在选用化瘀之品时，根据瘀血轻重程度不同，配伍不同力度的药物，以使祛瘀不伤正。临证使用较多的药物有当归、益母草、丹参。当归功擅补血兼能活血；益母草为妇科经产之要药，药性平和力缓；丹参在《妇人明理论》中描述为"一味丹参散，功同四物汤"。此3味皆属能补能调之品，用于血瘀轻证足可。若瘀血明显，可加强祛瘀药力，加配桃仁、红花；重者选用三棱、莪术；再重者，才加水蛭、虻虫等虫类药物。治方法度严谨，这是发挥方药作用的关键。

## 临证从瘀论治十法

月经病是妇科临床的常见病、多发病。月经过少、经间期出血、闭经、痛经、崩漏、经行头痛、经行发热、经行浮肿、经行身痛等病皆可由血瘀所致，在治疗上以血瘀的不同成因，可采用相应的活血化瘀法。活血化瘀药，能够改善血液流变学和血液黏度，纠正血液循环障碍，增加血流量，调节机体代谢，防治组织异常增生，以解除全身或局部的血行失度，恢复正常血行功能，因而善于调畅血脉而调经。学者徐玉锦等阐述了血瘀所致月经病的不同诊治方法。

**1. 理气化瘀法：**适用于素多抑郁，或恚怒伤肝，气滞而血瘀，瘀阻冲任，血行不畅，以致月经量少者。亦可用于情志不舒，肝失条达，气滞血瘀，瘀血内阻，络脉不通，阻塞清窍之经行头痛；或气滞血行不畅之经行腹痛。选用和血、活血、破血药兼具有行气作用的化瘀药。如川芎、郁金、延胡索、三棱、莪术、姜黄、路路通等，而血瘀经量过多者慎用破血药。方用痛经方、血府逐瘀汤、膈下逐瘀汤、桃红四物汤、定经汤等；理气药多选用香附、川楝子、青皮、玫瑰花等。

**2. 益气化瘀法：**适用于气虚无力推动血行而致血瘀，瘀阻冲任，经血失约之经期延长或崩漏。化瘀药除乳香、没药、刘寄奴、牛膝、山楂、莪术、茜草、马齿苋、毛冬青、败酱草外，可酌情选用；方可用益经汤、固气填精汤加化瘀止血药三七、蒲黄。补气药多选用人参、党参、太子参、白术、黄芪、山药、甘草、大枣等。

**3. 助阳化瘀法：**适用于素体阳气虚弱，复因经产留瘀，瘀伤血络，血不循经所致之经间期出血或痛经。除毛冬青外的和血、活血药均可选用；方用温经汤、艾附暖宫丸等；助阳药多选用巴戟天、鹿角霜、补骨脂、肉桂、附子等。

**4. 养血化瘀法：**适用于血虚兼有血瘀之痛经、闭经。除干漆以外的各种和血、活血药皆可选用，尤以具有养血作用的化瘀药如丹参、牛膝、鸡血藤、何首乌、阿胶更为适宜；补血药常选用当归、桑椹、龙眼、龟甲等；方用调肝汤、八物汤、当归补血汤、归脾汤等化裁。

**5. 滋阴化瘀法：**适用于瘀血证兼有素体阴虚，或久病伤阴，阴血亏虚，虚热内生，热扰冲任，血海不宁所致之经血妄行证。多选用牡丹皮、赤芍、丹参、牛膝等化瘀药，忌用川芎、降香；方用两地汤、加减四物汤等。滋阴药选用阿胶、熟地黄、天冬、枸杞子、桑椹、墨旱莲、女贞子、龟甲、鳖甲等。

**6. 散寒化瘀法：**适用于感受寒邪，寒客胞宫，血为寒凝，冲任受阻，血行不畅之月经量少；或经行之际，感受寒邪，血凝瘀阻冲任，血不得下，血海不能满溢所致之闭经。亦可用于寒凝冲任、子宫，冲任气血不畅之经行腹痛，或正值经期，感受寒邪，血为寒凝，经脉阻滞之经行身痛。化瘀药多选用川芎、延胡索、乳香、姜黄、鸡血藤、红花、五灵脂、泽兰、月季花等。方用失笑散、温经散寒汤、生化汤、少腹逐瘀汤、趋痛散。散寒药多选用附子、干姜、肉桂、吴茱萸、小茴香、桂枝、细辛、羌活、独活、葱白等。

**7. 泻热祛瘀法：**适用于经期产后，余血未净或外感内伤，瘀血留滞胞中，瘀久化热，瘀热内郁之经行发热以及素体阳盛血热，或肝郁化火，热伤冲任，迫血妄行之崩漏等。化瘀药选用牡丹皮、郁金、丹参、茜草、桃仁、虎杖、穿山甲、乳香、没药、水蛭、虻虫、王不留行等；方用清热调经汤、清经汤、宣郁通经汤、桃核承气汤、桃红四物汤。清热药多选用生地黄、牡丹皮、赤芍、紫草、玄参、栀子、黄芩、黄柏等。

**8. 利湿化瘀法：**适用于素有寒湿留于经络、关节，血为寒湿凝滞，经脉阻滞，气血不通之经行身痛，或冲任气血壅滞，气机失调，水湿运化不利，泛溢肌肤之经行浮肿。常选用乳香、郁金、川芎、益母草、鸡血藤、牛膝、穿山甲、泽兰等药，忌用当归。方用温脐化湿汤、桃红四物汤、血府逐瘀汤等。祛湿药选用泽泻、茯苓、薏苡仁、砂仁、厚朴、桑寄生、苍术、豆蔻等。

**9. 软坚化瘀法：**适用于瘀血久积所致的癥瘕痞块伴有经行腹痛。多选用破瘀散结之品，如三棱、莪术、桃仁、凌霄花、土鳖虫等；方用桂枝茯苓丸、少腹逐瘀汤、大黄䗪虫（丸）汤、鳖甲煎（丸）汤等。软坚药多选用鳖甲、牡蛎等配合其他散结药。

**10. 化痰祛瘀法：**适用于素体肥胖，痰湿壅盛，兼有血瘀之闭经、痛经。各种和血、活血、破血药均可酌情选用；方用桃红四物汤、失笑（散）汤、通窍活血汤等配合祛痰药，如胆南星、法半夏、橘红、旋覆花、贝母、竹沥、白芥子等。

# 152　月经量过少从瘀论治

　　月经量过少为女性常见月经病，属于妇科月经不调疾病范畴，血瘀为月经过少常见病因，并与肾虚、气血亏虚、痰湿、寒凝和气滞等相兼为患，学者刘凤兰等从病机、辨证要点、组方用药等方面结合临床经验对本病进行系统论述。

　　月经量过少指月经周期正常，月经量明显较常减少，或行经时间不足 2 日，甚至点滴即净者，称为"月经量过少"。古籍有称"经水涩少""经水少"。现代医学有关于月经过少的症状描述，但没有独立的病种诊断。一般认为月经量少于 20 mL 为月经过少。近年来由于社会竞争激烈，生活、学习、工作压力日益增大，以及一些女性多次药物或人工流产，减肥诸药的服用、节制饮食等诸多因素的影响，使本病发生率越来越高，严重影响月经的来潮及经量，甚至导致闭经、不孕。

## 月经量过少病机

　　月经是肾气、天癸、冲任、气血作用于胞宫，并在其他脏腑、经络的协同作用下使胞宫定期藏泻而产生的生理现象。它的产生与调节是在肾气主导下，天癸成熟泌至，使冲任二脉汇聚脏腑之血，血海满盈，溢于胞宫而产生月经。本病的病位在冲任、子宫，其发病机制有虚有实，虚者多因精亏血少，冲任血海亏虚，经血乏源；实者多由瘀血内停或痰湿阻滞，冲任壅塞，血行不畅所致。但临床以虚证或虚中夹实者多见。月经过少主要由于肾虚血瘀、气血双虚夹瘀、痰湿血瘀、气滞血瘀、寒凝血瘀而发病，故主要从补肾养血化瘀调经、健脾益气化瘀调经、燥湿化痰散瘀调经、行气活血散瘀调经、温经散寒消瘀调经着手，并注意根据月经周期的不同生理变化调节用药来治疗月经过少。

## 辨证及组方用药

　　**1. 肾虚血瘀证**：《傅青主女科》曰"经水出诸于肾……经原非血，乃天一之水，出自肾中"。《医学正传·妇人科》曰："月经全借肾水施化，肾水即乏，则经血日益干涸，渐而至闭塞不通。"肾为五脏六腑之本，肾精不充，胞脉空虚，血海不能满盈，经血化源不足；肾虚精血不足，脉道枯涩，由血虚而瘀或因肾阴虚，虚热内灼营血、血稠难流而瘀。以致月经量少甚或无血可下，则发为本病。可见月经量的多少与肾的元气精血有密切关系。本病的病机是肾精亏虚，瘀血阻滞，其中肾虚为本、瘀血为标。根据临床上常见的症状、舌脉，辨证论治，拟滋肾养血化瘀方（当归、川芎、熟地黄、山药、山茱萸、枸杞子、菟丝子、鹿角胶、巴戟天、丹参、益母草、生蒲黄、生五灵脂）临证加减、变换剂量治疗因虚而瘀的月经过少，效果显著。

　　**2. 气血两虚夹瘀证**：气血充盛与调和是月经产生的重要条件，妇女以血为主，月经的主要成分是血，然气为血帅，气行则血行，气虚推动无力或气滞血行不畅则血滞，滞甚则成瘀；但血又为气之母，血旺自能化气，血气旺盛，互相依存，互相资生，共同维持月经生理。若房劳多产损伤肾气，饮食不节、思虑过度伤及脾气，天癸精微物质失于濡养，加之气虚血虚易致血行迟缓而瘀滞冲任胞宫，以发本病。《医林改错》曰："元气既虚，必不能达于血管，血管无力，必停留而瘀，以致气虚血瘀之证。"故以健脾益气化瘀调经为主治之。拟益气桃红四物汤，方中以黄芪、党参、茯苓、川芎、赤芍、桃仁、红花、益母草、黄精、泽兰、鸡血藤随症加减治之，临床上疗效可佳。

**3. 痰湿血瘀证：** 此证型的病位主要在于肺、脾、肾。外邪犯肺或肺气不足或肺阴不足均可使宣发肃降失常，津液不布，凝聚成痰，故中医认为"肺为贮痰之器"。饮食失宜或思虑过度使脾虚不运，津液停聚，聚湿生痰，故"脾为生痰之源"，肾主水之脏，主管水液代谢，肾失开阖水液排泄障碍，聚而成痰。痰湿凝聚阻滞脉络，血行不畅聚集成瘀，壅滞冲任二脉，不能下溢于胞宫，故而发为本病，以燥湿化痰化瘀调经为主治之，以苍附导痰（丸）汤合失笑（散）汤为基础方加减，方中以苍术、香附、陈皮、枳壳、茯苓、法半夏、神曲、当归、制胆星、竹茹、生蒲黄、生五灵脂、泽兰、鸡血藤、川芎为主治之，效佳。

**4. 气滞血瘀证：** 此证型的病位主要在于肝，肝主疏泄，能调节一身之气机，肝气条达则任脉通利，从而胞宫得养，经事正常。月经以血为主，然气为血之帅，气行则血行，气滞则血滞，滞甚则成瘀。《寿世宝元》曰："盖气者，血之帅也。气行则血行，气止则血止。"女子多忧思忿怒、执拗妒忌，情志不遂，肝失疏泄，气机不畅，郁而成滞，阻滞脉络，壅滞成瘀，血海不能满盈则致少经发为本病。以行气活血散瘀调经为主治之，以血府逐瘀汤为基础加减，方中以当归、川芎、生地黄、赤芍、桃仁、红花、柴胡、枳壳、牛膝、桔梗、甘草配香附、郁金、泽兰、鸡血藤、丹参、益母草、王不留行，效果佳。

**5. 寒凝血瘀证：**《素问》曰"寒独留，则血凝泣，凝则脉不通"。湿为阴邪，易与寒相结而致病。妇人经期、产后，气血受损，百节空虚，易受寒湿侵袭；或平日感寒涉水，或久居湿地，或恣食生冷，均可致瘀而发经行腹痛、月经过少，甚或闭经。故以温经散寒活血调经为主治之，以少府逐瘀汤为基础加减，方中以当归、川芎、小茴香、干姜、延胡索、没药、肉桂、赤芍、蒲黄、五灵脂、香附、郁金、泽兰、鸡血藤、丹参、益母草散寒活血化瘀。

# 153　原发性痛经从瘀论治

　　原发性痛经（PD）又称功能性痛经，是指女性生殖器官无明显器质性改变的小腹疼痛，随月经周期而发作的一种疾病。本病是女性常见病、多发病，好发于15～25岁及初潮后的6个月至2年内者，给患者造成身心痛苦，影响生活和工作质量。

　　原发性痛经属中医学"经行腹痛"范畴，中医学对本病的认识和治疗积累了丰富的经验。痛经最早见于张仲景《金匮要略·妇人杂病脉证并治》曰："经水不利，少腹满痛，经一月再见。"创造性地提出瘀血为其基本病机，并创立了活血止痛的治疗法则。《丹溪心法·妇人》曰："临行时腰痛腹痛乃是瘀滞，有瘀血。"《血证论》曰："若无瘀血，则经自流通，安行无恙。"古人很重视"瘀"的致病作用，提出"经期以调经为要"的大法，调经即是活血化瘀，化瘀才能生新；瘀者，旧也，生新除旧。虽然对立，但又相互统一，所以必须彻底，留得一分瘀，就将影响一分新生。现代我国著名中医妇科专家杨宗孟认为，经之所以有信，乃气调血畅之故，气不疏则血行泣，冲任失于调节，血海失于蓄溢，乃致痛经之疾，故逐瘀之法便是调经之道，气行则冲任调，瘀化则血归经，通因通用也。朱南孙教授也认为，原发性痛经发生的病机主要体现为有所"不通"，不论是气滞血瘀、寒凝，还是气血虚弱、肝肾亏损，均可产生气血运行不畅，瘀阻冲任，导致"不通则痛"，其中"瘀"是本病病机之关键。结合临床，痛经一证，无论虚实，其病机最终皆演变至瘀，其中，实者因气滞、寒凝至气血运行不畅，瘀而作痛；虚者，因虚致瘀，导致痛经。故学者毕钰桢认为，治疗上应首重活血化瘀。

## 临床常见血瘀证

　　**1. 气滞血瘀证**：《内经》谓肝为藏血之脏，主疏泄，体阴而用阳，其性宜调达，又谓女子以肝为先天，故妇女与肝有着密切关系，多郁善怒皆能伤肝。朱丹溪曰："经水将来作痛者，血实也，一云气滞。临行时，腰痛腹痛，乃是郁滞有瘀血。"素多抑郁，经期或经期前后复伤于情志，肝气更怫郁，气滞则血亦瘀滞，血海气机不利，经血运行不畅，发为痛经，正如《沈氏女科辑要笺证》所曰："经前腹痛，无非厥阴气滞，络脉不疏。"若经期虽无明显情志诱因，但因肝气素郁，也会导致"经欲行而肝不应，则怫其气而痛生"（《傅青主女科》）。经前经时气血下注冲任，胞脉气机更加壅滞，"不通则痛"，故使痛经。气滞血虚证症见经前或经后小腹胀痛拒按，经血量少，行而不畅，血色紫黯有块，块下痛暂减；乳房胀痛，胸闷不舒；舌质紫黯或有瘀点，脉弦。正如《宋氏女科秘书·经候不调门》所说："经水将来作痛者，血瘀气滞者……治当以行经顺气。"又宋·陈自明《妇人大全良方》曰："由惊恐，忧思，意所不决，气郁抑而不舒，则乘于血，血随气行，滞则血结。以气先之，血主后之。宜桂枝桃仁汤。不瘥，宜地黄通经丸。已成块者，宜万病丸。"故治疗上应行气活血，化瘀止痛，以达"气行则血行"之效。

　　临床上，齐津丽予血府逐瘀汤加减（当归、生地黄、牛膝、桃仁、红花、枳壳、赤芍、柴胡、川芎、桔梗、香附、延胡索、益母草、甘草）治疗气滞血瘀型痛经，并取药液150 mL灌肠，每周2次，1个月经周期为1个疗程，连续用药3个疗程。总有效率91.67%。彭宪镇采用自拟活血疏肝祛痛汤（丹参、川芎、延胡索、枳壳、当归、香附等）治疗本病132例，结果临床治愈72例，占54.5%，好转56例，未愈4例，总有效率97%，其中服药时间最长者为5个疗程，最短者为2个疗程。

　　**2. 寒凝血瘀证**：经水者阴水也，喜温而恶寒，寒则血涩而阻胞脉，温则散寒而通血脉。若经期摄生不慎，如冒雨、涉水等，外感于寒，或经水临行贪食生冷，内伤于寒，寒气客于血室，以致经血凝滞不畅；或素禀阳虚，阴寒内盛，冲任虚寒，致使经水运行迟滞，如此种种均可使血滞不行，留聚而痛。宋·陈自明《妇人大全良方》论曰："夫妇人月经来腹痛者，由劳伤气血，致令体虚，风冷之气客于胞络，损于冲任之脉，手太阳、少阴之经。冲脉、任脉皆起于胞内，为经脉之海也。手太阳小肠经、手太阴心之经也，此二经为表里，主下为月水。其经血虚则受风冷，故月水将行之际，血气动与风冷，风冷与血气相击，故令痛也。……若经道不通，绕脐寒疝痛彻，其脉沉紧，此由寒气客于血室，血凝不行，结积血为气所冲，新血与故血相搏，所以发痛，譬如天寒地冻，水凝成冰。宜温经汤、万病丸。"《傅青主女科》曰："夫寒湿乃邪也，妇人有冲任之脉居于下焦……经水有二经而外出，而寒湿满经而内乱，两相争而作疼痛。"景岳《妇人规》又曰："若寒滞于经，或因外寒所逆，或素日不慎寒凉，以致凝结不行，则留聚为痛。"寒凝血瘀证症见经前或经后小腹冷痛拒按，得热痛减，月经或见推后，经量少，经色黯而有瘀块；面色青白，肢冷畏寒；舌黯苔白，脉沉紧。《万病回春》曰："血虚有寒，治当温痛散血。"根据"寒则温之"，治疗当以温经散寒、化瘀止痛，此谓"离空当照，阴霾自消"。

临床上，朱应来等运用已故名中医蒲辅周的常用的为治疗血寒痛经所设的验方当归艾叶汤（由当归、艾叶、红糖组成）加味治疗原发性痛经78例，并与另39例用西药消炎痛、维生素B治疗者比较，结果治疗组总有效率为97.4%，对照组总有效率为79.5%，治疗组疗效明显优于对照组（P<0.01）。于萍等将65例寒凝血瘀型原发性痛经患者随机分为两组，治疗组35例以自拟附没痛经方，药用制附子（先煎）、延胡索、当归、没药、莪术、五灵脂、蒲黄（包煎）、肉桂（后下）。对照组30例以田七痛经胶囊治疗，每次4粒，每日3次。两组自经前3日开始服药，连服5日至经潮第2日，连续治疗3个月经周期为1个疗程。结果治疗组总有效率91.4%，对照组总有效率86.7%，两组比较差异有显著性意义（P<0.05），其中附没痛经方治疗寒凝血瘀型原发性痛经尤以重、中度效佳。李仲平等将80例寒凝血瘀型原发性痛经患者随机分为两组，治疗组40例，以暖宫止痛汤（肉桂、制附子、紫石英、三棱、莪术、当归、香附、川芎、赤芍、延胡索）治疗；对照组40例，以痛经宝（月月舒）颗粒治疗。观察发现，治疗组总有效率为92.5%，明显优于对照组（P<0.05）。予温经汤加减（桂枝、吴茱萸、川芎、炮姜、当归、白芍、法半夏、党参、香附、乌药、甘草）治疗寒凝血瘀型痛经，并取药液150 mL灌肠，每周2次，1个月经周期为1个疗程，连续用药3个疗程。总有效率91.67%。

**3. 气血虚弱证：** 经水者，以血为体，以气为用，气血行，则阴阳通以荣于身也。脾胃素弱，化源不足，或大病久病，气血俱虚，气虚则行滞，血虚则失荣，冲任血海空虚；《胎产证治》曰："经止而腰腹痛者，血海空虚气不收也。"认为痛经血虚，不纳水谷之气，气血空虚所致。行经以后，血海空虚，冲任、胞脉失于濡养，兼之气虚血滞，无力流通，因而发生痛经。中气不足，统摄无权，循环失度，瘀血凝结胞中，气滞运行受阻，血行不畅。正是气不足而血不行，血不行便留瘀。气血虚弱证症见经期或经后小腹隐隐作痛，喜按或小腹及阴部空坠不适，月经量少，经色淡，质清稀；面色无华，头晕心悸，神疲乏力；舌质淡，脉细无力。《宋氏女科秘书·经候不调门》曰："经水行后作痛者，气血虚也，治当调养气血。"故治疗上应益气养血，祛瘀止痛。

临床上，唐永红等用补中益气汤加味，药用黄芪、白芍、白术、葛根、香附、蒲黄、五灵脂、当归、党参、升麻、木香（后下）、砂仁、柴胡、枳壳、陈皮、炙甘草、肉桂。治疗气血虚弱型痛经患者40例，于月经前7日开始服药，每月服10剂；与口服消炎痛片20例患者进行对照，于月经来潮疼痛时服用，连服3日，均治疗3个月经周期为1个疗程。结果治疗组总有效率为95%，对照组总有效率为60%，两组总有效率比较，差异有非常显著性意义（P<0.01），治疗组疗效优于对照组。

**4. 肾气亏损证：** 肝藏血，肾藏精，精血互生，乙癸同源，肝肾为冲任之本，精血充盈，血海宁静畅行。肾气盛则"天癸至，任脉通，太冲脉盛，月事以时下"，肾阳虚，阳气不能助血运行则血行瘀滞；肾阴虚，经脉失养而挛急，也影响血液运行，最终导致气血运行受阻，不通则痛而致痛经。若禀赋素弱，肝肾本虚，或多产房劳，损及肝肾，精亏血少，冲任不足，胞脉失养；行经之后，精血更虚，冲任、胞宫失于濡养，而致痛经。血瘀与血虚相互为患，互为因果，因瘀则气血不通，胞宫、冲任失于滋养，由瘀致虚；虚则气血鼓动无力，瘀则更甚。肾气亏损证症见经期或经后1～2日内小腹绵绵作痛，伴腰骶酸痛，经色黯淡，量少质稀薄；面色晦暗，头晕耳鸣，健忘失眠；舌质淡红，苔薄，脉沉细。治疗上应治本为主，补肾益精，祛瘀止痛。

临床上，邹桃生用自拟益肾化瘀汤（熟地黄、巴戟天、淫羊藿、菟丝子、枸杞子、当归、赤芍、制乳香、制没药、川牛膝、香附、甘草）治疗原发性痛经 56 例，在月经来潮前 7 日服用，每个月经周期服 7～10 剂，连服 1～3 个月经周期。结果痊愈 44 例，总有效率为 98%。阎鼎忠应用补肾化瘀方治疗 72 例，经前及经期疼痛时服用温肾化瘀方（Ⅰ方）（淫羊藿、补骨脂、当归尾、乌药、川芎、延胡索、五灵脂、巴戟天、桃仁、红花、甘草），待经止疼痛缓解后，服用滋肾化瘀方（Ⅱ方）（熟地黄、菟丝子、益母草、山药、当归、桃仁、山茱萸、阿胶、川芎、红花、甘草），连服 3 个月经周期，有效率达 93%。

# 临床常用止痛法

痛经一证，无论虚实，其病机最终皆演变至瘀，其中，实者因气滞、寒凝致气血运行不畅，瘀而作痛；虚者，因虚致瘀，导致痛经。王采文教授认为，治疗原发性痛经的关键在于"瘀"，治疗上主张辨证不论虚实均加入活血药物。因此，学者李娇等认为，探讨原发性痛经从瘀论治的机制及方法，对其临床治疗具有一定的指导意义。

**1. 理气活血，祛瘀止痛：**青春期女性由于学习紧张或生活工作压力，易致心情抑郁，情志不畅，肝气郁结，《医学真传·气血》有"气为血之帅"，气行则血行，气滞则血瘀，瘀血阻滞冲任胞宫以致不通则痛。如朱丹溪曰："经水将来作痛者，血实也，一云气滞。临行时，腰痛腹痛，乃是郁滞有瘀血。"《张氏医通》中亦曰"经行之际……若郁怒则气逆，气逆则血滞于腰腿心腹背胁之间，遇经行时则痛而重"。临床多表现为经前或经后小腹胀痛拒按，经血量少，行而不畅，血色紫黯有块，块下痛暂减；乳房胀痛，胸闷不舒；舌质紫黯或有瘀点，脉弦。方用膈下逐瘀汤加减以理气活血，祛瘀止痛。

**2. 温经散寒，行瘀止痛：**血得温则行，得寒则凝，素体阳虚，寒舍于内，或外感于寒，饮食不慎，嗜食生冷，寒客胞宫，经血凝滞不畅而致痛经。《傅青主女科》曰："夫寒湿乃邪也，妇人有冲任之脉居于下焦……经水有二经而外出，而寒湿满经而内乱，两相争而作疼痛。"景岳《妇人规》又曰："若寒滞于经，或因外寒所逆，或素日不慎寒凉，以致凝结不行，则留聚为痛。"临床多表现为经前或经后小腹冷痛拒按，得热痛减，月经或见推后，量少，经色黯而有瘀块；面色青白，肢冷畏寒；舌黯苔白，脉沉紧。对于辨证属虚寒者，方用《金匮要略》之温经汤加减以温经散寒，养血祛瘀；对于辨证属实寒者，方用少腹逐瘀汤加减以温经散寒，行瘀止痛。

**3. 清热除湿，化瘀止痛：**湿热之邪重浊黏腻，经前冲任气血充盛，湿热客于冲任、胞宫，与经血相搏结，冲任胞宫血脉壅滞不通，经血运行不畅而致痛经。如《丹溪心法》所曰"血受湿热，久必凝浊"。临床多表现为经前、经期小腹灼热胀痛，拒按，经色暗红，质稠有块，或伴腰骶部胀痛，或平时小腹时痛，经来疼痛加重，多有低热起伏，小便短黄，平素带下色黄，味臭秽，舌质红，苔黄腻，脉弦数或濡数。可用清热调血汤加减以清热除湿，化瘀止痛。

**4. 益气行血，散瘀止痛：**气是血液运行的动力，若气虚无力行血，统摄无权，不能助血运行，则血行瘀滞，循环失度，血不行则为瘀，瘀血凝结胞中，无力流通，血行不畅而发生痛经。《宋氏女科秘书·经候不调门》曰："经水行后作痛者，气血虚也，治当调养气血。"临床多表现为经期或经后小腹隐隐作痛，喜按或小腹及阴部空坠不适，月经量少，经色淡，质清稀；神疲乏力，纳少便溏，或腰膝酸软，头晕耳鸣；舌质淡，脉细无力。方用八珍益母汤加减以益气行血，散瘀止痛。

**5. 养血活血，祛瘀止痛：**《妇人大全良方》中提出"女子以血为本"，血是月经产生的物质基础，气血旺盛流畅则任通冲盛，下注胞宫，月经按期来潮。若禀赋素弱，精亏血少，冲任不足，胞脉失养；行经之后，精血更虚，冲任、胞宫失于濡养，血行涩滞缓慢，故易留滞成瘀，胞宫血脉瘀阻不通，故而发生痛经。血瘀与血虚相互为患，互为因果，因瘀则气血不通，胞宫、冲任失于滋养，由瘀致虚；虚则气血鼓动无力，瘀则更甚。《胎产证治》曰："经止而腰腹痛者，血海空虚气不收也。"临床多表现为经期或经后小腹隐隐作痛，月经量少，色淡质薄，面色萎黄无华，头晕心悸，舌淡，脉细弱。方用桃红四物汤加减以养血活血，祛瘀止痛。

由此可见，无论是气滞血瘀、寒凝血瘀、湿热瘀阻的实证，还是气血亏虚的虚证，均会导致瘀血生成进而导致痛经。因此，在灵活运用辨证论治的基础上，对各种证型的痛经，在治疗中运用活血化瘀治法，或加入活血化瘀的药物，疗效会更显著。

# 154　膜样性痛经从瘀论治

　　膜样性痛经又称脱膜性痛经，患者月经来潮多伴有血色紫黯有块，小腹疼痛、拒按，舌质黯或有瘀斑、瘀点，脉沉涩。学者刘萍等从瘀论治膜样性痛经取得了较好的效果。

## 膜样性痛经病因病机

　　膜样性痛经属中医学"经行腹痛"范畴。中医学认为，胞宫生理功能是亦藏亦泄，其通过类似五脏六腑的藏泄功能来除旧生新，正如唐容川《血证论》所曰："女子胞中之血，每月一换，除旧生新，旧血即瘀血，此血不去，便阻化机。"因月经为血所化，而血又随气行止；气充血沛，气顺血和，则经行通畅，自无疼痛；反之，若气虚血亏，气滞血瘀，则经行不畅，不通则痛。故有"通则不痛""不通则痛"之说，如王清任所曰"反复疼痛，总不移是瘀血"。因此，"瘀"是产生膜样性痛经一系列症状及体征的主要原因，它既是病理产物，又是病理因素。古今大多医家认为"瘀"是膜样痛经的关键。肾阳不足、脾气虚弱及肝郁气滞，无法化解子宫中的脂膜、瘀血和湿浊的蕴结，三者凝成内膜状瘀结于宫腔内。经行之际，瘀阻于内，经水不利，是以形成腹痛、血膜片随经血而下。著名中医妇科专家杨宗孟认为"经之所以有信，乃调血畅之故，气不疏则血行泣，冲任失于调节，血海失于蓄溢，乃致痛经之疾，故逐瘀之法便是调经之道"。

## 膜样性痛经从瘀辨治

　　月经的周期变化，依赖于月经除旧布新的过程。经来内膜脱落干净，为下次月经打下新的基础。脱膜性痛经的病因多数为肾阳偏虚，脂膜、瘀血、湿浊蕴结之故；少数是脾虚胃弱，瘀浊互结；个别是肝郁痰瘀凝结所致。在临床治疗方面，多以脱膜散（肉桂、五灵脂、三棱、莪术等）为主方治疗。方中肉桂辛甘大热，辛能温营血、助气化，甘能温中散寒、温补命火，加上大热之品，祛寒凝、通经血以达到益肾补阳之君药。五灵脂形如凝脂，功擅活血化瘀止痛，为治疗血瘀诸痛之要药。《本草纲目》曰："五灵脂止妇人经水过多……血气诸痛。"三棱苦平，与莪术合用，破血逐瘀，使瘀浊得以排出。临床中多加用益母草、延胡索、牡丹皮、钩藤、续断、杜仲等补肾益气活血之品，温肾阳以助气化，行血脉以逐瘀浊。研究表明，化瘀中药可增强子宫收缩，促进子宫内膜剥脱。

　　**1. 肾虚瘀浊：**肾虚者阳虚也，气化不及，冲任功能欠佳，经血、瘀、湿浊蕴结，形成有形实邪，阻滞于胞宫，而致腹痛。患者除了表现为瘀血内阻之征象外，多伴腰背或腰骶部酸痛。肾精气亏虚，腰府失其濡养、温煦，故腰背不适。以脱膜散为主方，加补肾温阳的中药。

　　**2. 脾虚瘀浊：**脾失健运，不能运化水湿，湿浊内停，冲任受阻，湿浊与经血蕴结，阻于胞宫，故经行小腹坠痛。临床中常见此类患者伴有头目眩晕、神疲乏力、纳呆脘痞，大便溏薄。因脾气虚清阳不升，头目失养，故头目眩晕；脾气不足，生化乏源，肢体失养，故神疲乏力；脾阳虚衰，运化失职，故纳呆脘痞；水谷不化，下注大肠，故大便溏薄。在临床治疗中，多以补中益气汤（《脾胃论》）为基本方加减，方中黄芪配伍党参，补气之中兼能升阳，走而不守；白术偏于健脾以生气，陈皮理气和胃，使诸药补而不滞，柴胡引少阳清气上行；加延胡索、五灵脂、益母草、木香等理气化瘀之品。益母草善于活血调经祛瘀，现代药理研究证明，益母草煎液对动物子宫有直接兴奋作用，可使宫缩频率、幅度及紧张度增加，对实验性血栓形成有抑制作用。全方共奏补气健脾、化瘀脱膜之功。

**3. 肝郁瘀阻：**肝喜条达，主疏泄，忧思郁怒，气机不得宣畅，郁而化火，血气不畅，冲任流通受阻，湿浊不化，于胞宫中结聚成浊瘀，通行不利而致小腹胀痛或少腹刺痛，胸闷烦躁，乳房胀痛。多选用金铃子（散）汤（《河间六书》）、脱膜散加减，方中延胡索辛散苦泄温通，为"活血化瘀，第一品药"，能"行血中气滞，气中血滞，故专治一身上下诸痛"。与金铃子合用，气行血畅，疼痛自止。临床应用中多加当归、赤芍、柴胡、牡丹皮及制香附等理气活血之品，再加薏苡仁以清湿浊，诸药合用清肝利湿，化瘀脱膜，收效较好。

# 155　功能失调性子宫出血从瘀论治

　　功能失调性子宫出血属中医学"崩漏"范畴，其发病急骤，暴下如注，大量出血者为崩；病势缓，出血量少，淋漓不绝者为漏。崩与漏虽出血表现不同，但在发病过程中两者常互相转化，如崩血量渐少，可能转化为漏，漏势发展又可能变为崩，故临床多以崩漏并称，属中医妇科疑、难、重、急之证。治疗目的是止血调经。被历代医家所推崇的治崩大法之"塞流、澄源、复旧"，最终都是为了止血或防止再度异常出血而立。而学者汪碧涛临床观察，崩漏病程缠绵日久，反复出血疗效不佳，有愈止愈崩、愈涩愈漏者，有出血暂止而复动者，有血止留瘀而变证蜂起者，皆因残瘀内阻，血不归经，故提出久漏从瘀论治。

## 瘀血内阻是病机关键

　　历代医家把"虚、热、瘀"作为崩漏辨证的基本特征，而瘀血最为重要，乃本病的共性。《诸病源候论》曰："内有瘀血，故时崩时止，淋漓不断"。瘀血阻滞胞宫，宫室不宁，瘀迫血流，血不循经，是形成瘀血崩漏的病理关键，而离经之血又可滞而成瘀，形成新的致病因素，以致崩漏经久不愈。明·戴元礼曰："大凡血之为患，欲出未出之际，停在腹中，即成瘀血。"冲任瘀积，血道被阻，血溢宫外，崩漏乃成。唐容川《血证论·瘀血》曰："吐衄便漏，其血无不离经……然既是离经之血，虽清血鲜血，亦是瘀血。"并称"离经之血与好血不相合是谓瘀血"，"原其致病之由……又有瘀血内阻，新血不归经而下者"。宋·陈自明《妇人大全良方》曰："血崩乃经脉错乱，不循故道，淖溢妄行，一二日不止，便有结瘀之血，凝成窠臼。"清·叶天士提出崩漏"是因冲、任不能摄血……又有瘀血内阻，新血不能归经而下者"。可见出血症乃"络伤血溢"，属于"离经之血"的"瘀血"范畴，阐述了瘀血是导致崩漏的主要病机。

　　崩漏瘀血的存在乃是各种证型所共有的特征，或脾肾虚损，气虚无力运血，血流迟缓，形成瘀血；或气虚无力统血，血溢脉外而为离经之血；或热盛伤津耗液，血液黏稠而瘀；或热盛迫血妄行而为离经之血。而离经之血，既已离经，必为败血，全无濡润之功，瘀血内停又能影响血液的正常运行。因此，无论何种原因致瘀，皆可使瘀血占据血室，壅阻脉道，导致血不归经，离经之血时瘀时流，故经血时来时止。瘀血阻络，气血运行不畅，又可再行致瘀，可见在本病发病的过程中，瘀血既是崩漏的本质，又是崩漏继发的病因，正如《备急千金要方》中所说的"瘀血占据血室，而致血不归经"，导致崩漏反复发作。夏桂成认为血瘀内结，占据子宫，导致出血，血不归经，这是崩漏最主要的出血因素。这种内结之血瘀，非一般性血瘀，所瘀者，亦不仅是血的成分，还包括脂膜组织、癸水、津液等内容。此血瘀者，实际上是指膜瘀（即膜样性血瘀）；内结者，说明血瘀蕴结在程度上较重，一旦出血后，自然血不归经，形成顽固性反复性出血。《血证论·男女异同论》曰"女子胞中之血，每月一换，除旧生新，旧血即瘀血，便阻化机"，又曰"瘀血不行，则新血断无生理"，"出血何根，瘀血即其根也"。阐明了子宫内的血瘀是发生崩漏的关键因素。

## 久漏不止是因有瘀血

　　**1. 因瘀致漏：**血热、血寒、血虚、气滞、气虚、肾阳虚、肾阴虚等诸多因素，一方面可直接导致崩漏的发生，另一方面均含有致瘀因素。如寒性凝滞，血受寒可凝结成瘀；火邪耗液伤津，血被热灼可致瘀；气行则血行，七情内伤，气滞则血瘀；气血虚弱，推动无力，血行缓慢而瘀。总之，血可因实邪壅阻运行不畅而致瘀，亦可因虚运行缓慢而致瘀。《景岳全书》曰："凡人之气血犹如源泉也，盛则流畅，少则壅滞，故气血不虚不滞，虚则无有不滞者。"瘀血既成，则阻塞冲任经脉，血不归经，漏下日久不止。

**2. 因漏致瘀**：崩漏的病情发展也会致瘀，凡血出必离经，离经之血则成瘀，即"久漏必瘀"。《妇人大全良方》曰："血崩乃经脉错乱，不循故道，淖溢妄行，一二日不止，便有结瘀之血，凝成窠臼，更有以药涩住，转见增剧。"故无论是气虚不能摄血，还是血热迫血妄行，或是肾虚冲任不固，致使崩漏的发生，血液逸于脉管之外，失去正常的功能而成为瘀血。

总之，在崩漏病中，瘀血存在于崩漏的发生和发展过程中。瘀阻于内为崩漏之因，血出于外为崩漏之象。唐容川《血证论》曰："出血何根，瘀血即其根也。"因此，只要有出血反复发作日久不愈的特点，则属瘀血为患无疑。

当代中医妇科名医朱小南先生认为，久漏用补养固脱、塞流止血无效者，其关键即在是否尚有残瘀未清，如有瘀邪，纵用补涩法，无济于事，必须于补涩之中酌加清理瘀热之品，方能中鹄。正如汪祺在《济阴纲目》眉批中所曰："愚谓止涩之中，须寓清凉，而清凉之中，又须破瘀解结。"朱老对于崩漏日久而身体虚弱，如尚有瘀热残邪未清，用补涩药无疗效者，乃于补养药中加入大黄炭一味，每能应手而止。一代名医蒲辅周在论崩漏时亦曰："洪水成灾，多为河床阻塞不利，止血尚易，消瘀难。"并指出："崩血、漏血过多，无热者，宜用胶艾四物汤补之；若热重者，用知柏四物汤清之；热轻少者，用四物汤加炒黄芩、黑荆芥和之；漏血涩少，有淤滞者，宜四物汤加香附、桃仁、红花行之；兼气血虚者，用八珍汤加红花、炮姜、艾叶炭、侧柏炭、荆芥炭、莲房炭、黄酒、童便加水同煎。"而四物汤调理一切血证，补血不滞血，行血不破血，补中有散，散中有收，为治诸般血证及妇科病之第一方。蒲老以四物汤作为治疗崩漏的基础方，就体现了崩漏从瘀论治的法度。

## 活血化瘀不止而自止

《先醒斋医学广笔记》曰："宜行血不宜止血，行血则血行经络，不止自止，止之则血凝。"《血证论》亦曰："故凡血证，总以祛瘀为要。"因此，在治疗中当紧紧抓住瘀血致漏这个病机，重视患者体内有瘀血存在的重要因素，在治疗过程中始终贯穿活血祛瘀思想，根据患者瘀血的轻重、正气的盛衰、证候的状况，选用适合的活血祛瘀药物，瘀血轻者用轻剂，瘀血重者用重剂，有一分瘀血则用一分行血祛瘀之品，因势利导，推陈出新，反而可收"不止自止"之效。根据瘀血形成的原因，于辨证论治所用方中适当加入活血化瘀之品，如三七、茜草、当归、红花等。李时珍在《本草纲目》中记载有"妇人血崩，三七研末，同淡白酒调一二钱服，三服可愈。加五分入四物汤，亦可"，"漏血不止，水蛭炒为末，酒服一盏，日二服。恶血消即愈"。也是通过祛除"恶血"，即祛瘀血而止漏。后世很多方剂由此化裁而来，如固冲汤、止崩汤等。

## 常用活血化瘀止血法

**1. 活血祛瘀法**：适用于以瘀血为主要特征的崩漏。症见出血时多时少，色紫黑有块，舌紫暗，有瘀点。可选用四物汤合失笑（散）汤加三七、茜草等。

**2. 行气祛瘀法**：适用于肝气郁结日久化火之崩漏。症见出血迁延日久，经色紫红，少腹两侧胀痛。可选用丹栀逍遥（散）汤加川芎、延胡索、酒大黄等。

**3. 温经祛瘀法**：适用于寒湿凝滞之崩漏。症见出血日久不止，色黯有块，小腹冷痛，手足欠温。可选少腹逐瘀汤加减。

**4. 凉血祛瘀法：** 适用于实热内盛，迫血妄行之崩漏。症见出血忽然大下，色深红质稠，脉滑数者，可选芩连四物汤加酒大黄等。酒大黄有清热凉血、祛瘀行滞的作用，能推陈致新、引血归经。

**5. 补气祛瘀法：** 适用于脾虚下陷之崩漏。症见暴崩下血量多或淋漓不净，小腹坠痛，气短神疲。可选举元煎加当归、五灵脂、三七、茜草等。

**6. 养血祛瘀法：** 适用于崩漏日久以血虚为主之崩漏。症见出血色淡，小腹绵绵作痛，面色萎黄。可选八珍汤加丹参、益母草等。

**7. 补肾祛瘀法：** 适用于肾虚冲任不固之崩漏。症见出血淋漓不净，五心烦热，腰膝酸软，脉细数。可选左归丸加三七、蒲黄等。

# 156　乳腺增生症从瘀论治

乳腺增生症相当于中医学"乳癖"，以乳房疼痛和肿块为主症，根治较难，且有发展为乳腺癌的危险。学者王苹在治疗本病中发现，以活血化瘀为主，结合疏肝解郁、化痰散结、调摄冲任、分期论治，疗效较为理想。

## 乳癖与瘀血的关系

中医学认为，瘀乃机体气机郁滞，血行不畅所致。表现为人体某些部位胀满疼痛，甚或结块。而乳癖的形成是各种原因导致肝郁气滞，血行不畅，凝结成块；或思虑伤脾，运化失司，痰浊内生，痰瘀互结，阻于乳络；或冲任失调，气血瘀滞，积于乳房。上述诸多因素，经年日久，以致乳房疼痛或乳内结块而成。《丹溪心法·积聚痞块》曰："块乃有形之物，痰与食积死血而成。"《医林改错》曰："结块者必为有形之血。"可见，无论发病原因如何，乳癖之病终究要影响到气血运行，以致乳中结块，故瘀血阻络是乳癖的基本病机。

近年来，部分学者在研究中发现，气虚血瘀、气滞血瘀的远红外线扫描影像可见瘀血的特征。对乳癖的微观指标研究表明，本病有不同程度的血液黏度的改变和微循环障碍，以及由于激素代谢障碍所导致的组织增生的病理变化。有些患者乳房血流图检查结果显示，其乳内血流减少，波幅降低，或双侧波幅不对称。这些都客观地反映了乳癖的瘀血病机，证实了乳癖与瘀血之间的密切关系。

## 活血化瘀治疗乳癖

**1. 活血化瘀，疏肝解郁**：清·高锦庭在《疡科心得集》中指出"乳癖，良由肝气不舒郁结而成"。足厥阴肝经贯膈注肺，乳头属肝。肝为刚脏，性喜条达而恶抑郁。若情志不舒，忧思恼怒，久则影响肝的疏泄功能，以致气机失调，血行障碍，瘀血阻络而成乳癖。治疗上以柴胡疏肝（散）汤加减，选择性加用当归、赤芍、延胡索、郁金、桃仁、牛膝，达到理气活血、消肿止痛的功效。现代医学认为，本病的发生是机体内分泌紊乱，雌孕激素平衡失调，表现为黄体期雌激素分泌相对增高，孕激素分泌减少，乳腺组织在雌激素的长期过度刺激下，又缺乏孕激素的节制与保护作用，使乳腺增生过度，复旧不全而致病。肝脏对性激素的灭活作用已得到现代医学的证实，而长期的情志刺激会导致自主神经功能紊乱，影响雌激素在肝脏的分解灭活，使雌激素升高，刺激乳腺组织而致乳癖。活血疏肝药一方面可降低雌激素的绝对值，促进雌激素在肝脏的代谢，调整孕激素分泌不足，改善血液循环，降低血液黏稠度，促进增生肿块及纤维的吸收；同时又可通过调畅气机来减少情绪变化对肝疏泄功能的影响，达到治疗目的。

**2. 活血化瘀，调摄冲任**：《圣济总录》曰"妇人以冲任为本，若失于将理，冲任不和……则气壅不散，结聚乳间，或硬或肿，疼痛有核"。冲为血海，任主胞胎，冲任上行为乳，下行为经。但冲任二脉无本脏，不能独行其经，必须受盛于肝、胃、肾三经。肾为先天之本，藏精主生殖，为冲任之本。若肾虚冲任失调，不能灌养乳络，瘀血阻滞，经络凝滞，结于乳房而成乳癖。治疗以温肾助阳、调摄冲任的二仙汤，加用当归、赤芍、川芎、莪术、丹参等活血化瘀药，对肾虚冲任失调之乳癖，可收到明显效果。现代药理证实，温肾助阳、调摄冲任的中药对下丘脑-垂体-卵巢轴功能，有多水平多靶器官的调整作用。多数助阳药，如淫羊藿、菟丝子、补骨脂等，本身就含有性激素样作用，能促进性腺、性器官的发育，并能提高机体免疫力，有明显抗突变和抗癌作用。因此，活血化瘀、调摄冲任治疗肾虚乳癖，可通过调整性激素失衡，使乳腺组织周期性增生与复旧功能恢复正常，同时还可预防乳腺癌的产生。

**3. 活血化瘀，消痰散结：** 脾为生痰之源，足阳明胃经从缺盆下乳内廉，故乳房属胃。脾与胃互为表里，若饮食不节或思虑过度则伤脾；脾失健运，痰湿阻滞，结于乳络而致乳癖。从痰瘀相关来看，痰源于津，瘀本于血，津血同源。痰凝气滞则血瘀，积血日久，亦可化为痰水。治疗应当痰瘀同治。用活血化瘀、消痰散结的桂枝茯苓丸合逍遥蒌贝（散）汤加减，对痰瘀互结的乳癖可达到散结止痛的功效。痰盛者多脾运失常，土壅木郁，影响肝的疏泄功能，使肝脏对性激素的灭活作用减弱。而痰湿偏盛者多肥胖，皮下脂肪又可储存雌激素，使体内雌激素增多，致内分泌失调。活血消痰药既能通过消除体内多余脂肪，减少雌激素的过量蓄积，又能调整性激素平衡失调，达到治疗目的。

**4. 活血化瘀，分期治疗：** 由于冲任血海具有先充盈后疏泄的生理特点，直接影响乳房与子宫的变化，乳房在月经周期中表现为月经前增殖和月经后复旧，周而复始，处于阴阳消长的平衡状态。根据乳腺组织这种周期性的改变，在辨证的基础上，分期选择性加用活血化瘀药。月经前相当于排卵期、黄体期，此时阴血充足，肝气旺盛，冲任气血充盈，乳腺增殖，局部肿块胀痛、刺痛，宜加用川芎、赤芍、延胡索、郁金、三七，达到活血化瘀、消肿止痛的功效。月经后相当于月经期、卵泡期，此时随着经血外泄，肝气得疏，冲任处于相对静止状态，乳腺组织由增殖转为复旧。若伴有月经量少，淋漓不尽，舌质淡紫或瘀点、瘀斑，在调冲任的基础上，加益母草、蒲黄、姜黄、当归、丹参等，以活血和血，祛瘀生新。

乳腺增生症是由于内分泌失调长期作用的结果，使乳腺增殖和复旧发生紊乱，且有不同程度的血液流变学的改变、微循环障碍以及乳房血流异常的变化。本病的乳房疼痛、肿块及伴有月经失调等症，也符合中医血瘀证的基本特征。治疗上当以活血化瘀为主。活血化瘀药能改善微循环及毛细血管通透性，降低血液黏度，促进增生肿块的软化和吸收。疏肝解郁、调摄冲任、消痰散结等治法，通过分期调节垂体-性腺系统功能，来调整性激素失衡，使乳腺组织周期性增生与复旧恢复正常，具有标本兼治的功效。因此，活血化瘀法必须贯穿于乳癖辨证论治的始终。

# 157　子宫内膜异位症血瘀证现代研究

中医学界目前公认，子宫内膜异位症的主要病机是血瘀，血瘀的病机学含义包括了血脉中瘀阻的血液和溢出脉外的"离经之血"。根据异位内膜病灶伴随卵巢激素周期性变化而发生的反复、周期性出血，甚至形成包块、囊肿的现象以及因此伴发的慢性盆腔痛可以确诊，其核心病机属血瘀无疑。学者宋景艳等梳理相关文献，旨在探讨子宫内膜异位症"血瘀证"的本质所在，明确中药作用靶点或作用机制，促进中医学的现代化进程。

## 血瘀证与细胞增殖相关因子

胰岛素样生长因子（IGFs）在调节细胞生长、分化及代谢过程中具有重要作用。研究显示，IGFs对于异位内膜的异常增生存在复杂的调节作用，其异常表达与子宫内膜异位症的发生发展密切相关。IGFs家族主要包括 IGF-Ⅰ 和 IGF-Ⅱ，其中 IGF-Ⅰ 与子宫内膜细胞的增殖、分化关系更加紧密。以往研究显示，IGF-Ⅰ 与子宫内膜异位症发生密切相关。熊婕等通过临床实验研究证实，子宫内膜异位症中气滞血瘀型、肾虚血瘀型血清 IGF-Ⅰ 水平相对于正常对照组以及其他证型组（气虚血瘀型、热郁血瘀型、寒凝血瘀型以及痰湿瘀阻型）显著升高，差异均有统计学意义；同时，各证型异位内膜 IGF-Ⅰ 表达均显著高于对照组，其中气滞血瘀证组最高，差异具有统计学意义。这一结果提示上述证型患者的临床症状与 IGF-Ⅰ 的异常升高可能有着密切的关系，异位内膜中升高的 IGF-Ⅰ 可能与子宫内膜异位症血瘀证证候本质密切相关。

## 血瘀证与炎症反应相关因子

子宫内膜异位症病灶变性坏死而产生的瘀血、组织细胞及其产物激活炎症细胞，炎症细胞活化，细胞变形，分泌炎症介质，表达黏附分子。白细胞激活后能产生多种促炎因子，甚至发生促炎症介质的泛滥，如 TNF-α、白细胞介素-1（IL-1）、IL-1β、IL-2、IL-8、IL-12、IFN-γ 等。同时也能生成抑炎的介质，如 IL-4、IL-6、IL-10 等。促炎与抑炎介质的平衡，是防止机体出现过度损伤的保护性机制，二者的失衡往往导致机体的损害，表现为细胞的变性、坏死或凋亡以及免疫功能损害。由于异位内膜长期刺激，导致巨噬细胞活化，TNF-α 因而分泌增加。丁永芬等研究寒凝血瘀型子宫内膜异位症引起的免疫功能改变，发现治疗前患者血清 TNF-α 水平均有不同程度的升高，治疗后则显著下降（$P < 0.05$），表明桂附胶囊方可通过降低机体 TNF-α 水平，从而降低异位内膜细胞的黏附能力，抑制其异位种植和增生，减轻盆腔内粘连，从而达到改善临床症状和体征的目的。

此外吴宁等研究结果显示，除寒凝血瘀与气虚血瘀组血清 IL-6 和 IL-8 的水平与对照组相比差异无统计学意义外（$P > 0.05$），其他4组血清 IL-6 和 IL-8 的浓度均显著高于正常对照组，与刘海燕等在腹腔液细胞因子中的研究结果相似。证实子宫内膜异位症中医辨证分型与血清或腹腔液中 IL-6、IL-8 水平间存在一定关联，提示血清或腹腔液 IL-6、IL-8 水平的高低可作为子宫内膜异位症临床辨证分型的参考指标之一，这与 TNF-α 可能与子宫内膜异位症血瘀证证候本质密切相关。

## 血瘀证与血管生成异常相关因子

基质金属蛋白酶 2（MMP-2）可降解细胞外基质，促进内皮细胞选择性扩张和血管生成，同时调节细胞黏附。VEGF 作为促血管生成因子，其参与子宫内膜组织新生血管的形成，促进异位内膜在子宫体腔以外的部位生长侵袭，导致经期盆腔疼痛和不孕症出现。班文芬等研究补肾活血汤对肾虚血瘀型子宫内膜异位症的作用机制时发现，肾虚血瘀型子宫内膜异位症血清 MMP-2 和 VEGF 浓度显著升高，补肾活血汤可通过下调血清 MMP-2 和 VEGF 浓度，通过抑制异位内膜新生血管的异常增生，阻碍其促进异位内膜生长侵袭作用而减轻患者临床症状。故血清 MMP-2 和 VEGF 可能与子宫内膜异位症血瘀证证候本质密切相关。

## 血瘀证与凝血功能调节相关因子

前列腺素是一类广泛存在于哺乳类动物各组织中的微量活性物质。$PGE_2$ 与 $PGF_{2\alpha}$ 均属于前列腺素家族，但作用相反。前者属于扩血管物质，而后者则为收缩血管的物质。既往研究发现子宫内膜异位症患者血清 $PGE_2$ 与 $PGF_{2\alpha}$ 主要来自异位的子宫内膜组织。血液高凝状态下，血小板被激活，其生成 $TXA_2$ 及 $PGF_{2\alpha}$ 明显增多，进而导致凝血功能增强及血管收缩或痉挛。张振鄂等在研究活血化瘀法在子宫内膜异位症痛经患者中治疗机制时，发现子宫内膜异位症痛经患者血清 $PGF_{2\alpha}$ 值较正常人明显升高，而 $PGE_2$ 较正常人却下降；活血化瘀法组方治疗后观察组 $PGF_{2\alpha}$ 水平显著下降，而 $PGE_2$ 浓度明显升高，前列腺素前后的变化符合本病血瘀证本质的认识。提示活血祛瘀法解除子宫内膜异位症痛经血液高凝病理状态，抑制血小板激活过程，可能是治疗血瘀疼痛的重要生化机制之一。

有研究却发现与之相反的结论，其发现伴盆腔痛的子宫内膜异位症患者异位病灶 COX2、$PGE_2$ 表达明显增加，考虑盆腹腔内 $PGE_2$ 可能诱导 VEGF 的表达，从而利于异位内膜新生血管的生长及侵袭，进而加重临床症状相关。苏晓华等研究发现基于"活血化瘀，软坚散结"法拟定方剂妇痛宁（韩冰教授经验方）可影响 $COX_2$-$PGE_2$ 作用途径中与血管生成、侵袭和转移相关分子的表达，通过抑制子宫内膜异位症异位病灶的血管生成、侵袭和转移能力而抑制病灶的生长。

$TXB_2$、6-K-$PGF_{2\alpha}$）分别为 $TXA_2$ 和 $PGI_2$ 的代谢产物，正常状态下，$TXA_2$ 和 $PGI_2$ 活性保持相对平衡，对维持体内正常血管壁功能和血管内环境的稳定起重要作用。如 $TXA_2$ 分泌增多，或 $PGI_2$ 减少，$TXA_2$-$PGI_2$（即 $TXB_2$/6-K-$PGF_{2\alpha}$）间动态平衡失调则可导致血小板聚集，甚至血栓形成，动脉痉挛，动脉粥样硬化以及循环障碍等病理变化。

黄洁明等体外研究发现，子宫内膜异位症大鼠 $TXB_2$ 水平显著升高，而 6-K-$PGF_{2\alpha}$ 组间差异无统计学意义，正与子宫内膜异位症血瘀证本质相符合。罗氏内异方大鼠灌胃治疗能纠正其血瘀状态，保护血管内皮细胞，改善盆腔微循环，是中药治疗子宫内膜异位症有效途径之一，也阐明了活血化瘀中药的具体作用机制。

## 血瘀证与性激素表达异常

子宫内膜异位症作为激素依赖性疾病，雌激素在异位内膜的增殖过程中扮演重要角色。有研究表明，子宫内膜异位症中 ER 的表达及激素环境异常，导致局部生殖内分泌环境的变化，是子宫内膜异位症发病的重要原因之一。吴修红等研究少腹逐瘀治疗寒凝血瘀型子宫内膜异位症的作用机制，结果表明少腹逐瘀汤可显著改善寒凝血瘀型子宫内膜异位症模型大鼠全血黏度、血浆黏度和 FIB、TT、APTT 等凝血指标，降低血清中 $E_2$ 水平及异位内膜组织中 ER 的表达，而对于血清中 P 含量及异位内膜中 PR 表达则无明显影响，这与杨东霞等研究结果类似。推测活血化瘀法是少腹逐瘀汤治疗子宫内膜异位症的重要途径之一，同时其兼顾改善血瘀状态、降低血清 $E_2$ 水平及异位内膜中 ER 的表达而抑制子宫内膜生长，从而对子宫内膜异位症起到治疗作用。所以 $E_2$、P 可能与子宫内膜异位症血瘀证证候本质密切相关。

## 血瘀证与差异性蛋白质组

基于蛋白质组学研究的辨证论治是应用现代科学语言对传统中医理论更好的阐释，有可能成为中医现代化的突破口。而从蛋白质水平探讨子宫内膜异位症血瘀证常见证候辨证的分子生物学基础，建立子宫内膜异位症蛋白质分子微观辨证和诊断体系，可以为探讨其证候的演变规律、证候的辨治靶点、寻找有意义的分子标记物及基因干预的靶点提供依据。

黄金燕等通过双向凝胶电泳和质谱分析技术分离子宫内膜异位症患者及健康妇女在位内膜，发现子宫内膜异位症血瘀证患者与健康妇女在位内膜之间特定蛋白的差异性表达，具体如下。血瘀证：人碳酸酐酶 1、载脂蛋白、胶转蛋白共 3 种；气虚血瘀证：内质蛋白前体、热休克蛋白、膜联蛋白 A2、膜联蛋白 A5、14-3-3 蛋白 ε、磷酸甘油酸变位酶 1、RhoGDP 分离抑制剂异构体 A、神经多肽 h3、视黄醇结合蛋白 1、神经视网膜特异性亮氨酸拉链蛋白、半乳糖凝集素、亲环素共 12 种；肾虚血瘀证：Ⅰ型胶原、鲑鱼钙调蛋白、膜联蛋白、波形蛋白、载脂蛋白共 5 种，功能涉及细胞凋亡、细胞增殖、氧化应激、免疫调节、血管收缩等。这些差异蛋白可能是其发病的候选生物标志物。子宫内膜异位症血瘀证、气滞血瘀证、肾虚血瘀证患者在位内膜间蛋白质组分的差异性可能是证候实质的内在根源。

## 血瘀证与具体机制不明的相关因子

巨噬细胞移动抑制因子（MIF）是一种免疫炎性因子，参与了免疫应答、炎症反应、血管生成、细胞增殖以及肿瘤形成等多种生理生化过程。研究发现，MIF 从多个环节参与了子宫内膜异位症的形成，与本病的发生密切相关。文怡等从 MIF 表达差异角度探讨子宫内膜异位症证型分类的分子生物学基础。结果发现，MIF 在不同证型（肾虚血瘀型、血瘀型及气滞血瘀型）子宫内膜异位症患者中呈差异性表达，其于肾虚血瘀型异位及在位内膜中皆呈高表达，差异具有统计学意义（$P<0.05$），证实了两者之间可能存在一定的相关性。

现代医学已证实微量元素参与女性生理病理过程，包括其内分泌功能、酶系统、糖和蛋白质代谢以及免疫功能等。既往研究发现，Zn 和 Cu 含量的降低与不孕、月经失调、习惯性流产有关。魏爱平等在研究活血化瘀中药对子宫内膜异位症患者微量元素影响时，发现子宫内膜异位症组 Zn 和 Cu 含量较对照组显著下降（$P<0.001$ 和 $P<0.01$），而 Fe 含量变化不大（$P>0.05$）。提示微量元素 Zn、Cu 含量降低-子宫内膜异位症-血瘀证三者之间相关。同时使用活血化瘀中药后，Zn、Cu 含量显著升高，差异有统计学意义，由此说明其治疗机制与微量元素 Zn、Cu 含量密切相关。更由此推测 Zn、Cu 代谢障碍可能与血瘀证发生、发展及形成有关。

## 活血化瘀治疗子宫内膜异位症动物实验研究

近年来随着对血瘀证相关性认识的逐步深入，越来越多的学者开始涉足活血化瘀法治疗子宫内膜异位症作用机制的研究。学者袁小琴等就近年来应用活血化瘀中药治疗子宫内膜异位症的动物实验研究作了归纳综合。

**1. 调节免疫功能**：大量研究显示，子宫内膜异位症的发生与机体免疫功能异常，尤其是免疫监视及防御功能缺陷有关。曹立幸等探讨具有较好临床疗效的妇痛宁颗粒冲剂的获效机制时发现，子宫内膜异位症模型大鼠存在体液免疫的异常增强和细胞免疫功能的低下，表现为模型大鼠外周血免疫球蛋白

IgA、IgG、IgM 及补体 C3 含量升高，细胞因子 CD3、CD4 含量下降，NK 细胞活性显著降低，经适当剂量妇痛宁颗粒冲剂给药后，模型大鼠外周血 IgA、IgG、IgM 及补体 C3 含量下降，CD3、CD4 含量升高，NK 细胞活性显著增强，均达到正常对照组水平。提示妇痛宁颗粒冲剂可能通过调节子宫内膜异位症患者机体的细胞与体液免疫功能达到治疗目的。沈洪沁等用补肾活血中药"补肾调经汤"内服加"活血散结栓"塞肛对模型大鼠血清 IgG 及补体 C3 的含量进行研究时，也获得类似结果。周艳艳等对子宫内膜异位症大鼠模型细胞因子进行研究时发现，模型大鼠血清 TNF-α、IL-2、IL-6、IL-8 含量显著升高，适当剂量补肾活血中药"调经助孕胶囊"和"二紫胶囊"能降低 TNF-α、IL-2、IL-6、IL-8 在子宫内膜异位症大鼠模型血清中的含量，达到正常对照组血清含量水平。

**2. 促进细胞凋亡、异位组织消退：**有学者曾提出，子宫内膜异位症患者的在位内膜腺上皮和间质细胞凋亡率较正常妇女低 3～4 倍，异位内膜细胞凋亡率较相应的在位内膜更低，并指出子宫内膜异位症中内膜细胞凋亡减少与巨噬细胞的敏感性下降有关。徐邦生等建立子宫内膜异位症模型大鼠，大鼠子宫内膜巨噬细胞数比正常大鼠增多，异位比在位组织中显著增多。运用活血化瘀中药治疗后，巨噬细胞数无明显变化，但有颗粒的巨噬细胞及各种炎症细胞增多，异位内膜上皮细胞凋亡数、基质细胞凋亡数明显增多，表明活血化瘀中药有促进细胞凋亡的作用，且细胞凋亡可能与活血化瘀中药增强了巨噬细胞的活性有关，从而促进异位组织萎缩、消退。周华等运用补肾活血中药对子宫内膜异位症模型大鼠进行实验观察时发现，异位内膜组织中细胞凋亡抑制蛋白 Bcl-2 表达明显升高，而细胞凋亡促进蛋白 Bax 的表达明显降低，提示异位内膜细胞可能通过增强自身抗凋亡及抑制凋亡的能力，促使异位病灶的产生、发展。运用补肾活血中药治疗后，模型大鼠异位内膜组织中 Bcl-2 蛋白表达明显降低，而 Bax 蛋白表达显著升高。肉眼观察异位病灶萎缩，病理形态上观察可见典型的细胞凋亡形态学变化。余晓辉等采用免疫组化 SP 法，定量检测子宫内膜异位症模型大鼠 Bcl-2 表达时也发现，活血化瘀中药能显著降低异位病灶 Bcl-2 蛋白的表达，促使异位内膜细胞凋亡，从而使异位病灶明显缩小，异位组织消退。

**3. 降低异位内膜组织的黏附、侵袭，抑制血管生成：**子宫内膜异位症基本特征为脱落的子宫内膜组织在子宫腔被覆黏膜以外部位种植、生长。完成这一病理现象需经过内膜组织的黏附、侵袭及血管生成 3 个过程。与细胞侵袭性生长机制密切相关的 3 种因子分别是：细胞黏附分子、基质金属蛋白酶（MMPs）、血管内皮生长因子（VEGF）。刘艳巧等观察"补肾活血方"对子宫内膜异位症大鼠模型血管生长因子的影响，结果表明，经"补肾活血方"治疗后，大鼠 VEGF、TGF-β 在异位内膜组织中的表达强度明显降低，与丹那唑有类似的结果。说明"补肾活血方"可通过调节 VEGF 在异位内膜组织中的表达抑制异位组织新生血管的形成。黄英等研究表明，化瘀止痛片对子宫内膜异位症大鼠细胞黏附分子 ICAM-1 的明显抑制作用，并且使异位内膜 MMP-2 含量降低，TIMP-2 含量升高。提示化瘀止痛片可能通过抑制异位内膜对异位组织的黏附和侵袭，以抑制血管形成。张婷婷等通过运用清热活血中药"红藤方"能显著抑制子宫内膜异位症模型大鼠在位及异位内膜组织中 MMP-2 和 MMP-9 的活性，从而降低异位内膜的种植、侵袭能力。

**4. 对疼痛的抑制作用：**盆腔疼痛是子宫内膜异位症的主要临床表现之一，致痛的原因目前尚未阐明。付金荣等研究临床子宫内膜异位症疼痛疗效显著的"内异消"口服液作用机制时发现，子宫内膜异位症大鼠无情期血浆中血管加压素（AVP）水平增高，下丘脑中 AVP 水平下降，运用活血化瘀中药"内异消"后下丘脑中 AVP 水平升高，血浆中 AVP 水平降低，与临床观察结果一致，表明子宫内膜异位症疼痛的发生可能与下丘脑、血浆中 AVP 水平变化有关。许丽芬等运用治疗子宫内膜异位症疼痛的临床经验方活血化瘀、软坚散结中药"妇痛宁"观察其作用机制时发现，子宫内膜异位症模型大鼠垂体、下丘脑、异位内膜组织中 β-内啡肽、强啡肽含量显著降低，经"妇痛宁"治疗后明显升高。考虑 β-内啡肽、强啡肽可能参与子宫内膜异位症盆腔疼痛的病理过程。对于活血化瘀解毒中药"消痛合剂"缓解盆腔疼痛的作用机制研究显示，子宫内膜异位症模型大鼠血清中 $PGE_2$ 含量比正常对照组显著升高，而血清 $6\text{-}K\text{-}PGF_{1\alpha}$ 水平异常降低，"消痛合剂"治疗后大鼠血清中 $PGE_2$ 含量降低，$6\text{-}K\text{-}PGF_{1\alpha}$ 含量上升，与正常对照组比较差异无显著性。考虑"消痛合剂"可能通过降低异常升高的 $PGE_2$ 水平，缓解血管收缩和痉挛；升高血清 6-K-PGF$_{1\alpha}$ 含量，抑制血小板凝聚，改善盆腔血循环，以达到缓解盆腔疼痛的治疗目的。

**5. 对血清或体液的影响：** 子宫内膜异位症是雌激素依赖性疾病。杨洪艳等研究活血化瘀、软坚散结中药"内异方"的作用机制时显示："内异方"对内源性雌激素无降调作用，但能降低雌、孕激素受体 ER、PR 的含量，使 E$_2$ 无法发挥作用，导致异位内膜无周期性变化而萎缩。洪敏等研究表明："化瘀补肾方"提取物对模型大鼠血清雌激素水平与丹那唑的作用相似，能显著降低血清中 E$_2$、FSH、LH 的含量，且异位内膜组织重量显著下降，异位灶明显被局限、缩小。对于子宫内膜异位症患者腹腔液对女性生殖功能的影响，国内外学者作了大量研究。杨桂云等在小鼠体外受精及早期胚胎培养时加入子宫内膜异位症不孕患者的腹腔液，发现能明显抑制小鼠体外受精率及早期胚胎发育率，且其作用随浓度的增加而加强。运用补肾活血中药灌服新西兰母兔 3 日后取含药血清，并加入到小鼠体外受精及早期胚胎发育过程中，发现能显著提高受精率及早期胚胎体外发育率。刘素玲等观察子宫内膜异位症大鼠腹腔液对正常供精者精子功能影响时，发现经子宫内膜异位症大鼠腹腔液作用后，人精子 A 级直线向前活动率及总活动率、总肿胀率均明显下降，经补肾活血中药治疗后的子宫内膜异位症大鼠腹腔液，可以使上述受影响的人精子功能恢复正常。

以上动物实验研究显示，活血化瘀中药对于子宫内膜异位症具有调节内分泌及免疫功能，抑制异位内膜黏附、侵袭和血管生成，促进细胞凋亡及显著的镇痛作用等。但目前的研究多处于动物模型实验阶段，有待于进一步的临床循证研究。

# 158　子宫肌瘤从瘀论治

　　子宫肌瘤是女性生殖器最常见的良性肿瘤，常见于 30～50 岁女性，其发病率为 20%～25%，虽然其恶变率低，但引起月经异常、出血量多，甚至贫血、不孕等，其并发症严重影响妇女们的生活质量。中医学认为，本病由脏腑功能失调、气滞、血瘀、痰湿、正虚所导致。瘀血内阻是子宫肌瘤的病机关键，或气滞血瘀，或气虚血瘀，或寒凝血瘀，或痰瘀互结。学者袁欢欢等从中医和西医两个方面探讨了血瘀在子宫肌瘤中的发病重要地位，从而更好地指导临床用药。

## 子宫肌瘤的中医病因与病机

　　**1. 古代医家从瘀而论癥瘕**：子宫肌瘤是一种实质包块性肿瘤，中医学中无此病名，根据其临床表现，大多学者将其归属于"癥瘕""石瘕"等范畴。所谓"癥瘕"，是癥、瘕、积、聚的统称，泛指一切腹内结块。《灵枢·水胀》曰："石瘕生于胞中，寒气客于子门，子门闭塞，气不得通，恶血当泻不泻，衃以留止，日以益大，状如怀子，月事不以时下。"指出本病专由妇人而得，系寒凝胞中，瘀血凝滞所致。明《景岳全书·妇人规·血癥》曰："瘀血留滞作痛，惟妇人有之，其证或由经期，或由产后，凡内伤生冷，或外感风寒，或恚怒伤肝，气逆而血留，或忧思伤脾，气虚而学滞，或积劳积弱，气弱而不行，总由血动之时，余血未尽，而一有所逆，则留滞日积，而渐以成矣。"指出瘀血凝滞是本病的主要病机，而外感、内伤等因素是瘀血形成的条件或诱发因素。《妇人大全良方》曰："妇人腹中瘀血者，有月经闭积，有风寒凝滞，久而不消为积聚癥瘕矣。"《血证论》曰："瘀血在经络之间，则结为癥瘕。癥者或聚或散，瘕为血滞。"均指出癥瘕多责之脏腑功能失调，气血相搏，瘀血内停，或情志不调，或感受风寒湿邪，或房事不节，精血相搏，或饮食不化，脏腑功能失调，形成气滞、血瘀、痰阻、积聚搏结，日积月累，渐以成癥。瘀血内阻是子宫肌瘤的病机关键，或气滞血瘀，或气虚血瘀，或寒凝血瘀，或痰凝血瘀。

　　**2. 现代医家从瘀而论子宫肌瘤**：现代中医医家论子宫肌瘤的成因，多参考古人对癥瘕的认识，从瘀血立论，结合各自临证经验，各有侧重。中医名家罗元恺认为子宫肌瘤的产生与气滞血瘀，或痰湿壅滞有关，妇女因经期产后，气血运行不畅，余血未净，瘀结胞宫，形成肿块；或因素体气虚，不能正常运化痰湿，痰湿之邪壅阻冲任，结于胞宫而成肿块。治疗上罗老强调既要行气化瘀以消肿块，或祛痰燥湿散结等攻法治其标，又要益气养血健脾以固其本，总宜攻补兼施。沈仲理认为由于瘀血内结胞宫，而产生癥瘕，"女子属阴，以血为本，若阴血劫夺，每致变证，瘀血内结，久必化热，消灼真阴"。治疗以"活血化瘀，清热软坚"立法。肖承棕认为子宫肌瘤患者大多月经量过多，病程长，气随血耗而气虚，气虚运血无力，血流缓慢，停蓄胞宫，日久成瘀，瘀滞胞中成癥。治疗上注重调理全身气血，提出"补消结合"的治疗原则。杨家林认为瘀血内阻是子宫肌瘤的发病关键，"无瘀不成癥"。临床最常见的证型是血瘀型，可伴不同兼证，如气虚血瘀、气滞血瘀、寒凝血瘀、痰阻血瘀。治疗上提出针对病机，以活血化瘀、破积消癥为主，注意标本同治，攻补兼施，固护正气。子宫肌瘤病因是多方面的，瘀血内阻是其病机关键，或气虚血瘀，或气滞血瘀，或寒凝血瘀，或痰瘀互结。

# 从瘀论治子宫肌瘤实验研究

血瘀证的概念经现代医学研究认为是血脉不通，气血瘀阻而造成的各种病变，包括炎症、变性、萎缩、坏死、病理性包块、血管异常等。目前血瘀证的客观化的研究指标主要是血液流变学、血液动力学、微循环、生化检查、免疫功能、病理形态等。

**1. 子宫肌瘤血瘀证与血液流变学**：程显杰等对子宫肌瘤血液流变学指标进行了研究，发现子宫肌瘤患者血液在高（230.4S-1）和低（5.76S-1）切边率的表观黏度均明显高于同年龄组的正常健康妇女（$P<0.001$），指出属于高黏滞血症。何裕民等研究瘤净片治疗大鼠子宫肌瘤模型中发现，模型组大鼠与正常对照组相比，全血比黏度、血浆黏度、纤维蛋白原均明显升高，其中低切变率与血浆黏度与正常组比较有统计学意义（$P<0.01\sim0.05$），说明子宫肌瘤大鼠血液中存在高凝血瘀状态。哈孝廉等自制消癥丸治疗子宫肌瘤 300 例，对其中 37 例进行了血液流变学研究，认为 29 例切边率高于正常值，占 78.4％；15 例血浆黏度高于正常值，占 40.5％；12 例相关黏度高于正常值，占 32.4％；33 例相关黏度高于正常值，占 89.2％；23 例血小板电泳高于正常，占 62.2％。验证了子宫肌瘤患者血液流变学的异常。朱丽红等研究大黄、䗪虫对药对雌孕激素负荷大鼠子宫肌瘤模型血液流变学的影响，与正常组比较，模型组全血黏度值、血浆黏度值、红细胞比容、红细胞聚集指数均有非常显著性差异（$P<0.01$），各指标显著升高，提示血液瘀滞形成，表明子宫肌瘤患者血液流变学发生改变，血液呈现高黏、高聚状态，血液流变学的改变符合血瘀证的指标。

**2. 子宫肌瘤血瘀证与甲皱微循环**：甲皱微循环是临床上最常见的了解机体微循环的方法，也成为中医"血瘀证"的主要指标之一。赵俊娟对 60 例子宫肌瘤患者进行加皱微循环研究，指出 97％的患者都表现为微循环障碍，管袢形态、流态、袢周状态与正常对照组相比都具有显著差异（$P<0.05$，$P<0.01$），研究发现子宫肌瘤患者的管袢长度较短，异常管袢数增加，几乎都伴有乳头静脉丛的扩张。刘雁峰运用肌瘤内消丸治疗子宫肌瘤 80 例，用药前对 38 例患者进行甲皱微循环测定，管袢轮廓不清占 100％，管袢畸形占 73.7％，管径变细占 63.1％，血流速度减慢占 68.4％，血色异常占 78.9％。并对其中 16 例进行治疗前后加皱微循环指标的自身对照，发现除血流状态外，管袢形态，袢周状态均有显著性差异，推测活血化瘀可改善微循环障碍。说明子宫肌瘤疾病的发生存在微循环障碍，即血瘀证的存在。

**3. 子宫肌瘤血瘀证与其他相关因素**：徐晓红等运用彩色多普勒对 53 例子宫肌瘤及 40 例正常人的子宫动脉、肌瘤内及周边血流做检测，发现肌瘤患者子宫动脉阻力指数（RI）明显高于正常人（$P<0.01$），肌瘤周边动脉 RI 低于其子宫动脉，而肌瘤内 RI 低于周边动脉，具有显著性差异（$P<0.05$）。实验表明血瘀证与血小板功能有关，血瘀证患者常出现血小板聚集性亢进。对 12 例子宫肌瘤患者进行血小板功能测定，发现用药后血小板聚集率明显下降（$P<0.05$），由此推测子宫肌瘤血瘀证患者血液凝固性增强，肌瘤内消丸可以具有抑制血液凝固性增强的作用，在一定程度上促进血细胞聚集，降低血黏度，防止瘀血留滞。

# 159  慢性盆腔炎从瘀论治

慢性盆腔炎系女性内生殖器及其周围结缔组织、盆腔腹膜发生的炎症。其大多继发于急性盆腔炎，因治疗不彻底或患者体质虚弱，病情迁延而致；抑或无急性发病史，起病缓慢，病情顽固，缠绵不愈，严重影响了妇女的身心健康。中医学无"慢性盆腔炎"这一病名，根据本病的临床表现及特点，属"妇人腹痛""带下""月经不调""癥瘕""痛经"及"不孕"等范畴。慢性盆腔炎病机复杂，其核心在于瘀血阻滞。学者何甜甜等通过阐述血瘀与慢性盆腔炎的关系，认为慢性盆腔炎的病因病机和治疗用药可以从气滞血瘀、湿热瘀滞、气虚血瘀等几个方面展开分析。

## 血瘀与慢性盆腔炎

《血证论》曰："血家腹痛，多是瘀血。瘀血在下焦，应以膈下逐瘀汤治疗。"腹痛多因瘀血所致，病在下焦（大小肠、肾、女子胞等）者，用膈下逐瘀汤理气活血，化瘀止痛。《古今汇通医经精义·下卷》曰："女子之胞，男子为精室，乃气血交会，最为紧要。"女子胞又名子宫、胞宫、血脏，为奇恒之腑。十二经脉的气血通过冲任、督、带灌注于胞宫之中，泄为经血，藏为胎孕之本。慢性盆腔炎的病位在冲任子宫。《医学发明》强调"痛则不通"的病理学说，指出应"痛随利减，当通其经络，则疼痛去矣"，提出不通则痛，方用峻利之药，通经络，调节血液运行，血行则瘀去继而痛消。《竹泉生女科集要》曰："阴道以血为本也，然调血之义，可不慎重也哉。"《景岳全书·妇人规》曰："瘀血留滞作痛，惟妇人有之。"《金匮要略》首次提出"血结胞宫"。由此可见血瘀与慢性盆腔炎的关系密切。

## 血瘀的病因与病机

《素问·调经论》曰："五脏之道，皆出于经隧，以行气血，气血不和，百病乃变化而生。"《证治准绳》亦曰"夫人饮食起居一失其宜，皆能使血瘀滞不行"。血瘀是血液运行不畅或血液瘀滞不通的病理状态。散在古医籍多为"恶血""败血""蓄血""污血"等，其治病论述繁多，在慢性盆腔炎的发病中，主要有以下三个方面。

**1. 气滞血瘀**：《素问·调经论》曰"人之所有者，血与气耳"；《血证论·吐血》曰"气为血之帅，血随之而运行，气结则血凝"；《医学正传·气血》曰"血非气不运"；血液的运行与气有密切的关系，气行则血行，气滞则血滞。而血为气之母，血能载气，气滞则加重血瘀，如此恶性循环，可使局部出现肿胀，疼痛不适感。《素问·藏气法时论》曰："肝病者，两胁下痛引少腹，令人善怒。"慢性盆腔炎患者下腹疼痛，多与情志有关，而女人以血为本，肝藏血，主疏泄，调情志，又名"血海"，为经血之源。若肝血不足则出现月经过少及闭经；《图书编》曰"肝者，凝血之本"，肝调节血量，统摄血在脉中，防止出血，否则血溢脉外，可出现月经过多，或崩漏等征象。从女性生理上讲，无论月经、孕产、哺乳，均有损于血，以致气分偏盛；多数女性又易受到工作、生活及家庭等各方面压力的影响，情志郁结；慢性盆腔炎患者还可由于长期、反复腹痛或由此导致的不孕等病症，更使心情抑郁。"气为血之帅"，肝郁气滞，血运不畅，而致血瘀。此病与肝关系密切，肝藏血，主疏泄，喜条达，肝经循阴器络少腹，通过交会于任脉、督脉、冲脉而与胞宫相联系，对胞宫的生理功能有重要的调节作用。病程日久，患者情志不遂，肝气郁滞，气滞血阻。

**2. 湿热瘀阻**：《素问·太阴阳明论》曰"伤于湿者，下先受之"。又因湿性黏滞，排泄物及分泌物多黏滞不爽，湿为阴邪，趋向下多伤及人体下部。《素问·阴阳应象大论》指出"阳盛则热"。《读医随笔·卷三》曰：夫血犹舟也，津液水也。"外感湿热邪气，及体内阳气盛化火，入舍于血，血热互结，煎灼血中之津液使血液黏滞而运行不畅则瘀滞，说明了湿热之邪导致血瘀机制。顾曼丽等认为患者素有湿热内蕴，流注下焦，阻滞气血，瘀积冲任；或经期产后余血未尽，感受湿热之邪，湿热与血搏结瘀阻冲任，胞脉血行不畅，不通则痛，以致腹痛。

**3. 气虚血瘀**：气分阴阳，阳虚则脉道失于温通则涩滞，阴虚则脉道失于柔化则僵硬，气虚则无力推动血液运行，运行迟滞，形成血瘀。《医林改错》曰："元气既虚，必不能达于血管，血管无气必停留而瘀"。慢性盆腔炎患者多病情迁延，日久不愈，耗伤气血；或因长期应用清热利湿、活血化瘀之品，耗损正气。正气亏损，运血无力，则瘀滞难消，病情缠绵不愈。孙思玲认为本病乃体虚外邪乘虚而入，寒热之邪入里，蕴结成毒，邪毒盘踞，与血相搏，传入下焦而致，其病机为气虚血瘀。

## 活血化瘀应用

中医学对于慢性盆腔的治疗有着独特的优势，其疗效确切。就其辨证分型来说"瘀"字贯穿在每一个阶段之中。就其治疗原则来说，活血化瘀为主，活血化瘀药可改善血液循环及组织微循环，降低毛细血管通透性，促进炎症吸收，促进粘连松解，并有解痉止痛作用。同时兼顾其他症状治疗，可取得良好疗效。

**1. 气滞血瘀证**：临床表现下腹胀痛，腰骶酸痛，情志抑郁，善叹息，易烦躁，两胁胀痛，经前乳房胀痛，月经不畅，有血块，色黯。或不孕。舌质暗红，或有瘀点，苔薄白，脉弦细。治以理气活血，化瘀止痛。方用四逆（散）汤加味。柴胡、枳实、赤芍、甘草、川芎、当归、桃仁、红花、丹参、延胡索、路路通。方中柴胡疏肝解郁，通调气机；枳实下气破结，与柴胡合用升降调气；甘草健脾益气；赤芍、川芎、当归、桃仁、红花、丹参活血养血、祛瘀止痛；延胡索活血行气止痛；路路通化瘀通络。全方疏肝理气，活血化瘀止痛。

**2. 湿热瘀滞证**：临床表现腰酸，下腹痛，带下量多，色黄，质稠味臭，月经不调或先期量多，尿黄便干，舌红苔黄腻，脉滑数。治宜清热利湿，活血化瘀。方用解毒活血汤加减治疗。常用药物连翘、葛根、桃仁、红花、赤芍、当归、柴胡、枳壳、生甘草、生薏苡仁、黄柏。方中连翘、葛根清热解毒，桃仁、红花、赤芍活血化瘀，生薏苡仁清热利湿，黄柏清下焦之湿热。诸药共奏清湿热，化瘀止痛之效。

**3. 气虚血瘀证**：临床表现腰腹空坠、疼痛，劳累及活动后加重。面色㿠白，乏力，气短懒言，大便不畅，纳呆。舌淡黯，或舌边尖有瘀斑、瘀点，苔薄白，脉沉细。治以益气升阳，化瘀止痛。方用参芪四物合红藤败酱（散）汤（黄芪、党参、川芎、赤芍、红藤、败酱草、桃仁、生薏苡仁、丹参、牡丹皮、香附、柴胡、延胡索、黄柏、土茯苓）。方中黄芪、党参补益气血，使瘀血去而不伤正；赤芍、川芎、香附、柴胡祛瘀行滞止痛；红藤、黄柏、败酱草清热解毒泻火燥湿；生薏苡仁健脾除湿；桃仁、丹参活血养血，祛瘀止痛。全方益气健脾，化瘀散结，理气止痛。

## 从瘀论治六法

学者薛静燕根据自己的经验，提出了盆腔炎从瘀论治六法，可供临证参考。

**1. 清热解毒化瘀法**：适用于热毒炽盛证。《温病条辨》曰："热入血室，为热邪陷入，搏结而不行，胸腹少腹，必有牵引作痛拒按者。"由于热毒之邪客于冲任、胞宫，邪正交争，搏结成瘀，以致经络闭阻，气血凝滞为患。症见下腹部持续性疼痛，或拒按或剧痛，恶寒发热或寒战高热，或但热不寒，头痛，食欲不振，或恶心、呕吐、腹胀，或二便不利，苔黄厚或腻，舌质红，脉濡数或滑数。妇科检查：

阴道、宫颈充血，分泌物增多，有臭味，或附件、宫旁组织压痛或索条状物或包块。治宜清热解毒，化瘀止痛，乃热毒邪盛，正气未衰，急则治标为先，以抑其邪毒炎热之势，方用自拟红酱解毒汤。药用红藤、败酱草、金银花、牡丹皮、大黄、桃仁、延胡索、制香附、薏苡仁。若恶寒发热者，加荆芥、薄荷、淡竹叶；高热不退者，加黄芩、黄连、栀子；带下色黄量多者，加椿根皮、黄柏；腹痛拒按者，加乳香、没药。脓肿形成宜中西医结合治疗，必要时须行手术排脓。

**2. 清热利湿祛瘀法**：适用于湿热壅阻证。湿热邪毒久留不去，易于下注，加之热伏冲任血海，可灼血为瘀，如清·王清任曰："血受热则煎熬成块。"热与湿合，又与瘀血互结，伤及胞宫与任、带两脉，因而致病。症见小腹隐痛或腹痛拒按，低热起伏，身体困重，胸脘满闷，呕恶，或形体肥胖，或带下量多色黄质黏，苔黄腻，脉弦滑。妇科检查：附件、宫旁组织触之疼痛，或有质地柔软或有束状感的肿块。治宜清热利湿，祛瘀消肿，俾热退湿除，脉道疏壅，气血通畅，即无瘀肿疼痛之虞，方以大黄牡丹汤合易黄汤加减。药用制大黄、牡丹皮、桃仁、当归、黄柏、椿根皮、车前子、薏苡仁、蒲公英、制香附。腹痛甚者，加延胡索、乌药；盆腔肿块者，加三棱、莪术、浙贝母、夏枯草；附件肿块（囊肿、积水）加穿山甲、皂角刺等。

**3. 温散寒邪通瘀法**：适用于寒凝瘀滞证。《傅青主女科》曰："夫寒湿乃邪气也，妇人有冲任之脉居下焦，寒湿满二经而内乱，两相争而作疼痛。"寒气客于络血之中，血泣不得注于大经，血气稽留不得行，以致冲任壅阻，气血瘀滞，不通则痛。症见腹及腰或腰骶冷痛，遇寒加剧，得热则舒或喜揉按，面色苍白，畏寒、四肢不温或厥冷，小便清长，大便溏薄，带下清稀，舌淡苔白，脉沉迟。妇科检查：附件、宫旁组织可有增厚或肿块及压痛。治宜温散寒邪，通瘀止痛，此乃温壮阳气，以消阴翳，鼓舞血行，以化瘀滞矣，方用少腹逐瘀汤加减。药用小茴香、炮姜、延胡索、当归、赤芍、三棱、莪术、没药、土茯苓、香附、乌药。腹冷痛甚者，加吴茱萸、制川乌、胡芦巴；白带量多者，加白果、椿根皮、薏苡仁；若见久病正衰，伤及阳气之虚寒证者，宜加温阳之品；脾阳虚者，加党参、黄芪、白术；肾阳虚者，加鹿角胶、巴戟天等。

**4. 理气活血行瘀法**：适用于气滞瘀血证。《诸病源候论·八瘕候》曰："若经水未尽而合阴阳，即令妇人血脉挛急，小腹重急支满……结牢恶血不除，月事不时，因生积聚。"气凝则血亦凝，瘀久而不消，则为积聚癥瘕。症见少腹疼痛如刺、拒按，或伴腰骶、肛门胀痛，经行腹痛，精神抑郁或急躁易怒，两胁及乳房胀痛，带下量多，舌苔薄，舌质紫黯或瘀斑，脉弦涩。妇科检查：附件或宫旁组织触痛明显，或有质地较硬、固定不移的肿块。治宜理气活血，破瘀定痛，待气顺血调，瘀化积消，则疼痛自止，方用膈下逐瘀汤加减。药用当归、丹参、赤芍、香附、乌药、炮穿山甲、王不留行、三棱、莪术、乳香、没药、延胡索、炒枳壳。乳房胀痛者，加郁金、青皮、川楝子；带下量多者，加苍术、白术；肿块不消者，加虻虫、水蛭、蛴螬、大黄。

**5. 益气扶正和瘀法**：适用于气虚血瘀证。清·王清任在《医林改错》曰："元气既虚，必不能达于血管，血管无气，必停留而瘀。"素体虚弱，或久病元气损伤，气虚则运血无力成瘀；脾虚则水湿不化为患，湿注下焦，与瘀血互结，阻于胞脉，伤及任、带两脉而致病。症见下腹及腰或腰骶酸痛或坠痛，并随经期或劳累加重，面色萎黄，少气乏力，月经量少或闭经，带下色白量多，舌苔薄，舌淡或有瘀点，脉细涩。妇科检查：附件、宫旁组织可有增厚或肿块及压痛。治宜补气活血，和瘀除痛，此乃遵《内经》"血实宜决之，气虚宜掣引之"旨意。方用圣愈汤合桂枝茯苓（丸）汤加减。药用党参、黄芪、当归、川芎、白芍、桂枝、茯苓、桃仁、牡丹皮、香附、延胡索、薏苡仁、制大黄。若肾虚腰痛甚者，加狗脊、桑寄生、续断、杜仲。

**6. 滋阴清热行瘀法**：适用于阴虚瘀热证。《金匮要略》曰"热之为过，血为之凝滞"，因素体阴虚或久病耗伤阴血，阴虚内热，燥热煎熬阴血成瘀，瘀热阻于胞宫、胞脉而致病。症见小腹隐痛或腰痛，形体消瘦，口燥咽干，五心烦热，潮热盗汗，两颧发红，食欲减退，月经稀少或经闭，或有原发不孕，舌质红光薄，脉细数。妇科检查：可有子宫发育不良，附件、宫旁组织有粘连、肿块或如囊状或质硬表面不平有结节等。治宜滋阴行瘀，软坚散结，盖阴津充足，血行流畅，则瘀行积消，方用青蒿鳖甲汤合下瘀血汤加减。药用鳖甲、青蒿、生地黄、牡丹皮、大黄、桃仁、土鳖虫、百部、夏枯草、金银花、蒲公英、制香附、莪术。低热者，酌加银柴胡、地骨皮、白薇；盗汗者，加浮小麦、山茱萸；经量少者，加熟地黄、白芍、枸杞子、桑椹；食欲不振者，加茯苓、山药、陈皮、鸡内金；口干便难者，加麦冬、火麻仁、郁李仁。

急、慢性盆腔炎以下腹痛为必见之症，中医学认为本病多由经行、产后，胞脉空虚或平素体质虚弱，加之摄生不慎，湿热邪毒乘虚内侵，邪正交争，搏结成瘀，瘀滞胞宫、胞脉，以至经络闭阻而发病，故血瘀气滞是本病病机关键所在。由于疾病发展过程中，可因患者先天禀赋、长期用药所伤、病机转化等不同，或兼夹寒邪凝滞，或兼夹湿热蕴结，或兼损伤气阴，或日久形成癥瘕，但始终以血瘀气滞为其病机核心。根据中医学"通则不痛"的理论，确立化瘀止痛为治疗本病的基本大法，并在审症求因的基础上，针对性地选用治瘀之法，配以相应的方药和随症加减，从而祛除已成之瘀和杜绝瘀的再生，达到消除盆腔炎症的目的。

慢性盆腔炎具有病程长，劳累后易复发的特点，患者往往因病情出现反复而产生焦虑情绪，"忧愁思虑则伤脾"，加之病情迁延，耗伤正气，不少患者可出现乏力、纳食减少等脾胃虚弱，正气不足之象，正如李东垣在《脾胃论·脾胃盛衰论》中所指出"百病皆由脾胃衰而生也。"脾胃为后天之本，气血生化之源，五脏六腑、四肢百骸均赖水谷精气以滋养，药物亦须赖脾胃而运送周身发挥其功效。诊治中如用药不当，重创脾胃，使气血乏源，正不胜邪，极易出现胃脘疼痛，甚至恶心呕吐等拒药现象，会使病情更加复杂，变证层出。故临证切勿滥用苦寒攻伐之品，应时时注重顾护胃气，在各证型的基本方中，均可酌加砂仁、鸡内金、陈皮等轻灵松动之品，鼓舞胃气，增进食欲，减轻苦寒药物对胃的不良刺激。又如方中常用乳香、没药、三棱、莪术、虻虫、水蛭等行气止痛，破血消积之品，因其攻逐力强，且味苦气浓，部分患者长时间服药后会引起乏力、纳逊、便溏、腹泻等脾胃气虚症状，则应加用党参、黄芪、炒山药、焦白术、茯苓以培补脾气，化湿止泻，可有效缓解症状。

## 160　卵巢早衰从瘀论治

卵巢早衰（POF）系一种多病因所致的卵巢功能衰竭综合征。发育正常的女性，在40岁以前出现持续闭经和性器官萎缩，并伴有促卵泡生成素（FSH）和促黄体生成素（LH）升高，雌激素（$E_2$）降低，临床症状表现有烘热、盗汗、情绪不稳定、阴道干涩等，可致不孕。一般人群中发病率为1%～3%，在闭经者中占2%～10%。临床中发现卵巢早衰发病率逐年增高，且呈年轻化趋势，以从事压力比较高的工作者为多见。症候表现"瘀"象突出，基于此，学者何赛萍就卵巢早衰从瘀论治作了论述。

### 卵巢早衰的病因探释

中医文献中无"卵巢早衰"之说，但据其表现，归属于"血枯""血隔""闭经""不孕"等范畴。由于有面部烘热、盗汗、阴道干涩等表现，大多数人认为肾虚是引起本病的主要原因，以补肾为治疗大法。《内经》开篇即言"二七而天癸至，任脉通，太冲脉盛，月事以时下，故有子……七七任脉虚，太冲脉衰少，天癸竭，地道不通，故形坏而无子也"。后世很多书籍都引用此话，作为肾虚是女性衰老的依据。但我们不妨仔细研读，这段文献中除了强调肾气外，"任脉通"也是个重要因素。卵巢早衰患者都有一个共同的特点，先是卵巢排卵障碍，表现为月经失调、停经，当长时间不排卵时，卵巢逐渐萎缩而致早衰。用进废退，不通致衰。故何赛萍认为卵巢早衰整个过程可以用"郁是起病之因，瘀是主要环节，虚实夹杂是最终结果"来概而论之。

**1. 郁是起病之因：**由于社会进程的增速，工作节奏的加快，竞争的日益激烈，人文环境的不断变化等因素，"亚健康状态""慢性疲劳综合征"等现代病日益增多，卵巢早衰也不例外。临床发现，卵巢早衰的发病与生活条件好坏没有直接影响，而是与工作性质关系密切。工作压力过大，精神负担较重的人，发病率高达90%左右。究其原因，起于"郁"字。《景岳全书》对月经病病因论述指出"苟不知慎，则七情之伤为甚，而劳倦次之"；《临证指南医案》认为"女子以肝为先天，阴性凝结，易于拂郁，郁则气滞血亦滞"。繁重的精神负担，一旦排解不畅，所求不遂，久之则情绪抑郁，肝失条达，冲任脉因气郁而不畅，致使卵巢排卵不畅，影响月事，出现月经失调等。这即是卵巢功能衰退之起始阶段。这时，除了月经改变外，表现出众多的肝气失调证候，如自觉头晕头重、胸闷心悸、汗出乏力、四肢困倦、精神不佳、睡眠障碍、饮食改变等。

**2. 瘀是主要环节：**随着病情的不断发展，郁久而影响血的运行，从月经失调发展到闭经。则为络脉瘀阻，冲任不通使然。此是卵巢早衰的重要环节。临床上这类患者如果能调整心态，积极治疗还是能恢复卵巢功能，维持正常月经。《血证论》曰"女子胞中之血，每月一换，除旧生新，旧血即是瘀血，此血不去，便阻气化。"长期的络脉瘀阻，月事不行，气机受阻，气血运行不利，就会出现全身证候。如肌肤失养，见面色黧黑、面部色斑、皮肤粗糙；瘀久血不养肝，则肝阳有余，出现烦躁易怒、五心烦热、两颧潮红、烘热时作等症状。"瘀"在舌象变化上尤为典型。舌诊是中医了解人体生理功能和病理变化的主要诊察方法之一，也是临床辨证、立法、用药的依据之一。据临床观察卵巢早衰患者的舌象来看，舌淡、舌胖、苔白滑等属肾阳虚的，或舌红少苔、少津等属阴虚的都很少见，而以舌暗红或淡紫，舌下络脉呈青紫、紫红、绛紫、紫黑色的为多见。若这一阶段不及时救治，不采取通络祛瘀的措施，就会加剧卵巢功能的衰减发生与发展。

**3. 虚实夹杂是最终结果：**肾中之精，身之本也，虽来于先天，但需要后天精气不断滋养。《素问·

经脉别论》曰："饮入于胃，游溢精气上输于脾，脾气散精，上归于肺，通调水道，下输膀胱，水精四布，五经并行。合于四时，五脏阴阳，揆度以为常也。"瘀久不消，络脉不通，必然影响人体整个代谢过程，包括肾精的化生。肾中精气逐渐衰少，以致难以产生"天癸"，维持人的生殖功能，卵巢萎缩。肾虚证候渐现，如耳鸣耳聋、健忘恍惚、腰酸膝软、小便清长、面色不华、性事漠然等症。也可导致心、脾虚损和功能失调，常见的有心肾失交之失眠、多梦，脾肾阳虚的大便溏泻、面浮。由于脏器的功能虚减，导致有害病理产物停留，不仅"瘀"象加重，而且痰湿停留，甚至痰瘀互结，出现骨节疼痛、形体肥胖、四肢麻木等虚实夹杂之证。

## 祛瘀通络治卵巢早衰

祛瘀通络常用的药物主要有水蛭、穿山甲、路路通、通草、细辛等。这些药物都有个共同的特点，即善于走窜，性专行散，破血消瘀，通行血脉。甚合卵巢早衰脉络瘀阻之机。具体应用时，结合病情的轻重，月经周期的特点分别与疏肝、补血、补肾、活血等药物配伍使用。

**1. 疏肝祛瘀通络法**：祛瘀通络的药物配伍疏肝的药物，如柴胡、郁金、姜黄、绿梅花、香附等，多用于卵巢早衰的起始阶段。此阶段患者月经开始失调，有的表现为月经量少，或月经延期，有的停经2～3个月，$E_2$、孕酮（P）下降，但FSH、LH尚在正常范围。郁是起病之因，疏肝通络在这一阶段的应用显得尤为重要。若及时治疗，能阻止卵巢功能衰退，恢复正常月经。余在临证时常遇到一些患者，除月经失调外，其表现出众多的虚象，如自觉头晕头重、胸闷心悸、汗出乏力、四肢困倦、精神不佳、睡眠障碍、饮食改变等，其实都与肝气的疏泄功能失调有着密切相关，如《赤水玄珠》所曰："有素虚之人，一旦事不如意，头目眩晕，精神短少，筋痿气急，有似虚证，先当开郁顺气，其病自愈。"所以多用逍遥散，或四逆散配伍祛瘀通络的药物，取得较好的疗效。若见虚补虚，必事半功倍。

**2. 补气血祛瘀通络法**：祛瘀通络的药物配伍补气血的药物，如当归、白芍、熟地黄、黄芪、党参、制何首乌等，多用于肝气横逆，气血衰少之卵巢早衰者。"肝体阴用阳"，在女性身上尤为明显。肝气有余，既可耗伤肝之阴血，亦可乘脾冲心，无源化生气血。特别气虚者，气不行血，加重瘀阻。患者不仅有月经明显的改变，如月经数月不行或经血量少、色黯淡，$E_2$、P下降外，FSH、LH略有上升，而且尚有气血不足的证候，如面色不华、失眠乏力、口唇黯紫。患者月经数月不行，看西医，用激素替代疗法。尽管月事照旧，但卵巢排卵功能未必恢复，这些患者B超显示，卵巢可有小卵泡，但无优势卵泡。一旦停药月经亦停。采用补气血祛瘀通络的中药治疗，一方面有助于卵泡的生长，另一方面能促进卵巢排卵，从而恢复正常的月经。

**3. 补肾祛瘀通络法**：祛瘀通络的药物配伍补肾的药物，如仙茅、淫羊藿、巴戟天、肉苁蓉、锁阳、菟丝子等。补肾意在恢复肾中精气，以致产生"天癸"（卵泡成熟）；祛瘀旨在畅通冲任（正常排卵）。两者配伍多用于卵巢早衰，月经数月不行。除$E_2$、P下降外，FSH、LH上升，双侧卵巢缩小。这一阶段的治疗，一般先用中西医结合的方法，即用西药激素，建立人工周期恢复月经，用补肾祛瘀通络的中药恢复卵巢功能，一旦卵巢能排卵了，即停用西药，单用中药维持治疗，临床上都取得了较好的疗效。如笔者曾治一位37岁卵巢早衰者，闭经1年余，$E_2$、P下降，FSH为78 IU/mL。曾用西药激素疗法半年，也同时服用中药，停西药后月经不行。到何赛萍处就诊时月经又有3月未行，诊见其舌黯、舌下络脉明显瘀滞，口唇黯黑，脉涩弦。以补肾祛瘀通络法治之，服药20剂，月经即行，连服4月余，月月经行，基础体温呈双相，卵巢排卵功能逐渐恢复正常。将何赛萍所用方药与其前面服用的中药比较，补肾诸药如淫羊藿、巴戟天、肉苁蓉、熟地黄等基本相同，何赛萍能取得显著效果的关键是用了祛瘀通络药物，如水蛭、穿山甲、通草等。因为卵巢早衰证属虚实夹杂，纯补不仅乏效，而且还会加重瘀滞，只有攻补兼施，补通结合，补肾与祛瘀并用，才能奏效。

以上三法仅针对卵巢早衰不同程度而设。在应用时，还须结合月经周期的特点，灵活变通。如月经期（月经第1～第4日），加入补气活血的药物，如黄芪、党参、泽兰、益母草等，气旺血行，促使月经排泄通畅顺利；卵泡期（月经第 4～第 11 日）加补血药物，如当归、制何首乌、鸡血藤、熟地黄等，中医学认为此时血海空虚，需要一个逐渐蓄积恢复的过程，为阴长期，补血能促进子宫内膜、卵泡正常生长、发育；排卵期（月经第 12～第 16 日），加重活血通络药物，如路路通、穿山甲、细辛等，促进卵泡发育成熟，催发排卵；黄体期（月经第 17～第 30 日）加补阳药物，如菟丝子、锁阳、巴戟天等，中医认为此时为阳长期，肾阳之气渐旺，精气藏而不泄，补阳有利于维持黄体功能，使子宫内膜正常生长，为月经准备条件。

总之，卵巢早衰的发生与郁、瘀、虚紧密关联，越早治疗效果越好，祛瘀通络是其治疗大法。

# 161 输卵管阻塞性不孕从瘀论治

输卵管性不孕占不孕原因的 20%～40%，是女性不孕的最主要原因。根据输卵管阻塞不孕的中医证候特点及西医病理改变特点，瘀血证是其本质特征，学者戚玉华在实践中，将活血化瘀法贯穿整个治疗过程，自拟"棱甲红坤化瘀汤"为基本方（三棱、炮穿山甲、红花、益母草、皂角刺、川牛膝、赤芍、当归、丹参、香附、延胡索、甘草等），在此基础上辨病，参以辨证，分型治疗，月经干净后予以通液观察输卵管畅通程度，不通畅、通而不畅者继拟中药治疗，疗程不得少于 3～6 个月，通过临床观察，取得了较好的疗效。

**1. 气滞血瘀，脉络不畅：**"妇人之生，有余于气，不足于血。"本型病程较久，因求子心切，难以成孕，情怀不舒，气机郁滞，肝气失疏，气有一息之不运，则血有一息之不行，气滞脉涩，脉络不畅，胞脉阻滞，经久不孕。临床见少腹胀痛或刺痛，伴胁肋、乳房胀痛，甚至乳房结核，经前尤甚，月经不调，先后不定，舌质紫暗苔薄白，脉细弦或涩。多见于慢性输卵管炎、输卵管粘连。治用基本方加炒柴胡、橘叶、橘核、荔枝核等，理气化瘀，疏肝活血，气血同治，气通血活，气分无病，络脉通畅，方能孕育。

**2. 寒凝血瘀，脉涩不行：**多为久病误治失治。素体阴寒偏盛，或感受寒邪，或用药不当，壅遏阳气，使证从寒化，寒气入经则稽迟，寒凝胞阻，脉涩不行，天寒地冻，草木不生，何以成孕。临床可见少腹冷痛，痛有定处，遇寒则增，得热痛减，伴形寒肢冷，腰酸、月经后期量少，色紫有块，痛经，舌质瘀紫苔白滑，脉沉迟或涩。多见于输卵管炎症性粘连。治用基本方加附子、桂枝、吴茱萸、艾叶、小茴香等，散寒化瘀，温经通脉，胞宫温暖，胞脉通畅，自能摄精成孕。

**3. 血水互结，留滞失通：**病久脏腑功能失常，气不布津，带脉失约，不能化水谷之气为精微，停聚为害，水湿留滞，血与水搏结，阻于胞中，胞脉运行不利，滞留不通，血不利则为水，二者又互为因果，而致不孕。临床见少腹疼痛，扪及包块，质软，甚或如囊裹水，伴肢体重着，胸闷脘痞，带下量多清稀，月经不调，闭经，舌紫苔腻而滑，脉滑，多见于慢性输卵管炎及输卵管积水。治用基本方加甘遂、茯苓、车前子、泽泻、瞿麦等，利水化瘀，疏通气血，水津得以布散，胞脉运行通利，方能受孕。

**4. 热毒瘀滞，胞脉不通：**热入血室，侵扰胞宫；热毒之邪，蕴结胞宫，热为阳邪，易灼津耗液，血行涩滞，瘀热互结，阻滞胞脉，邪居血室，难以成孕。临床可见少腹剧痛，拒按，伴见身热，腰骶酸痛，白带色黄秽臭，小便灼热，大便干结，月经先期量多，或漏下崩中，色紫红质黏稠有块，舌质红或紫红，苔薄黄或黄腻，脉滑数，多见于慢性输卵管炎急性或亚急性发作，或输卵管脓肿等。治用基本方加生大黄、蒲公英、重楼、败酱草等，解毒化瘀，清热凉血，胞脉宁静，循行有序，方可受胎成孕。

**5. 血瘀癥积，胞脉闭塞：**久病不愈，气血凝滞，阻于胞中，或痰瘀互结，留滞经络，积而成癥，阻塞胞脉，隧道不通，而致不孕。临床可见少腹疼痛，痛位固定，扪及包块如丸卵或索条状，质硬且坚，推之不移，伴月经不调，漏下崩中，闭经，舌见瘀斑瘀点，苔薄白，脉涩，多见于子宫内膜异位症、化脓性阑尾炎、腹膜炎及腹部手术等引起输卵管周围组织粘连。治用基本方加鳖甲、莪术、昆布、海藻等，化瘀消癥，软坚散结，块消散，胞脉运行通利，胞络气血流畅，精血相合则孕。

**6. 气（血）虚血瘀，胞脉失养：**久病体质虚弱，不能祛邪外达，邪正交争，胶着不解。胞宫乃奇恒之腑，生理上与外界相通，外邪由虚而入，内邪由虚而生，气血阴阳诸不足，皆可致瘀。其气虚不足以帅血，运血无力，血滞为瘀；血虚则脉管不充，运行涩滞，凝聚成瘀；阴虚则血少，阳虚则血缓，均致血瘀，形成多虚多瘀，在本虚的基础上形成标实，或虚实夹杂；瘀血不去，新血不生，又互为因果，使虚者更虚，实则更实，正不胜邪，经久不愈，病程缠绵；胞脉瘀滞，络脉失养，故难受孕，多见屡孕屡坠、流产滑胎之继发不孕，或输卵管复孕术后粘连者。治用基本方加红参、黄芪、生地黄、熟地黄、白芍、枸杞子、鹿茸等，扶正化瘀，鼓舞气血生长，源盛流自畅，血活脉管充，气血旺盛，使瘀血得去，新血自生，络脉充盈，胞脉得养，方可受孕成胎。

# 162  异位妊娠从瘀论治

凡孕卵在子宫体腔以外着床发育，称为异位妊娠。异位妊娠以停经、下腹痛、阴道不规则出血为主要症状，是妇产科常见的急腹症之一，也是孕产妇死亡的主要原因之一。近 10 余年来，其发生率明显增高，约为 3.94%，并有逐年增加的趋势。异位妊娠中最常见的类型为输卵管妊娠，约占 95% 以上。本病临床症状错综复杂，有的早期诊断困难，有的后期附件包块吸收缓慢，治疗颇为棘手。近年来，越来越多的医家认识到，血瘀与异位妊娠的发生、发展联系密切，并影响其预后。学者戚玉华从瘀论治异位妊娠收到明显临床疗效。

## 溯本求源血瘀是病机关键

中医学无异位妊娠病名，根据其停经、少腹疼痛、腹腔内出血、腹腔内包块形成的临床表现，属中医学"妊娠腹痛""癥瘕""腹中血瘀""胎动不安"等范畴。《证治准绳·女科·积聚癥瘕》曰："妇人癥瘕，并属血病……宿血停凝，结为痞块。"《景岳全书·妇人规·癥瘕类》曰："瘀血留滞作癥，惟妇人有之。"《医林改错·积块》曰："气无形不能结块，结块者，必有形之血也。"

本病病位在少腹，与冲任、胞脉、胞络相关。其病因病机，主要是由于摄生不当，感染邪毒，或情志所伤，湿热蕴结胞脉、胞络，与血搏结，或新产、经行时当风受寒，房事不节，余瘀逆行胞脉、胞络，气血运行失畅，血瘀气滞，阻滞冲任、胞脉、胞络，孕卵运送受阻，或肾气欠盛，胞脉、胞络曲细偏长，冲任通盛欠佳，或脏腑虚弱，气血劳伤，气虚孕卵运送无力，使孕后胎元停于脉络，不能运达子宫体腔，而成为输卵管妊娠未破损的早期。胎元停于脉络，阻滞胞络气血，气滞血瘀，胎失血养而自殒，滞留脉络与血相结合成瘀，而成为输卵管妊娠未破损的晚期。胎元损伤脉络，致脉络破损，血液离经，气随血泻，离经之血积聚少腹成瘀，致气虚血瘀。由于瘀阻伤络，阴络受损，血自内溢，故见腹部满急而痛，愈溢则愈瘀，愈瘀则愈痛，痛甚则厥逆，瘀结少腹，日久而为癥瘕。

由此可见，异位妊娠患者虽病因不同，证型各异，但其病机均有血瘀，感染邪毒、湿热蕴结、情志所伤、气虚、气滞皆可致瘀，而瘀血形成后更加阻滞气血，互为因果，交相为病。血瘀既是异位妊娠的重要致病因素，又是异位妊娠的病理产物，也是其迁延难愈的主要原因。胎元阻络、胎瘀阻滞、气血亏脱、气虚血瘀和瘀结成癥是异位妊娠不同发展阶段的主要病理机转。少腹宿有瘀滞，冲任、胞脉、胞络不畅，或先天肾气不足，脾气虚弱，孕卵运送无力，此是发病之本，而气滞血瘀、瘀结成癥是致病之标。气滞血瘀及气虚血瘀是异位妊娠基本病机，少腹血瘀实证是其病机本质。本虚是发病基础，标实是临床发病之关键，其中又以瘀阻胞络为要。

## 分期论治活血化瘀贯穿治疗始终

《素问·至真要大论》曰："坚者削之，客者除之……结者散之、留者攻之。"血实宜决之，血瘀存在于异位妊娠的各型及疾病发展的整个过程，在本病的发生、发展中占有重要的地位，活血化瘀是治疗本病的基本治法，应融合于临床辨证施治的全过程。

**1. 未破损期**：活血化瘀，杀胚消癥。孕后胎元停于子络，不能运达子宫体腔，而成为输卵管妊娠未破损期的早期。此时胎元尚存阻于子络，胞脉瘀阻，气血运行不畅，不通则痛，故少腹隐痛，一侧附件区压痛，或有包块，β-HCG 阳性。瘀阻冲任，血不循经，则见不规则阴道出血，舌质淡红，苔薄白，脉弦滑。治疗应活血化瘀杀胚，选宫外孕Ⅰ号方加味，常用药为丹参、赤芍、桃仁、蜈蚣、紫草、天花粉、三七。该方以活血化瘀杀胚为主导用药，方中丹参、赤芍、桃仁活血化瘀，蜈蚣、紫草、天花粉、三七破血通络、杀胚消癥。

　　病情发展，瘀血阻滞致异位胎元失血滋养而自殒，见 β-HCG 阴性，此为输卵管妊娠未破损期的晚期，胎与血互结成瘀，瘀血阻滞胞络，瘀阻气滞，胎瘀互结，滞于子络，故见一侧附件区明显包块，舌质黯，脉弦细或涩。治疗应化瘀消癥，选宫外孕Ⅱ号方加味，常用药为丹参、赤芍、桃仁、三棱、莪术、三七。该方在活血化瘀的基础上加强消癥散结之力，方中丹参、赤芍、桃仁活血化瘀，三棱、莪术、三七消癥散结。两方均以活血化瘀为主要治则。

　　**2. 已破损期：**益气养血，化瘀杀胚。输卵管妊娠破损后，血液离经外溢而为瘀，瘀阻脉络，不通则痛，故仍见下腹痛，瘀血留结成癥，故一侧附件区包块，压痛，舌质黯，脉细弦。此时虚实夹杂，正虚尚耐攻，治当攻补兼施，采用益气养血、化瘀杀胚法。方选宫外孕Ⅰ号方加味；常用药丹参，赤芍，桃仁，黄芪，蜈蚣，紫草，天花粉。注意化瘀不伤正，扶正不留邪，以达标本兼治的目标。破损日久，胎元已殒，则 β-HCG 阴性，络伤血溢于少腹，瘀结日久而成癥，故见腹腔包块形成，癥块阻碍气机，则下腹坠胀不适，瘀血内阻，故脉细弦涩。治当破血消癥，选宫外孕Ⅱ号方加味，常用药为乳香、没药、丹参、赤芍、桃仁、三棱、莪术。同时可随症加减：兼气短乏力、神疲纳呆，加黄芪、党参、神曲以益气扶正，健脾助运；若腹胀甚者，加五灵脂、枳壳、川楝子等以理气行滞。

## 根据病情合理选用活血化瘀药物

　　中医学认为冲任不和、气血失调、气滞血瘀、孕卵运行受阻是本病的主要原因，治疗以活血化瘀为中心，结合病期，辨证加减。在异位妊娠药物保守治疗的过程中，杀胚是治疗的关键。西药杀胚作用较为确切，但胚胎组织和血块吸收缓慢，影响输卵管形态和功能恢复，且不良反应较重，如白细胞下降、肝功能损害、口角炎等。中药活血化瘀杀胚，可以减轻症状，缩短胚胎死亡时间，促进胚胎和血块吸收，缩短住院时间，提高输卵管再通率。现代药理研究表明：活血化瘀、消癥杀胚类中药，可能通过加强妊娠输卵管黏膜的孕激素受体阳性表达，降低输卵管黏膜对胚胎容受性的途径，使异位妊娠组织无法从输卵管黏膜组织中吸收营养，从而促进异位妊娠胚胎组织的消亡。

　　临床通常把活血化瘀药分为和血、活血、破血三大类。养血和血类：活血作用较缓和并兼有养血补血作用，如当归、川芎、赤芍、丹参、鸡血藤、三七等；活血化瘀类：活血作用较和血类强，如桃仁、红花、泽兰、五灵脂、蒲黄、苏木、益母草、川牛膝等；破血逐瘀类：活血作用峻猛，破瘀力强，如三棱、莪术、水蛭、穿山甲、大黄等。原中国中医研究院对 34 种传统活血化瘀药进行的药理研究表明，破血类作用最强，活血类次之，和血类最弱。异位妊娠在未破损期出现胎元阻络证，予活血化瘀杀胚剂，选用丹参、赤芍、桃仁加减，作用较轻；胎瘀阻滞证，予丹参、赤芍、桃仁、三棱、莪术加减，活血化瘀作用进一步加强；已破损期，瘀结成癥，选用破血消癥的丹参、赤芍、桃仁、乳香、没药、三棱、莪术，作用最强。其中桃仁、三棱、莪术、丹参能提高异位妊娠患者血浆纤维蛋白溶解酶和血浆胶原酶的活性，提高单核吞噬细胞系统功能，使包块周围机化的瘀血块和胚胎组织变软，分离消散，减轻病灶周围粘连，提高保守治疗的成功率，有利于输卵管再通和功能恢复。丹参凉血化瘀清热，有利于异位妊娠患者输卵管和其周围组织炎症消散，加速坏死组织吸收，促进盆腔血肿包块的吸收消散。具体应用，则根据异位妊娠的病期、主症、兼症、舌脉等，灵活加减运用。

# 163 先兆流产从瘀论治

先兆流产是指妊娠28周前，出现少量阴道流血或下腹疼痛，无妊娠物排出，宫口未开，胎膜未破，子宫大小与停经周数相符合者，相当于中医学"胎漏""胎动不安"。中医学认为本病病机为冲任损伤，胎元不固，病因多为肾虚、气血不足、血热、血瘀。历来医家对于妊娠用药均十分谨慎，安胎多以补为主，补肾、健脾、益气养血以安胎，主张慎用活血化瘀药、禁用破血逐瘀药。然而学者沈丹认为，临床上亦不乏存在血瘀证的患者，单用常规补益方法，往往疗效欠佳。《素问·六元正纪大论》曰："有故无殒，亦无殒也。"此时若从瘀论治，随症加减，合理把握用药剂量，中病即止，则能病去而胎安。

## 先兆流产"瘀"的中医病因病机

宿有癥瘕瘀血占据子宫，或孕后不慎跌仆闪挫，或受清宫等金刃创伤，均可导致气血失和，瘀血阻滞胞宫、冲任，胎元失养而出现胎漏、胎动不安。活血化瘀安胎的应用在古代医家中已初见端倪，最早在张仲景的《金匮要略》中就有记载："妇人宿有癥病，经断未及三月，而得漏下不止，胎动在脐上者，为癥痼害也，所以血不止者，其癥不去故也，当下其癥，桂枝茯苓丸主之。"《三因极一病证方论·产科二十一论评》中有"或因顿仆惊恐，出入触冒，及素有癥瘕积聚，坏胎最多"的见解。此外还有《傅青主女科》中的就损安胎汤，《医林改错》中的少腹逐瘀汤等，皆主张活血化瘀安胎。《血证论》曰："离经之血虽清，鲜血亦是瘀血。"《景岳全书·妇人规》亦曰："安胎之方不可执，亦不可泥其月数，但当随证随经，因其病而药之，乃为至善！"因此，安胎仍应严格遵循中医辨证论治的原则，不可因妊娠而避瘀血而不治，若辨证明确存在血瘀证，非化瘀安胎不可。

## 先兆流产"瘀"的西医发病机制

流产病因十分复杂，目前比较肯定的因素有染色体异常、解剖因素、内分泌异常、免疫因素、血型不合、感染等。随着现代医学的不断发展，血栓前状态这一病因越来越受到临床的关注和重视。流产的病理为底蜕膜出血、蜕膜海绵层出血坏死或有血栓形成，或由于底蜕膜反复出血造成胚胎的绒毛与蜕膜层分离，刺激子宫收缩而引起流产。血栓前状态是指由多种因素引起的凝血、抗凝和纤溶系统功能失调或障碍的一种病理过程，有易导致血栓形成的多种血液学改变。血栓前状态与中医学"血瘀证"相似。血瘀是指血液循行迟缓，或郁滞流行不畅，甚则血液瘀结停滞成积的病理状态。瘀血是血瘀病变的病理性产物。血栓前状态不一定发生血栓性疾病，但是处于妊娠这种生理性高凝状态时，凝血功能增强和纤溶降低可导致子宫螺旋动脉或绒毛血管血栓形成，使子宫血流灌注低下及胎盘灌注不良，增加血栓形成而导致流产。

宫腔积血亦常见于先兆流产，根据出血的位置不同分为绒毛膜下出血和胎盘后出血。绒毛膜下出血多见于妊娠早期，是指绒毛膜板与底蜕膜分离出血，使血液积聚在绒毛膜与底蜕膜间。其病因尚不明确，可能是在妊娠早期胎膜的外层绒毛膜向蜕膜扩张时，一些因素促使绒毛外层的合体滋养细胞释放大量的蛋白水解酶，水解酶的水解作用引起蜕膜血管损伤，导致绒毛膜和蜕膜之间发生出血，直至出现血肿，胎膜剥离。因宫腔积血常会刺激子宫收缩从而将积血甚至妊娠组织物排出，故会导致先兆流产，甚至发生流产，有报道称还可能发生胎膜早破、早产及产后出血。

# 活血化瘀的应用

**1. 血栓前状态**：血栓前状态与复发性流产的关系是当前临床研究的热点，抗凝治疗被公认为是有效的治疗方法，减少妊娠丢失率。西医通常采用小剂量阿司匹林、低分子肝素或两者联合应用，可以明显降低流产率。但是西医抗血凝药的用药仍存在很多不足，如明确的用药指征、疗效监测及用药剂量调整、短期及长远效应、皮肤过敏等问题。活血化瘀，则瘀去络通，冲任畅达，胎有所养，则胎自安。中医药对血栓前状态导致流产的治疗具有独特的疗效和优势，陈慧侬教授运用当归芍药（散）汤合寿胎（丸）汤加减治疗复发性自然流产血栓前状态，取得较好疗效。李亚等根据辨证采用补肾活血方或清热活血方加减联合西药治疗血栓前状态的复发性流产，效果优于单用西药治疗。若辨证存在血瘀，临证时采用活血化瘀法安胎，在辨证基础上或以补肾活血，或以清热凉血，或以养血活血，或以行气活血，使得冲任畅达，瘀祛而胎自安。

**2. 宫腔积血**：宫腔积血指的是阴道B超可见子宫腔、子宫壁与妊娠囊、子宫壁与胎盘之间呈新月形、三角形、环形液性暗区。瘀血占据子宫腔，血不归经，影响阴血下聚养胎，瘀不散则新血不生，故致耗血伤胎，胎失所养。多数医家认为本病多为肾虚血瘀，以补肾活血化瘀为大法。若宫腔积血范围大，则短时间内无法消失，且瘀久易化热，增加宫内感染机会。临床多予制军清热化瘀安胎，结合宫腔积血范围以及阴道出血情况，配伍化瘀止血之药三七粉、白及粉，常用剂量三七粉 3～6 g，白及粉 3～6 g。三七止血不留瘀，白及乃血家圣药，多用于内科血证，借鉴于其强大的止血功效，应用于妊娠血证。两者相配，可大大缩短宫腔积血消失的时间，疗效奇佳。

**3. 宫腔粘连**：宫腔粘连的发病率逐年增加，多由屡次清宫或者子宫腔操作导致。血瘀是宫腔粘连的重要因素，由于胞宫、胞络、胞脉受金器利刃损伤而导致瘀血内停。宫腔镜下分离粘连的同时亦会加重胞宫、胞脉、胞络瘀阻的状态。活血化瘀药物可以改善子宫血液供应，促进子宫内膜修复，有利于改善盆腔瘀血状态以及子宫内膜容受性。存在宫腔粘连病史患者，孕后亦可酌加活血化瘀药，可畅通胞宫、胞脉、胞络，改善子宫腔内环境，引领补益药物直入子宫，增加胚胎血供，有利于胚胎发育。

# 常用活血化瘀药

现代药理研究证实，活血化瘀药物具有明显增加血管流量、抑制血小板凝聚、抑制血液凝固及防止血栓形成的作用，从而促进胎盘后或底蜕膜下血肿的吸收，同时活血化瘀法亦具有通过巨噬细胞吞噬坏死组织和异物的能力。临床常用活血药物：当归养血活血，川芎行气活血，丹参活血祛瘀，赤芍、牡丹皮凉血活血，三七粉活血化瘀止血。

**1. 当归**：味甘、辛，性温，归心肝脾经，功效补血活血、调经止痛。当归既能补血，又能行血，补中有动，行中有补，为血中之要药，为"妇科圣药"。从现代药理学研究来看，当归多糖有较强的抗凝血和止血作用，具有兴奋和抑制子宫平滑肌的双向调节作用；可以激活不同种类的免疫细胞，也可以激活补体系统，促进细胞因子的生成，有利于免疫系统的恢复调节。

**2. 川芎**：味辛，性温，归肝胆心包经，功效活血行气、祛风止痛。《日华子本草》曰其："治一切风，一切气，一切劳损，一切血，补五劳，壮筋骨，调众脉，破癥结宿血，养新血……及排脓消瘀血。"现代药理研究认为，川芎可降低血小板表面活性，抑制血小板聚集，且能使已聚集的血小板解聚，具有抗血栓作用。

**3. 丹参**：味苦，性微寒，归心、肝经，功效活血调经、祛瘀止痛。《本草纲目》曰其："能破宿血，补新血。"《妇人明理论》曰："一味丹参散，功同四物汤。"丹参善治血分，活血而不伤血。现代药理研究表明，丹参具有有效降低血液黏度、降低血浆纤维蛋白原、抑制血小板聚集、抗血栓形成等作用。

**4. 赤芍**：味苦，性微寒，归肝经，功效清热凉血、散瘀镇痛。《神农本草经》曰："芍药，味苦平。

主邪气腹痛，除血痹、破坚积寒热疝瘕、止痛……生川谷。"现代药理研究认为，赤芍可通过降低血小板、红细胞聚集，延长凝血酶原时间、活化部分凝血酶原时间来减少血栓的生成。

**5. 牡丹皮**：味辛、苦，性微寒，归心肝肾经，功效清热凉血、活血化瘀。牡丹皮辛行苦泄，入心肝血分。《神农本草经》曰其："主寒热……除坚癥瘀血留舍肠胃，安五脏，疗痈疮。"现代药理研究表明，牡丹皮可改善血液黏度、降低细胞的聚集程度而起到活血化瘀的作用。

**6. 三七粉**：味甘、微苦，性温，入肝胃经，功效化瘀止血、活血定痛。《医学衷中参西录》曰："三七，善化瘀血，又善止血妄行，为吐衄要药。……为其善化瘀血，故又善治女子癥瘕，月事不通，化瘀血而不伤新血，允为理血妙品。"现代药理学研究表明，三七具有活血与凝血双向调节作用，可能通过影响凝血系统、血小板聚集和纤溶系统，抑制纤维蛋白溶解、形成血栓而止血。

# 164　复发性流产从瘀论治

对于复发性流产（RSA，又称习惯性流产），现代医学主要应用孕激素、HCG、免疫学等方法治疗，但对西药的应用尚有不同的意见。中医药治疗本病有一定的优势，临床常用固肾健脾、益气养血等法治疗，而活血化瘀在治疗本病中应用较少。在临床诊治过程中，学者李卫红等应用中医药辨证治疗复发性流产取得了满意疗效，并从活血化瘀角度探讨了中医药治疗复发性流产的思路与方法。

## 复发性流产"瘀"的病因病机

《说文解字》曰："瘀，积血也。"瘀血除离经之血外，还包括阻滞于血脉及脏腑内运行不畅的血液。复发性流产属中医学"滑胎"范畴，多因肾虚、气血虚弱、血热、血瘀引起冲任损伤，胎元不固所致。病变脏腑主要在肝脾肾，肾虚，肾精不足，血源匮乏，导致脉道枯涩而血瘀；肾精不足而生内热，热迫血妄行溢于脉外致瘀；肾气亏损，原动力不足而血行不畅，瘀阻脉络。脾气亏虚，行血物理致气虚血瘀。热邪煎熬阴液，耗动阴血，可导致热壅血瘀证。肝主疏泄，调畅气机，其功能正常，则气行血畅，阴血下注胞宫而养胎，临床上因情志不遂导致的肝郁气滞血瘀是妇科发病的重要因素之一。对妊娠瘀血引起的滑胎，早在《金匮要略·妇人妊娠病脉证并治》中就有论述："所以血不止者，其症不去故也，当下其症，桂枝茯苓丸主之。"《医林改错》曰："孕妇体壮气足，饮食不减，并无伤损，三个月前后，无故小产，常有连伤数胎者，医书颇多，仍然议论滋阴养血、健脾养胃、安胎保胎，效方甚少。不知子宫内，先有瘀血占其地……血既不入胎胞，胎无血养，故小产。"其治疗方法为："今又怀胎，至两个月前后，将此方（少腹逐瘀汤）服三五付，或七八付，将子宫内瘀血化净，小儿身长有容身之地，断不致小产。"现代女性由于肩负工作和家庭双重重任，常处于精神紧张、身心疲惫的生活状态中，因此而导致血瘀之症。现代生活观念及生活节奏的变化，而复发性流产患者多有人工流产史，妇女终止妊娠（不论药物流产或手术流产）都将产生离经之血，离经之血即为瘀血，是在孕之时引起血不归经、胎失所养、胎动不安、滑胎的病因之所在。因此，《灵枢·邪气脏腑病形》曰："有所堕坠，恶血留内。"瘀血是一种病理产物，也是一种致病因素，瘀血阻滞冲任，阴血不能下注胞宫养胎，则致胎漏、胎动不安，甚至滑胎。

现代医学研究认为，流产的病理为底蜕膜出血，或蜕膜海绵层出血坏死或有血栓形成，或由于底蜕，膜反复出血造成胚胎的绒毛与蜕膜层分离，刺激子宫收缩而引起流产，而这些病理变化都是典型的中医瘀血的特征。可见，瘀血是复发性流产的病理基础。

## 血瘀证是复发性流产的常见证候

由于复发性流产反复发生，在复发性流产多见血瘀证临床表现，病史患者多有人工流产史，或盆腔癥瘕（子宫肌瘤、子宫内膜异位症、子宫腺肌瘤、卵巢肿瘤、盆腔炎性包块、宫外孕等），或跌仆损伤病史，症状表现为经行腹痛，月经经色紫黯有血块，块出痛减，伴胸胁胀闷，心烦，情志不畅，舌质暗，舌边或舌尖有瘀点或瘀斑，或舌下脉络青紫粗胀，脉涩或沉弦等。在临床观察中发现，有些病例即使没有瘀血的体征，在治疗的过程中，加入活血化瘀之品，其疗效可以提高，这也说明血瘀证不仅多见，而且贯穿复发性流产的全过程，血瘀证是复发性流产的常见证候之一。

# 活血化瘀贯穿复发性流产的治疗

综上所述，血瘀证是复发性流产的常见证候之一，瘀血是复发性流产的基本病机之一，是贯穿本病全过程的病理变化，这就决定活血化瘀法是治疗本病的常用法则。现代药理学研究活血化瘀药物可治疗妊娠期出现的血瘀状态，可通过加强子宫和胎盘的血液循环，促进蜕膜发育，保持子宫静止环境，抑制母体对胚胎的排斥。在临床诊治过程中，根据本病的病因病机及临床表现，应用中医辨证论治，对本病的防治主要体现在以下几个方面。

**1. 肾虚致瘀——补肾化瘀**：肾为先天之本，主藏精，主生殖，系胞胎。所以肾气的盛衰不仅关系到能否受孕，即便是妊娠后，对胚胎的生长发育仍然起着重要的作用。故肾虚是胎元不固的一个重要方面，而肾虚致瘀已成为必然。因胚孕既成，冲任汇聚精血于胞脉以供养胚胎，然汇聚之精血无疑增加了血液运行阻力，从而加速瘀血的形成。而瘀血不去，有碍于新孕，使胎元难以固系而致屡孕屡堕，堕胎之后，一则损伤肾气，二则伤及冲任胞络，导致瘀留胞中，最终形成肾虚血瘀，肾虚血瘀致堕胎，屡堕又加重肾亏中伏致瘀而互为因果的恶性循环局面，能否截断滑胎的病理环节是保胎成功的关键。

症见屡孕屡堕，甚或应期而堕，孕后腰膝酸软，头晕耳鸣，夜尿频多，面色晦暗，舌质淡边有瘀点或瘀斑，或舌下脉络青紫粗胀，苔薄白，脉细滑尺脉沉弱。证属肾气亏虚，冲任不固，瘀血阻滞，治宜补肾活血，祛瘀安胎。方用补肾固冲汤和当归芍药（散）汤加减（菟丝子、续断、巴戟天、杜仲、当归、熟地黄、鹿角霜、枸杞子、阿胶、党参、白术、砂仁、丹参、大枣）。偏肾阴虚，兼有手足心热，面赤唇红，口燥咽干，舌红少苔脉细数。酌加山茱萸、地骨皮、女贞子、墨旱莲。

**2. 气虚致瘀——补气化瘀**：《医林改错》曰"元气既虚，必不能达于血管，血管无气，必停滞内瘀"。血液的环流不息，主要依赖于气的推动，气为血帅，血随气行，气调则血循常道，气充则血行流通。若体弱久病，或化源不足使气机虚弱，无力行血，血流缓慢，影响冲任，瘀阻冲任可致滑胎。

症见屡孕屡堕，甚或应期而堕，小腹空坠，精神倦怠，气短懒言，面色㿠白，舌淡胖或紫暗，边有瘀点或瘀斑，或舌下脉络青紫粗胀，苔薄白，脉缓。证属气虚推动无力，血运受阻，冲任不固，瘀血阻滞。治宜益气化瘀固冲，使气旺血行，瘀去络通。方用举元煎和当归芍药（散）汤加减（党参、白术、黄芪、升麻、当归、白芍、赤芍、丹参、茯苓、益母草、甘草）。

**3. 血虚致瘀——养血化瘀**：《景岳全书·血证论》曰"血液灌溉一身，无所不及……反体质所在，无非血之用也，是以人有此形，惟赖此血"。女子一生以血为本，血液旺盛血海充盈，则冲任脉盛。若劳倦过度或慢性失血或产多乳众则内耗营阴，使血海不充，血液缓慢不畅，日久成瘀而致滑胎。

症见屡孕屡堕，甚或应期而堕，头晕眼花，心悸失眠，面色萎黄，舌淡舌尖有瘀点或瘀斑，或舌下脉络青紫粗胀，苔薄白，脉细涩。治宜养血化瘀，使血脉充盈，血行通畅，常用苎根汤合当归芍药（散）汤加减（苎麻根、当归、熟地黄、白芍、赤芍、阿胶、茯苓、益母草、丹参）。

**4. 血热致瘀——清热化瘀**：《医林改错》曰"血受热，则煎熬成块"。热为阳邪，易伤阴血，热邪内盛，煎熬血液，血液浓缩凝聚成瘀成块。若平素阳盛体质，或起居不洁，湿热内侵，或肝郁化火，灼伤胞络，经血受煎熬而凝聚成瘀，瘀热互结，冲任受损而导致滑胎。

症见屡孕屡堕，甚或应期而堕，心烦少寐，渴喜冷饮，便秘溲赤，舌红有瘀点或瘀斑，或舌下脉络青紫粗胀，苔黄脉数。证属阳盛血热，热扰冲任，冲任不固，瘀血阻滞。治宜清热祛瘀，使热祛血宁，瘀散络和。常用保阴煎加减（黄芩、黄柏、生地黄、熟地黄、山药、续断、白芍、赤芍、丹参、益母草、甘草）。

**5. 肝郁致瘀——疏肝化瘀**：妇女以肝为先天，肝以血为本，以气为用，藏血以养其体，疏泄以遂其用；肝为刚脏，性喜条达而恶抑郁。凡情志不遂，肝失条达，气机不畅，不仅回克脾乘肺，也易自侮，影响冲任，使胞络不和，气郁血瘀而导致滑胎。

症见屡孕屡堕，甚或应期而堕，经行腹痛，月经经色紫黯有血块，块出痛减，伴胸胁胀闷，烦躁易怒，情志不畅，舌质暗，舌边或舌尖有瘀点或瘀斑，或舌下脉络青紫粗胀，脉涩或沉弦等。证属肝气郁结，气机不畅，气滞血瘀，冲任不固。治宜疏肝化瘀，使肝郁归达，气运归化，血行归经。常用柴胡疏肝（散）汤加减（柴胡、白芍、赤芍、枳壳、川芎、香附、炙甘草、陈皮、当归、生山楂）。

**6. 寒凝致瘀——温经散寒化瘀**：《医林改错》中已有论述。寒为阴邪，其性收引，易伤阳气，血为阴类，"喜温而恶寒，寒则泣不能流"，血流缓慢易滞易瘀。若经期冒雨涉水，或贪凉饮冷，寒邪客于胞宫，血为寒凝经血不畅致冲任不固滑胎。

症见屡孕屡堕，甚或应期而堕，经行小腹冷痛，得热痛减，经色紫黯有血块，块出痛减，伴畏寒肢冷，面色青冷，大便溏薄，肌肤甲错，舌质暗，舌边或舌尖有瘀点或瘀斑，或舌下脉络青紫粗胀脉沉紧等。证属血为寒凝，瘀滞冲任。治宜温经散寒祛瘀，使血得温则行，血行则无瘀血停留之弊，常用少腹逐瘀汤加减（小茴香、干姜、延胡索、没药、当归、川芎、肉桂、赤芍、蒲黄、五灵脂）。

**7. 瘀血阻滞——活血化瘀**：宿有癥瘕瘀血占据子宫，或孕后不慎跌仆闪挫，或手术损伤（包括人工流产），均可导致气血不和，瘀阻子宫、冲任，使胎元失养而不固，发为滑胎。《金匮要略·妇人妊娠病脉证并治》曰："所以血不止者，其癥不去故也，当下其癥，桂枝茯苓丸主之。"

症见妇女宿有癥瘕，屡孕屡堕，甚或应期而堕，经行小腹疼痛，经色紫黯有血块，块出痛减，伴肌肤甲错，舌质暗，舌边或舌尖有瘀点或瘀斑，或舌下脉络青紫粗胀，脉涩或弦。证属瘀血阻滞，冲任损伤。治宜活血化瘀，消癥散结，常用桂枝茯苓（丸）汤合寿胎（丸）汤加减（桂枝、茯苓、赤芍、白芍、桃仁、牡丹皮、续断、菟丝子、桑寄生）。

# 165 慢性前列腺炎从瘀论治

慢性前列腺炎是男性常见疾病，在男性人群中的发病率高达 2.5%～16.0%。其病因和发病机制尚不完全明确。临床以发病缓慢、反复发作、症状多样、缠绵难愈为特点，严重影响患者的身心健康和生活质量。中医学没有"慢性前列腺炎"病名，但对本病的临床症状却有很多记载，属中医学"精浊""劳淋""白淫"等范畴。中医药疗法应用于慢性前列腺炎具有悠久历史并积累了宝贵经验，其中以活血化瘀为主治疗慢性前列腺炎取得了令人满意的效果。学者韩亮等从活血化瘀的角度对慢性前列腺炎的病因、病机及其治法进行了深入探讨。

## 前列腺炎从瘀论治的理论基础

**1. 古代文献对慢性前列腺炎瘀阻理论的认识**：《证治要诀·白浊》曰"白浊甚……此精浊窒塞窍道而结"。《证治汇补·下窍门·便浊·附精浊》曰："精浊者，因败精流于尿窍，滞而难出。"《王旭高临证医案·遗精淋浊门·淋浊》曰："水窍精窍，异路同门，二窍不并开，水窍开，则湿热常泄，相火常宁，精窍常闭。"《类证治裁·淋浊·论治》曰："有过服金石，入房太甚，败精淤遂而成淋者一。"清代叶天士在《临证指南医案·淋浊》中的一则案例后评论道："若房劳强忍，精血之伤，乃有形败浊阻于隧道，故每溺而痛。徒进清湿热利小便无用者，以溺与精同门异路耳。"上述文献都强调了瘀阻在慢性前列腺炎发病中的重要性。

**2. 病因病机、发展转归与瘀阻理论的关系**：综合历代文献来看，本病的病位主要在肾、膀胱及精室，疾病初起以实证居多，日久以虚证居多，病因病机虽然错综复杂，但其基本病机表现在湿热、肾虚、气滞、血瘀 4 个方面。这些证型可以相互转换，都可以发展为血瘀证型。一项针对 918 例慢性前列腺炎患者各证型出现频率的研究发现，本病多为复合证型，且以气滞血瘀证为临床最常见。可见血瘀证型在慢性前列腺炎中的重要性。

（1）湿热向血瘀转化：《景岳全书》曰"有浊在精者，必由相火妄动，淫欲逆精，以致精离其位，不能闭藏，则源流相继，淫溢而下，移热膀胱则溺孔涩痛，清浊并至，此皆白浊之因热证也"。《医宗必读·淋证》曰："淋，湿与热两端。"饮食不节，嗜食肥甘厚味，湿热内生，循肝经下注精道，又或房事不洁，湿热毒邪从外而入，致精室之精，流而不畅，清浊相混，湿热之邪胶着不化，久而不去，下焦气化不利，津凝为痰，血行不畅，痰瘀互阻，从而加重前列腺炎临床表现。

（2）气滞向血瘀转化：中医学有"气为血之帅，血为气之母，气行血则行，气滞血则瘀"之理。肝藏血，主疏泄，调情志，每因情志不畅而导致肝气郁结。肝郁多变。"一有怫郁，诸病生焉"。《临证指南医案·郁》曰："因情志不遂，则郁而成病矣……皆因郁则气滞，气滞久必化热，热郁则津液耗而不疏，升降之机失度，初伤气分，久延血分，延及郁劳成沉疴。"肝郁气滞，血行不畅，或气郁化火，或耗伤阴血，从而形成瘀血病理产物。瘀血阻于精道，气滞与瘀血互为因果，使病情缠绵难愈。

（3）由虚致瘀：《景岳全书·虚劳门》曰"淫欲邪思又与忧思不同，而损惟在肾。盖心耽欲念，肾必应之，凡君火动于上，则相火应于下……故其在肾，则为遗淋带浊"。《临证指南医案·淋浊》曰："精浊者，盖因损伤肝肾而致。"性生活过频或手淫过度，或所愿不遂，精未外泄，或同房、手淫忍精不泄，火郁结而不散，先天禀赋不足或素体虚弱，都可以导致肾阴或肾阳虚，阴损及阳，阳损及阴，出现阴阳两虚。肾阳具有推动、温煦、蒸腾、气化、激发以及固摄等生理功能，肾阳虚无力推动血液运行，则脉道涩滞而成血瘀。王清任《医林改错》曰："元气既虚，必不能达于血管，血管无气必停留而为瘀。"若肾阳不足，阳虚生内寒，寒凝经脉，气血运行不畅，则瘀血内生。肾阴亏虚，虚热内灼，耗伤营阴，脉络瘀阻。从慢性前列腺炎易感人群来看，久坐之人容易患慢性前列腺炎。由于长时间坐位，阳气不得舒展，经络通行受阻，则演变为气滞血瘀或日久伤阳。初期往往伤及脾阳，但久必及肾。

另外从嗜食辛辣、长期酗酒、久坐或长途骑车挤压、寒冷刺激、工作、生活压力大等慢性前列腺炎的常见病因来看，绝大多数发病是由不良的生活方式所致。这些因素均可致瘀。

**3. 瘀的络病理论与瘀阻理论的关系：**络脉是气血运行的载体，从大到小，分成无数细小分支网络遍布全身，将气血渗灌到人体各部位及组织中去，对整体起调节作用。络脉之窘，如网如曲，纵横交错，血流之末，流速之缓，缓而易塞，容易为病，病而难显。其共同临床表现为"久、痛、瘀、难、怪"。这与慢性前列腺炎的临床特点极为相似。邪犯络脉可影响络中气血的运行和津液的输布，导致络脉阻滞、气滞血瘀、津停痰积而变生诸病。络脉为病易虚，易滞，易瘀。络病机制虽复杂，但络体细窄易瘀，其证候特点总离不开一个"瘀"字。前列腺导管常因炎证刺激、纤维变性而管腔狭窄，致前列腺导管内分泌物瘀积不出，此与络脉阻滞、气滞血瘀、津停痰结的病理变化相符。久病入络，精室脉络瘀阻，败精瘀浊与湿热之邪互结，贯穿于整个病变过程。

**4. 慢性前列腺炎瘀阻理论的解剖基础：**从中医解剖理论来看，前列腺属于古称"精室"之范畴，位居下焦。有分泌前列腺液的作用，有如五脏的藏精功能，同时又有排泄作用，类似于六腑，故前列腺当归于奇恒之腑，奇恒之腑易虚、易瘀，当以通为顺。冲任督三脉一源三歧，均始于"胞宫"，男子即为精室，胞宫之病久延不愈，影响冲任督等奇经。奇经不属于正经，没有脏腑隶属，所以一般药物难以透入，从而加大了治疗难度，使疾病久治不愈，进一步加重瘀阻。

从现代医学解剖来看，前列腺的血供来源较多，主要有阴部内动脉、膀胱下动脉和直肠下动脉的分支，进入前列腺体的动脉多相对粗大，而汇入前列腺静脉丛的静脉则相对细小迂曲，在发生炎症时容易导致血流缓慢，而致血瘀。前列腺位于膀胱颈和尿生殖隔之间，位置比较深。前列腺导管细长弯曲，开口处口径小，与尿道成直角或斜行向上进入尿道，有利于尿道菌进入腺体，不利于腺体引流，致使炎性分泌物易潴留。秽浊之物难以排出，停而为瘀。病理上多表现为前列腺腺管、腺泡及间质充血水肿，腺管阻塞，腺液滞留，炎性细胞浸润，炎性渗出物潴留及间质纤维化。同时慢性前列腺炎患者存在高黏附低脑血流量的血液流变学特点，影响了患者前列腺局部的血循环和微循环，引起组织缺血、缺氧，代谢和功能失调，引起局部炎症反应加重。

**5. 慢性前列腺炎瘀阻理论的临床表现：**慢性前列腺炎不同程度的下腹、会阴、腰骶等骨盆区域的疼痛和不适，伴随睾丸坠胀疼痛，阴囊潮湿，尿后滴白，舌质红或瘀点、瘀斑。直肠指检前列腺正常或表面不平或不对称，可触及不规则的炎性硬结，并有压痛，这些表现都可以由瘀所致，符合中医学"不通则痛、瘀滞则肿、瘀滞则凝"等理论。

## 前列腺炎从瘀论治的治则治法

从病因病机、解剖、络病、症状等方面看，其基本病机是瘀阻。本病的发生、演变、转归与瘀血密切相关，瘀血既是慢性前列腺炎病理产物，又是引起慢性前列腺炎的致病因素，同时也是慢性前列腺炎反复发作、缠绵难愈的主要原因。在治疗上要注意辨证分型、审因论治，尤其是要注意化瘀通络的应用。现代药理研究提示，活血化瘀药具有显著的扩血管、降低血液黏度以及改善红细胞变形能力等作用，使腺体微循环得以改善，前列腺上皮细胞膜通透性增加，同时随证配合清热、利湿、补益之品，促使体内残败精得以迅速通泄，纤维瘢痕组织软化、吸收，腺小管通畅。

**1. 清热利湿，行气活血法：**适用于血瘀兼湿热证，症见少腹、会阴、睾丸、腰骶、腹股沟等处的坠胀隐痛，伴有尿频，尿急，尿痛，尿道灼热，尿道白浊，阴囊潮湿，尿后滴沥，舌红苔黄或黄腻，脉滑等症状。多见于慢性前列腺炎的初期或急性发作时，以疼痛、尿道刺激症状为主，病理上以炎性腺液潴留为主，见腺体饱满，按摩时大量腺液取出，按后腺体松弛，腺液中白细胞含量明显升高，部分人尿液分析可有少量白细胞，尿流率图曲线多正常。治宜清热利湿，行气活血。方用八正散加减。直肠给药：前列安栓。坐浴药：黄柏、倒扣草、益母草、苦参、大黄、冰片。

**2. 活血化瘀，行气止痛法：**适用于病程日久，症见少腹、会阴、睾丸、腰骶、腹股沟坠胀疼痛，时轻时重，在久坐、受凉、性生活过少或过频时加重，热浴、保暖后减轻，舌暗或有瘀点瘀斑，脉多沉涩。病理上以腺管阻塞、盆底肌肉痉挛为主，触诊前列腺腺体饱满，质地偏中，可有硬结，甚至变硬缩小，按摩腺体取出少量前列腺液，或无法按出前列腺液。前列腺按出液中白细胞和含脂肪的巨噬细胞数量多在正常范围。按摩腺体有轻压痛。部分患者偶尔前列腺液中出现大量的白细胞，尿液分析多正常，尿流率图曲线呈高幅密集齿形波。治宜活血化瘀，行气止痛。方用前列腺汤加减。成药：前列通瘀胶囊。直肠给药：解毒活血栓。坐浴药：乳香、没药、益母草、苦参、大黄、冰片。

**3. 滋阴补肾，活血化瘀法：**适用于病程较久，症见尿后余沥，小便涩滞不畅，伴有少腹、会阴、睾丸、腰骶、腹股沟等处的坠胀隐痛，时有精浊，腰膝酸软，头晕眼花，失眠多梦，遗精早泄，五心烦热，口燥舌干。舌红少苔，脉沉细或细数。多见于性格内向、多愁敏感者，精神压力大，前列腺腺体松弛，前列腺按出液量少或不能按出，前列腺液白细胞多正常或稍高，尿液分析多无白细胞，尿流率多正常或偏低。治宜滋阴补肾，活血化瘀。方用知柏地黄汤加减。直肠给药：解毒活血栓。坐浴药：黄柏、红花、大黄、冰片、赤芍。

**4. 温补脾肾，行气活血法：**适用于病久体弱，腰骶酸痛，倦怠乏力，精神萎靡，少腹拘急，手足不温，小便频数而清，滴沥不尽，阳事不举，劳则精浊溢出，舌淡苔白，脉沉无力。病理上以腺液分泌不足为主，按摩前列腺手感松弛，或小，按后很少有前列腺液被按出，腺液中白细胞接近正常，或轻度升高，尿液中多无白细胞，伴随症状以性欲减退为特征。尿流率图曲线呈丘形斜坡，同时 B 型超声显示有中等量残余尿，提示气虚或脾肾两虚。治宜温肾助阳，佐行气活血。方用济生肾气（丸）汤加减。偏中气不足者，被膜平滑肌收缩乏力，腺体饱满，按出前列腺液量多，按后腺体松弛。治宜补中益气，佐行气活血。方用补中益气汤加减。直肠给药：解毒活血栓。坐浴药：桂枝、益母草、蛇床子、大黄。

**5. 活血通络法：**叶天士曰"经年累月，外邪留着，气血皆伤其化为败瘀凝痰，混处经络，多年气衰，延至废弃沉疴"。张聿清又曰："经者为经，横者为络，邪既入络，易入难出，势不能脱然无累。"在治疗时"络病散之不解，邪非在表，攻之不去，邪非着里，补正祛邪，正邪并树无益"。所以，叶天士曰："考仲景于劳伤血痹诸法，其通络方法，每取虫蚁迅速飞走之诸灵，其飞者升，走者降，血无凝着，气可宣通，与攻积除坚走人脏腑者有间。"虫类通络药性善走窜，剔邪搜络，久痛久瘀入络，凝痰败瘀阻络中，草木药物之攻逐无效，虫类通络药则独擅良能。常用药有水蛭、僵蚕、穿山甲、地龙、鳖甲等。叶天士又言"络以辛为泄"。常用桂枝、细辛、檀香、薤白、乳香等。上述药物，在辨证的基础上可以酌情加用。

历代医家认为慢性前列腺炎病因病机主要为肾虚、湿热、气滞、血瘀等。随着有关慢性前列腺炎的中西医研究的进展，前期提出从瘀论治慢性前列腺炎的观点，强调瘀阻是慢性前列腺炎的关键病机，贯穿慢性前列腺炎发病的始终，把活血化瘀作为本病的根本治法。并以此指导临床治疗，得到了学术界的广泛共识。近几年来临床治疗也逐步从清利湿热为主转为活血化瘀为主，活血化瘀中药大量应用于治疗慢性前列腺炎。大量样本的 Meta 分析也提示活血化瘀法治疗慢性前列腺炎临床疗效显著优于对照组。

# 166　前列腺增生症从瘀论治

前列腺增生症又称前列腺肥大、前列腺瘤样增生，临床上以尿频、尿急和进行性排尿困难等症状为主要表现。据报道，60 岁以上男性前列腺增生症总发生率为 33％～65％。本病具有患病率高、症状复杂、病程缠绵难愈等特点，而且随着老龄化社会的到来，本病已成为中老年男性中不容忽视的公共健康问题。现代医学对本病病因病机的研究尚未统一，临床用药多采用 5α-还原酶抑制剂、α-肾上腺素能受体阻滞剂等，但存在治疗效果不确切，不良反应较大，价格昂贵等缺点。而中医药治疗本病，历史悠久，经验宏丰，具有独特优势。门成福教授行医 60 余载，学验皆丰，其在治疗男科疾病方面，善于辨病与辨证相结合，治疗思路开阔，用方不拘一格，临证效果优良。

中医学并无前列腺增生症的病名，根据其临床表现及病情发展，相当于中医学"精癃""癃闭"等范畴。前列腺增生症的发病虽可责之于气虚、气滞、湿热、血瘀等病理因素，但从解剖结构、生理病理、发病原因、临床症状等方面分析，其病变证机的关键在于瘀阻。本病的发生、发展、演变、转归无不与瘀阻密切相关，瘀阻既是本病的致病因素，同时又是病理产物，其贯穿于病程始终，同时也是前列腺增生症反复发作、缠绵难愈的主要原因。故在传统中医辨证论治的基础上，特别要注意祛瘀之法的应用。

## 从瘀论治理论基础

从解剖位置来看，前列腺相当于中医学"精室"范畴，精室依据其生理功能特性可归属于中医学"奇恒之府"范畴，其乃气血交汇融通之所，生理特性为"亦藏亦泄"，病理特点为"易虚易瘀"，故一旦受邪，易发瘀阻之患，当以气血疏通为要。且其位处下焦，部位隐奥，各种致病毒邪（湿热、气滞、血瘀等）一旦瘀阻，聚而难散，每由内外因相合而诱发疾病，且病久入络，相合其他病邪进一步加剧瘀阻之势，故瘀阻贯穿于病程始终，亦是本病发生、发展的病理基础。

从病理结构来看，《圣济总录·积聚统论》曰："癥者，隐见于腹内，按之有形证可验也。"指诊患者前列腺时，可发现侧叶或中叶增生，或中央沟变平或突出。这些增生的前列腺当属中医"癥""积"的范畴，为瘀阻内结的征象。王清任在《医林改错》中特别强调积聚之成，无不与瘀血有关，"无论何处，皆有气血，气无形不能结块，结块者必有形之血也"。

从经络联系来看，经络直接或间接与精室相连，输布运达气血，经气之盛衰决定着精室功能的强弱，经络联系中尤以任、督、冲脉最为密切。正如《内经·灵枢》所曰："冲脉、任脉皆起于胞中。"又任脉、冲脉、督脉者，一源而三歧。所谓"胞中"者，对女性而言为女子胞，男性者即为精室（又称男子胞）。任、督、冲三脉为气血渗灌通达之奇经，一旦受邪，无论气虚血瘀或是气滞血瘀，病后累及胞中（男性者为精室），总易演变为瘀阻之患。

从病因来看，本病常因受寒、劳累、过食辛辣刺激之物、情志因素或房劳等因素而诱发，以上病因在病理进程中均可导致瘀阻的发生，或寒凝而瘀，或气虚而瘀，或气滞而瘀，或湿热而瘀，总之瘀阻是疾病进程中的重要致病因素。

从临床症状来看，本病常以下尿路症状为主，但同时具有局部腺体增生或增大、直肠指检可扪及增生、硬节，及下尿路梗阻的临床特点。按照中医理论分析，这些表现多由瘀阻所致。从现代医学的角度来看，本病的病变主要是前列腺腺管、腺泡及间质充血、水肿，腺管阻塞、腺液滞留及间质纤维化，进而出现前列腺硬结和硬化前列腺增生。这些增生造成前列腺导管机械性的梗阻、扩张，分泌停滞，进而导管壁的破坏、缺血，同时在结节的分化、重组、成熟和梗死过程中，易发生感染或无菌性炎症，进而加剧腺体周围反应。

从中西医结合的角度来认识，其病变机制大致与中医学中的瘀阻机制相类。

## 从瘀论治临床探析

基于前列腺增生症的病变证机认识，门成福尤重"瘀阻"这一证机，故临床之际，在辨证论治的过程中，始终不离"祛瘀"之法的应用。

**1. 清利湿热祛瘀：** 此法适用于湿热下注，热瘀壅阻之证。临证辨证要点：小便黄涩不畅，尿意频繁，甚至尿涩难出，小腹部胀满不适，口中黏腻，或大便不爽，舌质红，苔黄腻，脉滑数。治疗当清热利湿，活血化瘀同用。常用药物茵陈蒿、生栀子、黄柏、败酱草、生薏苡仁、萹蓄、瞿麦、车前子、牡丹皮、赤芍、益母草、大红藤等。若口中黏腻重者，加黄连、黄芩以清热除腻；小腹部胀满不适甚者，加炒枳实、青皮理气消胀；大便不爽者，加生白术、生大黄以通利大便。

清热利湿与活血化瘀同用时，清利湿热药多以清利下焦湿热之品为主，活血化瘀药多选用性味甘寒或辛苦之品，以求相使配伍增效之功。且湿热之邪退去之时，要减少苦寒药物用量，以防苦寒伤胃，此时可选用甘渗之品清利，并适当增加活血化瘀药物用量。

**2. 补肾固本祛瘀：** 此法当分补肾温阳化瘀和补肾滋阴化瘀两类。其中补肾温阳化瘀法适用于肾阳亏损，气血瘀阻之证。临证辨证要点：小便频，夜尿多，排尿无力，余沥不尽，神疲倦怠，畏寒肢冷，腰膝酸软，舌质淡，苔白，脉沉细。治当温补肾阳，活血化瘀同用。常用药物菟丝子、熟地黄、巴戟天、炒山药、肉桂、制附子、盐杜仲、川牛膝、当归、红花、制五灵脂等。若小便频者，加乌药、益智固肾缩尿；神疲倦怠甚者，加黄芪、党参以健脾益气；腰膝酸软重者，加续断、桑寄生以强腰健膝。补肾滋阴化瘀法适用于肾阴亏虚，气血瘀阻之证。临证辨证要点：小便频，尿少涩赤，淋漓不尽，头晕耳鸣，腰酸膝软，五心烦热，或有失眠多梦，口燥咽干，舌质红，苔少，脉细数。治当滋阴养肾，活血化瘀同用。常用药物生地黄、生山药、生山茱萸、茯苓、泽泻、车前子、川牛膝、大血藤、牡丹皮、赤芍药等。若偏于阴虚火旺者，加黄柏、知母滋阴降火；失眠多梦者，加莲子、柏子仁以交通心肾；口燥咽干者，加玄参、麦冬以生津止渴。

对于补肾温阳、补肾滋阴药物的选取讲究"阴中求阳""阳中求阴"，绝不滥用峻补之剂，正如《景岳全书》所曰："善补阳者，必于阴中求阳，则阳得阴助而生化无穷；善补阴者，必于阳中求阴，则阴得阳升而泉源不竭。"又补肾温阳与活血化瘀同用时，活血化瘀药多选性味辛温或咸温之品，以求相使配伍增效之功；而补肾滋阴与活血化瘀同用时，活血化瘀药多选性味甘寒或辛苦之品，以求相使配伍增效之功。

**3. 补中益气祛瘀：** 此法适用于中气不足，气虚血瘀之证。临证辨证要点：小便频，淋沥不畅，小腹坠胀，精神乏力，少气懒言，或有便溏，舌质淡，苔薄白，脉细弱。治当补中益气，行气化瘀同用。常用药物黄芪、党参、炒白术、炒白扁豆、升麻、柴胡、陈皮、当归、制乳香、制没药、川芎等。若淋沥不畅重者，加瞿麦、泽泻利尿通淋；便溏者，加肉豆蔻、炒山药以温中止泻；兼有肾阳虚者，加菟丝子、肉苁蓉温补肾阳。

补中益气与行气化瘀同用时，补中益气药物的选取除益气健脾常规用药外，少佐辛散行气之风药，风药壮气，既能增强补气之功，又有行气理血之效。此时活血化瘀药多选血中气药，既能防止补益呆滞之弊，又无破血耗气之忧。

**4. 行气理滞祛瘀：** 此法用于气机郁滞，血脉瘀阻之证。临证辨证要点：小便涩滞不爽，尿线变细，甚或点滴难出，小腹胀痛不适，或见胸闷、呼吸不畅，或偶见血尿，舌质黯或有瘀斑，苔薄，脉弦涩。治当行气利水，活血通络同用。治当行气理滞、活血化瘀同用。常用药物柴胡、炒枳实、白芍、青皮、陈皮、炒桃仁、红花、川芎、炒王不留行等。若胸闷、呼吸不畅者，加桔梗、炒杏仁以宣降肺气；血尿者，加大蓟、小蓟以止血通淋；血瘀重者，加乳香、制没药以活血化瘀。

行气理滞与活血化瘀同用时，既要注意选取疏泄下焦气滞的药物，同时也要注意气血之辩证关系，行气以活血，多选取入血分的气药，入气分的血药。

**5. 活血通络祛瘀：** 此法用于久病入络，精室瘀阻之证。临证辨证要点：病程日久，小便淋沥涩痛，尿线变细，甚或点滴难出，小腹、会阴部刺痛，甚至痛引睾丸、阴茎，或见血尿，舌质紫或瘀斑，苔薄，脉涩。治当活血化瘀，通经行络同用，常用药物炒桃仁、红花、赤芍、牡丹皮、炒王不留行、水蛭、干地龙、炮穿山甲、刘寄奴、醋莪术、醋三棱等。若兼痰凝者加海藻、浙贝母以化痰散结；血尿者，加白茅根、炒蒲黄以止血通淋；痛引睾丸、阴茎者，加盐橘核、盐荔枝核以安子祛痛。

活血化瘀，通经行络同用时，此时病久入络，痼结难解，可在常规化瘀通络药物的基础上，选取动物药，由小剂量开始冲服，其量小力宏，尤善通络利窍，常有奇效。

近年来现代药理研究，活血化瘀药物对前列腺增生症既有全身性治疗效应，又有局部的治疗效应，不仅能提高机体免疫力，改善患者整体状况；而且能通过改变血流状况，促进局部血液循环，改善腺体局部的充血水肿，进而促进腺体软化和缩小，从而达到治疗作用。同时，中医讲究整体观和辨证论治，故中医不仅治"人的病"，而且治"病的人"，故在着眼于前列腺局部瘀阻的病理状态、以祛瘀之法治疗的同时，更根据患者症状表现的不同，加以辨证论治，活用祛瘀之法：或以清利湿热祛瘀为主；或以补肾固本祛瘀为主；或以补中益气祛瘀为主；或以行气理滞祛瘀为主；或以活血通络祛瘀为主，又或多证合参，多法并用，总之应做到随证而立，机法圆通。

# 167　不育症从瘀论治

　　男性不育症是指育龄夫妇婚后同居一年以上，性生活规律，未采取任何避孕措施，排除女方各种不孕因素，由于男方的原因而导致的不育。中医在治疗男性不育方面经验丰富。中医理论认为，肾精亏虚为男性不育的主要原因，而补肾填精是治疗男性不育症的主要治则。随着对男性不育症病因病机的深入研究，发现合并血瘀这一病机的患者逐渐增多，而引起男性不育的常见疾病如精索静脉曲张、前列腺炎、阻塞性的无精子症以及勃起功能障碍等都有血瘀的存在，以往并不多见的睾丸微石症等也存在血瘀病机。由于现代人生活方式的改变以及工作压力的增大，气滞血瘀、湿热血瘀的患者随之增多。所以，血瘀已经逐渐成为男性不育症的主要病机之一，"从瘀论治"应当引起临床男科医师的重视。学者李宪锐等通过对可能引发男性不育的常见疾病的血瘀病机进行分析，探讨了"从瘀论治"的重要意义和活血化瘀药在治疗男性不育症中的作用。

## 不育症中医病因病机探析

　　中医学对不育症的病机认识深刻，认为不育症与心、肝、脾、肾相关，其中与肾脏关系最为密切，大多由于精少、精弱、无精、精稠、勃起功能障碍和不射精等引起。《素问·上古天真论》曰："丈夫八岁，肾气实，发长齿更；二八，肾气盛，天癸至，精气溢泻，阴阳和，故能有子……七八，肝气衰，筋不能动，天癸竭，精少，肾藏衰，形体皆极……今五藏皆衰，筋骨解堕，天癸尽矣。故发鬓白，身体重，行步不正，而无子耳。"由此提出肾精、肾气在生育中的重要作用。肾精肾气充盛，天癸至，男性才具有生育能力，虽然与五脏相关，但无疑肾脏起关键作用，也确立了目前以补肾为核心的主要治则。但是，随着现代人的生活、工作方式和饮食结构的改变，发现不育症与其他脏器关系也密切相关，并且多病机、多病因者为多，工作压力的增大以及嗜食肥甘厚腻导致肝郁气滞、脾胃湿热，进而化湿生痰、湿热下注瘀阻精室，使得合并肝郁、湿热、血瘀等的患者逐渐增多，而单纯的补肾法并不能起到很好的效果，临床诊治要以多病机、多脏腑、多因素等综合考虑。

　　王金亮认为，肝藏血，调节人体气机，肝肾精血互化，且肝主疏泄，为泄精之枢纽，肝气调达，则肾精充沛，故在补肾基础上强调从肝论治男性不育，效果显著，更符合现代患者压力大，容易肝郁气滞，气血不行，血脉瘀滞的病机特点。宣志华等的研究认为，心肾同治是关键所在，心主血，思虑过多，耗伤心血，肾精枯竭，心肾相交，心神安宁，肾精宁谧，施泄有时，故能种子，提倡注重养心，心肾同求。丁劲等的研究认为，在治疗男性不育时注重补脾，脾肾为先后天之本，先后天相互滋养，脾不充盛则肾精无以充养，肾精不足则无子，其认为尤其是精索静脉曲张的患者，多存在脾虚气陷，脾虚则清阳不升、浊阴不降，而出现肾虚血瘀，故其多从脾肾论治男性不育。所以，目前男性不育症与心肝脾肾密切相关，肾虚、肝郁、湿热、血瘀为基本病机，其中肾虚为本，肝郁、血瘀、湿热为标，而血瘀作为男性不育症基本病机病理的产物影响越来越大，肝郁气滞血行不畅容易出现血瘀，湿热瘀滞、阻塞气血也容易出现血瘀，脾虚导致清阳不升、浊阴不降，中焦气机逆乱亦容易出现血瘀，加之不育症病程较长，瘀阻络脉，多出现"久病入络"，所以，我们要善于从瘀论治，并善用活血化瘀通络药，这样在治疗男性不育时才能得心应手。

## 男性不育症伴有瘀症的临床特点

　　血瘀证以刺痛不移，拒按，肿块，出血，唇舌爪甲紫暗，脉涩等为辨证要点。男性不育伴有血瘀症状时，除可能出现上述症状外，还有自身的特点，最直观的表现在精液的质量上。精血同源，瘀阻不畅可出现精液不液化、畸形精子增多、少精子、精子活力降低；而精血瘀滞，阻塞精道，则会出现睾丸附睾和输精管结节以及精液囊肿、精索静脉曲张等。肝络阴器，肾主二阴，肝失疏泄，肾失开阖，精血排泄障碍瘀阻，又容易出现阴部及肝肾两经循行部的疼痛，如少腹会阴部和阴茎睾丸的疼痛不适。还有些如精索静脉曲张和睾丸微石症的患者可能无明显的症状，但有时可见其舌质紫暗，且舌边有瘀点瘀斑，舌底络脉青紫、粗大。这些都需要我们在临床诊治中详细辨证，以免漏诊。

## 从瘀论治在男性不育症中的应用

　　通过对瘀证临床表现的认识和对男性不育症病因病机的进一步了解，发现以下几种可能引起的男性不育的疾病多出现血瘀症状，从瘀论治疗效确切，即在兼顾五脏、注重补肾的基础上，运用活血化瘀兼以通络的中药，对改善患者的精液质量和全身症状效果满意。

　　**1. 睾丸微石症的诊治**：睾丸微石症（TM）是指弥散分布于睾丸生精小管内、直径<3 mm 的众多钙化灶形成的综合征。睾丸微石症发病比较罕见，但随着 B 超分辨率的提高和高频超声的应用，使得睾丸微石症的检出率越来越高。现代医学对于不育症与睾丸微石症的关系尚未完全明了，但有报道发现，睾丸微石症患者的精子质量和精子活力都低于非睾丸微石症患者，且严重程度与精子质量呈正相关。邓春华等的研究认为，睾丸微石症的发病原因可能是生精小管微结石形成导致生精小管的阻塞，从而导致血流减少，影响了精子的产生和精子的活力。在治疗方面，西医多针对睾丸微石症引起的少弱精症采用辅助生殖。而我们认为，睾丸是精子生成的场所，睾丸微石症通俗地讲就是"土地贫瘠，石头较多"。而现代医学研究的病因主要是血流减少和生精小管阻塞，这种情况导致"土地灌溉不足，水道被堵"，加上"土地不肥沃"，当然会出现"种子质量下降"，即少精弱精症，这些在中医来讲就是肾虚血瘀的表现。所以，临床治疗在采取补肾的前提下，配合活血化瘀通络药物，如水蛭、蜈蚣、全蝎、当归、王不留行等，则精子质量明显提高，睾丸的微结构也会明显改善。马凰富等的研究认为，本病主要病机为肾虚，而血瘀、湿热、痰凝贯穿该病的全过程，治疗应在补肾基础上，兼以活血化瘀、祛湿通络，综合辨证。以此治疗 2 例睾丸微石症引起的不育症患者，均获成功。

　　**2. 精索静脉曲张症的诊治**：男性不育症患者中，精索静脉曲张发病率高达 30%～40%。虽然精索静脉曲张是否导致男性不育还有待进一步研究确定，但其在一定程度上导致精子的活力和密度的下降，影响了受孕是可以肯定的。目前，西医研究其机制多为静脉回流不畅导致局部温度过高、缺氧阻滞、精索静脉内儿茶酚胺类物质增多和过高的氧化应激等。精索静脉曲张患者临床多表现为阴囊坠胀不适，甚至疼痛，疼痛可以向腹股沟、会阴部放射，严重者肉眼可见静脉扩张增粗或迂回弯曲的静脉丛，对于伴有明显的精索静脉曲张并出现精子质量下降的患者，可以考虑手术，但是术后精子质量改善与否还有很大争议。而中医辨证多认为其与肾虚血瘀、脾不升清有关，临床治疗可以在补肾健脾、升清降浊的基础上配合活血化瘀的中药，如以五子衍宗（丸）汤或补中益气汤配合活血通络中药，如路路通、威灵仙、水蛭、丹参、三七粉等。张耀圣等研究发现，在治疗此类情况引起的不育症时，多采用健脾升清、补肾活血的方法，临床疗效显著，且可以大大缓解精索静脉曲张的症状。

　　**3. 勃起功能障碍的诊治**：近年来，因勃起功能障碍（ED）引起的男性不育越来越多。勃起功能障碍不能完成性生活从而引起男性不育，以往多认为与心理因素有关，治疗多以疏肝补肾为主，但疗效一般。任黎刚等的研究表明，器质性因素导致的勃起功能障碍也逐渐增多，其中阴茎血管内皮功能异常是勃起功能障碍发生的重要机制，其认为阴茎勃起本质上是神经血管共同起作用的结果，其中血管内皮功能障碍或损伤是勃起功能障碍发生的重要机制，而勃起功能障碍本质上是一种血管疾病状态，其血管内皮细胞功能异常与心血管疾病的特征相似。李海松等的研究提出"阴茎中风"学说，其认为勃起功能障碍也就是阴茎中风，"萎废"不能用，与脑中风、心脏中风病机相似，治疗常以逍遥（散）汤为基本方配合大量活血化瘀和祛风药物，如水蛭、土鳖虫、蜈蚣、鸡内金、王不留行、当归、川芎、防风等，疗效显著，体现了"治风先治血，血行风自灭"的治疗观点，也说明从瘀论治这一治则在勃起功能障碍治疗上的重要作用。所以，临床对于勃起功能障碍所导致的不育症患者要辨明病因，若是心理原因导致，在心理疏导的基础上，配合PDE-5抑制剂，如他达拉非或者西地那非或者中药逍遥（散）汤、柴胡疏肝（散）汤加减，对于器质性因素引起的勃起功能障碍患者，在针对病因治疗的同时，也可以以PDE-5抑制剂为主导，在此基础上配合补肾疏肝、活血化瘀通络的中药，则事半功倍。

**4. 精道瘀阻症的诊治**：精道瘀阻是男性不育的重要原因之一，也是出现无精子症的主要原因。阻塞性的无精子症多分为先天性和后天性，先天性阻塞性无精子症包括先天性射精管梗阻、先天性附睾发育不全、先天性输精管发育不良或输精管闭锁和缺如等。后天性阻塞性无精子症多由感染引起，一般有生殖道感染的病史，这种情况一般可以采取手术治疗，但有些患者由于生殖道的反复感染，精道通而不畅，出现少弱精子症，这种情况手术效果欠佳。中医辨证此是体内离经之血或败精与湿热毒邪胶着于精道，未能消散形成瘀血，阻滞气机，影响精道正常运行输布所致。因肝经环绕阴器，经气不利，阻滞肝经络脉，临床患者可以有会阴部、小腹及睾丸的疼痛；同时，舌象脉象一般是舌暗红，脉涩，皆是一般血瘀之象。这种情况补肾为其次，主要是活血化瘀、清利毒邪，使精道通畅，故能有子。

**5. 慢性前列腺炎的诊治**：中医学认为，慢性前列腺炎的主要病机为肾虚、湿热、血瘀，其中肾虚为本，湿热、血瘀为标，但是单纯的湿热、血瘀不会直接引起不育，而是湿热和血瘀进一步加重了肾虚，肾精亏虚则无子。其中，血瘀所致的前列腺炎多表现为前列腺周围区的疼痛，包括小腹会阴部及睾丸疼痛不适，加之患者生活不规律，饮酒、嗜辣、久坐等导致疾病经久不愈，中医学认为久病必虚，久病及肾，长此以往，又出现腰酸乏力之象。其反映在精液质量上，则出现精液不液化或者液化不全，少精弱精子症，精子活力减退等。而慢性前列腺炎又常常合并精囊、附睾等生殖道感染，引起精囊和附睾等生殖道阻塞，这些情况都存在血瘀征象。临床对于此类血瘀征象为主的患者，在补肾的基础上，加以乳香、没药、延胡索、川芎、三棱、莪术等化瘀行气的中药，可以大大缓解患者的疼痛不适症状和改善精液的质量，尤其是对于精液不液化的患者，活血祛瘀法尤为明显。李海松教授等研究发现，多用水蛭、鸡内金、丹参、王不留行、海藻、昆布等化瘀祛痰的中药治疗精液不液化，疗效明显。

**6. 不射精症的诊治**：不射精症指性交时可以正常勃起，可以在阴道内做正常的抽插动作，但是无法达到性高潮，也无法在阴道内射精。因为不能正常地在阴道内射精，所以不射精症也是男性不育的原因之一。由于少数患者可以在手淫时射精或者不自主的遗精，目前多采取性教育、性心理咨询与治疗，以及电按摩器刺激直肠来促使患者射精，但也难以达到满意的效果。目前，不射精患者大多是手淫频繁的青年患者，多有频繁的手淫史，手淫频繁容易出现肾精亏虚，损伤肾气，使精源化生不足，而致射精不能。所以，中医学认为不射精症以肾虚为本、血瘀为标，治疗以补肾为要，佐以活血化瘀，多选用水蛭、蜈蚣、土鳖虫等，这类药活血化瘀功效较强，且可以起到通络、改善血供的作用。

男性不育症的发病率逐渐增高，西医治疗多以辅助生殖技术为主，但辅助生殖治疗对女方来说过程比较痛苦，并且花费高，成功率低。而中医在治疗男性不育方面经验丰富，且治疗过程中可以采取个体化的综合治疗，即结合男性不育症患者的饮食习惯、病症特点、生活方式、精液常规检查指标等进行针对性治疗，疗效显著。

# 168　小儿肺炎从瘀论治

小儿肺炎是儿科常见病，学者王跃华的经验认为，本病当从瘀论治。

## 肺炎血瘀证的理论基础

肺主气，司呼吸，外合皮毛。肺与自然界息息相关，易受外邪侵袭。肺不耐寒热，故有娇脏之称。肺朝百脉，且主一身之气，肺的功能正常，气的各种功能才能正常发挥，气机通畅则血流亦顺畅，即"气盛血流""气能行血""气行血行""气足血活""气通血流"之理。当各种致病因素作用于肺，使肺的生理功能发生障碍、气不能正常运行时，血脉的正常循环就会出现瘀阻不畅，气滞血瘀，进而出现瘀血的证候。正如《医林改错》里指出的"血管无气，必停留而瘀"。

从解剖生理角度看，肺脏为微血管系统最丰富的器官，微血管的面积相当于肺泡面积的90％。肺的微循环成网状结构，全身血流经过它的"过滤"，肺的许多防御功能在很大程度上有赖于肺的微循环。在病毒、细菌侵犯人体时，其微血管受损，微动脉、微静脉痉挛，毛细血管通透性改变，微血栓形成等病理改变已有不同程度的存在，肺脏出现微循环障碍，血小板异常增高，肺炎早期血液即存在高凝状态。

现代研究认为，中医学的"血瘀"相当于血液循环障碍，尤其是微循环障碍。小儿的解剖生理特点，如气管、支气管管腔狭窄，黏液分泌少，纤毛运动差，肺弹力组织发育差，血管丰富，易于充血，间质发育旺盛，肺泡数少，肺含气量少，易为黏液所阻塞等，这些特点使得肺炎病变过程中易发生微循环障碍而出现血瘀的征象。从宏观的角度辨证，在临床上肺炎患儿可出现如下症状：面色青灰，两颧暗红，口周发青，口唇暗红或发绀，皮肤发绀，腹部胁下痞块，呕吐物呈咖啡样，血样便，爪甲暗红或青紫，舌质暗红，或紫红，或青紫，舌下静脉曲张，脉涩或指纹青紫而滞。这些血瘀证候，常随着病情的加重出现动态变化，其表现的严重程度与病情的轻重一致。从微观的角度看，微循环障碍、血液流变学异常、血液黏稠度增高是形成血瘀证的重要病理基础，也是诊断血瘀证的实验室指标。

阎田玉通过多次观察，一般肺炎早期微循环强烈收缩，可使血流完全阻滞；强烈收缩与扩张相交替，红细胞聚集成缗线状、不规则状，分为小颗粒流、大颗粒流、团絮状流，血小板形成栓子；在微循环障碍晚期，微循环速度极度降低，乳头下静脉极度扩张，并认为血瘀程度、病变程度、甲襞微循环均随病情好转或加剧而出现相应变化。刘振寰的观察结果表明：缺氧性发绀的肺炎患儿，甲襞微循环出现血色暗红，血流变慢，呈黏缓流，襻顶增宽，红细胞聚集成团，这种改变与发绀的程度呈正比。在血液流变学方面，肺炎发绀患儿的血浆黏度、低切全血浓度、红细胞聚集性均较无发绀时升高。证实了这类患儿存在着高血黏滞综合征。从宏观和微观两方面辨证，可知小儿肺炎的病变过程中，血瘀证不一定非到心阳虚损的变证时才有，而是可以贯穿于肺炎的始终，只是有轻重程度的不同而已。这就为肺炎的活血化瘀治法提供了基础。

## 肺炎血瘀证的发病机制

不同医者对小儿肺炎血瘀证的发病机制有不同的看法。孙远岭认为，小儿肺炎是由于小儿脏腑娇嫩，外邪侵袭，肺气虚寒，气滞血瘀；肺常不足，生痰贮肺，痰阻血瘀，肺气虚损，气虚无力，气滞血瘀。黎炳南认为，本病病机重点在于痰、热、瘀、闭四字。小儿罹患此病，多呈热象，即使起于风寒亦可骤然化热，痰热闭肺，气郁则脉络瘀阻，又加重气机郁闭，心血瘀阻，则心失所养，导致心阳虚损，鼓动无力，则血瘀更甚，二者互为因果。血瘀可由气滞引起，亦可由痰与湿引起。在病邪的作用下，肺失宣降，肺津熏灼凝聚，而形成肺闭痰阻，进而导致血瘀。安效先认为小儿肺炎血瘀证的形成有以下不同的途径：肺热壅盛，炼血成瘀；肺气郁闭，血凝成瘀；痰阻肺络，血滞成瘀；咳伤肺络，血留成瘀；阴虚火旺，灼血为瘀；肺气虚损，血滞成瘀。此外，值得一提的是，唐容川在《血证论》中曰"盖人身气道，不可有壅滞，内有瘀血，则阻碍气道，不得升降，是以壅而为咳"，"须知痰水之壅，由瘀血使然"，"瘀血乘肺，咳逆痰壅"，指出了痰瘀互结的发病机制。

根据现代研究，肺是唯一在体静脉和左心流出血管之间起滤过作用的器官，故为"毛细血管过滤器"。因此肺保证循环血液的清洁。肺内皮细胞含有丰富的纤维蛋白溶酶致活剂，可将纤维蛋白溶解原转变成纤维蛋白溶酶，此酶又可将纤维蛋白转变为纤维蛋白降解产物，因而肺除了能够自身清除血栓免于栓塞外，在控制血液凝固、保证血液循环畅行的全过程中也起着相当重要的作用。肺能贮存约占全身血液总量 $10\%$ 的血液，一旦肺脏有病，影响肺朝百脉、主治节的生理功能，那么肺的血液过滤功能、控制血凝功能、贮存血液功能及影响血管活性物质水平功能就会出现障碍。小儿肺炎，虽然由各种病原微生物感染所致，但由于病原体与机体免疫活性物质作用，产生渗出，腺体分泌亢进，肺通气及换气功能障碍，由于低氧状态刺激红细胞生成增多，纤维蛋白含量增加，红细胞表面电荷减少，导致血液黏滞性增加，流动性减弱而出现血瘀的病理状态。

## 肺炎血瘀证的治疗

由于肺循环功能与小儿肺炎时形态学异常之间有很密切的关系，在小儿肺炎发病机制中存在着肺循环障碍的病理过程，即肺炎血瘀证的形成过程。故在肺炎的治疗中，应重视微循环的改善，运用活血化瘀法，选用适当的活血化瘀药进行治疗。辛德莉等通过数十年的临床与实验研究发现，活血化瘀药在防治小儿肺炎中有比较满意的效果。

现代药理研究证明，活血化瘀药具有通利血脉、促进血行、消散瘀血的作用。具体为：①活血化瘀药对循环系统有明显的作用，能调节全身或局部的血液循环，维持正常的循环功能；②有改善血液理化特性、调整凝血与抗凝系统的功能，能改善血液的"黏、聚、滞"状态，而具有抗凝、溶解血栓及防治动脉粥样硬化等作用；③能改善毛细血管通透性，增强吞噬细胞功能，抑制炎症反应，促进炎症的局部化和吸收，某些活血化瘀药还具有抑制细菌、真菌和病毒的作用；④能促进损伤组织的修复及细胞再生；⑤调节免疫功能，改善机体反应性；⑥能抑制肿瘤及组织异常增生，调节结缔组织代谢等。

运用活血化瘀药进行治疗后，肺的微循环通过以下途径得到改善：①改善肺毛细血管血流灌注，有利于保持正常的通气/血流比值，减少生理分流，使血氧分压升高，减轻机体乏氧；②保护肺微血管内皮细胞，减少细胞因子的释放，减轻肺泡毛细血管膜的水泡裂隙损伤，保护毛细血管壁的完整，从而减轻肺泡水肿，纤维素渗出和出血，有利于气体交换；③减轻或防止肺微血管的栓塞，避免 DIC 的发生和发展，减少肺毛细血管的渗透性和阻力，减轻渗透性肺水肿，防止 ARDS 的发生；④清除肺泡内血细胞、纤维素和血浆蛋白凝聚物，恢复已损伤的表面活性物质，稳定细胞，改善呼吸。

肺的微循环得到改善，则肺络宣通，气血畅行，肺部炎症减轻，从而促进肺功能的恢复。所以，治疗小儿肺炎，不可拘泥于一味从气分论治，因为在肺炎的病变过程中会出现血瘀证的病理过程，若此时只用行气祛痰之品，则难以推动肺中之气滞和血瘀。故可加用活血化瘀之品，使血活气行，肺络通畅，气机宣通，瘀血得除，外邪得出，痰浊遂消。既能改善症状，又能使心血畅运而预防心阳虚衰之变证。肺主气，心主血，肺朝百脉，与心相通，共同推动血液循环。气滞血瘀，可使病情加重或影响疗效，临床早期使用活血化瘀药，可以促进炎症吸收，缩短疗程，提高疗效。著名医家关幼波曰："在痰涎阻塞肺络的情况下，若单行祛痰之品，势必难以推动，加上活血药可使血活气动，再配以宣肺的药物，可以达到气血畅行，脉络宣达，外邪随之而出，痰浊随之而泄，邪去正复，咳喘自愈"。

临床上具体运用时，又要根据血瘀形成的不同机制和患儿的不同体质辨证论治，选用具体的治法。因风寒引起者，宜宣肺化瘀；因风热引起者，宜清肺化瘀；因痰瘀互结引起者，宜豁痰化瘀；因气虚致瘀者，宜益气化瘀；因血涩成瘀者，宜养血化瘀；因腑热成瘀者，宜泻腑化瘀等。然后再根据具体的治法而选用不同的方药。

总之，小儿肺炎只要病机符合血瘀证，或症，或舌，或脉稍有瘀血征象，即可大胆应用活血化瘀药，"但见一症便是，不必悉具"。但小儿脏腑娇嫩，形气未充，运用此法，中病即止，不可重用、久用，尤其是初生、体弱小儿，峻猛的破血行气之品，如三棱、莪术，更应慎用。

# 169　小儿病毒性心肌炎从瘀论治

小儿病毒性心肌炎是由病毒感染引起的以局限性或弥漫性心肌炎性病变为主的疾病，其发病率近年渐有增高趋势，在我国已超过风湿性心脏病跃居小儿后天性心脏病的首位。根据临床主症可归属于中医学"温病""心悸""胸痹""真心痛"等范畴。其病位在心，病机关键为外感邪毒导致心脉痹阻。在病机演变过程中，瘀血既为病理产物又为致病因素，故学者宋惠霄等认为，活血化瘀应贯穿始终。

## 初期清热凉血化瘀

小儿病毒性心肌炎由风热邪毒从鼻咽而侵袭肺卫，或湿热邪毒从口鼻而入蕴于肠胃，邪毒由表入里，内舍于心，致心脉痹阻、心失所养而发病。王清任《医林改错》曰："气无形不能结块，结块者，必有形之血也。血受寒则凝结成块，血受热则煎熬成块。"血乃津液与营气相合而成，津血同源，此时热毒炽盛、灼津耗液，使血凝致瘀、心血运行不畅，患儿出现心悸、胸闷、气短等症，且多伴有发热、咽红肿痛、口渴心烦、舌质红、苔薄黄或黄腻、脉数或濡数或结代等热象。此期治疗应配伍清热凉血化瘀药物，风热者，常合用化斑汤加丹参，化斑汤中所包含的白虎汤可大清上焦之热，丹参活血，通心包络，还可配伍玄参、牡丹皮等。湿热者，加用虎杖、泽兰、益母草、马鞭草、半枝莲等，既能活血化瘀，又清热利湿。临床观察祛邪务必尽，清解热毒需至咽不红、舌净为止。风热者用玄参，可解毒散结治疗咽喉肿痛；热毒清则瘀血之成因截断矣。瘀滞脉中必影响气机通畅，如兼有气滞则加用郁金，其为血中气药，性寒可清热，行气可活血，气行则血行，热毒清则瘀无以复生，故早期应用活血化瘀药可以阻断病情的进一步发展。

## 中期注重祛痰散瘀

风热袭肺，湿热蕴肺，肺失宣肃，肺之通调水道失常，津液的运行、输布、排泄失常，津停为痰，或热毒炽盛，煎灼津液为痰，或湿热困脾，脾失健运，水液代谢失常，津停为痰。痰浊为有形之邪，阻滞脉络，导致气血运行不畅、心脉失养。张景岳《景岳全书·痰饮》曰："痰即人之津液，无非水谷之所化，此痰亦既化之物，而非不化之属也。但化得其正，则形体强，荣卫充，而痰涎本皆血气，若化失其正，则脏腑病，津液败，而气血即成痰涎。"痰是津液不化的病理产物，瘀血是人体血运不畅，或离经之血着而不去的病理产物。津血同源，津液可以转化为血。《医学入门》曰："痰乃津血所称。"故津血可以成痰，津液亦可以化痰，痰瘀同源皆为津液的病理产物。此时痰浊壅盛，患儿多伴有咳嗽、咯痰、喉中痰鸣、舌苔厚腻等表现。如无明显热象应用温胆汤理气化痰，加用桃仁、红花、葛根等。《别录》中记载桃仁"止咳逆上气，消心下坚，除卒暴击血，破癥瘕，通脉，止痛"，既能止咳化痰又可活血化瘀，一药两用，因其有润燥滑肠之功，如兼有肠燥便秘更宜应用。配用红花加强桃仁之活血化瘀作用，如咯黄痰、口渴、心烦、舌苔黄厚等热象明显，则用黄连温胆汤以清热化痰，临证加用虎杖增清热化痰之效，且止咳、活血祛瘀通络。中期从瘀论治可防止病情迁延及变证的出现。

## 后期养阴温阳祛瘀

本病后期热毒耗气伤阴，致心之气阴亏虚，心气虚则心悸气短、动则尤甚。如王清任云："元气既虚，必不能达于血管，血管无气，必停留而瘀。"即气虚无力行血，血停而成瘀；心阴不足，心失所养，神失守舍则悸动不安，五心烦热，头晕目眩，血少行迟，涩而为瘀。正如《景岳全书》曰："凡人之气血犹如源泉也，盛则流畅，少则壅滞，故气血不虚不滞，虚则无有不滞者。"周学海《读医随笔》曰："阴虚必血滞。"临证常用补阳还五汤加减治疗气虚血瘀证，用桃红四物汤合生脉（散）汤治疗阴虚致瘀，气虚及阳、阴损及阳均可致心阳不振，加重心血瘀阻，临床治以参附汤、桂枝甘草汤合桃仁、红花、川芎等加减。后期着重调整机体的气血阴阳佐以活血化瘀，及时阻断病情发展，以防止患儿出现心脏扩大、反复心律失常、心力衰竭等。

## 心肝同治活血化瘀

心主血，血属阴而主静。心血的正常运行有赖于气的推动。气行则血行，气滞则血瘀。肝主疏泄，调畅全身气机，推动血、津液运行。若肝之疏泄有度则气机调畅，心血运行正常。《血证论》曰："肝属木，木气冲和条达，不致遏郁则心脉得畅。"若肝气郁结，则影响心气的畅通、心血的运行，而产生瘀血。故从肝治瘀，心肝同治，常用柴胡疏肝（散）汤加郁金、红花等。且心主神志，肝调畅情志，病毒性心肌炎患儿常有情志方面的表现，随着疏肝理气活血化瘀药的应用，患儿善太息、急躁易怒、多啼好动等症状随之缓解，此时常可加用丹参，《滇南本草》曰其："补心定志，安神宁心。治健忘怔忡，惊悸不寐。"祛瘀、安神一药两用，事半功倍。

小儿病毒性心肌炎因患儿正气亏虚，感受风热、湿热邪毒，痹阻心脉而发病，其基本病理改变为气阴两虚，病程中邪毒与正气的消长变化而产生一系列虚实夹杂证候。其中瘀血既是病理产物又是致病因素，临证需根据标本虚实选择活血化瘀之药，切勿犯虚虚实实之戒。瘀血阻滞影响气机之运行，如兼有气滞可配伍理气药以助活血化瘀，但理气药大都辛温香散，故对气虚、阴虚患儿当酌情应用。

# 170  小儿脑性瘫痪从瘀论治

脑性瘫痪（CP）是自受孕开始至婴儿期非进行性脑损伤和发育缺陷所导致的综合征，主要表现为运动障碍及姿势异常，可伴有智力低下、惊厥、听觉和视觉障碍、行为异常等，是导致儿童肢体残疾的主要疾病之一。刘振寰教授根据多年治疗小儿脑性瘫痪的经验，认为脑性瘫痪在基础康复治疗的基础上，须重视血瘀的存在，采取有效的活血化瘀方法，临床可取得较好疗效。

## 中医病因病机

小儿脑性瘫痪归属于中医学"五迟""五软""五硬""痿证"范畴。其病机主要是先天禀赋不足，肝肾亏损，后天养护失宜，脾胃运化不充所致。血瘀也是一个重要的病理改变，指血运不畅或血液瘀滞不通，由此而产生机体组织形态和功能的病理改变。小儿脑性瘫痪存在血瘀证，其病因、病机如下。

**1. 先天禀赋不足而血瘀**：人赖父母精血的成形，与父母体质、父母年龄、多孕多产、双胎有密切关系，若父母体质素虚，精气衰惫；或久病初愈，或药毒损害，或嗜欲偏数，致胎禀不良；或妊期纵欲、伤及胎形；或孕母受惊、邪气乘心；或跌仆内伤，致使胞损，皆能使患儿胎禀不足，肝肾受损，精血不能荣注筋骨而发病。《张氏医通》曰："五迟者……良由父母精血不足，肾气虚弱，不能荣养而然。若长不可立，立而骨软，大不能行，行则筋软，皆肝肾气血不充，筋骨萎弱之故。"张景岳指出，精足则血足，若肾精不足，精虚无以生血，则血液亏虚，血脉不充而血行不利，则可产生瘀血。

**2. 外感六淫外伤致血瘀**：新生儿黄疸，因于脾运不健或湿热内蕴，水湿之邪所伤；新生儿感染，以致发生败血症、休克等，此因外感邪气所伤。《医林改错》曰："无论外感内伤，要知初病伤人何物，不能伤脏腑，不能伤筋骨，所伤者，无非气血。"更兼小儿脏腑娇嫩，形气未充，气血受损后而致血瘀形成。临床上新生儿窒息、缺氧缺血性脑病，被认为是宫内缺氧的继续，故而其血瘀之由，亦由元气亏虚而致。精血化生元气，气为血帅，气虚则推动血行乏力，血行不畅，渐致血瘀。《医林改错》曰："元气既虚，必不能达于血管，血管无气，必停留而瘀。"围产期外伤、颅内出血，此为离经之血，如果所出之血未能排出体外或及时消散，留积于体内则成瘀血。明·《普济方·折伤门》曰："从高坠下，轻者在外，涂敷而已。重者在内，当导瘀血，养肌肉，宜查浅深以治之。"皆言伤后瘀血内停之证，外伤除直接引起血瘀外，还经常并发出血，出血又是引起瘀血的常见原因。

**3. 从病程中而致血瘀**：小儿脑性瘫痪被诊断确诊多在 6～9 月龄时，此时脑损伤的发生时间已较长，若失于治疗，严重者可发生重度残疾，肢体瘫痪。这就讲到了久病生瘀。《内经》曰："病久入深，营卫之行涩，经络失疏，故不通。"清·周学海《读医随笔》曰："病久气血推行不利，血络之中必有瘀凝。"血瘀证，血滞于内，既是病理产物，又是新的致病因素，进一步阻滞气机，阻碍气血的运行。唐容川《血证论·瘀血》曰："此血在身，不能加于好血，而反阻新血之化机，故凡血证，总以去瘀为要。"

## 活血化瘀临床应用

**1. 证候要点**：气血运行不畅，络脉不通，瘀阻脑络，脑失所养，则自出生后，反应迟钝，智力低下，肌肤甲错，毛发枯槁，口流痰涎，吞咽困难，肢体运行不灵，关节僵硬，肌肉软弱，动作不自主，或有癫痫，舌质紫暗、苔白腻，脉沉涩。

**2. 治法药物**：活血化瘀，疏经通络。以熏蒸或洗浴为主。

（1）熏蒸方（适用于痉挛型脑瘫）：丹参、川牛膝、赤芍、红花、五加皮、防风、艾叶、桑枝、伸筋草、透骨草、桂皮、桂枝、黄芪。方中丹参活血化瘀，凉血，除烦安神；川牛膝活血化瘀，引血下行，补肝肾，强筋骨；赤芍活血祛瘀，清热凉血；红花活血通经，祛瘀止痛；合伸筋草、透骨草祛风通络。全方合用，具有活血化瘀，舒筋活络，强筋壮骨，补益肝肾之功效。在家长或护士陪同下进行全身或局部熏蒸，蒸汽温度 37 ℃～41 ℃，每次 20 分钟，每日 1 次，20 日为 1 个疗程。

（2）中药浴方：①小儿康复药浴方（五加皮、丹参、防风、艾叶、川牛膝、赤芍、桑枝、伸筋草、透骨草），适用于各种类型的脑瘫。方中五加皮、川牛膝补益肝肾，丹参、赤芍活血养血，防风、桑枝、伸筋骨、透骨草祛风通络，艾叶温经散寒。②硬瘫洗浴方（羌活、独活、杜仲、黄芪、当归、续断、赤芍、木瓜、防风），适用于痉挛型脑瘫。方中当归、赤芍活血养血，防风、木瓜、羌活祛风通络，续断、杜仲补益肝肾，黄芪益气固表。药液水温 38 ℃～40 ℃。每次 10～15 分钟，每日 1 次，20 日为 1 个疗程。

从西医学的角度认为，血瘀的本质与血液循环和微循环障碍、血液流变学异常、血流动力学异常等有关，主要表现为血流速度缓慢，异形微血管增多，毛细血管祥变细变少，血管周围渗出或出血，微血管阻塞等。从血液流变学的研究发现，脑瘫患儿常存在不同程度的微循环障碍，脑瘫患儿存在甲皱微循环障碍及红细胞聚集性增高的异常，且红细胞聚集性增高的异常程度与病情严重程度有一定相关性，即脑瘫病情越重，红细胞聚集增高越明显。活血化瘀类中药一般均能改善血瘀证者血液的浓、黏、凝、聚状态。郑楚等给予大鼠活血散瘀颗粒观察其微循环变化，结果显示其可显著抑制肾上腺素引起的大鼠肠系膜微循环动脉管径缩小、流速减慢、毛细血管开放数量减少，最终改善微循环。刘振寰通过自己的研究，也证实了脑瘫患儿存在脑血流动力学的高阻力、低灌注障碍，早期应用改善脑微循环治疗对于小儿脑瘫的治疗有重要意义。

名老中医颜德馨教授指出临床一些久治不愈的疑难杂症，多因气血失畅所致，气血凝滞、瘀血深伏络脉，引起体内阴阳气血平衡失调、脏腑功能失常，故病程缠绵难愈，提出了"久病必有瘀、怪病必有瘀""血为百病之胎"等理论，创立"衡法"学说，以活血化瘀为主，调畅气血、平衡阴阳、扶正祛邪、固本清源来治疗血瘀证。刘振寰借鉴颜老的"衡法"学说理论，结合多年来治疗小儿脑瘫的经验，认为小儿脑瘫病证缠绵难愈，证候复杂，且多兼夹痴呆、痛证、神志异常等，均是"血瘀"的表现。在治疗小儿脑瘫尤其是痉挛型脑瘫时，善于运用活血化瘀类中药，如丹参、当归、赤芍、红花、川牛膝等，来改善脑瘫患儿的血液循环和微循环障碍。同时，考虑到脑瘫患儿多伴有肝肾不足、筋骨失养，且药浴中患儿出汗较多，气随汗出，将活血化瘀与行气活血、活血利湿、补气固本等治法有机地结合运用，常用药物如黄芪、牛膝、杜仲、五加皮等，以达到通补兼施的目的，旨在提高临床疗效。

# 171　胆囊息肉样变从瘀论治

　　胆囊息肉样病变（PLG）又称胆囊隆起样病变，是由胆囊壁向囊腔内呈局限性隆起的一类病变的总称。Kirklinl 于 1931 年首先报告胆囊乳头状瘤的放射学诊断，1957 年 Jones 称之为胆囊息肉样病变。临床常见症状为右胁肋胀痛、口苦恶心、干呕厌食油腻，也有部分患者无明显症状。依据其临床表现，属中医学"胁痛""胆胀""黄疸"等范畴，历代医家多从湿热、气滞、痰瘀、积聚论治，通过总结诸多医家临床治疗经验，以活血化瘀消癥为治疗大法者居多，且疗效显著。学者杨倩等对中医从瘀论治胆囊息肉样变的研究概况作了归纳综合。

## 现代病理研究

　　现代医学多认为胆囊息肉与胆汁中脂质代谢异常有关，理化因素长期刺激胆囊，可引起胆囊慢性炎症，慢性炎症损伤和修复的过程中形成毛细血管、成纤维细胞和慢性炎症细胞，使胆囊黏膜增生、面积加大和平滑肌增生，从而导致胆囊壁肥厚，加上胆囊壁的神经纤维异常增生及在胆囊胚芽囊化不全，进而形成胆囊息肉样变。本病的发生可能是在慢性炎症基础上，胆囊神经源性功能障碍，导致胆囊动力异常，尤其是胆囊颈部括约肌痉挛性收缩，使胆汁排出受限，囊内压力异常升高，黏膜陷入肌层形成憩室和诱导肌层增生肥厚。综合现代医学的病理观察结果推断胆囊息肉的形成与胆固醇代谢紊乱、胆固醇沉积、炎症刺激、纤维结缔组织增生造成增生物突出胆囊腔内，形成息肉的结论是一致的。

## 中医病因病机

　　**1. 古文献记载：**《内经》首次提出息肉病名，"夫肠覃者，寒气客于肠外，与卫气相搏，气不得荣，因有所系，癖而内著，恶气乃起，瘜肉乃生。""瘜肉"即息肉，为瘀血化生。《内经》将胁痛、口苦等症命名为"胆胀"，《症因脉治》中指出其病因病机，"肝胆主木，最喜调达，不得疏通，胆胀乃成"。《仁斋直指方论》载"气行则血行，气止则血止，气滑则血滑，气寒则血凝。气有一息之不运，则血有一息之不行"，指出气滞与血瘀的相关性。王清任在《医林改错》中提出"气无形不能结块，结块者必有形之血也。血受寒则凝结成块，受热则煎熬成块"，指出积聚为气滞、寒凝、血热等诸多因素造成的。古代医家多从外感寒邪、肝气不舒、气滞血瘀等致病因素论治。

　　**2. 近现代研究：**任继学在《悬壶漫录》中列举"胆胀"成因有三，一为内在脏腑本气病；二为体外六淫之邪；三为情志失调，怒勃不解，或恐惧不除，久则损伤胆体，促少阳升发之气内乏，经络不利，胆汁瘀结而生此病。周汉清认为胆囊息肉的形成原因有二：一是由于肝郁气滞，疏泄失常，气血运行不畅，久郁成瘀而致；二是因肠胃积滞，运化失常，水湿内停，蕴而化热，上蒸肝胆，使肝失疏泄，久郁成瘀而致。邵华认为湿热阻滞胆腑，气血运行受阻，气滞血瘀，热结不散，日久酿成胆囊息肉；党中勤认为本病病机为肝失疏泄，胆腑郁滞，日久气滞血瘀，发为有形之物。李涛等提出活血化瘀通络为本病辨治之主线，胆囊息肉属有形之征，多由气聚血结，瘀血停着而化生。左道奇等认为除了气滞血瘀、湿热内蕴外还可能与病原体感染因素有关，如扁平疣病毒、人乳头瘤病毒等，从而提出大量应用抗病毒中草药治疗，祛除诱因，从而使增生组织消散，达到治愈的目的。总结现代医家对胆囊息肉样变的病因病机多从情志不畅、胃肠湿热、气滞血瘀及外感毒邪等方面论述，各因素又相互影响。

中医学对胆囊息肉样变的病因病机尚未统一，对诸多医家临床经验总结，可归纳为如下几点：①饮食不节，或嗜食肥甘或饮食辛辣，损伤脾胃，脾胃失健，湿邪内生，郁而化热所致，湿热蕴结肝胆，疏泄失常，湿热阻滞胆腑，气血运行受阻，气滞血瘀，日久酿成胆囊息肉。②脾胃素虚，阳气失运，水湿内停，聚而成痰，积聚日久，痹阻络脉而成瘀血，痰瘀互结阻滞气血而成息肉。③情志不畅，肝失疏泄，郁结少阳，胆腑气机郁闭，日久胆汁壅阻，通降失司，而成息肉。④外感邪气，如寒邪、毒邪、湿热之邪等。

综上所述，无论病因如何，其最终发病的病机均为气滞血瘀痰凝，而以"血瘀"最为突出。胆囊息肉样变多起病隐匿，病程较长，顽固不愈，从王清任的"顽病从瘀论治"理论出发，也证实活血化瘀消癥是治疗胆囊息肉样变的治疗大法。

## 中医辨证论治

**1. 经方论治：**潘艺芳采用海藻玉壶汤疏肝理气、活血化瘀、清热软坚治疗胆囊息肉 120 例，治愈 96 例，总有效率为 96.7%。方中海藻、昆布化痰软坚；青皮、陈皮疏肝理气；当归、川芎、独活活血通脉；连翘散结消肿；法半夏、浙贝母化痰散结。诸药合用，畅通气血，清热除湿。吴建一采用左金（丸）汤合四逆（散）汤加味以泻肝和胃治疗胆囊息肉 30 例，疗效满意。方中加三棱、王不留行以活血化瘀，加新会皮（即陈皮）、生薏苡仁取其醒脾除湿，加郁金以活血止痛、行气解郁。并从中总结出，新会皮鲜品、生薏苡仁在消融肝胆结石、胆囊息肉方面有较理想的疗效，宜重用。

**2. 自拟方论治：**李素领提出化瘀透络为本病辨治之首要，并以化瘀透络为治疗大法，选用通络四味（三七粉、莪术、炮穿山甲、皂角刺）为基础方，配以清热利湿、健脾及配伍酸涩之品，疗效显著。王其政认为肝郁胁痛，久病入络，以理气化瘀为指导思想，自拟文金散治疗胆囊息肉患者 28 例，方中莪术、郁金、鸡内金解郁化瘀消癥；刺猬皮消积收敛，临床效果显著，总有效率 85%。前述学者邵华认为本病证属湿热瘀阻，其主要致病因素为湿、热、瘀互结，治以清利湿热、活血化瘀为大法，用化瘀利胆汤为主治疗，总有效率 91.18%。汪雨田采用逐瘀消癥汤治疗胆囊息肉 186 例，方中当归、赤芍、桃仁、五灵脂、凌霄花活血化瘀；鳖甲、海蛤壳软坚散结；金钱草、白花蛇舌草利胆解毒，可抑制腺瘤增生；醋香附、莪术相配则消磨积块之功更强，全方以逐瘀消癥为主，佐以疏肝利胆，总有效率为 77.96%。刘全让在临床上治疗胆囊息肉以活血化瘀为主，多选用莪术、刘寄奴、王不留行、赤芍、姜黄、郁金等活血药，其中莪术破血行气、消癥积；刘寄奴破血通络、散瘀止痛，专入肝经，善治肝胆血瘀；王不留行善治内塞诸疾；赤芍活血化瘀；姜黄、郁金活血行气利胆，兼以通利胆腑，辅以消积收涩之品，疗效显著。李健等采用胆胃舒颗粒，针药并用治疗胆囊息肉，方中金钱草、柴胡、郁金、香附疏肝利胆、理气止痛；黄芪、白术健脾益气化湿；三七、鸡内金、郁金活血化瘀散结；蒲公英、金钱草清热消炎；白芍、甘草缓急止痛，佐以甘草调和诸药。全方具利胆健脾、清热祛湿、化瘀散结功效，疗效显著。阳云芳采用清胆散结丸治疗胆囊息肉 58 例，在疏肝理气、清热解毒基础上，加郁金、丹参、赤芍活血化瘀；法半夏、薏苡仁、僵蚕燥湿祛痰散结；鳖甲、乌梅、玄参、夏枯草软坚散结；大黄通利腑气并凉血活血，共奏理气活血、清热解毒、化痰散结之功，临床有效率 93%。程何军自拟胆囊息肉方治疗本病 32 例，总有效率 89.6%。方中黄芪、白术补气活血，可提高胆囊收缩能力，促进胆汁排泄，恢复胆囊功能；当归补血活血；三棱、莪术活血化瘀通脉，与理气药郁金、香附合用，可使气血调和，积聚消散；败酱草、海蛤壳、浙贝母清热消肿、软坚散结；王不留行活血化瘀散结；皂角刺拔毒排脓、活血消肿，同时引药直达病所。诸药合用，则气血通，湿热祛，瘀血下，胆腑和，通降功能复常，瘀滞除。王佳佳等总结分析近现代医家治疗胆囊息肉的用药规律，结果显示治疗胆囊息肉文献中涉及的中药共有 155 味，使用频率居于前 15 味的中药分别是柴胡、郁金、甘草、金钱草、莪术、三棱、枳壳、茯苓、黄芩、白芍、穿山甲、青皮、山楂、薏苡仁、鸡内金，主要归属为活血化瘀药、疏肝理气药、清肝利胆药、健脾祛湿药。其中活血化瘀药居于首位，可见活血化瘀法在临床治疗胆囊息肉样变中的应用广泛。史载祥教授对于活血化瘀药进一步分类，按照药物属性分为花果类（如桃仁、旋覆花、红花等）、草本类（如牡丹皮、大黄、川芎、地黄、当归等）、矿石类（如赤石等）、虫类（如水蛭、土鳖虫、鳖甲等）。又按照活血化瘀的作用强度分为活血药（如生地黄、当归、黄酒、鸡血藤等）、化瘀药（如川芎、赤芍、红花、益母草、牛膝、郁金等）、祛瘀药（如三棱、莪术、桃仁、王不留行、五灵脂、蒲黄、三七、穿山甲、延胡索等）、破瘀药（如大黄、蛴螬、水蛭、乳香、没药等）。主张临床应用根据瘀血的程度、病位的深浅及邪正的盛衰来选择用药，具有指导性意义。

现代医学治疗胆囊息肉样病变仍局限手术及对症治疗，而临床上大多数的胆囊息肉可不必行胆囊切除术，通过对近现代医家对胆囊息肉样变辨证论治的总结，临床灵活应用活血化瘀法治疗胆囊息肉样变疗效可观，有较大的研究空间。中医药治疗本病存在着其他疗法不可取代的优势，无创伤性、避免术后并发症、减轻患者心理负担及经济负担等。

# 172　急性胰腺炎从瘀论治

急性胰腺炎是由于胰腺内的胰酶被激活后引起胰腺组织产生自我消化从而发生的急性化学性炎症。本病具有起病急，发病快，病情重，致死率高的特点。本病好发于冬春季节。其临床特征是突发持续性的上腹部疼痛，疼痛剧烈，伴发热、恶心、呕吐，数小时后血、尿淀粉酶均升高。严重者有发生腹膜炎和休克的危险，随着人们生活水平的提高，本病的发病率有逐年升高的趋势，占急腹症的第 4 位。中医并无急性胰腺炎的记载，散载于"脾心痛""肝胃不和""结胸隔痛"诸证之中，后代医家根据其临床症状，将其归纳为"腹痛""结胸""积聚"的范畴。谢晶日教授在治疗急性胰腺炎方面颇有特色，辨证思路灵活。

## 病因病机以"瘀"为重

对于本病病因病机的认识，"瘀"字贯穿急性胰腺炎的病机，此病因"瘀"而结，继而以闭，乃至陷，是急性胰腺炎发病的三部曲。本病病因多由于情志不遂，气机郁滞，疏泄不利，血脉不通，不通则痛，以致肝郁气滞，《金匮要略》曰"见肝之病，知肝传脾，当先实脾"。肝为病，必犯脾。肝主疏泄，脾主运化，脾胃运化有赖于肝胆的疏泄，若肝气郁滞，脾胃升降失司，运化水谷失常，湿邪内生则生脾病；外邪化热入里，或因暴饮暴食，脾失健运，酿生湿热，湿热食滞瘀阻于中焦，积聚于里，气机失和，导致脾胃实热亢盛，腑气不通；素体脾胃虚弱，复因嗜食肥甘厚味，饮酒无度或饮食不慎，食积停滞，脾胃运化不及，气机失调。《素问·痹论》曰："饮食自倍，肠胃乃伤。"本病病位在脾胃，与肝胆心肾关系密切。此外，从现代医学来看，胰液的通畅对于避免本病的发生至关重要，而肝郁气滞、湿热中阻、食滞不通是导致胰液分泌紊乱的关键所在，故中医的"瘀"在本病的发病及预后过程中起到了至关重要的作用。

## 从"瘀"论治临证体悟

**1. 正本清源，疏肝利胆：** 从本病的病因病机出发，"瘀"是急性胰腺炎发病的关键，而治瘀的关键在于调理气机。症见胸胁胀满疼痛，情绪激动时痛甚，纳呆，食后腹胀，时有嗳气，恶心、呕吐等症状，舌质红，舌苔白，脉弦。因长期抑郁、恼怒而致肝的疏泄功能失常，中焦气机不利，腑气不得通降而发生腹痛；或食湿蕴结，阳明腑实，肝胆疏泄失常，发为黄疸；或因蛔虫上扰，阻塞胆管，胰液疏泄失常，不通则痛，蕴结于内而发病。凡病因起于肝胆，肝气郁结，气机失调，无力运化血液，血停为瘀，故在治疗上应正本清源，疏肝理气，消导和中。同时，气为血之帅，血为气之母，在疏肝理气的同时，酌加活血药，疗效显著。治疗本证型患者的根本原则在于疏理肝胆。常采用柴胡疏肝（散）汤加减，疏肝理气，解郁止痛。方中柴胡、香附、川芎、枳壳、陈皮疏肝解郁、理气行滞；白芍、甘草养血柔肝、缓急止痛，共奏疏肝解郁、行气止痛之效。

**2. 清热泻火，健脾化湿：** "湿热"是胰腺炎的病理产物，此类患者可见胁肋疼痛，口苦口黏，厌食油腻，或伴有发热、恶心、呕吐感，身重易疲劳，舌苔黄腻，脉滑数。因酒酪厚味伤及脾胃，木乘脾虚，日久化湿生热，湿热交阻于中焦脾胃，湿热上泛于肝胆，故胁肋部疼痛。治宜理气健脾，清热除湿。现代研究亦证实清热解毒药有良好的抗菌消炎作用，使炎性渗出物能很快吸收和消散。谢晶日常用自拟"清胰汤"加减，方中柴胡、郁金、香附行气解郁止痛；金钱草、虎杖、茵陈、龙胆清热祛湿退黄；脾弱较著者，须加炒白术、茯苓、薏苡仁、黄芪等健脾益气，脾胃得以运化，湿热自去，疾病渐会好转和痊愈。

**3. 荡涤肠腑，洁净积垢：**此类患者症见脘腹胀满疼痛拒按，纳差，口干口臭，嗳气吞酸，大便干结。治宜清里攻下，通腑泄热。"其实者，散而泄之"，故临床上最常用的就是攻下药，清泄肠腑实热，防止病情发展至火热炽盛，气血失调，脏腑衰败。现代研究也证实，攻下药能缓解和治疗肠道麻痹，减少因肠膜反射释放的胰液，从而减轻胰腺的自我消化，利胆利胰。常用大承气汤加减，方中大黄峻下热结，荡涤肠腑功效著，现代研究表明，大黄素能保护肠黏膜，抑制和减少损伤，降低肠道内毒素，保护肠道功能。大黄是治疗急性胰腺炎必不可少的药物。芒硝软坚通下，枳实为血分之气药，专泄坚实，厚朴宽中行胃，除无形之湿满；加生地黄、玄参、麦冬等滋阴，去邪的同时兼可扶助正气。

总而言之，急性胰腺炎总属里实热证，或由于酒食积滞，腑气不通，运化不畅；或由于情绪因素所导致的气机郁滞，肝胆不利，日久郁而化热；或由于脾胃功能失司，湿浊内生，湿热瘀毒所导致。基本病机是食积、气滞、湿热所导致的"瘀"在中焦结聚，使脾胃升降失常，受纳腐熟无权，肝胆疏泄不利，气机不通而痛。故常在方中加入三棱、莪术、延胡索、赤芍等活血药，逐瘀通滞，令气机通畅，气血调达。

## 注重饮食情志调护

在治疗急性胰腺炎的过程中，非常注重饮食结构、情志对疾病的影响。急性期嘱咐患者禁食水，密切关注患者生命体征和病情变化，嘱患者平素须改变不良的饮食结构，三餐有规律，饮食有节制，少吃一些对胃有刺激（如辛辣、生冷、油腻）的食物。由于急性胰腺炎高死亡率、多并发症等致病特点，患者极易产生恐惧、焦虑等负面情绪，对急性胰腺炎的治疗和预后都有不良影响。故应嘱患者保持乐观积极的情绪，经常锻炼身体，积极缓解心理压力，同时在用药上加用疏肝理气之品，以加强临床疗效。

# 173　周围血管疾病从瘀论治

在治疗周围血管疾病中，虽然这些疾病可以分为周围动脉病、静脉病、小血管疾病等多类疾病，但它们临床上均可出现血瘀的共性——瘀血、缺血、瘀斑、肿胀、粥样斑块、血栓形成、血管狭窄，引起肢体动脉循环障碍，甚至溃疡与坏疽，或者静脉性扩张、血栓引起肢体肿胀、皮色发黯、瘀积性皮炎、下肢溃疡等静脉功能障碍。崔公让教授概括这些临床体征的共性病理变化为：污秽之血为之血瘀；久病入络之血为之血瘀；离经之血为之血瘀。血瘀致病的病理基础及血瘀的概念，中医学由来已久，《内经》中就有"血脉凝泣""血凝泣""恶血""瘀血""脉不通"等病名。崔公让根据临床体征不同，将这些血瘀归纳为气虚血瘀、气滞血瘀、痰浊血瘀、寒凝血瘀、热毒血瘀。对于血瘀症的治疗，多采用益气活血法、理气活血法、化痰活血法、温通活血法、解毒活血法等不同的治疗法则，达到"脉道以通，血气乃行"的目的。

## 从"血瘀"诠释周围血管疾病

对"瘀"的概念，当代学者综合中医医籍概括为：痛为血瘀；久病入络之血为之血瘀；污秽之血为之血瘀；离经之血为之血瘀。这些血"瘀"的概念在周围血管疾病中，无论是动脉或静脉都可充分体现出来。在《内经》中对血瘀所载的病名有"恶血""留血""衃血"。至汉·张仲景《伤寒论》和《金匮要略》始见"瘀血"病名，并为之创立了辨证论治体系和10余首活血化瘀方剂。外周动脉血管疾病发病之初，肢体瘀血缺血较轻，尚未坏疽者，属中医学"痹"范畴，其症状是肢体不温、皮肤干燥、爪甲枯槁，属"不荣"。《素问·五脏生成》曰："血凝于肤者谓之痹，凝于脉者为泣，凝于足者为厥。"这是气血瘀滞、脉络凝泣、营卫失调，出现肢体血液循环和微循环障碍的结果。《素问·生气通天论》曰："营气不从，逆于肉理，乃生痈肿。"《灵枢·痈疽》亦曰："寒气客于经络之中则血泣，血泣则不通……故痈肿，寒气化为热，热盛则腐肉，肉腐则为脓，脓不泻则烂筋，筋烂则伤骨。"《灵枢·痈疽》曰："发于足指，名脱痈，其状赤黑死不治，不赤黑不死，不衰，急斩之，不则死矣。"由此可见肢体动脉血管疾病发病之本为寒气客侵，阳气不足；发病之标为肉腐骨脱；治疗之法宜温阳散寒。但在肢体动脉血管缺血性疾病中，多数为久病入络之血所致之血瘀，长期污秽之血所致之血瘀，以及离经之血导致的血瘀，因不通而痛，所以问题的关键是"瘀"。既已成瘀，应予散瘀，瘀去则风寒湿热就无遗留之迹点。疏通气血，令其条达。《素问·至真要大论》曰："血气者，喜温而恶寒，寒者泣而不流，温则消而去之。"又曰："结者散之，留者攻之。"《素问·三部九候论》曰："必先去其血脉，而后调之。"即遵循《素问·调经论》的"病在脉，调之血；病在血，调之络"。

## 以"血瘀"为主辨治动脉疾病

周围血管疾病常见的动脉血管疾病有血栓闭塞性脉管炎、多发性大动脉炎、白塞综合征血管炎、硬皮病、血管炎、系统性红斑狼疮血管炎、结节性血管炎、结节性多动脉炎、闭塞性动脉硬化症、糖尿病肢体动脉闭塞症、动脉血栓栓塞性疾病等。这些肢体动脉缺血性疾病的共同点是：因肢体缺血程度不同，出现肢体不同程度的疼痛，轻者酸胀，间歇性跛行，继之出现静息痛，严重者抱足而坐，彻夜不眠，痛若汤泼火燃，皮色可出现苍白、发绀、潮红，甚则呈僵尸样皮纹。由于肢体供血不足，皮肤的温度明显下降，皮温下降的程度与肢体缺血的程度成正比。外周动脉搏动，因动脉血管狭窄或闭塞，所以脉搏可减弱或完全消失；组织营养障碍：因肢体缺血肌肉出现萎缩，毛发脱落，皮肤粗糙，爪甲枯槁，甚者发生坏疽，或者遗留难以愈合的溃疡。这一切临床体征，可以用一字概括，即"瘀"。

在治疗肢体动脉缺血疾病中，崔公让综合国内有关学者的治疗经验，将动脉缺血性疾病分为临床4型。

**1. 寒湿阻络型：**此型为阳气虚弱，寒邪客侵，寒凝血瘀，经络阻塞，呈现一派阴寒之症。临床症状，轻者患肢怕冷，喜暖怕凉，肢端苍白或潮红，麻木疼痛，遇寒痛剧，跛行明显，步履不利，舌质淡，舌苔薄白，脉沉细或迟缓，重者面色黑黯，面容无华，精神疲倦，畏寒怕冷，肌肉萎缩，皮肤冰凉，肌肤枯槁，肢体坏死，组织虽已腐烂，但脓水量少，腐肉干枯，脉沉数或沉涩，舌质红或红绛，苔薄黄、燥黄或黑燥。治则：轻者，温经散寒，活血通络。重者，补气养血，培补元气，温经散寒，活血通络。方药：轻者用通脉活血汤加黄芪、党参、制附子、熟地黄。重者用补阳还五汤加当归、黄芪、党参、桂枝、牛膝、苍术、穿山甲、乌梢蛇等。对于严重寒邪客侵，机体内伤，伴有阴津耗竭者还应适当酌用养阴之药，如在以上方药中加入天冬、麦冬、石斛、玉竹等。

**2. 血脉瘀阻型：**此型为阳气虚弱，寒邪客侵，寒凝脉络，血流不畅，气血瘀阻。患肢临床症状：固定性疼痛，肢端紫红、黯红或青紫色，或有瘀点瘀斑。舌质红或红绛有瘀点，苔薄白，脉沉数或沉细涩。治则：活血化瘀通络。方药：通脉活血汤加减。气虚者加黄芪、党参、茯苓。脾虚者加党参、茯苓、白术、山药。血瘀重者加三棱、水蛭、桃仁、穿山甲、地龙。疼痛重者加乳香、没药、血竭、三七。瘀而化热者加金银花、玄参、石斛、生地黄、牡丹皮。阴虚者加生地黄、知母、天冬、玉竹、天花粉。气滞者加陈皮、乌药、木香、川楝子等。

**3. 热毒炽盛型：**毒邪客侵，经络阻隔，气血凝滞，瘀久化热，热盛则肉腐，呈现一派热毒之象。临床症状：轻者患肢皮肤潮红，肿胀，发热，疼痛，肢端有小范围的溃疡或坏疽，舌质红绛，苔黄燥或黄厚，脉洪数或数大。重者患肢严重肿胀，全身高热，神昏谵语，皮肤发红发热，或者皮肤发黑发黯，局部红肿热痛，脓液多，有恶臭味。舌质红绛，苔黄腻或黄燥或黑燥，脉洪数或弦数。治则：清热凉血解毒或清热利湿解毒。方药：四妙勇安汤加减。热毒炽盛者加生地黄、蒲公英、紫花地丁、连翘、黄连。口干渴欲饮者加天花粉、知母、粳米、生石膏。水肿严重，小便短赤者，加土茯苓、猪苓、泽泻、赤小豆、白茅根。大便秘结者，加大黄、枳壳、芒硝。也可用黄连解毒汤、牛黄清心丸、四妙活血汤等进行治疗。同时可酌情配用脉络宁、清开灵等静脉点滴。

**4. 气血两虚型：**系由于重病出现严重营养不良，消化功能低下，气血耗伤，营卫不和的一派虚弱之象。临床症状：面容憔悴，精神疲惫，消瘦无力，纳谷减少，患肢皮肤干燥、脱屑、爪甲无华，肌肉萎缩，四肢浮肿，新肉不生，肉芽灰黯或黯红，脓液稀薄，舌苔薄白，舌质淡，脉沉而无力。治则：调和营卫，补养气血，佐以活血化瘀。方药：人参养荣汤或十全大补汤或八珍汤或顾步汤加减。对动脉硬化闭塞症患者、糖尿病动脉闭塞症患者恢复期气血双虚者，崔公让主张根据辨证用药中加用黄精、玉竹。此两样药均有显著降压作用，改善心肌缺血作用，使动脉硬化闭塞症患者动脉血管内的脂质斑块生长减缓和消退作用。

## 以"血瘀"为主辨治静脉疾病

临床实践中，静脉血管疾病较动脉血管疾病更为常见。静脉血管疾病可概括为深静脉血管疾病、浅静脉血管疾病。在两大类中又可区分为功能障碍性血管疾病和血栓性疾病。静脉血管疾病的病理基础是静脉回流障碍。临床表现为：肢体肿胀，胀痛，皮色发暗，甚至发黑，皮肤粗糙，瘙痒，皮下有结节，甚者会出现小腿溃疡，血栓性浅静脉炎感染，丹毒，淋巴水肿等。综上所述，属于中医血瘀症的机制，为内结之血为之血瘀。由于伴有水肿，所以将肢体静脉血管疾病总病机定位为"瘀"和"湿"。

中医学认为，水湿滞留机体时，在机体表现为肢体沉重。在面部表现为头痛，眼睑浮肿。这些都属于外湿。若因脾胃运化失常，水湿滞中焦，表现为食少便溏、腹水、腹肿。内湿现象：由于湿滞肌肤，再加肺脾肾功能失调，津液不能正常输布、代谢、湿邪会形成黏性的物理产物，稀薄为饮，稠厚为痰，痰凝互结，可以产生一系列病理变化。肢体静脉功能障碍性疾病，严重者肢体的表现就是痰凝互结的结果。若久瘀不解，湿邪化热，热甚毒聚，会出现皮肤溃破，久而不愈。治疗除除湿祛瘀外，还应该注意饮与痰互结后，需采用行气的方法治疗。正如朱丹溪所曰："善治痰者，不治痰而治气，气顺则一身之津液亦随气而顺矣。"治疗肢体静脉功能障碍性疾病，遵照朱丹溪的用药规则，在祛瘀、祛湿的同时加重陈皮等理气药物，疗效更为显著。在临床上分为 3 型。

**1. 脾虚血瘀型：**此型多见于肢体静脉功能障碍性疾病早期和恢复期。此时患者气血虚弱，肢体肿胀，步履酸困，若发生静脉溃疡，经久不愈，伤面上肉芽灰淡，脓液清晰，方用四君子汤或补阳还五汤，加重赤芍、陈皮、桃仁、穿山甲等。若皮色过度紫暗，还可重用制附子、洋金花等药。

**2. 单纯血瘀型：**为肢体静脉功能障碍性疾病共性的临床症状。下肢明显肿胀，浅静脉怒张、曲张，小腿呈棕褐色或暗褐色，皮肤发硬、纤维化，舌苔多白腻，舌质多红绛或有瘀斑。用甘草赤芍汤，除加重赤芍用量外，为达到活血化瘀目标，可酌加水蛭、大黄等药物，加大改善微循环的药物用量。

**3. 单一湿热型：**此型可见于急性静脉血瘀症。如急性静脉血栓形成或慢性肢体静脉功能障碍性疾病合并感染者，肢体疼痛、肿胀、发红、灼热，舌苔白腻或黄腻，舌质红绛，脉多数大。治疗清热祛湿化瘀，方在甘草赤芍汤内加茜草、泽兰。寒湿重者加防己，湿热重者加萆薢、土茯苓，血瘀重者加水蛭、桃仁、三棱。在治疗肢体静脉血管疾病时，强调一个"瘀"字，着重一个"湿"字，贯穿一个"气"字，即化瘀祛湿、理气化痰。

总之，周围血管病多以寒湿、气滞、气虚、湿热等致血瘀，在辨证论治时始终不忘"瘀"字，治时或温阳化瘀或益气健脾化瘀或清利湿热化瘀等，通过活血化瘀为主辨证施治在临床中取得了很好的疗效。

# 174 红斑性肢痛症从瘀论治

红斑性肢痛症是一种原因不明的以肢端红、肿、热、痛为临床特点的末梢血管功能性疾病。本病最容易侵犯肢体的远侧端，尤其是下肢，其特征为发作性疼痛、皮肤血管充血和皮肤温度增高。《素问·逆调论》中"肉烁"的描述"人有四肢苦烦热，逢风寒如炙如火者"，以及《灵枢·九针论》中所述的"血痹"类似本病。目前大多数认为本病属中医学"血痹""热痹"范畴。学者崔公让认为，本病当从瘀论治。

## 病因与病机

临床上根据发病的症状、表现、预后等不同特点可分为原发性、继发性和特发性。其发病机制可能是由于自主神经功能紊乱引起末梢血管功能失调，导致血管过度扩张，局部充血所致。一般认为原发性属一种常染色体显性遗传的罕见病，与 SCN9A 基因突变有关，多有家族史。还有说是末梢神经受温热刺激而 5-羟色胺被激活的一种疾病。继发于某些疾病，如肢体缺血性疾病、糖尿病、痛风、血栓闭塞性脉管炎、高血压等。特发性的致病因素可能不是单一的，首先是与气温的突然变化、寒冷刺激有关，另外是否与某些生物性致病因子或营养缺乏有关尚不能确定。

通过临床观察和治疗经验总结，从现代医学病因病理学角度上，认为继发于肢体缺血性疾病的红斑肢痛症可能与血管腔变窄和交感神经调节血管舒缩功能降低有关；从中医角度认为此病乃本虚标实，既有瘀、湿、热为患之标，更有脾肾阳虚、心脉瘀阻之本。肢体缺血性疾病多见于中老年人，年迈或是久病，脾胃受损致脾胃虚弱，气血生成及健运不足，日久伤及肾阳，或脾肾阳虚，无力运行气血，气血运行不畅，则致血脉瘀阻，"不通则痛"，患者肢体疼痛、发冷、麻木、皮色发白、发绀等皆从"瘀"而来。由此可见本病的病机特点可总结为"脾肾阳虚、心脉瘀阻"。

## 表现与诊断

红斑性肢痛症多从双侧肢端起病，以双足多见。表现为患处皮肤阵发性温度升高、潮红、肿胀和难以忍受的烧灼样疼痛及患处动脉搏动增强。而继发性肢痛症红、肿、热、痛四大特征比较轻，一般以足痛、热痛为主，晚间疼痛加重，有的患者畏热又畏寒，部分患者伴有感觉过敏、痛觉迟钝和失眠等症。本病除有局部症状外，还伴有其他系统性损伤如糖尿病、结缔组织病等，所以除治疗局部症状外，还应加强对原发病的治疗。

红斑肢痛症是一个病程长、痛苦大、残肢率高、致死率高的疾病，根据其临床表现与辅助检查及不伴有全身症状和某种原发病，或观察一次发作或激发实验阳性即可确诊。此外，通过治疗实验如口服阿司匹林而获缓解，亦可帮助诊断。

## 辨证与治疗

从瘀论治，临床上将继发性肢痛症分为两型。

**1. 湿热瘀阻证：**四肢末端发作性灼热疼痛，重着，肢体皮肤潮红，肢端肿胀，触之疼痛难忍，皮温偏高，遇热加重，伴口苦纳呆，便溏，舌质红、苔黄腻，脉滑数。治宜清热凉血，利湿化瘀，以三物黄芩汤加减（柴胡、当归、牡丹皮、藿香、佩兰、菊花、大黄、甘草）。

**2. 阳虚血瘀证：**肢端疼痛，遇热遇冷均加重，夜间疼痛剧烈，难以入眠，皮色潮红或暗红，足底苍白略凉，发作期间肢体偶有麻木感。舌质淡或有瘀斑，苔薄白，脉弦细。治以健脾益肾、活血化瘀为法，以三物黄芩汤加柴胡、牡丹皮、当归、制附子、麻黄、白术、甘草等。三物黄芩汤以黄芩、苦参、生地黄、柴胡、当归、牡丹皮、甘草等药为基础方。黄芩苦寒清热燥湿，泻火解毒为君药，苦参清热燥湿，生地黄清热凉血，柴胡芳香疏泄，与黄芩合用可清泻郁热，调畅气机，三者共为臣药。当归养血活血，牡丹皮凉血活血，共为佐药，甘草调和诸药，而为使药。诸药合用，共奏清热凉血、活血化瘀之效。对于湿热瘀阻型的患者，常在基础方上加藿香、佩兰之品来健脾化湿。阳虚血瘀型常用制附子补火助阳，赤芍化瘀止痛，同时合用麻黄、细辛、白术以温阳散寒、通络止痛。

## 矫枉与过正

治疗继发于缺血性疾病的红斑肢痛症时应针对其缺血病机，解决血脉瘀阻的问题，其症状才能得以缓解。对于此类疾病，要立足于"从瘀论治"的原则，遵循《素问·调经论》中"病在脉，调之血；病在血，调之络"及《素问·至真要大论》中"血气者，喜温而恶寒，寒者泣而不流，温则消而去之"的治法，临床上用当归、牡丹皮、赤芍及大黄等来活血化瘀通络，用制附子、麻黄、细辛等药物以温阳化瘀通络。

同时在治疗的过程中切忌矫枉过正。治疗因血脉瘀阻引起肢体缺血时，如果长期给予大剂量扩张血管药物，这将使正常的动脉分支扩张，血流量增加，而瘀阻的动脉分支，其狭窄血管远端的阻力已达到最大扩张，因此，非缺血区的血管阻力低于缺血区，血流将从缺血区通过侧支循环流入非缺血区，反而加重了缺血的状况。针对本病崔公让主张可适量应用扩血管药物，但不可矫枉过正，应顺其自然，谨防过度治疗。

# 175　骨科疾病从瘀论治

　　瘀血是指人体内血液流行不畅而停滞，包括离经之血停积于体内形成病理产物，以及血液运行不畅而阻滞于脏腑经络之中的病理变化。血瘀证是指由于瘀血所产生的各种临床表现的概称。血瘀证理论经历代医家发展日臻完善，理论更加客观化，并在临床中得到了广泛应用。学者任兰群等对血瘀证本质的研究及在骨科疾病中的应用作了梳理归纳。

## 血瘀证本质

　　**1. 血液流变学**：血液流变学主要研究血液及其组成成分的流动与变形规律，临床常用的指标有红细胞比容、全血黏度、血液凝固性、血小板的黏附性、聚集性及凝血因子释放功能等多个方面。各种亚型的血瘀证，血液流变学改变具有共同特征，即血液的"浓、黏、凝、聚"状态。"浓"主要是指血液中血细胞比容、胆固醇及甘油三酯含量的增加；"黏"是指血浆黏度及全血黏度等指标升高；"凝"是指血液凝固性增高，血浆纤维蛋白原增加，血浆复钙时间缩短；"聚"是指血小板的黏附、聚集能力增强。研究发现，冠心病血瘀证患者凝血酶原及其他凝血因子的含量增多，可造成血小板聚集能力增强。

　　**2. 血小板活化**：血小板由骨髓中成熟巨核细胞的胞质裂解脱落而成的胞质小体，血小板的主要功能是止血和凝血。在正常机体中，血小板处于未活化状态，血管内皮细胞损伤等因素可激活血小板，血小板发生形变，产生黏附、聚集和释放等反应。血小板活化与血瘀证形成有关，尤其在气滞血瘀亚型中更为明显。血小板 α-颗粒膜蛋白是目前能反映血小板活化的特异性指标，在血栓形成中有重要意义。石志芸等研究发现，血瘀证患者的血小板 α-颗粒膜蛋白明显高于健康人组，证明血小板活化与血瘀证有明显相关性。

　　**3. 血管内皮细胞损伤**：血管内皮细胞能够合成和分泌多种血管活性物质，对血管功能及血液流动具有调节作用，对维持血液的正常流动具有重要的意义。血管内皮细胞结构及功能的改变与血瘀证的形成密切相关。王华强等研究发现，血瘀证患者相比非血瘀证患者，内皮细胞形态发生了显著变化，主要表现为细胞体积变大，轮廓不清，颗粒增多及细胞间隙增宽。该研究从形态学上直接证明了血瘀证与血管内皮细胞损伤具有关联性。袁肇凯等通过研究发现，血瘀证患者血浆内皮素、一氧化氮、血管紧张素Ⅱ等血管内皮因子升高。上述内皮因子变化可引起动脉痉挛及微小血栓的形成，该研究从分子角度说明了血瘀证与血管内皮细胞损伤相关。

　　**4. 炎症反应**：各种损伤因子引起机体组织和细胞损伤，此时机体发生一系列复杂的反应，以消灭和局限损伤因子，清除和吸收坏死组织，并修复损伤，机体这种以防御为主的反应过程称为炎症。研究发现，在不同疾病的发生过程中，炎症反应与血瘀证有着密切的关系。血瘀证相关的炎症因子主要包括C反应蛋白、血清白介素-6、肿瘤坏死因子、黏附分子等。杨威等认为热毒血瘀证与血清白介素-6、肿瘤坏死因子及干扰素等炎性因子相关联。通过对脑梗死患者血瘀证与炎症因子相关性研究发现，脑梗死患者血瘀程度与其血清C反应蛋白、肿瘤坏死因子、白介素-6、白介素-10等炎症因子呈多重线性相关，以上各种炎症因子有可能是血瘀相关炎症因子的物质基础。

　　**5. 微循环障碍**：微循环是微动脉与微静脉之间毛细血管中的血液循环，是循环系统中最基层的结构和功能单位。微循环障碍时血液流速减慢、微血管管腔狭窄、血液理化性质改变，导致局部组织、细胞变性坏死。通过多年的研究，诸多学者通过对各科疾病血瘀证患者的甲皱、球结膜、舌及唇微循环研究，证明血瘀证与微循环障碍有密切关联。李伶俐等通过观察不同疾病血瘀证的球结膜微循环变化，证明血瘀证患者的球结膜微循环血管形态发生了诸多变化，主要表现为血管迂曲、颜色改变、血流缓慢等。近年来通过对家兔血瘀证模型球结膜微循环观察，各种血瘀证亚型的球结膜微循环均发生了改变，且各种血瘀证亚型的球结膜微循环血管的形态及功能改变各有特点。

**6. 纤溶活性**：止血过程包括小血管收缩、血小板及凝血系统激活及凝血栓形成三个过程。在凝血过程中，血浆中的纤维蛋白原转化为纤维蛋白网，并网罗大量的血细胞形成血凝块。同时纤溶系统激活，防止血凝时间延长或扩散到出血局部以外。纤溶酶是一种特异性蛋白水解酶，能够降解纤维蛋白。纤溶酶原（PLG）是其前体，组织型纤溶酶原激活物（t-PA）能够激活纤溶酶原，使其转化为有活性的纤溶酶。纤溶酶原激活物抑制物-1（PAI-1）可与血液中的纤溶酶原结合，抑制纤溶酶原转化为纤溶酶。因此，纤溶酶、t-PA、PAI-1 是反映纤溶系统的常用指标。林雪娟等通过对心病患者研究发现，心病血瘀证组的 t-PA 低于心病非血瘀证组和健康组，PAI-1 高于心病非血瘀证组和健康组。戴军有等研究发现，在糖尿病肾病患者中，血瘀证组患者的 PAI-1 高于非血瘀证组。上述两组试验表明，不同疾病血瘀证患者的 t-PA 降低，PAI-1 升高，从分子水平证实了血瘀证与纤溶活性降低具有正相关性。

# 血瘀证理论应用

**1. 血瘀证与骨质疏松**：骨质疏松症属中医学"骨痿""骨痹""骨枯"等范畴。以往对骨质疏松症多从虚论治，随着血瘀证理论的发展，逐渐发现血瘀证是骨质疏松发生和发展的病理机制之一。眭承志等通过对照研究发现，绝经后骨质疏松患者的血瘀证综合评分、甲皱微循环、血液流变学等指标均高于健康人。证明绝经后骨质疏松症与血瘀证有一定相关性。刘志坤等对绝经后骨质疏松患者的血管内皮功能和血小板活化功能进行研究，发现绝经后骨质疏松患者的相关分子生物学指标和血瘀证积分高于健康女性，从分子生物学指标证明血瘀证与绝经后骨质疏松症具有相关性。学者通过对血瘀证与绝经后骨质疏松症的量化关系研究发现，绝经后骨质疏松女性的内皮素、雌二醇水平与血瘀证积分呈正相关，骨密度与血瘀证积分呈负相关。证明血瘀证是绝经后骨质疏松的重要病理因素之一。任之强等通过研究原发性骨质疏松与血瘀证的关系，发现血瘀证指标与骨密度和骨代谢标志物具有显著相关性，血瘀证指标越高，骨转换越快，骨量丢失越多。血瘀证是骨质疏松症发生的重要病理基础。活血化瘀中药在治疗中能够缓解疼痛，同时还能够改善内分泌及骨代谢。如红花、益母草等活血药都具有类雌激素作用，能够减少骨量丢失。具有活血化瘀作用的单方或者复方，在治疗骨质疏松时，不仅能缓解疼痛症状，而且能够改善骨质疏松患者的骨代谢和内分泌调节，能够从根本上缓解骨质疏松。

**2. 血瘀证与骨折愈合**：根据骨折三期辨证，活血化瘀法常用于骨折初期。对于骨折愈合，多使用补肾健骨药。通过将血瘀证的研究方法应用于骨折愈合，发现血瘀证与骨折愈合具有相关性。活血化瘀法能够改善骨折断端的血供，提高成骨细胞的活性，刺激骨生长因子的分泌。张俐等研究指出，一定剂量的活血化瘀汤能够增加成骨细胞的数量，提高碱性磷酸酶的活性，增强血清骨钙素和 I 型胶原的表达，起到加速骨折愈合的效果。但活血化瘀汤对骨细胞的矿化作用影响不明显。武永娟通过观察锁骨、尺桡骨、股骨、胫骨等骨折术后的愈合过程，利用活血化瘀中药能够有效缓解疼痛，提高骨折部位骨密度，缩短骨折愈合时间。王勇刚等通过动物实验发现，活血化瘀中药能够增加实验大鼠骨折断端的骨痂厚度，有利于骨折愈合，其机制可能与活血化瘀中药能够增加骨形态发生蛋白有关。李桂兰等从分子生物学角度研究发现，活血化瘀类中药能够促进骨折愈合。源于活血化瘀类中药能够刺激数种生长因子的合成与释放，而这几种生长因子能够影响骨折愈合。卢建华等利用大鼠骨折断端为模型，通过骨折断端X线、骨形态发生蛋白及生物力学等多个指标，检测活血化瘀类中药对骨折愈合的作用，发现使用活血化瘀中药能够增强骨痂质量，增加骨形态发生蛋白量，提高骨组织的力学载荷。

**3. 血瘀证与腰椎间盘突出症**：血瘀证是腰椎间盘突出症的常见证型，许建文等运用蛋白质组学研究血瘀证型腰椎间盘突出症的本质，发现相比非血瘀证型腰椎间盘突出症，血瘀证型腰椎间盘突出症与

11种血清蛋白指纹有关，可作为血瘀证型腰椎间盘突出症的血清诊断模型。活血化瘀法对腰椎间盘突出症的治疗作用包括改善微循环、减少炎症介质、促进神经功能恢复及缓解神经根水肿等多个方面。杨景德等研究发现，桃红四物汤运用于气滞血瘀型腰椎间盘突出症，能够有效缓解疼痛，提高治愈率。其机制是由于桃红四物汤能够抑制炎症因子，改善受压神经根局部的血液循环，缓解神经根水肿。蔡青等利用和营通气片（当归、郁金、丹参、沉香、砂仁、三七、川芎、香附等）治疗气滞血瘀型腰椎间盘突出症，能够有效缓解疼痛，改善神经症状。进一步研究发现，该药能够降低全血黏度及血浆黏度等血瘀证微观指标。宋蕾等通过对照研究发现，丹参热蒸疗法能够有效改善血瘀型腰椎间盘突出症的临床症状，并能够改善红细胞变形指数、全血黏度等血液流变学指标。

近几十年通过中西结合研究，将血瘀证理论推上了新高度，使血瘀证成为中西医结合研究成果最为丰富、涵盖范围最广的领域之一。血瘀证的研究方法具有普遍性，值得借鉴及推广，将有助于中医药研究的规范化、客观化。

## 176　颈椎病从瘀论治

颈椎病又称颈椎综合征，是一种以退行性病理改变为基础的疾患。主要由于颈椎长期劳损、骨质增生，或椎间盘脱出、韧带增厚，致使颈椎脊髓、神经根或椎动脉受压，导致一系列功能障碍的临床综合征。中医学多以"痹证""眩晕"病论治。近年来有关本病发病、病理、诊断及治疗方面的研究颇多，学者郝志汉就中医从瘀论治作了阐述。

### 从瘀立论

血瘀是指体内有血液停滞，包括积存于体内的离经之血，或血运不畅，阻滞于经脉及脏腑内之瘀血。血瘀证本质的微循环障碍及血液流变性异常已从大量临床与实验得到证明。颈椎位于督脉循行路线上，肝肾亏虚，颈部劳损，经脉失养，痹阻不通，不通则痛，瘀血之不除，新血不可生，气虚无援，血运不畅，荣养失职，引起了不荣则痛和肢麻等症状。总之，经络瘀滞不畅为颈椎病的主要病机。

西医学认为，颈椎病主要是在颈椎退行性变的基础上，引起颈椎间盘突出、颈椎钩椎关节失稳、钩椎骨质增生等原因，致使颈椎动脉血流受阻，从而引起椎-基底动脉供血不足。颈椎血管退行性变及硬化，使血管腔变窄，血流受阻。由于颈椎的退变，使颈椎间隙变窄，引起颈椎动脉相对过长，而出现曲折、弯曲，以致血流受阻。可见血瘀贯穿整个颈椎病的全过程。

### 辨证分型

颈椎病的发生与血瘀有密切的关系，由于致病因素的不同、体质的差异和病的新久不同，临床上会出现不同的证候群，但颈椎病的分型不外虚实两端。实证主要以寒、湿、痰、风、瘀为主，虚证以肝肾亏损、气血不足为主，无论虚实，必然在发病的过程中出现血瘀的病机，尤其是表现为疼痛的患者。因此，在治疗颈椎病时，结合其病机的情况，在各种治法中都应加上活血化瘀之法。当病机非血为主时，则作为辅助的治法；当病机以血瘀为主时，则重用活血化瘀之法。

**1. 寒湿阻络挟瘀型**：颈项部疼痛，颈僵，转侧不利，一侧或两侧肩臂及手指酸胀痛麻；或头痛牵涉至肩背痛，肌肤冷湿，畏寒喜热，颈椎旁可触及软组织肿胀结节。舌淡红，苔薄白，脉细弦。治以祛寒除湿，通络止痛，活血化瘀。药用威灵仙、羌活、葛根、桂枝、白芍、鸡血藤、川芎、当归、丹参、红花、三七、炙甘草。方中威灵仙、羌活祛风除湿止痛；桂枝、川芎、当归、鸡血藤温经通阳，活血通络；葛根解痉；丹参、红花、三七活血化瘀；甘草调和诸药。

**2. 肝肾亏损挟瘀型**：眩晕，视物模糊或视物目痛，身软乏力，纳差，颈部酸痛，或双肩疼痛，或肌肉萎缩，四肢不完全瘫。舌淡红或淡胖，边有齿痕，脉沉细无力。治以补肾健脾，温经和阳，活血化瘀。药用熟地黄、龟甲胶、鹿角胶、威灵仙、杜仲、牛膝、山药、川芎、红花、三七、葛根、丹参、桂枝、白芍、炙甘草。方中熟地黄、杜仲、牛膝补肾养血；鹿角胶、龟甲胶填精益髓，强筋健骨；桂枝、葛根温经通络；丹参、川芎、红花、三七、威灵仙温经通阳，活血化瘀；山药、炙甘草健脾和胃。

中医认为，颈椎病多因颈部软组织慢性劳损，外邪内侵，风、寒、湿三气杂至合而为痹，气血失和，心脉不通；且随着年龄的增长，肝肾精血不足，致使筋脉、骨与关节失去濡养，经络阻滞，髓海失充。脑为髓海，"上气不足，脑为之不满""髓海不足，则脑转耳鸣"，故脑失濡养，髓海空虚，眩晕也随之发生。本病病因病机复杂，局部组织充血水肿，微循环障碍，血黏度增高，血流缓慢，血行不畅，这符合中医的血瘀。故血瘀阻滞经络是颈椎病的主要病机，活血化瘀是本病治疗的基本原则。现代药理研究表明，活血化瘀药物可以消除肌肉韧带充血水肿，改善椎动脉血流量，改善微循环，扩张血管，增加脑的血流量，改善脑的血液循环；可以改善血流变性，降低血液黏稠度，有利于血液的运行，对脑部供血供氧均有良好的促进作用。

# 177　原发性骨质疏松症从瘀论治

　　骨质疏松症（OP）是一种全身性的骨代谢病，表现为矿物质和骨基质减少，骨的微细结构发生变化，骨的韧性降低，骨折危险性明显增加。随着预期寿命的延长和人口结构的改变，骨质疏松症已成为全球关注的、更加严重的公共健康问题，其防治已成为当今国际上的研究热点。中医药防治骨质疏松症发挥着重要作用，目前中医治疗本病多从"肾虚"立论，但临床疗效不很满意。近年来大量的临床资料和实验研究显示，骨质疏松症患者明显存在血瘀征象，瘀血的存在与骨质疏松症的发生发展有着密切的关系，许多学者试从瘀论治骨质疏松症取得了可喜的成果，显示出明显的优势。缘此，学者庄洪等梳理了从瘀论治骨质疏松症的研究进展，旨在为中医治疗骨质疏松症提供一个新的方向。

## 从瘀论治骨质疏松症的理论依据

　　**1. 中医学对骨质疏松症血瘀病因病机的认识**：中医学虽无"骨质疏松症"这一明确名称，但有类似本病的记载，究其病因病机与临床症状，与"骨痿""虚劳""骨痹"之论述颇为相似，定性、定位较准确的是"骨痿"。《灵枢·天年》曰："血气虚，脉不通，真邪相攻，乱而相引，故中寿而终也。"《灵枢·营卫生会》曰："老者之气血衰，其肌肉枯，气道涩。"这里的"脉不通""气道涩"均指血脉运行不畅。可见，潜在的血瘀是老年期生理状态的一种特质，是老年病重要的病理因素，而原发性骨质疏松症属于骨衰老，发病与年龄确切相关，病因病机当与血瘀有着不可分割的关系。老年人冲任虚，天癸竭，精血亏，肾精不足，脏腑气血生化无源，元气虚而无以运血，血行缓慢，滞而成瘀；或肾阳衰惫，温煦失职，阴寒凝滞，血行不畅，留而成瘀；或肾阴不足，虚火灼津，津液凝聚，脉道不通而成血瘀。再则脾虚气血无以化生，气血虚不足以推动血液运行致瘀。或脾虚统摄失职，血不循经，妄行脉外成瘀。此外，随着年龄的增长，脏腑功能衰退，寒热过度，情志过激均可导致血瘀，而瘀血作为致病因素，又会加重脏腑的虚衰导致精微不布，而致"骨不坚"。中医学认为一，气血对骨骼的滋养是骨骼维持正常形态和功能的关键，而一旦瘀血阻滞，脉络不通，骨失气血滋养，必发为"骨痿"。

　　骨痛是骨质疏松症最常见最主要的临床症状，以腰背痛多见，疼痛持久，痛处固定不移。中医学认为"不通"是疼痛发生的病理机制总纲，而引起骨质疏松症患者就诊的首发症往往是疼痛。叶天士认为"痛为脉中气血不和也"，王清任《医林改错》指出"痛不移处"或"诸痹证疼痛"定有瘀血，由此可以认为骨质疏松症最主要的临床症状是血瘀的结果。临床发现骨质疏松症患者多有舌下脉络曲张、舌紫暗有瘀斑、口唇紫暗红、皮肤黏膜瘀斑，脉诊多见弦细脉等症状，与"痛""瘀"相符。可见，血瘀是骨质疏松症的重要环节，与骨质疏松症的发生发展密切相关。

　　**2. 现代医学对骨质疏松症血瘀证机制的认识**：现代中医学认为血瘀证主要体现为血小板功能改变，血管内皮损伤，血液流变学及血液动力学改变，血液循环障碍和微循环障碍，以及血栓形成、体液调节功能和内分泌紊乱等方面。现代医学中关于骨质疏松症发病机制的几种学说，即雌激素学说、钙矛盾学说、微损伤学说、衰老学说、细胞因子学说等，均与中医学骨质疏松症血瘀病机学说不谋而合。随着现代医学对骨质疏松症病机的深入研究，不断证实血瘀在骨质疏松症发生发展中的关键作用。

　　（1）雌激素与血瘀：绝经后骨质疏松症发生的主要原因是绝经后雌激素明显减少，雌激素对成骨细胞直接和独特的作用丧失。雌激素缺乏，骨偶联过程失衡，破骨细胞骨吸收作用超过成骨细胞骨形成作用而致骨质疏松。进一步研究表明，雌激素可能是维持男性骨量的重要因素，与老年男性骨质疏松症密切相关。雌激素可改变血脂浓度，影响凝血、纤溶酶系统和抗氧化系统，并产生血管活性物质如 NO 和前列腺素合成酶等，影响血管病变。骨质疏松症患者雌激素水平下降，患者血流变出现"浓、黏、凝、聚"状态等血瘀的宏观病理变化及凝血激活、纤溶抑制等血瘀的微观表现，而且骨的微循环发生病理改变。骨的微循环和血流变功能失衡，导致骨细胞的能量代谢发生紊乱，不利于细胞进行物质交换，导致血液中的钙及营养物质不能正常通过哈佛氏系统进入骨骼，而致骨骼失养，脆性增加，发生骨质疏松，最终形成"瘀血-骨营养障碍-瘀血"恶性循环，促使骨质疏松症进一步发展。

（2）钙缺乏与血瘀：钙的生理代谢过程是众多机体细胞功能的正常发挥和相互协调下的动态平衡，实质是细胞的生理代谢，受微血管壁通透性和微血流状态的直接影响。骨质疏松症患者骨的钙贮存库的代谢性功能丧失，骨钙释放进入血液循环，导致血钙升高，转移到外周血管、脑、细胞间隙等软组织，发生原发性负钙平衡。钙缺乏机体通过 PTH 调节，将细胞外的钙向细胞内转移，结果发生骨溶解，最终导致骨质疏松。在许多病理状态下，细胞内钙超载是细胞损害的一条共同途径。细胞内的高钙与线粒体结合，并激活多种酶，致代谢紊乱，产生大量自由基，参与脂质过氧化，与离子钙超负荷等引起微血管痉挛和闭塞，形成瘀血，血瘀证血管内皮细胞内游离钙浓度升高。可见，钙调节失衡与骨质疏松症和血瘀证息息相关。

（3）微损伤与血瘀：骨质疏松症患者骨量减少，骨组织微结构退化，力学特性减弱，骨骼在轻微外力作用下发生微损伤，表现出的病理改变是骨小梁变细，数目减少，微骨折发生。微损伤的积累导致微小血管的继发损伤，骨内瘀血，骨内压增加。现代中医学认为骨内高压的病理本质是微循环障碍引起的血瘀证。骨内高压持续存在，骨内血液动力学和血液流变学发生异常，互相作用，骨组织缺血缺氧加重，引起微循环障碍，无法保证骨重建的正向平衡。骨重建是影响骨质量的动态关键因素，骨重建空间小，骨量增加少，严重影响骨质量，骨骼对抗机械力的能力降低，微骨折的易感性明显增高，形成恶性循环。研究证实骨质疏松症患者小梁骨内有血管发生了改变，认为微循环的变化参与了小梁骨内部组织的改变，导致骨力学强度下降。而微循环改变是血瘀证的重要客观指标，因此，微损伤与骨质疏松症血瘀密切相关。此外，骨质疏松症骨痛的发生也与微骨折致血窦损伤，骨内瘀血，骨内压增高密切相关。

（4）衰老与血瘀：目前较为公认的衰老模式是"病因-瘀血-疾病-衰老"。研究表明，老年及老年前期血液流变学性质出现异常，发生微循环障碍，致血液瘀滞。这说明衰老伴有瘀血，瘀血是导致衰老的重要因素，瘀血加重加速衰老。这与中医学"老年必瘀""久病必瘀"的观点相一致。老年性骨质疏松症系骨衰老，是老年期发生的生理病理性疾病，可以推断，骨质疏松症患者不可避免会出现微循环障碍和血流变异常，出现血瘀症状。日本学者研究发现，骨质疏松症患者血黏度增加，流速减慢，携氧能力下降，管壁增厚，通透性降低，严重影响骨细胞的新陈代谢，致使骨细胞功能衰减，骨形成功能低下，并呈进行性发展。国内学者王绍萍等利用微循环仪检测股骨头坏死、退行性骨关节炎和骨质疏松症患者甲襞微循环状况，并用田氏积分法进行积分，发现 3 种骨病患者的甲襞微循环都不同程度地发生改变，认为这种改变可能是其发病机制之一，改善微循环可能是治疗和预防骨疾病的有效方法，甲襞微循环检测可以作为观察治疗效果的参考指标。

（5）细胞因子与血瘀：血瘀证的细胞和分子水平的研究，目前涉及血小板相关因子、纤溶系统相关因子、血管内皮细胞分泌功能、基因表达等方面。研究发现，炎症因子、VCAM、ANP、ET、CGRP、NYP、NO、PTH 与血流动力学和血液流变学相关，在血瘀证发生发展中起着重要作用。最近研究表明 bck1-2、HSP70、c-fos 基因表达与血瘀证密切相关。骨质疏松症的发生是多基因、多种细胞因子作用的结果。近年研究发现，骨的微循环中存在无数免疫性或造血性细胞因子，如 IL-1、IL-6、TNF-α、TNF-β、ET、CG RP、IFN-γ、IGF-1、NO、PTH 等。刘志坤研究表明 ET 可作为血瘀证的重要客观物质指标，血瘀证是绝经后骨质疏松症的重要病因病机。微循环中活性氧主要来源于毛细血管内皮细胞和血液中的中性粒细胞，活性氧的过量生成与微循环障碍密切关联。活性氧主要通过增加破骨细胞的数量和活性来刺激骨吸收。有学者观察 40 名绝经后妇女激素替代疗法前后体内活性氧的变化，发现雌激素能直接抑制活性氧的产生，认为雌激素治疗绝经后骨质疏松症可能是部分通过抑制活性氧而影响骨代谢的。可见，许多细胞因子在骨质疏松症与血瘀证分子生物学表达上存在交集，而且起着十分重要的作用。由此推断，细胞因子学说与骨质疏松症血瘀病机具有极大的相关性。

总之，现代医学关于骨质疏松症的几种学说从不同角度阐述了本病的发病机制，中医认为其有共同的切入点，即与血瘀有关。因此，血瘀是骨质疏松症的重要病因病机，对骨质疏松症病情的发生发展起着重要作用。

## 从瘀论治骨质疏松症研究及应用

基于中西医对骨质疏松症病因病机的认识，骨质疏松症的发生发展是因各种原因致血脉瘀滞，气血不行，筋骨失养，致骨吸收与新骨形成失衡。因此，骨质疏松症的辨证论治应强调活血化瘀。目前国内学者关于从瘀论治骨质疏松症的实验研究较少，基础研究与临床应用取得了一定进展。李芳芳等通过比较性研究发现活血化瘀方药有明显延缓去势大鼠骨量丢失的作用。杨永光认为老年性骨质疏松症属退行性疾病，系因微循环障碍、血液流变学异常、氧代谢紊乱导致细胞功能低下，使骨需物质的吸收、运载、利用失衡而发病，治疗的前提应该首先改善微循环障碍和血流变异常，满足细胞新陈代谢的需求，提高细胞活力，恢复细胞功能，才能对补给的钙制剂有良好的吸收，正确的调节，快速的运载和理想的合成。韩英等观察骨质疏松症患者的红细胞比容、血沉、红细胞聚集指数、刚性指数及电泳指数高于正常人，红细胞变形指数低于正常人，组间比较有差异，认为红细胞流变性的改变对骨质疏松症的发生发展具有重大影响，预防和治疗骨质疏松症应该重视血液黏度和微循环的改善。睦承志等对60例绝经后骨质疏松症患者进行血瘀临床表现综合评分和血管内皮功能、血小板活化功能等检测，并与30名健康妇女进行对照研究。结果绝经后骨质疏松症患者的血瘀临床表现综合评分，甲襞微循环评分，血液流变学，血管内皮功能、血小板活化功能等分子生物学指标与健康妇女比较，差异有显著性，认为绝经后骨质疏松症存在着血瘀分子生物学等客观性病理变化，血瘀为绝经后骨质疏松症的主要病机之一。进一步进行相关分析和逐步回归分析，证实绝经后骨质疏松症与血瘀证之间存在着密切关系。这些为临床采用活血化瘀治疗骨质疏松症提供了有力的理论基础。

在临床治疗和研究中，许多学者重视运用活血化瘀药治疗骨质疏松症，取得了良好疗效，这从一个侧面有力地证明了骨质疏松症与血瘀证的密切关系。张荣华等总结了10余年防治骨质疏松症的临床用药，发现活血化瘀药的使用占药物总使用频率的15.71%，根据中医学"以方药测证"的理论，认为瘀滞阻络是骨质疏松症发生的一个重要因素。邵敏等通过对骨康方拆方研究结果表明，活血中药可以明显加强补肾方药防治骨质疏松症的作用，可提高全身骨密度、骨矿含量、血清雌二醇含量。水正等采用辨证分型，各型均加用活血化瘀药物（丹参、红花等），使疗效有了明显提高，不仅使瘀血症状得以改善，而且使肾虚症状得以显著改善，而未用活血化瘀药物的对照组血瘀症状毫无改善，肾虚症状改善亦不显著，由此可见，活血化瘀药在骨质疏松症治疗中具有重要的作用。现代药理学研究表明，活血化瘀药如丹参、川芎等具有调节血液流变特性，扩张外周血管，降低血管阻力，改善微循环，降低骨内压；抑制血小板聚集，降低血液黏度，防止血栓形成；降低血脂；抗炎、镇痛；增强细胞对缺氧的耐受能力，减轻组织对缺血再灌注的损伤作用。基于活血化瘀药的药理学作用及对骨质疏松症病因病机的认识，药理研究显示，活血化瘀中药通过改善微循环和血液流变学，调节体内激素水平及其受体表达来防治骨质疏松症。如丹参、牛膝、当归、红花、益母草等具有类雌激素作用。续断水提液对成骨细胞有直接促增殖作用；牛膝水提液可降低尿钙和血碱性磷酸酶水平；丹参具有对钙直接调节的作用。这些都部分地阐明了活血化瘀中药防治骨质疏松症的机制。因此，在临床骨质疏松症治疗中确立以血瘀为主证，以活血化瘀为治疗大法是可行的。

## 从血瘀论治骨质疏松症研究分析

中药复方能把握治疗骨质疏松症的根本环节，抑制骨吸收，促进骨形成，改善骨的生物力学和形态计量学性能，且价格低廉、使用方便，克服了西药价格昂贵、副作用大、难以长期服用、依从性较差的特点，对防治骨质疏松症具有较大的潜力与优势，开发应用前景广阔。近年来中医药治疗骨质疏松症从以往的从肾立论中另辟途径确立从血瘀论治，有着丰富的理论基础，在实验研究方面也取得了某些突破性进展，在临床上取得了显著疗效，研究结果大力促进骨质疏松症研究的广度和深度，丰富了肾虚致病理论。虚可致瘀，瘀不祛新不生。从瘀论治骨质疏松症亦是"瘀去则新生"理论的进一步发挥及在具体病证中的灵活运用。

骨质疏松症是一种多基因、多因素的骨骼系统疾病。血瘀为骨质疏松症发生发展的必然阶段及重要环节。因此从瘀论治骨质疏松症应贯彻始终。活血化瘀中药可能是通过多环节、多层次、多系统、网络化地调节影响骨质疏松症的相关因素，抑制骨吸收，促进骨形成，起到抗骨质疏松的作用。我们预测，随着细胞生物学、基因工程技术以及分子生物学的不断发展，充分发挥中医药整体调整，综合治疗，宏观、动态的思维优势，充分运用现代科学理论、方法和技术开展多基因、多中心、多层次、多学科、前瞻性、大样本的具体化、客观化、定性定量的中西医结合研究，从血瘀论治骨质疏松症可望取得突破性进展。

在后基因组时代，今后首先要加强骨质疏松症血瘀与活血化瘀的基因研究，丰富和充实微循环理论，确立客观的血瘀证标准和合理的检测方法以及骨质疏松症血瘀病因病机实质的系统研究。要以严谨的科研设计改善存在的种种问题，进一步研究要深入到分子水平，提高实验研究的深度、广度，加大临床研究力度，减少重复性研究，加强骨骼及其内部各个相互关联的系统的功能活动和血液循环情况对药物的敏感性或药物对骨骼系统影响的专一性研究，揭示活血化瘀在骨质疏松症治疗过程中的客观的内在规律，促进中医药防治原发性骨质疏松症取得更好的进展。

## 178    绝经后骨质疏松症从瘀论治

学者眭承志等从"瘀"论治绝经后骨质疏松症，以中医传统理论为基础，依据绝经后妇女的生理病理特点，旨在进一步揭示本病的病机和治则。

### 绝经后妇女生理变化与血瘀的相关性

女子生、长、壮、老、已的自然规律与肾中精气的盛衰存在着密切关系。中医学认为，妇女绝经后的主要生理改变是肾虚元气不足。伴随着妇女生长发育和衰老的过程，肾气在不同阶段存在生理规律性的变化。《素问·上古天真论》就对女性的年龄与肾气变化规律作了详细阐述，月经的来潮与断绝和肾气的盛衰、天癸的至竭、任冲的盛衰有直接关系，而肾气处于主导地位。肾气盛→天癸至→任通→冲盛→月经时下，肾气衰→任虚→冲少→天癸竭→闭经或绝经。《医林改错》认为"元气既虚，必不能达于血管，血管无气，必停留而瘀"。肾虚元气不足，无力鼓动血脉，血液运行迟缓，脉络瘀滞不通，必然导致血瘀；血液瘀滞，经脉不畅，水谷精微得不到布散，不仅脏腑因濡养不足而衰弱，骨髓也因此不得充润，骨骼失养，发为"骨痿"。"女子，阴类也，以血为主"。《本草纲目·妇人月水》以血为用，经、孕、产、乳数伤于血，"载气者血也，运血者气也"，妇人常因血不足而气血失调，至绝经时往往是气血两虚，《景岳全书》曰："凡人之气血犹如源泉也，盛则流畅，少则壅滞，故气血滞，虚则无有不滞者。"绝经后妇女血海无盈，脉道滞塞不畅而"瘀"，是导致骨质疏松症的主要病机之一。

现代研究观察，肾虚患者甲皱微循环时发现微血管形态有明显改变，血管张力明显减弱，血色偏暗，血流缓慢，流态异常，袢顶瘀血增多等一系列瘀血的标志和依据。采用系统聚类法对绝经后骨质疏松症患者进行临床症状调查，通过对患者的症状、体征分布以百分数表达，结果提示，当肾虚髓亏与血瘀证聚成一系时，相关系数高达 100%，说明绝经后骨质疏松症的血瘀病理变化与肾虚的生理变化密切相关。

### 绝经后妇女脏腑病机特点和血瘀关系

脏腑是人体构成的主要组织，为精、血、气生化的源泉。脏腑功能失调，主要是脏腑气血阴阳失调。妇女进入围绝经期后，肾气日衰，冲任亏损，天癸渐绝，精血日趋不足，阴阳失去平衡，故出现肾阴不足，阳失潜藏；或肾阳虚衰，经脉失其温养等阴阳失调的现象，从而影响脏腑的功能。肝肾同源，肾阴亏虚，水不涵木，则呈现阴虚阳亢之病机；肾阳虚，命火衰，脾土失煦，则表现脾肾阳虚之病机；肾精不足，心阴虚而心阳亢，则可致心肾不交的病机。血由水谷精微变化而来，运行于脉中并循环流注于全身，起营养和滋润的作用。《灵枢·决气》曰："中焦受气取汁，变化而赤，是谓血。"脾胃为气血生化之源，而肾中化生之元气，促进脾胃化生水谷精微，进而奉心化赤是为血。肾虚元气不足，血液运行无力，致气虚血瘀；肾阳不足，不能温养血脉，致血寒而凝；肾阴不足，虚火炼液，致血稠而滞。肝肾阴虚，经脉失养，血流涩滞而瘀；脾胃气虚则气血生化无源，血虚而瘀。《素问·生气通天论》曰："脾不能为胃行其津液，四肢不能禀水谷之气，气日以衰，脉道不利。"脾气虚，摄血无力，血不归经，停聚为瘀。可见脏腑功能虚衰，必然引起气血运行紊乱而致瘀，同时瘀血的形成又将影响水谷精微的转运和布散，加重脏腑功能的减退，进而导致骨骼的失养，发生骨质疏松。

现代医学研究证明，气虚时红细胞表面电荷减少，血液黏滞性增加，易形成血瘀；阳虚时，红细胞增高，全血黏度、红细胞平均体积升高和红细胞平均血红蛋白浓度降低；阴虚时，血细胞比容降低，纤维蛋白原增多，血浆黏度升高，血沉加速。故不论阴虚阳虚，血液均处于高凝状态。而血瘀一旦发生，必将改变细胞周围的环境，使组织灌注不足、缺血、缺氧，细胞聚集增加，红细胞变形能力降低，血液出现"浓、黏、凝、聚"的状态，将不利于细胞进行物质交换，导致钙吸收不良，骨质疏松症则必然发生。

## 绝经后骨质疏松症血瘀病机的推论

血瘀则是由于血行失度，或血脉不通，或血凝不流，失去了"行有经纪"之常度的病理表现。《内经》曰："血凝泣，凝则脉不通。"血瘀是血液与经脉（血脉）之间的平衡被打破而产生的病理改变。如前所述：绝经后妇女的生理变化中存在着血瘀的病理基础，并与其脏腑病机变化密切相关。绝经后骨质疏松最常见最主要的症状是腰背痛，表现为疼痛持久，痛处固定不移，符合血瘀疼痛的特点。临床调查发现多数绝经后骨质疏松患者，除痛有定处外，还有舌下脉络曲张、舌紫暗有瘀斑、口唇齿龈暗红、皮肤黏膜瘀斑等血瘀证的表现。

血瘀证与微循环障碍之间有密切的相关性，瘀既是致病的原因，又是病理产物。孙络在经络学说中是指十五别络的分支细小者，相当于现代医学的微循环系统。血液瘀滞于孙络，或渗出脉外而瘀阻，致使局部血液循环发生障碍，从而使"孙络"的下一级"浮络"回流受阻，故谓"经有留血"，现代医学认为，各种致病因子所造成的全身或局部组织器官的缺血、缺氧、血循环障碍以及血液流变性和黏滞性异常而导致各组织器官水肿、炎症渗出、血栓形成、组织变性、结缔组织增生等一系列的病理变化，都可以概括在血瘀证的病理实质中。血瘀的病理基础是微循环障碍，血液流变学改变，血流动力学障碍等。在骨骼系统，血瘀造成骨小梁内微循环的障碍，不利于细胞进行物质交换，导致血液中的钙及营养物质不能正常通过骨单位进入骨骼，而致骨骼失养，脆性增加，发生骨质疏松。骨质疏松的病理改变为骨小梁变细、数目减少，造成残缺骨小梁负荷加重，降低了骨小梁的强度，一旦超过其强度限度，就会使单个骨小梁折断（显微骨折）。骨质疏松越严重，显微骨折越明显，这种骨折不可避免地损伤血管，致骨内瘀血，在密闭的骨结构中，由于相对的内容增加使骨内压升高而致骨痛。

## 绝经后骨质疏松症血瘀形成与雌激素的关系

现代研究认为，绝经后骨质疏松症主要是绝经后妇女由于体内卵巢功能低下，雌激素明显减少，骨偶联过程失衡，破骨细胞性骨吸收作用超过了成骨细胞性骨形成作用而致。雌激素可改变血脂浓度，影响凝血、纤溶酶系统和抗氧化系统，并产生其他血管活性物质，如 NO 和前列腺素合成酶等，从而进一步影响血管病变，绝经后骨质疏松症患者，雌激素分泌功能减弱，上述的系统性作用表达为病理相关反应，呈现凝血激活、纤溶抑制等血瘀的微观表现。就"雌激素对血液流变学影响"综述近几年的国外文献表明，绝经后妇女全血黏度、血浆纤维蛋白原、总胆固醇、高密度脂蛋白等水平明显高于绝经前妇女，红细胞变形性、红细胞可滤过性却明显低于绝经前妇女。国内研究也表明，雌激素水平下降患者血流变出现沉、黏、凝、聚状态等血瘀的宏观病理变化。由此推断，雌激素减少是引起绝经后骨质疏松症血瘀病理变化的主要原因，同时，绝经后的低雌激素水平无法保证骨重建的正向平衡，使得骨吸收大于骨形成，表现出的病理改变是骨小梁变细，数目减少，显微骨折发生，骨内瘀血，使骨内压增加，导致了临床症状骨痛，两者共同作用的结果必定影响到骨的微循环及血液流变功能。细胞所需的氧和营养物质的吸收、交换、利用都是在由组织细胞和毛细血管共同组成的基本微循环功能单位完成的，骨的微循环和血流变功能失衡，必然导致骨细胞的能量代谢发生紊乱，正常功能发生障碍，破骨细胞更加活跃，加重已形成的骨质疏松，最终形成瘀血—骨营养障碍—瘀血恶性循环，促进骨质疏松的进一步发展。

# 活血化瘀治疗绝经后骨质疏松症的临床意义

目前，防治绝经后骨质疏松症主要采用雌激素替代疗法（ERT），但外源性雌激素有一定的禁忌症，且长期服用副作用大。如导致子宫内膜和乳腺增生，虽然加用孕激素降低了子宫内膜癌的发生率，但长期应用的安全性（对乳腺癌发生率及已患乳腺癌复发率的影响）、可接受性（因子宫出血停药）、用药途径及抑制剂的选择等问题仍在研究之中。中医药在绝经后骨质疏松症方面的研究已取得许多重要成果，同时也总结出许多行之有效的用药经验，毋庸置疑，中医药在防治骨质疏松症方面具有较大的潜力与优势，但既往论治绝经后骨质疏松症的研究中多从虚损角度，以补肾健脾为主，从血瘀立论，另辟途径，开拓新的思路，丰富医学治疗本病的理论。

现代研究证实，活血化瘀相关的药物能有效解除骨骼局部瘀滞，改善患者血液流变学与骨组织的血供状态，促进骨骼的代谢，减轻临床疼痛症状。药理研究也已经显示，活血化瘀中药不仅可以改善微循环和血液流变学，间接防治骨质疏松，丹参、牛膝、当归、红花、益母草等都具有类雌激素作用，通过调节体内激素水平及其受体表达来防治原发性骨质疏松症。续断水提液对成骨细胞有直接促增殖作用；牛膝水提液可降低尿钙和血碱性磷酸酶水平；丹参可使骨折过程中胶原纤维丝形成增多，钙盐沉积丰富，可以从邻近骨折的骨组织中调动钙以满足新骨形成对钙的需要，具有对钙直接调节的作用。这些都部分地阐明了活血化瘀防治骨质疏松的作用机制。"痛随利解，当通其经络，则痛去矣"（《医学发明》），因为血瘀致痛是绝经后骨质疏松症最常见和最主要的症状，因此，活血通络应是其治疗的要旨，但是，到目前为止，对血瘀与绝经后骨质疏松症直接联系的系统性研究却极少。相信随着认识的不断提高，必将阐明血瘀在本病发病中的作用机制，从而为绝经后骨质疏松症的治疗提供一个新的思维途径。

# 179 骨关节炎从瘀论治

骨关节炎（OA）又称退行性骨关节病，是一种多发于中老年人的慢性骨关节疾患。现代医学对本病发病机制尚不清楚，一般认为与衰老、肥胖、创伤、炎症、代谢障碍和遗传等因素有关，治疗上主要给予非甾体消炎药。骨关节炎属中医学"痹证"范畴，瘀血作为重要的病理因素及致病产物贯穿于本病的始末。学者高世超等从中医学及现代医学角度，就瘀血与骨关节炎的关系作了探讨。

## 骨关节炎病因病机

痹证是由于正虚于内，腠理不密，风寒湿热之邪侵犯机体，阻滞经络，致气血凝滞，血行不畅，以致肌肉、关节、筋骨酸胀麻木而重痛，甚至关节肿大畸形。王清任《医林改错》认为"痹证有瘀血"。高士宗指出："痹，闭也，血气凝涩则不行也。"无论风寒湿邪，还是肝肾亏虚，跌仆闪挫，都与痹多夹瘀血关系密切。

**1. 风寒湿热痹阻瘀血内生**：《素问·痹论》曰"风寒湿三气杂至，合而为痹也"。认为风、寒、湿之邪是导致痹证的常见原因。《杂病源流犀烛·诸痹源流》曰："痹者，闭也。三气杂至，壅蔽经络，血气不行，不能随时祛散，故久而为痹。"风寒湿邪侵袭人体引起气血凝滞才是导致痹证形成的常见原因。风邪善行而数变，为百病之长，寒、湿、热之邪易于依附风邪而侵犯人体。清·尤在泾亦曰："风气虽微，得以直入血中而为痹。"即风可以致血不行。寒性凝滞，寒邪入于经脉，使经脉收引，血行涩滞，以致瘀血。《灵枢·痈疽》曰："寒邪客于经络之中则血泣，血泣则不通。"表明血遇寒邪则凝滞不畅，凝则成瘀。湿性黏滞，易碍气机，日久生痰，痰瘀易交结为患。热盛伤津耗液，使血液黏稠凝滞，瘀阻经脉。何梦瑶认为："热盛则血枯，死血阻塞经隧，则亦不通而痹矣。"故寒凝、湿阻、热邪都可痹阻经脉，瘀血内生。正如《医学传心录》曰："风、寒、湿气侵入肌肤，流注经络，则津液为之不清，或变痰饮，或成瘀血，闭塞隧道。"

**2. 肝肾亏虚气血运行不畅**："正气存内，邪不可干""邪之所凑，其气必虚。"当机体正气不足时，外来邪气才可乘虚侵袭人体，致经脉闭阻不通，血行不畅。而骨关节炎与肝肾亏虚最为密切相关，肝肾亏虚于内，无力鼓动血脉，血行日趋涩滞，痹于关节，是骨关节炎形成的主要原因。骨关节炎是关节软骨的退行性病变，属衰老的一种表现，其发病与肝肾亏虚关系尤为密切，肾藏精主骨，肝藏血主筋。《素问·长刺节论》曰："病在筋，筋挛节痛，不可以行，名曰筋痹……病在骨，骨重不可举，骨髓酸痛，寒气至，名曰骨痹。"肝肾亏虚，濡养失常，而筋骨疼痛。《内经》更是从生理上强调了肝肾亏虚是骨关节炎发病的根本原因。《素问·上古天真论》曰："丈夫……三八，肾气平均，筋骨劲强……四八，筋骨隆盛，肌肉满壮；五八，肾气衰，发落齿槁……七八，肝气衰，筋不能动，天癸竭，精少，肾脏衰，形体皆极。"强调随着肾中精气盛衰，气血运行不畅，关节肌肉得不到濡养，而退变老化。正如《灵枢·营卫生会》强调"老者之气血衰，其肌肉枯，气道涩"，并随着年龄的增长，气血滞缓不断加重，最终形成瘀血，而使关节发病。在肝肾亏虚基础上，脾气易虚，气血生成不足，气机升降失常，致血行不畅而成瘀血，津不得化而成痰，是痹于关节的重要因素。正如《杂症会心录》所曰："况痹者闭也，乃脉络涩而少宣通之机，气血凝而少流动之势。"血随气行，气为血帅，气血贵流通，以通畅为顺，关节筋脉虚衰于内，耗损过甚，气血无力，血必停留而为瘀。《沈氏尊生书》明确指出："气运乎血，血本随气以周流，气凝则血亦凝矣。"可见，肝肾亏虚是血瘀致痹的关键。

**3. 跌仆闪挫情志不畅：** 跌打损伤也是骨关节炎不可忽视的致病因素。骨关节炎多为慢性劳伤，日久气血瘀滞，每遇气候变化，经络阻塞，而使关节疼痛。沈金鳌《杂病源流犀烛·跌仆闪挫源流》曰："忽然闪挫，必气为之震，震则激，激则壅，壅则气之周流一身者，忽因所壅而凝聚一处……气凝则血亦凝矣。"可见，劳伤阻碍气血运行，使瘀血留于筋骨关节，瘀血不去，新血不生，组织失于濡养，加重关节症状，故有"恶血留内，发为痹痛"之说，即瘀血可直接致痹。此外，情志不畅也可影响骨关节炎。一方面，气郁导致血的运行失常，留着于关节，而见关节疼痛；另一方面，肝失疏泄，气不行津，凝聚为痰，痰瘀互结，气血瘀阻更甚，筋骨失于濡养，深入骨节，关节肿胀，活动受限。虽然瘀血为病理产物，但同时又是重要的致病因素。

## 骨关节炎有瘀可辨

骨关节炎主要临床表现为关节疼痛、麻木、僵硬、屈伸不利、骨性肥大、骨性摩擦音。关节疼痛是其主要症状。唐容川曰："凡是疼痛，皆瘀血凝滞之故也。"肝肾亏虚，关节肌肉失于濡养松弛无力，气血运行迟缓，血瘀凝滞，不能荣于皮肉筋骨，出现僵直、麻木、屈伸不利等。骨关节炎多发于老年人，"年过四十，则阴气自半也"，气血虚衰，滞缓不行，舌上现瘀点、瘀斑等表现多因瘀血阻滞而成。另瘀血闭于经脉，脉象多为涩、结代脉。《类证治裁·痹症论治》曰："脉涩又紧，为痹痛。"此外，瘀血痹阻日久，加重五脏六腑虚衰，生化和推动血液功能减弱，气血津液运行更为不畅，常出现肌肤爪甲失荣、口唇青紫、皮肤色素沉着、皮肤硬化、口眼干燥、周身乏力、舌下脉络粗大等，多为瘀血致衰，形成恶性循环。《仙方四十九方》曰："气血一息不通，则壅瘀矣。"

## 骨关节炎血瘀本质

骨关节炎与血液流变学有密切关系。骨关节炎在多种因素的共同作用下，导致血液黏度增大、凝固性增强、红细胞变形能力降低、血小板黏附聚集等血液流变失常现象。研究表明，失常的血液形成微血栓，造成骨关节炎局部血液瘀滞，微循环灌注不足，使关节缺血缺氧，又不可避免地破坏局部组织环境，关节软骨本身无血液供应，全靠滑液营养，周围微循环中的成分与关节滑液存在着动态平衡，周围微循环瘀滞影响到关节滑液，使关节软骨营养障碍。而骨内静脉瘀滞尤其是微循环瘀滞是引起骨内高压的主要因素。骨内压升高后，骨内血流更加减少，局部营养不足造成骨小梁坏死，其修复过程中使骨质硬化，且骨内压的持续存在会使骨组织因为缺血缺氧而发生骨坏死。增生的骨赘、滑膜也会阻碍血液的循环，在关节镜下可见瘀血阻滞型骨关节炎病理性改变与细胞因子关系密切，这对临床具有重要的参考价值。

另外，骨内静脉瘀滞与血液流变学失常相互影响，引起骨内微循环障碍，促进骨关节炎的发生发展，此外，瘀血还可以导致炎症因子、自由基的产生，刺激软骨细胞分泌降解酶，加重关节软骨的破坏。

## 从瘀论治临床实践

《素问·阴阳应象大论》曰："定其血气，各守其乡，血实宜决之。"血实，即血脉壅塞瘀阻之证；决，即开泄疏通之义。明确地阐述了血瘀之证宜活血化瘀。研究表明，活血化瘀中药丹参、红花可抑制血小板集聚，增加血流量，改善微循环，使局部血流供应增多，并通过提高毛细血管的通透性而起消肿抗炎作用，特别是抑制关节肿胀，降低氧自由基、损伤因子的表达等，对软骨的退变有较好的延缓趋势。王清任所创身痛逐瘀汤具有活血定痛、通络散瘀之功，方中含桃仁、川芎、牛膝等祛瘀活血之药。现代药理研究表明，身痛逐瘀汤可明显改善微循环血流，延长凝血时间和凝血酶时间，降低血液黏度，并在骨关节炎中广泛应用。《临证指南医案》认为痹症的治疗"亦不外乎流畅气血，祛邪养正，宣通脉络诸法"。临床治疗久痹多选虫蚁搜剔通络，如全蝎、僵蚕、水蛭、地龙、穿山甲、蜂房等活血通络之品；此外，也可使用补气、补肾、柔肝、健脾活血方治疗骨关节炎。现代药理研究显示，中药对改善骨内微循环，促进软骨细胞增殖、抑制滑膜炎症、清除氧自由基、调节异常细胞因子等效果显著。

# 180  膝骨关节炎从瘀论治

膝骨关节炎（KOA）是一种以关节软骨退行性变和继发性骨质增生为主要病变的慢性关节炎，临床上以关节疼痛、变形和活动受限为特点。本病的防治已成为当今国际上的研究热点。中医学认为本病属于痹证的范畴，按照"诸痹证疼痛""不通则痛"等理论，从"瘀"论治膝骨关节炎发挥了重要作用。学者郑维蓬等在中医学基础理论指导下，结合相关文献研究，综合从瘀论治膝骨关节炎的研究进展，探讨了从瘀论治膝骨关节炎的可行性与合理性，为中医药临床治疗膝骨关节炎提供了依据。

## 从瘀论治膝骨关节炎的理论依据

**1. 中医学对膝骨关节炎与血瘀相关性的认识**：中医学虽无"膝骨关节炎"这一明确名称，但有本病相关的记载，属"痹证"范畴，如《素问·长刺节论》指出"病在骨，骨重不可举，骨髓酸痛，寒气至，名曰骨痹"，至巢元方《诸病源候论》明确记载骨痹发于膝关节的证候和病理，阐明了其与肝肾精血损伤的关系，并第一次记载了"膝关节骨痹"。《灵枢·天年》曰："血气虚，脉不通，真邪相攻，乱而相引，故中寿而终也。""六十岁，心气始衰，苦忧悲，血气懈惰，故好卧。"《灵枢·营卫生会》曰："老者之气血衰，其肌肉枯，气道涩。"这里的"脉不通""血气懈惰""气道涩"均指血脉运行不畅。可见，血瘀是老年期生理病理状态下潜在的一种特质因素，而原发性膝骨关节炎属于关节软骨的退行性变，发病与年龄紧密相关，病因病机当与血瘀有着密切联系。这里并不是说膝骨关节炎皆由血瘀引起而发病，而是指血瘀的相关因素在膝骨关节炎的发病过程中具有广泛性——血瘀可能是膝骨关节炎的直接致病因素，也可能是伴随肾亏、肝郁、脾虚、精亏、血虚、阳虚、阴虚、气虚、气滞等证型发展而出现的。随着年龄的增长，脏腑功能逐渐衰退，或饮食失调，或情志过激，或外感风寒湿邪均可导致血瘀，而瘀血作为病理因素，又会加重脏腑衰退、精血亏损，而致骨与关节失于濡养。

中医学认为骨与关节要维持正常形态和发挥正常功能则需要血液的濡养，而一旦瘀血阻滞，血脉不通，膝关节失去正常血液濡养，必然发为骨痹。膝骨关节炎最主要的临床症状之一是疼痛，而疼痛常常持久，痛处固定不移。中医学认为"不通则痛"，"不通"是疼痛发生的重要病理机制，而引起膝骨关节炎患者就医的最主要症状通常是疼痛。叶天士认为"痛为脉中气血不和也"，在《临证指南医案》中指出"经络气血阻滞则是痹证的主要病理机制"。王清任《医林改错》中记载瘀血致病，并提出"痹证有瘀血"论，认为"诸痹证疼痛"或"痛处不移"必有瘀血阻滞。因此认为膝骨关节炎最主要的临床症状是"瘀"所致的结果。临证发现膝骨关节炎患者多数有舌质淡暗或有瘀斑，或舌下静脉曲张，或膝关节局部皮肤青紫瘀斑或局部痛处不移，或小腿静脉曲张，脉弦细或脉涩等症状，与"血瘀"密切相关。由此可见，"瘀"是膝骨关节炎发病过程的关键因素，与膝骨关节炎的发生发展紧密相关。

**2. 西医学对膝骨关节炎与血瘀相关性的认识**：目前研究认为血瘀证主要表现为血管内皮损伤，血小板功能改变，血液流变学及血流动力学改变，血液循环障碍和微循环障碍，以及血栓形成、体液调节功能和内分泌紊乱等方面。现有大量研究证明活血化瘀的中药能扩张血管，降低血小板凝集性及血液黏度，改变血液流变学和血流动力学，从而改善骨与关节微循环，恢复组织供血，有利于软骨的修复。随着现代医学对膝骨关节炎发病机制不断地深入研究，证实了膝骨关节炎发病与血瘀密切相关。

（1）骨内高压与血瘀：自1938年Larsen首次提出骨内压概念以来，国内外学者研究发现静脉瘀滞、骨内高压可以引起早期膝骨关节炎表现。骨内高压的病理本质即骨内静脉瘀滞，骨内血液流变学和血流动力学发生异常改变，导致骨组织缺血缺氧加重，而引起微循环障碍。在膝骨关节炎动物实验研究中，光镜、电镜或静脉造影均显示，骨髓内小动脉、血窦、小静脉扩张，毛细血管增生。骨内哈氏管扩张，红细胞增多、堆积、黏滞度增高。这些变化可以导致关节内滑液的生化改变，从而影响关节软骨细胞代谢，促使软骨退化或导致营养障碍引起骨小梁坏死。可见骨内高压与骨内微循环有密切联系，骨内微循环可以反映骨内高压状态。此外，膝骨关节炎疼痛的发生也与骨内瘀血、骨内压增高密切相关。活血中药可以加快微循环，改善静脉瘀滞，降低骨内压，可使膝骨关节炎的症状明显好转。

（2）细胞因子与血瘀：19世纪病理学家 Virchow 提出血栓形成的三大要素为血管壁损害、血流停滞及血液抗凝系统异常。血管内皮层在正常情况下发挥抗血栓形成作用，保持血液正常流通状态。现代医学研究认为血管内皮层不仅是组织和血液的屏障，而且具有调节组织与血液的物质交换、平衡抗血液凝固纤溶系统和抗血小板功能、合成和分泌调节血管平滑肌舒张和收缩的相关因子等作用，调节血管的舒缩与血液的流动。血管内皮细胞发挥正常的功能与细胞因子的调节密切相关。血管内皮细胞位于血管的内衬，具有白细胞介素-1（IL-1）Ⅰ型受体和 IL-1 受体辅助蛋白，内皮细胞受到 IL-1 刺激活化时，迅速合成其他炎症细胞因子，介导多种炎症反应。姚爱玉等研究表明 IL-1 诱导内皮细胞衰老机制探讨发现被诱导的衰老内皮细胞内活性氧水平升高，脂质过氧化物增多，而抗氧化酶活力下降且总的抗氧化能力下降，造成细胞损害，诱导细胞退行性变化，最终细胞衰老。肿瘤坏死因子-$\alpha$（TNF-$\alpha$）亦与血管内皮细胞功能密切相关，常江平等研究表明 TNF-$\alpha$ 通过降低血管内皮黏附因子的表达，减少内皮细胞之间的粘连，明显增加血管内皮细胞的通透性。唐小龙等研究认为 IL-6 作为前炎症因子诱导急性炎症反应时与血液循环障碍相关。近年研究发现，膝骨关节炎的发病与细胞因子，如 IL-1、IL-6、TNF-$\alpha$ 等密切相关。可见，许多细胞因子在骨关节炎与血管内皮细胞的分子生物学表达上存在交集，而且起着十分重要的作用。由此推断，细胞因子学说与膝骨关节炎血瘀病机具有重要的相关性。

（3）氧自由基与血瘀：有研究表明膝骨关节炎患者体内氧自由基含量增高，关节内过量的氧自由基参与到骨关节炎发病的各个环节中去，包括诱导软骨细胞的凋亡、抑制软骨基质蛋白多糖和胶原的合成，加速软骨基质的降解，降低软骨的弹性和强度，损伤软骨细胞。一氧化氮（NO）是一种高反应性细胞毒的自由基，其在许多疾病中对组织造成损伤已得到证实。研究揭示膝骨关节炎患者关节、滑膜、滑液中常有中性粒细胞及巨噬细胞聚集，刺激软骨细胞和滑膜细胞产生大量自由基。现代医学研究认为，大量氧自由基可以损伤血管内皮，导致血管的通透性增加，诱发脂质过氧化，使组织和血液中的脂质过氧化物增多，线粒体功能障碍，细胞膜损伤及细胞内钙超载，可见氧自由基与血微循环系统有着密切的关系。如研究发现 NO 对含铁血红素、巯基、巯基团、过氧化物和氧分子有高度的亲和力，NO 可以损伤红细胞，引起骨组织缺氧以致代谢障碍。近年来，对活血化瘀药抗自由基的报道也日渐增多，如牡丹皮酚能抑制细胞内氧自由基产生，赤芍能降低血浆脂质过氧化物，川芎能增加血超氧化物歧化酶（SOD）活性并抑制乳酸脱氢酶（LDH）及丙二醛（MDA）含量上升，活血化瘀中药抗自由基的作用从另一方面佐证了氧自由基与血瘀的关系密切。

（4）衰老与血瘀：现代医学认为，膝骨关节炎是关节软骨的退行性病变，是软骨衰老的一种表现，而且原发性膝骨关节炎是中老年时期特发的生理病理性疾病，因此，可以认为衰老可能是膝骨关节炎发生的核心机制。现代研究也揭示了中老年人随着年龄的增长，外周微循环和血液流变性会发生改变，血液凝固性会发生异常，从而说明了衰老与血瘀证有密切关系。有研究表明老年人随着年龄增长，以血管内皮为依赖的血管扩张功能持续降低及凝血机制亢进而抗凝血机制减弱，导致血浆黏度增高、血液缓慢、血管硬化、管腔狭窄，出现"脉不通、血不流"的瘀血病理改变。这些都是与中医学血瘀类似的病理征象。对血液学的研究证明，血瘀证动物模型的临床血液流变学指标的改变与人类老年血瘀证相类似，采用活血化瘀的方法能使其得到改善。原发性膝骨关节炎是关节的退行性改变，系软骨的衰老，而中老年患者的血黏度增加，血流较慢，携氧能力降低，管壁增厚，通透性下降，严重影响软骨细胞的新陈代谢，致使软骨细胞功能衰减，并呈进行性发展，可见膝骨关节炎、衰老与血瘀三者联系密切。

综上所述，现代医学关于膝骨关节炎的发病机制从不同角度阐述了各自与血瘀的相关性，它们有着共同的切入点，即中医学认为与血瘀有关。因此，血瘀是膝骨关节炎的重要病因病机，对 KOA 病情的发生发展起着重要作用。

## 从瘀论治膝骨关节炎研究及应用

目前国内学者关于从瘀论治膝骨关节炎的实验基础研究取得了一定进展。中药干预软骨细胞因子，如高翔等观察益气化瘀利水方（其中含川牛膝、当归等活血中药）对实验性兔膝骨关节炎软骨中胰岛素样生长因子-1（IGF-1）的影响，表明益气化瘀利水方可抑制骨质增生，其作用可能是通过影响 IGF-1 而达到的。现代药理学研究表明，活血化瘀药如丹参、川芎等具有调节血液流变学特性，扩张外周血管，改善微循环，降低骨内压；抑制血小板聚集，降低血液黏度，防止血栓形成；抗炎、镇痛；增强细胞对缺氧的耐受能力。续断水提液对成骨细胞有直接促增殖作用。丹参具有对钙直接调节的作用。这些都部分阐明了活血化瘀中药防治膝骨关节炎的机制。在临床应用中，无论内治法还是外治法，许多学者认为膝骨关节炎的辨证论治应强调活血化瘀，均取得良好疗效，这从一个侧面有力地证明了膝骨关节炎与血瘀证的密切关系。运用补肾益气行血方治疗膝骨关节炎患者，患膝症状和功能改善明显。采用膝关节钻孔减压可降低骨内压和改善骨内瘀血状态，并可重建血液回流途径，起到解除疼痛，改善关节活动，阻断病变发展的作用。

## 从瘀论治膝骨关节炎的展望

目前，中医药从瘀论治膝骨关节炎的实验研究及临床应用已取得了较大进展，中医药能够把握治疗膝骨关节炎的根本环节，保护关节软骨，改善临床症状，且价格低廉、使用方便，对防治膝骨关节炎具有相当大的潜力与优势，研究应用前景广阔。中医药从瘀论治膝骨关节炎，有着丰富的临床经验及中医学基础理论的指导，在实验研究方面取得了某些突破性进展，在临床上亦取得了显著疗效。活血化瘀中药可以通过多层面、多环节、系统地调节影响膝骨关节炎的相关因素。因此，血瘀为膝骨关节炎发生发展过程中的关键环节及必经阶段，从瘀论治膝骨关节炎应始终贯彻。今后要继续加强膝骨关节炎血瘀与活血化瘀的基础研究，充实和丰富微循环与血瘀的相关理论，确立客观的血瘀证标准、合理的检测方法，深入膝骨关节炎血瘀的病因病机实质性系统性研究，揭示中医药活血化瘀在膝骨关节炎诊治过程中的内在客观规律，促进中医药在防治膝骨关节炎方面取得更好的进展。

# 181　类风湿关节炎从瘀论治

　　类风湿关节炎（RA）是一种以关节滑膜炎症为特征的慢性全身性自身免疫性疾病，滑膜炎可反复发作，导致关节软骨及骨质破坏，最终导致关节畸形及功能障碍。本病属中医学"痹证"范畴，与《灵枢》的"周痹"、《金匮要略》的"历节"病相似，因其病程长，难以治愈，后世医家称之为"顽痹""尪痹"。学者靖卫霞等从历代医家对痹证与瘀的认识出发，结合现代医学研究，对类风湿关节炎与痹证的相关性作了阐述归纳。

## 瘀血致痹理论探源

　　早在《内经》时期即有对瘀血致痹的认识，《素问·痹论》指出"风寒湿三气杂至，合而为痹也"，认为外感风、寒、湿是导致痹病的常见原因。同时又强调"血凝于肤者为痹，凝于脉者为泣，凝于足者为厥"。《素问·调经论》曰："血气不和，百病乃变化而生。"《素问·举痛论》又曰："经脉流行不止，环周不休，寒气入经而稽迟，泣而不行，客于脉外则血少，客于脉中则气不通，故卒然而痛。"又称："脉泣则血虚，血虚则痛。"总结了血瘀和血虚而致疼痛的病机。《灵枢·痈疽》曰："寒邪客于经脉之中，则血泣，血泣则不通。"《灵枢·贼风》曰："其开而遇风寒，则血气凝结与故邪相袭，则为寒痹。"说明寒性凝涩，寒邪侵犯经脉，使经脉收引，血液运行迟缓，甚至血液瘀滞，而导致血瘀。

　　《杂病源流犀烛·诸痹源流》曰："痹者，闭也。三气杂至，壅闭经络，气血不行，不能随时祛散，故久而为痹。"指出气血运行不畅，脉络痹阻是痹症的主要病理环节。《诸病源候论·风湿痹候》认为，痹由"血气虚则受风湿而成此病。久不瘥，入于经络，搏于阳经，亦变令身体手足不遂"。《重订严氏济生方·诸痹门》曰："皆因体虚腠理空疏，受风寒湿气而成痹也。"《类证治裁·痹证论治》曰："诸痹……良由营卫先虚，腠理不密，风寒湿乘虚内袭，正气为邪气所阻，不能宣行，因而留滞，气血凝涩，久而成痹。"对痹病日久不愈者，认为"必有湿痰败血瘀滞经络"。罹病日久，气血周流不畅，而致"血停为瘀，湿凝为痰"，虚痰瘀胶结，与外邪相和，闭阻经络，深入骨骱，缠绵难愈。

　　《医林改错·痹症有瘀血说》曰："凡肩痛、臂痛、腰痛、腿痛，或周身疼痛，总名曰痹症。明知受风寒，用温热发散药不愈，明知有湿热，用利湿降火药无功，久而肌肉消瘦，议论阴亏，遂用滋阴药，又不效。至此便曰：病在皮脉，易于为功，病在筋骨，实难见效。因不思风寒湿热入皮肤，何处作痛。入于气管，痛必流走，入于血管，痛不移处。如论虚弱，是因病而致虚，非因虚而致病。总滋阴，外受之邪，归于何处？总逐风寒、去湿热，已凝之血，不能活。如水遇风寒，凝结成冰，冰成风寒已散。明此义，治痹症何难。古方颇多，如古方治之不效，用身痛逐瘀汤。"明确提出"痹症有瘀血"，并创立身痛逐瘀汤以治之，后世多验证于临床，而疗效颇佳。

　　《血证论·痹痛》曰："身体不仁，四肢疼痛，今名痛风，古曰痹症。虚人感受外风，客于脉分，则为血痹……失血家血脉既虚，往往感受外风，发为痹痛，或游走不定，或滞着一处……瘀血窜走四肢，亦发疼痛，证似血痹，惟瘀血之痛，多如锥刺，脉不浮不拘急。"经络痹阻迁延不愈，影响气血津液的运行和输布，血滞为瘀，津停为痰，酿成痰浊瘀血，而致皮肤瘀斑、关节周围结节、屈伸不利等。这与现代医学认为类风湿关节炎出现微循环障碍和微小血管栓塞、高黏滞血证有异曲同工之处。

　　近代医家程门雪对慢性腰痛经久不愈，甚则俯仰不能者，也常以督损夹瘀论治。他认为，腰为肾之府，督脉循行于脊中，慢性腰痛常有督脉虚损之证，再加上有外伤病史，疼痛剧烈固定，还须考虑久病入络、久痛夹瘀、络脉瘀阻者。

朱良春认为痹证的发生除有风、寒、湿、热诸邪之外因外，往往有阳气先虚，卫外功能降低之内因。卫外失固，病邪方能乘虚而入，袭踞经隧，气血为邪所阻则肿痛以作。所以尽管其病邪有风、寒、湿、热之别，病位有肌表、皮内、经络之异，而正虚邪入的病机则一。如失治、误治，或复感于外邪，则往往病情反复发作，缠绵日久，正虚邪恋，五脏气血衰少，气血周流不畅，经脉凝滞不通。此时病邪除风、寒、湿、热外，还兼病理产物痰和瘀，如继续发展，病邪深入骨骱，胶着不去，痰瘀交阻，凝涩不通，邪正混淆，如油入面，关节肿痛反复发作，以致关节变形，骨节蹉跎，不能活动。朱氏称此为"顽痹"。具有久病多虚、久病多瘀、久病及肾之特点。

颜德馨从气血失衡理论立法，运用活血化瘀法调其血气而致和平，采用活血化瘀方药。常谓此法直接作用于气血，针对疾病本质，有免疫抑制作用。其认为外感六淫、内伤七情、饮食劳倦等均能致气血阻滞而伤人经络，经络中气血阻滞，运行不畅，当升不升，当降不降，则可引起脏腑病变。初为气结在经，症见胀痛无形，久则血伤入络，症见刺痛有形。由于络脉痹窒，败血瘀留而成顽痛、癥积、疟母、内疝等疑难病证。颜老习用辛温通络之品，如桂枝、小茴香、威灵仙、羌活、独活等与活血药配伍，谓其既能引诸药直达病灶而发挥药效，且辛温之药大多具有辛香理气、温通血脉的作用，能推动气血运行，促进脏腑功能活动，有利于气滞血瘀、瘀阻络脉等病证的消除。对络病日深，血液凝坚的沉病痼疾和络脉久痹则非一般辛温通络之品所能获效。颜老效叶天士"每取虫蚁迅速，飞走诸灵，惮飞者升，走者降，血无凝著，气可宣通"之法，投以水蛭、全蝎、蜂房、土鳖等虫蚁之类以搜剔络脉之瘀血，松动其病根。

焦树德在继承前人治痹理论的基础上，进一步阐述了痹病的病因病机。首先提出"尪痹"的病名和诊治规律、有效方药。为适应风湿病学发展的需要，为丰富痹病学的内容，又率先提出"大偻"病名，主张把类风湿关节炎归到尪痹中研究，将强直性脊柱炎归到"大偻"中去探讨，这不仅补充了《内经》关于行、痛、着、热诸痹的不足，还颇具有发展和创新意义。尪痹的发病机制较为复杂、深重，主要是风、寒、湿三邪已经深侵入肾督，并影响到肝，骨损筋挛，且病程长，反复发作，迁延不愈，久痹正虚，邪留不去，痹阻络脉，留着关节，深入骨骱，以致关节肿胀畸形，屈伸障碍。此证久病入络，必夹瘀血；久痹肢节变形，必兼痰凝；久痹正虚，内舍脏腑，伤其肝肾，外涉络脉，损伤筋骨，出现虚实相兼、寒热夹杂之痼疾，故治疗颇为棘手。临床症见身体瘦弱，关节肿胀，畸形僵硬，疼痛麻木。治以补肾祛寒，祛瘀通络。肝肾同源，补肾亦能养肝、荣筋，且能祛寒、化湿、散风，促使风、寒、湿三气之邪外出。治瘀通络可祛瘀生新。

娄多峰把痹证的病因病机概括为"虚、邪、瘀"3个字，将痹病分为正虚型、邪实型、瘀血型3型进行论治。瘀血痰浊是人体受某种致病因素作用后，在疾病过程中所形成的病理产物，这些病理产物能直接或间接作用于人体，引起新的病证。此在痹病的发病中起着不可忽视的作用。其认为瘀血痹的形成有病程久暂、轻重程度、或寒或热、或虚或实等的不同，所以临证必须从兼病病位、病性寒热、虚实偏盛几方面辨清其具体瘀血证候。瘀血痹病的基本治则是活血化瘀。单独以血瘀为病机的瘀血痹病，治以活血化瘀并加以通经活络即可。除血瘀外，兼有其他致病原因或病理变化者，则需将活血化瘀治法按具体情况配合其他治法，才能更有效地治疗各种类型的瘀血痹病。把瘀血致痹提到了更为重要的地位，为其单独立项，并做了系统而详尽的阐述。

吴启富等对 160 例类风湿关节炎患者的临床体征、血液流变学、微循环等方面进行分析，研究发现 78.1% 的患者存在血瘀证。苏励等对 20 例类风湿关节炎患者远期疗效观察认为，长期服用补肾祛瘀中药有可能阻止类风湿关节炎对骨质的破坏侵蚀，保存关节功能。

## 类风湿关节炎病理

现代医学认为血液及关节局部的纤凝异常是类风湿关节炎的一个重要病理特征。抑制纤凝、促进纤溶同样能阻止类风湿关节炎滑膜炎症的进展。滑膜细胞增生，大量淋巴细胞、浆细胞及巨噬细胞浸润，肉芽组织增生，滑膜组织内的血管内皮细胞增生，从而使血管增生，滑膜不规则增厚，呈多数小绒毛状，突起伸向关节腔，并向软骨边缘部扩展而形成的血管翳是类风湿关节炎的主要病理表现之一。类风湿关节炎患者关节滑膜中含有大量的内皮细胞因子是刺激血管增生的原因。类风湿关节炎合并血液系统改变较多，类风湿关节炎患者存在血液学异常，表现为血浆纤维蛋白原含量增加，血浆胆固醇含量增加，红细胞所处的血浆介质渗透压增高，微循环障碍，血液灌注不足，血浆中大分子物质增多，包括纤维蛋白原、C反应蛋白、免疫球蛋白、血浆球蛋白、类风湿因子等，除引起血浆黏度升高外，还可吸附于红细胞膜上，使膜柔润性降低，细胞内水分外渗，可使红细胞内黏度升高、硬度增大。以上皆可导致红细胞变形性降低，寿命缩短，引起贫血，亦可造成血液的高凝、高黏、高聚状态。

实验表明，血瘀证与血小板功能特别是血小板前列腺素代谢亢进有关。血瘀证患者常出现血小板聚集性亢进。表现为血小板聚集活性增强，血小板活性因子释放增多，动脉壁产生的血栓因子前列环素减少，血栓素 B2 水平升高是血瘀证的共同特征。此外，类风湿关节炎患者存在铁代谢异常，细胞因子异常及骨髓对贫血的代偿不足等，进一步加重贫血的程度。研究发现，养血药可改善患者的贫血状态，而活血化瘀药可抑制血管增生，并可改善血液的高凝、高黏、高聚状态，并且促进纤溶，纠正类风湿关节炎的系统凝血异常，更能阻止滑膜炎症的持续，在一定程度上阻止骨质破坏。

综上所述，无论是传统中医学还是现代医学，从其发病机制及临床特点来看，瘀血阻络与类风湿关节炎关系是十分密切的，引起类风湿关节炎的各种病因均可导致瘀血的产生，而瘀血又可作为新的致病因素进一步加重类风湿关节炎的病情，因此瘀血阻络证可见于类风湿关节炎疾病发展的各个时期。初期外邪痹阻经脉，气血运行不畅；进而正邪交争，气滞血瘀；病程迁延日久，损耗正气而致气血亏虚，无力推动血行，血行滞涩而瘀。因此，活血化瘀法无论从中医理论还是西医病理，在类风湿关节炎的治疗中均有其使用的理论依据，对类风湿关节炎应采用中西医结合治疗，抗风湿药物配合中药活血化瘀综合治疗，才能取得更佳疗效。

中医学是一门宏观医学，它是运用四诊合参、辨证论治的整体思维方式来对整体层次生命现象的丰富性和多样性进行探察。证作为整体诊法和整体思维的认识结果反映的是人体的总体特征，是一种整体的状态。状态作为总量是无限的，但确定一个系统状态不需要知道它的所有变量，一般只要知道一组相互独立且数目最少的状态变量即可，这些变量能足够全面地代表系统物质在某一时间段内的总体特征。中医要善于借鉴微观指标，但不一定要将那些完全能够反映证本质的宏观指标一概转化为微观指标，血瘀证作为一种状态也是如此。我们探讨血瘀证与类风湿关节炎的相关性，也主要是从微观指标的变化来认识和了解中医的证型与分类，帮助我们更好地诊断疾病，指导临床，从多环节、多角度来把握证的本质，使其更具有科学性和前瞻性。

# 182　非创伤性股骨头坏死从瘀论治

　　临床上，非创伤性股骨头坏死（NONFH）发生多因股骨头血供循环出现异常损伤，使血流供应中断而引起。NONFH 可使骨细胞及骨髓成分出现死亡，继而导致股骨头表面塌陷、关节结构异常及髋关节功能障碍等严重后果。目前学界公认 NONFH 主要原因为酗酒及糖皮质激素的不正规使用。由于起病隐匿、初期不易发现，且病情发展快、致残性高，NONFH 已成为学界研究的重大热点之一。近年来，中医相关研究越来越多，对 NONFH 的论述亦随之丰富。结合现代分子生物学的研究成果，学者曹盼举等从中西医结合角度，基于骨保护素（OPG）/核因子-κB 受体活化因子（RANK）/核因子-κB 受体活化因子配体（RANKL）信号调控机制，探讨了中医从瘀论治此病的合理性，为相关临床研究与诊治提供了新思路。

## 瘀与非创伤性股骨头坏死

　　**1. 对"瘀"的认识**：中医学认为，"瘀"有瘀血和血瘀 2 种状态，既属病理产物，又是一种病理状态，可成为继发性致病因素。"瘀"理论的形成和发展经历了漫长的过程，现已成为多学科相互交叉的病理因素。因其继发于其他病理过程，故"瘀"可归为继发性病因，《灵枢·刺节真邪》有"宗气不下，脉中之血，凝而留止"，说明宗气不足，不能助心行血，故而引起血行瘀滞，即血流状态缓慢会引起瘀血。瘀作为一个独立的致病因素，有其鲜明的致病特点：①瘀必兼气滞。血为气之母，血能载气；气能行血、摄血，血气之间的这种关系使瘀必兼气滞。②瘀多夹痰。诚如《诸病源候论·诸痰候》所曰："诸痰者，此由血脉壅塞，饮水结聚而不消散，故成痰也。"可见痰多由瘀致。③瘀久致虚。"瘀"滞留体内，阻碍津液运行，机体失去濡养，脏腑经络因久瘀而虚。

　　**2. 瘀与非创伤性股骨头坏死的相关性**：结合临床表现，NONFH 多散在中医典籍"骨痹""骨蚀""骨痿"等病证记载中。所谓"瘀"，乃瘀阻不通。NONFH 因瘀滞于骨，致骨内血行闭塞而渐成瘀血，日久停于骨内，气血痹阻于骨外，使骨不得濡养，终致骨枯髓虚而成股骨头坏死。学者刘柏龄等认为，本病发生一是由意外创伤所致的"瘀"，即创伤性股骨头坏死；二是因七情内伤、慢性劳损及饮食失调所致内弱，或不合理使用攻伐之药（如激素类等）伤正，导致气血损伤，运行紊乱而产生"瘀"，此即为本文所述 NONFH。曹盼举认为，以上所述之内弱，当为肾、脾、肝三脏亏虚所致，元气乃为肾所藏，《医林改错》"元气既虚，必不能达于血管，血管无气，必停留而瘀"，说明肾虚失于封藏，使肾之元气虚弱而致瘀。又脾主统血，脾气虚，则血无以统摄，溢于脉外而成瘀血。肝主疏泄，若肝气虚损，失于疏泄，则血行不畅，甚者停滞为瘀。加之攻伐之物无度使用，致正气进一步损耗。以上种种为瘀的产生奠定了基础。据此，治疗 NONFH 在活血的同时，不可忘其脏虚，即"治瘀勿忘虚"。有报道采用补虚祛瘀治疗 NONFH 取得良好效果。

## 骨保护素/核因子-κB 受体活化因子/核因子-κB 受体活化因子配体信号调控机制与骨代谢相关性

　　**1. 骨保护素/核因子-κB 受体活化因子/核因子-κB 受体活化因子配体信号调控机制**：OPG/RANK/RANKL 信号通路主要应用于骨科疾病等研究领域，其三联体，即 OPG、RANK、RANKL 构成部分都为肿瘤坏死因子-α受体超家族成员。其中，OPG 是一种可溶性糖蛋白，主要存在于小肠 cDNA 之中，作用于骨组织，增加骨密度，抑制破骨细胞生成。RANK 是一种 Ⅰ 型跨膜蛋白，在人体内主要有 2 种存在途径，第 1 种是可溶性 RANK 蛋白，第 2 种是跨膜蛋白型 RANK 蛋白。第 1 种主要存在于血液中，第 2 种主要存在于破骨细胞表面，而两者功能却截然相反。可溶性 RANK 蛋白主要具有阻断 RANKL 促进破骨细胞分化的作用，而跨膜蛋白型 RANK 蛋白可选择性与 RANKL 结合，从而达到促进骨吸收的作用。故而 RANK 对破骨细胞分化、成熟乃至活化有重要作用。RANKL 是一种 Ⅱ 型跨膜蛋白，其在人体内分为 3 个亚型，即 RANKL1、RANKL2 及 RANKL3，其中 RANKL1 的存在最广泛。RANKL 可在成骨细胞、骨髓基质细胞上表达，其主要作用是维持破骨细胞功能并促进相应分化的重要因素，对破骨细胞分化、成熟及吸收具有重要意义。三者之间关系是 OPG 与 RANKL 竞争性与 RANK 结合，从而最终抑制破骨细胞代谢。因此，OPG/RANKL 比值可表达骨吸收过程，其比值增大则提示骨吸收抑制。

**2. 骨保护素/核因子-κB 受体活化因子/核因子-κB 受体活化因子配体信号调控机制与股骨头坏死：** OPG 对骨形成具有促进作用，而 RANKL 对骨吸收具有促进作用。研究表明，OPG/RANK/RANKL 信号调控机制与股骨头坏死的发病及病理变化有极大关系。有学者用 qPCR 检测 42 例股骨头坏死患者的股骨头坏死与非坏死区域，发现股骨头坏死区域 RANKLmRNA 和 RANK 水平明显高于非坏死区域，且 OPGmRNA 水平也高于非坏死区域。提示在股骨头坏死发生的区域 OPG/RANK/RANKL 信号调控机制参与了整个骨代谢的过程。Western blot 检测提示在股骨头的坏死区域及硬化区域 OPG、RANK、RANKL 均高于正常区域。相关研究也支持以上观点。因此，OPG/RANK/RANKL 调控功能参与了股骨头坏死区域的整个骨破坏与骨修复过程。而新的分子生物学研究也显示，OPG/RANK/RANKL 调控机制在股骨头坏死中具有重要作用。

## 从瘀论治股骨头坏死的骨保护素/核因子-κB 受体活化因子/核因子-κB 受体活化因子配体信号调控机制表达

随着分子生物学技术进一步深入，OPG/RANK/RANKL 信号通路被证实与骨代谢密切相关。陈汉尧在此基础上建立肾虚血瘀 NONFH 大鼠模型，发现应用高剂量补肾活血汤能明显增强 OPG 表达，促进成骨细胞形成，并具有抑制股骨头破骨因子 RANKL 及 TRAF-6 的作用。而颜冰应用活血补肾汤治疗 NONFH 大鼠模型，发现活血补肾汤下调 RANKLmRNA 表达，同时上调 OPG 表达，使 OPG/RANKL 比值增加，促进成骨，抑制破骨；另外还发现，OPG/RANKL 比值与血管内皮生长因子（VEGF）密切相关，两者相互促进，VEGF 高表达能促使 OPG/RANKL 比值增高，相应地，OPG/RANKL 比值增高可明显改善股骨头局部血液循环，从而达到治瘀目的。万蓉等研究发现，健脾活血方剂能显著增强 OPG 表达，也可相应降低 RANKL 转录，从而增加 OPG/RANKL 比值。方中大剂量化瘀药的应用，表明治"瘀"的重要性不言而喻。研究发现，疏肝健骨方联合阿那曲唑能显著提高 OPG 表达，抑制 RANKL 表达，并进一步促进成骨细胞生成，抑制其凋亡。因肝肾同源，故肾虚与肝的疏泄密切相关。

《金匮要略·脏腑经络先后病脉证》有"夫治未病者，见肝之病，知肝传脾，当先实脾"，强调若肝先病，则脾亦危，故而肝的盛衰与脾肾虚损更是密切相关。总之，临床治疗 NONFH 时应辨证论治，区别补肾活血、健脾活血、疏肝活血三者的差异。

# 183　皮肤病从瘀论治

瘀血既是疾病过程中形成的病理产物，又是一种常见的致病因素。血瘀证的研究涉及内、外、妇、儿、皮肤、五官科等多种疾病。血瘀证在皮肤科亦很常见，广泛发生于皮肤病各个病程的不同阶段，除了典型皮损外，现代的医学检验结果亦可为皮肤病从瘀论治提供更客观的依据。朱明芳教授认为，许多皮肤病发展到一定的阶段，会出现不同程度瘀的病理变化，疑难性皮肤病用活血化瘀法治疗常常收获独特疗效。

## 从瘀论治立论依据

血瘀证在疼痛性皮肤病、血管性皮肤病、红斑鳞屑性皮肤病、色素性皮肤病、瘙痒性皮肤病、结缔组织病、皮肤附属器疾病及其他肌肤顽痹中均可发生。常见表现有瘀点、瘀斑、皮下出血，或红斑、色素沉着、皮肤粗糙肥厚、苔藓样变，或结节、斑块、瘢痕、赘生物等。中医学认为，感受外邪、情志所伤、饮食不节、跌打损伤、年迈久病等均可导致瘀血的产生。具体病机：

**1. 寒凝血瘀：**《医林改错·膈下逐瘀汤所治之症目》曰"血受寒则凝结成块"。寒邪入侵，经脉收引，可致血液凝涩而运行不畅形成瘀血。

**2. 热灼血瘀：**《温疫论·蓄血》曰"邪热久羁，无由以泄，其血必凝"。热入营血，血热互结，可致血液黏稠而运行不畅，或热邪迫血妄行导致出血，以致血液壅滞局部致瘀。

**3. 气滞血瘀：**《丹溪心法·六郁》曰"气血冲和，万病不生"。气血关系极为密切，正如《仁斋直指方·血荣气卫论》曰"气有一息之不运，则血有一息之不行"。如肝气郁结，气机不畅可致血运阻塞而致瘀。

**4. 气虚血瘀：**气血不仅在人体正常的生理中相互作用，在病理中也会相互作用。阳气虚损，"无力帅血"，可致血运迟滞而形成瘀血。

**5. 久病致瘀：**清·叶天士《临证指南医案·胁痛》提出"经主气，络主血，久病血瘀"的观点，认为"久患者络"，或久病之后形成痰、浊、毒等病理产物并与血相合成瘀血，而表现出络脉阻滞的共同病机，导致病情进一步加重。

**6. 外伤致瘀：**各种外伤可导致血液离经，留于皮下、肌肉或脏腑等部位，不能及时消散或排出体外，积留于体内则形成瘀血。由此可见，多种原因均可导致皮肤病血瘀证的发生。

## 临证从瘀辨治思路

**1. 审症求因从源头祛瘀：**血瘀证的诊断和治疗，是建立在中医整体观和辨证论治基础上的，临床常根据其所特有的顽固性瘙痒、疼痛等皮肤感觉异常结合舌象、脉象进行辨证。中医的精髓是辨证，治疗必须在精准辨证的基础上才能有效。皮肤病往往是多个因素致病，活血化瘀药亦种类多样，临证应用还须司外揣内，整体审查，审症探源，辨证与辨病相结合。"瘀者行之"，根据上述病机，以《素问·至真要大论》"必伏其所主，而先其所因"为原则，从源头上祛瘀，具体详辨血瘀的部位、原因，证候的主次，瘀滞的程度，瘀证的新久及寒、热、虚、实等的不同，施以不同的理法方药，合理配伍，则效验可期。

**2. 血必由气调和气血**：气血运行障碍在皮肤病血瘀证的发病机制中处于核心地位，临床上尤要重视调和气血。人体的血液在气的作用下循经流注，濡养周身，周而复始，气血是形神俱美的物质基础，正如《素问·调经论》所曰"人之所有者，血与气耳"。然而外感六淫、内伤七情皆可导致气血运行失常，出现气血停滞壅塞、瘀结不散的瘀血证。现代医学也证明，血液是机体新陈代谢的主要物质基础，血液运行不畅是导致多种疾病发生的根源。研究表明，血瘀证患者一般都有血液"高浓、高黏、高凝、高聚"的改变，其形成与发展和血流变异常、微循环障碍、血液高黏滞状态、血小板聚集及血栓形成、组织细胞代谢异常、免疫功能障碍等多种病理生理改变有关，涉及感染、炎症、组织异常增殖、免疫与代谢异常等与皮肤疾病密切相关的病理生理过程。气血功能正常运行关键在于两点：一不能虚，二不能滞。当调气以助力，调血以濡养，气通血活，则瘀血自除。正如《素问·至真要大论》所曰："疏其气血，令其条达，而致和平。"

**3. 辨证灵活用药精准**：活血化瘀法属于中医治疗八法中的"消法"，常用的活血药很多。现代药理研究表明，活血化瘀中药具有改善血液流变性、改善血液微循环障碍、抗血小板聚集、抗血栓、降低毛细血管通透性、减轻炎症反应、调节结缔组织代谢、调节免疫反应等作用；有些活血化瘀药本身就有抗菌、抗病毒的作用，如丹参、紫草等。临床上广泛应用活血化瘀法来治疗皮肤病，确立此治法后，选方用药的加减配伍并非一成不变的，而是根据具体应用时不同病种、不同病例血瘀证之外夹杂的寒、热、虚、实等不同病机，在治疗过程中注意活血化瘀与解毒、清热、散寒、补气、行气、养血及扶正祛邪之间的关系，灵活配伍，屡获良效。临证除随主症及兼夹症的不同而恰当配伍外，首先，要分辨虚实：虚证可用养血活血药，如当归、鸡血藤；实者可酌情选用破血药。其次，要注意到"气"的问题：血瘀兼有气滞者要行气，加郁金、青皮、木香等；兼有气虚者加党参、黄芪、白术。再次，要分清寒热：偏热者选用凉血清热药，如生地黄、赤芍、丹参、紫草等；偏寒则用温通活血药桂枝、淫羊藿、路路通及藤类药物。最后，鉴于其药性善走散通行，且入血分，临床运用活血化瘀药需中病即止，以免耗伤正气；对于女性经期、孕期及有出血倾向的患者应慎用活血化瘀药尤其是破血逐瘀药。对于久病体弱者需配合补益扶正药同用，且不宜过量、过久使用。

**4. 诸法配合内外兼顾**：除中药内治活血应用外，还可用中药外洗、熏洗、中药面膜、针灸、刺络拔罐等方法。对于面部皮损，临证常配伍活血化瘀药于外用制剂中，配合中药内服外涂，如以石榴皮、乌梅、玫瑰花、白芷、忍冬藤、夏枯草等中药组成中药面膜治疗痤疮，达到解毒散结、活血化瘀及消脂作用。此外，"给邪找出路"的治疗思路，将刺络拔罐疗法用于久病入络的顽固性皮肤病的治疗中，如慢性湿疹、慢性荨麻疹、特应性皮炎、结节性痒疹、皮肤瘙痒症、银屑病、痤疮等，"针刺放血，攻邪最捷"，提出"以血行气"，破邪外出，血液运行通畅，则邪无所依，临证中综合四诊资料，正确选用活血方案，最终达到通达气血、散邪解毒的目的。

# 184　过敏性紫癜从瘀论治

过敏性紫癜又称为亨-舒综合征（HSP），是由免疫复合物介导的以小血管炎为主要病变的系统性血管炎。现代医学多认为过敏性紫癜可能与病毒、细菌、寄生虫、支原体等感染，疫苗接种，遗传，食物及药物刺激等因素相关，多种致病因素作用下，以体液免疫异常为主导，同时细胞免疫的启动、大量炎症介质的释放和凝血功能的异常共同参与，导致全身血管炎性损伤，最终引起过敏性紫癜。传统中医学认为本病属于血证，不少中医古籍记载的"葡萄疫""肌衄""紫癜""斑毒"等均与本病相似。病因虽有虚实之分，但内外诸因相合最终致血不归经，外溢肌肤，离经之血郁于肌表而成瘀。学者郑颖慧等对过敏性紫癜的中医病机进行了探讨，并对从瘀论治过敏性紫癜的研究作了梳理归纳。

## 过敏性紫癜病机与治疗经验

裴晓宁等认为本病患病率儿童高于成人，是因为小儿为稚阴稚阳之体，脏腑娇嫩，易感受外邪，外邪入体易从阳化热，火热易耗竭营血津液，乃至不能充盈脉道，血行不畅而成瘀，血瘀日久，气机不畅，终生瘀血，瘀热搏结胶固，加之小儿脾常不足，易生湿浊，瘀、热、湿三者郁于皮肤，则见瘀斑瘀点；滞于胃肠，则腹痛、呕吐、便血；碍于关节，则肿胀、屈伸不利。治疗以"止血、消瘀、宁血、补血"为原则。

朱浩宇等根据络病理论，提出腹型过敏性紫癜病位在于阴络（胃络、肠络），邪毒阻络、络脉瘀阻是本病发病根本。治疗上，以通为用，治以理气活血、化瘀通络为法，常以桃仁红花煎为基础方。

杨兵宾等从肝论治本病，肝主疏泄，若肝失疏泄，一则气滞血瘀，血不循经而出血；二则肝木乘脾，脾失运化，湿浊内生，湿瘀化热，三者胶结，阻滞气机而致经络阻滞。基于此，其常选用入肝经之品结合活血化瘀之品治疗本病。

刘霞认为本病患儿多为体质不均且感邪后极易从阳化热，故感受外邪多以热毒为主，热毒劫掠阴液，煎灼营血，血液黏稠，故为瘀血，瘀滞日久而助热，故瘀热搏结，相伴而生。因此，在临床治疗方面，认为应注意"血止不留瘀，血行不伤正，寒凉滋润不碍脾"，故用药上多采用大剂清热解毒药，兼顾脾胃，使热除而血不妄行；化瘀兼顾止血，辨清瘀热轻重，善用动物药以助化瘀；湿热缠绵者，应注意清热利湿、活络祛风，使络通血行痛止。

黄振翘认为本病为标本互见之证，因外邪侵袭，灼伤血络，或饮食不节，湿热蕴积，郁而伤络，或禀赋薄弱，瘀热互结，阻于脉络。故在治疗上重视化瘀，采用滋肾凉血与化瘀消斑相结合，健脾益气与活血化瘀相结合，祛风通络渗湿兼益气。

季建敏将本病病机变化规律归纳为：热毒炽盛，迫血妄行，耗气伤阴而致气阴两虚，日久伤及阳气，阴阳两虚，固摄失司，最终瘀热互结，血溢脉外。在治疗上应在审症求因的基础上知常达变，融会贯通，总结为清热解毒、凉血化瘀是常法，佐以祛风渗湿效更佳；扶正补虚、凉血化瘀是变法；同时可结合现代病理学研究合理应用中药，调摄饮食。

欧阳作理认为本病发病机制在于风、湿、热、毒、瘀及禀赋不足，认为瘀血是本病的病理产物及致病因素，治疗时全程应注意化瘀、散瘀、祛瘀、逐瘀。化瘀宜用轻清之品，如牡丹皮、益母草、泽兰、山楂等；散瘀宜用升散之品，如红花、紫草、茜草、赤芍等；祛瘀宜用行窜之品，如三七、鸡血藤、当归尾、桃仁等；逐瘀宜用峻猛之品，如三棱、莪术、五灵脂等。

孙伟正认为本病早期特点为血热血瘀，后期迁延者特点为气虚血瘀或阴虚血瘀，故瘀血阻滞络脉是本病的重要病理机制。强调在治疗时活血化瘀之法应贯穿始终，根据病机的不同，合理选择相应的活血化瘀药物，慎用或不用收涩止血之品。

赵健雄指出紫癜之中必有瘀血，瘀血不去，新血难生，活血化瘀之法应贯穿治疗的始终，慎用温燥、助阳、动血之品。辨证论治时常从虚实两方面入手，急性期多为血热实证，治以清热解毒、凉血止血、祛风化瘀为主；慢性期多为虚证或虚实夹杂，治以滋阴降火、益气摄血化瘀为主，并自拟止血化斑汤加减：金银花、连翘、紫草、茜草、白茅根、墨旱莲、藕节、牛蒡子、蝉蜕、防风、牡丹皮、川芎、赤芍、鸡内金、苍术、黄芪等。

赵历军认为紫癜病机为"热、虚、瘀"，初以"热"为主，病久成"虚""瘀"，且贯穿始终，初期以"热、瘀"为关键，后期迁延则以"虚、瘀"为主，并指出要特别注意"止血不留瘀"，常用红花、丹参、赤芍、三七等药物。

李琳等指出瘀血是小儿过敏性紫癜的主要病理机制，临证用药时，应在辨证论治的基础上合理选择不同的活血化瘀药物。如风热伤络型，治以疏风清热、凉血化瘀，选用银翘散加减，酌用大蓟、小蓟等；血热妄行型，治以清热凉血、化瘀消斑，选用犀角地黄汤加减，酌用丹参、赤芍等；湿热痹阻型，治以清热化湿、化瘀通络，选用四妙散加减，酌用当归、鸡血藤等；气不摄血型，治以健脾益气、化瘀止血，选用归脾汤加减，酌用仙鹤草、白及；阴虚火旺型，治以养阴化瘀，选用茜根散加减。

## 从瘀论治临床研究

**1. 临床疗效**：陶然在常规西药治疗的基础上采用凉血逐瘀汤方剂（生地黄、黄芪、防风、炒赤芍、牡丹皮、紫草、水牛角、鸡血藤、丹参、茜草）治疗 70 例过敏性紫癜患儿，与常规西药治疗的对照组进行比较，结果显示：治疗组有效率为 91.43%，对照组有效率为 75.71%，两组比较具有明显的统计学差异（$P<0.05$）。

王天峰将 67 例过敏性紫癜患儿随机分成对照组 33 例和治疗组 34 例，对照组采用常规西医治疗，治疗组在对照组的基础上加用中药（生地黄、牡丹皮、山药、龟甲、女贞子、墨旱莲、紫草、赤芍、丹参、水牛角、黄芪、黄柏、玄参、防风等），结果显示：治疗组总有效率为 97.06%，对照组总有效率为 63.64%，差异具有统计学意义（$P<0.05$）。

赵燕在常规西医治疗的基础上运用瘀热理论自拟中药方剂口服（紫草、当归、丹参、鸡血藤、忍冬藤、乌梅、水牛角、黄芩、生地黄、牡丹皮、甘草等）治疗 45 例儿童过敏性紫癜，与常规西药治疗的对照组进行比较，结果显示：治疗组有效率为 91.1%，对照组有效率为 66.7%，两组具有显著的统计学差异（$P<0.05$）。

侯雅军等将 46 例瘀血内阻型单纯型过敏性紫癜患者随机分成对照组 22 例和治疗组 24 例，对照组采用常规西医治疗，治疗组采用紫豉桃红化瘀汤加减（紫草、淡豆豉、桃仁、红花、莪术、乌梅、苍术、黄柏）治疗，两组均治疗 8 周。结果显示，在临床疗效方面，对照组有效率为 68.2%，治疗组有效率为 95.8%，两组差异有统计学意义（$P<0.01$）；在中医证候积分方面，数据证明两组治疗均有改善（$P<0.01$），两组证候积分改善差异具有统计学差异（$P<0.05$）。

邵克武等将 100 例过敏性紫癜患者随机分为治疗组和对照组各 50 例，治疗组采用自拟清热解毒凉血散瘀方（黄芩、金银花、蒲公英、水牛角、连翘、荆芥、牡丹皮、茜草、藕节、生地黄、乌梅、桃仁等）治疗，对照组采用常规西药治疗，分别连续治疗 4 个疗程。结果显示，治疗组总有效率为 94%，对照组总有效率为 82%，两组差异具有统计学意义（$P<0.05$）。

**2. 改善症状体征**：石艳红等在常规西药治疗的基础上加用凉血化瘀解毒法——紫癜方（青黛、红条紫草、牡丹皮、赤芍、侧柏叶、白茅根、鸡血藤、蒲黄、血余炭、牛膝、甘草等）治疗 30 例儿童过敏性紫癜，与常规西药治疗的对照组进行比较，结果显示：两组皮肤紫癜消退时间和关节肿痛缓解时间较对照组明显缩短，差异具有统计学意义（$P<0.05$），而腹痛缓解时间差异无统计学意义（$P>0.05$）。

王瑗萍等将 64 例过敏性紫癜患者随机分成治疗组和对照组各 32 例，治疗组予化瘀消斑汤加减（紫草、丹参、川芎、赤芍、紫花地丁、白茅根、连翘、金银花、牡丹皮、生地黄、黄芩、甘草等）口服联合常规西药治疗，对照组单用西药治疗，分别连续治疗 3 个疗程。结果显示，治疗组中皮疹、腹痛、关节肿痛、血尿等症状体征消失时间均短于对照组，差异具有统计学意义（$P<0.01$）。

**3. 调节免疫**：裴燕飞采用解毒化瘀汤（黄芩、蝉蜕、茜草、连翘、丹参、生地黄、牡丹皮、金银花、紫草、白茅根等）联合常规西药的方法治疗 36 例儿童皮肤型过敏性紫癜血热妄行证，对照组予常规西药治疗，结果显示：治疗组在治疗后其血清 hs-CRP 和 TNF-α 水平较对照组下降更显著，差异具有统计学意义（$P<0.05$）。

李丽萍等将 95 例过敏性紫癜患者随机分成治疗组 48 例和对照组 47 例，治疗组在对照组治疗的基础上加用疏风、清热、祛瘀类中药治疗，对照组给予西药常规治疗及口服泼尼松片，结果显示：治疗组治疗后 IgG 水平显著升高，IgA、IgM 水平显著降低，与同组治疗前相比，差异具有统计学意义（$P<0.05$），与对照组治疗后相比，差异也具有统计学意义（$P<0.05$）。

吴仙娜等将 45 例过敏性紫癜患儿随机分为治疗组和对照组，治疗组予常规西药治疗加用凉血化瘀类的消癜冲剂（水牛角、生地黄、牡丹皮、土茯苓、连翘、赤芍、紫草、益母草、茜根、紫苏叶、蝉蜕、白茅根），对照组采用常规西药治疗。连续观察 8 周，每 4 周记录 1 次免疫学指标、肝肾功能变化。结果显示，治疗后两组 IgA、IgM、$C_3$、$C_4$ 均下降，IgG 升高，组间差异具有统计学意义（$P<0.05$）；两组均无出现肝肾功能损害等不良反应。

杨红蓉等将 176 例腹型过敏性紫癜患者随机分成对照组 87 例和治疗组 89 例，治疗组采用健脾化瘀汤静滴后改口服的方式治疗，对照组采用以健脾化瘀汤静滴的同时加服双嘧达莫片、匹多莫德片。结果显示：对比治疗前后，两组 D-二聚体值均下降恢复正常，$CD4^+$、$CD4^+/CD8^+$ 均较前升高，腹部淋巴结 B 超显示增大的例数较前减小，差异具有统计学意义（$P<0.01$）。而两组差异不具有统计学意义（$P>0.05$），提示中医治疗本病有效，无需联合西药。

李静采用凉血逐瘀汤（生地黄、黄芪、防风、茜草、丹参、鸡血藤、水牛角、紫草、牡丹皮、炒赤芍等）治疗 40 例儿童过敏性紫癜，与常规西药治疗的对照组进行比较，结果显示：治疗组治疗后 $CD4^+$、$CD8^+$、IgG 水平显著升高，$CD4^+/CD8^+$、IgA、IgM 水平显著降低，与同组治疗前相比，差异具有统计学意义（$P<0.05$），与对照组治疗后相比，差异也具有统计学意义（$P<0.05$）。

王玲玲将 60 例过敏性紫癜患者分成中医治疗组和西医对照组，治疗组采用紫草清癜汤（紫草、生蒲黄、乌梅、仙鹤草、茜草、黄芩、五味子、甘草、防风、苏木等）治疗，对照组采用常规西药治疗，连续治疗 4 个疗程（8 周）。结果显示，治疗组有效率为 96.67%，对照组有效率为 76.67%，两组差异具有统计学意义（$P<0.05$）。并提示紫草清癜汤治疗过敏性紫癜疗程长短与疗效成正相关。治疗组治疗后 D-D、IgA、IgE 水平较前明显降低，组内差异具有统计学意义（$P<0.01$）；IgG、$C_3$、$C_4$ 水平较前降低，组内差异具有统计学意义（$P<0.05$），而 IgM 治疗前后未见明显变化，组内差异无统计学意义（$P>0.05$）；对照组治疗后 D-D、IgA、IgE、IgG 水平降低，组内差异具有统计学意义（$P<0.05$），IgM、$C_3$、$C_4$ 水平未见明显变化，组内差异无统计学意义（$P>0.05$）。

**4. 防治肾损害**：陈芳等在常规西医治疗的基础上加用清热化瘀药（风热伤络型：三七粉、青黛、丹参、防风、紫草、白鲜皮、牡丹皮等；毒热迫血型：蒲公英、牡丹皮、紫花地丁、赤小豆、丹参、茅根、三七粉等）治疗 42 例儿童过敏性紫癜，对照组采用常规西药治疗。结果显示：经治疗后，治疗组患儿 Alb/Cr、NAG/Cr 的水平明显低于对照组，差异具有统计学意义（$P<0.05$），有效降低了尿 Alb 和 NAG 的排泄。

**5. 降低复发率**：江治霞等在常规西医治疗的基础上加用自拟方剂（紫草、牡丹皮、赤芍、丹参、鸡血藤、牛膝、地龙、僵蚕、蝉蜕、紫花地丁、蒲公英等）治疗 30 例皮肤型儿童过敏性紫癜，对照采用常规西药治疗。通过 6 个月的随访期对所有患儿的复发情况进行调查统计，发现治疗组患儿的复发率为 6.67%，对照组患儿的复发率为 23.33%，组间差异具有显著的统计学意义（$P<0.05$）。

**6. 外治法：** 王妍炜等在常规西医治疗的基础上加用活血化瘀中药（丹参、茜草、紫草、川芎、红花、赤芍等）熏蒸治疗 112 例儿童过敏性紫癜，对照采用常规西药治疗。结果显示：治疗组总有效率达 95.54%，对照组为 87.96%，两组差异具有统计学意义（$P<0.01$）。

黄静在常规西医治疗的基础上予青紫合剂（鸡血藤、青黛、紫草、炙乳香、没药、白鲜皮、冬瓜皮、牡丹皮、茯苓皮、地骨皮、地肤子等）外洗治疗 74 例血瘀型儿童过敏性紫癜，对照采用常规西药治疗。结果显示：治疗组治疗后症状改善时间及肾功能恢复时间均短于对照组，两组之间差异具有统计学意义（$P<0.05$）。

路璐将 60 例过敏性紫癜患儿随机分成对照组和治疗组各 30 例，对照组采用常规西药联合中药汤剂口服治疗，治疗组则是在对照组治疗的基础上加用凉血消斑汤（青黛、紫草、苦参、牡丹皮、鸡血藤、独活、益母草、乳香、没药、赤芍、白鲜皮、炒蒺藜、地肤子）熏洗，连续治疗 1 个疗程（14 日）。结果显示，对照组临床有效率为 90%，治疗组临床有效率为 96.67%，两组差异有统计学意义（$P<0.05$）。对照组紫癜消退时间平均为（11.23±4.87）日和关节痛缓解时间平均为（6.80±3.58）日，治疗组紫癜消退时间平均为（9.07±2.79）日和关节痛缓解时间平均为（4.62±2.92）日，两组差异均具有统计学意义（$P<0.05$）。

## 185　结节性红斑从瘀论治

　　结节性红斑是常见的炎症性脂膜炎，以下肢伸侧疼痛性红斑、结节，春秋季好发，女性多发，有一定的自限性为临床特征，中医学称为"瓜藤缠""湿毒流注""三里发""肾气油风"等。现代医学认为本病的发病机制尚不明确，国内外文献报道主要的原因为结核分枝杆菌感染和链球菌感染。组织病理学特点主要为脂肪间隔水肿，以淋巴细胞和中性粒细胞浸润为主，脂肪间隔内中小血管管壁水肿，内膜增生，管腔可见闭塞，有出血，可见 Miescher 结节。学者李丹等从瘀角度对结节性红斑主要病因病机、名老中医经验及中医药治疗研究作了梳理归纳。

### 湿热瘀阻证理论经验研究

　　**1. 理论基础**：患者因外感湿邪，湿为阴邪，具有阻遏气机、损伤阳气、黏滞缠绵、重浊趋下等特性。气机不畅、阳气不布、血行不畅，日久成瘀或湿邪蕴久化热，热盛则肿，热灼血络，血溢脉外，离经之血便是瘀，表现在皮肤多为结节、红斑，触之有灼热感，另外湿浊趋下故结节性红斑多表现在双下肢。诚如《外科大成·卷二·瓜藤缠》所曰："生于足胫，结核数枚，肿疼久之……属足太阳经湿热。"

　　**2. 名医经验**：刘巧教授认为，本病病因病机总由湿热蕴毒，气血瘀阻，经络不通所致患者一般表现为下肢多个结节，红，肿，疼痛，舌偏红，苔偏腻。湿邪易袭人体下部，与热相缠，日久蕴生毒邪，留着下肢经络，致气血凝滞，不通则痛。贯用桃红四物汤合五神汤加减治疗。抓主要病机，随症化裁，疗效显著。

　　**3. 临床研究**：王莉杰将 68 例确诊患者用祛瘀化斑汤加减以清热利湿、行气化瘀为主治疗，并佐以抗结核药物治疗，临床治愈 60 例，好转 7 例，无效 1 例，总有效率为 98.5%。该方主要药物组成：柴胡、黄芩、葛根、生地黄、水牛角、白茅根、浮萍、蝉蜕、薏苡仁、木香、郁金、香附、桃仁、甘草等。有学者从清利湿热、活血化瘀、通经活络入手，采用内服龙胆泻肝汤，外敷金黄膏治疗 87 例患者，临床治愈 39 例，占 44.83%；好转 31.03%，未愈 24.14%，总有效率 75.86%。朱爱茹认为本病因素体血分有热，外感湿邪，湿热下注，气滞血瘀，瘀阻经络而成，应用祛湿逐瘀汤以清热解毒燥湿，逐瘀止痛，主要药物组成：龙胆、栀子、黄芩、苍术、黄柏、川牛膝、柴胡、生地黄、三七粉、丹参、牡丹皮、金银花、土茯苓、甘草，治疗 68 例，总有效率为 100%。赵诚将 160 例结节性红斑患者随机分成治疗组和对照组，每组 80 例，治疗组予清络通脉片，对照组予通塞脉片口服，疗程 14 日。治疗组的总有效率 92.5%，对照组的总有效率 87.5%。治疗组患者丘疹、紫癜、风团、水疱、多形红斑、结节、疼痛等积分均显著降低。清络通脉片具有清热化湿、祛瘀通络的作用，主要药物有益母草、紫草、赤芍、牡丹皮、水牛角、石膏、土鳖虫、大黄等。

### 寒湿瘀阻证理论经验研究

　　**1. 理论基础**：本证多由于素体虚弱，或脾虚湿困或气血虚弱，气血不足，卫外不固，寒湿外袭下注，流注经络，气血瘀滞而发，气血瘀滞而生结节，此型多病程较长，结节颜色暗红，遇寒加重，此起彼落，缠绵难愈。

　　**2. 名医经验**：禤国维认为本病是由于素体蕴湿，郁久化热，湿热蕴结，壅于血脉肌肤，致经脉瘀阻，气血凝滞而致或脾虚蕴湿不化，外感寒邪，寒湿凝滞血脉肌肤而发病。临床分为湿热瘀阻及寒湿瘀阻。寒湿瘀阻型常选用当归四逆汤加减。方中肉桂、细辛温经散寒通络，当归、白芍、川芎、鸡血藤、丹参养血活血通络，苍术燥湿通络，甘草健脾除湿，调和诸药。石红乔认为其病根为寒瘀，病位在筋脉，表象常为瘀热。病机本质为气血虚弱，卫表不固，寒邪侵袭阻遏阳气，寒瘀气滞，以温化寒瘀，行气通络为法，拟黄芪、赤芍、牛膝、路路通、玄参、泽兰、红花、鸡血藤、苏木为基本方，临床上再随症加减。

**3. 临床研究：** 陈文阁等运用当归四逆汤治疗结节性红斑寒湿阻络型患者 60 例，治疗组 30 例，在急性期予抗生素配合激素皆活血化瘀药物静滴基础上辅以当归四逆汤加减，药物组成为当归、桂枝、白芍、红花、丹参、党参、通草、甘草、大枣。对照组 30 例，急性期予抗生素配合激素治疗。结果显示当归四逆汤加减治疗组治愈者 20 例，显效 10 例，治疗时间 10～12 日，对照组治愈 15 例，好转 10 例，无效 5 例，治疗时间 12～14 日。张晓红用针药合一方法，以活血化瘀、通络止痛施针，临床分湿热瘀阻及寒湿瘀阻分别用药治疗 36 例结节性红斑，28 例痊愈，5 例好转，3 例无效。

## 气虚血瘀证理论经验研究

**1. 理论基础：** 患者先天不足或后天失养致正气亏虚，气的推动、温煦、防御等功能减弱。气虚不足以推血，血行不畅，日久必瘀血。王清任所曰"元气虚，必不能达于血管，血管无力，必然停留为瘀"。气虚则气的固摄作用不足，易导致气血逆乱，血溢脉外而成瘀血，瘀血蕴于肌肤，而形成红斑。气虚则卫外不固，外感六淫之邪乘虚侵入，正邪相搏，蕴于肌肤形成红斑、结节。诚如《内经》所曰"正气存内，邪不可干，邪之所凑，其气必虚"。

**2. 名医经验：** 李泽萍认为结节性红斑内因是发病基础，由于正气不足，卫外不固，风寒湿毒之邪侵袭，正邪相搏，蕴于肌肤，发为红斑。治疗上急性期以祛邪为主，以清热利湿、化斑通络为法，方用自拟化斑汤，药物组成金银花、丝瓜络、玄参、当归、赤芍、川芎、薏苡仁、王不留行、络石藤、川牛膝、法半夏、陈皮。缓解期以扶正祛邪、邪正并治，以益气养血通络为法，方用自拟益气养血汤，主要药物组成为党参、当归、黄芪、丹参、鸡血藤、赤芍、赤小豆、白芍、泽泻、茯苓、山药、牡丹皮、甘草。

**3. 临床研究：** 曹燕平将 30 例结节性红斑患者分为两组，每组 15 例，治疗组选用补阳还五汤加减，主要药物为黄芪、当归、赤芍、地龙、川芎、桃仁、红花、川牛膝。若起病急加用苍术、黄柏、板蓝根。外用苦参、黄柏、地肤子、蛇床子、枯矾煎水外敷。对照组根据病情选用抗生素、抗病毒、抗炎药物，必要时加激素。治疗 1 个月后观察疗效，并长期随访观察复发率。治疗组 9 例痊愈，6 例好转，停药后无复发，对照组 10 例痊愈，3 例好转，2 例停药后复发。运用补阳还五汤加减适用于年龄大、病程长，皮损反复出现或伴有恶性肿瘤的患者，可以避免激素的副作用，对预防复发有一定的疗效。何山雾对两例结节性红斑诊治六年之久得出其病机在中焦气虚，运化失常，营气郁滞，血结痰凝，在辨证施治时分析气虚、血瘀、痰凝的主次，治病求本。多用黄芪、白术、人参、茯苓、甘草益气健脾，川芎、乳香、没药、丹参、桃仁、红花活血化瘀，桂枝、炮穿山甲、贝母、陈皮豁痰散结。

综上所述，中医学对结节性红斑的论述大都离不开瘀，从分析文献可见湿热致瘀较多见，这为我们临床提供了参考依据。其次，多数医家提及在祛邪的同时不忘扶正，做到标本兼治。中医论治结节性红斑逐渐受到医家们的关注。并且在治疗上有一定的优势，治疗方法多样，无明显副作用，可缩短疾病的疗程。

## 186　银屑病从瘀论治

　　银屑病是临床常见的一种反复发作、表皮异常增生的炎症性皮肤病，以红斑、鳞屑为主要表现，中医学又称"白疕""干癣""白癣"等。现代医家对此病论述颇多，各有不同，但多从血热论治，以清热解毒药治之，寒凉药屡用不止。临证所见，本病见血热者虽不在少数，但虚者有之，寒者亦有之，且银屑病治疗过程较为缓慢，若过用苦寒，反伤阳气，正气若虚，病更难愈，故治疗不可一味凉血清热。

　　历代医家对本病多有论述，《诸病源候论》曰："白癣之状，白色，硆硆然而痒，此亦是腠理虚受风，风与气并，血涩而不能荣肌肉故也。"认为本病由内虚外邪耗伤气血，使气血不能达于表皮所致。《外台秘要》曰："病源干癣但有匡郭，皮枯索，痒搔之白屑出，是也，皆是风湿邪气客于腠理，复值寒湿与血气相搏所生，若其风毒多，湿气少，故风沉入深，故无汁为干癣，其中生虫。"认为本病由毒多湿少，寒湿搏于气血，发为干癣。《外科大成》首次提出"白疕"病名，曰"风邪克于皮肤，血燥不能荣养所致"，治疗意在搜风养血润燥，使气血达于体表，润养肌肤。由此观之，历代医家认为本病由风、寒、湿、气血等诸多因素互相夹杂，诸邪郁积于体表，而致营卫功能失调，气血运行失畅成瘀而发病，属于机体的整体功能代谢失常，并非单独由血病的变化而诱发或加重。学者杨素清等整合诸多发病因素，认为"瘀"为本病的最终致病因素，且这一要素更能统筹银屑病各阶段表现，临床从瘀论治也获得了较好的疗效。

　　前人多有"怪病多痰、怪病多瘀"之论，"从瘀论治"为临床常用方法之一。银屑病患者发病原因难明，或因遗传禀赋，或因饮食情志失和，或因外邪侵袭，感冒诱发，多不易令人察觉。皮损斑疹或为点滴，或为斑块，伴有脱屑、瘙痒，重者鳞屑成片，如层层"扒皮"，反复难治，此又一怪也。银屑病症状较重者，可变生他患，如红皮病型，遍身皮损，发热不退；如关节型，肢节疼痛，关节变形；如脓疱型，手足反复脓疱，其则渗出糜烂。临床所见，银屑病患者最忌激素类外用药物刺激。若辨证不准，失治误治，病进更速，故常告知患者宁可暂停诊治，亦勿自服药物。可见，称银屑病为"怪病"切实中肯，其从瘀论治，亦不仅仅治疗"瘀"证，瘀之所成，气、血、寒、虚、湿、伤皆能致瘀，因此，非一经一脏，非一证一方。

### 气机失调——调畅气机散瘀

　　所谓"气为血之帅"，若欲补血必先补气，若欲治血必先治气。气血本自一体，气机条达，方能血行通畅。临证见银屑病患者多因外感发病，斑点散在如点滴，上覆薄白鳞屑，或伴咽喉肿痛，微有发热，舌淡红，苔薄白。此为外邪侵袭，肺卫失和，营卫不畅，气机壅滞。肺本为娇脏，不耐寒热，若其人体质较弱或感邪较重，外不能宣发，透外邪于体表，内不能顾护，营卫气血失和，故血溢脉外，斑疹乃现；又感风燥之邪，蒸腾血液，故上覆薄白鳞屑；咽喉为肺之门户，肺气被郁，升降失常，故咽红肿痛。

　　治以宣肺开郁、解毒散血，方用荆防败毒散、升降散等，宣降肺卫，使气机条畅，再图转归。肺失宣降为主者，方中常加用桔梗、紫苏梗、前胡、红花等，行气散滞，通调气血；脾胃气虚者，加用参苓白术散，健脾益气，以散瘀结；湿气阻滞者，加用二陈汤，行气化湿，使无湿邪所困，气血运行正常，瘀得以化；肝气失调者，加柴胡、郁金、香附，畅达气机，疏肝行气化瘀。

　　总之，尽使一身气机调达，瘀滞散，方能促进机体的正常运转，恢复常态。

## 血热妄行——清热凉血祛瘀

王清任曰："血受热，则煎熬成块。"大多数医家认为银屑病论治由此入手，不无道理。此病为邪热与内热相合，血毒炽盛，煎灼津液，耗伤阴血，以致血液运行不畅，瘀阻经络，血得热妄行，溢出脉外，发于体表成为斑疹。本病初期发病迅速，皮疹鲜红，新生皮损不断增多，基底有点状出血，瘙痒较重。常伴有口干口渴、心烦易怒、大便干、小便黄、舌红苔厚等。李东海等认为银屑病的发病过程是血热→血燥→血瘀，血瘀是疾病发展的主轴，贯穿于整个疾病过程中，而血热证亦长期存在，两者互为因果，使本病病情更加缠绵难愈。

治疗当以活血祛瘀与清热凉血并重，方选犀角地黄汤、活血解毒汤等，治以凉血活血、散瘀解毒。凡活血者常用赤芍、牡丹皮、丹参，既可活血又可散瘀，凉而能散；瘀血阻滞者加三棱、莪术，更甚加桃红四物汤，破血之力较著。凡凉血者，常以生地黄、玄参、紫草清热凉血且滋阴，配合金银花、连翘、石膏、知母清透营卫，使血中伏热尽得外散，热除津液得复，气血运行正常，阻于脉络之瘀血得以消除，更能增强治疗效果。然苦寒重剂，大多寒凉伤胃，虽血热当清，但大剂量的寒凉药物骤然入胃，必须佐几味温运或者顾护中焦之品，以防寒凝或中焦虚寒，致气血运行失畅成瘀，影响疗效。

## 寒凝肌腠——温阳散寒化瘀

寒为阴邪，其性凝滞，最易伤人阳气。《灵枢·痈疽》曰："寒邪客于经络之中，则血泣，血泣则不通，不通则卫气归之，不得复反，故痈肿。"说明寒邪犯于人体，阻塞经络，阳气不能达于肌表，而发本病。所谓"血得热则行，得寒则凝"，此类患者多因外感风寒邪气，郁闭腠理，肺失宣发，开合失司，以致营卫失调，气血凝滞于肌表。故临床见皮疹色淡，鳞屑银白，多发于秋冬季节，表现为冬重夏轻，常伴畏寒肢冷，饮食较差，口淡无味，易便溏腹泻，舌淡苔薄白，脉沉或无力而缓等。严重者可侵袭关节，使疼痛变形，常见皮温较高，而关节恶风畏冷，亦是寒瘀所致。

治疗当以散寒通络，除湿温阳，方选麻黄附子细辛汤合当归四逆汤、祛风败毒汤等。寒气的由来，一方面是外寒所致，故当用辛温解表之品祛风散寒以解表，且护卫气，祛除表寒的同时，辛温之品微发其汗，使营卫调和，气血运行正常，疾病向愈；另一方面，部分患者久服苦寒泻火之品，致脾胃虚寒，内寒中生，又当于治疗主方中加用小建中汤、附子理中丸以温阳散寒，升脾胃之阳以化瘀。

## 血虚失养——养血益气行瘀

《医林改错》曰："元气既虚，必不能达于血管，血管无气，必停留为瘀。"可见，气血为一身之本也，瘀之所病，常见虚实错杂。银屑病治疗过程较长，若迁延日久，邪毒入侵，或错治误治，必定耗伤津液，使阴血亏虚，肌肤失于濡养。临床多见患者皮疹颜色暗红，干燥脱屑，瘙痒难耐，甚则肌肤干裂出血，常伴有口干唇燥、舌红少津、五心烦热、小便短少、大便秘结等。

治疗当以养阴生津，息风润燥，并佐以甘润通络之品，使润而不腻，补而不滞。若过用生地黄、白芍、沙参、天冬、麦冬之属，易致甘寒滋腻，有碍脾胃运化，反助湿气，不利于病；若过用桃仁、红花、白蒺藜、钩藤等活血通络、祛风止痒之属，必将耗伤营分，伤及气血，与治疗目的相背。

总之，由气血亏虚而留瘀者，不可猛攻，不可骤补，常须识此也。

## 湿浊阻滞——祛湿通络散瘀

《素问·阴阳应象大论》曰："湿胜则濡泻。"湿邪，积而不去，常见于银屑病患者。"湿"是自然界六气之一，为长夏所主，如湿气太过，则变为湿邪，其性属阴，重浊趋下，黏腻不爽，阻滞气机。患者皮损大多高于皮肤表面，颜色淡红或鲜红，上覆鳞屑堆积较厚，瘙痒脱屑明显，或伴有渗出，常伴身重疲乏，饮食较差，口淡或口苦，不渴饮，苔黄或腻，大便不成形等。

治疗当以祛湿化浊，通调气血。湿邪有寒化热化之分。热化者，或由脾虚湿蕴，或肝郁困脾，或内外合病，郁久化火所致，治当清热利湿、解毒通络，可予土茯苓饮、苦参汤等；寒化者，或因外感风寒，寒湿互结，或阳气久虚，不能温运等，治宜散寒通络、化湿和血，可予乌蛇通痹汤、独活寄生汤等。

## 外伤经络——逐瘀止血通络

银屑病进行期患者若受外伤刺激，如碰伤、注射、虫咬、烧烫伤或搔抓等，均会引起皮损加重或增多，中医可辨证为血络损伤、瘀血阻滞。因外伤伤及经络，使得血溢脉外，瘀血郁于体表，化为红斑、丘疹，以及点状出血等。

治宜散瘀止血、逐瘀通络，方可用血府逐瘀汤，并注意避免再次外伤刺激。西医称这种银屑病皮疹现象为同形反应现象。同形反应现象，是指由创伤以及其他外界因素而导致的和原发疾病皮损相同的病变反应。18 世纪德国皮肤病学家 Koebner 首先注意并于文献中报道。从皮肤受创伤刺激到发生银屑病皮损的时间，因人而异，短则数日，长则可达数月。临床可见，病情越严重、活动性越强，则发生同形反应的可能性越大，临床对此类现象主要采取预防措施，尽量避免损伤，同时对已发生同形反应的患者尽量减少皮肤刺激，避免搔抓，控制感染，对症治疗。

# 187  斑块型银屑病从瘀论治

银屑病是一种常见且易复发的慢性炎症性皮肤病，是遗传因素与环境因素等多种因素相互作用的多基因遗传病。《中医皮肤性病学》将银屑病的发病总归于营血亏损，血热内蕴，肌肤失养。《太平圣惠方》中"此由风湿邪气，客于肌腠，复值寒湿与气血相搏，则血气否涩，而发此疾也"，亦是强调了内外合邪过程中"血气否涩"的关键性。我国最早的百科词典《广雅》记载"否，隔也"，即闭塞不通之意。"血气否涩"意在说明银屑病发病的直接因素为血液的闭塞不通，血行滞缓，即"瘀"的形成。

斑块型银屑病相当于寻常型银屑病的静止期。中医皮肤病专家通过分析斑块型银屑病的皮损表现及四诊所得，达成了专家间的治疗共识。将斑块型银屑病辨为一虚一实两个证型，即血燥证和血瘀证，分别以养血润燥、解毒祛风和活血化瘀、解毒通络为治疗原则。学者张益生认为，"血分燥热"属于银屑病发病学概念，"瘀"的形成才是造成肌肤失养、病程迁延的关键所在，也是寻常型银屑病由进行期转入静止期的关键所在。张益生等从病因病机、临床用药规律、外治法、内治法等几个方面，阐述了从"瘀"论治斑块型银屑病。

## 审症求因

"瘀"既是病理产物，又是一种致病因素。素体血热，迫血妄行，血溢脉外，不循常道，凝结不散，局部形成浸润肥厚的紫红色斑块；血瘀则气滞，局部厚韧皲裂，可伴有疼痛；邪毒壅滞，燥热内生，化而生风，肌肤层起白屑，瘙痒难耐。通过微观角度观察，患者不仅皮损处的毛细血管卷曲成团球状，无皮损处的甲皱皮肤真皮的乳头毛细血管也弯曲畸形，血液黏稠度增高，与中医"瘀证"表现相符。

劳累、外感、寒冷、焦虑状态、饮食辛发、外伤、妊娠均可导致原皮损面积扩大。中医方面，肺朝百脉，气为血帅，肺气不足，气推动无力，则血液运行迟滞；秋冬、冬春交季，机体感受外寒，寒凝血脉，可致筋脉拘急，血行不畅；肝主疏泄，情志致病，肝气郁滞，气滞则血瘀；饮食辛辣或情志化火，邪热熬炼营血，血液黏滞不畅，积而成瘀；外伤术后出血，或妇女产后经血未能及时消散，或过用寒凉之品，亦可形成瘀血，导致疾病反复。"瘀"为导致斑块状银屑病顽固难治的根结所在，故治疗应"从瘀论治"。

## 知常衡变

祁坤首次于《外科大成》中提出"白疕"病名，并沿用至今。赵炳南认为，"白疕"之名非常符合银屑病特征，"疕"如匕首刺入肌肤，表示病程缠绵日久，难以速愈之意。叶天士《临证指南医案》中指出："久病血瘀，初则气结在经，久则血伤入络。"可见，慢性病及久治不愈的疾病都与瘀血有关。《素问·痹论》曰："病久入深，荣卫之行涩，经络时疏，故不通。"此处与银屑病"血气否涩"之病机一致。斑块型银屑病病程绵长，一旦发病则终身难愈，说明该病符合"久病血瘀"理论。而从血液流变学角度，银屑病患者存在微循环障碍，亦可通过活血化瘀治疗使相关指标显著降低，进一步说明"久病血瘀"与银屑病的相关性。

# 以方测证

由古至今，医家对银屑病的认识逐渐加深，形成了治疗思路上的转变。古时医家缺乏对银屑病发病机制的认识，医家多以"癣"论述银屑病的治疗，如《外台秘要》《圣济总录》《外科正宗》等论著中，均以苦参、蛇床子、土槿皮等杀虫疗癣药内服外用以医之。近现代医家多"从血论治"银屑病。对35位国内当代名老中医治疗银屑病用药情况进行搜集、整理，发现使用频率排在前15位的药物中，7味均具有明确的活血作用，如当归、赤芍、牡丹皮、丹参、紫草等。治疗斑块型银屑病常用的口服药包括消银胶囊、复方青黛胶囊、郁金银屑片，外用药物包括青鹏膏剂、冰黄肤乐软膏等，注射中成药包括丹参注射液等。这些药物组成中均包括大量活血药，如牡丹皮、赤芍、当归、红花、紫草、丹参、莪术、桃仁、土鳖虫、乳香、大黄、麝香等。无论是口服药、外用药，还是注射药物，均采用了活血法治疗银屑病，以达活血消斑之功。因此，从"以方测证"角度，可以看出现代医家在治疗银屑病时存在"从瘀论治"的治疗思路。

# 菀陈除之

**1. 外治法**：《灵枢·官针》曰"病在经络痼痹者，取以锋针"。锋针，即三棱针法，用三棱针刺破人体的一定部位，放出少量血液，以达到治疗疾病的外治方法。"菀陈则除之，出恶血也"为锋针治疗的第一原则。三棱针放血疗法具有良好的祛瘀、泄热等作用，常可用于治疗顽癣，其通过刺出瘀积于脉外的离经之血，促进局部血液循环，从而加速新陈代谢，促进损伤组织的修复，以达到治愈久治不愈疾病的目的，特别是在斑块型银屑病的治疗上存在明确疗效。张颜等对88例斑块型银屑病皮损处进行刺络放血，临床疗效的总有效率达87.5%。冯罡对49例寻常型银屑病患者进行四缝穴点刺放血治疗，95.9%患者皮损的银屑病面积严重程度指数（PASI）评分下降超过60%。

燔针，即火针疗法，是将针在火上烧红后快速刺入人体一定部位，而起到温经散寒、补益阳气、调和气血、通畅经络、去腐生肌的作用。《重楼玉钥》中曰："火针主刺周身病，淫邪溢于机体中，为风为水关节痹。"如若气滞血瘀，营卫之道涩而行迟，积久则成癥结。火针刺之，温阳化气、激发经气，使气机疏利、血液流通。如《素问·调经论》所曰："气血者，喜温而恶寒，寒者泣不能行，温者化而去之。"火针因之于火，温阳化瘀，对斑块型银屑病的治疗有着明确的作用。代晓琴以火针疗法治疗小鼠银屑病样皮损，通过苏木精-伊红（HE）染色可观察到治疗组病理切片角化不全明显改善，棘层及基底层细胞变薄，炎症浸润不明显。黄蜀等对60例斑块型银屑病患者进行火针治疗，有效率达94.6%。

**2. 内服方药**：血热—血燥—血瘀为银屑病基本病理过程，而血瘀为病理转化的主轴，贯穿疾病全过程。丁履伸等认为，风热之邪及血虚生燥均为发病的重要因素，而由此产生的血瘀才是本病产生的主要原因。斑块型银屑病患者终身难愈，会出现肌肤甲错、点状出血现象，且大部分患者出现皮损及舌色偏紫或色暗红伴瘀点瘀斑，符合"血瘀四大症"表现，即痛、肿块、瘀斑、出血和叶天士"久病血瘀"的学术观点。血热、血燥、气郁、气虚等因素均可形成血瘀，近现代医家从瘀立论，分别采用凉血活血法、养血活血法、行气活血法、温阳益气活血法治疗斑块型银屑病，均获良效。

《医林改错》曰："血受热则煎熬成块。"虽"瘀"为核心病机，但多由血热毒邪外壅肌肤，热邪燔灼血液，导致瘀血的产生，瘀血日久化生燥热，构成恶性循环。故在斑块型银屑病的病理衍变过程中，二者相互化生，互不离分。银屑病患者往往素体热盛，长期存在血热之证。凉血活血法为近现代中医学家治疗斑块型银屑病的核心治法，贯穿该病治疗始终。"肥厚为瘀，色红是热"，庄国康教授根据斑块型银屑病皮损特点提出辨证经验，并常施以生地黄、牡丹皮、板蓝根、大青叶、草河车等以凉血热、散血瘀。

《王旭高医案》曰："治风先治血，血行风自灭。"病程日久，毒热之邪壅滞肌肤腠理，燥热内生，化而生风，外闭肌肤，瘀毒不得外泄。斑块型银屑病多加重于寒燥之时令，内外合邪，血燥化风，外闭肌肤，此时瘀毒不得化，风不得以息，应治以养血活血法。赵炳南等创立"白疕2号方"养血润燥、活血解毒治疗本病，以当归、鸡血藤活血养血，后世将此方优化并沿用至今。禤国维从燥、毒、瘀论治本病，以养血润燥、解毒化瘀为立方之本，使营血恢复周流无阻，肌肤得养而疾病自愈。

《血证论》曰："以肝属木，木气冲和调达，不致遏郁，则血脉通畅。"肝主疏泄，调畅气机，气机调达，"气为血帅"，气行则血行。斑块型银屑病患者多久治不愈，或瘙痒难耐，情志愤郁，肝气不达，瘀血内结。行气活血法为临床最常用的活血方法。马绍尧从肝辨治，将斑块型银屑病归为肝郁气滞、血瘀肌肤证，认为其由肝郁不畅、气滞血瘀、脉络受阻而成，以柴胡疏肝散、逍遥散、丹参饮做加减，行气散瘀。周德瑛亦从肝辨治斑块型银屑病，以血府逐瘀汤为主方，运用柴胡、青皮、陈皮、八月札疏肝理气以助行血，达到气血自和、皮疹好转的治疗目的。

《素问·评热病论》曰："邪之所凑，其气必虚。"气为人体生命的本源，气虚则血液推动无力，血液运行迟滞，而化生百病，如清·李清任所言"诸病之因，皆由血瘀"。虽银屑病因热而起，但在早期过投寒凉之品，遏其阳气，则阴寒内盛，气血凝滞，留而为瘀，造成病情反复难愈。治以温阳益气、活血化瘀法。许铣采用温阳化瘀复脉法，以降香、桂枝等温阳活血，黄芪、党参、白术等益气化瘀，治疗顽固的斑块型银屑病收效甚佳。李元文根据表皮细胞的五行辨证理论，从微观角度对银屑病基本病理变化进行分析，将"棘细胞肥厚"归咎于"肺气不足"，气虚血瘀，血不归经，从而产生血管扩张等表现，常用生黄芪、当归、鸡血藤等益气活血治疗。

# 188　慢性荨麻疹从瘀论治

慢性荨麻疹是以皮肤时发瘙痒、水肿性风团、部位不定为特征，病程超过 3 个月以上的一种皮肤病，中医学称之为"瘾疹"。长期以来，中医学多认为本病属于虚证，而以气血不足、血虚受风、脾肺两虚等论治，疗效并不确切。学者孙广裕认为，本病迁延日久，气血郁滞，瘀为重要的病因病机之一。从瘀论治慢性荨麻疹具有重要的临床意义。

## 从瘀论治的生理基础

中医学认为，人体是一个有机的整体。人体脏腑密切合作，保证气血津液的正常运行和敷布，以濡养全身脏器和四肢百骸，发挥其生理功能，维持人体内环境之稳定，使阴阳平衡而生生不息。《素问·生气通天论》指出：人体健康，必须"骨正筋柔，气血以流，腠理以密"。《素问·玉机真藏论》也谓"脉道不通，气不往来"，说明血运对维持机体正常的生理功能是非常重要的。《素问·调经论》又谓"血气不利，百病乃变化而生"，指出了气血瘀滞是多种疾病的发病因素。

现代医学认为，慢性荨麻疹是机体免疫失调所致的变态反应性疾病。其水肿性风团是由多种内外因素导致体内某些物质如组织胺的释放，以致毛细血管和小静脉壁的局部渗透性增加，血浆渗漏出血管外而引起，具有明显的微循环障碍特征，与中医学之血瘀相吻合。《血证论·血瘀》曰"凡离经之血，与养荣周身之血已睽绝而不合"，即言离经之血为瘀血。《金匮要略》曰"经为血，血不利则为水"，亦说明了瘀水为患的道理。因此，调畅气血，从瘀论治慢性荨麻疹是中医学整体观念理论的体现。

## 从瘀论治的病理基础

慢性荨麻疹以中老年患者多见，多由急性期未能合理调治转化而来，其邪气未尽，郁滞未解，气血未畅。中老年患者行动迟缓，血流缓慢，处于生理性瘀滞状态。由于病程较长，病情反复，情志忧郁，气血失调，久病多瘀。《素问·痹论》曰："病久入深，营卫之行涩，经络时疏，故不通。"《医林改错》亦有"久病入络为血瘀"之说。《血证论》曰"须知痰水之壅，由瘀血使然"，阐明了瘀血导致痰水为患之道理。瘀之既成，内则影响脏腑功能，气血津液化生受限，三焦气化升降失司，水液代谢紊乱。外则阻塞血络，使肌肤失养，腠理疏松，卫外不固，易感外邪，使本病时发而缠绵难愈。慢性荨麻疹之发病，虽与外界理化因素有关，然其机体之内环境是关键，其本在瘀。瘀血阻络，血不循常道而渗溢脉外，皮肤之血流灌注不足，血虚生风，则风团时作，瘙痒异常，风性善行而数变，故其病位不定，时隐时现。瘀血不去，新血不生，经言"治风先治血，血行风自灭"。瘀血去，气机畅，则诸症悉愈。反之，瘀与痰水相结，痰滞血瘀，血瘀则痰滞，形成恶性循环，交结不解，最后形成各种病变，使本病更加难愈。

对慢性荨麻疹患者进行分析，发现其皮损多夜发，部位相对固定，好发于远心部位和受压处，多伴有头晕、烦闷、恶风寒、倦怠、肢麻、舌暗淡苔白、脉弦或涩等。由此可见，本病的主要病理为瘀血阻络，肌肤失养，虚损乃血瘀之变，瘀与慢性荨麻疹之发作、预后关系密切。

## 从瘀论治的药理基础

王静明用祛风活血法治疗慢性荨麻疹 43 例疗效满意；曾隆江用通经逐瘀汤治疗本病 23 例痊愈 19 例，好转 4 例；李晓三等认为本病久病必瘀，属瘀血痹阻，用桃红四物汤治疗本病 24 例，全部治愈。实验研究表明，活血化瘀疗法具有免疫调节、免疫抑制、抗炎，改善微循环，抑制过敏介质释放和解除平滑肌痉挛等作用。其中川芎所含川芎嗪对慢性微循环有明显的调理作用；桃仁有抗过敏作用，可促进炎症吸收，对炎症初期有较好的抗渗出作用；牡丹皮有非特异性抗过敏作用；蒲黄有抑制细胞免疫和抑制抗体生成的作用。活血化瘀的代表方剂补阳还五汤、血府逐瘀汤均有抗炎、改善微循环、增强机体免疫功能的作用。大量临床资料研究表明，活血化瘀中药能增加机体免疫功能，对延缓衰老起着积极作用。

# 189　痤疮从瘀论治

　　寻常性痤疮是毛囊皮脂腺的慢性炎症性皮肤病，主要发生于面、胸、背等处，形成黑头、丘疹、脓疱、结节、囊肿等损害，中医学称之为"面疱""皶疱""肺风粉刺""酒刺"等，早在《内经》中已有记载："劳汗当风，寒薄为皶。"王冰注曰："皶刺长于皮中…俗曰粉刺。"临床上西医常运用祛脂、溶解角质、杀菌、消炎及调节激素水平等方案治疗各型痤疮，虽能取得一定疗效，但有不同的副作用且易反复，对于少数顽固性痤疮患者效果不佳。学者韩世荣教授临床治病强调辨病与辨证相结合，在痤疮、银屑病、硬皮病、紫癜、白塞综合征、扁平苔藓等皮肤病的治疗上颇具建树。

## 痤疮病因病机

　　《丹溪心法》提出"有诸内者，必形诸外"。痤疮虽为面部疾病，仍需依据中医整体观念，辨证论治。传统医学认为痤疮的发病与多种因素相关，因冲任失调，气血失和，无法上荣颜面，发而为病；或因肝气郁结、热盛迫血等因素导致瘀血内停，阻滞气机，影响血道运行，发而为病；或因饮食不节，过食肥甘厚味致脾伤生湿，湿热上蒸，发而为病；或胃肠积热，上蒸于肺，肺胃蕴热，复感风邪，经风热熏蒸，壅滞肌肤；或因女性素体虚损，肾水不足，冲任失调，相火妄动，虚火上浮于面等因素均能够导致痤疮发生。由此可见，痤疮的发病多与冲任失调、肺胃热盛、瘀血内停等相关，且常可涉及多个脏腑。临床中因冲任失调所致痤疮的女性患者较多，并且此类患者往往合并有瘀血内停的情况，治疗时韩教授多根据患者的病机特点选方用药，多方兼顾。

　　**1. 痤疮与冲任**：明·龚廷贤《万病回春》认为，冲任失调是妇女疾病基本的共同的病因病机。"女性痤疮与月经的产生，均是女子发育到成熟的年龄阶段后而发生。《素问》曰："二七而天癸至，任脉通，太冲脉盛，月事以时下，故有子。"《女科证治准绳》曰："冲为血海，任主胞胎，二脉流通，经血渐盈，应时而下，天真气降，与之从事，故曰天癸也。"《女科撮要》曰："十二经脉，三百十五络，其血气皆上注于面。"盖冲任二脉聚血"应时而下"，下行胞宫以应月信，且二脉循不同的运行路线上行，交会于面部而终于面部，女子二七之后，肾气盛，天癸至，颜面饱受冲任精血滋润而愈发鲜明光泽，随着年龄增长，肾气渐衰，冲任二脉运行精微的能力也逐渐下降，"五七面始焦""六七面皆焦"。可见，颜面与月经在生理上是相互一致的，都是脏腑、天癸、气血、经络协调而维护的。冲为血海，调节十二经气血；任主胞胎，为阴脉之海。患者多因肝气郁结，致使肝失疏泄，无法调畅气血运行，部分患者又因素体肾阴不足，致使冲失蓄藏，任失通盛，冲任失调。故痤疮主要发病机制在于冲任失调，肝失调畅，肾阴不足，相火偏旺。冲任的调和与肝、肾、脾、胃、胞宫的关系密切，以气血为基础，冲任二脉起于胞中隶属于肝肾，经腹至胸上行于面，下达于足，冲任调和，气血充盈，气血输布于全身上下皮肤腠理，使肌肤得以濡养。若冲任失调，气血失和，则脏腑功能紊乱，循经上行发为痤疮。

　　**2. 痤疮与瘀血**：《外科正宗》言痤疮之为病"皆血热郁滞不散"。《外科启玄》认为痤疮乃"热血凝结而成"，提出痤疮之为病，与瘀、火密切相关。瘀血的来源广泛，机体的气血紊乱，气机不畅，如气虚、气滞、血热等均可导致瘀血产生。瘀血容易阻碍机体的正常功能，又可致痰、湿等诸邪内生，进一步加重痤疮。女子以肝为先天，《张氏医通·诸气门上·郁》"郁证多缘于志虑不伸，而气先受病……然郁多于妇人"。提示若情志抑郁或过度忧愁，影响肝主疏泄功能，肝郁气滞，瘀血内生，故女性患者常有瘀血引起颜面疾病的发生。女性患者过多劳累、生产等消耗肾阴，致使阴虚火旺，迫血外行，血行脉外，发为瘀血，同时因肾阴不足，冲任得不到滋养，兼存冲任失调，瘀血形成又造成气机紊乱等一系列改变，与冲任失调共同造成痤疮发作。因此，女性痤疮患者往往伴随有一定的瘀血，瘀血的存在对于患者的预后意义重大，治疗时要对其着重处理。《血证论》曰："瘀血不行，则新血断无生理……盖瘀血去则新血易生，新血生而瘀血自去。"即在一定程度上揭示了瘀血阻滞与女性痤疮之间的辩证关系。瘀血阻滞胞宫，则新血不生而月经不至，此为形成结节、囊肿、色素沉着的重要因素，同时也体现出从瘀论治为治疗女性痤疮的重要途径。

## 痤疮治疗经验

韩教授治疗女性痤疮上颇有心得，自创多种院内制剂，内外合治，效若桴鼓。《妇人大全良方》曰："妇人病有三十六种，皆由冲任劳损而致。"此将冲任受损作为女子发病之前提，因此，调理冲任是为治疗女性病之基础。韩教授认为，冲任为气血阴阳汇集之所，冲任不调，又或因热、虚等致瘀血内存，常常致使痤疮发病。故治疗应以调畅冲任，化瘀行血为治疗大法。临床中常分为冲任失调、热郁血瘀、气虚血瘀、阳虚血瘀、痰瘀互结五个证型，根据每个证型的特点，对证用药，疗效确切。

**1. 冲任失调型：**冲为血海，任主胞胎，冲任不调，则血海不能按时满盈，致使女子月经紊乱和月经前后面部粉刺增多加剧。主要表现为面部密集的小丘疹，口周或下颌部为甚，颜色偏暗红，面色黧黑，脓疱、结节及囊肿等较少见，每于经前郁郁寡欢、口苦、心烦易怒、乳房或胁肋部胀痛、小腹胀痛及腰膝酸软等诸症加重，经后减轻，月经先后无定期或月经推迟，经量偏少，色暗有血块，大便干结，舌红或黯红有瘀点，苔薄黄，脉弦细数等情况。治以滋肾阴泻相火、调理冲任，方以丹栀逍遥（散）汤合二至（丸）汤加减，用当归、白芍养血柔肝；柴胡疏肝解郁；白术、茯苓、甘草健脾助运；生地黄、牡丹皮、栀子清肝凉血、泄热除烦；此型患者常伴有月经不调，病情轻重亦与月经来潮相关，而且常有神倦，夜寐差、焦虑、经量少等肾阴不足之象，肝肾同源，肾主藏精，肾为天癸之源，肾气盛，天癸泌，可激发冲任二脉通盛。故此期常加墨旱莲、女贞子、枸杞子、黄精等滋补肝肾之品。冲任失调型患者又常伴瘀血内停，故又加以川芎、益母草、香附用于活血调经、调和冲任。

**2. 热郁血瘀型：**《医林改错·积块》曰"血受热则煎熬成块"。素体热盛，头粉刺及油性皮脂溢出，还可见丘疹、结节、脓疱、窦道及瘢痕形成等，多发生于颜面胸背等部位。口干欲饮、失眠、多梦、心烦急躁，舌红，苔黄，脉数。月经多提前或淋漓不尽，色紫红或带有血块。壮火之气衰，内热过甚，患者津伤而口干欲饮，津伤致血液黏滞，气随津失或壮火食气均会导致血瘀。治以清热凉血，活血化瘀，韩教授常以凉血四物汤加味，善用生地黄、栀子、黄芩清热凉血；用药并非一味苦寒，而是选择擅入血分而能消散瘀结之品，如牡丹皮、赤芍之类；用当归、红花活血化瘀，早期不宜重用活血之品，故红花用量 6 g 为宜；枳壳、陈皮、山楂等理气行气之品与活血药配伍方能事半功倍；伴肺热炽盛者，可加桑白皮、白芷等清泻肺热；用桔梗清热化痰并引药上行于面；结节、脓疱较多时加用夏枯草、连翘以清热、解毒、散结；甘草调和诸药，共奏凉血活血之功。

**3. 气虚血瘀型：**《医林改错》曰"元气既虚，必不能达于血管，血管无气，必停留而瘀"。此期主要表现为痤疮色淡红不易成脓、溃破、面色萎黄、倦怠乏力、食欲不振、月经先期，色淡，量少，有血块，舌淡紫伴有齿痕，或有斑点，脉涩无力。治以健脾益气，活血化瘀，常用六君子汤化裁，用大量益气健脾之品，顾护"后天之本"，使生气有源，为"虚则补之"之体现；脾气健运则气行湿化，以杜生痰之源；陈皮、法半夏可燥湿化痰，所谓"气顺而痰消"，以化已生之痰；辅以干姜，温养脾胃，防止病进；同时，配伍益母草、丹参等药物调和冲任。丹参，除取之活血化瘀的作用外，现代药理研究表明，丹参提取物是一种缓和的雌激素样药物，有抗雄激素、抗细菌和抗炎，以及免疫调节的作用。

**4. 阳虚血瘀型：**患者素体阳虚，或由气虚发展而成，或过服寒凉之品，使其温养、推动等作用减退，导致瘀血的形成。《广嗣纪要》曰："女子以阴用事，从乎水而主静，静则众阴集。"主要表现为痤疮色暗淡、经久不愈、根脚散漫、痘印不易消退、面色㿠白、怕冷、口淡不渴、经前腰膝酸软，月经后期、色淡红、量少、痛经、舌淡胖，或有瘀斑，苔白腻，脉沉涩。治以温阳散寒，活血化瘀，方选当归四逆汤加味，在用药方面重在附子与干姜的配伍，正如《本草求真》所曰"附子无干姜不热"；当归、白芍补血养血，益阴和营；桂枝通阳气，畅血行，通经脉；当归配桂枝辛甘化阳，使血脉温通畅行，阳气得充；桂枝与白芍相配，酸甘化阴，调和营卫，又内疏厥阴，以达阴阳调和之功；通草、细辛合用温中有降，可防辛温鼓动阳气太过而妄动；常加肉桂，意在补火助阳，引火归元，有温运阳气以鼓舞气血生长之效，使瘀血得化，加速粉刺的消散；腰膝酸软加巴戟天，以温补肾阳，临床症状明显缓解。

**5. 痰瘀互结型**：此型多见于脓疱型、囊肿型痤疮患者，多伴有疼痛、瘢痕、色素沉着、毛孔粗大，月经来潮时小腹刺痛明显，月经色深红，有血块，舌紫暗或有斑点，苔腻，脉弦涩。治以化痰祛瘀，软坚散结，方选桃红四物汤加五味子，有研究显示桃红四物汤具有滋补血虚、活血祛斑、抗氧化、调节内分泌紊乱等诸多功效，桃红四物汤中的川芎具有抗维生素 E 缺乏症的作用，能改善皮肤血液循环及营养状况，可延缓皮肤的衰老，保持皮肤的光洁，舒展皱纹，对减轻色素沉着有很好的作用。当归对酪氨酸酶活性有较强抑制作用，可以有效抑制黑色素的生成，达到美白、祛斑、消除痘印的目的。此期重在软坚散结，活血化瘀，辅以调经之品，常配合软坚五味子，即：连翘、夏枯草、皂角刺、浙贝母、生牡蛎，均为清热、软坚、散结之品；配合陈皮、法半夏可燥湿化痰，更加白芷洁肤兼以引经，活血排脓，生肌止痛，对于脓疱的破溃、消退及痘印的淡化均具有良好的治疗作用。

## 临证内外合治

内病内治，外病外治，轻则外治，重则内外并重；内治外治，治无二理。在临证运用中，除口服汤药外，韩世荣常配合服痤疮灵丸（院内制剂），该药由黄芩、大黄、白花蛇舌草、生地黄、赤芍、牡丹皮、当归、益母草、红花、连翘、桔梗、桑白皮（蜜制）、白芷、甘草等十余味中药组成，具有清热凉血、解毒通腑、活血散结的作用，临床疗效明显。除内服药物外，还重视配合外用药物及中医特色疗法，标本兼治，内治其本，外治其标，取得了良好的效果。

**1. 消炎祛痘面膜（院内自制）**：主要针对面部以炎症为主的患者，选用大黄、白及、白芷、马齿苋、蒲公英、连翘等药物研细末。

**2. 活血消印面膜（院内自制）**：主要针对炎症消退后遗留色素沉着或以瘢痕为主的患者，选用白芷、白及、茯苓、僵蚕、珍珠粉、白附子、当归、三七粉等药物研细末。

**3. 背部拔罐**：背部有皮损、非经期的患者则选用玻璃罐沿膀胱经俞穴拔罐。

# 190　黄褐斑从瘀论治

黄褐斑又称"黧黑斑""蝴蝶斑"，中医学亦称"肝黯""面黑肝""面肝黯""面尘"等。本病是发生于颜面的色素沉着性疾病，多见于育龄妇女，影响容颜，其治疗是医学美容界普遍关注的问题。西医主要是祛除和避免可能的诱发和加重因素，疗效稳定性差，有一定的毒副作用，而中医疗效稳定且副作用小。学者王正等在临床上以中医活血化瘀法为主治疗此病，取得了较好效果。

## 黄褐斑血瘀病机的理论渊源

早在《内经》就已认识到面色之荣枯与脏腑气血的变化关系密切。《灵枢·邪气脏腑病形》曰："十二经脉，三百六十五络，其血气皆上于面而走空窍。"《灵枢·经脉》曰："血不流则髦色不泽，故其面黑如漆柴者。"血主濡之，若各种原因导致血流失畅，瘀血阻滞体内，"瘀血不行，则新血断无生理"（《血证论·男女异同论》）。故久瘀之人，常表现出面色黯黑、毛发不泽、肌肤甲错等失却濡养的临床特征。诚如《普济方》所曰："面上黯，此由凝血在脏。"

## 黄褐斑发病特点与血瘀形成

临证所见，黄褐斑发病有如下特点：①皮损多发于颜面颧部、前额、鼻、唇周、颌部等处，多见于育龄妇女，男性少见。②多与情绪改变有关。③怀胎妊子加重。④与荤腥重味、脂粉异物的刺激有关，且日晒后斑色加深。⑤或伴有某些慢性疾患。根据黄褐斑的发病特点，黄褐斑血瘀病机的形成主要有以下几个方面。

**1. 气滞致瘀：**血属阴而主静，血液运行主要依赖气的推动作用。气旺则血足，气滞则血瘀。本病多发于中青年女性，尤多在妊娠期发生，此年龄段女性压力较大，易于肝气郁结，而妊娠期脏腑气血又注于冲任养胎，肝藏血则相对不足，影响肝主疏泄功能的正常发挥，使肝气郁结加重，气血瘀滞于颜面，面失濡养，故斑块渐成。《医宗金鉴·卷六十三·黧黑·黯》认为黧黑斑妇女多见，是由于"忧思抑郁，血弱不华，火燥结滞而生于面上"所致。临证观察，女性黄褐斑患者多伴有情绪异常，月经不调，痛经，经血紫黯有血块、舌黯苔白、脉沉细等证。现代医学亦认为不良精神因素可通过下丘脑-垂体释放促黑素细胞激素等相关神经肽而致色素沉着生成。

**2. 阴虚致瘀：**黄褐斑多见育龄妇女，经历经、带、胎、产等过程，精血大为耗伤，本病亦常于经闭时发生，经闭肾精日衰，气血失和，血液瘀滞于颜面，面失濡养，则会渐成斑块。《太平圣惠方》曾以活血化瘀之桃仁散主治"妇人月水不通，年月深远，面上肝黯"。此外，房事不节亦可暗耗肾精，颜面失养而发斑。以上因素导致肾阴亏虚，不能制火，阴虚火旺，煎熬津液，津亏液少则血液不畅而成瘀，肾虚黑色上泛则生黧黑。明代医家陈实功在《外科正宗·卷十一·女人面生黧黑斑》认为本病病机为，"黧黑斑者，水亏不能制火，血弱不能华肉，以致火燥结成斑黑，色枯不泽"。

**3. 因热致瘀：**外感火热邪气或体内阳盛化火，入舍于血，血热互结，煎灼血中津液，使血液黏稠而运行不畅。如《医林改错·积块》曰："血受热则煎熬成块。"情志不舒，肝失疏泄，气郁化热，灼伤阴血，致使颜面气血不和；肺主皮毛，花粉异物等袭肺，郁而化热，随春夏阳气渐旺，蒸腾上犯于面而致红斑疮疹，郁久血凝而成紫黯色斑；素体阳盛或过食辛辣荤腥重味，热结便秘，肺热出路受阻，肺失肃降，郁热之邪必上逆于头面，或外犯于肌表；又面部久曝阳光之下，阳热煎熬阴液，血液黏稠，从而诱发加重黄褐斑。

**4. 久病致瘀**：黄褐斑常伴有慢性疾患，如结核、肿瘤、慢性肝病、慢性肾病、妇科病等，由于久病气血亏虚，气虚推动无力，血虚脉道失充，血液运行不畅，缓慢涩滞，日久而成瘀血；或冲任失调，气血不和，导致气滞血瘀，颜面脉络瘀阻，瘀血不去，新血不生，面部肌肤失养，则甲错枯槁，褐斑不华。

## 结合西医探讨黄褐斑血瘀用药

黄褐斑发病机制复杂，现代医学认为与遗传、紫外线照射、妊娠、口服避孕药、雌孕激素水平增高、内分泌失调、卵巢疾病、激素治疗、血清铜含量异常、酪氨酸功能障碍、皮肤微生态失衡、抗自由基功能下降、营养因素、情志失调及某些慢性疾病等因素有关。"有诸内必形于外"，斑现于外，其病在内，应采用外病内治法。中医重视治本，注重全方位、多靶点整体调节机体，对本病的治疗有独特的优势。近年来复方中药治疗黄褐斑的作用机制主要与其抑制黑色素细胞增殖、黑色素合成及酪氨酸酶活性，提高机体超氧化物歧化酶活性，清除多余超氧自由基，调节微量元素含量，改善血液流变学的异常等有关。现代研究发现女性黄褐斑患者的全血黏度、血浆黏度、血细胞比容、红细胞聚集指数、纤维蛋白原、黏性分量、弹性分量、剪切弹性模量、松弛时间等均有不同程度的升高，表明血液瘀滞是黄褐斑发病的机制之一。

血脉瘀滞当以活血为先，活血则脉畅通，瘀血去则新血易生，面色当复润泽。以祛瘀为主治疗本病，拟主方当归、赤芍、川芎、生地黄、桃仁、红花、荆芥、首乌藤。当归养血活血；生地黄滋阴凉血；赤芍凉血祛瘀；川芎乃血中气药，辛散走窜，上达头目，下行血海，有活血行气之功；桃仁、红花祛瘀通络，瘀去新生；高巅之上，唯风可到，荆芥祛风散邪，并引诸药上达面部。临证多见患者因七情不舒，肝失条达，气郁化火，火热内扰心神，神魂不安而不寐，日久阴阳失调，病情加重，故加首乌藤养心安神，兼能通络祛风。诸药合用以达行气活血、祛瘀消斑之功效。现代药理研究表明生地黄、川芎、荆芥、红花都有抗氧化作用，当归、川芎含维生素A，能扩张外周血管，改善面部营养；川芎、桃仁、红花能改善血液流变学和微循环；桃仁、红花有抗过敏作用；生地黄还能促进肾上腺皮质激素合成，从而抑制黑色素细胞激素的分泌。

## 辨证治瘀不能离开脏腑

"气由脏发，色随气华。"（《四诊抉微》）面部色泽与脏腑气血的关系十分密切，本病是脏腑气血失调，血液凝滞而成。临证宜根据致瘀原因悉心辨证，治瘀不离脏腑。

**1. 气滞血瘀型，疏肝解郁活血**：此型多见于中青年女性，与月经不调、生殖器官疾病相关。症见皮损为浅褐色至深褐色斑片，大小不定，轮廓易辨，呈地图状或蝴蝶状，对称分布于两颧、目周，伴见胁胀胸痞，纳谷不香，女子月经不调、痛经或癥积，或经前斑色加深，乳房少腹胀痛，舌苔白，脉弦滑。拟疏肝解郁活血法。以主方加柴胡、制香附、蝉蜕、白芷、丹参。柴胡、香附疏肝解郁，畅达血行，并引诸药入肝经；蝉蜕、白芷祛风散邪通络以助退翳消斑，丹参活血化瘀。若肝郁化火，烦躁易怒加牡丹皮、栀子、菊花；伴见癥积者，加三棱、莪术。

**2. 阴虚血瘀型，滋阴补肾化瘀**：此型孕产妇及更年期妇女多见。患者皮损主要发于两颧，色泽较深暗，面色黧黑，肌肤甲错，皮肤瘀斑，形体偏瘦，多伴腰膝酸软，月经量少，肢体麻木，头晕耳鸣，健忘失眠，舌质黯红苔少，脉沉细数。拟滋阴补肾化瘀法。以主方加枸杞子、玄参、山药、女贞子、墨旱莲、土鳖虫、蝉蜕、仙茅、淫羊藿。生地黄、玄参、山药益水之源以充养肌肤；女贞子、墨旱莲、枸杞子滋阴养肝，益精凉血；蝉蜕、土鳖虫、红花除面风、化久瘀，取"去菀陈"之意；仙茅、淫羊藿阳中求阴。若心烦易怒者，加钩藤、莲子心。

**3. 肝经瘀热型，泻肝清热化瘀**：此型多见于已婚女子，多与生殖道感染有关。症见两颊大片灰褐斑如尘垢，两眼睑下部尤为明显。伴口苦、纳差、脘腹胁肋胀痛、带下量多色黄，尿短赤，舌黯红，苔黄腻，脉弦。拟泻肝清热化瘀法。以主方合龙胆泻肝汤加减，活血养颜，清利肝经湿热。药用主方加龙胆、柴胡、栀子、黄芩、黄柏、牡丹皮、泽泻、车前子、土茯苓。龙胆、泽泻、车前子清利湿热；栀子、黄芩、黄柏苦寒燥湿，泻热解毒；牡丹皮清热凉血；土茯苓解毒除湿泻热，柴胡引诸药入肝胆；全方共奏泻肝清热化瘀之功。

**4. 肺经瘀热型，清肺透热散瘀**：症见满面深褐色斑，斑色紫黯，伴有少许痤疮，以鼻部两颊为著，皮肤瘙痒，吃辛辣烧烤尤甚，反复发作，每年春夏加剧，伴有习惯性便秘，舌红苔薄黄。拟清肺透热散瘀法。以主方加葶苈子、大黄、桑叶、枇杷叶。葶苈子、大黄泻肺清热通便，畅通腑气，使热有出路；佐以枇杷叶、桑叶入肺轻扬，上清面热，宣通面皮气血。

**5. 瘀阻脉络型，活血化瘀通络**：此型多见于久病之人，症见面色晦黯，大片灰褐斑，皮肤色枯不泽，头痛失眠，四肢麻木，月经量少或闭经，大便时秘，舌黯。拟活血化瘀通络法。以主方加大黄、土鳖虫、丹参、蜈蚣、细辛。大黄通腑泻热；土鳖虫破血逐瘀；丹参活血祛瘀；细辛、蜈蚣辛温通络，畅通血行。瘀去络通，新血得生。

日常防护对本病至关重要，应注意：①心理治疗。不少患者存在不同程度的焦虑、抑郁、易怒、精神衰弱等负性情绪，应予心理疏导，使患者保持愉悦的精神状态。②生活调理。加强营养，忌食辛辣煎炸酒类；保证充足的睡眠；忌纵欲无度；要尽量避免诱因，患者外出或夏日受阳光照射时要使用遮光剂，慎用口服避孕药物，尽量不用化妆品，避免重金属物质如金、银、汞、铅、砷等对皮肤的损害。③积极治疗致使黄褐斑发生的各种原发疾病。

## 从瘀论治黄褐斑的研究

学者卢永屹等对从瘀论治黄褐斑研究进展作了梳理归纳。

**1. 理论基础研究**：中医学认为，"有诸内，必形诸外"。黄褐斑的发生是机体脏腑功能失调，气血运行异常的外在表现。本病病位在肝、脾、肾，以肝郁气滞、脾失健运、肾气不足为主要病理特点。瘀血既是本病最主要的病理产物，也是重要的致病因素之一，故有"有斑必有瘀，无瘀不成斑"之说。黄褐斑是血瘀体质的一个常见特征，血瘀体质者"素有恶血在内"，可致颜面肌肤失养，色素沉着，积为暗斑。同时从中医临证观察，女性黄褐斑患者多伴有月经不调、行经不畅、血色紫暗有血块、痛经、舌质暗等症状。因此，黄褐斑的发生与瘀血内停密切相关，针对黄褐斑"瘀滞"的病理因素，活血化瘀法应贯穿本病治疗的始终。

**2. 内服中药研究**：

（1）肝郁气滞兼血瘀证：廖燕将 69 例黄褐斑患者随机分为治疗组与对照组，治疗组给予柴附冲剂（柴胡、香附、制白附子、当归、白薇、僵蚕、益母草、红花、菊花、白蒺藜、白芷、白芍、白花蛇舌草、冬瓜皮）口服治疗，对照组给予维生素 C、维生素 E 治疗，连续治疗 2 个月。2 组均于治疗前后检测血清丙二醛（MDA）、脂质过氧化物（LPO）、超氧化物歧化酶（SOD），并观察疗效。结果显示，总有效率治疗组为 85.7%，对照组为 53.0%（$P<0.05$）；且治疗组复发率为 6.7%，低于对照组 38.9%（$P<0.05$）。治疗组血清 LPO 及 MDA 水平较对照组明显降低（$P<0.01$），SOD 水平明显升高（$P<0.01$），说明柴附冲剂能显著降低患者血清中过高的 LPO 和 MDA，并升高 SOD 水平，提示柴附冲剂对肝郁气滞兼血瘀型黄褐斑患者具有良好疗效，而调节血清 MDA、LPO、SOD 水平可能是其作用机制。毛燕等将 80 例肝郁气滞兼血瘀型黄褐斑患者随机分为治疗组与对照组，治疗组 42 例给予口服消斑汤（当归、益母草、红花、川芎、荆芥穗、川牛膝、藁本、白芷、香附、柴胡）治疗，对照组 38 例给予维生素 C 治疗。连续治疗 3 个月后观察 2 组综合疗效。结果显示，总有效率治疗组为 92.8%，对照

组为 73.7％（$P<0.01$），提示消斑汤治疗黄褐斑疗效确切。

（2）肝肾阴虚兼血瘀证：陈志伟等将 106 例肝肾阴虚型黄褐斑患者随机分为 2 组，治疗组予以口服消斑美肤汤（女贞子、黄精、沙苑子、桑椹、玉竹、制何首乌、生白芍、香附、藁本、僵蚕、川芎、丝瓜络、茯苓、生甘草）治疗，对照组予以口服维生素 C、维生素 E。治疗 3 个月后，比较 2 组患者临床症状积分，并检测血清一氧化氮（NO）及 MDA 水平。结果发现，经治疗后治疗组临床症状积分、血清 NO、MDA 均显著低于对照组（$P<0.05$），提示消斑美肤汤能降低血清 NO 及 MDA 水平，减少黑色素的形成，并起到消除或减轻黄褐斑的作用。王丽英等将 110 例黄褐斑患者随机分为 2 组，对照组 55 例予口服氨甲环酸片，治疗组 55 例予口服滋阴祛斑方（熟地黄、山茱萸、山药、菟丝子、女贞子、制何首乌、茯苓、牡丹皮、当归、丹参、川芎、红花、白芷、桃仁、玫瑰花）。以 28 日为 1 个疗程，共治疗 3 个疗程，观察 2 组的综合疗效及性激素水平。总有效率治疗组为 87.27％，对照组为 72.73％（$P<0.05$）；2 组治疗后雌二醇（$E_2$）、卵泡生成激素（FSH）、孕酮（P）均降低（$P<0.05$），而经治疗后治疗组 $E_2$、FSH、P 水平下降程度优于对照组（$P<0.05$）。提示滋阴祛斑方治疗黄褐斑疗效肯定，能有效调节患者性激素水平。

（3）阳虚寒凝兼血瘀证：林聪采用阳和汤加味（熟地黄、肉桂、麻黄、鹿角胶、白芥子、甘草、三七、丹参、郁金、合欢花、赤芍、当归、川芎）治疗阳虚寒凝兼血瘀型面部黄褐斑患者 86 例，其中显效 60 例，有效 20 例，无效 6 例，总有效率为 93％；复发 10 例，复发率为 11.1％。结果表明，阳和汤加味治疗阳虚寒凝兼血瘀型面部黄褐斑有确切疗效。

（4）脾肾两虚兼血瘀证：杜晓航等将 130 例黄褐斑患者随机分为 2 组，治疗组 90 例予益肾健脾化瘀祛斑方（仙茅、菟丝子、淫羊藿、黄芪、党参、当归、红花、益母草、泽兰、郁金、香附、白僵蚕）治疗，对照组 40 例予六味地黄（丸）汤、逍遥（丸）汤治疗。治疗 3 个月，观察 2 组患者治疗前后皮损色素、皮损面积、黑色素细胞形态、黑色素含量等指标的变化情况。结果发现治疗组、对照组的总有效率分别为 88.89％、27.50％，治疗组疗效明显优于对照组（$P<0.01$）。共聚焦激光扫描显微镜观察，130 例患者中 75 例为真皮型，55 例为表皮真皮混合型，治疗有效的患者其表皮和真皮的黑色素含量明显减少，树枝状的黑色素细胞树突明显变短、变小或消失。治疗组皮损处与治疗前相比，MCI 显著减少（$P<0.05$），对照组皮损处治疗前后相比，MCI 差异不明显（$P>0.05$）。提示益肾健脾化瘀祛斑方可抑制黑色素细胞的树突化、减少黑色素含量，因而能有效治疗黄褐斑。

**3. 其他疗法研究：**

（1）针灸治疗：于学平等运用疏肝祛瘀针刺法治疗黄褐斑患者 45 例，另采用普通针刺治疗 45 例患者作为对照组。2 组均以 30 次为 1 个疗程，共治疗 3 个疗程。结果表明，疏肝祛瘀针刺法治疗黄褐斑疗效确切，无毒副作用，值得推广。李璟蓉等将 72 例患者随机分为 2 组，治疗组 38 例予隔药壮灸神阙穴治疗（当归、红花、桃仁、郁金、柴胡、党参、黄芪、淫羊藿、菟丝子、金银花、白僵蚕、益母草、升麻、川芎），肝郁气滞者加白芍、薄荷；气滞血瘀者加赤芍、枳壳；肝肾亏虚者加熟地黄、山茱萸；脾虚湿蕴者加白术、茯苓。对照组 34 例予口服维生素 C、维生素 E 治疗。2 组均以 10 次为 1 个疗程，于第 2、第 4、第 6 个疗程末分别观察疗效，并于治疗前后测定月经第 2～3 日的性激素水平。结果发现，第 6 个疗程末时，总有效率治疗组为 83.33％，对照组为 30.30％（$P<0.05$），治疗组治疗后 $E_2$、促黄体素（LH）水平较治疗前有明显下降（$P<0.05$），对照组治疗前后水平变化不明显（$P>0.05$）。提示隔药壮灸神阙穴治疗女性黄褐斑临床疗效好，其机制可能是通过调节性激素从而起到治疗的作用。

（2）中药外敷治疗：覃永健等将 90 例女性黄褐斑患者随机分为治疗组、阳性对照组和空白对照组，每组各 30 例。治疗组予以外用白玉散（牡蛎、冬瓜子、桃仁、土瓜根、白僵蚕、白芷、甘松、炙甘草、冰片等）治疗，阳性对照组予以外用千白氢醌乳膏治疗，空白对照组予以外用 0.9％氯化钠注射液，3 组均连续用药 3 个月，观察各组的临床疗效及不良反应。3 组患者均于治疗前后进行血清 SOD、过氧化氢酶（CAT）、MDA 检测。结果发现，治疗后治疗组临床疗效、皮损总积分、SOD、CAT、MDA 与阳性对照组和空白对照组比较，差异均有统计学意义（$P<0.05$）。提示白玉散外敷具有明显的抗氧化、

调节黑色素代谢的作用，对治疗黄褐斑具有临床疗效确切、安全性好、无明显不良反应的优势。

（3）中药熏蒸治疗：王丽丽将 60 例黄褐斑患者作为治疗组，予化浊解毒熏蒸法（柴胡、茯苓、白术、薏苡仁、僵蚕、金银花、连翘、夏枯草、丹参）治疗，同时随机选择 30 例健康志愿者作为对照组。经治疗后，观察临床疗效，并比较治疗组治疗前后的血清 NO、内皮素（ET-1）水平。结果发现，经过化浊解毒熏蒸治疗后，黄褐斑患者的总有效率为 86.67％。黄褐斑患者血清中 NO、ET-1 含量与对照组比较明显升高，差异有统计学意义（$P<0.01$），而经治疗后，治疗组 NO、ET-1 水平与治疗前比较明显降低，差异有统计学意义（$P<0.05$、$P<0.01$）。提示化浊解毒熏蒸法能通过降低黄褐斑患者体内 NO、ET-1 含量而达到治疗目的。

**4. 联合治疗研究：** 姜群群等将 60 例患者随机分为 2 组，治疗组 30 例予以口服自拟参芪颗粒（党参、黄芪、白术、山药、茯苓、益母草、赤芍、白芍、当归、柴胡、郁金、甘草）联合外用青鹏软膏；对照组 30 例予以口服逍遥（丸）汤、维生素 C 片、维生素 E 胶囊治疗，2 组疗程均为 12 周，观察 2 组临床疗效、复发率、不良反应及血清 E2、SOD 变化情况；并设健康女性 30 名为正常组作对照观察。结果发现总有效率治疗组为 80.0％，对照组为 53.3％（$P<0.05$）；复发率治疗组为 20.0％，对照组为 46.7％（$P<0.05$）。治疗前治疗组与对照组患者的 $E_2$ 水平升高，SOD 水平降低，与正常组比较，差异均有统计学意义（$P<0.01$）；治疗后治疗组与对照组 $E_2$、SOD 水平均较治疗前改善（$P<0.01$），且治疗组较对照组改善更显著（$P<0.05$）。治疗后治疗组 $E_2$、SOD 水平与正常组相当（$P>0.05$）；而对照组 $E_2$ 水平较正常组高（$P<0.05$），SOD 水平均较正常组低（$P<0.05$）。不良反应率治疗组为 6.7％，对照组为 10.0％（$P>0.05$）。提示参芪颗粒联合青鹏软膏治疗气滞血瘀型黄褐斑疗效显著，其机制可能与调节患者 $E_2$、SOD 水平有关。

# 191　慢性肛周湿疹从瘀论治

　　肛周湿疹是一种炎症性皮肤病。多数患者病变局限于肛门周围的皮肤，少数患者病变可累及会阴。慢性肛周湿疹临床上常见症状主要为肛周奇痒难忍、皮肤皱襞增生、呈潮湿状态，多伴有红斑、丘疹、脱屑等，易反复发作。且因发生部位的特殊性，很多患者难以启齿，给患者在生理及心理上带来极大的困扰。有研究显示，湿疹发病率在我国呈逐年增长趋势。慢性肛周湿疹是肛肠科一种难治的常见病，冯群虎教授认为，慢性肛周湿疹与脾气亏虚、风湿热有关，瘀为其病理产物，在治疗上提出"从瘀论治""内外并治"，临床上以健脾益气、活血化瘀，佐以清热利湿为治疗原则，取得了较好的疗效。

## 疾病认识

　　西医学认为肛周湿疹的病因主要与遗传、精神、内分泌及代谢等因素有关，还与气候、饮食、生活用品接触等有关。目前西医采用抗过敏疗法，主要使用抗组胺药、皮质类固醇激素配合镇静药、液氮冷冻、光疗法、激光疗法、放射疗法、生物共振疗法及干扰素等以增强抗过敏疗效。临床上西医治疗起效快，但其复发率高，易产生依赖性。因此寻找一种疗效确切、副作用少的方法来治疗肛周湿疹势在必行。

　　中医学对肛周湿疹没有确切命名，文献将其归为"肛门湿疡""肛周风""血风疮""浸淫疮"等范畴。《医宗金鉴·外科心法要诀》详细描述该病症状表现："浸淫疮……此证初生如疥，瘙痒无时，蔓延不止，搔津黄水，浸淫成片"，说明其皮损伴有湿烂、渗液结痂，具体表现为剧烈瘙痒，易反复发作，慢性湿疹以苔藓样变为主。中医学认为本病病因病机主要为先天禀赋不足，后天饮食不洁、脾胃受损，再加之感受风、湿、热邪，迫于肌肤所致病。临床上多用清热燥湿、凉血、祛风的药物内服或外用治疗肛周湿疹，效果显著。

## 病因病机

　　慢性肛周湿疹的病因病机主要为本虚标实。《医宗金鉴·外科心法要诀》中提出肛周湿疹的病机为"心火脾湿受风而成"；《外科正宗》曰"血风疮，乃风热、湿热、血热三者交感而生，发则瘙痒无度，破流脂水，日渐沿开"，"此证初如粟米，痒而兼痛，破流黄水，浸淫成片，随处可生。由脾胃湿热，外受风邪，相搏而成"，说明肛周湿疹内以脾虚为本，外受风湿热邪，客于肌表而发病。脾主运化，运化失司，若脾虚不固，湿由内生；加之风、湿、热邪互结，或风邪、湿邪留滞于肌肤日久而化热，湿热下注于肛门则形成肛周湿疹。湿疹的发生与肝、脾、肺有着密切的关系，脾为生痰之源，肺为贮痰之器，痰与肛周湿疹关联密切。《素问·至真要大论》曰"诸湿肿满，皆属于脾"，脾虚会导致体内水液代谢停滞，日久会转化为痰饮等病理产物；若肝失疏泄，肺脾肾气化不利，三焦水道失畅，水液输布障碍，则湿易生痰。脾胃虚弱、饮食不节或郁怒伤肝，肝木乘脾，脾虚不运，则湿由内生，湿邪亦致气机阻遏，日久气血则运行不畅；热邪多与风、湿邪兼夹共同致病，风、湿、热邪互结于肌肤，致使营卫不和、气血运行不畅，久则导致气滞血瘀。冯教授认为慢性肛周湿疹以脾气亏虚为本，风湿热为标，瘀血为其病理产物。

　　**1. 脾虚湿热：**慢性肛周湿疹的发生发展与人体脾气不足、外界的风湿热邪过盛有关。湿为土之气，脾为湿土之脏，胃为水谷之海，二者同属中土，湿土之气同类相召，故湿热致病多累及太阴、阳明经，发展演变亦往往以脾胃为中心。脾为后天之本，气血生化之源，先天禀赋不足，饮食失节，或过食辛辣刺激之品易导致脾胃受损，脾气亏虚，运化失司，湿热内蕴，再加之风邪、湿热之邪浸淫肌肤，致使肛周湿疹形成。

湿邪是致病最主要的因素。湿邪弥漫于天地之间，流布于四时之内，气候炎热，湿易蒸动，雨水较多，湿热之邪更易形成，由于湿为阴邪，其性重浊黏腻难以聚化，与热相合，更是蕴蒸不化，胶着难解；两者相互交错，病情迁延，容易形成慢性肛周湿疹。湿邪有外湿和内湿之分，天气炎热潮湿或久居潮湿之地，会导致湿邪侵袭人体。内湿则主要是由于脾虚湿盛，先天禀赋不足，或饮食失宜或肝气太过乘脾，或情志失调过于忧思都会导致脾之阴气受损，运化功能失常，易致脾湿形成。湿邪重浊，易侵犯于下部，因此肛周疾病多与湿邪有关，湿邪日久可化热，故湿热常相兼而生。湿性黏腻，致病易缠绵难愈，故慢性肛周湿疹易反复发作，临证多用黄柏、蒲公英、炒苍术、薏苡仁等清热、祛湿、健脾之药配伍使用以共奏清湿热补脾气之效。

**2. 风邪致病**：风邪分为内风与外风。风邪侵袭肌肤，邪气与卫气搏击于肌表，则见皮肤瘙痒。由血虚生风的中医理念可见，脾气亏虚导致脾胃运化功能减退，不能化生血液，致使血虚；血虚失养，虚风内动，致使筋脉失养，导致皮肤瘙痒。外感热邪，或湿邪化热，传入血分或情志过激，气郁化火；或过食辛辣燥热之品，火热内生，侵扰血分，导致血分热炽，燔灼肝经，可见动风诸症；若肝阴不足，筋失所养，也可致瘙痒；内外之风相互夹杂，因此对于慢性肛周湿疹，冯教授以"治风先治血，血行风自灭"为理论依据，提出凉血补血以祛风止痒，临证多用牡丹皮、当归等活血药。

**3. 瘀血致病**："瘀血"是由于血行迟缓至积聚成块的整个发展过程以及由外伤或其他致病因素导致离经之血而停积于体内。血热则会导致血行壅聚或血受煎熬血液浓缩黏滞，致使脉道瘀阻；由久病多瘀的理论，湿热、痰浊等压迫阻塞脉络，以致血运受阻，久而成瘀；从因虚致瘀的理念出发，脾气虚亦可导致血液运化无力，血行迟缓，血行障碍，影响新血化生，即所谓"瘀血不去，新血不生"。血行障碍，气血不能濡养肌肤，可见肌肤瘙痒、干燥、粗糙，甚则颜色变浅或变暗，临证多用赤芍、川芎等。

## 治疗大法

**1. 辨证论治**：根据肛周湿疹对肛周皮肤造成损害程度及时间发展，其分为急性、亚急性、慢性3种。

（1）急性湿疹：发病迅速，病程短，初期主要表现为糜烂、丘疹、红斑等，伴有瘙痒。

（2）慢性湿疹：大多是由急性湿疹演变而来的，主要表现为肛周皮肤粗糙、增厚、肛周皮肤弹性减弱或消失，苔藓样变，甚至皮肤颜色出现灰白色或棕红色。

（3）亚急性湿疹：是介于急性与慢性之间，进展比较缓慢，能够看见丘疹、红斑、鳞屑等。

冯群虎根据其分期标准，提出本病治疗首要为分期论治。急性湿疹，主要由风、湿、热邪或虫淫所致，治疗应重视缓解局部症状，以治标为主，大多采用清热祛湿、止痒的药物，临证多选用蒲公英、黄柏、蛇床子等。亚急性湿疹介于急性与慢性湿疹之间，主要为脾虚湿盛所致，治疗主要以健脾祛湿为主，临证多选用炒白术、炒薏苡仁、萹蓄等。慢性湿疹多由血虚、血瘀、脾虚、痰凝等所致，治疗注重标本兼治，以健脾益气、活血化瘀、清利湿热为治疗原则，临证多用当归、赤芍、川芎、牡丹皮、苍术等。

**2. 从瘀论治**："百病多因痰作祟"，痰邪重浊而黏腻，日久不化，会致气血运行不畅，从而化瘀，气滞血瘀则致肛周皮肤增厚、表面粗糙、颜色改变；痰瘀互结，阻滞经络，不能推动气血的正常运行，肌肉失于濡养，则可致肛周干燥、脱屑。冯群虎认为临床治疗慢性肛周湿疹，若不解决肛周气血运行不畅，难以从根本上解决问题。因此，活血祛瘀、燥湿化痰是提高疗效的关键，临证多用当归、川芎、牡丹皮等活血的药物，川芎被称之为"血中气药"，既可以活血，又可以养血，是治疗血瘀的首选药物，与当归等活血祛瘀药物配合，效果更佳。

**3. 内外并治**：内外并治指在内服中药的基础上结合中药熏洗法外用。中药熏洗在古代文献中早有记载，也称为"气熨""溻渍"等。《外科启玄》曰："凡治疮肿，初起一二日之间，宜药煎汤洗浴熏蒸，不过取其开通腠理，血脉调和，使无凝滞之意，免其痛苦，亦清毒耳。"由此可见，中药坐浴的效果与皮肤吸收有很大的关系。清·徐灵胎亦提出："使药性从毛孔而入其腠理，通经贯络，或提而出之，或攻而散之，较之服药尤有力，此至妙之也。"《内经》亦提出"火气已通，血脉乃行"(《灵枢·刺节真邪》)。中医学认识到熏洗可以使气血运行通畅。熏洗坐浴具有以下优势：①透过皮肤给药，药效持久稳定，疗效好，不良反应小、毒副作用少，患者方便；②局部水疗能够扩张毛细血管，促进局部血液循环，调节紧张的情绪，使患处细菌减少、促进上皮生长；③熏洗产生的温热效应可以调节生理状态，使人达到抗过敏、抗感染、镇痛等方面的作用。中药外用与内服配合使用，疗效确切。对于急性湿疹，通过中药熏洗，使药物直接作用于患处皮肤，充分发挥药效；对于亚急性和慢性湿疹可先将中药煎煮口服，再将剩余的药渣二次煎煮进行熏洗患处，药物反复使用、安全有效、操作简便，内外同时发挥作用，使中药的性能进一步发挥。

# 中药熏洗

冯群虎根据多年临床经验，自拟中药熏洗方治疗慢性肛周湿疹，在临床上取得了很好的疗效，具体方药黄柏、蛇床子、麸炒苍术、川芎、当归、牡丹皮各 10 g，蒲公英、车前子、甘草各 15 g 加减。上药加水 1000 mL 左右，煎煮 30 分钟；可采用内服加外洗，将药物加水 500 mL 煎煮 30 分钟左右，取药液口服，剩余的药渣再加水 500 mL 煎煮 10 分钟左右，后进行熏洗及坐浴 15 分钟左右。

嘱患者治疗期间清淡饮食，禁食牛羊肉、鱼腥海鲜等，避免引起过敏反应。并保持肛周干燥，必要时用爽身粉涂抹于肛周。方中黄柏、蒲公英、车前子清热以祛湿，川芎、当归、牡丹皮活血、凉血以祛瘀，蛇床子燥湿祛风止痒，苍术、甘草以燥湿、补气益脾，上药配伍使用，以达到健脾益气、活血化瘀、清热利湿止痒的作用。

现代药理学研究，提取黄柏中的盐酸小檗碱，对皮肤癣菌具有抑制作用。蒲公英所含的黄酮成分具有抗炎作用。苍术中所提取的挥发油成分具有明显的抗炎作用，还有调节免疫作用。苍术及其活性成分β-桉叶醇具有镇静、镇痛、抗电休克癫痫样惊厥和抗抑郁等中枢神经药理作用，这可能是苍术治疗炎症引起的瘙痒的机制。当归中含有挥发油、有机酸、酚酞类及其二聚体等化学成分，具有镇痛、抗炎的作用，同时还具有增强免疫功能的效果，当归的水提取物对特异性以及非特异性免疫功能都能够起到一定的促进作用。牡丹皮中所含的成分具有抗炎、镇痛的作用，对致病性皮肤真菌均有抑制作用。甘草及其活性成分能提高吞噬细胞的吞噬功能、调节淋巴细胞数量与功能、抑制 IgE 抗体形成、抗炎症介质及前炎性细胞因子，具有抗炎、抗变态反应的药理活性，甘草黄酮类化合物、异甘草素、甘草多糖和甘草酸是其抗炎、抗变应性炎症的活性成分。

# 192　艾滋病从瘀论治

　　学者胡研萍等通过对艾滋病患者的观察诊疗，发现许多艾滋病患者都有不同程度的如下改变：面色灰暗，口唇黯红，舌质黯紫，脉沉细或细涩等与瘀血密切相关的体征改变。从中体会到瘀血在艾滋病的发病中具有重要作用，特别是在中晚期合并出血、疼痛的患者身上表现更为显著。回顾相关文献，可见瘀血在艾滋病发病过程中是一个不容忽视的因素。为此，分析其原因，并进行了阐述。

## 艾滋病感染者瘀血征象

　　不难发现，对于艾滋病感染者瘀血征象、舌质瘀象文献已有报道。李洪娟等对 158 例 HIV/AIDS 感染者常见中医症状和证候分析发现：青紫斑舌 46 例（29.11％），说明艾滋病患者存在不同程度的血瘀证，因邪致瘀，或气虚致瘀，是瘀血形成的主要原因。按证候发生率的频次统计，41 种证候中，血瘀位列前 10 位。赵晓梅等总结了 490 例非洲坦桑尼亚因性接触感染的 HIV/AIDS 患者的临床资料，发现气滞血瘀证型的占 33％。王健在非洲坦桑尼亚观察了 252 例黑人艾滋病感染者，其中 191 例有舌质瘀象表现，发生率为 75.79％，其中淡黯舌 22 例，淡紫舌 5 例，黯红舌 92 例，浅瘀斑舌 37 例，舌瘀点者 12 例，瘀斑舌 79 例（其中多处明显瘀斑者 26 例）。认为气虚不足以行血，血流不畅，瘀阻于脉络之中是 HIV 感染者舌质瘀象之主要原因，证实活血化瘀法可以起到免疫增强和免疫调节的作用。并认为舌质瘀象之程度、范围大小与病情进展之间也许存在某些相应的关系。同时建议加强活血化瘀药物中抗艾滋病的筛选。杨凤珍等分析了 218 例 HIV/AIDS 患者中医舌象发现，51.11％舌质瘀暗说明病变已达血分，可能与热灼津液、痰湿浊阻、气阴耗伤等原因造成血瘀病理有关。认为舌质瘀暗、苔腐腻垢浊等成为 HIV/AIDS 较为特征性的改变。观察 72 例患者中医证候中血瘀证 32 例，检出率为 44.44％。血瘀证检出结果，显示随着 CD4$^+$T 细胞数下降与病情进展瘀血病理呈现加重趋势。危剑安等通过对国内大量艾滋病患者的观察发现，许多艾滋病患者自始至终有乏力、倦怠、纳差、头痛、胸痛、肢体疼痛或麻木，或消瘦、皮肤瘙痒，舌质淡有瘀斑或色青，脉象细涩或弦涩等气虚血瘀证候，气虚血瘀是贯穿始终的基本病理变化。赵晓梅等通过对艾滋病感染者的临床治疗，发现 1/3 患者舌紫黯，舌面有瘀斑、瘀点，脉证显示有气滞血瘀、经脉受阻之象，或见口唇青紫、面色苍黑、皮肤色素沉着，粗糙呈鳞状，毛发枯萎，肝脾大，在中晚期这些瘀血证随病情恶化而加重，是中医学"久病入络"的表现。

## 艾滋病感染者瘀血病机

　　根据文献，结合临证体会，艾滋病感染者出现种种瘀血征象，其病机有因毒、因虚、因郁、久病等几个方面。

　　**1. 因毒致瘀：**从病因学上看，艾滋病之"疫毒"是通过血液、性接触或母婴传播而直接侵入人体。虽然艾滋病患者的发病早晚、病情轻重与正气强弱有关，但其感染"疫毒"与否与正气强弱无关，凡与艾滋病患者进行性、血液接触者，基本上都会被感染，一旦感染了艾滋病，机体就处于一种带毒状态。这与传统意义上的"疫毒"易感正气亏虚之人有所不同。当毒邪深入脏腑，阻碍脏腑气机运行，气滞则血瘀。若毒邪深入营血，煎熬血液，血液稠浊，运行迟滞，"温毒在内烧炼其血，血受烧炼，其血必凝"。毒邪伤络，血热妄行，血溢脉外，亦可成瘀。唐容川谓"离经之血便是瘀"。毒邪致瘀临床上表现复杂多变。常表现为一系列的机会性感染性疾病和肿瘤，如卡氏肺孢菌肺炎、真菌感染、卡波西肉瘤等。因热毒阻遏、痰结血瘀者可见多发瘰疬（持续性全身性淋巴结肿大），皮肤疱疹、瘙痒，舌质黯红，有瘀斑，苔白或黄，脉细滑数。热毒炽盛、痰蒙清窍者可见高热，头痛剧烈，恶心呕吐，神昏谵语，惊厥抽搐，舌质红苔腻，脉弦细滑数。邪毒阻络、气虚血瘀者可见皮肤黏膜紫色结节，瘀斑、瘀点，发热，消瘦，无力，舌紫蓝，脉细涩。

**2. 因虚致瘀：** 疫毒潜伏血液，正气与之相搏，病程愈长，邪气愈盛，正气渐弱，血液亏损，抗邪无力，导致气血紊乱。气血运行不畅，脏腑失其濡养，若遇寒热之邪，气滞血瘀，"元气既虚，必不能达于血管，血管无气，必停留而瘀"（王清任《医林改错》），及张景岳"气虚而血滞，气弱而血不行"之说，也正是这种基本病机的反映。因此，临床一方面除表现为倦怠乏力，易感外邪，消瘦汗出，食少便溏等一派气血不足，正气亏虚的症状外，常可见到患者面色晦暗无泽，舌体胖大，舌苔多白，但舌质暗红或紫黯等气虚血瘀之证。另一方面，正虚易感外邪，发热汗出，煎熬津液，又可表现为潮热、心烦、自汗、盗汗、舌质黯红、苔白而少、脉细数等一派气阴两虚之证。同时，因为瘀血不去，新血不生，致使艾滋病患者中晚期正常生血受到抑制，表现有贫血为主的一系列骨髓抑制症状，出现中医所说的"血虚""阴虚""虚劳"现象。

**3. 因郁致瘀：** 中医理论认为，情志的太过或不及都能导致气机紊乱，脏腑功能失调，抗病能力下降而发生疾病。朱丹溪认为"气血冲和，万病不生，一有怫郁，诸病生焉"。因受到病情及社会、周围人的影响，临证常发现，艾滋病患者常精神压力过大、顾虑较多，常产生紧张、忧郁、焦虑等情绪变化，导致气机紊乱。肝失调达，气机郁滞，更加重了血虚不行的状态，致使血行不畅而生瘀。可见情志抑郁致瘀，亦使艾滋病迁延难愈。正如《内经》所曰："百病皆生于气，气滞日久，必损及血，使血液运行不畅，而发生瘀血。"临证可见患者抑郁不乐，多愁善虑，嗳气叹息，甚则寡言悲哭，恐惧不安，面色灰暗憔悴，食少腹泻，形体消瘦，大便不调，对生活或工作没有兴趣，舌黯紫，脉弦或细涩。

**4. 久病致瘀：** 中医学认为"久病多瘀"。艾滋病从初始感染到终末期是一个较漫长复杂的过程（自然病程为8～10年），全过程分为急性期、无症状期和艾滋病期，病程较长，久治不愈，反复发作，必定成瘀。瘀血可以聚结于身体各个部位，临证表现复杂多样。生长在人体各个部位的包块癥积都和气血瘀滞有着密切的关系。温病学家叶天士早有"其初在气，其久入络入血"之论。《临证指南医案》多次指出"百日久恙，血络必伤"。同时认识到，顽病从瘀论治并非一定要有瘀血征象，但有常法屡用无效者即可一试。王清任亦曰："泻肚日久，百方不效，是总瘀血过多，亦用此方（膈下逐瘀汤）"。提示后人，如若久病，在常法久治不效且无瘀血征象的情况下，仍可以投以活血化瘀方药。

## 研究趋势

针对艾滋病感染者表现出来的瘀血征象，虽然对其病因病机已有诸多论述，但还缺乏客观、明确的实验室依据来进行论证和阐释。王健建议对舌瘀象的艾滋病感染者进行血液流变学检查，以期建立明确的观察指征，如血细胞比容、全血黏度、血浆黏度、红细胞电泳时间、纤维蛋白原，并扩大验证范围，寻找普遍共性。文献上记载艾滋病感染者的血液流变学情况的少有记载，贾晓元等在坦桑尼亚艾滋病感染者中，发现许多患者有瘀血征象，如舌质紫暗，有瘀斑瘀点等，治疗组治疗前与正常组对比，四项血液流变学指标比较，有明显差别。其中血浆比黏度增加最明显，可能由于艾滋病感染在ARC期组织破坏显著，清蛋白、球蛋白比值降低，纤维蛋白原等大分子球蛋白增加，血流缓慢，血流丰富的舌质显示紫黯色。运用益气活血之艾通冲剂（黄芪、丹参等）治疗，对其中10例患者进行了治疗前后血液流变学四项指标和免疫功能变化的观察，发现治疗后患者纤维蛋白原含量显著降低，其他3项血液流变学指标也有所降低，通过应用活血化瘀方药改变患者的血液流变学指标，而达到改善免疫功能的目的，为艾滋病的治疗开辟了一条新的途径。因例数过少，有待今后继续积累观察数据。据此，应继续给予关注，并加强对此类患者的相关实验室检测意识，科学论证，有效指导临证治疗。总之，无论是正气不足而外感邪毒，还是因外感邪毒而伤及正气，最终均可导致邪蕴血瘀、毒瘀互结而发病。

## 毒与瘀结变证丛生

艾滋病的发生乃毒邪侵入人体，潜伏于脏腑经络组织，当人体正气不足，脏腑亏虚，功能失调，抗邪无力，则邪与血搏结，气机不畅，脉络瘀阻，变证生。毒是艾滋病的致病因素，而艾滋病的临床表现多与"瘀"有关。邪毒内郁，伤及脾胃，脾胃功能失调，失却荣养，则食欲不振，神疲乏力，恶心；久之脾虚生湿，湿与瘀互阻于肠络而致腹痛、泄泻。且此类泄泻顽固难愈。气为血帅，血随气行，气机不畅，肝失于条达，则多见心情抑郁，失落沮丧，烦闷欲哭。气滞则血瘀，常可见皮肤瘀点、瘀斑、舌质紫黯，舌下静脉青紫。"瘀血不去，新血不生"，不能荣养肌肤、毛发、面容、爪甲，可见面色苍白或萎黄晦暗、口唇黯红、皮肤粗糙、干枯、瘙痒、脱屑，毛发干枯、脱落、爪甲暗紫、干枯变形，以及头晕、舌质淡等血虚不荣的症状。郁久化热，热熬津血，血、热、瘀互结，营卫失和，扰及心神，故低热多汗，头昏，心烦心悸，不寐多梦。聚而成痰，阻于经络组织，则成痰核瘰疬，痰瘀交结腹中则成积块，成为艾滋病肝脾淋巴结肿大表现。流着于肢体腰府，可见肢体疼痛、麻木，腰痛不伸。瘀血阻络，滞留不散，化热生火，扰及营血，迫血妄行，出现吐血、衄血、便血、崩漏等出血症状。毒邪夹瘀上攻脑府，出现头痛、目痛、健忘，甚至神昏谵妄等神志失常表现。

## 中医临证从瘀论治

在辨治艾滋病的临证运用中观察到，艾滋病潜伏期长，早期无症状，因体检或他病而被发现，起病缓慢，隐蔽难愈，皆为瘀之特点。因此，艾滋病治疗总以扶正祛邪见效，扶正以益气补血为法，祛邪以祛毒化瘀为先，邪去则正气自复。皆从"瘀"论治以治其实。并根据病因病机的不同，配合多种治则治法，以达到最理想的临床效果。

**1. 针对艾滋病感染者瘀血征象之治疗**：针对艾滋病感染者瘀血征象，医者们已经开始给予关注并运用不同方药对其进行治疗。如赵晓梅等在艾滋病感染者的临床治疗中随症加入丹参、牡丹皮、赤芍、当归等活血化瘀之品，往往有助于缓解疼痛，对改善病情有利。黄世敬等通过对21例患者10年应用中医药治疗的观察来看，益气活血之品几乎贯穿治疗全过程，常用药有当归、黄芩、紫草、丹参等。说明气机阻滞，气虚血瘀在艾滋病发病中起着重要的作用。王振坤等在辨治艾滋病时，体会到单独补益之方疗效远不及补气活血的复方，对具有血瘀征象或后期形成肉瘤疬肿，治当活血化瘀、软坚散结，方以取效。吕维柏等在坦桑尼亚临床观察中，专门拟定了代号为803的活血化瘀方剂来治疗艾滋病感染者，取得了23.1%的有效率，对淋巴结肿大也有一定疗效。危剑安等运用具有益气活血解毒作用的艾灵颗粒治疗艾滋病患者，发现该药可在一定程度上抑制艾滋病的复制。刘水腾等认为艾滋病是元气亏损为本，血液瘀滞为标的本虚标实证，用活血培元法（东研1号颗粒）能有效改善HIV/AIDS患者的临床症状及体征，提高患者$CD4^+T$细胞绝对计数，协助抗逆转录病毒药物控制病毒载量。

**2. 针对艾滋病感染者瘀血证立法制方**：根据临证经验，结合文献，针对艾滋病感染者瘀血征象，给予立法制方，供医者参考。

（1）补虚化瘀：补气药与化瘀药同用，适用于气血不足、无力推动血行之气虚血瘀证。"若专用补气者，气愈补而血愈瘀，此时用补气破血之剂，通开血道。"综合补益肝肾、滋阴填精、补养气血之法，临证中可用丹参、川芎、赤芍、桃仁、红花等药物，所选活血药不峻烈，皆性柔之品，既入气分，又入血分，活血而不伤正。如上述文献之艾灵颗粒、艾通冲剂等即立法如此。

（2）解毒化瘀：《重订广温热论》曰"温毒者，其脉浮沉俱盛，其证心烦热渴，咳嗽喉痛，舌绛苔黄，宜用清热解毒法"。疫毒为艾滋病的最根本的致病因素，毒与瘀结，百症丛生。针对临证所见的肿块、黏膜溃疡、皮肤疱疹、出血等毒瘀互结征象，合用清热解毒与活血化瘀之法颇有良效。可选用虎杖、山慈菇、丹参、墨旱莲、重楼、青黛、莪术、鸡血藤、紫花地丁、牡丹皮、赤芍、鸡骨草、茅根等，临证择其一二，既有清热解毒之效，又有凉血化瘀之功，且寒凉而不败胃。王健曾运用清热解毒活血法治疗艾滋病患者舌炎、舌体糜烂，取得了较好的临床效果。

（3）理气化瘀：针对郁生诸病，朱丹溪创立了六郁汤、越鞠丸等治郁名方。吴又可对宣通疫邪首次提出了"疫邪首尾以通行为治"的著名论点。因此，在艾滋病的治疗中，理气与活血化瘀并用，取气帅血行，以达行气开郁、活血化瘀或破癥消结的目的，同时，气机通和，亦有利于毒邪消除。配用柴胡、川楝子疏肝，木香、延胡索、郁金理气，香附行血中之气，枳壳降气，牛膝导瘀下行等，如是升降相因，共调气机，使滞留之瘀血自去。

（4）配合引经药，直达病所：瘀血在身，有上下内外之别。区分经络所属，可以提高治疗的针对性。如头痛可引用藁本、羌活、苍术、川芎通窍；脱发可引用川芎、升麻、白芷轻扬之品直达巅顶；肢体疼痛可引用地龙、防风、鸡血藤、羌活通络等。

运用活血化瘀法注意事项：针对艾滋病瘀象之征，临证注意避免长期、大剂量使用活血化瘀、清热解毒药物，以免伤及正气，需祛邪与扶正兼顾，孰轻孰重，谨慎权衡，补益而不腻不滞，活血不用香燥峻烈，调节机体抵御能力，使病程向愈。

综上所述，虽然艾滋病发病病机种种，毒瘀互结应是艾滋病发病的病理基础，毒、虚、郁、久病是致瘀的主要原因，也是艾滋病久治难愈的根源。因此，在针对杀"毒"无方、艾滋病治疗手段有限的背景下，根据血瘀证的特点，在扶正的基础上，配合活血化瘀之法指导艾滋病治疗，祛瘀生新，延长患者生命、提高生活质量有着重要的意义。从瘀论治，丰富了中医学对艾滋病的医理认识，也为中医药治疗艾滋病提供了新的思维方式。

# 193　声带息肉和声带小结从瘀论治

　　声带息肉与小结是以声嘶为主要临床表现的声带疾病，属中医学"慢喉"范畴。以往治疗多采用单纯手术摘除，术后因各种原因极易复发。近年来，中医中药尤其是活血化瘀中药对此病治疗的报道颇多。学者赵小敏等就此作了归纳综合。

## 发病机制

　　声带息肉与声带小结是临床常见病、多发病。其病因及发病机制目前尚未十分清楚，一般认为是声带高频振动，强度超过声带组织的耐受程度，轻者可引起毛细血管扩张充血、渗出、水肿等病变，重者可引起纤维组织损伤、出血、血肿而形成声带息肉。声带小结的主要病理改变是声带膜部的边缘黏膜上皮增生和角化，上皮下纤维结缔组织增生、水肿、出血、血管增生、炎性细胞浸润、淀粉样变及透明样变。从中医学观点看，这些改变均属于瘀证范畴。

　　中医学认为，气为血之帅，血为气之母，气行则血行，气滞则血瘀。肝主疏泄，气机失畅，或用嗓过度，咽痛日久不愈，久病入络，均可致气血运行不畅，壅遏咽喉，瘀滞声带，变生息肉。龙国玲认为治疗应从肝、从瘀着手，采用疏肝理气、活血化瘀的血府逐瘀汤治疗本病。刘民生等认为本病多由肺、脾、肾虚损而致。因声音出于肺，而根于肾，肺主气，脾为气之源，肾为气之根，肾精充沛，肺脾气旺，则声音清亮；反之，肺脾肾虚损，则有声之征。久喑失治，耗气伤阴，气为血帅，气虚则血滞，气虚则湿聚，阴虚则生内热，虚热灼津炼痰，终至气血瘀滞，痰浊凝聚，痰浊瘀血阻聚喉关，致声带肿胀不消，变生小结，声户开合不利而喑。故本病病机变化为因虚致实，以邪实为主，兼以正虚。邪实者，瘀血痰浊，正虚者，肺、脾、肾也。吴志学等认为此病多因素体蕴热，外感风邪，风热交结，日久而成；或平素体虚，劳累过度，肾阴亏损，相火不能安守于内，循经上逆，结聚喉间而致；或因肝经郁结，疏泄失常，气机阻滞不畅，则气滞血瘀，阻塞脉络，结聚而成。

　　从经络循行来看，足厥阴肝经属肝络胆，上贯膈、布胁肋，循喉咙之后上入颃颡；足太阴脾经属脾络胃，上膈夹咽，连舌本，散舌下；肺主气，其经脉由气管上行通于会厌，肾经之脉又循喉咙夹舌本，肝脾肺肾四经均达喉咙。肝失疏泄影响气血运行和脾之运化，以致气滞血瘀，津聚为痰，留于声门，发为小结或息肉。脾居中土，化生水谷精气，统摄血液，主全身气血之生化与运行，不仅传送精微以灌溉四旁，而且运化水湿津液遍布全身，若脾之运化失调，气机升降失司，血行滞涩，痰湿内生，蕴久聚于声门，发为本病。丁国章认为肝气郁结，失其条达，横逆犯脾，健运失司，聚而为痰，痰瘀交错，结滞喉间。张广茹认为以气血关系而论，气滞则血瘀，治宜行气活血，化瘀软坚，散结。马仲平认为本病之发生是因"多言损气""金破不鸣"所致，无论是肺肾阴虚，虚火上炎或肺脾气虚，气虚鼓动无力，均可导致血行不畅或阻滞，离经之血未消散或吸收，最终形成血瘀的病理变化。

　　基于这一病因病机，除了传统的益气养阴、消热开音治法外，活血化瘀的应用为本病的治疗开辟了新方法。卢艳艳认为本病为痰湿积滞，气滞血瘀所致。颜冬明认为多言损气，肺气虚弱，喉失所养，或肺虚及脾，脾不化湿，痰湿内生，脾虚气滞，气滞血凝，以致声门气血瘀滞，痰浊凝聚，声带渐成小结，日久不消，声音嘶哑。刘蓬从血液流变学方面探讨声带息肉与小结同血瘀的关系，提出目前大致存在以下几种看法：其一，声带息肉与小结均为脾气虚弱，痰湿阻滞。其二，声带息肉与小结均为气滞血瘀所致。其三，声带息肉与小结为气滞血瘀痰凝。其四，声带小结为气滞血瘀，息肉为水湿停滞。其五，声带小结为气滞痰凝，息肉为痰气瘀滞。其六，声带小结为痰湿凝聚，息肉色紫黯者为瘀血阻滞，息肉色白透亮者为痰湿阻滞。李静波等认为本病不外六淫外感、七情内伤、饮食劳倦等内外因两方面，或内外因干扰脏腑，致脏腑功能失调，阴阳失和，气滞不畅，血滞脉络，咽喉失利而为病，临床大多从痰、从火论治或一味滋阴润燥，但效果都不理想，忽视了瘀血阻络的病因病机。

## 治疗方法

用血府逐瘀汤加味治疗声带息肉 42 例，药用赤芍、桃仁、红花、枳壳，川牛膝、木蝴蝶、柴胡、桔梗、当归、川芎、生地黄、山楂、三棱、莪术、甘草。咽喉干燥者，加石斛、天花粉；咽喉疼痛、红肿明显者，加黄芩、射干；痰瘀互结者，去甘草，加海藻、昆布、僵蚕。结果痊愈 12 例，好转 25 例，无效 5 例，总有效率为 88.09%。用会厌逐瘀汤加减，治疗声带小结 56 例，药用当归、赤芍、生地黄、桃仁、红花、柴胡、枳壳、玄参、桔梗、海浮石、丹参、僵蚕、川贝母、甘草。结果治愈 30 例，有效23 例，无效 3 例，总有效率为 94.64%。用逍遥（散）汤加减治疗声带小结 68 例，药用柴胡、当归、白芍、白术、茯苓、三棱、莪术、桔梗、天竺黄、海藻、昆布。治愈 23 例，基本治愈 21 例，好转 14例，无效 10 例，总有效率为 85.3%。用活血化瘀汤治疗声带小结 30 例，药用藏红花、三棱、莪术、牡蛎、大贝母、诃子、金银花、连翘、栀子、黄芩、生地黄、山楂、麦冬、甘草、玄参。结果显效 5例，有效 10 例，好转 13 例，无效 2 例，总有效率为 93.3%。用三甲（散）汤加减治疗声带小结 38 例，药用制鳖甲、土鳖虫、炮穿山甲、桃仁、当归、赤芍、丹参、玄参、大贝母、夏枯草、柴胡、蝉蜕。阴虚明显者，加生地黄、麦冬，脾虚有湿者，加白术、茯苓、山楂。结果痊愈 9 例，显效 20 例，有效 5例，无效 4 例。张三山用桃仁、红花、川芎、枳壳、桔梗、甘草、丹参、益母草、乌药治疗声带息肉24 例，病程 2 周以内者，加牡丹皮、赤芍、藏青果；2 周后见新生物较局限暗红重者，加三棱、莪术。治愈 14 例，无效 10 例。用会厌逐瘀汤治疗声带息肉、声带小结 148 例，药用桃仁、红花、桔梗、生地黄、当归、赤芍、枳壳、甘草、玄参、柴胡。水煎后取少量药汁雾化，其余口服，1 次治愈 140 例，2次治愈 6 例，无效 2 例。熊明昭用血府逐瘀汤加减治疗声带小结息肉 70 例，药用生黄芪、党参、当归、川芎、生地黄、赤芍、桃仁、红花、三棱、莪术、石见穿、桔梗、柴胡、牛膝、甘草、丹参。结果痊愈48 例，好转 21 例，无效 1 例，总有效率 98.57%。

纵观声带息肉与声带小结的治疗，从组方上基本从血府逐瘀汤化裁而来。具体应用本方的指征为：发病部位在上；发病时间以下午或晚上明显；辨证属实证、里证，病程久。临床与实验研究证实，血府逐瘀汤有改善微循环，提高网状内皮细胞功能，减少炎性渗出，促进渗出物的吸收及损伤组织的修复作用。

# 194 白塞综合征从瘀论治

　　白塞综合征是一种病因不明的以血管炎为病理基础的慢性进行性多系统损害疾病，典型的表现为由复发性口腔溃疡、阴部溃疡和眼色素膜组成的眼-口-生殖器三联征。因其临床症状与《金匮要略》所论狐惑病相似，中医学一般将其归属于"狐惑"范畴，且长期以来宗《金匮要略》狐惑病清热除湿之法治之。但近年来，瘀血在白塞综合征发病和转归中的重要作用逐步得到重视，因而从瘀来论治白塞综合征的方法得到了较广泛的运用。学者程革就其机制作了探析。

## 白塞综合征瘀血的临床表现

　　《金匮要略》记载狐惑病的临床症状，以目赤、咽喉及前后二阴的腐蚀症状为特征，没有明显的瘀血见证。然而根据临床观察，白塞综合征患者常能见到口腔和生殖器部位溃疡或皮肤红斑色暗，舌暗或有瘀斑，苔薄，脉涩等瘀血的征象。白塞综合征的上述瘀血征象可见于急性期或缓解期，也可见于疾病的全过程。

　　现代研究结果表明，瘀血证主要表现为微循环和血液流变学的异常变化。白塞综合征的病理改变主要以血管病变为主，病损处大多血管内有玻璃样血栓，血管周围有类纤维素沉积，容易造成管腔狭窄。有研究认为，静脉系统受累较动脉系统多见，25％左右患者发生浅部和深部的迁移性血栓性静脉炎及静脉血栓形成，造成狭窄与栓塞。有人对19例白塞综合征患者的手、眼球结膜及舌尖等进行微循环检查，发现2/3的患者有微循环障碍的各种表现。此外，有人通过对30例白塞综合征患者血液流变学检测，结果表明白塞综合征患者存在高血黏度和红细胞聚集增多，且与病情严重程度有一定关系。可见，血液和微血管的异常变化确是白塞综合征发病的重要病理因素，而这些变化和中医所认为的瘀血证候是一致的。

## 白塞综合征瘀血形成的机制

　　西医学对于白塞综合征的发病原因目前尚不明了，一般认为与病毒感染、遗传、免疫异常和微量元素缺乏等因素有密切的关系。中医学认为，本病的病因是多方面的，可由于感受湿热毒邪；或因素体阴虚，虚热内扰；或因热病后期，余热未除等所致。根据临床研究，白塞综合征病机急性期多以湿、热、毒等邪实为主，缓解期可见气虚、阴虚和阳虚，虚中夹实，为本虚标实之证。在病情的发生、发展过程中湿热、湿阻、阴虚和气虚、阳虚等均能造成血瘀的病理变化。具体而言：①湿热致瘀。白塞综合征患者在急性期多表现为湿热蕴结，湿热不除，与气血相搏，阻碍气化生机，使湿浊、热郁瘀滞脉络则成瘀。如明代医家赵献可所曰："湿热久停，蒸腐气血而成瘀浊。"②气虚湿阻致瘀。气行则血行，气虚行血无力则血液瘀滞，加之湿邪阻于血络，气血运行不畅则更容易导致瘀血之证。③阴虚致瘀。白塞综合征缠绵日久，耗损肝肾之阴，常可导致心烦、口渴、舌红、脉细数等阴虚内热的见证，阴虚内热与气血互结则成瘀。④气虚阳虚致瘀。白塞综合征日久常可导致阳气的不足，而出现脾肾阳虚证。阳气不足则阴寒内盛，寒凝而引起瘀血。

　　从白塞综合征的发病过程而言，瘀血既是"湿""热""毒"邪内侵后的产物，本身也是进一步的致病因素，瘀血产生以后必然会导致脏腑功能的失调，进而影响疾病的发展，瘀血的存在可能是白塞综合征日久难愈、反复发作的重要原因。从西医学的观点来看，微循环障碍和血液流变性的异常改变可以导致多种病理损害。如微循环障碍可致毛细血管的痉挛、狭窄而血液灌注不足，造成局部组织器官的缺血。血液流变学的改变，一方面可使红细胞携带氧气的能力下降、组织缺氧、代谢失常；另一方面也有助于免疫复合物的沉积，增加血小板黏附聚集的机会，进而加剧血管炎症反应和器官功能的损伤，使疾病加重而难愈。

## 白塞综合征从瘀论治常用方法

活血化瘀法作为治疗本病的重要治法之一，已在临床治疗中得到较广泛的运用，提高了中医药治疗白塞综合征的疗效。白塞综合征瘀血常与其他病理因素兼夹为患，临床可出现湿热夹瘀、阴虚血瘀、气虚湿阻兼血瘀和气虚阳虚兼血瘀等证。在临床治疗上，须在辨证的基础上采用清热利湿化瘀、养阴活血、益气除湿化瘀和益气温阳化瘀等不同的治法。临床常用甘草泻心汤、六味地黄汤、补中益气汤、金匮肾气（丸）汤等方剂配伍活血化瘀的药物来治疗。在用药时应当注意的是，由于病程长短、病情轻重等不同，血瘀的程度也有轻重的不同，临床治疗时要在辨明瘀血程度轻重的同时，有选择性地运用三棱、莪术、桃仁、红花、丹参、当归、赤芍、川芎、蒲黄、制大黄等活血化瘀之品。有报道认为，治疗本病水蛭为必用之品，生用吞服，效果极佳。

由于白塞综合征瘀血证可见于疾病的全过程，因此活血化瘀法可贯穿治疗的全过程，即使瘀血症状不明显，也应防患于未然，疏其气血，令其调达。从临床和实验研究来看，活血化瘀药物在改善微循环、血液流变学、调节免疫等方面具有明显的作用，有利于白塞综合征的治疗。如活血化瘀之品可以防止微血管内血栓的形成，降低血管通透性，使淋巴液渗出减少，组织液回流通畅，从而改善细胞代谢；活血化瘀药还能扩张外周血管，抑制血小板聚集，降低血浆纤维蛋白原浓度，减少血液黏度，解除血液浓、黏、凝、聚的状态，改变血液流变性。活血化瘀药物亦能增强巨噬细胞的吞噬能力，提高机体特异性免疫力。总之，临床治疗白塞综合征，在辨证论治的基础上，根据不同的情况选用不同的活血化瘀治法，消除与瘀血并存的其他病理因素，则可以提高和维持疗效，减少疾病的反复发作。

# 参考文献

[1] 申细花，汪梁. 从瘀论治慢性乙型病毒性肝炎 [J]. 实用中医内科杂志，2013 (2)：141.

[2] 彭胜权，杨克彬. 试谈血瘀与慢性乙型病毒性肝炎的关系 [J]. 新中医，1990 (2)：10.

[3] 姜春萌，刘成，刘成海，等. 扶正化瘀方对大鼠 $CCl_4$ 损伤肝 Kupffer 细胞功能的影响 [J]. 中西医结合肝病学杂志，2000 (5)：26.

[4] 张莹雯，杜光. 从瘀辨治慢性乙型肝炎 52 例 [J]. 中西医结合肝病杂志，2001 (4)：229.

[5] 张冠群，李伯鹏，刘付伟雄，等. 肝炎 I 号对大鼠慢性肝损伤的作用 [J]. 中草药，1996 (9)：549.

[6] 张亚平，巴文欣，杨立伟. 中医药治疗慢性乙型病毒性肝炎近况 [J]. 中华临床医药杂志，2003 (6)：10678.

[7] 党中勤，牛晓玲. 从瘀论治瘀胆型病毒性肝炎述要 [J]. 中医药学刊，2003 (7)：1170.

[8] 廖雪姣，杨大国. 从瘀论治慢性重型肝炎黄疸的概述 [J]. 中医药信息，2011 (5)：105.

[9] 覃雪英. 大黄治疗重型肝炎作用机制的研究进展 [J]. 右江医学，2010 (1)：86.

[10] 陈四清，郭立中. 周仲瑛从瘀热论治重型肝炎临证经验：周仲瑛瘀热论学术思想临证应用之一 [J]. 江苏中医药，2009 (6)：1.

[11] 解从君，李瑞池，张丽霞，等. 重用赤芍治疗重症胆汁淤积型肝炎的体会 [J]. 四川中医，2008 (2)：67.

[12] 周晓娟，聂广，张国良，等. 邪毒致瘀：重型肝炎发生发展过程中的基本病机 [J]. 中西医结合肝病杂志，2010 (1)：27.

[13] 龙富立，覃光地，周阳红. 毛德文教授治疗重型肝炎经验介绍 [J]. 时珍国医国药，2008 (12)：3007.

[14] 张秋云，汪晓军，刘增利，等. 慢乙肝、肝硬化、乙型慢重肝黄疸病的证候规律研究 [J]. 北京中医药，2009 (12)：976.

[15] 邬小萍，陈昆山，李晴. 重型病毒性肝炎黄疸与血瘀的关系 [J]. 中西医结合肝病杂志，2001 (S1)：11.

[16] 俞唐唐，贾建伟. 钱英教授治疗慢性重型肝炎之学术思想浅探 [J]. 中国中医药现代远程教育，2010 (7)：8.

[17] 蒋行健，包剑峰. 从瘀论治难治性黄疸 55 例 [J]. 浙江中医杂志，2003 (9)：375.

[18] 邱华，武建华. 毛德文辨病、辨证治疗重型肝炎的经验集要 [J]. 辽宁中医杂志，2007 (5)：561.

[19] 汪承柏. 重视慢性肝炎内毒素血症的防治 [J]. 中西医结合肝病杂志，2001 (4)：1222.

[20] 毛德文，黄古叶，龙富立，等. 慢性重型肝炎的中医外治疗法研究进展 [J]. 中华中医药学刊，2010 (2)：260.

[21] 吴其恺，徐晓婧，郑燕群，等. 结肠透析联合中药灌肠治疗慢性重型乙型肝炎的临床观察 [J]. 中西医结合肝病杂志，2009 (5)：869.

[22] 刘梅，张斌. 从瘀论治肝纤维化 [J]. 中国中西医结合消化杂志，2018 (3)：320.

[23] 高建蓉，陶君，张赤志，等. 鳖甲防治肝纤维化实验研究 [J]. 中华中医药学刊，2008 (11)：2462.

[24] 熊振芳，朱清静，杨玲，等. 莪术提取物对 PDGF 诱导的肝星状细胞内 $Ca^{2+}$ 和 PI3-K 的影响 [J]. 中西医结合肝病杂志，2007 (6)：358.

[25] 王明. 单味中药抗肝纤维化机制的研究现状 [J]. 黑龙江中医药，2013 (2)：68.

[26] 杨婧，贾彦，刘宏，等. 膈下逐瘀汤对大鼠纤维化肝组织 α-SMA 和 TGF-β1 表达的影响 [J]. 中国中医基础医学杂志，2012 (2)：158.

[27] 曹铁栓. 通络化纤汤治疗肝纤维化 66 例 [J]. 陕西中医，2006 (9)：1071.

[28] 贾晓归. 疏肝化瘀汤联合西药治疗肝郁血瘀肝纤维化随机平行对照研究 [J]. 实用中医内科杂志，2017 (4)：41.

[29] 周光德，李文淑，赵景民，等. 复方鳖甲软肝片抗肝纤维化机制的临床病理研究 [J]. 解放军医学杂志，2004 (7)：563.

[30] 张斌，王中华，王江蓉，等. 血瘀型肝纤维化大鼠模型的建立与评价 [J]. 中国中医基础医学杂志，2006 (11)：836.

[31] 彭勃. 从瘀论治肝纤维化体会 [J]. 江苏中医药，2007 (5)：4.

[32] 彭岳，吴光，苏傲蕾，等. 肝纤维化血瘀证研究及动物模型构建的思考 [J]. 辽宁中医杂志，2010 (11)：2261.

[33] 刘成海，刘平，胡义扬，等. 中医药抗肝纤维化临床与基础研究进展 [J]. 世界科学技术－中医药现代化，2007

（2）：112.

［34］ 汪晓军，张奉学，郭兴伯. 肝星状细胞、机体血浆纤溶系统与活血化瘀法 ［J］. 中西医结合肝病杂志，2002 （6）：383.

［35］ 王宝恩，孙森，白宁，等. 活血化瘀中药复方对实验性肝纤维化的疗效观察 ［J］. 中草药，1990 （4）：23.

［36］ 李建军，王宝恩，黄受方，等. 实验性肝纤维化过程中肝内 Ⅰ、Ⅲ 型胶原的动态变化 ［J］. 中华医学杂志，1998 （7）：374.

［37］ 张斌，王中华，王江蓉，等. 血瘀型肝纤维化大鼠模型的建立与评价 ［J］. 中国中医基础医学杂志，2006 （11）：836.

［38］ 丁文君，沈明霞，张慧君. 从瘀论治肝肾综合征 ［J］. 甘肃中医，2007 （2）：8.

［39］ 商越，胡向洁，张兴彩. 从瘀论治肺系疾病 ［J］. 四川中医，2016 （9）：22-23.

［40］ 侥爱莲，赵月华. 疏利气机活血化瘀治疗支气管哮喘 50 例 ［J］. 辽宁中医学院学报，2002 （2）：124.

［41］ 苏惠萍，吴华阳，关秋红，等. 慢性阻塞性肺疾病稳定期血瘀证候特点 ［J］. 中医杂志，2008 （10）：922.

［42］ 陈宇洁，江帆，杨丽，等. 慢性阻塞性肺疾病血液流变学观察 ［J］. 四川医学，2001 （5）：436.

［43］ 刘永惠，邓景元，杨晓峰，等. 肺癌及其转移患者微观血瘀证的临床研究 ［J］. 河北中医药学报，2003 （2）：1.

［44］ 刘永平. 探讨虚瘀在肺纤维化中的作用 ［J］. 新中医，2012 （8）：182.

［45］ 杨效华，张晓梅，孙海燕，等. 肺间质纤维化的中医药治疗 ［J］. 中国临床医生，2002 （6）：58.

［46］ 陆秀华，闫田玉. 活血化瘀法治疗小儿病毒性肺炎 100 例 ［J］. 江苏中医，1998 （9）：31.

［47］ 王滨，门宝. 从瘀论治慢性支气管炎 ［J］. 湖北中医杂志，2002 （11）：22.

［48］ 张伟，邵雨萌. 再论哮喘从瘀论治 ［J］. 湖南中医学院学报，2004 （3）：24.

［49］ 尤俊方，刘永平. 从瘀论治气虚血瘀型支气管哮喘 ［J］. 湖北中医杂志，2016 （1）：59.

［50］ 林穗爱. 慢性阻塞性肺疾病从瘀论治的探讨 ［J］. 江苏中医药，2010 （2）：11.

［51］ 谭晓丽，王真. 从瘀论治间质性肺疾病 ［J］. 长春中医药大学学报，2013 （6）：1007.

［52］ 石克华，熊必丹，吴银根. 吴银根辨治间质性肺疾病验案分析 ［J］. 辽宁中医杂志，2013 （3）：551.

［53］ 张立山. 间质性肺病之我见 ［J］. 中国中医药信息杂志，2009 （9）：90.

［54］ 钱华. 特发性肺含铁血黄素沉着症从瘀论治体会 ［J］. 陕西中医，2004 （5）：480.

［55］ 王立娟，贾新华，张心月. 肺纤维化从瘀论治探析 ［J］. 天津中医药大学学报，2012 （4）：200.

［56］ 李晴，李际强. 阻塞性睡眠呼吸暂停低通气综合征从瘀论治探识 ［J］. 新中医，2017 （11）：152.

［57］ 薛艳超，孙蓓，王新，等. 阻塞性睡眠呼吸暂停患者外周血内皮祖细胞及促血管生成因子水平研究 ［J］. 天津医药，2016 （1）：19.

［58］ 梁新元. 血府逐瘀汤加减治疗 26 例阻塞性睡眠呼吸暂停低通气综合征疗效初探 ［D］. 北京：北京中医药大学，2016.

［59］ 吴雁. 加味会厌逐瘀汤治疗气虚血瘀型阻塞型睡眠呼吸暂停低通气综合征 30 例 ［J］. 福建中医药杂志，2014 （6）：9.

［60］ 李战炜. 中药 "三九" 贴治疗阻塞型睡眠呼吸暂停低通气综合征 23 例 ［J］. 河南中医杂志，2012 （2）：199.

［61］ 张瑞荔，文继红，汪林芬. 肺心病从瘀论治 ［J］. 云南中医中药杂志，2010 （12）：14.

［62］ 郭素芳，张爱玲. 周庆伟教授从瘀论治肺心病经验 ［J］. 中医研究，2012 （9）：38.

［63］ 尚娟，叶丽红. 肺癌试从瘀论治 ［J］. 江西中医学院学报，2009 （5）：17.

［64］ 陈群，徐志伟，陆艳. 79 例肺癌患者瘀血舌象临床观察研究 ［J］. 国医论坛，2005 （3）：10.

［65］ 左明焕，王芬，孙韬. 晚期肺癌的中医证候研究 ［J］. 北京中医药大学学报，2003 （4）：7.

［66］ 金莉. 血液高凝状态血小板与恶性肿瘤及其转移关系 ［J］. 实用癌症杂志，2003 （5）：559.

［67］ 刘永惠，杨晓峰，周冬枝，等. 肿瘤转移与血瘀证的临床研究 ［J］. 中国中医基础医学杂志，2002 （4）：50.

［68］ 王天佑. 血液流变学 ［M］. 新疆科技卫生出版社，1992：180.

［69］ 王志学，徐功立，焦中华. 血液高凝状态的存在 ［J］. 中医药研究，2001 （5）：21.

［70］ 刘永惠. 血瘀证与肿瘤及其转移患者血浆内血小板 GMP-14 的研究 ［J］. 中医药学刊，2002 （3）：364.

［71］ 陈培丰，刘鲁明，宋伟祥. 参三七醇提液对荷瘤肝转移小鼠血液流变性的影响 ［J］. 浙江中西医结合杂志，2006 （8）：480.

［72］ 苏标鹜，柳德灵. 从瘀论治肺癌简况 ［J］. 实用中医内科杂志，2017 （4）：89.

［73］　韩啸东，张侠，刘畅，等. 非小细胞肺癌患者血液高凝状态的临床调查［J］. 现代生物医学进展，2015（5）：882.

［74］　王维，李配富，陈红. 气虚血瘀证肺癌患者血 TXB2、6-KetoPGF1α、NO、ROS 的相关研究［J］. 中国中医急症，2012（7）：1047.

［75］　杨澍，孙伟芬，张华平，等. 荧光气管镜下荧光减弱肺癌患者舌象色度分析［J］. 福建中医药，2014（2）：4.

［76］　吴文奇，梁燕明. 肺癌患者血浆纤维蛋白原和 D-二聚体检测及意义［J］. 中国医疗前沿，2012（20）：3.

［77］　张红，王靖，张志芳. 血府逐瘀汤加味治疗中晚期非小细胞肺癌血瘀证临床疗效及血流变指标观察［J］. 中医临床研究，2012（14）：8.

［78］　张毓升. 桃红四物汤加减联合化疗治疗气滞血瘀型肺癌［J］. 中国实验方剂学杂志，2013（7）：310.

［79］　杨薇. 补阳还五汤治疗晚期肺癌合并血小板增多症的临床研究［J］. 广州医药，2013（2）：43.

［80］　刘国普. 瘀血学说及活血化瘀法在消化系统病证的应用［J］. 新中医，1982（3）：54.

［81］　郭慧霞，郭佳佳. 从瘀论治慢性胃炎［J］. 中医临床研究，2018（19）：106.

［82］　梁立敏，赵绍华. 治疗慢性萎缩性胃炎经验［J］. 河南中医，2017（11）：1908.

［83］　张磊，李学军. 李学军运用活血化瘀法治疗慢性萎缩性胃炎经验［J］. 中医药临床杂志，2017（10）：1635.

［84］　李墨航，郭淑云，曾震军，等. 健脾活瘀方治疗慢性萎缩性胃炎脾虚血瘀证经验［J］. 中医研究，2017（10）：40.

［85］　杨小丽. 向洪志老中医治疗慢性萎缩性胃炎经验浅谈［J］. 中医临床研究，2016（20）：61.

［86］　王姝. 从瘀论治慢性胃炎［J］. 光明中医，2009（5）：933.

［87］　王金周. 活血化瘀法治疗慢性萎缩性胃炎 43 例临床观察［J］. 中医临床研究，2013（5）：102.

［88］　唐俊峰，聂根利. 活血化瘀法治疗慢性胃炎 70 例［J］. 现代中医药，2006（2）：29.

［89］　张克胜. 活血化瘀法治疗慢性胃炎 60 例［J］. 临床报道，2008（4）：27.

［90］　刘远林. 活血化瘀法治疗慢性萎缩性胃炎的疗效及对血液流变学的影响［J］. 中国中西医结合消化杂志，2005（2）：127.

［91］　张俊，周晓虹. 周晓虹从瘀论治慢性萎缩性胃炎经验探究［J］. 浙江中医药大学学报，2017（3）：232.

［92］　安贺军，张波，郭雁冰，等. 172 例慢性萎缩性胃炎中医证候学研究分析［J］. 辽宁中医药大学学报，2015（2）：156.

［93］　周晓虹，吴宇星. 辨证治疗慢性萎缩性胃炎 189 例［J］. 辽宁中医杂志，2011（2）：285.

［94］　赵娟. 老年萎缩性胃炎从瘀论治体会［J］. 国医论坛，2007（4）：17.

［95］　高强，李慧臻. 从瘀论治消化性溃疡初探［J］. 湖南中医杂志，2007（5）：82.

［96］　权东烈. 难治性溃疡病从瘀论治的体会［J］. 黑龙江中医药，2003（4）：28.

［97］　贾永森，李继安，韩炳生. 从证候分子本质论食管癌血瘀病机［J］. 辽宁中医杂志，2012（8）：1504.

［98］　赵继亭，迟莉丽. 从瘀论治溃疡性结肠炎［J］. 光明中医，2014（9）：1859.

［99］　张东华，潞洁，边永君，等. 路志正教授治疗炎性肠病性关节炎的辨证体会［J］. 中华中医药杂志，2006（7）：412.

［100］　迟莉丽. 魏继武教授治疗溃疡性结肠炎的临证应用［J］. 中医药学刊，2005（5）：787.

［101］　王蕊. 中医综合疗法治疗溃疡性结肠炎 30 例［J］. 湖北中医杂志，2005（12）：23.

［102］　施嫣红，黄培新，郭传勇. 溃疡性结肠炎患者血小板功能的临床研究［J］. 同济大学学报（医学版），2006（2）：48.

［103］　王金周. 活血化瘀法治疗溃疡性结肠炎 61 例［J］. 光明中医，2013（8）：1619.

［104］　何俗非. 活血化法干预溃疡性结肠炎肠屏障功能障碍［J］. 吉林中医药，2010（7）：559.

［105］　陈维雄，陈金联，陈尼维，等. 川芎嗪对实验性溃疡性结肠炎治疗作用的研究［J］. 胃肠病学，2001（4）：215.

［106］　刘伟，刘允，张春阳，等. 注射用丹参粉针剂治疗溃疡性结肠炎患者出凝血时影响［J］. 中华中医药学刊，2011（10）：2304.

［107］　缪卫华，汪荫华，缪春润. 溃疡性结肠炎从瘀论治的再认识［J］. 江苏中医药，2012（1）：5.

［108］　何颖华，徐佳，贾菲，等. 李国栋教授从“瘀”论治结肠黑变病经验总结［J］. 中国医药导报，2018（18）：140.

［109］　罗瑞娟，刘艳歌，孙二霞. 田振国教授从“瘀”论治肛门直肠神经官能症［J］. 辽宁中医药大学学报，2013

（3）：217.

[110] 张文忠. 从瘀论治肝硬化腹水 [J]. 四川中医，2013（2）：40.

[111] 姜春华. 肝硬化腹水证治 [J]. 中医杂志，1985（5）：5.

[112] 童存存. 周端教授从"瘀"论治心血管病经验 [J]. 中国中医急症，2011（8）：1240.

[113] 徐树楠，张再康. 从瘀论治高血压病探讨 [J]. 中国中医基础医学杂志，2004（8）：36.

[114] 李学江. 高血压病患者左室肥厚与血液黏度的关系 [J]. 临床心血管杂志，1992（1）：52.

[115] 夏云. 血 5-羟色胺在某些心血管病中的作用 [J]. 中华医学杂志，1987（2）：100.

[116] 欧亚龙. 高血压病血瘀关系的实验研究 [J]. 四川中医，1991（6）：4.

[117] 徐贵成，张流成. 活血降压方治疗高血压病 102 例 [J]. 北京中医杂志，1993（2）：26.

[118] 季雪峰，顾中欣. 蛭星元龙降压汤治疗高血压病 38 例 [J]. 陕西中医，1999（8）：32.

[119] 袁聿文. 血府逐瘀汤治疗顽固性高血压病临床观察 [J]. 浙江中医杂志，1991（5）：200.

[120] 段学忠. 益气化瘀汤治疗老年高血压病的临床观察 [J]. 新中医，1991（3）：27.

[121] 朱炎. 益气活血法治疗高血压病的临床研究 [J]. 深圳中西医结合杂志，1999（8）：13.

[122] 孙高. 参田方治疗高血压病的临床观察 [J]. 湖北中医杂志，2000（11）：14.

[123] 段学忠，杨丁友. 益脉降压流浸膏对老年气虚血瘀型高血压血浆 ET、CGRP 及 NO 的影响 [J]. 中国中医药信息杂志，2000（9）：36.

[124] 段学忠，杨丁友. 益脉降压流浸膏老年高血压患者血小板活化纤溶活性及血管紧张素 II 的影响 [J]. 中国中西医结合杂志，2000（7）：508.

[125] 袁成民. 八物降压冲剂治疗原发性高血压的临床及实验研究 [J]. 山东中医药大学学报，1999（3）：189.

[126] 李建平，严灿. 活血祛痰方药预防自发性高血压大鼠心肌纤维化实验研究 [J]. 中医杂志，2000（5）：301.

[127] 潘毅，吴丽丽. 活血祛痰对自发性高血压大鼠心肌粒体膜的影响 [J]. 广州中医药大学学报，2001（1）：60.

[128] 张文. 平肝化瘀汤治疗高血压病临床观察 [J]. 天津中医，1991（1）：19.

[129] 符德王. 活血潜阳胶囊对高血压病（血瘀阳亢证）血管内皮细胞功能影响 [J]. 上海中医药大学学报，2000（2）：18.

[130] 周端，符德王. 活血潜阳胶囊治疗高血压病的临床与实验研究 [J]. 上海中医药杂志，2000（2）：22.

[131] 刘坤，高琳. 徐贵成主任从瘀论治高血压病经验介绍 [J]. 新中医，2010（4）：105.

[132] 钱海凌，龚超奇，虢沛. 从瘀论治高血压病的研究近况 [J]. 广西中医学院学报，2010（1）：62.

[133] 胡世云，郑峰，郭云庚. II 期高血压病血瘀证与中医证类关系的研究 [J]. 中国中医急症，2002（5）：373.

[134] 李辉，徐贵成，刘坤. 高血压相关病证的临床调查分析 [J]. 中西医结合心脑血管病杂志，2003（3）：142.

[135] 王丹，杨振伟，张国伦. 血瘀证与高血压病辨证论治关系的临床研究 [J]. 贵阳中医学院学报，2007（1）：75.

[136] 王昀，颜乾麟. 试论痰浊瘀血与脑血管疾病 [J]. 湖南中医药大学学报，2007（3）：1.

[137] 郭慧君，王知佳，王金荣. 高血压病血瘀证与非血瘀证甲皱微循环的观察 [J]. 中国微循环，2005（3）：198.

[138] 邢俊武，钱士明. 高血压患者的外周微循环变化 [J]. 现代中西医结合杂志，2003（1）：58.

[139] 陈小燕，郑碧辉，韦瑞焕. 高血压病 II 期甲襞微循环与中医血瘀证 [J]. 光明中医，2001（5）：21.

[140] 程文立，乔占兵，陈郁生. 原发性高血压患者红细胞流变学异常与血瘀证关系临床研究 [J]. 中国医药学报，2002（9）：563.

[141] 丁琪，朱静雯，林美琴. 从红细胞变形性和一氧化氮的变化探讨"证"与"病"的关系 [J]. 安徽中医临床杂志，1999（5）：304.

[142] 叶和军，林求诚. 高血压病血瘀证与血小板内游离 $Ca^{2+}$、血浆 $TXB_2$、6-Keto-PGF1α 系统关系临床研究 [J]. 实用中西医结合临床，2001（1）：7.

[143] 张顺利，丁继红，常文青. 高血压病血瘀症和非血瘀症血小板活化的变化 [J]. 疑难病杂志，2008（8）：481.

[144] 袁洪，李铁男，张梦玺，等. 老年高血压患者血管内皮功能损伤、血小板活化及炎症因子改变 [J]. 中国动脉硬化杂志，2001（3）：255.

[145] 马民. 高血压病、II 型糖尿病血瘀证与非血瘀证患者血浆 ET、血清 NO 含量的比较研究 [J]. 中华实用中西医杂志，2004（17）：2554.

[146] 刘勤，刘静. 活血通络汤治疗高血压病 46 例 [J]. 江西中医药，2007（12）：51.

[147] 郑峰，褚剑锋，熊尚全，等. 灯盏细辛注射液治疗瘀证型高血压病的临床观察 [J]. 广东医学，2007（2）：306.

[148] 刘晓丽. 补阳还五汤治疗气虚血瘀型高血压病验案 [J]. 河南中医学院学报，2009 (4)：87.

[149] 王永兰，王志良，王宗. 自拟活血化瘀方辨证施治高血压病 70 例临床疗效观察 [J]. 中国医药导报，2007 (36)：138.

[150] 叶小汉，苏志远. 何世东教授从"瘀"论治老年高血压病 [J]. 新中医，2015 (2)：12.

[151] 宇文萧，吕静. 从"瘀"论治肾性高血压探析 [J]. 亚太传统医药，2016 (24)：87.

[152] 黄雪霞. 叶任高教授治疗肾性高血压的经验介绍 [J]. 中国中西医结合肾病杂志，2001 (2)：67.

[153] 张永刚. 血瘀理论在慢性肾脏病治疗中的应用体会 [J]. 陕西中医，2006 (4)：511.

[154] 于游，马海英. 中药制剂舒血宁对肾性高血压临床治疗的研究 [J]. 中国医学工程，2012 (10)：42.

[155] 易无庸，杨俊，扬琴，等. 舒血宁治疗肾性高血压 42 例临床观察 [J]. 中国中医急症，2010 (3)：396.

[156] 谢宏明. 益肾活血化浊解毒法治疗肾性高血压 59 例疗效观察 [J]. 中医临床研究，2014 (20)：1.

[157] 郝丽. 肾性高血压的发病机制及诊治进程 [J]. 安徽医学，2005 (1)：3.

[158] 陶修龙，姚淮芳，宋媛媛. 中医从"瘀"论治动脉粥样硬化 [J]. 中医药临床杂志，2017 (3)：366.

[159] 徐剑，李越华，李海涛，等. 动脉粥样硬化的中医病因病机研究进展 [J]. 四川中医，2013 (5)：149.

[160] 曾垂义，朱明军，王振涛. 动脉粥样硬化病因病机浅议 [J]. 辽宁中医药大学学报，2006 (5)：24.

[161] 张嘉皓，朱爱松. 从脾气虚角度论动脉粥样硬化 [J]. 中华中医药杂志，2015 (2)：353.

[162] 周美伦. 中医活血化瘀理论在老年心血管疾病中的实践研究 [J]. 中医临床研究，2011 (13)：59.

[163] 王文靖，耿萍，廖辉雄. 化瘀通脉法治疗老年颈动脉粥样硬化患者临床疗效研究 [J]. 辽宁中医药大学学报，2016 (7)：180.

[164] 孙影. 参红通络饮治疗冠状动脉粥样硬化性心脏病心绞痛（气虚血瘀证）60 例 [J]. 中国实用医药，2011 (6)：153.

[165] 魏自敏. 活血化瘀法干预动脉粥样硬化的临床研究 [J]. 光明中医，2011 (2)：277.

[166] 左玉松，崔娜. 益气活血通络汤联合西药治疗冠状动脉粥样硬化性心脏病稳定型心绞痛随机平行对照研究 [J]. 实用中医内科杂志，2015 (2)：1.

[167] 王丽萍，郑景辉，简维雄. 冠心病血瘀证遗传特征研究的若干思考 [J]. 中华中医药学刊，2010 (5)：995.

[168] 马晓娟，殷惠军，陈可冀. 血瘀证患者差异基因表达谱研究 [J]. 中西医结合学报，2008 (4)：355.

[169] 吴依芬，周迎春，王刚，等. 冠心病中医证型与 GNB3 基因 C825T 多态性的关联性分析 [J]. 四川中医，2006 (4)：23.

[170] 杨斌，胡纪源，洪铭范，等 中国人 Wilson 病 ATP7B 基因 Arg778Leu/Gln 点突变与中医证型的相关性研究 [J]. 中国中西医结合杂志，2002 (4)：280.

[171] 李静，陈可冀，张静溥. 血管通对实验性动脉粥样硬化血管壁血小板衍生生长因 A、B 及 c-myc 基因表达的影响 [J]. 中国中西医结合杂志，1995 (1)：33.

[172] 王阶，姚魁武. 血瘀证证候实质研究进展与思考 [J]. 中国医药学报，2003 (8)：490.

[173] 王晓玲，顾东风，范中杰，等. ACE 基因 I/D 多态与冠心病的遗传流行病学研究表型不一致同胞对分析和传递不平衡检验 [J]. 遗传 HERED ITAS (BeiJing)，2002 (2)：117.

[174] 李杰，袁肇凯，黄献平，等. 湖南汉族人群 F×基因 M1M/2 多态性与冠心病血瘀证的遗传流行病学研究 [J]. 中国中医急症，2009 (2)：2.

[175] 梁茜，董吁钢，杨希立，等. 基因芯片技术分析与冠心病的相关基因 [J]. 岭南心血管病杂志，2006 (3)：155.

[176] 李洁，解品启. 从瘀论治冠心病心绞痛 [J]. 中国中医急症，2007 (2)：179.

[177] 王玉明. 冠心病血瘀型与血小板体积及分布密度的关系 [J]. 中国中西医结合杂志，1996 (1)：49.

[178] 吕芳芳，黄文. 冠心病心绞痛不同证型与血液流变关系的探讨 [J]. 北京中医，2004 (6)：327.

[179] 贺敬波，兰军. 内皮素、降钙素基因相关肽与冠心病中医辨证的关系 [J]. 实用中西医结合杂志，1998 (7)：581.

[180] 毛以林，袁肇凯，黄献平，等. 冠心病血瘀证与血管紧张素转换酶基因多态性的相关性研究 [J]. 中国中西医结合杂志，2004 (9)：776.

[181] 杨雨民，周佳. 程志清从瘀防治冠状动脉术后再狭窄经验 [J]. 中医杂志，2006 (3)：180.

[182] 李东万，吕秀清. 颜乾麟从瘀论治心脏瓣膜疾病的经验 [J]. 江苏中医药，2013 (9)：23.

[183] 曲淼，张明雪. 运用瘀血理论辨治病毒性心肌炎述略 [J]. 时珍国医国药，2013 (4)：907.

[184] 金锋，储全根，李敏. 从"瘀"论治糖尿病心肌病 [J]. 安徽中医学院学报，2011 (1)：6.

[185] 许德，杨洪娟，张娟. 从"瘀"论治糖尿病性心肌病 [J]. 陕西中医学院学报，2013 (2)：7.

[186] 王菲，施红，夏韵. 从瘀论治慢性心功能不全 [J]. 环球中医药，2013 (6)：469.

[187] 孙春霞. 颜乾麟诊治心脑血管病医案医话选 [J]. 四川中医，2007 (11)：1.

[188] 严世芸，沈雁，符德玉，等. 中医药论治慢性心功能不全的思考 [J]. 江西中医学院学报，2004 (3)：5.

[189] 王素琴. 心衰的中医辨证施治 [J]. 河北医学，2002 (3)：283.

[190] 刘梅，宋和文. 田芬兰教授中药治疗充血性心力衰竭体会 [J]. 天津中医药，2005 (1)：8.

[191] 吴勉华. 充血性心力衰竭中医病机探讨 [J]. 南京中医药大学学报（自然科学版），2001 (4)：206.

[192] 张玉辉，苗利军. 陈宏珪教授治疗慢性心功能不全经验 [J]. 中医研究，2008 (10)：51.

[193] 苏振武，赵卫国. 中药温阳养心汤治疗老年慢性心功能不全 60 例 [J]. 辽宁中医杂志，2011 (11)：2200.

[194] 张媛，章莹，李艳萍，等. 心血通注射液治疗冠心病慢性心功能不全患者 84 例疗效观察 [J]. 陕西医学杂志，2005 (4)：481.

[195] 王亚宽，莫小飞. 王振涛教授从痰、虚、瘀论治胸痹经验 [J]. 中国中医急症，2011 (2)：241.

[196] 宁芳，吴小和，魏群，等. 稳心颗粒治疗老年慢性心力衰竭并心律失常的临床观察 [J]. 药品评价，2005 (6)：463.

[197] 颜蕾，薛文海. 益心汤对慢性心功能不全患者心功能影响的临床研究 [J]. 实用中医内科杂志，2012 (9)：1.

[198] 李卫华，张赛. 中西医结合治疗老年慢性心功能不全 52 例临床观察 [J]. 中医药导报，2007 (5)：23.

[199] 阎芹，顾宁. 温阳益气、活血利水法对慢性心功能不全患者血浆 BNP 水平的影响 [J]. 南京中医药大学学报，2012 (6)：520.

[200] 严夏，李俊，方志坚，等. 温阳活血法治疗慢性充血性心力衰竭的临床研究 [J]. 上海中医药杂志，2005 (8)：17.

[201] 张宏伟. 慢性心功能不全与气虚血瘀相关性及补气化瘀汤联合西药治疗对照观察 [J]. 实用中医内科杂志，2012 (8)：32.

[202] 郭长学，陈曦，李书霞. 益气养阴活血法治疗慢性心功能不全 47 例 [J]. 中医研究，2011 (10)：44.

[203] 徐梅. 益气补肾活血利水法治疗慢性心功能不全 [J]. 光明中医，2008 (7)：991.

[204] 朱修身. 益气泻肺活血利水法治疗慢性心功能不全 50 例 [J]. 中医研究，1999 (5)：37.

[205] 陈文柯. 中西医结合治疗慢性心衰 40 例 [J]. 实用中医内科杂志，2004 (5)：415.

[206] 姚飞，宝音，于萍萍. 红花注射液治疗肺心病心力衰竭 30 例疗效观察 [J]. 新疆中医药，2002 (6)：15.

[207] 吕先光，刘朝中，王俊华，等. 慢性心功能不全患者 D-二聚体和纤维蛋白原浓度变化的临床意义 [J]. 第四军医大学学报，2008 (4)：354.

[208] 吴军，张源源，冯德光，等. 老年慢性心功能不全患者血浆脑钠肽、D-二聚体和纤维蛋白原浓度变化的临床意义 [J]. 实用医学杂志，2009 (21)：3611.

[209] 冯雪科. 不同中药组合抗凝血作用的实验研究 [J]. 海南医学，2012 (4)：14.

[210] 窦昌贵，黄芳，刘晓华，等. 复元活血汤活血化瘀作用的实验研究 [J]. 中药药理与临床，1998 (5)：9.

[211] 陈国姿，田锦鹰. 叶任高教授从"瘀"论治肾病的学术思想 [J]. 中华中医药学刊，2008 (8)：1747.

[212] 柴可夫，覃志成，李慧，等. 下瘀血汤对糖尿病大鼠肾脏保护作用的实验研究 [J]. 中国中医药科技，2004 (6)：628.

[213] 郭建红，蒋春波，金伟民，等. 慢性肾小球肾炎从"瘀"论治新思路 [J]. 吉林中医药，2019 (11)：1430.

[214] 刘凯，许茸茸，郑海生，等. 基于循证医学 Meta 分析的中医活血通络法治疗慢性肾炎的系统评价 [J]. 中国中西医结合肾病杂志，2013 (9)：798.

[215] 丁伯平，熊莺，徐朝阳，等. 益母草碱对急性血瘀证大鼠血液流变学的影响 [J]. 中国中医药科技，2004 (1)：36.

[216] 莫超，史伟，王夏青，等. 中药水蛭对肾病血瘀证的研究及应用 [J]. 中华中医药学刊，2018 (1)：130.

[217] 毕礼明，陈英兰，陆曙. 水蛭制剂在肾脏病中应用进展 [J]. 中国中西医结合肾病杂志，2016 (4)：374.

[218] 马艳春，周波，孙许涛，等. MTT 法检测地龙有效成分对肾小球系膜细胞增殖的影响 [J]. 中医药信息，2010 (1)：34.

[219] 李清初，尹友生，李小励，等. 自拟地龙活血汤对阿霉素肾硬化影响的实验研究 [J]. 医学临床研究，2007

（9）：1508.

[220]　顾刘宝，万毅刚，万铭. 大黄治疗糖尿病肾病的分子细胞机制研究进展 [J]. 中国中药杂志，2003（8）：703.

[221]　黄娟，张庆莲，皮凤娟，等. 大黄的药理作用研究进展 [J]. 中国医院用药评价与分析，2014（3）：282.

[222]　王松，赵晓玉，陈成群，等. 虎杖苷对大鼠肾纤维化的改善作用及其机制研究 [J]. 中国药房，2016（19）：2635.

[223]　冯梅，王晓戎. 从"瘀"论治慢性肾炎六法 [J]. 辽宁中医药大学学报，2009（8）：27.

[224]　赖申昌，向少伟. 健脾益肾活血方治疗慢性肾炎 42 例疗效观察 [J]. 湖北中医杂志，2003（8）：11.

[225]　盛春晓. 健脾补肾化瘀法治疗慢性肾炎 40 例 [J]. 实用中医内科杂志，2007（7）：65.

[226]　钟丹，杨霓芝. 中药复方"通脉口服液"治疗慢性肾炎气虚血瘀证的临床研究 [J]. 井冈山学院学报（自然科学），2007（8）：88.

[227]　常军英. 加味补阳还五汤治疗慢性肾炎 54 例 [J]. 陕西中医，2004（4）：296.

[228]　郭立中. 叶传惠教授以祛邪为主论治慢性肾衰的经验 [J]. 新中医，2001（5）：10.

[229]　赵永凯，任艳芸，徐军建. IgA 肾病从瘀论治探究 [J]. 新中医，2014（3）：6.

[230]　姚国明，陈洪宇. 1010 例 IgA 肾病中医证候及临床病理的相关性分析 [J]. 医学研究杂志，2008（8）：140.

[231]　傅文录，刘宏伟. 时振声教授治疗 IgA 肾病的经验 [J]. 河南中医，1994（6）：344.

[232]　陈彤梅. 洪国钦教授治疗 IgA 肾病 [J]. 云南中医药杂志，2000（4）：20.

[233]　姚鑫，远方. 远方从瘀论治 IgA 肾病经验 [J]. 湖南中医杂志，2015（2）：23.

[234]　卞镝，李敬林，董天宝. 从瘀论治糖尿病肾病 [J]. 辽宁中医杂志，2006（10）：1266.

[235]　吕仁和，赵进喜，王世东. 糖尿病及其并发症的临床研究 [J]. 新中医，2001（3）：3.

[236]　李岩，赵雁. 糖尿病肾病络病机制研究 [J]. 中国中医基础医学杂志，2002（3）：68.

[237]　张庆飞，王祥生. 谈糖尿病肾病从瘀论治 [J]. 现代中医药，2018（6）：90.

[238]　邹建琴，余海源. 从"瘀"论治糖尿病肾病的研究进展 [J]. 中国中医药科技，2013（4）：438.

[239]　王洪忠，占永力. 益气活血健脾利湿治疗糖尿病肾病 26 例 [J]. 北京中医学院学报，2005（1）：59.

[240]　刘玉宁，陈以平. 糖尿病肾病肾小球硬化症的中医病机探讨 [J]. 新中医，2003（7）：8.

[241]　陈文娟，杨劲松. 中西医结合治疗糖尿病肾病 32 例总结 [J]. 湖南中医杂志，2006（3）：25.

[242]　曲晓璐，陈大舜. 1718 例 2 型糖尿病患者糖尿病肾病发病率及其中医证型分布特点 [J]. 中国中西医结合肾脏病杂志，2003（12）：715.

[243]　南征，孙新宇. 益肾解毒汤治疗糖尿病肾病临床研究 [J]. 北京中医杂志，2002（6）：326.

[244]　陈大舜，曲晓璐. 2 型糖尿病并发肾病的辨病论治研究 [J]. 中医药学刊，2003（2）：165.

[245]　张福生. 中西医结合治疗糖尿病肾病伴肾功能不全 29 例 [J]. 浙江中医杂志，2004（12）：545.

[246]　王秀芬，赵苍朵. 加减补阳还五汤对早期糖尿病肾病的临床疗效及作用机制的探讨 [J]. 中国中西医结合肾病杂志，2005（5）：280.

[247]　高瑞东. 益气活血散结法治疗糖尿病肾病疗效观察 [J]. 四川中医，2002（8）：26.

[248]　杨明丽. 益肾汤治疗糖尿病肾病 265 例 [J]. 陕西中医，2005（8）：755.

[249]　李东梅. 猪苓汤合膈下逐瘀汤治疗糖尿病肾病 30 例临床研究 [J]. 中医杂志，2002（3）：189.

[250]　赵章华. 益气养阴化瘀汤对早期糖尿病肾病患者超敏 C 反应蛋白、内皮素-1 和尿微量蛋白排泄率的影响 [J]. 中医研究，2009（10）：37.

[251]　盛笑梅. 中西医结合治疗糖尿病肾病 56 例 [J]. 北京中医药大学学报，1999（4）：5.

[252]　刘洪陆，郭惠芳. 从痰瘀论治临床期糖尿病肾病 [J]. 国医论坛，1999（3）：22.

[253]　代芳. 加味补阳还五汤治疗糖尿病肾病的临床观察 [J]. 贵阳中医学院学报，2001（21）：9.

[254]　谢立群. 活血化瘀法治疗糖尿病肾病 50 例疗效观察 [J]. 时珍国医国药，2011（8）：721.

[255]　侯卫国，朱燕俐. 自拟活血益肾汤治疗糖尿病肾病 35 例 [J]. 上海中医药杂志，1996（4）：18.

[256]　陈跃星. 补肾化瘀方治疗糖尿病肾病 24 例观察 [J]. 浙江中医杂志，1998（3）：130.

[257]　董正华，曹广顺，曹雯. 通络益肾汤治疗糖尿病肾病 30 例 [J]. 上海中医药杂志，2007（9）：46.

[258]　罗红艳. 补肾活血方治疗早期糖尿病肾病的临床研究 [J]. 科学技术与工程，2008（8）：2176.

[259]　牟新，姜淼，宋美铃. 赵进喜教授治疗糖尿病肾病经验介绍 [J]. 新中医，2005（11）：15.

[260]　邹峰. 中西医结合治疗糖尿病肾病 30 例疗效观察 [J]. 云南中医中药杂志，2006（2）：109.

[261] 张利剑，董志刚. 试论从瘀论治狼疮性肾炎 [J]. 辽宁中医药大学学报，2013（5）：142.

[262] 袁丽萍，张琴，鹿玲. 过敏性紫癜患儿血管内皮细胞凋亡与血清 IgA 水平关系探讨 [J]. 中国免疫学杂志，2012（1）：81.

[263] 刘伟. 中药活血化瘀法治疗过敏性紫癜性肾炎 87 例体会 [J]. 中国全科医学，2005（8）：671.

[264] 管志伟，丁樱，翟文生，等. 活血化瘀法联合雷公藤多苷片对小儿紫癜性肾炎凝血状态影响 [J]. 中国中西医结合儿科学，2010（4）：311.

[265] 张庆怡. 雷公藤多贰应用于肾脏病治疗的一些体会 [J]. 肾脏病与透析肾移植杂志，2003（3）：248.

[266] 徐益群，王懿林，石军，等. 保肾康预防过敏性紫癜肾损害的临床研究 [J]. 实用儿科临床杂志，2002（4）：350.

[267] 王俊宏. 丁樱从瘀论治过敏性紫癜性肾炎经验 [J]. 中医杂志，2010（3）：217.

[268] 傅奕，盛梅笑. 试谈慢性肾衰竭从瘀论治 [J]. 四川中医，2013（3）：29.

[269] 孙绍昆，李建英. 从瘀论治慢性肾衰竭研究概况 [J]. 中医药临床杂志，2019（8）：1399.

[270] 赵文娟. 中药治疗慢性肾衰竭合并胃肠道症状的临床经验 [J]. 中医临床研究，2015（9）：107.

[271] 熊维健，雷蕾，骆言. 国医大师郑新运用补肾健脾、活血通络法治疗慢性肾衰竭的临证经验 [J]. 中医临床研究，2017（17）：59.

[272] 过慈燕，王亿平. 浅析王亿平对慢性肾衰竭的中医治疗 [J]. 中医药临床杂志，2017（10）：1606.

[273] 林韦翰，戈娜，郭维加，等. 基于数据挖掘总结李顺民治疗慢性肾衰竭经验 [J]. 世界中医药，2017（12）：3167.

[274] 焦剑. 张大宁教授治疗慢性肾功能衰竭的经验 [J]. 天津中医药，2015（6）：325.

[275] 孙劲秋，郭恩绵. 郭恩绵多途径治疗慢性肾衰竭 [J]. 实用中医内科杂志，2015（9）：8.

[276] 孙伟毅，潘丽歆. 张琪教授诊治慢性肾衰竭学术思想初探 [J]. 中医药学报，2011（2）：71.

[277] 赵敏，彭海平，刘宝厚. 刘宝厚教授从血瘀论治慢性肾衰竭经验 [J]. 中国老年保健医学，2017（3）：65.

[278] 王聪慧，王筝，朱小静，等. 赵玉庸教授泻浊法治疗慢性肾衰竭经验验案举隅 [J]. 中国中西医结合肾病杂志，2011（1）：6.

[279] 叶进. 叶景华辨治泌尿系病症经验采撷 [J]. 上海中医药杂志，2018（11）：2.

[280] 王蒙，于俊生. "和法"在慢性肾衰竭中的应用 [J]. 黑龙江中医药，2016（3）：9.

[281] 魏文娟. 益肾清利、和络泄浊法治疗慢性肾脏病 5 期（非透析）的疗效观察 [D]. 南京：南京中医药大学，2017.

[282] 关新义. 葛健文老师辨治慢性肾衰竭的经验 [J]. 甘肃医药，2010（1）：65.

[283] 张勉之，李树茂，何璇. 张大宁名老中医学术思想及思辨特点研究报告 [J]. 中国中西医结合肾病杂志，2012（8）：662.

[284] 张上鹏，陈国伟，吴禹池，等. 林启展教授从脾肾论治慢性肾衰竭经验介绍 [J]. 中国中西医结合肾病杂志，2018（4）：343.

[285] 赵茜颖，卢跃卿. 卢跃卿教授治疗慢性肾功能衰竭经验 [J]. 中医临床研究，2016（24）：1.

[286] 傅奕，盛梅笑. 试谈慢性肾衰竭从瘀论治 [J]. 四川中医，2013（3）：29.

[287] 叶进. 叶景华辨治泌尿系病症经验采撷 [J]. 上海中医药杂志，2018（11）：2.

[288] 毕礼明，陈英兰. 邹燕勤教授和法治疗慢性肾脏病举隅 [J]. 成都中医药大学学报，2015（2）：90.

[289] 李苹，于俊生. 于俊生运用和络法治疗慢性肾衰竭的经验 [J]. 中医药导报，2017（21）：109.

[290] 崔龙，袁海. 补肾活血法联合血液透析治疗慢性肾衰竭疗效及对血清 MCP-1、Ang II 水平的影响 [J]. 现代中西医结合杂志，2018（26）：2882.

[291] 曹金霞，施绍龙，戴鹏举，等. 活血益肾汤治疗血瘀质慢性肾衰竭的临床研究 [J]. 临床荟萃，2019（1）：64.

[292] 张永锋，陈刚毅. 活血化瘀中药联合疗法治疗慢性肾衰竭疗效及对患者肾功能、电解质的影响 [J]. 现代中西医结合杂志，2018（34）：3790.

[293] 李青，赵静，陈继红，等. 益肾清利、活血泄浊法延缓慢性肾衰竭的临床疗效分析 [J]. 中国中西医结合肾病杂志，2017（12）：1099.

[294] 罗莉，柯龙珠，王定雪，等. 傅汝林从瘀论治血液系统肿瘤经验 [J]. 中国中医基础医学杂志，2015（8）：1021.

[295] 莫国增，沈一平，叶宝东. 从"瘀"论治慢性再障初探［J］. 中国现代医生，2019（7）：137.

[296] 张睿. 中西医结合治疗慢性再生障碍性贫血患者的疗效［J］. 中国疗养医学，2018（4）：400.

[297] 苏晓琳，夏芸芸，陈苏宁. 从肾论治慢性再生障碍性贫血57例临床观察［J］. 实用药物与临床，2017（3）：287.

[298] 周怡驰，汤朝晖，秦灵鸽，等. 张新渝补肾解毒泻肝法治疗慢性再生障碍性贫血经验举要［J］. 江苏中医药，2018（4）：24.

[299] 杨丽，王树庆，王素珍，等. 补肾活髓颗粒联合西药治疗慢性再生障碍性贫血临床疗效的倾向指数研究［J］. 中医杂志，2017（1）：42.

[300] 任莉. 补肾健脾、活血化瘀用于肾阴虚型再障的治疗体会［J］. 中华中医药学刊，2013（6）：1429.

[301] 马珂，汤金土，史亦谦. 加味生脉二至汤对免疫介导再生障碍性贫血模型肠系膜微循环的实验研究［J］. 浙江中医药大学学报，2002（1）：47.

[302] 何建国，于赞. 通窍活血汤＋益气生血汤联合西药治疗气滞血瘀、肝肾阴虚慢性再生障碍性贫血19例临床观察［J］. 实用中医内科杂志，2015（3）：29.

[303] 杨小艳，刘宝山. 补肾化痰活血法对慢性再障患者疗效的临床观察［J］. 辽宁中医杂志，2011（1）：105.

[304] 沈慧芬，周郁鸿，沈一平. 周郁鸿教授自拟祛痰补肾汤治疗慢性再生障碍性贫血经验［J］. 浙江中医药大学学报，2012（12）：1264.

[305] 曾英坚. 愈障生血汤治疗慢性再生障碍性贫血临床心得［J］. 中国医药导报，2009（20）：86.

[306] 张云飞. 慢性再生障碍性贫血中医治疗探析［J］. 亚太传统医药，2017（7）：67.

[307] 阳国彬，刘玉芳. 慢性再生障碍性贫血的中医病因病机探讨［J］. 广西中医药，2016（3）：48.

[308] 胡哲，刘凯. 江劲波辨治慢性再生障碍性贫血经验［J］. 湖南中医杂志，2018（7）：42.

[309] 崔徐江，刘琨，葛志红，等. 从瘀论治骨髓增殖性疾病［J］. 中医杂志，2007（11）：979.

[310] 马武开. 白血病从瘀论治析微［J］. 四川中医，2004（3）：15.

[311] 张素芬，王海林，时葆斌，等. 白血病合并血栓形成［J］. 中华血液病学杂志，1990（11）：30.

[312] 朱海洪. 复方丹参注射液配合化疗治疗复发性难治性白血病［J］. 中国中西医结合杂志，1994（8）：502.

[313] 邓有安. 活血化瘀中药加抗癌药治疗急性白血病近期疗效观察［J］. 中西医结合杂志，1988（11）：683.

[314] 郭江水，史哲新. 史哲新从瘀论治获得性易栓症经验［J］. 湖南中医杂志，2014（4）：30.

[315] 王育勤，尹露，刘冰贤. 王立忠从瘀论治特发性血小板减少性紫癜经验［J］. 中医学报，2017（11）：2107.

[316] 李中南，方朝晖，张进军，等. 糖尿病从瘀论治探析［J］. 中医药临床杂志，2012（2）：154.

[317] 陈可冀，史载祥. 实用血瘀证学［M］. 北京：人民卫生出版社. 1999.

[318] 季元. 祝谌予治疗糖尿病经验［J］. 浙江中医杂志，1987（12）：531.

[319] 南征，高彦彬，钱秋海. 糖尿病［M］. 北京：人民卫生出版社，2002.

[320] 谢毅强. 血瘀与糖尿病及其并发症的关系探析［J］. 中华实用中西医杂志，2005（6）：851.

[321] 熊曼琪，朱章志. 泻热逐瘀法治疗糖尿病的依据与作用探讨［J］. 江西中医药，1996（2）：20.

[322] 王娟，常柏. 2型糖尿病从瘀血论治的理论探析［J］. 天津中医药，2017（8）：537.

[323] 仝小林. 谈肥人、脾瘅、消渴三者的关系［J］. 江苏中医药，2007（12）：1.

[324] 龚理，张荣华，欧阳菁，等. 痰饮瘀血与胰岛素抵抗关系浅析［J］. 陕西中医，2006（4）：458.

[325] 刘晨波，张全意. 血瘀证分型及血液流变学规律初步探讨［J］. 中国血液流变学杂志，1992（1）：29.）

[326] 仝小林，柳红芳. 糖尿病早期"六郁"病机探讨［J］. 北京中医药大学学报，2007（7）：447.

[327] 段公，石彩云，陈于翠，等. 加减抵挡汤对痰瘀型糖尿病患者胰岛素抵抗的影响［J］. 中国医药指南，2015（23）：189.

[328] 白永飞. 菩人丹对T2DM胰腺微循环损伤大鼠血管生成因子的影响［D］. 北京：中央民族大学，2013.

[329] 余亚信，李学军，杨叔禹，等. 活血化瘀法治疗胰岛素抵抗相关性疾病随机对照试验的系统评价［J］. 光明中医，2009（7）：1216.

[330] 常柏，潘从清，孟东，等. 抵挡汤对2型糖尿病患者血管内皮功能影响的临床研究［J］. 天津中医药，2011（6）：457.

[331] 金凤表，侯瑞田，刘晓艳，等. 通心络对冠心病伴2型糖尿病的内皮功能影响研究［J］. 陕西中医，2007（2）：138.

[332] 张立娟，张秀华. 红外热像仪观察血府逐瘀汤对早期糖尿病足的影响 [J]. 天津中医药大学学报，2011（1）：14.

[333] 陈开地，宋振先. 200 例糖尿病患者甲皱微循环观察 [J]. 临床与实验杂志，1994（2）：84.

[334] 刘德辉，张子兴. 糖尿病性肢端坏疽与单纯糖尿病甲皱微循环改变 [J]. 空军总医院学报，1992（4）：25.

[335] 梁晓春，郭赛珊，祝谌予. 微孔滤过法测血红细胞变形性在糖尿病中的应用 [J]. 中国中西医结合杂志，1988（11）：695.

[336] 陈剑秋，施赛珠，林果为. 糖尿病血瘀证的临床特点及易患者因素探讨 [J]. 中医杂志，1994（12）：106.

[337] 施赛珠，王倩，董彩云. Ⅱ型糖尿病中瘀血证和益气活血药预防其血管病变的疗效观察 [J]. 中医杂志，1989（6）：341.

[338] 李振中，田保义. 活血化瘀治疗糖尿病性眼底出血 32 例临床观察 [J]. 河南中医，1993（2）：55.

[339] 冯兴中. 中医辨治糖尿病的血液流变学异常研究 [J]. 中医药研究，1993（1）：60.

[340] 方立成. 化瘀养阴汤治疗Ⅱ型糖尿病 56 例临床观察 [J]. 湖南中医学院学报，1994（2）：20.

[341] 黄庆玲，梁荩忠，邓承祺，等. 糖尿病患者血小板表面活性电镜观察的初步报告 [J]. 中华内分泌代谢杂志，1986（10）：257.

[342] 赵淑华，严庆良. 糖尿病患者平均血小板体积和高脂变化的研究 [J]. 中华内分泌代谢杂志，1998（1）：42.

[343] 梁晓春，王秀定，张孟仁. 糖尿病患者血浆 $TXB_2$、$6\text{-}KPGF_{1\alpha}$ 水平、全血粘度与血瘀证的微血管病的关系 [J]. 中国中西医结合杂志，1992（5）：29.

[344] 黄幼民. 2 型糖尿病并发症期从瘀论治分析 [J]. 北京中医，2001（6）：50.

[345] 吕仁和. 糖尿病及其并发症中西医诊治学 [M]. 第一版. 北京：人民卫生出版社，1997.

[346] 高妍. 胰岛素抵抗是心血管疾病的重要危险因素 [J]. 中华内分泌代谢杂志，2000（2）：135.

[347] 陈泽霖. 腭粘膜征 2176 例临床观察 [J]. 中医杂志，1986（2）：30.

[348] 翁维良，郭玉英，钱穆英，等. 对糖尿患者"瘀血"的研究 [J]. 中医杂志，1992（1）：46.

[349] 周建扬. 舌底脉络瘀血与糖尿病 [J]. 浙江中医杂志，2000（2）：88.

[350] 祝谌予. 用活血化瘀法治疗糖尿病病例报告 [J]. 新医药学杂志，1978（5）：8.

[351] 陈少莲. 中西医结合治疗Ⅱ型糖尿病 63 例疗效观察 [J]. 湖南中医杂志，2000（2）：24.

[352] 王慧兰. 中西医结合治疗 2 型糖尿病 62 例临床分析 [J]. 北京中医，2000（4）：35.

[353] 陈少莲. 中西医结合治疗Ⅱ型糖尿病 63 例疗效观察 [J]. 湖南中医杂志，2000（2）：24.

[354] 何中平. 活血化瘀法为主治疗Ⅱ型糖尿病 38 例 [J]. 四川中医，2000（1）：18.

[355] 刘玉霞，邵宁. 活络正容汤治疗糖尿病性颅神经麻痹 [J]. 山东中医杂志，2000（9）：541.

[356] 武晓春. 温肾降浊汤治疗糖尿病肾病尿毒症的临床体会 [J]. 中医药研究，2000（3）：33.

[357] 刘云，董卫. 自拟降脂饮治疗糖尿病合并高脂血症 42 例临床观察 [J]. 中医药研究，2000（3）：6.

[358] 宋其云，王德玲，惠忠道. 降糖舒通胶囊对糖尿病大鼠的药效学研究 [J]. 中国实验方剂学杂志，2000（3）：36.

[359] 李宁，许世清，万方，等. 丹参注射液对糖尿病大鼠红细胞内外离子紊乱的影响 [J]. 中国中医药信息杂志，2000（4）：28.

[360] 李赛美，熊曼琪，林安钟，等. 中医不同治法对糖尿病大鼠冠状动脉结扎致心肌缺血预防作用的对比观察 [J]. 中国中西医结合杂志，2000（6）：438.

[361] 林兰，魏军平. 第五次全国中西医结合糖尿病学术研讨会会议纪要 [J]. 中国中西医结合杂志，2000（11）：875.

[362] 邢玫. 消渴病辨证分型和血浆内皮素关系探讨 [J]. 中国中医药学报，2000（4）：27.

[363] 黄幼民. 中医药治疗糖尿病趋势的文献分析 [J]. 中国中医药信息杂志，2001（7）：85.

[364] 江映红，李芹. 糖尿病中医诊疗思路探微 [J]. 北京中医，2000（2）：12.

[365] 董振华，季元. 祝谌予治疗糖尿病慢性并发症的经验 [J]. 中医杂志，1997（1）：12.

[366] 汪玉芳，项磊，胡四平. 糖尿病足从瘀论治的探讨 [J]. 江苏中医药，2010（10）：9.

[367] 高晓倩，苗建英，李朝喧. 苗建英从瘀论治糖尿病周围神经病变经验 [J]. 中国民间疗法，2019（2）：17.

[368] 李学军，杨叔禹. 从瘀论治胰岛素抵抗的研究现状 [J]. 中国中医基础医学杂志，2001（7）：79.

[369] 朱良争，钟家宝，徐蓉绢. 降脂片改善Ⅱ型糖尿病胰岛素抵抗的临床观察 [J]. 新中医，1999（4）：13.

[370] 朱章志，熊曼琪，林安钟，等. 三黄降糖方对Ⅱ型糖尿病患者外周胰岛素抵抗的影响 [J]. 中国中西医结合杂志，1997 (10)：590.

[371] 朱立群，刘英华，王维兆. 糖尿病患者中西医结合治疗前 $HbA_{1c}$、$TXB_2$ 及 6-Keto-$PGF_{1\alpha}$ 的变化观察 [J]. 新中医，1998 (3)：40.

[372] 薛军，罗小星，陈镜合. 中药对糖尿病大鼠心肌缺血及胰岛素水平的影响 [J]. 中国中医急症，1998 (6)：269.

[373] 熊曼琪，林安钟，朱章志，等. 加味桃核承气汤对Ⅱ型糖尿病大鼠胰岛素抵抗的影响 [J]. 中国中西医结合杂志，1997 (3)：165.

[374] 刘惠文，张铁志，李光伟，等. 高血压病患者胰岛素抵抗与中医辨证分型的相关性研究 [J]. 中国中西医结合杂志，1999 (4)：200.

[375] 朱章志，熊曼琪. Ⅱ型糖尿病患者不同证型红细胞胰岛素受体缺陷的观察 [J]. 中国中西医结合杂志，1995 (5)：266.

[376] 钱春伟，孙升云. 血瘀证与代谢综合征的辨证关系 [J]. 吉林中医药，2016 (11)：1094.

[377] 刘军莲，宋剑南. 中医血瘀证本质研究概况 [J]. 辽宁中医杂志，2006 (9)：1091.

[378] 袁长瑞. 血瘀证微循环障碍与活血化瘀 [J]. 中医药研究，1998 (4)：17.

[379] 孙琳，赵安聚，魏玉成，等. 非酒精性脂肪肝从瘀论治研究进展 [J]. 现代中西医结合杂志，2017 (3)：339.

[380] 迟蕾，刘晶. 非酒精性脂肪肝的中医病因病机辨析 [J]. 中国中医药现代远程教育，2011 (13)：111.

[381] 赵文霞. 薛博瑜教授治疗非酒精性脂肪性肝炎临床经验 [J]. 中医学报，2012 (6)：684.

[382] 何勇. 分期辨证治疗非酒精性脂肪肝 [J]. 中医文献杂志，2009 (4)：36.

[383] 何道同，王兵，陈珺明. 疏肝健脾脂肪肝中医治疗的基础 [J]. 浙江中医药大学学报，2013 (5)：651.

[384] 吕娇娇，马晓燕. 脂肪性肝损伤中医病因病机探讨 [J]. 辽宁中医药大学学报，2013 (1)：116.

[385] 李春颖. 健脾化浊饮治疗非酒精性脂肪性肝病临床观察 [J]. 中国实用医药，2012 (15)：45.

[386] 李少东，李红山，冯琴，等. 脂肪肝中医证型分类的文献分析 [J]. 中西医结合肝病杂志，2012 (4)：255.

[387] 陈宗标，陈文慧. 从中医体质论脂肪肝辨治 [J]. 中医研究，2009 (2)：52.

[388] 冯岩，胡建平，周洪，等. 基于中医传承辅助系统的治疗脂肪肝方剂用药规律分析 [J]. 中国实验方剂学杂志，2012 (21)：5.

[389] 莫新民，刘锐，李建平，等. 丹参对非酒精性脂肪肝大鼠血清瘦素 Ghrelin 的影响 [J]. 中华中医药学刊，2010 (11) 2252.

[390] 杨以琳，潘竞锵，吕俊华，等. 大黄提取物治疗高糖高脂诱导大鼠非酒精性脂肪性肝病作用及机制 [J]. 广州医药，2012 (4)：37.

[391] 付萍. 中药红花的现代药理作用分析及新用 [J]. 世界最新医学信息文摘，2015 (51)：141.

[392] 童文新，尚晓泓. 降脂汤治疗脂质代谢紊乱（痰瘀互阻型）的临床研究 [J]. 中药新药与临床药理，2009 (2)：172.

[393] 刘三都，舒德云，杨庆坤，等. 水飞蓟宾胶囊治疗非酒精性脂肪肝 45 例疗效观察 [J]. 中国肝脏病杂志，2012 (1)：13.

[394] 韩素萍，田锋亮，王强，等. 舒肝健脾化瘀颗粒治疗非酒精性脂肪肝的临床疗效观察 [J]. 辽宁中医药大学学报，2008 (9)：71.

[395] 潘磊，赵保辉，李华，等. 蛤蚧肽溶液对非酒精性脂肪肝小鼠脂代谢肝功能及炎性因子的影响 [J]. 陕西中医，2016 (3)：376.

[396] 唐方荣. 柴胡疏肝散加减治疗脂肪肝 62 例临床观察 [J]. 四川中医，2008 (4)：82.

[397] 白玲玲. 疏肝清脂方治疗非酒精性脂肪肝 66 例超声观察 [J]. 光明中医，2015 (4)：789.

[398] 徐中菊，姜超，王慧，等. 丹芍疏肝颗粒治疗非酒精性脂肪肝临床研究 [J]. 上海中医药杂志，2016 (3)：49.

[399] 成泽惠. 自拟疏肝降脂方辨证加减治疗非酒精性脂肪肝疗效研究 [J]. 中医中药，2011 (19)：83.

[400] 黄水香，叶盈盈，邵志林. 中医临床路径治疗非酒精性脂肪肝 32 例 [J]. 时珍国医国药，2013 (4)：889.

[401] 王兵，霍清萍，马建慧. 舒肝活血化痰法治疗非酒精性脂肪性肝炎的临床观察 [J]. 上海中医药杂志，2005 (7)：23.

[402] 陈俊英. 活血化痰方治疗非酒精性脂肪肝 40 例临床观察 [J]. 湖南中医杂志，2008 (2)：31.

[403] 李红山，冯琴，朱德东，等. 祛湿化瘀方治疗痰瘀互结型非酒精性脂肪性肝炎临床观察 [J]. 中华中医药学刊，

2013（8）：1764.

［404］　方芳，何斌. 祛湿化瘀方对非酒精性脂肪肝患者脂质代谢肝功能及肝纤维化的影响［J］. 中华中医药学刊，2014（6）：1518.

［405］　沈震，刘旭东. 清热祛湿活血方对非酒精性脂肪肝大鼠二硫键 A 样氧化还原酶蛋白表达的影响［J］. 河南中医，2014（3）：409.

［406］　黄鸿娜，黄晶晶，陈松林，等. 祛瘀化浊颗粒对非酒精性脂肪肝胰岛素抵抗的影响［J］. 实用中西医结合临床，2013（4）：3.

［407］　黄水华. 中医辨证论治联合多烯磷脂酰胆碱胶囊治疗非酒精性脂肪肝的临床疗效观察［J］. 中医中药，2014（67）：191.

［408］　邹一超，宋海燕，刘洋，等. 三七理血脂肝方对大鼠非酒精性单纯性脂肪肝的药效学研究［J］. 中西医结合肝病杂志，2014（3）：152.

［409］　徐勇，周铁中. 疏肝健脾活血法治疗非酒精性脂肪肝病 80 例临床观察［J］. 中国医学创新，2012（27）：237.

［410］　沈均，高书荣，梁爱宝. 补肾健脾化瘀方治疗 2 型糖尿病并非酒精性脂肪肝病的临床研究［J］. 中国中西医结合消化杂志，2012（7）：318.

［411］　朱小区，叶小丹，吴春明. 温肾升阳法对肾阳虚型非酒精性脂肪肝证候的影响［J］. 浙江中医杂志，2014（2）：90.

［412］　许满秀，朱电波. 从瘀论治干燥综合征［J］. 中医药临床杂志，2017（6）：843.

［413］　姜兆荣，于静，金明秀. 金明秀教授从“燥毒瘀血津枯”辨治干燥综合征的经验［J］. 时珍国医国药，2015（3）：716.

［414］　娄俊东，张立亭. 张鸣鹤教授治疗干燥综合征经验［J］. 风湿病与关节炎，2014（2）：34.

［415］　马武开，唐芳，王莹，等. 干燥综合征中医证候分类临床文献研究［J］. 中华中医药杂志，2013（2）：482.

［416］　郑健，竺红. 原发性干燥综合征肺部病变患者的临床特点分析［J］. 宁夏医科大学学报，2016（1）：65.

［417］　杨佳，刘健，张金山，等. 干燥综合征中医证型的回顾性调查研究［J］. 中医药临床杂志，2011（6）：532.

［418］　赵炎，贾宁，魏丽，等. 原发性干燥综合征 2002 年国际分类（诊断）标准的临床验证［J］. 中华风湿病学杂志，2003（9）：537.

［419］　郝伟欣，董振华. 干燥综合征 106 例中医证候分类回顾性研究［J］. 中医杂志，2006（7）：528.

［420］　魏强华. 清热活血法治疗干燥综合征的立论依据［J］. 中华实用中西医杂志，2005（12）：1733.

［421］　董振华. 干燥综合征的中医治疗［J］. 中国医刊，2000（10）：47.

［422］　李鞠，唐凤英，王莲，等. 原发性干燥综合征患者血清脂质水平的临床研究［J］. 中华全科医学，20164）：524.

［423］　吴坚，蒋熙，姜丹，等. 国医大师朱良春干燥综合征辨治实录及经验撷菁［J］. 江苏中医药，2014（5）：1.

［424］　和秀丽，侯雷，曾苹，等. 马武开教授从毒蕴血瘀论治干燥综合征经验拾萃［J］. 风湿病与关节炎，2015（11）：38.

［425］　张建国，李伟. 扶正活血解毒汤对系统性红斑狼疮模型小鼠的影响［J］. 山东中医杂志，2005（7）：427.

［426］　史云晖，柳洋，韦尼，等. 解毒活血方对干燥综合征小鼠干扰素-γ、B 细胞活化因子及其受体的干预作用研究［J］. 环球中医药，2016（1）：20.

［427］　王章正. 中西药合用治疗原发性干燥综合征临床研究［J］. 中国当代医药，2009（17）：46.

［428］　朱秋爽，王新昌. 干燥综合征从瘀论治的研究进展［J］. 天津中医药大学学报，2017（4）：313.

［429］　赵宇捷，席宁，杨惠民. 商宪敏教授治疗干燥综合征的临床经验［J］. 现代中医临床，2016（1）：11.

［430］　齐丹，李德新，于睿，等. 李德新教授治疗干燥综合征经验撷萃［J］. 辽宁中医药大学学报，2014（12）：192.

［431］　靖卫霞，朱跃兰，周光春. 朱跃兰教授运用活血解毒方治疗干燥综合征经验［J］. 风湿病与关节炎，2012（6）：63.

［432］　李成荫，晏婷婷，吴素玲，等. 干燥综合征第二病因探微［J］. 中国中西医结合杂志，2015（6）：752.

［433］　曾苹，和秀丽，马武开，等. 马武开教授从“毒蕴血瘀”论治干燥综合征的经验［J］. 贵阳中医学院学报，2016（2）：73.

［434］　张志华，郭洪涛，郑光，等. 利用文本挖掘探索干燥综合征证药特点［J］. 中医研究，2013（7）：72.

［435］　李群，米烈汉. 米烈汉主任医师治疗干燥综合征经验［J］. 陕西中医，2016（2）：232.

［436］　黄绶心，何森泉，吴启富，等. 中药治疗干燥综合征用药特点探析［J］. 中华中医药学刊，2014（2）：240.

[437] 王丹，薛鸾，胡建东，等. 血瘀证在原发性干燥综合征中的临床特点分析 [J]. 中华中医药学刊，2013（5）：1108.

[438] 周玉林，吴利平. 干燥综合征和硬皮病患者凝血酶调节蛋白检测的临床意义 [J]. 检验医学，2013（8）：729.

[439] 吴国琳，普兴宏，李天一，等. 养阴益气活血方对干燥综合征 NOD 小鼠血清及颌下腺 Th1/Th2 免疫平衡的影响 [J]. 中国中西医结合杂志，2013（12）：1653.

[440] 黄绥心，王新昌，肖丽群，等. 益气养阴祛瘀方与性激素对 NOD 小鼠的整体疗效及免疫功能的干预作用 [J]. 中国中医急症，2014（5）：788.

[441] 谢向良，史恒星，柯丽萍，等. 解毒化瘀法合西药治疗干燥综合征 51 例 [J]. 安徽中医学院学报，2013（3）：45.

[442] 乔森，段力，范冠杰，等. 从瘀论治阿尔茨海默病 [J]. 亚太传统医药，2017（18）：37.

[443] 蔡红芳. 老年痴呆患者血脂、高敏 C-反应蛋白与脑脊液乳酸含量同时测定的临床意义 [J]. 现代中西医结合杂志，2008（13）：2037.

[444] 高超. 老年期痴呆患者体质特点的临床研究 [D]. 南京：南京中医药大学，2014.

[445] 薛武更，叶财德，段锦绣，等. 143 例社区老年期痴呆患者中医体质分析 [J]. 吉林中医药，2014（11）：1123.

[446] 张晓峰. 老年人体质特点及用药规律考释 [J]. 中华中医药学刊，2001（3）：238.

[447] 胡增峣，黄晏，刘港，等. 中药复方治疗老年痴呆的用药规律分析 [J]. 中药药理与临床，2012（5）：252.

[448] 贾怡蓓，白雪，张宇红，等. 从瘀辨治不同法则治疗 AIzhei-mer 病疗效的临床观察 [J]. 中西医结合心脑血管病杂志，2010（1）：37.

[449] 马艳君，祝美珍，贾微，等. 基于神经血管单元探讨从瘀论治法治疗缺血性卒中的思路 [J]. 时珍国医国药，2015（10）：2455.

[450] 范小璇，顿宝生，强选平，等. 二根龙蛭汤对脑缺血模型大鼠神经细胞凋亡的影响 [J]. 陕西中医，2014（1）：112.

[451] 陈建珍，叶蓓. 复方丹参注射液对大鼠脑缺血再灌注损伤细胞凋亡的影响 [J]. 中国老年学杂志，2011（14）：2711.

[452] 刘微，关莉，丁文婷，等. 补阳还五汤对局灶性脑缺血后星形胶质细胞谷氨酰胺合成酶的影响 [J]. 时珍国医国药，2014（35）：1035.

[453] 胡建鹏，王键，郜峦，等. 脑络欣通对脑缺血再灌注大鼠神经元、神经胶质细胞形态学及皮质 TNF-α、c-Myc 蛋白表达的影响 [J]. 中国中医药科技，2007（1）：8.

[454] 石富姐，胡雄彬，唐甜甜，等. 血三七水煎液对局灶性脑缺血大鼠血液流变学的影响 [J]. 现代药物与临床，2014（8）：852.

[455] 牛映雪，鹿国晖，刘杨. 中药丹参、川芎嗪防治脑缺血实验研究 [J]. 亚太传统医药，2014（1）：8..

[456] 戴淑青，苏莉. 从瘀论治血管性抑郁症的思路与方法 [J]. 中医药学刊，2006（10）：1902.

[457] 黄梓平，王钦和. 血府逐瘀汤合针刺百会治疗脑卒中后抑郁 36 例 [J]. 福建中医药，2004（3）：19.

[458] 秦俊岭. 中风后抑郁症 174 例临床中疗效总结 [J]. 黑龙江中医，1998（2）：5.

[459] 孟令坡，罗清洁，范晓娟. 从瘀论治血管性认知功能损害 [J]. 河北中医，2011（2）：219.

[460] 王鹤伊. 从瘀论治紧张型头痛 [J]. 实用中医内科杂志，2015（7）：85.

[461] 张大宁. 中医补肾活血发研究 [M]. 北京：中国医药科技出版社，1997：6.

[462] 陈婷婷，陈阳. 帕金森病从瘀论治 [J]. 云南中医中药杂志，2015（12）：19.

[463] 邹忆怀. 王永炎教授治疗颤振病（帕金森氏病）经验探讨 [J]. 北京中医药大学学报，1996（4）：15.

[464] 杨宁，康冰. 滋补肝肾、活血息风法治疗帕金森病探讨 [J]. 山东中医药大学学报，2010（5）：389.

[465] 康琼英，温洁新，郭记宏，等. 帕金森病患者 60 例血液流变学变化分析 [J]. 疑难病杂志，2008（7）：420.

[466] 陈生弟，周孝达，徐德隆，等. 偏侧帕金森病猴模型的脑血流灌注 SPECT 活体显像研究 [J]. 中华核医学杂志，1994（3）：142.

[467] 解冰川，时军. 补肾益脑方联合左旋多巴胺治疗肝肾不足，痰瘀阻络证帕金森病 40 例临床分析 [J]. 中国试验方剂学杂志，2015（11）：186.

[468] 陈松盛，李琛. 补肾活血方对帕金森病大鼠多巴胺能神经元的保护作用及机制 [J]. 中国实验方剂学杂志，2014（21）：176.

［469］ 徐睿鑫，李绍旦. 补肾活血颗粒对帕金森模型大鼠黑质和纹状体中 Fas、FADD 表达的影响研究 ［J］. 北京中医药，2015（5）：405.

［470］ 崔会营，刘红杰. 中药辅助左旋多巴类药物改善帕金森病疗效的 Meta 分析 ［J］. 中国医药导报，2015（12）：8.

［471］ 蔡松泉. 观察舒血宁添加治疗早期帕金森病的临床疗效 ［J］. 临床医学，2015（4）：1221.

［472］ 尹浩军. 中西医结合治疗震颤麻痹的临床观察 ［J］. 湖北中医药大学学报，2015（2）：78.

［473］ 陈松盛. 补肾活血方治疗帕金森病的临床研究 ［J］. 中国医药导报，2014（22）：99.

［474］ 沈宇平，陈以国. 陈以国教授从瘀论治健忘症临床经验 ［J］. 亚太传统医药，2017（18）：115.

［475］ 张副兴，管斯琪，胡军旗，等. 从瘀论治顽固性失眠 ［J］. 中医学报，2015（2）：281.

［476］ 潘宋斌，董梦久，田金洲. 失眠与瘀血的关系 ［J］. 湖北中医学院学报，2005（4）：43.

［477］ 赵玉英，省格丽. 从瘀论治失眠症经验介绍 ［J］. 新疆中医药，2009（5）：85.

［478］ 田志伟，陈倩倩. 李军教授从瘀论治顽固性失眠的临床经验 ［J］. 中国保健营养，2012（11）：4756.

［479］ 李军. 通窍活血汤治疗失眠、老年性痴呆的效果分析 ［J］. 中国医药指南，2012（17）：606.

［480］ 赵致营. 补阳还五汤治顽固性失眠的疗效观察 ［J］. 健康大视野，2012（9）：329.

［481］ 高冬，陈文元，吴立娅，等. 血府逐瘀汤诱导内皮细胞血管新生中一氧化氮的作用 ［J］. 中医杂志，2011（21）：1852.

［482］ 林薇，曹治云，陈旭征，等. 血府逐瘀汤对大鼠血管平滑肌细胞迁移的影响 ［J］. 福建中医学院学报，2009（5）：23.

［483］ 李松梅. 血府逐瘀汤对小鼠偏头痛作用的实验研究 ［J］. 山西中医学院学报，2006（2）：13.

［484］ 田明思. 血府逐瘀汤治疗中风后抑郁症的临床研究 ［J］. 四川中医，2006（8）：53.

［485］ 雷学成，雷田香，杨晓溪，等. 血府逐瘀汤对肾缺血-再灌注损伤大鼠 TNF-α、IL-1 和 IL-6 的影响 ［J］. 贵阳中医学院学报，2007（3）：57.

［486］ 唐丹丽，刘寨华，张华敏，等. 血府逐瘀汤对大鼠心肌缺血再灌注损伤的保护作用 ［J］. 中国中药杂志，2010（22）：3077.

［487］ 倪立群，滕超，郭闫葵. 顽固性失眠从瘀论治浅析 ［J］. 医学信息，2018（18）：135.

［488］ 田志伟. 李军教授从瘀论治顽固性失眠的临床经验 ［J］. 四川中医，2012（18）：10.

［489］ 封一平，孙文军. 活血化瘀法在精神科临床应用的思考 ［J］. 首都医药，2010（11）：46.

［490］ 周康. 周期性精神病与活血化瘀治疗 ［J］. 中华神经精神科杂志，1980（2）：114.

［491］ 杨俊生，衣蕾，蒋宏伟. 恶性肿瘤从瘀论治探讨 ［J］. 陕西中医学院学报，20013）：15.

［492］ 吴永生，郑东海，林求诚. 胃癌转移状态血液流变学变化与中医证型关系的临床研究 ［J］. 中国中西医结合杂志，2000（8）：583.

［493］ 陈健民. 癌症患者血液高凝状态与活血化瘀治疗 ［J］. 中西医结合杂志，1985（2）：89.

［494］ 铁衣，焦正葵，张玉五，等. 恶性肿瘤患者血清纤维蛋白（原）降解产物含量测定与活血化瘀治疗探讨 ［J］. 中西医结合杂志，1985（2）：95.

［495］ 孙访宪，汤钊猷. 抗肿瘤转移治疗研究进展 ［J］. 国外医学肿瘤分册，1996（4）：203.

［496］ 谭国平，钟伟键，葵望青，等. 中药榄香烯乳注射液治疗恶性脑肿瘤 40 例临床研究 ［J］. 中国中西医结合杂志，2000（9）：654.

［497］ 陈启亮，唐东昕，龙奉玺，等. 浅析瘀血学说与肿瘤防治 ［J］. 陕西中医学院学报，2016（5）：1.

［498］ 顾恪波，王逊，何立丽，等. 孙桂芝教授从六气化火说探讨恶性肿瘤病因病机 ［J］. 中华中医药杂志，2013（3）：709.

［499］ 郭晓峰，赵延龙，张瑞卿，等. 从气血理论浅谈“虚瘀致衰”与“虚瘀致瘤” ［J］. 中华中医药杂志，2014（1）：221.

［500］ 罗莉，柯龙珠，王定雪，等. 傅汝林从瘀论治血液系统肿瘤经验 ［J］. 中国中医基础医学杂志，2015（8）：1021.

［501］ 徐宗佩，张伯礼，高秀梅，等. 久病入络患者瘀血证与微循环障碍相关性研究 ［J］. 陕西中医，1997（9）：423.

［502］ 陈云云. 刘尚义治疗恶性肿瘤经验 ［J］. 中医杂志，2010（S1）：109.

［503］ 刘华蓉. 辨证论治肺癌 60 例 ［J］. 贵阳中医学院学报，2010（4）：4.

[504] 陈启亮，唐东昕，龙奉玺. 中医药对肝癌治疗的研究进展 [J]. 贵阳中医学院学报，2016 (2)：99.

[505] 王慧颖，李坤寅，陈博. 益气活血法对妇科恶性肿瘤患者术后凝血纤溶功能及血液流变学的影响 [J]. 广州中医药大学学报，2011 (2)：128.

[506] 杨忠奇，冼绍祥，杜志民，等. 冠状动脉介入术前应用活血化瘀药对手术出血风险的影响 [J]. 广州中医药大学学报，2006 (5)：375.

[507] 向道发，谢菁，张胜康. 益气健脾方结合 ω-3 脂肪酸在结肠肿瘤患者围手术期营养支持中的应用 [J]. 湖南中医杂志，2014 (4)：55.

[508] 万亚娟，孙建强. 益气养阴活血化瘀中药治疗恶性肿瘤 20 例 [J]. 河南中医，2014 (11)：2176.

[509] 沈迪，李崇慧. 活血化瘀法在肺癌放化疗毒副反应中的应用 [J]. 中医药临床杂志，2014 (3)：309.

[510] 吴剑宏，陈幸谊. 血府逐瘀汤方剂的现代药理研究进展 [J]. 中成药，2013 (5)：1054.

[511] 刘秀芳，尚培中，李凤玉，等. 益气活血中药对中晚期胰腺癌放化疗疗效的影响 [J]. 东南大学学报（医学版），2014 (1)：5.

[512] 孙宏文. 任光荣益气养阴活血法对胃肠癌术后化疗患者生活质量影响的研究 [J]. 现代中西医结合杂志，2012 (33)：3667.

[513] 刘柳青. 从瘀论治妇科疑难性发热探讨 [J]. 安徽中医药大学学报，2017 (3)：3.

[514] 卢亦彬. 血府逐瘀汤加减治疗经行发热 43 例 [J]. 浙江中医杂志，2009 (9)：412.

[515] 田冰. 加味生化汤治疗产后发热的临床疗效观察 [J]. 社区中医师，2011 (33)：149.

[516] 余军辉，周荷玲. 中西医结合治疗血瘀型产后发热临床疗效及其安全性评价 [J]. 中华中医药学刊，2016 (1)：254.

[517] 刘元苑. 赵守真、祝味菊、范中林三家医案 [M]. 北京：学苑出版社，2009：94.

[518] 李明，王秀娟. 高忠英教授调经从瘀论治特色分析 [J]. 中华中医药学刊，2007 (7)：1331.

[519] 徐玉锦，金大虎. 月经病的从"瘀"论治 [J]. 时珍国医国药，2005 (9)：900.

[520] 刘凤兰，王海. 从瘀论治月经过少性月经病 [J]. 现代中医药，2012 (6)：51.

[521] 吴大真，刘学春，王光涛，等. 现代名中医妇科绝技 [M]. 北京：科学技术文献出版社，2004：28.

[522] 朱南孙. 朱南孙妇科临床秘验 [M]. 北京：中国医药科技出版社出版，1994：131.

[523] 毕钰桢. 从瘀论治原发性痛经 [J]. 辽宁中医药大学学报，2008 (4)：53.

[524] 齐津丽. 辨证治疗原发性痛经 60 例 [J]. 辽宁中医杂志，2006 (3)：323.

[525] 彭宪镇. 活血疏肝祛痛汤治疗原发性痛经 132 例 [J]. 陕西中医，2006 (6)：675.

[526] 朱应来，李霞. 当归艾叶汤治疗原发性痛经 78 例 [J]. 江苏中医，2001 (8)：25.

[527] 于萍，黎清婵，谭宝莲. 附没痛经方治疗寒凝血瘀型原发性痛经 35 例疗效观察 [J]. 新中医，2003 (8)：27.

[528] 李仲平，徐颖. 暖宫止痛汤治疗原发性痛经 40 例 [J]. 新中医，2004 (4)：58.

[529] 唐永红，杨海宁. 补中益气汤加味治疗痛经 40 例 [J]. 新中医，2006 (9)：67.

[530] 邹桃生. 益肾化瘀汤治疗原发性痛经 56 例 [J]. 陕西中医，1993 (6)：247.

[531] 阎鼎忠. 补肾化瘀方治疗原发性痛经 72 例 [J]. 四川中医，1998 (10)：45.

[532] 邓海霞. 王采文治疗原发性痛经特色探析 [J]. 中国中医药信息杂志，2001 (5)：71.

[533] 李娇，刘静君. 原发性痛经从瘀论治探析 [J]. 黑龙江中医药，2014 (6)：10.

[534] 刘萍，闫蕊花，郁沙莎，等. 膜样性痛经从瘀论治探讨 [J]. 山东中医杂志，2012 (11)：783.）

[535] 汪碧涛. 试谈久漏从瘀论治 [J]. 四川中医，2006 (11)：24.

[536] 夏桂成. 中医妇科理论与实践 [M]. 北京：人民卫生出版社，2003：236.

[537] 中医研究院. 蒲辅周医疗经验 [M]. 北京：人民卫生出版社，1976：92.

[538] 王苹. 乳癖从瘀论治 [J]. 福建中医学院学报，2002 (2)：44.

[539] 宋景艳，孙振高，张兴兴，等. 子宫内膜异位症病机核心"血瘀证"本质的现代研究及进展 [J]. 中国性科学，2017 (11)：81.

[540] 熊婕，朱咏梅. 子宫内膜异位症不同中医证型与胰岛素样生长因子-Ⅰ的关系 [J]. 吉林中医药，2015 (11)：1118.

[541] 丁永芬，李光荣. 桂附胶囊对子宫内膜异位症（寒凝血瘀型）外周血 EMAb、CA125、TNF-α、NK 细胞影响的临床研究 [J]. 新中医，2005 (9)：25.

[542] 吴宁，郭艳芳，程航，等. 子宫内膜异位症中医证型与 IL-6 和 IL-8 的相关性研究 [J]. 上海中医药杂志，2009 (1)：49.

[543] 刘海燕，张士表，陈秀英，等，子宫内膜异位症性不孕患者腹腔液中细胞因子与中医证候相关性分析 [J]. 中国中医药信息杂志，2013 (11)：13.

[544] 班文芬，蒋红英，何文晖. 补肾活血汤结合达那唑对肾虚血瘀型子宫内膜异位症患者细胞因子的影响 [J]. 北方药学，2016 (5)：102.

[545] 张振鄂，翟建平，姜惠中. 子宫内膜异位症痛经患者血浆 $PGF_{2\alpha}$、$PGE_2$ 变化及活血祛瘀法治疗机制探讨 [J]. 中医杂志，2000 (9)：559.

[546] 苏晓华，宋殿荣，张崴，等. 妇痛宁对子宫内膜异位症 COX2-PGE$_2$ 作用途径的影响 [J]. 天津中医药，2016 (8)：481.

[547] 黄洁明，欧阳惠卿，许丽绵，等. 子宫内膜异位症血瘀证本质探讨及罗氏内异方对其血管内环境的影响 [J]. 河南中医，2006 (10)：23.

[548] 吴修红，杨恩龙，杨新鸣，等. 少腹逐瘀汤对寒凝血瘀型子宫内膜异位症大鼠激素及其受体的影响 [J]. 中药材，2015 (6)：1251.

[549] 杨东霞，曲凡，马文光，等. 活血化瘀法对子宫内膜异位症模型大鼠 $E_2$、P、VEGF 的影响 [J]. 成都中医大学学报，2006 (2)：28.

[550] 黄金燕，文怡，魏绍斌. 子宫内膜异位症血瘀证患者在位内膜差异蛋白质组学研究 [J]. 南京中医药大学学报，2014 (1)：22.

[551] 文怡，黄金燕，钟振东，等. MIF 表达与子宫内膜异位症血瘀证的相关性研究 [J]. 南京中医药大学学报，2013 (2)：132.

[552] 魏爱平，王子瑜. 活血化瘀对子宫内膜异位症（血瘀证）发中微量元素的影响 [J]. 中国中医药信息杂志，1996 (1)：31.

[553] 袁小琴，边文会. 子宫内膜异位症从"瘀"论治实验研究进展 [J]. 中国性科学，2017 (11)：81.

[554] 曹立幸，韩冰，李同玺，等. 活血化瘀软坚散结法对子宫内膜异位症细胞免疫和体液免疫功能影响的实验研究 [J]. 天津中医药，2003 (4)：25.

[555] 沈洪沁，洪波，张薇，等. 补肾活血中药对子宫内膜异位症的影响 [J]. 广州中医药大学学报，2004 (2)：143.

[556] 周艳艳. 补肾活血法对 EMs 大鼠模型细胞因子的影响 [J]. 河南中医学院学报，2008 (23)：35.

[557] 徐邦生，蔡云平，朱建华，等. 子宫内膜异位症模型大鼠异位组织中巨噬细胞和凋亡细胞数的变化及活血化瘀中药的影响 [J]. 解剖学杂志，2004 (5)：472.

[558] 周华，齐聪. 补肾活血法对子宫内膜异位症模型大鼠细胞凋亡的影响 [J]. 中医杂志，2009 (2)：165.

[559] 余晓辉，何珍，张雯娟. 活血化瘀中药对大鼠异位子宫内膜组织细胞凋亡的影响 [J]. 中国中医基础医学杂志，2007 (6)：433.

[560] 刘艳巧，刘润侠. 补肾活血方对大鼠子宫内膜异位症血管生长因子等影响的研究 [J]. 湖南中医学院学报，2004 (1)：16.

[561] 黄英，吴婷，谭万信. 化瘀止痛片对模型大鼠异位子宫内膜细胞因子影响的研究 [J]. 中华中医药杂志，2005 (11)：655.

[562] 张婷婷，刘津晕，束兰娣，等. 红藤方对子宫内膜异位症大鼠 MMP-9 和 MMP-2 蛋白表达的干预作用 [J]. 上海中医药大学学报，2005 (4)：48.

[563] 付金荣，李祥云，董肇杨. 血管加压素与子宫内膜异位症疼痛的关系及中药对其的影响 [J]. 上海中医药杂志，2000 (10)：10.

[564] 许丽芬，韩冰，李同玺. 活血化瘀、软坚散结法（妇痛宁）对子宫内膜异位症神经内分泌影响的实验研究 [J]. 天津中医，2002 (1)：61.

[565] 杨洪艳，欧阳惠卿，罗颂平，等. 中药对实验性子宫内膜异位症血清内分泌激素及激素受体的影响 [J]. 新中医，2001 (6)：75.

[566] 洪敏，华永庆，余黎，等. 化瘀补肾方提取物干预大鼠子宫内膜异位症 [J]. 中国中药杂志，2003 (1)：69.

[567] 杨桂云，刘红林. 补肾活血方对子宫内膜异位症不孕腹腔液微环境改善作用的实验研究 [J]. 中医药学刊，2003 (1)：57.

[568] 刘素玲，杨敏. 补肾活血药对子宫内膜异位大鼠腹腔液的影响 [J]. 医药论坛杂志，2007 (2)：46.

[569] 袁欢欢，朱丽红，杨鉴冰. 浅议从瘀论治子宫肌瘤的探讨 [J]. 陕西中医学院学报，2011 (11)：15.

[570] 罗元恺. 子宫肌瘤的中医治疗 [J]. 新中医，1992 (8)：18.

[571] 朱淑蓉. 沈仲理治疗子宫肌瘤的经验 [J]. 上海中医药杂志，1995 (1)：24.

[572] 肖承棕. 补消结合治疗子宫肌瘤 [J]. 新中医，2001 (10)：3.

[573] 杨家林. 子宫肌瘤的中医治疗 [J]. 实用妇产科杂志，1999 (2)：66.

[574] 程显杰，何作云，林保琳. 子宫肌瘤血液流变特型及其意义初探 [J]. 中国血液流变学杂志，1995 (1)：9.

[575] 何裕民，李冬华. 瘤净片治疗子宫肌瘤的实验研究 [J]. 中国医药学报，2002 (5)：283.

[576] 哈孝廉，张吉金. 消症丸治疗子宫肌瘤的临床研究 [J]. 中国医药学报，1995 (4)：59.

[577] 朱丽红，胡婷婷，严维娜. 大黄、䗪虫对药对雌孕激素负荷大鼠子宫肌瘤模型血液流变学的影响 [J]. 新中医，2009 (3)：104.

[578] 赵俊娟. 子宫肌瘤患者甲皱微循环检查分析 [J]. 中国血液流变学杂志，2000 (4)：231.

[579] 刘雁峰. 肌瘤内消丸治疗子宫肌瘤临床研究 [J]. 山东中医学院学报，1995 (1)：30.

[580] 徐晓红，刘峰. 彩色多普勒对子宫肌瘤血流动力学的研究 [J]. 广东医学院学报，1997 (1)：15.

[581] 何甜甜，陈绍菲. 从瘀论治慢性盆腔炎 [J]. 现代中医药，2011 (6)：60.

[582] 顾曼丽，徐华国. 浅谈湿热瘀阻型慢性盆腔炎的中医治疗 [J]. 中医药临床杂志，2004 (4)：376.

[583] 孙思玲. 消癥冲剂治疗慢性盆腔炎 156 例观察 [J]. 实用中医药杂志，2002 (11)：47.

[584] 薛静燕. 盆腔炎从瘀论治 6 法 [J]. 辽宁中医学院学报，2005 (5)：435.

[585] 何赛萍. 卵巢早衰从瘀论治探讨 [J]. 浙江中医杂志，2007 (6)：345.

[586] 戚玉华. 从瘀论治输卵管阻塞性不孕 [J]. 辽宁中医学院学报，2004 (1)：38.

[587] 戚玉华. 从瘀论治输卵管阻塞性不孕 [J]. 辽宁中医学院学报，2004 (1)：38.

[588] 沈丹，陈鹰. 先兆流产从瘀论治 [J]. 中国现代医生，2017 (30)：137.

[589] 邓萍，陈慧侬. 陈慧侬教授运用当归芍药散治疗复发性流产血栓前状态的认识 [J]. 中国医药导报，20128)：167.

[590] 李亚，王俊玲，刘昱磊，等. 活血化瘀法治疗血栓前状态所致复发性流产的临床观察 [J]. 广州中医药大学学报，2015 (6)：1000.

[591] 李卫红，黄健萍. 从瘀论治复发性流产 [J]. 中国中医基础医学杂志，2006 (9)：693.

[592] 韩亮，王彬，李海松. 慢性前列腺炎从瘀论治再探 [J]. 环球中医药，2012 (7)：488.

[593] 孙自学，李鹏超，门波，等. 门成福从瘀论治良性前列腺增生症经验 [J]. 中华中医药学刊，2019 (10)：2314.

[594] 李宪锐，张耀圣，何军琴，等. "从瘀论治" 在男性不育症临床诊疗中的应用 [J]. 中国性科学，2019 (7)：129.

[595] 王金亮. 男性不育从肝论治 [N]. 中国中医药报，2012 - 06 - 15 (004).

[596] 宣志华，王彬，李曰庆. 试论《妙一斋医学正印种子编》不育症心肾同治学术思想 [J]. 环球中医药，2012 (11)：821.

[597] 丁劲，张耀圣，李曰庆. 益肾健脾方对少弱精子症小鼠模型睾丸生精功能和血清性激素水平的影响 [J]. 环球中医药，2016 (11)：1310.

[598] 邓春华，刘贵华，吕鉴尧，等. 男性不育伴睾丸微石症患者精液质量及睾丸血流分析 [J]. 中华男科学杂志，2008 (7)：606.

[599] 马凰富，李海松，赵冰，等. 中医治疗睾丸微石症致男性不育验案 2 则 [J]. 环球中医药，2015 (6)：722.

[600] 张耀圣，盛文，丁劲，等. 益肾健脾法在治疗少弱精子症中的应用 [J]. 中国性科学，2016 (10)：102.

[601] 任黎刚，李铮. 保护阴茎血管内皮功能：勃起功能障碍治疗新途径 [J]. 中华男科学杂志，2011 (2)：160.

[602] 李海松，马健雄，王彬，等. 阴茎中风探讨 [J]. 中医杂志，2015 (23)：2004.

[603] 王景尚，李海松，马健雄. 李海松教授治疗精液不液化药对浅析 [J]. 中国性科学，2017 (8)：86.

[604] 王跃华. 从瘀论治小儿肺炎 [J]. 湖北中医杂志，2012 (11)：39.

[605] 阎田玉. 小儿病毒性肺炎与微循环 [J]. 中国中西医结合杂志，1993 (11)：684.

[606] 刘振寰. 血瘀证与活血化瘀研究 [M]. 北京：学苑出版社，1990：24.

[607] 王永炎，王庆文. 今日中医儿科学 [M]. 北京：人民卫生出版社，2000：62.

［608］孙远岭. 略谈活血法在儿科常见病中的运用［J］. 陕西中医，1996（12）：543.

［609］黎炳南. 专题笔谈-2-2小儿肺炎证治［J］. 中医杂志，1988（10）：724.

［610］安效先. 小儿肺炎从瘀论治［J］. 中国医药学报，1996（4）：237.

［611］辛德莉，刘玉华，侯安存，等. 蛭丹化瘀口服液体外抑制原微生物的实验研究［J］. 北京中医，2004（1）：46.

［612］张广梅. 活血化瘀法在儿科应用机制探讨［J］. 青海医院学报，1999（4）：3.

［613］宋惠霄，吴金勇，袭雷鸣，等. 从瘀论治小儿病毒性心肌炎［J］. 中国中医基础医学杂志，2015（9）：1079.

［614］蔡淑英. 刘振寰教授从瘀论治小儿脑性瘫痪经验［J］. 中医儿科杂志，2015（3）：3.

［615］郑楚，唐金良，杨冬业，等. 活血散瘀颗粒的活血化瘀作用研究［J］. 中国实验方剂学杂志，2011（16）：191.

［616］刘振寰，钱旭光，刘冬雪. 小儿脑性瘫痪脑血流动力学的研究［J］. 中西医结合心脑血管病杂志，2005（8）：677.

［617］李建甫，王勇. 胆囊结石及胆囊切除术与大肠癌关系的研究［J］. 内蒙古医学杂，2007（5）：569.

［618］杨倩，杜姚，郭子敬，等. 从瘀论治胆囊息肉样变研究概况［J］. 湖南中医杂志，2015（10）：165.

［619］周汉清. 双花连胆汤治疗胆囊息肉62例［J］. 中国民间疗法，2005（11）：31.

［620］邵华. 自拟化瘀利胆汤治疗胆囊息肉样病变68例临床观察［J］. 国医论坛，2004（2）：33.

［621］郝慧敏. 党中勤教授治疗胆囊息肉的临床经验［J］. 中国中医药现代远程教育，2011（14）：12.

［622］李涛，刘全让. 浅谈胆囊息肉样病变治疗经验［J］. 广西中医药，2011（2）：50.

［623］左道奇，聂立静. 自拟消息胆宁丸治疗胆囊息肉46例疗效观察［J］. 中医临床研究，2011（15）：47.

［624］潘艺芳. 海藻玉壶汤治疗胆囊息肉120例疗效观察［J］. 新中医，2011（2）：46.

［625］吴建一. 胆囊息肉30例治疗观察［J］. 中西医结合肝病杂志，1998（8）：163.

［626］李素领. 化瘀透络法治疗胆囊息肉体会［J］. 江苏中医药，2008（4）：59.

［627］王其政. 文金散治疗胆囊息肉28例［J］. 国医论坛，2001（3）：3.

［628］汪雨田. 逐瘀消症汤治疗胆囊息肉186例［J］. 中医杂志，2000（9）：568.

［629］李健，宋杰，郭绍举，等. 针药治疗胆囊息肉110例临床观察［J］. 中国中医药科技，2010（6）：539.

［630］阳云芳. 清胆散结丸治疗胆囊息肉58例［J］. 湖北中医杂志，2000（1）：27.

［631］程何军. 胆囊息肉方治疗胆囊息肉32例［J］. 山东中医杂志，2013（2）：95.

［632］王佳佳，张永. 中医治疗胆囊息肉的用药规律探析［J］. 现代中医药，2012（2）：54.

［633］李春岩. 史载祥学术思想及升陷祛瘀法治疗心血管疾病的理论及临床研究［D］. 北京：中国中医科学院，2013.

［634］苏越. 谢晶日教授从"瘀"论治急性胰腺炎经验［J］. 中国中医急症，2017（12）：2127.

［635］郭炎州，吴建萍，崔炎. 浅谈崔公让从"瘀"论治周围血管病［J］. 辽宁中医杂志，2010，（6）：985.

［636］李静静，马立人，杜萌萌. 应用崔公让"从瘀论治"观点治疗红斑性肢痛症［J］. 光明中医，2016（12）：1800.

［637］任兰群，王少杰. 血瘀证本质研究及在骨科疾病中的应用［J］. 中国民间疗法，2016（12）：95.

［638］张菀桐，褚瑜光，胡元会，等. 冠心病血瘀证与凝血功能及血小板参数相关性分析［J］. 中医杂志，2015（16）：1390.

［639］石志芸，施赛珠，陈剑秋，等. 中医血瘀证与血栓相关分子标志物的研究［J］. 中医研究，2003（6）：21.

［640］王华强，陈利国，孙喜稳，等. 高血压病血瘀证患者血清对人脐静脉内皮细胞活性和形态的影响［J］. 辽宁中医杂志，2015（7）：1156.

［641］袁肇凯，黄献平，谭光波，等. 冠心病血瘀证血管内皮细胞功能的检测分析［J］. 中国中西医结合杂志，2006（5）：407.

［642］杨威，张学进，郭勇. 热毒血瘀证与炎症相关性研究进展［J］. 中华中医药学刊，2010（10）：2168.

［643］李伶俐，谢建祥，吴锐，等. 血瘀证相关疾病的球结膜微循环临床研究进展［J］. 实用中西医结合临床，2006（5）：63.

［644］胡文娟，张秉韬，吴锐. 5种血瘀证亚型家兔模型球结膜微循环改变的比较［J］. 中国中西医结合杂志，2013（9）：1261.

［645］林雪娟，陈群，莫传伟，等. 心病瘀血舌与t-PA、PAI-1相关性的临床研究［J］. 南京中医药大学学报，2008（6）：376.

［646］戴军有，赵颖超，毕力夫，等. 基于生物学指标的糖尿病肾病血瘀证研究［J］. 中国中西医结合肾病杂志，2013（8）：692.

［647］ 眭承志，周军，刘志坤. 绝经后骨质疏松症血瘀病机的客观初步论证［J］. 中医研究，2005（1）：31.

［648］ 眭承志，刘志坤，陈少玫，等. 绝经后骨质疏松症血瘀病机的微观分子生物学论证［J］. 中医研究，2005（4）：20.

［649］ 任之强，阎晓霞，晋大祥，等. 原发性骨质疏松症血瘀与骨代谢关系研究［J］. 中华中医药杂志，2015（5）：1838.

［650］ 张俐，曾勤，李楠. 活血化瘀汤影响成骨细胞功能的实验研究［J］. 中国中医骨伤科杂志，2004（1）：1.

［651］ 武永娟. 骨折术后中医药活血化瘀药物的运用对骨折愈合及远期疗效观察［J］. 中医临床研究，2013（8）：21.

［652］ 王勇刚，付江涛，徐武清，等. 活血化瘀法对早期实验性骨折愈合中 DMP-2 表达的影响［J］. 陕西中医，2010（12）：1676.

［653］ 李桂兰，王书军，张丽. 活血化瘀方药对骨折愈合早期修复性细胞增殖的实验研究［J］. 江苏中医药，2005（10）：69.

［654］ 卢建华，王维佳，钱煦岱，等. 活血化瘀利水消肿方对大鼠桡骨骨折愈合的影响［J］. 中华中医药杂志，2013（7）：2142.

［655］ 许建文，韦贵康，钟远鸣，等. 构建腰椎间盘突出症血瘀证的血清蛋白指纹图谱模型［J］. 中国组织工程研究，2014（5）：724.

［656］ 杨景德. 桃红四物汤结合 PLDD 治疗气滞血瘀型腰椎间盘突出症的临床疗效观察［D］. 福州：福建中医药大学，2013.

［657］ 蔡青. 和营通气片治疗腰椎间盘突出症（气滞血瘀型）的临床研究［D］. 长沙：湖南中医药大学，2013.

［658］ 宋蕾，王兴林，张立宁. 丹参热蒸治疗对血瘀型腰椎间盘突出症患者疼痛症状评分和血液流变学指标的影响［J］. 中国临床康复，2006（11）：17.

［659］ 郝志汉. 从瘀论治颈椎病［J］. 中国民间疗法，2011（6）：69.

［660］ 庄洪，梁祖建. 从瘀论治原发性骨质疏松症研究态势评析［J］. 中医正骨，2006（2）：69.

［661］ 井上哲郎. 日本骨质疏松症研究进展［J］. 中国骨质疏松杂志，1995（1）：47.

［662］ 王绍萍，刘玉芳，青雪梅，等. 3 种骨疾病患者甲襞微循环的临床研究［J］. 黑龙江医学，2002（10）：749.

［663］ 刘志坤. 绝经后骨质疏松症与血瘀证相关分子生物学的关系［J］. 中医正骨，2004（5）：57.

［664］ 李芳芳，李恩，佟晓旭，等. 补肾、健脾和活血化瘀方药对去卵巢大鼠骨质疏松的比较性研究［J］. 中国骨质疏松杂志，1998（1）：5.

［665］ 杨永光. 活化血液治疗老年性骨质疏松症探讨［J］. 中国微循环，1997（2）：96.

［666］ 韩英，聂英坤，姜礼红，等. 128 例老年骨质疏松症患者的红细胞流变性分析［J］. 中国微循环，2002（1）：43.

［667］ 睦承志，刘志坤，陈少玫，等. 绝经后骨质疏松症与血瘀［J］. 中国中西医结合杂志，2005（5）：456.）

［668］ 张荣华，丘和明. 中医防治退行性骨质疏松症用药分析［J］. 中医药学报，1997（4）：30.

［669］ 邵敏，黄宏兴，庄洪，等. 骨康防治骨质疏松拆方的初步研究［J］. 中国中医骨伤科杂志，2000（2）：7.

［670］ 水正，水森. 益肾祛瘀法治疗老年骨质疏松症［J］. 上海预防医学杂志，1995（5）：230.

［671］ 眭承志，周军. 从瘀论治绝经后骨质疏松症的理论探析［J］. 中医药学刊，2005（1）：92.

［672］ 冯凤芝，张卫光. 雌激素对血液流变学影响的研究进展［J］. 中华妇产科杂志，2002（3）：189.

［673］ 高世超，殷海波，刘宏潇. 骨关节炎从瘀论治思路探讨［J］. 中国中医药信息杂志，2015（4）：98.

［674］ 郑维蓬，魏合伟，黄梓基，等. 从瘀论治膝骨关节炎的研究现状及展望［J］. 新中医，2013（11）：122.

［675］ 姚爱玉，周建军，刘亚兵，等. IL-1α 体外诱导血管内皮细胞衰老及其机制初步探讨［J］. 自然科学进展，2003（11）：1165.

［676］ 常江平，朱绪东，刘子娟，等. TNF-α 增加血管内皮细胞通透性与其激活 P38MAPK 和粘附因子重新分布有关［J］. 西安交通大学学报：医学版，2004（6）：538.

［677］ 唐小龙，江振友，董军，等. IL-6 对血管内皮细胞活性及 TFmRNA 表达的影响［J］. 四川大学学报·医学版，2006（2）：234.

［678］ 高翔，吴弢，王拥军，等. 益气化瘀利水方干预兔膝骨关节炎软骨中胰岛素样生长因子 1 的变化［J］. 中国临床康复，2000（39）：95.

［679］ 靖卫霞，鲁丽. 中医从瘀论治类风湿关节炎研究进展［J］. 世界中西医结合杂志，2010（2）：1178.

[680] 娄玉钤主编. 中国风湿病学 [M]. 北京：人民卫生出版社，2001：4030.

[681] 张保亭，颜乾麟. 颜德馨运用活血化瘀法的经验 [J]. 中医杂志，2003（1）：15.

[682] 阎小萍. 焦树德教授对痹病证候分类及痹病系列药的应用 [D]. 全国第七界中西医结合风湿病学术会议论文汇编，2008，7.

[683] 娄高峰，娄玉钤. 娄多峰论治风湿病 [M]. 北京：人民卫生出版社，2007：1.

[684] 吴启富，贺向无，刘毅，等. 类风湿关节炎瘀血症分析研究 [J]. 中国中西医结合杂志，1996（1）：9.

[685] 苏励，陈湘君，周时高，等. 补肾祛瘀治疗类风湿性关节炎远期疗效观察 [J]. 辽宁中医杂志，2001（12）：727.

[686] 曹盼举，张晓刚，曹林忠，等. 从 OPG/RANK/RANKL 信号调控机制探讨从瘀论治非创伤性股骨头坏死 [J]. 中国中医药信息杂志，2020（4）：4.

[687] 刘柏龄，赵文海. 中医对股骨头无菌性坏死的认识 [J]. 长春中医药大学学报，1992（1）：1.

[688] 申开琴. 补肾活血汤治疗股骨头缺血坏死早中期 46 例临床观察 [J]. 光明中医，2018（13）：1881.

[689] 陈汉尧. 补肾活血汤调控 OPG/RANKL/RANK 信号通路对激素性股骨头缺血坏死成骨与破骨的影响 [D]. 福州：福建中医药大学，2015.

[690] 颜冰. 活血补肾汤对激素性股骨头坏死 VEGF 及 OPG/RANKL 表达的影响 [D]. 福州：福建中医药大学，2010.

[691] 万蓉，李莉，孔祥英，等. 不同治法方药对激素性股骨头坏死鸡股骨头 OPG，RANKLmRNA 表达的影响 [J]. 中国实验方剂学杂志，2011（8）：149.

[692] 刘银格，魏露，吴淑辉，等. 朱明芳教授从瘀论治皮肤病经验 [J]. 湖南中医药大学学报，2019（12）：12.

[693] 郑颖慧，陈丽萍，陈利国，等. 从瘀论治过敏性紫癜中医研究进展 [J]. 辽宁中医药大学学报，2018（4）：104.

[694] 裴晓宁，任献青. 从"瘀热"论过敏性紫癜的病因病机及治疗 [J]. 中医临床研究，2013（4）：53.

[695] 朱浩宇，冯晓纯，米佳. 络病理论治疗儿童腹型过敏性紫癜述要 [J]. 中国中西医结合儿科学，2013（4）：321.

[696] 杨兵宾，李新民. 从肝论治小儿过敏性紫癜 [J]. 长春中医药大学学报，2013（4）：640.

[697] 孙莹莹，吴文先，李露萍，等. 从"热毒作祟致瘀"探析刘霞治疗小儿过敏性紫癜经验 [J]. 北京中医药，2016（8）：745.

[698] 周韶虹. 黄振翘治疗过敏性紫癜经验 [J]. 浙江中医杂志，2012（3）：165.

[699] 陈平，章亚成，季建敏. 季建敏教授应用"瘀热"学说治疗过敏性紫癜经验 [J]. 中国中医急症，2015（5）：813.

[700] 张玉，欧阳作理. 欧阳作理治疗小儿过敏性紫癜经验 [J]. 实用中医药杂志，2016（3）：262.

[701] 胡文慧，郝晶，孙凤. 孙伟正对过敏性紫癜（紫癜风）辨治经验 [J]. 世界中西医结合杂志，2017（3）：326.）

[702] 刘彦平，赵健雄. 赵健雄治疗过敏性紫癜经验介绍 [J]. 新中医，2016（9）：174.

[703] 马艳丽，赵历军. 赵历军教授治疗小儿过敏性紫癜经验 [J]. 中医儿科杂志，2013（6）：8.

[704] 李琳，温禄修，宋纯东. 化瘀止血法治疗儿童过敏性紫癜 [J]. 生物技术世界，2016（2）：196.

[705] 陶然. 凉血逐瘀汤对小儿过敏性紫癜疗效观察及对免疫功能的影响 [J]. 云南中医中药杂志，2017（3）：26.

[706] 王天峰. 从肾虚瘀热论治小儿过敏性紫癜 34 例临床观察 [J]. 四川中医，2016（6）：173.

[707] 赵燕. 从中医瘀热论治小儿过敏性紫癜 45 例疗效观察 [J]. 云南中医中药杂志，2013（10）：29.

[708] 侯雅军，高飞，李大军. 紫芨桃红化癜汤治疗瘀血内阻型单纯型过敏性紫癜临床观察 [J]. 世界中西医结合杂志，2014（4）：422.

[709] 邵克武，李志荣. 清热解毒凉血散瘀法治疗过敏性紫癜 50 例 [J]. 湖南中医杂志，2012（1）：50.

[710] 石艳红，肖达民，张春红. 凉血化瘀解毒法治疗小儿过敏性紫癜 30 例临床观察 [J]. 湖南中医杂志，2016（9）：68.

[711] 王瑷萍，刘方. 化瘀消斑汤治疗过敏性紫癜 32 例临床观察 [J]. 四川中医，2015（10）：123.

[712] 裘燕飞. 解毒化瘀汤联合西药治疗儿童皮肤型过敏性紫癜临床观察 [J]. 新中医，2017（3）：90.

[713] 李丽萍，范丽萍. 西药配合疏风、清热、祛瘀类中药治疗过敏性紫癜有效性评价 [J]. 中国药业，2017（5）：66.

[714] 吴仙娜，蔡新民，何胜尧. 凉血化瘀法对过敏性紫癜患者免疫功能的影响 [J]. 新中医，2014（4）：88.

[715] 杨红蓉，郭培京，张娜，等. 健脾化瘀方治疗腹型过敏性紫癜 89 例临床观察 [J]. 中医杂志，2013（6）：503.

[716] 李静. 凉血逐瘀汤对小儿过敏性紫癜近期疗效及对免疫功能的影响 [J]. 河南中医，2015 (6)：1304.

[717] 王玲玲. 紫草清癜汤加减治疗过敏性紫癜的临床疗效观察 [D]. 太原：山西省中医药研究院，2015.

[718] 陈芳，蒋国英. 清热化瘀中药辅治儿童过敏性紫癜 42 例临床观察 [J]. 浙江中医杂志，2015 (5)：330.

[719] 江治霞，熊小丽，李红，等. 中医辨证联合西药治疗皮肤型过敏性紫癜患儿的临床研究 [J]. 时珍国医国药，2014 (10)：2472.

[720] 王妍炜，张蕾，雷亚星，等. 活血化瘀中药熏蒸治疗小儿过敏性紫癜的临床研究 [J]. 时珍国医国药，2015 (11)：2702.

[721] 黄静. 青紫合剂治疗血瘀型儿童过敏性紫癜 74 例 [J]. 陕西中医，2014 (3)：292.

[722] 路璐. 凉血消斑汤熏洗佐治小儿过敏性紫癜（血热妄行型）的临床观察 [D]. 哈尔滨：黑龙江中医药大学，2016.

[723] 李丹，刘巧. 近十年从瘀论治结节性红斑总结 [J]. 江西中医药，2016 (3)：78.

[724] 张明，赵晓广，刘巧. 刘巧教授治疗结节性红斑的经验 [A] //中华中医药学会. 中华中医药学会皮肤科分会第十一次学术年会论文集 [C]. 中华中医药学会，2014：1.

[725] 王莉杰，崔炎，张榜，等. 祛瘀化斑汤治疗结节性红斑 68 例 [J]. 中国中医药现代远程教育，2015 (7)：28.

[726] 朱爱茹，杨颜丽. 祛湿逐瘀汤治疗结节性红斑 68 例 [J]. 实用中医药杂志，2013 (3)：174.

[727] 赵诚，曹烨民. 清络通脉片治疗结节性红斑临床疗效观察 [J]. 上海中医药大学学报，2013 (5)：49.

[728] 李红毅，欧阳卫权，等. 当代中医皮肤科临床家丛书. 禤国维 [M]. 北京：中国中医药科技出版社，2014：129.

[729] 石红乔. 从寒瘀论治结节性红斑 [J]. 山西中医，2004 (2)：61.

[730] 陈文阁，王茜，李丽，等. 当归四逆汤加减治疗结节性红斑 60 例临床观察 [A] //中华中医药学会. 中华中医药学会周围血管病分会第五届学术大会暨黑龙江省中医周围血管病 2013 年学术讨论会学术论文集 [C]. 中华中医药学会，2013：2.

[731] 张晓红，元新华. 针药并用治疗结节性红斑的体会 [J]. 疾病监测与控制，2012 (8)：503.

[732] 曹玉举，张素梅，宫顺国. 李哲萍主任医师治疗结节性红斑经验 [J]. 中国中医药现代远程教育，2013 (14)：91.

[733] 曹燕平. 补阳还五汤治疗结节性红斑 15 例疗效观察 [J]. 甘肃中医，2000 (4)：38.

[734] 何山雾. 结节性红斑诊治体会 [J]. 陕西中医学院学报，2010 (3)：51.

[735] 杨素清，葛宏，安月鹏. 从瘀论治银屑病 [J]. 江苏中医药，2020 (1)：16.

[736] 李东海，罗光浦，李勇，等. 从瘀热互结论治寻常型银屑病的临床疗效观察 [J]. 辽宁中医杂志，20118）：1591.

[737] 张益生，王燕，李萍，等. 从瘀论治斑块型银屑病 [J]. 江苏中医药，2020 (1)：16.

[738] 张颜，陈纯涛，黄蜀，等. 火针和刺络放血治疗寻常型斑块型银屑病 90 例疗效观察 [J]. 中医杂志，2013 (20)：1751.

[739] 冯罡. 四缝穴点刺放血治疗寻常型银屑病 49 例 [J]. 中国针灸，2015 (6)：603.

[740] 代晓琴. 火针治疗寻常型银屑病（静止期）的临床观察与试验研究 [D]. 成都：成都中医药大学，2013：29.

[741] 丁履伸，赵绚德. 银屑病的中医治疗 [J]. 山东中医学院学报，19804）：47.

[742] 赵炳南，张志礼. 简明皮肤病学 [M]. 北京：中国中医药出版社，2014：191.

[743] 汪玉梅，林晓冰. 禤国维治疗银屑病经验撷菁 [J]. 中医药临床杂志，20106）：530.

[744] 李晓睿，李咏梅. 马绍尧从肝辨治银屑病临床经验撷菁 [J]. 江苏中医药，2018 (6)：20.

[745] 周德瑛. 脏腑辨证治疗银屑病经验 [J]. 中国中医急症，2005 (11)：1080.

[746] 吴小红，曾雪，郑晋云. 许铣运用温阳化瘀复脉法治疗顽固性斑块型银屑病的体会 [J]. 中国中西医结合皮肤性病学杂志，2017 (3)：271.

[747] 李元文. 银屑病的辨证论治 [J]. 中国全科医学，2005 (12)：956.

[748] 孙广裕. 慢性荨麻疹从瘀论治浅析 [J]. 中国中医基础医学杂志，2002 (6)：66.

[749] 王静明. 驱风活血法治疗慢性荨麻疹 43 例 [J]. 中医药信息杂志，1996 (2)：48.

[750] 曾隆江. 通经逐瘀汤治疗 23 例荨麻疹的初步报告 [J]. 中医杂志，1962 (6)：29.

[751] 李晓三，张雪乔，李恒生. 桃红四物汤加味治疗顽固性荨麻疹 24 例 [J]. 河北中医，1995 (4)：47.

[752] 蔡宛灵，闫小宁，杨雪圆. 韩世荣从瘀论治、调和冲任治疗寻常性痤疮经验分析 [J]. 中国美容医学，2019 (9)：152.

[753] 王正，吴元洁，吴广铮. 从瘀论治黄褐斑临证心得 [J]. 辽宁中医药大学学报，2011 (4)：243.

[754] 卢永屹. 从瘀论治黄褐斑的研究进展 [J]. 湖南中医杂志，2019 (7)：176.

[755] 廖燕. 柴附冲剂治疗气滞血瘀型黄褐斑及对 MDA、LPO 和 SOD 水平的影响 [J]. 中药药理与临床，2013 (1)：152.

[756] 毛燕，张小健，赵宾彦. 消斑汤治疗气滞血瘀型黄褐斑 42 例临床观察 [J]. 河北中医，2013 (5)：684.

[757] 陈志伟，汪洋，周翘楚，等. 消斑美肤汤对黄褐斑患者血清一氧化氮及丙二醛的影响 [J]. 中国中西医结合皮肤性病学杂志，2014 (6)：371.

[758] 王丽英，王燕，冯虎，等. 滋阴祛斑方对黄褐斑患者性激素的影响 [J]. 河北中医，2015 (10)：1470.

[759] 林聪. 阳和汤加味治疗面部黄褐斑 86 例 [J]. 四川中医，2013 (6)：118.

[760] 杜晓航，宋秀祖，倪亚杰，等. 益肾健脾化瘀法治疗黄褐斑的研究 [J]. 中华中医药学刊，2014 (4)：771.

[761] 于学平，吴明娟，李淑云. 疏肝祛瘀针刺法治疗黄褐斑 45 例疗效观察 [J]. 中国中医药科技，2014 (1)：76.

[762] 陈红霞，张虹亚，刘涛峰，等. 针刺对女性黄褐斑患者血清 $E_2$ 的干预作用 [J]. 安徽医药，2014 (1)：129.

[763] 覃永健，冯颖颖，黄琴. 白玉散外敷治疗黄褐斑临床研究及对患者血清 SOD、CAT、MDA 的影响 [J]. 中医学报，2015 (7)：1058.

[764] 王丽丽. 化浊解毒熏蒸法对黄褐斑患者血清一氧化氮及内皮素-1 的影响 [J]. 时珍国医国药，2013 (2)：351.

[765] 姜群群，刘卫兵. 参芪颗粒联合青鹏软膏治疗气滞血瘀型黄褐斑 30 例疗效观察 [J]. 新中医，2015 (8)：191.

[766] 杨丹丹，杜光信，冯其美，等. 冯群虎教授从瘀论治慢性肛周湿疹经验 [J]. 辽宁中医药大学学报，2011 (4)：243.

[767] 胡研萍，王健. 艾滋病从瘀论治探讨 [J]. 辽宁中医杂志，2007 (4)：417.

[768] 李洪娟，李峰，王健，等. 158 例 HIV/AIDS 感染者常见中医症状和证候分析 [J]. 北京中医药大学学报，2005 (1)：69.

[769] 赵晓梅. 490 例 HIV 感染者的流行病学及证候学分析 [J]. 中国中医基础理论杂志，1995 (4)：35.

[770] 王健. 191 例 HIV 感染者舌质瘀象的临床观察 [J]. 中医杂志，1994 (3)：156.

[771] 杨凤珍，李洪娟，李峰，等. 218 例 HIV/AIDS 患者中医舌象分析及其病机探讨 [J]. 中国中医基础医学杂志，2004 (11)：48.

[772] 危剑安，孙利民，陈宇霞，等. 艾灵颗粒治疗国内 HIV/AIDS 患者 104 例临床研究 [J]. 河南中医学院学报，2006 (4)：4.

[773] 赵晓梅，吕维柏. 中医药治疗艾滋病的临床探析 [J]. 中医杂志，1996 (8)：499.

[774] 贾晓元，吕维柏，张莅峡，等. 运用活血化瘀中药试治 10 例 HIV 感染者的实验室指标观察 [J]. 中国性病艾滋病防治，1998 (6)：273.

[775] 黄世敬，危剑安，孙利民，等. 中医治疗十年以上 21 例艾滋病病例报告 [J]. 中国医药学报，2004 (12)：732.

[776] 王振坤，吕维柏. 中医药治疗艾滋病的体会 [J]. 中医杂志，1995 (4)：208.

[777] 刘水腾，童新灯，黄华，等. 活血培元法治疗对艾滋病患者 T 淋巴细胞功能的影响 [J]. 井冈山学院学报，2006 (4)：115.

[778] 王健. 运用清热解毒活血法治愈艾滋病患者舌炎一例报告 [J]. 云南中医杂志，1994 (5)：17.

[779] 赵小敏，张昉. 从瘀论治声带息肉与声带小结现状 [J]. 北京中医，2006 (6)：378.

[780] 龙国玲. 血府逐瘀汤加味治疗声带息肉 42 例 [J]. 四川中医，1999 (2)：45.

[781] 刘民生，李雪玲，亓召芹. 会厌逐瘀汤加减治疗声带小结 56 例 [J]. 四川中医，2004 (6)：82.

[782] 吴志学，郭伟，陈玉. 中西医结合治疗声带息肉术后喉嗓失音 80 例 [J]. 陕西中医，2003 (9)：796.

[783] 丁国章. 逍遥散合西药治疗声带小结 68 例 [J]. 上海中医药杂志，1995 (3)：29.

[784] 张广茹，王秀英. 中西药结合治疗声带息肉术后临床观察 [J]. 山东中医杂志，1999 (11)：505.

[785] 马仲平. 活血化瘀法治疗声带小结 30 例 [J]. 辽宁中医杂志，2003 (11)：918.

[786] 卢艳艳，卢艳晨. 中药治疗声带息肉及声带小结体会 [J]. 实用中医药杂志，2002 (4)：47.

[787] 颜冬明. 三甲散加减治疗声带小结 38 例 [J]. 新中医，1998 (2)：47.

[788] 刘蓬. 声带息肉与小结同血瘀的关系初探 [J]. 广州中医学院学报，1991 (4)：277.

［789］　李静波，柴峰，蔡纪堂. 会厌逐瘀汤配合纤维喉镜手术治疗教师声带息肉、声带小结 148 例 ［J］. 四川中医，2005（1）：83.

［790］　张三山. 活血化瘀法治疗声带息肉 24 例 ［J］. 浙江中西医结合杂志，2002（11）：711.

［791］　熊明昭. 活血化瘀法治疗声带小结息肉 70 例 ［J］. 江苏中医，1998（11）：34.

［792］　程革. 白塞综合征从瘀论治探析 ［J］. 甘肃中医，2005（12）：4.

［793］　魏铁力，颜德馨. 治疗狐惑病的经验 ［J］. 中国医药学报，1989（6）：47.

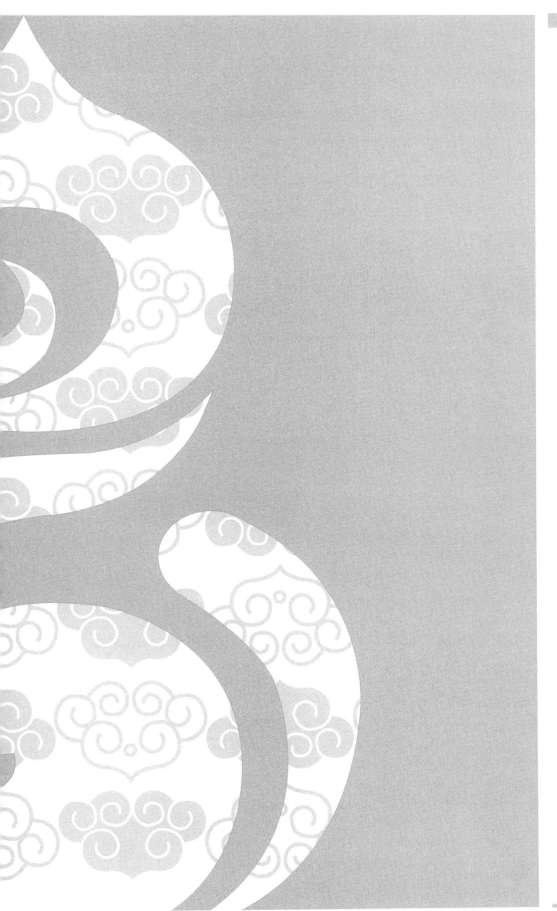

第六篇　诸病从瘀论治例略

# 195 内科疑难病症

## 急性黄疸型甲型病毒性肝炎——从湿热内蕴瘀热互结论治

黄某，女，40岁，2000年5月2日入院。患者于10日前无明显诱因出现胃脘不适，恶心纳呆，恶寒发热，门诊以胃肠型感冒治疗无好转，继而出现皮肤及双目发黄，尿黄量少，腹部肿胀而收住院。症见全身皮肤、巩膜黄染，发热，尿短少黄赤，腹胀胁痛，口干口苦，面晦神倦，恶心纳少，大便干结，舌质黯红，舌苔黄腻，脉弦数，肝肋下3 cm，质中，边锐，触痛，腹水征（＋）。肝功能检查：谷丙转氨酶208 U/L，总胆红素51 μmol/L，血清清蛋白34.3 g/L，血清球蛋白32.1 g/L，A/G 1.07，HAV-IgM阳性。B超示：肝肋下2.8 cm，肝内光点粗大，略增强，分布尚均匀，胆囊大小正常，壁稍厚。肝表面及腹腔探及不规则液暗区。西医诊断为急性黄疸型甲型病毒性肝炎。中医诊断为黄疸（阳黄）。证属湿热蕴结肝胆，不得外泄，入于血分，瘀热互结，阻滞脉络，逼迫胆汁外泄，浸渍肌肤，发为黄疸。

处方：丹参30 g，赤芍30 g，泽兰15 g，郁金20 g，茵陈20 g，大黄12 g，栀子12 g，黄芩10 g，柴胡10 g，金钱草20 g，虎杖15 g。每日1剂，水煎分2次服。

同时，用复方丹参注射液12 mL加入5％葡萄糖注射液250 mL，静脉滴注，每日1次；清开灵注射液50 mL加入5％葡萄糖注射液250 mL，静脉滴注，每日1次。

1周后，黄疸消退，精神，胃纳转佳，腹胀减轻，尿量增多。续守前法随症加减，服用3周后，症状体征消失。复查肝功能：谷丙转氨酶21 U/L，总胆红素5.8 μmol/L，血清白蛋白45.8 g/L，血清球蛋白28.7 g/L，A/G 1.6。B超提示：肝、胆形态正常，腹腔未探及腹水暗区。一个半月后痊愈出院，随访1年无复发。

按语：黄疸型肝炎属中医学"黄疸"范畴，是以目黄、身黄、尿黄为主要表现的常见肝病，多因感受湿热疫毒，肝胆气机受阻，疏泄失常，胆汁外溢所致。利霞认为病邪瘀结于血分是本病的病机焦点，故应从瘀辨治。化瘀法的应用主要有以下几种。

活血凉血，清热利湿法：适用于阳黄，黄疸较重，伴壮热口渴，心中懊恼，恶心呕吐，大便秘结，腹胀痛而拒按，或衄血尿血，皮下发斑，舌红或紫，苔黄腻，或黄燥，脉弦数或滑数。以茵陈蒿汤为主，方以大黄为君，降泻胃肠瘀热，使瘀热从大便而解，推陈致新，下瘀血而止出血，茵陈清热利湿退黄，配栀子清泻三焦湿热，使湿热从小便而解，加丹参、赤芍、桃仁、茜根加强活血凉血的功效。

活血温阳，健脾化湿法：适用于阴黄，黄疸晦暗不泽，或如烟熏，痞满食少，神疲畏寒，腹胀便溏，口淡不渴，舌淡苔白，脉濡缓，或沉迟。用茵陈术附汤，方中茵陈除湿利胆退黄，附子、干姜温中散寒，佐以白术、甘草健脾和胃，加丹参、泽兰、赤芍、郁金以活血化瘀。

活血养血，健脾补气法：适用于黄疸久郁者，黄色较淡而不鲜明，食欲不振，肢体倦怠乏力，食少腹胀，心悸气短，大便溏薄，舌淡苔薄脉濡细。以小建中汤为主，方中桂枝配生姜、大枣辛甘生阳，白芍配甘草酸甘化阴，饴糖缓中健脾，加川芎、三七、当归、熟地黄以活血养血，白术健脾燥湿，兼有通利气血之功。

黄疸的发生往往内外相因为患，病理演变有寒化热化，病理属性有阴黄阳黄，皆因中焦湿热不得泄越，同时又瘀结于血，瘀热互结，逼迫胆汁外泄，而发生黄疸。现代医学认为，黄疸型肝炎之黄疸是因胆红素在血液中含量增多而致，这说明黄疸的发生无不涉及血，与前人关于黄疸乃邪伏血分的病机相吻合。因此，在治疗黄疸型肝炎时，应紧紧抓住病邪瘀结于血分的共同点。在辨证论治的基础上，分清阳黄、阴黄，因时、因地、因人、因证而异，再结合活血化瘀之法，才能加速黄疸的消退，获取更好的疗效。

# 慢性乙型病毒性肝炎——从肝脾血瘀论治

患者，男，36 岁，1997 年 1 月 30 日住院。反复乏力，纳差，恶心，尿黄 2 年余，发并加重 8 日。查体：精神疲惫，皮肤巩膜中度黄染，浅表淋巴结未触及肿大，心肺阴性，腹平软，双下肢无凹陷性浮肿。肝功能检查示：Alb 34.3 g/L，AlT 143 IU/L；肝纤维化系列示：层黏蛋白（LN）220.9 $\mu$g/mL，透明质酸（HA）797 $\mu$g/mL，Ⅲ型前胶原（PCⅢ）419 $\mu$g/L，Ⅳ型前胶原（CⅣ）141.2 $\mu$g/L；乙肝三系：HBsAg（+），HBeAg（+），HBV-HBc（+），HBV-bNA（+）；B 超示：慢性肝炎声像图，脾大。西医诊断为慢性乙型病毒性肝炎（中度）。中医诊断为癥积，辨证属肝脾血瘀证。治以活血软坚消癥，予鳖甲煎丸（系中成药，功能行气活血，祛湿化痰，软坚消癥）治疗。每次服 3 g，每日 3 次。

经 3 个月治疗，临床症状消失。复查 B 超示：脾正常。复查肝功能：谷丙转氨酶正常，白蛋白 44 g/L。血清肝纤维化指标示：LN 121.5 ng/mL，HA57.9 $\mu$g/mL，PCⅢ103.6 $\mu$g/L，CⅣ 36.1 $\mu$g/L。治愈出院至今未再发作。

按语：慢性肝炎在肝脏病理学上可见肝纤维化，现代研究表明血瘀证在病理学上可表现为纤维结缔组织增生，故慢性肝炎的病理特征肝纤维化与中医血瘀密切相关。血瘀既是湿热、酒毒等致病因素侵犯机体之病理产物，也是肝病缠绵难愈，发展为肝硬化及重症肝炎的致病因子。慢性肝炎患者常可见全身乏力，纳差，腹胀，肝区胀痛及皮肤、巩膜、尿黄（三黄）症状；检体面色晦暗，全身皮肤、眼睛黄染，瘀斑，瘀点，肝脾大，肝区叩击痛，舌质紫暗等阳性体征，慢性肝炎的这些临床特征与瘀血相关联。

纳差与腹胀：《血证论》曰："患者不欲食者，多是经脉者有瘀血"。《金匮要略》曰："腹不满，其人言我满，为有瘀也。"

皮肤，巩膜发黄及尿黄：《金匮要略》曰"瘀热以行，其色必黄"。叶天士在《临证指南医案》中曰："久病必入络，气血不行则发黄。"说明机体发黄证候与血瘀密切相关。

肝区胀痛，腹痛：清代医家王清任所著《医林改错》曰"凡肚腹疼痛总不移动者，是瘀血"。《血证论》亦曰"瘀血在中焦则腹痛，胁痛"。

面色晦暗，舌质青紫：《金匮要略》曰："患者胸满，唇痿，舌青……为有瘀血。"血瘀日久，新血不生，营气大虚，则面目失于濡养，可见面色晦暗无光泽。故血瘀于内，可见面色晦暗无华，舌质青紫症。

肝脾大：此属中医学"癥积"范畴。《景岳全书》曰："盖积者，积累之谓，由渐而成者也……其病多在血分，血有形而静也。"故可见血瘀日久而致肝脾大。

慢性肝炎从瘀论治方法及方药选择。

益气活血法：脾虚为肝炎慢性化的因素之一，脾虚说明机体免疫功能低下。中医认为气虚则血行无力，瘀也难化，气旺则血行有力，其瘀自化，故临床立法时，在活血化瘀基础上佐以益气健脾法，常用方剂有补阳还五汤、补中益气汤、归脾汤、当归养血汤，加上兼养活血作用的药物如丹参、当归、山楂、益母草、鸡血藤等。

行气活血法：气为血帅，血为气母，气行则血行。中医认为气滞常由肝郁所致，治疗上当疏肝解郁以行气活血，血活则瘀自去。常选用逍遥散、小柴胡汤、柴胡疏肝散、血府逐瘀汤、膈下逐瘀汤等方剂，配合选用一些具行气作用的活血化瘀药物，即血中之气药川芎，延胡索、郁金、乳香、没药、蒲黄、五灵脂等。

凉血活血法：慢性肝炎重者可见高度黄疸，皮肤黏膜瘀点、瘀斑及内脏出血，此症为热邪内陷营血，瘀热互结所致，当治以凉血活血法，常选用清营汤、犀角地黄汤、犀黄散等方剂，以清除血分之热，血热解则瘀黄自去。

活血软坚法：肝脾大是慢性肝炎的阳性体征，为瘀血结于脏腑之严重血瘀证，脏腑功能受到严重影响，此时，一般活血化瘀剂恐难奏效，当治以活血软坚消积法，以使肝脾回缩变软，临床常用鳖甲煎丸、大黄䗪虫丸、桂枝茯苓丸、下瘀血汤，长期服用可缩小肝脾，腹水消退及肝功改善，常用的活血软坚散结药物可选三棱、莪术、鳖甲、泽兰、丹参、姜黄、桃仁、水蛭、虻虫、䗪虫、马鞭草等。

化瘀行水法：重度慢性肝炎可见腹胀大如鼓，即腹水，为肝脾脉络瘀阻而致水气内停。《金匮要略》曰"血不利则为水"，故治当以化瘀行水法。临床对于出现腹水的慢性肝炎患者常用经方硝石矾石散配以利湿剂，可使腹水消散。

药理研究发现，活血化瘀药具扩张血管，改善微循环，抑制血凝，降低血液黏稠度及抗血栓形成等药理作用；临床及实验研究证实单味药物丹参、桃仁、鳖甲及方剂鳖甲煎丸、大黄䗪虫丸、血府逐瘀汤、小柴胡汤等可明显改善肝功能，纠正蛋白比例倒置及抗肝纤维化作用。

## 慢性丙型病毒性肝炎——从湿热毒邪内瘀肝胆论治

胡某，女，30岁，2001年9月10日初诊。半年前患黄疸型肝炎，辗转医治，其病不瘥。刻诊见巩膜黄染，右肋胀满，食欲不振，时有呕恶，舌质暗，舌苔黄腻，脉濡数。肝功能检查：谷丙转氨酶305 U/L，谷草转氨酶85 U/L，总胆红素68.5 $\mu mol/L$，直接胆红素45 $\mu mol/L$，HBsAg（－），HCV-Ab（＋）。证属湿热毒邪，内瘀肝胆。予茵丹栀柏汤加减。

处方：丹参30 g，赤芍15 g，牡丹皮15 g，郁金10 g，败酱草30 g，垂盆草30 g，板蓝根30 g，栀子10 g，茵陈30 g，黄柏10 g，豆蔻10 g。每日1剂，水煎分早、晚各服1次。

二诊：服药10剂后，黄疸明显减退，食欲渐增。随症加减，继服月余，诸症若失。肝功恢复正常，HCV-Ab转阴。半年后复查肝功正常，HCV-Ab阴性。

按语：近年来，丙型病毒性肝炎（简称丙肝）有增多趋势，且尚未找到理想的治疗方法。慢性丙肝，病程迁延，缠绵难愈，以中青年为多，临床症状体征与乙肝相似，大多数患者有乏力、纳差、尿黄、胁肋胀满等症，肝功能胆红素升高，转氨酶中度升高，HCV-Ab阳性。乙型肝炎病毒、丙型肝炎病毒重叠感染者较常见。其病之初以湿热毒邪蕴结肝胆为主，继则湿热未尽，终致气滞血瘀。其病机特点易慢性化，致瘀致虚较早。慢性肝炎多由气及血，出现气虚血滞或蕴毒挟瘀，肝脉瘀阻之证。

现代医学认为，慢性肝炎的形成与自身免疫有关。亦有人提出肝微循环障碍是慢性肝炎发病的主要病理基础。活血化瘀药具有抑制免疫反应的作用，能扩张肝内血管，增加肝血流量，改善肝细胞的耐氧能力，加速病灶的修复，促进肝细胞再生，故在慢性肝炎治疗中活血化瘀应当贯穿于始终。丹参、当归、赤芍、郁金、泽兰、生山楂活血化瘀，通络止痛，活而不峻，利不伤阴，养血行血，既无耗气伤正之弊，且避腻滞碍邪之嫌，是治疗慢性肝炎的有效良药。败酱草辛散味苦，清热解毒，行瘀排痈，现代研究发现能降酶、降絮，有促进肝细胞再生和防止肝细胞变性坏死的作用，绞股蓝味甘，性平，清热解毒，能增强免疫，改善肝功能，似有养肝和血之功，保护肝脏，扶正祛邪，各类肝炎均可适当选用。肝体阴用阳，黄芪甘温补肝气以助疏泄，益中气振奋功能，合黄精、党参增强人体免疫功能，配合活血化瘀之品，对HBsAg，HCV-Ab转阴有较好的作用，但益气之品对祛湿不利，于疏肝有碍，故湿热未清，及肝气郁结者，不可过早运用。

急性丙肝多责之湿热毒邪为患，倘若病重药轻，祛邪不利，湿毒未清，余邪残留，迁延日久，每致湿热交阻，蕴结难解，或湿盛之体，脾运不利，湿困中州，湿热相搏，湿热蕴毒深入血分，瘀血内阻。诚如《金匮要略》曰："脾色必黄，瘀热以行。"《温疫论》曰："搏血为瘀。"症见身黄呕恶，厌油腻，腹胀纳呆，胁肋刺痛，舌红苔厚腻，或舌暗有瘀斑，脉弦数。其治者，当清热解毒，活血行瘀。自拟茵丹栀柏汤，方中茵陈、栀子、黄柏、败酱草、垂盆草清热解毒，丹参、泽兰、郁金活血行瘀，藿香、白蔻仁芳香化浊。腹胀胁痛者，生麦芽、木香亦可随机加入，取其疏肝理气之功。

## 淤胆型肝炎——从寒湿瘀血胶结肝络论治

党某，男，24岁，2003年11月26日收住入院。主诉目黄、身黄，小便色黄2月余。患者发现患有乙肝2年余。2个月前因淋雨后，突然出现以上症状，伴发热，经当地治疗（用药不详）后，上述症状加重，后又到县医院、西安某医院及当地中心卫生院3次住院治疗，诊断为慢性乙型淤胆型肝炎，病情未见明显好转，黄疸日见加深，并频繁呕吐，不能进食，家属以为不治遂放弃治疗，后经人介绍来我院治疗。入院时查：体温35.5℃，血压80/40 mmHg，脉搏64次/min，呼吸18次/min。患者精神萎靡不振，形寒肢冷，巩膜、全身皮肤呈黑黄色，舌质淡紫，舌苔白滑，脉细涩。心、肺未见明显异常，肝浊音界正常，脾肋下6 cm，质中，触痛。肝功能检查：总胆红素1654 $\mu mol/L$，直接胆红素345 $\mu mol/L$，谷草转氨酶345 U/L，谷丙转氨酶268 U/L，清蛋白28.5 g，A/G 1∶1；乙肝系列：HBsAg（＋），抗-HBe（＋），抗-HBc（＋）；B超检查提示：肝脏光点粗大，回声均匀，门脉内径1.3 cm，脾肋下6 cm；PTA 60%。西医诊断为慢性乙型淤胆型肝炎。中医诊断为黄疸（阴黄），辨证属寒湿瘀血胶着，肝络阻滞不利。治疗按西医予以补液，保肝等一般治疗。中药以下方治疗。

处方：当归12 g，桃仁10 g，红花10 g，赤芍30 g，川芎10 g，茵陈15 g，干姜12 g，白花蛇舌草12 g，桂枝10 g，制附子（先煎）10 g，牛膝10 g，柴胡5 g，桔梗5 g，枳壳5 g，甘草5 g。水煎日2剂，每剂煎1次，肛门点滴。

经上西医支持及中药肛滴7日，患者黄疸稍有减轻，呕吐停止。径用原方改为口服，每日1剂。再用上方10剂，

于2003年12月12日，肝功能复查：总胆红素785 $\mu mol/L$，直接胆红素23 $\mu mol/L$。因患者畏寒肢冷已基本消失，予以上方去制附子、桂枝，继续予以每日1剂。

至2004年1月15日，肝功能再次复查：总胆红素54 $\mu mol/L$，直接胆红素16 $\mu mol/L$。因患者经济困难，遂带药10剂出院治疗。1个月后随访，患者已痊愈。

按语：现代医学认为，淤胆型肝炎是病毒性肝炎，以肝内胆汁淤积为主要表现的一个特殊类型，临床及生化检查主要表现为梗阻性胆汁淤积性黄疸，如肝大，皮肤瘙痒，大便颜色浅淡或灰白，血清直应胆红素增加，血清碱性磷酸酶、谷氨酰转移酶、胆固醇增高等。其发生主要由于肝细胞胆汁分泌器的损伤引起肝细胞胆汁分泌，排泄障碍而导致胆汁淤积，同时伴有肝微循环障碍，改善肝脏微循环，在治疗此类肝炎中起重要作用。现代医学应用苯巴比妥、糖皮质激素治疗淤胆型肝炎，不仅疗效不尽如人意，而且长期应用可以加重肝损伤。胆汁淤积症患者血清胆固醇常升高，以往曾用降低血脂的药物试图治疗胆汁淤积症，实际上收效甚微。本病属中医学"黄疸"范畴，因其病程长，湿与瘀血胶结，多属阴黄，所以以血府逐瘀汤加入利湿退黄之品，多收到良好效果。现代研究也证明血府逐瘀汤有良好的改善微循环，恢复肝细胞功能。

## 慢性支气管炎——从气虚血瘀痰热壅肺论治

赵某，男，65岁，2004年10月7日初诊。反复咳喘12年。每次发作，病情难愈，多次住院，应用抗生素、氨茶碱及地塞米松等药，才能控制病情。今再次发作5日，诊见咳喘，胸闷痰黏，咯吐不利，神疲乏力，动则气促加剧，口唇发绀，舌暗瘀点，脉细涩无力。体查：体温37.1℃，脉搏91次/min，呼吸22次/min，血压146/91 mmHg，双肺满布痰鸣音。X线胸透示：双肺野见散在斑点状阴影，血常规检查：WBC $10.6\times10^9/L$，N 0.78，L 0.22。西医诊断为慢性支气管炎合并感染，中医诊为气虚血瘀型喘证。治以益气活血，佐以清热化痰。方取补阳还五汤加减。

处方：黄芪 60 g，当归 20 g，川芎 12 g，红花 10 g，桃仁 10 g，赤芍 15 g，地龙 10 g，竹茹 10 g，川贝母 12 g，紫苏子 12 g，全瓜蒌 20 g，黄芩 5 g，甘草 10 g。每日 1 剂，水煎分 2 次服。

二诊：连服上方 7 剂后，患者咳喘明显减轻，痰量减少，色淡白，易咯出，胸闷亦消。上方去黄芩、川贝母，加五味子 10 g，继服。

三诊：又服药 7 剂，咳喘乏力愈，仍有气短自汗。上方加黄芪 100 g，人参 20 g，取药 2 剂，共研为细末，每次服 5 g，每日 2 次，续服。

药后随访至今咳喘未发作，患者身体良好，经常参加老年公益活动。

按语：慢性支气管炎属中医学"喘证"范畴。喘证的病理性质有虚实两类，实喘在肺，为外邪，痰浊，肝郁气逆，邪壅肺气，宣降不利。虚喘当责之肺、肾两脏，因精气不足，气阴亏耗而致肺、肾出纳失常，且尤以气虚为主。本患者久病，久病多虚多痰。根据患者的脉症属于虚实夹杂，气虚血瘀兼痰热，故选用益气化瘀、清热化痰之剂，药证相符，故见良效。

## 支气管哮喘——从痰瘀互结肺气不降论治

王某，女，42 岁，2005 年 3 月 25 日初诊。患支气管哮喘 10 余年。每于经期前后发作，服氨茶碱，糖皮质激素可逐步缓解。刻诊患者喘息，活动时明显，喉中痰鸣，痰少白色泡沫样，双肺可闻哮鸣音。月经量少，色黯有血块，舌淡黯，舌苔薄白，脉弦滑。予血府逐瘀汤加味。

处方：当归 10 g，红花 10 g，牛膝 10 g，桃仁 12 g，川芎 10 g，枳壳，赤芍 12 g，生地黄 10 g，白芍 12 g，桔梗 10 g，柴胡 5 g，炙麻黄 5 g，杏仁 12 g，白果 12 g，地龙 12 g，法半夏 12 g，桑白皮 12 g，甘草 5 g。每日 1 剂，水煎分 2 次服。

二诊：服药 7 剂后，喘息基本消失。继服血府逐瘀汤加地龙、炙麻黄、杏仁治疗。

三诊：病情进一步好转，随后嘱服血府逐瘀胶囊 2 个月，以善其后。随访 1 年半，其病未复发，月经基本正常。

按语：本例患者月经色黯，经量少，夹有块，舌体黯，可知内有瘀血。哮喘发于经期前后，可知与瘀血有关。瘀血内阻，经脉失和则水津敷布不利，留滞成痰。如《伤寒论》曰："血不利则为水。"痰浊内阻，脉络亦可不畅，或久患者络皆可致血瘀。如此则痰瘀互结，阻滞气机，肺气不降，哮喘反复发作。以血府逐瘀汤为主活血行气，降逆平喘，则瘀血去，喘渐平而收效。

## 咳嗽变异型哮喘——从气虚血瘀气逆上扰论治

患者，男，46 岁，2004 年 1 月 2 日诊。主诉干咳再发半月，素患咳嗽变异型哮喘 12 年，每年冬春季感冒后必发，近年发作频繁。常服用糖皮质激素及解痉剂。半月前因疲劳后感冒，恶寒 2 日后，发作刺激性干咳，夜间明显，情志不畅时咳嗽频作，胸闷胁胀，舌质紫气，舌苔白脉弦。已服用多种抗生素，咳嗽未见好转。两肺可闻及哮鸣音。查血常规：血常规正常。MR 胸片：轻度肺气肿。治予血府逐瘀汤加减。

处方：桃仁 10 g，红花 10 g，当归 10 g，川芎 10 g，赤芍 10 g，生地黄 15 g，川牛膝 15 g，桔梗 10 g，柴胡 10 g，枳壳 10 g，地龙 5 g，防风 10 g，甘草 10 g。每日 1 剂，水煎分 2 次服。

二诊：服药 5 剂后，咳嗽明显缓解，服至第 10 剂时，咳嗽已除。继服原方 7 剂，以巩固疗效。随访 1 年，未再复发。

按语：本病病因多因劳倦、外邪、情志、过敏等因素致病，导致气道挛急，狭窄而作。发作时气道痉挛，导致气逆、气滞而引起血行不畅，发为瘀血，加之"久病多瘀"。实则瘀血是本病主要病理。故用血府逐瘀汤，活血化瘀而养血，重用桔梗宽胸顺气；地龙、防风平喘解痉，抗过敏，有助缓解气道痉挛。诸药合用，共奏活血化瘀，顺气止咳之功。

## 支气管扩张——从瘀血留滞肺络论治

覃某，男，58岁，2000年11月3日初诊。患者有慢性咳嗽、咯痰史近10年。5日前因淋雨后，出现咳嗽频作，并咯暗红色血痰而收入院。西医诊断为支气管扩张咯血。经抗炎、止血等处理，仍间断咯血痰，转求中医治疗。诊见咳嗽，痰中带暗红色血块，右胸闷痛，舌质暗边，有瘀点，舌苔薄黄，脉弦涩。辨证属瘀血留滞肺络，肺络阻遏。治拟活血祛瘀止血，佐以宣肺止咳之法。方选血府逐瘀汤加减。

处方：当归10 g，桃仁10 g，红花5 g，赤芍15 g，桔梗10 g，川牛膝10 g，杏仁10 g，生地黄15 g，枳壳5 g，仙鹤草30 g，甘草5 g。每日1剂，水煎分2次服。

二诊：服药5剂后，咯血消失，胸痛明显改善。守方再进。

三诊：又服药5剂后，胸痛亦消失。继用百合固金汤善后。

按语：咯血一症，责之于火热灼伤肺络所致者多见，治疗常用清热泻火、凉血止血或滋阴清热、宁络止血。本例患者有咳嗽病史近10年，复感外邪，内外之邪交困，致肺功能失司，影响百脉通畅，形成血瘀之证。瘀血不去，新血则不能循常道而溢于脉外，出血与瘀血互为因果，故见咯血，色暗红，右胸闷痛，固定不移，舌有瘀点，脉弦涩等。宗唐容川之训：凡吐衄，无论清凝紫黑，总以祛瘀为先。采用活血祛瘀之法而收效。

## 慢性阻塞性肺疾病——从气虚血瘀痰热阻肺论治

赵某，男，75岁，1997年8月5日初诊。患者反复咳喘20余年。每次发作，病情缠绵难愈，常年多次住院，应用大量的抗生素、氨茶碱及糖皮质激素才能控制病情。本次咳喘已发作1周余，西药治疗效果不佳，而求中医治疗。诊见咳喘，胸胀闷刺痛，痰黏微黄，咯吐不利，口干口苦，神疲乏力，动则气促加剧，唇绀，舌质紫暗，脉细涩。体查：T 37 ℃，P 90次/min，R 22次/min，血压150/90 mmHg，桶状胸，双肺满布痰鸣音，少许湿啰音。X线胸透示：双下肺野见散在斑点状阴影，膈肌低。血常规检查：WBC 10.5×10⁹/L，N 0.79，L 0.21。诊断为慢性支气管炎合并感染，肺气肿。中医证属喘病之气虚血瘀，挟痰热型。治以益气活血，佐以清热化痰。方用补阳还五汤加味。

处方：黄芪60 g，当归20 g，赤芍15 g，川芎10 g，桃仁10 g，红花10 g，地龙15 g，紫苏子10 g，川贝母10 g，瓜蒌15 g，桑白皮15 g，黄芩15 g，甘草5 g。每日1剂，水煎分2次服。

二诊：服药10剂后，咳喘明显减轻，痰量减少，色白易咯，胸闷痛亦消。上方去黄芩，加五味子10 g，继服。

三诊：又服药10剂后，诸症平消，唯有气短自汗，动则尤甚。根据久病入络，气虚血瘀痰阻之病机，给予人参、蛤蚧、冬虫夏草、川贝母、三七各等份共研为细末，装胶囊，每次服2 g，每日3次。

嘱此方继续调治月余。随访3年，病情未见复发。

按语：慢性阻塞性肺疾病（COPD）属中医学"喘病"范畴。中医学传统认为，慢性咳喘的治则是发作时治标、治肺；缓解期治本、补脾肾。刘峥等认为，咳喘要遵循传统治法，但不能墨守成规，临证切忌见咳治咳，见痰治痰，见喘治喘。宗中医"痰瘀同源，久病入络"学说，运用补气活血法治疗顽喘，每取佳效。因为心肺同居上焦，肺气贯通心肺，百脉朝会于肺，久患咳喘，痰浊阻肺，宗气不足，血运无力，首先影响到肺，致使肺络瘀滞而加重病情，以致心脉不畅，血脉瘀滞，势必咳喘逐年加重，出现咳喘不愈，胸闷刺痛，动则加重，唇甲发绀，舌质暗或发绀，脉细涩等一派气虚血瘀之象。久咳络瘀，方书论之不多，但历代贤哲在制配咳喘方剂时，也有佐辅活血化瘀之品者，如苇茎汤中之桃仁、金沸草散中之赤芍、紫苏子降气汤中之当归等。因此久病咳喘，不论发作期或缓解期，均应补气活血为主，随症加减，不失为治喘佳径。

清·王清任创补阳还五汤一方，专为"因虚致瘀"而设，恰对久喘病机。方中重用黄芪使气旺以促血行，祛瘀而不伤正。黄芪甘温纯阳，其用有五：补诸虚不足，一也；益元气，二也；壮脾胃，三也；去肌热，四也；排脓止痛，活血生血，内托阴疽，为疮家圣药，五也。据《神农本草经》当归"主咳逆上气"及《本草从新》当归"治虚寒热，咳逆上气"的记载，当归用于治疗咳喘补血活血祛瘀而不伤正之妙，临证宜重用当归 20 g 左右。地龙下行降泄，非但能通络清热，且能平喘利尿，而有良好的平喘作用；川芎、赤芍、桃仁、红花助当归活血祛瘀。现代医学证明，益气药物能提高肺活量、最大通气量，且能提高第一秒时间肺活量百分比（一秒率），提高动脉血氧分压、血氧饱和度，改善通气/血流比例；活血化瘀药物还具有扩张支气管，改善肺微循环，提高动脉血氧分压的良好作用。为补阳还五汤治顽喘提供了坚实的理论依据。临证加减使用，使气旺血行，瘀祛络通，气行则津液流通，痰液自化，咳喘自平，诸症渐愈。

## 肺脓肿——从气虚血瘀阻肺化脓论治

患者，男，58 岁，2000 年 6 月 2 日初诊。主诉咳嗽咯痰，伴胸痛发热 10 月余。患者 10 个月前，曾患急性肺脓肿，经西医治疗病情好转。10 个月来，咳嗽呈阵发性，夜间尤甚，咯吐浊痰，胸痛隐隐，气短低热（不超过 38 ℃），全身乏力，精神不振，饮食量少，舌质淡胖，苔白腻，脉缓。X 线片提示：右上肺野可见蜂窝状模糊阴影，范围约 3 cm，伴少量纤维化。诊断为慢性肺脓肿。证属气血不足，瘀血阻肺，日久化脓，正虚邪恋。治宜补气益血，祛瘀排脓。方以补阳还五汤加味。

处方：黄芪 100 g，当归 50 g，桃仁 15 g，赤芍 10 g，川芎 10 g，地龙 10 g，桔梗 10 g，沙参 20 g，麦冬 20 g，鱼腥草 30 g，青蒿 30 g。每日 1 剂，水煎分 2 次服。

二诊：服药 5 剂后，咳嗽减轻，咯痰量少色白，胸痛已除，虚热已退，精神好转，饮食增加。再以上方加白术 15 g，茯苓 15 g，培土生金，继进。

三诊：又服药 6 剂后，诸症皆除。X 线片提示：右肺纹理稍模糊。再拟上方去桔梗、青蒿，加川贝母 15 g、百合 15 g，以补肺纳气，再进 10 剂，巩固疗效。后随访未见复发。

按语：本例患者由于正气虚弱，邪气留恋，瘀血阻肺，日久成脓，正虚无法驱邪外出而致病。治宜补气益血，祛瘀排脓。方用大剂量黄芪、当归益气补血，扶正祛邪，且又能托疮生肌；桃仁、赤芍、川芎活血祛瘀，瘀祛脓消；桔梗、鱼腥草清肺排脓；沙参、冬麦滋阴润肺；地龙解痉止咳，解毒通络；青蒿清退虚热。症情好转，稍加更改，以巩固疗效。由此益气养血，瘀祛脓消，其病自愈。

## 肺部感染——从热毒瘀血壅阻肺络论治

曹某，女，56 岁。主诉发热，伴咳嗽 3 日。症见发热，头痛，右侧胸部刺痛，转侧不利，咳嗽气急，咳吐黄色脓痰，有时痰带血丝，口干舌燥，口唇微绀，恶心呕吐，大便干结难解，小便黄赤，舌尖红，舌上有紫色瘀点，舌苔黄腻，脉弦滑。体查：T 39.5 ℃，右下肺呼吸音减弱，可闻细湿啰音。血常规：WBC $11.6 \times 10^9$/L，N 84%。X 线胸片示：右下肺大片均匀致密阴影。西医诊断为肺部感染。因患者青霉素类、头孢菌素类均过敏，要求服中药治疗。仔细辨证，证属热毒瘀血，壅阻肺络，肺失清肃。治以清热解毒，化瘀通络。方选血府逐瘀汤加减。

处方：桃仁 10 g，红花 5 g，川芎 10 g，赤芍 10 g，柴胡 10 g，桔梗 10 g，枳壳 10 g，生地黄 10 g，红藤 10 g，制大黄 10 g，牛膝 10 g，生石膏 30 g，黄芩 10 g，全瓜蒌 30 g，生甘草 5 g。每日 1 剂，水煎分 2 次服。

二诊：服药 2 剂后，发热渐降，4 日后热平。原方去柴胡、生石膏，加金银花 15 g，蒲公英 20 g，续进。

三诊：又服药 5 剂，咳嗽减轻，胸痛缓解，精神好转，咳吐出中等量黄黏痰。再在上方基础上加减调治半月，诸症皆除。血常规化验复查，均在正常范围。X 线全胸片示：右下肺阴影消失。

按语：现代医学认为，本病的主要病变是肺部的炎性渗出及实变。中医学认为，肺主气，朝百脉，外感热毒于肺，阻滞气道，妨碍气机升降，初为咳嗽，咳甚则伤肺络，致使肺气郁滞，血脉失畅，气滞血瘀，从而出现一系列临床表现。本例胸部刺痛，口唇微绀，舌上有紫色瘀点，脉弦均为血瘀证的特点。方中柴胡、枳壳疏理气机，使气行则血行；加桔梗与牛膝一升一降，使气血升降调和；桔梗配全瓜蒌能清热祛痰排脓；桃仁、红花、川芎、赤芍、红藤、制大黄活血祛瘀；生石膏、黄芩清肺退热；生地黄清热凉血。热除后，加用金银花、蒲公英清热解毒而使病情趋愈。现代药理研究认为，活血化瘀药在解除毛细血管痉挛，改善循环，促进炎症的吸收方面起到了很大的作用。

血府逐瘀汤治疗各种不同疾病，异病同治，皆获一定效果。通过多年临床观察，气血不和乃百病之源，不同疾病发展到一定阶段，势必造成气血运行不畅，从而出现气滞血瘀之证。凡症见面色晦滞，或眼眶暗黑，或肌肤十涩粗糙，皮肤紫癜，或青筋暴露，疼痛拒按，痛处固定，舌质紫暗，或舌上有青紫色瘀点，或舌尖有暗红小点，脉涩或脉沉结等，即可考虑为血瘀证。血府逐瘀汤是气滞血瘀的代表方之一，以其为主方加减进退，随症变通，使百脉调畅，全身气血和平而百病皆除。

## 肺结核——从上焦瘀血阴虚火旺论治

张某，男，42 岁，1999 年 6 月 18 日初诊。咳嗽，痰中带有血丝，伴右侧胸胁疼痛 1 个月。患者肺痨反复发作 3 年，服用大量抗结核药治疗无效。刻诊：身体消瘦，面白颧红，日晡潮热，夜寐不安，食欲不振，小便赤，大便干，舌质红，尖边有小赤点，舌苔薄黄，两寸脉独沉，右寸更甚，余脉虚洪。证属上焦瘀血，阴虚火旺。治宜活血祛瘀，育阴泻火。

处方：当归 12 g，桃仁 12 g，红花 12 g，三七粉（冲服）5 g，赤芍 12 g，牡丹皮 12 g，生地黄 20 g，黄芩 15 g，桔梗 10 g，白及 12 g，百合 15 g，炙鳖甲（先煎）30 g，甘草 5 g。每日 1 剂，水煎分早、晚各服 1 次。

二诊：服药 3 剂后，胸痛舒缓，咳嗽亦减，痰中仍有少量血丝，发热转轻，夜能入寐，脉仍两寸较沉，余脉虽虚而不洪。此瘀血已去，真阴来复之兆。原方加银柴胡、地骨皮各 12 g，再服。

三诊：又服药 4 剂后，潮热已退，夜卧甚安，食欲有增，精神爽，二便通调，咳嗽轻微，痰中血丝亦尽。两寸脉由沉转起，余脉虚静。舌红苔薄，赤点已无。心情不畅，急躁后仍有发热，原方去三七，加白芍药 20 g，继服。

四诊：再进 4 剂，诸症悉除，体重增加，能外出活动，言谈有力。寸脉略沉于他脉，且有缓象。瘀血已去，真阴渐复，宜丸剂善后调理。

处方：白及 120 g，百合 120 g，鳖甲 240 g，沙参 120 g，麦冬 120 g。将诸药共研为细末，炼蜜为丸，每次 10 g，日服 2 次，长期服用。

6 个月后行胸部 X 线检查，病灶已钙化，痊愈。

按语：中医学认为，肺结核因为感染"痨虫"，发病与正气强弱相关。病理特点主在阴虚，进而阴虚火旺，或气阴两虚，久延病重，阴损及阳，可见阴阳两虚。治以补虚培元和治痨杀虫为原则。诸多辨治中，涉及瘀血者较少，袁宝瑞受《金匮要略》启发，以王清任血府逐瘀汤为基础，通过临床实践，可明显缩短病程，收到较满意的疗效。

肺结核一病，间有努责用力过度，或跌仆损伤，瘀血上停，痨虫乘虚侵入而致。以体力劳动者尤为多见，俗名"努伤"。盖人之用力，全赖气血以支撑，肺主气，肝藏血，当人骤用猛力努责之时，全身气血起而亟应，壅于上焦肝肺之经，不得疏散，形成气滞血瘀，营卫失和，或气冲血壅而致肺络损伤。瘀血既停，痨虫得以依附，据为巢穴，始能滋生蔓延。且瘀血不去，新血不生，真阴不得滋长，遂致阴虚日甚，诸症蜂起。瘀血阻滞，百脉不得朝肺，肺气日衰，故多气阴两虚之证。瘀血不去，新血不得归经，已损之肺络不得愈合，故有咳血，痰中带血；瘀血阻滞，肺气不得肃降，心肾不得相交，津液不得上布，故有咳嗽心烦，失眠遗精，咽干口燥等症；且肝经血滞，木失条达，郁而化火，反侮肺金，致使君相火旺，诸症加重。故肺结核病机乃瘀血与阴虚并存。治疗首应活血祛瘀，再行补肺滋阴。瘀血去而气阴易复，气顺血调，营卫通利，痨虫安得稽留？活血祛瘀以血府逐瘀汤为主，补肺滋阴以白及、百合为主，根据兼症加减治疗。白及甘寒而涩，有补肺生肌、收敛止血之效，对肺络损伤之愈合颇为满意；百合甘淡微寒，有润肺止咳，清心安神之功，其色白入肺，故补肺之损伤甚合。袁宝瑞常以此二味为散，长期服用，治疗肺结核多效，优于西药抗痨药物。肺痨的脉象多数医籍记载为细数、虚数、虚洪等，而临床观察多表现为两寸沉芤，或右寸沉伏，或寸脉略芤，余脉弦虚而洪，细数之脉很少出现。考两寸沉伏乃上焦瘀血阻滞，脉道不通所致，芤脉亦为瘀滞不通，不能连续。当用活血化瘀治疗之后，症状改善，脉象渐复，说明应用活血化瘀治疗肺结核确有疗效。

## 间质性肺炎——从肺失宣降痰瘀内阻论治

陈某，男，40岁，1992年3月20日诊。患者半年来，咳嗽吐白痰，痰量少，夜间加重，遇风尤甚，伴胸闷，曾先后服中药（药不详）配合肌注青霉素、链霉素治疗，症状时轻时重。体查：体温36.4℃，双肺听诊呼吸音粗糙，未闻及干、湿啰音。实验室检查：白细胞 $5 \times 10^9$/L，中性粒细胞0.60，淋巴细胞0.40。X线胸片报告：间质性肺炎。舌质红，有瘀点，舌苔薄黄，脉弦涩。

处方：柴胡15 g，当归10 g，川芎10 g，桃仁10 g，红花10 g，赤芍12 g，枳壳10 g，黄芩10 g，川牛膝12 g，麻黄10 g，紫苏子10 g，桔梗10 g，杏仁10 g。每日1剂，水煎分早、晚各服1次。

二诊：服药9剂后，诸症消失。X线摄片复查，肺部未见异常。1992年6月追访未见再复发。

按语：间质性肺炎多由病毒引起，免疫功能低下，属中医学"咳嗽"范畴。多因外邪犯肺，肺失宣降，肺络受阻，气血交换失调。徐秀全经临床观察，该病早期风寒犯肺多见，风热犯肺少之，故治宜宣肃肺气，活血化瘀，止咳化痰。方中麻黄宣肺；紫苏子、枳壳肃肺气；柴胡、黄芩清肺热，解郁闭；桔梗、杏仁止咳化痰；当归、桃仁、红花、川芎、川牛膝活血通络化瘀。

## 肺间质纤维化——从痰瘀互结肺气阻遏论治

王某，女，70岁，2001年9月10日由家属搀扶就诊。主诉气促、气短7年余，加重3月。患者曾因诊断为肺间质纤维化反复多次住院，经中西医治疗，但疗效不甚理想。此次来诊由于外感引起上症加重复发，气促，气短，咳嗽，自觉有痰不易咯出，伴纳差，乏力。体查：痛苦面容，面色萎黄无华，口唇微绀，呼吸浅快，稍加活动更甚，双肺呼吸音粗，中、下野可闻及干鸣音，杵状指。X线胸片提示：肺间质纤维化。查阅先前诊治方案，多以激素、免疫抑制剂及抗感染支持对症处理治疗，症状时轻时重，尤"气促，气短"未有明显缓解。舌紫黯，舌苔白滑，脉细涩。辨证属痰瘀互结，肺气阻遏，宣肃失司。

处方：西洋参（另煎兑）10 g，桃仁10 g，红花10 g，赤芍10 g，紫菀10 g，款冬花10 g，法半夏10 g，川贝母10 g，葶苈子10 g，瓜蒌12 g，枳壳12 g，桑白皮12 g，海蛤壳（研冲）3 g，甘草5 g。每日1剂，水煎分早、晚各服1次。

二诊：服药7剂后，自诉气短较前明显减轻，咳嗽消失，纳食增加。体查：双肺仍呼吸音粗，可闻及干鸣音。法药有效，医不更法，上方去桑白皮，加地龙10 g，继服。

三诊：药后诸症日趋好转，上方去法半夏、葶苈子，加僵蚕10 g、沉香3 g。间断服药2个月。后随访病情稳定，受凉后偶发咳嗽、气短，但症状减微。

按语：难治疾病经久不愈，不少预示着痰瘀久羁。前贤早有"百病皆由痰起""诸证怪病不离乎痰"之说。认为瘀多生于气机不利，痰多成于气化失司，二者的生成具有同源性，又二者皆属于阴邪，瘀可滞津生痰，痰可黏血成瘀，生成之后又有互结性。痰瘀恋结，黏滞凝涩，阻滞经络，阻碍气运，相互影响，根深蒂固，酿成难治之疾。故此认为痰瘀互结的治疗关键要痰瘀并治，消痰与散瘀齐施。当然，具体治法要根据不同疾病痰瘀凝结的所在部位，病理属性，痰与瘀生成的因果关系和主次轻重，采用不同的治疗方法。

肺间质纤维化，多在久咳，气阴耗伤基础上痰浊瘀血凝滞阻肺而发生。证为正虚邪实，正虚气阴同伤，邪气痰与瘀并存。治痰瘀当先养气阴，养气阴相对容易，消痰瘀之实则较难。盖痰瘀互凝，肺气阻遏，滞络伤肺，使邪结根固。治当痰瘀同治，治痰当用具有下气润肺作用的紫菀、款冬花、沉香，配以清化痰热的瓜蒌、桔梗、贝母、法半夏之辈。考虑肺为娇脏，消瘀当以活血化瘀作用较为平和之品桃仁、红花、赤芍，加之西洋参益气养阴生津，补脾益肺。诸药合用，共奏化痰瘀，宣肺气，畅肺络之效。

## 肺囊性纤维化——从血瘀痰阻肺气亏虚论治

汪某，男，4岁，2004年3月10日14时10分入院。患儿于2004年2月3日出现咳嗽，咳痰，发热（体温38.8℃左右），在当地医院治疗1周，效果不佳。2月10日前往某市妇幼保健院住院治疗，用药不详，治疗约14日发热，咳嗽逐渐加重，并出现呼吸困难，精神差。故2月24日转至某省儿童医院诊治。经肺部CT，胸片，汗氯测定，血气分析等检查及多次专家会诊，诊断为肺囊性纤维化合并感染，呼吸衰竭（Ⅱ型），心力衰竭。先后给予环丙沙星、甲硝唑、氟康唑、甲泼泥龙等抗炎；复方氨基酸注射液、白蛋白、氨基酸等支持疗法；利尿，强心，简易持续气道正压（CPAP）给氧，住院半个月病情无好转。故3月10日放弃治疗转入本院料理后事。入院体查：营养差，神志清楚，精神萎靡，抬入病房，鼻翼扇动，口唇青紫，舌质暗黑，边有瘀斑，舌苔白腻，脉虚涩。呼吸极度费力，60次/min，呼气期相对延长，两肺触诊语颤增强，叩诊浊音，呼吸音低，可闻及散在性大量细小水泡音。心界略增大，心率160次/min，律齐，心音低钝，无杂音。肝肋下2.5 cm，脾肋下1.5 cm，质中等。血常规：血WBC 27.9×10$^9$/L（N 0.85，L 0.15）；血气分析：pH 7.471，PaCO$_2$ 57.4 mmHg，PaO$_2$ 46 mmHg，HCO$_3$ 42 mmol/L，BE 18 mmol/L，SO$_2$ 83%。X线胸片：两肺野布满小斑片状阴影，密度不均匀，边缘不清晰。心电图：窦性心动过速。血培养：无细菌生长。入院时除存在上述诊断外尚合并有代谢性碱中毒和呼吸性酸中毒。

入院后给予鼻导管给氧，雾化吸入化痰，保持呼吸道通畅；毛花苷C强心；输注血浆，脂肪乳剂，氨基酸以及白蛋白等加强支持疗法；针对抗生素反复使用已1个月，尿常规及痰检均有真菌，血培养无细菌生长，故停用一切抗生素，改用氟康唑30 mL静脉滴注，每日1次。1个月后患儿精神食欲明显好转，停氧后口唇轻微发绀，呼吸困难有所缓解，能下床扶着行走，体温38℃左右，呼吸38次/min，两肺仍可闻及散在性大量细小水泡音。复查胸片无好转。因经济已非常拮据，出院带中药治疗。根据症状和舌脉象，辨为血瘀痰阻胸中（以血瘀为主），影响肺之宣发肃降，导致咳嗽和呼吸困难；影响心之行血功能，则致唇舌青紫，脉涩，肝脾大等血瘀之病理表现；痰血瘀结则发热；病程已长，已显肺气虚之虚实夹杂之象。治以活血祛瘀，辅以益气泻肺化痰。用血府逐瘀汤加减。

处方：桃仁8 g，红花5 g，当归8 g，川芎5 g，赤芍5 g，太子参15 g，炙黄芪10 g，生地黄5 g，川牛膝5 g，桔梗5 g，柴胡3 g，枳壳5 g，葶苈子8 g，马兜铃5 g，炙甘草3 g。每日1剂，水煎分2次服。

复诊：服药1个月后，体温正常，呼吸困难明显缓解，口唇无青紫。半年后患儿能步行上学，轻微咳嗽，痰色黄，但剧烈活动后呼吸困难仍较明显，听诊右肺底有小范围固定性细湿啰音。上方去马兜铃、生地黄，加山药8 g、黄芩10 g、茯苓8 g、阿胶（烊化）5 g、鱼腥草10 g，继服。

再诊（2005年3月10日）：患儿精神，食欲良好，偶咳，能同正常儿童一起玩耍（剧烈活动后稍感呼吸费力）。两肺呼吸音较正常略低，无干、湿啰音。心界不大，肝脾未扪及。复查胸片示两肺野小斑片状阴影消失，两肺纹理紊乱；肺部CT复查示原肺野囊状病变基本吸收。改服参苓白术散以善其后。随访至今，病情稳定，未再复发。

按语：本例罕见。患儿以发热、咳嗽为起始症状，随后呼吸困难逐渐加重，终致呼吸衰竭和心力衰竭。尽管肺部 CT 显示囊肿性纤维化病变，临床表现为弥漫性阻塞性肺病，但因无阳性家族史，汗氯测定正常，故囊性纤维性变的诊断难以成立，仅能诊断为肺囊性纤维化合并感染。入本院后经过给氧、雾化吸入化痰、强心、抗真菌、支持等治疗，使病明显缓解。但肺部阻塞病变依然存在，仍可以反复继发感染，导致病情加重，再次引发呼吸衰竭和心力衰竭，危及生命，故根除肺部阻塞性病变是治疗的关键。对此西医目前无特效治疗方法。

根据临床症状和舌脉象，辨为血瘀痰阻胸中（以血瘀为主），以血府逐瘀汤加减治疗。方中桃红四物汤活血化瘀而养血，四逆散行气和血，桔梗开肺气，载药上行，合枳壳则升降上焦之气而宽胸，尤以牛膝通利血脉，引血下行，互相配合，使血活气行。瘀化热消。太子参、黄芪益气以补肺虚，马兜铃、葶苈子泻肺祛痰。服药半年，发热、咳嗽、口唇青紫、呼吸困难诸症逐渐消失或减轻。去葶苈子、马兜铃、生地黄，加用黄芩、鱼腥草清肺热，山药、白茯苓健脾以杜生痰之源，阿胶补肺。继续服用至今年3 月 10 日复查胸片和肺部 CT 基本正常，两肺湿啰音完全消失，患儿能同正常儿童一起玩耍。随后服用参苓白术散培土以生金。血府逐瘀汤是清代医家王清任用以治疗"胸中血府血瘀"所致诸症，由桃红四物汤合四逆散加桔梗、牛膝而成，具有活血化瘀不伤血，疏肝解郁而不耗气的特点。本病例属弥漫性阻塞性肺疾病合并肺源性心脏病，审证确有瘀在胸中，故用之效如桴鼓。

## 特发性肺含铁血黄素沉着症——从阴虚肺络瘀阻论治

方某，男，69 岁，2002 年 10 月 25 日初诊。患者因阵发性咳嗽，痰中带血 2 个月于 2002 年 12 月 10 日至 2002 年 8 月 21 日住院呼吸内科诊治。经先后 2 次纤维支气管镜检查，活检示：肺组织肺泡腔内含有含铁血黄素巨噬细胞，散在或灶性沉积。支气管肺泡灌洗液涂片及痰涂片均找见含铁血黄素巨噬细胞，故诊断为特发性肺含铁血黄素沉着症。住院期间，经强的松治疗后，症状好转不明显。出院 1 个月后，自行停服泼尼松 3 个月，于 2002 年 12 月 25 日转求中医治疗。初诊症见咳嗽阵作，咳痰量少色白，夹有如蚯蚓样条状血块，色暗红，伴右侧胸痛，舌暗红有紫气，舌苔白，脉弦。中医辨证属阴虚肺络瘀阻证。治从滋阴润肺，化瘀止血之法。

处方：花蕊石 15 g，仙鹤草 20 g，三七（研末冲服）5 g，牡丹皮 12 g，藕节炭 10 g，南沙参 10 g，麦冬 10 g，北沙参 10 g，生地黄 10 g，延胡索 15 g，阿胶（烊化冲服）10 g，百部 10 g，紫菀 10 g，款冬花 10 g，白及 10 g，生甘草 5 g。每日 1 剂，水煎分早、晚各服 1 次。

二诊：服药 7 剂后，咳嗽痰中带血减少，胸痛明显减轻，大便溏薄，日解 2～3 次，舌暗红，舌苔薄白，脉弦。治守原法，佐以健脾利湿，上方加生薏苡仁 15 g、山药 20 g、炒薏苡仁 15 g，继服。

三诊：又进 7 剂，胸痛愈，咳嗽明显减少，痰血也由暗红色转为淡橘红色。患者信心大增，其后一直以此方加减治疗，坚持服药 5 月余。现患者一般情况良好，咳嗽偶作，痰中时有绿豆大小淡橘红色血丝。血常规：红细胞计数 $4.02 \times 10^{12}$/L，血红蛋白 12.2 g/L。目前仍在继续服药巩固治疗。

按语：特发性肺含铁血黄素沉着症（IPH）为病因未明的弥漫性肺间质疾病。以弥漫性肺泡出血和继发性缺铁性贫血为特征，临床少见，目前尚无特殊治疗方法。中医学从瘀论治，可获较好疗效。

IPH 西医治疗措施以糖皮质激素为主，但不能长期稳定病情和预防复发。中医学无此病名，根据咳嗽、咯血、气促、贫血等症，可归属于咳证、喘证、咳血、虚劳等范畴。清代唐宗海曾提出有"瘀血咳嗽"之证。钱华认为外感内伤日久，瘀血内停于肺，肺气失常是本病基本病机。瘀血之成，或由寒邪侵犯，血被寒凝，泣而不行；或由热熬伤津，津不载血，血液凝结；或由痰浊水饮，阻遏血脉正常运行；或由情志不畅，肝郁气滞，不能行血；或由年老体弱，气虚无力推动血行等。前人有所谓"久病入络""久病多瘀"。本病以弥漫性肺泡出血为特征，血溢脉外，郁于肺中则为瘀血。本病早期表现为咳嗽咯血，瘀阻则气滞，"气有余便是火"，灼伤津液，则致肺阴不足，故治疗应予以滋阴润肺、化瘀止血。

用药当选南北沙参、麦冬、百合、生地黄、玄参滋阴清热，润肺生津；紫菀、款冬花、百部、川贝母、甘草化痰止咳；三七、花蕊石化瘀止血，更可佐以仙鹤草、白及、牡丹皮、紫珠等，以加强止血功效。

本病后期出现继发性缺铁性贫血，在上症的基础上伴有神疲乏力、面色苍白、心悸气短等症，乃久病气血亏虚所致，因"瘀血不去，新血不生"，故治疗在补益气血的同时，仍须化瘀止血，用药当选阿胶养血止血，黄芪、太子参、当归、熟地黄、黄精、鸡血藤等益气补血，茜草炭、地榆炭、仙鹤草、三七、花蕊石化瘀止血。

## 肺尘埃沉着病——从痰热瘀血阻肺论治

谢某，男，38岁，2004年12月20日初诊。患者既往一向体健，无有咳喘咯痰疾病。自2年前在煤窑挖煤半年后，即现咳喘、咯痰，痰呈色黑泡沫样，未引起重视。后又在石英砂厂做1年，其咳喘、咯痰症状明显加重，更兼身体日趋消瘦，伴之有胸闷而痛，气短无力，时时汗出，头拒按压，头晕休息后稍有缓解。病后在多家医院诊治，后经市疾病控制中心确诊为肺尘埃沉着病（尘肺）。其用药不详，病情无明显好转，且有日趋加剧之势。血常规：红细胞、白细胞均低于正常值。X线检查：尘肺样改变。查其舌质红，舌苔厚腻微黄，脉细无力。据其症征，拟桑白皮汤与血府逐瘀汤加味。

处方：当归10 g，红花10 g，桃仁12 g，川芎5 g，赤芍5 g，生地黄10 g，黄芩15 g，黄连10 g，桑白皮15 g，栀子10 g，法半夏10 g，紫苏子10 g，桔梗5 g，牛膝10 g，柴胡3 g，杏仁10 g，枳壳5 g，松贝10 g，蜜紫菀20 g，百部10 g，甘草5 g。每日1剂，水煎分2次服。

复诊：药进3剂，喘咳减半，咯痰量亦有减少，精神亦见好转。后又续前方5剂，诉咳喘仍有少作，咯痰量亦大减，但仍有少量黑色泡沫样黏痰。其胸闷除，不胸痛，气短消，神沛有力，不汗出，头晕均除，且能做轻微体力劳动。为固其效，更方为补肺汤与血府逐瘀汤加三棱、莪术、灵芝、苏木、焦三仙各10 g，药用10剂，炼蜜为丸，每丸重10 g，早、中、晚各服1丸。半年后诸症消失，精力充沛。

按语：肺尘埃沉着病是一难治性职业病顽疾。本例为肺热痰瘀阻络之肺尘。本例据其咳喘、咯痰，判病位在肺；据其痰量多，头拒按压，判病邪为痰瘀；据舌质红，舌苔腻微黄，判病性为热。三者合之，方用桑白皮汤与血府逐瘀汤加味治而获捷效。

盖言瘀血所侵病位，中医学有心肝血瘀，胃络之瘀，经络之瘀等，其论颇详。但无有肺脾肾之血瘀，陈忠前据临床多年治验总结，认为肺脉也有血之病理，肺脉血瘀不仅存在于慢阻肺疾中，其在肺尘埃沉着病的各阶段，肺脉血瘀是最基本的病理过程，故在尘肺治疗中，务必重视肺脉血瘀病理，其治或凉血活血清肺，或温肺散寒活血，或益气活血补肺，或养阴活血润肺，或化痰活血，随症施治。

## 肺癌并淋巴转移——从气血瘀阻论治

李某，男性，70岁。左胸部疼痛，伴呼吸气短及左上肢疼痛年余。在当地以止咳平喘、抗风湿等治疗，上症无改善，先后在2家医院做全胸片及CT检查，诊断为肺癌并淋巴转移。患者回家后，以抗感染及镇痛为主，每日需用哌替啶方可缓解疼痛。由于哌替啶供应受限，加之患者精神日差，特邀吾视之。刻诊：患者形体消瘦，精神极差，咳喘不能平卧，左侧胸痛难以转侧，左颈部可见多处瘀斑，质硬，舌紫暗，脉涩。辨证属气血瘀阻。治以活血化瘀之法。方选血府逐瘀汤化裁。

处方：当归15 g，桃仁10 g，红花5 g，赤芍10 g，川芎10 g，生地黄15 g，枳壳10 g，柴胡10 g，郁金15 g，白术15 g，黄芪5 g，半边莲20 g，白花蛇舌草30 g。每日1剂，水煎温服2剂。

二诊：服药3剂后，诸症明显好转，停用哌替啶亦能入睡。药见初效，宗上方随症加减，继服。

三诊：又服药30剂，咳喘明显好转，胸痛消失，精神食欲转佳。随访6月无复发。

## 渗出性胸膜炎——从肺络血瘀水饮内停论治

患者，男，40岁，2004年5月就诊。半月前曾因咳嗽、发热、体温38.8℃就诊于某诊所，当时右侧胸痛，胸闷气促，以感冒论治，症状减轻，体温降至37.6℃。半月后胸痛、胸闷、气促加重，午后低热，盗汗乏力而来诊。X线胸片检查：右肺上野斑点状密度增高影，同侧肋膈角消失，伴胸膜轻度肥厚。诊断为右侧渗出性胸膜炎（胸腔积液中等量），右上肺Ⅲ型肺结核。查口唇轻度发绀，舌质紫暗，有瘀点，脉滑数。证属肺络瘀滞，水饮内停。治以行气化瘀，佐以利水。方用血府逐瘀汤

处方：桃仁12g，红花10g，当归10g，川芎5g，赤芍5g，牛膝10g，桔梗5g，柴胡5g，生地黄10g，葶苈子10g，枳壳5g，防己10g，甘草5g。每日1剂，水煎分早、晚各服1次。

同时服用异烟肼、吡嗪酰胺、利福平、乙胺丁醇，链霉素0.75g每日1次肌内注射。

复诊：用药2周，体温恢复正常，胸痛胸闷气促减轻。药量随病情调整，守方继续治疗1个月。

三诊：药后自觉症状缓解。胸片示右肺上野病灶明显缩小，胸腔积液基本吸收，唯肋膈角欠锐利。守方继服半个月，症状消失。胸片示右上肺野病灶吸收稳定，肋膈角锐利。

按语：渗出性胸膜炎属中医学"胸痹""悬饮"等范畴，多由正气不足，病邪乘虚而入。侵犯肺络，痰热蕴结，闭阻胸络，肺气不宣，气滞血瘀，脉络瘀阻胸阳不振，津液不能四布，水饮停滞胸胁而成。由此可见胸腔积液与血瘀的关系甚为密切，在治疗上必以化瘀为先，瘀血祛则水自消。

## 胸膜粘连——从饮留胸胁瘀血阻络论治

患者，男，65岁，2005年7月26日初诊。半年前因右胸胁痛，住院诊断为急性渗出性胸膜炎，经抗痨、抽液对症治疗，症状改善出院。2月前X线胸片复查示：胸膜粘连肥厚。每因劳累觉右胸胁隐痛不适，伴气短，服止痛剂无效。诊见舌质暗红，舌苔黄腻，脉沉弦，辨证属饮留胸胁，瘀血阻络，胸阳不振。治用血府逐瘀汤加减。

处方：当归10g，赤芍10g，川芎10g，桃仁10g，红花10g，柴胡12g，全瓜蒌30g，葶苈子15g，桔梗10g，炙甘草5g。每日1剂，水煎分2次服。

二诊：服药3剂后，胸痛，气短消失。继用10余剂，未见复发。

按语：胸膜粘连，系渗出性胸膜炎后期胸水吸收不全，纤维化所致，严重影响呼吸功能，临床表现为活动后胸痛、气短。本例患者治疗用血府逐瘀汤活血化瘀抗纤维化，加全瓜蒌、葶苈子清热化痰，宽胸理气而取效。

## 反流性食管炎——从痰气交阻气滞血瘀论治

患者，男，48岁，2005年4月18日初诊。主诉胸骨后闷痛伴反酸，烧心感2个月。3个月前因下岗，闷闷不乐，整日饮酒。近2个月以来，渐感胸骨后闷痛，时伴反酸、烧心，夜间尤重，时而痛醒，曾服快胃片无效。症见口唇紫暗，舌有瘀斑，舌苔薄黄，脉弦涩。心电图检查正常，血脂、血糖检查正常。胃镜检查：食管下段见炎症，发红，糜烂，诊断为反流性食管炎。中医辨证属气滞血瘀。方选加味血府逐瘀汤。

处方：当归10g，桃仁12g，红花10g，川芎10g，赤芍10g，生地黄10g，牛膝10g，柴胡10g，枳壳5g，旋覆花15g，黄连10g，吴茱萸3g，川楝子10g。水煎服，日1剂。

二诊：服药3剂后，即觉胸痛明显减轻，夜能安卧，仍有反酸，烧心感。上方加瓦楞子20g，继服。

三诊：又服药15剂，诸症消失。效不更方，继用上方20剂。12周后患者来述，症状未再发作。

胃镜检查食管、胃部正常。

按语：反流性食管炎主要发病机制是食管下端括约肌不适当的弛缓，或经常处于松弛状态，并有反流物引起食管黏膜损害。中医学无此病名，多属嘈杂、吐酸、胸痹等范畴。本病初起多在气分，肝胃气滞多见，痰气交阻，久则气滞血瘀，故出现胸骨后疼痛。故当以活血理气为法。另外，肝胃气滞，郁久化热则反酸，烧心。《素问·至真要大论》曰："诸逆冲上，皆属于火，诸呕吐酸……皆属于热。"故治疗当中应兼顾肝胃郁热。蒋振亭等用血府逐瘀汤以活血理气，合左金丸、川楝子以清泻肝胃邪热，旋覆花降逆和胃。现代药理学证实，桃仁、红花、赤芍、川芎等活血药能改善食管、胃、肠黏膜微循环，促进黏膜的愈合；而枳壳、柴胡等理气药则能促进胃肠平滑肌收缩，加强胃、十二指肠排空；黄连具有抑制胃酸分泌、抗溃疡、利胆等作用；吴茱萸对于大鼠基础泌酸有一定抑制作用，与黄连合用抑酸效果加强。故应用加味血府逐瘀汤多能收到良好疗效。临床治疗反流性食管炎，多以肝胃论治，肺胃论治，甚或虚证论治，而从血瘀论治者则很少见。即便认识到血瘀证，也多以四逆散、六君子汤之理气补虚之剂治疗。蒋振亭等从活血行气之血府逐瘀汤入手取得较好的疗效，为临床治疗该病提供了一条新的思路。

## 食管癌——从痰瘀交阻气血两亏论治

蒙某，男，65 岁。饮水呛逆，食物哽噎 1 个月。X 线片示：食管中下段明显充盈缺损 9～11 cm，伴管腔狭窄 0.1～0.2 cm。北京某医院病理学检查为鳞状细胞癌，因惧手术，于 1992 年 3 月 20 日就诊。面色萎黄，形体消瘦，慢性病容，气短懒言，咽部不适，吞咽困难，饮水即呛，靠流质及输液度日，舌质淡，尖部有瘀点，脉涩。辨为痰瘀交阻，兼气血两亏证。

处方：丹参 15 g，桃仁 10 g，当归 20 g，红花 10 g，五灵脂（包煎）10 g，赤芍 15 g，石菖蒲 15 g，郁金 15 g，法半夏 10 g，远志 15 g，厚朴 10 g，瓜蒌 15 g，黄芪 30 g，浙贝母 15 g，白花蛇舌草 30 g。每日 1 剂，水煎分 2 次服。

二诊：服药 5 剂，咽部不适感减轻，饮水不呛，吞咽较前通畅。继以上方加夏枯草 10 g、海藻 10 g。

三诊：服药 10 剂后，咽部不适感消失，饮食通畅无异感，体重较前增加，面色转润。继服上方 50 剂，诸症消失，体重增加 10 kg，食管 X 线片报告无异常。随访 2 年未复发。

按语：中医学有奇病多瘀，怪病多痰，久病多瘀，百病兼痰之说，说明痰瘀相兼病证很多见。痰瘀是脏腑功能失调，气血紊乱的病理产物。津血周流全身，无处不到，痰瘀随布全身，见于临床各科，正确认识和理解痰瘀致病的特点，对指导临床疑难杂症，久病重病的治疗具有重要意义。

## 胃窦炎——从瘀血化热痰气上冲论治

刘某，女，44 岁，1995 年 3 月 21 日初诊。患者于 10 年前因葡萄胎行刮宫术，3 年前闭经，平时经常口唇干燥脱皮，咽干不适。1 周前始觉夜间发热（体温 37.4 ℃～37.8 ℃），咽部似有草叶堵塞，吐之不出，咽之不下。近 3 日来呃逆频作，胸中灼痛，吞咽食物有痛噎感觉，强食之又因剧烈呃逆而吐出。上消化道钡餐透视示：食管无异常，胃窦炎。诊见呃逆频作，咽后壁瘀黯，舌下脉紫而粗，舌质黯红，舌苔黄腻，脉弦滑。证属瘀血日久化热，热瘀夹痰气上冲胸。治以活血祛瘀，降气化痰。

处方：桃仁 12 g，赤芍 10 g，红花 10 g，当归 12 g，川芎 5 g，茜草 10 g，枳实 10 g，牛膝 10 g，黄连 10 g，法半夏 10 g，旋覆花 12 g，柴胡 5 g，桔梗 5 g，全瓜蒌 20 g，甘草 5 g。每日 1 剂，水煎分早、晚各服 1 次。

二诊：服药 5 剂，呃逆次数大减。原方继服 5 剂病愈，随访 2 年未再复发。

按语：呃逆历代医家从"胃寒""胃热""实热""气逆痰阻""脾胃阳虚""胃阴不足"等方面论治，从瘀血论治者实为罕见。然本患者有刮宫病史，考虑先有任脉瘀阻为本，痰气上冲为标，用血府逐瘀汤理气活血祛瘀治其本，加旋覆花汤降气散结而通络，小陷胸汤清热开结而降痰治其标，标本兼治，瘀热除，痰气降，呃逆止。

## 反流性胃炎——从肝郁气滞胃络血瘀论治

患者，女，34岁，2001年4月12日初诊。上腹部疼痛1年。反复发作加重1个月。空腹时上腹部疼痛，进食后缓解，骨后灼痛，且每遇进热食时或生气后加重，咽干口苦，食欲振，大便黏腻不爽，舌质暗红，边有瘀斑，舌苔薄黄，脉弦。胃镜检查示：食管中下段黏膜粗糙，见散在条状糜烂，色泽红，扩张，未见溃疡与异常隆起。贲门关闭差。胃底黏液混浊，黏膜充血，胃体黏膜光滑，色泽均匀，分泌物少；胃角拱，光滑，胃窦黏膜红斑样改变，分泌物少，蠕动好，幽门圆；见大量白色液体反流，十二指肠球腔变形见假憩室成，黏膜充血水肿，色泽红。西医诊断为反流性食管炎、反流性全胃炎、十二指肠球部溃疡伴假憩室形成。中医辨证属肝郁气滞，胃络血瘀。治疗方选柴胡疏肝散加减。

处方：丹参18 g，川芎18 g，三七5 g，郁金12 g，柴胡12 g，黄芩12 g，陈皮12 g，香附18 g，枳壳24 g，厚朴24 g，佛手15 g，甘草5 g。每日1剂，水煎分2次服。

复诊：服上药10剂后，症状减轻。随症加减治疗1个月后，症状基本消失。继以上方研细蜜丸，每服9 g，日2次，连服3个月停药。半年后，胃镜复查：基本正常。1年后随访未复发。

按语：慢性胃炎的胃镜检查发现胃黏膜充血水肿，炎性渗出，颗粒状增生隆起，皱襞粗大，息肉，甚则糜烂，溃疡，腺体萎缩等都是瘀血或瘀血的病理产物，病变部位的胃黏膜不同程度地存在血液循环障碍。现代药理研究证明，丹参、川芎、蒲黄、三七等活血化瘀类中药能降低炎性病灶局部毛细血管通透，减少渗出，减轻水肿，改善胃的血液循环，促进胃黏膜组织的能量代谢，增加局部营养，保证高速度的黏膜上皮细胞再生及溃疡底部及边缘部腺体再生，促进坏死组织的分解和吸收，促使胃黏膜及腺体生长。

## 萎缩性胃炎——从肝气犯胃气滞血瘀论治

患者，女，30岁。胃脘痛多年，因情志不遂而发病，胃脘针刺样疼痛剧烈，少腹及两胁胀痛，嗳气频繁，大便不畅，舌质黯红，舌苔白中间微黑不燥，口唇发紫，脉弦滑。胃镜检查诊断为萎缩性胃炎。证属肝气犯胃，气滞血瘀。治以疏肝理气，宣郁化瘀。

处方：桃仁5 g，川芎10 g，三棱10 g，莪术10 g，柴胡10 g，枳壳10 g，川楝子10 g，法半夏10 g，白芍15 g。每日1剂，水煎分2次服。

二诊：服药10剂后，胃痛明显减轻。继服2个月，诸症悉除。胃镜复查示：黏膜炎症基本消失。

按语：慢性萎缩性胃炎，现代医学普遍认为为胃癌的前期病变，根据临床表现及胃镜下所见，如胃黏膜充血水肿，色黯或灰黯，红白相间而以白为主，黏膜变薄，粗糙不平，或呈隆起结节等，可知本病明显存在瘀血征象。因血瘀导致局部缺血缺氧，从而促使腺体萎缩，化生，增生，甚至恶化。研究证实，血液的高黏、高凝状态是血瘀证产生的内在机制，血流变异常可作为血瘀证的客观指标之一。许多患者在未出现明显的瘀血征象之前，就已存在血流变异常，因而可将其作为早期诊断血瘀证较敏感的客观指标。临床观察表明，萎缩性胃炎患者全血黏度，血浆黏度，全血还原黏度，红细胞电泳时间，纤维蛋白原，血沉方程K值等项均明显高于正常范围，尤其全血黏度及血浆黏度明显异常，说明存在显著的高黏状态，这势必影响微循环灌注，加重萎缩病变，因而通过活血化瘀以改善血流变状态，增加局部血液供应，有利于胃黏膜的恢复。血液流变学异常与萎缩轻重程度呈正相关，萎缩病变重者血液流变学异常也显著，提示中重度萎缩者治疗应加重活血化瘀药用量。活血化瘀药治疗萎缩性胃炎，能扩张血管，增加局部血流量，改善微循环，使小血管疏通，抑制血小板，溶解血栓，抗纤维化，用后可使萎缩的胃黏膜恢复。活血化瘀药还可通过抑制免疫系统，纠正内脏黏膜及胶原组织变性，对于自身免疫引起的萎缩性胃炎有效。如丹参可作用于多种凝血因子而具有抗凝作用，能改变血液流变学，降低萎缩性胃炎患者的血浆黏度，加速红细胞电泳率，进而改善其微循环。红花则能抑制血小板凝集，增加与改善纤维蛋白溶酶活性，改善微循环。三棱、莪术活血破瘀，具有抗肿瘤及增强免疫作用。慢性萎缩性胃炎迁延难愈，且往往虚瘀夹杂，寒热交错，故治疗时不可单纯用活血化瘀法，而应与其他治法联合运用，如益气温阳活血法，清热化湿祛瘀法，养阴和胃祛瘀法，理气宣郁化瘀法等。

本例患者情志不舒，则肝气郁结不得疏泄，横逆犯胃，气滞日久而致瘀阻。方中柴胡、白芍、川芎疏肝解郁，枳壳、法半夏、川楝子理气和中止痛，三棱、莪术、桃仁活血化瘀。

## 红斑型胃炎——从气滞血瘀论治

赵某，男，42岁，2000年3月6日初诊。自诉胃脘疼痛闷胀不适3年，加重半个月。3年前因贪食生冷之物而诱发胃病，经纤维胃镜诊断为浅表性胃炎，经服用奥美拉唑、复方铝酸铋片、果胶铋及其他中成药制剂，病情有所改善，但始终未愈。近半月来因生气后病情加重，胃脘部刺痛难忍，尤以夜间加重，伴见胃脘闷胀，恶心，食欲不振，舌质暗红，舌苔薄白，脉沉弦。体查：上腹部压痛（＋），腹肌紧张。纤维内镜示：红斑型胃炎。中医诊断为胃脘痛之气滞血瘀。方选血府逐瘀汤加减化裁。

处方：当归20 g，桃仁10 g，红花10 g，川芎15 g，白术10 g，海螵蛸20 g，柴胡15 g，枳实15 g，炙甘草15 g。每日1剂，水煎分2次服。

复诊：服上药6剂后，症状明显减轻。后以此方随症加减，坚持服药40余剂，临床症状完全消失。纤维内镜复查：胃黏膜恢复正常。续服6剂，以巩固之。1年后随访无复发。

## 糜烂性胃窦炎——从湿热蕴结气血瘀滞论治

患者，男，30岁，2005年2月19日就诊。胃脘痛反复发作5年。患者嗜酒吸烟如命，喜嗜辛辣炙燥，因春节期间酗酒熬夜，疼痛突然加剧。刻下症见胃脘疼痛剧烈，拒按，口苦口臭，大便黏腻不利，舌质暗红，舌苔厚腻，脉弦滑。纤维胃镜检示：食管各段黏膜色泽正常，扩张可，未见溃疡及异常隆起，贲门无异常。胃底黏液清，量多，黏膜散在点片状糜烂，色泽红；胃体黏膜光滑，色泽均匀，分泌物少；胃角拱形，光滑，胃窦黏膜红斑样改变，见散在片状糜烂，分泌物少，蠕动好。幽门、十二指肠无异常。西医诊断为糜烂性胃窦、胃底炎。中医辨证属湿热蕴结，气血瘀滞。方选黄连泻心汤加减。

处方：丹参30 g，赤芍15 g，牡丹皮15 g，黄连10 g，黄芩12 g，党参15 g，厚朴25 g，法半夏5 g，干姜5 g，甘草5 g。每日1剂，水煎分2次服。

二诊：服药20剂后，症状基本缓解。继续服用1个月症状基本消失。3月后复查胃镜基本正常。

按语：慢性胃窦炎的胃黏膜瘀血病变是最基本、最重要的病理改变，故活血化瘀法是治疗慢性胃炎、胃窦炎的最基本法则。但必须根据其不同的临床表现结合正确的辨证论治，还须强调患者的饮食调养及精神调养，时时注意脾胃肝胆的气机调畅，顾护脾升胃降的生理契机，才能达到预期治疗目的。

## 消化性溃疡——从血瘀气滞木郁土虚论治

丁某，男，39岁，2001年11月21日初诊。患者职业为司机，胃脘疼痛4年余，每逢秋冬之交，或情志抑郁时疼痛加重，常向背部放射，进食可缓解。经某医院诊断为十二指肠球部溃疡。诊见面色晦黯，形体消瘦，上腹部压痛明显，神疲乏力，舌紫有瘀点，脉细涩。本证由血瘀气滞、木郁土虚所致，治宜活血祛瘀、疏肝补脾。方用血府逐瘀汤化裁。

处方：当归10 g，川芎10 g，柴胡10 g，枳壳10 g，桃仁10 g，五灵脂（包煎）15 g，白芍15 g，延胡索15 g，香附子15 g，乌药15 g，黄芪30 g，炙甘草10 g。每日1剂，水煎分2次服。

二诊：服药 20 剂后，诸症明显减轻。嘱守原方，每 2 日服 1 剂，3 个月后诸症皆除。随访 2 年，未见复发。

按语：十二指肠球部溃疡属中医学"胃脘痛"范畴。本例证属气滞血瘀、木郁土虚所致。而血府逐瘀汤既能行气活血，又能疏肝解郁，加黄芪意在建中，另加五灵脂、延胡索、香附子、乌药，旨在加强行气止痛之效。诸药合用，切中病机，收效满意。

## 胃下垂——从脾胃气虚痰瘀互结论治

患者，男，45 岁，2000 年 6 月 15 日初诊。胃脘痛 2 年余。2 年来常感胃脘隐痛不舒，脘腹坠胀，时吐清水痰涎，纳呆，口淡乏味，气短懒言，入夜胸脘刺痛难眠，并向背心放射，大便稀溏，舌质浅淡，边尖青紫，脉细涩。在某医院做胃镜检查示：胃下垂，慢性浅表性胃炎。服西药疗效不佳，转中医诊治。证属脾胃气虚、痰瘀互结、气血瘀滞之胃脘痛，治宜温阳散寒、补气行血、通络止痛。方用补阳还五汤加味。

处方：黄芪 30 g，赤芍 10 g，川芎 10 g，桃仁 10 g，红花 5 g，地龙 15 g，法半夏 10 g，陈皮 12 g，木香 10 g，砂仁（后下）5 g，吴茱萸 5 g，大枣 15 g，炙甘草 10 g。每日 1 剂，水煎分 2 次服。

二诊（6 月 20 日）：服药 3 剂后，脘腹隐痛已减，能入睡，夜间刺痛明显减轻，仍有恶心，腹坠胀，余症同前。上方再加柴胡、佛手各 12 g，再服。

三诊（6 月 25 日）：又服药 3 剂，夜间疼痛已除，胃纳增加，舌质淡红，脉细。改用小建中汤加味，调理月余，半年后随访，未复发。

按语：本例胃脘疼痛反复发作，寒凝气滞，血行不畅，久痛入络，瘀血阻滞，胃失和降而致胃脘痛。脾胃气虚，或脾阳不振，寒邪入胃，脾胃失于濡养则胃痛隐隐，呕吐清水痰涎；寒凝经脉，气血运行不畅，瘀血阻络则刺痛；舌质紫暗、脉细涩均为瘀血之征。方中吴茱萸、法半夏、陈皮、木香、砂仁温中散寒行气；黄芪、大枣、炙甘草补气和中；赤芍、川芎、桃仁、红花、地龙活血化瘀通络，气顺血畅，瘀滞得通，胃气得和，通则不痛。全方共具补气温中止痛、活血化瘀通络之功，切合气虚血行不畅之病机，故用以治疗该病取得了较好疗效。

## 膈肌痉挛——从瘀血阻滞胃气失降论治

姜某，男，71 岁，1993 年 11 月 4 日诊。患顽固性呃逆 20 余年。于 20 年前与人口角，心中郁闷而起，每因情绪波动，或饮食不慎而引发。每次发作需经反复服药、打针输液等方可缓解。经多方检查，除有浅表性胃炎外，余无异常。此次病发于感冒后，呃声连续，气壮有力，胸脘痞闷，大便干结，舌质暗红，边有瘀斑，苔厚微黄乏津，脉弦涩。辨证为瘀血阻滞，胃气失降，上逆动膈。治用血府逐瘀汤加味。

处方：当归 20 g，桃仁 18 g，红花 10 g，川芎 10 g，赤芍 10 g，柴胡 5 g，枳壳 10 g，生地黄 15 g，桔梗 5 g，牛膝 15 g，炒酸枣仁 30 g，大黄（后入）15 g，炒莱菔子 10 g，生姜 3 片。每日 1 剂，水煎分 2 次服。

二诊：服药 3 剂后，便下暗黑色黏液量多，中有硬块，臭秽难闻，稍有腹痛，顿感胸脘舒畅，呃少食增。一连 3 日均解同样大便，每日 1～3 次，量渐减少，呃逆渐平。上方减去柴胡，改大黄、炒莱菔子各 5 g，当归 15 g，加杏仁 10 g，广木香 5 g，继服。

三诊：又服药 5 剂后，呃止便畅，余无所苦。随访 2 年，未曾再发。

按语：呃逆乃胃气上逆所致，轻者不治自愈。然本例反复发作 20 余年，颇为顽缠。本例据其病史、脉症、舌象等表现，辨为瘀血阻滞，胃气失降，上逆动膈而致。以血府逐瘀汤加炒枣仁，以活血化瘀，镇静安神；大黄、莱菔子降气通便，使腑气下行，不得上逆动膈，同时大黄又有破血逐瘀之功，协助主方发挥活血行瘀作用；广木香理气和胃止痛。因药证合拍，故应手而效。

## 慢性结肠炎——从肠道气滞血瘀论治

李某，女，45 岁，1988 年 2 月 8 日初诊。患者有慢性腹泻已年余。近数月来晨起则腹泻，少腹胀坠痛，窘迫而泻，泻后则舒，泻下为黏液样便，色晦暗，但无脓血，经 X 线钡剂灌肠检查确诊为慢性结肠炎。曾服过百炎净、黄连素片、氟哌酸，中药屡投参苓白术散、四神丸及收涩止泻剂之类，未能显效。刻诊：面色暗滞，胃纳差，舌质暗紫，舌苔白，脉弦涩。辨证为气滞血瘀，肠道气机失畅。方选血府逐瘀汤加减。

处方：当归 10 g，川芎 10 g，桃仁 15 g，红花 10 g，赤芍 15 g，黑山楂 15 g，香附 10 g，枳壳 10 g，黄连 5 g，柴胡 10 g，甘草 5 g。每日 1 剂，水煎分 2 次服。忌食膏粱厚味、海鲜及辛辣之品。

二诊：服药 3 剂，少腹痛及腹泻减。药已取效，原方再服。

三诊：又服药 6 剂后，晨泻已止，胃纳明显增加，唯有少腹时感不适。继用上方加延胡索 10 g，调治 10 日而愈。

按语：慢性非特异性溃疡性结肠炎是一种原因未明的常见慢性肠道病之一。临床上主要表现为腹痛、腹泻、黏液或血性便，腹泻每日可数次至数十次不等，伴有里急后重，半数病例可有腹泻与便秘交替出现，有些久病者在晨间则腹痛腹泻，病情迁延，每因受邪或饮食不节，则容易复发，经久不愈。本病隶属中医学"泄泻"范畴。病因较为复杂，有感受外邪、饮食所伤、情志失调及脏腑虚弱，脏腑失调等因素，但关键在于脾胃功能障碍。脾胃功能障碍的原因诸多，有外邪影响，有脾胃本身虚弱，有肝旺乘脾，还有命门火衰，脾失温煦的"五更泻"。五更泻多责于脾肾阳虚，因黎明之时，阳气未振，阴寒较盛，故治疗应从温肾健脾、固涩入手。

## 溃疡性结肠炎——从血瘀肠络湿热蕴结论治

患者，男，52 岁，2002 年 10 月 30 日初诊。患腹痛腹泻 2 年余，时轻时重，反复发作，虽屡服中西药治疗未愈。1 月前因饮食不慎，导致腹泻加重。诊见腹痛，伴脘腹痞闷，大便日 4～6 次，有时带血，黏液较多。大便镜检：黏液便，红细胞（＋＋），脓细胞（＋）。纤维结肠镜检查：结肠充血，并有浅表溃疡 3 处。诊断为溃疡性结肠炎。查舌质紫暗，舌体有瘀点，舌苔黄而微腻，脉沉弦。证属血瘀肠络，湿热蕴结。治宜活血化瘀，祛湿清热之法。方以血府逐瘀汤加减。

处方：当归 10 g，桃仁 10 g，红花 5 g，川芎 10 g，三七粉（冲服）10 g，牡丹皮 10 g，延胡索 12 g，炒薏苡仁 20 g，蒲公英 20 g，赤芍 15 g，枳壳 12 g，山楂炭 20 g，焦槟榔 15 g，黄连 10 g。每日 1 剂，水煎分 2 次服。

二诊：服 8 剂后，腹痛腹泻大减，大便日 2～3 次，黏液减少。嘱原方继服 10 剂。

三诊：药后大便转黄，每日 1～2 次，腹痛及脘腹痞闷消失，饮食增进。仍以前方减山楂炭、焦槟榔，间断加党参、白术、陈皮、茯苓、乌梅、炙甘草等健脾益气敛肠之品。继服 10 余剂，诸症消失，大便化验正常。观察半年余未复发。

按语：溃疡性结肠炎属中医学"泻痢""肠澼"等范畴。本例腹痛、腹泻 2 年余，根据其腹痛便溏并夹有黏液，时而带血，舌质紫暗，苔黄微腻，脉涩等，辨证为久病血瘀肠络，湿热蕴结。故以血府逐瘀汤活血化瘀，理气行滞；加牡丹皮、三七合赤芍又能凉血止血；黄连、蒲公英清肠中蕴久之毒热；薏苡仁健脾利湿；延胡索、槟榔理气止痛，化滞和中；配山楂炭乃取其醒脾止泻之功。诸药相合，则瘀血化，湿热清，中气调和，故获良效。又因泻痢日久，中气必伤，故属标实而本虚，应先急治其标后缓图其本，故在运用血府逐瘀汤祛邪大半之后，酌加党参、白术、炙甘草、乌梅等健脾益气敛肠之品调理善后，使其标本兼顾，诸药相得益彰，从而久病得愈。

## 过敏性结肠炎——从久病入络气滞血瘀论治

任某，女，36岁，2001年7月26日初诊。罹患泄泻2年余，反复发作，每服生冷食物或情志刺激，则泄泻加重。曾在某院诊断为过敏性结肠炎，经用抗过敏及理中丸等药治疗，疗效不佳。近月来，每临夜间左侧腹痛如针刺，按之痛甚，腹痛欲泻，泻而不爽，泻后痛减，伴神疲倦怠，纳差。刻诊：面色青紫晦暗，触诊可见左侧小腹有一条索状物，按之痛剧，舌质紫暗，边有瘀斑，苔薄白而润，脉细涩。证属久病入络，气滞血瘀，不通则痛。故拟用血府逐瘀汤加减。

处方：桃仁10 g，红花10 g，当归10 g，三棱10 g，川牛膝10 g，柴胡10 g，防风10 g，炒枳壳15 g，夏枯草15 g，炒白芍20 g，大黄5 g，甘草5 g。每日1剂，水煎分2次服。

二诊：服药6剂后，泻出大量黑色黏液便，小腹痛大减，左侧小腹条索状物缩小。上方去大黄，加党参20 g、茯苓15 g，继服。

三诊：又服药10剂后，大便恢复正常，条索状物消失。追访1年未再复发。

按语：本例因情志抑郁，而致肝失条达，故肝气横逆，犯及脾胃。肝脾功能失调，症现腹痛泄泻，泻而不爽；久痛入络，络脉阻滞肠道，气血运行失职，故小腹痛如针刺，而舌质紫暗瘀斑，脉涩之候，足说明瘀血作乱。故立法以祛瘀健脾疏肝为要，当用血府逐瘀汤为上。

## 乙状结肠冗长症——从血瘀气滞阴虚论治

王某，女，15岁。反复发作大便困难，剧烈腹痛2年。曾在某西医院做相关检查，诊断为"结肠冗长"。建议手术治疗，家属不愿手术而来中医求治。患者数日排便1次，大便干燥，排便困难，左下腹疼痛剧烈。舌质红，舌苔白而干，脉弱。辨证为血瘀气滞，兼有阴虚。治宜活血化瘀，行气润肠，治以膈逐瘀汤化裁。

处方：桃仁15 g，当归20 g，红花15 g，川芎15 g，五灵脂（包煎）15 g，生地黄20 g，枳壳15 g，白芍20 g，香附15 g，火麻仁20 g，延胡索15 g，莱菔子20 g，川楝子15 g，麦冬20 g，蒲公英15 g，栀子15 g。每日1剂，水煎分2次服。

二诊：服药3剂后，排便困难有所缓解，腹痛减轻。守原方续服6剂，诸症基本缓解，又连续服10剂后停药，症状未再发。

按语：清代名医王清任曾指出，治病之要诀，在明白气血，无论外感，内伤……所伤者，无非气血。气有虚实，血有亏瘀。王氏的观点代表了中医历代许多著名医家的学术思想，而活血化瘀的应用在《医林改错》中发挥到极致。瘀血是临床各种疾病常见的病理因素，活血化瘀应用十分广泛。瘀血可以与许多病理因素相并存在，外感六淫，内伤七情，痰浊水湿等病因都可引起瘀血。在临床中充分认识活血化瘀的应用范围、适应证、瘀血致病特点，对提高临床疗效有重要意义。

## 肠系膜淋巴结炎——从肝郁气滞血瘀论治

患者，女，40岁。主因左下腹部疼痛，伴大便时干时稀，到西医院就诊。既往有左侧输卵管切除术史，诊断为肠系膜淋巴结炎。给予系统治疗后，症状未见明显好转，遂来就诊。当时主症：左下肢持续疼痛，大便不正常，时干时稀，常因情感刺激加重，舌质暗红，边有瘀点，舌苔薄白，脉弦涩。触诊：左侧下腹直肌两侧有固定压痛，呈柔韧感。辨证为气滞血瘀腹痛，给予疏肝理气、活血化瘀治法。

处方：当归9 g，赤芍20 g，牡丹皮15 g，五灵脂（包煎）20 g，蒲黄（包煎）12 g，川芎18 g，延胡索20 g，柴胡12 g，川楝子15 g，川厚朴20 g，枳壳20 g，蒲公英30 g，米壳18 g。每日1剂，水煎分2次服。

二诊：服上方 7 剂后，症状明显好转。继以上方加减，治疗 1 个月，症状完全消失。

按语：情感怫郁，愤怒伤肝，木失条达，气血瘀滞腹痛。方中柴胡入肝经，舒畅肝经气机；当归、蒲黄、五灵脂、赤芍、牡丹皮、川芎、枳壳、川厚朴活血行气化瘀；米壳、延胡索具有止痛作用。治法得当，腹痛得除。

## 结核性腹膜炎——从血瘀化热论治

严某，男，48 岁，2003 年 4 月 17 日初诊。患结核性腹膜炎 3 月，经多方治疗，其效果欠佳。症见腹痛盗汗，间有低热，形疲倦怠，时嗳气，腹部胀，痛而拒按，大便溏，肛门有灼热感。体查：体温 38 ℃，脉搏 88 次/min，呼吸 23 次/min，心肺正常，肝脾扪及不满意，腹部叩诊有移动性浊音。舌质红，边见瘀斑，舌苔薄少津，脉细数。B 超示肝波较密活跃，脾厚 4.8 cm。红细胞沉降率 116 mm/h。腹水常规检查示：橙黄，蛋白定性（＋），细胞总数 498/mm$^3$，分类以单核细胞为主。胸部透视正常。诸症合参，证属血瘀腹痛，血瘀化热。治以化瘀泻热。方选膈下逐瘀汤加减。

处方：桃仁 10 g，当归 12 g，川芎 8 g，牡丹皮 10 g，赤芍 12 g，延胡索 10 g，台乌药 12 g，甘草 5 g。每日 1 剂，水煎分早、晚各温服 1 次。

二诊：上方连进 7 剂后，腹痛已止，发热已罢，食欲、精神好转，大小便均调，舌苔薄白，脉弦。继以六君子汤加减调理 1 个月。半年后随访未见复发。

按语：本例患者腹痛属虚实夹杂，采用活血化瘀，选用膈下逐瘀汤加减，以此祛瘀血、生新血、调气血。方中桃仁、赤芍活血化瘀，改善微循环；当归、台乌药调和气血，提高机体免疫功能。后用六君子汤调理 1 个月而巩固其疗效。

## 肝硬化——从肝血瘀积湿热留滞论治

陈某，男，46 岁，1998 年 8 月 12 日初诊。患慢性乙型肝炎 10 多年，病情时轻时重。3 天前突感上腹部胀满难忍。查肝功能酶类中度升高，胆红素增高，清蛋白与球蛋白比例 0.82∶1。B 超检查提示：肝硬化，轻度腹水。患者拒绝住院转中医治疗。诊见腹胀大如鼓，青筋暴露，下肢浮肿，面容消瘦，肌肤萎黄，目黄，小便黄赤，大便不爽，舌质紫黯，舌苔黄腻，脉弦滑。此为肝血瘀积，湿热留滞。治宜活血化瘀，清利湿热。

处方：泽兰 30 g，桃仁 10 g，赤芍 10 g，三棱 10 g，莪术 10 g，土鳖虫 10 g，柴胡 5 g，生大黄（后下）5 g，焦栀子 10 g，茵陈 50 g，马鞭草 30 g，石见穿 30 g，猪苓 15 g，陈胡芦 30 g，生薏苡仁 30 g，大腹皮 15 g。每日 1 剂，水煎分早、晚各服 1 次。

二诊：服药 2 周后，下肢肿消，腹胀大减，尿量增加，大便通畅。上方改生大黄为制大黄，续服。

三诊：又服药 2 个月，诸症明显改善，肝功能复查示：酶类降为正常范围，清蛋白与球蛋白比例 0.98∶1。后改用活血柔肝健脾法调治 1 年，身体康复。

按语：根据肝硬化症状和体征，如胁下隐痛，脘腹胀大，腹部青筋暴露，面色晦黯，目赤黄浊，肝掌，蜘蛛痣，舌边瘀斑，肝功能反复异常等，本例的基本病机是肝血瘀积，临证宜以治血为主，治宜活血化瘀，软肝散结，瘀结化除，血行则畅，血畅更无所留，血行气行，肝气条达，其疏泄功能得以逐步恢复。方以《金匮要略》下瘀血汤为主，常用药物有大黄、桃仁、土鳖虫、当归、泽兰、赤芍、炮穿山甲、鳖甲、石见穿、莪术、丹参等。肝硬化的病情复杂，症状多变，有虚有实，虚实夹杂，但主线仍是肝血瘀积，在活血化瘀的基础上，视其邪正进退情况，或结合祛邪，或配以扶正，调燮阴阳。

## 肝硬化伴双下肢静脉炎——从肝肾阴虚瘀热互结论治

患者，男，46 岁，2002 年 9 月 3 日入院。肝病史 10 年，加重伴双下肢肿痛 2 日。既往患慢性乙型肝炎 10 年，无外伤史，双下肢肿胀，剧烈疼痛，不能着地。体查：体温 37.6 ℃，神志清楚，精神不振，面色晦暗，可见肝掌及蜘蛛痣，腹部饱满，肝脾未触及，肝区叩击痛，双下肢肿胀光亮，皮温高，可见色素沉着斑，压痛明显，膝关节以下可见水疱，血疱，按之剧痛，无破溃，足趾活动好，足背动脉搏动正常。血常规：白细胞 $8.4×10^9/L$，中性粒细胞 0.78，淋巴细胞 0.22，血小板 $58×10^9/L$。肝功能检查：HBsAg（＋），谷丙转氨酶 55 U/L，谷草转氨酶 89 U/L，总蛋白 65 g/L，血清清蛋白 28 g/L，总胆红素 28.9 $\mu$mol/L。腹部彩超提示：肝硬化腹水。双下肢血管彩超示：双下肢可见散在低回声区，无明显包膜，彩色多普勒血流显像无血流灌注及血流减少。诊断为肝炎肝硬化失代偿期；双下肢静脉炎。入院后给予支链氨基酸，补充凝血因子，静脉滴注先锋霉素Ⅵ，复方丹参注射液等，局部硫酸镁湿敷 5 日，病情无好转，遂邀请中医会诊。刻诊：面色晦暗，可见肝掌，蜘蛛痣，双下肢肿胀，肤色紫暗，剧痛，局部皮温高，有血疱，水疱，舌质紫暗，舌苔腻，脉沉紧。证属肝肾阴虚，湿热下注，瘀热互结所致。方选血府逐瘀汤加味。

处方：当归 12 g，桃仁 15 g，红花 15 g，川芎 10 g，赤芍 15 g，柴胡 10 g，生地黄 15 g，川牛膝 10 g，枳壳 12 g，陈皮 12 g，大腹皮 15 g，黄柏 15 g，甘草 10 g。每日 1 剂，水煎取汁 300 mL，分早、晚 2 次空腹服。药渣加水煎取 500 mL，熏蒸患处。

二诊：服药 4 剂后，双下肢肿胀明显减轻，脚能着地，上方加墨旱莲 12 g、女贞子 10 g，继服。

三诊：又服 6 剂后，患者双下肢肿胀已消退。B 超复查提示：腹水消退。继服上方 10 剂后，患者双下肢恢复。于 2004 年 5 月随访，患者出院后未再发生下肢肿痛现象。

按语：血府逐瘀汤为清代名医王清任的代表方。主治血瘀，血行不畅所致的各种血瘀之证。方中当归、川芎、赤芍、桃仁、红花活血化瘀；川牛膝祛瘀血，通经脉并引血下行；柴胡疏肝解郁，升提清阳；桔梗、枳壳开胸顺气，使气行血行；生地黄凉血清热，配当归养血润燥，使瘀祛而不伤阴血，共同行血分瘀滞，解气分郁结，活血而不耗血，瘀去气行，故 4 剂而能"衰其大半而止"。本例患者病史较长，肝肾阴虚在先，加用滋补肝肾的墨旱莲、女贞子利湿热而不伤阴。现代药理研究证实，当归、赤芍等活血祛瘀中药可增加吞噬细胞功能，改善微循环，进一步增强网状内皮细胞功能，促进纤维蛋白的降解，及时清除凝血物质，从而使病情逆转而获愈。

## 肝硬化腹水——从肝脾血瘀水湿内停论治

彭某，男，48 岁，2002 年 10 月 20 日求治。因反复腹部膨胀 3 年，复发加剧 1 个月。患者有慢性乙肝病史 10 余年，3 年前出现腹水，经外院一系列检查诊断为"慢性肝炎，肝硬化腹水，脾大"。经用西医保肝利尿等治疗，效不明显，病情反复而要求中医中药治疗。症见腹大胀满，按之如囊裹水，脉络怒张，伴下肢浮肿，脘腹痞胀，全身乏力，食欲不振，面色黧黑，形体消瘦，小便短少，舌质暗红，舌边紫斑，舌下青筋迂曲怒张，脉弦涩。体查：慢性肝病面容，形体消瘦，皮肤干枯，贫血貌，颈部、上胸部可见 3 枚蜘蛛痣。心肺未见异常，腹部膨隆，移动性浊音阳性，肝脾触及不满意，双下肢浮肿。辨证属肝脾血瘀，脾虚气滞，水湿内停。治宜活血化瘀，行气利水，益气健脾。选用加味下瘀血汤加减。

处方：丹参 10 g，土鳖虫 10 g，桃仁 10 g，炮穿山甲（先煎）10 g，鳖甲（先煎）30 g，黄芪 30 g，白术 10 g，生大黄 5 g，大腹皮 10 g，槟榔 10 g，茯苓皮 10 g，虫笋 30 g，胡芦皮 10 g，白茅根 10 g，枳实 10 g，黑大豆 15 g。每日 1 剂，水煎分 2 次服。

上方连续服用 60 剂，诸症消失。随访 1 年，未见复发。

按语："治病必求其本"，气滞、血瘀、水停在肝硬化腹水中是起决定性作用的因素。由于肝脾肾功能彼此失调，脏腑虚者愈虚，气、血、水壅结腹中，水湿不化，实者愈实，故本虚标实，虚实交错为本病的主要病机特点。故治疗应以活血化瘀，行气利水，益气健脾，攻补兼施为大法。加味下瘀血汤由黄芪、白术、生大黄、土鳖虫、桃仁、炮穿山甲、鳖甲、大腹皮、槟榔、茯苓皮、虫笋、丹参、胡芦皮、白茅根、枳实、黑大豆组成。黄芪、白术、黑大豆是最理想的益气健脾药，用量要大，少则 15 g，多则

60 g，既可增加网状内皮系统吞噬功能，提高机体免疫能力，又可增加入体蛋白质。大腹皮、枳实、槟榔理气，补益与理气同用，体现了补而不滞的原则，使脾胃健运，气血生化有源。土鳖虫、桃仁、炮山甲、鳖甲、丹参具有活血化瘀散结，逐瘀通利的作用，其中土鳖虫入肝经，含有虫类激素，对肝病有一定作用；桃仁提取物有抗凝血，消除血流阻滞的功能，能防止肝脏纤维化；生大黄有清热导泻利水，活血化瘀，止血的作用。现代药理研究证明，生大黄能促进骨髓制造血小板，改善毛细血管脆性，缩短血凝时间，提升白细胞，促进新陈代谢的作用。葫芦皮、茯苓皮、虫笋、白茅根利水消肿。在利尿以消除腹水中，张春徐特别推崇白茅根，因其甘凉甘寒，既能清热利尿，养阴生津，又能凉血止血，且不伤胃。对于高度腹水者，张春徐常用鲜白萝卜 5 kg，捣烂取汁，浸洗双足，药液渗透人体，引取腹水下行，与加味下瘀血汤合用，有显著的利尿消水作用。

## 肝肾综合征——从肾脾亏虚瘀血内阻论治

　　曹某，男，69 岁，2001 年 4 月 21 日收入住院。患者有肝硬化腹水病史 4 年。因出现尿量减少，腹胀加重伴有乏力，神疲等 1 周余而入院。体查：体温 36 ℃，脉搏 98 次/min，呼吸 22 次/min，血压 114/60 mmHg。巩膜轻度黄染，全身轻度浮肿，脾大，肋下可及，移动性浊音阳性，舌紫暗，舌苔厚黄腻，舌下瘀斑（＋＋＋），脉沉涩细。血常规：白细胞 $5.2 \times 10^9$/L，中性粒细胞 0.85，血红蛋白 124 g/L，血小板 $58 \times 10^9$/L。血生化检查：谷丙转氨酶 63 U/L，总蛋白 5.8 g/L，血清清蛋白 32 g/L，GLO 25 g/L，总胆红素 36.3 mol/L，直接胆红素 20.2 mol/L，尿素氮 19.65 mmol/L，血肌酐 161 mmol/L。B 超示：肝硬化；脾大；腹水。入院诊断：肝硬化失代偿期；肝肾综合征。中医辨证为肾亏，脾虚夹瘀血。治疗上除予以血浆，白蛋白及维生素 C，维生素 $B_2$，肌苷、天门冬氨酸钾镁保肝，头孢曲松防治感染，呋塞米利尿外，突出中药治疗。先用活血、化瘀、补肾之法。方用《金匮要略》肾气（丸）汤合四物汤加减。

　　处方：丹参 15 g，雷公藤（先煎 50～90 分钟）12 g，鸡血藤 12 g，水蛭（研末冲服）5 g，制附子（先煎）10 g，桂枝 10 g，山药 12 g，醋柴胡 12 g，草豆蔻 3 g，木香 3 g。每日 1 剂，水煎分 2 次服。

　　治疗半月后，尿量增加，但仍乏力，有时头晕，查血压 90/60 mmHg，血常规化验示白细胞及中性粒细胞正常，肾功能检查中血肌酐正常，尿素氮为 13.21 mmol/L。故改用活血化瘀，健脾益气的方法。用实脾饮、四物汤合补中益气汤加味。

　　处方：丹参 15 g，雷公藤 12 g，鸡血藤 12 g，水蛭（冲服）5 g，党参 15 g，白术 12 g，黄芪 40 g，茯苓 12 g，醋柴胡 12 g，木香 3 g。每日 1 剂，水煎分 2 次服。

　　又服药 1 个月后，尿量恢复正常，腹胀症状消失，精神、饮食好转，化验示 BUN 降至 12.21 mmol/L。又服药巩固 1 个月后，诸症消失，肝肾功能基本恢复正常。

　　按语：肝肾综合征是慢性肝病和晚期肝衰竭患者的一种常见并发症。1996 年国际腹水研讨会对 HRS 做了明确的定义，即发生于慢性肝病患者出现进展性肝衰竭和门静脉高压时，以肾功能损伤，肾血流灌注减少和内源性血管活性系统异常为特点，临床主要表现为进行性少尿或无尿，稀释性低血钠，血肌酐和尿素氮升高，但肾脏病理学检查无明显器质性病变。肝肾综合征是重症肝病的严重并发症，一旦发生，治疗困难，存活率很低（＜5％），因而临床上防治肝肾综合征、降低肝肾综合征的病死率，是当今医学界一个亟待解决的难题。近年来，随着跨膜信息传递机制研究的进展，对 HRS 的研究热点多集中到肾血流量减少的机制上，而中医学则认为瘀血与肝肾综合征发病有着密切的联系，从瘀论治肝肾综合征取得了良好的临床疗效。

　　中医学无此病名，但结合其病理演变过程，临床表现和预后情况，将其归属于臌胀、水肿、关格等范畴。发病原因多为肝、脾、肾三脏俱虚，阴阳气血失调，水液内停，气血郁而不行则成瘀。由于肝肾综合征病程长，病机复杂，正虚邪实是其主要病理基础，"久病入络"，"久病多瘀"。

　　肝郁气滞致瘀：血液在脉中循环周流，除与心主血脉的功能有关外，还依赖于肝的疏泄，气的温煦，推动。肝为刚脏，主升、主动，喜条达；气为血帅，气行则血行，气滞则血滞。若肝失疏泄，气机不畅，肝郁气滞，则瘀血乃成。

脾肾阳虚致瘀：多因久病不愈，阴阳俱虚，阳虚则阴寒内盛，寒凝血滞而引起瘀血，此与《医林改错》"血受寒则凝结为块"的理论相吻合。

毒浊夹瘀致瘀：肝脾俱病，脾失健运，水液气血不利，清浊相混，聚集成痰，或肾虚不能化气行水，水泛为痰，痰阻血络，气血运行不畅而成痰浊夹瘀。

湿热互结致瘀：肝肾阴虚，津液不能输布，水液停聚于下焦，运行不畅，泛滥成湿。日久化热，血受湿热煎熬凝聚，而成热瘀互结，血脉淤滞而导致瘀血，与《医林改错》"血受热则煎熬为块"的理论是一致的，故《读医随笔》曰："阴虚必血滞。"

因此，瘀血对肝肾综合征的致病作用必须引起足够的重视，随着病情的发展和病程的迁延，出现不同程度的血瘀证候，并且其脏腑功能逐渐下降，气血运行状态逐渐紊乱，血瘀的程度也日趋加重。

现代医学研究认为，肝肾综合征是多种因素共同作用的结果，主要反映在肝纤维化，血流动力学异常和内源性血管活性系统的改变。

（1）肝纤维化：肝纤维化是一切慢性肝病的共同病理基础，亦是慢性肝病向肝硬化发展的必经阶段。现已公认，肝纤维化是可逆性病变，若进一步发展成肝硬化则难以逆转。研究表明，肝肾综合征患者因多种相关性细胞因子（cytokine，CK）及其网络的调控，激活肝星状细胞（HSC），转化为肌成纤维细胞（MFB），致使以胶原为主的细胞外基质（ECM）各成分合成增多，降解相对不足，过多沉积肝内而引起严重的肝纤维化，而且肝纤维化的改变与肝肾综合征的严重程度呈正相关。

（2）血流动力学异常：随着跨膜信息传递机制研究的进展，对 HRS 的研究热点集中到了肾血流量减少的机制上。多数学者认为是在肝脏原发病导致肝衰竭的基础上，由于体循环血流动力学改变而累及肾脏所致。对全身内脏血管来说，扩血管物质活性大于缩血管的神经体液因素的活性，致动脉低血压/肾灌注不良；对肾脏局部来说，肾脏本身释放的缩血管物质的活性超过了扩血管物质的活性，最终导致肾入球小动脉收缩，肾皮质血流减少，肾灌流量降低，髓质血流相对增加，肾小球滤过率下降，肾衰竭。

（3）内源性血管活性系统的改变：许多研究证明，一些血管活性介质（如内皮素、白三烯、血栓素等）合成增加会降低肾小球毛细血管系数和滤过分数。实验显示，血小板活化因子（PAF）与急性肝、肾衰竭动物模型中的急性肾衰竭有关，可能参与了内毒素相关的肝肾综合征的形成，同时，PAF 受体拮抗剂对 HRS 可能有治疗作用。

可见，肝肾综合征与肾血流量相对减少常相伴而生，互相促进。许多学者认为引起肝肾综合征的原始动因是血流供求关系的不平衡造成的，而这种特殊的病理现象，是由内脏小动脉明显扩张和全身动脉低血压，导致肾脏血管强烈收缩等诸多因素所致。这符合中医"血瘀"的特点，在这些病变的基础上，病变的小动脉，尤其是肾血管极易收缩、痉挛，形成半闭塞或闭塞，从而产生"瘀血"。因此，血瘀的病理本质与瘀血这一病理产物的产生机制，也是从瘀论治的基础。

血瘀是肝肾综合征的病理类型之一，患者常出现肝纤维化，肾血流动力学异常等病理变化，因此活血化瘀法已成为治疗本病的一个重要方法。《内经》中"去菀陈莝"即是。但由于病程长短，病情轻重及导致瘀血证的病理原因不同，所以除瘀血证外，还兼有夹证的不同。临床抓住"脉络瘀阻"这一共同的病理基础，运用活血化瘀法治疗肝肾综合征，可以改善患者的脏腑组织血流供求不平衡的问题，故从瘀治疗肝肾综合征有较好的效果。

## 原发性高血压——从阴虚阳亢气滞血瘀论治

黄某，男，74岁。2001年3月15日初诊。主诉眩晕半年。在某医院诊断为原发性高血压，曾服洛沙坦，血压降至正常。但患者害怕其副作用大，自行停药。停药后，血压复升高，而来求服中药。原有冠心病史 10 余年。刻下：血压 178/110 mmHg，眩晕、头痛、心悸，时胸痛如针，长期失眠，大便较干，2～3 日 1 行。舌质暗紫，夹有瘀斑，舌苔薄白微黄，脉弦细涩。辨证属阴虚阳亢，气滞血瘀。治以血府逐瘀汤加味。

处方：当归 15 g，丹参 30 g，川芎 10 g，红花 10 g，三七粉（另包冲服）3 g，赤芍 10 g，枳壳 10 g，生地黄 30 g，柴胡 10 g，桔梗 10 g，牛膝 10 g，白菊 10 g，葛根 25 g，甘草 10 g。每日 1 剂，水煎分 2 次服。

另予：制大黄（另包）40 g，水煎分 5 次服，大便通畅则停。

复诊（3 月 22 日）：服药 5 剂后，眩晕明显减轻，仅于看书劳累后发作，但也较前轻。大便亦畅，胸痛亦好转，只发作 1 次。血压 150/90 mmHg，舌质暗红较紫，舌苔薄白微黄。原方加生石决明（另包，先煎）30 g。

三诊（4 月 2 日）：又服 7 剂后，眩晕未作，胸痛亦消，血压 140/88 mmHg。舌质暗红，舌苔薄白微黄。上方加夏枯草 25 g，再服 10 剂，以资巩固。

之后，以夏枯草、桑寄生、钩藤、车前草、丹参各 30 g，煎水代茶饮。并嘱保持心情舒畅，避免激动，清淡饮食，作息有时。1 年后回访，血压仍正常。

按语：原发性高血压多属中医学"眩晕""头痛"范畴。其病多由情志过极，饮食失调，内伤虚损所致，但也有先天遗传的。本例患者虽年事已高，但患高血压病程尚短。据其舌脉及胸痛如针刺，以血府逐瘀汤治之，而血压得降，胸痹亦除，乃一箭双雕之效，此亦中医异病同治之理也。

## 高血压心脏病心房纤颤——从气虚血瘀心脉痹阻论治

刘某，女，61 岁。有高血压病史 15 年，反复头昏胸闷，心悸气急 10 年，加重 1 周而入院。曾在外院多次住院治疗，诊断为高血压心脏病，长期服用吲达帕胺等药，控制血压。体查：血压 155/85 mmHg，心界向左下扩大，心率 120 次/min，心律绝对不齐，心音强弱不等，心尖处可闻及 IV 级收缩期杂音。胸 P-A 位片示：左心室增大。心电图示：心房纤颤，伴室内差异性传导（心室率 130 次/min，心房率 450 次/min），电轴左偏（－30°）。症见胸闷气急，心悸，神疲肢乏，心前区偶见闷痛，在活动后加重，不欲食，大便干结，舌质暗红，边有齿印，舌苔薄黄，脉促。继服寿比山、地高辛、银杏叶片。证属气虚血瘀，予补阳还五汤加味。

处方：黄芪 50 g，丹参 30 g，川芎 10 g，桃仁 10 g，当归尾 12 g，红花 5 g，赤芍 10 g，熟地黄 15 g，鸡血藤 30 g，酸枣仁 15 g，远志 5 g，钩藤（后下）30 g，桂枝 10 g，茯神 15 g，炙甘草 15 g。每日 1 剂，水煎分 2 次服。

二诊：服上方 10 剂后，自觉症状好转，停用地高辛、银杏叶片，仅以吲达帕胺维持血压。上方继服。

三诊：又服药 1 个月后，心率降至 70～80 次/min。心电图复查示：左心室肥厚伴劳损，电轴左偏（－30°）。患者自觉症状好转出院。

## 原发性高血压无症状性蛋白尿——从气虚血瘀湿郁化热论治

严某，男，41 岁，1998 年 10 月 17 日初诊。有高血压家族史，血压增高 2 年余。每日服用硝苯地平 10 mg、美托洛尔 25 mg，早、晚各 1 次，血压较稳定。7 个月前查尿常规，尿蛋白 300 mg/L（干化学试纸带法），后每半个月查 1 次尿常规，尿蛋白均在微量 300 mg/L。服药无效。就诊时血压 130/90 mmHg，体稍胖，口微干，小便黄，舌质暗红，舌苔薄黄，脉弦缓。心肺听诊无显著异常，肝脾无肿大，肾区无叩痛。尿常规检查，尿蛋白 300 mg/L，24 h 尿蛋白测定 1.64 g，肾功能正常。中医辨证属气虚血瘀，湿郁化热。治用补阳还五汤加减。

处方：黄芪 60 g，丹参 30 g，当归 10 g，红花 5 g，川芎 15 g，益母草 30 g，赤芍 10 g，生杜仲 10 g，淫羊藿 10 g，石韦 15 g，桑寄生 15 g，地龙 15 g，白花蛇舌草 30 g。每日 1 剂，水煎分 2 次服。

服药 1 个月，尿蛋白消失。改汤为丸，续服 1 月，追访年余未见复发。

按语：血压增高与肾损害可互为因果，原发性高血压早期肾损害主要表现为肾小动脉硬化及不同程度的肾动脉粥样硬化，肾血流量减少，部分病员可出现病理性蛋白尿，最终可发展为终末期肾痛（ESRD）。而经过肾小球毛细血管屏障的蛋白质，具有较强的肾毒性作用，往往成为向 ESRD 发展的单一恶化因素。消除蛋白尿，可阻止肾小球系膜细胞（MC）的增生，减轻胞外基质（ECM）积聚，防止肾小球硬化和纤维化，从而延缓肾损害的进程。因此，对原发性高血压无症状性蛋白尿的治疗，具有积极重要的意义。

持续性无症状性蛋白尿属中医学"虚损""虚劳"范畴。为脾虚失运，肾失封藏，精微外泄所致。原发性高血压无症状性蛋白尿与单纯性无症状性蛋白尿、乙型肝炎相关性肾小球肾炎无症状蛋白尿、隐匿性肾小球肾炎无症状性蛋白尿，在病因病机方面都有不同之处。本病的主要病理机制是气虚血瘀，湿郁化热，致肾失封藏，精微外泄，属本虚标实之证。肾血行不畅，瘀血形成，是本病最重要的致病因素。气虚失运，湿由内生，湿为阴邪，易伤人于无形；湿与瘀结，则病程缠绵。补阳还五汤源自清·王清任《医林改错》，以其为主方，去有小毒之桃仁。黄芪为君，益气固摄，使气旺血行；当归、赤芍、川芎、红花、地龙、丹参、益母草活血通络；川芎能行血中之气，宜重用；杜仲、桑寄生、淫羊藿，益肾固精；佐石韦、白花蛇舌草清热祛湿。结果表明其治疗原发性高血压病无症状性蛋白尿，具有较好的临床疗效。

## 低血压——从气虚血瘀脉道不充论治

患者，女，34 岁，1999 年 3 月 11 日就诊。体型瘦高，自诉时常胸闷，胸前区有重压感，体倦乏力，精神不振，时常头晕，注意力不能集中，健忘失眠，傍晚时常出现瞬时遗忘症状 3 年，症状时轻时重，测血压 78/50 mmHg，心率 90 次/min，面色萎黄，舌质浅淡，舌苔薄白，脉细弱无力。心电图检查正常，B 超检查肝、脾、肾正常，肝功能、血糖及 $T_3$、$T_4$ 正常，无其他病史可查。隔日连续 3 次测血压为 70～80/45～55 mmHg，诊断为低血压。治选补阳还五汤加减。

处方：黄芪 90 g，当归 12 g，红花 5 g，桃仁 5 g，川芎 3 g，黄精 20 g，太子参 10 g，升麻 3 g，桂枝 3 g，炙甘草 10 g。每日 1 剂，水煎分 2 次服。

治疗第二疗程（15 日为 1 个疗程）时，血压恢复正常，血压 110/65 mmHg，临床症状基本消失。

第三疗程巩固治疗，血压 120/80 mmHg，完全恢复正常。随访 1 年，血压在 120～100/70～80 mmHg 之间，未再出现血压下降和临床症状。

按语：低血压属中医学"气血两虚""心脾气虚""眩晕"等。在排除了其他疾患，血压低于正常值下限，并伴有明显的临床症状获此诊断。低血压的发生与心脏功能、血管功能状态、血容量及自主神经功能紊乱、自主神经功能不全、内分泌功能紊乱有密切关系。王鸿君从益气养血、活血充脉立意，选用补阳还五汤加减。重用黄芪、太子参、黄精、炙甘草补心脾气虚，当归补血充脉，红花、桃仁、川芎活血充脉，桂枝温通血脉，升麻升发脾阳、强化统摄。诸药共奏补益心脾，活血充脉，养血升压的作用。现代研究证明，黄芪、人参、炙甘草、桂枝等具有明显的强心作用。

## X 综合征——从气滞血瘀心脉痹阻论治

赵某，女，50 岁，2005 年 3 月 6 日初诊。阵发心前区疼痛，伴胸闷憋气，持续 30 分钟至数小时，含服速效救心丸及硝酸甘油可缓解，多由情志及劳累诱发。性情急躁易怒，神疲乏力，大便略干，舌质黯红，舌苔薄白，脉弦细涩。心电图检查：$V_3$～$V_6$ 导联 ST 段压低 0.1～0.2 mV，T 波低平。经冠状动脉造影及心脏多普勒等检查，确诊为 X 综合征，服单硝酸异山梨酯缓释片，酒石酸美托洛尔，硝苯地平缓释片等，效果不理想。中医辨证为气滞血瘀型胸痹，治予血府逐瘀汤加减。

处方：当归 15 g，生地黄 15 g，桃仁 20 g，红花 10 g，川芎 8 g，赤芍 10 g，柴胡 5 g，枳壳 10 g，桔梗 5 g，牛膝 15 g，生甘草 10 g。每日 1 剂，水煎分 2 次服。

二诊：服药 4 剂后，症状明显好转。原方继服。

三诊：又服药 7 剂后，症状基本消失。心电图复查：ST 段升至等电位线，T 波低平，缺血改善。嘱继服血府逐瘀胶囊善后。

按语：X 综合征属中医学"胸痹"范畴。本例患者舌、脉、症典型，属气滞血瘀，心脉痹阻。《内经》曰："心痹者，脉不通。"不通则痛，故以血府逐瘀汤通经止痛，行气活血，疗效显著。

## 冠心病——从痰瘀互结上犯心胸论治

张某，男，54 岁。因胸闷如窒时痛 3 个月，近 1 周加重来诊。自述胸闷连及肩背，如负重袱，动则气短，心悸头晕，肢体麻木，口不干，食少腹胀，睡眠纳食差，二便尚调。平素吸烟，饮酒，肥甘厚味。查其形体肥胖，舌质黯红，舌苔白微腻，脉偏滑。心电图示：心肌缺血。诊断为冠心病。中医本证辨证属饮食失节，脾失健运，聚湿生痰，上犯心胸，气机不畅，心脉痹阻而致胸痹（痰瘀互结）。治以化痰散结，祛瘀通脉。方选血府逐瘀汤合温胆汤加减。

处方：丹参 20 g，红花 20 g，桃仁 10 g，川芎 15 g，赤芍 20 g，生地黄 15 g，枳实 15 g，桔梗 15 g，牛膝 20 g，橘红 15 g，法半夏 15 g，茯苓 15 g，竹茹 10 g，瓜蒌 20 g，郁金 20 g。每日 1 剂，水煎分 2 次服。

复诊：服药 4 剂后，自觉症状渐轻。继服 6 剂，症状明显好转。原方续服，以资巩固。嘱其要清淡饮食，戒烟节酒，起居有节，持之以恒。

按语：冠心病是中老年人的常见病、多发病，是由冠状动脉粥样硬化导致心肌缺血、缺氧而引起的心脏病。根据其症状，中医学称之为胸痹、胸痛、真心痛、厥心痛、心痛等。其发病机制，《素问·调经论》曰："寒气积于胸中而不泻，不泻则温气去，寒独留则血凝泣，凝则脉不通。"《三因极一病证方论》强调心痛的病因"皆脏气不平，喜怒忧郁所致"，《古今医鉴》则认为"心脾痛者，亦有顽痰死血……种种不同。"观其病因有因于寒，因于气虚、阳虚，因于七情及顽痰死血等。这些致病因素并不是独立存在，而是互相影响。脾主运化精微、水湿，"饮食入胃，游溢精气，上输于脾，脾气散精，上归于肺"与肺吸入之气相合，"积于胸中而为宗气"，"以贯心脉而行呼吸"。脾虚失运，宗气生成不足，则气血运行不畅而致血瘀；另水谷精微不化，聚而成痰，痰浊内蕴，逆乘上焦阳位致痰瘀。若心阳不振，血行迟缓，痰瘀内生，并复寒邪侵袭，"两虚相得"寒凝胸中，胸阳失展而致寒瘀。若阴精不足，也可津灼为痰瘀，血滞为血瘀。无论气滞、痰浊、寒凝，其结果必致血瘀，心脉痹阻则发胸痹。因"心主血脉"，"脉者，血之府也……涩则心痛"。瘀是脏腑功能失调，气血、津液、阴精运化失常的病理反应，正如张璐玉所曰："五脏之滞，皆为心痛。"这与现代医学对冠心病发病的认识是相一致的：经常进食高热量饮食，较高的脂肪、糖、盐，吸烟、饮酒，久坐少动，形体肥胖，精神紧张，生活无规律，气候异常等因素。因为这些因素均易导致体内脂质代谢、神经调节紊乱，血管舒缩失常，动脉硬化等而引发冠心病。

胸痹的主要表现以膻中及左胸膺闷痛、隐痛、刺痛、灼痛等，时可引及肩背、左臂及左手，突然发作或发作有时为特点，甚则胸痛彻背，气短喘息，不得卧。又因病机不同而见不同的证型特点。

寒凝心脉者，因寒主收引，营血运行失畅故胸痛较剧，胸痛彻背，遇寒尤甚，舌质暗，舌苔白，脉沉弦或弦紧。

痰浊闭阻者，因湿浊重着黏腻而见胸闷窒而痛，舌质暗，舌苔浊腻，脉濡缓或滑。

气滞心胸者，因气郁，血脉运行不畅而见心胸满闷，隐痛阵阵，痛无定处，时太息，遇情怀不畅则诱发，舌质黯，舌苔薄或薄腻，脉弦细。

瘀血痹阻者，因血瘀停着不散，心脉不通，故疼痛如刺如绞，痛有定处，或因暴怒加剧，舌暗红或紫暗，有瘀斑，或舌下脉络青紫，脉涩或结代。

心气不足者，运血无力，血滞心脉，而见心胸阵阵隐痛，胸闷，气短，心悸乏力，舌体胖，舌质暗淡，舌苔薄白或有齿痕，脉虚细或结代。

心阳亏虚者，失于温振，血行迟缓而瘀滞，故见胸闷，心悸而痛，神倦怯寒，舌淡或暗，舌苔白，脉细或迟或结代。

心阴不足者，虚火内炽，营阴涸涩，心脉不畅而见心胸疼痛时作，或灼痛，心悸怔忡，心烦不寐，舌质暗红或绛红少津，少苔或苔剥脱，脉细数或结代。

临床中各证常错杂并见，但均不乏有血瘀征象。因此在治疗上应以祛瘀为先，再根据各型特点分别以散寒通阳，疏肝理气，益气健脾，温振心阳，滋阴养心，通脉止痛等法分证治之。

本例用药以温胆汤加郁金、瓜蒌化痰散结，以血府逐瘀汤活血祛瘀，行气止痛，两剂合用使痰消瘀化，气机通利，血脉畅行，诸症得消。

血府逐瘀汤功在活血化瘀，行气止痛。方中当归、川芎、桃仁、红花、赤芍活血祛瘀而通血脉；柴胡、桔梗、枳壳、牛膝同伍，有升有降，调畅气机开胸通阳，行气而助活血；生地黄滋血润燥，《神农本草经》谓其"逐血痹"。诸药共成祛瘀通脉，行气止痛之功。若寒盛者可加桂枝、细辛以散寒，温经止痛；甚者可加制附片，温阳逐寒；痰浊重者，可合用二陈汤或温胆汤以理气化痰；气滞明显者，可加用柴胡调畅气机；心肾阳气不足者，可合用肾气丸以补水中之火；心阴虚者可重用生地黄，配以阿胶、麦冬滋心阴。

## 冠心病心绞痛——从气郁日久瘀血内停论治

张某，男，62岁，1997年11月9日初诊。自诉胸部憋闷，阵发性心前区刺痛月余，胸痛彻背，背痛彻心，入夜更甚，疼痛最长达10分钟，含化速效救心丸可缓解，舌质紫暗，舌苔白，脉象沉涩。心电图示：窦性心律，心肌呈缺血型改变。西医诊为冠心病心绞痛，常服硝酸异山梨酯、肠溶阿司匹林片治疗。近日疼痛次数频繁，每日发作在2次以上，故来诊要求服中药治疗。即以"冠心病心绞痛"收住中医病房。后经辨证属心血瘀阻型胸痹，治宜活血化瘀，通络止痛。方用血府逐瘀汤加减。

处方：当归20 g，桃仁10 g，红花10 g，炒川芎15 g，赤芍10 g，炒枳壳10 g，生地黄20 g，川牛膝15 g，柴胡10 g，桔梗3 g，降香10 g，延胡索15 g，甘草10 g。每日1剂，水煎分2次服。

二诊（11月12日）：服药3剂后，诉胸闷、胸痛发作次数减少，每日约1次，疼痛程度减轻，上方继服。

三诊（11月15日）：又服药3剂，胸闷、胸痛缓解。再服4剂，以巩固疗效。随访1年未复发。

按语：冠心病心绞痛是由于冠状动脉粥样硬化引起管腔狭窄，或在此基础上由于情志失调，寒凉或暴饮暴食使冠脉痉挛，从而导致相应部位心肌出现急剧而短暂的缺血缺氧所引起的一种心脏病。从中医角度看，冠心病心绞痛属中医学"胸痹"范畴。《圣济总录·胸痹》曰："胸痛者，胸痹痛之类也……胸膺两乳间刺痛，甚则引肩背胛或彻背膂。"气为血之帅，血为气之母，气行则血行，气滞则血凝。气郁日久，瘀血内停，络脉不通，故见胸部刺痛；血脉凝滞，故痛处固定不移；血属阴，夜亦属阴，故入夜痛甚；舌质紫暗，脉象沉涩，均为瘀血内停之象。临床所见以心血瘀阻型多见。方中当归、赤芍、川芎、红花、牛膝均为活血化瘀、通经活络之品；柴胡疏肝，枳壳理气，一升一降，调整气机；生地黄凉血活血止痛，甘草调和诸药。全方配伍，共奏活血化瘀、通络止痛之效。

## 冠状动脉术后再狭窄——从阳气虚衰心脉瘀滞论治

　　蒋某，男，62岁，2003年11月6日就诊。患冠心病11年。1年前在某医院行PTCA及CASI术后，常规服用抗血小板药、抗心绞痛药。8月前再发绞痛，心电图提示ST-T改变，冠状动脉供血不足。现症阵发性心前区疼痛，劳则痛甚，心悸心烦，胸闷自汗，气短肢冷，神疲乏力，唇甲淡白，舌质淡胖舌苔薄白，脉沉细。中医辨证属阳气虚衰，心脉瘀滞。

　　处方：丹参30 g，郁金12 g，红花10 g，瓜蒌12 g，薤白9 g，炙桂枝5 g，法半夏12 g，枳壳12 g，制附子（先煎）5 g，干姜5 g，黄芪30 g。每日1剂，水煎分2次服。

　　后以此方出入间断服用半年，临床症状基本痊愈，心电图复查明显好转。

　　按语：介入性治疗如经皮腔内冠状动脉成形术（PTCA）或支架植入术（CASI）等已成为冠心病治疗的有效手段之一，但约有30%～50%的患者在PTCA后6个月内发生再狭窄，其再次手术危险性大、费用高。因此，冠状动脉术后再狭窄已成为影响冠心病治疗的障碍。如适时配合中医中药，不仅能弥补西医这一缺陷，而且能在治疗和预防冠状动脉术后再狭窄起到较好的作用。

　　程志清认为，冠状动脉术后再狭窄中医辨证仍为"胸痹"，属心脉瘀阻证范畴，其发病机制虽与气虚、痰浊、寒凝、气滞有关，但与瘀血的关系更为直接。再狭窄患者临床表现常见有再发心绞痛，心胸闷痛，舌暗或涩的心脉瘀阻征象；冠心病本为"心脉痹阻"，冠脉术的机械损伤更易致新的血瘀形成。因此，气滞血瘀与心脉闭阻是冠脉术后再狭窄的主要病机，活血化瘀是冠脉术后再狭窄的主要治疗大法。

　　本例患者年高肾气自虚，心阳不振，运血无力，心脉瘀滞，导致胸痹心痛，心慌气短。痰浊每与瘀血气滞等病因交结不解，胸阳不振而痹阻心脉。故治则为化痰开瘀，温通心阳。所用制附子、干姜、黄芪、炙桂枝温补阳气，瓜蒌、薤白、法半夏化痰开胸，丹参、郁金、红花、枳壳祛瘀导滞。诸药合用，补而不滞，攻而不峻，使气血通畅，共奏温阳益气、活血化瘀之功效。

## 心肌梗死——从痰瘀互结胸阳不振论治

　　黄某，男，60岁。患者因头晕3年，加重伴胸闷5小时，于1996年11月2日由北京某医院收入病房。症见头晕，偶有头胀，时作恶心，胸闷，心前区疼痛，神疲乏力，口干口苦，尿黄，便干，舌质暗红，有瘀斑，舌苔黄腻，脉弦滑。体查：血压160～170/95～103 mmHg，神志清，精神不振，双肺呼吸音低，以右肺为著，心界向左下扩大，心音低钝，脉搏96次/min，律齐，心尖区可闻及Ⅱ级收缩期吹风样杂音，神经系统未见异常。心电图：ST段压低，T波倒置。血清肌酸磷酸激酶210 U/L，血清天冬氨酸氨基转移酶80 U/L，尿蛋白（＋）～（＋＋），钾、钠、氯化物、二氧化碳结合力均正常，血糖正常，尿素氮14.28 mmol/L。既往史：3年前曾患"慢性肾小球肾炎"。西医诊断：①冠心病，急性心内膜下心肌梗死，心功能Ⅰ级伴肝功能损害；②肾性高血压。中医辨证为痰瘀互结，胸阳不振，痰湿上蒙。

　　患者因头晕3年，加重伴胸闷，心前区痛5小时入院。从四诊资料分析，当属中医学"眩晕""胸痹"范畴。患者年老体衰，加之病久，五脏六腑功能衰退，尤以气虚更为明显，以至气血津液运行失常，痰湿内阻，上蒙清窍，故发头晕头胀；湿浊中阻，脾胃升降无力，则恶心，神疲乏力；口干口苦，尿黄便干，乃湿浊内郁化火之象；气虚日久，痰湿郁滞而致气血不畅，瘀血阻络，胸阳不振，故见胸闷胸痛等症；舌暗淡有瘀斑，舌苔厚腻，皆湿浊内蕴，痰瘀互结之征象。综观病症，病位在心，涉及肝脾。病机属本虚标实，以标实为主。标实即痰浊中阻，上蒙清窍，并瘀血阻络，胸阳不振；本虚以气虚为主。治当标本兼顾，以治标为主。拟以益气养阴，宣阳通痹，化痰活血之法。方用生脉散合瓜蒌薤白法半夏汤加血府逐瘀汤加减。

处方：丹参 30 g，桃仁 10 g，川芎 15 g，当归 10 g，赤芍 15 g，黄芪 30 g，全瓜蒌 20 g，黄芪 30 g，太子参 15 g，薤白 10 g，桂枝 15 g，麦冬 10 g，法半夏 10 g，五味子 5 g。每日 1 剂，水煎分 2 次服。

经过 24 日治疗，头晕、恶心、胸闷、胸痛等症有所缓解。此间因出现脑出血，故于 1996 年 11 月 26 日转入针灸科治疗。转入时患者症见：右侧肢体力弱，但尚能活动，食纳好，夜眠安，小便失禁，大便干。查双肺（－），脉搏 80 次/min，律齐，二尖瓣可闻及 Ⅱ 级收缩期吹风样杂音，腹平坦且软，肝脾未及，双肾区有轻微叩痛，双下肢未见水肿。神经系统检查：表情呆滞，神志清楚，反应迟缓，记忆力、计算力较差，瞳孔等大等圆。对光反射存在，角膜反射灵敏，右侧肢体肌力 Ⅳ 级，肌张力低，腱反射减低，病理征（±），皮肤痛觉未见异常。脑 CT 检查：颅内基底部出血，病灶区（2 cm×1.5 cm）出血量约 3 mL，提示：脑出血。西医诊断：①脑出血；②心内膜下心肌梗死；③高血压 Ⅲ 期。中医辨证为气虚血瘀。治疗仍用益气活血通络之品，方选补阳还五汤加减。

处方：黄芪 30 g，丹参 20 g，当归 15 g，川芎 12 g，地龙 5 g，郁金 10 g，天麻 15 g，石菖蒲 10 g，钩藤 15 g，僵蚕 10 g，白术 15 g，茯苓 15 g，桂枝 10 g，甘草 5 g。每日 1 剂，水煎分 2 次服。

同时加静脉滴注丹参、活脑灵，并予针灸加经络疏通仪，穴取多气多血的手足阳明经穴：肩髃、曲池、外关、合谷、髀关、伏兔、足三里，平补平泻，留针 30 分钟。

治疗 40 余日，未获得进一步疗效。考虑患者同时出现心脑血管病，目前智力差，将来发展为血管性痴呆的可能性大；同时从临床观察，气虚血滞，湿浊中阻，上蒙清窍的症情仍未彻底改善。遂改变施治法则，以补气活血，芳化利湿，化痰通络为治则。方用四物汤与旋覆代赭汤加减。

处方：丹参 15 g，红花 5 g，当归 10 g，川芎 10 g，赤芍 15 g，地龙 10 g，生黄芪 45 g，生地黄 10 g，旋覆花（包）10 g，僵蚕 10 g，生赭石（先下）10 g，石菖蒲 10 g，藿香 10 g，佩兰 10 g，路路通 10 g，炒知母 10 g，炒黄柏 10 g，白芍 15 g，天麻 15 g。

服药 7 剂，患者主诉感觉良好，胸闷，心前区疼痛和头晕见好，头清醒，已有尿感，大便日解 1 次。体查：血压 145/90 mmHg，心率 70 次/min，律齐，肢体功能恢复尚好。效不更方，继以上方服药观察。

上方共服 21 剂，自诉头脑清晰，头晕、胸闷、胸痛等症状均缓解，记忆力恢复，神志清，精神可，小便已能自控，大便调，纳可眠安，能独立行走，血压回稳。查血压 130/80 mmHg，右侧肢体肌力 Ⅳ 级，肌张力正常，腱反射正常引出，病理征（－）。心电图：ST 段压低，T 波倒置均有改善。血清肌酸磷酸激酶 115 U/L，血清天冬氨酸氨基转移酶 25 U/L，尿素氮 3.61 mmol/L。考虑病情基本恢复，准其出院，回家调养。

按语：患者 AST 升高，肝功能受损，根据发病史及病毒学指标检测均阴性，属于心源性肝损害，随着心脏功能的改善恢复，虽未服用降酶药物，而肝功能自然得到改善，谷草转氨酶恢复正常。患者早期采用生脉散合瓜蒌薤白法半夏汤加血府逐瘀汤治疗，意在鼓动心气，益气养阴，平胸中痰结，宣阳通痹。经治症状得到改善，胸痹得到缓解；中期，因久病气阴两虚，阴血不足，痰瘀交阻，阴阳失调，肝阳上亢，气血逆乱，逆经决络造成脑出血，中医诊断为中经络。故方用《医林改错》中补阳还五汤，重在补气活血、祛瘀通络，但疏忽了"痰瘀"为患，故治疗 40 余日而疗效不显；后期治疗改善施治法则，重症责之痰，从痰瘀论治，以补为主，扶正祛邪，以扶正为先。抓住痰—气—瘀的病理实质，气顺则痰易消，血活则痰易化，气盛血活瘀血祛，方用四物汤与旋覆代赭汤加减，以补气活血，芳化利湿，化痰通络，总调各脏腑功能。与前方补阳还五汤加减看以相似，实有不同。一是患者舌苔黄腻有湿热之象，而前方用桂枝，显然药与症不合；而后方应用知柏清利湿热，切中病情。湿热是生痰之源，清利湿热也是阻断生痰之路。二是加强了芳化利湿之药（藿香，佩兰），芳化痰湿且可醒脾。三是采用了旋覆花、生赭石平肝镇逆化顽痰。四是重用黄芪补气，加用赤白芍、红花、路路通以活血通络。全方共奏养、清、平、镇、通之效，故患者能获得比较理想的疗效。

# 病毒性心肌炎——从气虚血瘀论治

黄某，女，55岁，2000年7月6日就诊。因反复胸闷痛，心悸气短3个月。患者自述3个月前因发热咽痛2日，自服退热散及板蓝根冲剂后，发热咽痛消失，但1周后常感胸闷胸痛，心悸气短，动则尤甚，疲乏无力。曾到县医院检查：乳酸脱氢酶、肌酸激酶同工酶升高。心电图检查：窦性心律，频发性室性早搏，ST-T异常。X线胸片：心影增大，心脏彩超结构属正常范围。曾服ATP、肌苷片及补气益血中药，但疗效不佳。舌质暗，有瘀点，舌苔薄白，脉细结。中医辨证为气虚血瘀，治选补阳还五汤加减。

处方：生黄芪30 g，当归9 g，赤芍15 g，红花10 g，桃仁10 g，川芎10 g，地龙10 g，甘草5 g。每日1剂，加水600 mL，煎取药汁250 mL，分2次温服。

二诊：连服7剂后，自觉胸闷痛消失，心悸气短减轻，此乃气虚得补，瘀血得化，气行血亦行。故予上方将黄芪用量增至70 g，意在重补其气。继续服。

三诊：又服药3周，临床症状消失。复查LDH、CK-MB正常。X线胸片：心影正常。心电图检查：窦性心律，正常心电图。

按语：病毒性心肌炎的发病机制，是病毒和毒素及变态反应引起的心肌损害所致。本病属中医学"心悸""胸痹"范畴，临床多为虚证，或虚为本而痰瘀为标的虚实挟杂之证。但气虚血瘀是最主要的，大剂黄芪补气，当归、赤芍、川芎、桃仁、红花、地龙活血祛瘀通络，整方可达扶正祛邪之功。现代药理学研究证明，黄芪、当归能增强或调节免疫作用，川芎、桃仁、红花、赤芍具有免疫抑制作用，整方体现"低者升之，高者抑之"的双向免疫调节功能。病毒性心肌炎时产生自由基，而自由基本身又进一步损害心肌，而补阳还五汤可清除自由基。黄芪可以强心，提高心输出量，扩张冠状动脉，疏通微循环，改善心肌供血；当归、川芎、赤芍、红花、桃仁等能扩张冠状动脉及小动脉，改善心肌的血液循环；甘草具有皮质激素样作用。整方具有促进损伤心肌恢复的作用，因此取得满意的疗效。

# 病态窦房结综合征——从阳气亏虚瘀血阻滞论治

程某，女，58岁，1998年2月12日初诊。患者心慌胸闷气短3个月。经某医院心电图检查示：窦性心动过缓、电轴左偏；窦房结功能激发试验阳性。西医诊断为病态窦房结综合征；冠心病。中医诊断为心悸。曾用阿托品、氨茶碱、复方丹参片、硝酸异山梨酯等治疗，疗效不稳定。诊见心慌胸闷，气短乏力，畏寒肢冷，偶有左胸隐痛，纳谷不香，夜寐多梦，二便尚调，舌质暗淡，舌体胖，舌苔白，脉弱而迟，时有结代。体查：心率43～54次/min，心律不齐，未闻及病理性杂音。两肺（－）。双下肢不肿。证属阳气不足，瘀血阻滞。治拟补气温阳，化瘀通络。方用补阳还五汤加减。

处方：黄芪40 g，丹参30 g，当归15 g，桃仁5 g，川芎15 g，赤芍10 g，地龙5 g，党参30 g，桂枝10 g，制附子（先煎）10 g，麦冬5 g，五味子5 g。每日1剂，水煎分2次服。

二诊：服药5剂后，自觉症状好转。效不更方，原方继进。

三诊：又服药10剂，心律不齐消失，心悸胸闷稍有好转。原方制附子改用15 g，继服。

四诊：又服药30剂，畏寒肢冷消失，胸闷心慌明显减轻，仅在活动量大时出现，脉缓而有力。查体：心率58～73次/min。心电图复查：窦性心动过缓，心率59次/min，电轴轻度左偏。患者自觉口稍干，制附子改为5 g，又继服原方半年。体查：心律正常。后嘱其间断服生脉饮口服液，每次2支，每日2次。随访2年无复发。

按语：本例为气虚、阳虚、瘀血阻滞之证，而人体血液之所以能运行周身，营养四肢百骸，关键在气的推动。补阳还五汤为气虚血瘀而设，在治疗本病时，重用黄芪、党参专补心脾元气；用当归、赤芍、川芎、桃仁、丹参、地龙补血活血通络而不伤正；加附子、桂枝温通心阳；合五味子、麦冬敛心气。全方药症合拍，故收满意疗效。

## 房室传导阻滞——从心气虚弱络脉瘀阻论治

余某，女，28 岁，1984 年 3 月初诊。半年前因患病毒性心肌炎，后遗房室阻滞（文氏型）。自觉心悸、心慌，胸闷不适，每因过劳或恼怒加重，伴胸闷钝痛，长期服用营养心肌药无效。刻诊：少气心悸不适，失眠纳差，舌苔薄白，脉结代。辨证属心气虚弱，络脉瘀阻。治以益气活血、化瘀通络之法。方选血府逐瘀汤加减。

处方：黄芪 20 g，丹参 15 g，当归 10 g，川芎 10 g，红花 10 g，桃仁 10 g，赤芍 10 g，太子参 10 g，柴胡 10 g，炒枳壳 10 g，桔梗 10 g，甘草 10 g。每日 1 剂，水煎分 2 次服。

二诊：服药 15 剂后，诸症悉除。心电图复查：窦性心律。

按语：本例患者虽无明显的血瘀脉症，但根据久病多虚多瘀的理论，而投以益气活血药，竟收到如此效果，可见临床用药需知常达变，不必拘泥。临床对一些久病不愈、诸药无效的病例，虽无诸如肿块、青斑、舌紫、脉涩等血瘀征象，投以活血化瘀剂往往均起到意想不到的效果。

## 肥厚型心肌病——从气虚心血瘀阻论治

麦某，男，53 岁，2003 年 6 月 25 日就诊。数年来胸闷，气短，心悸。心电图检查：左室肥厚，ST-T 改变。超声心动图检查示：肥厚型心肌病。予强心、利尿、扩管及对症支持治疗，病情有所好转。近 2 个月来，病情加重。刻见：急性病容，心悸气短，胸闷胸痛，痛有定处，头晕目眩，舌质紫暗，舌苔薄白，脉弦涩。证属心血瘀阻。治宜活血化瘀。方用血府逐瘀汤加减。

处方：黄芪 30 g，当归 12 g，桃仁 12 g，红花 10 g，川芎 10 g，赤芍 10 g，牛膝 12 g，柴胡 12 g，枳壳 10 g，生地黄 10 g，桔梗 5 g，甘草 5 g。每日 1 剂，水煎分 2 次服。

二诊：服上方 14 剂后，心痛时作，痛处固定，舌质暗。续上方加大活血化瘀药用量，另加延胡索 12 g，丹参 15 g，继服。

三诊：又服药 30 剂后，疼痛消失。心电图复查基本正常，超声心动图示室间隔增厚较前明显减轻。

按语：心肌病属中医学“胸痹”范畴。以心虚气弱，心肾阳虚，气阴两虚，瘀血停心，水湿内停等为特征。心肌肥厚，纤维组织增生属于血瘀的范畴。代娜拟血府逐瘀汤，方中桃仁、红花、川芎、赤芍、当归、丹参、延胡索活血祛瘀止痛；柴胡、枳壳、桔梗、牛膝、甘草调理气机；黄芪补气生血。全方以活血祛瘀为主，开胸行气为辅，气血兼顾，使瘀除胸畅，宿疾获愈。

## 风湿性心脏病——从气虚血瘀心脉痹阻论治

患者，女，66 岁，2005 年 5 月 5 日来诊。主诉心悸，气短 10 年，心胸憋闷，疼痛 6 个月，加重 10日。前往某医院住院治疗。根据心电图、B 超检查，诊断为二尖瓣、三尖瓣、主动脉瓣关闭不全；窦性心律不齐；心动过速；心肌缺血。住院期间病情不见好转，有加重趋势，医院曾多次发出病危通知书。家属商议后，转回卫生室，请求中医药治疗。现症心悸心痛，胸闷气短，胸痛时作，伴少气懒言，倦怠乏力，失眠多梦，面色青灰，口唇发绀，饮食少，舌质青紫，舌苔薄白，脉细数。中医诊断为心悸，心痛。辨证属气虚血瘀，心阳不振，心脉痹阻，治宜益气活血、温通心脉，佐以宁心安神。方选补阳还五汤合桂枝汤加减。

处方：丹参 30 g，黄芪 60 g，当归 12 g，川芎 15 g，红花 5 g，桃仁 12 g，赤芍 15 g，鸡血藤 30 g，桂枝 15 g，白芍 15 g，酸枣仁 15 g，柏子仁 15 g，龙骨（先煎）30 g，牡蛎（先煎）30 g，大枣 15 g，甘草 5 g。2 日 1 剂，每剂水煎分 3 次服。

二诊：服上方 4 剂后，诸症缓解。效不更方，上方随症加减，调治 3 个月后，胸闷、胸痛等症状消失，心悸心痛得以控制，面色转润，饮食复常，睡眠安稳，能操持家务和从事轻便农活。至今 2 年未见复发。

按语：风湿性心脏病属中医学"心悸""心痛"范畴。心悸的病因有心虚胆怯，心血不足，心血瘀阻，阴虚火旺，水气凌心的不同。然心血瘀阻又有寒凝，气滞痰阻之别。本案乃气虚运血无力，血行不畅，瘀阻心脉所致。故用补阳还五汤合桂枝汤加减。方中重用黄芪，一则补气扶正，二来推动血行；当归、鸡血藤补血养心；桃仁、川芎、红花、赤芍、丹参活血化瘀，通痹止痛；桂枝与甘草合用，温通心阳；白芍与甘草相伍，酸甘化阴，缓急止痛；酸枣仁、柏子仁养心安神，以宁心悸；龙骨、牡蛎重镇安神；大枣补脾，以滋化源；甘草调和诸药。诸药合用，使心气足，瘀滞化，心脉通，化源充，心阳振奋，心神安宁，心得濡养而诸症可平。

## 缩窄性心包炎——从气滞血瘀水气互结论治

郭某，男，28 岁，1994 年 5 月 13 日初诊。因劳累后心悸、气短 3 个月，仍坚持参加农田劳动。近 20 天心悸加重，并觉脘腹胀满，并逐月加大如足月妊娠，卧则不易转侧，小便短少，每日 800～1000 mL，双下肢浮肿明显，并伴乏力、健忘。心外科确诊为缩窄性心包炎，建议手术治疗。因患者经济困难，求治中医。诊见体质壮实，精神尚好，面色晦暗不华，口唇紫暗，腹部胀大如鼓，皮色苍黄，青筋暴露，脐向外突，按之如囊裹水，腹围 108 cm，双下肢肌肤甲错，足胫浮肿，按之没指，舌质暗红，舌苔薄白，脉沉弦数。辨证属气滞血瘀。治以理气活血化瘀之法。方用血府逐瘀汤加减。

处方：当归 12 g，桃仁 10 g，红花 10 g，川芎 10 g，赤芍 15 g，柴胡 10 g，枳壳 10 g，川牛膝 10 g，生地黄 10 g，瓜蒌 20 g，桂枝 5 g，泽泻 18 g，大腹皮 15 g，炙甘草 10 g。每日 1 剂，水煎分 2 次服。

二诊：服上方 3 剂后，小便增多，尿量每日 2000 mL 以上，腹胀渐松。药已中病，原方继进。

三诊：又服药 15 剂，腹围 82 cm，无腹水症，下肢浮肿完全消退，诸症皆失。带血府逐瘀汤 10 剂出院。1992 年随访仍健在，能参加体力劳动。

按语：缩窄性心包炎属中医学"心悸""水肿""臌胀"范畴。目前西医治疗以手术效果最佳。中医学认为，本病由外感于邪，内舍于心，心脉痹阻，营血运行不畅，血瘀气滞，经脉阻滞为患。症见舌暗唇紫，健忘，青筋暴露，肌肤甲错，属瘀血证。因血的运行、调节、统摄与心、肝、脾关系密切，血瘀而致三脏温煦、疏泄、运化功能失职，三焦气化受挫，气血水互结瘀积于腹内，形成鼓胀、水肿。故治以血府逐瘀汤加减，使气机条达，血脉畅通，水有出路而收捷效。

## 三尖瓣反流——从气阴两虚瘀血内阻论治

患者，女，61 岁，2006 年 8 月 29 日来诊。自诉心悸心痛 1 年，加重 1 个月。在某医院经 B 超和心电图检查，诊断为二尖瓣病变，三尖瓣反流。请求中医药治疗。刻诊：心悸心痛，胸闷气短，胸痛时作，面色㿠白，语音无力，倦怠疲乏，口咽干燥，舌淡红，苔薄白欠润，脉细弱，重按无力。中医诊断为心悸。辨证属气阴两虚，心脉痹阻，治宜益气养阴，活血通脉。方选补阳还五汤合生脉散加减。

处方：丹参 20 g，黄芪 60 g，当归 12 g，桃仁 12 g，红花 5 g，川芎 15 g，赤芍 15 g，党参 30 g，麦冬 15 g，五味子 10 g，地龙 15 g，甘草 5 g。2 日 1 剂，每剂水煎分 3 次服。

二诊：服上方 2 剂后，诸症缓解。效不更方，继用上方调治 1 个月后，上述诸症得以控制。追访 1 年，未见发作，至今病情稳定。

按语：二尖瓣病变、三尖瓣反流属中医学"心悸"范畴。本例心悸源于气阴两虚，瘀血内阻，心脉不畅，心失濡养。故方用补阳还五汤合生脉散加减，方中黄芪、党参补益心气；麦冬滋养心阴；五味子收敛耗散之心气；川芎、赤芍、当归、桃仁、红花、丹参、地龙活血化瘀通脉。如是，心气足，心阴复，瘀血化，心脉通，心得濡养而上述诸症渐罢。

# 慢性肺源性心病——从心肺气虚血瘀论治

赵某，男，72岁，2004年1月25日初诊。发作性咳嗽气喘30余年，发热伴加重4日。30余年前开始嗜烟，每日抽烟2包以上，发作性连声咳嗽，气喘，时有痰涎，无痉挛性咳嗽，自服咳喘胶囊（具体用药及剂量不详）可缓解。3年前曾以"老慢支急性发作，肺心病"为诊断，住院治疗27日，好转出院。4日前因受凉后发热，T 39.0 ℃，怕冷，无寒战、抽搐及皮疹，无关节肿痛，口服安乃近1片，热退至37.0 ℃，仍咳嗽气喘，胸闷气短，又给予头孢曲松钠及苯唑西林静脉滴注3日（具体剂量不详），病情加重，遂来求治。发病以来，精神差，昏睡，呼之能醒，在当地服用中药20余剂，诸症有增无减。既往曾在矿井下工作9年余。体温36.6 ℃，脉搏125次/min，呼吸34次/min，血压110/60 mmHg，昏睡，呼之能醒，急性重病容，稍有鼻翼扇动，口周口唇发绀，咽微红，双扁桃体Ⅰ°肿大，桶状胸廓，吸气三凹征（＋），叩诊过清音，双肺呼吸音粗，可闻及满肺喘鸣音，心界稍向右扩大，心率125次/分钟，律齐，心音稍遥远，各瓣膜听诊区无杂音，腹部平软，肝脏肋下2 cm，质软，缘锐，叩击痛（＋），肝颈静脉反流征（±），腹水征（±），双下肢凹陷性水肿。神经系统：双膝腱反射（＋），布氏征（－），克氏征（－），双巴氏征（±）。X线胸片示：左肺上叶感染；慢性支气管炎伴肺气肿，肺心病心影。血常规：血红蛋白189 g/L，红细胞$5.2 \times 10^{12}$/L，白细胞$4.8 \times 10^9$/L，L 0.112，中性粒细胞0.765，血小板$89 \times 10^9$/L。尿谷草转氨酶68 U/L，尿素氮5.2 mmol/L，血肌酐115 $\mu$mol/L。二氧化碳结合力24 mmol/L，LDH-258U/L，CK-NAC 68 U/L，钾3.4 mmol/L，钠115 mmol/L，氯98 mmol/L，钙2.2 mmol/L，红细胞沉降率40 mm/h。心电图示：窦性心动过速，心电图异常，心脏沿长轴顺钟向转位，右心室肥厚。西医诊断：慢性肺源性心脏病；老年性慢性支气管炎急性发作；阻塞性肺气肿；肺性脑病；心功能Ⅲ级。中医辨证属心肺气虚，气虚血瘀。西医给予抗感染、强心、利尿、平喘等对症支持治疗。8小时后患者清醒，中药即给予血府逐瘀汤加减。

处方：桃仁5 g，红花5 g，当归5 g，川芎5 g，赤芍5 g，生地黄5 g，牛膝10 g，桔梗5 g，枳壳5 g，柴胡3 g，黄芪30 g，瓜蒌10 g，地龙10 g，甘草3 g。每日1剂，水煎分2次服。15日为1个疗程。

连续服用1月余，诸症消失。又连续服用6个疗程，中途用药随症加减，咳喘再未发作。

随后3年期间夏季，又给予血府逐瘀汤加黄芪、丹参各30 g，瓜蒌10 g，连续服用2个疗程，以达冬病夏治之目的，随访3年，咳喘再未发作。

按语：慢性肺源性心脏病中医认为是本虚标实，病位在肺、心、脾、肾。肺心位于胸部，肺主气，司呼吸，整个呼吸运动，有推动血液循环的作用，《素问·灵兰秘典论》曰："肺者，相傅之官，治节出焉。"《素问·经脉别论说》曰："脉气流经，经气归于肺，肺朝百脉。"这就是说，肺紧邻心君，它的职能是辅助心主宰人体血液循环，有治理调节血液循环的作用。心主血脉，脾主统血，主运化，肾为先天之本，元气为人体气之根本。据五行生克，及母子关系，又据气血同源，气行则血行，气虚、气滞则血瘀。因此，肺失宣发肃降，气机运化失常，肺气不足，则心火相乘，耗伤心气，心肾不交，肾气亏虚，脾失运化，则气虚血瘀，瘀积于肺，则表现为咳嗽、气喘、心慌、胸闷、气短、动则喘甚，这与王清任对于血瘀症病机认为是气虚血瘀和气滞血瘀其中之一相一致。

血府逐瘀汤载于《医林改错》，是王清任的活血化瘀代表方剂，其加味宗活血逐瘀之方法，佐以补气活血，结合慢性肺源性心脏病的临床证候略有变更。方中以当归、川芎、桃仁、红花活血化瘀为主，祛除胸中瘀血；辅以柴胡、枳壳、桔梗疏肝行气，使气行则血行，加速胸中瘀血之消散；又佐以生地黄养阴清热，可使瘀去而不伤正，理气而不伤阴，寓有祛瘀不忘扶正之意；牛膝通利血脉，引血下行，健脾补肾；甘草调和诸药，缓急止痛；又酌情配以黄芪、白术、瓜蒌等益气健脾宽胸；地龙等降气平喘。

诸药配伍，补气活血，药性平和，药效集中，使上焦心肺之气充足，中焦脾肾之气有余，升降正常，气行则血行，咳喘、气短、心悸之症自然消失，疗效显著。

## 充血性心力衰竭——从气虚血瘀水饮凌心论治

魏某，女，48 岁，2000 年 9 月初诊。患风心病 23 年，近半年来病情加重，常服西药地高辛，因副作用较大而难以坚持。现症心慌气短，口唇发绀，疲乏无力，动则气喘加剧，面部及双下肢浮肿，不能平卧。体查：颈静脉充盈，双肺底可闻及细小湿啰音，心浊音界向左扩大，心率 130 次/min，心尖区可闻及Ⅲ级双期杂音，肝脏位于右肋下 3 cm 处，质中，触痛。舌质紫暗，舌苔白厚，脉沉细结。心电图检查：快速性心房纤颤。心脏彩超检查：风湿性心脏病（二尖瓣关闭不全）。辨证为气虚血瘀，水饮凌心。方予补阳还五汤加减。

处方：黄芪 30 g，当归 15 g，桃仁 10 g，红花 10 g，川芎 10 g，赤芍 10 g，桂枝 12 g，车前子（包煎）12 g，泽泻 12 g，柏子仁 20 g，茯神 20 g，炙甘草 10 g。每日 1 剂，水煎分 2 次服。

复诊：服用上方 5 剂后，气短乏力，双下肢浮肿明显减轻，但稍一活动即感心慌。续上方加炒酸枣仁 30 g、龙齿 20 g，以养血安神复脉。

三诊：又服药 10 剂后，心慌明显减轻，心电图复查示右室肥大。上方随症加减，继续服药，调理月余，好转出院。

按语：本例病程较长，以气虚为本，瘀血水饮上犯凌心为标，治以益气活血，温阳利水，养血复脉。方用补阳还五汤，益气化瘀；桂枝温阳化气；泽泻、车前子、茯苓温化水饮，利水消肿。临床使用利水消瘀之剂应中病即止，因利水过快易伤阴，去瘀过分易耗血，故临证时必须注意。

## 大动脉炎——从气阴两虚瘀热阻脉论治

李某，女，18 岁，2001 年 7 月 12 日就诊。自 2000 年 7 月出现上肢乏力，麻木发凉，阵发性头晕，头痛，视物不清，在当地治疗无效。于 2001 年 5 月 21 日入住某医院诊治。入院检查：T 36.4 ℃，P 78 次/min，R 20 次/min；双上肢无血压，双侧肱动脉、桡动脉搏动不明显，左下肢血压 160/100 mmHg，右下肢 150/95 mmHg，股、足背动脉搏动良好；全身未见皮疹及出血点；左颈部闻及收缩期粗糙杂音，双肺呼吸音清，未闻及干、湿啰音，心律齐，$P_2$ 亢进，各瓣膜区未闻及杂音；乙肝五项（－），肾图示双肾功能正常，ANCA（－），ESR 29 mm/h，ANA（－）。超声检查：左右椎动脉内径均为 0.3 cm，流速分别为 40 cm/s、42 cm/s；左侧腋动脉内径 0.4 cm，流速 25.6 cm/s；右侧腋动脉内径 0.4 cm，流速 20 cm/s；左肘动脉内径 0.3 cm，流速 12 cm/s；右肘动脉内径 0.3 cm，流速 12 cm/s；上述动脉管腔结构尚清晰，管壁增厚，内膜不光滑，管腔内透声尚可。CDFI：上述动脉血流缓慢，流速减低。印象：双侧椎动脉、腋动脉及肘动脉内径变窄，血流速度减低，内膜不光滑。诊断为大动脉炎。曾用泼尼松、双嘧达莫、肠溶阿司匹林、甲氨蝶呤、硝苯地平及灯盏花注射液治疗近 2 个月，未见明显效果。目前，仍感上肢无力，拿东西颇为费力，胸部憋闷，时有燥热感，经常头晕，时感眼前发黑，视物模糊不清，月经 40～60 日 1 行，经行腹痛，饮食、二便正常，面色不华，形体偏瘦，舌质偏红，舌苔薄黄，寸口脉微细而涩，难以摸清。诊为脉痹，证属气阴两虚，瘀热阻脉。治拟益气清热，滋养阴血，活血通脉之法。方用当归补血汤合四妙勇安汤加活血化瘀之品。

处方：丹参 30 g，当归 30 g，赤芍 15 g，鸡血藤 30 g，水蛭 5 g，地龙 15 g，姜黄 15 g，生黄芪 30 g，玄参 20 g，忍冬藤 30 g，白僵蚕 15 g，柴胡 12 g，青风藤 30 g，生甘草 5 g。每日 1 剂，水煎分 2 次服。

复诊（7 月 24 日）：服用上方 10 剂，无明显好转，症状同上。思患者病逾 1 年，顽症难求速效，嘱其坚持治疗。用方稍做调整，原方去鸡血藤，加葛根 20 g、郁金 15 g，生黄芪加至 60 g，水蛭易为

8 g，继服。

三诊：上方服用月余，自觉症状有所减轻，头晕胸闷及视物模糊改善，体力有增。既已见效，遂嘱按原方长期服用。

继续用药半年多，自感症状消失，已能从事一般劳动。2003 年 5 月告知，已完全恢复，能和常人一样参加劳动，因经济原因，未再做相关检查。

按语：西医所言大动脉炎，属中医学"脉痹"范畴。脉痹之名，出自《素问·痹论》，脉痹病机在于瘀阻不通。《素问·痹论》指出痹"在于脉则血凝而不流"，认识脉痹应抓住"血凝而不流"这一主要病机。《素问·五脏生成》提到"凝于脉者为泣"，以致"血不得反其空"可引起"痹厥"。唐代医家王冰在注释时认为："泣，谓血行不利。空者，血流之道，大经隧也。"说明血瘀痹阻于较小脉络，以致难以返流于大的经脉，引起经脉痹阻，进而发展，还可以引起手足逆冷。清·何梦瑶《医碥·痹》提到"血脉不流而色变"，并且指出："外感之风寒湿能痹，岂内生之寒湿独不痹乎？"认为内生之瘀血，痰饮亦可致痹，"死血阻塞经络，则亦不通而痹矣"。归纳以上论述，可以认为脉痹发病主要在于血凝不流，血脉阻塞。

本例患者以上肢乏力、麻木、发凉为主症，脉象微细而涩，亦为瘀血之征。病变以上肢为主，参考现代医学检查血流缓慢，流速减低，知其病在脉，因血瘀痹阻而致。结合整体状况，辨为气阴两虚为本，瘀热阻脉为标。脉痹气血不能通达，肢体失养则乏力、麻木，阳气不能外达，失于温养则肢冷。故以益气清热、滋养阴血、活血通脉之法综合治疗。方用当归补血汤补益气血，四妙勇安汤养血滋阴清热，合以其他活血化瘀之品施治。本例患者病延年余，病属顽症，难求速愈，须坚持治疗才能收效。

## 慢性肾小球肾炎——从肾阴不足湿热瘀互结论治

陈某，男，27 岁，1995 年 11 月 20 日就诊。主诉双下肢浮肿反复发作 2 年，近 10 日加重。刻诊：双下肢浮肿，按之凹陷，口干欲饮，手足心热，腰部刺痛，小便量少，舌质暗紫，舌下静脉怒张，舌苔微黄而腻，脉细涩略数。尿常规：蛋白（＋＋＋），白细胞 0～3 个/HP，红细胞 1～3 个/HP，颗粒管型（＋），总蛋白 45 g/L，清蛋白 22 g/L，球蛋白 24 g/L。肾功能检查：尿素氮 11.7 mmol/L，肌酐207 μmol/L。总胆固醇 143 mmol/L。西医诊断为慢性肾小球肾炎（肾病型）。中医诊断为水肿。辨证为肾阴不足，湿热瘀互结。治宜滋阴补肾，清利湿热，活血化瘀。方投知柏地黄汤加味。

处方：赤芍 20 g，益母草 20 g，牡丹皮 15 g，知母 10 g，黄柏 10 g，熟地黄 10 g，山药 10 g，山茱萸 10 g，茯苓 15 g，泽泻 15 g，白花蛇舌草 15 g。每日 1 剂，水煎分 2 次服。

复诊：服用上方 20 剂，水肿渐退，小便量增加，腰部刺痛，口干欲饮，手足心热减轻。原方继服。

三诊：又服药 10 剂后，尿常规复查：蛋白（＋），白细胞、红细胞、管型均为阴性。上方加泽兰15 g，丹参 15 g，续服。

四诊：服药 1 个月后，水肿完全消退，精神饮食转佳，二便正常，余症基本消退。多次查尿常规蛋白、白细胞、红细胞、管型均为阴性。复查总蛋白 61 g/L，清蛋白 41 g/L，球蛋白 20 g/L。肾功能检查：尿素氮 7.2 mmol/L，肌酐 105 μmol/L。续服上方 3 个月，并服丹参片，每日 3 次，每次 5 片，以资巩固。随访半年，未见复发。

按语：慢性肾炎是以蛋白尿、血尿、高血压、水肿、肾功能不全为主要临床表现的病证。在其发展变化过程中有血瘀的产生，而血瘀又影响着慢性肾炎的发展变化。作者认为，血瘀是慢性肾炎的基本病因病机之一。因此，慢性肾炎从血瘀论治至关重要。

慢性肾炎属中医学"水肿""虚劳""腰痛"范畴，致病因素是综合的，既有邪实的一面，又有正虚的一面，与先天不足，后天失养，素体肾虚，六淫侵袭，药物损害，劳倦过度，房事不节等有关。本病的病理特点属本虚标实。本在脾肾气（阳）虚、肝肾阴虚、肺脾气虚，标在水湿、湿热、血瘀。病程漫长，水湿内阻，湿热郁滞，肺脾肾肝的不足，直接影响血液的正常运行而产生和加重血瘀。病程缠绵，久病入络而致血瘀；水湿内阻，湿热郁滞，阻遏气机，气血不畅而致血瘀；肺脾肾肝的不足，阳虚则寒凝瘀阻，阴虚则血液黏度增高，血行迟缓，气虚则推动血液运行无力而致血瘀。

现代医学病理检查发现，慢性肾炎的肾小球病理损害多为增生性和硬化性病损，肾小球有微血栓形成，微循环有明显瘀血，从而证明了血瘀存在的客观性。

血瘀是慢性肾炎的基本病因病机之一，是慢性肾炎持续发展和肾功能进行性减退的重要原因。因此，活血化瘀法是治疗慢性肾炎的主要方法。从临床实践看，慢性肾炎之水肿，用补气行水、温阳利水之法从气分论治获效固然不少，但也有久服无功者。究其原因，乃是久病多瘀，血不利则为水。这种瘀血水肿，当从血分论治。慢性肾炎之蛋白尿，终守健脾补肾固摄之法，往往难以消除，因血瘀肾络，精气不能流通，精微下注也可形成蛋白尿。这种顽固性蛋白尿，宜从瘀论治。慢性肾炎之血尿，多为阴虚火旺，迫血妄行，气虚不摄，血不归经所致，但也有血阻肾络，血不循经所致，这种顽固性血尿可从瘀而治。慢性肾炎之后期，部分患者肾功能差，表现为尿素氮、肌酐增高，所致之因多为湿热郁阻、瘀血阻络，用补益脾肾之法改善肾功，反而助湿生热，闭门留寇，尿素氮、肌酐难以降低，而清热利湿与活血化瘀并用，使邪有去路，肾功可得到改善。

现代医学认为，慢性肾炎的肾脏以增生及变性为主，肾小球毛细血管内皮细胞增生，肾小球细胞亦增生，继而变性，转化为纤维组织。与此同时，肾小管亦显著变性，后期肾小动脉亦有改变，表现为闭塞性末梢动脉炎，动脉壁肌层增厚，小动脉硬化等。而实验观察认为活血化瘀药有抗变态反应作用，可以减轻肾脏反应性炎症，降低肾小球毛细血管的通透性，增强肾小球排泄功能，改善肾血流，故对肾脏病变有恢复作用。

## 隐匿性肾小球肾炎——从气虚血瘀肾不固精论治

王某，女，39 岁，1999 年 7 月 11 日初诊。患者 3 个月前体检中，发现尿蛋白阳性，但无明显不适，肝肾功能检查均正常，双肾 B 超检查未见明显异常。24 小时尿蛋白定量 1.2 g；抗核抗体阴性，血沉正常。诊断为隐匿性肾小球肾炎。诊见患者面色欠华，倦怠乏力，无浮肿及尿频尿急等症状，发病前无发热、咽痛等病史，舌质暗淡，脉沉涩。证属气虚血瘀，治以益气活血、补肾固精为主。治以补阳还五汤加减。

处方：黄芪 40 g，川芎 20 g，桃仁 10 g，红花 10 g，地龙 10 g，全蝎 10 g，益智 10 g，金樱子 10 g，牛膝 15 g，茯苓 15 g，泽泻 15 g。每日 1 剂，水煎分 2 次服。

复诊：服上方 10 剂后，乏力减轻，尿常规检查蛋白仍为（+）。继服原方。

三诊：又服药 20 余剂，自感精神转佳，气色红润，舌质略暗，脉沉细。尿常规检查：尿蛋白微量，24 小时尿蛋白定量 0.5 g。再予前方加减，嘱继服用 30 剂。

四诊：药后反复查尿常规，蛋白均为阴性。为巩固疗效，守前方再服 30 余剂。并嘱慎避风寒，勿过劳累，定期检查。

五诊：又服药 30 剂后，病情未复发，再予六味地黄丸口服。随访 1 年，尿常规检查保持蛋白阴性。

按语：隐匿性肾小球肾炎主要临床表现为无症状性蛋白尿或血尿。中医学典籍中无相应记载。我们根据西医辨病与中医辨证的诊断思路，认为本病发病隐潜，病程长，久病则气虚，血运不畅，瘀血内阻而临床出现面色不华，倦怠乏力，舌质暗淡，或有瘀斑点，脉沉涩等症状，故治疗以活血补肾固精为主，方用补阳还五汤加减。方中黄芪益气扶正，现代药理研究证实黄芪有调节人体免疫作用；川芎、地龙、桃仁、红花、全蝎活血通络祛瘀，可以改善肾脏微循环，治疗蛋白尿疗效较好；牛膝引诸药达病所，补肾强腰；益智、金樱子固涩精气；茯苓、泽泻健脾利湿。诸药共奏益气活血，健脾补肾之功效。

## 膜性肾病——从气虚夹瘀论治

患者，男，56岁，2004年9月10日就诊。有膜性肾病10年，临床表现大量蛋白尿。曾用大剂量泼尼松治疗1年，蛋白尿消失，肾病缓解。2年前肾病复发，予泼尼松、CTX治疗1年，水肿消退，查尿蛋白（＋＋），24小时尿蛋白定量1.8 g，肾功能正常，因血糖增高而停用泼尼松，求诊中医。症见面色晦暗，神倦乏力，小便混浊，胃纳欠佳，舌质暗红，舌苔薄白，脉沉细。中医诊断为尿浊，证属气虚夹瘀。治宜补气活血，予补阳还五汤加味。

处方：生黄芪40 g，当归10 g，桃仁10 g，红花10 g，川芎10 g，赤芍12 g，制全蝎15 g，地龙10 g，白术20 g，蝉蜕12 g，牛膝12 g，防风10 g。每日1剂，水煎分上、下午各服1次。

二诊：服30剂后，神倦乏力消失，尿液转清，胃纳增加，复查尿蛋白（＋＋），24小时尿蛋白定量1.0 g。此后以原方加减治疗3个月，自觉无明显不适，查尿蛋白（－）～（±），24小时尿蛋白定量0.15～0.3 g。

按语：膜性肾病是以肾小球基膜上皮细胞下弥漫的免疫复合物沉着伴基膜弥漫增厚为特点的肾脏疾病。临床表现为肾病综合征或无症状蛋白尿。膜性肾病大多对激素治疗不敏感，以激素抵抗型为多见，西药治疗疗效不佳。本例患者久病不愈，肾气亏虚，固摄无权，封藏失司，故精微不固而外泄，出现大量蛋白尿。虽经激素治疗，病情迁延，肾虚未复，气虚血瘀，治当以扶正祛邪，补气活血，予补阳还五汤补气活血，佐以白术、防风、蝉蜕、炒僵蚕健脾祛风，以助黄芪补气作用，标本兼治而获良效。

## 痛风性肾病——从湿瘀互结论治

崔某，女，51岁，2003年1月12日初诊。患痛风性肾病5年余，曾在外院服用中西药治疗，效果不佳，病情逐渐加重。血尿酸持续增高，肾功能受损，血压顽固不降，遂来求治。症见患者双下肢浮肿，双足踝红肿疼痛，头痛，头晕，恶心，咽喉不利，脘腹满闷，腰酸痛，小便色黄，大便不畅。舌质暗紫，舌苔白厚腻，脉弦滑。体查：双下肢Ⅰ度浮肿，腰部叩击痛（＋）。血压156/99 mmHg；尿素氮8.9 mmol/L，血肌酐146.8 $\mu$mol/L。诊断为痛风性肾病（氮质血症期）。辨证为湿瘀互结，拟以活血化湿。药用血府逐瘀汤加减。

处方：丹参30 g，当归10 g，桃仁10 g，红花10 g，赤芍10 g，川芎5 g，鸡血藤30 g，川牛膝15 g，焦三仙10 g，柴胡5 g，枳壳5 g，木瓜15 g，薏苡仁30g，苍术12 g，生甘草5 g。每日1剂，水煎分2次温服。

二诊：服药7剂后，诸症减轻。原方增减继服。

三诊：又服药14剂，患者双踝红肿疼痛消失，头痛、头晕减轻，稍恶心，大便1～2次/d，成形通畅。尿液检查（－），血压120/78 mmHg。随症加减治疗2个疗程后，血尿酸降至391 $\mu$mol/L，尿素氮6.8 mmol/L，肌酐105 $\mu$mol/L。病获显效。

按语：痛风性肾病是由嘌呤代谢紊乱，使尿酸合成过多过快导致。本病属中医学"痹证""腰痛"范畴。其病因、病机是瘀浊凝涩及气血为邪所致。故治以活血化湿为法。药用当归、赤芍、川芎、桃仁、红花活血祛瘀；丹参、鸡血藤活血通络；枳壳开胸顺气；柴胡疏肝解郁；牛膝通利血脉，引药下行；配以薏苡仁、木瓜、苍术、焦四仙健脾化湿，消食导滞。诸药合用，气血兼顾，寓行气于活血之中，活血而不耗血，瘀去而正不伤，脾健湿祛，肝郁也解，气机调畅，阴阳重建平衡，病自当除。

## IgA肾病——从气虚血瘀论治

患者，男性，56岁，2004年6月5日入院。患者反复血尿5年，临床诊断为慢性肾小球肾炎，入院后肾活检病理诊断为 IgA 肾病Ⅳ级。予泼尼松 30 mg/d 以及火把花根片 4 片等西药治疗，每日 3 次，治疗 2 个月，血尿反复，尿量正常。查尿蛋白（＋）、细胞（＋＋）～（＋＋＋），肾功能血肌酐 162 $\mu$mol/L，尿素氮 8.4 mmol/L。患者平素易感冒，乏力明显，动辄汗出，胃纳不馨，夜寐不安，舌胖暗红，舌苔薄，脉细涩。中医诊断血证－尿血，辨证为气虚血瘀。治以补气活血化瘀。在服用西药治疗的同时，予补阳还五汤加味。

处方：黄芪 50 g，当归 10 g，川芎 10 g，赤芍 12 g，红花 10 g，桃仁 12 g，茜草 15 g，地龙 10 g，白术 20 g，防风 10 g，制大黄 3 g。每日 1 剂，水煎分 2 次服。

二诊：服药 15 剂后，乏力减，尿色清，夜寐已安，胃纳增加。复查尿常规：红细胞（＋），尿蛋白（±），血肌酐 126 $\mu$mol/L，尿素氮 6.9 mmol/L。此后以补阳还五汤随症加减。2004 年 9 月底起激素、火把花根片逐渐减量，目前泼尼松 5 mg/d，火把花根片 1 片，每日 3 次。自觉无乏力，近半年以来未再感冒。尿检：红细胞（－）～（±），尿蛋白（－）。肾功能复查：血肌酐 103 $\mu$mol/L，尿素氮 6.8 mmol/L。

按语：患者反复血尿不愈伴肾功能轻度损害，曾用激素及免疫抑制剂治疗，效果不明显。久病正气已伤，气虚血运不畅。离经之血，留积体内，蓄结而为瘀血；瘀血不祛，新血不生，血尿难止。此时血尿反复属气虚血瘀，予以补阳还五汤合玉屏风散，补气固表，活血祛瘀，佐以茜草、石见穿、制大黄化瘀生新，疗效满意。

## 系膜增生性肾小球肾炎——从脾肾两虚湿滞血瘀论治

张某，男，43 岁。因反复肿胀，腰酸困 1 年余，经多家医院治疗，病情时好时坏，后经肾穿刺病理诊断为系膜增生性肾小球肾炎。症见神疲乏力，面色苍白无华，眼睑肿胀，足踝凹陷性水肿，舌质淡红，边有齿痕，夹有瘀点，舌苔白厚，脉沉细。尿常规检查：蛋白（＋＋＋＋），红细胞（＋），颗粒管型 0～1 个/HP；24 小时尿蛋白定量 2500 mg；血红蛋白 102 g/L；血尿素氮 9.3 mmol/L，血肌酐 159 $\mu$mol/L。中医辨证属脾肾两虚，湿滞血瘀。治宜益肾健脾，利湿消瘀。方用自拟益肾活血汤加味。

处方：黄芪 30 g，当归 15 g，赤芍 20 g，益母草 15 g，地龙 10 g，茯苓 5 g，熟地黄 15 g，薏苡仁 15 g，石韦 20 g，白花蛇舌草 12 g，蜈蚣 1 条。每日 1 剂，水煎分 2 次服。

复诊：服药 30 剂后，自觉症状明显好转，尿蛋白（＋）～（＋＋）。守原方略有加减，继服。

三诊：又服药 2 个月，自觉症状消失，尿检查：尿蛋白（＋），尿蛋白定量 110～130 mg/24 h，血红蛋白 114 g/L，血尿素氮 8.7 mmol/L，血肌酐 121 $\mu$mol/L，嘱继以补肾中成药巩固治疗。

按语：肾脏疾病的出现，均和机体水液代谢紊乱、气血瘀滞有关。如脏腑气血、三焦气化功能失调时，气化通路受阻，气滞则血瘀，血脉瘀阻，则水湿聚集而发为水肿，是谓血能病水，水能病血，水与血密切相关。《血证论》曰："血与水本不相离"，"瘀血者未尝不病水，病水者未尝不病血。"《素问·调经论》曰："孙络水溢则经有留血。"《金匮要略》曰："血不利则为水。"故水湿和瘀血均为肾脏疾病的主要病理基础。

瘀血在肾脏疾病发生发展中，它不仅是肾病产生的一个致病因素，也是肾病发展过程中的重要病理产物，存在于肾病发展的各个阶段，并且成为新的致病因素，影响整个病程的转归，导致疾病迁延不愈。"久病入络"，肾病不仅久病能入络，新病也能入络成为瘀血，所以瘀血存在于肾脏疾病的全过程。肾病瘀血形成的原因，不外乎虚实两方面，往往是因虚致实，因瘀而正愈虚。因实致虚，因瘀而邪更恋，常常表现为虚实相兼之证。肾脏疾病之初，即有本虚标实，本虚主要责之于肺、脾、肾的功能虚损。

本虚致瘀：一是气血不足致瘀。脾为气血化生之源，肾为阴阳之根，脾肾虚损，气虚不足以运行血脉而致瘀，正是"气虚不足以推血，则血必有瘀"。同时血虚血脉不充，血行不畅而生瘀血，是谓血虚也可致瘀。二是阴阳亏虚致瘀。肾脏疾病有脾肾阳虚者，阳虚则阴寒内生，血脉遇寒则凝滞成瘀，正如

《内经》曰："气血者，喜温而恶寒，寒则凝而不流，温则消而去之。"或因久病阴阳俱虚，或滥用温燥利水之品，更损伤阴精，阴虚日盛，阴精不足以载血，血脉不利而日久成瘀。

邪实致瘀：除本虚的原因外，因风寒、湿浊、热毒等外邪侵袭，留滞皆能致瘀，实邪则是加重血瘀的继发因素。

其他因素致瘀："离经之血变为瘀血"，血尿是肾脏疾病常见之症状，一般血尿无论虚实，皆有瘀滞。也有误治成瘀，或过用寒凉之药，血脉凝泣，或过用温燥之品，灼伤津血致瘀。

因而在肾病的各个阶段都应给予活血化瘀治疗，肾脏疾病按临床辨证，多见脾肾气虚夹瘀，气阴两虚夹瘀，阴虚热瘀，湿热血瘀，肾虚风热夹瘀，肾阳虚夹瘀等证型，均应重视消除瘀血，合理应用活血化瘀之品。中药的活血化瘀有破血、活血、逐瘀之分，作用有强弱之别。活血药主要用于血行迟缓，瘀血尚未凝结之前，活血化瘀之力较弱；破血药主要用于血凝停积，瘀血形成之后，破血散瘀之力强；逐瘀就是"下瘀"，常与破血或活血药相配伍，更好地发挥下瘀的效果。常用的活血药有当归、赤芍、川芎、红花、丹参、地龙等；破血药如虻虫、水蛭、全蝎、土鳖虫及桃仁、五灵脂等；下瘀药如大黄、芒硝、桃仁、血竭等。

肾病从病因上离不开"血与水"，水瘀互结是其主要病理基础，瘀血贯穿于疾病的始终，是导致肾脏疾病发生发展不可忽视的因素，瘀血既是一个病理产物，又会成为新的致病因素，影响整个病程的转归，使病情迁延不愈。

## 肾病综合征——从气虚血瘀论治

孙某，男，28 岁。患肾病综合征，服用激素 8 周无效，并用环磷酰胺 4 周仍无效，逐渐减少或停药，改求中药治疗。体查：患者周身浮肿，面色苍白，倦怠乏力，气短懒言，小便量少，舌质淡暗，舌苔白，脉细涩。尿蛋白（＋＋），尿蛋白定量 4.2 g/24 h，血浆蛋白 28 g/L，总胆固醇 6.2 mmol/L，甘油三酯 2.3 mmol/L。西医诊断为肾病综合征。中医辨证为气虚血瘀。治以益气活血，利尿消肿。予益肾补阳还五汤加减治疗。

处方：当归尾 10 g，赤芍 15 g，红花 10 g，益母草 20 g，川芎 15 g，桃仁 10 g，生黄芪 50 g，地龙 10 g，山药 30 g，泽泻 10 g，金樱子 20 g，猪苓 10 g。每日 1 剂，水煎分 2 次服。

二诊：服药 1 个月后，尿量增加，浮肿减轻，复查尿蛋白（＋）。继续服 30 剂，尿蛋白转阴，24 小时蛋白定量 80 mg，痊愈。巩固治疗 1 个月。

按语：肾病综合征是临床难以治疗的顽固疾病，常见临床表现有大量蛋白尿，浮肿，低血压并伴有肾功能不全。西医主要解决办法有二：一是服用糖皮质激素及细胞毒药治疗；二是肾移植手法，其中毛细血管性肾炎，局灶性节段性肾小球硬化所致肾病综合征治疗困难，激素及细胞毒药治疗无效，或对激素治疗不敏感。而中医辨证治疗是本病的一个较佳途径。肾病综合征多属气虚以脾虚为主，气虚运血无力，致血行不畅，血脉瘀阻，故气虚、血瘀同时并存。益肾补阳还五汤功能益肾补气，活血通络。方中山药、生地黄、附子、肉桂均有补肾通阳作用；重用黄芪以补气，气为血之帅，气行则血行，气旺血不瘀；当归、川芎、赤芍、桃仁、红花、地龙活血通络。近代研究证明，黄芪含三萜皂苷类衍生物，游离氨基酸，能增加机体免疫功能，有减轻肾病变作用，中等利尿作用；当归含阿魏酸、烟酸、尿嘧啶等成分，能抑制血小板聚集，抗菌抗炎，调节平滑肌功能；川芎含川芎嗪等生物碱，有降血压，扩张血管，降低外周血管阻力，改善微循环障碍，改善肾衰竭的肾血流量，保护肾小管再吸收功能，还有解痉挛，抑制血小板聚集作用；桃仁含杏仁苷等，有扩张血管作用，能抑制血液凝固，还有抗炎抗过敏作用；红花含红花兰素、红花苷等，能抑制血小板聚集，增强纤维蛋白溶解，降血压，镇痛，解痉，调节免疫功能；地龙含蚓激酶等物质，有降压、抗组织作用；赤芍含芍药苷、牡丹皮酚等，对平滑肌有解痉挛作用，有抗炎、解热、镇痛、抗血小板凝聚、抗菌抗病毒作用。诸药合用，能提高免疫功能，改善脏器的微循环，从而增强肺、脾、肾等内脏的功能，有助于肾病的缓解及肾功能的改善。

## 慢性肾功能不全——从气虚血瘀论治

王某，女，35 岁，已婚，1998 年 4 月 10 日就诊。患者腰痛、乏力 1 年余。1 年前因乏力、腰痛而到市某人民医院就医，经全面检查，诊断为慢性肾炎——高血压型，慢性肾功能不全——失代偿期。予洛汀新等西药对症治疗，效果不佳。查血压 164/100 mmHg，精神不振，疲乏无力。尿常规：尿蛋白（＋）；肾功能检查：血尿素氮 18.9 mmol/L，血肌酐 416 $\mu$mol/L；血常规：血红蛋白 80 g/L。B 超检查示：双肾轻度萎缩。嘱患者继续服用盐酸贝那普利控制血压，停用其他西药，加用中药汤剂。

处方：黄芪 50 g，当归 10 g，红花 10 g，赤芍 10 g，川芎 10 g，地龙 10 g，杜仲 20 g，牛膝 20 g。每日 1 剂，水煎分 2 次服。

二诊：服药 6 剂后，体力增强，饮食增加，腰痛减轻，但有时手热心烦。加龟甲 10 g、生地黄 15 g，以防活血化瘀久用燥热伤阴。15 剂。

三诊：服中药 1 个月，自觉精神状态良好，在家做些家务亦不觉疲劳。尿常规：尿蛋白（＋）；肾功能：血尿素氮 9.8 mmol/L，血肌酐 310 $\mu$mol/L，二氧化碳结合力 23 mmol/L；血常规：血红蛋白 98 g/L。继服上方，以期进一步改善肾功能。

按语：肾衰竭患者病症多端，证候复杂，虚实夹杂，寒热错杂，非一方一药所能解决。应用本方，应符合气虚血瘀证型或确有高凝状态而无出血倾向者。

## 乳糜尿——从瘀血内阻痹窍论治

魏某，女，50 岁，1990 年 11 月 12 日初诊。患者 1968 年体检时，血检微丝蚴阳性，1975 年出现小便混浊，尿检乳糜试验阳性。给海群生等药物治疗，效果不佳。以后稍一劳累即感小腹坠胀，尿色混浊，甚则下桃红色胶冻样凝块，时发时止，时轻时重。刻诊：面色萎黄，形体肥胖。无发热，无水肿。舌质淡红，边有两处瘀斑，舌苔薄黄，脉细涩。尿液检查：乳糜试验强阳性，蛋白（＋＋），红细胞（＋＋＋）。B 超检查：排除泌尿系结石及积水，双肾、膀胱、输尿管无异常。诊断为乳糜尿。中医辨证属瘀血内阻。治宜活血化瘀。方选血府逐瘀汤加味。

处方：当归 12 g，川芎 5 g，红花 5 g，赤芍 12 g，桃仁 12 g，枳壳 12 g，牛膝 12 g，生地黄 12 g，桔梗 5 g，黄芪 15 g，女贞子 12 g，墨旱莲 12 g，生甘草 5 g。每日 1 剂，水煎分 2 次服。

二诊：服药 5 剂后，尿中血凝块消失。药已中病，守方继服。

三诊：又服药 10 剂，尿液转清，尿检正常。2 年来随访，一直未发。

按语：乳糜尿是临床常见病、难治病之一。现代医学认为是淋巴组织炎症损害，以及由炎症灶释放出的炎症介质浓度增高形成的微循环障碍，微血管扩张，小血管的通透性和滤出增加，导致淋巴血流量及压力增高，最终发生乳糜尿。本病属中医学"尿浊""膏淋"范畴。从本病发病过程看，久病入络，体虚与瘀血并见，使用活血化瘀法符合"久漏宜通"的治疗原则。清·叶天士《临证指南医案》中亦有"败精凝隧，通瘀痹宣窍"治浊之法。活血化瘀法治疗乳糜尿，可能对改变缓慢的血流状态，降低微血管的通透性，消除组织间液的瘀积，改善微循环及减低淋巴管内压力起重要的作用。

## 顽固性血尿——从肾气亏虚瘀血阻络论治

患者，女，39 岁，1990 年 5 月 10 日初诊。患者诉于 1985 年 5 月体检时，发现镜下血尿（＋＋＋）后，长期顽固性血尿不愈。先后在多家医院做静脉肾盂造影、逆行肾盂造影及膀胱镜、肾功能检查均正常，后按特发性血尿及微型结石治疗无效，用止血药治疗血尿加剧，曾用补气药治疗有所好转，但血尿仍（＋＋）。近半年病情加重，血尿（＋＋＋），故前来诊治。患者自述，尿色暗红，尿无频数涩痛，小腹有时胀痛，形体逐渐消瘦，夜间盗汗，精神疲惫。经查：胸部 X 线片正常，肝、胆、肾超声波检查无异常。舌质淡红，舌苔薄黄，脉细弱。中医辨证属肾气亏虚，瘀阻阻络。治以益气化瘀。方选补阳还五汤加减。

处方：生黄芪 40 g，川芎 15 g，桃仁 10 g，红花 10 g，赤芍 15 g，地龙 15 g，茺蔚子 15 g，小蓟 10 g，桂枝 10 g，大蓟 10 g，墨旱莲 15 g，白花蛇舌草 15 g。每日 1 剂，水煎分 2 次服。

复诊（5 月 16 日）：服药 6 剂后，小腹胀痛、夜间盗汗症状逐渐消失，精神尚佳，食欲递增，尿色变白。尿常规复查：红细胞（＋）。

三诊（5 月 23 日）：原方继服 7 剂后，尿常规复查均已正常，全身不适症状消失，尿色正常。为巩固疗效，仍用原方改赤芍、地龙、当归各 10 g，桃仁、红花各 3 g，桂枝 5 g，白花蛇舌草、大蓟、小蓟、芡实各 10 g。又服药半月余，患者病症消失，尿常规复查正常而收效。

按语：补阳还五汤加减治疗血尿，是久漏宜通法的一个具体运用，患者必须坚持服药 3 个月甚至更长时间，才能达到远期疗效。从治疗结果来看，一般病程短者疗效较佳，病程长者疗效较差。血尿产生的主要原因是膀胱湿热久治不愈，以往经常运用清热解毒、利尿通淋之品，使肾阴暗耗，肾气亏损，不能鼓动气血，血行不畅而致气虚血瘀。

## 排尿性眩晕——从肾虚气弱脉络瘀阻论治

刘某，男，6 岁，1999 年 3 月 8 日初诊。排尿时眩晕，胸闷心悸，汗出乏力 1 月。2 日前午睡后排尿时晕倒，不省人事，数分钟后醒来，无抽搐及外伤，伴面色萎黄，记忆力差，舌质暗，舌苔薄，脉细。证属肾虚气弱，脉络瘀阻。治宜益气化瘀，通络补肾。

处方：黄芪 30 g，当归 10 g，桃仁 10 g，川芎 10 g，赤芍 10 g，红花 10 g，山茱萸 10 g，石菖蒲 10 g，枸杞子 15 g，益智 10 g，甘草 5 g。每日 1 剂，水煎分 2 次服。

复诊：服药 4 剂后，排尿仍有眩晕感。再 5 剂痊愈。

按语：中医学认为，排尿性眩晕其病机为大气下陷，脉络瘀阻。排尿时肾虚气化不利，大气下陷，气随津泄。气机逆乱，清阳不升，加之气虚脉络瘀阻，升降失畅，气化不利，故发眩晕。治宜补肾益气，化瘀通络。用补阳还五汤化裁，药中病机，故获痊愈。

## 脾功能亢进症——从气虚血瘀脾肾亏损论治

赵某，男，83 岁，2006 年 6 月 26 日初诊。主诉疲乏无力，气短眼花，牙龈出血，有时鼻出血，下肢倦怠。既往史：16 岁曾患过疟疾，20 岁患伤寒，24 岁患肺结核，均已治愈。2000 年体检时发现脾大（4.2 cm）。体查：面色口唇略苍白，舌体胖大，舌质淡白，脉沉细无力；体温 36 ℃，血压 130/70 mmHg，心率 56 次/min，心律齐，肺左侧呼吸音减弱，叩诊呈浊音（陈旧性心膜炎），腹部胀满，脾于左肋下 2 cm，触痛，肝区无触痛。血常规：白细胞 $3.0\times10^9$/L，红细胞 $4.0\times10^{12}$/L，血红蛋白 119 g/L，血小板 $75\times10^9$/L。B 超检示：脾大（4.6 cm，正常值 4.0 cm），肝脏内回声密集细腻，胆囊壁粗糙不均，内见 0.3～0.4 cm 数个回声影。心电图检示：心肌供血不足。诊断为：①脾功能亢进症；②脂肪肝；③心肌供血不足；④慢性胆囊炎。

现代医学治疗脾功能亢进症主张脾切除，为唯一有效治疗方法。患者不能接受而求治于中医。中医辨证，根据临床症状，其表现为瘀血内结。治以活血化瘀、软坚消积，佐以补气养血、健脾理气益肾。方选膈下逐瘀汤加减。

处方：丹参 12 g，当归 24 g，桃仁 18 g，红花 15 g，三棱 10 g，莪术 12 g，川芎 15 g，赤芍 25 g，五灵脂（包煎）10 g，牡丹皮 15 g，延胡索 15 g，香附 15 g，枳壳 15 g，台乌药 10 g，黄芪 30 g，红参（先煎）10 g，甘草 5 g。每日 1 剂，水煎分 3 次服。

同时，配合服中成药参芪片，每次服 4 片，每日 3 次。

二诊：服药 30 剂后，眼花、疲乏无力好转，鼻、牙龈出血消失。血常规化验复查：白细胞 $4.0×10^9$/L，血小板 $96×10^9$/L。守上方随症加减。

处方：当归 10 g，桃仁 10 g，赤芍 10 g，三棱 10 g，莪术 10 g，炙鳖甲 12 g，仙鹤草 12 g，红花 5 g，香附 10 g，枳壳 15 g。将诸药共研为细末，炼蜜为丸，每次服 10 g，每日 3 次。参芪片，每次服 4 片，每日 3 次。

三诊（2006 年 10 月 9 日）：共服药 45 日，临床症状基本消失。血常规复查：白细胞 $4.5×10^9$/L，红细胞 $4.35×10^{12}$/L，血红蛋白 129 g/L，血小板 $100×10^9$/L。B 超检查示：脾脏厚 4.0 cm，已回到正常值。原法原方继服。

四诊（2007 年 2 月 7 日）：又巩固治疗 4 个月，临床症状消失。血常规复查：白细胞 $4.9×10^9$/L，红细胞 $4.48×10^{12}$/L，血红蛋白 130 g/L，血小板 $157×10^9$/L，均属正常。B 超复查：脾脏厚 4.0 cm 正常。病告痊愈。随访半年无异常，血常规白细胞 $7.6×10^9$/L。

按语：脾功能亢进症属现代医学造血系统疾病，临床表现为脾大，导致周围血中白细胞、血小板、红细胞减少。其原因是血细胞在脾脏内被过度阻留，以及脾内吞噬细胞作用增强所致。本病属中医学"积聚""虚劳""痞块"范畴。本例患者，病久年老正气渐衰，邪气渐甚，积块增大，持续坠痛，根据"积病在血，聚病在气"的理论，治以膈下逐瘀汤活血化瘀消积为主，配伍参芪片扶植正气，健脾理气为辅。经 5 个月的治疗，临床症状消失，血常规化验白细胞、血小板值均恢复正常范围，脾大回缩至正常大小，随访半年无异常。

其治疗根据《医林改错》所曰："无论何处，皆有气血，气无形不能结块，结块者必有形之血也。血受寒则凝结成块，血受热则煎熬成块。"这一瘀血致积论，为世活血化瘀治疗脾功能亢进症提供了理论依据。方中桃仁、红花、丹参、三棱、莪术、五灵脂、赤芍、延胡索等均为活血化瘀而能散癥积之品，现代药理研究证明，活血化瘀药能扩张血管，改善血液循环和血凝状态，调节吞噬细胞功能，促进炎症吸收，调节血小板生理功能，调节免疫平衡。丹参具有抗血小板功能，当归具有生白细胞作用；香附、台乌药、枳壳理气散滞；人参、黄芪、当归、熟地黄等补气养血，健脾益肾，药理实验证实具有保护骨髓，促进造血功能恢复作用；黄芪、红参均有调节血小板生理功能，增强免疫功能，调控骨髓造血功能，升高白细胞、血小板等作用。全方具有活血化瘀，软坚消积，补气养血，健脾益肾之功。

## 再生障碍性贫血——从脾肾亏虚瘀血内阻论治

林某，女，42 岁，1979 年 8 月 23 日初诊。患者原有胃病史 10 多年，近年来面色进行性苍白，头晕、心悸、乏力，双下肢皮肤可见成片状紫癜，尤以碰撞时更明显，牙龈渗血，月经过多，周期延长。曾在县医院做骨髓穿刺术检查，确诊为慢性再生障碍性贫血。虽经输血、补充血浆、肌内注射丙酸睾酮及维生素 $B_{12}$，口服铁剂及中药健脾养血汤之类治疗近 3 个月，效果不明显而出院。出院时血常规检查：血红蛋白 55 g/L，红细胞 $2.0×10^{12}$/L，白细胞 $3.0×10^9$/L，血小板 $82×10^9$/L。刻诊：双眼眶紫暗，腰膝酸软，眠差，全身皮肤可见散在性瘀点及瘀斑，舌边瘀点，舌苔白，脉细涩。治以活血祛瘀，益气补肾。方用血府逐瘀汤加减。

处方：桃仁 10 g，红花 10 g，川芎 10 g，赤芍 15 g，鸡血藤 30 g，牛膝 10 g，生地黄 15 g，太子参 20 g，杜仲 20 g，枸杞子 10 g，枳壳 8 g，甘草 5 g。每日 1 剂，水煎分早、晚各服 1 次。

复诊：服 10 剂后，头晕减轻，睡眠较好，皮肤紫斑未见增加，原紫癜色素变浅。继用上方加减调治 3 余月，血红蛋白 102 g/L，红细胞 $3.45×10^{12}$/L，白细胞 $4.3×10^9$/L，血小板 $82×10^9$/L。随访 1 年，病情基本稳定。

按语：慢性再生障碍性贫血属中医学"虚劳""血证"范畴。本病虽与心、肝、脾、肾有关，但与脾肾关系最为密切。其病机关键是脾肾两虚。脾为后天之本，气血生化之源。肾藏精，主骨生髓，精血同源，精能化血，肾阴肾阳充足则骨满髓充，精血旺盛。但由于久病虚弱，脾肾亏虚，阴阳气血失调，生化无源，血行滞涩致瘀血内阻，日渐形成虚劳之证。正如叶天士所曰："积劳有年，阳气渐衰，浊凝瘀阻。""劳乏致伤，络血易瘀。"在治法上，遵循《内经》"坚者削之，结者散之，留者攻之"之意，采用活血祛瘀为主，针对气虚肾虚等不同兼证，分别辅以益气补肾等法。这样一方面能祛除体内留积之瘀血，另一方面改善造血环境，促进新血再生，维护各脏腑正常的功能活动。

## 真性红细胞增多症——从痰瘀癥积论治

李某，男，68 岁。主因"颜面口唇红紫 10 年，不能行走，小便失禁 7 日"于 1998 年 5 月 7 日入院。患者 10 年前因脉管炎住河北某医院时，发现血红蛋白升高，脾大，一直乏力，纳呆。8 年前在当地某医院诊断为真性红细胞增多症，予放血疗法、化学治疗（环磷酰胺）及溶栓酶治疗。治疗后，血红蛋白 210 g/L，红细胞 812×10$^{12}$/L，白细胞 38.8×10$^9$/L，此后未系统治疗。7 日前，患者头晕，晨起下肢乏力，不能行走，小便失禁。入院时面色黧黑，头晕乏力，气短懒言，不能行走，小便失禁，大便 7 日未行，纳呆，舌质紫暗，苔白厚腻，脉细。体查：面色黧黑，脾大，甲乙线 4 cm，质中等，肝肋下 0.5 cm。四肢肌力 5 级，腱反射正常，双侧霍夫曼征（±），右巴氏征（＋）。入院时查血常规：血红蛋白 225 g/L，红细胞 719×10$^{12}$/L，白细胞 29.7×10$^9$/L，血小板 196×10$^9$/L，血细胞比容 0.57 L/L；骨髓穿刺加活检：符合真性红细胞增多症，骨髓增生明显活跃，红系 28%，无骨髓纤维化；B 超检查：脾厚 5.2 cm，肋下 4.3 cm，肝肋下 0.5 cm。予活血消癥化痰之中药。

处方：三棱 10 g，莪术 10 g，水蛭 10 g，全蝎 5 g，胆南星 15 g，茯苓 20 g，陈皮 10 g，法半夏 10 g，枳实 10 g，大黄 5 g，瓜蒌 10 g，天竺黄 10 g。每日 1 剂，水煎分 2 次服。

5 月 19 日病情明显好转，头晕明显减轻，肢体活动自如，神经系统体征消失。血常规 3 系均逐渐好转。5 月 25 日起改服大黄䗪虫丸。

6 月 4 日血常规：血红蛋白 154 g/L，红细胞 530×10$^{12}$/L，白细胞 13.8×10$^9$/L，血小板 274×10$^9$/L。B 超复查：脾厚 4.2 cm，肋下 1.1 cm，肝肋下（－）。

6 月 9 日复查骨髓穿刺：骨髓增生活跃，红系占 22%。6 月 11 日患者面色正常，无不适，无阳性体征，临床缓解出院。此后，患者长期服用大黄䗪虫丸。随诊 2 年，全血细胞均在正常范围。

按语：真性红细胞增多症主要病理基础是骨髓中红细胞过度增生，引起循环红细胞及全血容量增多，血液黏度增高，导致全身血管扩张，毛细血管充盈，血流缓慢，非氧和血红蛋白增多，血小板增多，容易出现出血，栓塞性病变。本病的治疗目的为去除体内过多的红细胞以及血容量，抑制骨髓异常增生。骨髓增生期对症治疗可选用放血或红细胞单采；针对骨髓中红细胞过度增生可用骨髓抑制剂治疗，例如三尖杉酯碱、羟基脲、马利兰等，以去除过多的红细胞和血容量，预防或减轻栓塞及出血。稳定期治疗主要目的为减慢向骨髓纤维化阶段发展的过程，抑制纤维组织增生，可应用干扰素等治疗。骨髓衰竭期以刺激骨髓造血和支持治疗为主，可应用雄激素及输血疗法等。本病采用放血疗法和化学治疗虽可明显地降低血栓发生率并延长生存时间，但某些骨髓抑制性药物可加速其向白血病转化。

中医学无"真性红细胞增多症"这一病名，根据其临床表现，皮肤、黏膜呈绛红色，如醉酒状，头晕头痛，疲乏胸闷，胁肋胀痛，皮肤可见瘀斑，鼻衄齿衄等症，病症早期属中医学血证、癥积、头痛、头晕等范畴；晚期有明显贫血症状时可归属于虚劳范畴。中医认为本病的基本病机为血瘀，多由肝郁化火，或阴虚内热引起；瘀血阻络，或热迫血行，或气不摄血，均可导致血溢脉外，造成出血。晚期多为血瘀内阻，新血不生而导致气血亏虚，阴阳失调。临床早中期常见气滞血瘀，肝胆实火兼血瘀及热入营血，气血瘀滞等证，以血瘀气滞为基础。此时正气未虚，中医治疗当以祛邪为主，选用活血消癥药物，可重用虫类破血之品，如水蛭、全蝎、三棱、莪术等配合，随症加减。现代药理研究表明，活血化瘀药可改善血液循环，防止血管内皮损伤，减少血栓形成的发生率，还可抑制纤维组织增生，因此有可能延缓本病向骨髓纤维化的终末期发展。在疾病晚期，正气损伤，而瘀血邪毒未尽，应祛邪与扶正相结合，以培补固摄为主，不可一味攻逐，否则更加耗损正气。已有病例显示，过用破血逐瘀药等攻伐之品，则患者症状加重，脾大及贫血更加明显。该病病程较长，中医治疗本病疗效确切，毒副作用小，不诱发白血病，采用中医或中西医结合治疗有广阔的前景。

## 血小板增多症——从气虚血瘀论治

赵某，女，70 岁，2000 年 11 月初诊。偶然检查时发现血小板增高，诊断为原发性血小板增多症。经省属医院血液科住院治疗，血小板下降。出院后服用羟基脲控制，患者服用后副作用大，改用中医治疗。自诉神疲乏力，睡眠不安，担忧血小板凝聚血管阻塞致四肢不用。纳便如常，舌苔薄，脉濡。血常规复检：血小板 $486\times10^9$/L，白细胞 $1.1\times9^9$/L，血压 140/80 mmHg。中医辨证为气虚血瘀证。治宜益气活血化瘀，投补阳还五汤加味。

处方：黄芪 30 g，当归 10 g，红花 5 g，桃红 12 g，川芎 10 g，丹参 10 g，赤芍 10 g，地龙 10 g，川牛膝 10 g，茺蔚子 15 g。服用 14 剂。每日 1 剂，水煎分 2 次服。

二诊：服上方 14 剂后，诸症好转。复查血小板计数为 $196\times10^9$/L，已有明显下降。

三诊：再守上方，随四时变化，稍作加减：冬季天寒加桂枝，夏季口干加石斛。连续服药达 1 年余，血小板一直维持在正常范围。

按语：原发性血小板增多症系骨髓增生性疾患。其特征为骨髓中巨核细胞过度增生，血中血小板数量异常增多，并可伴有质量异常，临床主要表现为出血倾向和血栓形成。中医归属血瘀证，瞿倬用补阳还五汤加味治疗。以补阳还五汤益气活血，化瘀通脉；加丹参、茺蔚子以增强活血化瘀之效；川牛膝活血通经，引血下行，以防梗塞。"血得塞则凝"，故冬季加桂枝温阳通络；夏季炎热伤津，加用石斛以滋阴润脉。瞿倬体会，用中药活血化瘀法治疗血小板增多症，不仅能有效减少血小板而改善病情，同时也能维持白细胞数量，不致于明显下降。

## 白血病——从气血亏虚瘀毒互结论治

唐某，女，37 岁，2002 年 1 月 6 日初诊。因发热伴头晕乏力半个月入院。患者于半个月前无明显诱因出现发热，体温 37.5 ℃～39 ℃，并感头晕、乏力、腹胀、全身关节酸痛。在某医院查血常规示：红细胞 $2.51\times10^{12}$/L，血红蛋白 108 g/L，白细胞 $51\times10^9$/L，血小板 $41.8\times10^9$/L。行骨髓穿刺示：核细胞增生明显活跃，粒细胞∶红细胞＝0.8∶1，原幼淋细胞占 79%。诊断为急性淋巴细胞白血病。入院时症见面色苍白，头晕乏力，发热，体温 38.4 ℃，全身骨、关节疼痛，以肋骨及双下肢尤为明显，腹胀纳差。体查：神清，精神较差，轻度贫血貌，心肺无异常，上腹深压痛，无反跳痛，肝脏未触及，脾大肋下 3 指，质地中等，表面光滑，双下肢无浮肿，生理反射存在，病理反射征未引出，舌质暗，舌苔薄，脉弦数。腹部 B 超检查示：肝稍大，脾大。西医诊断为急性淋巴细胞白血病。中医诊断为虚劳，证属气血亏虚，瘀毒互结。予 VDP 方案化学治疗，并常规补液，护肝等支持治疗。配合中药解毒化瘀汤。

处方：丹参 30 g，莪术 15 g，川芎 10 g，鸡血藤 30 g，青黛 10 g，重楼 30 g，山慈菇 15 g，虎杖 30 g。每日 1 剂，水煎分 2 次服。

化学治疗期间，加女贞子 20 g，泽兰 15 g，墨旱莲 20 g；化学治疗后加北黄芪 30 g、太子参 15 g、阿胶 10 g（烊化）、白术 15 g。

服用药物 1 周后，症状消失；4 周后复查骨髓象示：完全缓解出院。因经济原因患者未坚持治疗，4 个月后又出现发热，体温达 39.5 ℃，返院复查血常规示：红细胞 $2.13\times10^{12}$/L，血红蛋白 47 g/L，白细胞 $101\times10^9$/L，血小板 $48.3\times10^9$/L。骨髓穿刺涂片示：核细胞增生活跃，粒细胞∶红细胞＝0.9∶1，原幼淋细胞占 64%。诊断为急性淋巴细胞白血病复发。再次予 VDP 方案化学治疗，配合中药解毒化瘀治疗。4周后复查骨髓象示：完全缓解。出院后一直服用中药，约6～8周返院化学治疗1次，已半年未复发。

按语：白血病是一种常见的造血系统恶性肿瘤，以血液和骨髓中原始细胞的数量和质量发生异常，并使正常造血受到抑制为特点，临床上主要表现为贫血、出血、发热、感染、骨痛及肝、脾、淋巴结肿大等。本病属中医学"血证""热劳""虚劳"等范畴。既往认为其病因病机主要为因虚致病，因病致虚和虚实夹杂3个方面。瘀血在白血病的发病中具有重要作用，不论是因正气不足而外感邪毒，或因邪毒外感而伤及正气，均可导致邪蕴血瘀，毒瘀互结而发病。

因病致瘀。白血病的发病，以先天禀赋不足，脏腑亏虚为本。正气虚弱，防御功能低下，抵抗邪毒无力，邪毒入侵而直达骨髓导致生血紊乱。当毒邪深入脏腑，阻碍脏腑气机运行，气滞则血瘀。若热毒深入营血，煎熬血液，血液稠浊，运行迟滞，正如清·王清任在《医林改错》中所曰："瘟毒在内烧炼其血，血受烧炼，其血必凝。"若毒邪伤络，血热妄行，血溢脉外，成为离经之血，亦可成为瘀。唐容川曰："离经之血便是瘀。"叶天士曰："离络留血为瘀。"因此瘀血是邪毒内侵的产物，又是致病因素之一，这与现代医学的研究是相一致的。近年来国内许多学者对急性白血病与血栓形成的关系进行了大量的研究。引起血栓形成的原因有许多方面，其中有疾病本身的原因，如高白细胞性白血病，尤其是慢性粒细胞白血病和急性非淋巴细胞白血病患者的白细胞过度升高具有最高的危险性。急性早幼粒细胞白血病（APL）不仅可发生DVT或VTE，也可发生动脉血栓，因为APL细胞质内含有丰富的溶酶体颗粒，具有强烈的保凝物质，容易导致DIC。白血病细胞胞体大，可塑性小，易在血管内瘀滞并增加其黏度也是其危险因素之一。最容易导致凝血异常的白血病属于APL，因为APL细胞具有促凝活性，从而增加出现DIC的可能；APL细胞还含有组织纤溶酶原活化剂和单链激肽释放酶，可产生纤溶酶促进纤溶系统活化。另外，治疗也可引起血栓的形成，如化疗药物ASP作为急性淋巴细胞白血病的主要诱导治疗剂，可导致多种凝血因子消耗，从而引起出血和血栓。接受化学治疗的白血病患者，发生血栓的危险还可随造血集落因子的应用而增高。说明了白血病的发病与瘀血有关，尤其是高白细胞白血病、急性早幼粒细胞白血病及那些反复化学治疗的白血病患者，均伴有血液黏度的增加，血小板的聚集，容易形成血栓，DIC等类似"瘀血"的状态。

瘀血不去，新血不生。导致正常生血受抑，从而表现为以贫血为主的一系列骨髓抑制症状，出现中医学所说的"血虚""虚劳""髓枯"现象。这是因为白血病患者久病入络，血瘀内停，生血紊乱所致。《血证论》曰："失血何根，瘀血即其根也。"《诸病源候论》曰："瘀久不消则变为积聚癥瘕也。"指出了血瘀学说与白血病有着密切的关系。血瘀是正气虚弱，邪毒内盛的病理产物，也是致病因素之一。不论是何种类型的白血病患者，到了中晚期基本上都会出现"贫血"的表现，如见面色苍白，头晕目眩，神疲体倦，四肢乏力，心悸气短，舌质淡等，即中医学所说的气血不足。这是因为血瘀作为一种致病因素，妨碍新血的生成，即"瘀血不去，新血不生"。正如《金匮要略·血痹虚劳病篇》所曰："五劳虚极羸瘦，腹满不能饮食……内有干血，肌肤甲错，两目黯黑。"《诸病源候论·小儿杂病诸候》亦曰："凡瘀血在内，颜色姜黄，气息微喘，涩涩小寒，微热，或时有损痛也。"因为人之"皮里内外血瘀，阻塞血络"，则新血生成受影响，不能正常营养，而表现为各种虚损的证候。《内经》所曰"血枯"即是气虚血损致血瘀痰滞之证，即瘀血不去，新血不生的表现。

毒瘀互结，变证百出。中医学认为络是气血津液输布的枢纽和通路，络病是与血和血管有关的病证。因此络病的西医学概念与微循环障碍，微小血管病变等有关。白血病的发病过程中存在不同程度的微循环障碍和明显的血液浓、黏、凝、聚改变，即中医学所说的血瘀证候，是本病"久病入络"的病理学基础。毒邪侵入人体，潜伏脏腑经络，伺机作变，当人体正气不足，不能抗邪，则毒邪亢盛，与血互结，变证百出。毒之为病，常侵入营血，随气血升降，五脏六腑，四肢百骸，无所不及。毒邪深入营血分，耗伤阴液，灼伤血络，与血相互搏结，气为血之帅，血随气行，气行则血行，气滞则血瘀，出现皮肤瘀斑，舌质紫暗等血瘀之表现。"瘀血不去，新血不生"，由于瘀血的存在，妨碍新血的生成从而表现为面色苍白，头晕心悸，舌质淡等血虚的症状。瘀血阻络，血不循常道而妄行，则有衄血、咯血、吐血、便血、崩漏、皮肤瘀斑等出血症状。毒瘀互结，损伤脾胃，脾胃气机阻滞，水湿停留，聚而成痰；或热毒亢炽，煎熬津液，炼而成痰，痰阻于经络则为瘰疬痰核，痰瘀交结则成腹中积块，与白血病见肝、脾、淋巴结肿大有关。热毒攻注骨髓，造血器官功能障碍，引起白血病细胞显著增生的现象，则出现骨关节剧痛难忍。毒邪内陷心包，则出现壮热口渴，衄血发斑等火毒炽盛之象，进一步耗血动血，消灼阴津，损伤正气，出现阴虚火旺，气血两虚，甚或出现"重阳必阴"的转化，而见面色苍白，四肢厥冷，脉微欲绝等一派阴寒之象。毒亦可夹痰夹瘀，上攻脑腑，则出现神昏谵妄等神志病变，与中枢神经系统性白血病相关，如不及时救治，出现气阴衰竭，病入膏肓，则难以逆转。

综上所述，马武开认为毒瘀互结是白血病发病的病理基础，且贯穿于疾病的始终。毒邪侵袭人体，可导致脏腑、经络、营卫、气血之间关系失常，引起人体阴阳失调，诸病蜂起。正所谓"无邪不有毒，热从毒化，变从毒起，瘀从毒结"。毒邪一经形成，深入脏腑经隧，阻碍气血的运行而致瘀。瘀积日久不散，久蕴则成瘀毒。因此，毒瘀互结，相互为患，是白血病久治难愈的根源。活血化瘀药在改善微循环、血液流变学、调节免疫等方面具有明显优势，是治疗本病不可或缺的环节，常用药如当归、川芎、红花、赤芍、丹参、莪术、泽兰、三七等，可根据临床辨证加以选用。马武开常以山慈菇、青黛、墓头回、虎杖、莪术、川芎、丹参等为基础方，随症加减，配合西医诱导化学治疗，能增加白血病的缓解率，减轻化疗的毒副作用。

## 甲状腺功能亢进——从血瘀络阻气阴两虚论治

李某，女，25 岁，1987 年 3 月 5 日初诊。颈围逐渐增粗约有 1 年，在省级医院查 $T_3$、$T_4$ 均高于正常值，诊断为甲状腺功能亢进症，给予甲巯咪唑等治疗。诊见患者颈前结块肿大，触之较硬，形体消瘦，面色焦暗，口唇四周青紫，眼球微突，多食易饥，胸闷心慌，舌质少苔，脉细涩微弦。辨证属血瘀络阻，气阴两虚。治拟化瘀散结，益气养阴之法。方选血府逐瘀汤加减。

处方：当归 10 g，生地黄 10 g，桃仁 10 g，红花 10 g，生黄芪 30 g，夏枯草 20 g，玉竹 15 g，海藻 15 g，昆布 15 g，醋炒柴胡 5 g，黄药子 5 g。每日 1 剂，水煎分 2 次服。

药后颈前肿块逐渐缩小，自觉症状明显减轻。再以原方加减，每 2 日服药 1 剂。又用药 3 个月，颈前肿块消失。复查 $T_3$、$T_4$ 恢复正常。后随访 1 年，旧恙未发。

按语：甲状腺功能亢进症属中医学"瘿瘤"范畴。《外科正宗》曰："瘿瘤之症，非阴阳正气结块，乃五脏瘀血、浊气、痰凝而成。"王清任亦曰："结块者，必有形之血。"根据临床表现辨证为瘀血阻于经络，结块于颈下。选用血府逐瘀汤，化瘀解郁通络；加黄芪、太子参、玉竹补益气阴，配夏枯草、黄药子、海藻、昆布破结散瘀。守方服药近半年而愈。药理研究表明，活血化瘀药及黄芪、太子参、柴胡能够调节内分泌系统功能，增强机体免疫力，故治疗甲状腺功能亢进亦获良效。

## 肾上腺皮质功能减退症——从肾虚夹瘀论治

陈某，女，42 岁，2000 年 8 月 30 日就诊。自诉 3 年来神疲乏力，心慌气短。近年来面色逐渐变黑，头发稀落，腰膝困软。在省某医院做促肾上腺皮质激素测定（ACTH）2.5 μg/L，黄体生成素（LH）黄体期 0.15 μg/L。诊断为肾上腺皮质功能减退症。中西药治疗月余，疗效欠佳。观其面目黧黑，眼眶四周及环唇尤甚，精神萎靡，头发稀落，前胸及四肢皮肤散在有褐色斑块。询其月经 3～4 月 1 潮，稀少而黑暗。舌质淡红，有瘀斑点，脉沉细无力。观其所服中药处方，多为补肾扶阳、填精益损之品，而收效甚微。脉症合参，此乃肾虚夹瘀之证，治当活血化瘀，益气补肾之法，前医一味补肾，自难收功。选血府逐瘀汤合补肾扶阳之品。

处方：当归 10 g，红花 10 g，桃仁 10 g，川芎 10 g，赤芍 10 g，黄芪 15 g，巴戟天 15 g，熟地黄 15 g，淫羊藿 15 g，菟丝子 15 g，枳壳 10 g，附子 5 g，炙甘草 5 g。每日 1 剂，水煎分 2 次服。

二诊：服药 15 剂后，自觉精神稍好，腰困减轻。效不更方，再服 30 剂。

三诊：药后，面目已见红色，黧黑稍退，且月经已潮，经色淡红，经量尚可。上方再服 30 剂后，精神转佳，毛发已有光泽，黧黑已去大半，皮肤褐斑减弱。查 ACTH 5.5 $\mu$g/L，LH 黄体期 0.35 $\mu$g/L。嘱其停服汤剂，交替服大黄䗪虫丸、金匮肾气丸以善后。

按语：患者久病不愈，气血阴阳俱亏，气虚则无力运血而致瘀，阳虚则温煦无能而血凝。《灵枢·经脉》曰："血不流则髦色不泽，故其面黑如漆柴者"。则取血府逐瘀汤合补阳益气，滋肾填精之品，标本同治而收卓效。

## 垂体前叶功能减退症——从气随血耗瘀血内生论治

宋某，女，29 岁，1987 年 1 月 20 日初诊。患者于 1985 年 12 月 26 日，因难产出血过多而休克，经抢救脱险后又受精神刺激，此后即无乳汁分泌，且伴头昏心悸，纳差乏力。在家调养半年多，因仍无月经，性欲减退，无汗嗜睡，毛发脱落而去当地医院诊治。经用三合激素等治疗 2 个月，行经 1 次，量极少，色紫暗。停药后仍无月经来潮，又至某肿瘤医院检查，血压 75/45 mmHg，心电图示低电压、T波低平倒置，甲状腺吸收 $^{131}$I 功能低下，血糖 4.5 mmol/L。妇科检查：外阴干瘦，阴毛脱落，阴道无分泌物，子宫体小。印象：垂体前叶功能减退症。嘱作 CT，未能。患者面色㿠白，表情淡漠，神疲肢冷，纳差便秘，少腹硬痛，肌肤甲错，毛发稀少。舌质淡紫，舌苔薄少津。皆由产时失血过多，气随血耗，瘀血内生，即《金匮要略·虚劳血痹》"经络营卫气伤，内有干血"之谓。加之情怀不畅，气机郁滞则血瘀更甚。治宜活血化瘀，佐以疏肝解郁，养血调经。

处方：当归 10 g，水蛭 10 g，川芎 10 g，桃仁 10 g，红花 10 g，莪术 5 g，赤芍 10 g，熟大黄 5 g，白芍 10 g，柴胡 5 g，广郁金 10 g，肉苁蓉 10 g，玄参 10 g，炙甘草 10 g。每日 1 剂，水煎分 2 次服。

二诊：上方服 30 剂，倦怠嗜睡等症状好转，但月经未行。乃将原方水蛭（研末分服）加至 15 g，并加熟地黄、牛膝、卷柏，继服 8 剂。

三诊：药后少腹坠痛，月经来潮量多夹黑色瘀块。经后 2 个月少腹硬痛消失，精神转佳。原方去郁金、柴胡，加黄芪、枸杞子、菟丝子，又服 30 余剂，开始有汗，肌肤甲错消失，毛发渐生。

后以原方为主继续调治而愈，并于 1990 年顺产一女婴。

按语：西医内分泌系统疾病，中医学一般从肾论治居多。而本例患者则从瘀治而获效，是乃"久病多瘀"之例证。其中水蛭之用，功不可没。《神农本草经》谓其"主逐恶血，瘀血，月闭，破血逐瘀，无子"。临床证实，用之得当，疗效确佳。

## 高脂血症——从痰瘀互结论治

崔某，男，49 岁，1997 年 10 月 11 日初诊。患者 1992 年查体时发现血脂高，因无特殊不适，未予治疗。就诊前 1 日，无诱因突然出现右侧肢体运动障碍，言语不利，口角向右侧㖞斜，10 分钟后自行缓解，缓解后一如常人。去某医院测血压 120/70 mmHg；脑血流图示椎基底动脉供血不足；血胆固醇 10.04 mmol/L，甘油三酯 3.21 mmol/L，为防止再出现类似情况而来诊。诊见形体适中，面色晦暗，舌质暗红，舌苔薄黄，脉弦细。此患者临床症状不明显，但根据病史及发病前的表现，中医当诊为中风，中经络，西医诊为高脂血症，短暂脑缺血。根据"治风先治血，血行风自灭"的理论，治以活血化瘀法，患者面色晦暗，舌暗红亦支持瘀血证的存在；同时患者年近半百，肾气已亏，应酌加补肾药；另外患者平时应酬较多，嗜烟酒，酿湿成痰，又当佐以化痰之品。

处方：丹参 15 g，桃仁 10 g，红花 10 g，王不留行 10 g，川芎 10 g，赤芍 10 g，益母草 15 g，制何首乌 15 g，桑寄生 15 g，广郁金 10 g，山楂 15 g，柏子仁 12 g，泽泻 15 g。每日 1 剂，水煎分 2 次服。

二诊：服药 7 剂后，患者感觉平稳，偶感腰痛，舌质红，舌苔薄白，脉弦细。效不更方，守法再进，上方加茺蔚子 15 g、狗脊 15 g，继服 7 剂。

以后在此方基础上略有加减，前后共进药 91 剂，至 1998 年 1 月 17 日复查胆固醇 6.11 mmol/L，甘油三酯 1.50 mmol/L。后以成药"血脂康"（为中药红曲提取物）巩固治疗。随访 1 年半，血脂控制在正常范围，亦未再出现短暂脑缺血发作。

按语：高脂血症虽不见于古代文献，但类似本病的记载很多，散见于心悸、眩晕、胸痹、中风、消渴、痰浊、痰瘀等病证之中。根据其常见症状肥胖、肢麻、眩晕、胸闷、脘痞及兼夹症的不同，审症求因，辨证论治，自会收到满意效果。血脂犹如营血津液，为人体水各所化生的精微物质，布输全身，贯注血脉，温煦肌肤，濡养脏腑百骸，水精四布，五经并行，痰浊无由生聚，血脂自不会升高。如一旦脏腑功能失调，水津停而成饮，凝聚成痰，精化为浊，痰浊水湿内聚，就会出现血脂升高，过量之血脂，实类痰浊也。这类患者常常伴有肥胖症，究其原因，不外两条，一曰外因，乃饮食失节，恣食肥甘，膏粱厚味，醇酒癖饮，戕伐脾胃，运化失司，逐生痰浊；二曰内因，主要责之于脾脏功能虚衰，健运无权，水津不能四布，浊阴弥漫，致使过多的膏脂进入人体，而使血脂升高。对于脾虚湿重的患者，当治以健脾利湿之法，不少健脾利湿的中药，如泽泻、茵陈、荷叶等均经现代药理研究证实有降血脂作用。另外，不少高脂血症的患者有家族史，提示先天禀赋异常亦是高脂血症的原因之一，此类患者以肝肾阴虚为多见。肝肾阴虚，虚火上炎，治当以滋补肝肾之法，滋补肝肾的中药，如制何首乌、灵芝、女贞子、决明子、桑寄生等均具有降血脂作用。再有，七情五志过极，肝气郁结，气滞血瘀，阻塞脉络，亦可产生高脂血症。此类高脂血症伴冠心病者居多，治当理气活血。活血化瘀药，如蒲黄、红花、丹参、三七等亦有降血脂作用。此外气阴两虚型亦不乏见，此类患者常合并糖尿病或心功能不全，又当治以益气养阴之法。

刘宗莲等辨治高脂血症常用以下四法：①滋补肝肾法。用于肝肾阴虚证，症见眩晕耳鸣，腰膝酸软，口咽干燥，五心烦热，舌红少津，脉沉弦者，方选首乌延寿丹化裁。②健脾利湿法。用于脾虚湿重证，症见体倦乏力，头重如裹，肥胖痰多，浮肿便溏，舌苔白腻，脉滑者，方选五苓散合茵陈蒿汤加减。③理气活血法。用于气滞血瘀证，症见胸闷憋气，胁痛易怒，肢体麻木，妇女月经量少有血块，舌暗有瘀点，脉沉涩者，方选桃红四物汤增损。④益气养阴法。用于气阴两虚证，症见心悸气短，头晕耳鸣，口干燥热，腰膝酸软，舌红苔少，脉弦细者，方选生脉散合杞菊地黄汤进退。

一部分高脂血症的患者，并无明显的临床症状，体格检查亦无阳性发现，只是查血时发现血脂异常。对于此类血液检查异常而无明显临床表现的患者，可以根据患者的体质，饮食嗜好，性格特点，发病原因，舌苔脉象及现代医学的认识等加以综合判断，常常能找到诊治疾病的契机。如形体肥胖，平时喜食膏粱厚味，夜间睡眠打鼾，颜面油垢较多之人，往往多痰湿，治当以健脾利湿之法；如形体消瘦，平时喜食辛辣煎炙食品，或有家族史者，常为肝肾阴虚等。现代医学认为，高脂血症是动脉粥样硬化发生的主要原因，动脉粥样硬化的形成过程，是动脉内膜先有脂质沉积，继而纤维组织增生，最后形成粥样硬化斑块。不难看出，这一过程正是中医学所说的痰浊，瘀血黏滞于血管之内，留而不去，凝聚成块的过程。因此，对于高脂血症患者总体把握痰、瘀这一关键，不必为病名所惑而无所适从。

## 糖尿病——从肾阴亏虚血瘀内阻论治

患者，男，62 岁，2003 年 2 月初诊。有 2 型糖尿病史 6 年。症见形体消瘦，手足心热，小便浑浊，下肢溃疡，舌质红，舌苔薄，脉细数。连续 2 次空腹血糖为 16～17.8 mmol/L，餐后 2 小时血糖为 19.8～20.7 mmol/L。发病以来，曾服格列齐特，现用胰岛素治疗。血糖控制不理想，下肢溃疡久治不愈。中医诊断为消渴，为肾阴亏虚，血瘀内阻所致。治拟活血化瘀，滋阴补肾，方以血府逐瘀汤加减。

处方：当归 10 g，桃仁 12 g，红花 10 g，莪术 10 g，牡丹皮 10 g，赤芍 10 g，生地黄 10 g，柴胡 10 g，熟地黄 10 g，牛膝 10 g，山药 10 g，桔梗 5 g，山茱萸 5 g，甘草 5 g。每日 1 剂，水煎分 2 次服。

二诊：服药 14 剂后，复查空腹血糖为 12 mmol/L，餐后 2 小时血糖为 17.2 mmol/L。再服 2 周。

空腹及餐后血糖进一步下降，下肢溃疡基本愈合。

按语：糖尿病是一种常见的代谢内分泌失调病症，发病即为慢性过程成为多系统多脏器损伤的综合征。历代中医均认为阴虚燥热是消渴的主要病机，但消渴发病常与血瘀有关。本例即为肾阴亏虚，阴虚燥热，热灼津液，使血液黏滞，运行不畅而致瘀。故瘀血是消渴的病理产物，反过来又能阻碍津液的敷布而加重消渴的症状。正如《血证论》曰："瘀血发渴者，以津液之生，其根出于肾水……有瘀血则气为血阻不能上升，水津因不能随气上布。"故用活血化瘀法治疗消渴有其理论依据，用血府逐瘀汤可收到满意疗效。

学者刘冰认为，糖尿病中医病机主要是禀赋不足，阴津亏损，燥热偏盛，且多与瘀血相关。瘀血阻滞是糖尿病的重要病理基础。糖尿病瘀血的形成是一个复杂的病理过程，一般认为，阴虚燥热是形成该病瘀血的初始因素。因为津血同源，相互化生，阴虚则血少，黏着难行，燥热内灼，可煎熬营阴，血受热灼，涩滞而不畅。此期虽未见明显的瘀血之象，但已形成血瘀产生之势——血液黏度增加（无形之瘀）。情志郁结也是导致该病血瘀的重要原因。糖尿病是一种身心疾病，五志过极、忧思、郁怒既是该病产生的原因，同时又是其病理表现。情志郁结，碍气之运行，气滞则血瘀。也可以认为，气机郁滞是血瘀的早期表现，血瘀是其发展结果。该病多日久迁延，反复难愈，耗损脏气，阴阳互损，而见气阴两虚或阴阳俱虚，或因壮火食气，正气虚弱，无力鼓动血行，使血行迟滞而成瘀，或久病入络，气血运行受阻，此即久病致瘀。正如《素问·痹论》曰："病久入深，荣卫之行涩，经络时疏，故不通。"

由此可见，糖尿病的血瘀形成是一个复杂的病理过程，而阴虚、燥热、气滞、正虚是其重要因素，瘀血不仅是一种病理产物，同时也影响着该病的发展变化与转归。瘀血一旦形成，即可影响津液的生成与输布而使消渴病加重，使本病更加缠绵难愈而变证丛生。因此近年来许多学者运用现代检测手段，从血液流变学、甲皱微循环等角度探讨了糖尿病瘀血的微观指标，发现糖尿病的全血黏度、血浆比黏度、红细胞电泳、血细胞比容等均有不同程度的异常改变，血小板聚集功能增高，其中以全血黏度变化最为显著。并根据患者的血瘀症状、体征和血液流变学变化，将糖尿病归属于瘀血疾病。多数学者公认，瘀血是糖尿病多种合并症产生的重要因素，瘀血病理的出现多标志着病情趋向发展与恶化。因而人们设想，通过活血化瘀治疗阻断糖尿病的传变，预防合并症的产生。

糖尿病虽然是一个独立的内科疾病，但同时又是多系统、多脏器损伤的综合征，由于患者体质有差异，病程有长短，受损脏腑有所偏重，临床表现各有不同，活血化瘀药物一般不宜单独应用，应根据瘀血形成的始动因素辨证用药，常与益气、养阴、温阳、清热、理气等法同用，既可加强活血化瘀之功效，又可标本兼治，提高药物的整合效应。概括起来，常用的有以下几种治法。

（1）滋阴清热，活血化瘀法：本法主要适用于阴虚燥热血瘀证。本证主要见于糖尿病早期，以阴虚为本，燥热为标，阴虚阳亢，津枯热淫。症见口干咽燥，或烦渴多饮，小便量多，大便干燥，多食易饥，五心烦热，盗汗，或体重减轻，舌红少苔，或舌暗红，脉弦细或数。此期患者血管病变尚不显著，多有血管内凝结倾向，是配伍应用活血化瘀药，阻断糖尿病传变，预防合并症产生的最佳时期。可用消渴方（天花粉、黄连、生地黄，藕汁）加葛根、麦冬、牛膝、丹参、赤芍等。

（2）益气健脾，活血化瘀法：本法主要适用于气虚血瘀证。本证主要见于糖尿病中期，正气受损，或老年患者，初起即以气虚，脏腑功能减退为首发症状者，常伴有不同程度的高血脂、高血糖，血管病变也较显著，大多已存在有慢性合并症。症见神疲乏力，气短懒言，自汗，头晕目眩，活动后加重，或见纳少，腹胀便溏，或肢体麻木疼痛，舌淡暗，脉细涩。方用七味白术散加黄芪、山药、茯苓、丹参、川芎、红花等。

（3）益气养阴，活血化瘀法：本法适用于气阴两虚血瘀证。本证可见于糖尿病的始末，以中后期表现最为典型，气阴两虚是糖尿病的主要证型，此期患者血糖不稳定，血脂变化，微血管病变及血管内凝结现象加剧，出现早期神经病变，视网膜病变，或早期肾病，也可出现高血压、冠心病、下肢血管病等大血管病变，病情较复杂，常有血瘀证候存在，如不用活血化瘀治疗，每因严重合并症出现而使病情恶化。症见心悸，气短乏力，自汗盗汗，五心烦热，消瘦口干，舌质暗红，或有瘀点瘀斑，脉细无力或细涩。常用药物人参、黄芪、生地黄、玄参、山药、黄精、苍术、白术、葛根、丹参、桃仁、红花等。

（4）温阳滋阴，活血化瘀法：本法适用于阴阳两虚血瘀证。本证主要见于糖尿病后期，此期病情极为复杂，患者的微血管病变及血管内凝结现象均十分显著，常伴有各种临床合并症。症见形寒怕冷，面色苍白，腰膝酸软，时有潮热盗汗，大便溏薄，或五更泻泄，小便清长，阳痿早泄，舌暗红少津，脉沉细涩。多因久病体弱，阴损及阳，阳损及阴，使阴阳两伤，脏腑受损。可用金匮肾气丸，加丹参、益母草、水蛭等。

（5）疏肝理气，活血化瘀法：本法主要适用于肝气郁结，气滞血瘀证。本证可见于糖尿病的始末。大多由于情志不舒，或暴怒伤肝，导致肝失疏泄，气机郁滞，血行因之不畅而致血瘀。症见胸胁胀闷，或刺疼，情志抑郁，或急躁易怒，舌暗红，或有瘀点，苔薄黄，脉弦数。方用柴胡疏肝散，加郁金、赤芍、红花、桃仁、焦栀子等，或用血府逐瘀汤加味。

（6）祛湿化痰，活血化瘀法：本法适用于痰湿壅滞，血行不畅患者。本证多见于糖尿病后期形体肥胖者，也可见于 2 型糖尿病后期出现肾病、酮症等合并症者。糖尿病患者，凡见痰湿征象者，大多湿、痰、浊、瘀同时存在，患者有高脂血症，蛋白质及脂质代谢紊乱较重，极易出现心、脑、肾等重要脏器合并症，其中以合并冠心病、高血压、肾病者比较多见。症见形体肥胖，头身困重，胸脘痞闷，纳呆，或恶心呕吐，口不渴或渴不多饮，小便淋浊，大便溏泻，口唇青紫，舌质紫暗，舌苔白腻，或黄腻。方用二陈汤，加贝母、茯苓、薏苡仁、丹参、川芎、水蛭、地龙、僵蚕等。

总之，血瘀可贯穿于糖尿病的始末，是糖尿病诸多合并症发生的主要原因，活血化瘀法是治疗糖尿病及其合并症的关键治法，临床实践亦证明，运用活血化瘀法治疗糖尿病有肯定的疗效，并可预防合并症的产生，控制其发展，有着良好的应用前景，对提高患者生存质量有重要意义。

## 糖尿病性胃轻瘫——从肝胃失和气滞血阻论治

吴某，男，69 岁，2003 年 2 月 20 日初诊。有 2 型糖尿病病史 15 年，近 8 年来时感食后腹胀、腹痛，并伴有恶心，甚或呕吐等症，经多次 X 线钡餐透视排除胃肠器质性病变，在当地医院及诊所就诊多次，间断服用中成药及中药汤剂，疗效不佳。刻诊：面色晦暗，食后腹胀，胃脘及腹部疼痛，痛如针刺，恶心，无呕吐，大便时干时溏，舌质紫暗，舌体胖大，边有齿痕，舌苔白厚，脉弦数。证属肝胃失和，气滞血阻。治宜疏肝理气，活血化瘀。方选血府逐瘀汤。

处方：柴胡 20 g，当归 12 g，生地黄 10 g，桃仁 12 g，红花 12 g，枳壳 10 g，赤芍 12 g，桔梗 10 g，川芎 10 g，牛膝 10 g，木香 10 g，厚朴 10 g，甘草 5 g。每日 1 剂，水煎 2 次共取药汁 500 mL，分早、晚饭前 30 分钟各温服 1 次。

二诊：进服 1 周，症状明显减轻。继续服药 3 周，诸症消失。随访 1 年未复发。

按语：糖尿病性胃轻瘫是糖尿病的一种常见慢性并发症，多由于糖尿病日久，引起胃肠自主神经功能紊乱，严重者可影响血糖波动，加重糖尿病病情。本病属中医学"消渴兼胃脘痛""心下痞""呕吐"等范畴。其病因多为消渴病日久迁延不愈，致气阴亏耗，气滞血瘀，胃络受阻，临床以气滞血瘀为多见，故治以疏肝理气、活血化瘀之血府逐瘀汤加味。方中柴胡、枳壳、木香、川厚朴疏肝理气，行气消胀，兴奋胃肠平滑肌，促进胃动力，增强胃肠蠕动；当归、赤芍、川芎、桃仁、红花、牛膝活血化瘀，通络止痛，促进微循环，改善糖尿病慢性血管神经性病变；生地黄滋阴养胃生津，消肿抗炎，保护胃黏膜。诸药合用，针对病机，故临床收到良好效果。

## 糖尿病周围神经病变——从气虚血瘀脉络痹阻论治

张某，女，64 岁，2001 年 2 月 14 日初诊。患糖尿病 5 年，曾服美吡哒、二甲双胍，空腹血糖7.1 mmol/L，餐后 2 小时血糖 8.1 mmol/L。现症身体消瘦，精神不佳，乏力，两下肢麻木，自感发凉，两脚小趾有针刺样疼痛，不红肿，舌质瘀暗，脉沉细。神经肌电图检查：右胫神经 MCV ＝ 38.9 m/s（减慢 20％），左胫神经 MCV＝40.8 m/s（减慢 17％）；右腓总神经 MCV＝38.0 m/s（减慢 24％），左腓总神经 MCV＝40.0 m/s（减慢 20％）；右腓肠神经 SCV＝59.2 m/s（正常），左腓肠神经 SCV＝50.0 m/s（正常）。中医辨证属气虚血瘀，阳气痹阻，脉络不畅。治以益气温阳、活瘀通络。

处方：红花 10 g，当归 12 g，川芎 12 g，水蛭 10 g，鸡血藤 30 g，全蝎 10 g，黄芪 30 g，桂枝 10 g，鬼箭羽 30 g，川牛膝 15 g，蜈蚣 3 条。每日 1 剂，水煎分 2 次服。

二诊：服药 20 剂后，患者明显感觉精神好转，两下肢麻木，凉感消失，左脚小趾偶有疼痛，血糖控制基本正常。神经肌电图检查：右胫神经 MCV＝45.2 m/s，左胫神经 MCV＝46.1 m/s；右腓总神经 MCV＝49.8 m/s，左腓总神经 MCV＝47.5 m/s。继服上药 15 剂，诸症消失，肌电图恢复正常。

按语：糖尿病属中医学"消渴"范畴，其主要病因责之禀赋有损，加之嗜食醇酒肥甘，忧思郁怒，劳倦内伤所致。糖尿病早期以阴虚为主，日久热灼津液凝而为瘀。《读医随笔》曰："阴虚必血滞。"《医宗己任编·消症》曰："消之为病然……其病之始，皆由不节嗜欲，不慎喜怒。"五志过极，情志失调是糖尿病的发病原因之一，而情志不畅，气郁不达，血行涩滞而成瘀。因糖尿病而致瘀者，不外阴虚燥热，灼津凝血而成瘀；久病入络，络脉瘀阻而成瘀；气虚不能运血，停而为瘀。因瘀致糖尿病者，正如唐容川《血证论》所曰："瘀血在里，则口渴，所以然者，血与气相离，内有瘀血，故气不通，不能载水上升，是以发渴。"气载津液输布全身，脉道瘀滞，气机不畅，血瘀气阻，津不上承消渴，瘀血日久化热亦致消渴，《金匮要略》曰："病者如热状，烦满，口干燥而渴……是瘀血也。"瘀血积滞化火伤阴，致津亏液损，使人烦渴。由此可见，糖尿病的多种致病因素，亦可直接或间接地影响血液运行，引起瘀血。瘀血一旦形成，即可引起糖尿病发展，加重，因此在糖尿病发生发展过程中，瘀血是一个重要因素。

瘀与糖尿病关系密切，不管从中医的认识，还是现代医学的研究，都证明了这一点。从临床流行病学调查表明，糖尿病患者发生血瘀证的比率极高，以血小板 GMP-140 及血浆 ET 为指标，观察发现糖尿病患者两者水平高于正常组，这些研究表明，即使在临床上没有血瘀表现的糖尿病患者，也处于一种隐性血瘀或微观血瘀证。因此糖尿病的病变过程中，血瘀贯穿于始终。如果对糖尿病的治疗不重视血瘀，往往会因血瘀而致变证丛生。

中医学有"血不利则为水"之说，血与水本为一体。血瘀日久会影响水津的输布，致水湿停留而出现水肿，即糖尿病肾病发生；心络瘀阻，心神失养而发糖尿病心病；脑络瘀阻，清窍被蒙，气血逆乱发为糖尿病脑病；眼络瘀阻，甚则络破血溢，则视瞻昏渺；若瘀血停滞肢端，络脉痹阻，肢体失养则麻木，疼痛，甚至溃烂。

对于糖尿病瘀的治疗，我们的临床体会是，应将审因论治与辨证论治相结合，根据不同病因，不同症状，选用不同治法，其目的是使瘀血消散，截断瘀血对机体的损害，恢复血液循环系统的功能，正如《素问直解》所曰："但通之法各有不同，调气以和血，调血以和气，通也。下逆者，使之上升。中结者，使之旁达，亦通也。虚者助之使通，寒者温之使通，无非通之法也。"糖尿病中血瘀阻滞脉络者，应活血化瘀，疏风通络。病之初，运用化瘀之品，可直接改善血液黏滞状态。如当归、丹参、红花、赤芍、川芎、鬼箭羽等，均具有较强的抑制血小板聚集和释放作用，并对血液流变学有显著改善作用。及早运用活血化瘀药，可使微血管、大血管病变的形成延迟或减轻。若糖尿病日久，不仅经脉瘀滞，而且影响脏腑器质性损伤，所谓"久病入络"，包括了微循环障碍，细胞基质的改变，此时要以走窜见长的虫类药活血通络，如全蝎、蜈蚣、水蛭、僵蚕、全蝎等，尤其对于糖尿病肾病、周围神经病变的治疗显得更为重要。值得注意的是，瘀血阻滞势必影响水湿不化，而致湿瘀并存，此时应活瘀利水除湿。

## 糖尿病肾病——从脾肾虚损瘀血内阻论治

苟某，男，65 岁，2001 年初诊。8 年前开始出现口干烦渴，多食善饥，逐渐消瘦，曾查空腹血糖

16.7 mmol/L，尿糖（＋＋＋＋），口服二甲双胍后症状缓解，此后以维持量持续至今。现症见口干多饮，动则汗出，身倦乏力，头晕耳鸣，视物昏花，腰膝酸软，肢体麻木，下肢浮肿，夜尿少，舌体胖大，边有瘀斑，舌下静脉迂曲，舌苔白腻，脉沉涩无力。查空腹血糖 18.6 mmol/L，尿糖（＋＋＋），尿清蛋白排泄率为 300 mg/24 h，血清胆固醇 9.78 mmol/L，血液流变学示全血黏度 6.21。综观全症，可知患者糖尿病日久，脾肾亏虚，水液停聚，瘀血内阻，而水瘀互结，导致糖尿病肾病。治以补肾健脾，利水化瘀，并控制饮食，每日 300 g。方用肾气（丸）汤合四物汤加减。

处方：鸡血藤 12 g，丹参 20 g，川芎 10 g，当归 10 g，赤芍 15 g，水蛭（研末冲服）5 g，熟地黄 15 g，山药 15 g，山茱萸 15 g，茯苓 20 g，制附子（先煎）10 g，桂枝 10 g，白术 15 g，苍术 15 g，黄芪 20 g。每日 1 剂，水煎分 2 次服。

以上方随症加减，连续服药 2 个月后，诸症好转，空腹血糖 7.2 mmol/L，尿糖（－），饭后尿糖少许，尿清蛋白定量 0.1 g/24 h。宗此法调治 3 个月余病愈，随访 1 年未复发。

按语：糖尿病肾病（diabetic nephropathy，DN）是糖尿病（diabeticmellitus，DM）常见且严重的慢性微血管并发症之一，最主要的病理特征是肾大，肾小球硬化。临床主要表现包括早期的肾小球滤过率增高、蛋白尿、水肿、高血压、肾功能减退等，典型的 DN "三联征"——蛋白尿、高血压、水肿，只见于 30％左右的 DN 患者。DN 的发生及进展十分隐匿，一旦发生，治疗困难，且死亡率高，因而临床上防治 DN，降低病死率是当今医学界亟待解决的难题。

现代医学研究认为，DN 的发病是多种因素共同作用的结果，其中糖尿病带来的胰岛纤维化，长期肾小球高滤过状态以及全身微循环功能改变等是引起血液高凝状态，肾小球动脉硬化的主要原因。肾小球动脉硬化易发生痉挛，形成半闭塞或闭塞状态，使血栓形成，而血流改变，如携氧能力下降、易聚集、血液黏稠等，又易加速肾小球动脉硬化和血栓形成，从而促进 DN 的形成和发展。胰岛纤维化、血液高凝、肾小球动脉硬化是全身病理变化在局部的瘀滞反映，并由此引起血行不畅而成血瘀。

中医学无 DN 的病名，但其病理变化，临床表现和预后情况与"消渴""水肿""关格"等病相似。消渴发展到"水肿""关格"时，中医学认为与脾肾两脏密切相关。脾为后天之本，主运化水谷精微和水湿，肾乃先天之本，主水，先后天之间互补而维持正常生理活动。感染、内伤酒醇膏腴，或病起失治误治等致糖尿病并发展到脾肾时，使气、血、精、津液等的运化、升降、输布功能失调，气血津液不足或滞留，影响到肾的功能，基本病理是津亏可致血瘀，气虚可致血瘀，血虚可致血瘀，痰饮水湿可致瘀，因此 DN 与血瘀有着一定的因果关系。正如《临证指南医案·三消》曰："三消之证，虽有上中下之分，其实不越阴亏阳亢，津枯血竭"，致血液循环受阻而成血瘀。临床 DN 患者几乎 100％地存在着瘀血的病理状态，既可出现肢体麻木、肌肤甲错、舌质紫暗等宏观瘀血表现，又可出现血脂升高、血流动力学异常甚至肾小球硬化等微观瘀血表现。因此，活血化瘀是改善或消除肾小球硬化的关键，应是贯穿 DN 治疗始终的方法。

为此，丁文君等总结了从瘀论治 DN 六法，取得了良好的临床效果。

（1）养阴化瘀法：适用于热灼津亏血瘀型 DN，症见知饥食少，形体消瘦，鼻燥咽干唇焦，干咳少痰，胸闷气短，苔薄质红而干，脉细数。证属阴虚燥热，瘀血内阻。治以养阴清热，生津化瘀。方用竹叶石膏汤加减。药用石膏、麦冬、竹叶、白茅根、人参、益母草、法半夏、甘草、粳米。兼眩晕目糊者加钩藤、首乌藤、决明子；四肢麻木者加地龙、桑枝；下焦湿热加八正散、白头翁、延胡索；大便秘结者加生地黄、麦冬、玄参。

（2）益气化瘀法：适用于气虚血瘀型 DN，症见浮肿腰胀，气短纳少，头晕乏力，面色萎黄或暗紫，皮肤出现瘀斑、瘀点，舌胖淡或紫暗，有瘀点，舌苔薄白，脉沉细无力或涩。证属气虚推动无力，血运受阻。治以益气活血，方用补阳还五汤加减。药用黄芪、桃仁、地龙、当归尾、赤芍、川芎、熟地黄、玄参。兼恶心，呕吐者加藿香、竹茹、法半夏；腹胀便秘者加大黄、陈皮、木香。

（3）补肾化瘀法：适用于肾虚血瘀型 DN，症见面色晦暗，形体消瘦，腰膝酸软，甚则腰痛，倦怠乏力，头晕耳鸣，全身浮肿，下肢尤甚，小便量少，或肢体麻木，疼痛，肢端发凉，男子遗精，女子梦交，舌暗红有瘀斑，脉沉细或涩。证属肾气亏虚，肾精不固，瘀血阻络。治以补肾益气，活血化瘀。方用六味地黄丸加减。药用生地黄、山药、山茱萸、泽泻、牡丹皮、生黄芪、太子参、丹参、红花、白茅根、益母草。兼脾虚湿困加苍术、白术、砂仁；兼燥热者加生石膏、知母、地骨皮；伴有水肿者加车前子、泽泻；眼底有新鲜出血者去红花、丹参、益母草，加三七粉（冲服）。

（4）健脾化瘀法：适用于脾虚痰浊内生，瘀血阻络型 DN，症见神疲乏力，腹胀纳呆，或肢体肿痛，或皮肤出现瘀斑瘀点，舌质紫暗或有瘀点，舌苔白腻，脉细涩。证属脾虚失运，痰浊内阻，脉络瘀滞。治以健脾祛痰化瘀。方用六君子汤合桃红四物汤加减。药用桃仁、丹参、红花、人参、生地黄、茯苓、山药、赤芍、益母草、车前子、淫羊藿、白术、陈皮、法半夏、炙甘草。兼多饮多尿加乌梅、煨益智；心悸失眠者加琥珀、远志；胃气上逆加左金丸，法半夏；水湿泛滥加桂枝；血脂增高加泽泻；皮肤瘙痒加苦参。

（5）利水化瘀法：适用于水湿内停，阻滞血络型 DN，症见水肿日久不退，肿势轻重不一，水肿皮肤紫暗，或有瘀斑、瘀点，面色黧黑，爪甲青紫，腹胀纳呆，腰痛固定，血尿，妇女月经不调或闭经，小便短少，舌质紫暗，或有瘀斑，舌苔白腻，脉弦涩。证属水湿内停，血行瘀阻。治以行水、活血、消肿。方用调营饮加减。药用当归、赤芍、茯苓皮、川芎、桑白皮、泽兰、槟榔、大腹皮、葶苈子、陈皮、桂枝、红花、益母草。兼尿少腹胀者加沉香、琥珀、蟋蟀以消胀利水；小便癃闭不通加滋肾通关丸（知母、黄柏、肉桂）；浊毒蒙蔽清窍，神志昏糊不清者加苏合香丸，以芳香开窍，辟秽醒脑。

（6）活血化瘀法：适用于各型中瘀血阻滞较重的 DN，症见面色黧黑，形体消瘦，肌肤甲错，目窠发黑，兼见心悸、头晕、尿少浮肿，或胁痛，舌质紫暗有瘀斑，脉细涩。证属糖尿病肾病缠绵不愈，久病入络，瘀血阻滞。治以活血通络，祛瘀生新。方用血府逐瘀汤加减。药用桃仁、当归、红花、赤芍、川芎、生地黄、醋制柴胡、桔梗、牛膝、枳实、水蛭。兼"三多"症状明显者加生石膏、寒水石；便秘者加增液汤；气虚重者加人参、白术；双目干涩者加服石斛夜光丸；腰膝酸痛，四肢麻木疼痛者加牛膝、全蝎、乌梢蛇。

本例患者，病机为脾肾虚损，水瘀互结。脾肾虚弱，湿浊内停，上扰清窍，则头晕耳鸣，视物昏花；精微下泄，则见蛋白尿；肾气不足，则腰膝酸软；脾肾亏虚，则形体消瘦，倦怠乏力，口干；血瘀内阻，脉络不通，故肢体麻木；水阻血瘀，水湿泛滥，故下肢浮肿，小便量少；舌质紫暗，脉沉涩无力，皆为血瘀之象。方中熟地黄滋肾阴，益精髓以补肾；山茱萸补肝肾，涩精以固肾；山药补脾阴，以滋肾；制附片、桂枝温补肾阳，以阳中求阴；丹参、鸡血藤、水蛭、川芎、当归、赤芍，活血通络；白术、茯苓利水消肿。诸药合用共奏补肾健脾、利水化瘀之功，故诸症自除。

## 糖尿病性坏疽——从气血两虚络脉瘀阻论治

喻某，女，52 岁，1995 年 7 月 18 日收入院。主诉右脚第二趾变青紫，疼痛伴溃烂 1 个月。入院症见面色㿠白，少气懒言，右脚第二趾呈青紫色，较健侧稍冷，疼痛，夜间痛甚，轻度肿胀，第二趾节背部可见 0.5 cm×0.3 cm 的溃疡面，有少许渗液，右足背趺阳脉微弱，足部肌肉萎缩，趾甲肥厚。舌质淡暗，舌苔少，脉细。有糖尿病病史 6 年，现服格列本脲每日 2.5 mg 维持治疗。中医诊为脱疽；西医诊为糖尿病性坏疽。入院后查空腹血糖 8.3 mmol/L，右足部照片示骨质未见异常。证属气血两虚，络脉瘀阻。治宜祛瘀通络，益气补血。方选桃红四物汤加减。

处方：当归 12 g，桃仁 10 g，红花 12 g，制乳香 10 g，制没药 12 g，川芎 10 g，水蛭 8 g，鸡血藤 15 g，黄芪 30 g，熟地黄 20 g，阿胶（烊化冲服）10 g，毛冬青 20 g，威灵仙 15 g，桂枝 10 g。每日 1 剂，水煎分早晚各服 1 次。

同时，另用脉络宁 20 mL 加入 0.9％氯化钠液 250 mL 中静脉滴注，每日 1 次。溃疡面清洁后，用珍珠末外敷。经治一个半月，诸症消失，痊愈出院。嘱其门诊继续服药治疗，以巩固疗效。

按语：本例患者有糖尿病史，久治未愈，耗伤气血，体虚则易受寒邪侵袭，寒凝经脉，脉络不通，发为本病。因久病入络，气血亏虚，故用祛瘀通络，益气补血，温经通络之法。溃疡面配合收敛生肌的药物治疗。诸药合用，共建奇功。

## 特发性水肿——从瘀血阻络水停肌肤论治

患者，女，36岁，1998年5月8日就诊。该患者有7年水肿病史，曾先后化验尿常规数十次，均无异常，西医诊为特发性水肿。几年来，经中西医治疗多次，均无效。查看患者，形体肿胀，下肢尤甚，按之凹陷难复，卧则肿减，伴有腰酸膝软，腹胀纳呆，心烦易怒，经前乳胀之症，舌淡苔白，舌系紫暗，脉沉细涩。检查尿常规、肝功能、血沉、胸部X线片、心电图等均正常。综观脉症，此乃瘀血阻络，水停肌肤所致。治宜理气活血化瘀，以血府逐瘀汤加减。

处方：桃仁10 g，红花10 g，丹参30 g，当归10 g，三棱15 g，莪术15 g，益母草30 g，赤芍20 g，牛膝10 g，生地黄15 g，黄芪30 g，柴胡15 g，淡竹叶10 g，香附15 g，乌药10 g，甘草10 g。每日1剂，水煎300 mL，早、晚各服150 mL。

服药20余剂，水肿皆消，恢复如常。

按语：水肿多瘀。"人之一身，不外阴阳，而阴阳二字，即是水火，水火二字即是气血。"气生于水，故气能化水又能行水，若水停不化，则为水病，又为气病，故水肿又称"水气"。若气血失调，水淤脉络，经脉闭塞，水溢肌肤，血流不畅，"瘀血化水，亦发水肿"。

目前国内外学者一致认为，活血化瘀法能调解或消除全血高黏状态以及微循环障碍。林岫等在此理论基础上，应用本法使瘀血内停，气血不通而造成的脏腑失养，筋脉失其濡润的"不荣"病理状态得以改善，以加速脏腑及组织器官的营养供应，从而促进病灶的尽快修复，使功能紊乱的脏腑恢复常态。化瘀重在调气。气血关系密切，两者不可分割，气在瘀血状态中起主导作用。因气是血液运行的动力，气行则血行，气滞则血瘀。正如吴鞠通所说："善治血者，不求有形之血，而求无形之气。"

## 系统性红斑狼疮——从痰湿内蕴气滞血瘀论治

田某，女，25岁。3年前出现低热，面部及手背部皮肤红斑，肌肉关节疼痛，双下肢水肿，口腔溃疡。实验室检查：ANA（＋），ds-DNA（＋），SS-A（＋），SS-B（＋），红细胞沉降率56 mm/h，尿蛋白(＋＋＋)，谷丙转氨酶89 IU/L，谷草转氨酶78 IU/L。诊断为系统性红斑狼疮。应用泼尼松、环磷酰胺、雷公藤多苷治疗，病症缓解。1周前受凉后发热，体温38.7 ℃，咳嗽咯痰，胸闷痛，手背皮肤红斑，肌肉关节疼痛，双下肢水肿，舌质黯红，边有瘀点，舌苔白厚腻，脉弦细涩。

处方：桃仁12 g，红花10 g，当归10 g，生地黄10 g，川芎5 g，赤芍5 g，川牛膝10 g，桔梗10 g，柴胡10 g，白花蛇舌草15 g，鱼腥草15 g，白茅根20 g，生甘草5 g。每日1剂，水煎分2次服。

二诊：服药14剂后，发热退，体温正常，水肿减轻，咳嗽咯痰消失。予上方去白花蛇舌草、鱼腥草，再服。

三诊：又服药14剂，水肿消，关节肌肉疼痛消失，红斑减少。上方加黄芪30 g，杜仲10 g，枸杞子15 g，诸药共研为细末，每次3 g，每日3次，开水冲服。随症加减，长期服用，监测各项指标。

按语：本例系统性红斑狼疮，年轻女性，在全身各脏器损害中，以肾损害最为严重，大量蛋白尿漏出，双下肢高度水肿。证属痰湿内蕴，阻碍气机，郁而发热，气滞血瘀，不通则痛，故肌肉关节疼痛；久病入络，瘀干肌肤而见皮肤红斑；舌黯红，边有瘀点，脉细涩皆瘀血之象。现代医学大量的临床和实验研究证明，免疫反应是产生狼疮性肾炎的关键。由于原位免疫复合物在肾小球滞留沉积，进而补体系统被激活，使肾小球内产生炎症及凝血过程，导致肾小球毛细血管内微血栓形成及纤维蛋白沉积。因此，系统性红斑狼疮不论在急性活动期还是亚急性活动期或休止期，瘀血始终是贯穿于病变不同阶段的重要病机，活血化瘀必须贯彻治疗的始终。

## 干燥综合征——从津液不足气虚血瘀论治

王某，女，78 岁，2001 年 5 月入院。患干燥综合征 7 年。在各省级医院治疗，曾服泼尼松 20 mg/d，服药 2 个月症状减轻即减量，坚持服药半年后停药。停药后 1 周，症状复发，且较前加剧。入院时见：口咽干燥，眼目干涩，口唇干裂，吞咽困难，皮肤干燥瘙痒，形体消瘦，大便干结，3 日 1 行，舌质红绛干裂无苔，脉沉细。入院后予沙参麦冬汤加味治疗 15 日，口咽干燥、双目干涩等症状无变化，仅舌红干裂略有好转，有少许薄苔，继续服药 20 日，病情无改善。后分析认为，津亏已甚，补阴生津之法无效，原因是津血同源，津血亏竭，气无以生，气损不能化津，津亏血少，脉道不畅，津血无以化生之故。遵"阳中求阴"之法，以益气活血为治。予补阳还五汤加味。

处方：黄芪 30 g，当归 15 g，川芎 5 g，桃仁 5 g，红花 5 g，地龙 15 g，桂枝 3 g，葛根 30 g，山茱萸 30 g，五味子 10 g，贝母 30 g，仙鹤草 30 g，甘草 10 g。每日 1 剂，水煎分 2 次服。

二诊：服药 30 剂后，口咽干燥，双目干涩，口唇干裂疼痛及皮肤瘙痒等症状已有明显好转，且喉中黏痰可以咯出，舌质略红，舌苔薄白，脉细涩。继服上药巩固疗效。

按语：干燥综合征是一种主要累及全身外分泌腺的慢性自身免疫性疾病。以唾液腺和泪腺的症状为主，呼吸系统、消化系统、皮肤、阴道等外分泌腺亦有相应表现，还可出现腺体外的病变，血清中可出现多种自身抗体。中医文献中并无干燥综合征一词，但根据其发病和临床表现，当属中医学"燥痹"范畴。与本病相关的论述，可散见于各医著中，如《素问·阴阳应象大论》有"燥胜则干"的记载。刘完素《素问玄机原病式》曰："诸涩枯涸，干劲皴揭，皆属于燥。"《素问·五脏生成论》有"五邪所乱……邪入于阴则痹"的论述。本病多是由于素体不足，肾阴亏损，阴虚火旺，热伤阴津，阴血亏耗，精液不足，则周身失于敷布润泽，脏腑组织失运失荣，燥邪内生，病久经脉不通则瘀阻，累及皮肤黏膜、肌肉、关节，深至脏腑而成本病。故而阴虚精亏是其根本，因虚而瘀、因热而瘀是发生本病的关键所在。其病位在口、眼、咽等清窍，亦可累及全身，与肺、脾、肝、肾关系密切，亦可累及心、胃、皮肤、肌肉、关节等部位，属本虚标实之证。

本病的津液不足是由于免疫复合物沉积，血管炎导致腺体阻塞而引起的，因此只有治疗免疫复合物和血管炎才能使腺体分泌、排泄通畅。运用补阳还五汤，其立方之本在于气虚，辨证时应把握病机要点，认清疾病本质，充分认识"气"与"血"的关系。应牢记中医治疗疾病是以"证"为基础，是对患者病情的全面分析。可以借鉴其他医生的治疗结果，分析判断效与不效的原因，不断修正辨证方向，才能取得好的效果。尤其在疑难杂病的诊疗中更应重视这一点。在辨证的基础上灵活运用，不可拘泥于一方一病。此方是王清任治疗半身不遂的方剂，用其治疗多种疾病，这是"异病同治"理论的具体运用。

## 脑出血——从气虚血瘀肝阳上亢论治

曾某，男，56 岁，1996 年 3 月 10 日初诊。素有高血压病史 2 个月，此因大怒后，头部剧烈疼痛，旋即昏倒于地，经抢救苏醒，遗留左侧肢体偏瘫，语言困难。CT 检查提示：脑出血。住院约 1 个月，肢体活动有所改善，但仍不能下床行走，手不能持握。就诊时患者自觉头昏气短，心慌乏力，血压 160/100 mmHg，舌质淡紫，舌苔薄白，脉弦数。辨证为气虚血瘀，兼肝阳上亢。治以补阳还五汤化裁。

处方：黄芪 120 g，丹参 30 g，赤芍 15 g，川芎 15 g，地龙 15 g，水蛭（研末冲服）5 g，生牡蛎（先煎）30 g，赭石（先煎）30 g，牛膝 15 g，甘草 10 g。每日 1 剂，水煎分 2 次服。

二诊：服药 10 剂后，可扶杖行走，头昏、心慌消失，气短乏力明显改善，仍有言语障碍，腹部轻度胀满，血压 150/90 mmHg。上方去水蛭，加石菖蒲 15 g，远志 10 g，厚朴 15 g，继服。

三诊：又服药 14 剂后，可弃杖而行，步态平稳，语言清晰。

按语：本例由于患者气虚无力，推动血行，而血瘀络痹所致，治以益气活血，化瘀通络。方用补阳还五汤加减，方中重用黄芪，益气血通络；水蛭、地龙等搜剔络中瘀滞；牛膝引血下行；赭石、牡蛎平肝潜阳，以制约黄芪升补太过；甘草调和诸药。后加石菖蒲、远志化瘀开窍，厚朴理气宽中除满，以成全功。

## 脑梗死——从气虚血滞脉络瘀阻论治

患者，男，73 岁。患者素有高血压病史，因右侧肢体突然发生活动障碍、语言不利而住院。经头部 CT 检查诊断为脑血栓形成，病情相对稳定后出院，门诊治疗。此时仍有右侧肢体轻度活动障碍，肢软乏力，夜寐不宁，面色少华，舌质暗淡，舌苔薄白，脉细涩。辨为气虚血滞，脉络瘀阻。治以补气活血，通经活络。方选补阳还五汤加味。

处方：黄芪 30 g，当归 10 g，川芎 10 g，桃仁 10 g，红花 10 g，赤芍 10 g，地龙 10 g，茯苓 10 g，白术 10 g，首乌藤 10 g，合欢皮 10 g，山药 10 g，薏苡仁 20 g，琥珀（研末冲服）5 g，甘草 5 g。每日 1 剂，水煎分 2 次服。

复诊：服药 15 剂后，诸症未减，肢软无力愈重。再经四诊合参，审症求因，患者肢软无力，面色少华，结合脉舌象当有肾阳虚。于是守前方加减，辅以温补肾阳之品。

处方：黄芪 30 g，当归 10 g，赤芍 10 g，川芎 10 g，地龙 10 g，桃仁 10 g，红花 10 g，鹿角霜（包煎）10 g，杜仲 10 g，淫羊藿 10 g，菟丝子 10 g，白术 10 g，茯苓 10 g，琥珀（研末冲服）5 g，甘草 5 g。每日 1 剂，水煎分 2 次服。

三诊：又服药 7 剂后，诸症明显缓解，调理 1 月后康复。

按语：脑梗死恢复期的治疗，在中医属中风后遗症的治疗范畴。现代研究认为，缺血再灌注损伤是心脑血管病的一个重要病理过程。其过程当然也为缺血再灌注损伤，类似于中医学的"瘀"，瘀久生风，发为半身不遂等症。活血化瘀药能明显降低全血和血浆黏度，改善红细胞的变形能力。补阳还五汤重用黄芪补气，再辅以桃仁、红花、当归、赤芍、川芎、地龙诸药活血化瘀，正是抓住了脑梗死恢复期的病变实质"瘀"。治瘀先补气，气为血之帅，气行则血行，血行风自灭，半身不遂等症也就迎刃而愈。有实验表明，补阳还五汤通过减轻自由基的毒害，调节平衡，防止脑内钙积聚及降低兴奋性氨基酸等机制，来对抗脑缺血再灌注后的脑损伤。另有研究提示，补阳还五汤可能通过抑制急性脑缺血早期星形胶质细胞（As）的过度表达，并维持缺血后期 AS 的增生状态，有利于缺血后期损伤脑组织的修复，从而在参与脑缺血损伤后神经功能的恢复中发挥重要作用。

补阳还五汤能改善脑部缺血，再灌流损伤，降低全血和血浆黏度，改善红细胞变形能力，拮抗自由基，抑制血浆过氧化脂质过程，改善脑部血液供应障碍和脑细胞缺血缺氧状态，是治疗脑梗死后遗症的良方。

杜安平等认为，融入补肾之品，可提高补阳还五汤在治疗脑梗死恢复期的疗效。在临床应用中时有不遂人意的情况发生。细思之，从气血津液角度辨证来认识，脑梗死恢复期，属于气虚血滞，脉络瘀阻，一个瘀字可概之。但从脏腑辨证角度来分析，当责之于肾。该方用药七味补气活血，通经活络，却无一味补肾之品。自《内经》问世以来，历代医家都认为中风的病机首责之于肾。肾为先天之本，肾主骨生髓充脑，脑为髓海；肾虚则髓海失充，必发为脑病。脑梗死为脑病之一，顺理推论，脑梗死必有髓海失充，肾虚为患。脑梗死恢复期为脑梗死发生之后，其肾虚当为更甚。因此，脑梗死恢复期的治疗，注重补肾才合常理。肾为元阴元阳之所，脏腑功能活动之本，补肾即补元阴元阳，提高脏腑功能，只有补肾才能更好地发挥补阳还五汤之补气、活血化瘀作用，巩固其疗效。脑梗死恢复期之肾虚，有肾阳虚、肾阴虚、肾气不固之别。因此在临证用药时，对于气虚血滞、脉络瘀阻的脑梗死恢复期，宜选用补气为主、活血化瘀为辅的补阳还五汤治疗。若伴肾阳虚，则以补阳还五汤为主，伴有全身功能低下、一派寒象为审证要点，宜主方加温补肾阳之品，如鹿角霜、杜仲、肉苁蓉、固脂等。若伴肾阴虚，即在主证基础上伴有阴虚内热，宜主方加滋阴补肾诸药，可选用黄精、龟甲、枸杞子、墨旱莲等。若伴肾气不固，即在主证基础上伴有肾与膀胱不能固摄的症状，宜主方加用补肾固摄药，如桑螵蛸、芡实、桑椹、山茱萸、金樱子等。据此，在临床实践中宗前人之法，审症求因，因证融入补肾之内涵，故取得了较为满意的治疗效果。

## 脑萎缩——从气虚血瘀阻痹脑窍论治

蒲某，男，72岁，2000年12月1日初诊。患者于2年前开始渐进头痛头晕，记忆力明显减退，当日之事皆可忘记，并四肢无力。自2000年1月起不能站立，手亦无持筷之力，咀嚼时向外漏饭。经CT检查诊断为脑萎缩。患者极度消瘦，全身不能活动，四肢痿软，牙齿松动，部分脱落。舌质胖大，舌苔白腻，脉沉弱。余投补阳还五汤加减。

处方：黄芪120 g，当归尾10 g，赤芍12 g，川芎10 g，红花10 g，桃仁10 g，地龙12 g，龙骨（先煎）40 g，桂枝10 g，牡蛎（先煎）40 g，大枣20 g，生姜10 g。每日1剂，水煎分2次服。

二诊（2001年1月2日）：服药15剂，已能在地上扶持走动，见便秘口干，头部略痛，脉弱，舌淡易干。此乃病有转机，阴液已亏。于原方中加入火麻仁20 g、制何首乌20 g、天花粉20 g、生地黄20 g、菊花10 g。

三诊（2001年2月3日）：又服药1个月后，已能持杖走路约200米，肌肉萎缩好转，唯全身乏力酸痛，舌质略显紫暗，脉弱。此乃气阴渐复，前方基础上加菟丝子30 g、女贞子30 g、川牛膝10 g。每日1剂，水煎服。

遵法守方，又治疗半年，废痿症和记忆力基本恢复，活动自如。

按语：补阳还五汤选自清代王清任所著的《医林改错》。王氏认为"人体阳气共十份，分布于全身，左右各半，亏五成，所剩为五，归其一侧则出现半身不遂，需补其所亏，恢复其阳气"而命名。原方为治疗中风及中风后遗症的要方，主要针对气虚血瘀的病机而设。蒲正荣等近年来用补阳还五汤治疗各种脑血管病，凡源自气虚血瘀这一病机，即疗效明显。究其脑血管病，属中医学"中风"范围。其发病基础是机体衰老，脏腑功能衰减，气血阴阳失衡，病因与风、火、痰、瘀、虚、气、血关系密切，内风与逆乱的气血兼挟痰火，瘀阻体内不同部位，出现相应病状，其中气属阳，血属阴。气与血之间存在"气为血之帅，血为气之母"的密切关系。气不摄血，气不行血，气不生血，气虚而卫外不固，将会出现血溢脉外而血瘀。组织供血不足，风邪乘虚而入中经络，从而导致一系列脑血管病症。因此补气活血，舒经通络的治疗法则，为清代王清任以后的许多医家所共同推崇。补阳还五汤由黄芪、当归、川芎、桃仁、红花、赤芍、地龙组成。方中黄芪大补元气，使气旺以促血行，祛瘀而不伤正；川芎、桃仁、红花、赤芍活血化瘀；当归活血，有祛瘀不伤好血之功；地龙活血行血，化瘀通络，促使废痿恢复。诸药合用，使气旺血行，瘀祛络通而达到治疗之功效。

## 脑血栓形成——从气虚血瘀脉络痹阻论治

患者，女，72岁，2001年9月20日初诊。患者有高血压病史6年。2月前，患者因邻里纠纷，情志过激后，跌仆在地感头痛眩晕，后右侧肢体活动不利，右手不能握物，右下肢不能站立行走，经CT检查：诊断为左侧大脑中动脉血栓形成。西医给予甘露醇、脉络宁、血塞通等药物处理后，病情稍有好转。诊见右侧肢体活动不利伴浮肿，右上肢不能抬举，右手不能握物，右下肢不能站立行走，口眼㖞斜，言语不清，面色萎黄，小便频数，舌质浅淡，舌苔薄，脉弦细涩。此为气虚血瘀，脉络痹阻。治宜补气活血，通经活络。方以补阳还五汤加味。

处方：丹参30 g，归尾10 g，川芎10 g，赤芍15 g，桃仁10 g，红花10 g，干地龙10 g，黄芪200 g，牛膝30 g，太子参20 g，全蝎5 g，郁金15 g。每日1剂，水煎分2次服。

复诊：连服药 7 剂后，头痛头晕已除，右上肢稍能抬举，肿胀已消，右下肢在家人搀扶下能站立行走，但步态不稳，精神好转，小便正常。再以上方继进。

三诊：又服药 10 剂，患者能拄拐杖行走。再予上方加天麻 15 g，药后右手已能握筷吃饭，余症皆除。

按语：本例患者系年高体弱，正气方虚，气虚不能运血，气不能行，血不能荣，气虚血瘀，脉络痹阻，筋脉肌肉失于濡养所致。方用大剂量黄芪和太子参以补气，使气旺血行，周行全身；当归、川芎、赤芍、桃仁、红花、丹参活血祛瘀，通利血脉；干地龙、全蝎通经活络；牛膝通三焦，祛瘀血，通血脉。诸药共奏补气活血、通经活络之功。

## 短暂性脑缺血发作——从气虚血瘀脉络不利论治

李某，女，58 岁，2002 年 2 月 16 日就诊。头晕半年，加重伴发作性半身麻木 10 日。自述 10 日前午睡起床后，突然发作眩晕，恶心欲吐，伴右半身麻木不适。约半小时后自行缓解，此后间断发作。体查：血压 140/95 mmHg，心肺未见明显异常，舌质暗淡，舌苔薄白，脉沉细缓。作脑彩超检查示：两侧椎动脉、基底动脉、两侧大脑前动脉供血不足。本病属中医学"中风先兆"范畴，辨证属气虚血瘀，脉络不利。方用补阳还五汤加味。

处方：黄芪 30 g，桃仁 10 g，红花 10 g，赤芍 10 g，当归 12 g，川芎 15 g，地龙 10 g，葛根 30 g。每日 1 剂，水煎分 2 次服。

复诊：连服药 6 剂，诸症未再发作。为巩固疗效，守上方 10 剂，随访 1 年未复发。

按语：短暂性脑缺血发作（TIA）是指某一区域脑组织因血液供应不足导致其功能发生短暂的障碍，表现为突然发作的局灶性症状，大多持续数分钟至数小时，多在 24 小时内完全恢复，但可反复发作。从中医学角度而论，本例患者发病以眩晕、半身麻木为主。眩晕之疾，从风、从痰、从虚论治众多。张景岳认为："无虚不作眩"，主张从虚论治。审症求因，患者年近六旬，脏腑气血渐亏，日久则气虚无力以行血，致血行不畅，加之患者卧床后而作，气血运行迟缓，以致清窍失养而发本病。属本虚标实、虚实挟杂之证。用补阳还五汤，益气活血化瘀通络，加葛根，升举清阳。据现代药理研究，补阳还五汤有增加脑部血流量、改善脑循环，并有抑制血小板聚集的作用。诸药合用，标本兼治，其症消除。

## 老年性痴呆——从痰瘀内阻论治

刘某，男，74 岁，1992 年 10 月 5 日初诊。有高血压史 20 余年。半年来晕眩加重，情绪不定，易于激动，难于入睡，健忘寡言，步履不稳。经脑血流图检查：脑血管弹性减退，提示脑动脉血流量减少。拟诊为中期老年性痴呆。刻诊：精神恍惚，形胖目滞，记忆缺失，定向障碍，舌质紫暗，舌苔黄腻，脉弦滑。辨证为肝家痰火本重，久之心血瘀阻，不养真藏。

处方：丹参 12 g，桃仁 10 g，红花 10 g，赤芍 12 g，牛膝 10 g，桔梗 5 g，枳壳 10 g，柴胡 5 g，郁金 10 g，甘草 10 g。每日 1 剂，水煎分 2 次服。

同时，另用川贝粉、琥珀粉各 1.5 g，日服 2 包。

复诊：投药中病，服方 1 个月，神静安寐，眩晕偶作，舌质红，舌苔黄腻，脉弦数。知肝火已潜，痰浊得化，再以前方去郁金、红花，丹参用量加重为 20 g，加石菖蒲 10 g、黄芩 10 g，继服。

三诊：又服药 20 余剂后，症状减轻。改用丹参 30 g，煎汁，每日分 2 次。

2 月后随访，患者基本恢复正常，生活自理。

按语：此老年性痴呆乃动脉硬化所致，患者高血压有年，痰火本重，瘀血内阻，痰为津熬，瘀自血滞，津血同源，宜痰瘀同治。以血府逐瘀汤为主通达气血，重用入心经之丹参养血活血，以川贝清化痰热，以肝经之琥珀镇定安神。中病后专服丹参，主要抓住病机之心血瘀阻，取功于"功同四物"之养血活血与祛瘀则逐痰之理。现代医药研究已证实了活血化瘀药物不仅能改善脑血液循环，纠正缺血缺氧，而且能降低血液黏稠度，纠正血液流变状态，改善动脉粥样硬化。活血化瘀对老年性痴呆的疗效是有药理依据的。

## 急性感染性多发性神经根炎——从气虚血滞瘀阻脉络论治

赵某，男，29 岁，1998 年 12 月 12 日就诊。患者四肢瘫痪 1 个月余，曾到某医院做脑 CT 检查无异常，血常规正常，脑脊液蛋白含量增高，细胞数正常。肌电图检查：运动单位电位减少，末端潜伏期延长。诊断为急性感染性多发性神经根炎。经应用激素、维生素、能量合剂治疗，未见好转，故延余诊治。刻诊：四肢麻木，痿废，双小腿肌肉压痛，直腿抬高试验阳性，皮肤黧黑，舌质紫暗，夹有瘀斑，脉弦涩。中医辨证，此乃气虚血滞，瘀阻脉络，四肢筋脉失养所致。治宜益气养营，活血通络。方选补阳还五汤加减。

处方：黄芪 30 g，鸡血藤 30 g，党参 20 g，当归 12 g，赤芍 10 g，川芎 10 g，桃仁 10 g，红花 10 g，牛膝 10 g，苍术 10 g，黄柏 5 g。每日 1 剂，水煎分 2 次服。

同时，配合针灸、按摩治疗。

二诊：服药 1 周后，四肢稍能活动，症状减轻。上方减赤芍、黄柏，加熟地黄、白芍各 10 g，连服 1 月而愈。

按语：急性感染性多发性神经根炎属中医学"痿证"范畴。本例为气虚血瘀，脉络不通，肌肉失养所致。故以补阳还五汤为主方，益气养血，活血通络。使气血调和，瘀祛络通，肌肉得养，病自瘥尔。

## 三叉神经痛——从气血壅滞脉络瘀阻论治

周某，女，55 岁，2004 年 4 月 16 日初诊。患偏头痛 3 年余。多方求治不能根除，每因外感或操劳过度，情绪紧张而发作，痛苦难忍。1 月前因情绪紧张，突然出现左面部针刺样疼痛，拒按，有麻木感，持续数分钟后自行缓解。西医诊断为三叉神经痛，曾口服苯妥英钠片、镇痛药，肌内注射维生素 B₁，针灸及中药治疗，疗效不佳。今晨疼痛复发，左侧头痛为甚牵及前额，痛如针刺，夜间更甚，伴头昏、恶心、心烦。经头颅 CT、脑电图等检查均无异常。诊见痛苦面容，舌质淡红，边有瘀点，舌苔薄白，脉弦细。证属气血壅滞，脉络瘀阻，脑窍不通。治宜升清调气，活血化瘀。方以补阳还五汤加味。

处方：黄芪 50 g，川芎 30 g，当归 10 g，红花 10 g，桃仁 10 g，赤芍 10 g，地龙 10 g，柴胡 10 g，白芍 20 g，白芷 20 g，蔓荆子 15 g，全蝎（研末冲服）5 g。每日 1 剂，水煎分 3 次服。

二诊：服药 6 剂后，症状明显减轻。效不更方，上方去赤芍、柴胡，加淫羊藿、山茱萸各 10 g，续服半月。随访 1 年，疼痛未复发。

按语：本例头痛日久，久病则虚，气虚则瘀，络脉失养。加之肝气不舒，疏泄失司，气血壅滞，脉阻不通，故致头痛，治宜补气升清，祛瘀活血，通络止痛。方中重用黄芪大补元气；配当归补血；川芎上通巅顶，下达于气海活血祛瘀；红花、桃仁、地龙祛瘀通络；柴胡、白芍疏肝解郁；蔓荆子止痛，清利头面诸窍；全蝎搜风透络，又能疗久虚瘀停，并有镇静止痛之功。诸药合用，共奏补气活血、祛瘀通络、祛风镇静止痛之功，瘀祛而新生，诸症可除。

## 紧张性头痛——从气滞血瘀脉络阻滞论治

曹某，女，33 岁，2000 年 5 月 21 日初诊。诉两颞部及额部疼痛 1 年余，为持续性钝痛，每次持续 2～3 周，伴头昏头沉，失眠多梦，烦躁易怒，舌质暗红，舌苔白，脉弦。曾查头部，鼻窦 CT 未见异常。辨证为气滞血瘀，脉络阻滞。治以疏肝理气，活血化瘀。

处方：当归9 g，桃仁12 g，红花10 g，赤芍12 g，白芍12 g，牛膝15 g，郁金10 g，桔梗5 g，柴胡5 g，枳壳5 g，甘草3 g。每日1剂，水煎分2次服。

二诊：服药7剂后，上述症状减轻，守方加减治疗28天而愈。随访6个月未见复发。

按语：血府逐瘀汤为清·王清任《医林改错》活血化瘀系列方中的代表方，由桃红四物汤合四逆散加桔梗、牛膝而成。本方气血兼顾，妙在用四逆散调畅气机，通达上下，以奏"气行则血行"之功。现代医学认为紧张性头痛，是由于姿势不良，过度疲劳或精神紧张等原因引起头部肌肉持续性收缩而致，多见于女性。因常伴有情感焦虑和精神紧张，故主张用镇痛药、镇静药治疗。而此类药物往往副作用明显，患者难以耐受。因此，从中医角度分析本病病因病机，并运用气血兼治之血府逐瘀汤治疗，往往可收到良好的疗效。

## 偏头痛——从久病气虚血瘀论治

患者，女，39岁，2005年9月26日初诊。2002年开始间断性头痛发作，左侧为甚，最初偶尔发作，每因情绪不宁或劳累时加重，渐至每日发作，每次发作持续0.5～2小时，需动脑工作时，则头痛甚而影响工作，口服止痛散可暂时缓解疼痛，现每次需服2包方可止痛。近1月来，服止痛药后出现胃脘痛，而头痛每天下午发作，每次发作持续2小时，严重影响工作，故要求中药治疗。现症：左侧偏头痛，疼痛固定在左发际上部位，按之疼痛更甚，疼痛剧烈有如锥刺，牵及左侧前额、眼，向颠顶放射，伴头昏眩晕，不敢睁眼看物，面白神疲，纳差乏力，二便尚调，月经量少，夹瘀块多，舌质淡暗，边有瘀斑，舌苔薄白，脉细涩。查血压120/70 mmHg。脑电图及CT检查均未发现异常，经颅多普勒超声提示：左侧大脑中动脉痉挛。心肺无异常。此乃久病则瘀，久病则虚，气虚血瘀致劳则痛甚，痛如针刺。治宜补气活血通络，方用补阳还五汤加减。

处方：丹参30 g，当归尾10 g，桃仁12 g，红花5 g，赤芍15 g，川芎10 g，地龙12 g，黄芪30 g，牛膝15 g，僵蚕12 g，郁金12 g，全蝎5 g，蜈蚣2条。每日1剂，水煎分2次服。

二诊：服药5剂后，诉疼痛症状明显减轻，能坚持工作。继服上方1个疗程后，诸症悉除。随访3月未见复发。

按语：偏头痛是神经内科常见病。大多数学者认为，偏头痛主要是由于脑血管舒缩功能紊乱所引起，其中血小板功能异常，血液流变学的改变，以及内皮素分泌异常是其重要原因。治疗本病的药物较多，虽可缓解疼痛，但维持时间短暂，病易反复，故需长期服用，不良反应较多。偏头痛属中医学"内伤头痛"范畴。《证治准绳·头痛》曰："深而远者为头风，其痛作止不常，愈后遇触复发也。"因病情反复，病程迁延，久病入络血瘀又致伤气，或久病耗气，元气亏虚，无力推动血行，导致血瘀，瘀阻经络，脑失所养，不通则痛，故临床见证每以气虚血瘀多见。因此，其病机关键在于"气虚血瘀"。

根据中医辨证论治的原则，结合现代医学药理研究，治疗选用补阳还五汤加减。补阳还五汤，出自清代名医王清任《医林改错》。该方由黄芪、桃仁、红花、川芎、当归、赤芍、地龙组成，具有补气活血、化瘀通络的功能。方中黄芪补气，地龙平肝通络；桃仁、红花、当归、川芎、赤芍活血化瘀；其中川芎上行头目，下行血海，善行血中之气，走而不守，既可以活血化瘀，又可以行气止痛，引诸药上至头目，直至病所，可止各种头痛。原方为治疗中风后遗症而设，其用意是大补元气，少佐活血，以达通络之效。此处运用时黄芪用量，应因人而异，视气虚程度灵活应用，不必拘于原方用量。久痛入络，故方中每用全蝎、蜈蚣、地龙、僵蚕等虫类搜剔之品，增强镇痛之力。本方既补气，又活血，活血而不伤正，补气而能行血，用之气血调，血脉通，疼痛止。

现代药理研究表明，川芎、红花、桃仁、赤芍等活血化瘀药物的有效成分川芎嗪、红花苷等有抗血小板聚集，抗血栓形成，促进纤维蛋白溶解的作用，能改善血液流变学，降低脑血管外周阻力，增加脑血流量，改善脑内微循环，提高脑组织对缺氧耐受性而缓解头痛症状。本临床观察结果表明，补阳还五汤加味治疗偏头痛能有效控制症状，且无明显不良反应。

## 血管神经性头痛——从气滞血瘀阴阳失衡论治

张某，男，40岁，2004年11月就诊。自述阵发性头痛1年，发作时头痛剧烈，难以忍受。曾口服镇脑宁、川芎茶调颗粒等药，未见明显缓解。舌紫暗，边见瘀点，舌苔薄白，脉涩。脑彩超提示：大脑中动脉血管张力高，诊断为血管神经性头痛。本病属中医学"瘀血头痛"，治以活血化瘀，通络止痛。方用血府逐瘀汤加减治疗。

处方：桃仁10 g，红花10 g，当归15 g，赤芍10 g，川芎15 g，枳壳10 g，生地黄25，柴胡10 g，桔梗10 g，白芷15 g，牛膝15 g，羌活15 g，蜈蚣1条。每日1剂，水煎分2次服。

二诊：服药2剂后，头痛缓解，续服8剂，已无明显头痛。随访半年，未见复发。

按语："夫人之生，以气为本"，可见气血是人体生命的重要物质基础。人身气血贵在"经脉流行不止，环周不休"（《素问·举痛论》）。一旦气血运行失调，而出现血行不畅，或血行瘀滞，均能形成瘀血。瘀血的形成，又会导致机体阴阳气血失衡，就会萌生百病，且贯穿于疾病发生发展变化的始终。瘀血既是一种病理产物，又是一种致病因素。正如朱丹溪所曰："气血冲和，百病不生，一有怫郁，诸病生焉。"（《丹溪心法》）清代名医王清任注重实践，敢于创新，著《医林改错》，曰："治病之要诀，在明白气血。"其自创治疗胸中血府血瘀的血府逐瘀汤，为桃红四物汤与四逆散的合方。桃红四物汤活血化瘀；因为"气者血之帅也，气行则血行，气止则血止"（杨士瀛），故用四逆散行气化滞；桔梗、牛膝一上一下，宣通气血。临床应用本方，可治疗多种疾病，达到"气通血活，何患不除"（王清任）之效，如此则"气血正平，长有天命"（《内经》）。王清任在《医林改错》曰："查患头疼者，无表证，无里证，无虚，痰饮等症，忽犯忽好，百方不效，用此方一剂而愈。"本例据脉、舌、症互参，瘀血征象明显。治疗上给予活血化瘀，通络止痛。"高巅之上，惟风药可到"，采用名医颜德馨的经验，本方加大羌活、川芎用量，另外又选用虫类药蜈蚣，以搜剔经络，方药中鹄，故收桴鼓之效。

## 丛集性头痛——从血瘀气滞络脉失养论治

王某，男，35岁，2003年11月4日就诊。主诉头痛伴右侧鼻塞，眼眶胀痛7日。2年前头痛曾发作1次。患者于7日前无明显诱因突感头痛，头痛多发生在夜间，为针刺样疼痛，疼痛难忍，常用手敲击头部以试图缓解，且感右侧鼻塞及眼眶胀痛，无恶心呕吐。到当地卫生院就诊，用维生素B、去痛片、曲马多片治疗（具体用法不详）无好转，遂邀余诊治。2003年11月4日作CT检查示：头颅及鼻旁窦无异常，诊断为丛集性头痛。予以布洛芬、维生素B、谷维素、西比林治疗无明显疗效。改用中药治疗，以化瘀通络，理气止痛为法。方选血府逐瘀汤加减。

处方：丹参30 g，当归15 g，川芎10 g，赤芍10 g，桃仁10 g，红花5，全蝎5 g，刺蒺藜15 g，柴胡10，白芥子15 g，黄芪30 g，枳壳10 g，桔梗10 g，延胡索15 g，制川乌（另包先煎）15 g，蜈蚣2条。每日1剂，水煎分2次服。

二诊：服药2剂后，头痛鼻塞，眼眶痛明显减轻。原方继服4剂，诸症悉除。随访半年，未见复发。

按语：丛集性头痛是一种原发性血管神经性头痛，属临床疑难杂病。治疗药物种类较多，但其疗效个体差异性大，尤其是对急性发作的丛集性头痛治疗方法和效果国内报道较少。本病多见于青壮年男性患者，发作时头痛甚为剧烈，西医常规治疗急性发作期头痛，往往不能获得满意效果。中医学认为，久痛入络，久病多瘀，血瘀气滞，络脉失养，不通则痛。患者夜间头痛，呈针刺样疼痛，符合瘀血特征，遂投血府逐瘀汤，加虫类药以活血化瘀，剔络解痉，理气止痛，使瘀祛络能，通则不痛，故头痛可除。

## 多发性硬化——从肝肾阴虚痰瘀阻络论治

赵某，男，46 岁，2003 年 3 月无明显诱因，出现四肢酸困无力，下肢行走不便，走路不稳，活动后症状加重，伴见语言不利。头颅 CT 示：颅内多处低密度阴影，怀疑多发性硬化。给予大量激素治疗 1 月后，症状明显减轻，但激素无法停用，需用部分维持治疗。为进一步治疗，患者请求采用中医药治疗。头颅 MRI 示：颅内多发性低密度病灶，诊断为多发性硬化。脑脊液检查示：外观无色透明，压力 160 mmH$_2$O，葡萄糖 3.7 mmol/L，氯化物 126.4 mmol/L，蛋白定量 0.37 g/L，免疫球蛋白 IgG 0.02 g/L，IgA 0.004 g/L。症见神清精神欠佳，四肢酸困无力（双下肢肌力 Ⅳ⁻级，上肢肌力 Ⅲ级），伴见走路不稳，语言不利，口淡无味，睡眠较差，二便尚畅，舌质暗红，舌苔白，脉沉细。辨证为肝肾阴虚，痰瘀阻络。治以滋补肝肾，化痰活瘀，佐以健脾益气。

处方：三棱 12 g，莪术 12 g，鸡血藤 25 g，川牛膝 20 g，白术 30 g，黄芪 30 g，薏苡仁 25 g，菟丝子 30 g，茯苓 20 g，沙苑子 30 g，淫羊藿 30 g，砂仁 18 g，葛根 25 g。每日 1 剂，水煎分 2 次服。

同时，配以静脉用药：杏丁针 15 mL（3 支），葛根素 4 mL（2 支）加入 5％葡萄糖注射液 250 mL 中静脉滴注；刺五加针 40 mL（2 支），黄芪针 20 mL（1 支）加入 0.9％氯化钠注射液 250 mL 中静脉滴注。

用药 10 日后症状明显好转，激素仍服原用量，肢体功能较前明显有力，走路基本平稳，情绪激动时见语言不利。休息 5 日后，继守上方治疗 10 日后，激素用量已减多半，乃停止静脉用药，继服中药（上方去薏苡仁、砂仁，加益智 18 g），同时激素继续逐渐慢慢减量。

用药 30 日后，症状消失，激素已完全停用。复查 MRI 示：颅内低密度灶较上次明显减少。为巩固疗效，休息 1 周后，按上方去三棱、莪术，加何首乌 18 g、全蝎 10 g、僵蚕 15 g。继用 30 日，以防止复发。随访 11 个月，未见复发。

按语：多发性硬化（multiple sclerosis，MS）是中枢神经系统脱髓鞘性疾病，病因至今未明，目前尚无很有效的治疗方法。一般认为是易感体由于受病毒感染所引起的自身免疫性疾病。病理特征是中枢神经系统内存在多病灶的脱髓鞘斑，分布于脑室周围和脊髓的白质内。临床表现复杂多样，以视力、感觉、语言障碍和肢体瘫痪，共济失调以及记忆减退为主要表现，多有反复缓解与反复发作特性。多发性硬化在中医学虽无具体相对应的病名，但根据其临床表现和特征而言，多归属于视瞻昏渺、痿证、骨繇以及眩晕的范畴。其发病涉及多个脏腑，但以肝脾肾关系最为密切。肝藏血开窍于目，肝阴血不足则视物昏渺，甚则青盲。正如《素问·五脏生成》曰："肝受血而能视。"脾为后天之本，气血生化之源，在体合肌肉，主四肢。全身的肌肉都需要依靠脾胃所运化的水谷精微来营养，才能使肌肉发达丰满，臻于健壮。如《素问集注·五脏生成》所曰："脾主运化水谷，以生养肌肉。"《素问·阴阳应象大论》曰："清阳实四肢。"即四肢的营养输送全赖于清阳的升腾宣发，方可活动轻劲有力。若脾失健运，清阳不升，布散无力，则四肢营养不足，可见倦怠无力，甚或萎弱不用。正如《素问·太阴阳明论》曰："四肢皆禀气于胃而不得至经，必因于脾乃得禀也。今脾病不能为胃行其津液，四肢不得禀水谷气，气日以衰，脉道不利，筋骨肌肉皆无气以生，故不用焉。"肾为先天之本，主骨生髓，而脑为髓海。肾中精气，乃机体生命活动之本，肾中精气充盈则髓海得养，脑的发育就健全，就能充分发挥其精明之府的生理功能。若肾精不足，髓海空虚则目眩昏花，虚风内动，上扰清窍则眩晕作矣。如《灵枢·海论》所曰："髓海有余，则轻劲多力；自过其度，髓海不足，则脑转耳鸣，胫酸眩晕，目无所见，懈怠安卧。"

总之，本病除有脾肝肾本虚的一面，还有痰浊瘀血邪实的一面。或由脾伤而致健运失司，痰浊内生；气血生化不足而见气虚无力推动血运，致使瘀血内停，阻塞经脉；或由肝失疏泄，碍及脾胃的运化功能以及血的运行和津液的输布；或由肾精亏虚，脾失肾阳温煦，而见脾肾阳虚，肝失肾阴滋养，而见肝肾阴虚。最终形成痰浊，瘀血病理产物。

因而，多发性硬化的治疗不外乎补益肝肾，化痰活瘀，佐以健脾益气。补益肝肾宜采用滋补肝肾，益精填髓之法。肾精宜温润，当以滋润补之。又肾为水火之宅，过于滋腻则有壅滞之弊，故每于滋润中佐以温通。常选用锁阳、肉苁蓉、沙苑子、女贞子、菟丝子、淫羊藿等药物以阳中求阴，阴中求阳，共起填补肾精，扶助肾气之作用。如张景岳所曰："善补阴者，必于阳中求阴；善补阳者，必于阴中求阳。"此外，还可加用六味地黄丸和何首乌以补肝肾养血填精，收敛精气。诸药配伍，补中有泻，寓泻于补，共奏滋补肝肾，益精填髓之效。化痰祛瘀，谨遵《金匮要略》"病痰饮者，当以温药和之"和《内经》"寒则泣不能流，温则消而去之"的理论。化痰采用温化之法，选用法半夏、胆南星、石菖蒲等药。祛瘀运用活血化瘀与温阳通络之品相配伍，从而达到瘀去络通的目的。药物多选用鸡血藤、丹参、川芎、益母草、莪术、红花、牛膝以及桂枝、木瓜和益智等药。另外，前人有"治痰先治气，气顺痰自消""气行则血行，气滞则血瘀"之说，故化痰祛瘀的同时，适当佐以健脾理气，或通络之品。脾主运化水湿，为生痰之器，气血生化之源。选用白术、山药、砂仁、党参等药物以健脾益气。脾健则水湿得化，痰何而生？脾健则气血生化旺盛，血何而滞？理气可用陈皮、木香以畅气机。久病多入络，遵叶天士所曰"攻坚垒，佐以辛香"之意，可选用三棱、莪术、石菖蒲等药物，配少许虫蚁之品，如全蝎、僵蚕等以搜逐血络中之瘀滞凝痰，使络脉通利、血行畅达。总之，本病与脾肝肾关系较为密切，为本虚标实证。本虚因于脾肝肾，标实责之于痰浊、瘀血。故在临床中谨守病机，随证遣药，终能取得卓效。

## 肌萎缩侧索硬化症——从心脾气虚瘀阻失养论治

患者，男，52岁，2003年9月8日初诊。因双上肢痿软无力，伴言语含糊1年余，经上海等几家医院诊断为肌萎缩侧索硬化症。诊时患者慢步进室，右上肢肌力Ⅳ级，肌张力低；右手大、小鱼际肌明显萎缩，右上肢肌群亦明显萎缩。左上肢肌力Ⅴ级，左手大、小鱼际肌亦轻度萎缩；伸舌右偏，舌肌纤颤，活动受限，舌苔薄白，脉细缓。此乃心脾气虚，肌肉筋脉瘀阻失养，久则成痿。治以补益心脾，通络养筋之法。方选补阳还五汤加减。

处方：生黄芪60 g，全当归15 g，红花12 g，桃仁12 g，赤芍12 g，地龙15 g，西党参15 g，茯苓15 g，焦白术12 g，酸枣仁15 g，熟地黄12 g。每日1剂，水煎分2次服。

二诊：服15剂后，自觉双上肢活动稍有力，舌尖也觉灵活。再以上方去茯苓、白术，加枸杞子30g、鹿衔草15 g、制水蛭15 g、桂枝8 g，继服。

三诊：又服药20剂后，双上肢肌群萎缩已停。左手大、小鱼际肌开始恢复，言语渐清晰。后以上方去酸枣仁、熟地黄，加川芎、炮穿山甲，再加大全部药量研末，每次15 g，每日2次，开水冲服。

四诊：又服药15日，患者一般情况尚好，左上肢肌力Ⅴ级，右上肢肌力Ⅳ级，伸舌不偏。现患者仍在继续服上方共研细末的散剂，并嘱其加强身体锻炼。

按语：患者乃脾虚不能为胃行其津液，故心气先虚，心虚则脉络空虚，筋脉肌肉无以濡养而发为痿证。《证治汇补》曰："气虚痿者，因饥饿劳倦，胃气一虚，肺气先绝，百骸溪谷，皆失所养，故宗筋弛纵，骨节空虚。"治当标本兼顾，缓缓图治而收效。故方用西党参、黄芪、白术、茯苓补脾健胃兼护心气；当归、白芍、熟地黄、酸枣仁益心养血；地龙、红花、桃仁、赤芍活血通络。全方同使健脾益心，培土生金，通络布津之力，以收肌生筋长病瘥康复之功。

## 吉兰-巴雷综合征——从气虚脉络瘀阻论治

葛某，男，28岁，1985年2月21日入院。四肢痿软无力，伴麻木疼痛2个月。患者2个月前饮酒后，出现上腹部不适，继之腹痛，里急后重，便下脓血。按急性细菌性痢疾治疗4日后，腹泻止。继而出现双下肢无力，麻木，呈针刺样疼痛，第5日出现四肢痿软无力，卧床不起。经检查诊断为吉兰-巴雷综合征，多方治疗效果欠佳。诊见患者形体消瘦，面色不华，四肢痿软无力麻木，不能屈伸，肌肉萎缩，双手大小鱼际凹陷，四肢远端痛觉过敏，爪甲紫暗，舌质暗淡，边有瘀点，舌苔薄白，脉沉涩。证属气虚血滞，脉络瘀阻之痿证。治宜益气活血通络，方用补阳还五汤加减。

处方：黄芪 30 g，红花 10 g，桃仁 10 g，当归 15 g，川芎 10 g，地龙 10 g，全蝎 10 g，党参 10 g，桂枝 10 g。每日 1 剂，水煎分 2 次服。

二诊：服 4 剂后，患者自感手足汗出，随之疼痛减轻，时感四肢有气行感，麻木亦减。药已中病，原方继服。

三诊：又服药 20 余剂，诸症明显减轻，自己可扶床下地行走，面色渐红润。原方加减再服 60 余剂，诸症悉除，四肢活动如常而愈，随访 3 年未复发。

按语：吉兰-巴雷综合征是一种主要损害脊神经和周围神经的疾病，早期多出现四肢远端对称性无力，很快出现弛缓性瘫痪。后期肢体肌肉萎缩，亦可有麻木、疼痛感，或有着手套、袜子样四肢末端感觉减退。中医学认为，本病属"痿证"范畴。多因肺热津伤，湿邪浸淫，肝肾亏虚，脾胃虚弱等所致筋脉失养。临床所见患者中，气虚血瘀者亦较多见。尤其急性期后，患者出现四肢痿软无力麻木，日久肌肉萎缩等症。此乃气虚血运不畅，脉络瘀阻，致筋脉肌肉失于濡养所致。故治疗以益气活血通络为大法，方选补阳还五汤加减。方中黄芪、党参补气，桃仁、川芎、地龙、全蝎活血通络，桂枝温通经络。气为血之帅，补气寓于行血，气行则血行，四肢筋脉肌肉得以濡养，故诸症渐除。

## 脑动脉硬化症——从气虚血瘀阻滞络脉论治

张某，男，54 岁，1981 年 2 月 27 日初诊。患头昏头痛并逐渐加重 1 年余，伴肢体麻木，左上肢活动欠灵活，语言謇涩半年余。曾在外院经血脂、脑电图、眼底等检查，诊断为脑动脉硬化症。服用烟酸肌醇，益寿宁等未效。刻诊头昏而胀，头痛如裹，阵发加重，偏于左侧，固定不移，神疲乏力，健忘，肢体时感麻木，尤以左上肢较显，活动伸展欠灵活，舌体有謇涩感，语言欠流利，舌质紫暗，舌苔薄白，脉细涩。血压 118/80 mmHg。血脂分析：胆固醇 163 mg/dL，甘油三酯 25 mg/dL，β 脂蛋白 680 mg/dL，乳糜颗粒微浑。辨证为气虚血瘀，阻滞络脉。治以益气活血，化瘀通络，方用补阳还五汤加味。

处方：丹参 15 g，当归 10 g，红花 10 g，桃仁 10 g，川芎 12 g，赤芍 12 g，炙地龙 10 g，生黄芪 30 g，鹿衔草 15 g，桑寄生 15 g，制何首乌 15 g，秦艽 10 g，川牛膝 15 g。每日 1 剂，水煎分 2 次服。

前后以本方随症加减，服药近 40 剂，头痛、肢体麻木、活动欠灵活、语言謇涩诸症均除，脉涩转流利。续以复方丹参片、首乌丸善后调理。

按语：前人曰"气为血帅，气行则血行"。本例患者年老元气虚，运血无权，致瘀阻髓海络脉，不通则痛，是以头痛日久，痛处固定不移，且见乏力、健忘、肢体麻木、语言謇涩、脉涩、舌质紫暗等脉症。故方以补阳还五汤加丹参、牛膝补益元气而活血化瘀通络，余如鹿衔草、何首乌、秦艽、桑寄生则为补肝肾，祛风通络止痛之用。标本兼治，而收全功。

## 脑动脉硬化继发动眼神经损伤——从气滞血瘀络脉不畅论治

患者，女，56 岁，1996 年 3 月 9 日初诊。左眼不能睁开 2 个月。伴有头痛，阵发性加剧，曾在某医院治疗无效。既往有高血压病史 5 年，全身状态尚可，视力右 1.0，左 0.8，右眼外观正常。晶体轻度混浊，眼底见视网膜动脉细直，反光增强，动、静脉比值约 1：3，动脉、静脉交叉压迫呈 2 级，黄斑区静脉螺旋状纡曲，中心凹反射较弱，左上眼睑不能上举，瞳孔全遮，眼球呈外展位，运动受限，瞳孔直径约 7 mm，对光反射消失，晶体轻度混浊，眼底同右眼。诊断为脑动脉硬化继发动眼神经损伤。舌质红，舌苔薄黄，脉弦滑。

处方：丹参 30 g，当归 10 g，红花 15 g，川芎 15 g，赤芍 15 g，生地黄 15 g，枳壳 15 g，牛膝 15 g，柴胡 15 g，桔梗 10 g。每日 1 剂，水煎分 2 次服。

复诊：连续服药 5 剂后，头痛消失，提上睑肌力功能完全恢复，眼球各方运动不受限，对光反射灵敏。继服杞菊地黄丸巩固之。

按语：患者有脑动脉硬化之疾，而又继发动眼神经损伤，施治不为西医病名所拘，遵循中医辨证论治的原则，有是证则用是药，故从活血化瘀立论取效。

## 慢性硬脑膜下血肿——从气虚血瘀论治

张某，男，62 岁，1994 年 8 月 1 日初诊。间断头痛，头晕 2 年，加重伴少气无力，反应迟钝 20 日。诊时血压 128/83 mmHg，精神疲惫，面色㿠白，头痛固定于左前额部，舌质暗红，舌尖有瘀斑，脉沉细弱。神经系统检查未见异常。追问病史，2 年前有头部撞伤史，因当时头皮未破，无其他症状，故未作任何诊治。颅脑 CT 平扫示：左侧硬脑膜下慢性血肿，出血量约 30 mL，建议手术治疗。患者因惧怕手术，故要求内科保守治疗。证属头部外伤后硬脑膜下慢性出血，导致气虚血瘀。治宜益气活血，化瘀通络。方选补阳还五汤加减。

处方：当归 10 g，赤芍 15 g，红花 10 g，桃仁 10 g，川芎 10 g，土鳖虫 15 g，地龙 15 g，黄芪 50 g，牛膝 30 g，郁金 30 g，葶苈子 30 g，姜枣为引。每日 1 剂，水煎分 2 次服。

同时，另用水蛭粉 5 g，每日 2 次冲服。

二诊：服药 10 剂后，临床症状明显缓解，舌尖瘀斑已消失。嘱原方再服。

三诊：又服上方 20 剂，1994 年 10 月 17 日，颅脑复查示：硬脑膜下血肿已大部分被吸收。继续原方治疗 1 个月，1995 年 1 月 7 日再次颅脑 CT 复查，硬脑膜下血肿已全部吸收。

按语：本例患者属头部外伤后硬脑膜下慢性出血，导致气虚血瘀，给予补阳还五汤益气活血，化瘀止痛。方中土鳖虫、郁金可破瘀血，化痰浊；牛膝能引血下行；葶苈子利水，以防治脑水肿。水蛭粉治疗脑出血的疗效早已被临床肯定，用中药冲服水蛭粉，正如《本草经百种录》中所曰："水蛭最喜食人血，而性又迟缓善入，迟缓则生血不伤，善入则坚积易破，借其力以攻积久之滞，自有利而无害也。"

## 脑硬膜下积液——从瘀血内阻水饮停聚论治

彭某，男，35 岁，1996 年 1 月 21 日初诊。自诉 1995 年 11 月 29 日开始头痛，服感冒药 10 日不效，又按神经性头痛治疗痛反加剧。1996 年 1 月 10 日行头颅 CT 扫描示：左额、颞、顶颅骨内极下见一星月形低密度影，长约 10 cm，印象为脑硬膜下积液。曾用抗生素、甘露醇、能量合剂及镇静止痛药治疗 10 余日效不明显，而转服中药。症见头痛剧烈，抽掣如针捌，以前额头顶部为甚，两眼欲脱，时吐痰涎，夜寐不安，纳食无味，舌体胖，舌微暗，舌苔薄白，脉弦数。拟活血化瘀，行气导水法。

处方：丹参 20 g，当归 10 g，川芎 20 g，三七（研末冲服）5 g，琥珀末（冲服）5 g，全蝎 5 g，香附 10 g，茯苓 15 g，细辛 5 g，泽泻 15 g，酒炒大黄 10 g，蜈蚣 2 条。每剂 3 煎，混合后约 450 mL，分 3 次餐后服。

二诊：服药 5 剂，头痛十去六七，原方加减共服 15 剂而告愈。

按语：《血证论》曰"血病不离乎水，水病不离乎血"。说明瘀血和水饮在病理上相互影响及转化。治疗既遵中医辨证瘀血，又依扫描所见积液。方中选用川芎、三七、蜈蚣、全蝎活血化瘀，通络止痛；当归养血活血；细辛开窍化饮，通络止痛；泽泻、茯苓利水渗湿；琥珀安神利水，活血散瘀；大黄祛瘀生新，导瘀热水湿下行；香附配川芎行气止痛，活血利水。全方活血通络止痛，行气利水安神，用之瘀去液消，则脑络通，故顽固头痛能霍然而愈。

## 蛛网膜下腔出血——从肝阳暴亢瘀血阻脑论治

张某，女，34 岁，1979 年 4 月 23 日诊。患者因劳动后与人争吵，突然头痛剧烈，并呕吐胃内容物 3 次，经当地医院治疗 15 日未愈。刻诊：患者头痛如刺，痛苦不堪，双手抱头，呻吟不止，已不呕吐，口干口苦，不欲多饮，大便 4 日未行。舌质暗红，有瘀斑点，舌苔黄腻，脉弦数。入院后经穿刺脑脊液检查，诊断为蛛网膜下腔出血。按血瘀头痛论治，用活血祛瘀及清热通腑法施治。

处方：当归 10 g，川芎 5 g，赤芍 10 g，桃仁 10 g，红花 10 g，水蛭 5 g，三七粉（冲服）3 g，生大黄（后下）5 g，钩藤（后下）15 g，菊花 5 g，焦栀子 10 g。每日 1 剂，水煎分 2 次服。

二诊：服药 3 剂后，头痛减轻，大便通畅。上方去大黄，再服药 12 剂，患者痊愈出院。

按语：本例乃因劳累过度，情志失调，肝阳暴亢，血随气升，气血逆乱，血溢脉外，堵塞清窍发为头痛。血溢于脉外为离经之血，离经之血即为瘀血，瘀血阻滞于脑，清窍不利，不通则痛，故见头痛如刺。仿王清任通窍活血汤加减，以当归、赤芍、桃仁、红花、水蛭、三七、焦栀子等凉血活血，祛瘀止痛；配以大黄活血通腑，使头痛得愈。

## 蛛网膜囊肿——从痰瘀阻脑经气不通论治

姜某，女，40 岁，1999 年 6 月 22 日初诊。1 个月前因剧烈头痛，查脑 MRI：右额蛛网膜囊肿，大小 2.5 cm×3.8 cm×4 cm。因害怕手术而求治中医。现头痛呈跳动性，持续性，以右额为主，连及两侧太阳穴，头沉，精神欠佳，无恶心、呕吐和视力改变。月经量少，夹血块，周期正常。舌尖瘀点，舌苔薄黄，脉细沉涩。既往患高脂血症。中医辨证为痰瘀阻于脑髓深部络脉，经气不通，不通则痛。治以化痰瘀，通脑络，软坚结。

处方：桃仁 10 g，红花 10 g，广地龙 5 g，水蛭 5 g，全蝎 3 g，僵蚕 5 g，夏枯草 15 g，石菖蒲 10 g，生龙骨（先煎）15 g，山慈菇 10 g，生牡蛎（先煎）15 g，制香附 12 g，大贝母 10 g，焦山楂 12 g。每日 1 剂，水煎分 2 次服。

二诊（8 月 27 日）：服药 7 剂后，头痛减轻，微头晕，精神转好，舌脉同前。上方减决明子、焦山楂，加钩藤 15 g、天麻 3 g。

三诊（11 月 1 日）：又服药 30 剂，仍有轻微头痛。原方减夏枯草、生牡蛎、生龙骨，加钩藤 15 g、天麻 10 g。

四诊（11 月 10 日）：服药 7 剂，头微痛，月经至，经量，经色尚正。原方减山楂，决明子，加川芎 15 g、天麻 3 g、钩藤 15 g。药进 7 剂，加强化痰之力。

五诊（11 月 19 日）：易方续服。

处方：当归 18 g，桃仁 10 g，红花 10 g，川芎 12 g，僵蚕 5 g，广地龙 5 g，天麻 5 g，石菖蒲 5 g，钩藤 15 g，法半夏 12 g，茯苓 18 g，橘红 12 g，炒枳壳 10 g，炙远志 5 g。

连诊 3 次，上方稍有出入，至 2000 年 1 月 25 日九诊，诉头痛较前明显减轻，身感麻或凉，尤以两大腿外侧麻凉为著，颜面常感冷风吹拂，舌质淡，脉细尺沉。此为经脉不利，气血不通。原方佐以益气活血通脉，加生黄芪、桂枝、防风、鸡血藤等。

至 2 月 21 日，麻凉感已除，两大腿外侧似有热流通过，浑身舒畅，头痛也已 4 日未作。此后继予 6 月 22 日方出入，调理月余，头痛诸症消失，随访半年未作。

按语：蛛网膜囊肿中医学属"癥积"范畴，责之痰瘀交阻脑络，治疗祛瘀化痰是关键。夏枯草、大贝母、生龙牡清肝化痰，软坚散结，配山慈菇清热解毒消肿，有病症兼顾之意。焦山楂、桃仁、红花活血化瘀，全蝎、僵蚕、水蛭、地龙虫类药息风解痉，化瘀通络，用量宜小，渐消缓散。制香附通行十二经，调节经络之气，尤重肝气，改善情绪。石菖蒲芳香开窍，引药入脑。蛛网膜囊肿是有形肿物，治疗需长期服药，忌图一时之效，以峻药猛攻，损伤脾胃。宜从长计议，日积月累而功满自成。

## 脑胶质细胞瘤——从痰凝血聚经络不通论治

向某，男，40岁，2003年10月25日求诊。2003年9月因剧烈头痛、呕吐、视物模糊、行走不稳，先后在两家省级医院行CT检查，确诊为脑胶质瘤。在当地医院行保守治疗1个月无效，其兄代诉：患者仍头痛，呕吐，行走不稳，双目几乎失明。根据中医基本理论和原理，采用血府逐瘀汤加减治疗。

处方：当归15 g，川芎10 g，桃仁10 g，水蛭10 g，徐长卿15 g，三七粉5 g，全蝎4 g，蜂房10 g，磁石（先煎）30 g，制川乌10 g，延胡索10 g，白芍15 g，牛膝15 g，木瓜15 g，山慈菇10 g，重楼20 g，水红花子20 g。每日1剂，水煎分3次服。并嘱采摘鲜龙葵，每日150 g，煎水服。

二诊：服药15剂后，患者头痛呕吐、行走不稳等症状均有改善，视物较前清晰。药已中病，故继用原方加减治疗。

共服药45剂后，患者视力基本恢复，且能正常行走。继服3个月后，CT复查示：肿块明显缩小。

按语：脑瘤多因气血壅滞，经络不通，痰凝血聚而成。其病位在脑，普通药物难以透过血脑屏障。虫类药息风搜剔，配化瘀之品引药上行，可助抗肿瘤药透达颅内。故本例患者虽未见瘀象，但仍运用活血化瘀药。现代药理研究表明，活血化瘀药可改善血脑屏障通透性。方中以当归、川芎、桃仁、水蛭、全蝎、三七活血破瘀通络，旨在引药直达病所；制川乌、三七、延胡索、白芍祛风活血止痛；山慈菇、重楼、水红花子清热解毒，消肿散结；磁石潜镇安神；牛膝活血祛瘀，引血引热下行，且有镇痛、利尿、解痉等作用；木瓜舒经活络；加服龙葵，利水以降颅内压，抗肿瘤以助山慈菇等消瘤散结。在用药剂量上，根据临床经验，认为不宜照搬经方，应据病情适当增减。有文献报道龙葵过量，可引起头痛腹痛，呕吐泄泻等中毒症状。然而在方中将鲜龙葵用至150 g，患者也未诉不适。另外制川乌用至10 g，服药3月未减，患者亦未出现唇舌发麻，心烦欲吐，手足麻木等乌头碱中毒征象。"用药如用兵"，医者须知药。若病重药轻，如同敌众我寡，多难奏效。但用药的个体差异很大，病深药须重，病浅药宜轻。在临床上更应注意观察药物有无毒副作用，并随时增减其剂量。

## 巨大恶性嗜铬细胞瘤——从血瘀癥积肝风内动论治

崔某，男，16岁，学生。左上腹出现包块渐长大，发作性上腹绞痛并剧烈头痛3年。体查：心率120次/min，血压140/90 mmHg。左上腹膨隆，可扪及一包块约15 cm×10 cm大小，有压痛，触摸包块可诱使上腹部绞痛发作，并血压上升。酚妥拉明抑制试验（＋）。临床诊断为嗜铬细胞瘤。于1980年2月2日手术，术中发现肿瘤来自腹膜后，约20 cm×15 cm×10 cm大小，质地软，呈紫红色，肿瘤浸润至邻近器官并与重要大血管紧密粘连无法切除。活检病理切片报告：恶性嗜铬细胞瘤。术后5日因缺苯苄胺，患者又有腹痛发作并剧烈头痛如术前，血压140/110 mmHg，即采用中医治疗。1980年2月10日初诊。患者左胁下包块，腹痛头痛，头昏目眩，消瘦盗汗，神疲乏力，舌质红，舌苔白，脉弦数。证属癥块积聚，血瘀伤阴，肝风内动。治宜活血化瘀，兼以养肝息风。

处方：丹参10 g，当归10 g，桃仁5 g，红花5 g，三棱5 g，川芎10 g，赤芍10 g，白花蛇舌草15 g，生地黄10 g，白芍10 g，茯苓5 g，柴胡5 g，钩藤10 g，甘草10 g。每日1剂，水煎分2次服。

同时，配合服西药氯丙嗪25 mg，1日2次。

二诊（2月26日）：服药1周后，症状逐渐碱轻。于上方中加炮穿山甲（先煎）10 g，并将红花、桃仁、三棱加至10 g。

三诊：又服药1个月后，腹部包块消失，血压平稳在120～130/80～90 mmHg，诸症消失。带上方出院，继服月余外，未用任何其他药物。随访至今 17 年无复发，体健，腹部无包块，血压 120～130/80～90 mmHg，胜任日常工作，已结婚生子。

## 成人脑积水——从痰瘀交结论治

王某，女，66 岁。以"头胀痛进行性加重 2 个月"来诊。诊时症见头晕、头痛、头胀，以右侧额顶部为著，痛甚时伴恶心，耳鸣，唇舌紫暗，舌下散在瘀点，舌苔腻而微黄，脉沉涩。头颅 CT 检查示：脑积水（量约 60 mL）；脑萎缩。中医辨证为痰瘀交结之头痛，治以化痰活血通络之法。

处方：益母草 30 g，川芎 10 g，水蛭 5 g，地龙 10 g，全蝎 5 g，仙茅 12 g，淫羊藿 20 g，白芷 8 g。

施治全过程，始终以上方基础，随症加减治疗 15 日，症状明显改善。治疗 2 个月后，CT 复查示：脑积水量减少。后继以上方，兼以调理，治疗 6 个月，症状消失。头颅 CT 复查示：积水消失。

按语：脑积水是由于脑脊液循环或吸收障碍而引起的，不论何种脑积水都可致局部或弥漫性脑部血液循环障碍，引起头痛等症。本病属中医学"头痛"范畴，一般多从瘀而治。而本例在治疗过程中，更注重于痰瘀同治。水属痰涎，痰滞则血瘀。方中重用益母草，以利水活血，佐以活血通络散瘀之品，以白芷引药直达病所，痰瘀既去，诸症乃安。

## 大脑皮质功能障碍——从瘀阻脑络痰扰风动论治

王某，男，21 岁，2000 年 11 月 30 日初诊。主诉严重健忘近 3 个月。今年 7 月 15 日无诱因突然头痛，当时无恶心呕吐，持续半个月后就诊。查脑 CT 后，建议做脑积液分流术。术后暂时缓解，半个月后又头痛，2 日后复查脑 CT 示：额颞（右）血肿。遂钻孔吸除血肿，术后明显健忘，约半个月后突然出现昏迷，发热，体温 38 ℃以上，静脉滴注头孢拉定 5 日，第 1 日即热退，神志渐清。10 多日后第 2 次发热，虽未昏迷，但精神不济，持续半个月血常规居高不下，视物不清（尤其是向上部分视野完全缺损），在当地医院住院治疗，上述症状不减，又出现手颤，舌硬少语。家长见病情日重，遂在 10 月 11 日急来就诊，经急诊室收入神经外科病房。住院当日，患者即不能饮食，神志不清，10 月 12 日失语，在神经外科住院治疗 14 日，患者一直处于昏迷状态，不能进食（包括流质），不能语言。第 15 日转入神经内科，诊断为大脑皮质功能障碍。对症治疗，同时配合高压氧治疗。在神经内科治疗后第 3 日能言，但语无伦次，第 9 日能张口进食，第 21 日语言逐渐恢复，26 日语言可。2 日前腰穿后，头晕，健忘，语謇加重。今天出院后来求治于中医。

现精神萎靡，行走不稳，双人扶入诊室。记忆力差（记不住自己的旅馆房间号），视野缺损（上视视野完全缺损），眼珠转动不灵，双手颤，多睡，诊毕顷刻，即坐着入睡，有时头蒙不清，头不痛，语言欠利，大便干涩，舌质淡红微暗，舌苔白腻，脉细弦。中医辨证为瘀阻水停脑络，痰扰风动蒙窍，治以活血利水，化痰息风之法。

处方：桃仁 10 g，红花 10 g，益母草 20 g，水蛭 5 g，全蝎 3 g，泽泻 10 g，天麻 5 g，钩藤 12 g，胆南星 5 g，炒白术 12 g，石菖蒲 5 g，牛膝 10 g，酒大黄（后入）3 g，白花蛇舌草 15 g。每日 1 剂，水煎分 2 次服。

二诊（12 月 4 日）：服药 3 剂后，记忆力改善，能记清所住房间号码，手颤亦减轻，头清，精神好转，无坐着昏睡现象，视物情况同前。大便正常，每日 1 次，舌质淡红，舌苔薄白，脉微弦。上方减泽泻、胆南星，加当归、广地龙，改石菖蒲 9 g。

三诊（12 月 7 日）：又服药 4 剂后，记忆力、语言、行走、精神、手颤均明显改善，视野已经恢复正常，无头痛，弯腰时头额微胀，舌质微暗，舌苔薄白腻不厚，脉微弦。前方减胆南星、泽泻，加焦三仙各 10 g，改石菖蒲 10 g、天麻 3 g。带药 15 剂返家调理。服完来电告知，回家后情况进一步改善，未再反复。

按语：患者最后诊断大脑皮质功能障碍和脑积水术后，最初经脑积水引流，钻孔吸除血肿治疗，症状未能缓解反而加重。中医责之络损瘀阻，瘀阻水停。其神萎头蒙，健忘，视物模糊，手颤，嗜睡系风痰内动，神机不清的表现，故辨证系"瘀，水，痰，风"并存。方中益母草、水蛭、泽泻活血利水；天麻、钩藤、炒白术、胆南星、石菖蒲取天麻钩藤饮及石菖蒲郁金汤之意，涤痰息风，开窍醒脑；全蝎、桃仁、红花活血化瘀而通络；牛膝能引瘀、水下行；酒大黄通大便泻风痰；大黄、白花蛇舌草清热解毒、除痰、水诸毒。全方活血利水，化痰息风。加当归、地龙加强活血通络之力，先后服药 24 剂，取得了理想的效果。

## 真性球麻痹——从气机郁滞瘀血内阻论治

患者，女，54 岁。因饮水呛咳，吞咽困难 6 日就诊。患者 6 日前醒后发现上述症状，伴有声音嘶哑，咽部不适，右侧肢体活动不灵。无头痛、恶心、呕吐，无视物旋转。曾用甘露醇、降纤酶、脑脉康等，症状未见好转。患有糖尿病已 3 年，服药不规律。体查：体温 36.6 ℃，血压 166/98 mmHg，神志清，精神差，语言不清，计算定向可，五官端正，无面舌瘫，左侧软腭低于右侧，腭垂偏向右侧；舌质紫，有瘀斑，脉细涩；颈软，心、肺、腹（—），脊柱活动正常，右侧肌张力稍增高，右侧上下肢肌力均 V 级；咽部感觉缺失，四肢浅、深、复合觉正常；闭目难立征（—）；左侧咽部反射消失，右侧腱反射活跃，右侧巴宾斯基征（＋）。辅助检查：血清甘油三酯 1.4 mmol/L，胆固醇 5.2 mmol/L，低密度脂蛋白 0.9 mmol/L，高密度脂蛋白 1.8 mmol/L。脑脊液正常。MRI：延髓（左侧）可见 0.5 cm×0.7 cm×1.8 cm 长 $T_1$、长 $T_2$ 信号。诊断为真性球麻痹；脑干梗塞（左侧）。给予血府逐瘀汤加减治疗。

处方：当归 15 g，桃仁 10 g，红花 15 g，赤芍 15 g，鸡血藤 30 g，水蛭 10 g，全蝎 5 g，地龙 10 g，柴胡 10 g，甘草 5 g。每日 1 剂，水煎分 2 次服。

复诊：服药 6 剂后，症状逐渐减轻。上方加丹参 30 g，桑寄生 30 g，继服。

三诊：又服药 15 剂后，未再出现饮水呛咳、吞咽困难。

按语：真性球麻痹是病变损害舌咽、迷走神经核、神经根或神经干，造成软腭及咽后部肌肉瘫痪，活动障碍，同时可波及锥体束。本病属中医学"中风中经络"范畴。《中风大法》曰："盖脉络不通，皆由血气，血气兼证各及所因。"《折肱漫录》曰："有言宜顺气活血，治气行则痰自消，血行则风自灭，其言近是。"血府逐瘀汤功效行气活血化瘀，药理研究，其有梗塞后再通，减少半暗带区损伤及清除自由基等作用，在本例中取得了较好疗效。

## 脑肝肺综合征——从精气失常血瘀脑络论治

于某，男，51 岁，1989 年 9 月 22 日初诊。病史：3 年前因外伤一目失明，在某医院行眼球摘除术。CT 查有脑瘀血，建议开颅手术治疗，后患者因畏惧而未行开颅术。住院 1 个月，自感良好而出院，生活、劳作一切正常。10 日前于夜间担任守卫门房而出户小便，晕厥于地，待人发现后，已经过去一个半小时。时天已凉，患者只穿背心裤衩，久感寒冷，天明送住某医院，经 1 周抢救治疗，神识仍然不清，诊断为脑炎、肝炎、急性肺炎合并脑出血。刻诊神识不清，二便失控，唯日以粥汤数碗灌服维生，面色灰暗，舌瘀苔晦垢，齿枯口腥臭，气喘痰促，神失精乏，气滞不运，脉涩沉微，迟滞难切。证属精气神失常，血瘀脑络，拟复神调神，活血化瘀。

处方：水蛭 15 g，川芎 12 g，桃仁 18 g，三七 10 g，赤芍 12 g，地龙 15 g，茯神 15 g，石菖蒲 12 g，远志 12 g，葛根 15 g，柴胡 10 g，黄芪 15 g，红参 12 g，炮穿山甲（先煎）10 g，苍术 15 g。每日 1 剂，水煎 2 次，混合分 4 次，1 日内温热灌服。

二诊：服药 2 日，神识已清，二便得控。后续汤药，调养 2 个月而愈。至今已 10 年未发。

按语：本例患者齿枯槁而精失常，肺喘促而气失常，意识不清而神失常。老病新病，多脏腑并病，且急转直下，确已棘手。但有一点，日以粥汤数碗灌服而不吐，可见其胃气尚有部分，故可用药。倘药能对证，或冀有望。然这一机缘掌握不好，稍缓即逝。药若不入，何可有望？精、气、神三者，神不复，余难复。而神本由脑有陈血而炎，故瘀为首务，大队活血化瘀药中，水蛭为君，去瘀血非此莫属。升清降浊，醒脑开窍，祛湿化痰，兼及外感入里，多是一药而兼数职；攻不致伤元，补不可滞气。本例虽有或然性，亦不无必然性。

## 肝豆状核变性——从湿热炽盛瘀血内阻论治

患者，女，11岁，1992年10月30日初诊。发现黄疸，乏力2个月就诊。患儿2个月前无明显诱因情况下，发现皮肤巩膜黄染，感乏力，纳食减退到当地卫生院就诊，检查发现，总胆红素升高，谷丙转氨酶升高。B超检查发现肝大，胆囊肿大。拟为"甲型肝炎"，经中西药治疗，疗效不佳。转入省儿童医院治疗，发现患儿肝功能异常，铜氧化酶降低，清球蛋白倒置，前眼发现角膜色素环（K-F环），遂诊断为肝豆状核变性，予青霉胺、泼尼松、护肝抗炎等治疗。1个月后患儿感腹胀明显，满月脸，黄疸，乏力纳差未见明显好转，自动停药来中医就诊。

当时患儿诉腹胀，小便黄，浮肿乏力，视物模糊，两膝酸痛，纳差。体查：神清，满月脸，巩膜皮肤黄染，血压120/75 mmHg，心肺未见明显异常，腹略膨隆，移动性浊音（−），肝肋下5.0 cm，剑突下6.0 cm，质地中等，无压痛，脾肋刚及，舌质暗红，舌苔黄腻，脉弦涩。实验室检查：总胆红素53.8 $\mu$mol/L，直接胆红素20.3 $\mu$mol/L，谷丙转氨酶132 U/L，总蛋白75 g/L，清蛋白30 g/L，球蛋白45 g/L。B超检查：肝弥漫性病变，胆囊水肿。辨证为湿热炽盛、瘀血内阻，治拟清热解毒、活血化瘀之法为主。

处方：泽兰20 g，益母草15 g，丹参15 g，茵陈20 g，垂盆草15 g，薏苡仁30 g，白花蛇舌草10 g，半枝莲15 g，炒苍术5 g，焦栀子10 g，陈皮5 g，甘草3 g。每日1剂，水煎分2次服。

二诊：服药5剂后，乏力、黄疸、视物模糊、浮肿及纳差均有好转，但仍两膝酸痛。按原方继服。

三诊：又服药半个月后，诸症消失，检查肝功能已正常，但清球蛋白仍倒置，舌质暗，苔薄白，脉弦细。考虑湿热已解，瘀血仍在，气血渐亏。治拟益气养阴，活血化瘀为主。原方去茵陈、垂盆草、半枝莲、焦栀子，加生黄芪20 g，阿胶（烊化冲服）、炙鳖甲（先煎）、炮穿山甲（先煎）各10 g，续服。

四诊：又药半个月后，查肝功能正常，总蛋白为79 g/L，清蛋白48 g/L，球蛋白31 g/L。患儿未感到明显不适，开始上学。

后按原法服药1个月余，每隔半月检查肝功能均正常，清球蛋白未见倒置。停服汤剂中药，改服复方丹参片，每日3次，每次2片。

半年后去省儿童医院复查，肝功能正常，清球蛋白比例及铜氧化酶正常。但前眼仍可找到角膜色素环，B超复查示：肝弥漫性病变。停用任何药物，随访3年余未见复发。

按语：肝豆状核变性又称Willson病，是一种较少见的疾病。一般可有家族史，多见于青少年。是由于先天性铜代谢异常，铜沉积于肝脑组织而引起的病变，其主要病变是为双侧脑基底核变性和肝硬化。临床上可见精神障碍，锥体外系症状和肝硬化症状，并伴有血浆铜蛋白降低，铜代谢障碍及氨基酸尿等。本例患儿主要表现为肝脏损害症状，无明显家族史，亦无精神障碍及锥体外系症状，容易误诊为"甲型肝炎或重症肝炎"。治疗本病，以往多采用青霉胺、泼尼松护肝等治疗，但因为服药时间长，常出现较为明显的毒副作用而患者难以坚持。本例患儿开始亦是服用青霉胺、泼尼松等药，因为副作用明显，疗效欠佳而停药，而改服中药。从本例患儿情况看，早期症状主要体现为湿热炽盛、瘀血内阻，治以清热解毒，活血化瘀。中晚期湿热已解，瘀血仍在而气血已亏，改用益气养阴、活血化瘀治疗。待病情稳定后，改用复方丹参片活血化瘀以巩固疗效。综观整个治疗，以活血化瘀贯穿了整个治疗过程，再根据患儿的情况辨证论治加减用药。经过服用以活血化瘀为主的中药后，患儿的病情得到很好的控制，为本病的治疗提供了新的思路。

## 双肾错构瘤——从血瘀气滞论治

于某，女，30岁，1999年6月17日初诊。上腹部疼痛4小时。患者于中午进食后，出现上腹部疼痛，呈阵发性，伴恶心，欲呕吐。之后，疼痛转移至右上腹及腰部。在卫生室给予输液治疗（具体用药不详）疗效欠佳，遂来就诊。舌质红，舌苔薄略黄，脉弦滑，左大于右。体查：青年女性，神志清楚，精神萎靡；体温37℃，心率80次/min，呼吸21次/min，血压125/80 mmHg；心肺（一），腹软，上腹部压痛，无反跳痛；墨菲征（一）。腹部彩超检查示：右肾体积增大；右肾上极示9.1 cm×6.2 cm混合回声光团，光团大部分高回声，其中央见不规则暗区回声；右肾实质示多个高回声光团，最小者约1.0 cm，边界清；肾集合系统轻度分离。左肾大小可，肾实质内亦可见多个高回声光团。诊断提示：双肾错构瘤（多发）。

随予：阿米卡星0.4 g加入5%葡萄糖氯化钠溶液250 mL中静脉滴注，ATP 40 mg，CoA 100 U，维生素C 3 g，维生素B$_6$ 0.2 g，10%氯化钾溶液10 mL加入10%葡萄糖溶液500 mL中静脉滴注。

经治疗腹痛减轻，为慎重起见，第2日行腹部、头颅CT扫描并加强化。报告为：右肾上极见有8 cm×6 cm×8 cm大小混合密度影，其内侧见有一椭圆略高密度影及略低密度影，边界清楚。右肾中下部及左肾轮廓增大，边缘不规则，其内见多个类圆形低密度影，左肾上有点状高密度影。增强扫描，右肾上极块影不均匀强化，内上略高密度影未增强，低密度影强化明显，边缘光整，肾皮质强化，低密度影未强化。右侧脑室旁见有一高密度影，边界清楚。经山东医科大学附属医院会诊意见：双肾错构瘤（血管平滑肌脂肪瘤）。脉症合参，辨证为血瘀气滞腹痛，治以活血理气止痛，方用膈下逐瘀汤加减。

处方：当归10 g，桃仁10 g，红花10 g，川芎10 g，五灵脂（包煎）12 g，赤芍12 g，牡丹皮10 g，延胡索12 g，台乌药12 g，川楝子10 g，枳壳12 g，香附10 g，栀子10 g，甘草5 g。每日1剂，水煎分2次服。

上方加减，共服药9剂，腹痛消失。

按语：肾错构瘤又称血管肌肉脂肪瘤，由血管、平滑肌和脂肪组织所构成。由于它的主要构成组织不同，又称平滑肌脂肪瘤或血管平滑肌瘤。40%～80%的这种肿瘤患者，可伴有结节硬化症。错构瘤大小不等，直径可以为2～20 cm，偶有多发病灶者。临床上可多年无症状，出现症状时主要为肋腹部疼痛或有血尿，当伴有结节硬化时，临床上可出现面部皮脂腺瘤、癫痫和智力低下等。对症治疗可取得一定的效果，但不能从根本上解决问题，还有待今后进一步探讨。

## 多发性神经炎——从气虚血瘀湿浊不化论治

彭某，男，20岁，未婚，2001年4月16日就诊。患者于1个月前因受寒后，发热、恶寒，全身酸痛，咽喉肿痛，于当地服药治疗（不详），发热、恶寒消失，出现双下肢麻木。继而双上肢末端亦感麻木不适，于当地给予维生素B族药物口服、注射治疗少效，又于多处求治，服用中西药物不效，病情逐渐加重。一诊时症见：四肢麻木无力呈对称性，软瘫以双下肢为重，不能行走，感觉障碍呈手套袜套样，四肢末端皮肤变薄、干燥、苍白，膝、肘以下皮肤浅表痛、温、触觉减退，踝反射、桡反射、膝反射均消失，双下肢肌肉轻度萎缩，舌质淡红，边有瘀点，舌苔黄白厚腐，脉细滑数。证属气虚血瘀，湿浊不化。治当益气通络，化湿清热。方拟补阳还五汤合四妙散加减。

处方：黄芪40 g，当归15 g，桃仁10 g，红花10 g，赤芍20 g，川芎10 g，地龙10 g，鸡血藤20 g，淫羊藿10 g，苍术15 g，黄柏15 g，萆薢20 g，薏苡仁20 g，牛膝10 g，金银花15 g。每日1剂，水煎分2次服。

同时，配合西药维生素B族药物口服或肌内注射，口服ATP。

二诊：服药 5 剂后，症状已见减轻，人扶下能行步来院就诊，四肢末端皮肤干燥消失，苍白好转，舌质浅淡，舌苔薄黄，脉细。守上方重用黄芪至 80 g，再进。

三诊：又服药 5 剂，可自己扶杖行走，感觉障碍减轻，踝反射、桡反射、膝反射均可引出，膝、肘以下皮肤浅表痛、温、触觉较前明显好转。舌质暗红，舌苔薄干，脉细数。证属脾肾两虚，肢痿髓少。治当补脾益肾，益气活络壮骨。继拟补阳还五汤加味。上方去苍术、黄柏、萆薢、金银花、鸡血藤，加桑寄生、枸杞子、杜仲各 15 g，黄精、熟地黄、木瓜各 20 g。再进 10 剂。

1 月后四诊：患者病情明显好转，已能自行活动，神经反射可正常引出，皮肤浅表感觉已恢复正常。唯感双膝酸软，长途行走后更甚，舌质淡红，舌苔薄白，脉细。证属脾肾两虚，肢痿髓少。治仍拟补益脾肾，益气通络壮骨。予三诊方去桃仁、红花，加党参、白术各 15 g。守方 15 剂。

1 年后随访，患者一切正常，已能从事正常体力劳动。

按语：急性感染性多发性末梢神经炎属中医学"痿证"范畴。急性期的病因病机，由于在温热病中，因肺热熏灼所致突然肢体痿弱不用。由于失治误治，过用寒凉，致伤脾阳，发为痿痹，正如隋·巢元方《诸病源候论》所曰："手足不随者，由体虚腠理开，风气伤于脾胃之经络，足太阴为脾之经，脾与胃合；足阳明为胃之经，胃为水谷之海也。脾主一身之肌肉，为胃消行水谷之气，以养身体四肢。脾气弱，即肌肉虚，受风邪所侵，故不能为胃通行水谷之气，致四肢肌肉无所禀受。而风邪在经络，搏于阳经，气行则迟，关机缓纵，故令身体手足不随也。"《医林改错》论痿用黄芪五物汤，即是以气虚血瘀诊治。本例初诊时湿热未清，脾肾已亏，故先以补阳还五汤合四妙散益气通络、化湿清热。三诊时湿热渐清，脾肾不足明显，而以补阳还五汤加味补益脾肾，益气通络壮骨。守方治疗，随症加减，近期远期效果均佳，不失对治疗本病的思路方面是一个启迪。

## 面神经麻痹——从肝肾亏虚痰瘀阻络论治

李某，男，54 岁，2004 年 7 月 29 日就诊。主诉口眼㖞斜已 70 余日。5 月 19 日因饮酒后于电扇下打牌，始感右侧面部麻木不适，耳后疼痛，刷牙漏水，遂到某医院诊断为周围性面神经麻痹，经抗病毒、抗生素、激素、维生素等治疗 1 周未果。又求诊于某中医，采用左耳背静脉放血加小流量凉水冲洗耳根部 1.5 小时，回家后不见好转，反而加重；又至某医院行针灸治疗 28 次，并口服维生素 B[1]、地巴唑、泼尼松，肌内注射、穴位注射甲钴胺、加兰他敏针，后自用黄鳝血外涂患侧面部等，仍无济于事。症见右侧面部向左歪斜，程度较重，右额纹消失，右眼闭合不全，流泪，语言吐字不清，右侧面肌萎缩、松弛，不能作皱额、鼓腮、吹口哨等动作，血压 100/60 mmHg，面色萎黄，精神疲倦，饮食及睡眠尚可，舌质浅淡，舌苔薄白，中间微腻，脉弦细弱。此乃气血亏虚，风寒之邪滞留经络日久，面部筋肉失却濡养，纵缓不收。治宜益气养血，活血通络，滋补肝肾，祛风散寒，化痰搜络。方用补阳还五汤合川芎茶调散加减化裁。

处方：当归 15 g，赤芍 15 g，桃仁 10 g，红花 10 g，川芎 20 g，黄芪 100 g，鸡血藤 30 g，淫羊藿 30 g，牛蒡子 25 g，地龙 20 g，豨莶草 20 g，白蒺藜 20 g，枸杞子 20 g，玉竹 20 g，桂枝 10 g，白芷 10 g，天麻 10 g，法半夏 10 g，细辛 5 g，防风 5 g，甘草 10 g，蜈蚣 3 条。每日 1 剂，水煎分 2 次服。同时，配合针灸治疗。

复诊：口眼㖞斜已十去其六，但于大笑时仍㖞斜较甚，两侧口角上下不对称。因久病正虚，宜缓图徐治。

处方：黄芪 300 g，当归 60 g，川芎 90 g，桃仁 30 g，红花 30 g，赤芍 45 g，地龙 60 g，白蒺藜 70 g，党参 100 g，枸杞子 60 g，山茱萸 60 g，淫羊藿 60 g，熟地黄 60 g，黄精 60 g，白附子 50 g，僵蚕 50 g，桂枝 30 g，白芷 30 g，防风 30 g，柴胡 30 g，白芥子 30 g，茯苓 30 g，枳壳 30 g，黄芩 30 g，天麻 30 g，细辛 18 g，炒白术 45 g，甘草 30 g，蜈蚣（大）30 条。将诸药共研为细末，每次服 10 g，每日 3 次，温开水送服。

9月22日，告知药散已服用三分之一，面瘫已基本痊愈。嘱继续将剩余药散服完，巩固以收全功。后经随访，已完全恢复，无任何后遗症。

按语：本例患病之初，因酒后汗出而腠理开，复电扇风吹，藩篱失守，风寒之邪入侵，客于面部经络，致使面瘫发生。治当发散风寒。医以"耳背放血加凉水冲洗"，致使寒者更寒，病情加重。再诊时，接诊医生虽针刺治疗，又在寒凉空调室内施针，从而导致面瘫缠绵难愈。病势日久，经筋失养，面肌已明显萎缩，缓不胜收。故治疗采用补气活血，祛风散寒通络，滋补肝肾之法。用黄芪至100 g，量大力专，益气固表，祛邪外出；鸡血藤、当归补血养血和营，濡养筋脉；桂枝、白芷、细辛、防风辛温发散风寒，开泄腠理，使风寒之邪随汗而解；牛蒡子甘润辛凉，因病发于夏季，风热之邪常夹杂致病，故用之疏散风热；地龙、蜈蚣、川芎、赤芍、桃仁、红花活血化瘀通络，搜剔络道，与"病久入络"相吻合；玉竹甘润生津，以制发散风寒药辛温香燥之性；患者年过半百，肝肾虚亏，故用枸杞子、山茱萸、熟地黄、淫羊藿滋补肝肾，益髓填精，温运脾阳化生气血；肾水匮乏，水不涵木，肝阳必然偏亢，故用天麻、白蒺藜、豨莶草平肝潜阳，息风止痉；法半夏辛散，燥湿化痰，兼克制滋阴药助湿生痰之弊；甘草调和诸药，兼解白附子、蜈蚣之毒。诸药配伍，标本兼顾，相得益彰，经针、药并用，守方治疗，顽固陈旧性面瘫终获彻底根除。

## 腓神经麻痹——从气虚瘀阻下元虚损论治

赵某，男，32岁，2004年11月13日初诊。患者睡觉时右足露在外面，早晨起床行走时，突然出现右下肢无力麻木，右足上抬困难。查：右下肢小腿外侧及足背区感觉减退，右足下垂，背屈不能，行走时足尖先着地，呈拖拉步态，诊为腓神经麻痹。经肌内注射维生素 $B_{12}$、口服维生素 $B_1$、复方丹参片、氟美松等，并配合针灸治疗1个月，效不显著。余视其舌质淡胖，舌苔薄润，脉沉细弱。辨为气虚络阻，下元虚损。予补阳还五汤加味。

处方：生黄芪100 g，当归15 g，桃仁10 g，红花10 g，川芎10 g，赤芍15 g，牛膝15 g，石斛15 g，地龙10 g。每日1剂，水煎分2次服。

复诊：服药5剂后，下肢较前有力。继服5剂，足趾能够背屈。但力量稍弱。上方黄芪改为120 g，继服。

三诊：又服药10剂，右下肢行走基本恢复正常。嘱继服10剂，以资巩固疗效。

按语：腓神经麻痹属中医学"痹证""痿证"范畴。本例患者为下元虚损，外邪侵袭，致下肢痿软不用。故取补阳还五汤补气通络；牛膝，张锡纯云其"善引气血下注"，善治"腿痿不能任地"；石斛，《药性论》称其"主治男子腰脚软弱"，合用则能补气活血，通经舒络，壮腰起痿，麻痹解除，病自向愈。

## 脑外伤继发癫痫——从瘀血阻络肝阳夹痰论治

患者，男，30岁，2000年3月5日初诊。患者于2年前头部受伤，经救治获愈。但此后不久，即发生不定时突然昏倒，不省人事，口吐白沫，手足搐搦，持续5～10分钟苏醒，醒后头痛头晕，或伴纳差，呕恶。曾在某医院做脑电图检查异常，诊断为"外伤性癫痫"，屡用中西药及针灸治疗，收效甚微。近1年来病情加重。除上述病证外，患者平素有胃病史，伴有胸脘痞闷，舌质紫暗，舌苔白而润，脉沉弦。证属瘀血阻络，肝胃不和，肝阳夹痰瘀上扰心窍，神明闭塞。治宜活血化瘀，平肝息风，涤痰开窍。方以血府逐瘀汤加减。

处方：当归15 g，桃仁10 g，红花5 g，川芎15 g，赤芍12 g，全蝎10 g，制南星10 g，法半夏10 g，牛膝15 g，柴胡5 g，枳壳10 g，天麻10 g，钩藤（后下）12 g，生龙骨（先煎）25 g，生牡蛎（先煎）25 g，石菖蒲10 g。每日1剂，水煎分2次服。

二诊：服上方 6 剂，头痛头晕减轻，食欲增加。药已见效，原方继服。

三诊：又服药 6 剂，胸闷消失，精神转佳。以上方加减调治 1 个月余，病获痊愈。脑电图复查正常。随访 1 年，未见复发。

按语：《本草纲目》曰"脑为元神之府"。本例系头部外伤后颅脑受损，气血瘀阻，加之肝胃不和，积痰内伏，肝阳挟痰瘀上扰心窍，神明闭塞，经脉壅滞为患，故以血府逐瘀汤，活血化瘀，行气解郁；加天麻、钩藤、全蝎平肝息风，通络止痉；配以法半夏、制南星、石菖蒲降逆和胃，化痰开窍；生龙骨、生牡蛎镇惊安神。全方使瘀化痰消，气机调畅，五脏安和，故痛证乃愈。

## 肋间神经痛——从久病入络气滞血瘀论治

沈某，男，46 岁。主诉反复胸痛 25 年。患者于 1979 年开始出现胸痛，当时诊断为肋间神经痛，经治疗后疼痛缓解，以后反复发作，时轻时重，经常服用去痛片等药物。近 5 个月胸痛加重，为针刺样疼痛，入夜尤甚，不得入睡，且伴有胸胁胀满，疼痛不随体位、呼吸、咳嗽改变，经 X 线检查未见异常。心电图正常，在院外多方治疗，疼痛未缓解而就诊。诊时见舌紫暗，舌苔薄白，脉细涩。脉症合参，证属胸痹气滞血瘀。治拟活血化瘀，通络止痛。

处方：当归 20 g，赤芍 10 g，川芎 10 g，桃仁 10 g，红花 10 g，枳壳 10 g，柴胡 10 g，瓜蒌 20 g，薤白 10 g，桂枝 10 g，郁金 10 g，延胡索 10 g，甘草 5 g。每日 1 剂，水煎分 2 次服。

二诊：服上方 10 剂，胸痛减轻，夜间已能入睡 4～5 小时。继续巩固治疗 30 日后痊愈，追访 1 年未复发。

按语：胸痛是一种胸中痹阻而引起的临床表现，以胸部及心前区憋闷疼痛，甚则痛引肩背的病症。本例经 X 线检查未见异常，心电图正常，故可排除心肺病变，乃久病入络，气滞血瘀所致。故在治疗上采取活血化瘀，通络止痛之法。方用血府逐瘀汤合瓜蒌薤白桂枝汤加减。方中以当归、赤芍、川芎、桃仁、红花活血化瘀；柴胡、枳壳一升一降，调整气机，取气为血帅，气行则血行之意；郁金、延胡索活血理气止痛；桂枝、薤白辛温通阳，瓜蒌宣痹散结。诸药共奏活血化瘀，通络止痛之功。使气机畅，瘀血化，胸痛止，病痛告愈。

## 狂躁型精神分裂症——从气血瘀滞蒙蔽神明论治

王某，男，32 岁，1991 年 4 月 22 日初诊。1 年前因婚姻不遂，情绪波动，渐思维紊乱，头昏失眠，近举止乖异，夜不安寐。经西医检查，诊断为精神分裂症，多种镇静药治疗月余无效。刻诊：体瘦面红，哭笑无常，独语妄言，舌质紫，舌苔黄腻，脉弦紧。辨证为气郁不畅，气血逆乱，郁而化火，君火夹瘀，蒙蔽神明。治用血府逐瘀汤加减。

处方：当归 10 g，桃仁 10 g，红花 10 g，赤芍 10 g，柴胡 5 g，枳壳 5 g，生地黄 12 g，牛膝 5 g，石菖蒲 10 g，桔梗 5 g，磁硫丸（另吞）10 g，生甘草 3 g。每日 1 剂，水煎分 2 次服。

复诊：服上方 15 剂后，神情较定，渐能入眠，舌红苔薄，脉弦滑，仍守前方续进。

三诊：患者共服药 40 余剂后，精神稳定，言语思维转清，睡眠安稳。乃改为间日 1 剂，寓防于治。半年后随访，生活自理，已恢复工作。

按语：《内经》曰"血上逆则妄，血下蓄则狂"。古人称"癫狂由于气血凝滞"。《素问》曰："阴平阳秘，精神乃治。"本病主要病因病机在于气血凝滞，阴阳失调。血府逐瘀汤在疏通气机、调理气血基础上，活血养血，调整阴阳，心血得养，而神自明，更加石菖蒲醒脑开窍，磁硫丸重镇安神，施之果验。近年来，血府逐瘀汤取效于头痛诸症的大量资料说明，活血化瘀能改善脑血液循环与神经营养，且有恢复大脑功能的作用，为临床提供了更有力的理论依据。对于预防精神分裂症的复发，可以血府逐瘀汤合磁硫丸或铁落饮间日 1 剂，或每月 10 剂，可供参考。

## 周期性精神病——从脑络瘀阻肝气旺盛论治

郑某，女，35 岁。患者因少年时期车祸头部外伤，脑震荡后出现月经前周期性精神异常伴癫痫样发作。十多年来，每次月经数天前出现头痛、头晕，严重时可出现抽搐，呕吐，两眼怒视，情绪兴奋躁动异常，甚者怒而发狂，时有幻觉、耳鸣，彻夜不眠，乳胀，经少色暗，舌质紫暗，边有瘀斑，脉弦涩。经后症状逐渐减轻，而复如常人。经 CT 检查未见异常，脑电图示异常放电。诊断为气滞血瘀型经行情志异常。治以活血化瘀，理气调经，平肝安神。方选血府逐瘀汤加减。

处方：桃仁 12 g，红花 10 g，当归 15 g，川芎 10 g，赤芍 20 g，生地黄 18 g，丹参 20 g，降香 18 g，三七（研末冲服）3 g，益母草 18 g，柴胡 10 g，青皮 8 g，天麻 18 g，钩藤（后下）15 g，万京子 10 g，酸枣仁 15 g，远志 10 g。每日 1 剂，水煎分 2 次服。

以上药为基础方进行加减，经前 10 日每日 1 剂，经后隔日或 3 日 1 剂，病情严重时，加服麝香（冲服）。在发作期配合西药如奋乃静、氯氮平、苯妥英钠等以控制症状。通过半年多的调理，发作次数及症状明显的好转，基本获愈。

按语：本例属于西医的周期性精神病。因早年头部外伤，脑络瘀阻，血瘀必然气滞，每因经前肝气旺盛，逆气上冲，脑络气血必然逆乱，扰乱心神而致本病的发作。正如《内经》曰："血脉和利，精神乃居。"王清任曰："癫狂一症，为气血凝滞，脑气和腑气不接。如同做梦一样。"故以血府逐瘀汤加减调气破血，活血化瘀为法，加天麻、钩藤、酸枣仁、远志等平肝安神。据现代药理研究表明，血府逐瘀汤能改善血液循环，纠正血液的浓、黏、聚、凝状态，增加组织器官血液灌流量，并有促进瘀血的吸收、消肿和消炎的作用。

## 反应性精神病——从气机紊乱内生瘀热论治

焦某，男，32 岁，1996 年 4 月 23 日初诊。其久居偏僻乡村，1996 年 3 月初经人引诱以信教为名，进行迷信活动，因不能正确理解此事，遂产生恐惧，4 月 10 日晚突发胡言乱语、狂叫不寐，继而出现忧郁，反应迟钝，目呆少言。前医予镇静药，症状无缓解。4 月 20 日入精神病院，诊断为反应性精神病。其家属畏副作用拒服西药，求治中医。观其面容呆板晦暗，并有胸痛胸闷，四肢乏力，心烦，太息频作，大便秘结，舌质红有芒刺，舌苔黄而腻，两脉滑涩。中医辨证为气机紊乱，内生瘀热。治以疏肝化瘀，清心降火之法。方选血府逐瘀汤加减。

处方：当归 15 g，桃仁 10 g，红花 10 g，赤芍 10 g，川芎 10 g，生地黄 15 g，桔梗 10 g，柴胡 12 g，枳壳 10 g，玄参 15 g，黄连 10 g，龙胆 15 g，大黄（后下）10 g，炒酸枣仁 30 g，合欢皮 15 g，茯神 15 g。每日 1 剂，水煎分 2 次服。

二诊：服药 3 剂后，症状缓解，仍有寡言少语，情感反应迟钝，舌质红，舌苔薄黄，脉弦滑。上方去桃仁、大黄、龙胆；重加柴胡至 20 g，以疏达气机；加黄芪 30 g，补肝虚以达气郁。再继续服。

三诊：又服药 6 剂而愈。随访半年，未再复发。

## 感染性精神病——从气阴亏虚血瘀脑窍论治

张某，女，18 岁，1979 年 6 月初诊。患者原罹败血症，在外院救治而愈，但遗留痴呆症。刻诊：患者形羸如柴，面无表情，双目无神，喃喃自语，问答无反应，形态木然，不饮不食，舌红少津，舌苔薄白，脉细弱。盖因温邪热毒久羁，耗气伤阴，气为血帅，气虚阴伤则血凝，心失气血之濡养，神气游逸，恍惚不定。当先益气养阴。

处方：西洋参 10 g，黄芪 30 g，当归 10 g，生地黄 10 g，知母 10 g，玉竹 10 g，五味子 10 g，远志

10 g，炒白术 10 g，甘草 5 g。每日 1 剂，水煎分 2 次服。

二诊：上方连服 7 剂，精神转振，能食，但神志恍惚，整日游荡，痴笑乱语，不避羞耻，舌质红润，舌苔薄白，脉搏鼓指有力而涩。辨证为元气渐复，而络脉未通。治以益气活血。

处方：黄芪 30 g，丹参 15 g，当归 10 g，川芎 10 g，桃仁 10 g，红花 10 g，赤芍 10 g，党参 10 g，柴胡 10 g，炒枳壳 10 g，白芍 10 g，牛膝 10 g，桔梗 10 g，石菖蒲 3 g，熟地黄 10 g。

上方连服 21 剂，神志恢复正常，体态丰满。5 年后随访，已婚，生 1 子 1 女，忆及往事，害羞不已。

按语：某些重证温病在急性期过后，往往遗留一些后遗症，常见的有神志迟钝，甚至痴呆、失语等。其原因不外耗气伤阴，瘀热内阻，风痰入络，亦有兼夹气虚血瘀，本患者因温邪热毒炽盛，耗气伤阴，气虚血瘀，清窍失宁使然。故当先益气养阴，以壮鼓血运行之气阴，待元气渐复，再以益气化瘀活血法，疏通脉络，清窍则宁。

## 心脏神经症——从气滞血瘀热扰神明论治

王某，男，26 岁，1993 年 3 月 6 日初诊。患者诉心悸气短，睡眠欠佳。胸痛为突出表现，时为短暂（几秒）的刺痛，时为较持久（几小时）的隐痛。患者常喜欢不时地深吸一大口气，有时作叹息样的呼吸。胸痛部位多为左胸乳房下心尖附近，症状多在疲劳后出现，而不在疲劳的当时，作轻度体力活动反觉舒适。有时可耐受较重体力劳动而不发生胸痛或胸闷，含用硝酸甘油无效。查心电图正常，X 线透视心肺无异常，心率 85 次/min。西医诊断为心脏神经症。给予谷维素、地西泮、普萘洛尔、维生素 $B_1$少效。面色㿠白，舌质暗，边有瘀斑，苔黄稍腻，脉沉涩略数。中医辨证属气滞血瘀。治宜疏肝活血，佐以镇静安神。方用血府逐瘀汤加减。

处方：丹参 30 g，当归 10 g，桃仁 12 g，川芎 5 g，红花 10 g，赤芍 5 g，生地黄 10 g，柴胡 3 g，枳壳 5 g，牛膝 10 g，桔梗 3 g，珍珠母（先煎）15 g，甘草 3 g。每日 1 剂，水煎分 2 次服。

二诊：服药 3 剂，诸症俱见减轻，胸痛稍有，睡眠欠佳。效不更方，上方加知母 15 g 继服。

三诊：又服药 3 剂后，诸恙息平。

按语：本例系年轻患者，血气方刚，性情暴躁，恚怒伤肝，肝郁气滞。"气为血帅"，气不行则血不通。《内经》曰："心痹者，脉不通。"不通则痛，患者胸痛为突出表现，"久痛必瘀"，宗血府逐瘀汤活血化瘀为主，"瘀血内着，久而化热"，火热扰乱神明，加丹参入心经，走血分，功兼四物，养血活血，清心除烦。并合珍珠母镇静安神，知母滋阴泻火，共奏解郁泻心怡神之效。心脏神经症在心脏病中发病率最高，多系青年，不能随心所欲。自主神经功能失衡，交感神经功能亢进，多心率偏快。西药以镇静药、β 受体阻滞药效果不佳，杨凤声按瘀血论治奏效明显。

## 自主神经功能紊乱——从肝气郁结气滞血瘀论治

李某，女，52 岁。胸闷，心悸半年，伴烦躁易怒，潮热汗出，失眠。多次心电图检查未见异常，西医考虑自主神经功能紊乱，予谷维素、维生素 $B_1$、维生素 $B_6$、地西泮片口服，症状日趋加重。查其舌质淡红，舌下静脉隐青，脉弦。拟血府逐瘀汤加减。

处方：当归 20 g，桃仁 15 g，红花 15 g，赤芍 15 g，川芎 10 g，柴胡 5 g，枳壳 5 g，陈皮 15 g，香附 10 g，郁金 10 g，青皮 5 g，甘草 10 g。每日 1 剂，水煎分 2 次服。

二诊：服药 7 剂，胸闷，心悸症状已无，情绪较稳定，睡眠好转。又以逍遥散加减，调治半个月，诸症痊愈。

按语：活血化瘀法起始于《内经》，汉代张仲景《金匮要略》《伤寒论》中应用了瘀血、蓄血、干血的名称，清·王清任《医林改错》中记载了"逐瘀活血"方法，并对瘀血证提出了许多有效方剂，血府逐瘀汤为其代表方。临床及实验室资料表明，活血化瘀药能改善微循环，改善毛细血管通透性，抑制炎症介质释放，促进炎症吸收，调整免疫功能，增强吞噬细胞功能，促进损伤组织再生等。古人认为血液循环"周而复始，如环无端"，流动不止，以通为畅。若因各种因素影响，如气郁、寒邪、温邪、痰湿、出血、外伤等病因均可导致"瘀血"，使血行不畅，血液瘀滞，脏腑经络受阻，从而造成多种疾病。中医的异病同治是以临床上的证为基础的，只要临床上的证相同就可以采用相同的治则。

本例患者从瘀论治，其理乃肝主疏泄，性喜条达，忧思恼怒，使肝失条达，气机不畅，肝气郁结而成气郁，气为血帅，气行则血行，气滞则血瘀，气郁日久影响及血，使血液运行不畅，而致血瘀，故治疗之时，用血府逐瘀汤先使瘀血祛，加陈皮、香附、郁金、青皮等理气之品使气血行，收效甚捷。

## 发作性睡病——从瘀血阻络清阳不升论治

刘某，女，36岁，1998年7月29日初诊。患者近1个月来，神思迷茫，入寐多酣。平时工作或做家务时，时时欲睡，眼睑难开而现鼾声，每日发作次数不等，伴记忆力减退，曾有脑部外伤史，经多家医院神经内科检查，未见异常，确诊为发作性睡病。曾服中药温中化湿、健脾益气之剂及西药治疗无明显疗效。刻下：精神萎靡，眼睑难开而思睡，形体较胖，身重，面色微暗，头胀而痛，口干不欲饮，大便干，每日1行，月经量少，色暗有块。脑电图、脑血流图、心电图、肝功能、血常规检查，均未见异常。舌质淡暗，边有瘀斑，脉沉涩，舌苔白，辨证属瘀血阻络，清阳不升，清窍不利之多寐。治以活血祛瘀，行气开窍之法。方选血府逐瘀汤加减。

处方：当归12 g，赤芍12 g，桃仁12 g，红花10 g，川芎15 g，枳壳10 g，柴胡10 g，生地黄10 g，桔梗10 g，牛膝30 g，石菖蒲10 g，甘草5 g。每日1剂，水煎分2次服。

二诊：服药7剂后，患者自觉头脑清爽，头胀痛明显减轻，嗜睡次数减少，嘱原方继进。

三诊：又服药4剂，睡意不多，唯时或头晕、乏力，记忆力欠佳，舌质淡红，舌苔薄白，脉细缓。考虑瘀血新去，气血难以速复，故投健脾益气、养血安神之归脾汤加减以缓图，又进10余剂，病告痊愈。

按语：发作性睡病属中医学"多寐"范畴。《灵枢·寒热病》曰："阳气盛则瞋目，阴气盛则瞑目。"《脾胃论》曰："脾胃之虚，怠惰嗜卧。"《丹溪法》曰："脾胃受湿，沉困乏力，怠惰好卧。"故临床以脾虚湿盛者多见。然前医取温中益气、健脾化湿之法罔效。考唐容川《血证论》："一切不治之症，总由不善去瘀之故。"患者面色微暗，舌质淡暗，边有瘀斑，脉沉涩，月经量少色暗有块，当属瘀血之证，故投血府逐瘀汤活血祛瘀，行气开结，加石菖蒲宣气开窍，醒脑清神。服药后症状明显改善，后改归脾汤缓图，养复气血而收功。

## 慢性疲劳综合征——从肝郁脾虚气滞血瘀论治

王某，男，45岁，2003年5月6日就诊。主诉有疲劳感2年。劳累后持续疲劳1日以上，难以恢复。平时不耐疲劳，神疲乏力，精神萎靡不振，伴有失眠头痛，记忆力减退，头晕眼花，两胁胀痛，时有心悸，腹胀纳差，低热咽痛，进行性消瘦，双腿瘀肿，下午为甚。长期服地西泮、盐酸氟桂利嗪胶囊、养血安神片、人参养荣丸及抗生素等效果不佳，故来诊。经查患者舌质紫暗，有瘀斑，脉沉弦。诊断为慢性疲劳综合征。辨证为肝郁脾虚，气滞血瘀，阳气失宣。治法宜疏肝健脾，活血通络。方用血府逐瘀汤加减。

处方：当归20 g，桃仁12 g，红花12 g，川芎12 g，赤芍10 g，柴胡10 g，枳壳10 g，生地黄12 g，桔梗10 g，牛膝10 g，黄芪15 g，党参15 g，白术15 g，茯苓15 g，炙甘草5 g。每日1剂，水煎分2次服。

二诊：服上方5剂，患者症状明显改善。嘱原方再服10剂。

三诊：药后诸症逐渐改善，予血府逐瘀口服液和归脾丸，以善其后。3 个月后，症状消失，未再复发。

按语：中医学认为，慢性疲劳综合征（CFS）病变机制为肝郁脾虚，气血郁滞，阳气失宣，心不守舍所致。虚劳证候虽多，但总离不开五脏，而五脏之伤又不外乎阴阳。故对虚劳的辨证，应以阴阳气血为纲，五脏功能失调为目。治当调整机体内在机制，助阳补阴，使脏腑生理功能协调，气血功能正常，阴阳平衡，体内营养结构与功能协调，从而达到人体生命过程协调，而诸症消失。正如《素问·阴阳应象大论》曰："阴平阳秘，精神乃治。"《灵枢·平人绝谷》曰："血脉和利，精神乃居。"《医林绳墨》曰："夫人身之血气也，精神所依附者，并行而不悖，循环而无端，以成生生不息之运用尔。"说明血气与神志的关系，只有保持气血运行流利通畅，神志活动才能正常。CFS 的形成尤与肝脾二脏密切相关，脾为气血生化之源，后天之本，脾虚不运则气血不足，不能运化水谷精微以营养全身，即脾不散精；肝主疏泄，若五志过极，情志失调，肝气郁滞，而致气滞血瘀。故治疗当从调治肝、脾、心入手，治以血府逐瘀汤加减，活血化瘀而养血，行气和血而疏肝。方中当归、川芎、赤芍、桃仁、红花活血化瘀；川芎为血中气药，又能止痛；牛膝祛瘀血，通血脉，并引瘀血下行；柴胡疏肝解郁，升清阳；桔梗、枳壳开胸行气，使气行则血行；生地黄凉血清热，配当归养血润燥，使祛瘀而不伤阴血；炙甘草健脾补气血，调和诸药。诸药合用，共同起到调整脏腑阴阳气血，使血脉通利，气血调和，达到脏腑、气血、阴阳平衡的目的。

# 196　妇科疑难病症

## 月经量过少——从宫寒血瘀经气上逆论治

宋某，女，35 岁，2004 年 1 月 29 日初诊。患者既往月经规则，近 2 个月经量明显减少，经行 1 日，经色紫红，经期头痛，小腹及腰部冷痛，小腿发凉，口唇干，平卧时胸闷，睡眠差，头昏沉，纳食可，二便调，平素白带多，有气味，色呈咖啡色，舌质黯红，舌苔薄白，脉弦细，沉取无力。妇科 B 超检查（一）。西医诊断：月经量少。中医辨证为宫寒血瘀，经气上逆。治拟温经化瘀，和营平逆。方用温经汤加减。

处方：当归 12 g，川芎 10 g，桃仁 10 g，红花 10 g，莪术 10 g，吴茱萸 5 g，肉桂 10 g，香附 10 g，乌药 10 g，益母草 20 g，金钱草 15 g，牛膝 10 g。每日 1 剂，水煎分 2 次服。

二诊：服药 2 剂后，月经来潮，经量较前增多，有血块，小腹、腰部发凉消失，胸闷减，头痛未作，经行 7 日。

根据行经的特点，经前多实，经后多虚。月经后，加用补益气血药物，如黄芪、党参、阿胶；月经之前，加大理气活血化瘀药物，如桃仁、红花、莪术、益母草、枳（实）壳、郁金等，以借汤药之力加强行经之势。上方加减服用月余，月经来潮规则，经色鲜红，经量适中，余无不适。

按语：高忠英认为，现代妇女由于生活方式、工作环境、社会地位等因素与以往发生了很大改变，体内特别容易形成血瘀，致使月事不能正常以时下，则病月经不调。血瘀既是病理产物，又是致病因素，月经不调患者体内血瘀产生的原因，最为常见的如下：

（1）气滞血瘀：现代妇女既要不断学习，赶上时代的步伐，又要努力工作，维持在单位的一席之地，还要照顾家人的日常生活，她们每天承受着巨大的压力。人体在如此重压之下，情志过极则令气病，气失调达延及血分，则气滞血瘀，脉络瘀阻，从而形成血瘀，引起月经不调。

（2）血虚血瘀：部分妇女或为了拥有健美体型，减肥过度；或劳累过度，消耗过多；或失血过多，补不及时，均可导致妇女血虚不足。血亏不足，因虚而滞，亦可导致瘀血内停，形成血虚血瘀，从而引起月经不调。

（3）宫寒血瘀：现代中青年妇女自恃火力旺盛，常贪凉饮冷，四季冰水冷饮不断，或带经游泳，冲凉水澡，或人流术后受寒；或经期冒雨涉水，或冬季衣物单薄，使寒气渐渐聚于少腹胞宫，久之导致宫寒。血遇寒则凝，形成寒瘀，引起月经不调。

## 月经量过多——从气滞血瘀冲任不畅论治

王某，女，25 岁，未婚，2003 年 7 月 12 日初诊。自述近半年来，月经过频过多，时间长，此次自 5 月 21 日经潮，迄已 50 余日未止，量时多时少，多则如泉涌，少则如屋漏，血色紫黑有块，少腹胀痛，饮食不佳。体查：气短神疲，面色苍白，手足不温，舌质紫暗，舌苔薄白，脉沉细兼有滞象。此系气滞血瘀，冲任不畅，脾虚气陷，统摄无权，导致血不循经，而致漏下。治拟活血化瘀，补气摄血，养血止血。

处方：熟地黄 15 g，当归 10 g，川芎 10 g，五灵脂（包煎）10 g，蒲黄（包煎）10 g，三七（研末冲服）5 g、炒白芍 10 g、茜草炭 10 g、海螵蛸（研末冲服）5 g。每日 1 剂，水煎分 2 次服。

二诊：服药 3 剂后，下血增多，夹杂黑血块，少腹胀痛顿消，漏下亦少，尚觉头晕，气短神疲，饮食不佳，色仍是苍白，脉仍沉细，但已无滞象。

处方：党参 15 g、炙黄芪 15 g、山药 15 g、熟地黄 15 g、炒白术 10 g、黑姜 5 g、升麻 5 g、海螵蛸（研末冲服）5 g、黑荆芥 10 g、大枣 5 枚。

三诊：又服上方 13 剂，各症均消失。后于 2003 年 8 月 15 日，2003 年 9 月 13 日先后两次来潮，行经均为 6 日，经色暗红，经质稀稠适中，无血块，量可。此患者追踪近 1 年，月经正常，无复发。

按语：月经量过多常见病因有血热、肾虚、脾虚、血瘀等，如病程缠绵，那么瘀证更为严重。在治疗期间，不可忽视血瘀这一病机，应根据不同的病因，分别采用理气活血、散寒活血、清热活血、凉血活血、益气活血、滋阴活血、温阳活血等治疗法，这也体现了中医反治法中"同因通用"的治疗原则。

张华本在几年的时间里，对于月经量过多的治疗，无论是血热（虚热、实热），肾虚，还是脾虚型，都发现其发病的过程中有不同程度的瘀血存在，故上述的各种证型，在滋阴清热、清热凉血、滋水养阴、补气摄血、养血止血调经等治疗的同时使用活血化瘀治疗，始终本着辨证论治的度，灵活运用各种治疗方法，瘀血去除后，立停用活血化瘀之剂。特别应该强调的是活血化瘀之法要严格，灵活的运用，在患者有暴崩的迹象，应立即止血防脱，即"急则治其标，缓则治其本"。

## 痛经——从气滞血瘀寒凝胞宫论治

张某，女，26 岁，未婚，2006 年 10 月 24 日就诊。患者痛经 8 年，每次月经来潮则小腹胀满疼痛，拒按，经量少，经色紫黯有血块，经前乳房胀痛，全身乏力，少寐多梦。舌质紫黯，边有瘀点、瘀斑，脉沉。辨为气滞血瘀痛经，治以血府逐瘀汤加减。

处方：桃仁 12 g、红花 12 g、当归 12 g、益母草 10 g、黄芪 18 g、香附 12 g、生地黄 12 g、牛膝 20 g。每日 1 剂，水煎分 2 次服。

二诊：服药 7 剂后，月经来潮，腹痛较前明显减轻。嘱月经结束后，原方继服 5 剂后停药。药后月经来潮时，腹痛消失，且经前乳房亦不胀痛。

按语：本病的病因病机论述多种多样，但气滞血瘀、寒凝胞宫为其根本，血瘀内停而致气血不和，经络不通，故出现经行腹痛。治宜活血化瘀，行气通络止痛，"气行则血行"。现代药理研究表明，活血化瘀药物能改善细胞变形能力，改善血液流变性，增强人体下丘脑-垂体-肾上腺皮质轴调节功能，纠正微循环障碍，从而达到治疗痛经的目的。血府逐瘀汤全方的药理研究表明，本方有扩张微血管，增加血流速度，增加组织灌流量，促进微循环恢复，并能降低血小板聚集率，增强机体免疫力等。

## 闭经——从阴虚火旺热灼血瘀论治

钱某，女，34 岁，已婚，2002 年 10 月 8 日初诊。月经以往规律，色、质、量正常，末次月经 2002 年 5 月 18 日。无明显诱因闭经 5 个月，每月中旬均有腰酸、下腹坠胀症状，手足心热，寝食、二便正常，舌质红，舌苔薄黄，脉细弦。治宜活血通经、引血下行。方用桃红四物汤加减。

处方：当归 10 g、桃仁 10 g、泽兰 10 g、红花 10 g、牡丹皮 10 g、刘寄奴 10 g、熟地黄 15 g、赤芍 15 g、生地黄 15 g、白芍药 15 g、茺蔚子 10 g、川牛膝 10 g。每日 1 剂，水煎分 2 次服。

二诊（2002 年 10 月 17 日）：自述服药 4 剂，2002 年 10 月 12 日月经来潮，量少色黯红，小腹下坠，腰困，舌质偏红，舌苔薄白，脉细弦。正值经后，治以滋养肾阴为主，方用六味地黄汤合二至（丸）汤加味。

处方：当归 12 g、白芍 15 g、桃仁 10 g、红花 10 g、川芎 10 g、茯苓 10 g、牡丹皮 10 g、泽泻 10 g、女贞子 10 g、墨旱莲 10 g、续断 15 g、熟地黄 20 g、山药 15 g、山茱萸 15 g、枸杞子 15 g。

10 剂。

之后平时服六味地黄汤合二至（丸）汤加味治疗，经前服活血调经之品，如此调理 3 个月经周期，月经按时来潮。

按语：闭经分虚实两端，虚者血海空虚，无血可下，实者邪阻脉道，经血不得下行。本例患者冲任血海不足，阴虚火旺，灼伤阴液，热灼血瘀，虚实夹杂则闭经不行，故用六味地黄汤合二至丸加味养阴血补肝肾，桃仁、红花、赤芍、川牛膝等活血调经，引血下行而取效。

## 卵泡黄素化综合征——从气虚血瘀肝肾亏虚论治

李某，33 岁，1998 年 5 月 20 日初诊。结婚 6 年不孕，婚前人流 1 次。13 岁月经初潮，周期 28～30 日，行经 4～6 日，间断出现轻微痛经，末次月经（LMP）1998 年 5 月 13 日至 17 日。3 年前经某医院检查：内分泌正常，BBT 取相且高温相 13 日。子宫输卵管造影显示：双侧输卵管畅通。抗精子抗体（AsAb）阴性。B 超监测：右侧卵泡 22 mm，48 小时后 BBT 上升后第 3 日进行腹腔镜检查，未见排卵孔及黄体，可见少许紫红色内膜异位病灶，直肠子宫陷凹未见积血。初诊检查：子宫颈光滑，子宫体平卧，大小正常，附件（－）。5 月 27 日做性交后试验（PCT）：性交后 2 小时，见宫口直径约 0.3 cm，黏液量多，溢出宫门，清亮稀薄，拉丝 10 cm，Insler 评分 9 分，子宫颈黏液中精子 15～20/HPF，活力 2～3 级。1998 年 6 月使用 CC＋HCG 方案促排卵出现轻度卵巢过度刺激综合征。停服西药，嘱服滋肾育胎丸 1 个月。7 月 12 日至 17 日月经来潮。诊见：口干而不欲饮，动则气短，面色㿠白，舌体淡胖，有齿印，边有瘀斑，舌苔薄白，脉虚无力而涩。诊断为不孕症，辨证属气虚血瘀，兼肝肾虚，脉络不通。治宜补益气血，填精益肾，祛瘀通络。方用补阳还五汤加减。

处方：黄芪 50 g，当归 15 g，丹参 20 g，赤芍 30 g，川芎 10 g，红花 10 g，桃仁 15 g，菟丝子 15 g，生地黄 15 g，肉苁蓉 15 g，熟地黄 15 g。每日 1 剂，水煎分 2 次服。

23 日 B 超测得右卵泡 12 mm，用上方加巴戟天、淫羊藿、杜仲各 15 g。4 剂，每日 1 剂。

27 日复查卵泡 16.5 mm，BBT 开始上升，在上方的基础上加土鳖虫、细辛、水蛭各 5 g，炮穿山甲（先煎）、郁金、茺蔚子各 10 g。连服 4 剂，每日 1 剂。

30 日早上复查卵泡 22 mm，嘱适时性交。晚上自觉右下腹隐隐作痛。

31 日复查，卵泡消失。上方加枸杞子、何首乌、桑寄生各 10 g，狗脊 15 g。7 剂，每日 1 剂。

8 月重复治疗 1 周期，1998 年 9 月 30 日月经愆期 15 日，化验尿 HCG 阳性。1999 年 6 月 23 日顺产一健康女婴。

按语：卵泡未破裂黄素化综合征（LUFS）是指卵泡生长到一定时间不破裂而无排卵，但卵泡膜、颗粒细胞和卵巢间质细胞发生黄素化现象。其所呈现的生殖内分泌变化、靶器官激素效应和临床征象酷似正常有排卵月经，是一种特殊类型排卵障碍。在不孕症妇女中，LUFS 的发生是比较普遍的现象，是女性不孕的重要原因。

在正常的月经周期中，卵泡经历许多生化、物理和结构等改变。LUFS 是临床征象不明显的病症，与生育有关的检查正常，发病原因和机制尚未明了。有学者认为，LUFS 多见于子宫内膜异位症、性器官炎症、盆腔粘连、高催乳素血症、多囊卵巢、高雄激素血症和促排卵治疗周期中。基层医院不可能为每位"原因不明"不孕患者做腹腔镜检查，毕竟医疗资源有限，且腹腔镜检查是具有创伤性的。B 超监测比较有实用价值，优点是价廉，方便易行，无创伤性，可以连续动态观察，患者易于接受。在监测过程中发现，LUFS 有 2 种情况：一种是卵泡滞留和/或持续增大（21～31 mm）LUF；一种是小卵泡（12～16 mm）LUF。

LUFS 治疗仍然处于探索阶段，旧的促排卵方案 CC/HCG 与 HMG/HCG 的 LUFS 复现率高，妊娠率低。新的助孕方案中，GMRHA/FSH/HMG/HCG 与 FSH/HMG/HCG 促排结合体外助孕术，可取得较高的妊娠率。但因经济和技术等问题受到限制而未能普遍开展。

张耀泉根据女性的生理经、孕、产、乳以血为本和气为血帅的特点，将本病按气虚血瘀和脉络不通论治。临床上非但血寒血热致瘀，气虚气滞、肾虚血虚也能致瘀，故立补气补肾，活血祛瘀通络为法。大剂量黄芪、当归补气血，川芎助当归行血；菟丝子、淫羊藿、肉苁蓉、生地黄填精益肾，促进卵泡生长成熟移向皮质表层，突出卵巢表面；丹参、赤芍、桃仁、红花活血祛瘀，能加强血液循环，使突出的顶部充血；穿山甲、水蛭、土鳖虫咸寒软坚，散结通络，使间质溶化，胶原纤维水解，最终使卵泡破裂排卵成功。

中医学理论认为，月经周期各期的生理特点，阴阳气血和它们的转化消长各有不同。张耀泉在治疗LUFS 的过程中，根据月经周期中不同的阶段给予不同的处理，促使阴阳转化有序。

## 席汉综合征——从元气亏虚瘀血内阻论治

王某，女，38 岁，1998 年 5 月 20 日就诊。患者于 2 年前冬季产后，渐感畏寒，四肢发凉麻木，状若冻僵，冬不离火炕，夏不离衣被，伴阴毛脱落，经期延后，量少色黑，遗尿不禁，曾到某医院就诊，诊断为席汉综合征。先后服中西药治疗，效果不著。察其舌有瘀斑，诊其脉缓而涩。此乃元气亏虚，瘀血内阻，阳不外达所致。治宜益气通阳，活血化瘀。

处方：黄芪 30 g，人参（另炖）10 g，当归 10 g，桃仁 12 g，红花 10 g，川芎 10 g，桂枝 10 g，白芍 10 g。每日 1 剂，水煎分 2 次服。

二诊：服药 10 余剂，畏寒、肢麻减轻。药已见效，原方继服。

三诊：又服药 15 剂，诸症消失。半年后随访，阴毛渐生，身无不适。

按语：患者病发于产后，元气大伤，气不行血，瘀血阻滞，阳不外达而发此证。故用补阳还五汤加人参，增其益气活血之力，配桂枝温经通阳，弃地龙、赤芍凉血之弊，伍白芍养血和营。诸药合用，使气旺血行，瘀去阳通，气血调和而诸症自愈。

## 功能性不孕症——从肾阳不足气郁血瘀论治

周某，女，30 岁，2002 年 3 月 18 日初诊。结婚同居 3 年未孕，月经期准，经前乳房胀痛，月经量不多，夹有血块，色黯伴小腹疼痛，腰困，夜尿多，舌质淡黯边有瘀点，脉沉弦细涩。男方精液常规检查正常。B 超提示：子宫附件未见明显异常。中医诊断为不孕症，证属肾阳不足，气郁血瘀。治宜温肾调肝，活血通络。方用血府逐瘀汤加减。

处方：丹参 15 g，红花 10 g，菟丝子 20 g，桃仁 10 g，当归 10 g，牛膝 15 g，川芎 10 g，柴胡 10 g，枳壳 10 g，路路通 10 g，杜仲 15 g，巴戟天 15 g，五灵脂（包煎）10 g，台乌药 5 g，三七（研末冲服）5 g。每日 1 剂，水煎分 2 次服。

二诊（2002 年 3 月 23 日）：服药 6 剂，月经来潮，量较前增多，血块减少，下腹部轻微胀痛，经前无乳房胀痛，舌质黯淡，脉弦细。继以补肾调肝，化瘀调经法，方用六味地黄汤合血府逐瘀汤加减，治疗 5 个月经周期而怀孕。

按语：瘀血停滞，气血运行不畅，冲任失调不能摄精受孕。《医宗金鉴·妇科心法要诀》曰："因宿血积于胞中，新血不能成孕。"不孕症中医辨证主要是肝肾两虚，气滞血瘀以致脉络不通，排卵障碍。活血化瘀类药物可调节血液循环，改善子宫内膜营养状况，促进卵巢排卵功能的恢复，从而为孕育创造良好条件。所以治疗每以补肝肾，活血通络取效。

## 输卵管阻塞不孕症——从肝气郁结胞脉瘀滞论治

赵某，女，32 岁，2001 年 9 月 16 日初诊。因意外丧子，行输卵管吻合术。术后半年未孕，子宫输卵管通液示：双输卵管不通。伴见胸胁胀痛，太息则舒，经前尤甚，舌边瘀斑，舌苔薄白，脉细弦。此乃肝气郁结，失于疏泄，气血运行不畅，胞脉瘀滞，脉络不通。治拟疏肝理气，活血化瘀。方选自拟棱甲红坤化瘀汤加减。

处方：三棱10g，炮穿山甲（先煎）10g，红花10g，益母草12g，皂角刺10g，川牛膝12g，赤芍10g，当归12g，丹参20g，香附10g，延胡索15g，炒柴胡10g，白芍10g，合欢皮12g，甘草10g。每日1剂，水煎分2次服。

加减服药2个月经周期，经后2日通液检查示：双输卵管通而不畅。继服中药治疗，2个月后复查示：双输卵管通畅。予上药隔日1剂，继服1个月，以资巩固。3个月后因停经，复查已妊娠。

按语：输卵管性不孕占不孕原因20%～40%，是女性不孕的最主要原因。根据输卵管阻塞不孕的中医证候特点及西医病理改变特点，瘀血证是其本质特征，故戚玉华对该病之治，将活血化瘀法贯穿整个治疗过程，并自拟"棱甲红坤化瘀汤"（三棱、炮山甲、红花、益母草、皂角刺、川牛膝、赤芍、当归、丹参、香附、延胡索、甘草）为基本方。在此基础上辨病，参以辨证，分型治疗。

（1）气滞血瘀，脉络不畅证："妇人之生，有余于气，不足于血"。本证型常见于病程较久，因求子心切，难以成孕，情怀不舒，气机郁滞，肝气失疏，气有一息之不运，则血有一息之不行，气滞脉涩，脉络不畅，胞脉阻滞，经久不孕。临床见少腹胀痛或刺痛，伴胁肋、乳房胀痛，甚至乳房结核，经前尤甚，月经不调，先后不定，舌质紫暗，舌苔薄白，脉细弦或涩。多见于慢性输卵管炎，输卵管粘连。治用基本方加炒柴胡、橘叶、橘核、荔枝核等，理气化瘀，疏肝活血，气血同治，气通血活，气分无病，络脉通畅，方能孕育。

（2）寒凝血瘀，脉涩不行证：此证多为久病误治失治，或素体阴寒偏盛，或感受寒邪，或用药不当，壅遏阳气，使证从寒化，寒气入经则稽迟，寒凝胞阻，脉涩不行，天寒地冻，草木不生，何以成孕。临床可见少腹冷痛，痛有定处，遇寒则增，得热痛减，伴形寒肢冷，月经后期量少，色紫有块，痛经，舌质瘀紫，舌苔白滑，脉沉迟或涩。多见于输卵管炎症性粘连。治用基本方加附子、桂枝、吴茱萸、艾叶、小茴香等，散寒化瘀，温经通脉，胞宫温暖，胞脉通畅，自能摄精成孕。

（3）血水互结，留滞失通证：此证多因病久脏腑功能失常，气不布津，带脉失约，不能化水谷之气为精微，停聚为害，水湿留滞，血与水搏结，阻于胞中，胞脉运行不利，滞留不通，血不利则为水，二者又互为因果，而致不孕。临床见有少腹疼痛，扪及包块，质软，甚或如囊裹水，伴肢体重着，胸闷脘痞，带下量多清稀，月经不调，闭经，舌紫苔腻而滑，脉滑，多见于慢性输卵管炎及输卵管积水。治用基本方加甘遂、茯苓、车前子、泽泻、瞿麦等，利水化瘀，疏通气血，水津得以布散，胞脉运行通利，方能受孕。

（4）热毒瘀滞，胞脉不通证：此证因热入血室，侵扰胞宫，热毒之邪，蕴结胞宫，热为阳邪，易灼津耗液，血行涩滞，瘀热互结，阻滞胞脉，邪居血室，难以成孕。临床可见少腹剧痛，拒按，伴见身热，腰骶痛，白带色黄秽臭，小便灼热，大便干结，月经先期量多，或漏下崩中，色紫红质黏稠有块，舌质红或紫红，舌苔薄黄或黄腻，脉滑数。多见于慢性输卵管炎急性或亚急性发作，或输卵管脓肿等。治用基本方加生大黄、蒲公英、重楼、败酱草等，解毒化瘀，清热凉血，胞脉宁静，循行有序，方可受胎成孕。

（5）血瘀积胞，络脉闭塞证：此证多因久病不愈，气血凝滞，阻于胞中，或痰瘀互结，留滞经络，郁积而成，阻塞胞脉，遂道不通而致不孕。临床可见少腹疼痛，痛位固定，扪及包块如丸卵或索条状，质硬且坚，推之不移，伴见月经不调，漏下崩中，闭经，舌见瘀斑瘀点，舌苔薄白，脉涩。多见于子宫内膜异位症、化脓性阑尾炎、腹膜炎及腹部手术等引起输卵管周围组织粘连。治用基本方加鳖甲、莪术、昆布、海藻等，化瘀消痰，软坚散结，积块消散，胞脉运行通利，胞络气血流畅，精血相合则孕。

（6）气虚血瘀，胞脉失养证：此证多因久病体质虚弱，不能祛邪外达，邪正交争，胶着不解。胞宫乃奇恒之腑，生理上与外界相通，外邪由虚而入，内邪由虚而生，气血阴阳诸不足，皆可致瘀。其气虚不足以帅血，运血无力，血滞为瘀；血虚则脉管不充，运行涩滞，凝聚成瘀；阴虚则血少，阳虚则血缓，均致血瘀，形成多虚多瘀，在本虚的基础上形成标实，或虚实夹杂；瘀血不去，新血不生，又互为因果，使虚者更虚，实则更实，正不胜邪，经久不愈，病程缠绵；胞脉瘀滞，络脉失养，故难受孕，多见屡孕屡坠、流产滑胎之继发不孕者。治用基本方加红参、黄芪、生地黄、熟地黄、白芍、枸杞子、鹿茸等，扶正化瘀，鼓舞气血生长，源盛流自畅，血活脉管充，气血旺盛，使瘀血得去，新血自生，络脉充盈，胞脉得养，方可受孕成胎。

## 附件炎——从瘀阻胞脉论治

尤某，女，36岁。腰腹疼痛伴分泌物增多近2周。B超检查示：左侧附件炎。刻诊面色微黑，肌肤欠光滑，性情急躁。月经经期延长，经行不畅，经量少，有血块，经色黯，每次行经近10日，行经前后腰痛剧烈。舌质黯，舌苔厚，脉弦细。四诊合参，当属瘀血阻于胞脉。遂投以血府逐瘀汤加味。

处方：当归20 g，桃仁10 g，红花10 g，川芎30 g，赤芍20 g，三棱15 g，莪术15 g，柴胡10 g，枳实5 g，白芍20 g，延胡索15 g，生地黄10 g，牛膝15 g，干姜12 g。每日1剂，水煎分2次服。

复诊：服药7剂后，患者自述病情有所好转，腰酸疼痛减轻。药已中的，效不更方，上方加减共服20多剂，诸症消失。经B超复查：子宫、附件未见异常。遂改投丸剂以滋巩固。随访1年无复发。

按语：附件炎当属中医学"癥瘕""积聚"范畴。瘀血既是病理产物，也是致病因素，瘀血阻于胞脉是其发病的重要因素。因此，活血化瘀是本病的主要矛盾，也是治疗上要重点解决的问题。血得热则行，得寒则凝滞，故方中加干姜一味，温通阳气，助血运通畅，瘀血消散。

## 子宫肌瘤不孕症——从气滞血瘀经脉不通论治

钟某，女，38岁，1999年5月13日初诊。患者结婚14年，婚后同居未孕，配偶检查正常。曾予以人工授精，子宫肌瘤剔除术，输卵管通水等治疗，仍未受孕。经某医院妇科检查诊为：子宫肌瘤；子宫内膜异位症；盆腔炎。经介绍延请诊治。诊见面色暗滞，极度消沉，近半年来，每逢月经来潮则腹痛，经量少，经色瘀黑，绵延10余天方净，伴出冷汗，呕吐纳呆，舌质暗红，舌苔薄白，脉弦细涩。中医诊断为不孕症。证属经脉不通，气滞血瘀。治以疏肝理气，活血通经，方选血府逐瘀汤加减。

处方：全当归18 g，桃仁10 g，红花5 g，川芎10 g，五灵脂（包煎）10 g，蒲黄（包煎）15 g，赤芍15 g，柴胡10 g，枳壳15 g，川牛膝15 g，延胡索12 g，生地黄20 g，生甘草5 g。每日1剂，水煎分2次服。

二诊：服药7剂后，行经腹痛大减，排出较多血块。仍以上方加减，酌加丹参、郁金、三七、鸡血藤、全蝎等，行经已无腹痛，5日干净。

调治4月后怀孕，于2001年初产一男婴，母子健康。

按语：本例患者婚后久治不孕，致肝气郁滞、瘀血内阻、经脉瘀塞，遂现诸症。气为血帅，血为气母，气行则血行，气滞则血瘀，故治用血府逐瘀汤加减。方中以四逆散疏肝解郁；桃红四物汤合失笑散养血活血通经。诸药合用，气行瘀化，月经调则成孕。

## 功能失调性子宫出血——从肾阴亏虚瘀血阻滞论治

患者，女，45岁，2003年2月3日初诊。主诉阴道不规则流血22日，月经2003年1月12日来潮，量时多时少，淋漓不尽，近4～6日来量多如注，经色暗红，有紫黑血块。曾在某医院就诊，诊断为功能失调性子宫出血，经服中西药无效。刻下症见下腹疼痛拒按，腰胀痛，头晕，舌紫暗，舌苔白，脉沉细。辨证属肾阴亏虚，瘀血阻滞。先以活血化瘀兼止血，用生化汤为基本方加减。

处方：当归10 g，桃仁10 g，红花5 g，泽兰10 g，蒲黄炭10 g，大蓟15 g，炮姜10 g，小蓟15 g，

炙甘草 5 g。每日 1 剂，水煎分 2 次服。

二诊：服药 3 剂后，血块增多，块排出后下腹疼痛减轻，阴道流血增多 1 日，随之减少，色暗红。刻症见下腹疼痛不明显，腰酸胀痛，头晕发热，咽痛口渴，舌质淡红，舌苔白，脉细略数。考虑瘀血已化七八应从本论治，故以补肾益阴为主因兼感风热外邪，故兼以疏风热，方用左归丸合小柴胡汤加减。

处方：续断 15 g，生地黄 12 g，山茱萸 15 g，党参 10 g，枸杞子 10 g，柴胡 10 g，防风 10 g，荆芥 10 g，大蓟 15 g，白芷 10 g，小蓟 15 g，甘草 5 g。3 剂水服。

三诊：又服药 3 剂后，阴道流血基本停止，感冒已愈。仍觉腰胀头晕，舌质淡红，舌苔薄白，脉沉细。继续补肾固本。守方，撤柴胡、防风、荆芥、白芷、大蓟，加二至丸（女贞子 10 g，墨旱莲 10 g）。3 剂水煎服，以巩固疗效。

按语：功能失调性子宫出血属中医学"崩漏"范畴。贺若芳教授究幽洞微，对本病治以瘀立论。妇女不在行经期间，阴道突然大量出血，或淋漓下血不断者，称为"崩漏"。前者称为"崩中"，后者称为"漏下"。崩漏常因崩与漏交替，因果相干，致使病变缠绵难愈，成为妇科的疑难重症。根据多年的临证经验，认为崩漏的主要病因病机是瘀血阻滞冲任，血不归经，乃致崩中漏下。《千金要方》曰："瘀血占据血室，而致血不归经。"《血证论》曰："女子胞中之血，每月一换，除旧生新，旧血即瘀血，此血不去，便阻化机。"又曰："吐衄便漏，其血无不离经，……然既是离经之血，虽清血，鲜血，亦是瘀血。"说明瘀血乃崩漏的病因之一。

瘀血是在疾病过程中形成的病理产物，其出有因，肾虚、脾虚及血热皆可致瘀。或为肾阴虚，阴虚则热，血得热而流散，成为离经之血而致瘀；或为肾阳虚，阳虚则寒，血得寒而凝滞为瘀；或为脾虚，生化乏源，脾虚即气虚，气虚则血行无力，血行不畅，必滞而为瘀；或为血热，血液被煎熬成块而致瘀。诸因素导致血瘀，瘀血占据血室，阻滞冲任，冲任不固，经血不得循其道而行，必非时妄行，因而发为崩中漏下。临床上常见崩漏患者诉下血紫暗，有血块，小腹疼痛拒按，观之舌质紫暗有瘀点或瘀斑，按之脉沉细涩，是为佐证。

现代医学认为功能失调性子宫出血的原因是促性腺激素或卵巢激素在释出或调节方面紊乱，导致子宫内膜不同程度的增生性变化或萎缩性改变。其治疗手段之一是行刮宫术，通过去除子宫内膜而达到迅速止血的目的。受现代医学刮宫术的启发及遵《素问·阴阳应象大论》"血实宜决之"之训，贺若芳有一喻：崩漏犹如水沟积水，水积日久，泥沙淤滞，阻碍水流，流水不畅，腐臭由生，故欲清流澄源，必先铲除泥沙。同理，崩漏之治，必先祛除瘀血，瘀去，则经血流畅，"通则不痛"，通则血行有道有时，此时止血，方不致留瘀为患，同时也有利于重建月经周期。

崩漏有多种原因，但崩漏日久多夹有瘀，故治崩漏，首先以活血化瘀为大法。强调"见血休止血"，初始不宜收敛固涩，以免血止成瘀，主张"化瘀止血"，待瘀去七八，再根据病情治本为妥。贺若芳常以《傅青主女科》中生化汤加减治疗，屡奏良效。生化汤乃为治产后恶露不行，瘀血腹痛而立。方中桃仁活血祛瘀，祛瘀力尤强。《本草经疏》曰："桃仁，性善破血，散而不收，泻而无补。""当归，补中有动，行中有补，诚血中之气药。"川芎，活血行气。《本草纲目》曰："川芎，血中之气药也。"当归、川芎均为血中之气药，活血尤妙。炮姜"色黑入营，助归草以生新，佐芎，桃而化旧"（《成方便读》）。甘草"有调补之功……随气药入气，随血药入血"（《本草正》）。全方共奏化瘀止痛之功。《傅青主女科》曰："惟生化汤系血块圣药也。"因其祛瘀活血效果好，类似刮宫作用，故贺若芳曰"药物刮宫"，喜而用之。

本例患者年过不惑，肾气渐衰。根据其临床症状及年龄特点，辨证其病肾阴虚是本。病机为阴虚则热，血得则流散而为瘀血，瘀阻冲任，血归经而发为崩漏。瘀不去，则血不畅，导致诸症丛生。故首诊以血化瘀为主兼止血，以生化汤为本方，加红花、泽兰以加强化瘀力。"急则治其标"，加蒲黄炭、大蓟以止血。二诊瘀血已去七八，逢虚人外感风热，《伤寒论》曰："人中风，七八日续得寒热，发作时，经水适断者，此为热入血室，血必结，故使如疟状，发作有时，柴胡汤主之。"故取小柴胡汤加治感冒，用左归丸加减峻补真阴治本。三诊外邪已去，故撤解表药加二至丸，纯用补阴药固本以功。

## 乳腺增生症——从肝气郁结气滞血瘀论治

张某，女，35 岁，2000 年 4 月 11 日初诊。双乳房结块胀痛 3 个月余，经前更甚。检查：双乳房外上象限均可扪及 2 个约 1.2 cm×1.5 cm 结块，边界欠清，质地不硬，表面光滑，推之活动，与周围组织无粘连。经前肿块增大变硬，触之胀痛，经净则缩小质软，胀痛亦减，结块有时可随喜怒而消长。月经量少，夹有瘀块，少腹胀痛，舌质偏红，尖边有瘀点，舌苔薄白，脉沉弦。冷光源强光透照乳房提示：双侧乳腺增生症。中医诊断为乳癖，乃肝气郁结，气滞血瘀所致。治予疏肝解郁，行气化瘀。方选丹栀逍遥散加减。

处方：柴胡 15 g，当归 15 g，白芍 15 g，牡丹皮 10 g，栀子 10 g，茯苓 10 g，白术 10 g，王不留行 15 g，猫爪草 15 g，瓜蒌壳 15 g，炙甘草 5 g。每日 1 剂，水煎分 2 次服。

二诊：服药 15 剂后，乳房疼痛及结块消散。为巩固效果，下次月经前守方再进 10 剂。随访 1 年未见复发。

按语：血液是人体的重要物质，血液循经而行，环流不息，周而复始，濡养全身。若脉络因内外各种致病因素的侵袭，影响血液的正常功能和运行，或体内存留离经之血，或容有污秽之血，即可形成瘀血。血瘀一旦形成便不能发挥其正常的生理功能，反成为致病因素，导致各种病理变化。活血化瘀法，是治疗由血瘀而引起的疾病的一种特有疗法，是平衡气血乖违的一种手段。

妇女以血为本，其生理特点与男子不同，经、带、胎、产以及哺乳的辛劳及消耗，性情的忧思与抑郁，易致肝肾、气血受病，故乳房疾病的发病率远高于男子。《妇女玉尺》曰："妇人之疾，关系最钜者则莫如乳。"

乳房正常生理功能的维持及乳房疾病的发生主要与肝、脾、胃、肾及冲任等脏腑、经络、气血功能正与否密切相关，气血、经络、脏腑功能正常，则乳房可维持正常的生理功能。若由于各种致病因素引起肝气郁滞，脾胃气机失常，冲任失调，肝肾阴虚，等等，皆可导致脏腑功能失调，经脉乳络阻塞，气血运行不畅，气滞血瘀，痰湿内生，气痰瘀结于乳房而形成结块；气郁化火，热火内结乳房而发生乳病。

气滞血瘀，乳络阻塞，乃乳病的基本病机。"瘀""结""痛"是乳病共有的临床特征。故无论从标从本论治乳病，在辨证分型施治基础上，都需结合运用活血化瘀之法以疏通气血，使瘀血结块得以化散，乳络通畅而肿痛自消。活血化瘀法治疗乳病又根据乳疾病机分为行气化瘀、清热化瘀、消痰化瘀、养阴化瘀等，活血化瘀贯穿始终，是以乳病从瘀论治。

乳腺增生症属中医学"乳癖"范畴。多是由于体内激素内环境失衡，导致内分泌紊乱，黄体素的分泌减少，雌激素的分泌相对增高而造成。中医学认为多因肝气郁结，失于疏泄，气血瘀滞乳络引起。治疗行气与化瘀兼顾，方用丹栀逍遥散疏肝理气，王不留行活血祛瘀，猫爪草、瓜蒌壳散结止痛。诸药合用，气血畅通，瘀结消散而获效。

## 慢性盆腔炎——从湿热蕴结瘀血内停论治

刘某，女，29 岁。自诉 2002 年 5 月作人工流产后出现下腹隐痛，每月月经将至下腹胀痛明显加重，伴腰酸痛，带下偏多黄秽，经期提前，色暗有块，舌质黯红，舌苔薄，脉弦滑。妇科检查：子宫颈举痛，子宫体压痛，双侧附件增厚，诊断为慢性盆腔炎。中医辨证属湿热蕴结，瘀血内停。治宜清热化湿，活血通络。

处方：丹参 15 g，红藤 20 g，赤芍 15 g，败酱草 20 g，益母草 15 g，蒲公英 20 g，延胡索 15 g，冬瓜子 20 g，川楝子 15 g，牛膝 12 g，茯苓 12 g。每日 1 剂，水煎分 2 次服。

二诊：上方 7 剂尽后，自觉症状明显减轻。后加扶脾之品继服 10 余剂，诸症消失，随访半年无复发。

按语：女性内生殖器及其周围的结缔组织，盆腔腹膜发生炎症时，称为盆腔炎，是妇科常见病之一。本病在古医籍中无相应病名记载，其主要证候散见于腹痛、热入血室、带下、瘕积、痛经、不孕、月经不调等中。鉴于临床主要症状与中医"瘀"的论述相符，故注重从瘀论治盆腔炎，临证每获良效。学者薛静燕根据自己的经验，对此归纳为治瘀六法。

（1）清热解毒化瘀法：适用于热毒炽盛证。《温病条辨》曰："热入血室……为热邪陷入，搏结而不行，胸腹少腹，必有牵引作痛拒按者。"由于热毒之邪客于冲任、胞宫，邪正交争，搏结成瘀，以致经络闭阻，气血凝滞为患。症见下腹部持续性疼痛，或拒按或剧痛，恶寒发热或寒战高热，或但热不寒，头痛，食欲不振，或恶心，呕吐，腹胀，或二便不利，舌质红，舌苔黄厚或腻，脉濡数或滑数。妇科检查：阴道、宫颈充血，分泌物增多，有臭味，或附件、宫旁组织压痛或索条状物或包块。治宜清热解毒，化瘀止痛，乃热毒邪盛，正气未衰，急则治标为先，以抑其邪毒炎热之势，方用自拟红酱解毒汤。药用红藤、败酱草、金银花、牡丹皮、大黄、桃仁、延胡索、制香附、薏苡仁。若恶寒发热加荆芥、薄荷、淡竹叶，高热不退加黄芩、黄连、栀子；带下色黄量多加椿根皮、黄柏；腹痛拒按加乳香、没药。

（2）清热利湿祛瘀法：适用于湿热壅阻证。湿热邪毒久留不去，易于下注，加之热伏冲任血海，可灼血为瘀，如清·王清任曰："血受热则煎熬成块。"热与湿合，又与瘀血互结，伤及胞宫与任、带两脉，因而致病。症见小腹隐痛或腹痛拒按，低热起伏，身体困重，胸脘满闷，呕恶，或形体肥胖，或带下量多色黄质黏，舌苔黄腻，脉弦滑。妇科检查：附件、宫旁组织触之疼痛，或有质地柔软或有束状感的肿块。治宜清热利湿，祛瘀消肿，俾热退湿除，脉道疏壅，气血通畅，即无瘀肿疼痛之虞，方以大黄牡丹汤合易黄汤加减。药用制大黄、牡丹皮、桃仁、当归、黄柏、椿根皮、车前子、薏苡仁、蒲公英、制香附。腹痛甚者，加延胡索、乌药；盆腔肿块加三棱、莪术、浙贝母、夏枯草；附件肿块（囊肿、积水）加穿山甲、皂角刺等。

（3）温散寒邪通瘀法：适用于寒凝瘀滞证。《傅青主女科》曰："夫寒湿乃邪气也，妇人有冲任之脉居下焦……寒湿满二经而内乱，两相争而作疼痛。"寒气客于络血之中，血泣不得注于大经，血气稽留不得行，以致冲任壅阻，气血瘀滞，不通则痛。症见下腹及腰或腰骶冷痛，遇寒加剧，得热则舒或喜揉按，面色苍白，畏寒、四肢不温或厥冷，小便清长，大便溏薄，带下清稀，舌淡苔白，脉沉迟。妇科检查：附件、宫旁组织可有增厚或肿块及压痛。治宜温散寒邪，通瘀止痛。此乃温壮阳气，以消阴翳，鼓舞血行，以化瘀滞矣，方用少腹逐瘀汤加减。药用小茴香、炮姜、延胡索、当归、赤芍、三棱、莪术、没药、土茯苓、香附、乌药。腹冷痛甚加吴茱萸、制川乌、胡芦巴；白带量多，加白果、椿根皮、薏苡仁；若见久病正衰，伤及阳气之虚寒证，宜加温阳之品，脾阳虚加党参、黄芪、白术；肾阳虚加鹿角胶、巴戟天等。

（4）理气活血行瘀法：适用于气滞瘀血证。《诸病源候论》曰："若经水未尽而合阴阳，即令妇人血脉挛急，小腹重急支满……结牢恶血不除，月事不时，因生积聚。"气凝则血亦凝，瘀久而不消，则为积聚瘕。症见少腹疼痛如刺、拒按，或伴腰骶、肛门胀痛，经行腹痛，精神抑郁或急躁易怒，两胁及乳房胀痛，带下量多，舌质紫黯或瘀斑，舌苔薄，脉弦涩。妇科检查：附件或宫旁组织触痛明显，或有质地较硬、固定不移的肿块。治宜理气活血，破瘀定痛。待气顺血调，瘀化积消，则疼痛自止，方用膈下逐瘀汤加减。药用当归、丹参、赤芍、香附、乌药、炮甲珠、王不留行、三棱、莪术、乳香、没药、延胡索、炒枳壳。乳房胀痛者，加郁金、青皮、川楝子；带下量多，加苍术、白术；肿块不消，加虻虫、水蛭、蛴螬、大黄。

（5）益气扶正和瘀法：适用于气虚血瘀证。清·王清任在《医林改错》中曰："元气既虚，必不能达于血管，血管无气，必停留而瘀。"素体虚弱，或久病元气损伤，气虚则运血无力成瘀；脾虚则水湿不化为患，湿注下焦，与瘀血互结，阻于胞脉，伤及任、带两脉而致病。症见下腹及腰或腰骶酸痛或坠痛，并随经期或劳累加重，面色萎黄，少气乏力，月经量少或闭经，带下色白量多，舌质浅淡或有瘀点，舌苔薄，脉细涩。妇科检查：附件、宫旁组织可有增厚或肿块及压痛。治宜补气活血，和瘀除痛，此乃遵《内经》"血实宜决之，气虚宜掣引之"旨意。方用圣愈汤合桂枝茯苓丸加减。药用党参、黄芪、当归、川芎、白芍、桂枝、茯苓、桃仁、牡丹皮、香附、延胡索、薏苡仁、制大黄。若肾虚腰痛甚者，加狗脊、桑寄生、川续断、杜仲。

（6）滋阴清热行瘀法：适用于阴虚瘀热证。《金匮要略》曰："热之为过，血为之凝滞"，因素体阴虚或久病耗伤阴血，阴虚内热，燥热煎熬阴血成瘀，瘀热阻于胞宫、胞脉而致病。症见小腹隐痛或腰痛，形体消瘦，口燥咽干，五心烦热，潮热盗汗，两颧发红，食欲减退，月经稀少或经闭，或有原发不孕，舌质红光薄，脉细数。妇科检查：可有子宫发育不良，附件、宫旁组织有粘连、肿块，或如囊状，或质硬表面不平有结节等。治宜滋阴行瘀，软坚散结。盖阴津充足，血行流畅，则瘀行积消，方用青蒿鳖甲汤合下瘀血汤加减。药用鳖甲、青蒿、生地黄、牡丹皮、大黄、桃仁、土鳖虫、百部、夏枯草、金银花、蒲公英、制香附、莪术。低热酌加银柴胡、地骨皮、白薇；盗汗加浮小麦、山茱萸；经量少加熟地黄、白芍、枸杞子、桑椹子；食欲不振加茯苓、山药、陈皮、鸡内金；口干便难加麦冬、火麻仁、郁李仁。

急、慢性盆腔炎以下腹痛为必见之症，中医学认为本病多由经行、产后，胞脉空虚或平素体质虚弱，加之摄生不慎，湿热邪毒乘虚内侵，邪正交争，搏结成瘀，瘀滞胞宫、胞脉，以至经络闭阻而发病，故血瘀气滞是本病病机关键所在。由于疾病发展过程中，可因患者先天禀赋、长期用药所伤、病机转化等不同，或兼夹寒邪凝滞，或兼夹湿热蕴结，或兼损伤气阴，或日久形成癥瘕，但始终以血瘀气滞为其病机核心。根据中医学"通则不痛"的理论，确立化瘀止痛为治疗本病的基本大法，并在审症求因的基础上，针对性地选用治瘀六法，配以相应的方药和随症加减，从而祛除已成之瘀和杜绝瘀的再生，达到消除盆腔炎症的目的。

慢性盆腔炎证型复杂，病情迁延缠绵，较难根治，况且病久正气耗伤，则更难以胜邪。因而，对于瘀久正虚者，应予扶正祛邪，以通补兼施为宜。在化瘀止痛的同时，适当补益正气，这不仅能增强患者的抗病能力，有利于加快炎症消散速度，改善局部病变与全身症状，而且可明显缩短疗程，提高疗效，起到事半功倍的效果。

## 慢性盆腔炎性包块——从气滞血瘀论治

周某，女，40岁。主诉下腹疼痛反复发作2年余，伴胸胁胀满，乳房胀痛、腰痛，经量或多或少，色暗有块。曾在某院行B超检查，发现左侧附件有一个3 cm×3 cm×2 cm低回声区，提示为炎性包块。患者因惧怕手术而行中医诊治，观其舌质紫黯，边有瘀点，脉象弦细。此乃气滞血瘀之候，治当理气活血、化瘀散结。

处方：柴胡10 g，当归10 g，川芎10 g，郁金10 g，三棱10 g，莪术10 g，丹参15 g，夏枯草15 g，茯苓15 g，香附15 g，炮穿山甲（先煎）12 g。每日1剂，水煎分2次服。

另配合用红藤20 g，蒲公英30 g，延胡索15 g，牛膝12 g，荔枝核15 g，丹参15 g。水煎至100 mL，每晚保留灌肠。7日为1个疗程，经期停用。

经上述内服配合灌肠1个疗程后，腰腹痛明显好转。效不更方，守上方化裁至第5个疗程结束时，诸症悉除，B超复查包块消失。

按语：慢性盆腔炎性包块是妇女内生殖器及周围结缔组织和盆腔腹膜发生的慢性炎症，多见于育龄期妇女，以小腹疼痛、带下量多及月经不调为主症，属中医学"带下""妇人腹痛""癥瘕"等范畴，为慢性顽固性疾病。本病在临床上无论属哪一证型，"瘀"是共同存在的，且贯穿于病程的整个阶段。古人有"初病在经，久病入络""久病多瘀"的经验总结。因此，在治疗上多选用活血化瘀之品，如丹参、川芎、赤芍、莪术等以活血化瘀，疏通经络，破瘀散结。现代药理证实，活血化瘀类药物能加速血液循环，改善结缔组织代谢，增加氧运，消除水肿和渗出等。在辨证治疗基础上，配合应用活血化瘀法，可明显缩短病程，提高治愈率。

## 盆腔淤血综合征——从肝失疏泄气滞血瘀论治

苟某，女，25岁，已婚，2002年1月26日初诊。主诉痛经3年。患者16岁月经初潮，周期尚可，经量多，经色淡质稀，经行7日净。1999年底在某医院因痔疮而行手术治疗，自此出现经前小腹坠痛，疼痛难忍，痛时伴恶心呕吐，身冷汗出，经来半日痛减，经前乳房胀痛。平素性情急躁易怒，面色萎黄，舌质暗，舌苔白，脉沉细缓。末次月经2001年12月31日。2002年1月23日做B超检查示：盆腔淤血综合征。中医辨证为气滞血瘀。治以行气疏肝，祛瘀止痛。

处方：当归10 g，五灵脂（包煎）10 g，生蒲黄（包煎）10 g，制乳香10 g，制没药10 g，川芎10 g，柴胡10 g，黄芪15 g，香附10 g，党参15 g，乌药10 g，白术10 g，法半夏10 g，砂仁（后下）5 g，炙甘草5 g。每日1剂，水煎分2次服。

复诊（2月24日）：服药6剂后，月经于2002年2月1日来潮，经来腹痛明显减轻，但易发怒，舌质红，舌苔白，脉弦细。上方加逍遥丸于经前10日开始服用。

三诊（3月25日）：以上症状基本消失，唯经前小腹微痛，但能忍受，性情平和。要求继用中药调理，适时受孕。2002年9月10日因停经35日，基础体温高相维持18日，查尿HCG（＋）被确诊为早孕。

按语：盆腔淤血综合征是由于盆腔静脉瘀血而发生的病变，其主要病理变化是盆腔静脉淤血，以下腹坠痛、低位腰痛、经行前后加重为主要症状。根据其临床表现，可分别见于中医学"痛经""腹痛""腰痛""月经过多"等范畴。西医学对本病尚没有特效的疗法。杨鉴冰根据自己多年的临床经验，认为本病的病机要点在瘀血。

本例患者因手术误伤脉络，致气血失畅而发病。肝失疏泄，气血失调，气机郁滞不畅而致经前乳房胀痛，急躁易怒；经前气血壅滞不泻，则气滞血瘀甚，故少腹坠胀，疼痛加重。药用柴胡、香附、乌药以疏肝解郁，使肝气条达而胀痛止；当归、川芎、生蒲黄、五灵脂、乳香、没药活血祛瘀，使瘀血行而气血调和；辅以黄芪、党参、法半夏、白术、砂仁益气健脾止呕，祛邪不忘固本。对症下药，药到病除。

## 子宫内膜异位症——从气滞血瘀兼气血亏虚论治

刘某，女，34岁，2004年4月20日初诊。因左侧卵巢巧克力囊肿行左附件切除术后，1年余未孕，术后痛经半年就诊。患者术后1年余未孕，近半年再次出现经行腹痛，肛门下坠，腰骶酸痛，双乳作胀，经色紫黯有块，经量中等，面色萎黄，神疲乏力。末次月经2004年4月10日，经量中等，5日干净，有暗红色血块，下腹疼痛，肛门坠胀，舌质浅淡，伴有瘀斑，脉细弦。妇科检查：子宫前位，常大，压痛（－），左附件缺如，右附件（－），阴道后穹可触及痛性结节。西医诊断为子宫内膜异位症。中医辨证属气滞血瘀，兼气血亏虚。患者病程较久，加之手术创伤损伤正气，术后正虚邪恋，迁延难愈。治宜活血化瘀，佐以益气养血。

处方：马鞭草30 g，石打穿20 g，昆布20 g，夏枯草10 g，三棱10 g，莪术10 g，炮穿山甲（先煎）10 g，土鳖虫10 g，党参15 g，黄芪10 g，当归10 g，熟地黄10 g。每日1剂，水煎分2次服。

患者服上方3周，诸症明显好转，2004年5月25日因停经45日再次就诊，查尿HCG阳性，B超提示宫内妊娠。

按语：子宫内膜异位症是生育期妇女常见病、多发病，其确切发病机制目前尚无统一认识。中医古籍对其并无专门记载，而是根据其症状体征，将其归于"痛经""不孕""月经失调"范畴。临床经验认为，妇女房劳、多产、妇科检查、手术等均易损伤冲任胞宫，致藏泄功能异常，月经期经血泄而不循常道，部分经血逆行，致离经之血蓄积盆腔与周围组织粘连，纤维化，瘢痕形成，导致各种临床症状的出现，如痛经、不孕、性交痛、月经失调、腹中结块等。瘀血始终贯穿病理演变的全过程，中医名家陆启滨认为，从瘀论治为本病之治疗大法，并根据瘀血形成之原因及兼夹之症，并总结出从以下证型进行辨治的经验。

（1）气滞血瘀证：《沈氏尊生书》曰"气运乎血，血本随气以周流，气凝则血凝"。症见经前小腹、乳房胀痛，每于经行之初下腹胀痛明显，拒按，伴肛门坠胀，经量不多，经行不畅，经色紫黯夹血块，血块排出腹痛自行缓解，性交痛，婚久不孕，腹中结块，舌质暗红有瘀点，脉弦。治宜行气活血，化瘀止痛。药用柴胡、当归、香附、赤芍、牡丹皮、丹参、红花、乌药、延胡索、川楝子、生山楂、牛膝。若腹中积块则宜破瘀散结，以破瘀药为主，配合软坚散结，破血消之药，以破除瘀血，消散有形的死血凝块，祛瘀生新，疏浚经脉。

（2）寒凝血瘀证：素体阳虚，或久病伤阳，或平素贪凉、饮冷，产时受寒，致寒凝血瘀。症见经行小腹冷痛，得热则舒，畏寒，四肢不温，严重者可见面色苍白，恶心呕吐，冷汗淋漓，四肢逆冷，经色淡暗，有血块，月经稀发，闭经，宫冷不孕，舌质淡，舌苔薄白，脉沉迟或沉紧。治宜温经通脉，散寒祛瘀，使之温散疏通，瘀祛新生，寒祛凝散，则经脉疏通。药用肉桂、干姜、桂枝、胡芦巴、吴茱萸、延胡索、当归、川芎、赤芍、淫羊藿、覆盆子、五灵脂。若腹中结块则加入活血化瘀之品，如三棱、莪术、石打穿、穿山甲、昆布、土鳖虫。

（3）痰瘀互阻证：瘀血日久，必影响脾胃之运化功能，痰湿内生，痰瘀互阻胞中。症见胸闷痰多，神疲肢倦，经行不畅，月经稀发，闭经，带多黏腻，纳呆便溏，不孕，痛经，腹中结块，舌质淡紫，舌苔白腻，脉弦。治宜行气活血，化痰消癥。药用苍术、香附、茯苓、胆南星、枳壳、神曲、皂角刺、海藻、昆布、三棱、莪术、鸡内金。

（4）热郁血瘀证：瘀血郁久化热，热瘀互结下焦，胞脉闭阻，气血不和。症见下腹时有灼热疼痛，经期疼痛加重，经色深红夹血块，平素带下黄臭夹杂血丝，性交痛，不孕。治宜清热凉血，化瘀止痛。药用蒲公英、马齿苋、败酱草、黄柏、赤芍、白芍、薏苡仁、牡丹皮、丹参、生地黄、玄参、地骨皮。

（5）气虚血瘀证：瘀血积于冲任、胞脉日久，必耗伤人体正气，以致气虚血瘀，虚实夹杂。症见倦怠乏力，气短懒言，面色萎黄，唇甲色淡，腰酸腿软，月经先期，经量偏多或淋漓不净，经色暗紫，经行小腹胀痛，婚久不孕，腹部结块，小腹下坠，肛门作坠，白带量多，舌淡紫，脉虚细弦。本证虚实错杂，应标本兼顾，攻补兼施。治宜化瘀消癥，佐以益气。药用马鞭草、石打穿、昆布、夏枯草、穿山甲、土鳖虫、三棱、莪术、党参、黄芪、白术、茯苓。

（6）血虚血瘀证：瘀血积于胞脉、冲任日久，新血不得归经，月经淋漓量多，耗伤人体精血，瘀血内停，新血不生，可引起血虚，故病程日久常致血虚血瘀。症见面色萎黄，唇甲色淡，小腹隐痛，月经量少夹血块，经行腹痛加重，性交痛，不孕，或腹中结块。对于病程日久，血虚血瘀之证，必须活血化瘀同时加以补血。所谓若欲通之，必先充之。药用桃仁、红花、当归、川芎、白芍、熟地黄、五灵脂、牡丹皮、丹参、穿山甲、土鳖虫、三棱、莪术。在养血基础上活血，以达到血充瘀散之目的。

（7）阴虚夹瘀证：血瘀日久可以蕴热，灼伤津液，出现低热、口干、心烦易怒、手足心发热，平素小腹隐痛，经期小腹灼热疼痛加重，不孕，性交痛，月经先期，或经间期出血，月经量少，经色深红夹血块，口干不欲饮，脉弦细，舌暗红。本证瘀血日久夹杂肝肾阴虚，治宜活血化瘀佐以滋养肝肾。药用马鞭草、石打穿、昆布、夏枯草、三棱、莪术、土鳖虫、女贞子、墨旱莲、山茱萸、枸杞子、熟地黄。

## 子宫内膜增生症——从气虚血瘀气不摄血论治

田某，女，37岁。因月经色紫暗，且夹血块，淋漓不断3个月余，经用西药和诊刮治疗，均无效。诊刮后病理诊断为子宫内膜增生症。妇产科建议做子宫全切术，患者不愿接受手术治疗，要求中药治疗。症见贫血貌，面色萎黄，脉沉细无力，舌质红绛，舌尖有瘀点，舌下静脉曲张。证属气虚血瘀，气不摄血。治宜益气养血，化安止血。方选补阳还五汤加减。

处方：当归10 g，桃仁10 g，红花10 g，益母草30 g，川芎10 g，赤芍15 g，黄芪50 g，地榆炭10 g，党参30 g，牛藤30 g，荆芥炭10 g，以姜枣为引。每日1剂，水煎分2次服。

同时，另以阿胶10 g，隔水炖化后，用中药汤液冲服，每日2次。

患者服第1剂中药后，出血量暂时增多，含有血块。服第3剂中药后，基本止血。服药5剂后，临床症状完全消失。

按语：方中用大剂量黄芪、党参补气摄血，赤芍、红花、桃仁、川芎、益母草均能活血化瘀。现代药理学研究证明，大剂量益母草有强烈收缩子宫的作用，有利于排出宫内瘀血而达到止血目的。牛膝补肾，引血下行，减少子宫充血。荆芥炭、地榆炭能改善凝血机制。加服阿胶具有气血双补，化瘀止血作用。

## 子宫肌瘤——从心肝血瘀冲任失调论治

邹某，女，48岁，2004年7月14日初诊。阴道间断下血年余，近1个月来，血多如同流水，时夹血块，诉头晕乏力，腰酸腿软，脘腹坠胀，时发小腹刺痛。病初先后在多家医院中西医诊治，病情不缓解。查其面色萎黄，神疲无力，下睑苍白，严重贫血貌，头拒按压，双手示指、中指甲皆大，示指近拇指端侧甲有黑条变，舌质红，舌苔薄黄，脉弦细无力。血常规：呈重度贫血改变，白细胞亦明显下降。B超检查示：子宫肌瘤，其瘤约为4 cm×3 cm×2 cm。据其症状分析，乃心肝血瘀，冲任失调。方用血府逐瘀汤加味。

处方：桃仁12 g，红花10 g，当归10 g，生地黄10 g，川芎5 g，赤芍10 g，牛膝10 g，桔梗5 g，柴胡5 g，枳壳5 g，三棱10 g，莪术10 g，蒲黄炭10 g，五灵脂（包煎）10 g，高粱炭20 g，甘草5 g。每日1剂，水煎分2次服。

二诊：药后血少块消失，头晕乏力、腰酸腿软、脘腹坠胀、小腹刺痛明显好转，查舌、脉、按压头顶反应之征皆无变化。药已中病，遂续前方。

三诊：又服药3剂，药后血止，头晕乏力、腰酸腿软、脘腹坠胀、小腹刺痛均消失。后改益气补血，活血调气剂10剂，以善其后。至今其病，未再复发。

按语：本例之病久，面现神疲乏力，颜面萎黄，下睑苍白，脉弦细无力，多疑其为虚。陈忠前据其血中有块，小腹刺痛，尤其按其头顶，呈拒按之征，遂拟血瘀实证，冲任失调。用血府逐瘀汤加味治疗，终获佳效。

盖病之不论久新，临证辨分虚实最为重要。本例所立之方，理在瘀去血止，瘀去血生，气调血顺，血必循经而行。更妙者，选用高粱炭，色红涩焦之色味，顺其势而止其血。陈忠前用此法，临证疗类似案例50余例，皆获速效。这里需要指出的是：此类案例，临证不论其血中有无夹块、小腹有无刺痛之瘀血证症征，只要头拒按压，皆辨其为瘀血实证，用血府逐瘀汤加减辨治，多获良效。

## 卵巢囊肿——从痰浊瘀血阻滞胞脉论治

徐某，女，51岁，2005年1月26日就诊。主诉阴道不规则少量出血半个月。末次月经1月3日，准期量中，4日干净。舌质淡暗，舌苔薄白，脉细弦。B超检查示：左卵巢囊肿4.9 cm×4.8 cm，子宫内膜厚0.45 cm。西医诊断为卵巢囊肿；功能失调性子宫出血。中医辨证为血瘀型癥积崩漏。治疗先予活血化瘀调经方，药后于2月1日月经来潮，经量中等，4日干净。月经净后，治以活血化瘀，软坚消癥之法。方选自拟莪棱消癥汤加减。

处方：当归12 g，莪术15 g，三棱15 g，赤芍10 g，川芎10 g，炮穿山甲（先煎）10 g，土鳖虫10 g，皂角刺15 g，浙贝母15 g，夏枯草15 g，路路通15 g，半枝莲15 g，生牡蛎（先煎）40 g，猫爪草15 g。每日1剂，水煎分早、晚各服1次。

服至 3 月 5 日，B 超复查示：左卵巢囊肿已消失。

按语：中医学典籍中没有本病病名，但有类似证候的记载。《灵枢·水胀》曰："肠覃……其始生也，大如鸡卵，稍以益大，至其成，如怀子之状，久者离岁……月事以时下。"多由外感六淫，内伤七情，致湿浊痰饮瘀血阻滞胞脉，日久搏结成块。治宜活血化瘀，软坚消癥。方中选用莪术、三棱为君药者，因《医学衷中参西录》曰："三棱气味俱淡，微有辛意；莪术味微苦，气微香，亦微有辛意，性皆为温，为化瘀血之要药，以治女子癥瘕……性非猛烈而建功甚速。"配赤芍散瘀通络；当归，李东垣曾曰："主癥瘕，破恶血。"川芎，《本草汇言》中指出："癥瘕结聚，血闭不行，并能治之。"土鳖虫，《本经》曰："血积癥瘕，破坚，下血闭。"夏枯草、浙贝母、生牡蛎清热软坚散结。穿山甲，《医学衷中参西录》曰："凡血凝血聚为病，皆能开之……并能治癥瘕积聚。"半枝莲、猫爪草清热解毒抗肿瘤。卵巢囊肿，其形酷似痈肿，其内容物酷似水潴，故方中用皂角刺、路路通搜风拔毒以消痈，利水消潴以消肿。诸药相伍，可达活血化瘀、软坚消癥之功效。

# 围绝经期综合征——从肝郁气滞瘀血内阻论治

姚某，女，52 岁，1998 年 10 月 20 日就诊。自诉胸闷忧郁，两胁胀痛，继之情绪易激，烦躁寐差，烘热出汗，月经紊乱，量少淋漓，色黯有块，伴小腹胀痛。近日病情逐渐加重，坐卧不宁，时时欲哭，胸痹心痛。诊见患者形体较瘦，情绪不安，肌肤甲错，手背及面部老年斑呈点片状，舌质紫黯，舌苔薄，脉弦涩。B 超提示：子宫壁间肌瘤（2 cm×2 cm×1 cm）。血检测示：雌二醇降低，促卵泡激素和黄体生成素升高。证属肝郁气滞，瘀血内阻，冲任失调之更年期。

处方：当归 12 g，川芎 10 g，桃仁 12 g，红花 12 g，柴胡 12 g，白芍 15 g，生地黄 25 g，桔梗 10 g，郁金 12 g，全瓜蒌 12 g，益母草 30 g，川牛膝 12 g。每日 1 剂，水煎分 2 次服。

复诊：服药 16 剂，情绪渐安，胸胁疼痛渐消，唯感阵阵烘热汗出，寐差。上方加知母 15 g，枸杞子 15 g，酸枣仁 10 g。连续治疗 2 个月，月经正常，他症均减，心气平和，工作生活愉快。

按语：围绝经期综合征是当今常见的由于卵巢功能逐渐衰退而出现的以内分泌失调、神经精神系统功能紊乱为主的一组症候群。从女性围绝经期的生理改变、情志异常、感觉异常等表现分析，属中医学"绝经前后诸证"范畴。目前，国内多宗《内经》"七七任脉虚，太冲脉衰少，天癸竭"之说，治以滋补之法。但临床所见，本病并非仅见虚象，不少患者表现舌黯或见紫斑，巩膜瘀丝累累，眼睑下发青发黯，肌肤甲错，老年斑迭出等瘀血征象。故李艳菊认为，围绝经期综合征的病因病机与瘀血关系密切。女性进入围绝经期，机体阴阳失调，导致脏腑功能失常，必将影响气血的运行，致气血失调，脉络固涩，滞而不畅，出现不同程度的血瘀征象。故有"老年多瘀"，"百病皆瘀"及"久病多瘀"之说。瘀血是血瘀证的病理产物，瘀血的形成必然会造成脏腑功能的严重障碍，致使化生阴液精血的功能受到影响，以致阴液、精血亏损。阴损及阳，阳损及阴，终成阴阳俱虚之变，使围绝经期症情呈进行性加重。以活血化瘀法治疗，每获良效。

治疗围绝经期综合征当忌蛮补，张景岳曰："瘀血有所留脏，病久至羸，似乎不足，不知病本未除，还当治本。"因瘀血不去，盲目进补，反招气血壅滞，加重其害。治宜疏通脉道，祛除瘀血，俾气血畅通，则阴阳和济。临床主要分 4 个证型。

气滞血瘀型：表现为精神抑郁，闷闷不乐，胸闷叹息，胁腹胀痛，多愁易怒，烘热汗出，失眠多梦，月经紊乱，肌肤甲错，舌紫、苔薄白，脉弦细或涩。治以疏肝行气，活血化瘀，方用血府逐瘀汤化裁。药用当归、生地黄、川芎、桃仁、红花、柴胡、白芍、桔梗、郁金、全瓜蒌、川牛膝、栀子、甘草。若入夜难眠甚者加丹参、远志，眩晕、手颤者加石决明、钩藤。

气虚血瘀型：表现为心悸气短，胸中隐痛，纳少乏力，颜面微浮，潮热面红，头晕神疲，四肢不温，舌胖色紫暗，舌苔薄白，脉细弱。治以益气温阳，活血养血。方用桃红四物汤加减。药用黄芪、党参、白术、白芍、桃仁、红花、当归、川芎、生地黄、淫羊藿、甘草。肢体浮肿者加茯苓、薏苡仁。

痰瘀交阻型：表现为形体肥胖，胸脘痞闷，少动懒言，面部色素沉着，浮肿，四肢有蚁行感，月经紊乱，色黯有块，舌质暗或有瘀点，舌苔白腻，脉弦滑或滑数。治以疏通气血，化痰散结，方用二陈汤合通窍活血汤加减。药用桃仁、红花、赤芍、川芎、法半夏、陈皮、茯苓、白术、生地黄。痰瘀化热，烦躁不安者加生黄连、钩藤。

精亏血瘀型：表现为潮热面红，五心烦热，头晕耳鸣，记忆力下降，皮肤感觉异常，腰酸乏力，阴部干涩不适，舌嫩而淡紫，舌苔薄白，脉沉细而弱。治以补肾填精，活血化瘀，方用益肾活血汤（自拟）。药用人参、生地黄、熟地黄、枸杞子、山茱萸、川牛膝、当归、川芎、桃仁、红花、白芍。肾虚不纳，小便自遗者加补骨脂、桑螵蛸。

在以上辨证论治的方药中，桃红四物汤之味每方均含。其方中生地黄入肾，壮水补阴；芍药入肝，敛阴益血。二味为补血之正药，然虚者多滞，经脉隧道，不能滑利通畅，又恐生地黄纯阴之性，无温养流动之机，故加当归、川芎以辛香温润。故全方尽属血分药。但组合得体，补血而不滞血，行血而不破血，补中有散，散中有收，构成治血要剂。加桃仁、红花并入血分而逐瘀行血。运用围绝经期综合征，可通过养血活血，祛瘀生新，调益肝肾，逐步改善和恢复女性机体的阴阳平衡，达到愈病目的。

# 197　男科疑难病症

## 男性乳房异常发育症——从肝火偏亢痰瘀交结论治

陈某，男，62岁，1997年9月10日就诊。3月前发现右侧乳房增大，局部胀痛，曾请西医诊治，诊断为男性乳房异常发育症，用丙酸睾酮治疗，但因药后遗精较频，不得不中断治疗而转诊中医。患者既往有慢性支气管炎病史3年，时有咳嗽，咳出黏稠痰，并心烦易怒。检查：右乳房肿大，乳晕中央有扁圆形肿块，轻度压痛。舌质黯，舌苔黄腻，脉弦滑。中医诊断为乳病，证属肝火偏亢，痰瘀交结。治宜平肝清热，消痰化瘀。

处方：桃仁10 g，红花5 g，王不留行12 g，炮穿山甲（先煎）5 g，瓜蒌壳15 g，蒲公英15 g，夏枯草15 g，浙贝母20 g，白花蛇舌草20 g，知母10 g，陈皮5 g。每日1剂，水煎分2次服。

连服40剂，乳房增大消退，自觉症状消失。

按语：男性乳房异常发育症是一种内分泌失调的病症，以乳房肿大为特征。中老年男性发生者，多由于睾丸功能低下，雌性激素相对增强所致。中医学则认为与肝失所养，肾气不充密切相关，"痰瘀交结"致病者亦较为常见。本例缘于痰湿内盛，郁而化火，肝火偏亢，气机不利，血瘀凝滞，痰瘀交结。故用蒲公英、夏枯草、白花蛇舌草、知母清肝泻火，浙贝母、瓜蒌壳、陈皮消痰软坚，王不留行、炮穿山甲、桃仁、红花化瘀散结。痰瘀同治，消痰化瘀，服药1月余而告愈。

## 精液液化不良症——从精凝血瘀论治

唐某，男，29岁，1999年1月5日就诊。患者无明显自觉症状，其妻子体健，妇科检查未见异常，夫妻性生活正常，婚后3年未育。检查：双睾丸、附睾、精索未见异常，前列腺液常规检查正常，2次精液常规检查均示24小时未液化，精子活动力差。舌质淡红，舌苔白滑，脉滑。辨属精凝血瘀。治以活血化瘀，佐以化痰。

处方：当归12 g，益母草30 g，三七15 g，牡丹皮15 g，生蒲黄15 g，鸡血藤30 g，生地黄15 g，五味子15 g，枸杞子15 g，制南星10 g，浙贝母10 g。每日1剂，水煎分2次服。

二诊：服药15剂后，查精液常规示：精液量3 mL，30分钟内已液化，活动力Ⅱ级60%、Ⅰ级40%，活动率85%，pH 7.2，计数$46 \times 10^6$/mL。上方去制南星、牡丹皮，加淫羊藿30 g、补骨脂15 g。继服。

三诊：又服药10余剂后，查精液常规2次均完全正常。嘱其掌握时机同房，随访其妻当年即怀孕。

按语：精液液化不良症，受"阳化气，阴成形"及"热烁津液，凝而为痰"的影响，多数学者对本病多从"阴虚火旺"论治。精液液化不良症，表现为精液液化时间延长，黏稠度增高，甚或凝集成块，有如血之凝固。然精血同源，可以互化，故精之凝集与血之瘀滞多互为因果，可相互转化。此与现代医学认为本病是由于精液中纤维蛋白的水解及降解障碍相一致。基于以上观点，结合精液检查结果，从微观辨证入手，本病的基本病机为"血瘀精凝"，治疗上以活血化瘀、清热化痰为基本法则。

## 不射精症——从肝郁血瘀精道受阻论治

朱某，男，32岁，1989年7月4日因婚后6年未育初诊。患者自诉父母早亡，婚前兄弟不和，整日抑郁不乐。1983年5月婚后，同房时阴茎强举持久，但从不射精，每月梦遗3~4次，平素头昏眼花，胸胁满闷，小腹胀满，时而刺痛。曾在外科检查：阴茎发育良好，睾丸大小正常。诊断为功能性不射精症，内服参茸丸、龟鹿补肾丸、三鞭酒及西药左旋多巴、维生素B、ATP等均未见效。诊见舌质紫暗，苔薄白微腻，脉沉而涩。证属肝郁血瘀，精道受阻之不射精症。治当疏肝解郁，化瘀通络。

处方：当归10 g，川芎10 g，桃仁12 g，莪术12 g，红花10 g，水蛭（研末冲服）10 g，生地黄10 g，牛膝10 g，龟甲（先煎）10 g，柴胡10 g，路路通12 g，蛇床子10 g，韭菜子10 g，石菖蒲10 g，龙眼肉10 g。每日1剂，水煎分2次服。

二诊：进药8剂，诸症明显好转，同房能射少量精液。再以上方加熟地黄15 g、山茱萸10 g，继服。

三诊：又服药40余剂，诸症消失。精液常规检查，各项指标正常。其妻于1989年11月妊娠，后生一健康女婴。

按语：本例患者因父母早亡，加之兄弟不和而忧郁恼怒伤肝，肝气郁结，气滞血瘀，瘀阻精道为病。病因病机在于瘀结。故以疏肝解郁，化瘀通络为法治之。方中蛇床子、韭菜子温阳补肾；莪术、路路通、石菖蒲通络利窍；川芎、当归、桃仁、红花活血化瘀，攻中有补；柴胡疏肝解郁；以水蛭研末冲服，取其味咸专入血分而化瘀之功；又以熟地黄、山茱萸滋补肝肾。综观全方，达到补而不破，攻而不损之目的，故药后获效较佳。

## 慢性前列腺炎——从肾虚湿浊瘀血阻滞论治

赵某，男，39岁，2002年8月17日就诊。主诉尿频，后余沥不净，尿中有白色分泌物溢出，伴睾丸连及少腹坠胀不适半年余。饮食可。肛门检查：前列腺略饱满，中央沟变浅，质地中等，轻度压痛。前列腺液镜检：卵磷脂小体少许。白细胞（＋＋）。舌质淡红，舌苔薄腻，脉细弦。证属湿浊内蕴，瘀血阻滞，肾虚脉络不通。治拟利湿和营，益肾化瘀之法。方选自拟益肾化瘀汤加味。

处方：桃仁10 g，红花10 g，泽兰10 g，王不留行10 g，红藤10 g，露蜂房10 g，蒲公英15 g，枸杞子10 g，菟丝子10 g，酸枣仁10 g，败酱草10 g，青皮10 g，宣木瓜10 g，汉防己10 g。每日1剂，水煎分2次服。

二诊：服药10剂后，症状明显好转。再予原方20剂，以巩固疗效。3日后，予以前列腺液镜检，各项指标在正常范围，病告痊愈。

按语：非特异性慢性前列腺炎属中医学"淋证""精浊"范畴。多由湿热、血瘀、肾虚所致。肾虚，精关不固，封藏失司，故见尿道有白色分泌物滴出；肾虚，气化失司，水液代谢失常，故见尿频。患病日久，伤及正气，血液运行无力，而致瘀血，瘀血内阻则见会阴、少腹、睾丸疼痛不适，由此可见，本病的病因病机可归纳为"虚"（肾虚）及"瘀"（湿热及气血瘀滞）。濮玉龙运用"益肾化瘀汤"，方中泽兰、王不留行、桃仁、红花及红藤活血行瘀；露蜂房、枸杞子、菟丝子、酸枣仁补肾固肾；蒲公英、败酱草清热散瘀；青皮理气散结。诸药共奏行气活血化瘀与益肾敛精固肾之功。

现代医学目前认为，慢性前列腺炎病因复杂，少数由急性前列腺炎未彻底治愈迁延而来，多数患者则未曾经历过明显的急性阶段，引起本病的致病微生物主要是细菌，其次有病毒、支原体、衣原体及其他变应原等，由于前列腺上皮有脂膜存在，前列腺病灶周围易纤维化，以及血-前列腺的屏障作用，药物不易在前列腺达到有效浓度，加之病原微生物的耐药性不断增强，使疗效很不理想，且极易复发。

濮玉龙认为，前列腺长期慢性充血是本病相当一部分患者的重要致病原因之一，充血造成前列腺管相对不畅，进一步加重炎性前列腺液的潴留，而炎性前列腺分泌物刺激，便充血不宜消退，故应从活血通络（通畅脉管）着手，兼以补肾，以促进前列腺功能的恢复。本病湿热气血的瘀阻是其标，而肾虚是其本。历代医家在中医辨证论治的基础上，对本病提出"分型证治"，但总的来说，病理上不外乎"虚"及"瘀"，为标实本虚，治疗上标本兼顾，定能取得满意的效果。

## 淋菌性前列腺炎——从湿毒瘀滞论治

宋某，男，30 岁，2004 年 8 月 13 日初诊。患者尿频、尿急伴会阴生殖区坠胀疼痛 7 日。半月前因不洁性交后，感尿道刺痛，伴黄稠脓性分泌物，外院诊为"淋病"，不规则应用抗生素治疗后症状减轻，然未予巩固。7 日前饮酒后感尿频、尿急，伴会阴生殖区坠胀疼痛，挤压尿道后有少许分泌物，尿末滴白，口干口苦，溲黄便干，舌质暗红，舌苔薄黄，脉弦数。直肠指检：前列腺较饱满、质韧，压痛。尿液分析：白细胞 0～2 个/HP。前列腺液常规：白细胞（＋＋）/HP。淋病奈瑟菌涂片：未检出淋病奈瑟菌。衣原体培养：阴性。支原体培养：阴性。中医诊断为精浊。辨证属湿毒瘀滞。治以通瘀、解毒、利湿之法。

处方：炒皂角刺 20 g，炒王不留行 15 g，川牛膝 15 g，路路通 10 g，威灵仙 15 g，蒲公英 15 g，连翘 15 g，马鞭草 10 g，玄参 20 g，金银花 10 g，紫花地丁 10 g，天葵子 10 g，车前子（包煎）15 g，石韦 10 g，生大黄 5 g。每日 1 剂，水煎分 2 次服。

配合内服前列通瘀胶囊，每次 5 粒，日 3 次。

复诊（8 月 20 日）：药后尿频急减轻，久站久坐后，会阴生殖区坠胀疼痛尤甚，尿末滴白，大便通畅，舌质暗红苔薄白，脉弦。上方药去紫花地丁、天葵子，加生黄芪 30 g、当归 10 g、炮穿山甲（先煎）5 g、川芎 10 g。继服前列通瘀胶囊。

三诊（8 月 28 日）：药后会阴生殖区疼痛明显减轻，余症消失，二便通调。复查前列腺液常规：白细胞 0～2 个/HP。上方药去生大黄，加生麦芽 30 g，继服以善后。半个月后复诊，未诉特殊不适，前列腺液常规无异常。

按语：性交不洁，湿热秽浊之邪由下窍侵淫，留于精室，精浊混淆，精离其位，败精瘀阻成腐浊，并兼夹湿毒之邪，致经络阻隔，气血瘀滞。本例患者，乃因邪（湿热秽浊酒毒）致瘀，故诸症蜂起。由此可见，邪是标，瘀是变，诸症是果。故"湿毒内蕴，郁久积瘀"，"血气不和，百病乃变化而生"。治以驱邪为先、以攻为主。临证予通瘀之品，通散瘀滞气血，气血流畅，则疼痛自除；兼备清热利湿解毒之药，湿除络通，则其病自愈。

## 前列腺增生症——从阳虚瘀阻脉络论治

林某，男，65 岁，2003 年 4 月 25 日初诊。患者患有前列腺增生症已数年，现小便点滴难出，小腹胀满不舒，经活动跳跃后，小便点滴而出，夜尿 4～6 次，大便干燥质硬难通，小便灼热，下肢及头部麻痹，夜寝欠佳，口干，纳谷正常，舌质暗红，边有瘀点，舌苔薄，脉弦。B 超检查：前列腺肥大，5.4 cm×4.5 cm，残余尿 100 mL 左右。肛门指诊示：前列腺体中央沟浅，表面光滑。治以活血化瘀，通利二便。

处方：益母草 15 g，王不留行 15 g，三棱 10 g，桃仁 10 g，桂枝 5 g，茯苓 10 g，牡丹皮 10 g，赤芍 15 g，制大黄 5 g，泽泻 10 g，石菖蒲 10 g，川牛膝 10 g，车前子（包煎）10 g。每日 1 剂，水煎分 2 次服。

二诊：服上方 7 剂，大便通利，小便转畅，不需要跳跃活动，即可排出小便，灼热亦除。药中病机，照上方再进 7 剂。

三诊：服上方症状续减，大便日行 2 次，去大黄、三棱。再配服知柏地黄丸 10 g，每日 2 次。

前后服上方 26 剂，丸剂 5 瓶，汤剂改为 2 日 1 剂，小便通畅，症状和体征消失。

按语：前列腺增生（肥大）为老年病之一，根据老年人生理特点，年老肾气渐衰，甚至肾阳亦虚，机体气虚，阳虚不能推动血液的通行，瘀血内生，瘀阻脉络，则前列腺体逐渐增生肥大，影响膀胱的排尿功能，造成排尿困难。《素问·标本病传论》曰："膀胱病，小便闭。"肾气不足，膀胱失司，开阖不灵以致尿频无痛，余滴不尽，排尿不畅，膀胱内的残余尿就会增多，少腹胀而不舒。由于前列腺增生肥大，尿道受压则排尿如细线，分叉，甚则尿闭不通，点滴难出。由此可见由虚致瘀，临证时肛门指诊及 B 超检查均可发现结块之征，形成虚实挟杂的病理变化。

前列腺增生症辨证，重心在"瘀"，治疗突出"通"，用药则为活血通络。若虚实挟杂则通补兼施。方中赤芍、桃仁、王不留行、牡丹皮活血通络；桂枝、茯苓、益母草行气利尿，且桂枝、益母草又助活血之力；佐以续断、枸杞补肾之虚。全方具有化瘀通络，补肾利尿之功效。前列腺体肥大逐渐缩小，则临床症状即可减轻或消失。从现代药理实验证实，桂枝茯苓丸能降低全血比黏度、血浆比黏度和纤维蛋白原的浓度，使红细胞电泳时间明显减少，加之益母草、王不留行活血通络利尿的作用，与桂枝茯苓丸相得益彰，功效较佳。其药理作用能够改善血循环，增强网状内皮细胞的吸附功能和白细胞的吞噬功能，促进炎症渗出物吸收。然而临床表现是变化多端的，临证时必须灵活加减才能取得满意的疗效。

## 前列腺痛——从气滞血瘀痰凝论治

唐某，男，35 岁，2004 年 7 月 15 日初诊。患者会阴生殖区疼痛不适 2 年余。曾行前列腺穿刺治疗。现症会阴生殖区疼痛，甚则疼痛可放射至耻骨上区及腰背部，尤以久坐后为甚。伴射精痛，排尿不畅，尿末滴白如注，大便调，舌质淡红，边有瘀斑，舌苔薄白腻，脉弦。直肠指检：前列腺稍大、质硬，表面可及结节、压痛。尿液分析：白细胞 0～1 个/HP。前列腺液常规：白细胞 0～2 个/HP、卵磷脂小体（＋）/HP。衣原体培养：阴性。支原体培养：阴性。血前列腺特异性抗原（PSA）测定：0.231 ng/mL。中医诊断为精浊。辨证属气滞血瘀痰凝。治以通瘀理气、化痰止痛之法。

处方：生蒲黄（包煎）15 g，五灵脂（包煎）10 g，炒皂角刺 15 g，炒王不留行 10 g，川牛膝 15 g，路路通 10 g，炒川楝子 10 g，白芷 20 g，生黄芪 30 g，玄参 20 g，蒲公英 15 g，败酱草 10 g，红藤 10 g，枸杞子 15 g，水蛭 5 g。每日 1 剂，水煎分 2 次服。

服后以药渣熏洗会阴部。配合内服前列通瘀胶囊，每次 5 粒，每日 3 次。

复诊（7 月 22 日）：药后疼痛减轻，尿末滴白消失。上方药去败酱草、红藤，加生牡蛎（先煎）30 g、浙贝母 15 g。余治同前。

三诊（7 月 29 日）：疼痛基本缓解，睡眠差，二便通调。复查前列腺液常规：白细胞 0～2 个/HP，卵磷脂小体（＋＋）/HP。上方药加丹参 30 g，继服以善后。

半月后复诊，未诉特殊不适，前列腺液常规无异常。

按语：《素问·调经论》曰"血气不和，百病乃变化而生"。故治疗前列腺疾病，"通瘀"是其关键。精血通畅是维持生命活动的根本，男子以精为本，精性动而恶滞。无论是湿热、气滞、肾虚致经络阻隔，还是精气逆乱，精离其位致湿热、气滞、肾虚，久则互为因果，从而形成以"瘀"为主兼夹他症。故明辨瘀之本源是其关键。

气滞血瘀者，每以活血通瘀为主，瘀通则畅流，忌因滴白、小便淋漓不尽等而畏惧攻逐，反致延误病机。若因湿热、血热、气虚而致瘀者，则应本着"湿则化而通之""热则清而通之""虚则补而通之"等基本原则，务使精气血通调畅达。前列腺炎"精瘀窍道"是其病理变化。如瘀滞不除，则任何药物无法进入腺体中以发挥治疗作用。临证治以"通瘀"为法，以改善前列腺局部微循环，改善盆底肌群的慢性充血过程。同时配合清热解毒、行气利湿之品，以消除炎症病灶，促进炎症分泌物排出。

本例以痛、胀、闭为特点，病由气机凝滞，经脉不利所致。且病程久长，经脉瘀阻，乃是必然的病理反应。"久病多瘀"，瘀滞不行，则气血失和，气机不畅，故感会阴生殖区疼痛不适，舌质淡红，边有瘀斑，舌苔薄白腻，脉弦，皆为气滞血瘀痰凝之征。临证以"失笑散"为主药，以通瘀开窍止痛，配合炒皂角刺、炒王不留行、白芷、蒲公英、败酱草、红藤等，以畅流澄源，通络行气。同时予药渣熏洗会阴部，以加速局部血液循环，温通脉道，畅流浊物。"怪病多为痰"，故二诊加生牡蛎、浙贝母，意在软坚散结化痰，以顿挫其势，而其效甚显。

## 精囊炎——从瘀血化热扰动精室论治

患者，男，50岁，2002年4月10日初诊。自述间断血精1年余，加重1年，精液呈棕红色，严重时为紫暗色。曾屡服抗生素治疗，其效不佳。查精液常规：红细胞10～15个/HP，精子数目，活力均正常，西医诊断为精囊炎。刻诊：少腹坠胀，会阴部隐痛不适，心烦，舌质红，有瘀斑，舌苔薄黄而微腻，脉细涩。证属久病瘀血内阻，日久化热，扰动精室所致。治宜化瘀清热，凉血止血。方以血府逐瘀汤合蒲灰散加减。

处方：桃仁10 g，红花5 g，当归12 g，赤芍12 g，生蒲黄（包煎）15 g，牡丹皮10 g，生地黄15 g，柴胡5 g，滑石（包煎）15 g，茜草15 g，马鞭草20 g，栀子10 g，甘草5 g。每日1剂，水煎分2次服。

二诊：服6剂后，小腹坠胀及心烦减轻，原方继服。

三诊：又服药10剂，血精消失，诸症悉除。仍以前方减桃仁、滑石，加龟甲（先煎）25 g、山药10 g，继服9剂，以巩固疗效。随访1年，未再复发。

按语：血精症是一种较为难治的男科病证，多见于前列腺炎、精囊炎等。本例患者血精已2年余，伴其色紫暗，少腹坠胀，心烦，舌红而有瘀斑，苔黄而微腻，脉细涩，乃知血精实由瘀热互结所致。故以血府逐瘀汤活血化瘀，行气解郁；加茜草、蒲黄、牡丹皮合赤芍、生地黄祛瘀清热，凉血止血，同时生蒲黄、茜草又功擅止血消瘀；马鞭草、滑石清热利尿；栀子清热凉血除烦。诸药合用，使血活气行，瘀化热清，精室得利，则血精自愈。

## 免疫性不育症——从瘀血内阻论治

钟某，男，30岁。婚后3年未育，爱人经多方检查均无异常。血清抗精子抗体阳性，精液常规示：总数正常，但活力40%，2小时不液化，予以激素及大剂量维生素C治疗，亦无效，而求中医药。患者素无他疾，性生活正常，无任何自觉症状。根据精液不液化及活力差的情况，治以清热利湿、补肾益气，经治疗2个月余罔效，化验仍同前。细思患者虽无自觉症状，然观其面色黧黑，唇舌青紫，血流学各项指标均高于正常值。辨证为瘀血内阻。治以活血化瘀法。方用血府逐瘀汤加减。

处方：桃仁10 g，红花5 g，当归10 g，川芎15 g，王不留行10 g，赤芍15 g，熟地黄20 g，枳实10 g，牛膝15 g，柴胡10 g，白芍15 g，路路通10 g，炮穿山甲（先煎）10 g。每日1剂，水煎分2次服。

上方服用月余后，唇、舌青紫明显好转，嘱患者继续坚持服用。服至3个月时，患者前来告知，其妻已怀孕，不慎流产。嘱患者仍坚持服用，并加服成药知柏地黄丸，半年后其妻已有孕2个月余。

## 精囊炎不育症——从瘀血阻络论治

孙某，男性，25岁，1992年3月10日初诊。患者婚后2年不育。自诉婚前有手淫史，婚后同房时射血精，色鲜红，每周2～3次。西医诊断为精囊炎，前列腺炎。曾服用多种中西药物未能根治。现症腰部酸胀，消瘦乏力，头晕，精神不振，小便如茶色，舌质淡红，舌苔薄黄，脉弦。尿常规：红细胞少许。精液化验：呈暗红色，精子计数0.6亿/mL，活动力Ⅱ级，成活率50%，红细胞满视野。证属瘀血阻络，治以活血化瘀止血，方用血府逐瘀汤加减。

处方：当归 12 g，桃仁 12 g，红花 12 g，蒲黄炭 10 g，赤芍 10 g，白茅根 30 g，生地黄 10 g，郁金 12 g，甘草 5 g。每日 1 剂，水煎分 2 次服。

二诊：服药 6 剂后，上述症状明显减轻，精液变为淡色。上方去蒲黄炭、郁金，加黄芪 12 g，续断 12 g，菟丝子 12 g，以益气固肾生精。

三诊：连服 10 剂后，临床诸症消失，精液常规复查正常，后其妻正常生育 1 子。

按语：血精不育，血精是因，不育为果。血精之症，当属中医学"血证"范畴。然从西医学的角度视之，患者曾有精囊炎、前列腺炎之疾，因而致使血行不畅，瘀血阻络，故治从瘀论。

## 功能性阳痿——从瘀血阻络肝郁气滞论治

王某，男，32 岁，1999 年 3 月 10 日初诊。自述 3 年前，因工作不顺，始出现阴茎勃起不坚，性交持续时间短，以后逐渐加重，以至纳入困难。服补肾壮阳药数十剂无效。但夜间勃起正常，伴右侧腰痛，舌淡边紫，舌苔白，脉细涩。辨属瘀血阻络，肝郁气滞。拟化瘀通络，疏肝理气为治。

处方：三七 10 g，九香虫 10 g，红花 10 g，地龙 15 g，白芍 15 g，刺蒺藜 15 g，枳壳 10 g，柴胡 10 g，蜈蚣 3 条。每日 1 剂，水煎分 2 次服。

二诊：服药 15 剂后，自觉勃起较前明显好转，但仍不坚挺，腰痛未见减轻。上方去红花、枳壳，加川牛膝 30 g，淫羊藿 30 g，续断 15 g。继服。

三诊：又服 30 余剂，腰痛已缓解，勃起硬度正常，性欲也较前改善，夫妻性生活和谐。继服 10 余剂，以巩固疗效。

按语：阳痿受"阳痿……但火衰者，十居七八，而火盛者，仅有之耳"及"思虑焦劳忧郁太过者，多致阳痿"的影响，许多医家对其病机的认识，多宗"肝郁说"与"肾虚说"。然而，前阴为宗筋之聚，"筋力之强，出于精血之所养"（《冯氏锦囊》），即筋赖血养而强健，阳道通畅血方养。若气滞血瘀，既可阻塞阳道使其不通，又可阻碍血液的运行与化生，阳事焉能兴，正如《张聿青医案·阳痿》曰："皆因经络之中，无形之气、有形之血不能宣畅流布。"阴茎是"以筋为体，以气血为用"，阳痿的基本病机是瘀阻阳道，气血不能充盈阴茎。治疗上应于活血之中，佐以行气通络之品，使阳道得通，血液能畅达茎中。

## 精索静脉曲张不育症——从劳伤筋脉瘀血凝滞论治

魏某，男性，26 岁，1991 年 5 月 4 日来诊。婚后多年不育。患者开拖拉机 5 年，因整日颠簸劳累，发觉阴囊左侧肿胀疼痛，有坠胀感。此后每因劳累后疼痛加剧。西医诊断为精索静脉曲张。曾服西药和中成药治疗无显效，诊见左侧精索肿胀，触之疼痛，站立时可触及曲张静脉如一团蚯蚓（Ⅱ度～Ⅲ度），皮色略暗。舌质暗红有瘀点，脉细涩。精液化验：精子计数 $0.4 \times 10^8$/mL，活动力Ⅱ级，活率 45%。辨证为劳伤筋脉，瘀血凝滞，血不养精而致不育。治拟化瘀血，通精窍之法。方选血府逐瘀汤加减。

处方：丹参 25 g，当归 30 g，桃仁 12 g，红花 12 g，赤芍 10 g，川芎 10 g，生地黄 10 g，牛膝 10 g，柴胡 10 g，甘草 5 g。每日 1 剂，水煎分 2 次服。

二诊：服上方 9 剂后，精索静脉肿胀消其大半，劳累也不觉胀痛。精液化验：精子计数 $0.8 \times 10^8$/mL，活动力Ⅳ级，活率 55%。守原方加菟丝子、淫羊藿各 30 g，再进。

三诊：又服药 9 剂，诸症消失，精液常规正常，尔后其妻已孕。

按语：精索静脉曲张伴有不育症的发病率为 35%～40%，在男性不育的原因中占重要地位。中医责之于瘀血聚而成形，阻于精脉窍道，气血运行不畅，精子失于濡养，故影响生精功能，降低生育能力。方用血府逐瘀汤化瘀通窍，调畅气血，使血通瘀散，络和精充，故而获效。

# 198 儿科疑难病症

## 幼儿假性早熟——从瘀血热毒蕴结营血论治

余某，女，5岁半。阴道呈周期性出血，血色紫红，每月一至，经期持续3～4日，连续3月。家长惊恐异常，带患儿求治多家医院，经B超检查，子宫未见异常，排除肿瘤。经某医院妇科诊断为假性早熟，用止血药及激素治疗未效。患儿发育正常，面赤唇暗干裂，下肢皮肤呈鱼鳞样脱屑，问知患儿平素善食辛辣食物，大便干结，睡眠咬牙，舌红绛少苔，脉弦滑。证属瘀血热毒蕴结营血。冲脉隶属阳明，今阳明瘀热下移冲脉，从胞脉而下，拟活血凉营固冲。

处方：当归10 g，赤芍10 g，丹参10 g，桃仁5 g，三七粉（冲服）1 g，牡丹皮5 g，生地黄5 g，生大黄3 g，炙龟甲5 g，犀角粉（冲服）0.5 g，墨旱莲10 g。每日1剂，水煎分2次服。

二诊：服药5剂后，停服1周。继服药30剂，阴道出血止。停药观察1年，患儿生长发育正常。

按语：本例患儿，症状奇异，属血瘀为患，瘀血阻滞是其基本病机。证候皆具备瘀血的致病特征，符合中医学"久病入络，奇经多瘀"之理论机制，故辨证地运用活血化瘀法，有利于疾病的治疗，值得临床治疗疑难病证借鉴。

## 婴儿肝炎综合征——从瘀积发黄论治

患儿，周某，女，33日。因身目黄染1个月余于2001年2月10日收住院。患儿系足月顺产，产后无窒息史，出生时体重3.2 kg，于出生后3～4日出现身目黄染，家人未予重视，近10余日，发现黄疸日渐加重，纳少腹胀而来就诊。体查：神志清，精神萎，反应好，发育正常，营养一般，周身皮肤重度黄染，巩膜黄染；心肺正常，腹软，肝肋下0.5 cm，质软，脾未及，肠鸣音正常。总胆红素212.1 mmol/L，直接胆红素106.8 mmol/L，谷丙转氨酶60 U/L，谷草转氨酶120 U/L，HBsAg（一）。B超检查示：肝脏较密光点，血管纹理正常，胆囊壁光整。其母系乙型肝炎病毒携带者，否认其他家族性遗传病史。入院后予护肝利胆等治疗。第3日患儿突然出现注射部位渗血不止，予维生素K$_1$ 10 mg肌内注射，3日后转某儿童医院进一步检查，提示巨细胞包涵体病毒（CMV）IgM阳性，"两对半"及丙肝抗体阴性。诊断为婴儿肝炎综合征合并胆汁淤积，于当天返回我院继续给予护肝利胆、抗病毒治疗1周，患儿黄疸消退不显，面目皮肤发黄，颜色深重，晦暗无华，纳乳尚可，溲黄便结，舌质暗红，边有瘀点，指纹青紫达气关。辨证属瘀积发黄。治宜化瘀消积，利胆退黄。予血府逐瘀汤加减。

处方：当归10 g，桃仁10 g，红花10 g，赤芍10 g，川芎10 g，生地黄10 g，枳壳10 g，茵陈10 g，白术10 g，制附子（先煎）5 g，柴胡3 g，金钱草20 g。每日1剂，水煎取汁频频喂服。

二诊：5日后黄疸明显消退。原方继进10剂，身黄尽退，复查肝功能恢复正常。

按语：本例系患儿感染CMV所致婴儿肝炎综合征合并胆汁淤积，属重症肝炎范畴，给予西医护肝利胆、抗病毒治疗效差。该患儿黄色深重，色泽晦滞，舌有瘀点，此属"阴黄"，乃肝胆瘀滞，胆汁不循常道外溢肌肤所致。故治疗以血府逐瘀汤去桔梗、牛膝，加茵陈蒿、白术、制附子、金钱草温化利胆退黄。全方共奏化瘀消积，利胆退黄之功，因而施之则黄疸自退。

## 新生儿败血症——从瘀毒内蕴腑气不通论治

患儿，吴某，女，16 日。因脐部渗液 3 日，伴面色苍白，四肢发凉 30 分钟而于 2003 年 2 月 18 日入院。患儿系足月剖宫产，产后无窒息史，出生时体重 3 kg，出生后纳尚可，二便调。3 日前家人发现脐部渗液少许，未予重视。30 分钟前患儿突然出现拒乳，面色苍白，四肢发凉而来院急诊。体查：神志清，精神极萎，发育正常，营养一般，面色苍白，肢端发凉，口唇微绀，颈软；两肺呼吸音粗，未闻及干、湿啰音；心率 150 次/min，心音弱，心律齐，各瓣膜听诊区未闻及杂音；腹软，肝肋下 1.5 cm，质软，脾未及，脐部见脓性分泌物，肠鸣音稍弱；神经系统检查未见异常。实验室检查，血白细胞 24.6×10⁹/L，脐部分泌物及血培养均为金黄色葡萄球菌生长。诊断为新生儿脐炎，新生儿败血症，感染性休克。给予青霉素、头孢曲松抗感染，右旋糖酐 40、碳酸氢钠扩容、纠酸及脐部护理等抢救治疗后，患儿生命体征转平稳，面色好转，但腹胀大如臌，青筋暴露，四肢欠暖，纳呆便秘，舌质红、边有瘀点，指纹青紫达气关。辨证属瘀毒内蕴，腑气不通。治以化瘀解毒通腑。拟血府逐瘀汤加减。

处方：桃仁 10 g，红花 10 g，当归 10 g，生地黄 10 g，川芎 10 g，赤芍 10 g，红藤 15 g，败酱草 15 g，柴胡 5 g，枳壳 5 g，大黄（后入）5 g，甘草 3 g。每日 1 剂，水煎取汁频喂。

二诊：1 日后患儿大便通畅，腹胀已减。上方去大黄，继服 3 日后，诸症皆除，查体未见异常。

按语：新生儿败血症及感染性休克系新生儿急危重症，其病死率较高。本例经救治后患儿出现腹胀，青筋暴露，脐部渗液，大便秘结，舌边有瘀点，系由外受脓毒之邪，内蕴瘀滞于肠道所致。故投以血府逐瘀汤去桔梗、牛膝，加红藤、败酱草以清热解毒；加大黄以通腑排毒。全方共奏化瘀解毒，通腑理气之功，故而取效显著。

## 小儿抽动-秽语综合征——从肝郁化风瘀痰潜居论治

顾某，男，10 岁，1994 年 2 月来诊，主诉双上肢不自主抽动，时而出现挤眉弄眼，不停地做鬼脸，口内"啊啊"声反复发作，上课时注意力不集中。病前后无发热、无咽痛。祖母代述，1994 年 1 月初曾去上海某医院诊治，检查 X 线胸片正常，心、脑电图正常，血沉、抗"O"亦正常，拟诊为小舞蹈症，给激素治疗，病情无好转。后又至某职工医院诊治，认为系多发性抽动症；最后再至医学院附属医院，诊断为抽动-秽语综合征。使用西药硫必利，因症状无明显改善而要求中医治疗。中医辨证见患儿双上肢不时不自主抽动，性情急躁，坐立不安，口内不时发出"啊啊"之声，音调高亢，头向后倾，夜睡不酣，便坚，面色晦而不清，舌质红而有瘀点，脉弦。辨证属肝郁化风，瘀痰潜居，风阳上扰。治以镇肝活血，化瘀豁痰之法。方选血府逐瘀汤化裁。

处方：当归 10 g，桃仁 5 g，红花 3 g，川芎 10 g，牛膝 10 g，桔梗 5 g，制南星 10 g，生地黄 15 g，柴胡 10 g，枳壳 12 g，法半夏 12 g，灵芝 30 g，生甘草 3 g。每日 1 剂，水煎分 2 次服。

二诊：服上方 10 剂后，双上肢抽动及口内"啊啊"声明显减少，家属甚喜。药既奏效，守方再服。

三诊：又服 10 剂，病情已减十之七八。更服 10 剂，病情痊愈，抽动及口中"啊啊"声全部消失，已上学，随访半年未发。

# 199　外科、骨科、皮肤科疑难病症

## 急性乳腺炎——从肝胃蕴热瘀热互结论治

罗某，女，28岁，1999年7月6日初诊。自然分娩后50日，右乳房肿胀灼痛2日，伴身热头痛，口干渴饮，大便秘结。检查：体温38.3℃，右乳房红肿灼热，压痛明显，但无波动冲击感。舌质红，舌苔薄黄，脉滑数。西医诊断为右乳房急性乳腺炎。中医诊断为乳痈，证属肝胃蕴热，瘀热互结。治以清热解毒，活血化瘀之法。方选瓜蒌牛蒡汤加减。

处方：当归尾12g，瓜蒌子12g，王不留行15g，牛蒡子12g，炮穿山甲（先煎）15g，金银花12g，连翘12g，皂角刺12g，天花粉10g，黄芩10g，栀子10g，柴胡10g，青皮10g，陈皮5g，甘草5g。每日1剂，水煎分2次服。

二诊（7月8日）：服药2剂后，体温37.2℃，右乳房红肿热痛基本消失。上方去当归尾，续进3剂而病愈。

按语：急性乳腺炎属中医学"乳痈"范畴。新产之妇，不知调养，感受热邪，邪毒壅盛，煎熬血液，热瘀内结，阻塞乳络，生成乳痈。治疗当清热与化瘀并举，方中瓜蒌牛蒡汤清热解毒，通乳散结，炮穿山甲、王不留行、当归尾活血祛瘀，消痈止痛。服药5剂，热去血宁，诸症悉除。

## 急性阑尾炎——从肠道湿热气滞血瘀论治

林某，男，45岁，1996年11月20日初诊。患者始上腹部痛，伴恶心发热，2日后转至脐周疼痛，继而固定右下腹部，痛甚刚干呕汗出，大便5日未行。小便黄，舌苔黄燥，脉紧数。检查：脐周压痛，右下腹麦氏点明显反跳痛，右侧腰部叩击阳性。查体温38.8℃。血常规：白细胞19×10⁹/L，中性粒细胞0.88。B超提示：右下腹部轻度液平。西医诊断为急性阑尾炎。中医诊断为肠痈。辨证属肠道湿热壅盛，气滞肠胃，血气瘀阻肠络。治用血府逐瘀汤加减。

处方：当归30g，桃仁9g，红花9g，赤芍15g，生地黄30g，金银花15g，蒲公英30g，柴胡12g，枳壳10g，牛膝15g，桔梗12g，大黄（后下）15g，川厚朴12g，甘草10g。急煎，每4小时服300mL。

服上方2剂后，症状明显减轻。守前方再服6剂，诸症皆平。为巩固疗效，又服3剂，以善其后。

按语：阑尾炎属中医学"肠痈"范畴。肠道湿热壅盛，聚结肠胃，气血瘀滞，肠络不通，故胃腹痛，痈脓属实，故按之痛甚。右下腹为阑门所在之处，故阑尾麦氏点压痛阳性。肠胃积热，传化失职，胃气失降，故投本方的同时加行气导滞之大黄、川厚朴；仍恐药力不足，故又加金银花、蒲公英以清热解毒。全方清热解毒，活血化瘀，通腑导滞，用药与病机紧扣，故能速愈。

## 阑尾周围脓肿——从瘀血内阻热壅脓聚论治

薛某，男，63岁，1989年10月16日初诊。患急性阑尾炎6日，因在家拖延失治，致成阑尾周围脓肿。患者年高体弱，形体消瘦，面色晦暗，痛苦病容，呻吟不止。腹部检查：右下腹持续性疼痛，腹肌紧张，能触到 7 cm×8 cm 大小、界限不十分清楚的包块，触之痛甚。患者喜左侧卧位，右腿多蜷曲，阑尾穴有压痛，右侧明显。伴有恶心呕吐，不思饮食。大便 5 日未解，小便红赤，舌质暗红，舌苔黄腻，脉滑数，沉取有力。治拟活血化瘀，清热排脓，消肿止痛之法。方选血府逐瘀汤加减。

处方：生黄芪 30 g，当归 15 g，桃仁 15 g，红花 15 g，赤芍 20 g，蒲公英 30 g，柴胡 10 g，酒大黄 10 g，薏苡仁 20 g，生地黄 15 g，桔梗 15 g，甘草 5 g。2 剂，水煎服，1 日服完。

二诊：大便通畅，每日 3 次，舌质红，舌苔白腻，脉滑。腹痛缓解，能进粥食，且能起坐，腹部包块变软，腹肌紧张消失。原方再进。

三诊：又服药 3 剂后，腹痛已不明显，饮食有增，二便如常。嘱其下床活动，原方减大黄、蒲公英等苦寒之品，再进。

四诊：续服药 3 剂后，右下腹包块消失。患者形体消瘦，拟黄芪建中汤补气血扶脾胃，以善其后。

按语：临床证明，活血化瘀药与清热解毒药合用，能增强抗感染的功效，故将蒲公英加之于内。方中大黄既能清热通便，推陈致新，又能助其化瘀消除包块，酒炒之后，通腑力缓，消瘀力强，实践证明，药物通过炮制及合理配伍确能提高疗效。

## 淋巴瘤样肉芽肿——从邪毒蕴热瘀血内阻论治

王某，40 岁，1999 年 11 月 12 日就诊。自诉右手肘部患结肿 1 年，经某医院检查，诊断为淋巴瘤样肉芽肿。近 1 个月来患处糜烂，经多方医治无效。症见右手肘部有一约 3 cm×3 cm 大小的类圆形斑块，皮损呈褐红色高起结节，表皮破溃，有渗液，伴发热，体重减轻，肌肉关节疼痛，腋下淋巴结肿大，舌质淡红，边有瘀点，脉细涩。中医辨证瘀血阻滞。治以补气活血，清热化瘀。方用补阳还五汤加减。

处方：生黄芪 45 g，当归 15 g，桃仁 15 g，红花 10 g，川芎 15 g，赤芍 30 g，牡丹皮 15 g，生地黄 30 g，紫草 30 g，荆芥 15 g，黄芩 15 g，皂角刺 15 g，重楼 15 g，野菊花 15 g，蜈蚣 2 条。2 日 1 剂，每剂水煎分 2 次服。

同时，配合使用皮肤外洗方：白头翁、生大黄、仙鹤草、苦参各等分，水煎外洗患处，1 日数次，2 日 1 剂。

二诊：用上药各 3 剂后，皮损处已干燥无渗液，发热消退。原法原方，继续服用。

三诊：又服用 3 剂，皮损处已干燥结痂。嘱患者注意调理，定期复查。

按语：现代医学认为，本病是原因不明的肉芽肿性血管炎，伴淋巴样细胞和浆细胞样细胞浸润为特征的多系统损害疾病。中医学认为，本病与邪毒蕴热，瘀血阻滞，痰湿结聚等有密切联系。本例患者诊断为邪毒蕴热，瘀血内阻。故用补阳还五汤，补气活血通络；荆芥、黄芩、野菊花疏风清热解毒；生地黄、牡丹皮、紫草清热凉血；皂角刺、重楼、蜈蚣清热解毒，消肿散结。皮肤外洗方具有清热解毒凉血，燥湿收敛止痒作用。由于辨证准确，用药精到，内服外用并施，药直达病所，故收效迅捷。

## 肝左叶良性占位性病变——从气滞血瘀湿热蕴结论治

汪某，女，48 岁，1991 年 5 月 10 日初诊。患者右胁间歇隐痛 5 年，持续胀痛 1 年。6 年前右胁间歇性隐痛，时有寒热，伴脘胀纳差，曾以清热利湿、疏肝利胆、健脾理气之中药治疗，仍疼痛时作。4 年前经 B 超、胃镜检查诊断为慢性胆囊炎、慢性浅表性胃炎。近年来，右胁持续胀痛，2 个月前 B 超复查见左叶肝管扩张，CT 检查示肝左叶有一 45.5 mm×38.9 mm 圆形低密度影，进一步作肝同位素扫描、肝血池扫描、同位素闪烁照相，确诊为"肝左叶良性占位性病变"。诊时患者精神欠佳，语音较低，右胁胀痛，脘闷腹胀，嗳气，口干苦，气短乏力，纳食睡眠欠佳，大便溏薄。体查：腹平软，无腹水，肝肋下一横指，质软。实验室检查：两对半及肝功能均正常。舌质红，两侧有瘀斑，舌苔薄黄，脉弦细。诊断肝内囊肿。治以活血化瘀，清热解毒，消肿散结，疏肝利胆，佐以扶正。

处方：当归5 g，丹参15 g，五灵脂（包煎）15 g，桃仁12 g，红花10 g，赤芍15 g，半枝莲30 g，白花蛇舌草30 g，重楼15 g，茵陈30 g，柴胡15 g，黄芪30 g，枳壳15 g，仙鹤草30 g。每日1剂，水煎分2次服。

二诊：服药半个月，患者自觉症状有减。效不更方，遵原方续服5个月余，诸症痊愈。肝同位素闪烁照相复查：正位，右侧位，后位肝脏显影轮廓清晰，位置、大小、形态均正常，未见稀疏或缺损区。缠绵6年之疾完全根除，追访至今未再复发，精神、气色俱佳。

按语：本例患者初起为湿热内侵，蕴结于肝胆，迁延失治，病邪久羁，气滞血瘀发为"肝癥"。观其舌有瘀斑，当属血瘀偏盛，故重用五灵脂、桃仁、红花、丹参、赤芍活血化瘀通络，给邪予出路；半枝莲、白花蛇舌草、重楼清热解毒，消肿散结，驱邪外出；当归、黄芪、仙鹤草补益气血，扶正固本；茵陈、柴胡、枳壳疏肝利胆，导邪外出。此例病程长，缠绵难愈，血瘀和病情趋于加重，根据瘀、邪、虚各有偏胜的具体情况，施治活血，补虚，驱邪又各有偏重，做到祛瘀逐邪而不伤正，补虚而不碍邪。在"久病必夹瘀"理论指导前提下，精细辨证，巧为用药，而收良效。

## 慢性胆囊炎——从肝胆气滞血瘀湿热论治

夏某，男，43岁，2002年4月来诊。右上腹部疼痛，反复发作2年。1周前因暴食饮酒后疼痛发作，痛引右肩背，畏寒发热，恶心呕吐，自服头孢拉啶、阿托品片无效。刻诊：急性病容，体温38.4 ℃，小便黄赤，便干口渴，舌质红，舌苔黄干，脉弦数。体查：右上腹部压痛明显，有抵抗，墨菲征阳性。B超检查：胆囊轻度增大，胆囊壁增厚0.5 cm，提示为胆囊炎。实验室检查：白细胞总数15.8×10⁹/L。诊断为慢性胆囊炎急性发作，证属肝胆气滞血瘀，湿热内蕴。选用血府逐瘀汤加减。

处方：当归10 g，桃仁10 g，红花10 g，赤芍10 g，川芎5 g，生地黄10 g，牛膝10 g，枳壳10 g，生大黄8 g，金钱草15 g，鸡内金10 g，延胡索10 g。每日1剂，水煎分2次服。

二诊：服药2剂后，疼痛明显减轻，体温37.3 ℃。药已中病，原方继服。

三诊：又服药5剂后，疼痛基本消失。继服5剂后，体温正常，白细胞正常。B超检查，胆囊恢复正常，无增大无胆囊壁增厚。

按语：血府逐瘀汤出自清·王清任的《医林改错》一书。其功效活血化瘀，主治瘀血内阻，胸腹结块疼痛。而胆道感染，胆结石患者，均系肝胆气滞血瘀引起的，属中医学"胁痛""黄疸"范畴。病变部位在肝胆，胆为中清之府，附着于肝，传胆汁而不传水谷，它的功能以通降下行为顺，故胆腑清则肝气条达，脾胃健运，三焦通畅。若邪犯少阳，枢机不运，经气不舒，不通则痛，继则发热畏寒、胆火上炎，横犯胃则恶心，呕吐，不思饮食。血府逐瘀汤方中以桃仁、红花、赤芍、川芎、活血化瘀，枳壳疏肝理气，牛膝引药下行，加大黄祛瘀有利于清热利胆，并能促进胆总管运行，使结石易排。柴胡是本病的主药，能畅少阳，使枢机运转，加茵陈祛黄利胆。胆的病变与情志与饮食不节有关，故在服药期间应心情舒畅，禁食脂肪、蛋黄，以免引起疼痛发作。

## 胆色素结石——从肝郁瘀阻湿热积聚论治

孙某，女，49岁。2000年因胆石症手术切除胆囊，2002年以来肝区经常隐隐刺痛不适，疑是胃痛，多年来四方求治，均未奏效，经介绍于2004年6月15日来就医。带来6月10日B超检查单提示：右肝内胆管见数枚大小不等结石，最大为12 mm×10 mm。现代医学指出，胆固醇结石经切除胆囊后，一般不会复发结石；手术切除胆囊后，肝内胆管复发结石，多为胆色素结石。这种术后复发的结石，概称为"胆道残余结石"，是公认难治的结石病。诊见右胁肋区刺痛，会放射至右肩背疼痛，面见黄绿色（阻塞性黄疸），尿短少色黄赤（尿胆红素阳性），舌质紫暗，口苦苔腻，脉细涩，右寸口脉沉弱。肺主气，调节全身各脏腑的气机，肺气不足，气机阻滞，不但水道不调，血脉凝滞不畅，还直接影响肝的疏泄，肝气郁结，胆汁瘀滞，排泄失常，致使胆红素代谢障碍，遂生结石。肝内结石阻塞日久，血清胆红素显著增高。中医诊断为胁痛、黄疸。辨证为肝郁瘀阻，肺失宣肃，湿热积聚中焦，治以活血化瘀，疏肝解郁，宣肺利水，溶石排石。

处方：当归 10 g，三棱 8 g，莪术 8 g，黄芪 12 g，杏仁 8 g，生地黄 10 g，黄芩 8 g，柴胡 10 g，枳壳 10 g，金钱草 15 g，茵陈 12 g，七叶莲 15 g，玄明粉（冲服）12 g，生甘草 5 g。每日 1 剂，水煎分 2 次服。

诸药合用，服至 6 月 25 日，气血通畅，湿热得清，体征改善，胁痛缓解，黄疸消退，尿量增加，尿色转清。B 超复查，结石明显溶化，缩小，右肝内胆管仅剩下几个砂粒大小的小结石。效则守方，原方加党参 20 g，以扶正祛邪。至 7 月 1 日，遵医嘱再做 B 超复查，原右肝内胆管里的 12 mm×10 mm 等多枚结石，均全部消失，体征悉解，20 多日治愈，效果满意。

按语：胆石症发病率很高，治疗困难，危害性大，是目前急待解决的问题。邹宝琦等采用活血化瘀，疏利肝胆法，改善血液黏度，增加肝脏血流量，促进胆汁分泌和排泄，针对结石的不同成因机制，以增加胆汁酸为前提，选择高效药物，不但可阻断结石形成的起始，而且可快速溶解胆色素结石（直径＜2.8 cm）及术后的肝内胆管结石（直径＜1.2 cm），还可较快地溶解直径＜2.5 cm 的胆固醇结石。

胆色素结石属于"炎症性结石"，其主要化学成分是胆红素钙。现代医学指出：正常情况下，胆盐中的胆汁酸对游离的胆红素有助溶作用，当胆汁酸浓度过低，与胆红素的比值下降，可使胆汁生成大量的色素沉淀，形成结石。与胆固醇结石形成的主要机制不同，胆色素结石的发病与胆道感染及胆汁瘀积有明显关系。感染是生石的"首要因素"，瘀积是生石的"必要条件"。没有瘀积，即使有感染也不易形成结石。活血化瘀疏利肝胆法，不仅可改善血液及胆汁的瘀滞和浓黏，还可改善肝功能，促使胆汁的排泄。药理学研究证明，方中的金钱草、黄芩、茵陈、大黄等药可明显使胆汁酸升高，使胆红素显著降低，减少色素结石的生成。诸药配伍行气活血，疏肝解郁，清热解毒，消炎利胆，有改善临床体征，溶石排石的良好疗效。

胆石症治疗重点在肝胆，但在恢复肝胆功能、溶石排石的同时，注意调整和恢复有关的功能失常的脏腑，往往可收到事半功倍、相得益彰的效果。现代医学指出：胆汁酸是一种奇妙物质，它既可溶解胆固醇，又可溶解游离胆红素。"炎症性"胆色素结石及"代谢性"胆固醇结石，除各自有形成的首要因素外，都还要有一个"必要条件"——瘀滞，这既有胆汁的瘀积，也有肝血流量不足，疏泄功能失常的问题，本着增加胆汁酸含量，改善血液黏度，增加肝脏血流量，促进胆汁的分泌和排泄。消坚化积，溶石排石的要求，活血化瘀、疏利肝胆的方药能较好解决"瘀滞"问题，不失为较可取的治法。

方中黄芪、杏仁配伍，补宣肺气、通调水道；柴胡、黄芩，一升一降，疏肝解郁，清热消炎；三棱、莪术加当归、生地黄，破瘀活血，消坚散结而不伤血；七叶莲缓急止痛；金钱草富含植物去氧胆酸，可显著增加胆汁酸含量。得三棱、莪术之助，溶石、碎石、排石力更加强劲，"六腑以通为用"，枳壳、茵陈通利肝气，扩张胆道，松弛 Oddi 括约肌，促进胆汁排泄，再合大黄、玄明粉推陈致新，荡涤通降之力，共促细小结石的排出。

## 胆囊术后综合征——从肝络瘀阻论治

侍某，女，30 岁。1995 年 7 月 24 日入院。患者因右胁痛月余入院。1 个半月前因慢性胆囊炎、胆石症在外地医院行"胆囊切除术"。术后右胁不适，并逐渐加重。入院时右胁刺痛、胀痛，痛有定处，入夜更甚，口干口苦，大便干结。神清，全身皮肤、黏膜无黄染、出血点，巩膜不黄，心肺无特殊异常，腹软，右上腹见长约 12 cm 术痕，瘢痕明显，右上腹压痛，无肌卫及反跳痛，肝脾肋下未及，肝区叩击痛阳性，腹水征阴性。B 超排除了胆总管结石及扩张。舌质淡红，苔薄白腻，脉细弦。西医诊断为胆囊术后综合征。入院后给予疏利肝胆治疗半个月，症情未见明显好转。中医辨证属肝络瘀阻。治法拟活血通络之法。方选血府逐瘀汤化裁。

处方：当归 10 g，桃仁 10 g，红花 10 g，川芎 10 g，赤芍 15 g，醋柴胡 10 g，炒枳壳 10 g，生地黄 10 g，牛膝 10 g，白芍 15 g，九香虫 10 g，丝瓜络 10 g，玉米须 30 g，生甘草 3 g。每日 1 剂，水煎分 2 次服。

二诊：服上方 15 剂后，症情明显缓解，右胁仅为隐约不适，偶有胀痛之感，原方再服。

三诊：又服药 15 剂后，症情向愈而出院。

按语：胁痛是肝胆病中常见症状之一，本例患者素因饮食肥甘油腻，而致脾胃失运，气滞湿阻，肝胆失疏，胆汁凝结为砂石，虽经手术取出，但脉络郁阻难除，并有再次形成砂石的可能。方选血府逐瘀汤化裁，取其活血通络之义。方中加入九香虫、丝瓜络、玉米须，可以引药入络，加强药力。服此方月余，患者胁痛即明显好转。血府逐瘀汤临床运用非常广泛。现代药理学研究发现本方具有改善组织微循环，减轻炎症反应，调节免疫，促进肝细胞再生，促进胆汁分泌，排泄以及镇痛等作用。

## 胰体囊肿——从肝郁气滞血瘀论治

王某，男，49 岁，1988 年 4 月 10 日初诊。半年来胃脘胀痛，伴恶心欲吐，嗳气泛酸，食欲不佳。1 月经 X 线钡剂造影，诊断为胃和十二指肠溃疡，慢性胰腺炎。收入病房，探查手术发现胰中部有约 3.0 cm×3.5 cm 囊肿，其他未见异常而原处关腹。住院治疗 20 余日无效而转中医诊治。主诉脘腹胀痛半年，近 2 个月来胀痛较甚，有时上腹部攻窜胀痛，伴恶心欲吐，嗳气泛酸，大便干结，全身酸痛，头昏无力。面色无华，舌质淡，边有紫斑，舌苔黄腻，脉弦数。证属肝气郁结，气滞血瘀。治以理气活血，化积散结。

处方：当归 10 g，赤芍 10 g，三棱 10 g，莪术 10 g，红藤 15 g，枳壳 10 g，生牡蛎（先煎）30 g，生大黄（后下）10 g，柴胡 10 g，生龙骨（先煎）30 g，白芍 10 g，白花蛇舌草 15 g，煅瓦楞（先煎）12 g，海蛤壳（先煎）10 g，广木香 10 g。每日 1 剂，水煎分 2 次服。

二诊：服上方 30 剂后，B 超复查：胰体囊肿缩小。自感脘腹胀痛减轻，大便转软通畅，精神好转，纳食渐增，舌质淡，边紫斑减少，舌苔略白厚，脉弦。治以理气活血，化癥散结，佐以调脾。

处方：赤芍 10 g，三棱 10 g，莪术 10 g，红藤 30 g，柴胡 10 g，枳壳 10 g，煅瓦楞（先煎）15 g，海蛤壳（先煎）15 g，白花蛇舌草 20 g，生牡蛎（先煎）30 g，白芍 10 g，生龙骨（先煎）30 g，广木香 10 g，党参 15 g，豆蔻（后下）4 g，白术 10 g，茯苓 10 g。每日 1 剂，水煎分 2 次服。

三诊：继服上方 80 剂，上述症状皆除。做 B 超复查，胰体囊肿消失。随访 1 年未再复发。

按语：胰体囊肿之疾，为有形之物，属中医学"癥积"范畴。本病之机制，中医学常责之气滞血瘀，日久成积。故以理气活血，化积散结为治。初诊服药 30 剂后，囊肿缩小，说明药已见效，然患者食少、腹胀减而未除，故复诊仍以活血化瘀为主，而佐增健脾之品。守方服药 100 余剂，终获良效。

## 脾脏肿大——从瘀血内结肝脾不和论治

张某，男，18 岁，学生，1998 年 9 月 5 日初诊。患者半个月前曾出现不明原因的发热，经用中西药治疗而热退，但近 1 周来左胁肋部胀满疼痛，似有积块。面色少华，食欲不振，神倦乏力，睡眠欠佳，舌质暗红，边有瘀点，舌苔白，脉弦涩。B 超检查提示：脾大。中医诊断为积证，属气滞血瘀，瘀血内结。治以活血化瘀，行气，软坚散结。以膈下逐瘀汤为主方加减。

处方：丹参 30 g，当归 15 g，桃仁 10 g，红花 10 g，川芎 10 g，赤芍 15 g，鳖甲（先煎）15 g，延胡索 10 g，牡丹皮 10 g，生地黄 15 g，枳壳 15 g，牡蛎（先煎）30 g。每日 1 剂，水煎分 2 次服。

复诊（9 月 15 日）：药进 10 剂，患者左胁肋胀满疼痛明显减轻，食欲增加。承上方去枳壳、延胡索，加黄芪 30 g，白芍 15 g，续进 10 剂。

三诊（9月25日）：患者睡眠正常，精神转佳，全身症状和体征基本消失。B超复查：肝脾均未见异常。随访6年，未再复发。

按语：本病属积证，乃为肝脾乖和，气滞血瘀，络脉不通所致。正气不足，脏腑失和，气滞血瘀是积证的基本病理变化，祛邪和扶正是治疗积证的主要基本法则。"急则治其标"，故本例中先以祛邪为主，投以膈下通瘀汤为主方加减，以活血化瘀，行气，软坚散结，后辅以扶正之药，从而使邪去正存，其病自愈。

## 布-加综合征——从脾虚湿盛肝脾血瘀论治

患者，男，35岁，1997年5月28日来诊。半年前因饮酒过量，始感腹胀，腹痛，纳差乏力。曾在多家医院检查肝功正常，B超示肝脾大，门静脉增宽，治疗后无好转。2个月前症状加重，并出现黄疸，下肢水肿。在某医院行B超检查示肝脾大，肝静脉扩张，门静脉增宽，下腔静脉入房处可见向管腔内突出的隔膜状回声光带，周边与管壁相连，腹腔内可见液性暗区。行下腔静脉造影见下腔静脉隔膜状阻塞。诊断为布-加综合征。建议手术治疗。现形体消瘦，面色暗黑，唇色紫褐，腹大坚满，脉络怒胀，胁腹攻痛，大便色黑，舌质紫暗，有瘀斑点，脉细涩。证属脾虚湿盛，肝脾血瘀。治以活血化瘀，健脾化湿，化气行水。方选膈下逐瘀汤加味。

处方：当归15 g，丹参15 g，川芎10 g，桃仁10 g，红花10 g，赤芍10 g，牡丹皮10 g，五灵脂（包煎）10 g，鳖甲（先煎）10 g，白术15 g，海藻15 g，台乌药10 g，延胡索10 g，香附10 g，枳壳10 g，大腹皮10 g，茯苓皮10 g，甘草10 g。每日1剂，水煎分2次服。

二诊：服药10剂后，初见成效，腹胀、腹痛、乏力等症状减轻，饮食增加，腹水及下肢浮肿减轻。以原方加赤小豆30 g，薏苡仁30 g，继服30剂。

三诊：1个月后腹胀、腹痛、乏力等症状消失，体重增加。B超检查示肝脾轻度肿大，腹腔内液性暗区消失。遂予鳖甲煎丸与六君子汤治疗，鳖甲煎丸早、晚各5 g，六君子汤1日1剂。持续服用2个月后，诸症悉除，病告痊愈。

按语：布-加综合征属中医学"积聚""臌胀"等范畴。积聚之征，多与气血有关。因肝藏血，脾统血，其病与肝脾二脏关系最为密切。本例乃因酒食不节，损伤脾胃，以致运化不健，不能输布水谷之精微，湿浊凝聚成痰，痰阻气滞，久则血行不畅，脉络壅阻，痰浊与气血相结，日渐增大乃成积聚。脾胃受损，运化失司，水湿停留，乃成臌胀。膈下逐瘀汤加味，方中桃仁、红花、当归、川芎、五灵脂、赤芍活血化瘀；香附、台乌药、延胡索行气止痛，祛瘀；鳖甲、海藻软坚散结；白术、大腹皮、茯苓皮健脾理气行水。后以鳖甲煎丸与六君子汤化瘀软坚，补益脾胃，攻补兼施，故能收到满意疗效。

## 肾结石——从气滞血瘀湿浊郁结论治

患者，男，40岁，1999年2月20日初诊。右腰部酸痛6个月余。半年前劳动后，自感右腰部酸痛，休息后症状缓解，此后腰部常感酸胀、闷痛，沉重不适。经用云南白药、大活络丹等治疗无效。患者无外伤史，腰部无肿胀瘀血，右肾区轻度叩击痛，舌质浅淡，舌苔薄白，脉沉。B超检查示：右肾中盏有1个0.5 cm×0.4 cm结石，并轻度积水，诊断为右肾结石。证属气滞血瘀，湿浊郁结。

处方：川芎12 g，丹参15 g，桃仁12 g，三棱10 g，莪术10 g，泽泻12 g，金钱草30 g，石韦12 g，鸡内金15 g，黄芪30 g，巴戟天15 g。每日1剂，水煎分2次服。

二诊：服药7剂后，自觉症状减轻。守前方去巴戟天，加茯苓12 g、沉香5 g，再进。

三诊：又服药6剂后，结石排出，经B超复查未见结石。

按语：肾结石属中医学"石淋""砂淋"范畴。多由湿热郁积，病久则伤及血络，导致气郁血瘀，瘀血聚集。《金匮翼·诸淋》在论治上认为："散热利小便，只能治热淋，血淋而已，其膏沙石淋，必须开郁行气，破血滋阴方可。"本例患者治以活血行气，利湿排石为法。本法适用于辨证属气滞血瘀，湿浊郁结而患者一般情况好，无明显感染，仅有轻度腰痛或不适，多无肉眼血尿，B超检查显示有细小结石，临床特点以肾区酸胀疼痛为主症，部分患者可无明显症状，或在体检时被 B 超发现者。

## 输尿管结石——从石阻气机血行瘀滞论治

王某，男，35 岁。突然发病，腹左侧胀痛，向下放射至外阴部，腰脊酸痛，少腹坠胀，坐立不安，痛苦异常，伴有尿频、尿急、尿痛，小便色赤，大便 3 日未行，舌质淡紫，舌尖有暗红小点，舌苔黄腻，脉沉涩。小便常规显示：红细胞（＋＋＋＋）。B 超检查示：左侧输尿管中段见 0.7 cm 结石。西医诊断为尿路结石，中医诊断为淋证。证属湿热久蕴，煎熬尿液，聚沙成石，阻于尿道，气机不畅，血行瘀滞。治以行气化瘀，排石通淋。方用血府逐瘀汤化裁。

处方：当归 10 g，桃仁 10 g，红花 10 g，川芎 10 g，赤芍 10 g，牛膝 12 g，柴胡 10 g，枳壳 10 g，制大黄 10 g，金钱草 10 g，虎杖 10 g，车前草 30 g，石韦 10 g，甘草 5 g。每日 1 剂，水煎分 2 次服。

二诊：服药 3 剂后，诸症减轻。前方加减再服 5 剂，服至第 2 剂后，尿时点滴而下，窘迫难忍，随后排出如枣核大小结石 1 枚。经 B 超复查，输尿管、膀胱已无结石。

按语：本例湿热蕴结，煎熬尿液，气机不畅，血行瘀滞为主要病机。舌质淡紫，舌尖有暗红小点，舌苔黄腻，脉沉涩，左侧腹胀痛，痛处固定为其辨证要点。方中柴胡、枳壳理气分之滞；当归、桃仁、红花、川芎、赤芍、牛膝、制大黄化血分之瘀；金钱草、虎杖、车前草、石韦清利湿热，利尿通淋排石；甘草调和诸药。全方具有行气破瘀，清利排石之功。使气血调达，湿热祛除，病即获愈。

## 粘连性肠梗阻——从气滞血瘀久而化热论治

刘某，女，50 岁，1995 年 8 月 21 日初诊。1 年前行脾切除后，常常突发腹部绞痛，诊断为肠粘连。曾于 1993 年 6 月施行手术治疗，术后疗效不显，仍常发腹部间歇性绞痛，伴恶心呕吐，舌体麻木，面部潮红，牙龈出血，全身抽搐，西医诊断为粘连性肠梗阻、电解质紊乱及酸碱平衡失调，予西药治疗月余无显效，病情恶化，特邀余往诊。除上症外，精神差，心肺正常，腹部稍膨胀，肠鸣音亢进，触痛（＋），大便干结，小便量少黄赤，舌红少津无苔，脉沉细数。体查：体温 37.8 ℃，脉搏 82 次/min，血压 120/90 mmHg。实验室检查：白细胞 $1.36 \times 10^9$/L，N 0.74，L 0.26。中医辨证为气滞血瘀，久而化热，热毒内陷，正不胜邪所致亡阴虚脱之证。治以滋阴凉血，通里攻下。方用血府逐瘀汤加减。

处方：桃仁 12 g，赤芍 12 g，牡丹皮 12 g，川楝子 12 g，红花 10 g，西洋参（另煎）10 g，麦冬 15 g，天冬 15 g，北沙参 15 g，石斛 15 g，忍冬藤 30 g，枳实 12 g，大黄 5 g。每日 1 剂，水煎分 2 次服。

二诊：服药 5 剂后，二便得通，腹痛缓解，余症悉除。守上方增损 10 剂，患者获愈，无反复。

按语：粘连性肠梗阻是西医病名，本案因腹部多次手术创伤，气血羁留，脾失于运化，久瘀化热，热毒内陷，热结于腑，胃失和降，壅遏不通，耗伤阴血，出现亡阴虚脱之证。在治疗上，用桃仁、赤芍、牡丹皮等活血化瘀，松懈粘连；配用玉竹、西洋参、麦冬、沙参等甘寒滋润益气养阴，降逆和胃，解亡阴之脱予以自救；加败酱草、川楝子、忍冬藤等清解瘀热，佐以大黄、枳实荡涤肠腑。

## 肠粘连——从瘀血内停论治

郝某，女，31 岁，已婚未孕，1994 年 6 月 21 日初诊。患者于 1991 年患化脓性阑尾炎，手术后肠粘连。1993 年 4 月 2 日因左侧卵巢囊肿，再次手术治疗，因未生育只作囊肿切除，保留部分卵巢。1994 年 6 月因左下腹疼痛 1 个月余，且能触到包块到医院检查，医生建议手术治疗，因患者对手术产生恐惧，要求中医治疗。自诉 1993 年手术后，月经错后，出血量时多时少，每次行经腰腹胀痛，末次月经 6 月 5 日。检查：小腹部稍膨隆，腹肌略紧张，左下腹压痛，能触到一个边缘清楚的块状物。B 超检查：左下腹探到 11.2 cm×8 cm×10 cm 的块状物，诊断为左侧卵巢囊肿。患者虽经 2 次手术创伤，但健康状况尚可。偶有心悸气短，饮食一般，大便干燥，小便正常，面色晦暗，有褐色斑，舌质紫暗。治以活血化瘀，消癥破积之法。方用血府逐瘀汤加减。

处方：当归 15 g，川芎 10 g，桃仁 15 g，红花 10 g，赤芍 15 g，土鳖虫 5 g，生地黄 15 g，柴胡 10 g，川牛膝 15 g，酒大黄 5 g，甘草 5 g。每日 1 剂，水煎分早、晚各服 1 次。

二诊：服药 3 剂后，腹痛缓解。药已中病，且无不良反应，上方继服。

三诊：又连服 20 剂，左下腹部肿块缩小为 6 cm×4 cm×4 cm。遵《内经》"大积大聚其可犯也，衰其大半而止"的原则，停服汤药，改用化癥回生丹（《温病条辨》）缓图，每次 9 g，每日 3 次，连服 1 月。药后复查：左下腹部肿块消失，身体健康并能参加劳动。

按语：本病的发生多由脏腑不和，气机阻滞，瘀血内停。气聚为瘕，血结为癥。本病治疗西医主张手术摘除，但也有部分患者不宜接受手术治疗的，可以采用中医中药方法治疗。李中梓《医宗必读》曰："审知何经受病，何物成积，见之既确，发直入之兵以讨之，何患其不愈。"说明古人在没有手术的条件下，治疗此病是屡见不鲜的。

## 下肢慢性溃疡——从气虚血瘀下焦湿热论治

董某，男，46 岁，2004 年 11 月 19 日住院。左内踝上皮肤破溃 3 年余。检查：左小腿下 1/3 处内侧见一处 4 cm×3 cm 的溃疡面，疮口凹陷，疮面肉色暗红，有腐败物黏附其上，擦之不去，疮周皮肤有色素沉着，双下肢青筋怒张明显，舌质浅淡，舌苔腻，脉弦细。西医诊断为下肢慢性溃疡。中医诊断为臁疮，辨证属气虚血瘀。治以益气活血，化瘀通络。

处方：生黄芪 30 g，当归 12 g，桃仁 12 g，红花 10 g，川芎 12 g，三棱 10 g，莪术 10 g，泽兰 10 g，赤芍 12 g，赤小豆 12 g，地龙 10 g，薏苡仁 30 g，党参 15 g，牛膝 10 g。每日 1 剂，水煎，分早、晚各服 1 次。

同时，外以红油膏与氯霉素鱼肝油交替使用。15 日为 1 个疗程。待周围色素沉着明显减轻、中央出现皮岛，则单用氯霉素鱼肝油。前后共治疗 40 日，溃疡愈合。

按语：下肢慢性溃疡俗称老烂脚，属中医学"臁疮"范畴。本病多由久站久立，或提负重物，耗伤正气而致下肢脉络瘀滞不畅，肌肤失养，郁久化热，热胜肉腐所致。本病迁延难愈的根本原因是瘀滞的存在。瘀滞形成则在于气虚，一则患者多年龄偏大，多有正气亏损，血行失畅；二则疮面紫暗，脓腐难脱，系气血不足，不能托毒成脓之故；三则现代病理分析，本病存在下肢深静脉功能不全的病理，与中医本虚（气虚）理论相符，气虚则血行不畅。王兴认为，下肢慢性溃疡的基本病机为气虚血瘀，故选用王清任《医林改错》中专为气虚血瘀而设的补阳还五汤为基本方，注重益气通络活血。方中生黄芪、党参补气以推动血行；红花、当归、赤芍、桃仁、川芎活血化瘀；薏苡仁、赤小豆清热利湿；牛膝引药下行，直达病所。临床观察发现，本病疮面脓腐一般并不多，其病机以瘀滞为主，故在外治法中用红油膏祛腐。另外，用氯霉素鱼肝油生肌收口，两者交替使用，以促进疮面肉芽组织生长。当疮面周围的色素沉着逐渐变淡，疮面脓液增多时，提示局部气血转旺、疮口向愈之征象。此时疮面作脓的细菌培养，则多为阴性，故换药时对脓不可刻意揩拭，以利疮面生长，此实为"偎脓长肉"理论之应用。

## 血栓闭塞性脉管炎——从血脉瘀阻化热肉腐论治

陈某，男，45 岁，2001 年 1 月 26 日就诊。自述半年前双脚趾怕冷，皮肤变白，开始未注意，以后逐步加重不能下田劳作。经某医院外科诊断为血栓闭塞性脉管炎，经治疗（用药不详），不见好转而就诊。见患者双脚趾皮肤变白，触之如冰，拇趾尖颜色变黑，且有黑色分泌物流出，嗅之作呕。有吸烟史。查血糖正常。趺阳脉搏动减弱，舌质暗红，舌苔薄黄少津，脉微细而数。余认为此患者因气虚不能运血，故血脉瘀阻，血行不畅，久则肉腐而致病。用补阳还五汤加减治疗。

处方：生黄芪 100 g，丹参 30 g，当归 10 g，桃仁 15 g，川芎 15 g，赤芍 15 g，红花 10 g，土鳖虫 15 g，地龙 15 g，炮穿山甲 10 g，水蛭 10 g，玄参 18 g，金银花 15 g，忍冬藤 30 g，生地黄 15 g，川牛膝 18 g，蜈蚣 2 条，甘草 5 g。每日 1 剂，水煎分 2 次服。

二诊：加减服药 10 剂后，无分泌物流出。治疗 1 月后，皮肤色泽变红，温度恢复正常。随访其病未再复发。

按语：血栓闭塞性脉管炎中医学称为脱疽、脱骨疽。现代医学认为与吸烟、激素影响、血管神经调节障碍、地理与环境、血液凝固性增高等有关。中医学认为主要是由于脾气不健，肝肾不足，寒湿侵袭，凝滞脉络所致。本例患者饮食正常，无明显寒湿侵袭诱因，患者苔黄少津，脉微细而数，是因患者气虚不能运血，血脉瘀阻，久则伤津化热而成。治疗上以补阳还五汤，加丹参、川牛膝、水蛭、土鳖虫等活血虫类药物，增强了原方活血通经之效；玄参、生地黄既可清热解毒，又能滋阴润燥；金银花、忍冬藤清热解毒。全方配伍适宜，故 10 剂显效。

## 静脉血栓——从气虚血瘀脉络阻痹论治

李某，女，62 岁，2002 年 12 月 24 日来诊。自述于同年 7 月右下肢经常疼痛，逐渐加重，昼轻夜重，有时痛甚，继而发现右下肢由下而上逐渐肿起，近来发展到膝关节以上亦肿。曾在当地医院治疗，未见明显疗效。于 12 月初到某医院检查，经血管造影，诊断为右下肢多发性静脉血栓。因经济较为困难，未住院治疗而延中医诊治。目前，自感右下肢疼痛较甚，日夜作痛，夜间更剧，经常自服止痛片暂时缓解。查右下肢自脚而上直至股中上部皆肿，按之凹陷，肤色无明显改变。右下肢软而乏力，行走困难。舌质暗红，边有齿痕，脉弦细涩。诊为脉痹，证属气虚血瘀，脉络阻痹，水停为肿。治取益气活血，化瘀利水之法。方用补阳还五汤、活血效灵（丹）汤、当归芍药（散）汤合方加减。

处方：当归 30 g，丹参 30 g，制乳香 10 g，制没药 10 g，茯苓 20 g，泽泻 10 g，桃仁 10 g，红花 10 g，水蛭 10 g，生黄芪 30 g，汉防己 15 g，川牛膝 30 g，地龙 15 g，延胡索 10 g，焦神曲 15 g。每日 1 剂，水煎分 2 次服。

复诊（2003 年 1 月 3 日）：服药 10 剂后，肢肿及疼痛均有减轻，查右膝以上已不肿，膝以下仍肿，舌脉如前。仍按原方，嘱其坚持服用 1 个月左右。

三诊：服药 3 个月后，告知右腿肿胀已消，疼痛也明显减轻，但夜间还时有痛感。遂减利水之茯苓、泽泻、防己，加鸡内金 10 g，继续调治。

按语：瘀阻不通则痛，瘀阻津停则肿。本例患者以右下肢肿痛为主要表现，未见其他脏腑病变之形征，病变在于肢体，其痛具有瘀血为患的特点，且伴舌暗脉涩之征，故从脉痹诊治，从血瘀辨析。《金匮要略·水气病》提出"血不利则为水"，《血证论·肿胀》指出"瘀血流注，亦发肿胀"。瘀为病本，肿乃继发，故以活血化瘀为主，适佐利水之品，"但去瘀血，则痰水自消"，而能收到较好效果。

## 血栓性静脉炎——从气虚血瘀湿阻论治

王某，男，48 岁，1989 年 8 月 26 日初诊。左小腿肿胀疼痛半个月。体查：皮温略高，局部不红，按之指凹性浮肿。舌质暗稍红，舌苔薄黄，脉沉略弦。西医诊断为血栓性静脉炎。中医证属气虚血瘀湿阻。治以益气活血化瘀，利湿消肿之法。方选补阳还五汤加减。

处方：黄芪 15 g，丹参 20 g，当归 10 g，桃仁 10 g，红花 10 g，赤芍 15 g，川芎 15 g，泽兰 15 g，川牛膝 15 g，黄柏 10 g，车前子 10 g，土茯苓 30 g，甘草 5 g。每日 1 剂，水煎分 2 次服。

复诊：服药 5 剂后，肿痛均有减轻。药已收效，乃予上方加地龙 12 g，继服。

三诊：又服药 15 剂，共服 20 剂。痛止肿消，病告痊愈。

按语：补阳还五汤为气虚血瘀而设，临床凡见气虚血瘀之证，灵活运用本方，剂量轻重调配合理即可获良效。原方重用四两黄芪，候梅荣认为临床可遵其法，不必拘泥其用量。原方加入丹参、鸡血藤等养血活血之品，收效更佳。候梅荣认为对外伤所致的神经损伤，仅用维生素 B$_1$、腺苷 B$_{12}$ 往往效果不佳，而采用大队活血化瘀通络之品，配用黄芪，取其气旺以促血行，祛瘀而不伤正，确能起到使神经功能恢复的作用。本例患者因患肢肿胀，在益气活血化瘀基础上，加车前子、土茯苓、泽兰、利湿消肿。皮温稍高，加黄柏以清热燥湿。据现代药理研究，活血化瘀药有改善微循环的作用。诸药相合，使人体远端指、趾微循环得以恢复，既增加末梢循环，得到血液灌注，而使痛止。

## 胸腹壁静脉炎——从气血两虚瘀阻络脉论治

王某，男，36 岁，1987 年 2 月 28 日诊。患者右胸胁至上腹部疼痛 3 个月余，痛如刀刺，固定不移，胸中烦闷，面色无华，体倦乏力，寐则多梦，胃纳尚可，二便调畅。经多方医治，效果不佳。体查：从右侧胸部第 8 肋间至右上腹部皮下可见一约 30 cm 长蚯蚓状条索物，质较硬，直径 3 mm，色泽紫暗，触之疼痛，推之可移，双手按其两端呈凹陷状，舌质暗红，舌苔薄白，脉沉细弦。诊断为右侧胸腹壁静脉炎。辨证属气血两虚，气滞血瘀，络脉不通。治选血府逐瘀汤加减。

处方：丹参 20 克，桃仁 10 g，红花 15 g，川芎 10 g，五灵脂（包煎）10 g，赤芍 10 g，川牛膝 15 g，黄芪 30g，熟地黄 10 g，柴胡 10 g，醋延胡索 10 g，桂枝 10 g，枳壳 15 g。每日 1 剂，水煎分 2 次服。

复诊：服药 6 剂后，自觉症状大有改善，药已见效，原方续服。

三诊：又服药 15 剂后，诸症悉除，蚯蚓状条索物也随之隐没。

按语：右侧胸腹壁静脉炎，与文献中记载的恶脉病相似。葛洪《肘后方》及巢元方《诸病源候论》有载。本病临床较少见，其病机属气滞血瘀，络脉不通。单独应用血府逐瘀汤，唯恐正气不支，药力不足，故加五灵脂、醋延胡索，以增强理气活血、化瘀止痛之力；益丹参活血消肿，除胸闷；加黄芪、桂枝益气通脉，温经和血。诸药合用，祛邪不伤正，扶正不碍邪。药中肯綮，故效如桴鼓。

## 下肢静脉曲张——从寒湿阻滞血脉瘀痹论治

张某，男，30 岁，1976 年 11 月 6 日就诊。患者自幼在山区从事放牧，长期居于野外，近年来渐感双下肢憋胀不适，腿困乏力。近 1 个月来，因居处阴冷潮湿，小腿胀痛加重，走路亦感吃力，行动困难，遂下山诊治。就诊时，查双小腿部静脉迂曲，隐隐可见，饮食、二便正常，余无其他不适，舌质偏暗，舌苔白而微腻，脉弦。诊为脉痹，由于久行站立，血行失畅，瘀阻于下，加之外感寒湿，血脉阻痹而致。证属寒湿阻滞，血脉瘀痹。拟活血化瘀，温化寒湿之法。方用身痛逐瘀汤加减。

处方：当归 15 g，川芎 10 g，桃仁 10 g，红花 10 g，香附 10 g，五灵脂（包煎）10 g，制没药 5 g，川牛膝 15 g，地龙 10 g，牛膝 15 g，独活 10 g，苍术 15 g，透骨草 30 g。每日 1 剂，水煎分 2 次服。

复诊（11 月 10 日）：服药 3 剂后，自感小腿胀痛减轻。又继服 10 剂，胀痛消失，活动自如，腿部亦感有力，查小腿部静脉迂曲现象亦有所减轻。

按语：本例患病在下肢血脉，故从脉痹论治。因长居山野，易感风冷雨露，以致寒湿侵袭下肢，凝涩血脉，加之久行站立，血脉环流受阻，故血瘀于下，脉络痹阻，以致迂曲、胀痛。治当活血通脉，但应审其病因，以活血化瘀结合温化寒湿之法施治。下肢静脉曲张临床比较多见，药物治疗虽不能根治，但可以改善症状。吴立文治此患多例，均以活血通脉为主，结合病因及兼症，或合以益气温阳、温化寒湿、清利湿热等法施治，可不同程度地改善症状。

## 痛风——从湿热下注脉络瘀滞论治

刘某，男，52 岁，1996 年 9 月 20 日初诊。患者半年前出现右踝关节红肿疼痛，在当地医院诊断为痛风，予别嘌醇每日 300 mg、吲哚美辛每日 150 mg 治疗，疗效不佳，肿痛反复发作。3 日前朋友聚会，进食大量高蛋白饮食，疼痛加重，右踝关节红、肿、热、痛，不能着地，夜不能寐，抱足而泣。舌尖红，舌苔黄厚腻，脉弦涩。实验室检查：血尿酸 780 μmol/L。辨证属饮食不节，湿热内生，湿热下注，日久脉络瘀滞。治拟活血通络，清热利湿之法。方用血府逐瘀汤加减。

处方：当归 20 g，桃仁 12 g，红花 10 g，川芎 10 g，赤芍 10 g，川牛膝 30 g，生地黄 15 g，枳壳 15 g，柴胡 5 g，桔梗 5 g，土茯苓 20 g，萆薢 15 g，车前子（包煎）30 g，生甘草 12 g。每日 1 剂，水煎分 2 次服。

复诊：服药 7 剂后，红肿消退，疼痛大减，舌淡红，舌苔白，脉滑。守方继服。

三诊：又服药 14 剂，诸症消失，复查血尿酸 360 μmol/L。继服药 10 剂，巩固治疗。随访 1 年，未再复发。

按语：痛风多归属中医学"痹证"范畴，分为风湿热痹和寒痹，治则多以清热除湿，祛风散寒，方选白虎桂枝场、薏苡仁汤。赵东鹰认为痛风一病，病程缠绵，病久入络，治当活血化瘀为主，配以清热除湿，或祛风散寒，疗效更为满意。现代药理研究，血府逐瘀汤活血化瘀，推陈出新，能有效降低血尿酸值，配以土茯苓、车前子、萆薢利水湿，泄浊毒，加速尿酸排泄，以取事半功倍之效。

## 风湿性关节炎——从瘀血痰浊阻痹经络论治

张某，男，42 岁，2002 年 11 月 9 日初诊。左膝关节肿痛时发时止 2 年余。1 个月前觉左膝关节酸痛肿大，痛有定处，尤以夜晚痛甚，关节屈伸不利，肌肤麻木不仁，气短纳差，舌质浅淡，有瘀斑，舌苔白，脉细涩。辨证为痹证日久，瘀血痰浊，阻痹经络，气血耗伤。治宜化痰祛瘀，搜风通络，佐以补气养血。拟血府逐瘀汤加减。

处方：当归 10 g，桃仁 12 g，红花 12 g，威灵仙 30 g，地龙 10 g，生地黄 10 g，乌梢蛇 10 g，海桐皮 12 g，桑寄生 15 g，黄芪 15 g，川芎 5 g，淮牛膝 12 g，生甘草 5 g。每日 1 剂，水煎分 2 次服。

二诊：服药 6 剂后，左膝关节肿痛明显减轻，舌脉同前。续服 20 剂，诸症消失。

按语：本病多因风寒湿热之邪侵袭人体，阻塞经络，正气不足以驱邪外出，气血运行不畅，日久化瘀生痰，稽留不去所致。《素问·痹论》曰："病久而不去者，内舍于其合也，故骨痹不已，复感于邪，内舍于肾。"肾主骨，肝主筋，筋骨关节皆赖肝肾精血濡养。邪客筋骨，筋损伤肝，骨损伤肾，肝肾损伤则筋骨失养，肌肉不充，而致关节拘急掣痛，屈伸不利，甚则导致肌萎，筋缩，骨损，关节畸形僵硬，行动艰难等功能严重障碍。又因为病情缠绵，反复发作，必有外邪为之引动，风寒湿热之邪的反复侵袭，深入经隧、骨骱、经脉不利而成瘀血，湿浊黏滞而成痰饮，痰瘀交阻则留着关节，瘀阻经络，形成骨节僵硬肿胀、畸形，日久难复。故曰本病以肝脾肾亏虚为其本，风寒湿热痰瘀为其标，经脉痹阻不利，气血瘀阻不通为其病理机制，病变机制可归纳为"虚，邪，瘀"。根据此病机特点，肖旺东在活血祛瘀的基础上，加用祛风除湿、补益气血药物进行治疗，共达祛邪扶正之目的。

## 类风湿关节炎——从气血瘀阻络脉论治

金某，女，55 岁，1994 年 8 月 25 日诊。患者四肢关节疼痛，经医院确诊为类风湿关节炎。10 年来屡经中西医治疗，病情时轻时重。近数月来病情加重，需服泼尼松 5 mg/次，日夜 4 次才能过日，否则疼痛不能忍受。刻诊四肢关节疼痛，活动受限，双手指关节呈现梭样改变，两踝关节肿胀，晨起僵硬，活动后略好，形体瘦弱，面色不华，舌质淡，舌苔薄白，脉细。实验室检查：血沉 103 mm/h，类风湿因子（＋）。X 线示骨质疏松，为类风湿性改变。类风湿病久，正虚邪恋，气血瘀阻。治宜益气活血、化瘀通络，少佐祛风寒湿药。投补阳还五汤加味。

处方：黄芪 100 g，当归 10 g，桃仁 10 g，红花 10 g，川芎 10 g，赤芍 10 g，全蝎 5 g，地龙 10 g，制川乌 10 g，白芥子 10 g，蜈蚣 3 条，豨莶草 100 g。方中豨莶草先煎代水，再入诸药煎服，每日 1 剂，水煎分 2 次服。

二诊：服药 20 剂后，关节疼痛减轻，药已见效，原方继服。减泼尼松，早、晚各服 1 片。

三诊：又服药 30 剂，症情大减，关节肿胀消退，活动好转，已撤除泼尼松。守方再服 50 剂，关节胀痛完全消失，复查血沉已正常，类风湿因子（－）。原方减少剂量一半，继服 30 剂。停药观察，随访 3 年，未见再发。

按语：类风湿关节炎属中医学"痹证"范畴。痹证病因，《素问·痹论》曰："风寒湿三气杂至，合而为痹。"因此临床多从"风寒湿热"立论，治疗强调祛风、散寒、除湿、清热、舒筋活络，病久者，加以扶正。叶淑兰等认为本病单从风寒湿热论治，往往效果欠佳，因风寒湿邪乃此病之外因，其病理转归乃机体正气不足，风寒湿流注关节肌肉，痹阻经络筋骨，使气血阻滞，停血为瘀，湿凝成痰。因此，治要遵古人"治风先治血，血行风自灭""气为血帅，气行血行"与"久患者络，通络化痰"之说，用补阳还五汤加味，以大剂量黄芪合当归补益气血；配川芎、赤芍、桃仁、红花活血化瘀；白芥子祛痰、川乌、豨莶草祛风寒湿；地龙、全蝎、蜈蚣入络搜邪。对类风湿日久不愈，不宜过用散风祛寒除湿之品，扶正祛邪可提高疗效。经验认为黄芪、豨莶草用量宜大，两药配合有增强免疫功能和降血沉，促类风湿因子转阴之功效。

## 不宁腿综合征——从湿热致瘀论治

赵某，男，45 岁，1993 年 3 月 18 日初诊。2 年前因两小腿夜间疲困沉重不适，在某医院诊断为不宁腿综合征，经多方治疗无效而来诊。两小腿酸胀，沉重不适感多在睡眠时出现，经按摩或下床活动后，症状即可短暂消失，致使夜寐难宁。查两下肢无明显体征，舌质暗红，边有瘀斑，舌苔黄腻，脉细数。辨证属湿热致瘀。治以活血化瘀，清热燥湿之法。方选血府逐瘀汤合四妙散加减。

处方：桃仁 12 g，赤芍 12 g，当归 10 g，川芎 10 g，红花 10 g，牛膝 10 g，枳壳 15 g，柴胡 15 g，苍术 15 g，黄柏 15 g，木瓜 15 g，生地黄 30 g，薏苡仁 30 g，甘草 5 g。

服药 5 剂而愈。2 年后其妻因腓肠肌痉挛，带此方陪同就诊，方知至今未发。

按语：不宁腿综合征多因肢体循环障碍，代谢物沉积刺激局部而致。目前西医对本病尚无确切疗效，据其病位及夜间加重、活动后减轻的特点，饶应良辨证乃湿热下注，久郁致瘀而成。拟血府逐瘀汤行气活血化瘀，四妙散加木瓜清下焦湿热而利筋脉，标本兼治，药中病机，故 2 年顽疾告愈。

## 坐骨神经痛——从气滞血瘀经络闭阻论治

李某，男，48 岁，2002 年 4 月 8 日初诊。患者 1 周前上体育课时不慎扭伤腰部，当时腰部疼痛难忍，转侧不能，经口服跌打丸和外贴麝香虎骨膏，症状无缓解，故来求治。症见腰部疼痛，功能受限，不能站立，并伴右臀部及下肢坐骨神经经路放射性疼痛，屈伸艰难，睡卧不宁，神疲乏力，舌质红，舌边瘀紫，脉弦涩。检查：腰肌紧张，$L_2 \sim L_4$ 之间棘突右侧有深压痛，右侧臀点、腓肠肌点压痛明显，直腿抬高试验右侧 35 度。诊断为瘀血型坐骨神经痛。治以补阳还五汤加味。

处方：黄芪 40 g，当归尾 15 g，赤芍 10 g，川芎 12 g，桃仁 10 g，红花 10 g，地龙 12 g，牛膝 10 g，杜仲 15 g，生地黄 20 g，威灵仙 15 g，姜黄 10 g，甘草 5 g。每日 1 剂，水煎分 2 次服。并配合推拿按摩。

复诊：服药 5 剂后，腰腿疼痛大减，功能活动好转。继原方赤芍改白芍 20 g，加桂枝 10 g、全蝎 3 g，续服。

三诊：又服药 8 剂，结合推拿按摩后，病痊愈。半年后随访，疼痛未发，各种活动恢复正常。

按语：坐骨神经痛以疼痛难忍、夜重昼轻、上下相窜为疼痛特征。其病理机制为风、寒、湿三邪不同程度地侵袭人体，闭阻经络，或久病伤正，年老体弱，肝肾不足，气血亏虚，经脉失养，外邪乘虚而入；或因跌打损伤，气滞血瘀，以致气血瘀滞，经络闭阻而发病。补阳还五汤出自王清任《医林改错》，方中黄芪生用、重用则专而善走，可以补气行气通络；配合当归尾、赤芍、桃仁、川芎、红花等多种活血祛瘀药，活血祛瘀通络，实为治疗气虚血瘀的代表方。胡一鸣在此方基础上，适当加重活血祛瘀药的剂量，再加熟地黄、鸡血藤增强养血和营，通经活络的作用；牛膝破血通经，祛风除湿，补肝益肾，强筋健骨，且能利关节，引药下行；威灵仙散风除湿，通络止痛，丹溪称之为"治痛风之要药"，《千金方》以本品为末，用酒调服，治腰足疼痛。全方共奏活血祛瘀、通络止痛之功，使滞者能行，瘀者能散，虚者能补，以致经络通利，气血流畅，疼痛自止，诸症自除。在临床运用时，偏于风湿者加独活、防风、桂枝以祛风除湿；偏于寒湿者加炙川乌、炙草乌、细辛温经散寒，增强止痛作用；偏于血瘀者加乳香、没药、姜黄以活血化瘀，行气止痛；偏于气虚者加党参、白术以益气健脾，扶正祛邪；偏于血虚者，方中当归尾改当归身，赤芍改白芍，合熟地黄、川芎、鸡血藤以养血调经，和营止痛；偏于肝肾阴虚者，加女贞子、墨旱莲、枸杞子以滋肝益肾，养阴舒经；偏于肾阳不足者，加附子、肉桂、杜仲以温阳祛寒止痛，临床得心应手。屡获良效。此外，推拿按摩亦有通气血、利关节、舒筋活络等作用，有相得益彰之效。

## 雷诺综合征——从阳气不足寒凝血瘀论治

夏某，女，30 岁。患雷诺综合征 2 年。每因寒冷或情绪激动，两手指即发冷、发麻，指端皮肤苍白、青紫，伴有疼痛，数小时后皮肤颜色恢复正常。曾服西药治疗，效果不佳。此次因遭受雨淋，突感两手指发冷、麻木，两手皮肤对称性苍白、发绀，针刺样疼痛，疼痛较剧时，用温水浸泡可暂时缓解，但不久又作。伴有畏寒、肢冷，面色少华，小便清，舌质浅淡，舌苔薄，脉沉细涩。中医诊断为脉痹。证属阳气不足，寒凝气滞血瘀。治拟行气通瘀，温经散寒。治疗在使用西药硝苯地平的基础上，加服补阳还五汤加减。

处方：黄芪 50 g，当归 30 g，桃仁 15 g，红花 15 g，三棱 10 g，川芎 15 g，赤芍 30 g，鸡血藤 30 g，地龙 30 g，桂枝 10 g。每日 1 剂，水煎分 2 次服。同时用中药外洗。

治疗 4 个疗程（4 周为 1 个疗程）后，症状、体征消失，面色红润，四肢温和，脉和缓有力。继服中药 1 个疗程，以巩固疗效。同时停用中药外洗。随访 1 年，未再复发。

按语：雷诺综合征属中医学"脉痹""寒厥""痹证"范畴。多因素体脾肾阳虚，阴寒内生；或寒湿之邪外袭，寒凝血脉；或情志不畅，肝失疏泄，使气机失常，气血不调，营卫不和，寒凝经络，气滞血瘀，阳气不能通达四肢而发。主要病因是寒凝、气滞、血瘀，治以益气温经，活血化瘀为主。补阳还五汤多用于治疗中风之后，气虚血凝，脉络瘀阻所致的半身不遂、口眼㖞斜等症，是补气活血、通络行瘀的代表方。芮以融将其用于治疗雷诺综合征，取其益气活血，疏通经络之功。方中黄芪、当归益气养血；川芎、赤芍活血和营、通经活络；桃仁、红花化瘀通络；鸡血藤养血通经。合而为剂，则使气旺血行，益气温经，瘀去络通。同时予以中药外洗浸泡，可增加局部微血管的通透性，改善微循环，使药效直达病所。气血调畅，营卫调和，阳气通达，故诸症自愈。

## 腓总神经损伤——从气血两虚瘀血阻络论治

韩某，男，42 岁。因车祸当时昏迷，右下肢活动障碍，急诊入院经抢救脱险。诊断为右髋臼骨折、髋脱位；右胫腓骨上段粉碎性骨折；右腓总神经损伤，第4、第5、第6肋骨骨折。经骨牵引治疗（共住院54日），骨折基本愈合，伤口愈合良好。唯右下肢活动受限，于1987年3月27日住中医家庭病床。患者自受伤以来从未下床活动，现右下肢活动受限，在床上坐位时，右下肢不能向上抬起，亦不能左右移动，小腿及踝关节肿胀，踝关节能屈曲活动但不能背伸活动，足大趾不能活动。一般情况好，食欲好，二便正常，舌质暗，淡胖嫩，舌苔白，脉沉略弦。患者因受伤较重损伤气血，且有瘀血阻滞。证属气血两虚，瘀血阻络。治宜益气养血，化瘀通络消肿。方选补阳还五汤加减。

处方：黄芪30 g，丹参15 g，当归15 g，红花10 g，桃仁10 g，赤芍15 g，川芎15 g，泽兰18 g，川牛膝15 g，木瓜15 g，防己12 g，地龙10 g。每日1剂，水煎分2次服。

复诊：服药20剂后，在床上坐位时右下肢可向上抬起，并能左右移动，肿胀减轻，踝关节仍不能背伸，足大趾不能活动。上方加续断15 g、路路通12 g、泽兰15 g，继服。并嘱患者下床活动进行功能锻炼。

三诊：每日持双拐行走后即肿甚，休息后肿胀即消。即以上方加减调治2个月，服药60剂。配合功能锻炼，右下肢功能完全恢复活动自如，重返工作岗位。

## 桡神经麻痹——从气虚瘀阻筋脉失养论治

李某，男，35岁，2006年11月25日初诊。患者半个月前饮酒后入睡醒来，突然发现右手腕下垂不能抬起，拇指不能伸直外展，上肢外侧感觉减退。急赴地区人民医院，诊为酒精压迫性桡神经麻痹。经用扩张血管、营养神经以及兴奋神经药治疗半个月，诸症如前，无明显变化。余见患者右手软弱，不能抬起，舌淡稍胖，舌苔薄润，脉细缓。此系气虚络阻，筋脉失养。予补阳还五汤加味。

处方：生黄芪90 g，当归20 g，桃仁10 g，红花10 g，川芎5 g，赤芍20 g，石斛20 g，山茱萸20 g，地龙10 g。每日1剂，水煎分2次服。

复诊：服药5剂后，上肢能抬起，但力量稍弱。上方继服10余剂，诸症皆除。

按语：桡神经麻痹属中医学"血痹""痿证"范畴。多为气虚推动无力，经络阻滞，血虚筋脉失荣，致肢体痿软无力。治以补阳还五汤补气活血通络，加之石斛可"治虚损劳弱，壮筋骨"（《日华子本草》），山茱萸可"逐寒湿痹"（《本经》）。诸药同用，邪去正复，病患自愈。

## 桡神经损伤——从气虚血瘀论治

张某，男，32岁，1995年6月20日入院外科。左胸背部烫伤，左桡神经损伤25日。患者于25日前因车祸压伤并烫伤左胸背部，住当地医院经治疗创面基本愈合。唯左上肢活动受限而来诊治，胸背部皮肤烫伤后愈合，左腋下2 cm×2 cm炎性创面，左上肢活动受限，二、三头肌反射阳性，伴肌肉萎缩。肌电图检查示：左桡神经完全受损表现。患者一般情况好，肩能向上平举，上下、前后能活动，肘关节能伸不能屈，不能抬起，腕关节不能背伸，大拇指能轻微活动，示指、中指、环指不能活动。饮食睡眠好，二便正常，舌质淡红，舌苔薄白，脉沉略弦。证属气虚血瘀，用补阳还五汤加减。

处方：黄芪20 g，丹参30 g，川芎10 g，当归10 g，桃仁10 g，红花10 g，鸡血藤30 g，赤芍15 g，桑枝15 g，地龙12 g，路路通12 g，甘草5 g。每日1剂，水煎分2次服。

共服药14剂，肘、腕关节感觉较前有力，稍能抬举，手指仍不能活动。因患者不愿继服汤药，改服中成药脑心通口服（其方组成以补阳还五汤药物为主），每次4片，每日3次。

共服20余瓶，其间配合针灸治疗10次。先后调治近3个月，左上肢肘、腕及手指活动自如，功能完全恢复。

## 周围神经损伤——从瘀血阻滞肢体失养论治

陈某，女，58 岁，2000 年 4 月 10 日就诊。患者半年前，因右手腕骨脱位，加上固定 4 个月而无法进行上肢锻炼，致神经压迫损伤引起肩、肘、腕、掌、指等关节僵硬，不能屈曲，各手指不能外展、内收、对掌，肌肉萎缩，肤色暗红，甲下瘀血色暗，指甲增厚粗糙，经多方治疗不见好转。舌质暗，舌苔白干，脉涩，中医诊断为伤筋。由于伤后瘀血阻滞，气血运行受阻，肢体失养而致诸症。治宜活血理气通络，用血府逐瘀汤化裁。

处方：丹参 20 g，桃仁 12 g，红花 10 g，当归 10 g，川芎 12 g，赤芍 15 g，制乳香 10 g，制没药 10 g，姜黄 10 g，鸡血藤 30 g，桔梗 5 g，生地黄 10 g，柴胡 10 g，枳壳 10 g，桂枝 5 g，桑小枝 20 g，甘草 5 g。每日 1 剂，水煎分 2 次服。并嘱其运动各关节。

二诊：服药 5 剂后，各关节稍柔，肤色、甲下暗色变浅。原方续进。

三诊：又服 5 剂后，各关节手指稍能活动，肌肉渐丰，肤色、甲下正常，指甲开始长长，后又配合针灸，并加强功能活动。经 1 个月的治疗而痊愈，其手的功能恢复如初。

按语：周围神经损伤属中医学"伤筋"范畴。常由于骨折脱位或脱位后固定不当，骨痂包裹，肢体畸形而使神经受牵拉，压迫、挫伤或刺激致周围神经损伤。中医学认为外伤多瘀，瘀血不去，新血不生，肢体失养而失去其正常功能。因此，治宜活血化瘀通络，方用血府逐瘀汤加味而获佳效。

## 痉挛性肛门疼痛——从气滞血瘀经脉不通论治

李某，女，31 岁，1998 年 10 月 13 日初诊。患者 1 年来无明显诱因，每于夜间休息时发作肛门一过性疼痛，每次疼痛约持续 1 分钟，每周发作 2～3 次，痛如针刺，常于梦中痛醒，经多处医院诊治，查血沉、抗"O"、骶部 X 线摄片以及妇科查均未发现异常。服谷维素、维乐生、去痛片、可乐定等效不明显。就诊时患者面色不华，舌质偏紫，舌苔白，脉细涩，二便如常。肛门检查：初期内痔、无肛裂及肛乳头肿大。指诊：肛管偏紧缩，无直肠黏膜内脱垂，未触及肿物包块，指套无黏液脓血。肛镜检查，无异常发现。诊断为痉挛性肛门疼痛。中医辨证属气滞血瘀，局部经脉不通，不通则痛。夜间阳气入脏，阴气偏重，阴血凝为甚，故疼痛多于夜间发生。治以活血祛瘀，疏经通络，行气止痛。方以血府逐瘀汤化裁。

处方：当归尾 12 g，桃仁 10 g，红花 10 g，川芎 10 g，桔硬 5 g，枳壳 10 g，赤芍 10 g，白芍 10 g，牛膝 10 g，柴胡 10 g，远志 10 g，首乌藤 12 g，延胡索 10 g，甘草 3 g。每日 1 剂，水煎分 2 次服。

二诊：服药 3 剂后，无再发。复进 4 剂，以助其效。半年后，因内痔出血行消痔灵注射术，言上述症状无再发。

按语：活血化瘀法是中医学一项独特疗法，向为历代医学所重视而广为应用。至清代王清任更多有阐述发挥，其所制血府逐瘀汤更是现代临床各科所喜用，对不少疑难病的治疗取得了满意的效果。张阳坤认为，在痔疮科应用该方时，不必拘泥于专治"膈上之瘀"，盖方中川芎、当归、桃仁、红花均有活血祛瘀之效，柴胡疏肝理气、枳壳归脾胃大肠经，功擅破气消积、宽肠下气。桔梗入肺经，然肺与大肠相表里，又主一身之气，故该品既能开提肺气，又能间接疏通肠胃，用之于治疗痔疮科疾病，正合《内经》"病在下，取之上"的治则。牛膝性善下走，用于治疗下半身疾病，正为所长。临床上根据病机变化、邪正虚实，恰当地予以加减，或助以益气养心安神，或加强疏经通络之功，灵活运用，可望对痔疮科一些疑难杂症获取奇效。

## 混合痔——从气滞血瘀论治

苏某，男，17 岁，2006 年 1 月 11 日就诊。肛门坠胀疼痛、异物感明显 3 日，自用马应龙麝香痔疮膏外敷，疼痛稍有减轻。现症见肛门坠胀疼痛，异物感明显，行走、蹲坐时疼痛加重，大便干燥，排便不畅，小便微黄，舌质红，舌苔薄黄，脉弦涩。专科检查：视诊见肛门 9 点血栓形成伴炎性水肿，表面部分破溃、糜烂，指诊、镜检未作。诊断为血栓性外痔。患者拒绝手术治疗，拟桃红四物汤加减。

处方：桃仁 15 g，红花 10 g，当归 15 g，赤芍 15 g，川芎 12 g，生地黄 15 g，苏木 12 g，皂角刺（炮）15 g，枳壳 15 g，槟榔 15 g，地榆 15 g，黄柏 12 g。每日 1 剂，水煎分 2 次服。

同时以此方煎水坐浴，辅以九华膏外敷。服药 3 剂而愈。

按语：痔的瘀滞学说认为，痔的发生为阴阳失调，脏腑气血虚损，外感风湿热燥等邪，内伤情志，以及饮食起居不慎等，致使气血不畅，经络阻滞，血脉瘀阻，表现为虚→邪→瘀→损的病理发展过程，并最终形成"瘀→痔→瘀"的恶性循环。《内经》称"筋脉横解"为痔；《外科启玄》曰："痔者滞也"；《丹溪心法》曰："痔者皆因脏腑本虚，外伤风湿，内蕴热毒……以致气血下坠，结聚肛门，宿滞不散而发为痔也。"《外科正宗》亦曰："因久坐而血脉不行，又因七情而过伤生冷，以致担轻负重，竭力远行，气血纵横，经络交错……以致瘀血浊气，流注肛门俱能发病。"因此，痔的发生以瘀为本，气血瘀滞，筋脉横解是其基本病机。临证时，不可拘泥于"瘀"之有形、无形，须以虚实为纲，祛瘀为本，辨证施治，配合运用疏风、清热、祛湿、补气、活血、养阴等法，标本兼治，即获良效。

## 顽固性肛瘘——从气虚血瘀论治

患者，女，65 岁，1994 年 7 月就诊。患者 20 年前不慎滑倒，臀部着地，1 个月后肛门肿痛，自溃脓后肛门右前位遗留一溃口，行肛瘘切开术而愈。后每隔 1～2 年复发 1 次，均经手术切开治愈。近来肛门后正中处又生一肿物，为求根治入院。检查：截石位 3、7、9、12 点肛缘均有陈旧性瘢痕，6 点距肛缘 2 cm 处有 3 cm×4 cm 肿物，舌质浅淡，舌苔薄黄，脉弦细。中医辨证属气虚血瘀，邪气久恋。治以活血散瘀，行气消肿之法。方用复元活血汤加减。

处方：当归尾 12 g，炮穿山甲（先煎）10 g，红花 10 g，桃仁 10 g，莪术 10 g，川芎 5 g，蒲公英 15 g，柴胡 15 g，黄芪 20 g，甘草 5 g。每日 1 剂，水煎分 2 次服。药渣煎水坐浴。

二诊：服上方剂后，6 点处脓肿溃破，行肛瘘切开术后，继服上方 5 剂，至今未复发。

按语：跌仆损伤，瘀血停滞，瘀久化热，热盛肉腐，溃败成脓，走窜肛门内外而成肛瘘。屡次手术，均为治标，而未顾其本，故病反复发作。《医宗金鉴》曰："复元活血跌仆证，恶血流瘀积滞疼。"故取复元活血汤，使瘀祛新生，气行络通，达到根治目的。

## 毒蛇咬伤——从气血瘀阻运行不畅论治

患者，男，36 岁，2003 年 8 月 14 日初诊。3 日前，在山上捕蛇，被毒蛇咬伤左手背，当即以绳子捆扎手腕部，在当地医院行蛇伤常规治疗，中毒症状减轻，但因左手腕捆扎时间过长，上肢肿胀逐日加剧，疼痛难忍，急转我院就诊。门诊以毒蛇咬伤、左上肢感染收入院，住院治疗 3 日后，肿胀无明显消退，邀中医会诊。诊见痛苦病容，面色苍白，五指肿胀如杵状，左上肢严重肿胀，肘腕关节屈伸障碍，皮肤发亮，有多处瘀斑，舌质紫暗，脉弦数，证属气血瘀阻，运行不畅。治宜活血化瘀，消肿止痛。

处方：当归 15 g，川芎 10 g，桃仁 10 g，红花 10 g，制乳香 10 g，制没药 10 g，赤芍 15 g，枳壳 20 g，生地黄 15 g，柴胡 15 g，姜黄 10 g，降香 15 g，土鳖虫 20 g，桔梗 10 g，甘草 10 g。每日 1 剂，水煎分 2 次服。

复诊：服药 5 剂后，肿胀渐消，嘱原方续进。

三诊：又服药 5 剂，上肢肿胀消除大半，肘腕关节能屈伸。药切病机，效不更方，再进 10 剂，肿胀消除，病告痊愈。

按语：本例系蛇毒咬伤，由于捆扎时间过长，以致气血郁滞，血脉不能正常运行，致左上肢严重肿胀、瘀斑。在治疗蛇毒的同时，配合中医治疗，投以血府逐瘀汤加味，以活血化瘀，行气消肿，"气为血之帅，气行则血行"。故重用枳壳、降香，气血流畅，运行自如，肿胀速消。

## 纤维肌痛综合征——从阳虚寒凝血脉瘀阻论治

王某，女，32 岁，2001 年 3 月 4 日初诊。全身多处疼痛不适 2 年。患者 2 年前产后受凉发热，经发汗退热之剂治疗，大汗淋漓之后而热退，不久觉颈肩、胸、背、腰、髋、四肢疼痛及压痛，酸胀不适，时轻时重，经多家医院检查血常规、血沉、抗"O"、类风湿因子、X 线摄片等均无异常。诊断为纤维肌痛综合征。经西药、针灸、按摩、热疗、封闭等方法治疗，效果不显。诊见神情委顿，坐卧不宁，夜不能寐，疲乏无力，怕冷喜热，舌质浅淡，舌苔苔薄，脉细无力。证属阳气不足，肌腠失于温煦，寒湿凝滞经络，血脉瘀阻。治当益气温阳、活血通络。

处方：黄芪 30 g，当归 10 g，桃仁 10 g，红花 10 g，川芎 10 g，赤芍 10 g，鸡血藤 30 g，制附子 15 g，桂枝 15 g。每日 1 剂，水煎分 2 次服。

复诊：服药 3 剂后，疼痛大减，精神转佳，无冷感。续服 10 余剂而诸痛消失，夜能安卧。随访 2 年，工作起居一如常人。

按语：本例属产后气血亏虚，感受风寒之邪而发病。虽经治疗，汗后邪祛，但正气伤而病复，且阳随汗泄，导致阳气不足，肢体血脉不得温煦而血行滞涩，"不通则痛"。方中黄芪益气；附子、桂枝温阳；赤芍、当归、川芎、桃仁、红花、鸡血藤活血通络。诸药合用，使阳气回复，脉络畅通，而诸症消。

## 急性脊髓炎——从湿热浸淫血瘀痹阻论治

患者，女，45 岁，1997 年 4 月 10 日初诊。患者平素体弱，28 日前淋雨感冒后，突然出现下肢软瘫，不能活动，脐以下皮肤感觉消失。经某医院及本院检查确诊为急性脊髓炎，用激素、抗生素、活血化瘀及营养神经等药治疗，效果不显而求诊。症见神清面白，上肢活动如常，胸脘痞闷，下肢软瘫，双下肢肌力 0 级，皮肤感觉消失，小便癃闭，大便失禁，舌尖红，舌苔微黄而腻，脉濡微数。血常规及脑脊液检查基本正常。证系气虚之体，湿热浸淫，血瘀痹阻，筋骨肌肉失养。治当清化湿热，益气通络，濡筋养肉。方用补阳还五汤加减。

处方：黄芪 30 g，当归 15 g，桃仁 12 g，红花 10 g，赤芍 15 g，川牛膝 12 g，地龙 15 g，苍术 15 g，生黄柏 15 g，防己 20g，木瓜 15 g，白僵蚕 15 g。每日 1 剂，水煎分 2 次服。

复诊：服药 15 剂后，能扶床站立，下肢皮肤已有感觉，但不能移动，舌苔薄白，脉弦细。再以上方去苍术、黄柏、防己、僵蚕，加葛根 20 g，鹿衔草 15 g，枸杞子 20 g，鹿角胶（烊化冲服）10 g，制水蛭 18 g，黄芪加量至 60 g。继服。

三诊：又服 25 剂后，能扶墙行走，大便能自控。又予上方去木瓜、鹿角胶、葛根，加金毛犬 15 g、炮穿山甲 5 g、桂枝 8 g，隔日 1 剂，再服 15 剂，并同服天麻杜仲丸合六味地黄丸。

1998 年 6 月 26 日再诊时，患者能慢步行走，并能操持一般家务。方予间断服用天麻杜仲丸，以巩固疗效。

按语：《素问·痿论》曰"有渐于湿，以水为事，若有所留，居住相湿，肌肉濡渍，痹而不仁，发为肉痿"。故当以肉痿论治，但患者气虚在先，湿热浸淫在后，一意清化湿热，筋骨肌肉无以濡养，因此必须在益气通络的基础上清化湿热，标本兼治。故方中用苍术、黄柏、防己、木瓜、白僵蚕等药物清化湿热；黄芪、当归补气养血；牛膝、地龙、桃仁、红花、赤芍活血通络，濡养筋骨肌肉。一旦湿化热去则气虚之像突出，故此时治疗应删苦寒伤阴之品，重用益气通经之药。后期又以补肾通阳相伍，阴通阳达，脉络畅通，气血津液得以濡养四末，从而起到肌长痿振，病愈康复之效。

## 慢性骨髓炎——从瘀血凝滞湿热内蕴论治

谢某，男，31岁，1988年3月12日诊。自述左上臂疼痛5年，间断发作，时轻时重，经当地中、西医治疗无效。重庆某医院摄片检查：左侧肱骨中段骨髓腔内有不规则之骨质密度降低区，显示有骨质破坏，骨膜可见明显反应，呈不规则改变。诊断左侧肱骨骨髓炎。经中、西医治疗1个月余，未见好转。刻诊：痛苦貌，日轻夜重，痛难入睡，左侧肱骨中段外侧明显肿胀，轻按柔软，重按较硬，疼痛彻骨，皮下有索状物隆起，皮色微红灼热，左手活动受阻，舌质暗红，边尖有瘀点，舌苔黄腻，脉沉细弦数。辨证属瘀血凝滞，湿热内蕴。治以活血化瘀，清热利湿之法。方选血府逐瘀汤加减。

处方：当归12g，川芎12g，桃仁10g，红花10g，生地黄12g，浙贝母12g，大黄12g，柴胡10g，桔梗10g，芒硝10g，蒲公英25g，冬瓜子25g，牛膝12g，牡蛎（先煎）25g，薏苡仁25g。每日1剂，水煎分2次服

另用血竭15g，大黄、青黛各25g，共为细末，酒调糊状分3次外敷患处。

复诊：服药5剂后，疼痛大减，皮下索状物变小，灼热感和活动受阻均有所好转。但舌脉如故，并伴有乏力、纳差、便溏。药中病机，以原方化裁，减芒硝、大黄、蒲公英，加黄芪、焦三仙各15g，继服。

三诊：又服药20剂。诸症消除，左臂活动自如，恢复工作。随访2年，未见复发，身体健康。

按语：骨髓炎一病，历代医家多从阴寒一端论治。本病为持重劳损，经络受伤，血瘀气滞，而湿邪乘机侵袭，致瘀湿互阻，化而为热，侵入骨髓而成。故以活血化瘀通络，清热除湿为治，切中病机，并内外同治，增强疗效，使瘀血去、新血生、湿热除、气机畅，故获佳效。

## 外伤性不全性截瘫——从正气亏虚瘀血阻络论治

陈某，女，25岁，2002年7月12日入院。患者因高处坠落，腰部受损，伴下肢功能丧失1个月来院就诊。患者1个月前受伤后，下肢即丧失活动功能，但有皮肤感觉存在。伤后立即被家人送他院救治，行手术切开复位内固定术治疗，术后摄片示骨折复位良好，经对症治疗双下肢功能活动能力未见明显恢复，今日出院，来本院康复治疗。体查：一般情况良好，腰部正中见约12cm长手术瘢痕一处，脊柱无畸形，小便留置导尿，下肢深浅感觉存在，肌力为0级。舌质浅淡，舌苔薄白，脉弦细。X线摄片提示骨折复位良好。证属正气亏虚，瘀血阻络，治拟益气活血通络之法。方选补阳还五汤加减。

处方：生黄芪60g，炒当归10g，红花10g，赤芍10g，桃仁10g，川芎10g，酒地龙10g，川牛膝15g，生地黄15g，羌活10g，熟地黄15g，炙甘草5g。每日1剂，水煎分2次温服。

复诊：服药10剂后，见下肢部分肌肉可以收缩，嘱原方继服。

三诊：又服药20剂后，股二头肌已能举动膝关节，小腿肌肉均能收缩。为巩固疗效，再服1个疗程后，双下肢肌力都恢复到Ⅲ级。6个月后完全恢复下肢功能。

按语：中医学认为，腰为肾之府，肾为作强之官，藏精主骨生髓，外伤暴力损伤腰部，造成瘀血阻滞经脉，脉络不通。治用补阳还五汤，取其益气活血，祛瘀通络之功。方中重用生黄芪重在补气，气旺血自行，祛瘀而不伤正；辅以当归、生地黄、赤芍、熟地黄、桃仁、红花活血补血；酒地龙、川芎、羌活加强活血通络之作用；制大黄，破瘀活血；川牛膝引药下行。诸药共奏补气活血，祛瘀通络之效。药对证，效桴鼓。

## 外伤性硬膜下血肿——从瘀血阻络论治

患者，男，45 岁。因骑摩托车摔倒，头部着地，当即神志不清，约 30 分钟苏醒后，觉头痛头晕，恶心，呕吐数次，呕吐物为胃内容物，急来就诊。体查：神志清，精神差，烦躁，双侧瞳孔等大，对光反射迟钝。颅脑 CT 检查示：额顶部硬膜下血肿，摄大截面 5 cm×0.8 cm，合并颞叶脑挫伤。辨证为瘀血阻络。治以活血化瘀。方用血府逐瘀汤加减。

处方：当归 18 g，桃仁 15 g，红花 12 g，赤芍 12 g，泽兰 12 g，川芎 12 g，柴胡 9 g，生地黄 15 g，枳壳 12 g，桔梗 10 g，王不留行 15 g，炮穿山甲（先煎）12 g，琥珀（研末冲服）3 g。每日 1 剂，水煎服分 2 次。

二诊：服药 10 剂后，头痛减轻，CT 复查见硬膜下血肿缩小至 2 cm×0.5 cm。效不更方，原方再服。

三诊：又服药 10 剂后，头痛头晕消失。CT 复查：硬膜下血肿消失，痊愈出院。

按语：外伤性硬膜下血肿属中医学"瘀血头痛"范畴。脑为元神之府，脑伤致血络破裂，血溢脉外，积血内存，阻滞脉络，气机不通，故头痛如刺或跳痛，痛有定处。瘀阻心窍，气机不畅，肝失疏泄，故烦躁易怒。现代医学认为，外伤性硬膜下血肿是颅脑损伤后常见的继发性病变之一。病情发展一般较缓慢，常合并脑挫裂伤。对于病情危重，出血量＞40 mL 者，应积极行颅内血肿清除加引流术，出血量＜40 mL，神志尚清者可行非手术治疗。药理研究证实，活血化瘀药如当归、川芎、桃仁、泽兰等具有调节血液流变学，抑制化学介质释放，改善微循环，降低毛细血管通透性，减轻血管痉挛的特点，能促使硬膜下血肿吸收而消失。血府逐瘀汤以桃红四物汤合四逆散加减化裁而来，其中的桃红四物汤加王不留行、炮穿山甲，以活血祛瘀散结止痛；四逆散疏肝利气，桔梗开肺气载药上行，琥珀既能安神又可活血。诸药合用，瘀去络通，故取得了满意效果。

## 损伤性闭合性气胸——从气滞血瘀论治

患者，男，25 岁，1993 年 3 月 26 日初诊。主诉因骑摩托车摔伤后，胸痛、气短喘促 3 天，动则尤甚，胸痛彻背。体查：左肺呼吸音减弱，叩诊呈鼓音，舌质淡红，舌苔薄黄，脉弦。X 线片示：左侧压缩性气胸，左肺压缩 80％。西医诊断为损伤性闭合性气胸。辨证属气滞血瘀。治用血府逐瘀汤加味。

处方：当归 12 g，川芎 10 g，桃仁 10 g，红花 10 g，赤芍 15 g，柴胡 10 g，生地黄 15 g，枳壳 10 g，桔梗 10 g，牛膝 10 g，延胡索 10 g，三七（冲服）3 g。每日 1 剂，水煎分 2 次服。

二诊：服药 3 剂后，症状改善，原方再服。

三诊：又服药 6 剂，胸痛诸症消失。X 线片复查，气胸消失，随访至今无复发。

按语：损伤性闭合性气胸按其症状体征属中医学"胸痹"范畴。本例因摔伤而致胸痛气急，痛处固定，动则尤甚，胸痛彻背，证属气滞血瘀，故用血府逐瘀汤加味，疏肝理气，活血化瘀而愈。

## 颈椎病——从气虚血瘀脉络阻滞论治

季某，男，60 岁，2002 年 1 月 30 日初诊。患者左肩臂疼痛 12 年，左手指麻木无力 1 个月余。伴眩晕、耳鸣，左侧上肢放射痛，劳累或受凉后加重，得温则减，影响睡眠，舌质浅淡，舌苔薄白，脉细弱。体查：$C_5$～$C_6$ 棘突左侧旁压痛，左拇指感觉减退，左手握力较右手明显减弱；压头试验（＋），椎间孔挤压试验（＋），颈椎牵引试验（＋），左上肢牵拉试验（＋），霍夫曼征（－）。X 线平片检查：颈椎生理曲度变直，$C_4$～$C_6$ 椎间隙变窄，$C_5$～$C_6$ 椎体后缘轻度增生。CT 检查：颈椎椎体正常，$C_5$～$C_6$ 及 $C_5$～$C_7$ 左侧神经孔狭窄。心电图和血压均正常。西医诊断为神经根型颈椎病。中医辨证为气虚血瘀，脉络阻滞。治以活血化瘀，通经活络。予补阳还五汤加味。

处方：黄芪 50 g，丹参 30 g，当归 10 g，川芎 10 g，红花 10 g，桃仁 10 g，赤芍 10 g，地龙 10 g，鸡血藤 30 g，花椒 10 g，葛根 30 g，姜黄 10 g，威灵仙 15 g，党参 15 g，磁石（先煎）30 g，制附子 5 g，甘草 5 g，蜈蚣 2 条。每日 1 剂，水煎分 2 次服。

二诊：服药 5 剂后，症状减轻，配合颌枕带牵引治疗，每日 1 次，每次 0.5 小时，连用 10 日。原方服 20 余剂后告愈。

按语：颈椎病是颈椎的骨关节、椎间盘及其周围组织的损伤、退行性病变累及血管、神经系统而引起的以颈肩痛、眩晕、肢体麻木无力为主要表现的各种临床症状，其中以肩臂痛占大多数。现代医学将其分为 5 型，即颈型、神经根型、脊髓型、椎动脉型、交感神经型，其中以神经根型最常见。

颈椎病是常见病之一，多发于中、老年人，属中医学"骨痹""颈肩痛""痹证"范畴。本病气虚血瘀是其内因，风寒湿邪外侵是其外因，属本虚标实之证。年老体虚，肾气不足，不能养血营血，加之外邪，气虚血瘀，血运不畅，阻塞经脉骨节而为病。其损在筋骨，复感外邪，久患者络，为虚为痹，根据颈椎病的发病机制及中医学对本病的认识，采用补阳还五汤加味，配合牵引治疗，使血液循环通畅，改善局部组织缺血缺氧状态，促进了局部炎症及渗出物的吸收，从而解除或缓解局部肌肉痉挛及神经压迫，使局部疼痛、麻木、不适等症状得到缓解和消除。

## 非化脓性肋软骨炎——从肝郁气滞气虚血瘀论治

王某，女，24 岁，2002 年 7 月 5 日就诊。患者诉 2 年前，发现胸部右季肋处隆起，时有疼痛，按之痛剧，焦虑不安，夜间疼痛不得安眠，曾用镇痛药、激素、理疗、外用膏药等治疗不效。近日因疼痛剧烈，寝食不安，精神不振来院就诊。诊见：右侧季肋处有隆起，触之有灼痛感，压痛明显。自诉疼痛日 10 余次，每次 15～20 分钟，夜间尤甚，舌质黯红，有瘀点，舌苔薄白，脉弦数无力。证属肝郁气滞，气虚血瘀。治拟疏肝理气，补气活血。

处方：黄芪 10 g，当归 10 g，桃仁 10 g，红花 10 g，赤芍 10 g，川芎 5 g，地龙 10 g，白芍 10 g，茯苓 10 g，薄荷 10 g，柴胡 10 g，白术 10 g，生姜 5 g，延胡索 10 g，牡蛎（先煎）30 g，甘草 10 g。每日 1 剂，水煎分 2 次服。

二诊：服上方 5 剂，疼痛大减，再进 5 剂，疼痛消失，但局部仍有隆起。前方去黄芪、柴胡、白术，加玄参、夏枯草各 20 g。

三诊：又续服 5 剂，症状全部消失，隆起缩小过半。随访 1 年，未见复发。

按语：非化脓性肋软骨炎多见于青壮年，好发部位多为第 2 肋至第 4 肋，多为一侧发病，偶见两侧发病。临床无特殊疗法，止痛药、激素、理疗只能暂时缓解。本病属中医学"胁痛"范畴，多由情志不畅、肝气郁滞、气血不畅、脉络痹阻、瘀血停积而致。《症因脉治》曰："死血停滞胁肋，或恼怒郁结，肝火上冲……皆或胁肋之痛矣"。说明肝郁气滞，气虚血瘀是本病的主要病机。补阳还五汤原为中风后遗半身不遂而设，有补气活血、化瘀通络之功；逍遥散原为肝郁脾虚之两胁胀痛，月经不调而设，有疏肝解郁、和营健脾之功。用于治疗本病，旨在取两方益气和营、理气活血、通络止痛之功效。方中当归、桃仁、红花、川芎、赤芍活血化瘀，黄芪补气行血，地龙祛瘀通络，柴胡、薄荷、白芍疏肝理气，白术、茯苓健脾理气，生姜、甘草调和诸药。

## 腰椎骨质增生——从气虚血瘀脉络瘀阻论治

黄某，女，56 岁，2002 年 4 月 26 日初诊。近 3 个月来出现右侧腰部反复疼痛，伴右侧肢体麻木如虫行皮下感，并逐渐加重，上肢不能做抬举动作，痛引腿足。经 X 线摄片示：腰椎骨质增生。经用西药治疗后，疼痛稍有缓解。近 1 周来无明显诱因而右侧腰部疼痛时发时止，虽针灸、理疗见效甚微。现腰部疼痛，痛引腿足肩背部，疼痛如虫行皮下，遇劳累时则加重，面色无华，神疲懒言，纳差，舌质淡紫，边有瘀斑，舌苔薄白，脉细涩。体查：直腿抬高试验阳性。西医诊断为坐骨神经痛。中医诊断为腰腿痛。证属气虚血瘀，脉络瘀阻。治以益气活血，通经止痛。方用补阳还五汤加味。

处方：黄芪 20 g，当归 15 g，桃仁 10 g，红花 10 g，川芎 12 g，赤芍 12 g，地龙 12 g，党参 20 g，白术 15 g，牛膝 15 g，续断 15 g，独活 12 g，桑寄生 10 g。每日 1 剂，水煎分早、晚各服 1 次。

二诊：服药 7 剂后，腰腿痛等症状明显减轻。前方随症加减，续服 2 个月。随访半年，未再复发。

按语：本例乃气虚血瘀，瘀血阻络，经脉气血运行不畅，筋脉失去濡养所致。治用补阳还五汤加味，方中黄芪、党参、白术健脾益气；桃仁、红花、川芎、赤芍、当归活血化瘀；地龙、牛膝、独活、续断、桑寄生通经活络，强筋壮骨。诸药合用，使气旺血行，筋脉得养，络通痛止。

## 腰椎间盘突出症——从气虚血瘀经络失养论治

崔某，男，49 岁。因腰 4～5 椎间盘突出致左侧腰腿疼痛、麻木、跛行半年，加重 1 个月前来就诊。以劳累及行走后，夜间疼痛加剧，左小腿变细乏力。体查：一般可，左直腿抬高试验约 50°。加强试验（＋），右膝及跟腱反射减弱，左小腿肌肉中度萎缩，肌力约 Ⅳ 级，左小腿前外侧及足背拇指处皮肤感觉减退，右足拇指背伸无力，$L_4$～$L_5$ 棘突左侧旁压痛，叩击痛伴左下放射痛。CT 片示：$L_4$～$L_5$ 椎间盘向左后突出，压迫 $L_5$ 左侧神经根，遂将患者收入院，行 $L_4$～$L_5$ 椎间盘突出髓核摘除术。术后 1 个月患者原有症状基本好转，唯左小腿乏力，肌肉萎缩未能恢复。详查患者面色苍白，说话无力，纳饮欠佳，二便尚调，舌质淡红，舌苔薄白，脉细弦。辨证为气虚血瘀，经络阻滞，筋失濡养。治拟补气养血活血，疏通经络。以补阳还五汤加味。

处方：黄芪 50 g，当归尾 10 g，川芎 10 g，桃仁 12 g，红花 10 g，赤芍 12 g，地龙 10 g，人参 10 g，牛膝 10 g，枸杞子 10 g，炒白术 10 g，桂枝 8 g，熟地黄 15 g。每日 1 剂，水煎分 2 次服。同时加强患肢肌肉功能锻炼。

连服 30 剂，患者左小腿肌肉肌力逐渐恢复如常而告痊愈。

按语：中医治病贵在举一反三，灵活运用。周围神经系统损伤性疾病，多有气虚血瘀，经脉阻滞，筋脉失养等临床表现，将补阳还五汤适当化裁，运用于此类疾病，效果极佳。

## 腰椎退行性病变——从气虚血瘀经脉痹阻论治

患者，女，42 岁，2005 年 6 月 5 日来诊。主诉腰痛 1 年、加重 10 日。在药店自行购药治疗无效，到某医院经 X 线摄片诊断为腰椎退行性病变。即转回卫生室，要求服中药治疗。现症腰痛，以第 4、第 5 腰椎体之间为甚，部位固定不移，呈针刺样痛，日轻夜重，白天活动后减轻，伴面色㿠白，气短懒言，肢倦乏力，舌边尖有瘀点，脉弱且沉涩。证属气虚血瘀，经脉痹阻。治宜益气活血，通络止痛。方选补阳还五汤加减。

处方：黄芪 60 g，当归 12 g，桃仁 12 g，川芎 12 g，赤芍 15 g，地龙 15 g，红花 10 g，制乳香 15 g，制没药 15 g，独活 15 g，川牛膝 25 g，续断 25 g，桑寄生 25 g，杜仲 15 g，甘草 5 g。2 日 1 剂，每剂水煎分 3 次服。

二诊：服上方 2 剂后，诸症缓，药已切中病机。效不更方，再予上方 4 剂而收全功。至今 2 年未见复发。

按语：腰椎退行性病变属中医学"腰痛""痹证"范畴。然腰痛一证，其病机以肾虚为本，感受寒湿、湿热或外伤瘀血为标。肾虚是发病的关键，寒湿、湿热等邪痹不行，常因肾虚而客。但瘀血又有寒凝、气滞、血热之别。本案乃气虚鼓动无力，血行迟缓，气血运行不畅，瘀阻经脉，不通则痛使然。故方选补阳还五汤益气活血，化瘀止痛；乳香、没药、玄胡索增强活血止痛之效；独活胜湿止痛；川牛膝、川续断、桑寄生、杜仲壮腰健肾，强筋健骨。若病程长达数年之久，还须伍以全蝎、水蛭等虫类之品，搜风剔络，方能奏效。诸药合用，使气行、血活、瘀化、络通，湿邪除，筋骨健而诸症渐平。

## 肥大性脊椎炎——从寒凝气滞血瘀论治

患者，男，46岁，1988年5月就诊。患者有肾下垂病史3年，近5～6个月来腰痛加剧，痛处不移，下肢筋骨酸胀，麻木不温，屈伸不便，行走困难，操劳更甚。经X线摄片检查，诊断为肥大性脊椎炎。此为寒凝气滞，导致气血瘀滞。方用补阳还五汤加减。

处方：黄芪100g，当归20g，川芎15g，桃仁15g，红花10g，赤芍15g，三七15g，地龙15g，桂枝10g，独活15g，狗脊25g，洋火叶25g，乌头尖15g，乌梢蛇10g。每日1剂，水煎分2次服。

随症出入，经治5个月，诸症悉除。继服龟灵集（成药）以善其后，至今未见复发。

## 股骨颈骨折——从肾精虚衰气虚血瘀论治

周某，男，70岁，因"左股骨颈骨折并移位"行"股骨远端牵引复位"住院治疗近2个月，仍感伤肢疼痛，查X线片报告：股骨向内成角15°，未见骨痂形成。2001年12月16日请中医会诊治疗，自诉左大腿及关节肿痛，夜甚、通宵不得眠，膝关节轻度僵直，左腿肌肉萎缩，伴头晕神倦，舌质暗红，舌苔灰白，脉弦。治宜益气活血，消肿止痛，方用补阳还五汤加味。

处方：黄芪80g，当归20g，赤芍10g，川芎10g，桃仁10g，红花10g，骨碎补10g，地龙10g，青皮10g，血竭（冲服）3g，炮穿山甲（先煎）10g。每日1剂，水煎分2次服。

复诊：服药10剂后，伤肢肿痛减轻，夜能寐，拄双拐行走。原方加续断10g、补骨脂10g、桑寄生10g，继服。

三诊：又服药10剂后，能拄1根拐杖行走。X线摄片复查：有小量骨痂形成，病告愈出院。

按语：明·薛己《正体类要》曰"肢体损于外，则气血伤于内，营卫有所不贯，脏腑由之不和"。加之久卧伤气加重气虚，使祛瘀无力则肿痛难消。患者年已耄耋，肾精虚衰，骨髓生化无源，使骨折难愈。故治应先益气活血，使瘀去痛止眠安，再加强筋续骨药方能达病所，使骨折愈合。

## 骨性关节炎——从气滞血瘀肝肾亏虚论治

王某，女，52岁，2005年7月1日初诊。患者膝关节疼痛5年余，2年前因外伤加重，经中西药、针灸、理疗等多种方法治疗无效而来求治。自述膝关节疼痛，肿胀。X线平片显示：膝关节间隙变窄，髁间突骨刺形成，髌骨边缘骨赘形成。诊断为骨性关节炎。证属气滞血瘀，治宜活血化瘀止痛为主。方选血府逐瘀汤加减。

处方：当归20g，桃仁10g，红花15g，赤芍20g，枳壳10g，柴胡10g，川芎20g，牛膝25g，萆薢25g，车前子（包煎）15g，甘草10g。每日1剂，水煎分早、晚各服1次。

二诊：连服15剂后，关节疼痛肿胀消失。嘱其服壮腰健肾丸以巩固疗效，随访半年无复发。

按语：骨性关节炎又称退行性关节病变、退行性关节炎、骨性关节病、增生性关节炎，是进行性关节软骨变性，软骨下及软骨周围有新生骨质形成。临床以缓慢性关节疼痛、僵硬、肿大，伴关节功能障碍为主要表现，主要影响髋、膝、踝、肘、指间及第Ⅰ跖趾关节等部位，是一种严重危害中老年人生活、运动的常见关节病变。骨性关节炎属中医学"骨痹""腰腿痛"范畴。多由外伤瘀血，肝肾亏虚，肾精不足，湿热蕴结等原因所致。李俐等结合骨性关节炎疼痛多为刺痛的特点，以现代解剖及病理机制为指导，以血府逐瘀汤为基础方，通过加减辨证，对症治疗53例，取得显著疗效。

## 膝关节结核——从血瘀化热热毒壅盛论治

龚某，男，14岁。因爬树摔伤右膝，继则发生肿痛，多方求治达8个月有余，病情日渐加剧，遂住院诊治。经X线摄片检查，诊断为右膝关节结核。用西药抗生素、激素、抗痨等治疗，效果欠佳，住院医生建议改服中药。诊时，见患者右膝关节肿大，肤红烫手，疼痛异常，稍动即惊呼疼痛，口渴甚，喜冷饮，小便短赤，舌质偏红，舌苔薄黄，脉急数。辨证：脉络受伤，以致血行不畅，瘀积日久，蕴而化热，热毒壅盛。治拟活血化瘀，清热解毒之法。方选血府逐瘀汤合白虎汤加减。

处方：当归10 g，桃仁10 g，红花10 g，赤芍10 g，川芎10 g，川牛膝15 g，生地黄10 g，枳壳10 g，知母10 g，石膏30 g，忍冬藤30 g，白茅根30 g。每日1剂，水煎分早、晚各服1次。

二诊：连服3剂后，口干好转，自觉疼痛有所缓解。服药至7剂，口渴症状消失，舌质红已退，黄苔去，小便转清，疼痛明显减轻，红肿稍消。药已显效，仍以原方。

三诊：服药至20剂，红肿退，疼痛大减，膝关节已能活动，脉略有数象。守方服药40剂，诸症消失。X线摄片复查：右膝关节正常。病已痊愈。

按语：膝关节结核呈现阴虚内热证候较多。本例患者属于血瘀日久而化热，热毒壅盛之痹证，故以血府逐瘀汤合白虎汤加减治疗而取效。

## 骨质疏松症——从气滞血瘀论治

魏某，女，61岁，2005年9月1日初诊。主诉反复腰背痛5年，加重2日。既往有腰1椎体压缩性骨折病史。体查一般情况好，腰椎生理曲度变直，压痛明显，双侧腰大肌紧张，直腿抬离试验：左0°（－），加强试验（－）；右70°（－），加强试验（－）。腰椎屈伸活动受限明显。骨密度检查提示：垂度骨质疏松。舌紫暗，舌下脉络曲张，舌苔薄黄，脉弦。辨证属气滞血瘀之骨疾，治疗当以活血化瘀。

处方：当归15 g，丹参15 g，川芎10 g，郁金15 g，白芍15 g，枳壳15 g，黄芪30 g，补骨脂12 g，杜仲12 g，女贞子12 g，泽泻12 g，甘草10 g。每日1剂，水煎分2次服。

二诊（2005年9月8日）：服药7剂后，腰背痛大减，舌暗红，苔微黄，脉弦。上方去丹参，加香附12 g、桑寄生15 g。

再服7剂，腰背痛进一步减轻，腰椎活动明显改善。

按语：骨质疏松症是一种全身性的骨代谢病，表现为矿物质和骨基质减少，骨的微细结构发生变化，骨的韧性降低，骨折危险性明显增加。骨质疏松症的发生为机体衰老，或感受外邪，导致气血失和不运，血脉滞涩，经脉痹阻而致病。《灵枢·天年》曰："血气虚，脉不通，真邪相攻，乱而相引，故中寿而尽也。"《灵枢·营卫生会》曰："老者之气血衰，其肌肉枯，气道涩。"这里的"脉不通"，"气道涩"均指血脉运行不畅。可见，潜在的血瘀是老年期生理状态的一种特质，是老年病重要的病理因素，而骨质疏松症属于骨衰老，发病与年龄密切相关，病因病机当与血瘀有着不可分割的关系。老年人冲任虚，天癸竭，精血亏，肾精不足，脏腑气血生化无源，元气虚而无以运血，血行缓慢，滞而成瘀；或肾阳衰惫，温煦失职，阴寒凝滞，血行不畅，留而成瘀；或肾阴不足，虚火灼津，津液凝聚，脉道不通而成血瘀；或脾虚气血无以化生，气血虚不足以推动血液运行致瘀；或脾虚统摄失职，血不循经，妄行脉外成瘀。此外，随着年龄的增长，脏腑功能衰退，寒热过度，情志过激均可导致血瘀，而瘀血作为致病因素，又会加重脏腑的虚衰，导致精微不布，而致"骨不坚"。中医学认为，气血对骨骼的滋养是骨骼维持正常形态和功能的关键，而一旦瘀血阻滞，脉络不通，骨失血养，必发为"骨痿"。可见血瘀是骨质疏松症的重要环节，与骨质疏松症的发生密切相关。

骨质疏松症是一种慢性骨疾病，病程较长，久病多瘀，血瘀为骨质疏松症发生发展的必然阶段及重要环节。本病多因年老脏腑衰退，气血虚弱，运行失常致气滞血瘀，从瘀论治骨质疏松症应贯彻始终。

## 脑震荡后遗症——从血瘀脑络神明失养论治

李某，男，38岁，1997年1月1日初诊。因车祸头部受伤，当时昏迷不醒，口吐白沫，右耳及右鼻腔流少量血性物，急送某医院，诊断为颅底骨折，脑震荡。住院月余，出院后仍头昏头痛，有时恶心纳差，心烦不寐，记忆力减退。诊见语言謇涩，步态时而不稳，皮肤干涩，舌质稍紫，脉沉细。溲黄短数，大便多结。辨证属血瘀脑络，神明失养。治以活血化瘀，通络养神之法。方选血府逐瘀汤加减。

处方：当归15 g，川芎10 g，桃仁10 g，红花10 g，赤芍10 g，制乳香10 g，制没药10 g，炒酸枣仁15 g，茯神50 g，五味子25 g，女贞子10 g，山茱萸20 g，牛膝20 g，石菖蒲10 g。每日1剂，水煎2次，共取药汁300 mL，分早、晚各温服1次。

二诊：服药10剂后，头痛基本消失，情绪好转。但一般体力劳动和精神紧张时，头部依然胀痛，并纳食减退。察看色脉病症，仍属血瘀阻脑络所致。上方乳香、没药各减量为3 g，加法半夏10 g，鸡内金、山楂、神曲、麦芽各20 g，继服。

三诊：又服药10剂后，头痛消失，纳食显增，但又增多寐。守方继服5剂，以善其后。随访1年，除感冒、精神紧张时，头部微痛外，余无异常。

按语：脑震荡后遗症多由外伤瘀阻脑络所致。头部脉络受损，血离经隧则渗滋留瘀，气滞血瘀，阻于清窍，压迫脑位，使清阳不得上升，浊阴不能下降，气机逆乱，神明昏蒙。脑的功能发生障碍或紊乱，诸症皆发，缠绵难愈。金明珠以血府逐瘀汤为基本方，加减治疗脑震荡后遗症，方中川芎、桃仁、红花、赤芍活血化瘀止痛；乳香调气活血，舒筋定痛；没药活血散瘀，消肿止痛；当归补血宁心，炒酸枣仁、五味子、茯神安神健脑；女贞子、山茱萸补肝肾，充脑髓；牛膝宣通血脉，并引瘀血下行；石菖蒲涤痰开窍。诸药合用，除瘀血、通脑络、填脑位、安神志，故病能愈。

## 臂丛神经不全损伤——从瘀血阻滞经络不畅论治

聂某，男，33岁。因车祸致右肩关节前脱位，当时急诊予以手法复位后三角巾悬吊，同时加以肢体固定。并留住院观察治疗，予青霉素、活血止痛胶囊治疗1周后，原右肩关节肿痛明显好转。但右前臂及右手渐感麻木无力，右手掌干燥蜕皮，右手五指肿胀，持物不稳，伴口干口渴。体查：右手无垂腕、爪形手、猿掌等畸形，右手掌皮肤粗糙起屑，右臂自肘以下皮肤感觉减退，肌力较左侧减弱，肱二、三头肌腱反射减弱，患肢末梢血运好。根据临床症状和体征，诊断为右臂丛神经不全损伤。中医辨证为瘀血阻滞，经络不畅，筋脉失濡。以补阳还五汤加味。

处方：黄芪50 g，当归尾10 g，川芎10 g，桃仁12 g，红花10 g，赤芍12 g，地龙10 g，桂枝8 g，麦冬10 g，沙参10 g，续断15 g，伸筋草15 g。每日1剂，水煎分2次服。

同时，每日早、晚取药渣趁热加白酒、陈醋各50 g，用布袋包好热敷右腋窝30分钟，并嘱其加强患肢功能锻炼。

1个月后患者原有诸症完全消失，各种功能恢复如前。

## 过敏性紫癜——从瘀积肌肤脉络不通论治

王某，男，23岁，1998年7月20日就诊。主诉紫癜反复发作已年余。曾经中西药治疗效果不显。诊见：皮肤紫癜，呈斑丘疹样，大小不等，色紫黑，分布对称，压之不退，以四肢居多，此愈彼发，瘙痒且有抓痕。伴有双膝关节疼痛，时有腹痛，精神倦怠，四肢乏力，小便肉眼可见血尿，舌质紫暗，舌尖可见瘀点，脉弦涩。实验室检查：血小板计数、出血时间和凝血时间均在正常范围。西医诊断为过敏性紫癜。中医辨证属瘀积肌肤，脉络不通。治以活血化瘀，宣痹止痛之法。方用血府逐瘀汤加减。

处方：当归15g，桃仁10g，红花5g，制没药10g，五灵脂（包煎）10g，川芎10g，赤芍10g，小蓟15g，仙鹤草15g，生地黄15g，牛膝15g，地龙15g，枳壳10g，秦艽10g，木瓜10g，延胡索10g，党参20g，甘草10g。每日1剂，水煎分2次服。

二诊：服药7剂后，四肢皮肤紫癜消失，其他症状缓解。效不更方，上药再进。

三诊：又服药14剂，全身紫癜全部消失，伴有症状也全部消失。后以归脾汤加丹参、仙鹤草之类调理善后。随访2年，未见复发。

按语：过敏性紫癜属中医学"肌衄""发斑"等范畴。《医宗金鉴》说本病是由"感受疠疫之气，郁于皮肤，凝结而成，大小青紫斑点，色状如葡萄，发于遍身，惟腿胫居多"，或脾不统血，致血不归经，离经之血溢于脉络之处，瘀积肌肤所致。治疗当以活血化瘀之法为主。方由血府逐瘀汤，加没药、五灵脂、秦艽、羌活而成。方中当归、生地黄、赤芍、桃仁、红花活血化瘀；加五灵脂、没药逐瘀止痛；川芎、柴胡、枳壳、桔梗理气活血；秦艽、牛膝、羌活舒经活络，宣痹止痛；甘草解毒和中。诸药合用，共奏活血行气，祛瘀通络，宣痹止痛之功效。实验研究发现，活血化瘀之类中药对于免疫性疾病具有免疫调节作用，有改善微循环以及降低毛细血管通透性等作用。

## 色素性紫癜性苔藓样皮炎——从血瘀内阻溢于孙络论治

魏某，男，58岁，1989年11月27日来诊。患者2年前左胫前出现多数密集性针头大暗红色丘疹，呈小片状分布，轻度瘙痒，于1个月后右小腿也出现同样丘疹，且皮损面逐渐向上扩展至两大腿。曾先后于诊所及地方医院治疗未效。来诊时见两下肢多处皮疹，皮损区直径1～3cm，边界清楚，皮损表面呈轻度苔藓样变，中央及周围可见多数针头大小的红色紫癜样丘疹及含铁血黄色素沉着，西医诊断为色素性紫癜性苔藓样皮炎。舌质暗红，脉弦涩。中医辨证属血瘀内阻，溢于孙络。治以活血化瘀，宣肺清热之法。方选血府逐瘀汤加减。

处方：当归10g，桃仁10g，红花10g，川芎10g，赤芍10g，牡丹皮10g，生地黄15g，桔梗10g，柴胡10g，牛膝10g，鸡血藤15g，黄芩10g，木香10g，甘草5g。每日1剂，水煎分2次服。

同时，另以尿素软膏外搽患处。

二诊（12月8日）：服药10剂后，两小腿紫癜样丘疹有减，精神亦佳。效不更方，拟前方续进。

三诊（12月20日）：又服药10剂后，皮疹已退近半，瘙痒也止，唯觉头昏、心悸，少寐、多梦。拟前方去牡丹皮、木香，加太子参、柏子仁、黄芪、首乌藤各15g。

四诊（1990年1月3日）：又服药10剂后，皮损已基本退尽，仅留有部分色素沉着，同时精神振作，夜寐安宁，纳谷亦多。令其再服10剂，并以鸡血藤浸膏片及防风通圣丸同服1月，以巩固疗效。随访1年未曾复发。

按语：色素性紫癜性苔藓样皮炎，其主要临床表现就是以色素性紫癜性苔藓样丘疹为主，且疹色呈含铁血黄色素样沉着。现代医学对本病发病原因尚未明了，仅以内服维生素C和外搽尿素软膏，但取效甚微。中医学认为，本病系由风邪入于血分，郁久化热，灼伤脉络或由于血瘀内阻，溢于孙络而发；或因血瘀内阻，血燥伤阴，肌肤失养，致皮肤粗糙而作痒。以活血化瘀，宣肺清热为治。组方以血府逐瘀汤为主进行加减应用。全方贯通气血，消瘀化滞，且重用生地黄以清热润燥，用桔梗宣畅肺气，加鸡血藤以增强养血活血、通络祛瘀之功。

## 带状疱疹——从气血凝滞热毒未清论治

蔡某，女，38岁，1989年8月17日初诊。患者于今年5月左腰腹部起红色水疱如串珠状，局部明显刺痛，经医院诊断为带状疱疹。肌内注射青霉素，口服维生素B₁、止痛片及中药清热解毒化湿之剂等处理后疱疹消退，但遗留局部疼痛反复发作，痛如针刺，左腰腹部仅有少数色素沉着斑。痛时不能触摸，触之则痛剧，舌尖红，舌苔薄白，脉细弦。辨证属气血凝滞，热毒未清。治以活血祛瘀，通经活络，佐以清热。方用血府逐瘀汤加减。

处方：桃仁 15 g，生地黄 15 g，金银花 15 g，蒲公英 15 g，当归 10 g，赤芍 10 g，白芷 10 g，天花粉 10 g，红花 10 g，牛膝 10 g，柴胡 10 g，枳壳 10 g，甘草 5 g。每日 1 剂，水煎分 2 次服。

同时，外用湿敷白花蛇舌草汁。

二诊：经内外用药 5 日后，疼痛减半，局部触摸无痛觉，睡眠转好，胃纳增加。继用上方出入。

三诊：又服药 7 剂，局部疼痛已基本消失而告愈。

按语：本病是由于病毒性感染所引起的一种常见急性疱疹性皮肤病。因在皮肤上有红斑成簇水疱，累累如串珠，沿着身体一侧呈带状分布宛如蛇行，多好发于胸腰部，故中医学称为蛇串疮、缠腰火丹，俗称缠腰龙。本病常急性发作，伴有剧烈的局部疼痛。本病的发生，可因情志内伤以致肝胆火盛；或因脾湿有日久，湿热内蕴，外受毒邪而诱发，毒邪化火与肝火、湿热搏结阻遏经络，气血不通，不通则痛，故症见局部灼热疼痛。治疗时，一般急性期采用清热利湿解毒为主，佐以理气化瘀通络。病程较长，虽疱疹已消退，但由于湿热内蕴，日久气血凝滞，经络阻滞，而反复局部疼痛者，多以活血祛瘀为主，佐以清热为辅。

## 带状疱疹后遗神经痛——从瘀血阻络肝肾阴亏论治

刘某，男，64 岁，2002 年 4 月 9 日。因"蛇丹愈后痛"1 年多来诊。患者于 2001 年 2 月感冒后，突然感到左侧头皮、额、眼部烧灼痛，继之皮肤焮赤肿胀，迭起成群簇集的水疱，病情急重，进展迅速。遂在当地医院西医诊断为带状疱疹，中医诊断为"蛇丹"。予以中西药治疗月余，疱疹消退，痂皮脱落，但左侧头皮、额部皮肤仍觉隐痛或刺痛，呈周期或无规律性发作，且逐日加剧，每兼心烦急躁，受风寒或夜间为重，甚至疼痛难忍，不可触碰。嗣后曾在多家医院诊治，西医诊断为带状疱疹后遗神经痛。经中西药、针灸等方法调治罔效，方来就医。刻诊左侧头皮，额部皮肤片状色素减退或沉着斑相间，感觉异常，情绪烦躁，口干唇燥，毛枯肤槁，夜热早凉，寐差，大便干结，小便黄赤，舌质暗红，舌少苔，脉沉细涩。此乃卫外不固，热毒上扰，阻络伤阴，余邪未尽。证属瘀血阻络，肝肾阴亏。投增液逐瘀祛风汤化裁。

处方：当归 20 g，桃仁 10 g，红花 10 g，五灵脂（包煎）30 g，川芎 10 g，鸡血藤 30 g，生地黄 30 g，地龙 10 g，熟地黄 30 g，玄参 15 g，天冬 10 g，麦冬 10 g，秦艽 10 g，防风 10 g，黄芪 30 g，香附 12 g，羌活 10 g，酒大黄 5 g，甘草 5 g，蜈蚣 3 条。每日 1 剂，水煎分早、晚各服 1 次。并将药渣再煎水外洗患处，每日 1 次。15 剂为 1 个疗程。

复诊：药后临床症状改善，情志好转，疼痛减轻，唯遇天气变化或受风寒略觉隐痛，睡眠一般，大便不干。宗原方去酒大黄，加钩藤 15 g，石菖蒲 12 g，以加强息风安神之力，续服下一个疗程。

三诊：临床症状解除，神志、睡眠均好，疼痛完全缓解至消失，效果显著。为巩固疗效，再服 20 余剂，病告痊愈。随访 3 个月未见复发。

按语：西医的带状疱疹后遗神经痛属中医学"蛇丹愈后痛"范畴。老年患者在皮损消退后，仍有愈后痛，往往久治不愈，颇为棘手。中医辨证归属瘀证范畴。详审其因，多数患者年老素体虚弱，正气不足，血气既衰，肝肾阴亏是发病的内在因素，为其本；外感风寒毒邪致气血瘀阻是引起本症的外因，为其标；又因热病已久，每多气虚阴亏，或过用苦寒除湿之品，使液竭津枯，肠燥便秘，从而使阴津更加不足。其痼疾多以气虚、阴虚、血瘀、风寒杂合而发病，其中阴亏液涸，瘀血内停和复感风邪乘虚侵袭，贯穿着病理的始终。治疗不仅要注意化瘀祛邪，更要重视益阴扶正。因而滋阴扶正，活血化瘀，祛风散寒为其法，兼而调理，可获全功。临证投增液逐瘀祛风汤，实际为《温病条辨》的增液汤合《医林改错》的身痛逐瘀汤，加祛风药化裁而成。故方中主以滋而不腻，滋而能通之生地黄、玄参、天冬、麦冬滋阴清热，润燥通便，增水行舟；当归、熟地黄、黄芪补益气血为君药；辅以活血通络止痛而不伤阴之鸡血藤、桃仁、红花、五灵脂活血化瘀；秦艽祛风湿，舒筋活络，羌活、防风祛风散寒，温经止痛为臣药；若风寒甚者加桂枝、细辛以温通血脉；若风邪久羁，疏之不应，外风引动内风或内脏病变所致风证，又当行搜风之法，兼或改用地龙、草决明、钩藤平肝息风，石菖蒲开窍安神，甚者加僵蚕、全蝎以加强搜风活血通络；疼痛发于头面部剧者，加川芎、蜈蚣以行血中之气，祛血中之风，引诸药上行头目，直达病所；再以香附、甘草行气和中，解毒止痛为佐使药。诸药相合，共奏滋阴清热，活血通络，祛风散寒，平肝息风之功，从而使阴液充，脑窍通，邪气祛，宿疾挖，脏腑调，气血益，阴阳平。

## 瑞尔黑变病——从瘀血内阻气机郁滞论治

患者，女，40岁，2001年5月29日初诊，患者右侧颜面部及颈部出现青灰色斑3年余，加重1个月。初期颜色呈浅灰色，逐渐颜色加深，面积扩大，波及前额，伴有微痒及脱屑，月经来潮前双乳胀痛，月经量少，经色紫黯，夹有血块，舌质暗红，舌边可见瘀斑，脉象沉细弦。治以活血化瘀，理气散斑。方选血府逐瘀汤加减。

处方：当归10 g，桃仁10 g，红花5 g，赤芍10 g，川芎10 g，枳壳10 g，牛膝15 g，生地黄10 g，柴胡10 g，桔梗10 g，香附15 g，黄芪15 g，甘草10 g。每日1剂，水煎分2次服。

二诊：服药15剂后，颜面部色斑明显变浅，面积缩小。嘱其继服上方30剂后，皮肤恢复正常。

按语：瑞尔黑变病是发生于面部的一种网状色素沉着病。以面部等暴露部位出现灰褐色或蓝灰色斑片，弥漫分布，边缘不清，表面有糠状鳞屑，或有痒感为特征。本病可发生于任何年龄，男女均可发病，但多见于中年妇女。本病属中医学"黧黑""焦黑斑"范畴。辨证应着重注意皮肤的症状，与舌脉合参，抓住主要的颜面色素沉着，舌紫或有瘀点、瘀斑、唇暗等这些血瘀之象，选用血府逐瘀汤化裁治之。只要详辨细查，用药恰到好处，则收桴鼓之效。

## 面部播散性粟粒性狼疮——从气虚瘀阻郁久化热论治

马某，男，40岁，2000年2月15日就诊。自述颜面部起红色结节8个月，经某医院检查，诊断为面部播散性粟粒性狼疮。治疗后无好转，遂来求治。症见面、额、下颏部有成片的米粒大小的软性结节，对称分布，色深红，境界清楚，呈不规则状，患处皮肤干燥、脱屑，伴颧红朝热，舌质红，舌苔薄白，脉细数。中医辨证属气虚血瘀。治以补气活血，通络散结为法。

处方：生黄芪45 g，当归15 g，红花10 g，桃仁15 g，川芎15 g，赤芍30 g，紫草30 g，生石膏30 g，生地榆30 g，生地黄15 g，雷公藤（先煎50～90分钟）15 g，蜈蚣2条。2日1剂，每剂水煎分2次服。

二诊：服上方8剂后，皮损处皮色已由深红转为淡红，结节明显缩小软化。上方去蜈蚣加红参30 g、水蛭15 g，继服。

三诊：又服药10余剂，颜面部结节消失，皮肤色泽恢复正常，无色素性萎缩性瘢痕遗留。

按语：现代医学对本病的病因尚不明确，以往因组织病理象示结核样结构，认为系血源性皮肤结核，目前确认非结核。中医学认为，本病多由血虚阴亏，正气不足所致。本例患者是由于气虚血行不畅，瘀阻脉络，壅滞不通，郁久化热而成。故以补阳还五汤，补气活血通络；红参、生地榆、紫草、生石膏、生地黄化瘀凉血清热；雷公藤、红花、蜈蚣、水蛭通络逐瘀散结而收效。

## 网状青斑——从气虚血瘀络阻论治

杨某，男，26岁，1999年12月16日就诊。自诉身上起青斑半年。症见下腹部及双下肢大腿处，皮损呈青紫色网状变化，余无不适。舌质淡红，舌边有瘀点，舌苔薄白，脉缓。诊断为网状青斑（瘀血内阻型）。治以活血化瘀，补气通络为法。方选补阳还五汤加减。

处方：生黄芪 45 g，当归 15 g，红花 10 g，三棱 10 g，莪术 10 g，赤芍 30 g，川芎 15 g，桃仁 15 g，海藻 15 g，水蛭 15 g，生甘草 10 g。2 日 1 剂，每剂水煎分 2 次服。

同时，加服大黄䗪虫丸。

二诊：服上方 10 剂后，皮肤颜色已明显变浅变淡。上方加减化裁，继服 10 余剂，网状青斑基本消失。

按语：现代医学认为，网状青斑是由多种原因引起的皮肤呈青紫色网状变化的血管疾病。中医学认为本病与阳气虚衰，瘀血内阻，痰湿凝滞等因素有关。本例患者辨证为瘀血内阻，故以补阳还五汤，补气活血通络；红花、三棱、莪术、水蛭破血逐瘀；尤其用海藻配伍甘草以消痰软坚，取其相反相成的作用，更体现用药的精妙之处；大黄䗪虫丸祛瘀生新，配合应用，攻补兼施，切中病机，故收效甚佳。

## 银屑病——从气滞血瘀化热生风论治

郭某，男，43 岁，2003 年 11 月初诊。患者有银屑病史 15 年，反复发作，时轻时重，曾多方治疗，效果不佳。常因精神紧张，劳累，喝酒病情加重。自诉瘙痒剧烈，胃纳可，二便调。检查：头皮，躯干及四肢伸侧可见多数大小不等，形状不一的红色斑块，红斑较浸润肥厚，上有白色鳞屑，边界清楚，舌质暗红，边有瘀斑，舌苔黄，脉涩。辨为气滞血瘀证，治以活血化瘀，清热疏风法。

处方：当归 15 g，三棱 15 g，莪术 15 g，桃仁 15 g，红花 10 g，丹参 15 g，赤芍 15 g，金刚头 25 g，生地黄 15 g，葛根 15 g，白蒺藜 15 g，白鲜皮 15 g。水煎服，每日 2 剂。

二诊：连续服药 21 剂后，瘙痒减轻，皮疹变薄。又续服前方 21 剂，皮损变淡变薄，瘙痒明显减轻，再服 14 剂，皮疹大部分消退。

三诊：原方去三棱、莪术、红花、葛根、当归，加鸡血藤、何首乌各 15 g，以加强养血活血之效。连服 1 月，皮疹基本消退，无瘙痒，临床痊愈。

按语：银屑病是一种常见的慢性的红斑鳞屑性皮肤病，经常反复发作。饮食不节，情志抑郁，紧张，劳累可诱发或加重。本病多是由于气血运行不畅，经脉阻塞，瘀毒难以宣泄，气滞血瘀，肌肤失养所致。皮疹表现肥厚暗红，日久化燥生风则鳞屑较多，治宜活血化瘀，才能瘀化新生。本例应用王氏之解毒活血化瘀方加减，方中三棱、莪术、桃仁、红花、当归、丹参、赤芍、生地黄活血化瘀，软坚散结；葛根、金刚头清热解毒；白蒺藜、白鲜皮祛风止痒。诸药合用，活血化瘀，清热疏风，疗效较好。

## 白癜风——从瘀血阻络肝肾不足论治

患者，男，38 岁，2003 年 5 月 22 日初诊。4 年前左前额部出现 1 处白斑，继而向头皮蔓延扩大，不痛不痒，到处觅方治疗，效果甚微。现症左前额、头皮部白斑面积为 5 cm×6 cm，周围色深，边缘较清楚，头皮白斑处毛发也变白，舌质紫暗，夹有瘀斑，舌苔薄白，脉细弱。辨证为肝肾不足，瘀血阻络。治以滋补肝肾，活血通络。方选通窍活血汤合二至丸加减。

处方：当归 15 g，丹参 15 g，赤芍 15 g，桃仁 15 g，红花 10 g，川芎 15 g，藁本 10 g，制何首乌 15 g，羌活 10 g，女贞子 15 g，墨旱莲 15 g，白芷 10 g，补骨脂 15 g，浮萍 10 g，刺蒺藜 15 g，甘草 3 g。每日 1 剂，水煎分 2 次服。

同时，另外用 25% 补骨脂酊，涂药后晒太阳 10 分钟，每日 1 次。

复诊：用药 60 日后，患处白斑明显缩小，舌暗好转，脉仍弱。继以上方化裁治疗 11 个月而愈，患处毛发变黑。

按语：白癜风属中医学"白驳风"范畴。由于本病影响容貌，给患者带来很大心理负担和精神压力。临证时，应根据不同的病因病机和患者身体素质的差异而随症加减，并按照发病部位的不同而选用引经药。本例患者主要表现为肝肾不足和瘀血阻络之证，故采用滋补肝肾、活血通络的治疗原则。尽管头皮部位白癜风难治，由于药证合拍，故疗效较著。

## 系统性硬化病——从气虚血瘀论治

史某，女，70岁，1977年6月10日初诊。发病1年多，开始自右手及前臂皮肤发硬，肤色变深，逐渐侵犯全身，以颜面及上半身为重。经本院皮肤科确诊为系统性硬化病。就诊前曾服用天津某医院固定验方（全为活血药）30余剂，病情无变化。当时患者身倦乏力，纳呆，大便不成形，全身皮肤板硬，尤以颜面、胸背及两上肢为甚，皮肤呈褐色，不能捏起，面无表情，额无皱纹，手足屈伸不利，舌质浅淡，舌苔白，脉沉弱。脉症合参，治拟益气健脾活血法。

处方：丹参30 g，当归10 g，桃仁10 g，红花10 g，泽兰12 g，川芎15 g，赤芍15 g，鸡血藤30 g，黄芪30 g，党参15 g，茯苓15 g，薏苡仁30 g。每日1剂，水煎分2次服。

二诊：服上方6剂后，病情显著好转，颜面及胸背皮肤开始变软，纳食增进，大便成形。原方续服。

三诊：1个月后额部出现皱纹，面部有表情，全身皮肤除右手臂外均可捏起。半年后随诊，病情稳定，除始发处皮肤仍较硬外，余处均已恢复常态。

按语：本病是一种原因不明的弥漫性结缔组织病。以皮肤和某些内脏的小血管壁增生，管腔阻塞而造成皮肤广泛的纤维化和脏器功能不全为主要特点。根据其临床表现，结合西医病理学考虑，属中医学"瘀证"范畴。引起瘀证的原因很多。本例患者年老体弱、身倦、纳呆、便溏，显然属于气虚血瘀之证，故采用健脾益气活血法治疗，疗效显著，高于单纯应用活血固定成方。在应用活血化瘀法时，常常需要进一步辨别病因，分别配伍益气、理气、温阳等法，这是提高活血化瘀法临床疗效的关键。

## 局限性硬皮病——从气虚血瘀寒湿阻隔论治

刘某，女，16岁，1997年3月初诊。患者前额出现钱币大小红斑疹，时感瘙痒，并逐渐向下扩大至鼻尖、左侧面部、耳前和下颌部。斑疹中心略凹陷，患者鼻部变尖，左鼻翼变薄，皮肤色素加深呈灰暗色，弹性差，皮纹消失，呈蜡样光亮，相继左头顶部至枕部皮肤萎缩，色素沉积。实验室检查：ANA（＋）1∶80，抗Scl-70抗体（＋），ESR 27 mm/h。舌质淡暗，舌苔薄白，脉沉缓。西医诊断为局限性破皮病。中医诊断为皮痹。辨证属气虚血瘀，寒湿阻隔。治法益气化瘀，温经散寒，除湿化痰，通络启痹。方选补阳还五汤加减。

处方：生黄芪30 g，当归15 g，桃仁10 g，红花10 g，川芎10 g，赤芍15 g，地龙10 g，生地黄30 g，桂枝10 g，白芥子10 g，炒槐花15 g，鬼箭羽30 g，僵蚕10 g，茯苓10 g。每日1剂，水煎分2次服。

同时，另服金龙胶囊，每次0.5 g，1日3次。复方红花酊外擦，1日2次。

二诊：服药30剂后，皮损肤色转淡红，变软。上方加女贞子、山茱萸，继服。

三诊：又服药1个月，皮损皮肤触及柔软，触捏起，已有皮纹出现。查抗核抗体（－），抗Scl-70抗体（－），ESR 12 mm/h。以上方随症加减，继续服药半年，皮损肤色接近正常肤色，随访至今未见复发。

按语：硬皮病是一种自身免疫性疾病，好发于女性，以皮肤肿胀、硬化、萎缩，小血管痉挛狭窄为特征。本病属中医学"痹证"范畴。《医学传心录》曰："痹者，犹闭也。风寒湿气侵入肌肤，流注经络，则津液为之不清，或变痰饮，或成瘀血，闭塞不通，故作痛走注或麻木不仁。"本病的发病机制是本虚标实。阳气不足，卫外不固，腠理不密；风寒湿之邪，伤于血分，致荣卫行涩，经络时疏，造成经络阻遏，气血瘀滞而发病。西医病理特点是小动脉及毛细血管壁增生阻塞和受累器官的纤维化，常侵犯皮肤及器官，影响其功能。本方具有补气益元复阳，息风祛瘀，化浊通络之功效。黄芪有温分肉而固实腠理，补中气而强肌健力，壮脾胃而升清养肌，益正气而抑邪内生之效。元气不足，血液必不能达于血管而致血液瘀阻，治用补阳还五汤。方中黄芪大补元气，以助养血活血；当归、桃红、川芎、赤芍、地龙可调节免疫功能，降低全血黏度，改善微循环，增强新陈代谢，降低病灶血流阻力，缓解肢端小动脉痉挛；川芎还能引药上行直达病所；白芥子、僵蚕、桂枝温经散寒，除湿化痰，软坚止痛；生地黄与黄芪配伍，一阴一阳相辅相成。《本经》曰地黄"逐血痹，填骨髓，长肌肉……尤良"。现代药理研究，生地黄具有激素样作用。槐花、鬼箭羽清热解毒，活血化瘀，通经活络；云茯苓健脾利水。诸药配合，益气养血，活血化瘀，温经散寒，除湿化痰，通络启痹。

## 神经性皮炎——从血瘀风燥论治

李某，男，36，2002年7月6日初诊。自诉患神经性皮炎3年多，时轻时重，阵发性瘙痒，睡眠差。检查：颈后两侧，上臂伸侧及骶尾处均有片状损害，多角形扁平丘疹，略肥厚，粗糙，有抓痕，呈典型苔藓样变化。舌质暗红，舌苔薄黄，脉弦细。辨证为血瘀风燥证。治以滋阴化瘀，祛风润燥，安神止痒。

处方：当归15 g，川芎12 g，丹参30 g，鸡血藤15 g，黄芪20，玄参30 g，白鲜皮30 g，白僵蚕12 g，合欢皮30 g，白蒺藜15 g，菊花15 g，甘草12 g。每日1剂，水煎分2次服。

复诊：连续服药1个月后，诉皮损瘙痒明显减轻，大部分皮疹消退。上方略加减再服14剂临床告愈。

随访近2个月时，因饮酒，过食羊肉串等原因复发，但皮疹较初诊时明显轻。原方加龙胆12 g，山栀子9 g，服用2周后皮疹消退。

按语：本病初起为风湿热邪阻滞肌肤，病久瘀滞不化，伤阴耗血，致肌肤失养，又多兼血虚肝旺，肝郁气滞，故辨证当以气血瘀滞，血虚风燥为要，治以活血行滞，祛风润燥。方中当归、川芎、丹参、鸡血藤、牡丹皮养血活血，清热化瘀；黄芪益气扶正，以助津液运行；玄参滋阴降火，中和黄芪偏燥之性；白鲜皮、白僵蚕、合欢皮、白蒺藜、菊花清热燥湿，疏风安神止痒。本病多缠绵难愈，对病程长者可选用乌梢蛇、蜈蚣、全蝎等搜风止痒，以及珍珠母、茯神、首乌藤等安神之品，可提高疗效。

## 瘀积性皮炎——从气虚血瘀热毒下注论治

赵某，男，64岁。双下肢静脉曲张30余年。近几年反复下肢轻度浮肿，晨轻午后重，双下肢坠胀、疼痛、瘙痒，抓痕破溃不易收口，外周红肿。近半年来，胫内侧皮肤紫暗破溃、渗出、结痂，周边色素沉着，以右下肢为重。舌质暗，舌苔白腻，脉细涩。中医辨证属气虚血瘀，经络阻遏，毒热下注。治以益气活血，祛瘀通络，清热解毒，除湿化痰。方选补阳还五汤加减。

处方：生黄芪45 g，川芎10 g，当归10 g，桃仁10 g，红花10 g，赤芍15 g，白鲜皮15 g，牛膝10 g，地龙10 g，蒲公英30 g，白茅根30 g，车前草15 g。每日1剂，水煎分2次服。

同时，外擦紫草膏（系由紫草、黄柏、苦参等所组成）。

二诊：服药14剂后，双腿肿消，坠胀疼痛减轻。上方加生薏苡仁30 g，丹参30 g，继服。

三诊：又服药30剂，渗出明显减少，溃疡灶变浅缩小。后随症加减，服药8周后疮面愈合，皮色逐渐变淡。嘱其夜间将小腿垫高，晨起用高弹力绷带缠裹下肢，并加强运动锻炼，促进下肢血液回流，防止复发。

按语：本病与中医记载臁疮相似。此病常与下肢静脉曲张有关，位于胫前内侧缘者为"内臁疮"，位于胫外侧缘者为"外臁疮"。《医宗金鉴·外科心法要诀》曰："此证生在两胫内外廉骨，外廉属是三阳经，有湿，兼血分虚热而成，更兼廉骨皮内浅薄，难得见效，极其缠绵。初发先痒后痛，红肿成片，破津紫水……日久疮色紫黑……又年顽臁，疮皮乌黑下陷。"本病多因风寒湿热毒相聚，或久站、久行、劳伤，致使经络阻滞，气血不通，日久溃烂，诱发成疮。方中生黄芪为君，补气升阳，气为血帅，气行则血行；赤芍、当归、地龙、川芎、桃仁、红花、牛膝凉血活血化瘀，消肿止痛；牛膝引药下行，直达病所。白鲜皮、蒲公英、白茅根、车前草清热解毒，祛风除湿，利水消肿。诸药配合，可降低全血黏度，改善微循环，促进新陈代谢及调节免疫功能。还可对抗自由基损伤的作用，并可抑制过敏介质的释放，具有抗过敏，抑制变态反应炎症，促进单核细胞，吞噬细胞，特别是巨噬细胞系统的吞噬作用，消除炎性反应，使疾病日趋康复。

## 结节性痒疹——从血瘀气滞痰湿凝结论治

刘某，女，34 岁，2003 年 8 月 5 日初诊。自诉四肢丘疹伴剧痒 1 年多。检查：四肢尤以下肢伸侧多发暗红色黄豆大小坚硬丘疹，部分丘疹表面粗糙，有的可见血痂，舌质暗红，舌苔薄黄，脉弦。诊断为结节性痒疹。辨证为血瘀气滞，痰湿凝结。治宜活血软坚，清热燥湿。

处方：赤芍 30 g，红花 12 g，三棱 12 g，莪术 12 g，川牛膝 30 g，金银花 30 g，连翘 15 g，土茯苓 30 g，黄柏 10 g，徐长卿 30 g，白鲜皮 30 g，地龙 10 g，甘草 12 g。每日 1 剂，水煎分 2 次服。

复诊：服上药 2 月，诉瘙痒明显减轻，夜能安眠。检查：四肢原皮疹消退过半，留暗红色斑，余皮疹变小变软。上方加山慈菇 10 g、白芷 15 g，再服。

又服药 1 月半而病愈。嘱其禁食辛辣鱼腥，适劳逸。随访未复发。

按语：本病多发于女性，皮损为暗红色结节，质地坚硬，剧痒。多因湿热之毒阻于经络，日久致血瘀气滞，顽湿聚结。女性又可伴冲任不调，脉络瘀阻。故治当以活血软坚，化湿通络为主。方中金银花、连翘、土茯苓解毒燥湿，消肿散结；赤芍、红花、川牛膝、三棱、莪术养血活血，破瘀散积；黄柏、徐长卿、白鲜皮清热燥湿止痒；地龙解毒通络搜风。临证时，对女性患者可据症加益母草、菟丝子、柴胡等调理冲任。该病顽固难愈，须坚持数月用药方可见效。

## 结节性红斑——从气虚血瘀邪郁肌肤论治

龙某，女，39 岁，1999 年 10 月 22 日初诊。双小腿外侧疼痛，皮下散在大小不等的红色结节，反复发作 2 年余。曾经多家省、市医院检查血常规、血沉、抗"O"、心电图、X 线、OT 试验等，均无异常，诊断为结节性红斑。用青霉素、吲哚美辛、泼尼松等药物及红外线治疗，效果欠佳。1 个月前因劳累而复发。诊见结节色暗红，高出皮面，大如扁豆，小如米粒，按之疼痛，伴神疲乏力，下肢酸痛，舌质暗红，舌苔薄白，脉细弱。证属气虚血瘀，邪郁肌肤脉络。治当益气活血，祛邪通络。方用补阳还五汤加减。

处方：黄芪 30 g，丹参 30 g，当归 15 g，赤芍 15 g，川芎 15 g，桃仁 10 g，红花 10 g，地龙 10 g，蝉蜕 10 g。每日 1 剂，水煎分 2 次服。

二诊：服药 7 剂后，结节消散，疼痛消失，精神好转。唯觉心悸乏力，继服归脾丸半个月，诸症基本消失。随访 2 年未复发。

按语：本例患病 2 年有余，反复发作，耗损正气，气虚则卫外不固，浊毒之邪郁于肌肤，留而不去，阻塞脉络，血行涩滞。方中黄芪益气以增抗邪之力；丹参、当归、赤芍、川芎、桃仁、红花活血，以行脉络瘀滞；蝉蜕疏表祛邪。气充血行，邪祛络通，方药对症，而获放。

## 红斑性肢痛症——从瘀血凝滞论治

李某，男，30岁，1995年12月初诊。素无躯体疾病与不良嗜好，从青春期即常有运动后，双手掌与足底的湿热感，未予重视。1993年冬首次发病，当晚饮白酒150g后，于夜间睡眠中突然出现双手与双足烧灼样剧痛，伴见局部皮肤发红，皮温增高，有肿胀感。遂迅速将患处置于冷水中约10分钟方缓解。以后每遇饮酒过量、精神紧张或剧烈运动等诱发，寒季发作较频繁，多发作在夜间，发作时间在数分钟到1小时不等。曾多次求治，诊断为红斑性肢痛症，先后予双嘧达莫、普萘洛尔、地西泮、氯丙嗪、曲马多、布桂嗪、四妙丸、大活络丹等药物治疗，效果不佳。近10日，每晚入睡后均发作1次。查双手掌与足底潮热多汗，双侧足背动脉、双桡动脉搏动正常，局部痛、温、触觉无异常，外观亦正常。舌质暗，舌底脉络紫暗，舌苔薄白，脉紧涩。治用加味补阳还五汤。

处方：生黄芪30g，当归15g，延胡索15g，赤芍12g，牡丹皮12g，川芎12g，地龙12g，桃仁12g，红花12g，制乳香12g，制没药12g，紫草12g。每日1剂，水煎分2次服。发作时用此冷药液浸泡患处。

二诊：服药3剂后，疼痛明显减轻，药已中的，原方继服。

三诊：又服药10剂后，仅发作1次。续服2个疗程（10日为1个疗程）后，已无发作，其间未服他药。

以后每至冬初重复治疗1个疗程，坚持3年，随访8年无复发。

按语：红斑性肢痛症为自主神经功能紊乱、肢端小动脉极度扩张所引起的以四肢远端阵发性发热、红斑、灼热痛、喜冷的病症。多累及青年人，男性多见，寒季多发，常由湿热环境、运动、久立等因素诱发，可遗传。红斑性肢痛症属中医学"热痹""瘀血"范畴。由湿、热、瘀邪蕴阻于络脉，气血运行受阻，瘀血凝滞所致。病程短者多舌质红、舌苔黄腻、脉滑数，为湿热痹阻型；病程长者多舌质暗、舌苔薄，舌底脉络紫暗，脉细涩，为瘀血凝滞型。补阳还五汤方中，生黄芪补气，气旺则血行；赤芍、牡丹皮、紫草清热凉血，活血通络；桃仁、红花、川芎、当归、延胡索诸药活血化瘀，行气止痛；地龙力专性走，通经活络，以行药效，兼有清热之功。诸药合用，共奏血活瘀祛，热清血凉，气行痛止，结散络通功效。

## 老年性皮肤瘙痒症——从气血亏虚因虚致瘀论治

刘某，女，65岁，2006年1月5日初诊。诉反复发作性皮肤瘙痒5年，以双下肢为重，入冬尤甚。曾行西医治疗，病情时好时缓，遂来求治于中医。症见皮肤瘙痒，以双下肢为重，可见抓痕和血痂，以及少许脱屑。舌质浅淡，舌苔薄白，脉沉细。既往无糖尿病、高血压等特殊病史。西医诊断为老年性皮肤瘙痒症。中医诊断为风瘙痒。辨证属气血亏虚。予补阳还五汤化裁。

处方：黄芪40g，当归30g，红花10g，桃仁10g，川芎10g，赤芍15g，制何首乌15g，白蒺藜15g，白鲜皮15g，炙甘草5g。每日1剂，水煎分2次服。

二诊：服药5剂后，诉症状明显缓解，遂加防风10g，白术15g。再进5剂痊愈。后随访半年，未诉复发。

按语：老年性皮肤瘙痒症乃老年人常见病，一直是医学界一大顽疾。西医治疗病情容易反复，患者痛苦。中医学认为本病多与血虚、血热有关。结合本例，乃气血亏虚，因虚致瘀，肌肤失养，故发本病。方中重用黄芪运大气，同时主"大风"（大风乃一切皮肤顽症的总称）。当归与黄芪相伍，补血活血。赤芍、红花、桃仁、川芎活血祛瘀生血。制何首乌、白蒺藜为对药（定风丹），补肝肾，益精血。白鲜皮祛风解毒。故本方共奏补元气，益精血，生津液，扶正托邪于外之功。复诊时肌肤微感瘙痒，乃表气未通，加防风、白术以增强益气固表之作用。

## 顽固性皮肤瘙痒症——从气虚血滞瘀血阻络论治

张某，女，40岁，2001年4月某日初诊。病者全身皮肤瘙痒1年余，曾用中西药治疗效果不显。诊时病者全身瘙痒难忍，全身皮肤多处呈紫黑色斑块，皮肤粗糙，斑块处皮肤变硬，伴心烦易怒失眠，月经不调，经色黑有块，舌质紫，舌苔薄白，脉细涩。用清热凉血，养血祛风法法治疗1周无效。余思王清任《医林改错》中多处提及多种疾病，常规治疗无效者，应用活血化瘀之法的观点，结合临床，病者皮肤瘙痒1年余，且见皮肤紫黑斑块，舌质紫、脉细涩等症符合瘀血阻络之象，即改用补阳还五汤加减治疗。

处方：黄芪30 g，丹参15 g，当归5 g，川芎5 g，桃仁10 g，红花10 g，赤芍10 g，牡丹皮10 g，防风10 g，蝉蜕10 g，路路通10 g，甘草10 g。每日1剂，水煎分2次服。

二诊：服药3剂后，全身皮肤瘙痒明显减轻，心烦失眠有所改善。效不更方，上药再进。

三诊：又服药7剂，瘙痒基本停止，全身紫黑色斑块变淡，继以上方加薏苡仁20 g、白术10 g，再进5剂，诸症平息而愈。随访1年，未再复发。

按语：皮肤瘙痒症，临床以湿热、风毒、血瘀、血热者多见，养血祛风燥湿乃常治之法。本例顽固性皮肤瘙痒症中西药治疗1年余未效，故考虑日久成瘀，气虚血滞，瘀血阻络，余思王氏活血化瘀之法，对许多疑难病者日久成瘀者皆可用之，且补阳还五汤中益气养血药力强，佐以防风、蝉蜕、路路通等祛风通络之品，故效果显著。

## 黄褐斑——从阴阳俱虚瘀滞脉络论治

患者，女，46岁，1996年11月6日初诊。患者3年前因子宫肌瘤及妇科多种炎症摘除子宫，卵巢及全部附件。初起斑块见于两颊，后蔓及前额及四周，并兼见腰膝酸软、午后潮热、性功能减退等症状，舌质淡，舌苔白，脉细涩。辨证为肾阴阳俱虚，瘀滞脉络，投以通经逐瘀汤加味。

处方：桃仁5 g，红花10 g，炮穿山甲（先煎）10 g，皂角刺15 g，地龙10 g，白芷15 g，女贞子15 g，菟丝子15 g，淫羊藿10 g，杜仲10 g。每日1剂，水煎分2次服。

同时，每日2次，服六味地黄丸10 g。

复诊：服药10剂后，腰膝酸软症状减轻。随症加减，继服3个月，黄褐斑皮损消退60%。再服3个月，皮损全部消退，嘱其服六味地黄丸巩固治疗。

按语：黄褐斑又称肝斑、黧黑斑，主要是发生在颜面的褐色色素沉着片，多由脏腑失调，污浊之气上蒸瘀滞而成。无瘀不成斑，常见成瘀之因，临床主要有以下几种。

肾虚致瘀：人体津血同源，在生理上相互化生，病理上相互影响。若阴津大量耗损，不仅渗入脉中津液不足，甚至脉内的津液将渗出脉外，形成血脉空虚，津枯血燥。肾为元阴、元阳之根，若肾虚阴亏，液不足，脉络空虚，则血流缓慢而血滞脉络；若肾阳气不足，则阳气温煦推动血行的力量减弱而血减缓，瘀滞脉络。正如王清任强调指出："元气既，必不能达于血管，血管无气必停留而瘀。"

脾虚致瘀：脾主气，脾为生化之源，脾虚即气，气的生化乏源，气虚则血行无力，血流不畅，必滞为瘀。脾主运化水湿，脾虚水湿不能疏散四布，湿留滞，阻遏血脉而致瘀。

肝郁致瘀：肝主疏泄，调情志，疏泄正常则气血行畅通。若肝失柔和条达疏泄之职，则引起气机不畅，升降出入违常，致使体内水湿代谢障碍，湿聚成痰，产生气滞痰阻的病变。气行则血行，气滞则血流缓慢而致瘀；痰浊水饮阻遏血脉正常运行导致血瘀形成。

血热致瘀：热为阳邪，热迫血妄行，扰血海，伤络脉，致血溢于脉外，不循经行，可成瘀血；热耗气伤血，热灼津血，使津血黏稠瘀阻，或煎熬成块。正如《金匮要略》曰："热之所过，血为之凝滞。"

黄褐斑病程较长，病情复杂，循因论治，据其气血瘀滞，经络不通，久病必瘀，内有瘀则外有斑之意，选用通经逐瘀汤治疗，疏通经络，活血逐瘀，畅通肌表气血之流行，使瘀去斑除。杨桂芹选用王清任通经逐瘀汤，方中桃仁、红花、赤芍活血化瘀，配合炮穿山甲、皂角刺、地龙通经活络，柴胡疏肝理气，内畅气血，外和表分，佐连翘清血中之热，加白芷滋润肌肤。诸药配合，经络畅通，血运良好，气血调和，上荣于面，使面色红润光泽。

## 慢性荨麻疹——从瘀血阻络肌肤失养论治

王某，男，52岁，1998年3月24日就诊。患者约2年前无明显诱因，四肢出现多数瘙痒性、水肿性风团，当地医院以急性荨麻疹治疗（药不详）近1周痊愈。约10日后，皮损复发，继用原法治疗后缓解。后每随季节，情志之变风团时作，曾多方求治未能获得满意疗效，遂来求治。自述近5日来，四肢远端及躯干两侧风团时起时消，痒感异常，以夜晚多发，恶风，烦躁失眠，唇干不欲饮，纳食尚可，二便通调。家族无类似病史，否认系统病史及食物、药物过敏史。血、尿、便常规未见异常。观其面容焦虑，神疲唇黯，舌质暗红，舌边尖有瘀点，舌苔薄白，脉沉而涩。皮科检查：未见明显皮疹，皮肤划痕（＋），诊断为慢性荨麻疹。中医辨证属瘀血阻络，肌肤失养。治以活血行气，通络祛风。投以身痛逐瘀汤加味。

处方：当归12 g，川芎10 g，桃仁12 g，红花10 g，制没药10 g，五灵脂（包煎）10 g，香附5 g，牛膝12 g，地龙10 g，秦艽10 g，羌活10 g，防风10 g，甘草5 g。每日1剂，水煎分2次服。

复诊：服药7剂后，痒感如初，余症大减。效不更方，继以前方7剂，如前法治疗。

药后诸症悉除，半年后随访，未再复发。

按语：慢性荨麻疹是以皮肤时发瘙痒，水肿性风团，部位不定为特征，病程超过3个月以上的一种皮肤病，中医学称之为瘾疹。长期以来，中医学多认为本病属于虚证，而以气血不足，血虚受风，脾肺两虚等论治，疗效并不确切。本病迁延日久，气血郁滞，瘀为重要的病因病机之一，从瘀论治具有重要的临床意义。

慢性荨麻疹以中老年患者多见，多由急性期未能合理调治转化而来，其邪气未尽，郁滞未解，气血未畅。中老年患者行动迟缓，血流缓慢，处于生理性瘀滞状态。由于病程较长，病情反复，情志忧郁，气血失调，久病多瘀。瘀之既成，内则影响脏腑功能，气血津液化生受限，三焦气化升降失司，水液代谢紊乱。外则阻塞血络，使肌肤失养，腠理疏松，卫外不固，易感外邪，使本症时发而缠绵难愈。慢性荨麻疹之发病，虽与外界理化因素有关，然其机体之内环境是关键，其本在瘀。瘀血阻络，血不循常道而渗溢脉外，皮肤之血流灌注不足，血虚生风，则风团时作，瘙痒异常，风性善行而数变，故其病位不定，时隐时现。瘀血不去，新血不生，经曰"治风先治血，血行风自灭"。瘀血去，气机畅，则诸症悉愈。反之，瘀与痰水相结，痰滞血瘀，血瘀则痰滞，形成恶性循环，交结不解，最后形成各种病变，使本病更加难愈。

《素问·阴阳应象大论》曰"疏其血气，令其调达，而致和平"，指出了血瘀证的治疗法度。慢性荨麻疹虽应以瘀论治，然证有正邪盛衰之分，人有寒热虚实之异，且化瘀类药物多走而不守，故不可任用破血逐瘀之剂。临床须谨守病机，细别阴阳与虚实，标本兼顾，以平为期，中病即止，不可过剂，以防伤正。况本病迁延日久，证多夹杂，患者情志多抑郁，可据症适当选用活血祛风、化瘀理气、补气化瘀、温通化瘀、痰瘀并治等法，后期应注重调补脾肾。如合并系疾病者，应积极治疗其原发病，以达到更为理想的疗效。

## 尿毒症性皮疹——从气虚血瘀湿毒泛溢论治

张某，女，63岁，1992年3月入院。肾功能不全4年，全身丘疹样皮疹满布3个月，皮肤瘙痒难忍，夜间尤甚，烦躁不能眠，面色黧黑无华，腰膝酸痛，疲乏无力，全身浮肿，时恶心呕吐，小便少，大便溏，舌质淡暗，边有齿痕，舌苔白，脉细涩。诊断为尿毒症性皮疹，多方诊治无效。中医辨证属气虚血瘀，湿毒泛溢。曾用金匮肾气丸、五苓散等方药调治无效。皮肤瘙痒难耐，以至有轻生之念。患者系病久，气血亏虚，湿毒内盛，浸湿肌肤所致瘙痒，当以益气为先，佐以活血、养血以止痒。予补阳还五汤加味。

处方：黄芪 80 g，当归 10 g，川芎 10 g，桃仁 5 g，红花 5 g，风眼草 15 g，地龙 10 g，山药 15 g，茯苓 15 g，炙甘草 5 g。每日 1 剂，水煎分 2 次服。

复诊：服药 7 剂后，皮肤瘙痒减轻。效不更方，原方继服。

三诊：又服药 1 个月后，皮肤丘疹大部分结痂脱落，瘙痒不甚，能安然入睡。

按语：补阳还五汤其立方之本在于气虚，是用于治疗"亏损五成元气"之病症的方剂，体现了"损则益之"的治疗精神。辨证时应把握病机要点，认清疾病本质，充分认识"气"与"血"的关系，应牢记中医治疗疾病是以"证"为基础，是对患者病情的全面分析。可以借鉴其他医生的治疗结果，分析判断效与不效的原因，不断修正辨证方向，才能取得好的效果。尤其在疑难杂病的诊疗中更应重视这一点。

## 鳞状毛囊角化病——从气血瘀滞湿热内蕴论治

王某，女，25 岁，2000 年 3 月 6 日初诊，患者诉腰腹部起鳞屑斑 1 年。检查：患者腰腹部散在圆形椭圆形鳞屑斑，污褐色，直径 3～5 mm，中央有一针头大小黑点，鳞屑边缘游离，中央固着，皮疹周围绕有一色素减退环，部分无鳞屑，仅有一黑点及色素减退环，无自觉症状。观其舌质红，舌苔黄腻，脉弦。诊断为鳞状毛囊角化病。中医辨证为气血瘀滞，兼湿热内蕴。治以活血散结，佐以清热化湿。

处方：当归 20 g，白芍 15 g，熟地黄 10 g，红花 10 g，桃仁 10 g，柴胡 12 g，枳壳 5 g，夏枯草 30 g，生龙骨（先煎）30 g，生牡蛎（先煎）30 g，茜草 12 g，三棱 10 g，莪术 10 g，生薏苡仁 30 g，石菖蒲 15 g，浙贝母 10 g。每日 1 剂，水煎分 2 次服。另用此药水煎湿敷，每日 2 次，每次 15 分钟。服药 10 剂后，皮损减轻；服药半月后，无鳞屑及黑点，仅有色素减退环。

按语：鳞状毛囊角化病，目前现代医学对本病病因尚不十分清楚。中医学认为本病属气血瘀滞肌肤失养所致。治疗应活血散结，养血润燥。血府逐瘀汤是王清任治疗血瘀证的代表方，本方具有养血润肤、活血散结之功，正合本病之病机，加入夏枯草、三棱、莪术，加重活血散结作用，所以疗效显著。

## 斑秃——从瘀血阻滞论治

李某，男，39 岁。患者 3 年前偶于理发时，发现头顶及枕部各有铜钱大小一片头发脱落，此后梳头时，感觉头发脱落较多，不复再生。至今头发脱落加剧，尤以巅顶、枕部、颞侧为甚，脱落处头皮薄而柔软光亮，毛囊不显，无油污，不痛不痒，唯头屑甚多。曾在某医院皮肤科就诊，诊断为神经性脱发，局部外涂生发酊（具体成分不详），内服养血中药 1 个月，头发继续脱落，疗效不显。后又至另一大医院就诊，诊断为斑秃，经外涂药液无效，自服何首乌片及生姜外搽患处也无效。经人介绍来求治。来时患者身无其他不适，唯睡眠不深且多梦，唇色暗，舌质淡，有瘀斑，舌苔薄白，脉弦有力。遂辨证为头面瘀阻之证，治以活血通窍祛瘀。选用通窍活血汤化裁。

处方：当归 10 g，赤芍 5 g，桃仁 5 g，川芎 10 g，红花 5 g，酸枣仁 12 g，柴胡 5 g，生姜 3 片，老葱 3 根，麝香 0.15 g，黄酒 250 g。每日 1 剂，水煎分 2 次服。服 6 日，停 3 日。

复诊：服药 12 剂后，头前部长出白色绒毛。更服 12 剂后，白色绒毛相继变黄继而变黑。又服 36 剂后，头发全部变黑，润泽光亮如旧。

按语：斑秃中医学称为油风，欲称鬼剃头。多数医家认为本病多为肝肾亏虚、精血不足所致，治以补益肝肾为主。徐涛教授多年临床实践认为，本病多发于青壮年，患者大多身体素质良好，很少有肝肾亏虚、精血不足之症，而多数有明显的瘀血症状，故气滞血瘀、瘀阻脉络、血不养发是斑秃发病的主要病机。所以治疗当以活血调血为主，血气通则毛发生。通窍活血汤是王清任用治头面瘀阻证之方，《医林改错》曰："无病脱发，亦是血瘀。"通窍活血汤化瘀而不伤血，解郁而不耗血，故药证相符，获效颇捷。

# 200　眼耳鼻咽喉口腔科疑难病症

## 眼底出血——从气滞血瘀血脉不畅论治

余某，女，77 岁，2003 年 12 月 11 日初诊。于 20 日前视力突降，某医院眼科入院治疗，诊为眼底出血，经 20 余日的治疗，血止后建议出院中医治疗。诊时患者有眼视力眼前指数，左眼视力 4.6，眼外观正常，晶体轻度混浊，右眼底动脉变细，静脉充盈，黄斑及颞上部有散在性片状出血，后极部网膜有少许黄白色渗出，左眼底动脉变细，未见出血，舌边尖有瘀点，脉细涩。证属气滞血瘀，血脉不畅，溢于络外。治宜行滞化瘀，活血通脉。方选血府逐瘀汤加减。

处方：当归 12 g，丹参 20 g，川芎 12 g，赤芍 15 g，桃仁 12 g，红花 10 g，三七（研末冲服）5 g，郁金 15 g，柴胡 12 g，牛膝 15 g，枳壳 12 g，生山楂 20 g，鸡内金 10 g。每日 1 剂，水煎分 3 次服。2 周为 1 个疗程。

复诊：服药 2 个疗程后，视力右眼 4.5，左眼 4.6，眼底出血大部分吸收。效不更方，守方再服 1 个疗程，眼底出血基本吸收。遂以前方研粉为蜜丸（每丸重 10 g），每次服 1 丸，每日 2 次，服 1 个月以巩固疗效。

按语：血府逐瘀汤有活血化瘀而不伤血，疏肝解郁而不耗气的特点。本例患者属气滞血瘀，窍道壅滞，或血溢络外所致。因而运用血府逐瘀汤活血化瘀、行滞通窍，配合山楂、鸡内金增强行滞活血之功。因药中病机，故收效满意。

## 球结膜下出血——从气滞血瘀瘀血未尽论治

患者，男，29 岁，2001 年 3 月 9 日就诊。右眼被他人打伤，红肿疼痛，畏光流泪，视物模糊 1 日。查右眼眶周围青紫肿胀，右眼球角结膜混合充血，右眼瞳孔轻度散大等圆。晶状体无异常，眼底正常。远视力左眼 5.1，右眼 4.7。诊断：右眼眶周围软组织挫伤；右眼球结膜出血。予青霉素、维生素 C、地塞米松静脉滴注，云南白药胶囊口服，氯霉素眼药水、四环素可的松眼膏点眼治疗 1 周后，右眼疼痛消失，诸症减轻，瞳孔正常，视力左眼 5.2，右眼 4.9，但右眼球结膜出血仍未吸收，视物仍感模糊，要求中医治疗。辨证为气滞血瘀，瘀血未尽。予补阳还五汤化裁治之。

处方：生黄芪 30 g，丹参 15 g，当归 30 g，桃仁 10 g，红花 10 g，赤芍 30 g，地龙 15 g，炒栀子 15 g，草决明 20 g，炒大黄 5 g，大枣 15 g，生甘草 10 g。每日 1 剂，水煎分 3 次服。

二诊：服药 3 剂后，球结膜下出血完全吸收而愈。

## 前房出血——从气虚血瘀论治

患者，男，35 岁，2002 年 2 月 9 日就诊。左眼外伤致左前房出血 1 周。查左眼疼痛，畏光流泪，视物模糊，左眼远视力 4.3，右眼远视力 5.0，左前房积血 1/2，晶状体、玻璃体、眼底无异常，瞳孔等大等圆。予止血敏、止血芳酸、维生素 C 加入 5% 葡萄糖 250 mL 静脉滴注，复方丹参液静脉滴注，1 日 1 次，卡巴克络片、云南白药胶囊口服，每日 3 次。连用 3 日，疗效不佳，改服中药治疗。中医辨证为气虚血瘀，瘀血内阻。宜补气活血化瘀，投补阳还五汤加减治之。

处方：炙黄芪 40 g，赤芍 25 g，当归 20 g，桃仁 10 g，红花 10 g，地龙 15 g，炒栀子 15 g，地黄炭 30 g，炒荆芥 10 g，大枣 10 g，炙甘草 10 g。每日 1 剂，水煎分 3 次服。

二诊：服药 3 剂后，症状明显减轻，左前房积血 1/3。再服 2 剂后，前房出血全部吸收，左眼远视力 5.0 而告痊愈。

## 玻璃体积血——从血瘀络阻论治

患者，男，35 岁，1997 年 12 月 3 日初诊。患者因车祸导致右眼视物不清，视力 4.0，经检查诊断为右眼玻璃体积血。治以活血化瘀行气。方用血府逐瘀汤加减。

处方：当归 12 g，丹参 15 g，三七 10 g，桃仁 8 g，红花 8 g，生地黄 12 g，川芎 8 g，赤芍 10 g，川牛膝 10 g，黄芪 10 g，党参 10 g，柴胡 8 g，枳壳 8 g，甘草 5 g。每日 1 剂，水煎分 2 次服。

同时，配合血栓通静脉滴注，每日 1 次，7 日为 1 个疗程。

二诊：服用药物 1 个疗程后，视力恢复至 4.6，眼底模糊可见，玻璃体积血部分吸收。

三诊：继用 1 个疗程后，视力恢复至 5.0，眼底清晰可见，玻璃体积血完全吸收。

按语：玻璃体积血属中医学"暴盲""云雾移睛"范畴。证属血瘀络阻，治宜活血化瘀行气。血府逐瘀汤是眼科治疗的常用方，方中桃红四物活血养血，川芎、丹参祛瘀生新；三七止血不留瘀；牛膝引血下行；选用党参、黄芪、柴胡、枳壳补气理气；甘草调和诸药。共奏活血化瘀，益气养血之效。血栓通主要成分亦为三七提取物，具有活血化瘀、扩张血管、改善血液循环的作用，协同血府逐瘀汤促进玻璃体积血消散吸收。

## 青光眼——从气滞血瘀论治

赵某，男，56 岁，2003 年 7 月初诊。患者月前因情志不遂致双目胀痛，视物模糊，伴头痛欲裂，心烦易怒，夜寐不安，咽红音哑，胸闷憋气，纳差等，曾多处医院诊治，眼科检查，双眼压高于正常，诊断为青光眼。经用西药及鱼肝油胶丸、维生素类治疗无效，又服疏肝理气、清肝明目中药，亦效果不佳，遂来求治。刻见舌尖红，舌苔薄黄，脉沉紧。余症同前。证属气滞血瘀，治以活血化痰，通络明目，用血府逐瘀汤加减。

处方：当归 10 g，川芎 10 g，赤芍 10 g，菊花 10 g，桃仁 10 g，红花 10 g，牛膝 10 g，柴胡 10 g，生地黄 15 g，决明子 12 g，甘草 5 g。每日 1 剂，水煎分 2 次服。

复诊：服药 7 剂后，双目胀痛大减，诸症均有改善。原方又服 6 剂，诸症悉除，复查眼压正常。半年后随访，情况良好。

## 外伤失明症——从血瘀气滞阻塞目窍论治

郭某，女，17 岁，1988 年 2 月 29 日诊。患者 10 日前骑自行车，不幸摔到 1 米深的路基下，头和左眼外侧上方 2 处外伤，经当地某卫生所缝合 10 余针，敷盖左眼。5 日后拆线时即发现左眼失明，即行西药治疗 1 周罔效（药物不详），求治于中医。查：眼底无出血，黄斑区水肿，瞳孔直接反射消失，眼眶疼痛，舌象正常，脉弦紧。辨证属外伤导致血瘀气滞，阻塞目窍而失明。治宜活血祛瘀，益肝明目。方用血府逐瘀汤加减。

处方：当归尾 10 g，桃仁 5 g，红花 5 g，川芎 20 g，赤芍 10 g，柴胡 10 g，生地黄 10 g，枸杞子 10 g，沙苑子 10 g，炒苍术 10 g，夜明砂（布包）10 g，菊花 15 g。每日 1 剂，水煎分 2 次服。

复诊：服药 3 剂后，眼眶疼痛大减，并于第 3 日下午突然眼前发亮约半分钟，其他无不舒。守方继服。

三诊：又服 6 剂，左眼失明已恢复，视力达 1.2，眼底黄斑区水肿消失。继服杞菊地黄丸以善后。5 个月后随访，视力良好。

按语：本例患者由外伤后导致失明，虽瘀血症状不明显，应考虑局部微小血管因碰撞损伤，外有出血，内有血瘀气滞，阻塞目窍而致失明。用血府逐瘀汤活血化瘀，通经活络，配菊花、枸杞子、沙苑子等入肝胃，益精血以增强明目之效，故使瘀散血和，经窍通畅而失明恢复矣。

## 肌无力性睑下垂症——从阳气亏虚瘀血内阻论治

赖某，女，28 岁。左眼上睑下垂 1 个月余。晨起较轻，午后较重。服补中益气汤 20 余剂，时有见效，但每当久视则复发。患者形体丰满，形寒肢冷，舌胖而嫩，舌苔薄，脉沉。用补阳还五汤加味。

处方：黄芪 40 g，当归尾 12 g，川芎 10 g，赤芍 10 g，地龙 10 g，丝瓜络 10 g，升麻 5 g，柴胡 5 g，僵蚕 10 g，淫羊藿 15 g。每日 1 剂，水煎分 2 次服。

二诊：服药 7 剂后，症状明显减轻。再服 15 剂即愈。半年后，随访未再复发。

按语：补阳还五汤，方中重用黄芪补气为主药，当归尾、赤芍、川芎活血和营，桃仁、红花、地龙化瘀通络，合而成方，有补气活血，行血通络之效。此方内科常用于治疗脑血管意外半身不遂症，我们用本方治疗正气不足，有瘀阻脉络的眼病，也有良效。

## 视神经炎——从气滞血瘀窍道壅塞论治

吴某，男，46 岁，1998 年 9 月 12 日初诊。患者于 3 日前视力突降，伴眼球转动时牵引样疼痛，胀闷不舒，舌苔薄白，脉弦涩。查双眼外观正常，视力右眼 4.0，左眼 4.1，双侧瞳孔较正常略大，光反射迟钝，眼底视盘呈放射状充血，轻度水肿，边界模糊。诊为急性视神经炎。证属气滞血瘀，窍道壅塞所致。治以解郁行滞，活血通窍。给予血府逐瘀汤加减。

处方：丹参 20 g，当归 12 g，桃仁 12 g，红花 10 g，川芎 12 g，赤芍 15 g，牛膝 15 g，枳壳 12 g，柴胡 12 g，郁金 15 g，香附 15 g，山楂 20 g，鸡内金 10 g，甘草 5 g。每日 1 剂，水煎分 3 次服。

复诊：服药半个月后，患者视力右眼 4.6，左眼 4.4，眼球牵引样疼痛消失，眼底视盘充血减轻，边界模糊，水肿消失。药已收效，原方继服。

三诊：又服药月余，右眼视力 4.9，左眼 4.8，眼底视盘色淡红，边界清楚。2 年后随访视力稳定，眼底未见异常。

按语：血府逐瘀汤有活血化瘀而不伤血，疏肝解郁而不耗气的特点。本例患者属气滞血瘀，窍道壅滞，或血溢络外所致。因而运用血府逐瘀汤活血化瘀，行滞通窍，配合山楂、鸡内金增强行滞活血之功。因药中病机，故收效满意。

## 视神经萎缩——从气虚血瘀脉络失充论治

患者，男，75 岁，2004 年 8 月 8 日初诊。患者双眼视力下降 2 个月，高血压病史 12 年，4 个月前因中风致左侧偏瘫，住院康复治疗。自诉 2 个月前双眼视力下降，遂来眼科求诊。检查：右眼视力 0.1，左眼视力 0.02，不能矫正，双眼晶状体皮质密度增高，散瞳检查眼底，双眼视盘边界清楚，颜色苍白，视网膜动脉细，交叉压迫症（＋＋），后极部视网膜无出血渗出，黄斑部中心反射不见。舌质淡红，舌苔薄白，脉弦细。证属气滞血瘀，脉络失充，目窍失养。治宜养血活血，益气通络。方用韦氏验方活血通络汤。

处方：丹参 15 g，当归 10 g，川芎 10 g，红花 10 g，炒枳壳 10 g，太子参 20 g，桔梗 10 g，丝瓜络

10 g，路路通 10 g。每日 1 剂，水煎分 2 次服。

二诊（10 月 3 日）：双眼视物较前清晰，右眼视力 0.5，左眼视力 0.4。左侧肢体麻木不仁，面色萎黄，舌质淡，舌苔薄腻，脉细。证属气虚血瘀。治宜益气养血，祛瘀通络。

处方：当归 15 g，地龙 10 g，鸡血藤 15 g，生黄芪 20 g，炙黄芪 20 g，路路通 15 g，丝瓜络 15 g，枳壳 15 g，桔梗 15 g。每日 1 剂，水煎分 2 次服。

三诊（12 月 5 日）：视力稳定，全身无不适，右眼视力 0.6，左眼视力 0.5。改用明目地黄丸和补中益气丸交替服用，以资巩固疗效。

按语：视神经萎缩是在各种因素影响下导致视神经纤维发生退行性改变，使视盘褪色，视功能损害，视野改变的疑难眼病。《证治准绳·视瞻昏渺症》曰："目内外别无症候，但自视昏渺，蒙昧不清也。"其症轻者，称之为"视瞻昏渺"；其症重者称之为"青盲症"。其致病原因诸多，《证治准绳·视瞻昏渺症》曰："有神劳，有血少，有元气弱，有元精亏而昏渺者，致害不一。"本例患者有高血压病史 12 年，中风偏瘫史 4 个月，双眼视力下降 2 个月，眼底检查可见双眼视盘色苍白，血管变细。从内外障辨证，本病系"内障"眼病。又该患者年过七旬，正气虚衰，加之中风偏瘫，机体活动减少，易致全身血流迟缓，血脉不畅，气滞血瘀，脉络失充，目系缺血失养，导致视力下降，视盘色苍白。治疗上宜养血活血，益气通络。方中当归、太子参养血益气，使脉充血行；川芎为血中气药，可行气活血，辛香善行之力直达头目巅顶；红花活血化瘀，通络开闭；炒枳壳调理气机，疏解气滞；丝瓜络、路路通二药合用，可增强通经活络的作用；桔梗载药上行。全方以活为要，以补助通。内障眼病，顽固难愈，病久以虚证多见，治疗后期应重补兼通，常以补益药加活血理气药为基本组方形式。补则各有所偏，通则贯彻始终，一通一补，以通助补。二诊时瘀血未消，正气渐亏，气虚则瘀更难除，故治疗除继续活血化瘀外，运用补气助活法，药用生黄芪、炙黄芪，益气活血扶其正，补气不但可增强机体抵抗力，有利于损伤的视神经修复，更可作为活血化瘀之动力，使气旺血生，促进血行。一补一通，各收其功，从而达到提高视力，巩固疗效的目的。

## 动眼神经麻痹——从气虚血瘀肝肾不足论治

马某，男，回族，63 岁，2004 年 3 月 14 日就诊。症见左上眼下垂，眼肌无力，不能上抬，视物模糊，左眼瞳孔增大，对光反射迟钝，左眼球向上、下内转动受限，舌质淡红，有瘀点，脉细涩无力。眼科确诊为左动眼神经麻痹（不全）。证系气虚血瘀，肝肾不足，宜益气活血，佐补肝肾。

处方：当归 15 g，桃仁 9 g，红花 9 g，川芎 10 g，川牛膝 9 g，熟地黄 15 g，枸杞子 15 g，白芍 10 g，淫羊藿 10 g，柴胡 5 g，枳壳 5 g，菊花 5 g，黄芪 30 g，甘草 5 g。每日 1 剂，水煎分 2 次服。

经用上方加减治疗，服药 30 余剂，诸症全部消失，3 月后随访未见复发。

按语：动眼神经麻痹中医学称为神珠反目、偏视等。传统认为多因脾肺气虚，气血不荣，或肝肾两虚，经脉失养，以致腠理开，外邪乘虚客于睛珠而引起"瞳目反背"。百病皆生于气，情志不遂，肝气郁结，气机阻滞，血行不畅，经脉失于养，则通光之府不利，选用血府逐瘀意在理气养血，祛瘀通络，使气血和畅，玄府通利，再佐以生精明目之枸杞子、菊花等品故收效捷。

## 视网膜静脉周围炎——从气血瘀阻脉络不通论治

高某，男，20 岁，2003 年 6 月 4 日初诊。因右眼突然视物不清 5 日，无头痛、眼痛等不适，伴夜寐不宁，急躁善怒而来诊。体查：视力 0.06，外眼无异常，角膜清亮，瞳孔圆，对光反射存在，前房（一），眼底见：视网膜静脉周围炎，中医诊断为暴盲（血瘀型）。证属血脉不通，气血瘀阻。治拟行活血化瘀，行气解郁。

处方：当归 10 g，桃仁 12 g，红花 10 g，川芎 5 g，赤芍 5 g，生地黄 10 g，白茅根 30 g，茜草

10 g，牛膝 5 g，桔梗 5 g，柴胡 3 g，枳壳 5 g，甘草 3 g。每日 1 剂，水煎分 2 次服。

次诊：连服 5 剂后，视力未见提高，但眼底未见火焰状出血扩大，说明出血已控制。上方去白茅根、茜草，加田三七粉 5 g 冲服，再服 10 剂。

三诊：药后视力提高至 0.3，出血斑颜色变清，部分已吸收，上方再进 10 剂。

四诊：出血灶已吸收，改用石斛夜光丸调理，半个月后复查视力达 1.0。

按语：《审视瑶函》曰"血为养目之源，目得血而能视"，"气为血帅，血为气母，气行则血行，气滞则血瘀"。方中桃红四物活血化瘀而养血，四逆散行气和血而疏肝；桔梗开肺气，载药上升，合枳壳则升降上焦之气而宽胸；牛膝补血下行利血脉。诸药合参，使血活气行，瘀化热消，诸症自愈。

## 视网膜中央动脉栓塞——从肝郁血瘀蔽塞目窍论治

宋某，女，61 岁，1986 年 3 月 4 日就诊。患者性格倔强，1 周前因情志不遂，暴怒伤肝，致昏厥在地约 15 分钟，醒后左眼视物如墨，经省市医院诊断为左眼视网膜中央动脉栓塞，给予大宗中西药治疗 1 周无效（药物不详）。刻诊：精疲面黧，形体消瘦，两眼外观如常人，目珠压痛，心烦闷，口苦咽干，舌质暗，边有瘀斑，舌下脉络青紫，脉弦细涩。辨证分析：患者秉性刚强，又值肝木之令，忿怒暴悖，气血上扰，蔽塞玄府关窍。治以疏肝理气，破瘀达络之法。方选血府逐瘀汤加减。

处方：丹参 20 g，桃仁 12 g，红花 12 g，川芎 12 g，柴胡 20 g，苏木 20 g，白蒺藜 20 g，生龙骨 20 g，枳壳 12 g，川牛膝 12 g，夏枯草 15 g。每日 1 剂，水煎分 2 次服。并用第二煎药汁熏洗双眼。

复诊：连服 5 剂后，胸胁渐舒，左眼有光感，原方加菊花、枸杞子各 12 g，继服。

三诊：又服药 20 剂，外洗同前。药后目珠压痛渐除，眼科复查：左眼视力 0.3，眼底可见视盘圆、界清，黄斑中心反射较暗。虑患者年过花甲，阴气自半，目失精注，故将上方减枳壳、柴胡（恐燥损阴），加孩儿参、白芍、当归各 10 g，墨旱莲、菟丝子各 20 g，意在益气阴，养肝血，续服。

四诊：又服药 9 剂，左眼视力上升为 0.8，眼底检查，视网膜及黄斑部转为淡红色，黄斑部中心反射窥清。为巩固疗效，上方制散剂，每次 5 g，每日 3 次，服半年复明如常。

## 中心性浆液性脉络膜视网膜病变——从气虚血瘀郁而化火论治

患者，男，42 岁，1996 年 6 月 10 日初诊。双眼视力下降、视物变形 4 个月。曾在他院西药治疗近 4 个月，视力提高，但视物变形、成双改善不明显。刻诊检查：视力左眼 0.4，右眼 0.8，双眼底视盘正常，黄斑区暗，中心凹光反射不清，周围有渗出机化物，右眼黄斑部较左眼病理表现稍轻。西医诊断为中心性浆液性脉络膜视网膜病变。伴有周身乏力，舌质淡红，舌苔薄略黄，脉沉细无力略数。中医辨证属气虚血瘀，郁而化火。患者素体气虚，温运无力则血郁脉络，清窍失养，视物变形。治宜益气活血，清热明目。方用补阳还五汤加减。

处方：黄芪 25 g，当归 10 g，炒桃仁 10 g，红花 10 g，川芎 9 g，地龙 15 g，生地黄 10 g，桑白皮 10 g，金银花 15 g，天花粉 10 g，海藻 20 g，夏枯草 10 g，刺蒺藜 12 g，黄芩 10 g，栀子 12 g。每日 1 剂，水煎分 2 次服。

次诊：连服 5 剂后，检查视力：右眼 0.5，左眼 1.0。上方加葛根 30 g、丹参 30 g，海藻增量为 30 g，继服。

三诊：又服药 9 剂后，视物变形消失，检查视力为右眼 0.8，左眼 1.2。继服 3 剂，巩固疗效。随访 5 年无复发。

按语：补阳还五汤，以黄芪为主药，补元气，促血行，应用时均减其量以缓其温燥之性；桃仁、红花、当归、川芎、赤芍活血化瘀；干地龙通络解痉；诸药合用共同起到扶正祛瘀之用。再加海藻、昆布、牡蛎等软坚散结之品，故能起到郁结清散，瘀去新生的作用，使目窍得清气濡养而明。药理研究表明，红花、桃仁、川芎、丹参均能抑制血小板聚集及血栓形成，川芎、葛根能增加脑部血液循环，降低外周血管阻力，降血压，促细胞代谢等。经过荧光眼底血管造影观察，证明葛根素可使血管末梢单位循环得到改善。故可使处于缺血缺氧、未完全失去功能的视神经恢复传导功能。

## 视网膜脱离——从气阴不足湿瘀阻络论治

赵某，男，23岁，1999年5月8日初诊。1月前突然右眼视力下降，眼前大片黑影，在省级某医院确诊为右眼视网膜脱离，并住院行冷凝、放水及巩膜外加压手术。术后1个月，右眼仍视物不清。请眼科会诊。查视力：右0.03，左1.1。扩瞳查眼底：脱离的视网膜基本平复，但加压带有黄白色渗出病灶，且累及黄斑部，中心凹反光不清。舌质淡红，脉弱。诊断为视网膜脱离术后（右）。证属气阴不足，湿瘀阻络。治以益气活血，养阴利水。方选补阳还五汤加减。

处方：黄芪30 g，当归尾12 g，川芎10 g，红花10 g，赤芍15 g，地龙15 g，墨旱莲15 g，茯苓15 g，枸杞子15 g，生地黄15 g，车前子（包煎）30 g。每日1剂，水煎分2次服。

服药2个月余，右眼视力恢复至0.4。追踪1年，病情稳定。

按语：视网膜脱离产生的原因为气虚不固，而视网膜脱离复位术是一种人为的眼外伤，不但伤气，且术后有瘀血病理存在。况术中还可致视网膜出血，加重其血瘀。因此，益气活血、养阴利水为其治疗大法。以补阳还五汤为主，益气活血；生地黄、墨旱莲、枸杞子养阴明目；茯苓、车前子利水消肿。经临床运用，对视网膜脱离术后视功能的恢复有良好效果。

## 缺血性视盘病变——从气虚血瘀瘀阻脉络论治

患者，女，38岁，1997年5月4日初诊。左眼视物模糊、下半部分水平视野变暗15日。15日前曾在他院诊断视神经炎，给予散瞳，静脉滴注青霉素、地塞米松治疗1周，视力无提高，反由0.8下降至0.4，小孔镜不能提高，遂来就诊。西医诊断为缺血性视盘病变。给予缩瞳，球后注射山莨菪碱、静脉滴注脉通、曲克芦丁3日，视力由0.4升至0.6。因静脉滴注脉通后头痛明显，故停用，改为复方丹参注射液12 mL静脉滴注，又用药3日，视力无提高，邀中医诊治。检查：患者面色㿠白，肌肤虚浮，视力左眼0.6＋2，右眼1.2，左眼底可见视盘上界清，下界模糊，色淡，颞下象限视网膜明显色淡，颞下支动脉有间断，小出血点1个，黄斑部光反射存在。舌质浅淡，舌苔薄白，脉沉细涩。西医诊断为左眼缺血性视盘病变。中医辨证为气虚血瘀，瘀阻脉络。气虚血运无力而瘀于脉络，又加阴血亏虚，清窍失养而朦。治宜益气活血，养阴升清。方用补阳还五汤加减。

处方：黄芪25 g，当归15 g，川芎10 g，桃仁10 g，红花10 g，赤芍10 g，熟地黄10 g，黄柏10 g，知母10 g，菟丝子15 g，茺蔚子15 g。每日1剂，水煎分2次服。停用一切西药。

复诊：服用3剂后，左眼视力由0.6提高至0.8，暗视野较前变明亮。再加海藻12 g、昆布12 g、牡蛎（先煎）20 g、黄芩10 g、益母草20 g，继服。

三诊：又服药8剂后，左眼视力提高至1.0。调整药量予3剂，以巩固疗效。

15日后复查，左眼视力为1.2，暗视野消失而告愈。

按语：补阳还五汤，以黄芪为主药，补元气，促血行；桃仁、红花、当归、川芎、赤芍活血化瘀；干地龙通络解痉；加海藻、昆布、牡蛎等软坚散结之品，能起到郁结清散，瘀去新生的作用，使目窍得清气濡养而明。不论炎症、外伤，还是动脉栓塞或静脉回流不畅，均可导致视神经缺血、缺氧，以致组织代谢障碍，炎症反应加剧。补阳还五汤多味药具有抗菌、抗炎症反应的作用，如川芎、赤芍、丹参有抑制多种细菌、病毒的作用；黄芪、川芎有免疫剂活性及提高吞噬细胞吞噬功能的作用；桃仁、昆布、海藻能促进新陈代谢，促进病理产物和炎性渗出物的吸收，并能使病变的组织崩溃和溶解，从而减轻炎症反应对神经的损伤。

## 视网膜静脉阻塞——从寒凉血凝气滞血瘀论治

　　杨某，男，56 岁，1998 年 6 月就诊。右眼突然视物不清，并逐渐视力下降到眼前光感。1 周后到某医院住院治疗，诊断为视网膜静脉阻塞，给予丹参注射液静脉滴注，口服西药不详，中药服用十灰散、水牛角片，并结合针灸治疗，无好转，住院半月后自动出院。又到某私人诊所服中药治疗近半年，仍不见效。查：右眼视力光感，外眼无异常，玻璃体轻度混浊，右眼底视盘颞侧上、下支大片状出血，色暗红浓厚，遮挡颞侧视盘，黄斑部点状出血，中心反光消失。诊断为右眼颞上、下支静脉阻塞。中医诊断为暴盲，气滞血瘀型。治拟行气通络，活血化瘀。由于患者曾过用寒凉止血药，以致瘀血凝而不散，故治疗时稍加温通药物。

　　处方：黄芪 50 g，丹参 20g，桃仁 20 g，红花 20 g，赤芍 15 g，当归尾 15 g，川芎 20 g，三七（研末冲服）10 g，路路通 15 g，地龙 15 g，生鸡内金 20g，郁金 20g，生山楂 30g，柴胡 20 g，桂枝 10 g。2 日 1 剂，每剂水煎分 3 次服。

　　治疗 5 个疗程（2 周为 1 个疗程）后，在上方基础上去桂枝，加浙贝母、枳实各 15 g，薏苡仁 30g。根据病情随症加减，继服 4 个疗程，病情好转。体查：右眼视力 0.15，眼底瘀血基本吸收，阻塞静脉有中断，侧支循环形成，视盘边缘稍模糊，黄斑中心反光隐约可见，周围色素紊乱，点状瘀血，视网膜有点状萎缩斑，眼底形成机化。再在基础方上加海藻、昆布、三棱、莪术各 3 g，服用 2 个月。一共服药 13 个疗程好转，视力提高到 0.3。随访 3 年未复发。

　　按语：眼底出血虽由多种原因引起，但最终造成瘀血阻滞，视网膜营养中断，其功能障碍，甚则造成视网膜萎缩、坏死并发症，是致盲的常见因素。应用补阳还五汤具有补气、通络、活血、化瘀之功效。黄芪益气，气行则血行，推动瘀血消散；当归、川芎、红花、桃仁共奏养血活血化瘀之功效；地龙通经络止痉，扩张血管，故投之有效。徐明怡认为眼科之眼底出血，不宜过用寒凉单纯止血药，药物过寒则阻遏阳气，寒凝气滞，瘀血不散，出血难以吸收；活血祛瘀也易耗气，造成局部进一步瘀滞，故重用黄芪；久病生郁，故加郁金、生鸡内金。视网膜出血，血循环障碍引起血循环紊乱，多滞多瘀，因此在治疗上活血化瘀贯穿整个治疗过程中。生三七"和营止血，通脉行瘀，行瘀血而敛新血"。生蒲黄具有凉血止血、活血、消瘀之功，生三七和生蒲黄都具有祛瘀生新，止血不留瘀之效，止血、活血双向调节。路路通《纲目拾遗》谓其"通行十二经"。故方中常用此三味药。本病多肝火、血热、阴虚等症，故应与全身症状结合进行辨证，适当配伍相关药物。由于本病直接影响视网膜的血供营养，出血时间过长会使视网膜、视神经萎缩、坏死，造成不可逆的后果，时间越长治疗就越困难。徐明怡所举病例就是时间过长，视力难以恢复到满意，所以抓紧时间治疗是视力恢复的关键，并适当配伍解痉通络药，在临床上才能收到满意疗效。

## 客观性耳鸣——从气虚血弱筋脉瘀滞论治

　　患者，女，24 岁，1992 年 2 月 13 日初诊。持续性双耳鸣半年，呈"喀哒"声，曾用镇静药、针灸等治疗均无效。检查：双外耳道清洁、通畅，双侧鼓膜完整，标志清，距右耳 50 cm、距左耳 70 cm 处可闻及"答答"声。查咽部见软腭呈节律性阵挛，压舌及间接喉镜检查时阵挛停止，耳鸣也消失，但过后又出现，纯音测听、脑电图检查均未见异常，先用 0.5%普鲁卡因封闭双侧下颌区（每侧 2 mL），注药 5 分钟后，耳鸣缓解，5 日后耳鸣如故。症见：心悸气短，耳鸣失眠，舌质浅淡，可见瘀点，舌苔白，脉细涩弱。中医辨证属气虚血弱，筋脉瘀滞。治宜补气活血通络。选用补阳还五汤。

　　处方：黄芪 100 g，桃仁 10 g，赤芍 10 g，当归尾 10 g，川芎 10 g，地龙 5 g，红花 10 g。每日 1 剂，水煎分早、晚各服 1 次。

　　复诊：服 5 剂后，腭阵挛减轻，耳鸣改善。原方继服，加用维生素 $B_1$ 100 mg、维生素 $B_{12}$ 500 $\mu g$，每日 1 次肌内注射。

三诊：又服药 7 日后，腭阵挛减轻，耳鸣改善。连续治疗 20 日后，腭阵挛停止，耳鸣完全消失。随访 1 年，未再发作。

按语：耳鸣是患者耳部或头部的一些声音的感觉，而外部并不存在相应的声源。临床上分主观性耳鸣（耳鸣只是患者的感觉）和客观性耳鸣（耳鸣的声音能被他人听到）。客观性耳鸣常为血管源性（血液动力学变化引起脉搏同步的搏动性耳鸣，肌源性（腭咽肌、镫骨肌等肌阵挛引起耳鸣）以及咽鼓管异常开放所致。中医学认为耳鸣虽有多种证型，但客观性耳鸣以气虚血瘀型较为常见，其症状表现为气短、心悸乏力、纳差腹胀便溏，脉细弱等。舌色紫暗，或有瘀斑。补阳还五汤由黄芪、赤芍、川芎、归尾、地龙、桃仁、红花组成。根据"气为血之帅，气行则血行"的理论，重用黄芪达 100 g 补气，力大功宏，使气旺以促血行，祛瘀而不伤气，并助诸药之力；配以归尾活血，祛瘀而不伤血；川芎、赤芍、桃仁、红花助归尾活血祛瘀；地龙通经活络。诸药合用，共奏补气活血，逐瘀通络之功，故诸症自愈。根据现代药理研究，补阳还五汤之所以疗效显著，主要是因为它有加强心肌收缩、扩张血管、改善局部循环和营养状况，并能恢复血液动力及血管壁的弹性，改善血液黏度等作用。特别是黄芪还通过正性肌力作用来增加心排血量，以提高心功能后使血液流变学改善，符合中医"气行则血行"之说。

## 神经性耳聋——从血脉瘀滞清窍被阻论治

陈某，女，67 岁，2005 年 4 月 22 日初诊。右耳鸣响 1 个月，甚则耳鸣如蝉，昼轻夜重，稍劳即发，有时失聪，神倦气短，面白肢麻，稍有头昏，舌苔薄，脉细弱。血压 140/86 mmHg。电测听检查：右神经性耳聋。前医以地黄汤类益肾治之，鲜有疗效。中医辨证为年老气弱，清气不升，血脉瘀滞，清窍被阻。治宜益气升清，活血通窍。方选补阳还五汤合通气散加减。

处方：生黄芪 30 g，当归 10 g，川芎 10 g，桃仁 10 g，红花 10 g，炒白芍 10 g，柴胡 10 g，香附 10 g，骨碎补 10 g，五味子 10 g，葛根 10 g。每日 1 剂，水煎分 2 次服。

二诊：服药 7 剂后，肢麻、头晕、气短消失，耳鸣昼得平，夜如故。原方继服。

三诊：又服药 10 剂，一度告愈，停药 2 周后复发。药症合参，益气乏力，尚有不逮，仍从原方，黄芪改为 60 g。

四诊：又服药 3 周，耳鸣即愈，听觉亦聪。愈后 6 个月一度复作，再循前法调治而愈。

按语：耳鸣与聋实为一病，只是程度不同而已。《医学入门》曰："耳鸣乃耳聋之渐也。"《灵枢·脉度》曰："肾气通于耳，肾和则耳闻五言。"故临床耳鸣多从肾论治。《医林改错》曰："耳孔内小管通脑，管外有瘀血，靠挤管闭，故耳聋。"与现代医学之脑供血不足致耳微循环障碍相符。王清任习用通窍活血汤合通气散治聋。然《医学入门》曰："劳聋昏昏聩聩，疲瘁乏力。"综观患者之症，气虚血瘀是其病之实质。故治疗选用补阳还五汤大补元气，活血祛瘀；通气散行气和血，引药上行；参以骨碎补、五味子、葛根温阳益肾，升清通窍。药证相符，效果显著。

## 暴发性耳聋——从肝气郁结痰瘀相兼论治

王某，女，56 岁，2004 年 12 月来诊。左耳暴发性耳聋半年。既往有高血压病史 5 年。半年前因情志不舒突发左耳耳聋，伴有耳鸣，无头痛头晕，经多方治疗无效，兼见心烦易怒，睡眠质量下降，多梦，纳食可，大便干，小便调，舌质暗红，舌苔白厚，脉弦滑。

处方：川芎 15 g，桃仁 12 g，红花 10 g，赤芍 15 g，生地黄 15 g，石菖蒲 12 g，柴胡 15 g，枳实 12 g，磁石（先煎）30 g，泽泻 30 g，荷叶 12 g，葛根 20 g。每日 1 剂，水煎分 2 次服。

二诊：服药 6 剂后，耳聋症状有所缓解，仍耳鸣梦多。予上方去荷叶，加生龙骨、牡蛎各 30 g，白芍 20 g，继服。

三诊：后随症加减服药 2 个月，左耳听力持续好转。

按语：本例患者为情志不舒化火，致耳窍闭塞，足少阳胆经，经耳部支脉从耳后入耳中。胆附于肝，情志不畅，肝气郁结，失于疏泻，肝木乘土，脾运不健，津液停聚为痰。"初病在气，久病在血"，瘀血痰浊相兼为病，蒙蔽清窍，故发为耳聋。血府逐瘀汤加减，舒达肝气，活血化痰通络，并佐以石菖蒲、磁石开窍，荷叶、泽泻、葛根升清降浊，重用白芍以养肝阴，从气、血、痰三者入手，切中病机，故而收效显著。

## 爆震性耳聋——从气滞血瘀耳窍失聪论治

陈某，男，38 岁，2004 年 1 月 23 日来诊。患者 2 日前因放爆竹时，不慎左耳被震出现听力下降，耳内闷胀，耳鸣，夜间尤甚。舌质暗，舌苔薄白，脉细涩。查体：左鼓膜局部有瘀血块，平均听损为55 分贝。依舌、脉、症辨为气滞血瘀。治以行气活血，化瘀通窍。方以血府逐瘀汤加减。

处方：当归 10 g，川芎 10 g，桃仁 10 g，赤芍 20 g，路路通 20 g，柴胡 10 g，桔梗 10 g，石菖蒲10 g，枳壳 15 g，牛膝 15 g，生地黄 15 g，甘草 5 g。每日 1 剂，水煎分 2 次服。15 日为 1 个疗程。

复诊：服药 1 个疗程后，耳聋耳鸣明显减轻，电测听检查，听力提高 20 分贝。再服 1 个疗程，服药期间每天均作高压氧配西药治疗。

三诊：又服 30 剂后，临床症状消失，听力恢复正常，临床痊愈。

按语：伴随着社会生产生活环境的不断变化，爆震性耳聋发病率呈逐年上升的趋势。听力损伤多数可在 30 日内恢复正常，但 30 日后其病变将不可逆转。因此，其病程长短是决定疗效的关键，对此类患者应提倡早期治疗。本病又称间断脉冲噪声损伤，系由于骤然发生的短暂强烈的爆震和间断性脉冲噪声所造成的听力损害，是一种急性声损伤。常因强烈噪声其频谱顶峰变化很大，呈跳跃式升降破坏内耳。这种强噪声的冲击最易引起听觉功能损害，特别是内耳听觉器官对 1500～3000 Hz 很敏感，与爆震时产生的冲击频率一致，因而容易受伤。使螺旋器和毛细胞坏死变性，还引起毛细胞内琥珀酸脱氢酶（SDH）和苹果酸脱氢酶（MDH）活性降低，血管内皮细胞肿胀，血流阻塞和细胞变性。耳蜗组织代谢旺盛，耗氧量极高，且对缺氧特别敏感，内耳稍有轻微血液循环障碍即可影响听力。另外，螺旋器细胞中蛋白质和核糖核酸的合成，比血管纹要高数倍，需氧量也较大，一旦发生缺血缺氧，势将引起物质代谢、能量代谢及营养障碍，使组织变性、坏死，最后导致听力损害。高压氧治疗，可改善耳蜗和前庭器官的微循环，提高氧供，促进组织代谢和听力的恢复。爆震性耳聋属中医学"暴聋"范畴。暴聋是由于邪入耳窍，清空之窍遭受蒙蔽，气机失调，气滞血瘀，气虚血瘀，使耳窍失去"清能感应，空可纳音"的功能而致耳聋。爆震使人惊恐，致人体气血紊乱。所以治疗暴聋多以调理气血气机，养血活血，祛瘀生新为主要法则。血府逐瘀汤有活血化瘀，行气通窍作用。其中当归、桃仁、红花、赤芍、川芎、生地黄养血活血，祛瘀生新，调益肝肾；柴胡、芍药、枳壳、甘草能疏肝解郁，调理肝脾；桔梗、牛膝一升一降，使药上行下达，走气入血。全方调气而不耗气，活血而不伤血，调畅气机，养血活血，又具清窍通闭，祛瘀生新之功，加用石菖蒲、路路通通闭开窍。

## 梅尼埃病——从肝气郁结气滞血瘀论治

孙某，女，43 岁，1994 年 12 月 21 日初诊。患者阵发性旋转性眩晕，伴恶心、呕吐 5 年，加重 4日。每次发作时间持续数分钟、数小时或数日不等。常反复发作，每年数次。发作时不敢动、不敢睁眼并耳鸣、耳堵，烦躁易怒，胸中憋闷，胁痛、口苦、目赤，失眠多梦。神经内科诊断为梅尼埃病。用西药山莨菪碱、谷维素、地西泮、地塞米松、维生素等效果不显，邀余诊治。体查：血压 135/80 mmHg，手足震颤，眼球有水平性震颤，听力下降，舌质暗红，脉弦涩略数。辨证属气滞血瘀眩晕。治以行气活血，开窍祛瘀之法。方用血府逐瘀汤加味。

处方：当归 10 g，桃仁 10 g，红花 12 g，赤芍 10 g，川芎 10 g，生地黄 10 g，柴胡 10 g，枳壳 10 g，牛膝 15 g，桔梗 5 g，天麻 15 g，石菖蒲 10 g。每日 1 剂，水煎餐后 1 小时各服 1 次。

二诊：连服 3 剂后，天转地覆性眩晕明显减轻，恶心、呕吐消失。药已见效，守方再进。

三诊：又服药 3 剂，眩晕好转，精神可，能进饮食。又继 3 剂后，一切正常。随访 1 年，未再复发。

按语：梅尼埃病是一种迷路神经血管障碍性疾病，表现为发作性眩晕、耳鸣、耳聋等症。发病机制虽有不同学说，但多数学者认为与自主神经功能失调所致内耳血管痉挛，膜迷路微循环障碍所致耳蜗供血不足，膜迷路积水有关。本病属中医学"眩晕"范畴。眩晕一症，病因颇多，中医学素有"诸风掉眩皆属于肝""无痰不作眩""无虚不作眩"的论述，但尚不能概括全面。本例系女性患者，心事困扰，所求不遂，致使情志不舒，肝气郁结，疏泄不利，以致气血不能调畅。气与血，如影随形，气行则血行，气滞则血瘀，气不行血则血流不畅。瘀阻于脉络，肝气上冲循经入耳，气结于耳，则血液滞留，清窍不利而眩晕。投血府逐瘀汤理气祛瘀以治其本，以天麻止眩晕圣药治其标，加石菖蒲舒神开窍顺其条达之性以济之。诸药标本兼治，配伍得力，共奏止晕定眩之功效。

## 慢性鼻炎——从瘀血阻滞清窍论治

林某，男，49 岁，2004 年 11 月 7 日初诊。患者头痛隐隐，时作时休，经中西药多方医治，其效不显，时或有效，移时旧疾复作，先后易医数人，迁延三载，时轻时重，绵绵不愈。刻诊：头痛，痛以前额为甚，面部时作冷热，鼻流清涕，头目昏，嗜睡，胸闷如有负重。该患粗晓药性和药理，曾先后服川芎茶调散、芎芷石膏汤、苍耳子散等剂，收效甚微。经查：鼻黏膜红肿，有少量浊涕，眉棱骨内侧压痛明显，鼻窦 X 线显示为双侧上颌窦炎，舌质红，舌苔薄白，脉细略涩。详问前医用药之经过，及自服药物之药味，思之再三，莫若尊前贤"久病必瘀"之训，更以活血化瘀。通窍止痛之剂。试投血府逐瘀汤，以观其效。

处方：生地黄 15 g，当归 15 g，川芎 15 g，赤芍 15 g，桃仁 15 g，红花 15 g，柴胡 15 g，枳壳 15 g，牛膝 15 g，桔梗 12 g，炙甘草 10 g。每日 1 剂，水煎分 2 次服。

二诊：药尽 5 剂，诸症缓解，更感头清神爽，唯头痛时有小作。继予原方略有增减，前后进药 20 剂，绵绵三载顽疾告愈，1 年后随访未复发。

按语：慢性鼻炎系鼻黏膜的慢性炎症病变，为临床常见疾病，属中医学"窒塞""鼻窒"范畴。以鼻塞不通（呈交替性），嗅觉减退，头胀不适或头痛反复发作，病程漫长，缠绵难愈为其主症。鼻乃清空之窍，内连脏腑，故外感六淫，内伤七情，均可导致脏腑功能失调，而致窍道病变。慢性鼻炎多由急性鼻炎失治，治不如法，或久治不愈而成。

血府逐瘀汤载于《医林改错》，为清代医家王清任所创。此方乃系四逆散，桃红四物汤加味而成。为活血化瘀，理气止痛之剂。王氏曰："查患头痛者，无表证，无里证，无气虚，痰饮等症，忽犯忽好，百方不效，用此方一剂而愈。"方中桃仁、红花、川芎、赤芍活血祛瘀；当归、生地黄活血养血，使瘀血去而不伤血；柴胡、枳壳疏肝理气，使气行则血行；牛膝破瘀通经，引瘀血下行；桔梗载药上引；甘草和中，调和诸药。全方共用，使瘀痹得祛，窍道得通，阳气得宣，故其告愈。

## 慢性肥厚性鼻炎——从久病致瘀阻塞鼻窍论治

田某，女，58 岁，1999 年 4 月 9 日初诊。患者有慢性鼻炎 6 年余，经多次治疗无效。刻诊：鼻塞，鼻涕量多，色黄或白，质黏，卧位时下侧鼻腔堵塞严重，张口呼吸，嗅觉减退，时感头痛头胀。检查：鼻黏膜肥厚，色暗红，下鼻甲肥大，表面不平如桑椹状，触压质硬，滴用血管收缩剂不敏感。舌质暗红，脉弦涩。诊断为慢性肥厚性鼻炎。辨证属久病致瘀，阻塞鼻窍。治以活血化瘀，开闭通窍之法。方选血府逐瘀汤加减。

处方：当归 10 g，桃仁 12 g，红花 10 g，赤芍 15 g，川芎 12 g，生地黄 8 g，桔梗 8 g，柴胡 8 g，牛膝 15 g，枳壳 10 g，石菖蒲 10 g，皂角刺 15 g，辛夷 12 g，薏苡仁 30 g，甘草 5 g。每日 1 剂，水煎分 2 次服。

二诊：服药 14 剂后，鼻塞、鼻涕及头昏头胀减轻。原方去生地黄黄，加黄芪 15 g、茯苓 10 g，继服。

三诊：又服药 25 剂，鼻塞、鼻涕、头昏头痛明显减轻，夜寐可。检查：鼻甲肥大明显减轻，触之弹性良好。上方又服 12 剂而愈。

按语：慢性肥厚性鼻炎属中医学"鼻窒"范畴。鼻为清窍，久病多瘀，阻塞清窍。治宜活血化瘀通窍。故用血府逐瘀汤加减治疗，配以薏苡仁健脾燥湿，皂角刺散结，石菖蒲开窍，又配辛夷、升麻、桔梗引药上行，宣通鼻窍。

## 慢性咽炎——从气阴不足瘀血阻络论治

赵某，男，55 岁，2005 年 9 月 26 日初诊。患者有慢性咽炎史 3 年余，咽痛咽干反复发作，每因气郁或劳累而加重，选用抗菌药物及中药养阴润燥之味，初用每见小效，继用则无效。更有医者用苦寒降火之味症反加重，望之舌质紫黯，舌苔薄黄，咽壁暗红夹有血丝，成点成线，脉细弦。患者年逾半百，气阴不足，病久夹瘀，瘀血阻络。治以活血通络为主，佐益气滋阴之味。方用血府逐瘀汤化裁。

处方：桃仁 10 g，红花 10 g，赤芍 12 g，川芎 10 g，当归 10 g，生地黄 12 g，南沙参 12 g，北沙参 12 g，桔梗 10 g，牛膝 10 g，玄参 10 g，柴胡 5 g，甘草 3 g。每日 1 剂，水煎分 2 次服。服时口含慢咽。

二诊：药进 3 剂，症减。连服 9 剂，症去其半。后以此方为主服 6 剂而痊愈。

按语：咽喉素有关隘之称，饮食气息皆行其中，五脏六腑经脉循于壁。六淫闭伏，七情不遂，劳累伤气伤阴均可导致郁火内生，久致火伤咽络，继致络脉瘀阻。故初用清法，每可见效。继因络伤瘀阻，津不上承，故用滋阴亦可见效。但因病期渐延，病久入络，病久夹瘀，苦寒清热反使其症加重者，乃过用苦寒，生燥伤阴之故。所以非活血化瘀病根难解，方用血府逐瘀汤即宗此意，行血分之瘀，解气分之滞，佐沙参、玄参、甘草、桔梗等益气生津，标本兼治，与病机合拍，故效如桴鼓。

## 慢性喉炎——从气滞血瘀论治

张某，女，22 岁，2004 年 3 月 4 日初诊。患者素有慢性喉炎，每逢经前、经期咽喉疼痛加重，咽干声嘶，伴经色紫黯，夹块，小腹疼痛拒按，胸闷不舒。舌边尖瘀点，脉弦涩。证属气滞血瘀。治宜活血化瘀，疏肝理气。

处方：当归 10 g，川芎 10 g，桃仁 10 g，红花 10 g，丹参 15 g，赤芍 15 g，生地黄 10 g，柴胡 10 g，桔梗 10 g，石斛 10 g，玄参 12 g，金银花 15 g。每日 1 剂，水煎分 2 次服。于经前 1 周服 5 剂。

连服 3 个月经周期后，咽部症状消失，经量色质也基本正常。

按语：经行以气血通畅为顺，瘀血内阻。脉络不通，阻塞喉窍，故每逢经前、经期瘀随血动，欲行不能。血府逐瘀汤中当归、丹参、赤芍、红花、川芎、桃仁直入血分，行血中之滞，化瘀通络；柴胡、桔梗疏肝理气，利咽；石斛、玄参、金银花凉血清热。诸药共用，血行气畅，化瘀通络而显效。

## 声带肥厚——从气虚血瘀痰凝失音论治

李某，女，53 岁，教师，1998 年 5 月 22 日就诊。患者近半年来常感声嘶，每因遇寒或劳累则加重，语多亦甚，语音低微，高音费力，发音不能持久，易疲劳，上午症状明显，并咽喉中有异物梗阻感。伴面色淡白，倦怠乏力，咽干不欲饮水，纳差，舌质浅淡，边有瘀点，舌苔薄白，脉细涩。间接喉镜检查示：声带肥厚色暗红，发音时运动无力，声门闭合不全。证属气虚血瘀，痰凝声户之失音证。治当补气活血，除痰利喉。方拟补阳还五汤合二陈汤加减。

处方：黄芪 30 g，当归 15 g，桃仁 10 g，红花 10 g，赤芍 15 g，川芎 10 g，法半夏 10 g，陈皮 10 g，茯苓 15 g，桔梗 12 g，夏枯草 10 g，川贝母 10 g，山楂 15 g，蝉蜕 5 g，炙甘草 10 g。每日 1 剂，水煎分 2 次服。

二诊：药进 5 剂后，咽喉梗阻感减轻，声嘶、语音低微好转，已能发出高音，但发音不能持久，易疲劳，咽干不欲饮，舌质淡红，边有瘀点，舌苔薄白，脉细涩。上方黄芪增为 50 g，去桃仁、蝉蜕，加柴胡、僵蚕各 10 g，再进。

三诊：又服药 10 剂后，语音清晰，高音可发出，咽中梗阻感消失，仍发音不能持久，易疲劳，咽干不欲饮水，伴面色萎黄，乏力纳差，舌质瘦红，舌苔薄干，脉细数。证属气阴两虚，痰瘀阻络，治当益气养阴，除痰通络。予上方去柴胡、山楂，加党参 15 g，玄参 20 g，麦冬 15 g。服 5 剂。

四诊：又服药 5 剂，患者声嘶诸症消失，语音正常，舌质淡红，舌苔薄白，脉细。间接喉镜复查示：声带稍红水肿，闭合正常。守上方去红花，加丹参 15 g，继服 10 剂，以巩固疗效。半年后随访，病情未再复发。

按语：声由气而发，肺为气之主，脾为气之源，肾为气之根。本例患者多语用嗓过度及用嗓不当，伤损喉窍，喉窍失养，祛邪不力，痰瘀之邪久滞声户，声出不利，而发慢喉喑。西医认为慢性喉炎、声带小结、声带肥厚等都是喉的慢性炎症。声带小结、声带肥厚多因长期发声不当，或用声过度，致声带的前 2/3 的膜性组织局限性充血、水肿、肥厚，日久上皮增厚和/或及其潜在间隙的透明样变性而形成结节。符合中医学之痰瘀凝结之病机。

补阳还五汤，方中重用黄芪，补脾胃之元气，令气旺血行，瘀去络通，为君药。当归尾长于活血，且有化瘀而不伤血之妙，是为臣药。川芎、赤芍、桃仁、红花助当归尾活血化瘀，地龙通经活络，均为佐药。本方的配伍特点是大量补气药与少量活血药相配，使气旺则血行，活血而不伤正，共奏补气活血通络之功。患者声嘶，每因遇寒或劳累则加重，语多亦甚，语音低微，高音费力，发音不能持久。易疲劳，声带发音时运动无力，声门闭合不全。面色淡白，倦怠乏力，纳差，舌质淡，均是肺脾气虚，喉窍失养之征。咽喉中有异物梗阻感，咽干不欲饮水，声带肥厚色暗红，舌边有瘀点，是痰瘀阻络之象。故以补阳还五汤合二陈汤加用对症施治而收效。

## 声带息肉——从肝气郁结痰瘀互结论治

程某，女，38 岁，1998 年 9 月 3 日初诊。因 3 日前情志不遂，突然出现轻度声嘶，咳嗽痰多，未予重视。声嘶逐渐加重，甚至出现失音。患者平常性格内向，时感胸闷、嗳气，经期不调，经色深红。咽喉部常有黏痰难于咯出。检查：双侧声带前、中 1/3 处有半圆形隆起，自声带边缘长出，尤以右侧为重，色暗淡。声带边缘附有少量黄黏痰。舌质暗红，脉涩。诊断为声带息肉。辨证属肝气郁结，气滞血瘀。治以疏肝解郁，活血化瘀之法。方选血府逐瘀汤加减。

处方：桃仁 10 g，红花 10 g，枳壳 10 g，莪术 10 g，赤芍 10 g，川芎 12 g，柴胡 10 g，浙贝母 12 g，生牡蛎（先煎）20 g，桔梗 8 g，郁金 15 g，生地黄 10 g，蝉蜕 5 g，木蝴蝶 15 g，牛膝 10 g，甘草 5 g。每日 1 剂，水煎分 2 次服。治疗期间禁声。

服上方 25 剂，声嘶、咳嗽症状消除，言语清亮。检查：声带呈瓷白色，半圆形隆起消失。

按语：声带息肉属中医学"慢喉喑"范畴。由于肝气郁结，气滞血瘀，脾失健运，聚湿成痰，痰瘀互结，蕴于声带所致。用血府逐瘀汤加减，可行气活血，祛痰散结。

## 声带小结——从肺脾气虚血瘀论治

李某，女，36 岁，教师，1996 年 7 月 3 日初诊。因课务繁忙出现声音嘶哑 1 个月余。经服消炎药、草珊瑚含片等未效。声音嘶哑，时轻时重，劳则加重，讲话费力，咽干灼痛，倦怠乏力，舌质暗，舌苔白，脉弦。查：声带充血，边缘钝圆肥厚，有粟粒样结节，闭合差。诊断为声带小结。证属气血瘀滞，脉络不利，上结咽喉。治以益气化瘀，通络散结。拟补阳还五汤加减。

处方：黄芪 30 g，赤芍 12 g，桃仁 10 g，红花 10 g，川芎 10 g，玉竹 10 g，桔梗 10 g，炮穿山甲（先煎）10 g，玉蝴蝶 5 g，蝉蜕 5 g。每日 1 剂，水煎分 2 次服。

二诊：药进 10 剂后，声嘶减轻。原方加减继服。

三诊：又服药 20 剂，声音恢复正常。查：声带无充血，游离缘略增厚，结节消失，闭合佳。

按语：劳则耗气，日久导致肺脾气虚，气不足以推血行，则血瘀脉络上结声户。故治以益气化瘀，通络散结。在补阳还五汤基础上加玉竹、桔梗、蝉蜕、玉蝴蝶、穿山甲共奏滋阴润肺，通络散结，益气升音之功。通补兼施，则瘀结自除。

## 白塞病——从气阴不足瘀血凝滞论治

赵某，男，17 岁，2004 年 6 月 24 日初诊。主诉易发口腔溃疡，并下肢红斑 2 年。2 年前因反复出现口腔溃疡及下肢红斑结节，于外院诊断为白塞病，经多方诊治未能控制。刻下神疲乏力，无发热，口干欲饮，口腔溃疡 3～4 处，两下肢散在 10 余个 0.5 cm×0.5 cm 大小结节，鲜红色，有压痛，结节周围皮肤红肿热痛，针刺反应阳性，红细胞沉降率 54 mm/h，舌质红，舌苔黄腻，脉细。中医辨证为病久气阴不足，瘀血凝滞。治则益气养阴，活血通络。

处方：生黄芪 30 g，丹参 30 g，桃仁 15 g，莪术 30 g，泽兰 12 g，生地黄 30 g，玄参 12 g，白花蛇舌草 30 g，牛膝 12 g，蛇莓 30 g，龟甲（先煎）15 g，女贞子 30 g，天花粉 12 g，徐长卿（后下）30 g，天冬 10 g，金雀根 30 g，麦冬 10 g，蜈蚣 3 g。每日 1 剂，水煎分 2 次服。

治疗 2 周后复诊，口腔溃疡愈，下肢结节、红斑缓解，红细胞沉降率降为 20 mm/h。原方加南沙参、枸杞各 15 g，守方治疗 1 个月，皮损消失。上方续治，以巩固疗效而收功。

按语：白塞病又称眼-口-生殖器综合征，是一种多系统损害的慢性复发性自身免疫性疾病。本病与中医学“狐惑病”的记载类似，《金匮要略》曰：“狐惑之为病，状如伤寒……蚀于喉为惑，蚀于阴为狐，不欲饮食，恶闻食臭，其面目乍赤、乍黑、乍白。蚀于上部则声竭，甘草泻心汤主之；蚀于下部则咽干，苦参汤主之；蚀于肛者雄黄熏之。”陆师结合自己多年诊治本病的经验体会，认为本病由于先天禀赋不足，肝肾虚损，复感外邪，心肝脾三经湿热内积，内外相煽而发病，主要与肝肾两脏密切相关。肝脉环阴器，布胁肋，接目系，绕口唇；肾主前后二阴，其脉贯脊，其支达舌，其精注目。故若肝肾阴虚则口烂目赤，视力减退，阴部溃疡；肝肾阴虚则经络失养，肢体外现红斑结节；阴虚内热，虚火内扰则见低热。气阴两虚乃病之本，湿热内蕴，毒邪阻络乃病之标，而阴虚阳亢是白塞病反复发作之实质。故以生黄芪补气；生地黄、天冬、玄参、麦冬、龟甲、牛膝养阴；女贞子、天花粉养阴清热；白花蛇舌草、蛇莓清热解毒；徐长卿、桃仁、丹参、莪术、泽兰、蜈蚣、金雀根活血通络。治疗本病，尤其重视黄芪、龟甲、蜈蚣 3 味药。黄芪偏于走表，补气托毒，提高机体抵抗力，促使毒邪移深就浅，并且可以化气回津之力，有助“阳生阴长”之功，黄芪用量可用至 60 g 以上，谓必须重用方能起效。白塞病属顽痼之疾，非以血肉有情之品，大补肾阴不能起效，故龟甲多用至 15 g；蜈蚣辛温有毒，性善走窜，可解毒活血，入络搜毒邪，治疗口腔溃疡及生殖器溃疡效果颇佳，是治疗白塞病之要药。同时，应十分注意患者的行为生活调摄，尤其是睡眠充足及大便的正常与否特别重要。睡眠是人的正常生理需要，亦是人之顺应自然，天人合一而致阴平阳秘的重要手段。患者如夜寐不安，则心火上炎，肾亏则阴液愈耗，相火妄动，每致病情加重；大便的畅通与否，亦是本病治疗过程中不可忽视的重要环节，若大便不通，则积热内生，甚则热伤气阴。因此，治疗力求保持大便通畅，以达祛邪保津之目的，否则热邪无外出之途，气阴损耗愈甚。

## 癔球症——从肝气郁结痰凝血瘀论治

杨某，女，46 岁，1997 年 6 月初诊。自述 3 年前，因丈夫突然去世，悲伤痛哭，以致咽喉疼痛，声音嘶哑，不久咽中如有物阻，咯吐不出，吞咽不下。先后曾以梅核气、咽炎、神经症求治。累服法半夏厚朴汤不效。现仍觉咽中如有物阻，吞咽干涩刺痛，胸中时有刺痛，急躁易怒，面黄唇紫，心悸头昏，饮食欠佳。舌质暗红而光，根部有瘀点，脉细数而涩。治以血府逐瘀汤加减。

处方：桃仁 10 g，当归 10 g，牡丹皮 10 g，红花 10 g，桔梗 8 g，赤芍 12 g，柴胡 10 g，枳壳 10 g，生甘草 5 g，党参 20 g，麦冬 15 g。每日 1 剂，水煎分 2 次服。

二诊：药进 5 剂，症状减轻。续服 5 剂，诸症消失。随访 1 年，健康如常人。

按语：本例患者情志不畅，肝气郁结，肺卫宣降失常，津聚为痰，与气搏结，结于咽喉，即《金匮要略》所谓"咽中炙脔"。气郁痰凝，日久成痰，故见胸中时有刺痛，急躁易怒。瘀久化热，气郁化火，上扰清窍，故见心悸、头昏。至于唇、舌、脉乃一派气滞血瘀之象。故选用血府逐瘀汤，活血祛瘀，行气散结，使瘀去新生，痰气之郁也随之而去，药证投契，故而奏效。

# 201　奇异罕见顽疾杂病怪症

## 午夜腹中雷鸣症——从膈下气滞血瘀论治

患者，男，35 岁，2002 年 3 月 12 日就诊。该患者每当午夜即腹中雷鸣，恶心欲吐，汗出肢冷，遂跪伏于床，频频矢气，但无便意，亦无恶臭，发作片刻自止。病发月余，后照邻里口传一法，针挑胃脘及肛门之处，初用症减，再用不效。后又多方求医调治，疏肝理气，健脾温胃，但仍午夜矢气频发不已。观其舌紫暗，边有瘀点，舌苔薄白，脉沉涩。乃从"怪病多瘀"治之，以理气导滞，活血化瘀之法。予膈下逐瘀汤加减。

处方：桃仁 15 g，红花 15 g，五灵脂（包煎）10 g，当归 15 g，川芎 15 g，赤芍 20 g，生蒲黄（包煎）10 g，木香 10 g，豆蔻 10 g，厚朴 10 g，香附 15 g，乌药 20 g，甘草 10 g。每日 1 剂，水煎 300 mL，早、晚各服 150 mL。

连服 3 周，竟收奇效。

按语：怪病多瘀。怪病是指临床罕见，表现奇异，病因尚不明了的病证。古有"怪病多痰"之说，因痰为人之津液，由气所化生，若气"化失其正，则脏腑病，津液败，而血气即成痰涎。"若日久痰浊内蕴，阻滞血行，血流不畅，则成血瘀；若瘀血留滞，反又阻碍津液输布排泄，致痰浊内蕴，阻遏血行，故又能加重血瘀。怪病虽表现千状万态，但从瘀论治，均获良功。

## 闻花香头痛症——从血虚血瘀论治

患者，女，32 岁。头痛亦已多年，每年柑橘花、油菜花开时，特别敏感，数里外均可嗅到，不觉馨香，反感恶臭。每月经前第 4 日头痛特剧，痛时恶闻人声，有时几日不痛，但一想到痛，便立即痛起来，形瘦体弱，脉来细涩。证属血虚血瘀，治当补血活血。

处方：当归 10 g，丹参 10 g，桃仁 10 g，红花 10 g，川芎 5 g，牡丹皮 10 g，白芍 10 g，熟地黄 15 g，香附 10 g，生黄芩 10 g。嘱经前第 7 日开始服药，服 3 剂，每日 1 剂。

此方以四物汤补血，丹参、桃仁活血祛瘀，牡丹皮、生黄芩清热凉血。1981 年 7 月 10 日来信说："共服药 3 剂，第 1 剂服后全身发酸，第 2 剂服后感头痛伴发呕吐，当夜月经来潮，十分正常，头就未见再痛，人亦舒服多了。"

按语：本例的服药时间为什么规定她要在月经来潮前的第 7 日服药呢？潘德孚认为，本病既是血虚血瘀之症，月经来潮之前应当是人体排瘀功能活动最强的时候，这时人体也是最需要补血药物的时候，可以想象得到，由于行经的血，需要在经前得到补充，但这样消瘦的形体暂时供应不上生血所需要的物资，瘀血就无法及时排除，头痛因此增剧。以此补血去瘀的方药及时供应了所需之物，行经就顺利了，头也不会再痛了。至于服药后所发生的全身发酸、头痛等反应，中医叫作瞑眩，古人说："药不瞑眩，厥疾勿瘳。"意思是服药如果没有反应，顽固的疾病便难以痊愈。

## 视物倒置晕厥症——从气机逆乱血行瘀阻论治

牛某，女，21岁，1989年11月6日初诊。患者3月前因婚姻问题曾有纠葛，近2个月来常出现发作性意识障碍，每次发作前先觉视物昏花，视周围物质均呈倒影，迅即眼前发黑，意识丧失，昏仆跌倒，数分钟后自行苏醒。发作过程中无肢体抽搐，无口吐涎沫等症状。自述除视物倒置之先兆症状外，对发作过程全无所知。2个月来共有8次发作，且有逐渐加重趋势。平素常觉胸闷头痛。脑电图及脑血流图检查无异常发现，神经系统查无阳性体征。查舌质淡暗红，舌苔薄白腻，双关脉弦而有力，余脉均沉。辨为气血逆乱，窍机失灵之证。治宜行气活瘀，开窍宁神。方选血府逐瘀汤加减。

处方：当归10g，川芎10g，赤芍15g，炒桃仁15g，红花10g，生地黄15g，茯苓15g，川牛膝15g，石菖蒲10g，炒枳实5g，郁金10g，柴胡10g，炒香附10g，炙远志5g，生甘草5g，葱白2节。每日1剂，水煎分2次服。

复诊：服药3剂后，自述近日未曾发作，胸闷，头痛有所缓解。效不更方，上方又进10剂而如常人，随访1年正常。

按语：《医学入门·厥》曰"气逆而下不行，则血积于心胸，内经谓之薄厥，言阴阳相薄，气血奔并而成"。本例患者情志不遂，气机逆乱，血行瘀阻，窍机失灵而发病。故选血府逐瘀汤行气活瘀为主，酌加郁金、石菖蒲、茯苓、炙远志等开窍宁神而为治。依其与发病相关的情志因素及胸闷、双关脉弦有力等证候表现，而未选通窍活血汤，但取葱白一味，辛温通阳，既助行气活瘀，又引诸药上走清窍。全方配伍得当，切中病机，故取良效。

## 视物流泪——从肝肾阴虚肝血瘀滞论治

张某，女，31岁，1997年6月8日初诊。患者半个月前看书时，突然出现双眼流泪，看书停止眼泪亦止，初未介意，至第3日则看电视，直至定量注视任何东西便眼泪不止，伴有眼睛干涩热胀，尤其在光线的亮处视物症状更显，曾去多家医院诊查未见病变。询知其月经每月延期10余日而至，经色紫黑，小腹疼痛；观其面色晦暗，唇红而干，舌红少苔，脉象弦滑。中医辨证属肝肾阴虚，肝血瘀滞。治以理气活血，滋补肝肾之法。方用血府逐瘀汤加味。

处方：当归15g，桃仁10g，红花10g，赤芍15g，川芎5g，熟地黄15g，柴胡10g，川牛膝20g，枳壳5g，桔梗5g，墨旱莲20g，枸杞子10g，菊花10g，白薇15g，麦冬10g，甘草10g。每日1剂，水煎分2次服。

复诊：服药2剂后，眼睛视物已不流泪，但尚有胀热感，治将熟地黄改生地黄，量同，续服。

三诊：又服药2剂而痊愈。

按语：肝开窍于目，在液为泪，受血而能视；眼者，心之使也。今患者肝血瘀滞，肝肾阴虚，视物时意引气至而津血不能随至，虽得视然目失所养，竭取其阴以自养故目涩热服，视物泪下。方用血府逐瘀汤活血化瘀；墨旱莲、枸杞子滋补肝肾之阴；菊花、白薇清虚热养肝阴，药证相符而顽症顿愈。

## 疑虑脑中生瘤症——从心气不收血行不畅论治

患者，男，51岁，2001年8月14日就诊。被人背入诊室。半年来，患者疑虑脑中生瘤而常常叹息，寡言，善悲厌世，心烦意乱，坐立不宁，面色黧黑，手足不温，小溲短少，大便干结，舌质紫暗，苔白厚腻，脉沉细数。经县及省级医院多方检查，肝功能、B超、脑电图、脑血流图、心电图、胃镜、脑CT等均正常，多医以神经症，忧郁症治之，其效甚微。余以心气不收，血行不畅论治。以活血化瘀法，投血府逐瘀汤加减。

处方：桃仁 10 g，红花 10 g，赤芍 20 g，当归 15 g，川芎 15 g，生地黄 20 g，枳壳 15 g，柴胡 15 g，牛膝 10 g，栀子 20 g，黄连 10 g，甘草 10 g。每日 1 剂，水煎 300 mL，早、晚各服 150 mL。

连服 9 剂，前症均除。

按语：老年多瘀。女子七七任脉虚，男子七八肾气衰。"老者之气血衰，其肌肉枯，气道涩。"此脉内血量不足，脉道不充，血不载气，气虚不能行血，血动无力，则成血瘀。

## 血疝症——从络破血溢瘀血阻滞论治

患者，男，51 岁，2002 年 7 月 6 日初诊。3 日前因与人发生斗殴，被对方紧抓其阴囊，致其疼痛晕倒在地，村医予以抗感染对症治疗疗效不显，阴囊疼痛肿大不能下地行走，由其亲属抬至就诊。门诊以阴囊血肿收入院。诊见痛苦病容，阴囊肿大 12 cm×11 cm×14 cm，皮肤呈紫黯色，压痛明显，双侧睾丸触觉不清，界线不明，阴囊透光试验阴性，穿刺抽出暗褐色血液，舌质暗红，舌苔薄白，脉弦紧，B 超检查提示阴囊血肿，外科拟手术治疗。因患者恐惧，遂转中医治疗。中医诊断为血疝。辨证属络破血溢，瘀血阻滞。治以活血化瘀，消肿止痛。

处方：当归 15 g，桃仁 10 g，红花 10 g，赤芍 15 g，川芎 10 g，生地黄 15 g，柴胡 15 g，牛膝 20 g，枳壳 20 g，土鳖虫 20 g，茜草 20 g，甘草 5 g。每日 1 剂，水煎分 2 次服。

二诊：服药 5 剂后，肿胀渐消，疼痛减轻。原方继服。

三诊：又服药 5 剂，肿胀消其大半。效不更方，再进 5 剂，肿胀基本消除。为巩固疗效，继用八珍汤加减，以善其后。

按语：本例患者因外力而致阴囊部受伤，血络破损形成血疝。血疝之名首见于《诸病源候论·疝病诸候》："一日石疝，二日血疝。"其形成原因多半是阴囊部跌伤，血液溢积于阴囊而致，早期治疗投以血府逐瘀汤加减，行止血化瘀、消肿止痛之功，临床疗效满意。

## 炎热无汗症——从血瘀郁热论治

冯某，男，49 岁，2003 年 8 月 9 日初诊。患者缘于 20 年前盛夏中午，在野外劳动后出现身不汗出，并伴有心慌难忍，面色萎黄，而后每遇炎热天即出现全身无汗，心慌难忍，须即停止劳动到凉爽处休息，并伴有面色萎黄，全身畏寒，皮肤触之灼热，背部起疙瘩，但无痛痒，而天气转凉爽时反可出微汗，曾多处求医罔效。症见面色萎黄，背部疙瘩似黄豆大小，较密集，色略青紫，触之略硬，压不退色，无压痛，舌质紫红，舌体胖，舌苔黄腻，脉弦滑。体温 37 ℃。血常规示正常范围；心电图示冠状动脉供血不足。辨证为血瘀郁热而致的炎热无汗症。治予清泄郁热，活血化瘀之法。方选血府逐瘀汤加减。

处方：当归 10 g，红花 10 g，桃仁 15 g，川芎 10 g，赤芍 10 g，柴胡 15 g，黄芩 15 g，川牛膝 10 g，生地黄 10 g，枳壳 5 g，桔梗 10 g，甘草 5 g。每日 1 剂，水煎分早、晚空腹温服。

二诊：连服 6 剂后，炎热天在野外劳动时可出微汗，心慌难忍，面色萎黄，全身畏寒等症消除，皮肤触之无灼热，舌质紫暗，舌体胖大，舌苔黄腻，脉象弦涩。效不更方，嘱继服上方 7 剂。

三诊：药后劳动时汗出津津，背部疙瘩消退 2/3，但未出大汗，舌质紫暗，舌体胖，舌苔黄腻，脉略弦涩。综上辨析，病虽大减，但舌体仍胖，苔黄腻不减，考虑到患者患病的时间为暑季，暑必夹湿，故舌体胖，苔黄腻，脉弦滑，故于上方加入清利湿热的薏苡仁 15 g。

四诊：又连服药 4 剂后，劳动时可出大汗，背部疙瘩消失，舌体恢复正常，舌苔微黄厚，脉和缓。复查心电图示：正常范围。诸症皆无。

按语：本例患者因盛夏午时在野外劳动，出汗过多，损伤阴津，又未及时补充水分及休息，继之热邪蕴郁肌肤，玄府不通，汗不得外出，热愈甚而郁愈重，故无汗；不汗出，热邪不得外泄，上扰心神，故心慌难忍；热邪不得外泄，郁闭于肌腠之间，充斥于皮肤，故皮肤触之灼热；汗不得出，热邪无出路，以致出现热深厥深、全身畏寒的反常现象；热邪不得外泄，日久蕴结于阳位背部，故背部起疙瘩；舌质紫暗，舌体胖，舌苔黄腻，脉弦滑，皆为郁热之征。治予血府逐瘀汤加减，方中柴胡、黄芩、桔梗、赤芍清泄郁热；桃仁、红花、川芎活血化瘀；当归配生地黄，活血养血而无燥烈之弊，生地黄伍当归凉血清热而远滋腻之嫌；薏苡仁清利湿热；川牛膝祛瘀血，通血脉而引瘀血下行；枳壳理气，使气行血行；桔梗载药上行；甘草调和诸药。诸药合用，共奏清泄郁热、活血化瘀之功。俾郁热解，瘀血散，鬼门通，汗出病愈。1 年后随访，未再复发。

## 嗜睡症——从气虚血瘀心神失养论治

李某，男，36 岁，1994 年 8 月 12 日初诊。述 3 年来身体乏力，动则心慌气短。近 1 年来，时感头晕眼黑，昏矇欲睡，睡后不易醒，曾到多家医院检查，未能确诊。察其体微胖，面色苍白，唇色暗，舌质淡紫，舌苔薄白。脉细弱。察其脉症，辨证为气虚血瘀，心神失养。治当补气活血通络，方用补阳还五汤加减。

处方：黄芪 15 g，当归 10 g，川芎 10 g，赤芍 10 g，桃仁 5 g，红花 5 g，地龙 10 g，茯苓 10 g。每日 1 剂，水煎分 2 次服。

二诊：服药 6 剂后，诸症稍减，微觉脘闷、纳呆。遂予原方加枳壳 5 g、焦三仙 12 g，以健脾消食理气，继服。

三诊：又服药 5 剂后，诸症大减，精神转佳。守方又服 30 余剂，诸症消失。嘱其改服补中益气丸，以善其后。服丸药 3 个月后，随访已如常人。

## 入睡身冷症——从阳虚气滞血瘀论治

患者，男，55 岁，1997 年 5 月 12 日初诊。述自 3 月起，每到夜晚入睡时，即感身冷如浴水中，加衣被不能缓解，晨起则安。多方服药无效。刻诊患者面色青灰，形体羸弱，手足温热，查体温正常。舌质暗淡，舌下静脉曲张，舌苔薄白，脉弦紧。询问前服之药，皆温阳益气之剂。思之再三，患者属禀赋素弱，阳衰阴盛，此先天之阳气不足。入夜属阴，阴气更盛，寒自内生，故恶寒不止。法当温补元气，但何故前方不效？观患者面色灰暗，舌质暗淡，舌下静脉曲张，应属阳虚不温，气滞血瘀。故更方以血府逐瘀汤合右归饮加减。

处方：全当归 10 g，桃仁 10 g，红花 10 g，川芎 12 g，制附子（先煎）10 g，熟地黄 20 g，白芍 10 g，枸杞子 15 g，柴胡 10 g，杜仲 15 g，牛膝 10 g，枳壳 10 g，炙甘草 5 g。每日 1 剂，水煎分 2 次服。

复诊：上药共服 5 剂，患者症状大减，入夜时全身微有凉感，食欲大振，精神振奋。于原方再服 5 剂，诸症悉徐。

按语：经曰"厥气上逆，寒气积于胸中而不泻，不泻则温气去，寒气独留则血凝泣，凝则脉不通，其脉盛大以泣故中寒"。此患者属阳衰阴盛，寒邪郁伏，凝滞气血，血滞不畅。治当活血祛瘀，温阳行气。药症相符，故收全效。

## 但头汗出症——从气滞血瘀阴阳失调论治

患者，女，48 岁。患头汗症 16 年，间歇性发作，心烦口渴，但渴不欲饮，头面出汗时，伴有汗出部位皮肤针刺样痛感，舌质紫暗，脉弦涩。行颅脑 CT 检查，未发现脑器质性病变。治以活血化瘀为主，佐以生津止渴。予血府逐瘀汤化裁。

处方：当归 15 g，红花 10 g，桃仁 10 g，赤芍 10 g，川芎 10 g，白芍 10 g，沙参 15 g，枳壳 10 g，柴胡 10 g，桔梗 10 g，生栀子 10 g，玉竹 10 g，麻黄根 10 g。每日 1 剂，水煎分 2 次服。

二诊：服药 5 剂后，头汗大减，心烦减轻，口渴欲饮。上方去栀子、玉竹，加乌梅 10 g，继服。

三诊：又服药 16 剂，诸症悉除。随访 2 年无复发。

按语：汗症虽属阴阳失调，腠理不固之疾，却病因多端，瘀血所致的汗液布局不均，每兼见局部刺痛，渴不欲饮，舌隐青或有瘀点瘀斑，脉涩等。当以活血化瘀为治疗大法。血府逐瘀汤具有活血化瘀、行气止痛之功效，酌加固表止汗之品治其标，用于治疗局部汗出证属瘀血所致者，疗效甚佳。清代医家王清任对汗症治疗，同样主张活血化瘀，如谓"竟有用补气固表，滋阴降火服之不效，而反加重者，不知血瘀亦令人自汗、盗汗，用血府逐瘀汤"。验证临床，此言绝非偏见。

## 心胸汗出症——从瘀血内阻腠理不固论治

患者，男，56 岁。患前胸部位多汗 4 年，动辄尤甚，每逢汗出时，似有数十个毫针在胸部皮肤上交替扎刺，汗减少时，扎刺感徐徐消失，舌质暗红，舌边有瘀斑，脉沉涩。动态心电图检查未见异常。治宜活血化瘀，方用血府逐瘀汤加减。

处方：丹参 20 g，当归 15 g，桃仁 10 g，红花 10 g，赤芍 10 g，川芎 10 g，白芍 10 g，桔梗 10 g，枳壳 10 g，麻黄根 10 g，浮小麦 30 g。每日 1 剂，水煎分 2 次服。

二诊：药进 5 剂，汗出减少，皮肤刺痛感减轻。去麻黄根，加太子参 15 g、大枣 10 枚。服 30 剂，心胸汗出消失。随访半年未复发。

按语：汗症虽属阴阳失调，腠理不固之疾，却病因多端，瘀血所致的汗液布局不均，每兼见局部刺痛，渴不欲饮，舌隐青或有瘀点瘀斑，脉涩等。当以活血化瘀为治疗大法。血府逐瘀汤用于治疗局部汗出证属瘀血所致者，疗效甚佳。

## 阴部汗出症——从瘀血湿热内蕴论治

患者，男，51 岁。患阴汗症。阴部汗出黏腻，逢阴茎勃起时，针刺样痛感自其根部放射至龟头，软缩后痛感逐渐消退。检查：会阴部皮肤及阴囊无异常，龟头有青紫瘀斑，阴茎勃起后颜色紫暗。舌边有瘀斑，脉沉涩。药用血府逐瘀汤合二妙散加减。

处方：当归 15 g，赤芍 10 g，桃仁 10 g，红花 10 g，川芎 10 g，炮穿山甲（先煎）10 g，柴胡 5 g，牛膝 10 g，苍术 10 g，黄柏 10 g，煅牡蛎（先煎）30 g，麻黄根 10 g。每日 1 剂，水煎分 2 次服。

二诊：服药 6 剂后，阴部汗出减少，阴茎刺痛减轻。效不更方，连服 20 剂，诸症消失。

按语：汗症虽属阴阳失调，腠理不固之疾，却病因多端。血府逐瘀汤用于治疗局部汗出证属瘀血所致者，疗效甚佳。验证临床，此言绝非偏见。

## 汗出如血症——从血脉瘀滞兼夹痰湿论治

患者，男，38 岁，2005 年 6 月 2 日初诊。2005 年 5 月 7 日，患者进行重体力劳动时，因过度劳累，大量出汗，发现衬衣被汗液染成紫红色，除疲乏外无特殊不适。但此后一般活动出汗时，汗液亦呈红色，且染衣着色，连白袜子亦常被染为红色。患者开始在当地多家医院就诊，做全面检查，除发现前列腺轻度肥大外，未发现异常，西医诊断为"红汗"，无特殊治疗。在当地服用中药汤剂无效，思想压力较大，经亲戚介绍来京就医。就诊时上症仍在，略乏力，无恶风，饮食，大小便正常。追问病史，患者有夜间盗汗史 1 年余，未作治疗。舌质紫暗，舌苔白腻，脉细弦。中医诊断为红汗，辨证为血脉瘀滞，内有痰湿。治以活血化瘀，兼化痰湿。以血府逐瘀汤加减。

处方：当归 15 g，桃仁 10 g，红花 10 g，川芎 15 g，赤芍 30 g，生地黄 15 g，枳实 10 g，苍术 15 g，牛膝 15 g，柴胡 10 g，桔梗 5 g，法半夏 10 g。每日 1 剂，水煎分 2 次服。

二诊（6 月 7 日）：服上方 4 剂后，汗出明显减少，且颜色变浅，呈淡红色，盗汗亦大减，舌质不若前诊时暗，舌苔薄腻，脉细。考虑患者因劳力努伤发病，上方加十大功劳叶 30 g，带药 10 剂回家，水煎服以善后。

1 个月后随访，述药后红汗已止，无不适感，至今日常活动正常，未出现红汗。

按语：心主血脉，劳力努伤，血脉瘀滞，则心之功能受损，进而导致心之主持汗液功能失常。红色乃血之本色，努伤多瘀血，《医林绳墨·汗证》曰："汗由血化，血自气生；在内为血，发外为汗也。"故用活血化瘀之法。患者舌苔白腻，为内有痰湿之征，《素问·经脉别论》曰："摇体劳苦，汗出于脾。"故加用法半夏、苍术以燥湿健脾化痰。因患者有盗汗史，且劳累致病，并有疲乏之述，故加擅治骨蒸潮热、腰酸腿软的十大功劳叶，以清热补虚化痰。中医学认为，汗证是津液代谢失常导致的病证。汗为心液，为心所主，是阳气蒸化津液而形成；心又主血脉，故心病患者多有汗出异常的表现，因而中医学又有"血汗同源""津血同源"之说。

本例采用常规治法效果不佳，而用活血化瘀之法，以血府逐瘀汤加减治疗，取得良效。正如王清任在《医林改错·血府逐瘀汤所治之症目》中所曰："竟有用补气，固表，滋阴，降火，服之不效，而反加重者，不知血瘀亦令人自汗，盗汗，用血府逐瘀汤。"为汗症从血瘀论治指明了方向。史载祥临证常将血府逐瘀汤中之枳壳改为枳实，认为枳实能行气消痰，散结消痞，其行气散结之力较枳壳大，有推荡气血之功。现代研究证实，枳实对血管舒缩有调节作用，且有升高血压作用，故应用血府逐瘀汤时，对血压不高或偏低者，多改用枳实。本例患者血压均不高，故改用枳实代替枳壳。另外，方中柴胡、桔梗与枳实调理气机升降，为血药中之行气药，应注意其配伍剂量，其中桔梗的用量不宜大。

## 胸冷症——从血脉瘀阻阳气受遏论治

张某，男，38 岁，1992 年 2 月 19 日初诊。体质素健，2 个月前自觉胸中冰冷不适，自认为饮食起居失宜，感受寒邪而得，饮服姜糖水调治，经旬日，病反增。求医诊治，或以为饮邪，投苓桂术甘汤，温阳化饮；或以为寒凝胸中，投大剂姜、附、辛、桂，温经散寒；或以为阳气不足，投以参、芪、姜、桂，温阳益气，俱不应。更医数人，调治 2 月，病益甚。经人介绍，投余诊治。现症：胸中冷如怀冰，拥火炉，穿皮裘稍舒，但胸中冷如故，余无不适。望面色润泽，脉亦平调，一如常人，唯见舌质暗晦有紫气。诊为血脉瘀阻，阳气受遏不能温养胸中使然，投血府逐瘀汤。

处方：当归 15 g，红花 10 g，桃仁 10 g，川芎 10 g，赤芍 10 g，桔梗 10 g，柴胡 10 g，生地黄 10 g，牛膝 10 g，枳壳 10 g，甘草 10 g。每日 1 剂，水煎服。

服药 3 剂，病豁然而愈。

按语：胸冷症，临床罕见。《医林改错》血府逐瘀汤所治之症目条下，有身外凉，心里热之灯笼病，症状与本病相反，但病源皆瘀血所致。灯笼病为瘀血阻滞，阳气郁于内不得外泄，故内热外凉。本病为瘀血阻滞，阳气阻隔于外，不得温养胸中，故内凉外热。故两症皆宜血府逐瘀汤治之。

## 消渴狂饮症——从气机郁结瘀血内停论治

患者，女，61 岁。因烦渴，多饮，多尿 7 年余就诊。患者 7 年前生气后，出现胸胁胀闷，疼痛，烦渴，多饮，多尿，每天饮水 3～4 暖瓶（7000～8000 mL），尿量 6000～7000 mL，饮食正常，曾多方求治无效，于 1999 年 5 月 20 日来诊求治。查阅前医处方均以滋阴润燥、清热生津论治，方选益胃汤、消渴方、玉女煎、六味地黄汤加减。现症见胸胁胀闷，形体消瘦，面色黧黑，肌肤甲错，口唇爪甲紫暗，口唇干燥欲裂，舌质暗红，有瘀斑点，舌苔黄燥裂，脉沉涩。空腹血糖 4.2 mmol/L，尿常规

（一）。诊断为消渴。辨证为气滞血瘀。治以行气活血化瘀，方选血府逐瘀汤加减。

处方：当归 15 g，桃仁 15 g，红花 15 g，川芎 15 g，赤芍 15 g，牛膝 20 g，生地黄 15 g，柴胡 10 g，桔梗 10 g，枳壳 15 g，生甘草 10 g。每日 1 剂，水煎分 2 次服。

二诊：服药 3 剂后，口干渴明显减轻，饮水量减少，尿量减为 2000～3000 mL/d，胸胁胀闷好转，守方再进 7 剂。

三诊：药后口干渴、多饮消失，尿量正常，舌质暗红，舌苔少，脉沉细。以六味地黄汤滋养肝肾，益精补血，润燥止渴，又巩固治疗 1 周后，精神状态良好，饮水、小便均正常遂停药。随访 3 个月未复发，病告痊愈。

按语：消渴一病，中医学认为多由阴虚燥热引起，而血瘀是阴虚燥热的结果，阴虚内热，耗津灼液而成瘀血，或病损及阳，以致阴阳两虚，阳虚则寒凝，亦可导致血瘀。而本患者之消渴是由于情志失调，气机郁结，血行不畅导致瘀血内停而引起，故病源为气滞血瘀。情志失调，气机郁结，血行不畅，瘀血内停，津液不能随气上布，不能上承于口则口渴多饮，气机不畅，膀胱气化失司则尿多，舌质暗，有瘀斑，面色黧黑，肌肤甲错，口唇爪甲紫暗均为瘀血内停之征，瘀血日久化热伤津则苔黄燥裂。正如《灵枢·五变》所曰："怒则气上逆，胸中畜积，血气逆留……血脉不行，转而为热，热则消肌肤，故为消瘅。"

本例患者以气机郁滞、瘀血内停为本源，瘀血不去则气机不畅，滋阴而阴不得生，清热而化热之源未除，故前医滋阴清热治疗不效，必须从病源着手，治以行气活血化瘀，方选血府逐瘀汤，其中桃红四物汤活血化瘀而养血，四逆散行气和血而解郁，桔梗开肺气，载药上行，合枳壳则升降上焦之气而宽胸，尤以牛膝通利血脉引血下行，互相配合，则血活气行，瘀化热消。之后再以六味地黄汤滋养肝肾，益精补血，润燥止渴，则津液生，气血和，诸症愈。患者病初治疗无效，未能辨清阴虚内热与气滞血瘀孰为本源所致。以患者的诊治过程进一步体现，中医辨证论治的重要性。

## 夜间晨起口干症——从瘀血阻滞冲任失调论治

魏某，女，46 岁，2005 年 4 月 2 日初诊。口干反复发作 3～4 年，夜间晨起尤著，口干无津而难忍，焦虑易怒，胁背痛，月经先期，行经小腹刺痛，经血夹块，经色紫暗，舌质暗，舌苔白，脉弦紧。脉症合参，辨为血瘀证。方选血府逐瘀汤加减。

处方：全当归 15 g，桃仁 15 g，红花 15 g，赤芍 15 g，川芎 15 g，玉竹 20 g，生地黄 15 g，葛根 10 g，枳壳 15 g，柴胡 15 g，砂仁 10 g，桔梗 15 g，川牛膝 15 g，炙甘草 15 g。每日 1 剂，水煎分 2 次服。

二诊：服药 7 剂后，口干减，心情舒畅，时面烘热而红，头目不利，嗜困，舌质暗，舌苔白，脉弦缓。故原方去桔梗、葛根，加决明子 20 g、茯苓 40 g、菊花 20 g、党参 15 g。每日 1 剂，水煎分 2 次服。

三诊：又服药 14 剂，口干大减，头目清利，偶有面部烘热，月经按时而至，行经 4～5 日，经色鲜红无块，舌质暗，舌苔白，脉弦缓。原方去桔梗、葛根，加生薏苡仁 15 g、牡丹皮 15 g、茯苓 40 g、地骨皮 15 g。服药 7 剂而病愈。

按语：血府逐瘀汤为治疗瘀血证的常用方剂，血瘀证的病因有若干种，其中有因于气者，因于寒者。因于气者，乃气滞血瘀所致。《沈氏尊生书》曰："气运乎血，血本随气周流，气凝涩血亦凝矣。"《奇效良方》曰"气塞不通，血壅不流，大怒则可气滞而逆，血失常度"致瘀，"怒伤肝致瘀"。因于寒者，中医学认为"血得温则行，得寒则凝"。《诸病源候论》曰："寒则血凝，温则血消。"血府逐瘀汤则为治疗血瘀证的代表方剂，方中桃仁、红花共为君药，一上一下逐瘀活血，通行全身，相得益彰。臣以大队活血化瘀之品，如赤芍、川芎、当归、牛膝，助君逐瘀；行气解郁之辈柴胡、枳壳助君药宣畅气血，君臣相伍则气行血畅，瘀除病退。柴胡兼为佐药，伍桔梗以行气宽胸，载药上行，引诸药趋向胸中

"血府"。牛膝兼为佐药，性善引瘀血下行，使邪有外解之路。生地黄清热，滋阴，养血，解瘀血所生"瘀热""浮阳"，兼能收化瘀而不伤血的固本作用。甘草为使调和诸药，使逐瘀不致过猛，瘀化正气无伤。

本例患者乃因易怒性急，日久导致气滞血瘀，津不上乘则出现口干；瘀血阻滞，冲任失调，故月经不调，经色紫暗，夹有血块。根据舌脉辨证，处以血府逐瘀汤加葛根、玉竹、砂仁。葛根甘凉，有生津止渴之功。《用药法象》曰："葛根者，其气轻浮，鼓舞胃气上行，生津液。"玉竹养阴润燥，生津止渴，配砂仁行气醒脾。二诊时诸症好转，头目不利，嗜困，乃气滞日久，气血不畅，浊气壅于上所致，故去桔梗、葛根引药上行之势，加决明子、菊花清利头目，茯苓、党参补气健脾。三诊诸症大减，月经调畅，乃气畅津布，瘀去新生之象，遂又加茯苓、生薏苡仁、牡丹皮、地骨皮，补脾兼去瘀热，调理数月而愈。

## 放射治疗后身热如焚症——从血瘀发热论治

余某，男，58岁，患鼻咽癌于2003年11月24日再次入院放射治疗。2004年1月6日初诊，诉3日前自感从腰部、腹部向上漫延胸背燥热，持续时间较短。3天后趋势加剧，每天定时从午后4时开始身热如焚，心中懊恼，坐立不安，口干舌燥，约至晚9时消退，伴有汗出。测体温正常，二便畅通，舌质绛紫暗，舌苔无，脉细弦。证属血瘀发热，治宜活血化瘀，养阴清热。方用血府逐瘀汤合小柴胡汤化裁。

处方：丹参30 g，桃仁10 g，红花10 g，川芎10 g，川牛膝12 g，枳壳10 g，黄芩10 g，生地黄30 g，白芍10 g，知母12 g，黄柏12 g，柴胡10 g，赤芍15 g，太子参15 g，甘草5 g。每日1剂，水煎分2次服。

二诊：服药3剂后，灼热如焚减半，出汗已止，发作时间缩短，余症减轻，舌质转绛红稍暗，舌无苔。药已中病，原方去太子参、黄芩，加地骨皮20 g、牡丹皮15 g，继服。

三诊：又服药4剂后，诸症完全消除。

## 颜面黑斑症——从肝郁气滞血瘀论治

苏某，女，34岁，1986年6月10日初诊。患者诉说平素心情不畅，并于1年前因事情志受刺激，次月经期衍后，经量减少，夹有血块，经色紫暗。初不介意，未予调治，后经期一直未复常，且颜面逐渐见浅灰色色素斑，并不断加深，如草木灰搽擦一般，才寻医问药，但颜面紫斑始终不见好转，乃来求治。见患者面部10余处大小不等灰黑色斑，大如铜钱，小如荔枝核，边缘清楚，不痛不痒，但影响美观。患者甚为悲观，羞见他人。经详细了解病情，除经期、经量、经色、经质不正常外，尚有经来腰腹疼痛，心烦胸闷，并觉经行颜面色素加深。舌质暗红，边有瘀斑，舌苔薄白，脉弦细。根据患者素体抑郁，加之精神受刺激，后月经不正常及逐渐使颜面色素沉着等一系列症情，细思之下，本病明显属于肝郁气滞血瘀之证。乃拟疏肝理气，活血调经法，作为试探性治疗。方用桃红四物汤加减。

处方：当归10 g，桃仁10 g，红花10 g，川芎10 g，赤芍10 g，香附10 g，柴胡10 g，熟地黄25 g，郁金12 g。每日1剂，水煎分2次服。

复诊（7月4日）：上方间断服用10余剂后，颜面色素明显转浅，此次经来疼痛亦减，血块仍多。知药已对症，续原法施治。上方加枸杞子、菟丝子各15 g。

三诊（8月10日）：又服药20剂，颜面色素已退尽，恢复原貌。患者心情舒畅，欢喜非常。乃处四物汤加菟丝子、鸡血藤、香附，以养血滋肾调经而善后。2年后随访，身体健康，颜面一直如常人。

按语：颜面色素沉着，病因多为内分泌异常引起，中医学多从肝肾亏虚调治。本案乃因肝郁气滞血瘀所致，故治从行气疏肝，活血调经入手，使气血畅通，阴阳平调，恢复内分泌功能，竟获意想不到的效验。

## 性欲丧失症——从血寒血瘀论治

钟某，女，30岁，1998年3月7日初诊。诉性淡漠2年多。患者20岁结婚，性功能正常，已育2胎。27岁做输卵管结扎术后，对性生活逐渐淡漠，日益加重，以至全无兴趣，勉强过性生活也毫无快感，无高潮，阴道干燥，渗液极少。刻诊：月经18岁初潮，周期30～36日，经色暗，多瘀块，经量中等，经行小腹痛，喜温，白带很少。面色青白，四肢不温，溲清便软。舌暗淡，舌苔白，脉沉。辨证属血寒血瘀，治以温经散寒、活血化瘀。方选少腹逐瘀汤加味。

处方：当归10 g，红花10 g，桃仁10 g，五灵脂（包煎）10 g，生蒲黄（包煎）10 g，川芎10 g，制没药5 g，赤芍10 g，延胡索5 g，肉桂3 g，干姜5 g，小茴香3 g。每日1剂，水煎分2次服。

二诊：服药5剂后，性功能恢复正常。嘱续服5剂，以资巩固。

按语：现代医学认为，性兴奋最显著的局部生理变化是生殖器充血，阴道的液体分泌量高度依赖于阴道充血程度。本例术后致瘀，阴道盆腔血流不畅，微循环障碍，导致性欲丧失，投温经活血之剂，竟收桴鼓之效，正由于抓住了寒凝血瘀这一主要病机。方中加桃仁、红花旨在增强活血化瘀之功。现代药理研究表明，当归、川芎、红花、赤芍等活血化瘀药有改善盆腔血液流变学和微循环的作用，有利于生殖器充血。这是活血化瘀药物治疗性欲丧失的主要机制。现代医学认为，引起性欲丧失的原因很多，可能是因为性腺功能不足。方中当归、川芎、芍药含有较高的微量元素锌，有改善性腺功能的作用，此机制之二。当归能提高肾上腺皮质功能，延胡索所含的四氢掌叶防己碱能促进大鼠垂体分泌促肾上腺皮质激素，均有利于雄激素的增加；而肾上腺皮质产生的雄激素及肾上腺皮质激素，均可用治性兴趣的抑制和性高潮能力的损害，因为女性性欲是由雄激素支持的，此机制之三。上述可知，本方治疗性欲抑制有其药理基础。

## 性交疼痛症——从瘀热内结论治

黄某，女，24岁，1994年7月26日初诊。诉性交疼痛3年。患者19岁结婚，性功能正常，翌年8月流产后罹盆腔炎，左卵巢囊肿已4年。近3年来性交时小腹及阴道深部痛，性欲丧失，厌恶一切性活动，无快感，无高潮。刻诊：月经16岁初潮，周期36～38日，经色暗红，夹有瘀块，经前乳房胀，腹痛拒按，经期尤甚，白带不多，色黄略稠，目眦紫暗，面部色黄，脉数。辨证属瘀热内结，治以清热解毒、化瘀消癥。方选少腹逐瘀汤加减。

处方：当归10 g，丹参15 g，川芎10 g，三棱10 g，莪术10 g，五灵脂（包煎）10 g，生蒲黄（包煎）10 g，制乳香5 g，制没药5 g，皂角刺30 g，赤芍10 g，牡丹皮10 g，黄芪20 g，白花蛇舌草30 g，延胡索10 g。每日1剂，水煎分2次服。

服40剂后，诸症悉除，性生活满意。

按语：现代医学认为，深部性交痛可由输卵管炎、盆腔粘连引起，本例与之相似。故将少腹逐瘀汤减姜、桂、小茴诸辛温药，增加抗菌消炎、清热解毒、活血化瘀、消癥止痛之品，侧重治疗盆腔炎和卵巢囊肿。实验研究证实，当归、丹参、川芎、赤芍等活血化瘀药有改善盆腔血液流变学和微循环作用，又有增加纤溶、抑菌或杀菌作用，临床用治性腺功能失调和生殖器慢性炎症所致的粘连有效。当归、丹参、制乳香、制没药四味为活络效灵丹，治气血凝滞，疝癖癥瘕，心腹疼痛，内外疮疡，一切脏腑积聚；赤芍、当归、川芎、蒲黄、五灵脂、延胡索、没药为少腹逐瘀汤主药，治少腹积块疼痛；牡丹皮凉血消瘀治癥瘕；三棱、莪术治女子癥瘕非猛烈而建功甚速，加黄芪可久服无弊，上述诸药皆可用治卵巢囊肿。牡丹皮抗菌抗病毒，白花蛇舌草清热解毒抗炎；皂角刺拔毒消肿；黄芪补气扶正有抗菌消炎之功，均为治盆腔炎、附件炎之良药。诸药合用，标本兼治，治愈了原发病盆腔炎、卵巢囊肿，继发之性交痛亦随之而愈。

## 性交出血症——从邪毒内侵瘀阻脉络论治

赵某，女，23 岁，1998 年 12 月 2 日初诊。诉性交后阴道出血 6 个月。患者 1998 年 1 月 1 日产一女婴，3 月份"上环"。此后则见小腹痛，辗转呻吟，难以忍受，经某医院诊为左输卵管炎，经多种抗生素治疗，虽有好转，未能痊愈。5 月份起，每性交时阴道干燥而痛，性交后腰酸、腹痛拒按，次日则阴道出血，量约经量之半，必服止血药乃可，如无性交则不出血，但每性交后必复发，如此循环往复已 6 个月。近次性交后出血已 4 日。刻诊：月经 17 岁初潮，末次月经 1998 年 11 月 20 日，月经期、色、质、量俱正常。白带不多，色黄，小腹冷，按之痛，腰酸，倦怠乏力，尿黄便结，舌质淡红，舌苔黄，脉缓。辨证属邪毒内侵，久而化瘀阻滞脉络，血不循经。治以清热解毒，化瘀止血。方投少腹逐瘀汤出入。

处方：当归 10 g，丹参 20 g，五灵脂（包煎）10 g，生蒲黄（包煎）10 g，制没药 10 g，制乳香 10 g，川芎 10 g，赤芍 10 g，皂角刺 30 g，黄芪 30 g，白花蛇舌草 30 g，延胡索 10 g，鹿角霜（包煎）10 g，茜草 10 g，海螵蛸 10 g。每日 1 剂，水煎分 2 次服。

二诊：服药 5 剂后，出血止，虽性交亦无出血。遂去茜草、海螵蛸，再服。

三诊：又服药 10 剂后，腰酸愈，又去鹿角霜，续服 10 剂。所患痊愈，随访至今无复发。

按语：本例原患输卵管炎，后继发性交后出血，究其原因，可能为输卵管炎久治不愈有关。症见瘀象，治当化瘀止血。方中五灵脂、蒲黄二味即失笑散，有化瘀止血之功；再加用茜草行血止血，海螵蛸止血疗崩漏，鹿角霜补肾治腰脊酸痛而止血，其止血之力更宏。清热解毒，抗菌消炎以清其源，化瘀止血以塞其流。药中肯綮，故奏效甚捷。

## 经行浮肿症——从气虚血瘀水湿停留论治

刘某，女，31 岁，2000 年 12 月 3 日初诊。患者 1 年前人工流产术后经闭不行，经西医治疗，月经恢复正常，每于行经前 10 日左右，双下肢远端浮肿，双足沉重无力，小便昼少夜频，行经后诸症自愈。现诊：双下肢水肿明显，两小腿皮肤紫红小血管隐现，尿常规正常，舌质胖淡，边有齿印，舌苔白脉细。中医辨证属经行浮肿，气虚血瘀。给予血府逐瘀汤加味。

处方：桃仁 10 g，红花 10 g，当归 10 g，川芎 10 g，赤芍 10 g，生地黄 10 g，牛膝 10 g，白术 20 g，防己 20 g，黄芪 40 g，地龙 10 g，甘草 3 g。每日 1 剂，水煎分 2 次服。

二诊：服药 5 剂后，下肢浮肿明显减退，原方服 5 剂，月经来潮停服。

三诊：药后诸症消失，嘱患者行经前 1 周服原方 5 剂。连服 3 个月，浮肿未复发。

按语：本例患者人工流产术后气血不足，脾肾阳虚，不能制水，水湿停留，昼少夜频，经行浮肿，用血府逐瘀汤加黄芪益气固表，白术、防己益气健脾利湿，使气血和，脾肾健，经脉通，水湿化，浮肿消除。

## 经行耳郭出血症——从肝肾亏损瘀血内阻论治

易某，女，31 岁，1999 年 9 月 4 日诊。每逢经行，右耳郭有一处渗血滴滴，症延 6 年余。体查：右耳郭见一直径 0.8 cm 的紫红色瘀点。平素月经量少，淋漓不易净，刻下经水届期未行，神疲乏力，腰酸，舌苔薄，脉沉细。治以活血祛瘀，温肾通经。

处方：当归 10 g，红花 10 g，三棱 10 g，莪术 10 g，川芎 5 g，桃仁 10 g，赤芍 10 g，益母草 30 g，菟丝子 12 g，制附子（先煎）10 g，桂枝 5 g，杜仲 15 g，枸杞子 10 g，凌霄花 12 g，川牛膝 12 g。每

日 1 剂，水煎分 2 次服。加减调理 2 个月病愈。

按语：本例肝肾亏损，精血不足，冲任盈泻失常，故经水量少，乏力腰酸。阳虚运血无力，离经之血沉着脏腑，流注经脉，发于耳郭。方用桃红四物汤活血祛瘀（去凉血的生地黄，以防寒留滞之弊）。因经水量少淋漓，而加重活血调经之品，如益母草、凌霄花、川牛膝、三棱、莪术等。菟丝子、杜仲、枸杞子滋补肝肾，合附子、桂枝温阳通经。全方补益肝肾温通经脉，使瘀阻得消，肝肾得益，阳运血活，经血得以循常道而下，则耳郭不再出血。

## 经前口舌刺痛症——从瘀血阻滞经脉不通论治

常某，女，40 岁，2003 年 7 月 5 日初诊。近半年每值月经前 10 日左右，出现口舌疼痛如针刺，不欲饮食，心烦失眠，周身浮肿，下肢凉痛。曾做尿常规化验未见异常，多次就诊口腔科。体查：口腔、舌体均未见红肿，溃疡，糜烂。服多种抗炎药，谷维素等不见好转。随月经来潮，以上诸症逐渐消失，如常人。如此伴随月经周期反复发作，痛苦异常。经期、经量尚可，经色暗红有块。刻诊：口舌刺痛，不欲食，面色无华，烦躁易怒，失眠多梦，周身浮肿，下肢冷凉而痛，二便如调。舌质紫暗，满布瘀斑，舌苔薄白，脉沉弦。此乃瘀血阻滞，经脉不通。以血府逐瘀汤加味治之。

处方：当归 15 g，桃仁 12 g，红花 12 g，川芎 10 g，赤芍 15 g，柴胡 10 g，生地黄 15 g，五加皮 15 g，枳壳 10 g，桔梗 5 g，牛膝 10 g，合欢皮 15 g，甘草 10 g。每日 1 剂，水煎早、晚餐后半小时各服 1 次。

二诊（7 月 9 日）：服药 3 剂后，口舌刺痛明显减轻，余症好转。再进 3 剂，诸症显效。隔 2 日月经如潮而至，经量、经色可，血块减少，上症逐渐消失。

按语：经前期综合征包括中医经行情志异常，经行浮肿，经行身痛，经行口糜等经前诸症。口舌刺痛，舌色紫暗，满布瘀斑，面色无华，月经色暗有块，脉沉弦，"皆是血瘀之症"。其根为血瘀，治宜活血为主，理气为辅。方中重用活血化瘀药桃仁、红花、川芎、赤芍为主；当归、生地黄养血滋阴；柴胡、枳壳、桔梗开胸行气，升达清阳；牛膝祛瘀通脉，引血下行，温养肢体为辅；佐以甘草解毒调诸药；加五加皮、合欢皮补肾强筋骨，解郁行水气。"活血理气"，血活瘀自除，诸症随之而愈。

## 经前偏头痛症——从痰瘀阻络论治

王某，女，32 岁，1990 年 5 月 16 日诊。2 年来每于经前即右侧偏头痛，月经先后不定期，经行腹痛，有血块，伴烦躁易怒，乳房胀痛。脑电图、眼底、血液流变学等检查均无明显异常。西医诊断为血管神经性头痛。常服去痛片，效差。刻诊：右侧头痛 3 日，剧痛如锥刺，形体胖，肢倦懒言，胃纳减弱，舌暗紫，舌苔厚腻，脉弦细涩。辨证属痰瘀阻络。治以活血化瘀，行气化痰之法。

处方：桃仁 10 g，红花 10 g，赤芍 15 g，白芍 15 g，川芎 15 g，葛根 20 g，法半夏 10 g，柴胡 10 g，枳壳 10 g，全瓜蒌 10 g，僵蚕 10 g，牛膝 10 g，甘草 3 g。每日 1 剂，水煎分 2 次服。

二诊：服药 5 剂后，头痛大减，但感头晕目眩，舌苔厚腻。原方去桃仁，加菊花 10 g，制胆星、郁金各 9 g，继服。

三诊：又服药 5 剂，诸症悉除。随访 1 年，未再复发。

按语：《素问·痹论》曰"病久入深，荣卫之行涩，经络失疏，故不通"。叶天士《温热论》曰"凡病久从血治为多"，顽固性偏头痛，瘀久阻络，不通则痛，根在瘀血，用血府逐瘀汤加味活血化瘀兼以祛痰，痰瘀同除，自可获效。

## 经行四肢灼热症——从血热瘀滞肝肾阴虚论治

杨某，女，42岁，1988年10月14日初诊。主诉手足心发热，经行加重2年余。患者手足心发热，夜间尤甚，似火灼样，每遇经行之时，灼热愈甚，辗转烦躁，或彻夜不眠，严冬睡觉也脚不能盖被，脚心登墙方舒。月经先期，昨日经至，量多色暗红，夹血块，少腹痛，胸中烦闷，两胁胀痛。曾以阴虚血热投以清经汤、两地汤、知柏地黄汤及谷维素、刺五加、抗生素等药物治疗，均无效。诊其脉沉弦小数，观其舌质红绛，边有瘀斑，舌苔薄黄。辨证为血热瘀滞，肝肾阴虚。治以活血凉血，祛瘀通络，滋阴清热之法。方用血府逐瘀汤加减。

处方：当归15 g，桃仁10 g，红花10 g，赤芍15 g，川芎10 g，牡丹皮15 g，地骨皮15 g，生地黄25 g，玄参20 g，牛膝20 g，枳壳10 g，柴胡10 g，桔梗10 g，甘草10 g。每日1剂，水煎分2次服。

二诊：服药10剂后，手足热已除，本次经期无其他不适感，为巩固疗效，嘱其下次经期再依原方进5剂。随访半年，旧恙未发。

按语：妇女以血为本，以肝为本。该患者善思忧虑，郁久化热，耗伤阴血。手足乃十二经脉汇聚交接之所，气滞血瘀，血行不畅，瘀热不得外泄则手足发热；经行之际，血脉旺盛，郁滞不通故热愈甚；血热则月经先行，且量多色暗，瘀滞则血行夹块、少腹痛、舌绛有瘀斑。故方以归芍桃红活血化瘀，柴胡、川芎、枳壳疏肝理气，生地黄、牡丹皮、地骨皮、玄参清热凉血，牛膝引药下行以清血热。全方融理气活血化瘀，清热凉血于一炉，使气行血行，瘀去热清，两载宿恙，得已康复。

## 经行震颤症——从肝经郁热瘀阻经脉论治

苏某，女，43岁，1959年9月20日初诊。主诉经行双手颤抖年余。患者每逢经行前2日，始发头摇，双手颤抖，持物不得，影响工作生活，经净即止或好转。胸中烦热，口苦口干。末次月经1989年8月25日净，量多色暗红，夹小血块，少腹痛，手足心微热。经多方诊治，投以龙胆泻肝汤、小柴胡汤、镇肝息风汤及西药谷维素、刺五加、镇静药等均收效甚微。今又值经期，头摇手抖始作，脉弦小数，舌红边有瘀斑。中医辨证属肝经郁热，瘀阻经脉。治以活血祛瘀，镇肝息风之法。方用血府逐瘀汤加减。

处方：当归15 g，赤芍15 g，川芎10 g，桃红10 g，枳壳10 g，柴胡10 g，白芍15 g，牛膝12 g，钩藤（后下）25 g，龙骨（先煎）30 g，生地黄15 g，牡蛎（先煎）30 g，甘草10 g。每日1剂，水煎分2次服。

共服药10剂，经期双手颤抖止，一切如常。追访3个月，旧恙未作，欣喜工作。

按语：经曰"诸风掉眩，皆属于肝"。本例患者性急易怒，好胜心强，适逢经期，肝经郁热，瘀滞脉络，肝血亏损，经脉失养，引动肝风则头摇，手颤抖，胸胁烦闷，口干口苦；血热瘀滞则经量多，色暗夹块，舌绛边有瘀斑。此证尚属罕见，总不离风、热、瘀诸因。抓住其经期好发之机，从瘀热论治兼以息风。故以桃红归芍活血化瘀，柴胡、枳壳、川芎疏肝理气，牛膝引热下行，当归、白芍、生地黄养血柔肝，钩藤、龙骨、牡蛎镇肝息风。全方融活血化瘀，疏肝理气，养血柔肝，镇肝息风于一炉，使气行血行，瘀化络通，经脉濡养，风邪自去。以达"疏其气血，令其条达，而致和平"之目的。

## 经期呃逆症——从气滞血瘀论治

患者，女，31岁，1991年4月27日初诊。随月经周期频发呃逆1年。1年来，患者每逢月经来潮，即频发呃逆，情志不遂、劳累时加重，直至经净而后止。当地医院曾以胃钡餐、腹部B超等多项检查，均无阳性发现。本次呃逆已复发1日，昼重夜轻，纳呆，腹胀，神疲，小腹坠痛拒按，月经周期延后 2 日，经量少，经色，夹黑块，舌质紫暗，脉沉涩。中医辨证属气滞血瘀。方用血府逐瘀汤加减。

处方：当归 12 g，桃仁 12 g，红花 10 g，川芎 10 g，赤芍 12 g，川牛膝 12 g，生地黄 12 g，柴胡 10 g，枳壳 12 g，桔梗 10 g，甘草 5 g。每日 1 剂，水煎分 2 次服。

二诊：呃逆、经血止，余症俱减，纳食增多，舌质紫，舌苔薄黄，脉沉涩。上方改用生地黄 15 g、柴胡 12 g，继服 6 剂。

三诊：药后呃逆未作，月经来潮，仍有小腹坠痛，经量可，色紫有块。继用上方 5 剂。并嘱下次月经来潮时，再继续服上方至终止。

1991 年 12 月随访，患者述其遵医嘱服药，近半年来，呃逆未作，月经正常。

按语：月经期呃逆临床比较少见，历代先贤亦少专论。究其病机，主要与妇女冲任血脉有关。本例患者素有气机不宣，血行不畅，经行时冲任旺盛，气血不得下注胞宫，而随冲气上逆发为本病。故治疗当理气活血祛瘀，方选王清任《医林改错》中血府逐瘀汤加减，甚合病机。王氏曰："呃逆……因血府血瘀……无论伤寒杂症，一见呃逆，速用此方，无论轻重，一剂即愈，此余之心法也。"基于此论，刘善京试用血府逐瘀汤共治月经期呃逆 2 例，均获满意疗效。

## 经闭血癥欲毙症——从肝气不和气血凝聚论治

吴某，女，44 岁。素怀抑郁，经闭 1 年余，少腹胀满，骤然瘦弱，仅日饮米汤 2～3 盏，已濒于危。其叔父由外地归里，闻其病危，前来一再邀请同往视之。见其已奄奄就毙，其叔问之是胎非胎，答之非也。看来是经闭日久，离经之血不出，瘀结于内而成癥。此由肝气不和，气血凝聚所致。病至如斯，本虚标实，古方虽有，治难奏效。其叔又再要求，何不背城借一，以图侥幸，乃勉拟抵当汤 1 剂。

处方：水蛭 10 个，虻虫 10 个，桃仁 5 g，大黄 10 g。将诸药烤焦共研为细末分 4 次，以独参 30 g 煎汤冲服。

一服片时，腹中小动，又一服动声增大，不但无痛苦，反觉舒畅，故尽其剂约 1 小时许，腑气得通，败血大下，腹胀顿消，瘀块切腹不及，后渐正气得复，得谷渐多。复加调理，未及 2 个月行动如常，起居如故。

按语：本方用散剂以参汤冲服，这是徐老先生之良苦用意。其认为，凡血积证当先理气，理血又当行气。因气为血之帅，气行则血行。故每治血积，宜配益气理气之品，推动逐瘀之效。况且女子血积病位在下，而下焦之瘀多属阴凝。仲景之后，所推出少腹逐瘀汤、桃红四物汤等，均起到祛瘀生新，通畅血液之功。今方中重用人参，意在益气防脱，剿抚兼施，可谓药投中肯，方可安体。如不得当，焉能起疴。

## 阴吹症——从肝郁气滞血瘀论治

洪某，女，32 岁，1998 年 9 月 10 日诊。产后起胸胁作胀刺痛，咽喉如有物堵，阴道常出气有声，寐差梦多，急躁善怒，历时已 8 年。曾到多处医院检查，无明确诊断，屡经中西医治疗罔效。赴省医院检查，诊断为神经症，然疗效亦不明显，后经人介绍求予诊治。刻诊：胸胁作胀，按之刺痛，咽喉如有物堵，吞之不下，咯之不出，但饮食吞咽如常。阴道常出气有声，如后阴矢气之状，寐差梦多，情绪急躁，易于恼怒，饮食二便如常。形体瘦削，面色青暗，舌质淡，边有紫点四颗如黄豆大，舌苔薄白，脉弦细涩。此乃肝郁气滞血瘀，治宜疏肝解郁，活血化瘀。投血府逐瘀汤加减。

处方：当归 10 g，川芎 10 g，赤芍 10 g，桃仁 10 g，红花 10 g，生地黄 20 g，柴胡 10 g，牛膝 10 g，桔梗 10 g，枳壳 10 g，甘草 5 g。每日 1 剂，水煎分 2 次服。

二诊：服药 10 剂后，胸胁作胀刺痛，咽喉闭堵感减轻。守方加砂仁（后入）5 g，继服。

三诊：又服药 10 剂，诸症均见好转。效不更方，继进 10 剂。

　　四诊：药后胸胁作胀刺痛大减，睡寐好转，心情安定，咽堵已除，阴道出气很少，面色转红润，舌边紫点消退。守方再服 10 剂，诸症完全消失，精神舒畅，形体斯丰，前后判若两人。

　　按语：本例属中医学"阴吹""梅核气"范畴。初观其证，似为气分之病，然细察其证，病起于产后（多瘀）。胸胁乃肝经循行之处，瘀阻血府，气机阻滞，肝部不舒，故见胸胁作胀刺痛，急躁易怒，寐差梦多；横犯脾胃，气机上逆，则见咽喉如有物堵之梅核气症；浊气下泄，不循常道，而见前阴出气有声之阴吹病；其面色青暗，舌边紫点，脉弦细涩，均为瘀阻肝脉之证。故投血府逐瘀汤，以桃红四物汤养血活血化瘀，四逆散行气和血疏肝，牛膝通利血脉下行，加砂仁者以嗣理脾胃之气也。

## 周身窜痛耳鸣症——从气滞血瘀肝风痰浊论治

　　娄某，女，54 岁，1990 年 8 月 28 日初诊。患者 5 年前，因于情志因素而出现发作性周身窜痛，麻木，似紧似冷，头脑发胀，两耳轰鸣，每周发作 2~4 次，每次发作可持续 10 分钟以上，发作后则如常人。5 年来，多方治疗效果欠佳。近期发作频繁，甚者日发数次，异常痛苦而来诊。查舌质暗红，脉沉弦，发作时则六脉又兼滑数之象。治以行气活瘀通络为主，选血府逐瘀汤加减。

　　处方：当归 10 g，红花 10 g，炒桃仁 12 g，赤芍 12 g，川芎 10 g，茯苓 12 g，生地黄 12 g，法半夏 10 g，川牛膝 12 g，竹茹 10 g，白蒺藜 12 g，木香 5 g，柴胡 10 g，炒枳实 5 g，甘草 10 g。每日 1 剂，水煎分 2 次服。

　　复诊：服药 5 剂之后，症状渐减。原方随症加减，继服。

　　三诊：又服药 25 剂后，症状消失。后以归脾汤加减，再服 10 剂，以善其后。随访 2 年，未曾复发。

　　按语：病因于情志因素，总与气血相关，气滞则血行瘀阻，痰浊内生。气滞血瘀，肝风痰浊，滞留经络而麻木窜痛，上犯清窍则头胀耳鸣。病发 5 年之久，治当步步为营，药轻徐图，缓慢收功。病久之人，气血亏虚，攻治之中，难免耗伤正气，故以归脾汤补益心脾，益气养血而善后，气血充盈，经脉调畅，而不复发。

# 参考文献

[1]　利霞. 黄疸型肝炎从瘀辨治体会 [J]. 长春中医学院学报，2002（2）：31.

[2]　李金刚. 丙型病毒性肝炎从瘀辨治 3 法 [J]. 山西中医，2007（4）：42.

[3]　赵龙庄. 血府逐瘀汤加减治疗瘀胆型肝炎 3O 例 [J]. 陕西中医，2005（9）：880.

[4]　邵国荣. 血府逐瘀汤治验 3 则 [J]. 河北中医，2006（12）：914.

[5]　韩标定. 血府逐瘀汤新用 [J]. 新中医，2002（9）：26.

[6]　刘峥，柴广慧. 补阳还五汤加味治疗喘病 550 例疗效观察 [J]. 四川中医，2005（4）：48.

[7]　袁宝瑞. 从瘀论治肺痨 [J]. 河北中医，2003（10）：756.

[8]　董盛，王晓梅. 沈舒文教授从痰瘀辨治难治病验案举隅 [J]. 陕西中医，2003（12）：1107.

[9]　洪旭平，项代凤. 血府逐瘀汤加减治愈肺囊性纤维化 1 例报 [J]. 江西中医药，2005（12）：16.

[10]　陈忠前. 血府逐瘀汤疗疑难杂症验案举隅 [J]. 陕西中医，2006（6）：742.

[11]　李秀莲. 血府逐瘀汤治验三则 [J]. 山东中医杂志，2006（10）：703.

[12]　蒋振亭，刘真，孙兴亮. 血府逐瘀汤加味治疗反流性食管炎 30 例 [J]. 中国民间疗法，2006（4）：34.

[13]　翟熙君，刘战河. 慢性胃炎从瘀论治举隅 [J]. 河南中医，2007（6）：75.

[14]　方清文. 血府逐瘀汤的临床应用 [J]. 陕西中医，2007（5）：606.

[15]　马忠正. 补阳还五汤运用举隅 [J]. 中华临床医学研究杂志，2005（3）：375.

[16]　陈发青. 血府逐瘀汤异病同治体会 [J]. 中医研究，2004（4）：51.

[17]　柏树纲，张军. 活血化瘀应用验案 [J]. 辽宁中医杂志，2006（3）：367.

[18]　马彦平，杜立建，高绍芳，等. 吴俊喜教授临床治疗疑难杂症经验 [J]. 现代中西医结合杂志，2006（7）：867.

[19]　李玉章. 疑难杂症治验四则 [J]. 湖南中医杂志，2004（4）：71.

[20]　杨尧森. 从瘀论治肝硬化验案三则 [J]. 实用中医内科杂志，2003（4）：276.

[21]　于水莲，董秀丽，赵慧. 血府逐瘀汤治疗肝硬化伴双下肢静脉炎 1 例 [J]. 中国民间疗法，2005（8）：47.

[22]　熊燕. 张春徐临床治验举隅 [J]. 江西中医药，2004（12）：9.

[23]　丁文君，沈明霞，张慧君. 从瘀论治肝肾综合征 [J]. 甘肃中医，2007（2）：44.

[24]　温进之. 古方新用血府逐瘀汤发挥 [J]. 湖南中医药导报，2003（3）：61.

[25]　陈峰. 补阳还五汤临证运用三则 [J]. 江西中医药，2002（4）：17.

[26]　卢泓，袁丹桂，胡文英. 补阳还五汤治疗高血压病无症状性蛋白尿 31 例 [J]. 实用中医药杂志，2002（11）：20.

[27]　王鸿君. 补阳还五汤加减治疗低血压 16O 例 [J]. 山东中医杂志，2001（9）：532.

[28]　王彩路. 从瘀论治冠心病探要. 中医药学刊，2002（2）：250.

[29]　陈花敏. 血府逐瘀汤治疗冠心病心绞痛 92 例 [J]. 河南中医学院学报，2005（4）：55.

[30]　杨雨民，周佳，程志清. 从瘀防治冠状动脉术后再狭窄经验 [J]. 中医杂志，2006（3）：180.

[31]　郭颂恩. 师从关幼波学治疑难病 [J]. 湖北中医杂志，2005（9）：3.

[32]　代娜. 血府逐瘀汤在心血管疾病中的运用 [J]. 湖北中医杂志，2005（3）：43.

[33]　钱子高. 补阳还五汤临证新用举隅 [J]. 中国实用乡村医生杂志，2007（12）：32.

[34]　乔志宏，张捷. 血府逐瘀汤加味治疗慢性肺心病 4O 例 [J]. 陕西中医，2006（12）：1459]

[35]　吴立文. 脉痹从瘀辨治 [J]. 甘肃中医学院学报，2005（12）：6.

[36]　常建国，王钢. 慢性肾炎从血瘀论治 [J]. 内蒙古中医药，2002（6）：14.

[37]　何灵芝，李学铭. 补阳还五汤治疗肾病举隅 [J]. 广西中医药，2005（6）：34.

[38]　胡筱娟，田耘. 闫晓萍主任医师从瘀论治肾病的经验 [J]. 陕西中医，2005（6）：557.

[39]　刘晓微. 益肾补阳还五汤治疗肾病综合征 32 例 [J]. 辽宁中医杂志，2006（3）：328.

[40]　张书香. 补阳还五汤临床应用举隅 [J]. 中华现代临床医学杂志，2005（6）：538.

[41]　赵立明，胡艳妮，赵健. 膈下逐瘀汤加减治愈脾功能亢进症 [J]. 黑龙江中医药，2008（2）：34.

[42]　廖秋源. 血府逐瘀汤的临床运用 [J]. 江西中医药，2001（4）：26.

[43] 许亚梅，李冬云. 活血消癥法治疗真性红细胞增多症 11 例临床观察 [J]. 中国医药学报，2003 (4)：214.

[44] 瞿倬. 补阳还五汤治验血小板增多症 [J]. 浙江中医杂志，2002 (7)：313.

[45] 马武开. 白血病从瘀论治析微 [J]. 四川中医，2004 (3)：25.

[46] 刘宗莲，徐淑文. 陈鼎祺辨治高脂血症经验 [J]. 中医杂志，2002 (5)：336.

[47] 刘冰. 糖尿病从瘀论治 [J]. 四川中医，2002 (4)：15.

[48] 蔡文. 血府逐瘀汤加味治疗糖尿病性胃轻瘫 82 例 [J]. 江西中医药，2004 (3)：27.

[49] 赵云芳，刘景超. 糖尿病从瘀论治体会 [J]. 四川中医，2002 (10)：11.

[50] 丁文君，沈明霞. 从瘀论治糖尿病肾病六法 [J]. 甘肃中医学院学报，2007 (1)：8.

[51] 田旭东. 补阳还五汤在疑难杂病中的运用体会 [J]. 甘肃中医，2001 (6)：44.

[52] 杜安平，黄大鸣，杜进军. 脑梗死恢复期应用补阳还五汤之体会 [J]. 中国交通医学杂志，2004 (2)：217.

[53] 蒲正荣，黄晓玲. 补阳还五汤治疗脑血管病五则举隅 [J]. 实用中医内科杂志，2003 (6)：462.

[54] 刘蒙. 补阳还五汤治验举隅 [J]. 新中医，2007 (4)：75.

[55] 衡向阳. 血府逐瘀汤治疗紧张性头痛 56 例 [J]. 中国民间疗法，2005 (5)：33.

[56] 叶颖. 补阳还五汤加味治疗偏头痛的临床观察 [J]. 临床和实验医学杂志，2007 (7)：141.

[57] 张保平，唐英，陈志令. 从肝肾论治多发性硬化探讨 [J]. 浙江中医杂志，2006 (1)：16.

[58] 赵建波. 补阳还五汤治疗痿证 3 例 [J]. 世界今日医学杂志，2005 (1)：51.

[59] 谷风，付素洁. 血府逐瘀汤的临床新用 [J]. 山东中医杂志，2001 (10)：630.

[60] 樊永平. 化瘀通络为主治疗脑部疑难病症 [J]. 江苏中医，2001 (5)：15.

[61] 颜学桔. 疑难杂症治验 [J]. 湖南中医杂志，2004 (4)：70.

[62] 王建东，王建中. 血府逐瘀汤治疗真性球麻痹 1 例 [J]. 山西职工医学院学报，2002 (3)：33.

[63] 王守铎. 疑难病案 2 则 [J]. 安徽中医临床杂志，2002 (5)：404.

[64] 胡硕龙. 补阳还五汤临床新用体会 [J]. 四川中医，2004 (5)：92.

[65] 刘聪. 血府逐瘀汤加减在妇科疾病中的应用 [J]. 江西中医药，2007 (5)：41.

[66] 杨亚东，王波，薛字红. 血府逐瘀汤的临床应用 [J]. 中华临床医学研究杂志，2005 (11)：2968.

[67] 孟立红. 血府逐瘀汤临证举隅 [J]. 中国中医药信息杂志，2002 (12)：55.

[68] 李明，王秀娟. 高忠英教授调经从瘀论治特色分析 [J]. 中华中医药学刊，2007 (7)：1331.

[69] 张华本. 妇女崩漏从瘀论治浅述 [J]. 陕西中医，2006 (10)：1297.

[70] 张耀泉. 补阳还五汤加减治疗卵泡未破裂黄素化综合征 23 例疗效观察 [J]. 新中医，2002 (6)：23.

[71] 姬淑琴. 从瘀论治妇科疾病举隅 [J]. 河北中医，2006 (4)：262.

[72] 戚玉华. 从瘀论治输卵管阻塞性不孕 [J]. 辽宁中医学院学报，2004 (1)：38.

[73] 牟东春. 贺若芳教授从瘀论治崩漏经验 [J]. 广西中医药，2003 (4)：33.

[74] 杨小清. 乳病从瘀论治 [J]. 中医药学刊，2005 (8)：1387.

[75] 廖启平. 从瘀论治慢性盆腔炎三则 [J]. 实用中医内科杂志，2005 (5)：443.

[76] 蔡竞，刘丽. 杨鉴冰教授辨证用药治疗妇科疑难杂症 3 则 [J]. 陕西中医，2003 (5)：436.

[77] 笪红英，陆启滨. 从瘀治疗子宫内膜异位症经验 [J]. 江西中医药，2005 (2)：13.

[78] 李香萍. 莪棱消癥汤治疗卵巢囊肿 35 例临床观察 [J]. 吉林中医，2005 (10)：26.

[79] 李艳菊. 女性更年期综合征从瘀辨治的体会 [J]. 中国中医药信息杂志，2000 (10)：74.

[80] 杨小清. 乳病从瘀论治 [J]. 中医药学刊，2005 (8)：1387.

[81] 濮玉龙. 自拟益肾化瘀汤治疗非特异性慢性前列腺炎 100 例 [J]. 辽宁中医杂志，2006 (1)：57.

[82] 杨毅坚. 秦国政从瘀论治前列腺疾病经验拾遗 [J]. 云南中医学院学报，2005 (1)：45.

[83] 戴锦成. 从瘀论治前列腺肥大症 50 例 [J]. 福建中医药，2004 (5)：21.

[84] 吕红粉，孙小琴. 血府逐瘀汤在儿科急危重症中的运用 [J]. 中国中医急症，2005 (1)：86.

[85] 胡克强. 刘复兴补阳还五汤验案三则 [J]. 四川中医，2001 (2)：7.

[86] 陈园桃. 血府逐瘀汤加减治疗胆道感染胆结石 37 例 [J]. 黑龙江中医药，2004 (1)：13.

[87] 邹宝琦，邹靖宇. 中医治疗胆石症案例分析 [J]. 辽宁中医杂志，2006 (4)：486.

[88] 秦火印. 活血化瘀法治疗内科杂病验案举隅 [J]. 江西中医药，2004 (11)：42.

[89] 李香果，初洪菊，田方. 膈下逐瘀汤加味治疗布加氏综合征 1 例 [J]. 实用中医药杂志，2006 (1)：55.

［90］　王金光，周仁义. 肾结石从瘀血论治体会［J］. 中医研究，2004（6）：48.

［91］　王兴. 补阳还五汤加减治疗下肢慢性溃疡 12 例［J］. 新中医，2006（11）：71.

［92］　叶淑兰，叶学进. 叶益丰疑难病证诊治经验［J］. 河南中医，2001（5）：11.

［93］　舒卫静. 补阳还五汤药用于周围神经麻痹的治疗［J］. 中华临床医学研究杂志，2007（11）：1578.

［94］　张阳坤. 血府逐瘀汤在痔疮科的运用体会［J］. 中国实用医学研究杂志，2004（4）：395.

［95］　管荣朝. 补阳还五汤治验 3 则［J］. 新中医，2004（1）：68.

［96］　夏永法. 补阳还五汤加减治疗外伤性不全性截瘫 50 例［J］. 浙江中医杂志，2005（5）：192.

［97］　钱子高. 补阳还五汤临证新用举隅［J］. 中国实用乡村医生杂志，2007（12）：32.

［98］　李俐，吴岩，何广富. 血府逐瘀汤加减治疗骨性关节炎 53 例［J］. 长春中医药大学学报，2007（6）：58.

［99］　何铭涛，梁祖建. 庄洪教授从瘀论治骨质疏松症经验介绍［J］. 新中医，2007（9）：18.

［100］　金明珠. 血府逐瘀汤加减治疗脑震荡后遗症［J］. 吉林中医，2000（4）：59.

［101］　王茜茜. 血府逐瘀汤加味治疗过敏性紫癜 23 例［J］. 浙江中医杂志，2000（9）：384.

［102］　夏前琪. 血府逐瘀汤治疗色素性紫癜性苔藓样皮炎［J］. 四川中医，2003（6）：74.

［103］　秦泳，史阳明. 中医药治疗皮肤病顽症验案［J］. 中医药学刊，2006（1）：156.

［104］　焦祖军，邵英莉. 血府逐瘀汤治疗瑞尔黑变病之体会［J］. 中华医学实践杂志，2006，（12）：1379.

［105］　林少健. 活用王清任活血化瘀法治疗疑难皮肤病［J］. 陕西中医，2006（5）：636.

［106］　于慎中. 活血化瘀法临床应用举隅［J］. 山西中医，2002（3）：7.

［107］　时水治. 补阳还五汤加味治疗疑难皮肤病举隅［J］. 北京中医杂志，2002（1）：53.

［108］　耿立东. 从瘀论治皮肤病体会［J］. 四川中医，2005（3）：76.

［109］　樊淑敏，赵凤珍. 加味补阳还五汤治疗红斑性肢痛症 18 例［J］. 实用中医药杂志，2004（4）：183.

［110］　朱红英，陈军. 补阳还五汤治疗顽固性皮肤瘙痒症 1 例［J］. 江西中医药，2003（12）：14.

［111］　孙广裕. 慢性荨麻疹从瘀论治浅析［J］. 中国中医基础医学杂志，2002（6）：66.

［112］　常贵祥. 血府逐瘀汤加减治疗鳞状毛囊角化病 40 例［J］. 光明中医，2007（11）：85.

［113］　张华颖，杨莹. 徐涛教授临证治疗举隅［J］. 现代中医药，2004（4）：12.

［114］　杨七七. 血府逐瘀汤治疗眼科疾病举隅［J］. 实用中医药杂志，2006（3）：167.

［115］　詹绍云. 补阳还五汤在眼科出血性疾病中的应用［J］. 中华现代临床医学杂志，2003（11）：1018.

［116］　李淑华. 血府逐瘀汤加减治疗玻璃体积血 22 例［J］. 山东中医杂志，2000（7）：413.

［117］　胡素英. 韦企平治疗疑难眼病经验［J］. 北京中医，2006（5）：274.

［118］　孔凡涵. 血府逐瘀汤验案 3 则［J］. 江西中医学院学报，2002（1）：12.

［119］　赵引娣. 补阳还五汤加减治疗眼科疾病 2 例［J］. 河北中医，2002（2）：132.

［120］　王美蓉. 补阳还五汤临床应用举隅［J］. 实用中医药杂志，2002（6）：39.

［121］　徐明怡. 加味补阳还五汤治疗眼底出血 50 例［J］. 四川中医，2002（4）：73.

［122］　王丽. 补阳还五汤为主治疗客观性耳鸣验案［J］. 河北中医药学报，2001（2）：26.

［123］　王东馥. 血府逐瘀汤为主治疗爆震性耳聋 70 例临床观察［J］. 四川中医，2006（12）：89.

［124］　由薇，刘宝恒. 慢性鼻炎从瘀论治验案［J］. 吉林中医药，2006（9）：66.

［125］　刘素琴. 严道南运用血府逐瘀汤治疗耳鼻喉疾病经验［J］. 河北中医，2002（8）：597.

［126］　胡硕龙. 补阳还五汤临床新用体会［J］. 四川中医，2004（5）：92.

［127］　戈言平. 补阳还五汤耳鼻喉科运用举隅［J］. 浙江中医杂志，2002（3）：121.

［128］　林岫，宗峰，杨涛. 从瘀论治疑难病证的体会［J］. 北京中医，2007（1）：47.

［129］　金鹏，刘国升. 血府逐瘀汤奇症治验 3 则［J］. 河南中医，2003（8）：75.

［130］　张磊. 血府逐瘀汤治疗炎热无汗症［J］. 河南中医，2005（4）：33.

［131］　李德收，张维霞. 血府逐瘀汤疗局部出汗症［J］. 河南中医，2003（5）：55.

［132］　谷万里. 史载祥运用活血化瘀法治疗汗证临床经验［J］. 中国中医药信息杂志，2006（5）：86.

［133］　金翠萍，乌仁苏雅拉. 血府逐瘀汤治消渴顽症一则［J］. 包头医学，2002（1）：28.

［134］　丁禹占，夏耀全. 少腹逐瘀汤治疗女性性功能障碍举隅［J］. 陕西中医，2002（5）：458.

［135］　徐经世. 徐恕甫治疗妇科疑难病症验案举隅［J］. 中医文献杂志，2001（1）：27.

［136］　叶淑兰，叶学进. 叶益丰疑难病证诊治经验［J］. 河南中医，2001（5）：11.